Der Varta-Führer

VARTA

www.varta-guide.de

Hotels & Restaurants in Deutschland

Mehr als 5.000 Betriebe getestet und bewertet.
Mit Reisekarte und den wichtigsten Cityplänen.

2021

Impressum

Herausgeber
VARTA-Führer GmbH, Ostfildern

Redaktion
VARTA-Führer GmbH, Zeppelinstraße 39, 73760 Ostfildern
Tel.: 0711 4502-182, Fax: 0711 4502-185, info@varta-guide.de, www.varta-guide.de

Verlag, Vertrieb & Kartografie
MAIRDUMONT GmbH & Co. KG, Marco-Polo-Straße 1, 73760 Ostfildern

Redaktionsleitung
Holger Pirsch, Redaktionsschluss: 22. September 2020

Satz, Cover & Design
PPP Pre Print Partner GmbH & Co. KG, Mauritiuswall 35-39, 50676 Köln
Tel.: 0221 921 555-0, welcome@PPP.eu, www.PPP.eu

Anzeigenmarketing
VARTA-Führer GmbH, Media

Bildnachweis
Seiten 100/101: © Restaurant Backschaft; Seite 102: © HeineMack; Seite 103: © Thies Raetzke / Arendt Schmolze, schmolzeundkuehn.de; Seite 104: © Unterwasserrestaurant La Mer | Burkhard Weller; Seite 105: © Webkarma; Seite 106: © ERLEBNIS-REICH Rüdesheim; Seite 107: © Mohr GmbH & Co. KG; Seite 108: © Tobias Herrmann; Seite 109: © Restaurant Backschaft; Seite 110: © Mangfallblau; Seite 111: © Sascha Perrone / essberichte.de; Seite 112: © DinnerHopping; Seite 113: © Seaside Collection; Seite 114: © agentur|roeder; Seite 116: © Marcus Scheuermann

Druck
Parzeller print & media GmbH & Co. KG, Frankfurter Str. 8, 36043 Fulda
Gedruckt auf zertifiziertem Papier.

Die Redaktion des Varta-Führers empfiehlt in dieser Ausgabe eine Hotel- und Restaurantauswahl in Deutschland. Die Nichtnennung eines Hauses stellt dabei keine Aussage über dessen Qualität dar. Die Zusammenstellung der Daten erfolgte mit größtmöglicher Sorgfalt. Dennoch können Angaben falsch oder überholt sein, insbesondere bei den Öffnungszeiten und Preisen. Dies bedauern wir und bitten um Mitteilung, können aber keine Haftung übernehmen.

Der Varta-Führer

VARTA

Erläuterungen zur Reisekarte

Die Reisekarte des **Varta-Führers** zeigt alle Städte und Gemeinden in Deutschland, in denen die Redaktion empfehlenswerte Betriebe gefunden hat, mit roten und blauen Ortspunkten.

Darüber hinaus enthält sie wichtige Orte, die Ihnen die Orientierung erleichtern sollen. Alles Weitere erfahren Sie dann im Datenteil des Buches, in dem die Orte alphabetisch aufgelistet sind. Hinter jedem Ortsnamen finden Sie eine Zahl, gefolgt von einem Buchstaben:

BERLIN 26 B visitberlin.de

Seitenzahl, auf der Sie den Ort im Kartenteil finden zzgl. Buchstabe, der das **Planfeld** innerhalb der Karte bezeichnet.

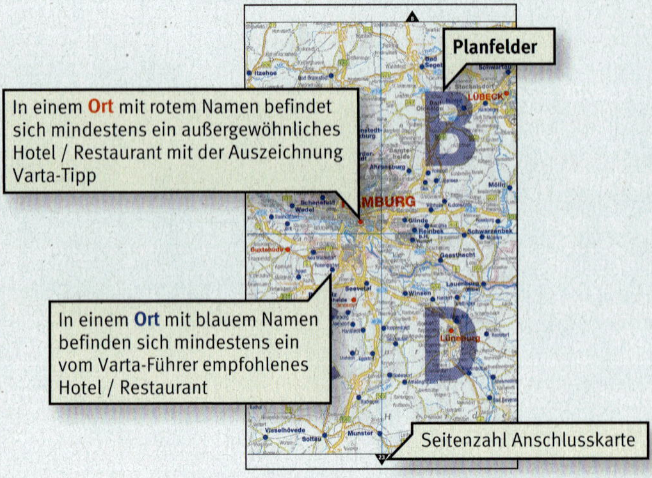

- Autobahn mit Anschlussstelle | in Bau
- 3 Autobahnanschlussstelle
- Vier- oder mehrspurige Autostraße, ein- oder zweibahnig | in Bau
- Fernverkehrsstraße | in Bau
- Wichtige Hauptstraße | Hauptstraße
- Nebenstraße | Sonstige Straße
- 7 E 4 7 8 Straßennummerierungen
- Eisenbahn | Eisenbahnfähre
- Autofähre | Schifffahrtslinie
- Internationaler Flughafen | Flughafen
- Staatsgrenze mit Grenzübergang
- Verwaltungsgrenze

Die Reisekarte im Überblick

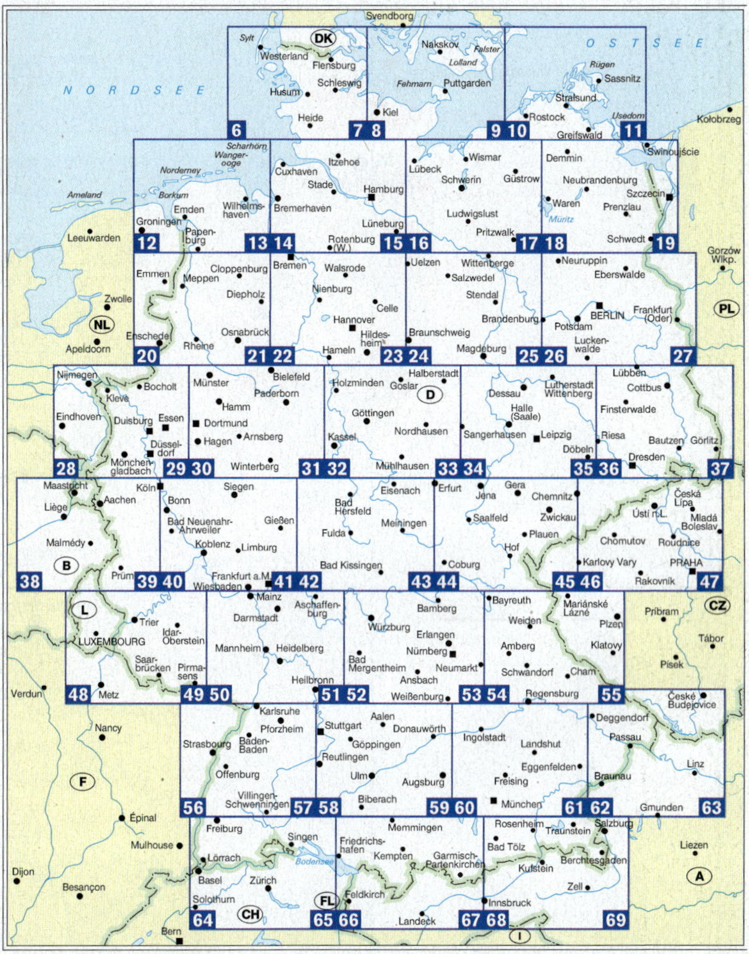

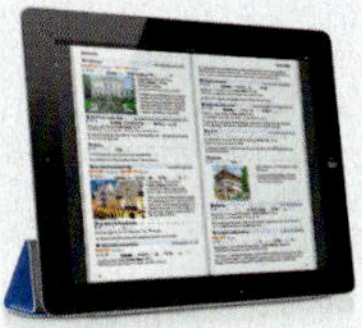

Der Varta-Führer digital

Nutzen Sie den Varta-Führer auch im Internet: www.varta-guide.de

Oder als eBook auf Ihrem TabletPC oder Smartphone. Ganz einfach online laden und mobil nutzen.

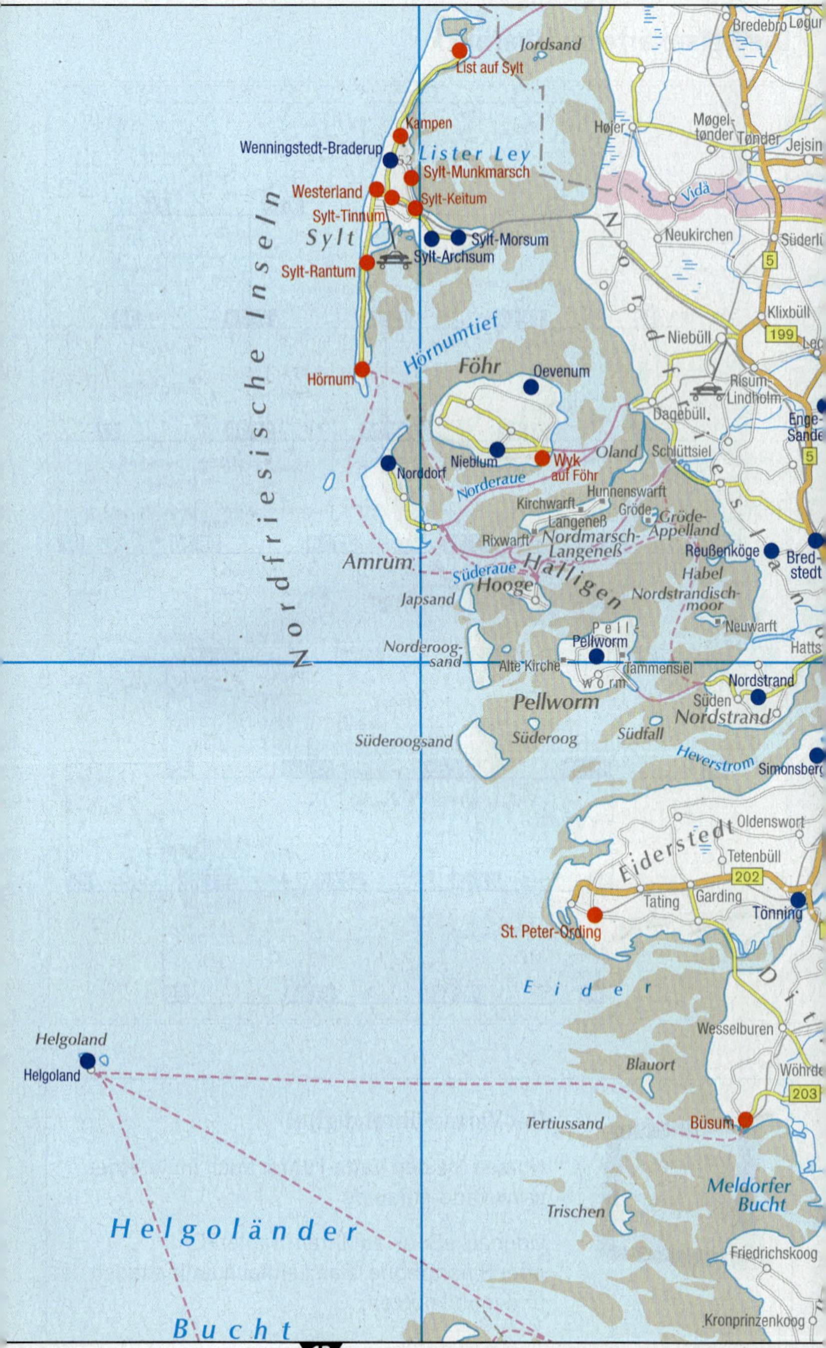

Jordsand
List auf Sylt
Bredebro
Løgum
Kampen
Højer
Møgeltønder
Tønder
Jejsing
Wenningstedt-Braderup
Lister Ley
Sylt-Munkmarsch
Westerland
Sylt-Keitum
Vidå
Sylt-Tinnum
Sylt
Sylt-Morsum
Neukirchen
Süderlügum
Sylt-Archsum
Sylt-Rantum
5
Klixbüll
Niebüll
199
Hörnumtief
Hörnum
Föhr
Oevenum
Risum-Lindholm
Dagebüll
Enge-Sande
Nieblum
Wyk auf Föhr
Oland
Schlüttsiel
Norddorf
Norderaue
Hunnenswarft
Kirchwarft
Gröde
Gröde-Appelland
Langeneß
Rixwarft
Nordmarsch-Langeneß
Reußenköge
Bredstedt
Amrum
Süderaue
Halligen
Hooge
Habel
Japsand
Nordstrandischmoor
Neuwarft
Nordfriesische Inseln
Nordfriesland
Pellworm
Norderoogsand
Alte Kirche
Tammensiel
Hattstedt
Nordstrand
Süden
Pellworm
Nordstrand
Süderoogsand
Süderoog
Südfall
Heverstrom
Simonsberg
Oldenswort
Eiderstedt
Tetenbüll
202
Tating
Garding
Tönning
St. Peter-Ording
Eider
Dithmarschen
Wesselburen
Helgoland
Helgoland
Blauort
Wöhrden
203
Tertiussand
Büsum
Meldorfer Bucht
Trischen
Helgoländer Bucht
Friedrichskoog
Kronprinzenkoog
13
0
10
20 km

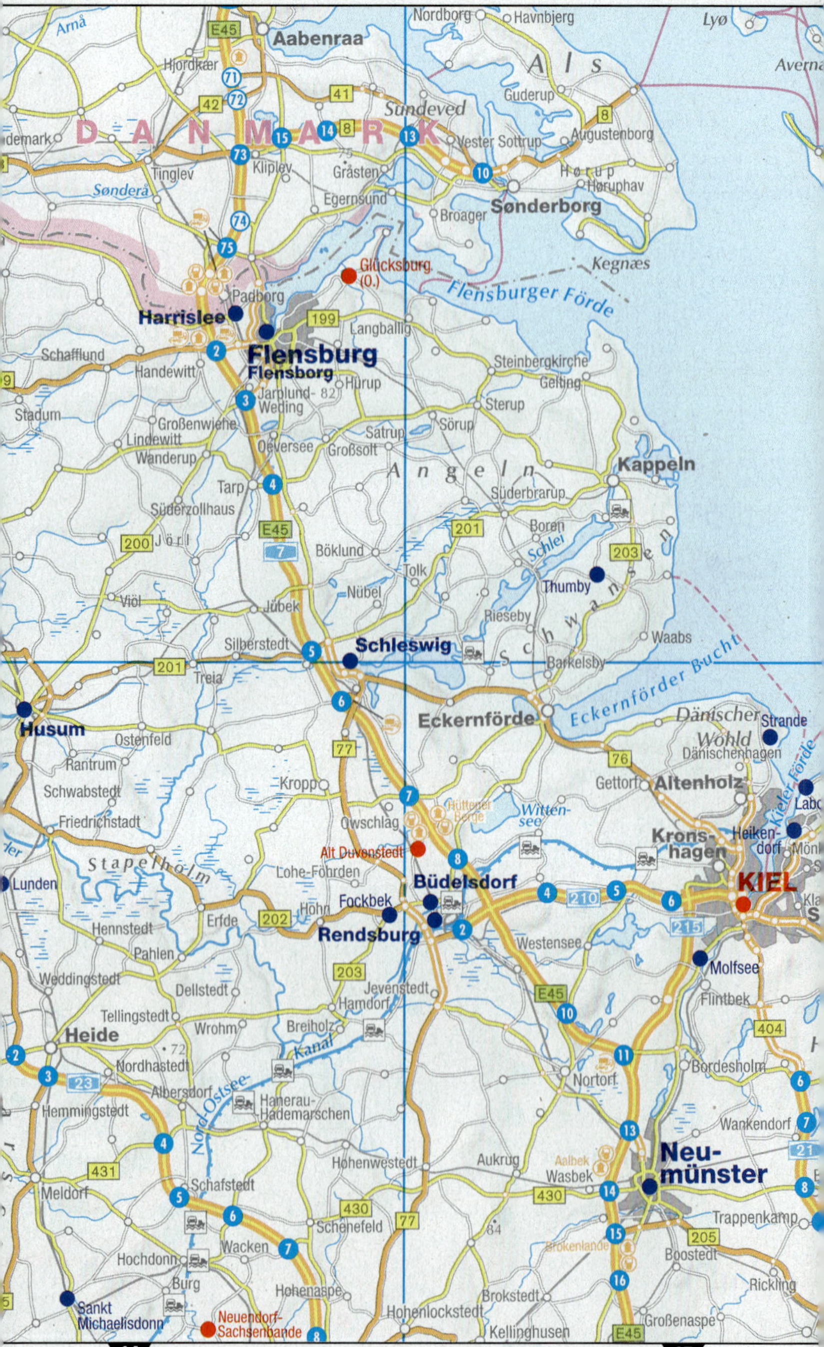

Aabenraa
Hjordkær
Sundeved
Guderup
Als
Lyø
Nordborg
Havnbjerg
DANMARK
Tinglev
Kliplev
Gråsten
Egernsund
Broager
Sønderborg
Vester Sottrup
Augustenborg
Hørup
Høruphav
Kegnæs
Sønderå
Glücksburg (O.)
Flensburger Förde
Padborg
Harrislee
Flensburg
Flensborg
Langballig
Schafflund
Handewitt
Jarplund-Weding
Hürup
Steinbergkirche
Gelting
Sterup
Stadum
Großenwiehe
Lindewitt
Wanderup
Oeversee
Satrup
Großsolt
Sörup
Angeln
Tarp
Kappeln
Süderbrarup
Süderzollhaus
Jörl
Böklund
Boren
Schlei
Thumby
Tolk
Nübel
Viöl
Jübek
Rieseby
Schwansen
Waabs
Silberstedt
Schleswig
Barkelsby
Treia
Husum
Eckernförde
Eckernförder Bucht
Dänischer Wohld
Strande
Dänischenhagen
Ostenfeld
Rantrum
Schwabstedt
Kropp
Gettorf
Altenholz
Friedrichstadt
Owschlag
Hüttener Berge
Wittensee
Kronshagen
Heikendorf
Kieler Förde
Alt Duvenstedt
Stapelholm
Lunden
Lohe-Föhrden
Büdelsdorf
KIEL
Hohn
Fockbek
Rendsburg
Hennstedt
Erfde
Westensee
Molfsee
Pahlen
Weddingstedt
Dellstedt
Jevenstedt
Hamdorf
Flintbek
Tellingstedt
Wrohm
Breiholz
Heide
Nordhastedt
Kanal
Nord-Ostsee
Nortorf
Bordesholm
Albersdorf
Hanerau-Hademarschen
Hemmingstedt
Wankendorf
Neumünster
Aukrug
Aalbek
Wasbek
Hohenwestedt
Meldorf
Schafstedt
Schenefeld
Trappenkamp
Brokenlande
Boostedt
Wacken
Hochdonn
Burg
Hohenaspe
Brokstedt
Rickling
Sankt Michaelisdonn
Neuendorf-Sachsenbande
Hohenlockstedt
Kellinghusen
Großenaspe
E45

14 15

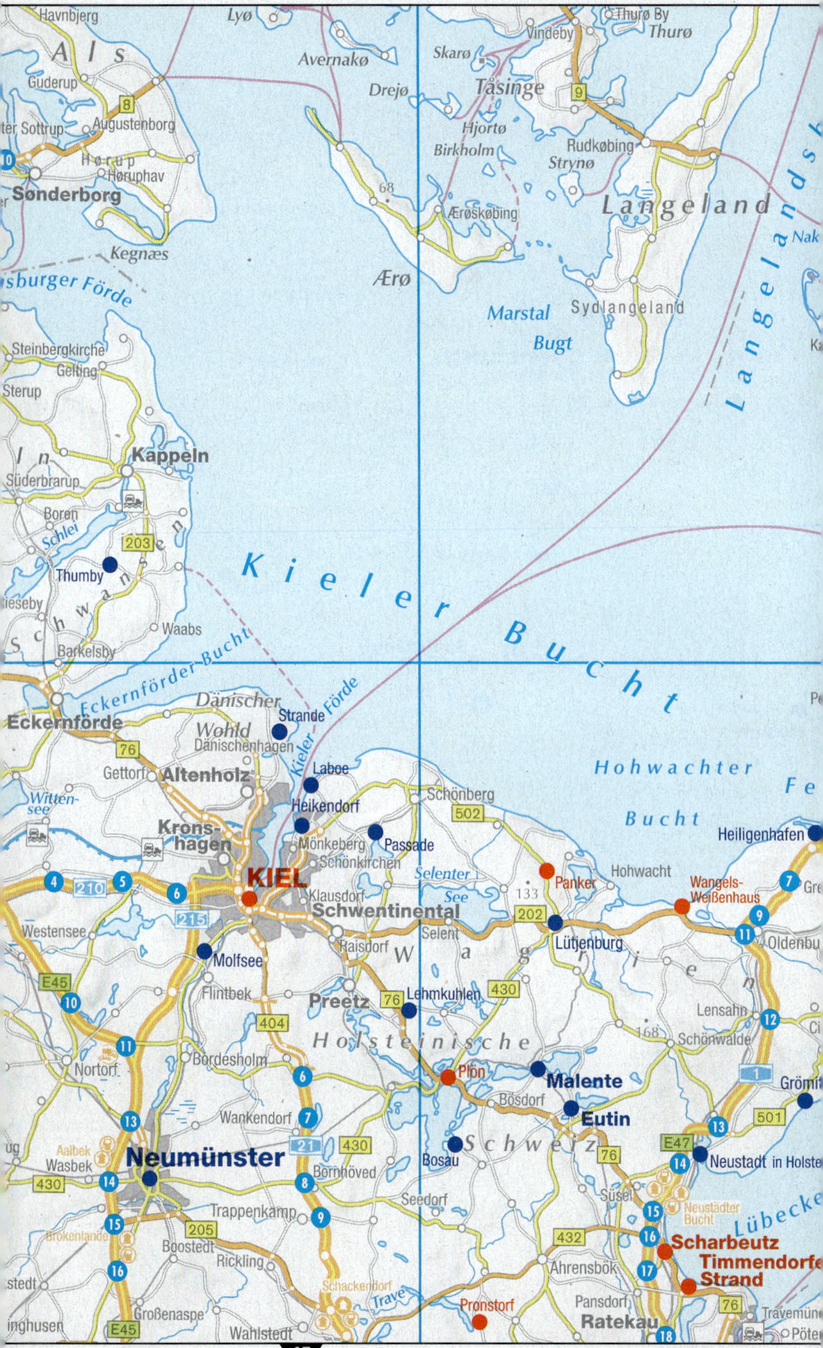
Havnbjerg
Lyø
Avernakø
Skarø
Vindeby
Thurø By
Thurø
Als
Guderup
Drejø
Tåsinge
Augustenborg
Sottrup
Hjortø
Birkholm
Rudkøbing
Strynø
Hørup
Hørup hav
Sønderborg
Ærøskøbing
Langeland
Kegnæs
Ærø
Marstal
Bugt
Sydlangeland
Langelandsbælt
Flensburger Förde
Steinbergkirche
Gelting
Sterup
Kappeln
Süderbrarup
Boren
Schlei
Thumby
Schwansen
Angeln
Waabs
Barkelsby
Kieler Bucht
Eckernförder Bucht
Eckernförde
Dänischer Wohld
Dänischenhagen
Strande
Kieler Förde
Laboe
Heikendorf
Gettorf
Altenholz
Wittensee
Kronshagen
Mönkeberg
Schönkirchen
Passade
Schönberg
Hohwachter Bucht
Heiligenhafen
KIEL
Klausdorf
Schwentinental
Selenter See
Panker
Hohwacht
Wangels-Weißenhaus
Selent
Lütjenburg
Oldenburg
Westensee
Molfsee
Raisdorf
Wagrien
Flintbek
Preetz
Lehmkuhlen
Lensahn
Schönwalde
Holsteinische Schweiz
Nortorf
Bordesholm
Plön
Malente
Bösdorf
Eutin
Grömitz
Wankendorf
Aalbek
Wasbek
Neumünster
Bornhöved
Bosau
Neustadt in Holstein
Süsel
Neustädter Bucht
Lübecker Bucht
Trappenkamp
Seedorf
Brokenlande
Boostedt
Rickling
Scharbeutz
Timmendorfer Strand
Ahrensbök
Schackendorf
Trave
Pronstorf
Pansdorf
Ratekau
Travemünde
Großenaspe
Wahlstedt
68
133
168
8
9
203
76
502
202
430
404
210
215
21
205
432
501
1
E45
E47

15

0 10 20 km

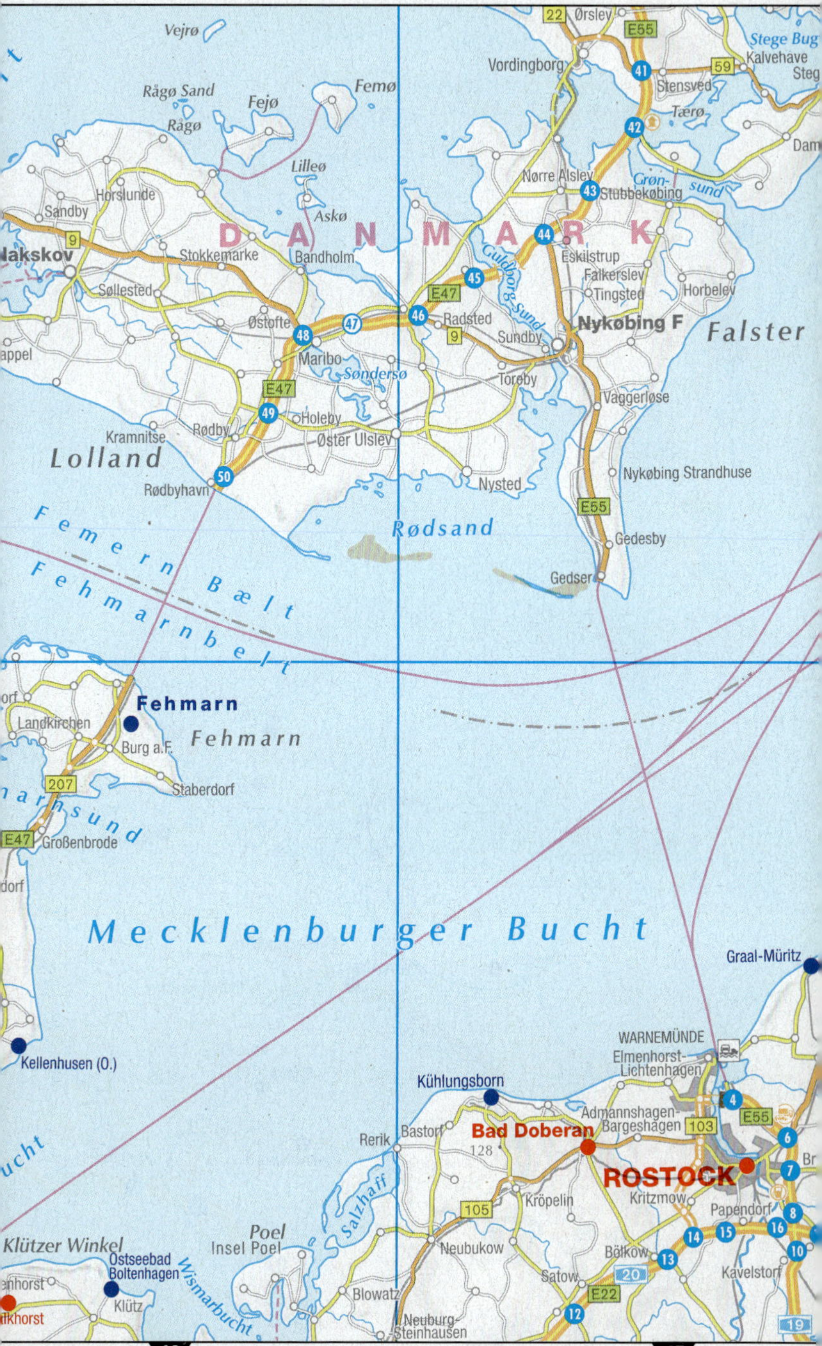
Vejrø
Rågø Sand
Rågø
Fejø
Femø
Lilleø
Askø
Vordingborg
Ørsley
E55
22
Stege Bugt
Kalvehave
59
Stensved
Tærø
41
42
Nørre Alslev
Grøn-sund
43
Stubbekøbing
D A N M A R K
Horslunde
Sandby
9
Nakskov
Stokkemarke
Bandholm
44
Eskilstrup
Falkerslev
Tingsted
Horbelev
Guldborg-Sund
45
E47
Søllested
Østofte
47
46
Radsted
Sundby
Nykøbing F
Falster
48
Maribo
Søndersø
Toreby
E47
49
Holeby
Vaggerløse
Kramnitse
Rødby
Øster Ulslev
Lolland
50
Rødbyhavn
Nysted
Nykøbing Strandhuse
E55
Femern Bælt
Fehmarnbelt
Rødsand
Gedesby
Gedser
Fehmarn
Landkirchen
Burg a.F.
Fehmarn
207
Staberdorf
Fehmarnsund
E47
Großenbrode
Mecklenburger Bucht
Graal-Müritz
Kellenhusen (O.)
WARNEMÜNDE
Elmenhorst-Lichtenhagen
Kühlungsborn
4
Admannshagen-Bargeshagen
103
E55
Rerik
Bastorf
Bad Doberan
128
6
ROSTOCK
7
Salzhaff
Kröpelin
Kritzmow
Papendorf
105
8
Klützer Winkel
Poel
Insel Poel
Neubukow
14
15
16
Ostseebad Boltenhagen
Wismarbucht
Bölkow
13
10
Satow
20
Kavelstorf
Klütz
Blowatz
E22
12
Neuburg-Steinhausen
19

18
17

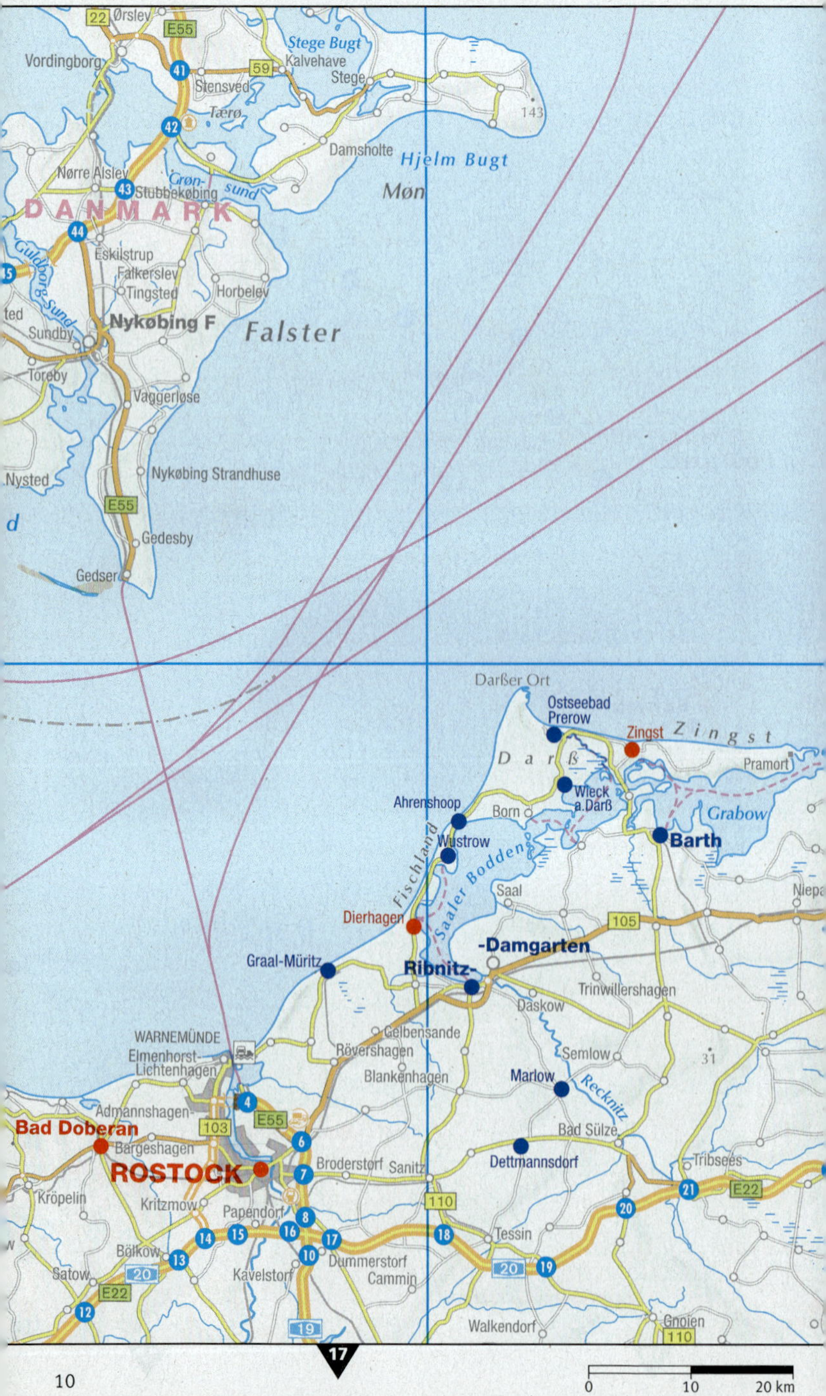
Ørslev
Vordingborg
Stege Bugt
Kalvehave
Stege
Stensved
Tærø
Damsholte
Hjelm Bugt
Møn
143
Nørre Alslev
Grøn-sund
Stubbekøbing
DANMARK
Eskilstrup
Falkerslev
Tingsted
Horbelev
Guldborg Sund
Nykøbing F
Falster
Sundby
Toreby
Vaggerløse
Nysted
Nykøbing Strandhuse
Gedesby
Gedser
Darßer Ort
Ostseebad Prerow
Zingst
Zingst
Darß
Pramort
Wieck a.Darß
Ahrenshoop
Born
Grabow
Barth
Wustrow
Fischland
Saaler Bodden
Saal
Niepa
Dierhagen
Ribnitz-
-Damgarten
Graal-Müritz
Trinwillershagen
Daskow
Gelbensande
Rövershagen
Blankenhagen
Semlow
Marlow
Recknitz
WARNEMÜNDE
Elmenhorst-Lichtenhagen
Admannshagen-
Bargeshagen
Bad Doberan
ROSTOCK
Kröpelin
Kritzmow
Papendorf
Broderstorf
Sanitz
Bad Sülze
Dettmannsdorf
Tribsees
Tessin
Bölkow
Satow
Kavelstorf
Dummerstorf
Cammin
Walkendorf
Gnoien
31
E55
E22
22
59
103
105
110
20
19
17
0
10
20 km

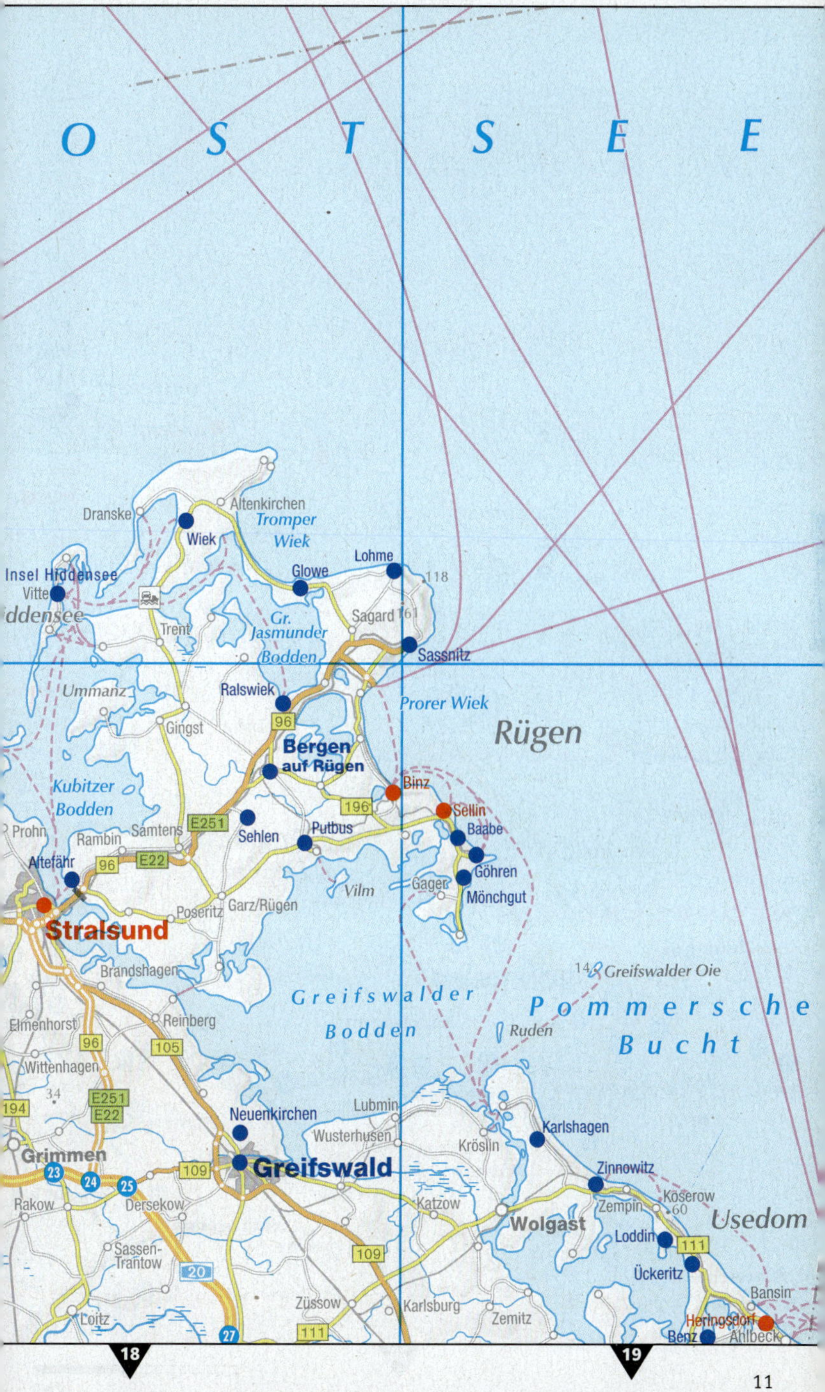
O S T S E E
Dranske
Altenkirchen
Tromper
Wiek
Wiek
Insel Hiddensee
Vitte
Glowe
Lohme
118
Sagard
161
Gr.
Jasmunder
Bodden
Trent
Sassnitz
Ummanz
Ralswiek
Prorer Wiek
Rügen
Gingst
96
Bergen
auf Rügen
Binz
Kubitzer
Bodden
196
Sellin
Baabe
Prohn
Rambin
Samtens
E251
Sehlen
Putbus
Altefähr
96
E22
Göhren
Vilm
Gager
Mönchgut
Poseritz
Garz/Rügen
Stralsund
Brandshagen
Greifswalder Oie
Greifswalder
Bodden
Pommersche
Bucht
Ruden
Elmenhorst
Reinberg
96
105
Wittenhagen
34
E251
E22
194
Lubmin
Neuenkirchen
Karlshagen
Wusterhusen
Kröslin
Grimmen
Greifswald
Zinnowitz
23
24
25
109
Rakow
Dersekow
Katzow
Wolgast
Zempin
Koserow
60
Usedom
Loddin
111
Sassen-
Trantow
109
20
Ückeritz
Bansin
Züssow
Karlsburg
Zemitz
Heringsdorf
Loitz
27
111
Benz
Ahlbeck
18
19

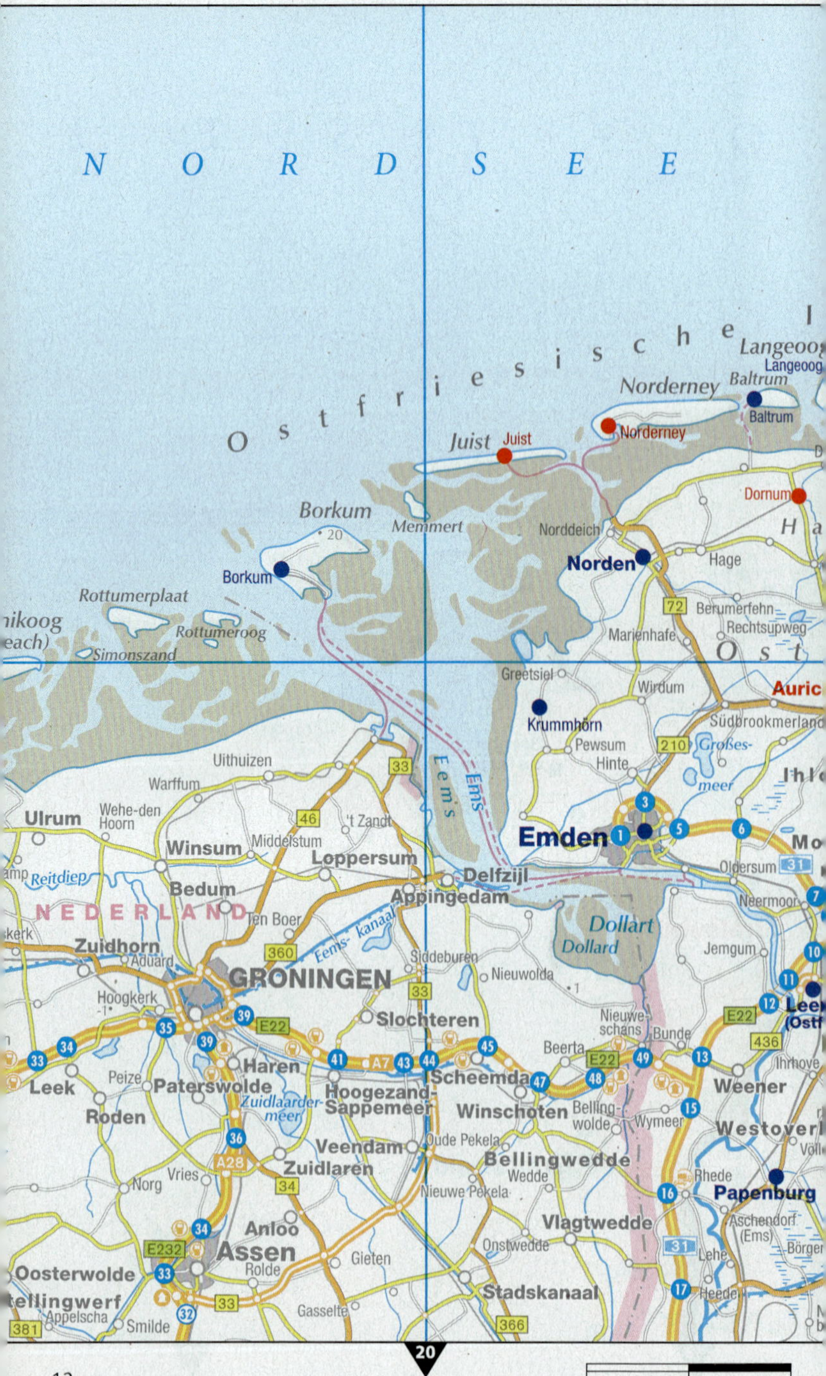
N O R D S E E
Ostfriesische
Langeoog
Langeoog
Baltrum
Baltrum
Norderney
Norderney
Juist
Juist
Dornum
Borkum
Memmert
Borkum
Norddeich
Norden
Hage
Berumerfehn
Rechtsupweg
Marienhafe
Rottumerplaat
Rottumeroog
Simonszand
Greetsiel
Wirdum
Aurich
Krummhörn
Südbrookmerland
Pewsum
Hinte
Großes Meer
Ems
Eems
Uithuizen
Warffum
Ulrum
Wehe-den Hoorn
't Zandt
Emden
Winsum
Middelstum
Loppersum
Delfzijl
Oldersum
Appingedam
Neermoor
Reitdiep
Bedum
NEDERLAND
Ten Boer
Dollart
Dollard
Eems-kanaal
Zuidhorn
Aduard
Jemgum
Siddeburen
GRONINGEN
Nieuwolda
Hoogkerk
Leer (Ostfr.)
Slochteren
Nieuweschans
Bunde
Beerta
Ihrhove
Haren
Leek
Peize
Paterswolde
Scheemda
Hoogezand-Sappemeer
Weener
Roden
Zuidlaardermeer
Winschoten
Bellingwolde
Wymeer
Westoverledingen
Veendam
Oude Pekela
Zuidlaren
Bellingwedde
Wedde
Rhede
Norg
Vries
Nieuwe Pekela
Papenburg
Aschendorf (Ems)
Anloo
Vlagtwedde
Assen
Onstwedde
Börger
Rolde
Gieten
Lehe
Oosterwolde
Stellingwerf
Stadskanaal
Heede
Appelscha
Smilde
Gasselte
E22
E232
A7
A28
31
33
34
46
72
210
360
366
381
436
20
0
10
20 km

6

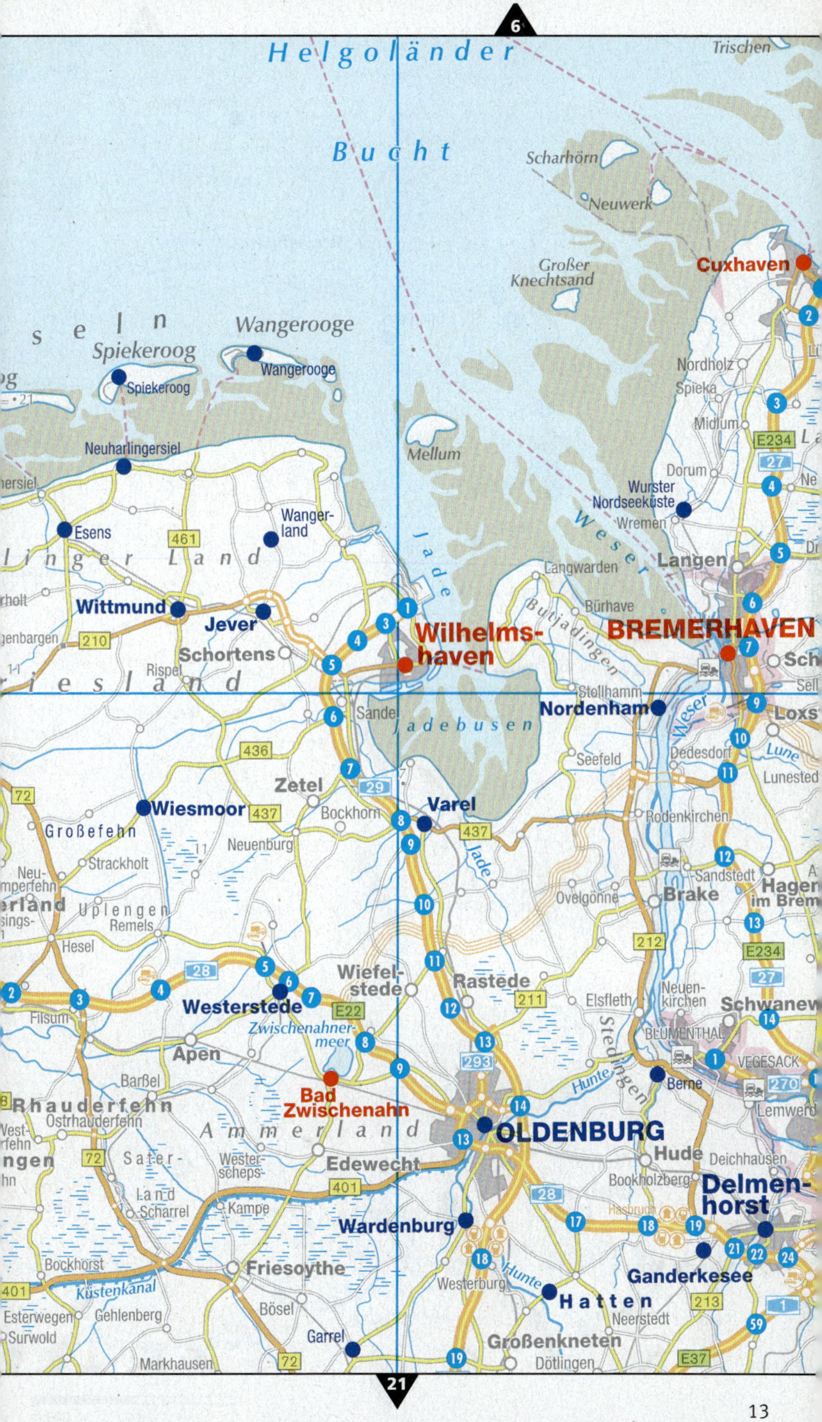
Helgoländer Bucht
Trischen
Scharhörn
Neuwerk
Großer Knechtsand
Cuxhaven
Wangerooge
Spiekeroog
Spiekeroog
Wangerooge
Neuharlingersiel
Nordholz
Spieka
Midlum
E234
27
Mellum
Dorum
Wurster Nordseeküste
Wremen
Weser
Esens
461
Wanger-land
Jade
Langen
Langwarden
Bürhave
Butjadingen
Wittmund
Jever
BREMERHAVEN
210
Wilhelms-haven
Schortens
Rispel
Stollhamm
Nordenham
Sande
Jadebusen
Weser
Loxstedt
Dedesdorf
Lune
Lunested
Seefeld
436
Zetel
29
72
Wiesmoor
437
Bockhorn
Varel
437
Rodenkirchen
Großefehn
Neuenburg
Jade
Strackholt
Sandstedt
Hagen im Bremischen
Uplengen
Remels
Ovelgönne
Brake
Hesel
212
E234
Wiefelstede
Rastede
28
27
211
Westerstede
Elsfleth
Neuenkirchen
Schwanewede
Filsum
E22
Zwischenahner Meer
Stedingen
BLUMENTHAL
Apen
293
VEGESACK
Berne
270
Barßel
Hunte
Lemwerder
Bad Zwischenahn
Rhauderfehn
Ostrhauderfehn
Ammerland
OLDENBURG
72
Saterland
Westerscheps
Edewecht
Hude
Deichhausen
Bookholzberg
Delmenhorst
Scharrel
401
Kampe
28
Wardenburg
Hasbruch
Bockhorst
Friesoythe
Ganderkesee
Küstenkanal
401
Westerburg
Hunte
Hatten
213
Esterwegen
Gehlenberg
Bösel
Neerstedt
Surwold
Garrel
Großenkneten
Markhausen
72
Dötlingen
E37

21

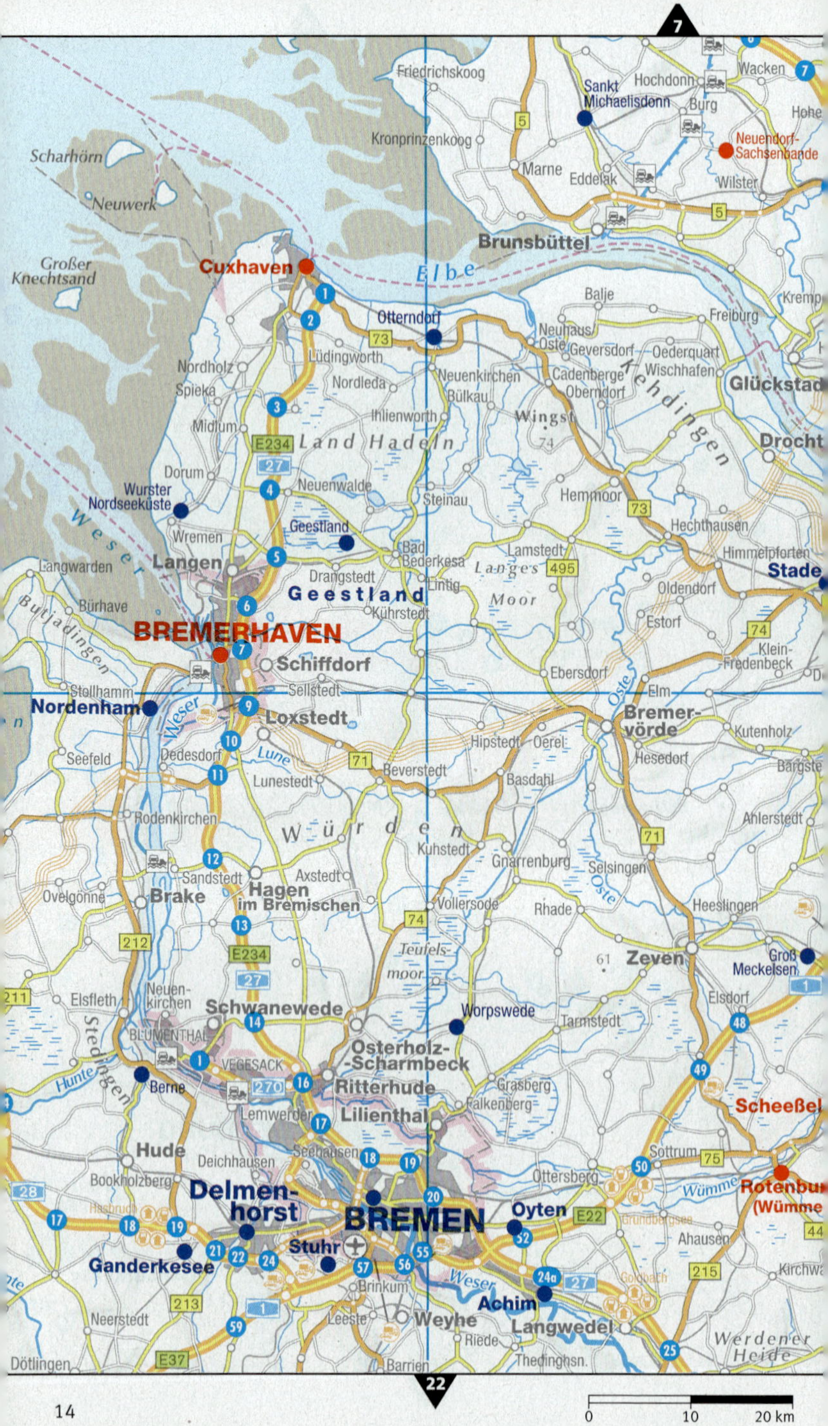
7
Friedrichskoog
Sankt Michaelisdonn
Hochdonn
Wacken
Burg
Hohe
Kronprinzenkoog
Neuendorf-Sachsenbande
Scharhörn
Marne
Eddelak
Wilster
Neuwerk
Brunsbüttel
Großer Knechtsand
Cuxhaven
Elbe
Balje
Krempe
Otterndorf
Freiburg
Neuhaus/Oste
Geversdorf
Oederquart
Lüdingworth
Cadenberge
Wischhafen
Glückstadt
Nordholz
Kehdingen
Oberndorf
Nordleda
Neuenkirchen
Spieka
Bülkau
Ihlienworth
Wingst
Drochtersen
Midlum
Land Hadeln
E234
27
Dorum
Neuenwalde
Hemmoor
Wurster Nordseeküste
Steinau
73
Hechthausen
Wremen
Geestland
Weser
Bad Bederkesa
Lamstedt
Himmelpforten
Langen
Langes Moor
495
Stade
Langwarden
Drangstedt
Lintig
Oldendorf
Geestland
Bürhave
Kührstedt
Estorf
Butjadingen
BREMERHAVEN
74
Schiffdorf
Klein-Fredenbeck
Ebersdorf
Stollhamm
Sellstedt
Elm
Nordenham
Bremervörde
Loxstedt
Oste
Hipstedt
Oerel
Kutenholz
Seefeld
Dedesdorf
Lune
71
Beverstedt
Hesedorf
Bargstedt
Lunestedt
Basdahl
Rodenkirchen
Würden
Ahlerstedt
Kuhstedt
Gnarrenburg
Selsingen
Sandstedt
Axstedt
Hagen im Bremischen
Ovelgönne
Brake
Vollersode
Rhade
Heeslingen
212
Teufelsmoor
Zeven
Groß Meckelsen
Neuenkirchen
Elsfleth
Schwanewede
Worpswede
Elsdorf
211
Stedingen
Tarmstedt
Blumenthal
Osterholz-Scharmbeck
Vegesack
Grasberg
Hunte
Berne
270
Ritterhude
Falkenberg
Lemwerder
Lilienthal
Scheeßel
Hude
Seehausen
Sottrum
Deichhausen
Ottersberg
Bookholzberg
Delmenhorst
Wümme
Rotenburg (Wümme)
28
Hasbruch
BREMEN
Oyten
E22
Grundbergsee
Ahausen
Stuhr
Ganderkesee
Weser
Goldbach
215
Kirchwalsede
213
Brinkum
Achim
Neerstedt
Leeste
Weyhe
Langwedel
Riede
Werdener Heide
Dötlingen
E37
Barrien
Thedinghsn.
22
0
10
20 km

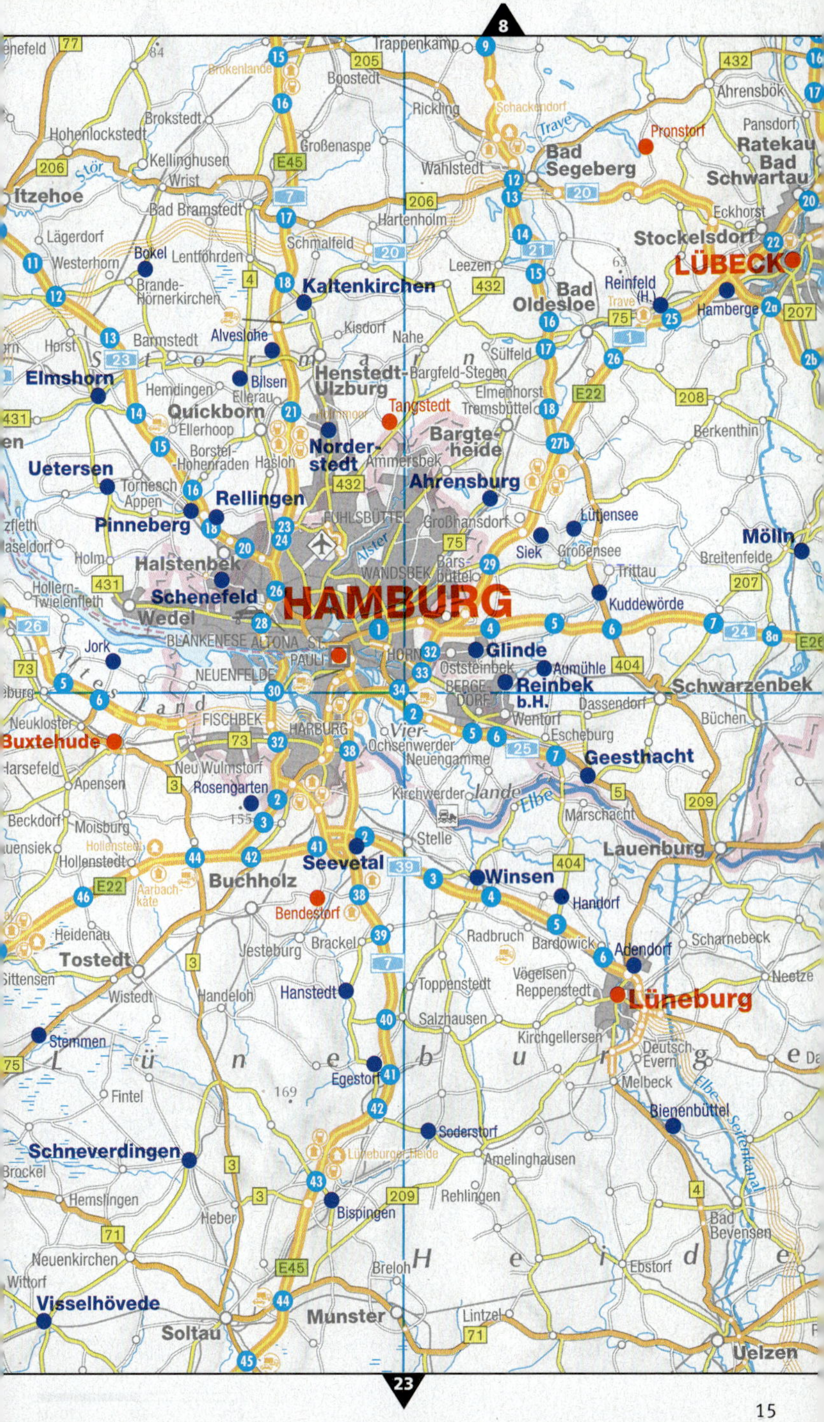
8
Trappenkamp
Boostedt
Rickling
Schackendorf
Trave
Ahrensbök
Pansdorf
Pronstorf
Ratekau
Bad Schwartau
Brokstedt
Hohenlockstedt
Kellinghusen
Wrist
Großenaspe
Wahlstedt
Bad Segeberg
Itzehoe
Bad Bramstedt
Hartenholm
Eckhorst
Stockelsdorf
LÜBECK
Lägerdorf
Bokel
Lentföhrden
Schmalfeld
Leezen
Westerhorn
Brande-Hörnerkirchen
Kaltenkirchen
Bad Oldesloe
Reinfeld (H.)
Hamberge
Horst
Barmstedt
Alveslohe
Kisdorf
Nahe
Sülfeld
Elmshorn
Hemdingen
Bilsen
Ellerau
Henstedt-Ulzburg
Bargfeld-Stegen
Elmenhorst
Quickborn
Ellerhoop
Tangstedt
Tremsbüttel
Berkenthin
Borstel-Hohenraden
Hasloh
Norderstedt
Bargteheide
Ammersbek
Uetersen
Tornesch
Appen
Rellingen
Ahrensburg
Lütjensee
Pinneberg
FUHLSBÜTTEL
Großhansdorf
Siek
Großensee
Mölln
Breitenfelde
Holm
Halstenbek
Alster
WANDSBEK
Barsbüttel
Trittau
Hollern-Twielenfleth
Schenefeld
HAMBURG
Kuddewörde
Wedel
BLANKENESE
ALTONA
ST. PAULI
Glinde
Jork
HORN
Oststeinbek
Aumühle
NEUENFELDE
BERGEDORF
Reinbek
Schwarzenbek
Altes Land
FISCHBEK
HARBURG
Vierlande
Dassendorf
Wentorf b.H.
Neukloster
Buxtehude
Ochsenwerder
Neuengamme
Escheburg
Büchen
Harsefeld
Apensen
Neu Wulmstorf
Rosengarten
Geesthacht
Kirchwerder
Elbe
Marschacht
Beckdorf
Moisburg
Stelle
Hollenstedt
Seevetal
Lauenburg
Buchholz
Winsen
Aarbach-Kate
Handorf
Bendestorf
Heidenau
Jesteburg
Brackel
Radbruch
Bardowick
Scharnebeck
Tostedt
Adendorf
Vögelsen
Reppenstedt
Neetze
Sittensen
Wistedt
Handeloh
Hanstedt
Toppenstedt
Lüneburg
Salzhausen
Kirchgellersen
Deutsch Evern
Stemmen
Lüneburger Heide
Egestorf
Melbeck
Fintel
169
Elbe-Seitenkanal
Bienenbüttel
Soderstorf
Schneverdingen
Amelinghausen
Brockel
Hemslingen
Bispingen
Rehlingen
Heber
Bad Bevensen
Neuenkirchen
Breloh
Ebstorf
Wittorf
Visselhövede
Munster
Lintzel
Soltau
Uelzen
23

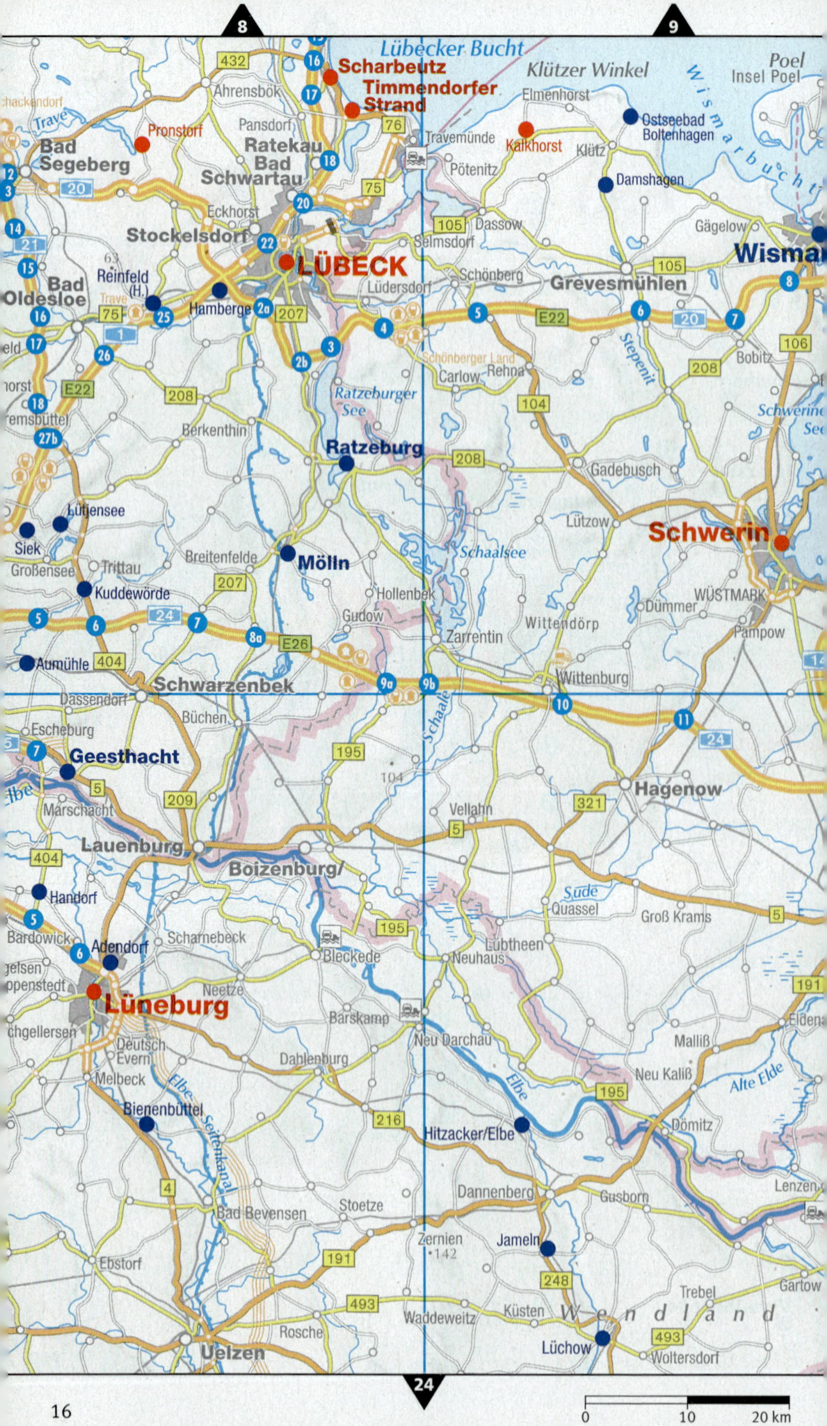
8
9
Lübecker Bucht
Klützer Winkel
Poel
Insel Poel
Wismarbucht
Scharbeutz
Timmendorfer Strand
Elmenhorst
Ostseebad Boltenhagen
Ahrensbök
Pansdorf
Travemünde
Kalkhorst
Klütz
Pronstorf
Trave
Bad Segeberg
Ratekau
Bad Schwartau
Pötenitz
Damshagen
Eckhorst
Dassow
Gägelow
Stockelsdorf
Selmsdorf
Wismar
Reinfeld (H.)
LÜBECK
Schönberg
Grevesmühlen
Bad Oldesloe
Hamberge
Lüdersdorf
Schönberger Land
Carlow
Rehna
Stepenitz
Bobitz
Berkenthin
Ratzeburger See
Ratzeburg
Schweriner See
Gadebusch
Lütjensee
Lützow
Siek
Großensee
Trittau
Breitenfelde
Mölln
Schaalsee
Schwerin
Kuddewörde
Hollenbek
Dümmer
WÜSTMARK
Gudow
Pampow
Zarrentin
Wittendörp
Aumühle
Schwarzenbek
Wittenburg
Dassendorf
Büchen
Escheburg
Schaale
Geesthacht
Elbe
Marschacht
Hagenow
Vellahn
Lauenburg
Boizenburg/
Handorf
Sude
Quassel
Groß Krams
Bardowick
Adendorf
Scharnebeck
Bleckede
Lübtheen
Neuhaus
Lüneburg
Neetze
Barskamp
Neu Darchau
Deutsch Evern
Malliß
Dahlenburg
Melbeck
Neu Kaliß
Alte Elde
Elbe-Seitenkanal
Bienenbüttel
Hitzacker/Elbe
Dömitz
Dannenberg
Gusborn
Lenzen
Bad Bevensen
Stoetze
Zernien
Jameln
Ebstorf
Trebel
Gartow
Waddeweitz
Küsten
Wendland
Rosche
Lüchow
Woltersdorf
Uelzen
24
0
10
20 km

10

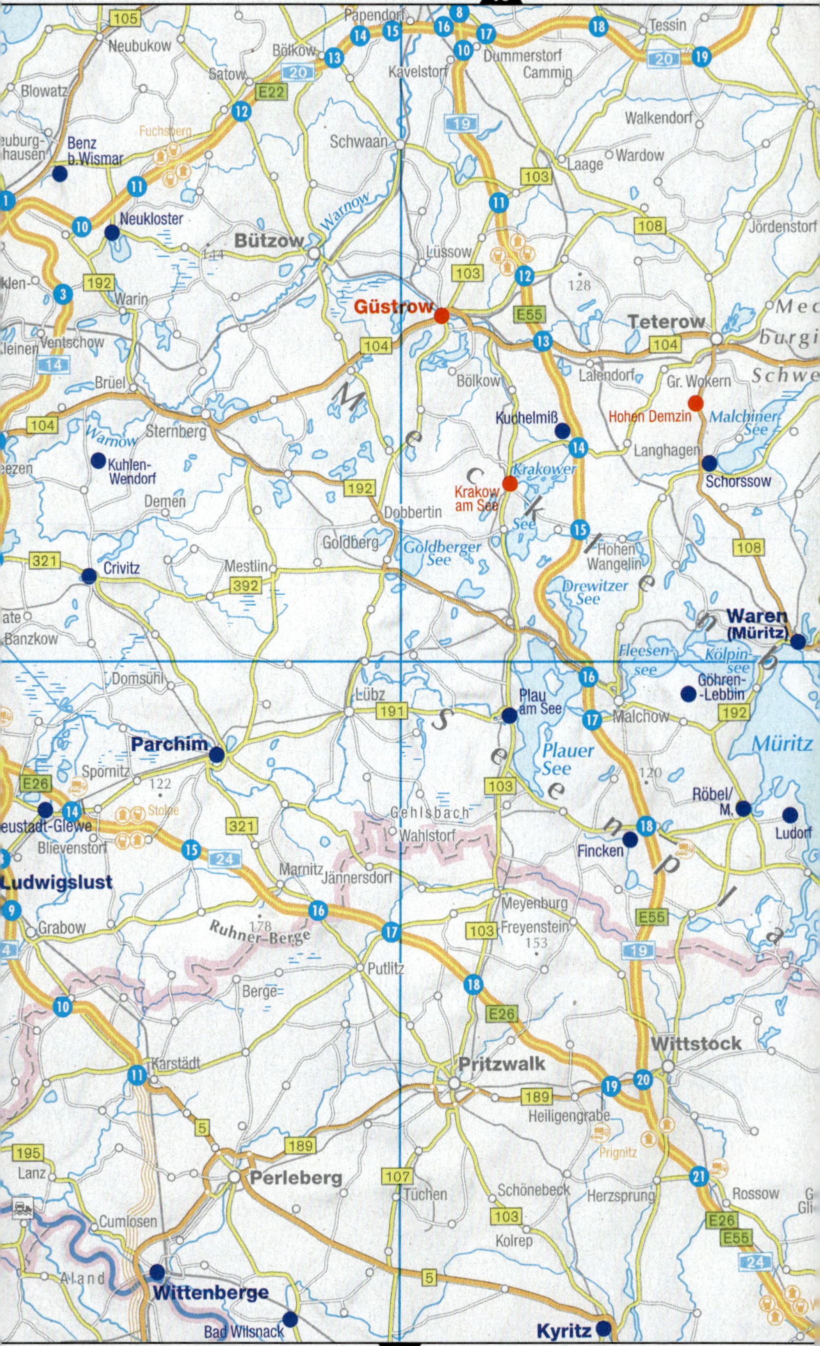

Papendorf
Tessin
Neubukow
Bölkow
Satow
Kavelstorf
Dummerstorf
Cammin
Blowatz
Fuchsberg
Schwaan
Walkendorf
Benz b.Wismar
Laage
Wardow
Neukloster
Warnow
Bützow
Jördenstorf
Lüssow
Warin
Güstrow
Teterow
Ventschow
Brüel
Bölkow
Lalendorf
Gr. Wokern
Kuchelmiß
Hohen Demzin
Malchiner See
Sternberg
Warnow
Langhagen
Kuhlen-Wendorf
Krakower See
Krakow am See
Schorssow
Demen
Dobbertin
Goldberg
Goldberger See
Hohen Wangelin
Crivitz
Mestlin
Drewitzer See
Banzkow
Waren (Müritz)
Fleesen-see
Kölpin-see
Domsühl
Lübz
Plau am See
Göhren-Lebbin
Malchow
Parchim
Plauer See
Müritz
Spornitz
Röbel/M.
Stolpe
Gehlsbach
Wahlstorf
Fincken
Ludorf
Blievenstorf
Ludwigslust
Marnitz
Jännersdorf
Meyenburg
Grabow
Ruhner Berge
Freyenstein
Putlitz
Berge
Wittstock
Karstädt
Pritzwalk
Heiligengrabe
Prignitz
Lanz
Perleberg
Tüchen
Schönebeck
Herzsprung
Rossow
Cumlosen
Kolrep
Aland
Wittenberge
Bad Wilsnack
Kyritz
Mecklenburgische Seenplatte

25

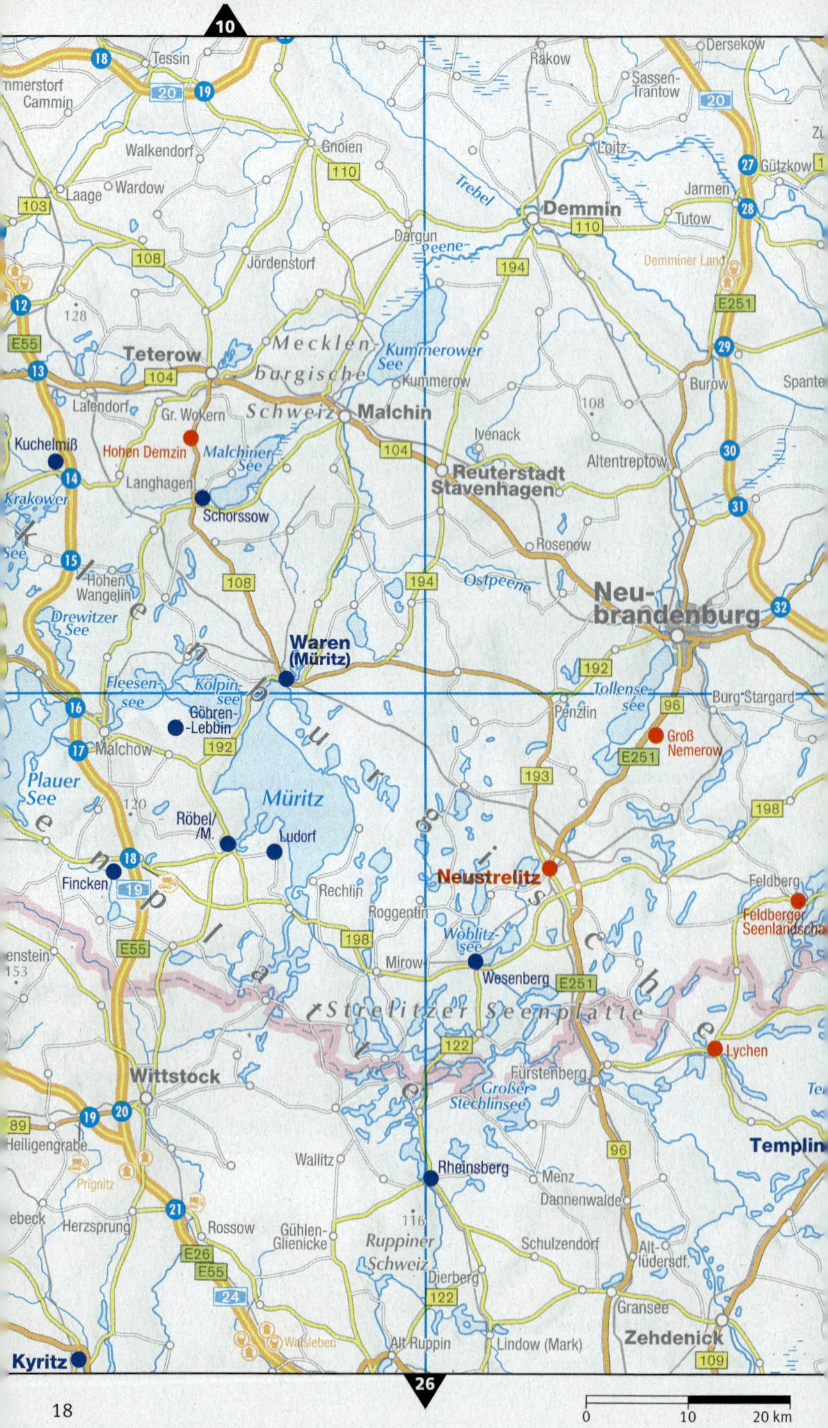
10
26
Tessin
Cammin
Walkendorf
Gnoien
Laage
Wardow
Jördenstorf
Dargun
Peene
Trebel
Rakow
Dersekow
Sassen-Trantow
Loitz
Gützkow
Jarmen
Tutow
Demmin
Demminer Land
Teterow
Mecklen-burgische Schweiz
Kummerower See
Kummerow
Malchin
Lalendorf
Gr. Wokern
Hohen Demzin
Kuchelmiß
Malchiner See
Langhagen
Schorssow
Krakower See
Ivenack
Reuterstadt Stavenhagen
Altentreptow
Burow
Spante
Rosenow
Ostpeene
Hohen Wangelin
Drewitzer See
Waren (Müritz)
Neu-brandenburg
Fleesen-see
Kölpin-see
Göhren-Lebbin
Malchow
Plauer See
Müritz
Röbel/M.
Ludorf
Tollense-see
Penzlin
Burg Stargard
Groß Nemerow
Fincken
Rechlin
Roggentin
Neustrelitz
Feldberg
Feldberger Seenlandschaft
Mirow
Woblitz-see
Wesenberg
Mecklenburgische Seenplatte
Strelitzer Seenplatte
Lychen
Wittstock
Fürstenberg
Großer Stechlinsee
Templin
Heiligengrabe
Prignitz
Wallitz
Rheinsberg
Menz
Dannenwalde
Herzsprung
Rossow
Gühlen-Glienicke
Ruppiner Schweiz
Schulzendorf
Alt-lüdersdf.
Dierberg
Gransee
Zehdenick
Walsleben
Alt Ruppin
Lindow (Mark)
Kyritz
0
10
20 km

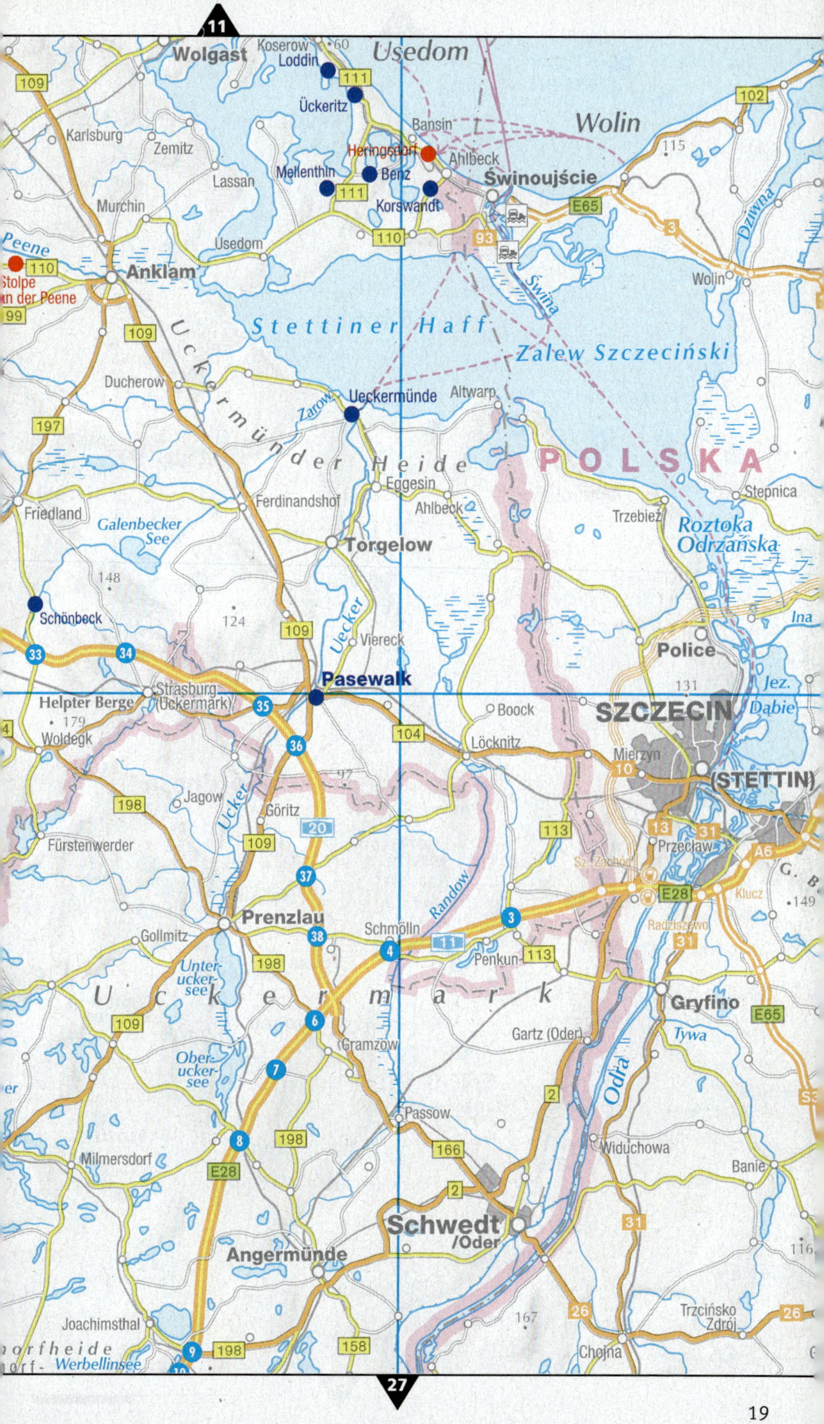
11
Wolgast
Koserow
Loddin
Usedom
111
Ückeritz
Bansin
Wolin
102
115
Heringsdorf
Ahlbeck
Karlsburg
Zemitz
Lassan
Mellenthin
Benz
Świnoujście
Korswandt
E65
Murchin
110
93
3
Usedom
Peene
110
Stolpe
an der Peene
Anklam
Wolin
Świna
99
109
Stettiner Haff
Zalew Szczeciński
Ueckermünder Heide
Ducherow
Zarow
Ueckermünde
Altwarp
197
POLSKA
Eggesin
Stepnica
Ferdinandshof
Ahlbeck
Friedland
Trzebież
Roztoka Odrzańska
Galenbecker See
Torgelow
148
Schönbeck
124
109
Uecker
Viereck
Ina
Police
33
34
Pasewalk
131
Jez. Dąbie
Helpter Berge
179
Strasburg (Uckermark)
35
Boock
SZCZECIN
Woldegk
36
104
Löcknitz
Mierzyn
10
(STETTIN)
97
Jagow
198
Uecker
Göritz
20
113
13
31
Przecław
Fürstenwerder
109
Sz.-Zachód
A6
G. B.
37
Randow
E28
Klucz
149
Prenzlau
3
Radziszewo
Gollmitz
38
Schmölln
11
31
Unteruckersee
198
4
Penkun
113
Uckermark
Gryfino
Tywa
E65
109
6
Gramzow
Gartz (Oder)
Oberuckersee
7
Odra
2
S3
Passow
8
198
166
Widuchowa
Milmersdorf
E28
Banie
2
Schwedt /Oder
31
116
Angermünde
167
26
Trzcińsko Zdrój
26
Joachimsthal
9
198
158
Chojna
Schorfheide
Werbellinsee
27

12

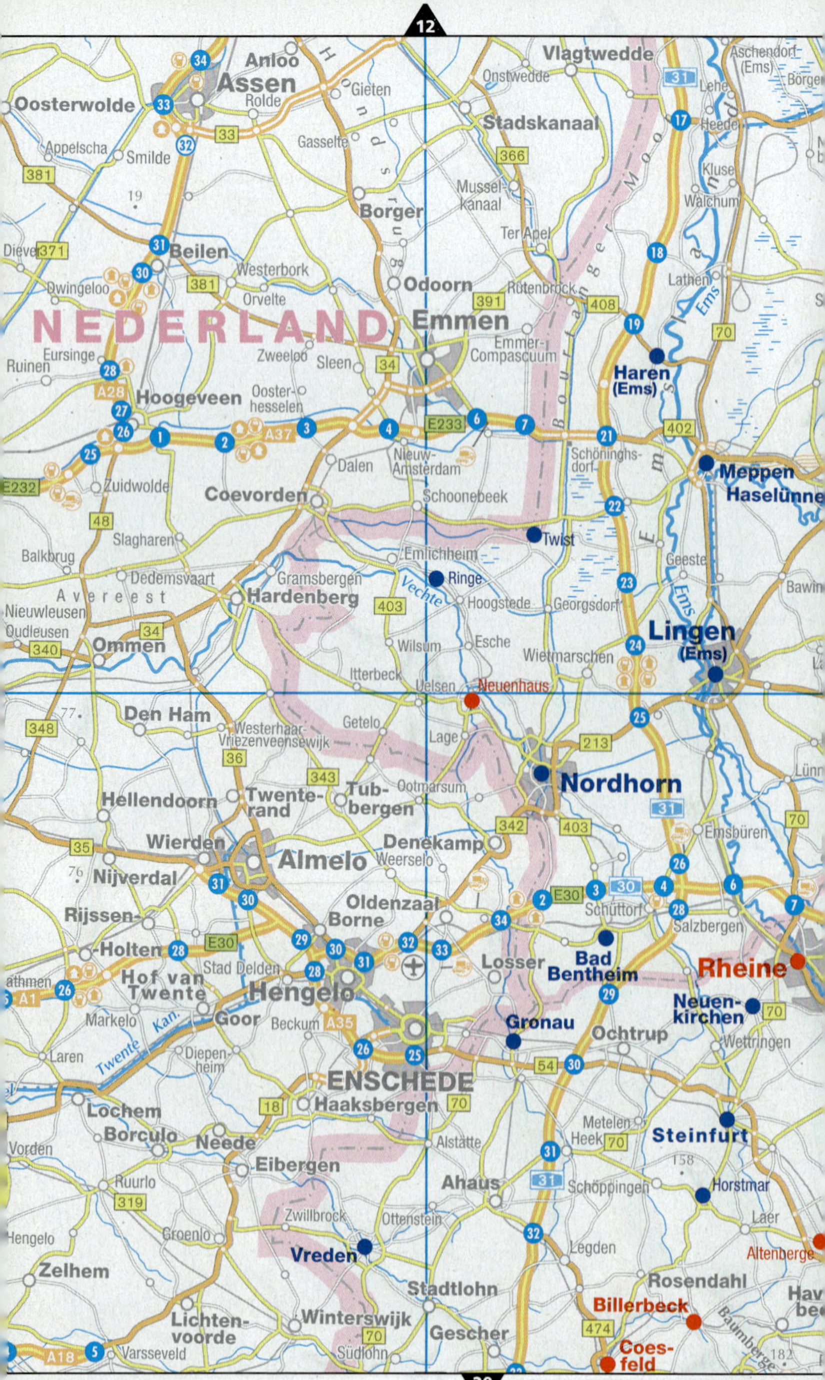

29

0 10 20 km

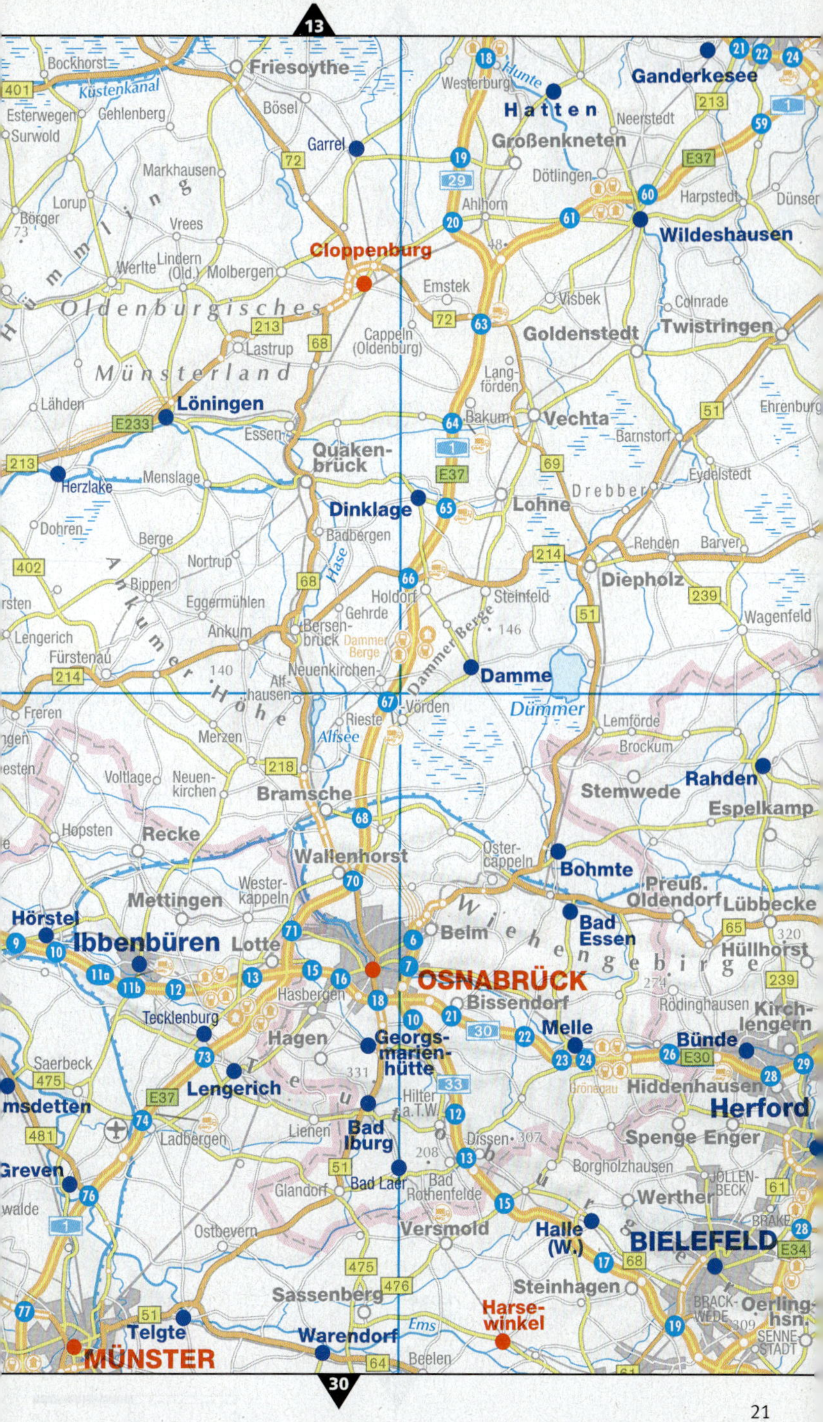
13
Bockhorst
Friesoythe
Küstenkanal
401
Esterwegen
Gehlenberg
Surwold
Bösel
Garrel
72
Markhausen
Lorup
Börger
Vrees
Werlte
Lindern (Old.)
Molbergen
Cloppenburg
Hümmling
Oldenburgisches
Münsterland
213
68
Lastrup
Cappeln (Oldenburg)
Lähden
Löningen
E233
Essen
Quakenbrück
Herzlake
Menslage
Dohren
Berge
Nortrup
402
Bippen
Ankumer Höhe
Eggermühlen
Ankum
Lengerich
Fürstenau
214
140
Alfhausen
Bersenbrück
Gehrde
Holdorf
Badbergen
Hase
Dinklage
Dammer Berge
Neuenkirchen-Vörden
Freren
Merzen
Rieste
Alfsee
Voltlage
Neuenkirchen
218
Bramsche
Hopsten
Recke
Wallenhorst
Westerkappeln
Mettingen
Hörstel
Ibbenbüren
Lotte
Tecklenburg
Hasbergen
Hagen
Saerbeck
475
Emsdetten
481
Lengerich
Ladbergen
Lienen
E37
Greven
Glandorf
Bad Iburg
Bad Laer
Ostbevern
Telgte
MÜNSTER
Sassenberg
Warendorf
476
Beelen
64
Ems
Westerburg
Hunte
Hatten
Großenkneten
Ganderkesee
Neerstedt
Dötlingen
Ahlhorn
29
Harpstedt
Dünsen
Wildeshausen
E37
Emstek
Visbek
Colnrade
Goldenstedt
Twistringen
Langförden
Bakum
Vechta
Barnstorf
Ehrenburg
51
1
69
Eydelstedt
Lohne
Drebber
Rehden
Barver
Diepholz
239
Steinfeld
146
Damme
Wagenfeld
Dümmer
Lemförde
Brockum
Stemwede
Rahden
Espelkamp
Ostercappeln
Bohmte
Preuß. Oldendorf
Lübbecke
Wiehengebirge
Bad Essen
Belm
OSNABRÜCK
Bissendorf
65
Hüllhorst
320
274
Rödinghausen
Kirchlengern
Melle
Georgsmarienhütte
Bünde
E30
30
331
33
Hilter a.T.W.
Hiddenhausen
Herford
Grönegau
Dissen
307
Spenge
Enger
208
Teutoburger Wald
Borgholzhausen
Jöllenbeck
Bad Rothenfelde
Werther
Brake
Versmold
Halle (W.)
BIELEFELD
E34
Steinhagen
Brackwede
Oerlinghausen
Harsewinkel
309
Sennestadt
30

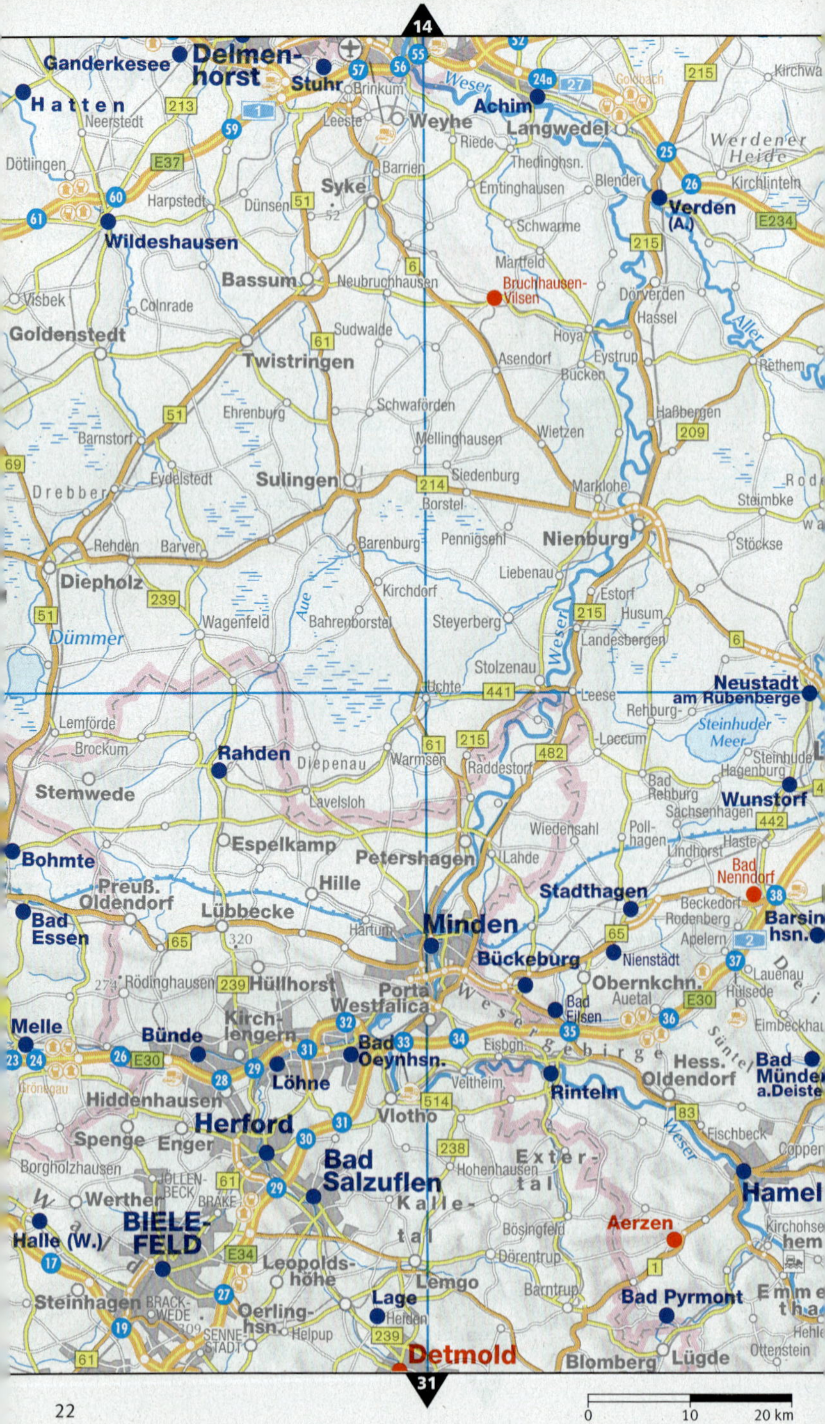

14
Ganderkesee
Delmenhorst
Stuhr
Brinkum
Hatten
Neerstedt
Leeste
Weyhe
Riede
Achim
Langwedel
Weser
Werdener Heide
Kirchlinteln
Dötlingen
Harpstedt
Dünsen
Syke
Barrien
Thedinghsn.
Emtinghausen
Blender
Verden (A.)
Wildeshausen
Schwarme
Martfeld
Bassum
Neubruchhausen
Bruchhausen-Vilsen
Dörverden
Hassel
Aller
Visbek
Colnrade
Goldenstedt
Sudwalde
Twistringen
Hoya
Asendorf
Eystrup
Bücken
Rethem
Ehrenburg
Schwaförden
Haßbergen
Barnstorf
Mellinghausen
Wietzen
Drebber
Eydelstedt
Sulingen
Siedenburg
Borstel
Marklohe
Steimbke
Rehden
Barver
Barenburg
Pennigsehl
Nienburg
Stöckse
Diepholz
Liebenau
Kirchdorf
Estorf
Husum
Wagenfeld
Aue
Bahrenborstel
Steyerberg
Landesbergen
Dümmer
Stolzenau
Uchte
Leese
Neustadt am Rübenberge
Rehburg-
Steinhuder Meer
Lemförde
Brockum
Rahden
Diepenau
Warmsen
Raddestorf
Loccum
Steinhude
Hagenburg
Stemwede
Lavelsloh
Bad Rehburg
Sachsenhagen
Wunstorf
Wiedensahl
Pollhagen
Lindhorst
Haste
Bohmte
Espelkamp
Petershagen
Lahde
Bad Nenndorf
Preuß. Oldendorf
Hille
Stadthagen
Beckedorf
Rodenberg
Bad Essen
Lübbecke
Hartum
Minden
Apelern
Barsinghsn.
Bückeburg
Nienstädt
Lauenau
Rödinghausen
Hüllhorst
Porta Westfalica
Obernkchn.
Auetal
Hülsede
Melle
Kirchlengern
Bad Eilsen
Eimbeckhau
Bünde
Bad Oeynhsn.
Eisbgn.
Weser gebirge
Süntel
Hess. Oldendorf
Bad Münder a. Deister
Grönegau
Löhne
Veltheim
Rinteln
Hiddenhausen
Vlotho
Spenge
Enger
Herford
Fischbeck
Borgholzhausen
Bad Salzuflen
Hohenhausen
Extertal
Hameln
Jöllenbeck
Brake
Werther
Kalletal
Bielefeld
Aerzen
Halle (W.)
Kirchohsen
Bösingfeld
Leopoldshöhe
Dörentrup
Lemgo
Barntrup
Steinhagen
Brackwede
Lage
Bad Pyrmont
Emmerthal
Oerlinghsn.
Heiden
Helpup
Sennestadt
Detmold
Blomberg
Lügde
Ottenstein
31

0 10 20 km

15

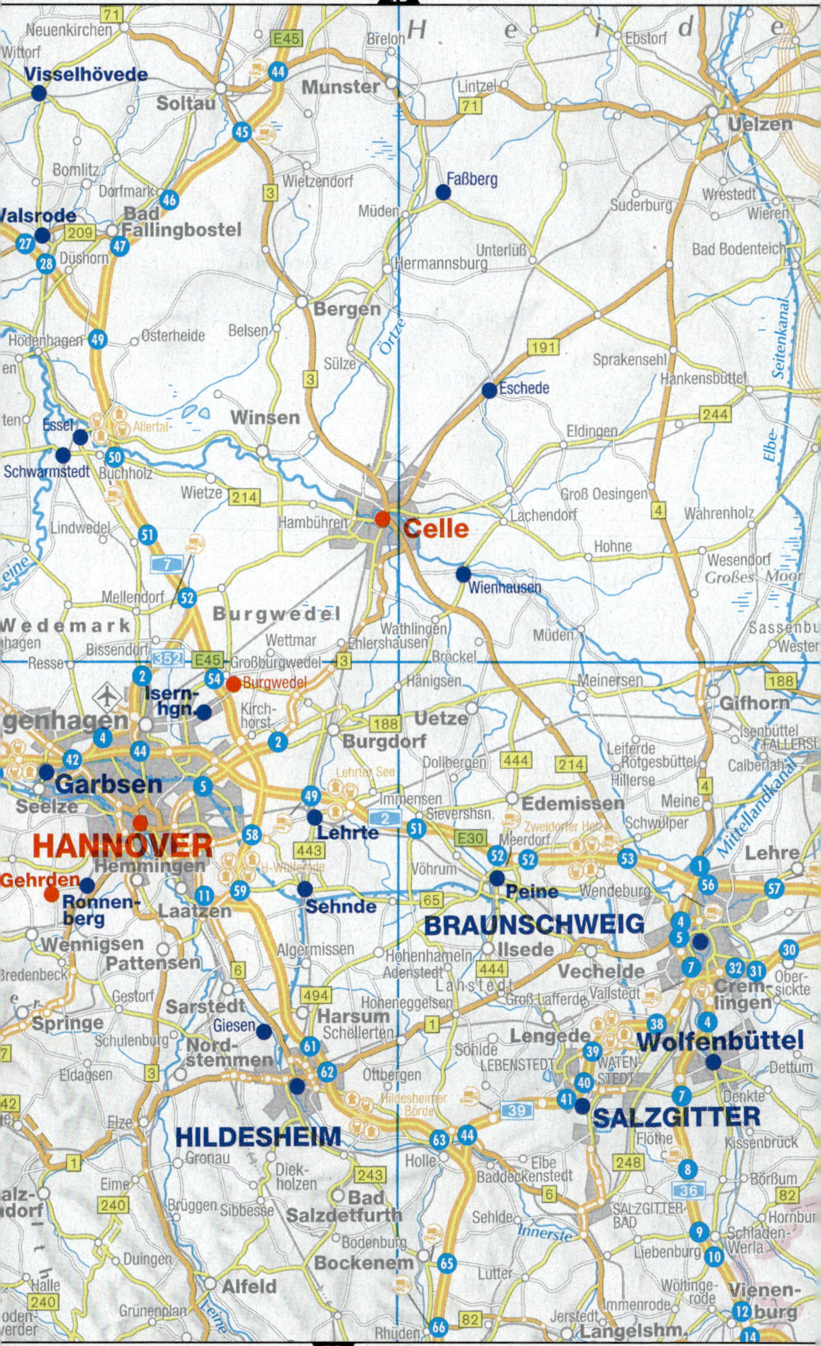

Neuenkirchen
Wittorf
Visselhövede
Soltau
Munster
Breloh
H e i d e
Ebstorf
Lintzel
Uelzen
Bomlitz
Dorfmark
Wietzendorf
Faßberg
Suderburg
Wrestedt
Wieren
Walsrode
Bad Fallingbostel
Müden
Düshorn
Unterlüß
Hermannsburg
Bad Bodenteich
Bergen
Örtze
Seitenkanal
Hodenhagen
Osterheide
Belsen
Sülze
Sprakensehl
Hankensbüttel
Eschede
Winsen
Essel
Allertal
Eldingen
Elbe-
Schwarmstedt
Buchholz
Wietze
Groß Oesingen
Lindwedel
Hambühren
Celle
Lachendorf
Wahrenholz
Hohne
Wesendorf
Großes Moor
Wienhausen
Mellendorf
Burgwedel
Wedemark
Wettmar
Wathlingen
Ehlershausen
Müden
Sassenburg
Wester
Bissendorf
Resse
Großburgwedel
Bröckel
Hänigsen
Meinersen
Gifhorn
Isernhagen
Burgwedel
Kirchhorst
Uetze
Isenbüttel
FALLERSLEBEN
Langenhagen
Burgdorf
Dollbergen
Leiferde
Rötgesbüttel
Calberlah
Hillerse
Mittellandkanal
Garbsen
Lehrter See
Immensen
Edemissen
Meine
Seelze
Sievershsn.
Schwülper
Lehrte
Zweidorfer Holz
HANNOVER
Meerdorf
Lehre
Hemmingen
Vöhrum
H-Wülferode
Gehrden
Peine
Wendeburg
Ronnenberg
Laatzen
Sehnde
BRAUNSCHWEIG
Wennigsen
Algermissen
Hohenhameln
Ilsede
Vechelde
Pattensen
Adenstedt
Bredenbeck
Lahstedt
Cremlingen
Ober-sickte
Gestorf
Hoheneggelsen
Groß Lafferde
Vallstedt
Sarstedt
Harsum
Springe
Giesen
Schellerten
Lengede
Schulenburg
Nordstemmen
Söhlde
LEBENSTEDT
Wolfenbüttel
WATENSTEDT
Dettum
Eldagsen
Ottbergen
Hildesheimer Börde
Denkte
SALZGITTER
Elze
HILDESHEIM
Flöthe
Kissenbrück
Gronau
Holle
Elbe
Baddeckenstedt
Börßum
Eime
Diekholzen
Bad Salzdetfurth
Salzhemmendorf
Brüggen
Sibbesse
Sehlde
SALZGITTER BAD
Hornburg
Innerste
Schladen-Werla
Bodenburg
Liebenburg
Duingen
Bockenem
Halle
Alfeld
Lutter
Wöltingerode
Vienenburg
Bodenwerder
Grünenplan
Leine
Immenrode
Jerstedt
Rhüden
Langelshm.

32

16

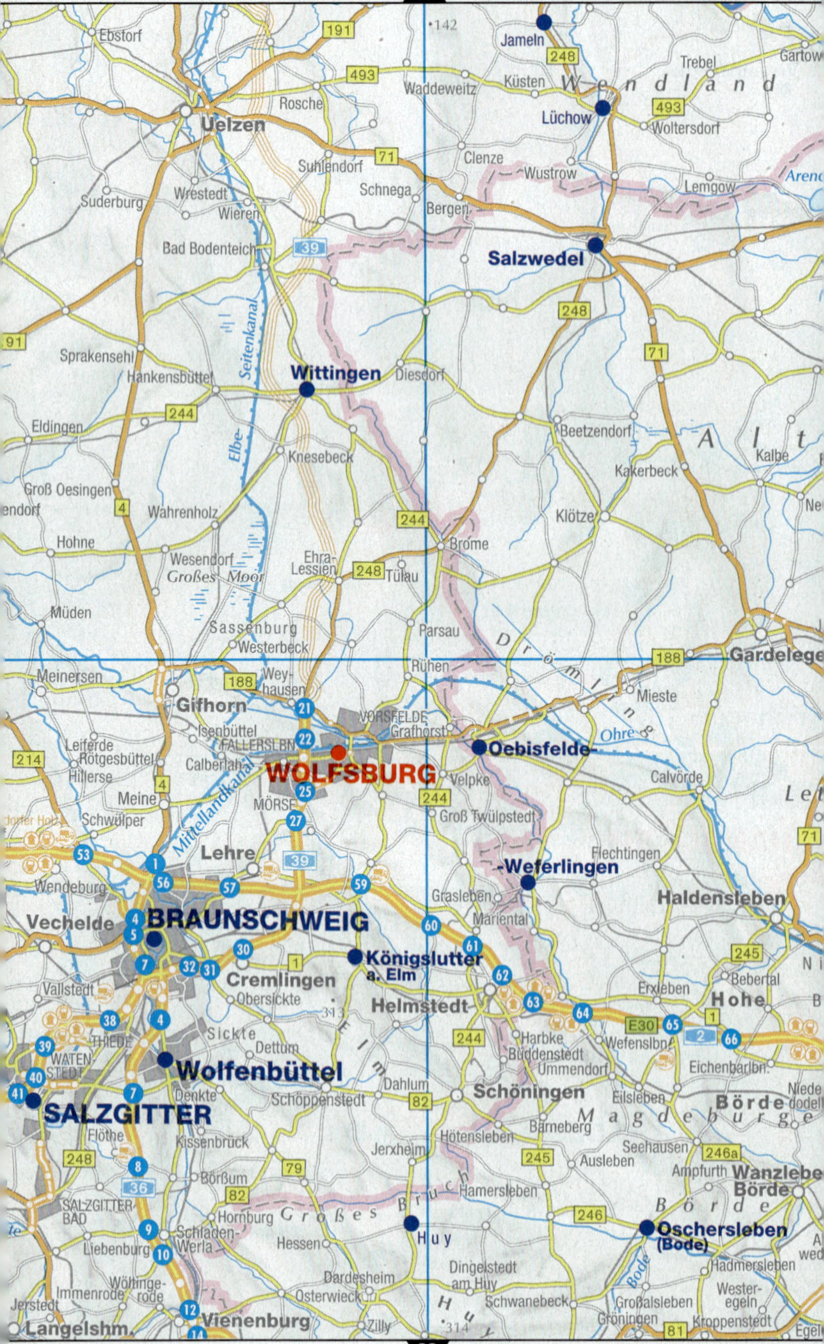

33

0 10 20 km

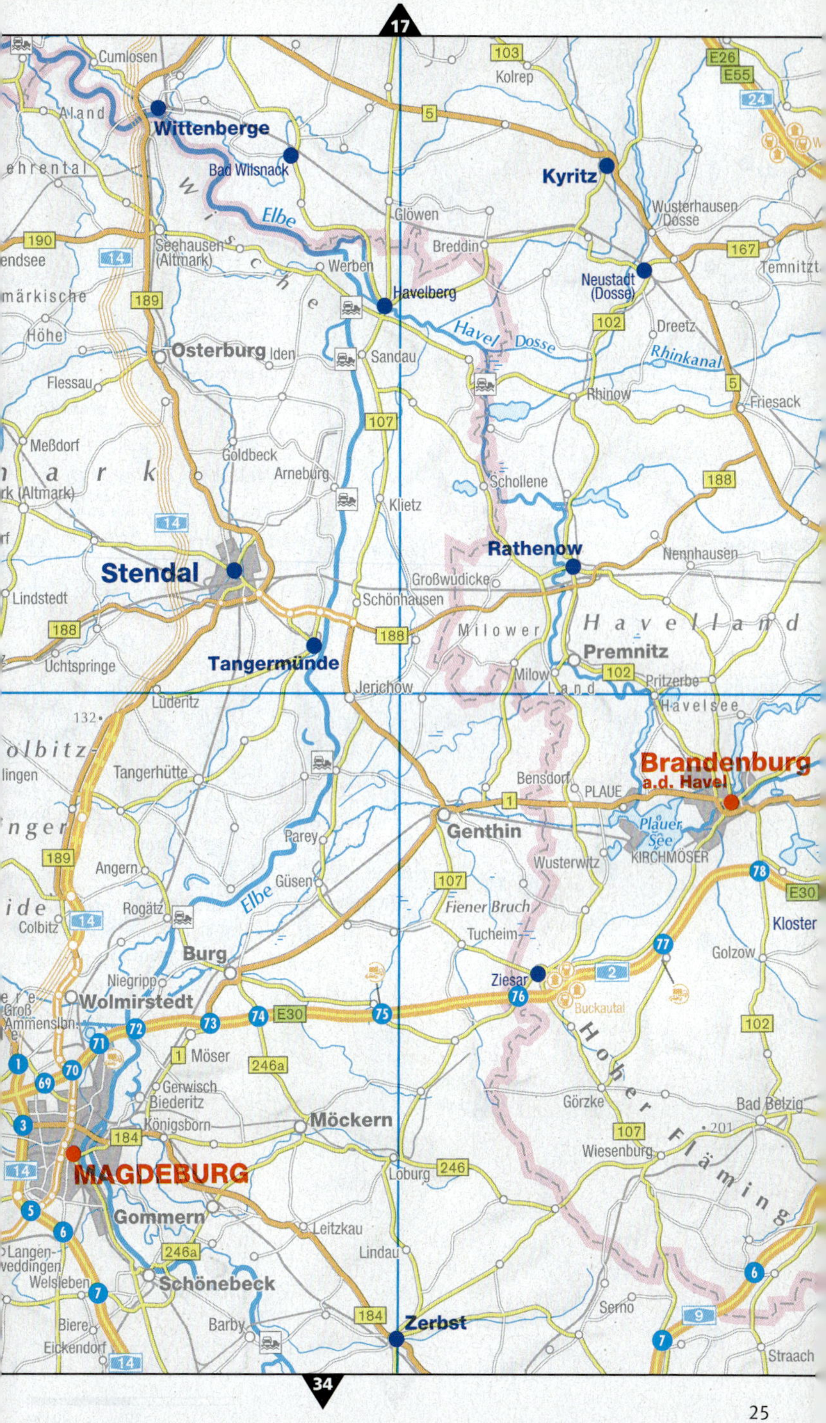
17
34
Cumlosen
Aland
Wittenberge
Bad Wilsnack
Elbe
Wische
Kolrep
Kyritz
Wusterhausen/Dosse
Glöwen
Breddin
Seehausen (Altmark)
Werben
Havelberg
Neustadt (Dosse)
Temnitztal
Dreetz
Havel
Dosse
Rhinkanal
Osterburg
Iden
Sandau
Rhinow
Friesack
Flessau
Meßdorf
Goldbeck
Arneburg
Schollene
Klietz
Altmark
Rathenow
Nennhausen
Stendal
Großwudicke
Schönhausen
Lindstedt
Havelland
Milower Land
Premnitz
Uchtspringe
Tangermünde
Milow
Pritzerbe
Jerichow
Havelsee
Lüderitz
132
Colbitz-Letzlinger Heide
Tangerhütte
Brandenburg a.d. Havel
Bensdorf
PLAUE
Genthin
Plauer See
KIRCHMÖSER
Parey
Wusterwitz
Angern
Güsen
Fiener Bruch
Kloster
Rogätz
Colbitz
Tucheim
Golzow
Burg
Niegripp
Ziesar
Wolmirstedt
Groß Ammensleben
Buckautal
Hoher Fläming
Möser
Gerwisch
Biederitz
Königsborn
Görzke
Möckern
Bad Belzig
201
Wiesenburg
MAGDEBURG
Loburg
Gommern
Leitzkau
Lindau
Langenweddingen
Welsleben
Schönebeck
Serno
Biere
Barby
Zerbst
Eickendorf
Straach

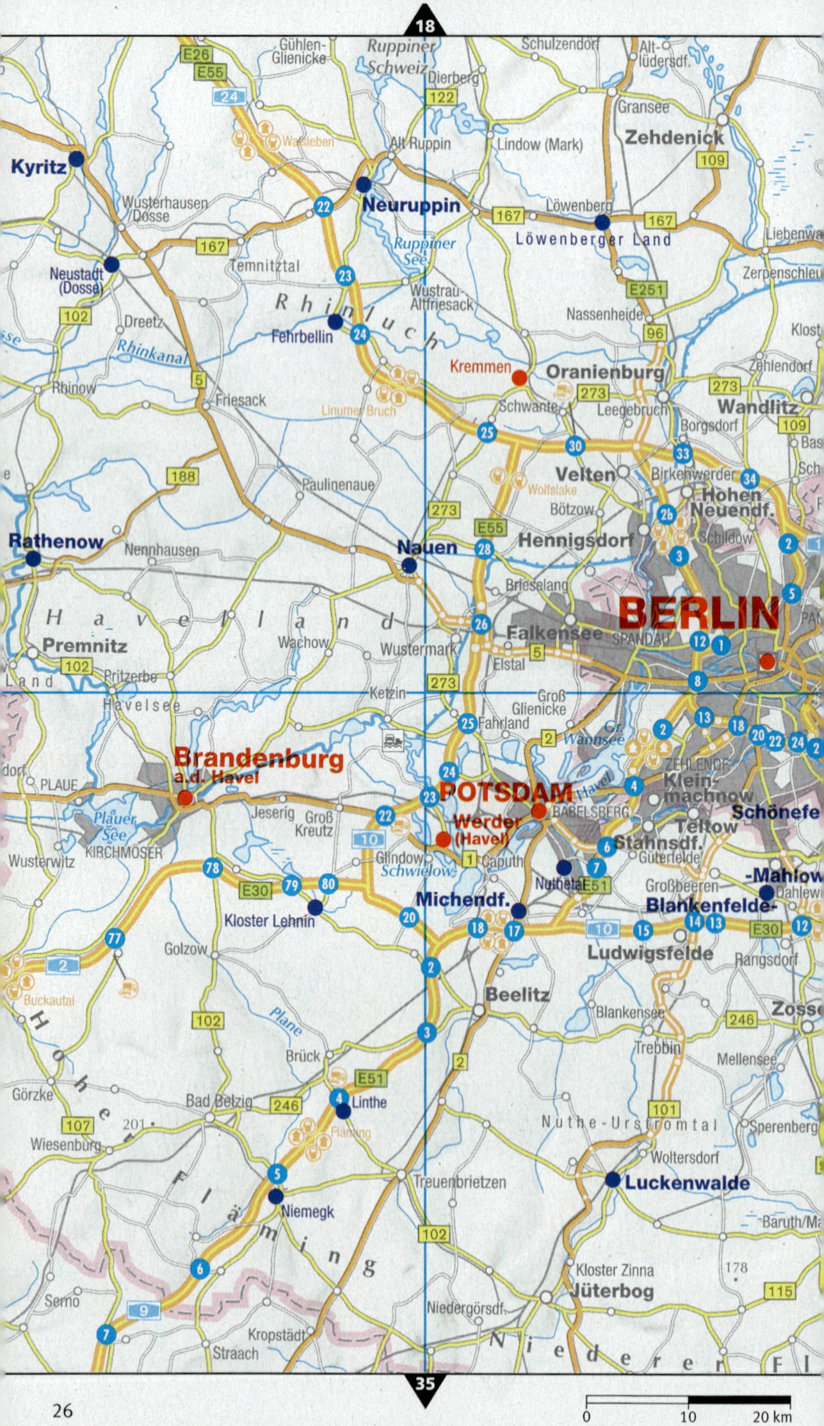
18
35
Kyritz
Wusterhausen /Dosse
Neustadt (Dosse)
Dreetz
Rhinkanal
Rhinow
Friesack
Rathenow
Nennhausen
Premnitz
Pritzerbe
Havelsee
Havelland
Wachow
Paulinenaue
Nauen
Wustermark
Ketzin
Gühlen-Glienicke
Ruppiner Schweiz
Dierberg
Walsleben
Alt Ruppin
Neuruppin
Ruppiner See
Temnitztal
Rhinluch
Fehrbellin
Wustrau-Altfriesack
Linumer Bruch
Kremmen
Schulzendorf
Alt-lüdersdf.
Gransee
Zehdenick
Lindow (Mark)
Löwenberg
Löwenberger Land
Liebenwa
Zerpenschleu
Nassenheide
Klost
Zehlendorf
Oranienburg
Wandlitz
Schwante
Leegebruch
Borgsdorf
Bas
Sch
Velten
Birkenwerder
Hohen Neuendf.
Wolfslake
Bötzow
Hennigsdorf
Schildow
Brieselang
BERLIN
Falkensee
SPANDAU
PAN
Elstal
Groß Glienicke
Fahrland
Wannsee
Gr. Wannsee
ZEHLENDF.
Klein-machnow
Teltow
Schönefe
Brandenburg a.d. Havel
PLAUE
Plauer See
KIRCHMÖSER
Wusterwitz
Jeserig
Groß Kreutz
POTSDAM
BABELSBERG
Havel
Werder (Havel)
Glindow
Schwielow-
Caputh
Nuthetal
Stahnsdf.
Güterfelde
Großbeeren
-Mahlow
Dahlewi
Blankenfelde-
Kloster Lehnin
Michendf.
Ludwigsfelde
Rangsdorf
Golzow
Buckautal
Beelitz
Blankensee
Zosse
Trebbin
Mellensee
Plane
Brück
Linthe
Fläming
Görzke
Bad Belzig
201
Wiesenburg
Hoher Fläming
Nuthe-Urstromtal
Sperenberg
Woltersdorf
Luckenwalde
Treuenbrietzen
Niemegk
Baruth/Ma
Kloster Zinna
Jüterbog
178
Niedergörsdf.
Serno
Kropstädt
Straach
Niederer Fl
E26
E55
24
122
109
167
E251
96
273
102
5
188
E51
E30
10
2
1
9
107
246
101
115
0
10
20 km

19

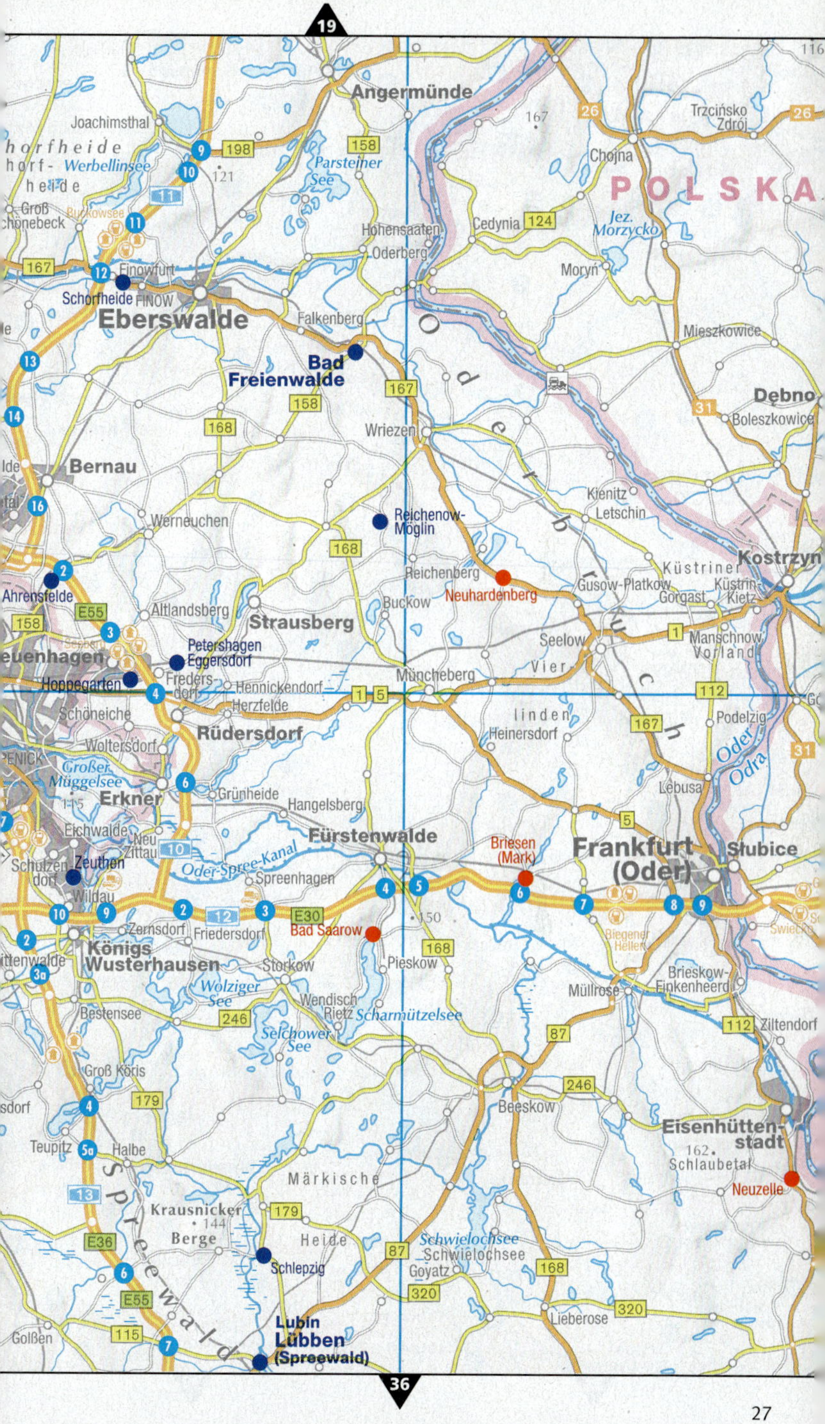
Angermünde
Joachimsthal
Schorfheide
Werbellinsee
Parsteiner See
Groß Schönebeck
Buckowsee
Finowfurt
Schorfheide FINOW
Eberswalde
Hohensaaten
Oderberg
Falkenberg
Bad Freienwalde
Wriezen
Bernau
Werneuchen
Reichenow-Möglin
Reichenberg
Neuhardenberg
Buckow
Ahrensfelde
Altlandsberg
Strausberg
Petershagen Eggersdorf
Fredersdorf
Hoppegarten
Hennickendorf
Herzfelde
Müncheberg
Schöneiche
Rüdersdorf
Woltersdorf
Großer Müggelsee
Erkner
Grünheide
Hangelsberg
Fürstenwalde
Eichwalde
Zeuthen
Schulzendorf
Wildau
Neu Zittau
Oder-Spree-Kanal
Spreenhagen
Zernsdorf
Friedersdorf
Bad Saarow
Königs Wusterhausen
Storkow
Wolziger See
Wendisch Rietz
Scharmützelsee
Pieskow
Bestensee
Selchower See
Groß Köris
Teupitz
Halbe
Märkische Heide
Krausnicker Berge
Schlepzig
Spreewald
Golßen
Lubin Lübben (Spreewald)
Schwielochsee
Goyatz
Lieberose
Beeskow
Müllrose
Briesen (Mark)
Frankfurt (Oder)
Słubice
Biegener Hellen
Brieskow-Finkenheerd
Ziltendorf
Eisenhüttenstadt
Schlaubetal
Neuzelle
Lebusa
Podelzig
Heinersdorf
Vierlinden
Seelow
Gusow-Platkow
Gorgast
Küstriner Vorland
Manschnow
Küstrin-Kietz
Kostrzyn
Kienitz
Letschin
Oderbruch
Oder Odra
Dębno
Boleszkowice
Mieszkowice
Moryń
Jez. Morzycko
Cedynia
Chojna
Trzcińsko Zdrój
POLSKA

36

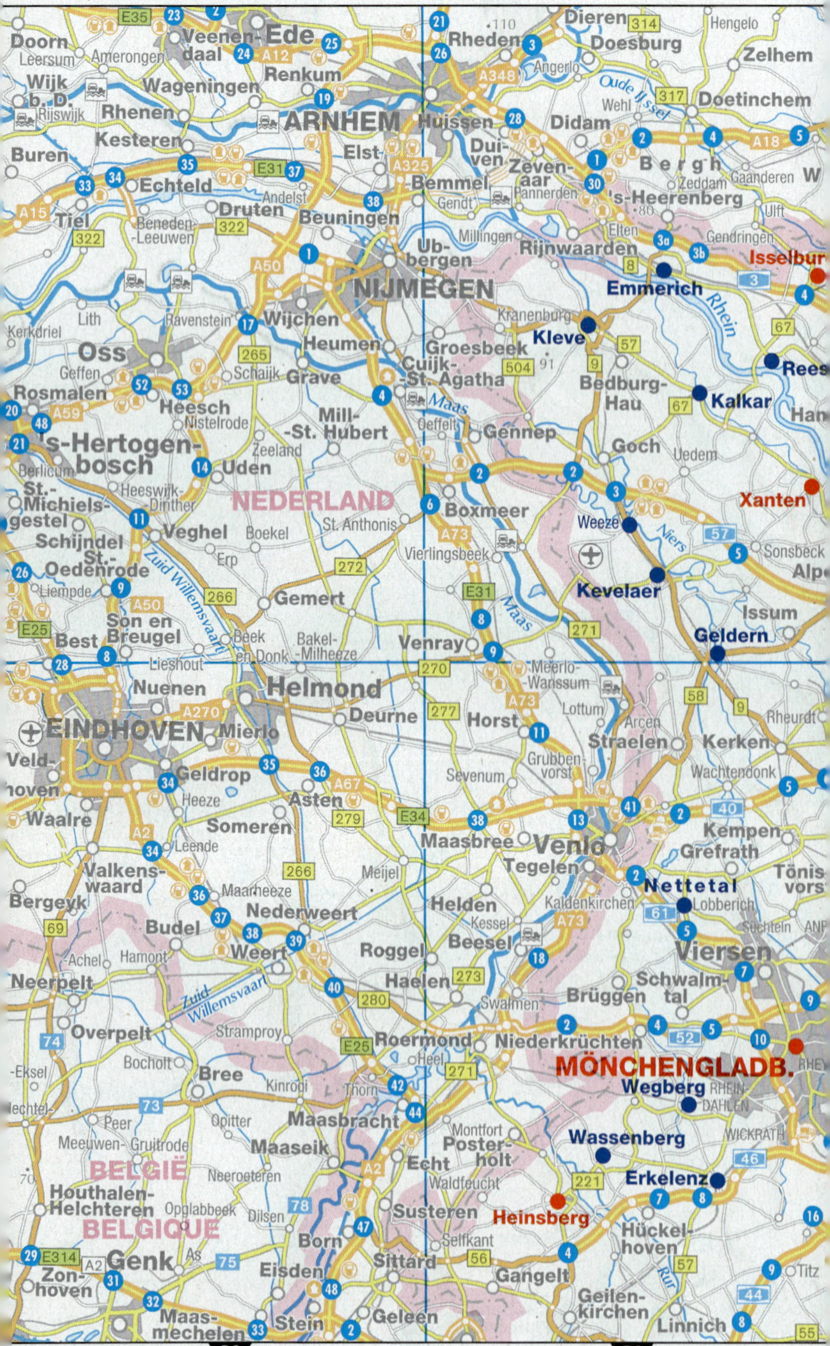

Doorn
Leersum
Amerongen
Veenendaal
Ede
Wijk b. D.
Rijswijk
Wageningen
Renkum
Rheden
Dieren
Doesburg
Hengelo
Zelhem
Angerlo
Oude IJssel
Wehl
Doetinchem
Rhenen
ARNHEM
Huissen
Didam
Buren
Kesteren
Elst
Duiven
Zevenaar
Pannerden
Bergh
Zeddam
Gaanderen
Echteld
Bemmel
Gendt
's-Heerenberg
Ulft
Tiel
Andelst
Druten
Beneden-Leeuwen
Beuningen
Millingen
Rijnwaarden
Elten
Gendringen
Isselburg
Ubbergen
NIJMEGEN
Emmerich
Rhein
Lith
Ravenstein
Wijchen
Kranenburg
Kerkdriel
Oss
Heumen
Groesbeek
Kleve
Geffen
Schaijk
Grave
Cuijk-St. Agatha
Rees
Rosmalen
Heesch
Nistelrode
Mill-St. Hubert
Maas
Oeffelt
Gennep
Bedburg-Hau
Kalkar
's-Hertogenbosch
Zeeland
Uden
Goch
Uedem
Berlicum
St.-Michielsgestel
Heeswijk-Dinther
NEDERLAND
Boxmeer
Xanten
Schijndel
Veghel
Boekel
St. Anthonis
Weeze
Niers
Sonsbeck
St.-Oedenrode
Erp
Vierlingsbeek
Alpen
Liempde
Zuid Willemsvaart
Gemert
Kevelaer
Issum
Son en Breugel
Best
Beek en Donk
Bakel-Milheeze
Venray
Geldern
Lieshout
Nuenen
Helmond
Meerlo-Wanssum
Deurne
Horst
Lottum
Arcen
Rheurdt
EINDHOVEN
Mierlo
Straelen
Kerken
Veldhoven
Geldrop
Grubbenvorst
Sevenum
Wachtendonk
Heeze
Asten
Waalre
Someren
Maasbree
Venlo
Kempen
Grefrath
Leende
Tegelen
Valkenswaard
Meijel
Nettetal
Tönisvorst
Maarheeze
Bergeyk
Nederweert
Helden
Kaldenkirchen
Lobberich
Kessel
Budel
Beesel
Süchteln
Achel
Hamont
Weert
Roggel
Viersen
Neerpelt
Haelen
Schwalmtal
Zuid Willemsvaart
Swalmen
Brüggen
Overpelt
Stramproy
Roermond
Niederkrüchten
Heel
Bocholt
Bree
MÖNCHENGLADB.
Eksel
Kinrooi
Thorn
Wegberg
Rheindahlen
Hechtel
Peer
Opitter
Maasbracht
Wassenberg
Montfort
Posterholt
Wickrath
Meeuwen-Gruitrode
Maaseik
Echt
BELGIË
Neeroeteren
Erkelenz
Waldfeucht
Houthalen-Helchteren
Opglabbeek
Susteren
Heinsberg
BELGIQUE
Dilsen
Hückelhoven
Born
Selfkant
Genk
As
Eisden
Sittard
Zonhoven
Gangelt
Rur
Titz
Maasmechelen
Stein
Geleen
Geilenkirchen
Linnich

38 39

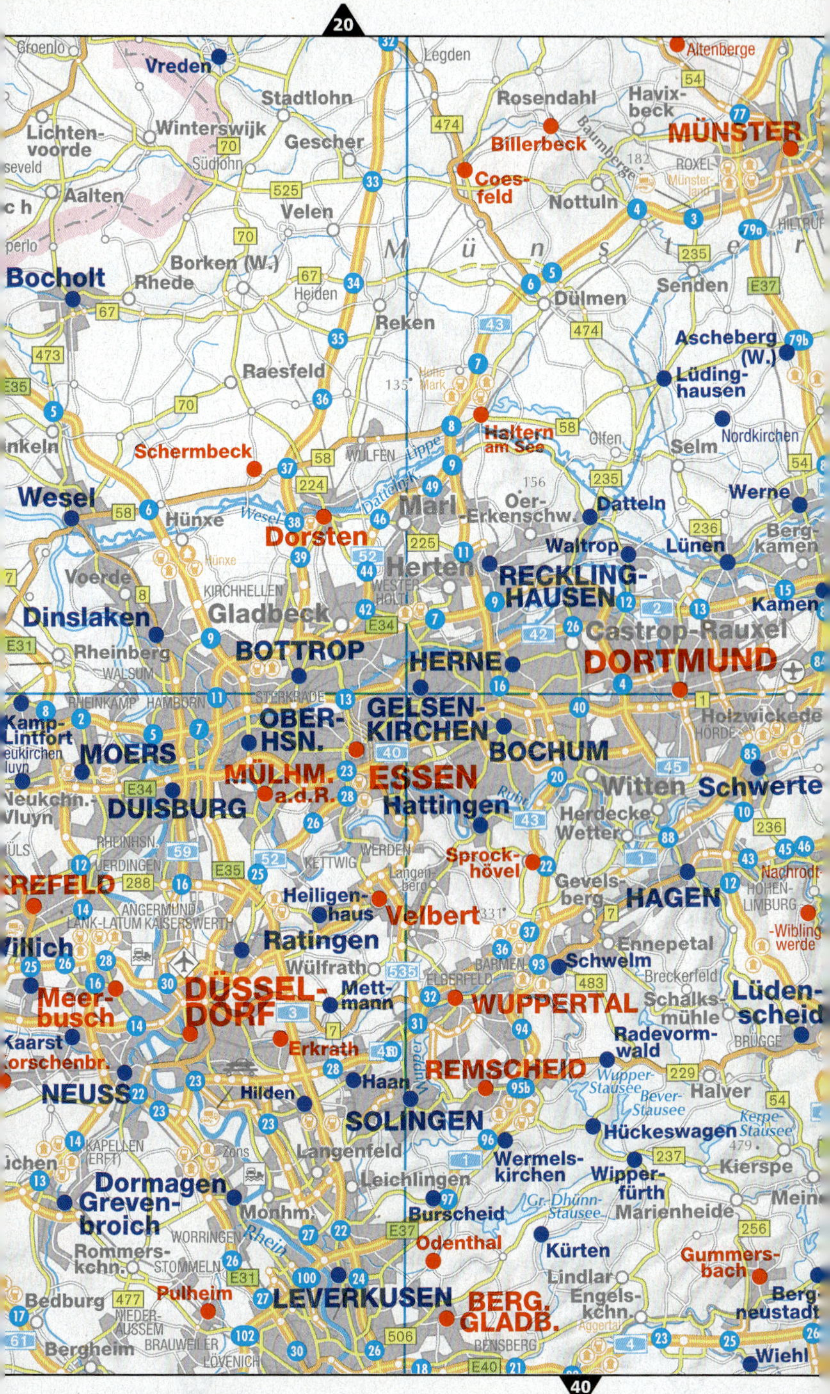
20
Vreden
Stadtlohn
Winterswijk
Gescher
Lichtenvoorde
Aalten
Velen
Borken (W.)
Rhede
Bocholt
Heiden
Reken
Raesfeld
Schermbeck
Wesel
Hünxe
Dorsten
Voerde
Dinslaken
Gladbeck
Bottrop
Rheinberg
Kamp-Lintfort
Moers
Duisburg
Ober-Hsn.
Mülhm. a.d.R.
Essen
Gelsenkirchen
Herne
Bochum
Hattingen
Witten
Herdecke
Wetter
Schwerte
Hagen
Dortmund
Castrop-Rauxel
Recklinghausen
Herten
Marl
Oer-Erkenschw.
Haltern am See
Dülmen
Coesfeld
Billerbeck
Rosendahl
Havixbeck
Münster
Altenberge
Legden
Nottuln
Senden
Ascheberg (W.)
Lüdinghausen
Nordkirchen
Olfen
Selm
Datteln
Waltrop
Lünen
Werne
Bergkamen
Kamen
Holzwickede
Krefeld
Meerbusch
Willich
Kaarst
Neuss
Düsseldorf
Ratingen
Heiligenhaus
Velbert
Sprockhövel
Gevelsberg
Ennepetal
Schwelm
Wuppertal
Mettmann
Erkrath
Hilden
Haan
Solingen
Remscheid
Radevormwald
Lüdenscheid
Halver
Hückeswagen
Wermelskirchen
Wipperfürth
Kierspe
Marienheide
Langenfeld
Leichlingen
Burscheid
Odenthal
Kürten
Lindlar
Engelskchn.
Gummersbach
Bergneustadt
Wiehl
Dormagen
Grevenbroich
Monhm.
Rommerskchn.
Pulheim
Leverkusen
Berg. Gladb.
Bedburg
Bergheim
Rhein
Ruhr
Lippe
40

0 10 20 km

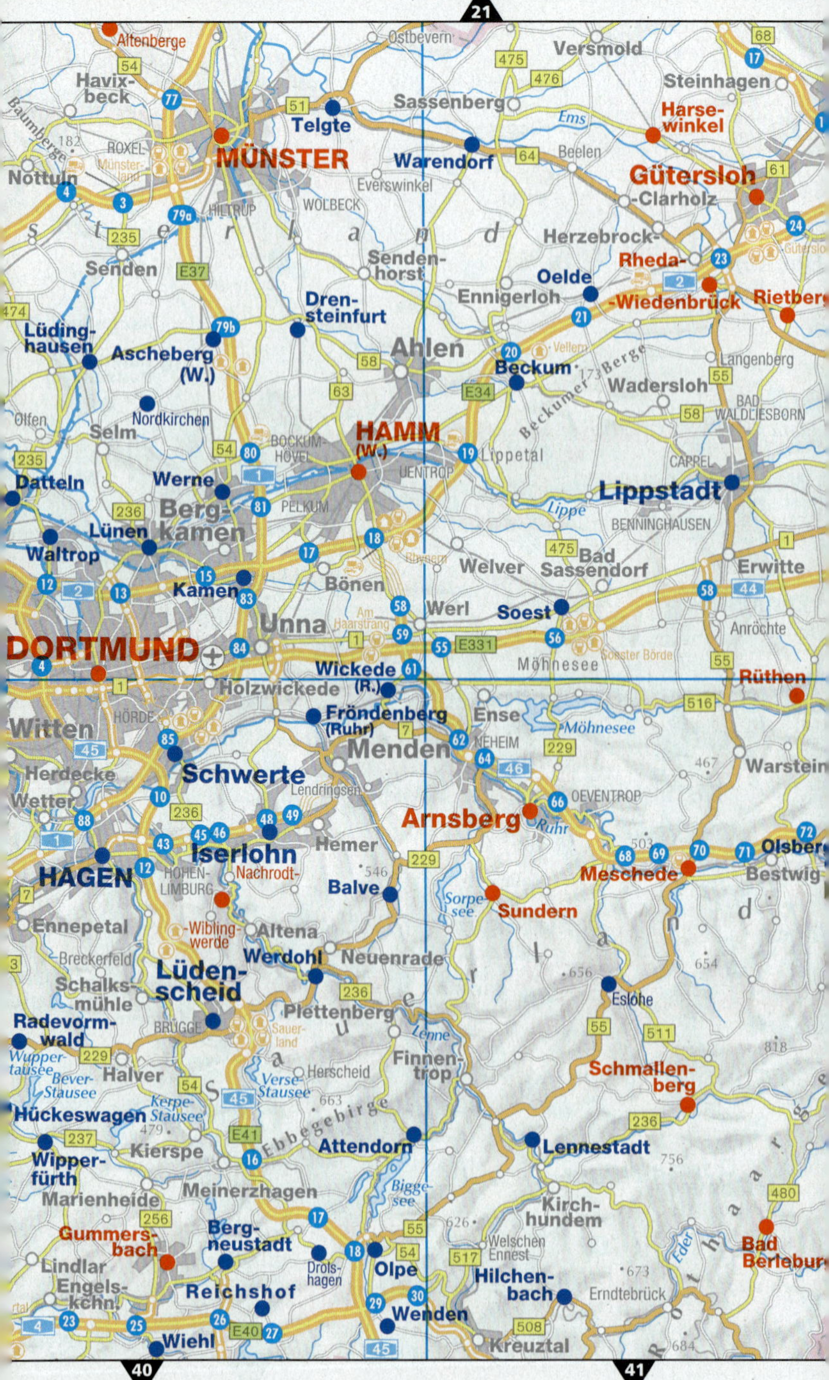
21
40
41
Altenberge
Havixbeck
Münster
Telgte
Ostbevern
Sassenberg
Versmold
Steinhagen
Harsewinkel
Warendorf
Beelen
Gütersloh
Clarholz
Nottuln
Roxel
Hiltrup
Wolbeck
Everswinkel
Herzebrock-
Rheda-
-Wiedenbrück
Rietberg
Senden
Sendenhorst
Oelde
Ennigerloh
Drensteinfurt
Lüdinghausen
Ascheberg (W.)
Ahlen
Beckum
Vellern
Beckumer Berge
Langenberg
Wadersloh
Bad Waldliesborn
Olfen
Nordkirchen
Selm
Hamm (W.)
Bockum-Hövel
Uentrop
Lippetal
Cappel
Datteln
Werne
Pelkum
Lippstadt
Lippe
Benninghausen
Bergkamen
Lünen
Waltrop
Rhynern
Welver
Bad Sassendorf
Erwitte
Kamen
Bönen
Dortmund
Unna
Am Haarstrang
Werl
Soest
Anröchte
Wickede (R.)
Möhnesee
Soester Börde
Holzwickede
Rüthen
Hörde
Fröndenberg (Ruhr)
Ense
Witten
Menden
Neheim
Warstein
Herdecke
Schwerte
Lendringsen
Oeventrop
Wetter
Arnsberg
Ruhr
Hemer
Iserlohn
Olsberg
Hagen
Hohenlimburg
Nachrodt-
Wiblingwerde
Balve
Bestwig
Meschede
Sorpesee
Sundern
Ennepetal
Altena
Breckerfeld
Werdohl
Neuenrade
Schalksmühle
Lüdenscheid
Eslohe
Plettenberg
Brügge
Sauerland
Radevormwald
Lenne
Wuppertalsperre
Finnentrop
Halver
Herscheid
Bever-Stausee
Schmallenberg
Verse-Stausee
Kerspe-Stausee
Hückeswagen
Ebbegebirge
Kierspe
Attendorn
Lennestadt
Wipperfürth
Meinerzhagen
Marienheide
Biggesee
Kirchhundem
Gummersbach
Bergneustadt
Welschen Ennest
Bad Berleburg
Lindlar
Drolshagen
Olpe
Hilchenbach
Eder
Erndtebrück
Engelskirchen
Reichshof
Wenden
Rothaargebirge
Wiehl
Kreuztal
Sauerland

22

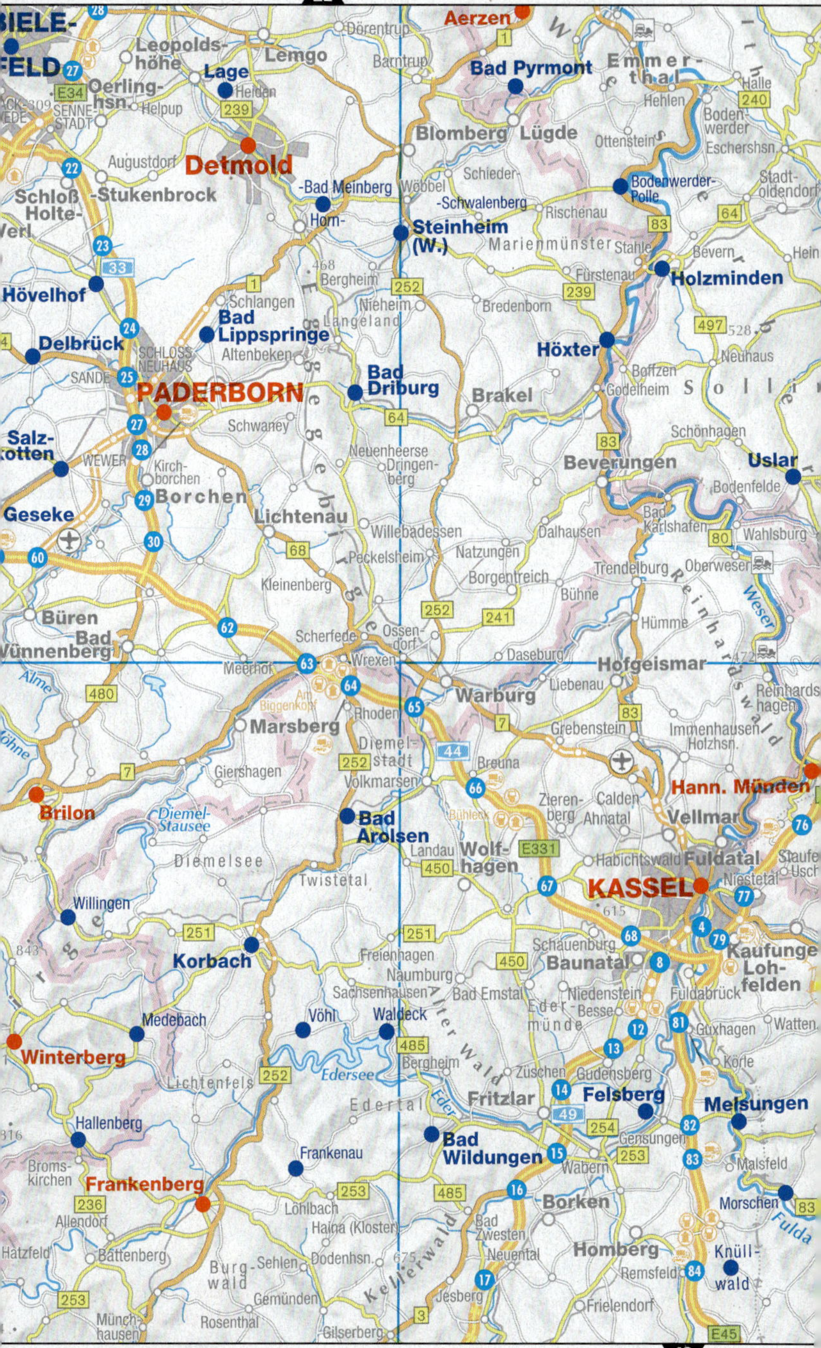

42

0 10 20 km

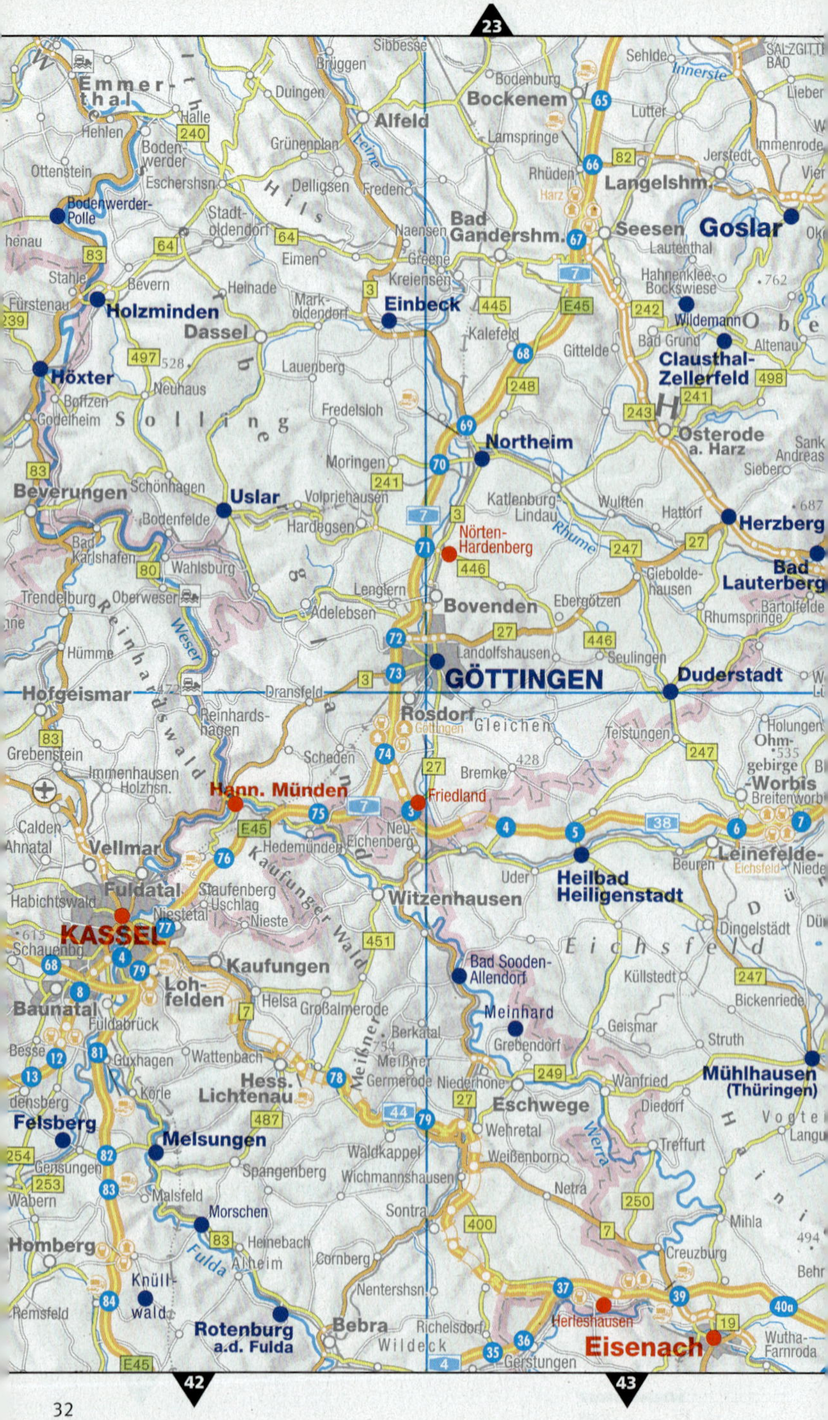
23
42
43
Emmer-thal
Sibbesse
Brüggen
Duingen
Halle
Hehlen
Bodenwerder
Ottenstein
Eschershsn.
Bodenwerder-Polle
Stadtoldendorf
Stahle
Bevern
Fürstenau
Holzminden
Höxter
Boffzen
Godelheim
Beverungen
Bad Karlshafen
Trendelburg
Hümme
Hofgeismar
Grebenstein
Immenhausen
Holzhsn.
Calden
Ahnatal
Vellmar
Habichtswald
Fuldatal
KASSEL
Niestetal
Schauenbg.
Baunatal
Fuldabrück
Lohfelden
Kaufungen
Besse
Guxhagen
Körle
Felsberg
Melsungen
Gensungen
Wabern
Homberg
Malsfeld
Morschen
Knüllwald
Remsfeld
Rotenburg a.d. Fulda
Bebra
Heinebach
Alheim
Cornberg
Nentershsn.
Richelsdorf
Wildeck
Gerstungen
Herleshausen
Eisenach
Wutha-Farnroda
Alfeld
Grünenplan
Delligsen
Freden
Naensen
Greene
Kreiensen
Eimen
Heinade
Markoldendorf
Einbeck
Dassel
Lauenberg
Neuhaus
Solling
Fredelsloh
Moringen
Uslar
Schönhagen
Bodenfelde
Volpriehausen
Hardegsen
Wahlsbung
Oberweser
Adelebsen
Lenglern
Dransfeld
Reinhardshagen
Reinhardswald
Scheden
Hann. Münden
Hedemünden
Kaufunger Wald
Staufenberg
Uschlag
Nieste
Helsa
Großalmerode
Wattenbach
Hess. Lichtenau
Waldkappel
Wichmannshausen
Spangenberg
Sontra
Bockenem
Bodenburg
Lamspringe
Rhüden
Bad Gandershm.
Kalefeld
Northeim
Katlenburg-Lindau
Nörten-Hardenberg
Bovenden
Landolfshausen
GÖTTINGEN
Rosdorf
Gleichen
Bremke
Friedland
Neu-Eichenberg
Witzenhausen
Uder
Bad Sooden-Allendorf
Meinhard
Grebendorf
Berkatal
Meißner
Germerode
Niederhone
Eschwege
Wehretal
Weißenborn
Netra
Sehlde
Innerste
SALZGITTER BAD
Lutter
Langelshm.
Seesen
Goslar
Lautenthal
Hahnenklee-Bockswiese
Wildemann
Bad Grund
Gittelde
Clausthal-Zellerfeld
Altenau
Osterode a. Harz
Wulften
Hattorf
Herzberg
Bad Lauterberg
Rhume
Giebolde-hausen
Ebergötzen
Seulingen
Rhumspringe
Duderstadt
Teistungen
Ohm-gebirge
Worbis
Leinefelde-
Beuren
Heilbad Heiligenstadt
Dingelstädt
Eichsfeld
Küllstedt
Bickenriede
Geismar
Struth
Mühlhausen (Thüringen)
Wanfried
Diedorf
Treffurt
Werra
Mihla
Creuzburg

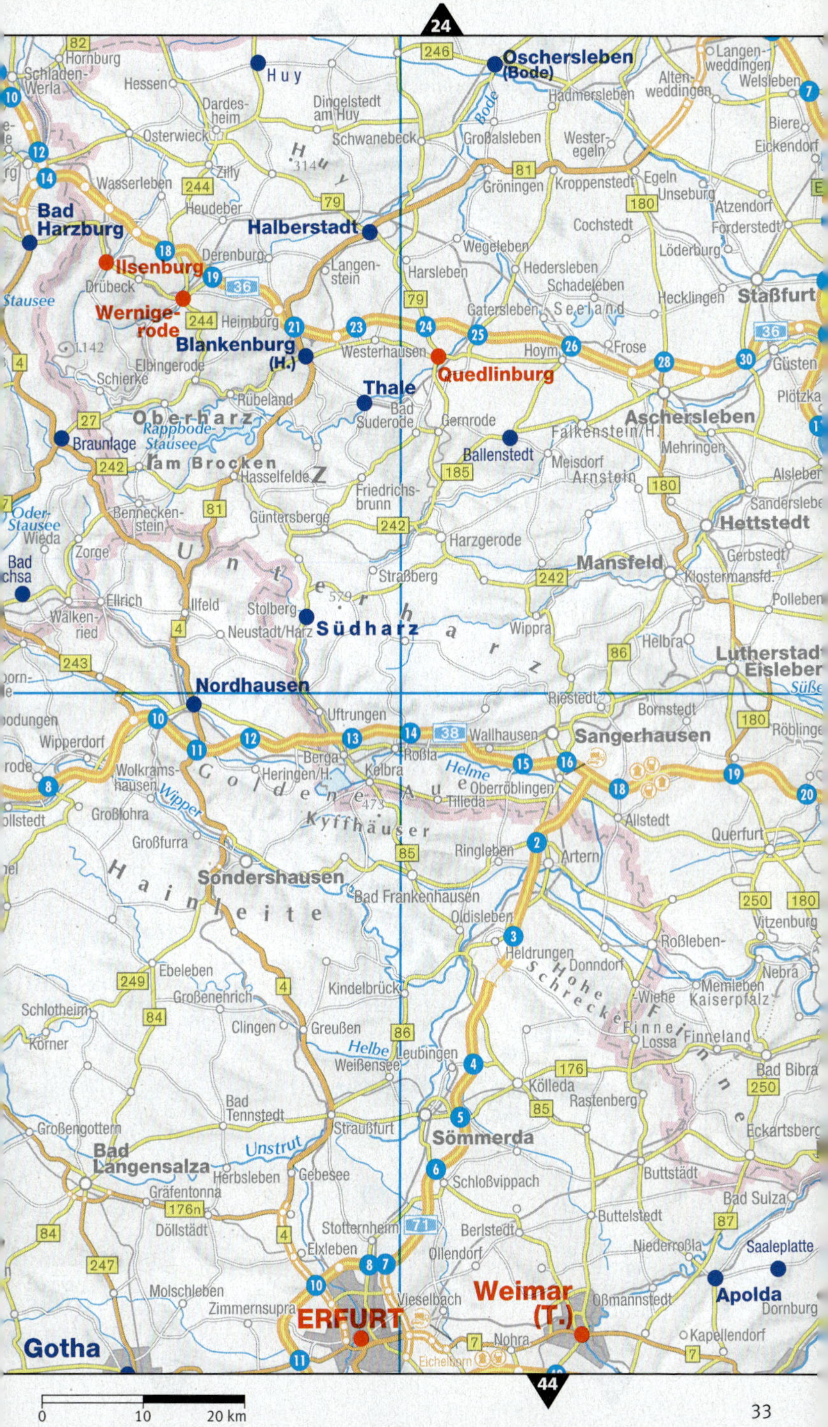
24
44
Oschersleben (Bode)
Langen-weddingen
Welsleben
Alten-weddingen
Hadmersleben
Bode
Hornburg
Schladen-Werla
Hessen
Huy
Dardes-heim
Dingelstedt am Huy
Schwanebeck
Großalsleben
Wester-egeln
Biere
Eickendorf
Osterwieck
Huy
314
Zilly
Wasserleben
Heudeber
Gröningen
Kroppenstedt
Egeln
Unseburg
Atzendorf
Förderstedt
Bad Harzburg
Halberstadt
Cochstedt
Wegeleben
Löderburg
Ilsenburg
Derenburg
Langen-stein
Harsleben
Hedersleben
Schadeleben
Hecklingen
Staßfurt
Drübeck
Stausee
Wernige-rode
Heimburg
Gatersleben
Seeland
Blankenburg (H.)
Westerhausen
Hoym
Frose
Quedlinburg
Güsten
1142
Elbingerode
Schierke
Thale
Rübeland
Bad Suderode
Plötzka
Oberharz
Rappbode-Stausee
Braunlage
Gernrode
Aschersleben
Falkenstein/H.
Ballenstedt
Mehringen
am Brocken
Hasselfelde
Meisdorf
Arnstein
Alsleben
Oder-Stausee
Wieda
Benneckenstein
Friedrichs-brunn
Sandersleben
Güntersberge
Harzgerode
Hettstedt
Bad Sachsa
Zorge
Unterharz
Straßberg
Gerbstedt
Mansfeld
Klostermansfd.
Ellrich
579
Walken-ried
Ilfeld
Stolberg
Polleben
Neustadt/Harz
Südharz
Wippra
Helbra
Lutherstadt Eisleben
Süße
Nordhausen
Riestedt
Bornstedt
Uftrungen
Wipperdorf
Wallhausen
Sangerhausen
Röblingen
Berga
Roßla
Helme
Wolkramshausen
Heringen/H.
Kelbra
Oberröblingen
Wipper
Goldene Aue
Tilleda
473
Allstedt
Großlohra
Kyffhäuser
Querfurt
Großfurra
Ringleben
Artern
Hainleite
Sondershausen
Bad Frankenhausen
Oldisleben
Vitzenburg
Heldrungen
Roßleben
Donndorf
Hohe Schrecke
Nebra
Ebeleben
Memleben Kaiserpfalz
Kindelbrück
Großenehrich
Wiehe
Schlotheim
Finne
Lossa
Finneland
Clingen
Greußen
Körner
Helbe
Leubingen
Weißensee
Bad Bibra
Kölleda
Rastenberg
Bad Tennstedt
Großengottern
Straußfurt
Eckartsberga
Sömmerda
Bad Langensalza
Unstrut
Herbsleben
Gebesee
Buttstädt
Schloßvippach
Gräfentonna
Bad Sulza
Buttelstedt
Döllstädt
Stotternheim
Berlstedt
Niederroßla
Saaleplatte
Elxleben
Ollendorf
Molschleben
Weimar (T.)
Apolda
Zimmernsupra
Vieselbach
Oßmannstedt
Dornburg
ERFURT
Nohra
Kapellendorf
Gotha
Eichelborn
0
10
20 km

25

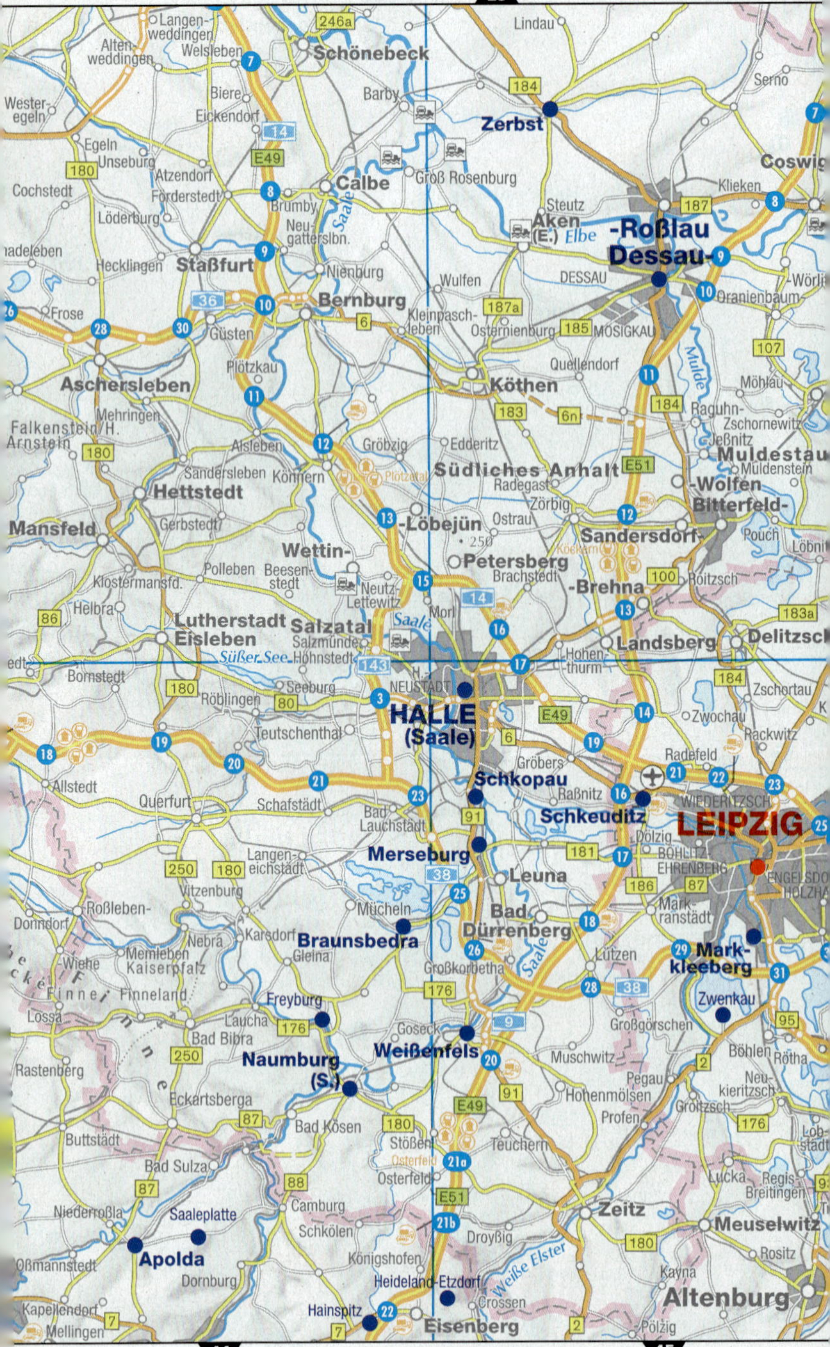
Langen-weddingen
Alten-weddingen
Welsleben
Schönebeck
Lindau
Serno
Wester-egeln
Biere
Eickendorf
Barby
Zerbst
Egeln
Unseburg
Atzendorf
Förderstedt
Calbe
Groß Rosenburg
Coswig
Cochstedt
Brumby
Neu-gattersleben
Löderburg
Steutz
Aken (E.)
Elbe
Klieken
-Roßlau
Dessau-
Staßfurt
Hecklingen
Nienburg
Wulfen
DESSAU
Frose
Bernburg
Kleinpasch-leben
Osternienburg
MOSIGKAU
Oranienbaum-
Wörlitz
Aschersleben
Güsten
Plötzkau
Köthen
Quellendorf
Mulde
Möhlau
Mehringen
Falkenstein/H.
Arnstein
Raguhn-Zschornewitz
Jeßnitz
Muldestausee
Muldenstein
Alsleben
Gröbzig
Edderitz
Südliches Anhalt
Radegast
Sandersleben
Hettstedt
Könnern
Plötzetal
Zörbig
-Wolfen
Bitterfeld-
Mansfeld
Gerbstedt
Löbejün
Ostrau
Sandersdorf-
Pouch
Löbnitz
Wettin-
Petersberg
Brachstedt
Köckern
Polleben
Beesen-stedt
Klostermansfd.
Neutz-Lettewitz
-Brehna
Roitzsch
Helbra
Morl
Lutherstadt Eisleben
Salzatal
Salzmünde
Saale
Landsberg
Delitzsch
Süßer See
Höhnstedt
Hohen-thurm
Bornstedt
Seeburg
NEUSTADT
Zschortau
Röblingen
HALLE (Saale)
Zwochau
Teutschenthal
Rackwitz
Radefeld
Gröbers
Allstedt
Querfurt
Schafstädt
Schkopau
Raßnitz
WIEDERITZSCH
Bad Lauchstädt
Schkeuditz
LEIPZIG
Dölzig
Merseburg
BÖHLITZ-EHRENBERG
ENGELSDORF
HOLZHAUSEN
Langen-eichstädt
Leuna
Mark-ranstädt
Vitzenburg
Roßleben-
Mücheln
Bad Dürrenberg
Donndorf
Nebra
Karsdorf
Braunsbedra
Gleina
Lützen
Mark-kleeberg
Memleben
Kaiserpfalz
Wiehe
Großkorbetha
Finneland
Finne
Zwenkau
Lossa
Freyburg
Laucha
Großgörschen
Goseck
Bad Bibra
Weißenfels
Böhlen
Rötha
Muschwitz
Naumburg (S.)
Rastenberg
Pegau
Neu-kieritzsch
Hohenmölsen
Eckartsberga
Groitzsch
Profen
Bad Kösen
Buttstädt
Stößen
Teuchern
Lob-städt
Osterfeld
Bad Sulza
Lucka
Regis-Breitingen
Niederroßla
Saaleplatte
Camburg
Zeitz
Schkölen
Meuselwitz
Apolda
Droyßig
Rositz
Oßmannstedt
Weiße Elster
Königshofen
Dornburg
Heideland-Etzdorf
Kayna
Altenburg
Crossen
Kapellendorf
Hainspitz
Mellingen
Eisenberg
Pölzig

44
45

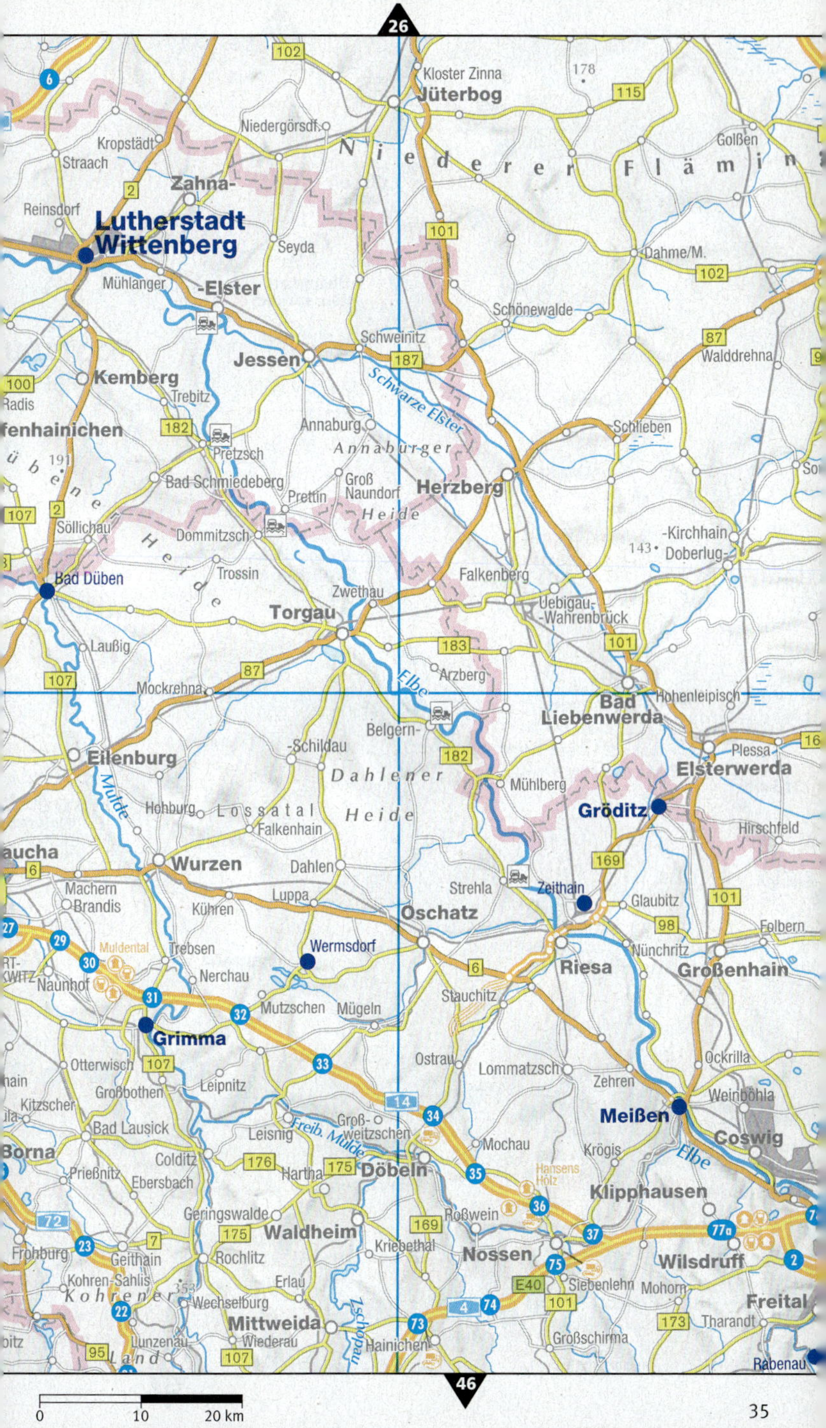
26
46
Kloster Zinna
Jüterbog
178
115
102
Niedergörsdf.
Kropstädt
Straach
Zahna-
Reinsdorf
Lutherstadt Wittenberg
Seyda
Niederer Fläming
Golßen
Dahme/M.
101
102
Mühlanger
-Elster
Schönewalde
87
Walddrehna
Schweinitz
Jessen
187
Kemberg
Trebitz
100
Radis
Schwarze Elster
Annaburg
Schlieben
182
Pretzsch
Annaburger Heide
191
Bad Schmiedeberg
Prettin
Groß Naundorf
Herzberg
107
Söllichau
Dommitzsch
Dübener Heide
-Kirchhain
143
Doberlug-
Trossin
Bad Düben
Falkenberg
Zwethau
Torgau
Uebigau-Wahrenbrück
101
Laußig
183
87
Arzberg
107
Mockrehna
Elbe
Hohenleipisch
Bad Liebenwerda
Belgern-
182
Plessa
Eilenburg
-Schildau
Elsterwerda
Dahlener Heide
Mühlberg
Mulde
Hohburg
Lossatal
Falkenhain
Gröditz
Hirschfeld
Wurzen
Dahlen
169
Strehla
Zeithain
Machern
Brandis
Luppa
Glaubitz
101
Kühren
Oschatz
98
Folbern
29
Muldental
Trebsen
Wermsdorf
Nünchritz
30
Riesa
Großenhain
Naunhof
Nerchau
6
Stauchitz
31
Mutzschen
Mügeln
32
Grimma
33
Ostrau
Lommatzsch
Otterwisch
107
Zehren
Ockrilla
Leipnitz
Großbothen
Weinböhla
Kitzscher
14
34
Meißen
Groß-weitzschen
Bad Lausick
Leisnig
Freib. Mulde
Coswig
Mochau
Borna
Colditz
Krögis
176
175
Elbe
Prießnitz
Hartha
Döbeln
35
Hansens Holz
Ebersbach
Klipphausen
72
36
Geringswalde
Roßwein
Waldheim
169
77a
175
37
Frohburg
23
Kriebethal
Nossen
Wilsdruff
7
2
Geithain
Rochlitz
75
Kohren-Sahlis
Erlau
Siebenlehn
Mohorn
353
E40
Kohrener Land
Wechselburg
Freital
22
101
74
4
Tharandt
Mittweida
173
Zschopau
73
Wiederau
Großschirma
95
Lunzenau
Hainichen
107
Rabenau
0
10
20 km

27

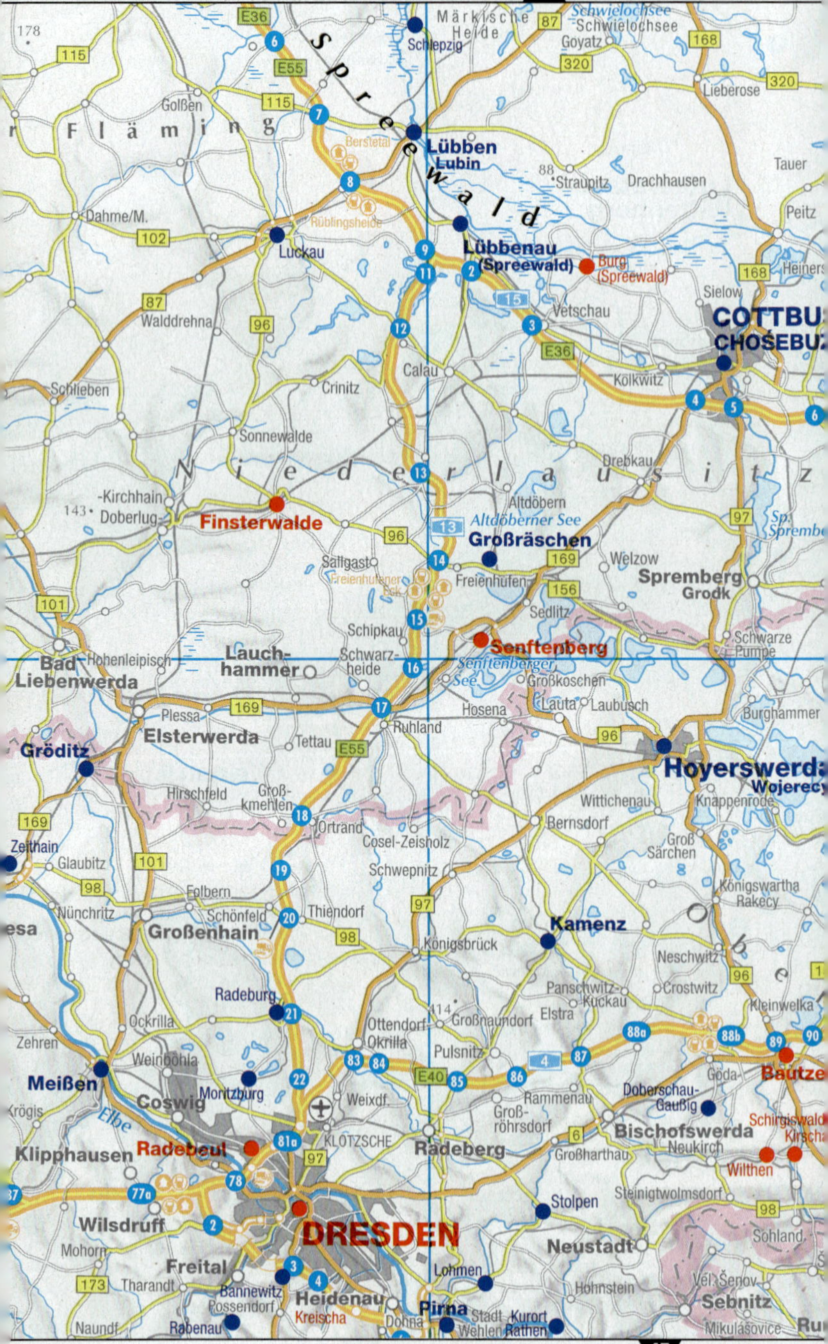

Spreewald
Fläming
Niederlausitz
Märkische Heide
Schlepzig
Schwielochsee
Goyatz
Lieberose
Golßen
Lübben
Lubin
Berstetal
Straupitz
Drachhausen
Tauer
Peitz
Dahme/M.
Rüblingsheide
Luckau
Lübbenau (Spreewald)
Burg (Spreewald)
Heiners
Sielow
Walddrehna
Vetschau
COTTBUS
CHOŚEBUZ
Calau
Kolkwitz
Schlieben
Crinitz
Sonnewalde
Drebkau
-Kirchhain
Doberlug-
Finsterwalde
Altdöbern
Altdöberner See
Großräschen
Sp. Spremb
Sallgast
Freienhufener Eck
Freienhufen
Welzow
Spremberg
Grodk
Sedlitz
Schipkau
Senftenberg
Schwarze Pumpe
Bad Liebenwerda
Hohenleipisch
Lauchhammer
Schwarzheide
Senftenberger See
Großkoschen
Plessa
Elsterwerda
Hosena
Lauta
Laubusch
Burghammer
Ruhland
Gröditz
Tettau
Hoyerswerda
Wojerecy
Hirschfeld
Groß-kmehlen
Wittichenau
Knappenrode
Ortrand
Bernsdorf
Cosel-Zeisholz
Groß Särchen
Zeithain
Glaubitz
Schwepnitz
Königswartha
Rakecy
Folbern
Nünchritz
Schönfeld
Thiendorf
Großenhain
Königsbrück
Kamenz
Oberlausitz
Neschwitz
Panschwitz-Kuckau
Crostwitz
Radeburg
Kleinwelka
Ockrilla
Ottendorf-Okrilla
Großnaundorf
Elstra
Zehren
Weinböhla
Pulsnitz
Meißen
Moritzburg
Göda
Bautzen
Coswig
Weixdorf
Rammenau
Doberschau-Gaußig
Elbe
Krögis
Klipphausen
Radebeul
KLOTZSCHE
Radeberg
Groß-röhrsdorf
Bischofswerda
Großharthau
Neukirch
Schirgiswalde
Wilthen
Wilsdruff
Stolpen
Steinigtwolmsdorf
DRESDEN
Sohland
Mohorn
Neustadt
Freital
Tharandt
Lohmen
Hohnstein
Vel. Šenov
Bannewitz
Possendorf
Heidenau
Kreischa
Pirna
Stadt Wehlen
Kurort Rathen
Sebnitz
Mikulášovice
Naundorf
Rabenau
Dohna

47

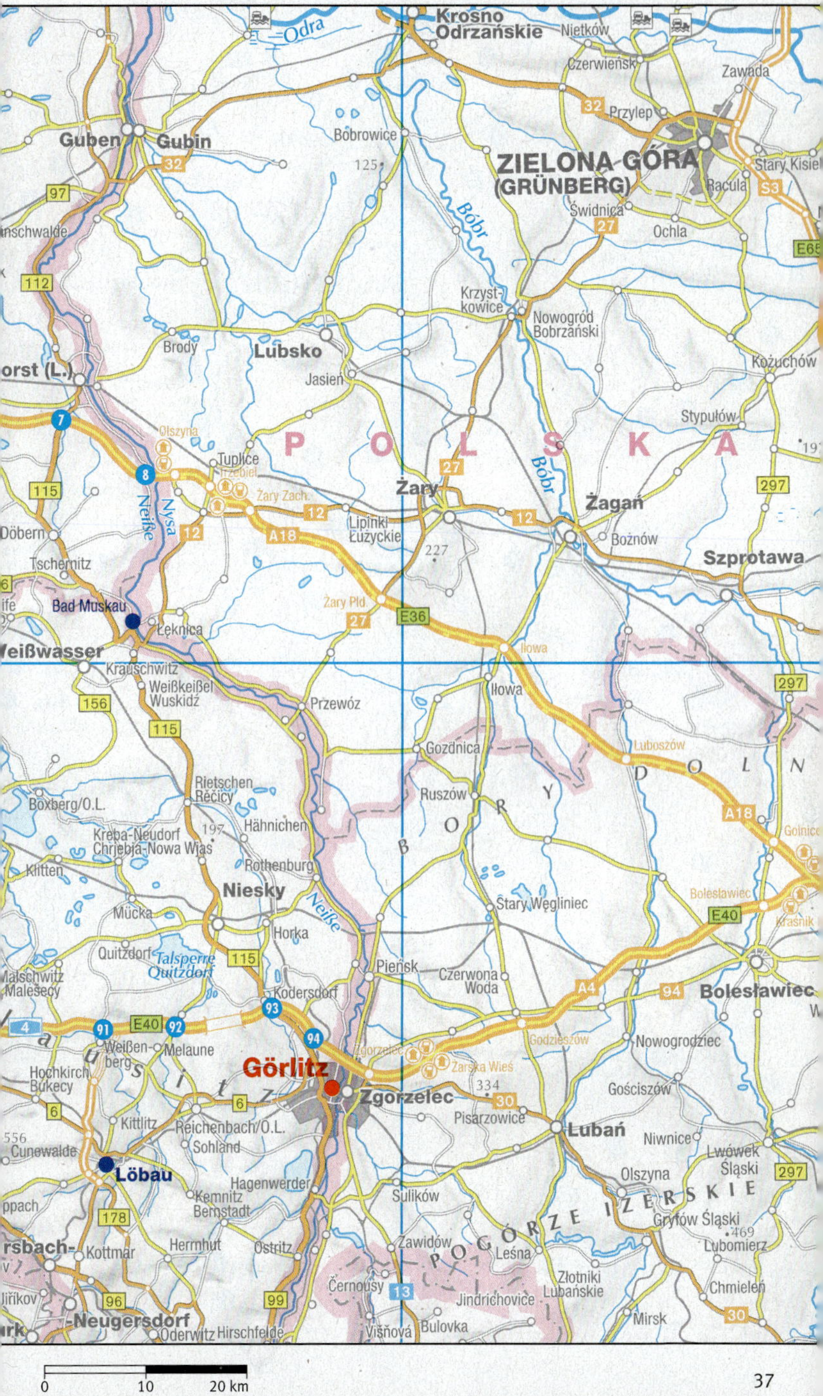

Odra
Krosno Odrzańskie
Nietków
Czerwieńsk
Zawada
Przylep
ZIELONA GÓRA (GRÜNBERG)
Stary Kisielin
Racula
Świdnica
Ochla
Guben
Gubin
Bobrowice
Bóbr
Krzystkowice
Nowogród Bobrzański
Brody
Lubsko
Jasień
Kożuchów
Forst (L.)
Stypułów
Olszyna
Tuplice
Trzebiel
Żary Zach.
P O L S K A
Żary
Żagań
Bożnów
Szprotawa
Nysa
Neiße
Döbern
Lipinki Łużyckie
Tschernitz
Bad Muskau
Łęknica
Żary Płd
Iłowa
Weißwasser
Krauschwitz
Weißkeißel Wuskidź
Przewóz
Gozdnica
Lubuszów
D O L N
Rietschen Rěčicy
Boxberg/O.L.
Ruszów
B O R Y
Hähnichen
Kreba-Neudorf Chrjebja-Nowa Wjas
Rothenburg
Klitten
Niesky
Stary Węgliniec
Bolesławiec
Krzyżnik
Mücka
Horka
Quitzdorf
Talsperre Quitzdorf
Pieńsk
Czerwona Woda
Bolesławiec
Malschwitz Malešecy
Kodersdorf
Weißenberg
Melaune
Godzieszów
Nowogrodziec
Lausitz
Görlitz
Zgorzelec
Zgorzelec
Żarska Wieś
Hochkirch Bukecy
Zgorzelec
Pisarzowice
Gościszów
Kittlitz
Reichenbach/O.L.
Lubań
Niwnice
Lwówek Śląski
Cunewalde
Sohland
Löbau
Olszyna
Hagenwerder
Kemnitz
Bernstadt
Sulików
POGÓRZE IZERSKIE
Gryfów Śląski
Lubomierz
Kottmar
Herrnhut
Ostritz
Zawidów
Leśna
Černousy
Złotniki Lubańskie
Chmieleń
Neugersdorf
Jindřichovice
Odrwitz
Hirschfelde
Višňová
Bulovka
Mirsk
0
10
20 km

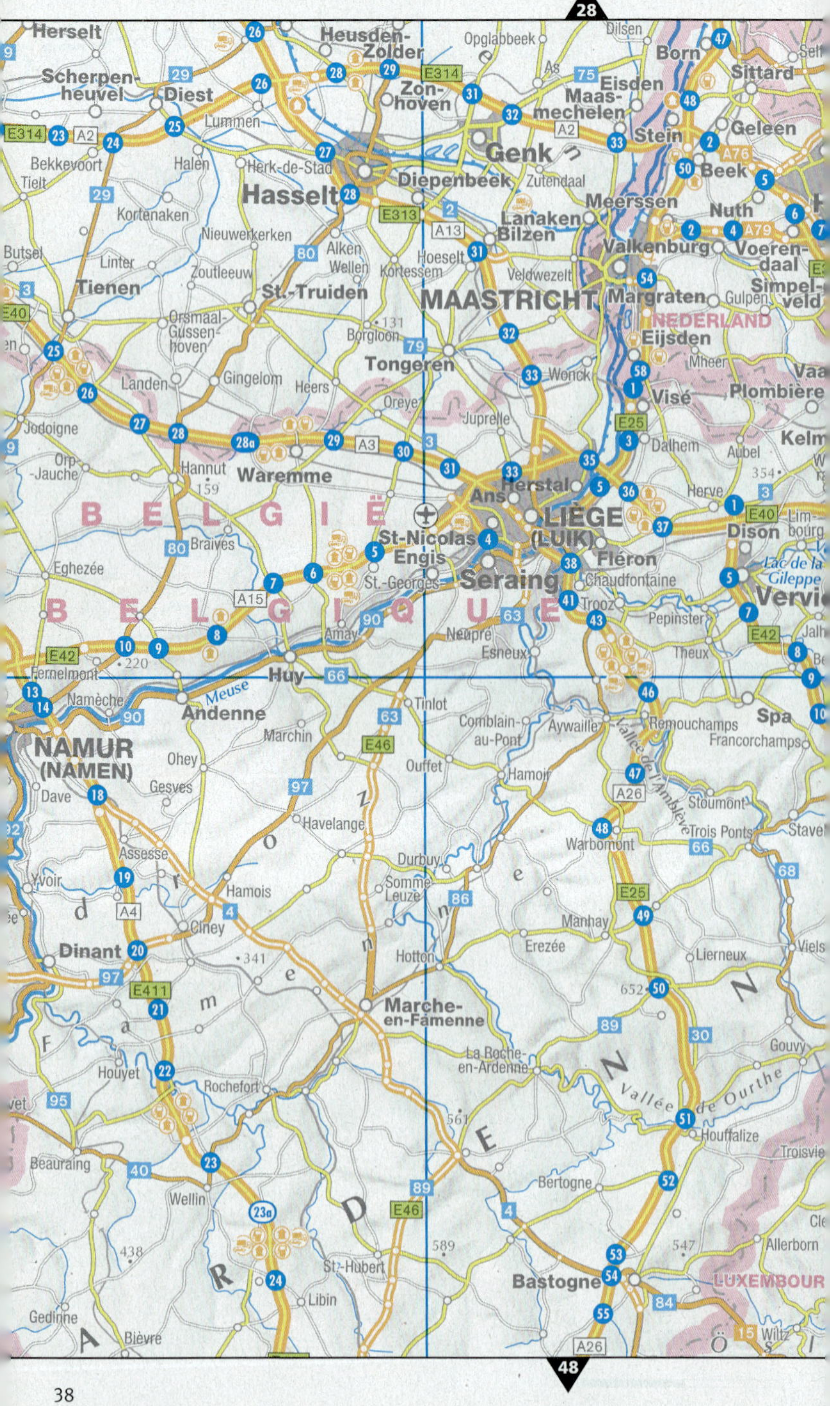
28
Herselt
Heusden-Zolder
Opglabbeek
Dilsen
Born
Sittard
Scherpenheuvel
Diest
Zonhoven
As
Eisden
Maasmechelen
Geleen
Lummen
Stein
Bekkevoort
Tielt
Halen
Herk-de-Stad
Genk
Beek
Hasselt
Diepenbeek
Zutendaal
Meerssen
Nuth
Kortenaken
Lanaken
Bilzen
Nieuwerkerken
Valkenburg
Voerendaal
Butsel
Linter
Alken
Wellen
Hoeselt
Kortessem
Veldwezelt
Zoutleeuw
Tienen
St.-Truiden
MAASTRICHT
Margraten
Gulpen
Simpelveld
Orsmaal-Gussenhoven
Borgloon
NEDERLAND
Eijsden
Tongeren
Mheer
Landen
Gingelom
Heers
Wonck
Visé
Plombières
Oreye
Jodoigne
Juprelle
Dalhem
Aubel
Kelm
Orp-Jauche
Hannut
Waremme
Herstal
Herve
Ans
LIÈGE (LUIK)
Dison
Limbourg
BELGIË
St-Nicolas
Braives
Engis
Fléron
Eghezée
St.-Georges
Seraing
Chaudfontaine
Lac de la Gileppe
Verviers
BELGIQUE
Trooz
Pepinster
Amay
Neupre
Esneux
Theux
Fernelmont
Huy
Namêche
Andenne
Meuse
Tinlot
Spa
NAMUR (NAMEN)
Marchin
Comblain-au-Pont
Aywaille
Remouchamps
Francorchamps
Ohey
Ouffet
Hamoir
Gesves
Vallée de l'Amblève
Dave
Stoumont
Havelange
Trois Ponts
Stavelot
Warbomont
Assesse
Durbuy
Yvoir
Hamois
Somme-Leuze
Ciney
Manhay
Dinant
Erezée
Lierneux
Vielsalm
Hotton
Marche-en-Famenne
Gouvy
Houyet
La Roche-en-Ardenne
Rochefort
Vallée de Ourthe
Houffalize
Beauraing
Troisvierges
Wellin
Bertogne
St-Hubert
Allerborn
Bastogne
LUXEMBOURG
Libin
Gedinne
Bièvre
Wiltz
Famenne
ARDENNE
48

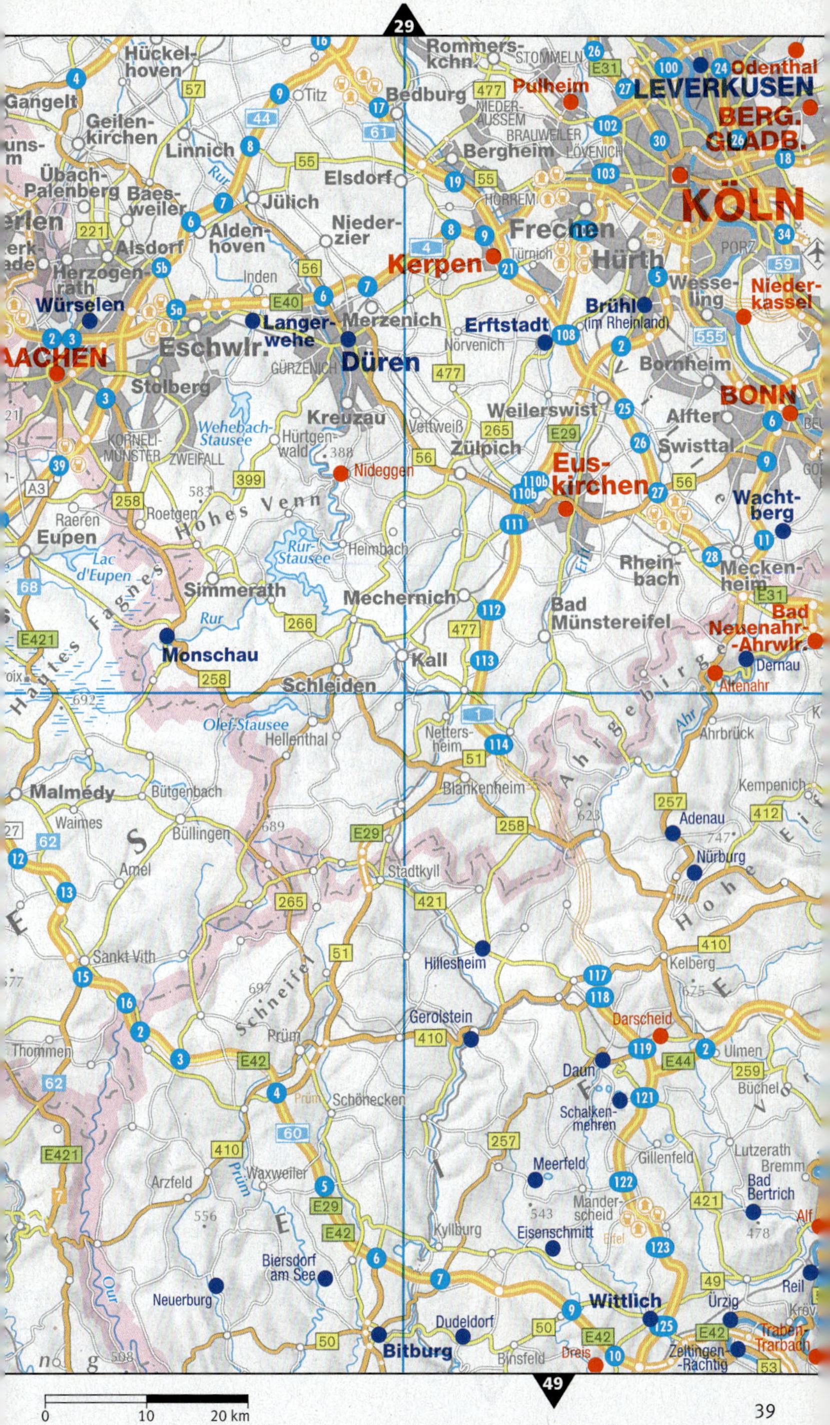

29
Hückelhoven
Gangelt
Geilenkirchen
Linnich
Titz
Bedburg
Rommerskchn.
STOMMELN
Pulheim
LEVERKUSEN
Odenthal
BERG. GLADB.
NIEDERAUSSEM
BRAUWEILER
Bergheim
LÖVENICH
Übach-Palenberg
Baesweiler
Jülich
Elsdorf
HORREM
KÖLN
Alsdorf
Aldenhoven
Niederzier
Frechen
Kerpen
Türnich
Hürth
PORZ
Herzogenrath
Würselen
Inden
Wesseling
Niederkassel
Langerwehe
Merzenich
Erftstadt
Brühl (im Rheinland)
Eschwlr.
Nörvenich
AACHEN
GÜRZENICH
Düren
Bornheim
Stolberg
Kreuzau
Weilerswist
BONN
Alfter
Wehebach-Stausee
Hürtgenwald
Vettweiß
Zülpich
Swisttal
KORNELIMÜNSTER
ZWEIFALL
Nideggen
Euskirchen
Wachtberg
Raeren
Roetgen
Hohes Venn
Eupen
Lac d'Eupen
Rur-Stausee
Heimbach
Rheinbach
Meckenheim
Simmerath
Mechernich
Bad Münstereifel
Bad Neuenahr-Ahrwlr.
Monschau
Kall
Dernau
Altenahr
Hautes Fagnes
Schleiden
Olef-Stausee
Hellenthal
Nettersheim
Ahrgebirge
Ahr
Ahrbrück
Malmedy
Bütgenbach
Blankenheim
Kempenich
Waimes
Büllingen
Adenau
Nürburg
Amel
Stadtkyll
Hohe Eifel
Sankt Vith
Hillesheim
Kelberg
Schneifel
Prüm
Gerolstein
Darscheid
Thommen
Daun
Ulmen
Büchel
Schönecken
Schalkenmehren
Gillenfeld
Lutzerath
Bremm
Arzfeld
Waxweiler
Meerfeld
Manderscheid
Bad Bertrich
Alf
Kyllburg
Eisenschmitt
Our
Biersdorf am See
Neuerburg
Wittlich
Reil
Ürzig
Kröv
Dudeldorf
Bitburg
Binsfeld
Dreis
Zeltingen-Rachtig
Traben-Trarbach
49
0
10
20 km

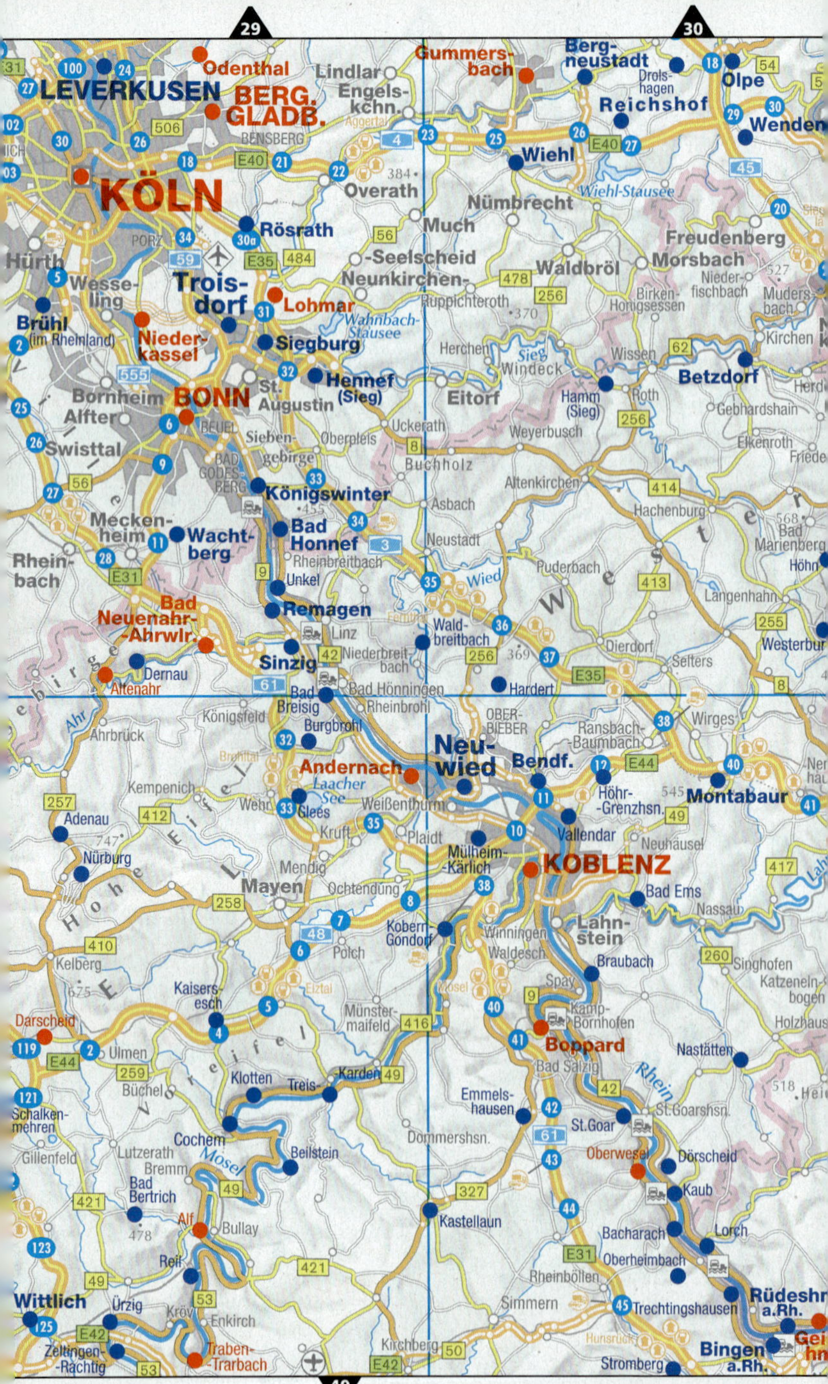
29
30
LEVERKUSEN
Odenthal
BERG. GLADB.
BENSBERG
Lindlar
Engelskchn.
Gummersbach
Bergneustadt
Droishagen
Olpe
Reichshof
Wenden
KÖLN
Overath
Wiehl
Wiehl-Stausee
Nümbrecht
Rösrath
PORZ
Much
Freudenberg
Hürth
Troisdorf
Lohmar
Seelscheid
Neunkirchen-
Ruppichteroth
Waldbröl
Morsbach
Niederfischbach
Mudersbach
Wesseling
Brühl (im Rheinland)
Niederkassel
Siegburg
Wahnbach-Stausee
Birken-Honigsessen
Kirchen
Hennef (Sieg)
Herchen
Sieg
Windeck
Wissen
Betzdorf
Bornheim
BONN
St. Augustin
Eitorf
Hamm (Sieg)
Roth
Gebhardshain
Alfter
BEUEL
Siebengebirge
Oberpleis
Uckerath
Weyerbusch
Elkenroth
Swisttal
BAD GODESBERG
Buchholz
Königswinter
Asbach
Altenkirchen
Hachenburg
Meckenheim
Wachtberg
Bad Honnef
Neustadt
Bad Marienberg
Rheinbach
Rheinbreitbach
Unkel
Puderbach
Wied
Remagen
Bad Neuenahr-Ahrwlr.
Linz
Waldbreitbach
Langenhahn
Westerwald
Dernau
Sinzig
Niederbreitbach
Dierdorf
Selters
Altenahr
Bad Hönningen
Hardert
Bad Breisig
Rheinbrohl
Königsfeld
OBERBIEBER
Ransbach-Baumbach
Wirges
Ahrbrück
Burgbrohl
Ahr
Andernach
Neuwied
Bendf.
Montabaur
Kempenich
Laacher See
Höhr-Grenzhsn.
Wehr
Glees
Weißenthurm
Adenau
Kruft
Plaidt
Vallendar
Neuhäusel
Nürburg
Mendig
Mülheim-Kärlich
KOBLENZ
Mayen
Ochtendung
Bad Ems
Nassau
Hohe Eifel
Kobern-Gondorf
Winningen
Lahnstein
Kelberg
Polch
Waldesch
Singhofen
Katzenelnbogen
Braubach
Kaisersesch
Spay
Münstermaifeld
Kamp-Bornhofen
Darscheid
Boppard
Ulmen
Bad Salzig
Nastätten
Büchel
Klotten
Treis-Karden
Emmelshausen
Rhein
St. Goarshsn.
Schalkenmehren
St. Goar
Cochem
Dommershsn.
Mosel
Oberwesel
Dörscheid
Gillenfeld
Lutzerath
Bremm
Beilstein
Kaub
Bad Bertrich
Alf
Bullay
Kastellaun
Bacharach
Lorch
Reil
Oberheimbach
Rheinböllen
Wittlich
Ürzig
Kröv
Enkirch
Simmern
Trechtingshausen
Rüdeshm. a.Rh.
Zeltingen-Rachtig
Traben-Trarbach
Kirchberg
Bingen a.Rh.
Stromberg
49

0 10 20 km

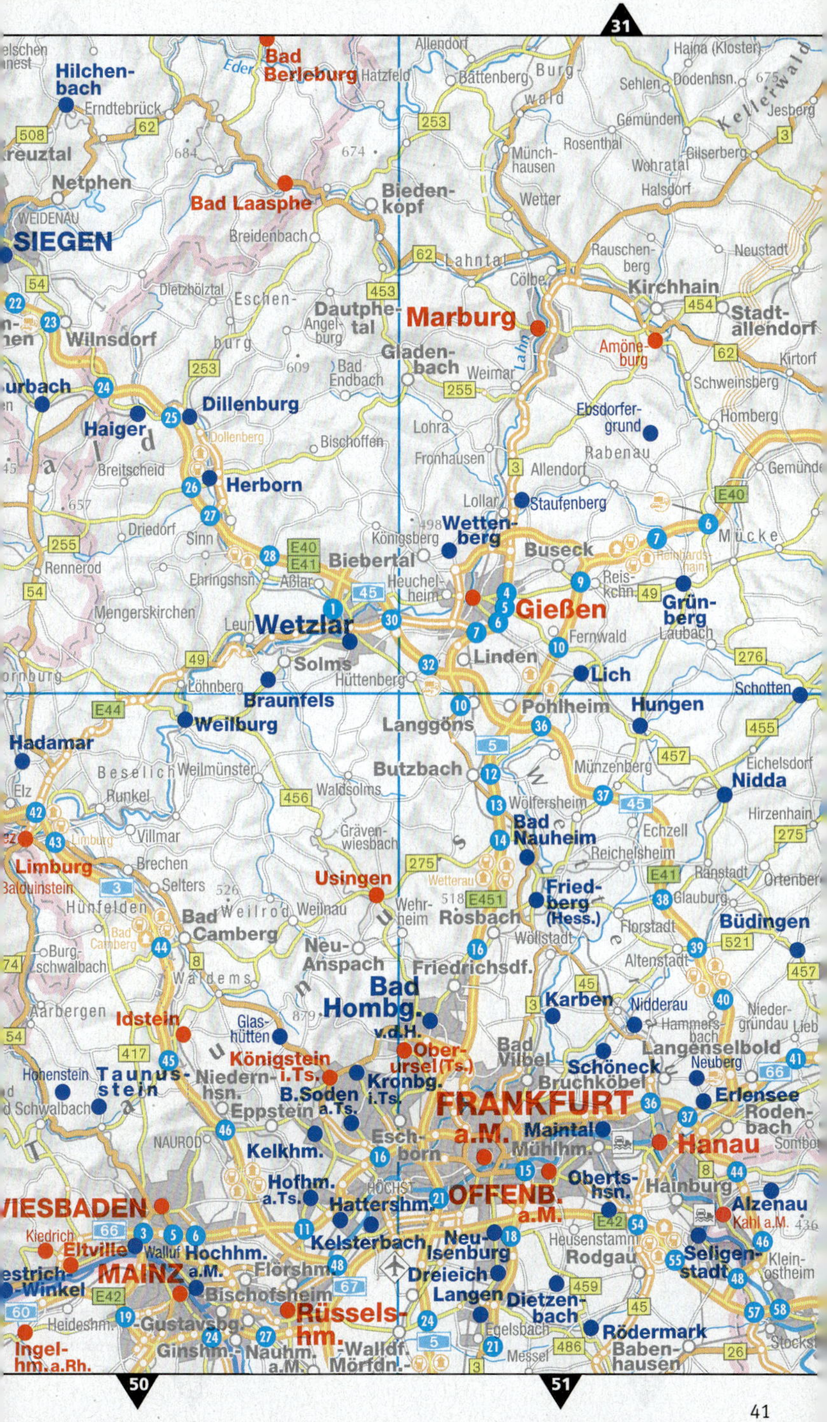
31
Bad Berleburg
Hatzfeld
Allendorf
Battenberg
Burgwald
Haina (Kloster)
Sehlen
Dodenhsn.
Kellerwald
Jesberg
Hilchenbach
Erndtebrück
Eder
Kreuztal
Netphen
Bad Laasphe
Biedenkopf
Münchhausen
Rosenthal
Gemünden
Gilserberg
Wohratal
Halsdorf
Wetter
WEIDENAU
SIEGEN
Breidenbach
Lahntal
Rauschenberg
Neustadt
Cölbe
Kirchhain
Stadtallendorf
Dietzhölztal
Eschenburg
Dautphetal
Angelburg
Marburg
Amöneburg
Wilnsdorf
Bad Endbach
Gladenbach
Weimar
Lahn
Kirtorf
Schweinsberg
Burbach
Haiger
Dillenburg
Dollenberg
Ebsdorfergrund
Homberg
Bischoffen
Lohra
Fronhausen
Rabenau
Allendorf
Gemünden
Breitscheid
Herborn
Westerwald
Lollar
Staufenberg
Driedorf
Sinn
Königsberg
Wettenberg
Buseck
Mücke
Reinhardshain
Rennerod
Ehringshsn.
Aßlar
Biebertal
Heuchelheim
Reiskchn.
Grünberg
Laubach
Mengerskirchen
Leun
Wetzlar
Gießen
Fernwald
Solms
Linden
Lich
Hüttenberg
Löhnberg
Braunfels
Pohlheim
Hungen
Schotten
Weilburg
Langgöns
Hadamar
Beselich
Weilmünster
Butzbach
Münzenberg
Eichelsdorf
Nidda
Elz
Runkel
Waldsolms
Wölfersheim
Hirzenhain
Limburg
Villmar
Grävenwiesbach
Bad Nauheim
Echzell
Wetterau
Brechen
Reichelsheim
Balduinstein
Selters
Usingen
Ranstadt
Ortenberg
Hünfelden
Weilrod
Weilnau
Wehrheim
Rosbach
Friedberg (Hess.)
Glauburg
Bad Camberg
Florstadt
Büdingen
Burgschwalbach
Neu-Anspach
Wöllstadt
Altenstadt
Waldems
Friedrichsdf.
Bad Hombg. v.d.H.
Karben
Nidderau
Niedergründau
Aarbergen
Idstein
Glashütten
Hammersbach
Bad Vilbel
Langenselbold
Taunusstein
Hohenstein
Königstein i.Ts.
Oberursel (Ts.)
Schöneck
Neuberg
Bad Schwalbach
Niedernhsn.
Kronbg. i.Ts.
Bruchköbel
B.Soden a.Ts.
FRANKFURT a.M.
Erlensee
Eppstein
Rodenbach
NAUROD
Eschborn
Maintal
Hanau
Kelkhm.
Mühlhm.
Hofhm. a.Ts.
HÖCHST
Oberts-hsn.
Hainburg
WIESBADEN
Hattershm.
OFFENB. a.M.
Alzenau
Kiedrich
Eltville
Walluf
Hochhm. a.M.
Kelsterbach
Neu-Isenburg
Heusenstamm
Kahl a.M.
Rodgau
Seligenstadt
Kleinostheim
Oestrich-Winkel
MAINZ
Flörshm.
Dreieich
Bischofsheim
Langen
Dietzenbach
Heidesheim
Gustavsbg.
Rüsselshm.
Egelsbach
Rödermark
Ingelhm. a.Rh.
Ginshm.
Nauhm. a.M.
Walldf. Mörfdn.
Messel
Babenhausen
Stockstadt
50
51

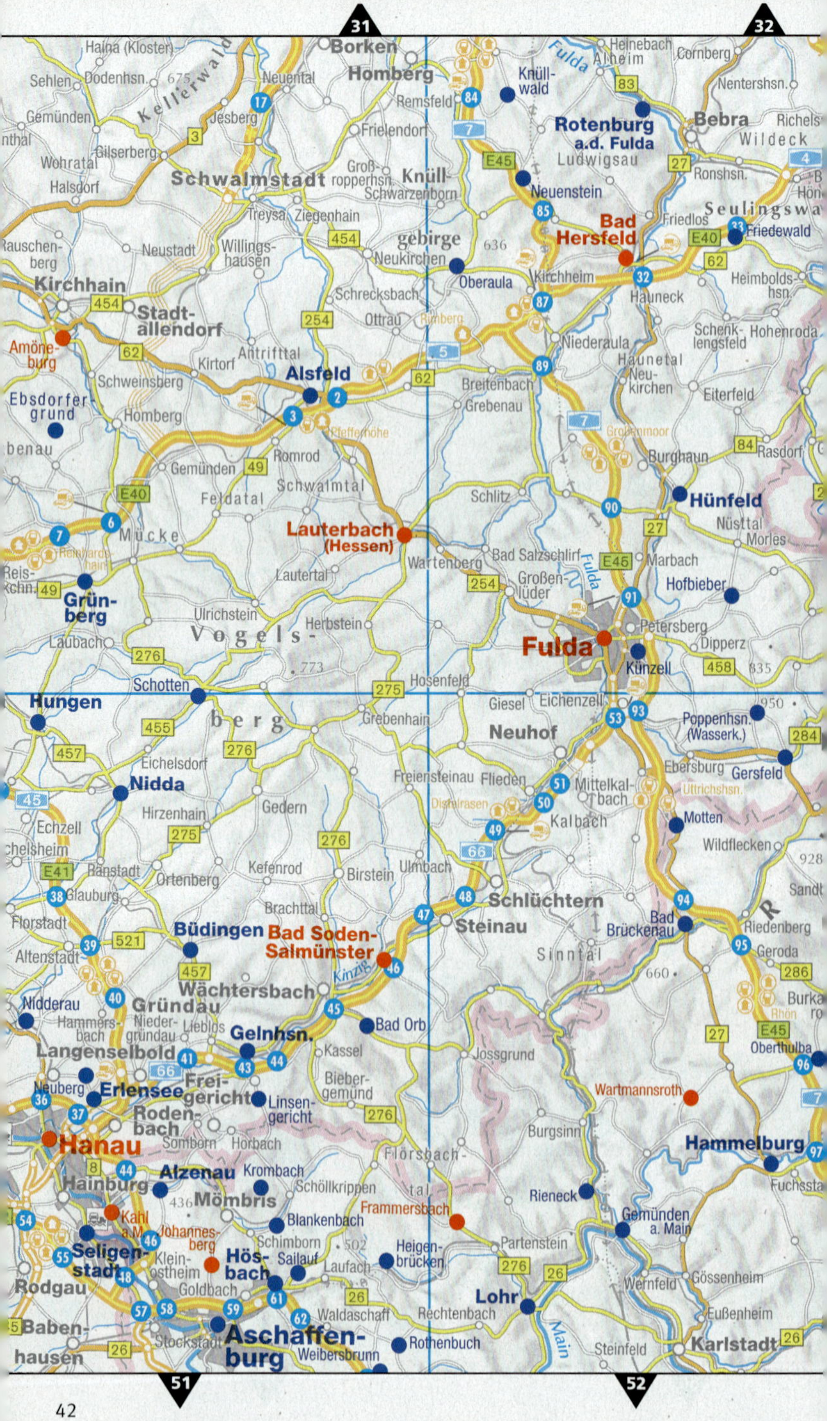
31
32
Haina (Kloster)
Borken
Homberg
Heinebach
Alheim
Cornberg
Sehlen
Dodenhsn.
Kellerwald
Neuental
Knüll-wald
Nentershsn.
Gemünden
Jesberg
Remsfeld
Rotenburg a.d. Fulda
Bebra
Richels
Wildeck
Gilserberg
Frielendorf
Ludwigsau
Wohratal
Schwalmstadt
Groß-ropperhsn.
Knüll-
Ronshsn.
Halsdorf
Schwarzenborn
Neuenstein
Seulingswald
Treysa
Ziegenhain
Bad Hersfeld
Friedlos
Friedewald
Rauschen-berg
Neustadt
Willings-hausen
gebirge
Neukirchen
636
Oberaula
Kirchheim
Heimbolds-hsn.
Kirchhain
Stadt-allendorf
Schrecksbach
Hauneck
Ottrau
Rimberg
Schenk-lengsfeld
Hohenroda
Amöne-burg
Antrifttal
Kirtorf
Niederaula
Haunetal
Neu-kirchen
Schweinsberg
Alsfeld
Breitenbach
Eiterfeld
Ebsdorfer-grund
Homberg
Grebenau
Pfefferhöhe
Großenmoor
Burghaun
Rasdorf
Gemünden
Romrod
Schwalmtal
Schlitz
Hünfeld
Feldatal
Nüsttal
Morles
Mücke
Lauterbach (Hessen)
Reinhards-hain
Wartenberg
Bad Salzschlirf
Marbach
Lautertal
Großen-lüder
Hofbieber
Reis-kchn.
Grün-berg
Fulda
Ulrichstein
Herbstein
Petersberg
Laubach
Vogelsberg
Dipperz
773
Fulda
Künzell
835
Schotten
Hosenfeld
Hungen
Giesel
Eichenzell
950
Grebenhain
Neuhof
Poppenhsn. (Wasserk.)
Eichelsdorf
Ebersburg
Gersfeld
Freiensteinau
Flieden
Mittelkal-bach
Nidda
Distelrasen
Uttrichshsn.
Hirzenhain
Gedern
Kalbach
Motten
Echzell
Wildflecken
928
Ranstadt
Kefenrod
Birstein
Ulmbach
Ortenberg
Glauburg
Brachttal
Schlüchtern
Florstadt
Steinau
Bad Brückenau
Riedenberg
Büdingen
Bad Soden-Salmünster
Sinntal
Altenstadt
Geroda
Kinzig
660
Wächtersbach
Burkardroth
Nidderau
Gründau
Rhön
Hammers-bach
Nieder-gründau
Lieblos
Bad Orb
Gelnhsn.
Langenselbold
Kassel
Oberthulba
Jossgrund
Neuberg
Erlensee
Frei-gericht
Bieber-gemünd
Linsen-gericht
Wartmannsroth
Roden-bach
Hanau
Somborn
Horbach
Burgsinn
Flörsbach-tal
Hammelburg
Alzenau
Krombach
Hainburg
Mömbris
436
Schöllkrippen
Rieneck
Fuchsstadt
Kahl a.M.
Johannes-berg
Frammersbach
Blankenbach
Gemünden a. Main
Seligen-stadt
Klein-ostheim
Schimborn
502
Heigen-brücken
Partenstein
Hös-bach
Sailauf
Laufach
Rodgau
Goldbach
Wernfeld
Gössenheim
Lohr
Baben-hausen
Stockstadt
Aschaffen-burg
Waldaschaff
Rechtenbach
Eußenheim
Main
Weibersbrunn
Rothenbuch
Steinfeld
Karlstadt
51
52

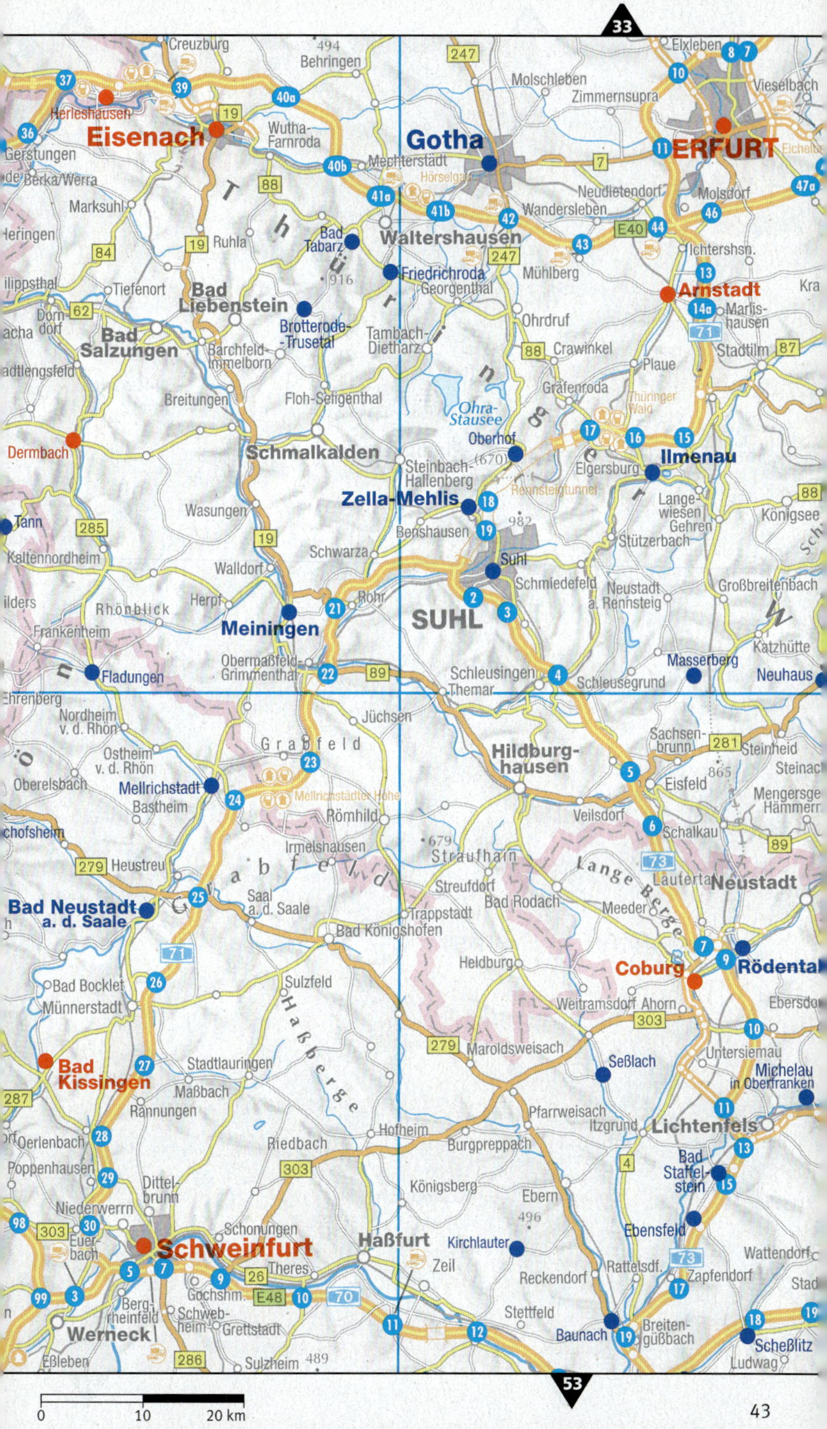
33
Creuzburg
Behringen
Elxleben
Molschleben
Zimmernsupra
Vieselbach
Herleshausen
Eisenach
Wutha-Farnroda
Gotha
ERFURT
Gerstungen
Berka/Werra
Mechterstädt
Hörselgau
Neudietendorf
Molsdorf
Marksuhl
Wandersleben
Bad Tabarz
Waltershausen
Ruhla
Ichtershsn.
Friedrichroda
Georgenthal
Mühlberg
Tiefenort
Bad Liebenstein
Brotterode-Trusetal
Arnstadt
Dorndorf
Bad Salzungen
Barchfeld-Immelborn
Tambach-Dietharz
Ohrdruf
Marlishausen
Crawinkel
Stadtilm
Plaue
Breitungen
Floh-Seligenthal
Gräfenroda
Thüringer Wald
Ohra-Stausee
Dermbach
Schmalkalden
Oberhof
Ilmenau
Steinbach-Hallenberg
Elgersburg
Rennsteigtunnel
Zella-Mehlis
Langewiesen
Gehren
Königsee
Tann
Wasungen
Benshausen
Stützerbach
Kaltennordheim
Schwarza
Suhl
Walldorf
Schmiedefeld
Neustadt a. Rennsteig
Großbreitenbach
Rhönblick
Herpf
Rohr
SUHL
Meiningen
Frankenheim
Katzhütte
Fladungen
Obermaßfeld-Grimmenthal
Schleusingen
Themar
Schleusegrund
Masserberg
Neuhaus
Ehrenberg
Nordheim v. d. Rhön
Jüchsen
Sachsenbrunn
Steinheid
Grabfeld
Ostheim v. d. Rhön
Hildburghausen
Oberelsbach
Mellrichstadt
Mellrichstädter Höhe
Eisfeld
Mengersgereuth-Hämmern
Bastheim
Römhild
Veilsdorf
Schalkau
Irmelshausen
Straufhain
Heustreu
Streufdorf
Lange Berge
Lautertal
Neustadt
Bad Rodach
Bad Neustadt a. d. Saale
Saal a. d. Saale
Trappstadt
Meeder
Bad Königshofen
Heldburg
Coburg
Rödental
Bad Bocklet
Münnerstadt
Sulzfeld
Haßberge
Weitramsdorf
Ahorn
Ebersdorf
Maroldsweisach
Untersiemau
Bad Kissingen
Stadtlauringen
Seßlach
Michelau in Oberfranken
Maßbach
Rannungen
Pfarrweisach
Itzgrund
Lichtenfels
Oerlenbach
Hofheim
Burgpreppach
Riedbach
Bad Staffelstein
Poppenhausen
Dittelbrunn
Königsberg
Ebern
Niederwerrn
Ebensfeld
Euerbach
Schonungen
Schweinfurt
Haßfurt
Kirchlauter
Zeil
Wattendorf
Theres
Rattelsdf.
Zapfendorf
Gochsheim
Reckendorf
Bergrheinfeld
Schwebheim
Grettstadt
Stettfeld
Breitengüßbach
Werneck
Baunach
Scheßlitz
Eßleben
Sulzheim
Ludwag
53
0
10
20 km

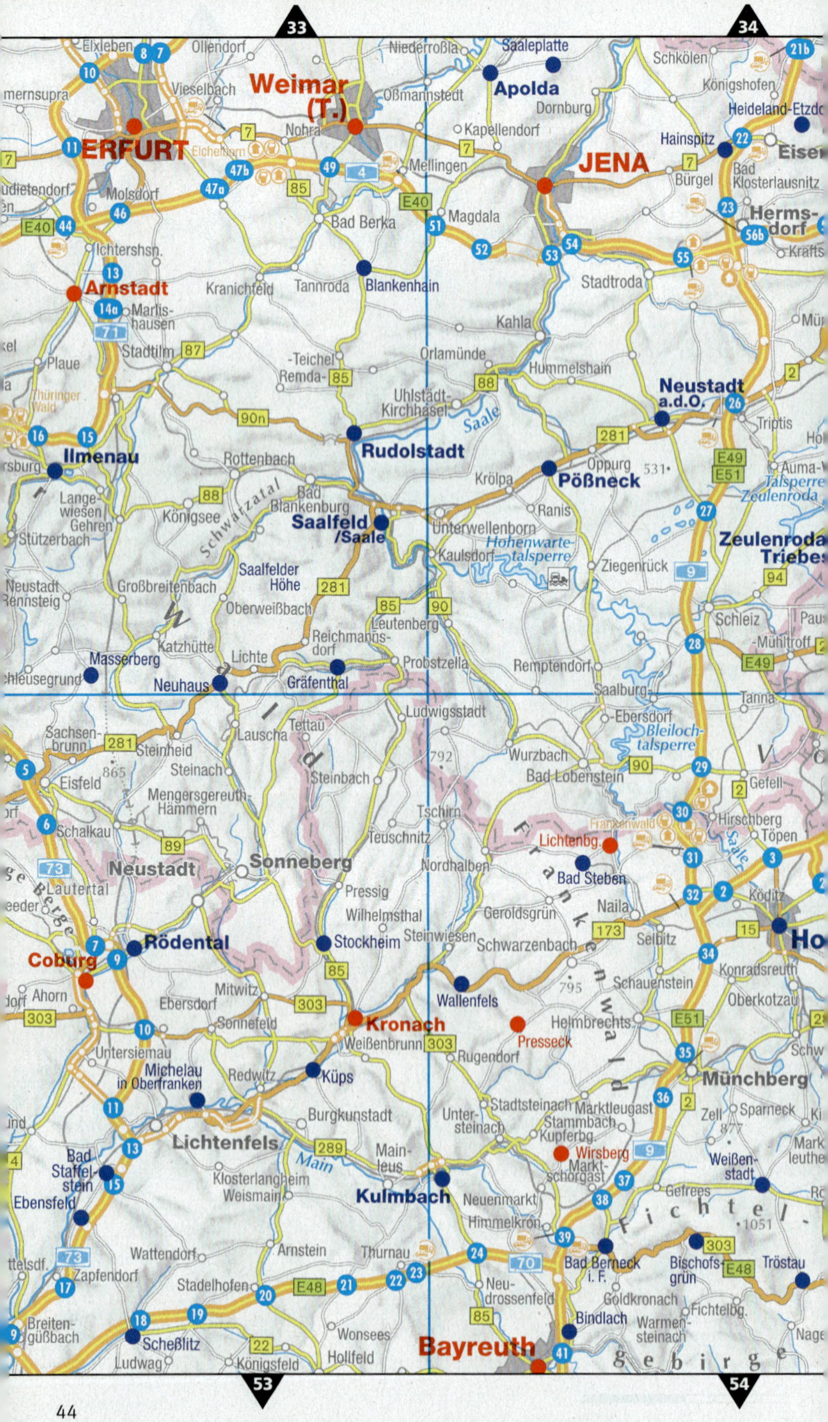
33
34
Erfurt
Weimar (T.)
Apolda
Jena
Arnstadt
Ilmenau
Rudolstadt
Saalfeld /Saale
Pößneck
Neustadt a.d.O.
Zeulenroda Triebes
Schleiz
Saalburg
Ebersdorf
Bleilochtalsperre
Hohenwartetalsperre
Bad Lobenstein
Hirschberg
Lichtenbg.
Bad Steben
Naila
Selbitz
Schwarzenbach
Helmbrechts
Münchberg
Presseck
Wallenfels
Kronach
Küps
Stockheim
Sonneberg
Neustadt
Rödental
Coburg
Lichtenfels
Michelau in Oberfranken
Bad Staffelstein
Ebensfeld
Kulmbach
Wirsberg
Bad Berneck i. F.
Bindlach
Bayreuth
Scheßlitz
Hollfeld
Thurnau
Stadtsteinach
Marktleugast
Gefrees
Bischofsgrün
Weißenstadt
Tröstau
Fichtelgebirge
Frankenwald
Thüringer Wald
Schwarzatal
Saalfelder Höhe
Masserberg
Neuhaus
Lichte
Gräfenthal
Probstzella
Leutenberg
Ludwigsstadt
Tettau
Lauscha
Steinach
Eisfeld
Schalkau
Teuschnitz
Tschirn
Nordhalben
Pressig
Wilhelmsthal
Steinwiesen
Geroldsgrün
Blankenhain
Bad Berka
Kranichfeld
Tannroda
Stadtilm
Kahla
Orlamünde
Uhlstädt-Kirchhasel
Hummelshain
Stadtroda
Hermsdorf
Bad Klosterlausnitz
Bürgel
Hainspitz
Eisenberg
Heideland-Etzdorf
Schkölen
Königshofen
Dornburg
Kapellendorf
Mellingen
Magdala
Nohra
Ollendorf
Vieselbach
Molsdorf
Ichtershsn.
Plaue
Königsee
Rottenbach
Bad Blankenburg
Großbreitenbach
Oberweißbach
Katzhütte
Reichmannsdorf
Unterwellenborn
Kaulsdorf
Krölpa
Oppurg
Ranis
Ziegenrück
Remptendorf
Triptis
Auma-Weidatal
Talsperre Zeulenroda
Tanna
Mühltroff
Gefell
Töpen
Köditz
Hof
Konradsreuth
Oberkotzau
Schauenstein
Zell
Sparneck
Marktleuthen
Rugendorf
Untersteinach
Stammbach
Kupferbg.
Marktschorgast
Neuenmarkt
Himmelkron
Goldkronach
Fichtelbg.
Warmensteinach
Nagel
Neudrossenfeld
Mainleus
Burgkunstadt
Weißenbrunn
Redwitz
Mitwitz
Sonnefeld
Ebersdorf
Untersiemau
Ahorn
Lautertal
Mengersgereuth-Hämmern
Steinheid
Sachsenbrunn
Klosterlangheim
Weismain
Arnstein
Wattendorf
Zapfendorf
Stadelhofen
Wonsees
Königsfeld
Ludwag
Breitengüßbach
Main
Saale
53
54

35

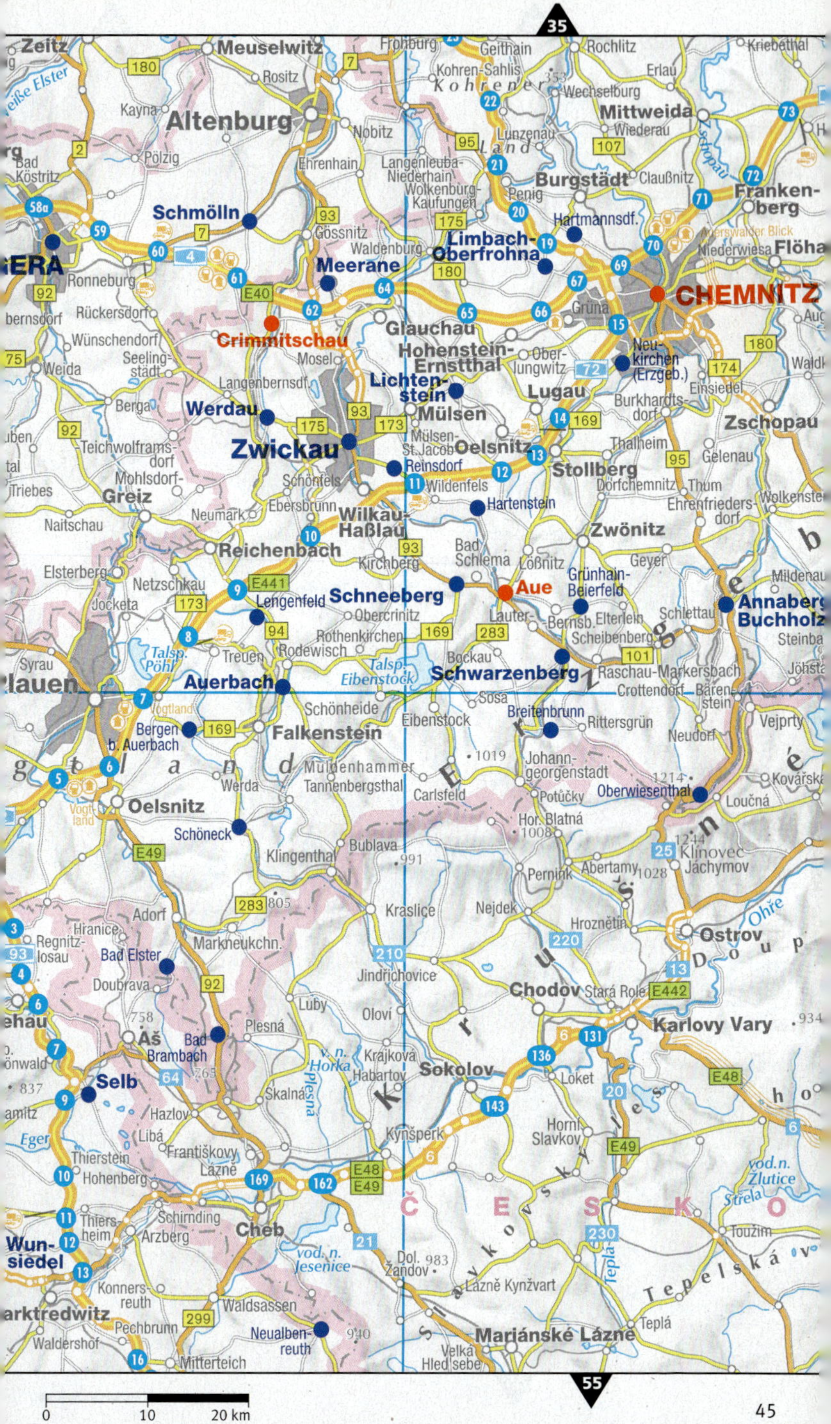
Zeitz
Meuselwitz
Rositz
Kayna
Altenburg
Nobitz
Pölzig
Bad Köstritz
Frohburg
Geithain
Rochlitz
Kriebethal
Kohren-Sahlis
Kohrener Land
Wechselburg
Erlau
Mittweida
Wiederau
Lunzenau
Langenleuba-Niederhain
Ehrenhain
Wolkenburg-Kaufungen
Penig
Burgstädt
Claußnitz
Zschopau
Franken-berg
Hartmannsdf.
Schmölln
Gössnitz
Waldenburg
Limbach-Oberfrohna
Meerane
Niederwiesa
Flöha
GERA
Ronneburg
CHEMNITZ
Rückersdorf
Crimmitschau
Glauchau
Gruna
Wünschendorf
Seelingstädt
Mosel
Hohenstein-Ernstthal
Ober-lungwitz
Neu-kirchen (Erzgeb.)
Weida
Langenbernsdf.
Lichten-stein
Lugau
Einsiedel
Berga
Werdau
Mülsen
Burkhardts-dorf
Zschopau
Teichwolframs-dorf
Zwickau
Mülsen-St.Jacob
Oelsnitz
Thalheim
Gelenau
Mohlsdorf-
Schönfels
Reinsdorf
Stollberg
Triebes
Greiz
Wildenfels
Dorfchemnitz
Thum
Ebersbrunn
Hartenstein
Ehrenfrieders-dorf
Wolkenstein
Naitschau
Neumark
Wilkau-Haßlau
Zwönitz
Reichenbach
Bad Schlema
Lößnitz
Geyer
Kirchberg
Grünhain-Beierfeld
Mildenau
Elsterberg
Netzschkau
Aue
Schneeberg
Lengenfeld
Oberrcrinitz
Lauter-Bernsb.
Elterlein
Schlettau
Annaberg-Buchholz
Jocketa
Rothenkirchen
Scheibenberg
Steinbach
Treuen
Rodewisch
Bockau
Talsp. Pöhl
Talsp. Eibenstock
Schwarzenberg
Raschau-Markersbach
Jöhstadt
Syrau
Plauen
Auerbach
Crottendorf
Bärenstein
Vogtland
Schönheide
Sosa
Eibenstock
Breitenbrunn
Rittersgrün
Vejprty
Bergen
Falkenstein
Neudorf
b. Auerbach
Johann-georgenstadt
Vogtland
Muldenhammer
Tannenbergsthal
Carlsfeld
Werda
Potůčky
Oberwiesenthal
Kovářská
Loučná
Oelsnitz
Erzgebirge
Hor. Blatná
Schöneck
Klínovec
Jáchymov
Klingenthal
Bublava
Abertamy
Pernink
Adorf
Kraslice
Nejdek
Hranice
Hroznětín
Ostrov
Ohře
Regnitz-losau
Markneukchn.
Bad Elster
Jindřichovice
Doupov
Doubrava
Chodov
Stará Role
Luby
Oloví
Karlovy Vary
Aš
Bad Brambach
Plesná
Selb
Krajková
Habartov
Sokolov
Loket
Hazlov
Skalná
v. n. Horka
Plesná
Eger
Libá
Kynšperk
Horní Slavkov
Thierstein
Františkovy Lázně
Hohenberg
Žlutice
Střela
Schirnding
Thiers-heim
Arzberg
Cheb
ČESKO
Toužim
Wun-siedel
vod. n. Jesenice
Dol. Žandov
Slavkovský les
Tepelská vrchovina
Lázně Kynžvart
Konners-reuth
Waldsassen
Marktredwitz
Pechbrunn
Teplá
Neualben-reuth
Mariánské Lázně
Waldershof
Mitterteich
Velká Hleďsebe
0
10
20 km

55

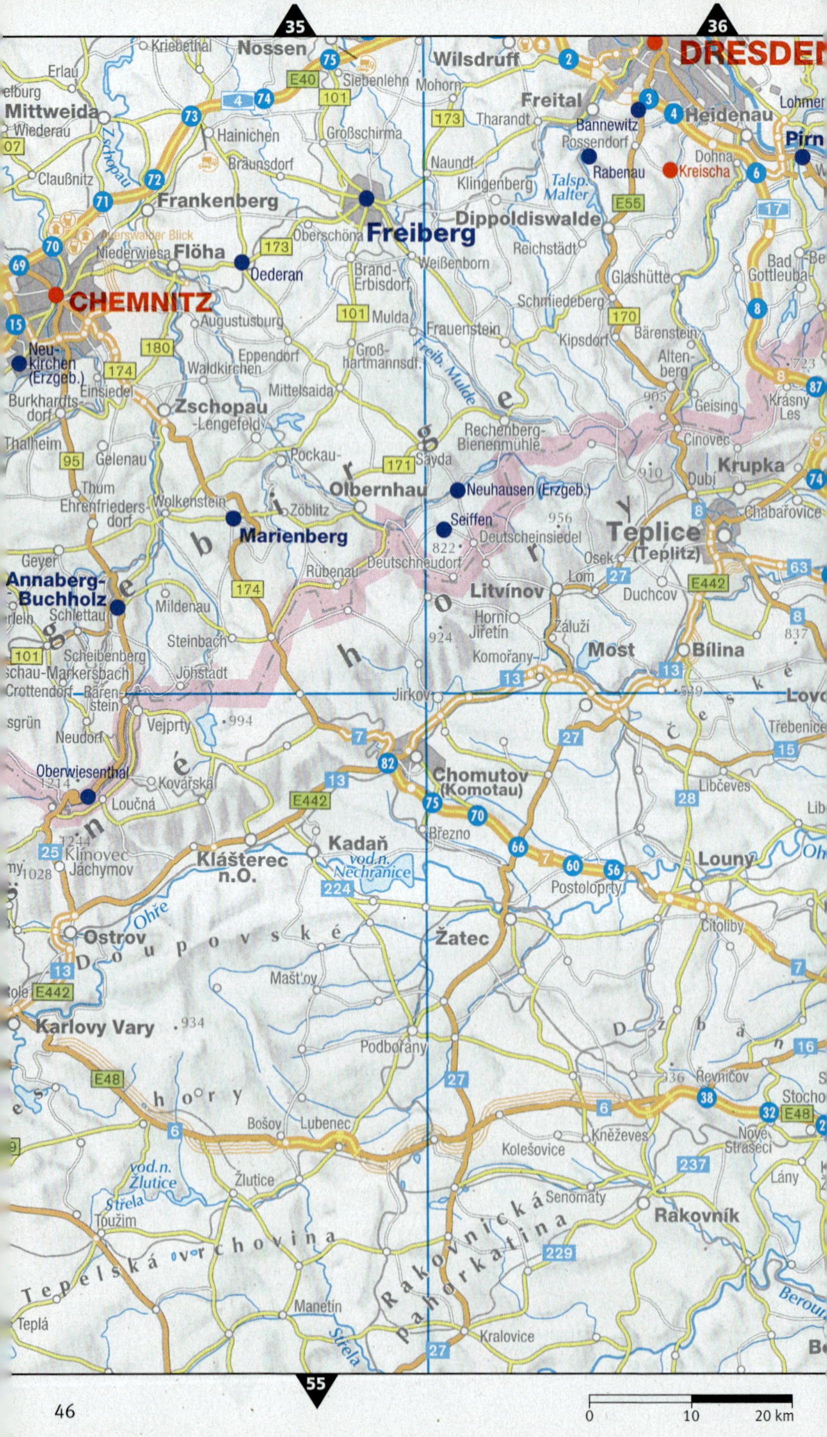
35
36
55
Nossen
Wilsdruff
DRESDEN
Kriebethal
Erlau
Mittweida
Wiederau
Siebenlehn
Mohorn
Freital
Tharandt
Bannewitz
Possendorf
Heidenau
Lohmen
Pirna
Hainichen
Großschirma
Zschopau
Bräunsdorf
Naundorf
Klingenberg
Rabenau
Talsp. Malter
Dohna
Kreischa
Claußnitz
Frankenberg
Freiberg
Oberschöna
Dippoldiswalde
Reichstädt
Niederwiesa
Flöha
Oederan
Weißenborn
Glashütte
Bad Gottleuba
CHEMNITZ
Augustusburg
Brand-Erbisdorf
Mulda
Frauenstein
Schmiedeberg
Kipsdorf
Bärenstein
Altenberg
Neukirchen (Erzgeb.)
Einsiedel
Eppendorf
Waldkirchen
Groß-hartmannsdf.
Freib. Mulde
Burkhardtsdorf
Mittelsaida
Zschopau
-Lengefeld
Geising
Krásný Les
Rechenberg-Bienenmühle
Cínovec
Thalheim
Gelenau
Pockau-
Sayda
Krupka
Olbernhau
Neuhausen (Erzgeb.)
Dubí
Thum
Ehrenfriedersdorf
Wolkenstein
Zöblitz
Seiffen
Chabařovice
Marienberg
Deutscheinsiedel
Teplice (Teplitz)
Geyer
Rübenau
Deutschneudorf
Osek
Lom
Duchcov
Annaberg-Buchholz
Schlettau
Mildenau
Litvínov
Horní Jiřetín
Záluží
Scheibenberg
Steinbach
Most
Bílina
Markersbach
Jöhstadt
Komořany
Crottendorf
Bärenstein
Jirkov
Vejprty
Třebenice
Neudorf
Oberwiesenthal
Kovářská
Chomutov (Komotau)
Libčeves
Loučná
Kadaň
Březno
Klínovec
Jáchymov
Klášterec n.O.
vod.n. Nechranice
Louny
Postoloprty
Ohře
Ostrov
Žatec
Cítoliby
Doupovské
Mašťov
Karlovy Vary
Podbořany
Džbán
Řevničov
hory
Bošov
Lubenec
Kněževes
Stochov
Nové Strašecí
Kolešovice
vod.n. Žlutice
Žlutice
Lány
Střela
Toužim
Senomaty
Rakovník
Tepelská vrchovina
Rakovnická pahorkatina
Manětín
Teplá
Střela
Kralovice
Berounka
Erzgebirge
Krušné hory
0
10
20 km

37

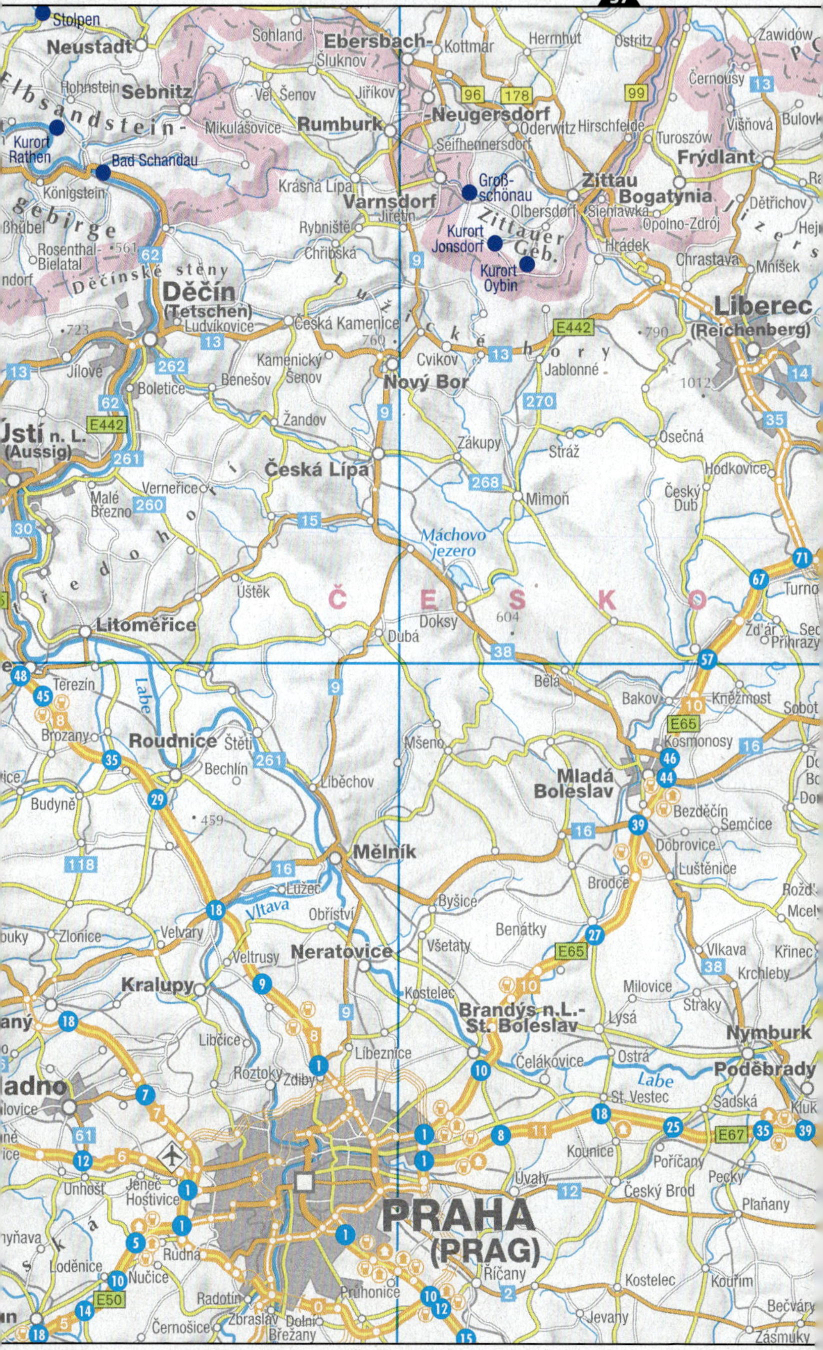
Stolpen
Neustadt
Sohland
Ebersbach-
Šluknov
Kottmar
Herrnhut
Ostritz
Zawidów
Hohnstein
Sebnitz
Vel. Šenov
Jiříkov
Černousy
Višňová
Bulovka
Elbsandstein-
gebirge
Kurort Rathen
Bad Schandau
Mikulášovice
Rumburk
Neugersdorf
Oderwitz
Hirschfelde
Turoszów
Frýdlant
Seifhennersdorf
Königstein
Krásná Lípa
Varnsdorf
Jiřetín
Groß-
schönau
Zittau
Bogatynia
Sieniawka
Olbersdorf
Opolno-Zdrój
Dětřichov
Zittauer
Geb.
Kurort Jonsdorf
Kurort Oybin
Rybniště
Chřibská
Hrádek
Chrastava
Mníšek
Rosenthal-
Bielatal
Děčínské stěny
Děčín
(Tetschen)
Ludvíkovice
Česká Kamenice
Liberec
(Reichenberg)
Lužické hory
Jílové
Kamenický Šenov
Cvikov
Nový Bor
Jablonné
Boletice
Benešov
Žandov
Ústí n. L.
(Aussig)
Zákupy
Osečná
Česká Lípa
Stráž
Hodkovice
Verneřice
Malé Březno
Mimoň
Český Dub
Máchovo jezero
Úštěk
Č E S K O
Doksy
Turnov
Litoměřice
Dubá
Žďár
Přihrazy
Terezín
Labe
Bělá
Bakov
Knězmost
Brozany
Roudnice
Štětí
Kosmonosy
Bechlín
Liběchov
Mšeno
Mladá Boleslav
Budyně
Bezděčín
Semčice
Dobrovice
Mělník
Luštěnice
Lužec
Brodce
Vltava
Obříství
Byšice
Benátky
Zlonice
Velvary
Veltrusy
Neratovice
Všetaty
Vlkava
Křinec
Krchleby
Kralupy
Kostelec
Brandýs n.L.-
St. Boleslav
Milovice
Lysá
Straky
Nymburk
Libčice
Líbeznice
Čelákovice
Ostrá
Poděbrady
Roztoky
Zdiby
Labe
St. Vestec
Sadská
Kladno
Kounice
Pořičany
Unhošť
Jeneč
Hostivice
Úvaly
Český Brod
Pecky
PRAHA
(PRAG)
Plaňany
Rudná
Loděnice
Nučice
Říčany
Kostelec
Kouřim
Radotín
Průhonice
Zbraslav
Dolní Břežany
Jevany
Černošice
Bečváry
Zásmuky
E442
E65
E67
E50

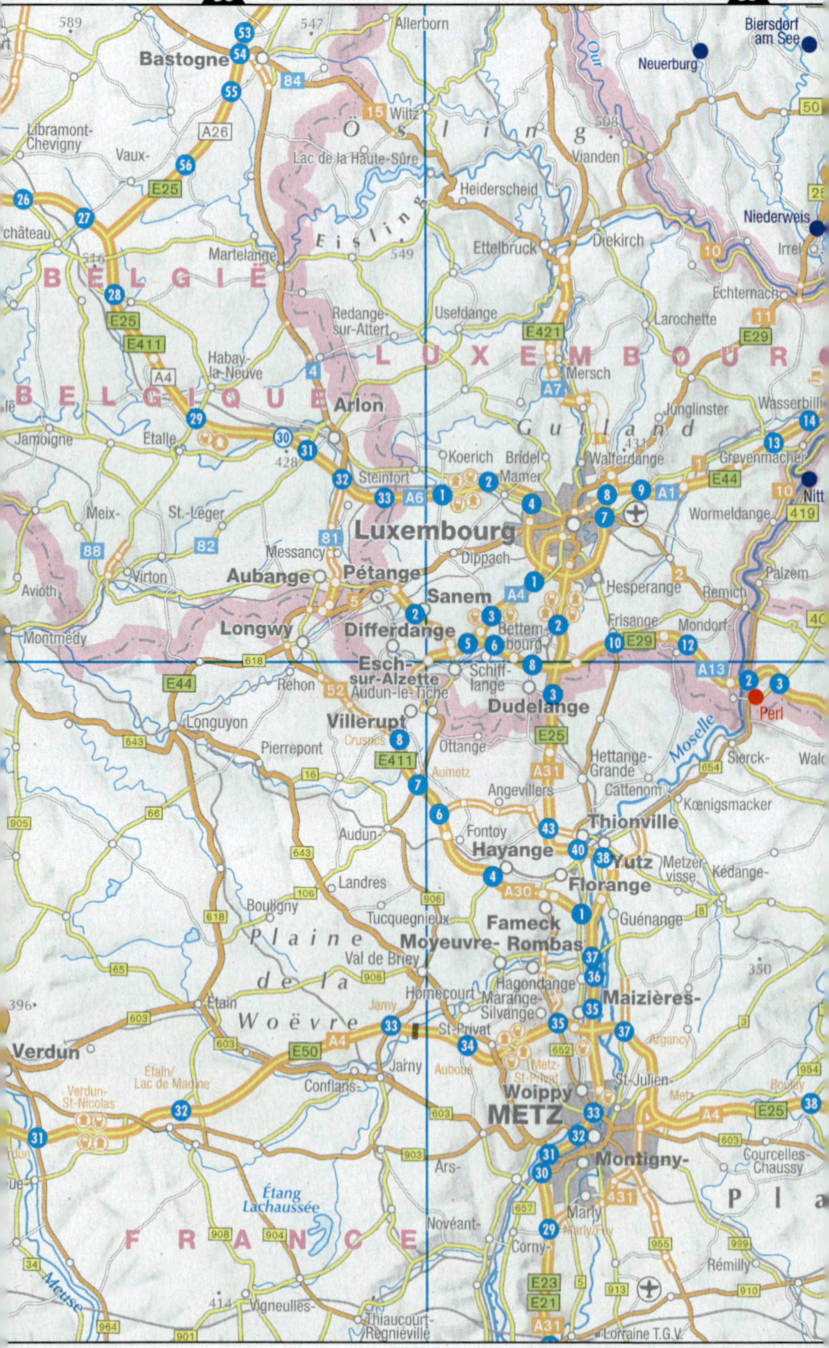

Bastogne
Allerborn
Wiltz
Ösling
Vianden
Neuerburg
Biersdorf am See
Libramont-Chevigny
Vaux-
Lac de la Haute-Sûre
Heiderscheid
Niederweis
Irrel
Echternach
châteaux
Martelange
Eisling
Ettelbruck
Diekirch
BELGIË
Redange-sur-Attert
Useldange
Larochette
LUXEMBOURG
Habay-la-Neuve
Mersch
BELGIQUE
Arlon
Gutland
Junglinster
Wasserbillig
Jamoigne
Etalle
Koerich
Bridel
Walferdange
Grevenmacher
Steinfort
Mamer
Nittel
Meix-
St.-Léger
Luxembourg
Wormeldange
Messancy
Dippach
Virton
Aubange
Pétange
Palzem
Avioth
Sanem
Hesperange
Remich
Longwy
Differdange
Bettembourg
Frisange
Mondorf-
Montmédy
Esch-sur-Alzette
Schifflange
Rehon
Audun-le-Tiche
Dudelange
Perl
Moselle
Longuyon
Villerupt
Crusnes
Ottange
Hettange-Grande
Sierck-
Pierrepont
Aumetz
Angevillers
Cattenom
Kœnigsmacker
Thionville
Audun-
Fontoy
Hayange
Yutz
Metzervisse
Kédange-
Landres
Florange
Bouligny
Tucquegnieux
Fameck
Guénange
Plaine de la Woëvre
Moyeuvre-
Rombas
Val de Briey
Hagondange
Homécourt
Marange-Silvange
Maizières-
Étain
Jarny
St-Privat
Argancy
Verdun
Étain/Lac de Madine
Aubous
Metz-St-Privat
St-Julien-
Verdun-St-Nicolas
Conflans-
Woippy
Metz
Boulay
METZ
Montigny-
Courcelles-Chaussy
Ars-
Étang Lachaussée
Marly
Marly/Frey
FRANCE
Novéant-
Corny-
Rémilly
Meuse
Vigneulles-
Thiaucourt-Regniéville
Lorraine T.G.V.

0 10 20 km

40

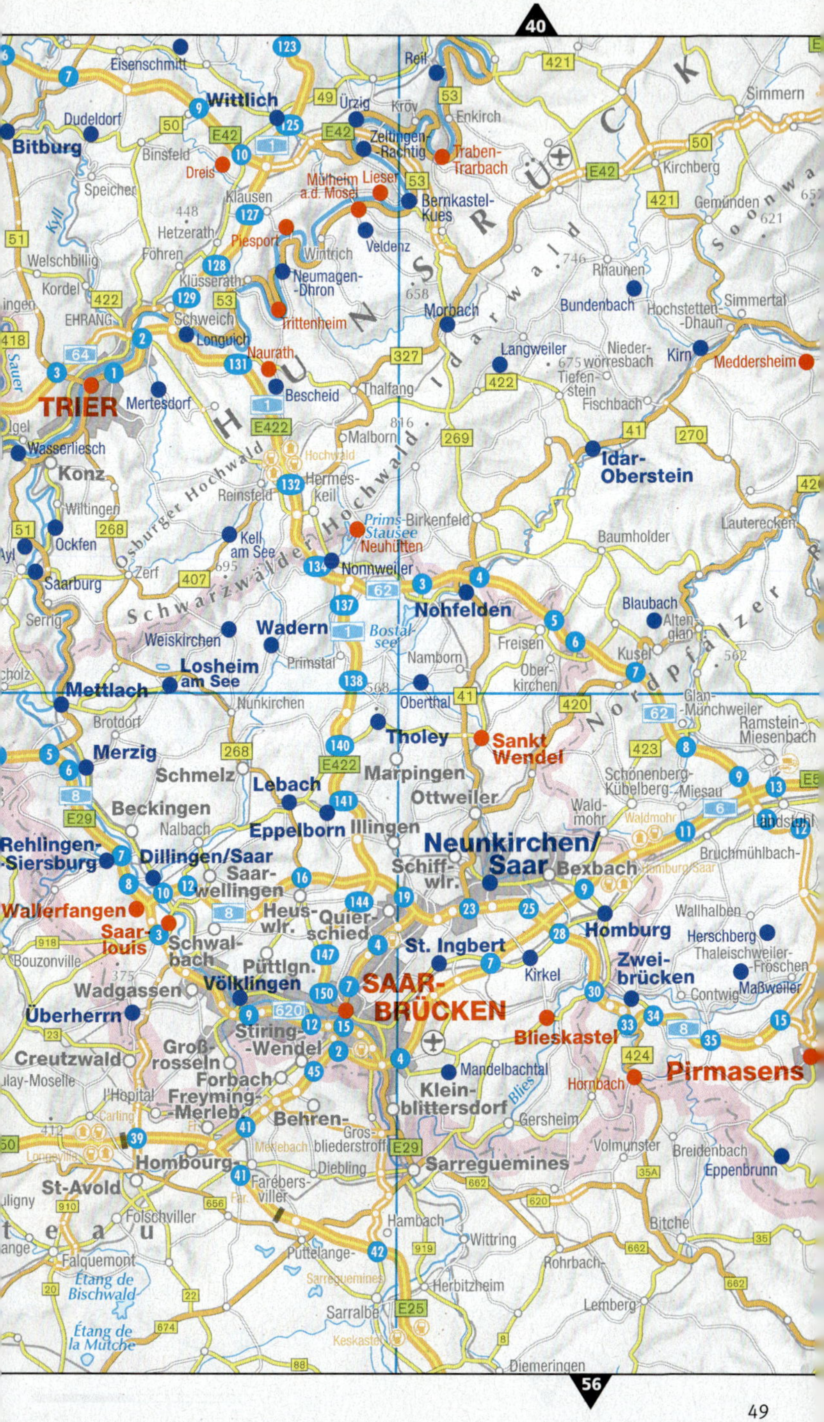

Eisenschmitt
Wittlich
Dudeldorf
Bitburg
Binsfeld
Dreis
Speicher
Ürzig
Kröv
Reil
Enkirch
Zeltingen-Rachtig
Traben-Trarbach
Simmern
Kirchberg
Gemünden
Mülheim a.d. Mosel
Lieser
Bernkastel-Kues
Veldenz
Klausen
Hetzerath
Piesport
Welschbillig
Föhren
Wintrich
Neumagen-Dhron
Kordel
Klüsserath
EHRANG
Schweich
Longuich
Trittenheim
Morbach
Rhaunen
Bundenbach
Hochstetten-Dhaun
Simmertal
Langweiler
Nieder-wörresbach
Tiefen-stein
Fischbach
Kirn
Meddersheim
TRIER
Mertesdorf
Naurath
Bescheid
Thalfang
Malborn
Hochwald
Idar-Oberstein
Wasserliesch
Konz
Wiltingen
Osburger Hochwald
Reinsfeld
Hermes-keil
Prims-Stausee
Birkenfeld
Neuhütten
Lauterecken
Baumholder
Ockfen
Kell am See
Saarburg
Zerf
Schwarzwälder Hochwald
Nonnweiler
Nohfelden
Serrig
Weiskirchen
Wadern
Bostalsee
Blaubach
Altenglan
Freisen
Namborn
Kusel
Losheim am See
Primstal
Ober-kirchen
Mettlach
Nunkirchen
Oberthal
Glan-Münchweiler
Nordpfälzer
Ramstein-Miesenbach
Brotdorf
Tholey
Sankt Wendel
Merzig
Schmelz
Lebach
Marpingen
Schönenberg-Kübelberg-Miesau
Ottweiler
Beckingen
Wald-mohr
Nalbach
Eppelborn
Illingen
Landstuhl
Rehlingen-Siersburg
Dillingen/Saar
Neunkirchen/Saar
Saar-wellingen
Schiff-wlr.
Bexbach
Bruchmühlbach-
Wallerfangen
Heus-wlr.
Quier-schied
Wallhalben
Saar-louis
Schwal-bach
St. Ingbert
Homburg
Herschberg
Thaleischweiler-Fröschen
Bouzonville
Püttlgn.
Zwei-brücken
Maßweiler
Wadgassen
Völklingen
SAAR-BRÜCKEN
Kirkel
Contwig
Überherrn
Blieskastel
Stiring-Wendel
Creutzwald
Groß-rosseln
Forbach
Mandelbachtal
Pirmasens
Hornbach
L'Hopital
Freyming-Merleb.
Klein-blittersdorf
Blies
Behren-
Gersheim
Gros-bliederstroff
Volmunster
Breidenbach
Eppenbrunn
Hombourg-
Diebling
Sarreguemines
St-Avold
Farébers-viller
Folschviller
Hambach
Bitche
Wittring
Puttelange-
Falquemont
Rohrbach-
Étang de Bischwald
Herbitzheim
Lemberg
Sarralbe
Étang de la Mutche
Keskastel
Diemeringen

56

40

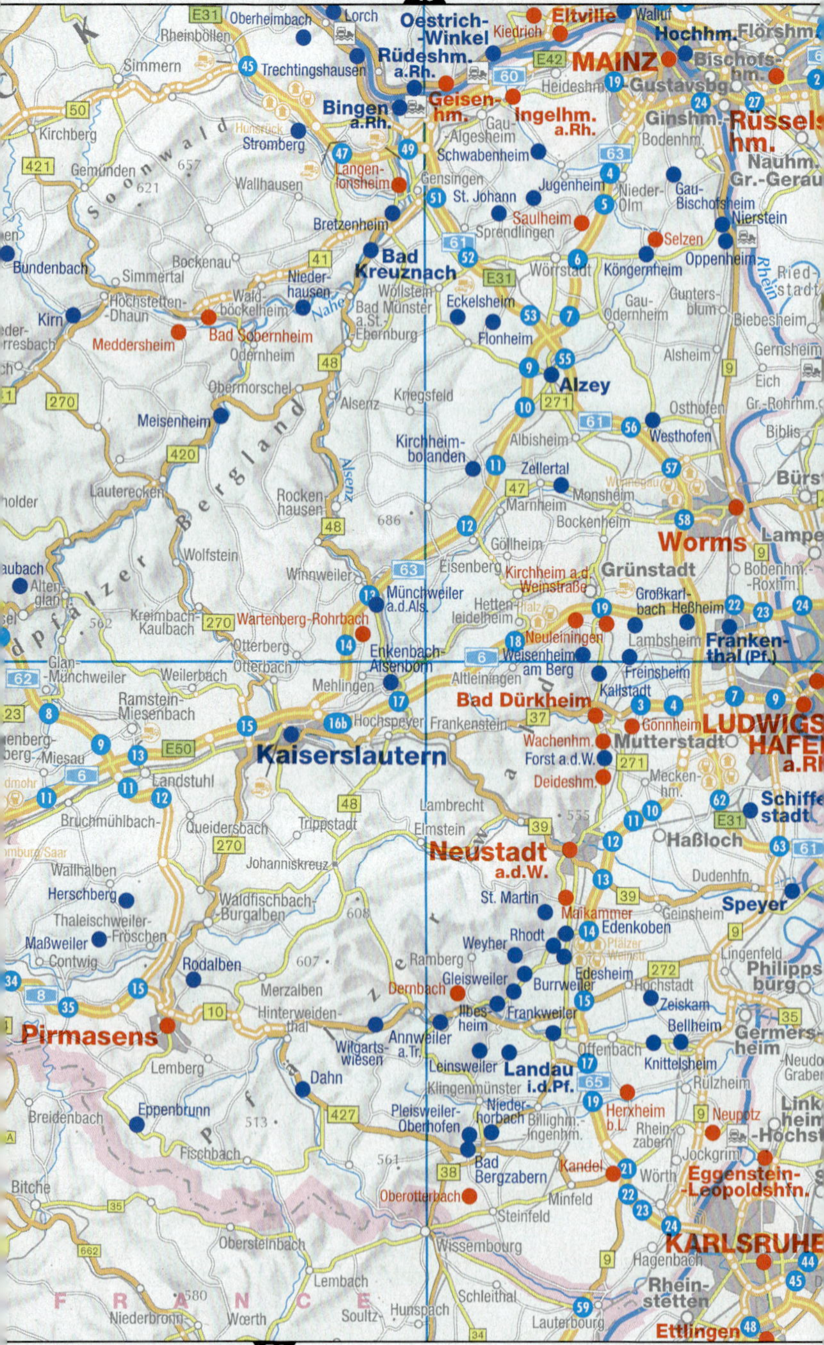

Oberheimbach
Lorch
Oestrich-Winkel
Kiedrich
Eltville
Walluf
Hochhm.
Flörshm.
Rheinböllen
Simmern
Trechtingshausen
Rüdeshm. a.Rh.
MAINZ
Bischofshm.
Heideshm.
Gustavsbg.
Bingen a.Rh.
Geisenhm.
Ingelhm. a.Rh.
Ginshm.
Rüsselshm.
Kirchberg
Hunsrück
Stromberg
Gau-Algesheim
Schwabenheim
Bodenhm.
Nauhm.
Gr.-Gerau
Gemünden
Soonwald
Wallhausen
Langenlonsheim
Gensingen
St. Johann
Jugenheim
Nieder-Olm
Gau-Bischofsheim
Nierstein
Bretzenheim
Saulheim
Sprendlingen
Selzen
Oppenheim
Bundenbach
Bockenau
Bad Kreuznach
Wörrstadt
Köngernheim
Rhein
Simmertal
Nieder-hausen
Wallstein
Eckelsheim
Gau-Odernheim
Guntersblum
Hochstetten-Dhaun
Waldböckelheim
Nahe
Bad Münster a.St.-Ebernburg
Biebesheim
Kirn
Meddersheim
Bad Sobernheim
Flonheim
Gernsheim
Odernheim
Alsheim
Obermorschel
Alsenz
Kriegsfeld
Alzey
Eich
Osthofen
Gr.-Rohrhm.
Meisenheim
Westhofen
Biblis
Kirchheimbolanden
Albisheim
Zellertal
Lauterecken
Monsheim
Wonnegau
Rockenhausen
Marnheim
Bockenheim
Worms
Lampertheim
Nordpfälzer Bergland
Wolfstein
Göllheim
Eisenberg
Kirchheim a.d. Weinstraße
Grünstadt
Bobenhm.-Roxhm.
Winnweiler
Münchweiler a.d.Als.
Großkarlbach
Heßheim
Alsenz-glan
Kreimbach-Kaulbach
Wartenberg-Rohrbach
Hettenleidelheim
Neuleiningen
Lambsheim
Frankenthal (Pf.)
Otterberg
Otterbach
Enkenbach-Alsenborn
Weisenheim am Berg
Freinsheim
Glan-Münchweiler
Weilerbach
Mehlingen
Altleiningen
Kallstadt
Ramstein-Miesenbach
Bad Dürkheim
Hochspeyer
Frankenstein
Gönnheim
LUDWIGSHAFEN a.Rh.
Kaiserslautern
Wachenhm.
Mutterstadt
Forst a.d.W.
Landstuhl
Deideshm.
Meckenhm.
Schifferstadt
Lambrecht
Bruchmühlbach-Miesau
Queidersbach
Trippstadt
Elmstein
Haßloch
Neustadt a.d.W.
Johanniskreuz
Wallhalben
Dudenhfn.
Herschberg
Waldfischbach-Burgalben
St. Martin
Maikammer
Geinsheim
Speyer
Thaleischweiler-Fröschen
Edenkoben
Maßweiler
Contwig
Weyher
Rhodt
Pfälzer Weinstr.
Lingenfeld
Philippsburg
Rodalben
Ramberg
Edesheim
Merzalben
Gleisweiler
Burrweiler
Hochstadt
Dernbach
Ilbesheim
Frankweiler
Zeiskam
Pirmasens
Hinterweidenthal
Annweiler a.Tr.
Bellheim
Germersheim
Wilgartswiesen
Offenbach
Knittelsheim
Lemberg
Leinsweiler
Landau i.d.Pf.
Dahn
Klingenmünster
Rülzheim
Pfälzerwald
Eppenbrunn
Pleisweiler-Oberhofen
Niederhorbach
Billighm.-Ingenhm.
Herxheim b.L.
Rheinzabern
Neupotz
Breidenbach
Fischbach
Bad Bergzabern
Jockgrim
Kandel
Wörth
Eggenstein-Leopoldshfn.
Bitche
Oberotterbach
Minfeld
Steinfeld
Obersteinbach
Wissembourg
KARLSRUHE
Hagenbach
Lembach
Schleithal
Rheinstetten
FRANCE
Niederbronn
Wœrth
Soultz
Hunspach
Lauterbourg
Ettlingen
0
10
20 km

56

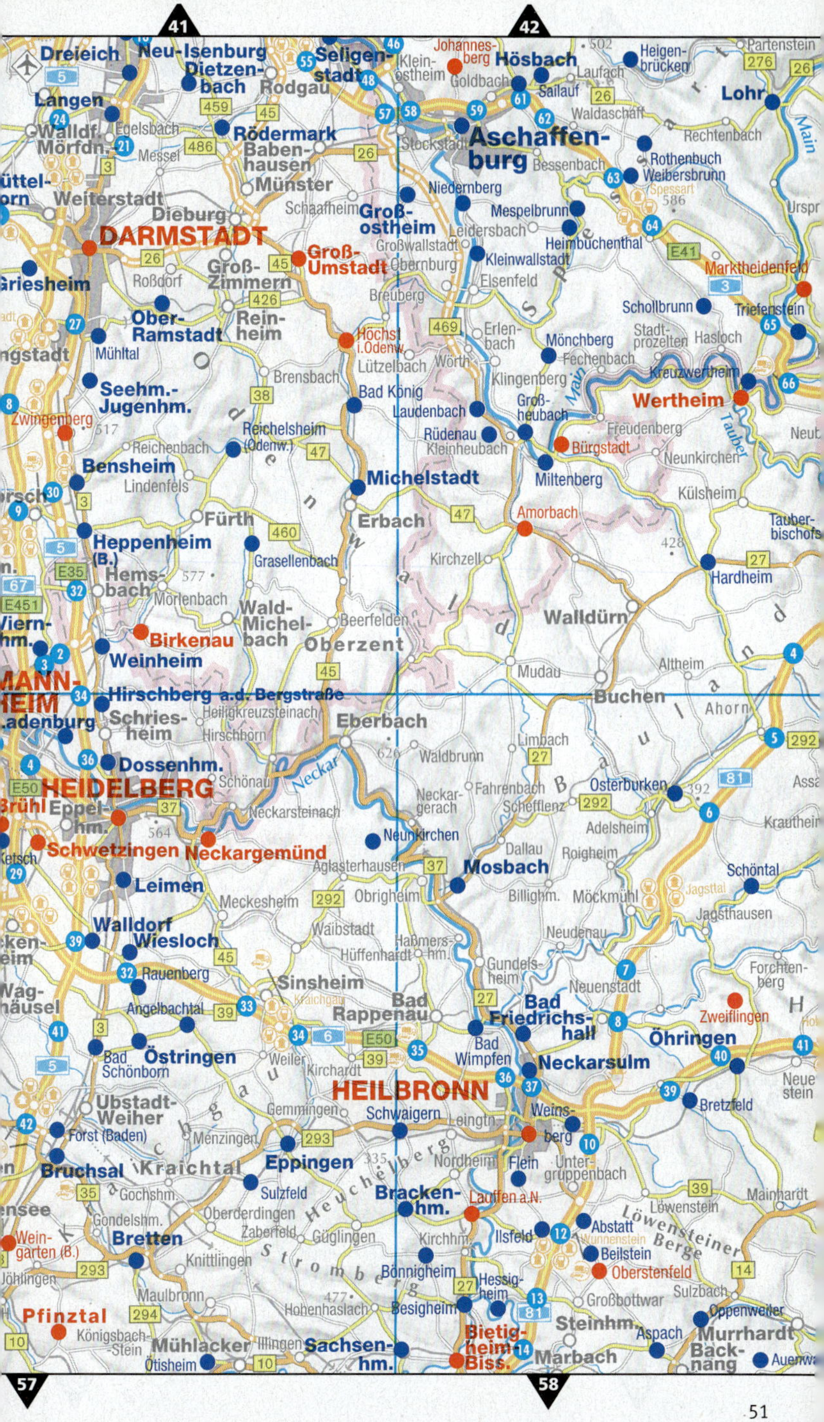
41
42
Dreieich
Neu-Isenburg
Dietzenbach
Seligenstadt
Klein-ostheim
Johannesberg
Hösbach
Heigenbrücken
Partenstein
Langen
Rodgau
Goldbach
Laufach
Sailauf
Lohr
Walldf.
Mörfdn.
Egelsbach
Rödermark
Babenhausen
Stockstadt
Aschaffenburg
Waldaschaff
Rechtenbach
Main
Messel
Bessenbach
Rothenbuch
Weibersbrunn
Spessart
Münster
Weiterstadt
Dieburg
Schaafheim
Groß-ostheim
Niedernberg
Mespelbrunn
DARMSTADT
Großwallstadt
Leidersbach
Heimbuchenthal
Groß-Umstadt
Griesheim
Roßdorf
Groß-Zimmern
Obernburg
Kleinwallstadt
Elsenfeld
Marktheidenfeld
Ober-Ramstadt
Rein-heim
Breuberg
Schollbrunn
Triefenstein
Mühltal
Höchst i.Odenw.
Erlen-bach
Stadt-prozelten
Hasloch
Mönchberg
Lützelbach
Wörth
Fechenbach
Kreuzwertheim
Seehm.-Jugenhm.
Brensbach
Klingenberg
Bad König
Groß-heubach
Wertheim
Zwingenberg
Laudenbach
Tauber
Rüdenau
Kleinheubach
Freudenberg
Reichelsheim (Odenw.)
Bürgstadt
Neunkirchen
Reichenbach
Bensheim
Lindenfels
Michelstadt
Miltenberg
Külsheim
Erbach
Amorbach
Tauber-bischofs
Fürth
Heppenheim (B.)
Grasellenbach
Kirchzell
Hardheim
Hems-bach
Mörlenbach
Wald-Michel-bach
Beerfelden
Walldürn
Birkenau
Weinheim
Oberzent
Mudau
Altheim
MANN-HEIM
Hirschberg a.d. Bergstraße
Buchen
Heiligkreuzsteinach
Schries-heim
Eberbach
Ahorn
Ladenburg
Hirschhorn
Limbach
Waldbrunn
Dossenhm.
Neckar
Schönau
HEIDELBERG
Fahrenbach
Osterburken
Brühl
Eppel-hm.
Neckarsteinach
Neckar-gerach
Schefflenz
Adelsheim
Krauthein
Schwetzingen
Neckargemünd
Neunkirchen
Dallau
Roigheim
Aglasterhausen
Mosbach
Schöntal
Leimen
Meckesheim
Obrigheim
Billighm.
Möckmühl
Jagsttal
Jagsthausen
Walldorf
Wiesloch
Waibstadt
Haßmers-hm.
Neudenau
Hüffenhardt
Gundels-heim
Forchten-berg
Rauenberg
Sinsheim
Neuenstadt
Wag-häusel
Angelbachtal
Kraichgau
Bad Rappenau
Bad Friedrichs-hall
Zweiflingen
Östringen
Bad Schönborn
Weiler
Kirchardt
Bad Wimpfen
Öhringen
Neckarsulm
HEILBRONN
Neue-stein
Ubstadt-Weiher
Gemmingen
Schwaigern
Leingtn.
Weins-berg
Bretzfeld
Forst (Baden)
Menzingen
Eppingen
Heuchelberg
Nordheim
Flein
Unter-gruppenbach
Bruchsal
Kraichtal
Sulzfeld
Bracken-hm.
Lauffen a.N.
Mainhardt
Löwenstein
Gochshm.
Gondelshm.
Oberderdingen
Zaberfeld
Güglingen
Kirchhm.
Ilsfeld
Abstatt
Wunnenstein
Beilstein
Löwensteiner Berge
Wein-garten (B.)
Bretten
Knittlingen
Stromberg
Bönnigheim
Oberstenfeld
Jöhlingen
Hessig-heim
Großbottwar
Sulzbach
Maulbronn
Hohenhaslach
Besigheim
Oppenweiler
Pfinztal
Steinhm.
Aspach
Murrhardt
Königsbach-Stein
Mühlacker
Illingen
Sachsen-hm.
Bietig-heim-Biss.
Marbach
Back-nang
Ötisheim
57
58

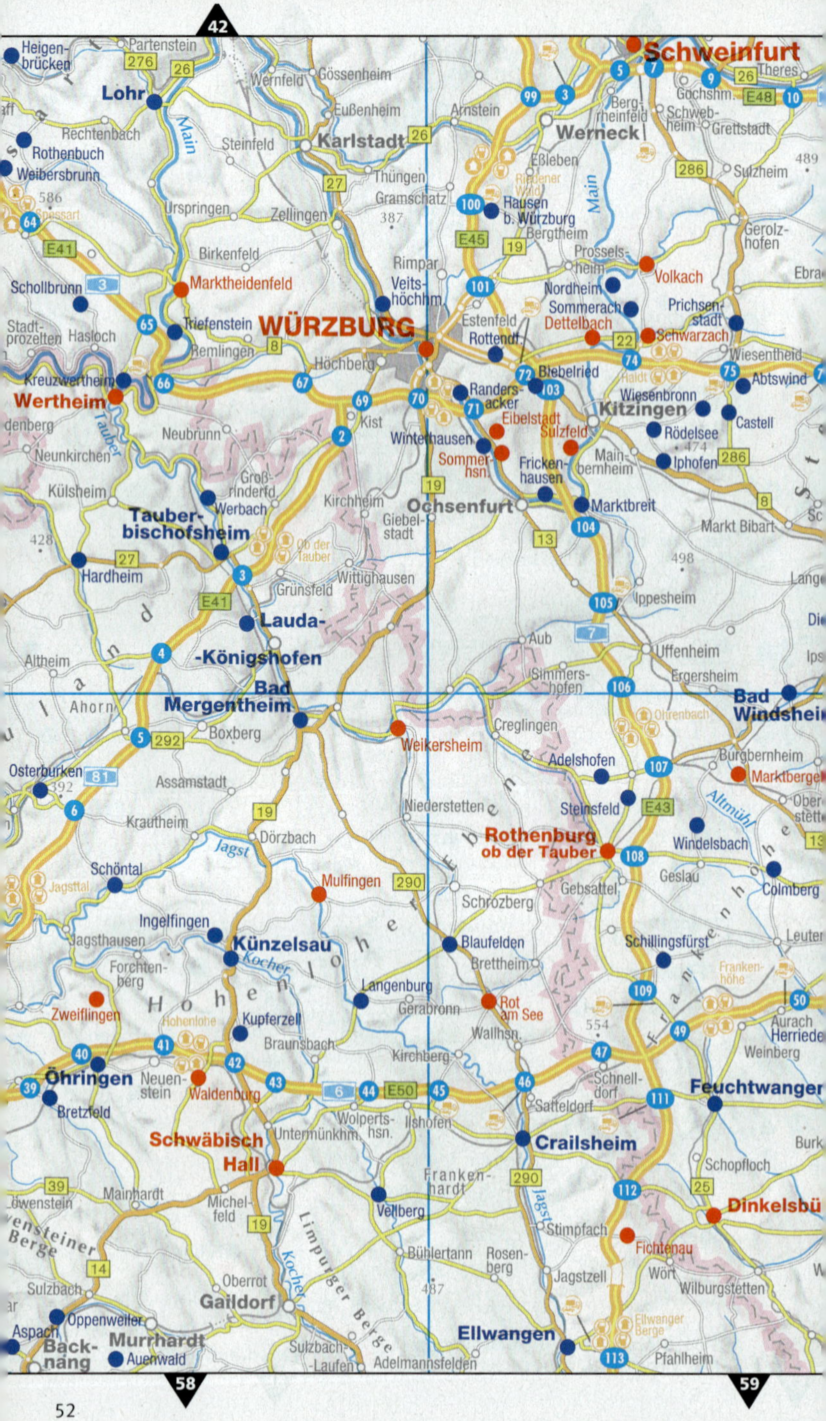
42
Heigenbrücken
Partenstein
276
26
Lohr
Wernfeld
Gössenheim
Eußenheim
Arnstein
Schweinfurt
Theres
Gochshm.
E48
Bergrheinfeld
Schwebheim
Grettstadt
Werneck
Rechtenbach
Rothenbuch
Weibersbrunn
Steinfeld
Karlstadt
Main
Eßleben
Riedener Wald
Sulzheim
489
586
Spessart
Thüngen
Gramschatz
387
Hausen b. Würzburg
Bergtheim
E45
Gerolzhofen
Urspringen
Zellingen
E41
Birkenfeld
Rimpar
Prosselsheim
Volkach
Ebrach
Schollbrunn
Marktheidenfeld
Veitshöchhm.
Nordheim
Sommerach
Prichsenstadt
Stadtprozelten
Hasloch
Triefenstein
WÜRZBURG
Estenfeld
Dettelbach
Rottendf.
Schwarzach
Wiesentheid
Remlingen
Kreuzwertheim
Höchberg
Biebelried
Abtswind
Wertheim
Randersacker
Wiesenbronn
Castell
Kitzingen
Haidt
Eibelstadt
Sulzfeld
Rödelsee
Tauber
Kist
Winterhausen
Sommerhsn.
Mainbernheim
474
Iphofen
Neubrunn
Neunkirchen
Großrinderfd
Frickenhausen
Külsheim
Werbach
Kirchheim
Ochsenfurt
Marktbreit
Markt Bibart
Giebelstadt
Tauberbischofsheim
Ob der Tauber
428
Hardheim
Wittighausen
Grünsfeld
498
Ippesheim
Lauda-Königshofen
Aub
Uffenheim
Altheim
Simmershofen
Ergersheim
Ahorn
Bad Mergentheim
Bad Windsheim
Boxberg
Creglingen
Ohrenbach
Weikersheim
Burgbernheim
Osterburken
392
Assamstadt
Adelshofen
Marktbergel
Steinsfeld
E43
Altmühl
Krautheim
Niederstetten
Dörzbach
Jagst
Rothenburg ob der Tauber
Windelsbach
Geslau
Schöntal
Jagsttal
Mulfingen
Schrozberg
Gebsattel
Colmberg
Ingelfingen
Jagsthausen
Künzelsau
Blaufelden
Brettheim
Schillingsfürst
Leutershausen
Kocher
Forchtenberg
Hohenlohe
Langenburg
Gerabronn
Frankenhöhe
Zweiflingen
Rot am See
554
Aurach
Herrieden
Kupferzell
Braunsbach
Wallhsn.
Weinberg
Kirchberg
Schnelldorf
Öhringen
Neuenstein
Waldenburg
E50
Feuchtwangen
Bretzfeld
Satteldorf
Wolpertshsn.
Ilshofen
Untermünkhm.
Crailsheim
Schwäbisch Hall
Burk
Frankenhardt
Schopfloch
Mainhardt
Michelfeld
Vellberg
Dinkelsbühl
Löwenstein
Löwensteiner Berge
Limpurger Berge
Stimpfach
Fichtenau
Bühlertann
Rosenberg
Wört
Sulzbach
Oberrot
487
Jagstzell
Wilburgstetten
Gaildorf
Oppenweiler
Ellwanger Berge
Aspach
Backnang
Murrhardt
Auenwald
Sulzbach-Laufen
Adelmannsfelden
Ellwangen
Pfahlheim
58
59

43
44

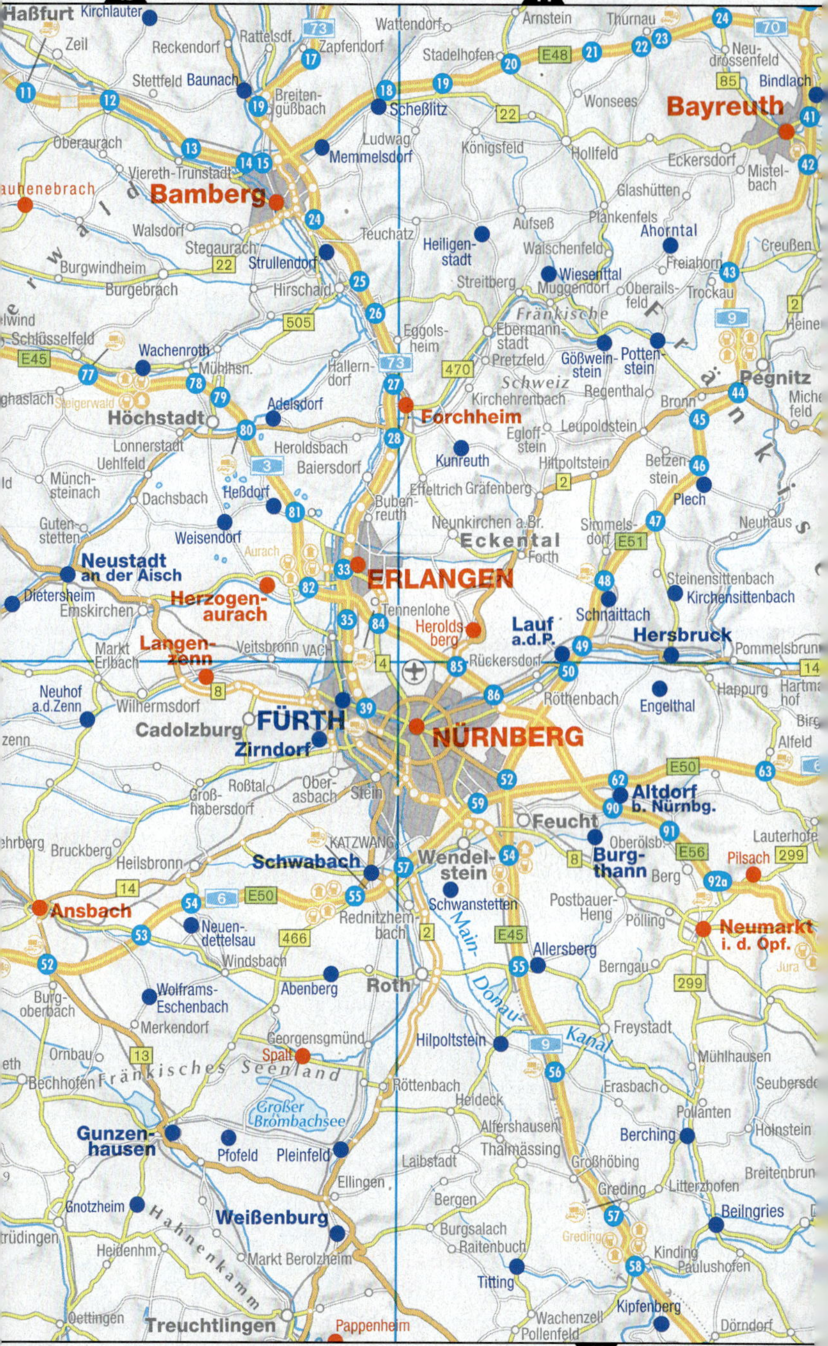

60

0 10 20 km

44

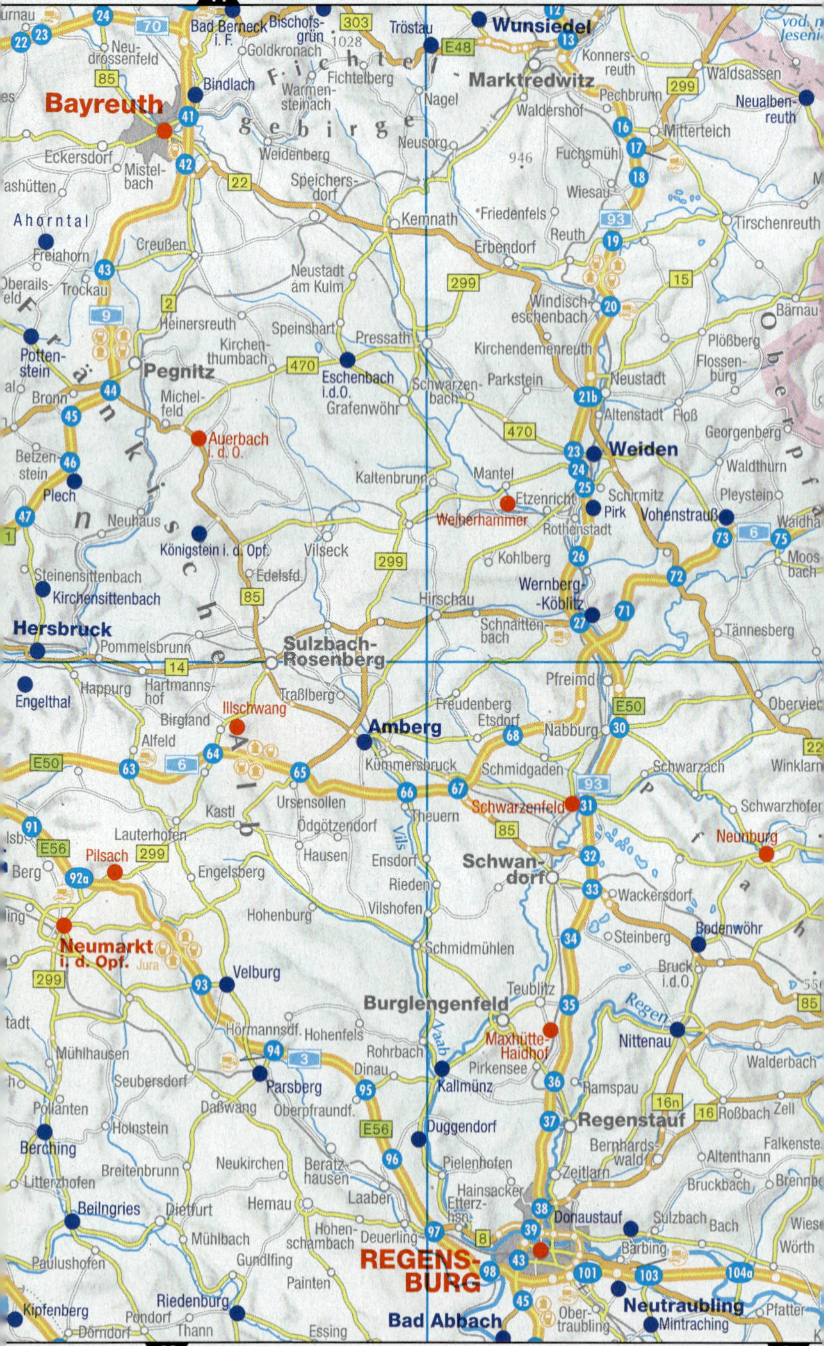
Bayreuth
Bad Berneck i. F.
Bischofsgrün
Tröstau
Wunsiedel
Neudrossenfeld
Goldkronach
Fichtelberg
Nagel
Marktredwitz
Konnersreuth
Waldsassen
Bindlach
Warmensteinach
Fichtelgebirge
Waldershof
Pechbrunn
Neualbenreuth
Eckersdorf
Mistelbach
Weidenberg
Neusorg
Fuchsmühl
Mitterteich
Speichersdorf
Wiesau
Ahorntal
Creußen
Kemnath
Friedenfels
Reuth
Tirschenreuth
Freiahorn
Erbendorf
Neustadt am Kulm
Trockau
Windischeschenbach
Bärnau
Heinersreuth
Speinshart
Pressath
Plößberg
Kirchenthumbach
Kirchendemenreuth
Flossenbürg
Pottenstein
Pegnitz
Eschenbach i.d.O.
Grafenwöhr
Schwarzenbach
Parkstein
Neustadt
Bronn
Michelfeld
Altenstadt
Floß
Georgenberg
Auerbach i. d. O.
Weiden
Betzenstein
Waldthurn
Mantel
Kaltenbrunn
Etzenricht
Schirmitz
Pleystein
Plech
Weiherhammer
Pirk
Vohenstrauß
Neuhaus
Rothenstadt
Waidhaus
Königstein i. d. Opf.
Vilseck
Kohlberg
Moosbach
Steinensittenbach
Edelsfd.
Kirchensittenbach
Wernberg-Köblitz
Hirschau
Hersbruck
Schnaittenbach
Tännesberg
Pommelsbrunn
Sulzbach-Rosenberg
Fränkische Alb
Oberpfälzer Wald
Engelthal
Happurg
Hartmannshof
Traßlberg
Pfreimd
Freudenberg
Oberviechtach
Birgland
Illschwang
Etsdorf
Alfeld
Amberg
Nabburg
Winklarn
Kümmersbruck
Schmidgaden
Schwarzach
Ursensollen
Schwarzenfeld
Schwarzhofen
Kastl
Theuern
Lauterhofen
Ödgötzendorf
Neunburg
Pilsach
Hausen
Ensdorf
Schwandorf
Berg
Engelsberg
Rieden
Wackersdorf
Hohenburg
Vilshofen
Vils
Neumarkt i. d. Opf.
Jura
Schmidmühlen
Steinberg
Bodenwöhr
Bruck i.d.O.
Velburg
Teublitz
Burglengenfeld
Regen
Hörmannsdf.
Hohenfels
Maxhütte-Haidhof
Nittenau
Mühlhausen
Rohrbach
Naab
Walderbach
Seubersdorf
Dinau
Pirkensee
Parsberg
Kallmünz
Ramspau
Pollanten
Daßwang
Oberpfraundf.
Holnstein
Duggendorf
Regenstauf
Roßbach
Zell
Berching
Bernhardswald
Falkenstein
Neukirchen
Beratzhausen
Pielenhofen
Altenthann
Breitenbrunn
Zeitlarn
Litterzhofen
Hainsacker
Bruckbach
Brennberg
Etterzhsn.
Beilngries
Dietfurt
Hemau
Laaber
Donaustauf
Sulzbach
Wiesent
Hohenschambach
Deuerling
Barbing
Wörth
Mühlbach
Gundlfing
REGENSBURG
Paulushofen
Painten
Neutraubling
Pfatter
Kipfenberg
Riedenburg
Obertraubling
Pondorf
Mintraching
Dörndorf
Thann
Essing
Bad Abbach
1028
946

60 61

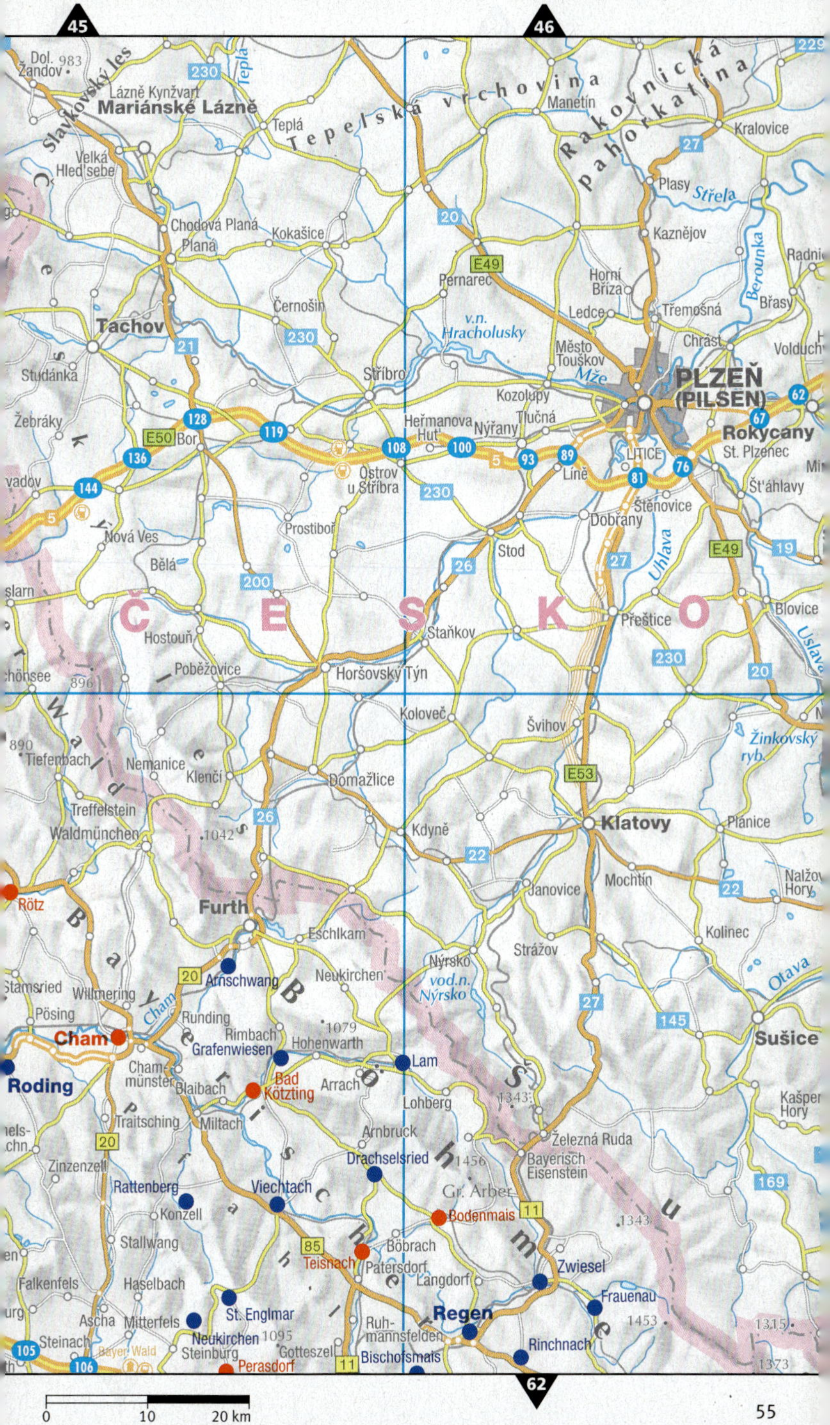
45
46
62
Dol. Žandov
983
Slavkovský les
Lázně Kynžvart
Mariánské Lázně
230
Teplá
Tepelská vrchovina
Manetín
Rakovnická pahorkatina
229
Kralovice
27
Plasy
Střela
Velká Hleďsebe
Chodová Planá
Planá
Kokašice
20
Kaznějov
Radnice
E49
Pernarec
Horní Bříza
Beroúnka
Břasy
Černošín
Ledce
Třemošná
Tachov
230
v.n. Hracholusky
Chrást
Volduchy
21
Studánka
Stříbro
Město Touškov
Mže
PLZEŇ (PILSEN)
62
Kozolupy
Žebráky
128
Heřmanova Huť
Tlučná
Nýřany
67
Rokycany
E50
Bor
119
108
100
5
93
89
LITICE
St. Plzenec
136
Ostrov u Stříbra
Líně
76
81
144
230
Šťáhlavy
Štěnovice
5
Nová Ves
Prostiboř
Dobřany
E49
19
Stod
Bělá
26
Uhlava
27
200
ČESKO
Blovice
Staňkov
Přeštice
Hostouň
Úslava
230
Poběžovice
20
Horšovský Týn
896
Koloveč
Švihov
890
Tiefenbach
Žinkovský ryb.
Nemanice
Klenčí
E53
Domažlice
Treffelstein
Waldmünchen
26
1042
Kdyně
Klatovy
Planice
22
Janovice
Mochtín
Nalžovské Hory
22
Rötz
Furth
Eschlkam
Kolinec
Strážov
Nýrsko
vod.n. Nýrsko
Neukirchen
20
Arnschwang
Otava
Stamsried
Willmering
Pösing
Cham
Runding
27
145
Sušice
1079
Cham
Rimbach
Hohenwarth
Grafenwiesen
Lam
Chammünster
Roding
Blaibach
Bad Kötzting
Arrach
Lohberg
1343
Kašperské Hory
Traitsching
Miltach
Arnbruck
Železná Ruda
20
Drachselsried
1456
Bayerisch Eisenstein
Zinzenzell
Gr. Arber
169
Rattenberg
Viechtach
11
Bodenmais
Konzell
1343
Stallwang
85
Böbrach
Teisnach
Patersdorf
Zwiesel
Falkenfels
Haselbach
Langdorf
Frauenau
Ascha
Mitterfels
St. Englmar
Regen
1453
1315
Ruhmannsfelden
Steinach
Neukirchen
1095
Rinchnach
105
Bayer. Wald
Steinburg
Gotteszell
Bischofsmais
106
11
Perasdorf
1373
Böhmerwald
Bayerischer Wald
Šumava
0
10
20 km

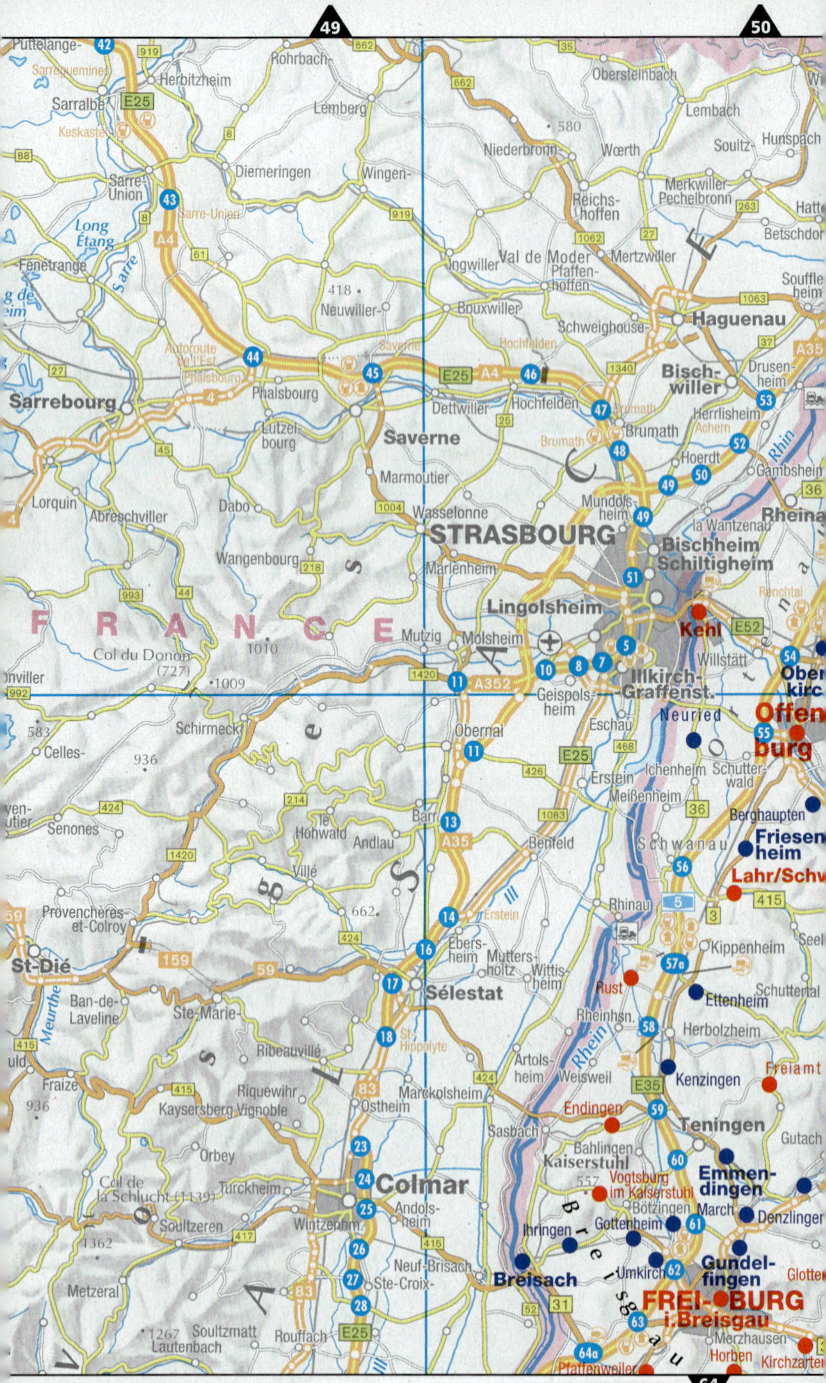
49
50
Puttelange-
Sarreguemines
Herbitzheim
Rohrbach-
Sarralbe
E25
Keskastel
Lemberg
Obersteinbach
Lembach
Niederbronn-
Wœrth
Soultz-
Hunspach
Diemeringen
Wingen-
Sarre-Union
Reichs-hoffen
Merkwiller-Pechelbronn
Long Étang
Sarre
A4
Val de Moder
Ingwiller
Mertzwiller
Pfaffen-hoffen
Betschdorf
Fénétrange
418
Neuwiller-
Bouxwiller
Haguenau
Schweighouse-
Hochfelden
Autoroute de l'Est
Phalsbourg
Saverne
Bisch-willer
Drusen-heim
Sarrebourg
Dettwiller
Herrlisheim
Achern
Brumath
Lutzel-bourg
Hoerdt
Gambsheim
Rhin
Lorquin
Abreschviller
Marmoutier
Dabo
Mundols-heim
Wasselonne
STRASBOURG
la Wantzenau
Bischheim
Schiltigheim
Wangenbourg
Marlenheim
Renchtal
Lingolsheim
Kehl
FRANCE
Mutzig
Molsheim
Col du Donon (727)
1010
1009
Willstätt
A352
Illkirch-Graffenst.
Geispols-heim
Neuried
Offen-burg
Schirmeck
Obernai
Eschau
Celles-
936
E25
Erstein
Ichenheim
Schutter-wald
Meißenheim
Senones
le Hohwald
Andlau
Barr
A35
Benfeld
Berghaupten
Friesen-heim
Schwanau
Villé
Lahr/Schw
Provenchères-et-Colroy
662
Rhinau
Erstein
St-Dié
Ebers-heim
Mutters-holtz
Wittis-heim
Kippenheim
Sélestat
Rust
Ettenheim
Schuttertal
Ban-de-Laveline
Ste-Marie-
Meurthe
Ribeauvillé
St-Hippolyte
Rheinhsn.
Herbolzheim
Artols-heim
Rhein
Weisweil
Kenzingen
Freiamt
Fraize
936
Riquewihr
Kaysersberg Vignoble
Ostheim
Marckolsheim
E35
Endingen
Teningen
Sasbach
Bahlingen
Gutach
Orbey
Kaiserstuhl
Emmen-dingen
Col de la Schlucht (1139)
Turckheim
Colmar
557
Vogtsburg im Kaiserstuhl
Bötzingen
March
Soultzeren
Wintzenheim
Andols-heim
Ihringen
Gottenheim
Denzlinger
1362
Breisgau
Neuf-Brisach
Ste-Croix-
Breisach
Umkirch
Gundel-fingen
Metzeral
Glotter
FREI-BURG i.Breisgau
1267
Lautenbach
Soultzmatt
Rouffach
Merzhausen
Horben
Kirchzarten
Pfaffenweiler
64

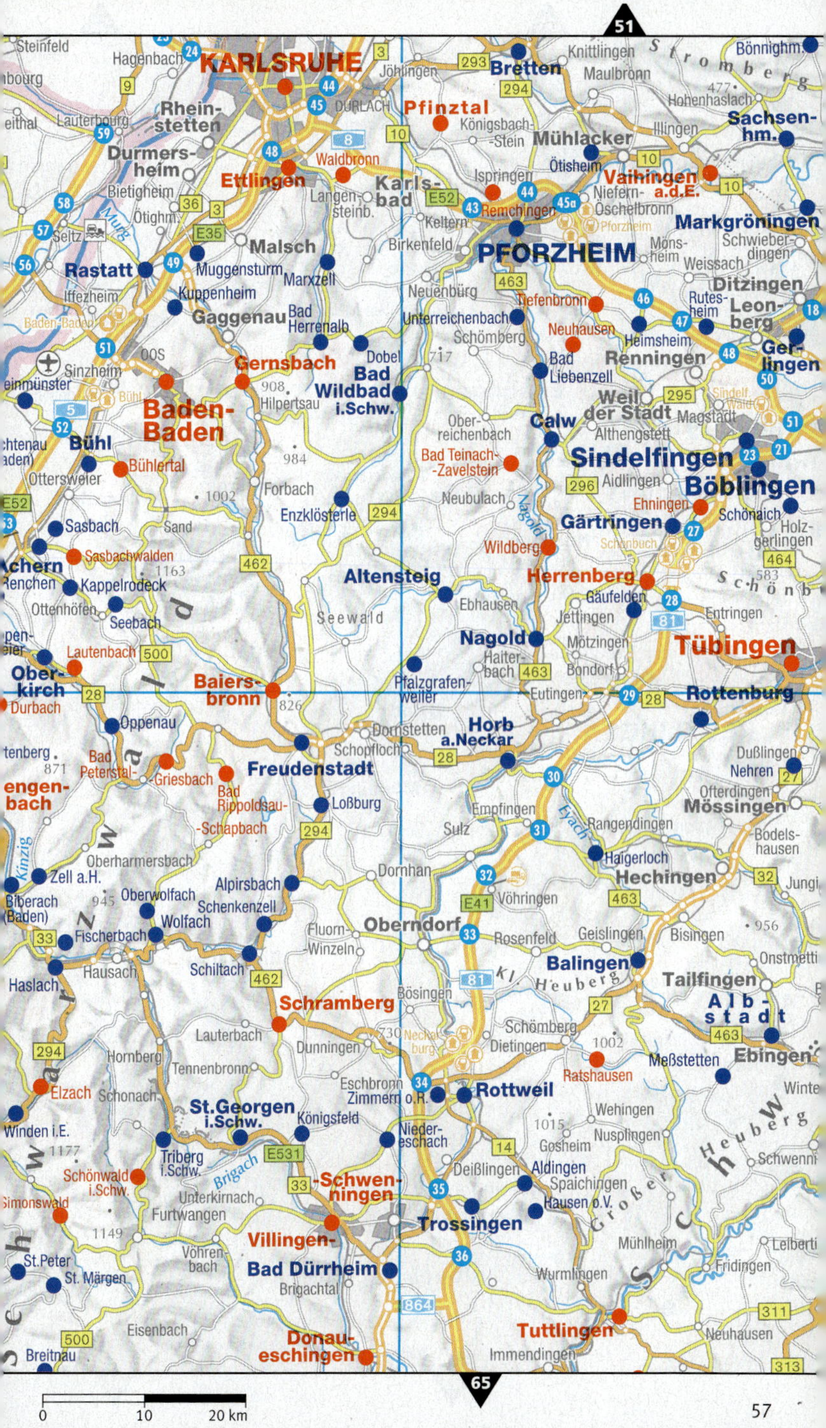

51
Steinfeld
Hagenbach
KARLSRUHE
Jöhlingen
Bretten
Knittlingen
Maulbronn
Bönnighm.
Stromberg
Hohenhaslach
477
Rhein-
stetten
Lauterbourg
DURLACH
Pfinztal
Königsbach-
-Stein
Mühlacker
Illingen
Sachsen-
hm.
Durmers-
heim
Waldbronn
Ötisheim
Vaihingen
a.d.E.
Ettlingen
Bietigheim
Karls-
bad
Ispringen
Remchingen
Niefern-
Öschelbronn
Pforzheim
Markgröningen
Langen-
steinb.
Keltern
Ötigheim
Seltz
Murg
Malsch
Birkenfeld
PFORZHEIM
Mons-
heim
Schwieber-
dingen
Weissach
Rastatt
Muggensturm
Marxzell
Neuenbürg
Ditzingen
Iffezheim
Kuppenheim
Tiefenbronn
Rutes-
heim
Leon-
berg
Baden-Baden
Gaggenau
Bad
Herrenalb
Unterreichenbach
Neuhausen
Heimsheim
Ger-
lingen
Schömberg
Bad
Liebenzell
Renningen
Sinzheim
Dobel
717
Gernsbach
Bad
Wildbad
i.Schw.
908
Hilpertsau
Weil
der Stadt
Magstadt
Sindelf.
Wald
Bühl
Baden-
Baden
Ober-
reichenbach
Calw
Althengstett
Bühl
Bad Teinach-
-Zavelstein
Sindelfingen
Böblingen
Aidlingen
Bühlertal
984
Ottersweier
1002
Forbach
Neubulach
Ehningen
Schönaich
Enzklösterle
Nagold
Gärtringen
Sasbach
Sand
Holz-
gerlingen
Sasbachwalden
Wildberg
Schönbuch
1163
Achern
Renchen
Kappelrodeck
Altensteig
Herrenberg
583
Schönbuch
Ottenhöfen
Seebach
Ebhausen
Gäufelden
Jettingen
Entringen
Seewald
Nagold
Mötzingen
Tübingen
Lautenbach
Haiter-
bach
Bondorf
Ober-
kirch
Baiers-
bronn
Pfalzgrafen-
weiler
Eutingen
Rottenburg
Durbach
826
Oppenau
Dornstetten
Horb
a.Neckar
Schopfloch
Bad
Peterstal-
-Griesbach
871
Freudenstadt
Dußlingen
Nehren
Bad
Rippoldsau-
-Schapbach
Loßburg
Empfingen
Ofterdingen
Mössingen
Sulz
Eyach
Rangendingen
Bodels-
hausen
Kinzig
Oberharmersbach
Dornhan
Haigerloch
Zell a.H.
Hechingen
Vöhringen
Jungi
Biberach
(Baden)
945
Oberwolfach
Alpirsbach
Schenkenzell
Wolfach
Fluorn-
-Winzeln
Oberndorf
Rosenfeld
Geislingen
Bisingen
956
Fischerbach
Onstmetti
Haslach
Hausach
Schiltach
Balingen
Kl. Heuberg
Tailfingen
Alb-
stadt
Bösingen
Schramberg
Lauterbach
730
Neckar-
burg
Schömberg
Dietingen
Dunningen
1002
Ebingen
Hornberg
Tennenbronn
Meßstetten
Ratshausen
Elzach
Schonach
Eschbronn
Zimmern o.R.
Rottweil
Winte
St.Georgen
i.Schw.
Königsfeld
Wehingen
Winden i.E.
1015
Gosheim
Nusplingen
Heuberg
1177
Triberg
i.Schw.
Nieder-
eschach
Schwenni
Brigach
Schönwald
i.Schw.
Deißlingen
Aldingen
Spaichingen
Schwen-
ningen
Unterkirnach
Simonswald
Furtwangen
Hausen o.V.
Großer
Heuberg
1149
Trossingen
Villingen-
Mühlheim
Leiberti
Vöhren-
bach
St.Peter
St. Märgen
Bad Dürrheim
Fridingen
Brigachtal
Wurmlingen
Schwarzwald
Eisenbach
Tuttlingen
Neuhausen
Donau-
eschingen
Breitnau
Immendingen
65
0
10
20 km

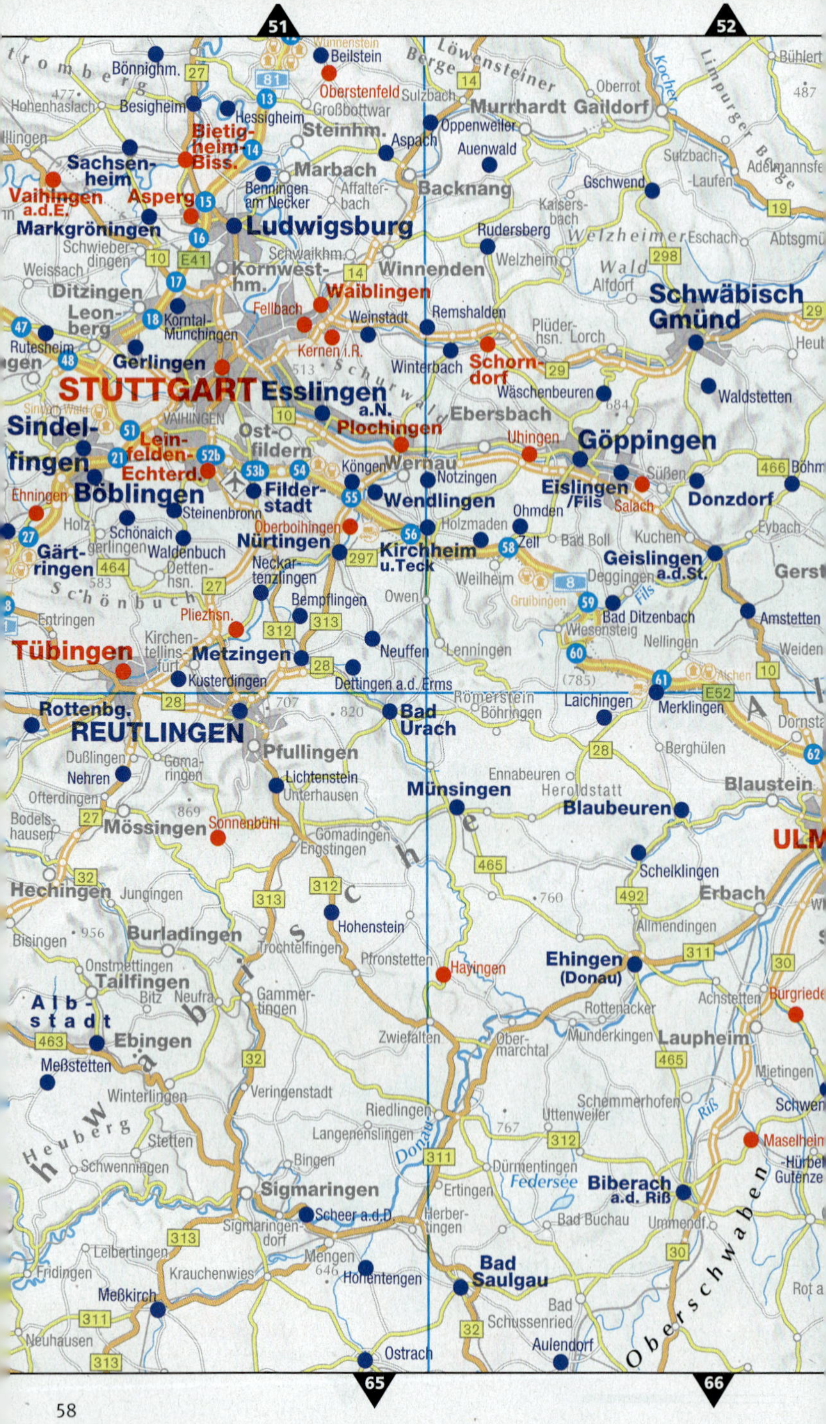
51
52
Strombergs
Bönnighm.
Besigheim
Hohenhaslach
Hessigheim
Bietigheim-Biss.
Sachsenheim
Vaihingen a.d.E.
Asperg
Markgröningen
Ludwigsburg
Beilstein
Wunnenstein
Oberstenfeld
Großbottwar
Sulzbach
Steinhm.
Marbach
Benningen am Necker
Affalterbach
Löwensteiner Berge
Murrhardt
Gaildorf
Oberrot
Oppenweiler
Aspach
Auenwald
Backnang
Kocher
Limpurger Berge
Bühlert
Sulzbach-Laufen
Adelmannsfelden
Gschwend
Kaisersbach
Welzheimer Wald
Welzheim
Rudersberg
Eschach
Abtsgmünd
Alfdorf
Schwäbisch Gmünd
Schwieberdingen
Weissach
Ditzingen
Leonberg
Rutesheim
Korntal-Münchingen
Gerlingen
Kornwestheim
Schwaikhm.
Winnenden
Waiblingen
Fellbach
Kernen i.R.
Weinstadt
Remshalden
Winterbach
Schorndorf
Plüderhsn.
Lorch
Waldstetten
Wäschenbeuren
Schurwald
STUTTGART
Esslingen a.N.
Sindelfingen
Vaihingen
Ostfildern
Plochingen
Ebersbach
Uhingen
Göppingen
Leinfelden-Echterd.
Böblingen
Ehningen
Filderstadt
Steinenbronn
Köngen
Wernau
Notzingen
Wendlingen
Eislingen /Fils
Salach
Süßen
Donzdorf
Böhmenkirch
Holz
Schönaich
Gärtringen
Waldenbuch
Oberboihingen
Nürtingen
Holzmaden
Ohmden
Kirchheim u.Teck
Zell
Bad Boll
Kuchen
Eybach
Geislingen a.d.St.
Gerstetten
Dettenhsn.
Neckartenzlingen
Schönbuch
Weilheim
Deggingen
Fils
Gruibingen
Bad Ditzenbach
Amstetten
Entringen
Pliezhsn.
Bempflingen
Owen
Wiesensteig
Nellingen
Tübingen
Kirchentellinsfurt
Metzingen
Neuffen
Lenningen
Weiden
Kusterdingen
Dettingen a.d. Erms
Aichen
Rottenbg.
REUTLINGEN
Römerstein
Böhringen
Laichingen
Merklingen
Dornstadt
Bad Urach
Berghülen
Dußlingen
Gomaringen
Pfullingen
Nehren
Lichtenstein
Unterhausen
Ennabeuren
Heroldstatt
Münsingen
Blaustein
Blaubeuren
Ofterdingen
Bodelshausen
Mössingen
Sonnenbühl
Gomadingen
Engstingen
ULM
Schelklingen
Hechingen
Jungingen
Erbach
Allmendingen
Hohenstein
Bisingen
Burladingen
Trochtelfingen
Pfronstetten
Hayingen
Ehingen (Donau)
Onstmettingen
Tailfingen
Bitz
Neufra
Gammertingen
Achstetten
Burgrieden
Albstadt
Rottenacker
Ebingen
Zwiefalten
Obermarchtal
Munderkingen
Laupheim
Meßstetten
Veringenstadt
Mietingen
Winterlingen
Riedlingen
Schemmerhofen
Uttenweiler
Schwendi
Heuberg
Stetten
Langenenslingen
Riß
Maselheim
Schwenningen
Bingen
Donau
Dürmentingen
Federsee
Biberach a.d. Riß
Hürbel
Gutenzell
Sigmaringen
Ertingen
Scheer a.d.D.
Herbertingen
Bad Buchau
Ummendorf
Sigmaringendorf
Leibertingen
Mengen
Hohentengen
Bad Saulgau
Fridingen
Krauchenwies
Meßkirch
Bad Schussenried
Rot a.d.R.
Neuhausen
Ostrach
Aulendorf
Oberschwaben
Schwäbische Alb
65
66

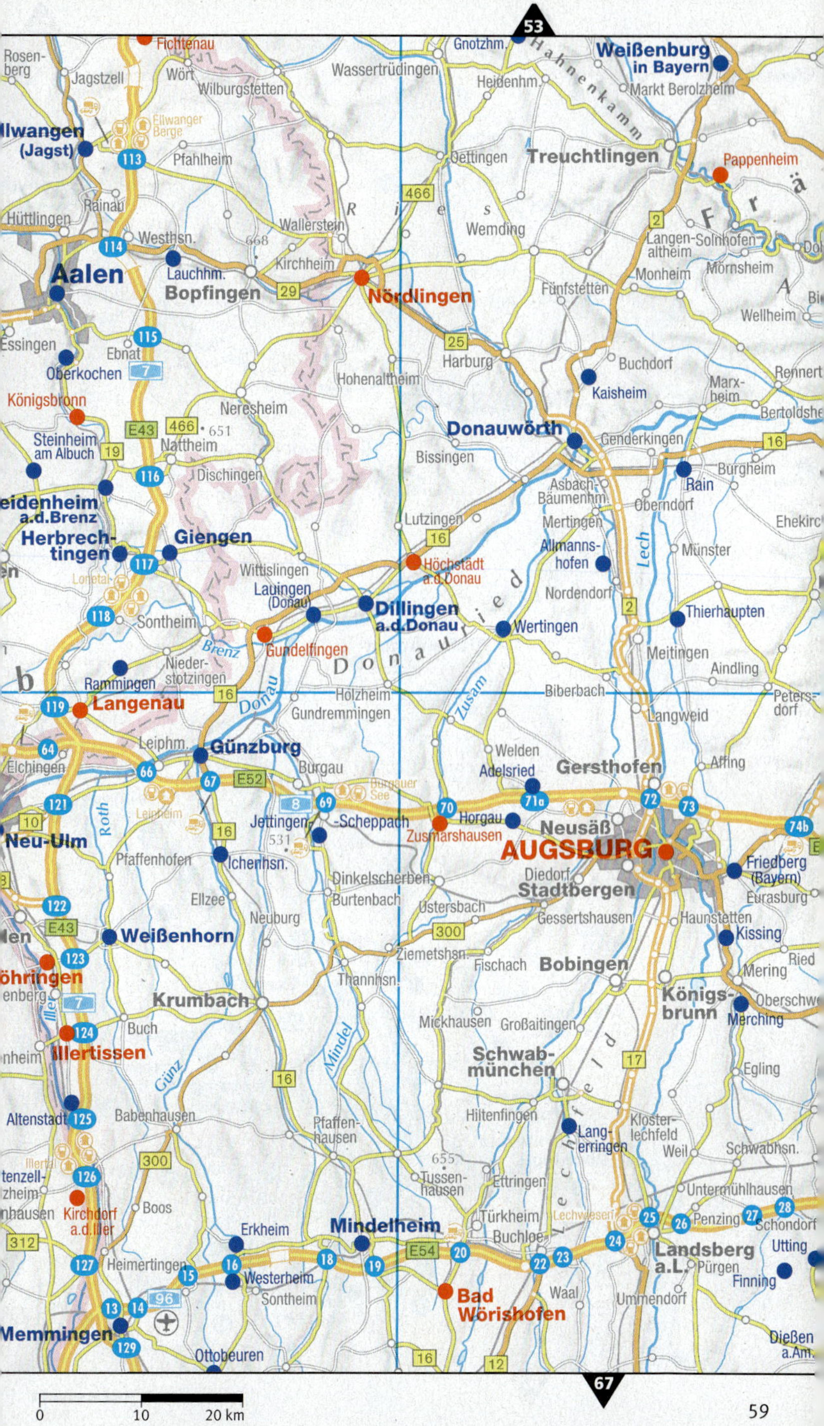
53
67
Rosenberg
Fichtenau
Jagstzell
Wört
Wilburgstetten
Wassertrüdingen
Gnotzhm.
Hahnenkamm
Heidenhm.
Weißenburg in Bayern
Markt Berolzheim
Ellwangen (Jagst)
Ellwanger Berge
Pfahlheim
Oettingen
Treuchtlingen
Pappenheim
Rainau
Hüttlingen
Westhsn.
Wallerstein
Ries
Wemding
Langen-altheim
Solnhofen
Aalen
Lauchhm.
Bopfingen
Kirchheim
Nördlingen
Fünfstetten
Monheim
Mörnsheim
Wellheim
Essingen
Ebnat
Oberkochen
Harburg
Hohenaltheim
Buchdorf
Kaisheim
Marxheim
Rennert
Königsbronn
Neresheim
Nattheim
Steinheim am Albuch
Donauwörth
Genderkingen
Bertoldsheim
Dischingen
Bissingen
Rain
Burgheim
Heidenheim a.d.Brenz
Asbach-Bäumenheim
Oberndorf
Herbrechtingen
Giengen
Lutzingen
Mertingen
Ehekirchen
Allmannshofen
Münster
Lech
Wittislingen
Höchstädt a.d.Donau
Lonetal
Lauingen (Donau)
Dillingen a.d.Donau
Nordendorf
Sontheim
Wertingen
Thierhaupten
Brenz
Gundelfingen
Donauried
Meitingen
Rammingen
Niederstotzingen
Aindling
Langenau
Holzheim
Biberbach
Petersdorf
Donau
Gundremmingen
Langweid
Leiphm.
Günzburg
Welden
Elchingen
Burgau
Adelsried
Gersthofen
Affing
Zusam
Leipheim
Burgauer See
Horgau
Neusäß
Roth
Jettingen-Scheppach
Zusmarshausen
Neu-Ulm
Pfaffenhofen
Ichenhsn.
AUGSBURG
Friedberg (Bayern)
Dinkelscherben
Diedorf
Stadtbergen
Eurasburg
Ellzee
Burtenbach
Neuburg
Ustersbach
Gessertshausen
Haunstetten
Weißenhorn
Kissing
Ziemetshsn.
Fischach
Bobingen
Mering
Ried
Thannhsn.
Königsbrunn
Merching
Krumbach
Oberschweinbach
Buch
Mickhausen
Großaitingen
Illertissen
Mindel
Schwabmünchen
Egling
Günz
Lechfeld
Altenstadt
Babenhausen
Hiltenfingen
Klosterlechfeld
Pfaffenhausen
Langerringen
Weil
Schwabhsn.
Tussenhausen
Ettringen
Untermühlhausen
Kirchdorf a.d.Iller
Boos
Türkheim
Lechwiesen
Penzing
Schondorf
Erkheim
Mindelheim
Buchloe
Landsberg a.L.
Utting
Heimertingen
Pürgen
Finning
Westerheim
Sontheim
Waal
Memmingen
Bad Wörishofen
Ummendorf
Dießen a.Am.
Ottobeuren
0
10
20 km

53
54

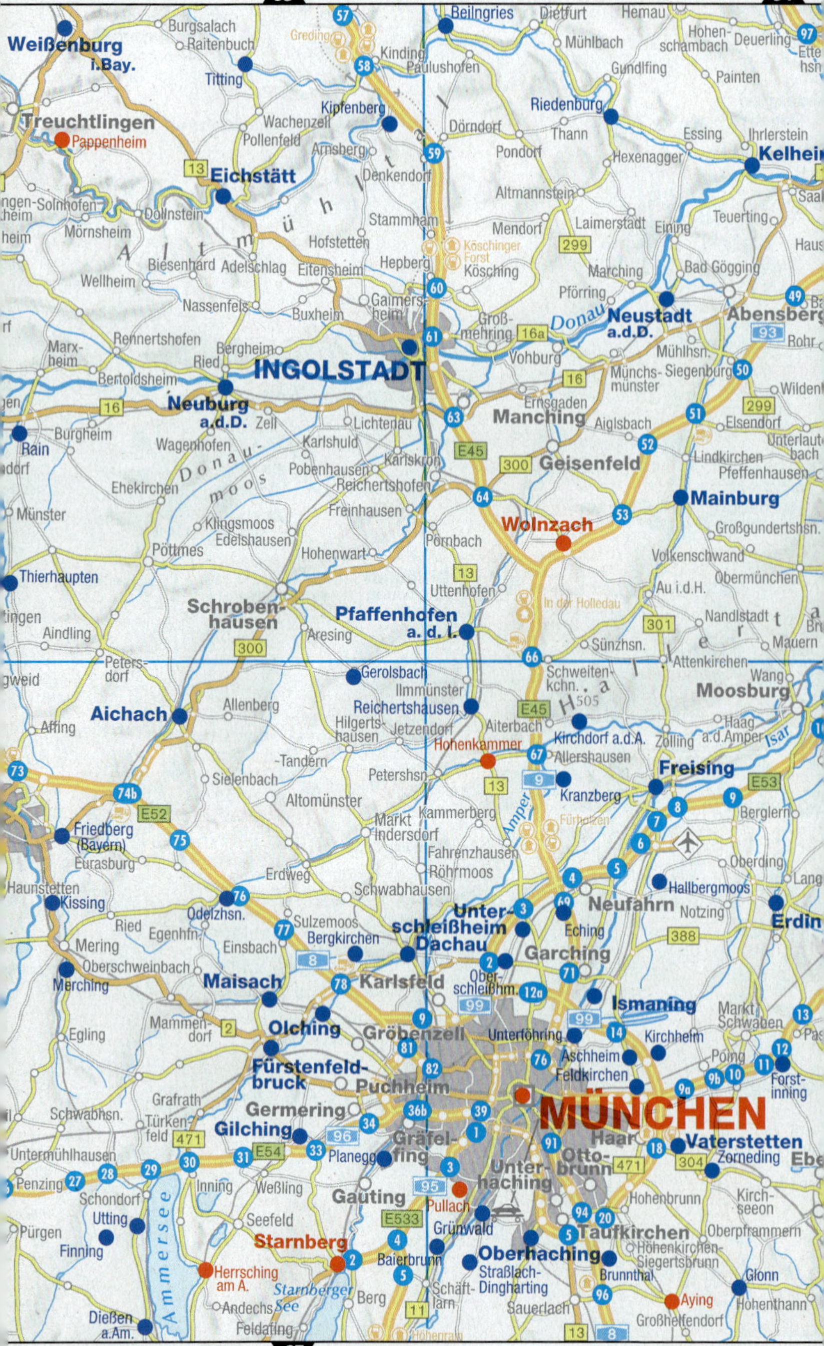
Weißenburg i.Bay.
Burgsalach
Raitenbuch
Greding
Beilngries
Dietfurt
Hemau
Hohenschambach
Deuerling
Titting
Kinding
Paulushofen
Mühlbach
Gundlfing
Painten
Treuchtlingen
Pappenheim
Kipfenberg
Wachenzell
Pollenfeld
Dörndorf
Riedenburg
Thann
Essing
Ihrlerstein
Kelheim
Eichstätt
Arnsberg
Denkendorf
Pondorf
Hexenagger
Altmannstein
Solnhofen
Dollnstein
Mörnsheim
Stammham
Mendorf
Laimerstadt
Eining
Teuerting
Altmühltal
Hofstetten
Köschinger Forst
Kösching
Bad Gögging
Biesenhard
Adelschlag
Eitensheim
Hepberg
Marching
Wellheim
Pförring
Nassenfels
Gaimersheim
Buxheim
Großmehring
Donau
Neustadt a.d.D.
Abensberg
Rennertshofen
Marxheim
Bergheim
Ried
Vohburg
Mühlhsn.
Rohr
INGOLSTADT
Bertoldsheim
Münchsmünster
Siegenburg
Wildenberg
Neuburg a.d.D.
Zell
Lichtenau
Ernsgaden
Manching
Aiglsbach
Elsendorf
Rain
Burgheim
Wagenhofen
Karlshuld
Karlskron
Geisenfeld
Lindkirchen
Pfeffenhausen
Donaumoos
Pobenhausen
Reichertshofen
Ehekirchen
Mainburg
Münster
Freinhausen
Wolnzach
Großgundertshsn.
Klingsmoos
Edelshausen
Pörnbach
Pöttmes
Hohenwart
Volkenschwand
Obermünchen
Thierhaupten
Uttenhofen
Au i.d.H.
In der Holledau
Schrobenhausen
Pfaffenhofen a. d. I.
Nandlstadt
Aindling
Aresing
Sünzhsn.
Mauern
Hallertau
Petersdorf
Gerolsbach
Schweitenkchn.
Attenkirchen
Wang
Ilmmünster
Moosburg
Aichach
Allenberg
Reichertshausen
Hilgertshausen
Jetzendorf
Aiterbach
Kirchdorf a.d.A.
Zolling
Haag a.d.Amper
Isar
Affing
Hohenkammer
Allershausen
Tandern
Sielenbach
Petershsn.
Freising
Kranzberg
Altomünster
Amper
Kammerberg
Berglern
Friedberg (Bayern)
Markt Indersdorf
Fürholzen
Eurasburg
Fahrenzhausen
Röhrmoos
Oberding
Haunstetten
Erdweg
Hallbergmoos
Schwabhausen
Kissing
Odelzhsn.
Unterschleißheim
Neufahrn
Notzing
Erding
Ried
Sulzemoos
Eching
Egenhfn.
Bergkirchen
Mering
Einsbach
Dachau
Garching
Oberschweinbach
Oberschleißhm.
Merching
Maisach
Karlsfeld
Ismaning
Markt Schwaben
Egling
Mammendorf
Olching
Gröbenzell
Unterföhring
Kirchheim
Pasing
Fürstenfeldbruck
Aschheim
Poing
Feldkirchen
Forstinning
Puchheim
Grafrath
Schwabhsn.
Türkenfeld
Germering
MÜNCHEN
Gilching
Gräfelfing
Haar
Vaterstetten
Untermühlhausen
Planegg
Ottobrunn
Zorneding
Ebersberg
Penzing
Inning
Weßling
Unterhaching
Schondorf
Gauting
Pullach
Hohenbrunn
Kirchseeon
Utting
Seefeld
Grünwald
Taufkirchen
Pürgen
Oberpframmern
Finning
Starnberg
Höhenkirchen-Siegertsbrunn
Baierbrunn
Oberhaching
Ammersee
Herrsching am A.
Straßlach-Dingharting
Brunnthal
Glonn
Starnberger See
Berg
Schäftlarn
Aying
Andechs
Sauerlach
Dießen a.Am.
Feldafing
Hohenrain
Hohenthann
Großhelfendorf
0
10
20 km

67

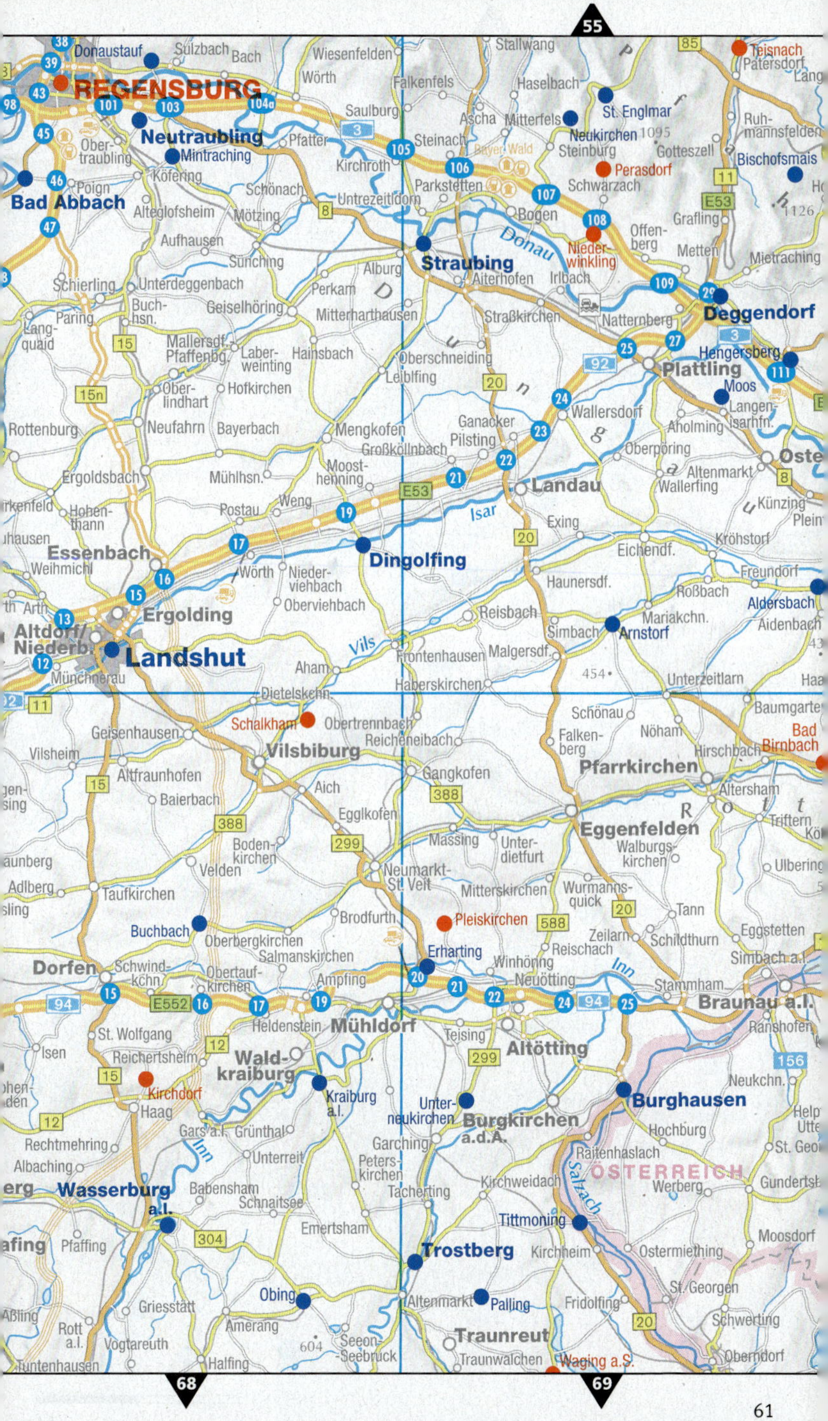
55
Donaustauf
Sulzbach
Wiesenfelden
Stallwang
Teisnach
Patersdorf
REGENSBURG
Wörth
Falkenfels
Haselbach
St. Englmar
Ruh-mannsfelden
Saulburg
Ascha
Mitterfels
Neukirchen
Neutraubling
Ober-traubling
Pfatter
Steinach
Steinburg
Gotteszell
Bischofsmais
Mintraching
Köfering
Kirchroth
Perasdorf
Poign
Schönach
Parkstetten
Schwarzach
Bad Abbach
Alteglofsheim
Mötzing
Untrezeitldorn
Bogen
Grafling
Offen-berg
Aufhausen
Nieder-winkling
Metten
Sünching
Alburg
Straubing
Donau
Mietraching
Schierling
Unterdeggenbach
Aiterhofen
Irlbach
Perkam
Paring
Buch-hsn.
Geiselhöring
Mitterharthausen
Straßkirchen
Natternberg
Deggendorf
Lang-quaid
Mallersdf.-Pfaffenbg.
Laber-weinting
Hainsbach
Oberschneiding
Hengersberg
Plattling
Leiblfing
Ober-lindhart
Hofkirchen
Moos
Wallersdorf
Langen-isarhfn.
Ganacker
Rottenburg
Neufahrn
Bayerbach
Mengkofen
Pilsting
Aholming
Großköllnbach
Oberpöring
Oste
Moost-henning
Altenmarkt
Ergoldsbach
Mühlhsn.
Landau
Wallerfing
Weng
Isar
Künzing
Hohen-thann
Postau
Exing
Essenbach
Dingolfing
Eichendf.
Kröhstorf
Weihmichl
Wörth
Nieder-viehbach
Freundorf
Haunersdf.
Oberviehbach
Roßbach
Aldersbach
Ergolding
Reisbach
Mariakchn.
Aidenbach
Altdorf/Niederb.
Simbach
Arnstorf
Landshut
Vils
Frontenhausen
Malgersdf.
Aham
Münchnerau
454
Haberskirchen
Unterzeitlarn
Dietelskchn.
Baumgarten
Schalkham
Obertrennbach
Schönau
Bad Birnbach
Geisenhausen
Reicheneibach
Falken-berg
Nöham
Vilsheim
Vilsbiburg
Hirschbach
Pfarrkirchen
Altfraunhofen
Gangkofen
Aich
Altersham
Baierbach
Egglkofen
Eggenfelden
Rott
Triftern
Massing
Unter-dietfurt
Walburgs-kirchen
Boden-kirchen
Velden
Neumarkt-St. Veit
Ulbering
Adlberg
Taufkirchen
Mitterskirchen
Wurmanns-quick
Tann
Brodfurth
Pleiskirchen
Buchbach
Oberbergkirchen
Zeilarn
Eggstetten
Salmanskirchen
Reischach
Schildthurn
Erharting
Winhöring
Simbach a.I.
Dorfen
Schwind-kchn.
Obertauf-kirchen
Ampfing
Neuötting
Inn
Stammham
Braunau a.I.
Heldenstein
Mühldorf
Teising
Altötting
Ranshofen
St. Wolfgang
Isen
Reichertsheim
Wald-kraiburg
Kraiburg a.I.
Neukchn.
Kirchdorf
Haag
Unter-neukirchen
Burgkirchen a.d.A.
Burghausen
Gars a.I.
Grünthal
Garching
Hochburg
Rechtmehring
Unterreit
Peters-kirchen
Raitenhaslach
Albaching
Kirchweidach
Salzach
ÖSTERREICH
Werberg
Wasserburg a.I.
Babensham
Schnaitsee
Tacherting
Gundertshausen
Tittmoning
Emertsham
Moosdorf
Pfaffing
Trostberg
Kirchheim
Ostermiething
Obing
Griesstätt
Altenmarkt
Palling
Fridolfing
St. Georgen
Rott a.I.
Amerang
Traunreut
Schwerting
Vogtareuth
604
Seeon-Seebruck
Tuntenhausen
Halfing
Traunwalchen
Waging a.S.
Oberndorf
68
69

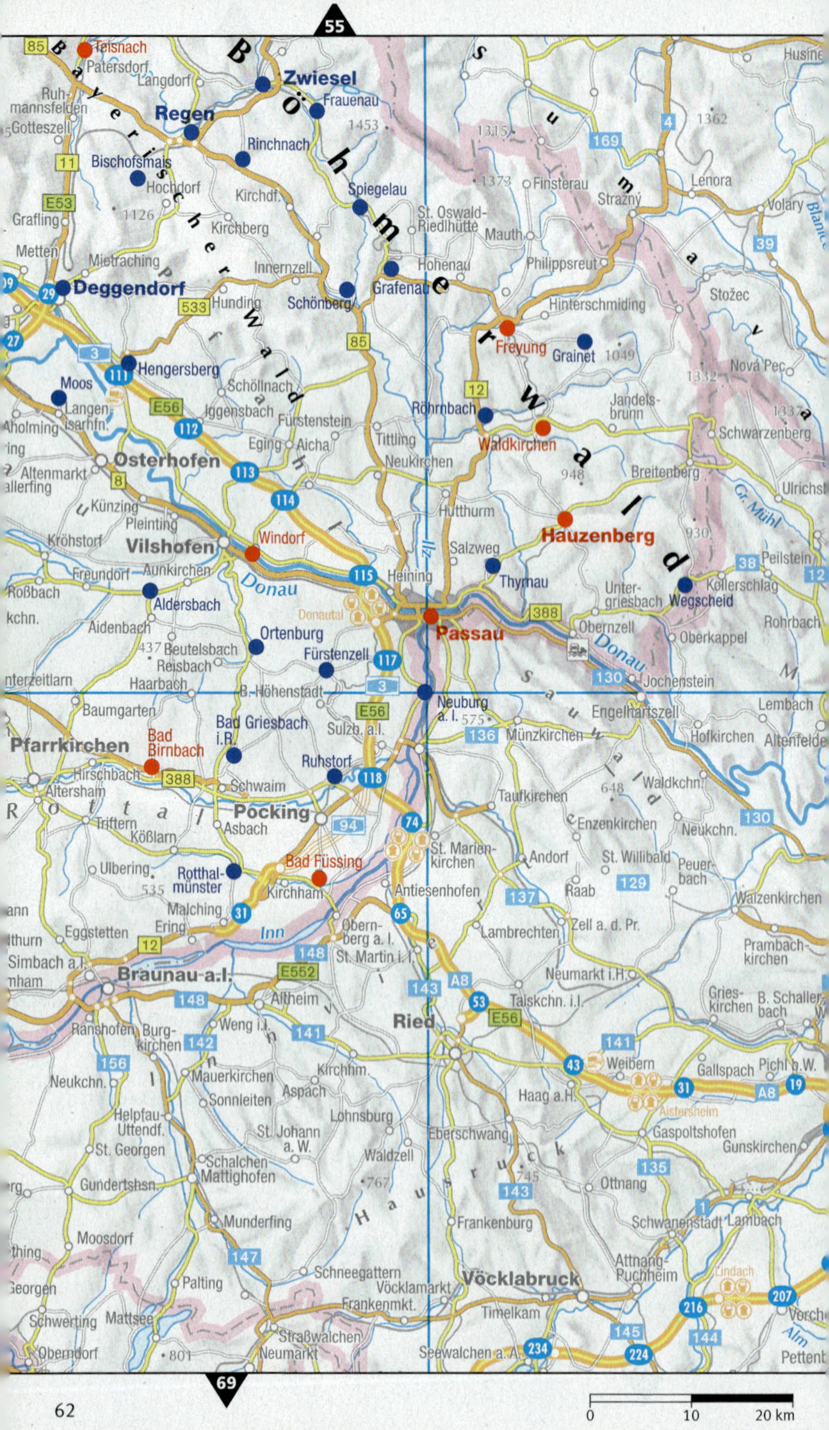
55
Bayerischer Wald
Böhmerwald
Šumava
Teisnach
Patersdorf
Langdorf
Zwiesel
Frauenau
Ruhmannsfelden
Regen
Gotteszell
Rinchnach
Bischofsmais
Hochdorf
Kirchdf.
Spiegelau
Grafling
Kirchberg
St. Oswald-Riedlhütte
Finsterau
Stražný
Lenora
Volary
Mauth
Metten
Mietraching
Innernzell
Hohenau
Philippsreut
Deggendorf
Schönberg
Grafenau
Hinterschmiding
Stožec
Hunding
Freyung
Grainet
Nová Pec
Hengersberg
Moos
Schöllnach
Langenisarhfn.
Iggensbach
Röhrnbach
Jandelsbrunn
Fürstenstein
Waldkirchen
Schwarzenberg
Aholming
Eging
Aicha
Tittling
Osterhofen
Neukirchen
Altenmarkt
Breitenberg
Ulrichsb.
Künzing
Pleinting
Hutthurm
Gr. Mühl
Kröhstorf
Vilshofen
Windorf
Hauzenberg
Salzweg
Peilstein
Freundorf
Aunkirchen
Heining
Thyrnau
Roßbach
Aldersbach
Donau
Untergriesbach
Wegscheid
Kollerschlag
Donautal
Passau
Obernzell
Rohrbach
Aidenbach
Ortenburg
Beutelsbach
Fürstenzell
Oberkappel
Reisbach
Jochenstein
Haarbach
B. Höhenstadt
Neuburg a. I.
Engelhartszell
Lembach
Baumgarten
Bad Griesbach i. R.
Sulzb. a.I.
Münzkirchen
Hofkirchen
Altenfelden
Pfarrkirchen
Bad Birnbach
Ruhstorf
Hirschbach
Schwaim
Altersham
Taufkirchen
Waldkchn.
Rottal
Pocking
Triftern
Asbach
Sauwald
Enzenkirchen
Neukchn.
Kößlarn
Bad Füssing
St. Marienkirchen
Andorf
St. Willibald
Peuerbach
Ulbering
Rotthalmünster
Kirchham
Antiesenhofen
Raab
Waizenkirchen
Malching
Ering
Inn
Obernberg a. I.
Lambrechten
Zell a. d. Pr.
Eggstetten
St. Martin i. I.
Prambachkirchen
Simbach a. I.
Braunau a. I.
Neumarkt i. H.
Altheim
Taiskchn. i. I.
Grieskirchen
B. Schallerbach
Ranshofen
Burgkirchen
Weng i. I.
Ried
Innviertel
Weibern
Gallspach
Pichl b. W.
Neukchn.
Mauerkirchen
Kirchhm.
Aspach
Haag a. H.
Aistersheim
Sonnleiten
Helpfau-Uttendf.
Lohnsburg
Eberschwang
Gaspoltshofen
St. Johann a. W.
St. Georgen
Schalchen
Waldzell
Gunskirchen
Gundertshsn.
Mattighofen
Hausruck
Ottnang
Munderfing
Frankenburg
Schwanenstadt
Lambach
Moosdorf
Palting
Schneegattern
Vöcklamarkt
Vöcklabruck
Attnang-Puchheim
Lindach
Frankenmkt.
Timelkam
Schwerting
Mattsee
Straßwalchen
Neumarkt
Seewalchen a. A.
Vorchdorf
Alm
Oberndorf
Pettenbach
69
0
10
20 km

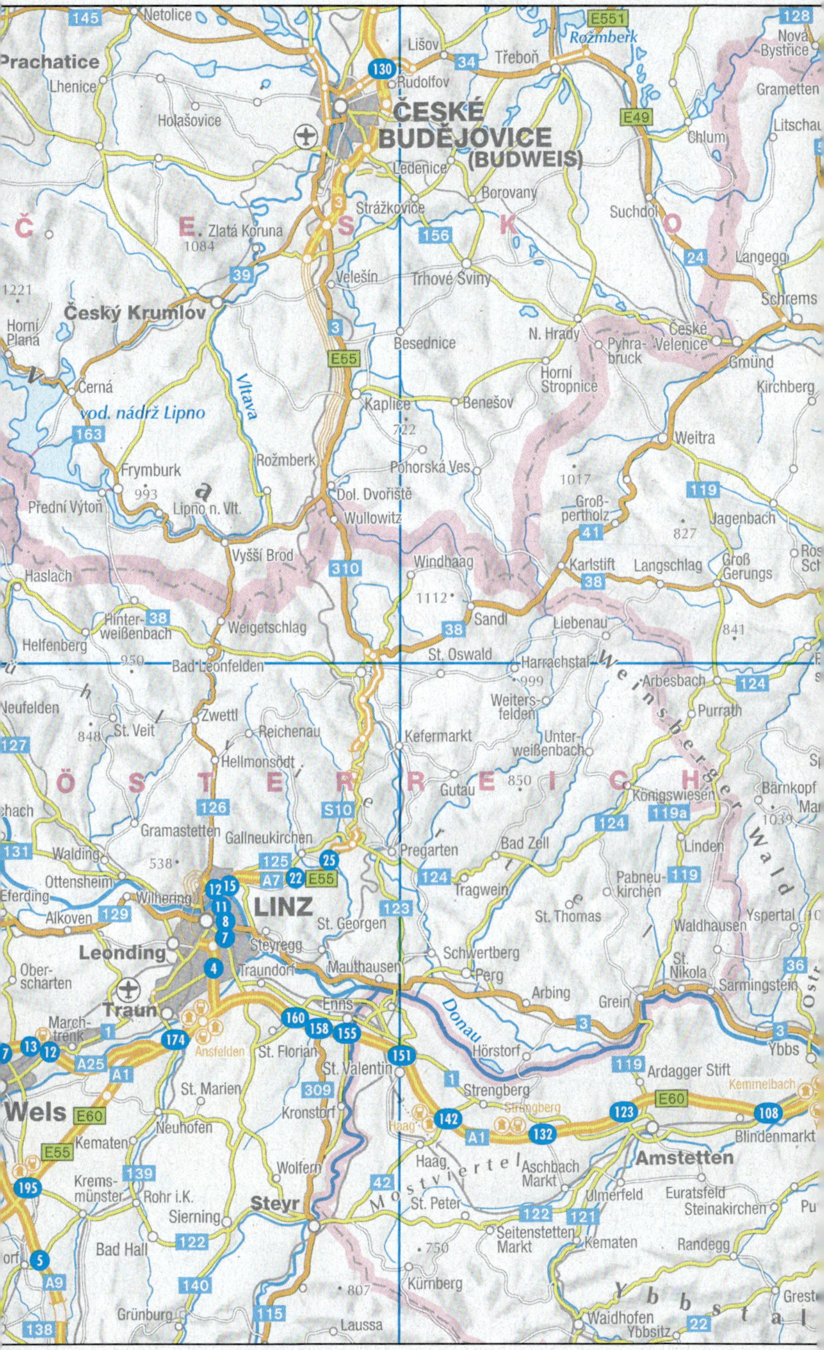
Netolice
Prachatice
Lhenice
Holašovice
Lišov
Rudolfov
Třeboň
Rožmberk
Nová Bystřice
Gramettten
Litschau
ČESKÉ BUDĚJOVICE (BUDWEIS)
Chlum
Ledenice
Borovany
Strážkovice
Suchdol
Č E S K O
Zlatá Koruna
Langegg
Velešín
Trhové Sviny
Schrems
Český Krumlov
Horní Planá
Besednice
N. Hrady
Pyhra-bruck
České Velenice
Gmünd
Kirchberg
Černá
vod. nádrž Lipno
Vltava
Kaplice
Benešov
Horní Stropnice
Weitra
Rožmberk
Frymburk
Pohorská Ves
Přední Výtoň
Lipno n. Vlt.
Dol. Dvořiště
Wullowitz
Groß-pertholz
Jagenbach
Vyšší Brod
Windhaag
Karlstift
Langschlag
Groß Gerungs
Haslach
Hinter-weißenbach
Weigetschlag
Sandl
Liebenau
Helfenberg
Bad Leonfelden
St. Oswald
Harrachstal
Arbesbach
Neufelden
St. Veit
Zwettl
Weiters-felden
Purrath
Reichenau
Kefermarkt
Unter-weißenbach
Hellmonsödt
Ö S T E R R E I C H
Gutau
Königswiesen
Bärnkopf
Gramastetten
Gallneukirchen
Weinsberger Wald
Walding
Pregarten
Bad Zell
Linden
Ottensheim
Tragwein
Pabneu-kirchen
Eferding
Wilhering
LINZ
St. Thomas
Yspertal
Alkoven
St. Georgen
Waldhausen
Leonding
Steyregg
Schwertberg
Ober-scharten
Traundorf
Mauthausen
Perg
St. Nikola
Sarmingstein
Arbing
Grein
Traun
Enns
Donau
March-trenk
Ansfelden
St. Florian
Hörstorf
Ybbs
St. Valentin
Ardagger Stift
Kemmelbach
Wels
St. Marien
Strengberg
Neuhofen
Kronstorf
Haag
Blindenmarkt
Kematen
Amstetten
Wolfern
Aschbach Markt
Krems-münster
Rohr i.K.
Steyr
Mostviertel
St. Peter
Ulmerfeld
Euratsfeld
Steinakirchen
Sierning
Seitenstetten Markt
Kematen
Randegg
Bad Hall
Kürnberg
Ybbstal
Grünburg
Lausssa
Waidhofen Ybbsitz

56

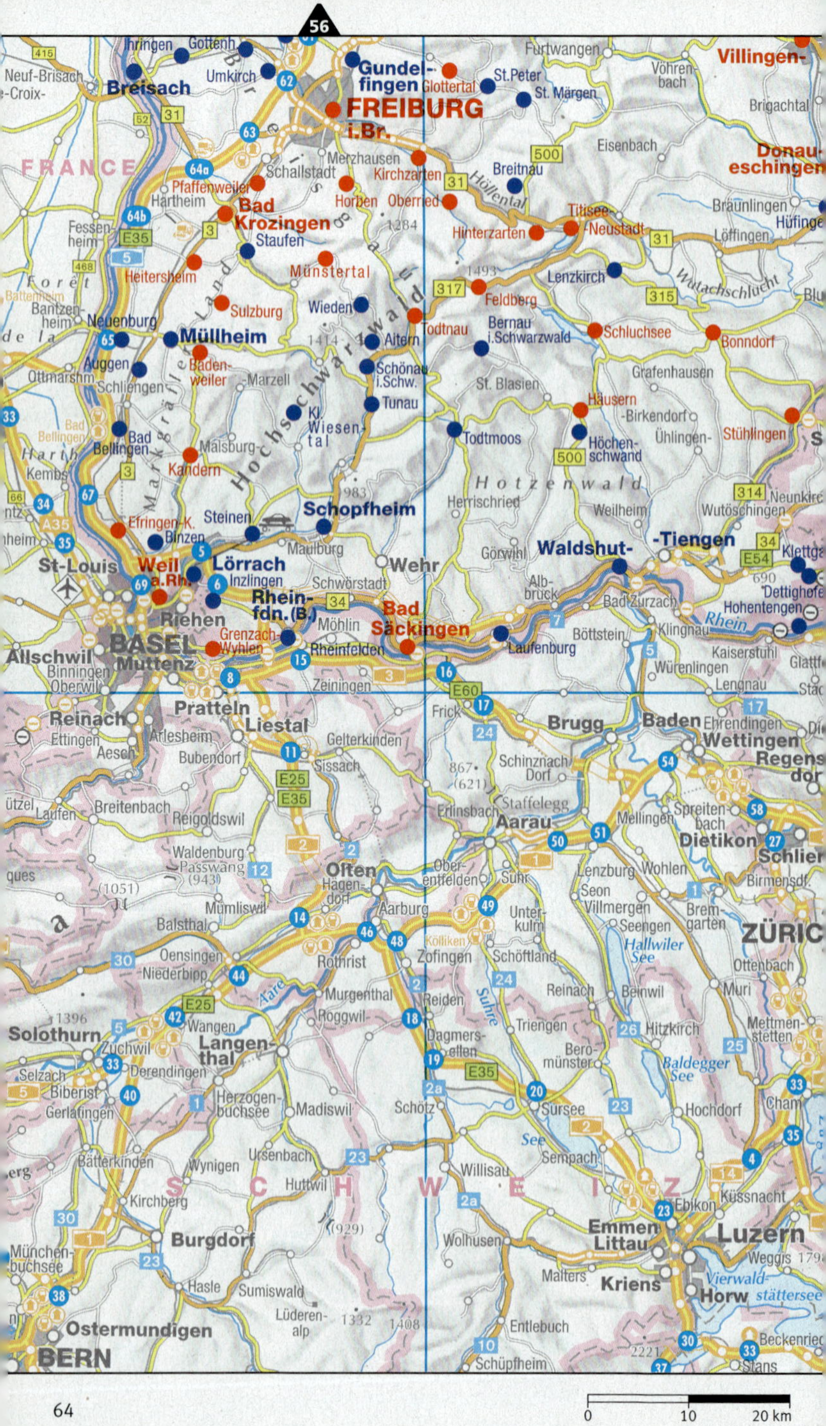

Ihringen
Gottenh.
Neuf-Brisach
-Croix-
Breisach
Umkirch
Gundel-
fingen
Glottertal
St.Peter
St. Märgen
Furtwangen
Vöhren-
bach
Villingen-
Brigachtal
FREIBURG
i.Br.
FRANCE
Merzhausen
Schallstadt
Kirchzarten
Eisenbach
Breitnau
Donau-
eschingen
Pfaffenweiler
Hartheim
Bad
Krozingen
Horben
Oberried
Höllental
Titisee-
-Neustadt
Bräunlingen
Hüfinge
Fessen-
heim
Staufen
Hinterzarten
Löffingen
Heitersheim
Münstertal
Lenzkirch
Wutachschlucht
Forêt
Battenheim
Bantzen-
heim
Sulzbourg
Wieden
Feldberg
Neuenburg
Müllheim
Altern
Todtnau
Bernau
i.Schwarzwald
Schluchsee
Bonndorf
Auggen
Baden-
weiler
Schönau
i.Schw.
Ottmarshm.
Schliengen
Marzell
Tunau
St. Blasien
Grafenhausen
Bad
Bellingen
Kl.
Wiesen-
tal
Häusern
-Birkendorf
Stühlingen
Hochschwarzwald
Markgräfler Land
Todtmoos
Höchen-
schwand
Ühlingen-
Harth
Kembs
Malsburg-
Kandern
Hotzenwald
Herrischried
Neunkirc
Wutöschingen
Efringen-K.
Steinen
Schopfheim
Weilheim
Binzen
Maulburg
Görwihl
Waldshut-
-Tiengen
Klettga
St-Louis
Weil
a.Rh.
Lörrach
Inzlingen
Schwörstadt
Wehr
Alb-
bruck
Dettighofe
Rhein-
fdn.(B.)
Bad
Säckingen
Bad Zurzach
Hohentengen
Riehen
Möhlin
Klingnau
Rhein
Allschwil
BASEL
Grenzach-
Wyhlen
Rheinfelden
Laufenburg
Böttstein
Kaiserstuhl
Binningen
Muttenz
Oberwil
Zeiningen
Würenlingen
Lengnau
Reinach
Pratteln
Liestal
Frick
Brugg
Baden
Ehrendingen
Ettingen
Arlesheim
Aesch
Gelterkinden
Wettingen
Regens
dor
Bubendorf
Sissach
Schinznach
Dorf
Staffelegg
Breitenbach
Laufen
Reigoldswil
Erlinsbach
Aarau
Mellingen
Spreiten-
bach
Dietikon
Schlier
Waldenburg
Passwang
Olten
Hagen-
dorf
Ober-
entfelden
Suhr
Lenzburg
Wohlen
Birmensdf.
Mümliswil
Aarburg
Seon
Villmergen
Brem-
garten
Balsthal
Unter-
kulm
Seengen
ZÜRIC
Hallwiler
See
Kölliken
Oensingen
Niederbipp
Rothrist
Zofingen
Schöftland
Ottenbach
Aare
Murgenthal
Reiden
Reinach
Beinwil
Muri
Solothurn
Wangen
Roggwil
Suhre
Triengen
Hitzkirch
Mettmen-
stetten
Zuchwil
Langen-
thal
Dagmers-
ellen
Bero-
münster
Baldegger
See
Selzach
Derendingen
Biberist
Herzogen-
buchsee
Madiswil
Schötz
Sursee
Hochdorf
Cham
Gerlafingen
Sempach
Ursenbach
See
Bätterkinden
Wynigen
Huttwil
Willisau
SCHWEIZ
Kirchberg
Küssnacht
Ebikon
Emmen
Littau
Luzern
Burgdorf
Wolhusen
München-
buchsee
Weggis
Hasle
Malters
Kriens
Sumiswald
Vierwald-
stättersee
Horw
Ostermundigen
Lüderen-
alp
Entlebuch
Beckenried
BERN
Schüpfheim
Stans
0
10
20 km

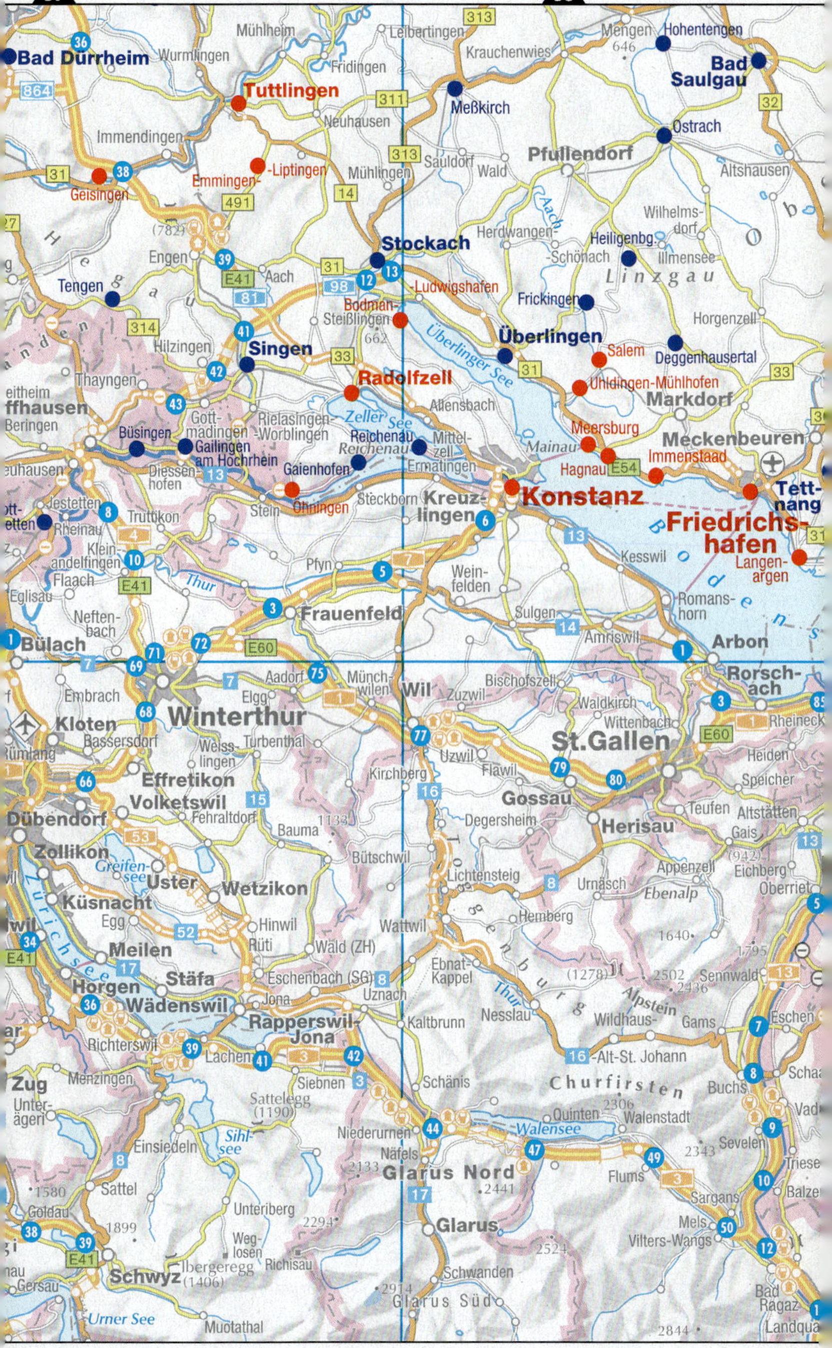
Bad Dürrheim
Mühlheim
Wurmlingen
Leibertingen
Fridingen
Tuttlingen
Neuhausen
Immendingen
Geisingen
Emmingen-Liptingen
Mühlingen
Krauchenwies
Meßkirch
Mengen
Hohentengen
Bad Saulgau
Ostrach
Pfullendorf
Sauldorf
Wald
Altshausen
Wilhelmsdorf
Herdwangen-Schönach
Heiligenbg.
Illmensee
Linzgau
Stockach
Ludwigshafen
Bodman-
Steißlingen
Frickingen
Engen
Aach
Tengen
Hegau
Hilzingen
Singen
Überlingen
Salem
Horgenzell
Deggenhausertal
Uhldingen-Mühlhofen
Markdorf
Radolfzell
Überlinger See
Allensbach
Thayngen
Gottmadingen
Rielasingen-Worblingen
Zeller See
Reichenau
Mittelzell
Büsingen
Gailingen am Hochrhein
Gaienhofen
Ermatingen
Mainau
Meersburg
Meckenbeuren
Immenstaad
Hagnau
Tettnang
Beringen
Diessenhofen
Stein
Öhningen
Steckborn
Kreuzlingen
Konstanz
Friedrichshafen
Langenargen
Jestetten
Rheinau
Trüttikon
Kleinandelfingen
Flaach
Pfyn
Weinfelden
Kesswil
Bodensee
Eglisau
Thur
Frauenfeld
Sulgen
Romanshorn
Neftenbach
Bülach
Amriswil
Arbon
Aadorf
Münchwilen
Wil
Zuzwil
Bischofszell
Rorschach
Embrach
Elgg
Waldkirch
Wittenbach
Rheineck
Kloten
Winterthur
Bassersdorf
Turbenthal
Weisslingen
St.Gallen
Uzwil
Flawil
Heiden
Speicher
Effretikon
Kirchberg
Volketswil
Fehraltdorf
Gossau
Teufen
Altstätten
Dübendorf
Bauma
Degersheim
Herisau
Gais
Zollikon
Bütschwil
Appenzell
Eichberg
Greifensee
Uster
Lichtensteig
Urnäsch
Oberriet
Wetzikon
Ebenalp
Küsnacht
Toggenburg
Egg
Hinwil
Hemberg
Zürichsee
Wattwil
Meilen
Rüti
Wald (ZH)
Sennwald
Horgen
Stäfa
Eschenbach (SG)
Ebnat-Kappel
Alpstein
Wädenswil
Jona
Uznach
Nesslau
Wildhaus-
Gams
Rapperswil-Jona
Kaltbrunn
Eschen
Richterswil
Lachen
Alt-St. Johann
Zug
Menzingen
Siebnen
Schänis
Churfirsten
Buchs
Unterägeri
Sattelegg
Quinten
Walenstadt
Niederurnen
Walensee
Einsiedeln
Sihlsee
Näfels
Sevelen
Glarus Nord
Flums
Sattel
Sargans
Goldau
Unteriberg
Glarus
Mels
Vilters-Wangs
Weglosen
Schwyz
Ibergeregg
Richisau
Schwanden
Gersau
Glarus Süd
Bad Ragaz
Urner See
Muotathal
Landquart

58

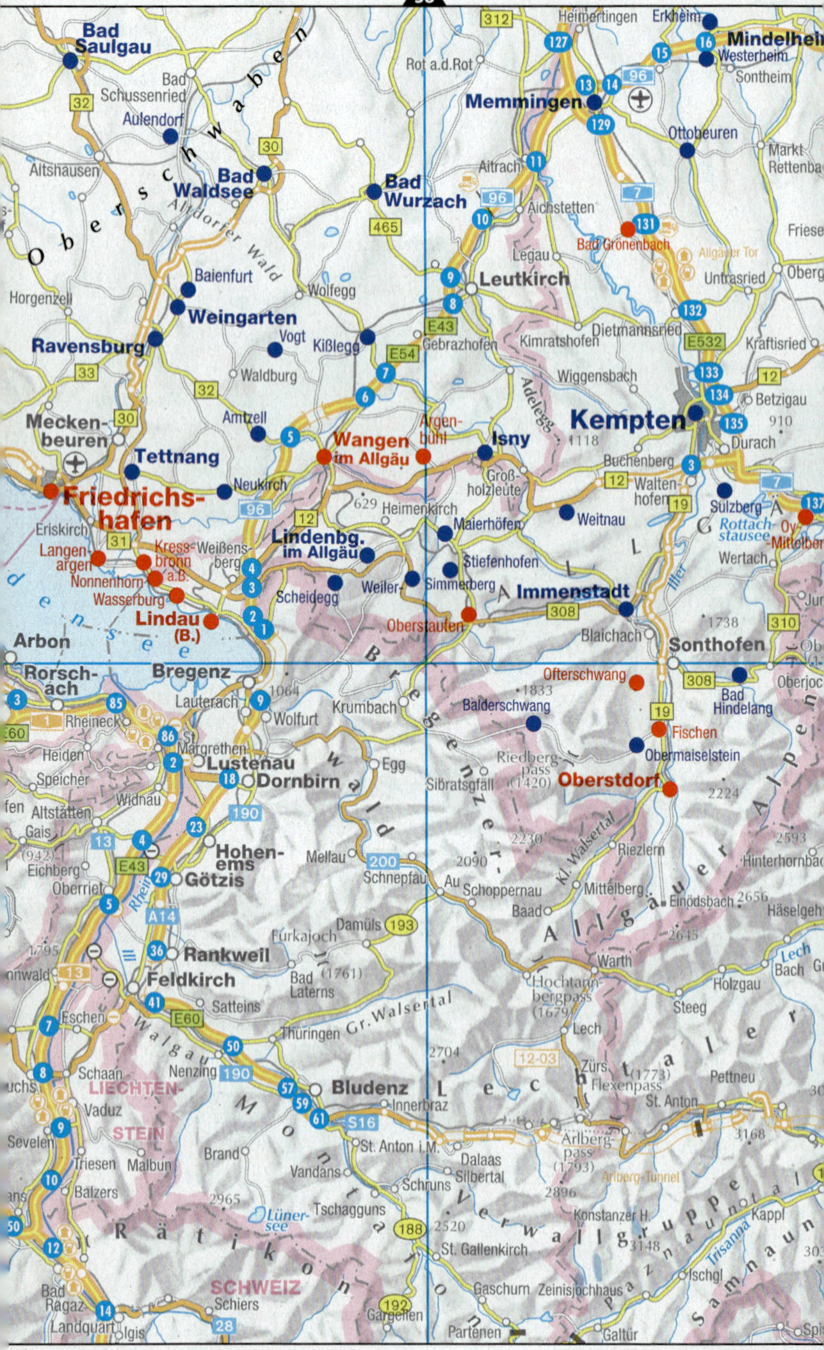
Bad Saulgau
Bad Schussenried
Aulendorf
Altshausen
Oberschwaben
Bad Waldsee
Altdorfer Wald
Bad Wurzach
Rot a.d.Rot
Heimertingen
Erkheim
Mindelheim
Westerheim
Sontheim
Memmingen
Ottobeuren
Markt Rettenbach
Aitrach
Aichstetten
Bad Grönenbach
Allgäuer Tor
Legau
Leutkirch
Untrasried
Horgenzell
Baienfurt
Wolfegg
Weingarten
Ravensburg
Vogt
Kißlegg
Waldburg
Gebrazhofen
Kimratshofen
Dietmannsried
Kraftisried
Wiggensbach
Adelegg
Kempten
Betzigau
Durach
Buchenberg
Meckenbeuren
Tettnang
Amtzell
Wangen im Allgäu
Argenbühl
Isny
Großholzleute
Waltenhofen
Friedrichshafen
Neukirch
Heimenkirch
Weitnau
Sulzberg
Rottachstausee
Oy-Mittelberg
Eriskirch
Langenargen
Kressbronn a.B.
Nonnenhorn
Wasserburg
Lindau (B.)
Weißensberg
Lindenbg. im Allgäu
Scheidegg
Weiler
Maierhöfen
Stiefenhofen
Simmerberg
Oberstaufen
Immenstadt
Wertach
Blaichach
Sonthofen
Iller
Bodensee
Arbon
Rorschach
Bregenz
Lauterach
Wolfurt
Krumbach
Bregenzerwald
Ofterschwang
Balderschwang
Bad Hindelang
Oberjoch
Fischen
Obermaiselstein
Riedbergpass (1420)
Oberstdorf
Rheineck
St. Margrethen
Heiden
Lustenau
Dornbirn
Egg
Sibratsgfäll
Speicher
Widnau
Altstätten
Gais
Hohenems
Götzis
Mellau
Schnepfau
Au
Schoppernau
Kl. Walsertal
Riezlern
Mittelberg
Einödsbach
Hinterhornbach
Häselgehr
Eichberg
Oberriet
Rhein
Damüls
Furkajoch
Baad
Allgäuer Alpen
Rankweil
Feldkirch
Bad Laterns
Warth
Hochtannbergpass (1679)
Lech
Holzgau
Steeg
Bach
Satteins
Eschen
Walgau
Thüringen
Gr. Walsertal
Lechtaler
Zürs
Flexenpass (1773)
Pettneu
Schaan
Nenzing
Bludenz
Innerbraz
St. Anton
Vaduz
LIECHTENSTEIN
Montafon
Sevelen
Triesen
Malbun
Brand
St. Anton i.M.
Dalaas
Silbertal
Arlbergpass (1793)
Arlberg-Tunnel
Balzers
Vandans
Schruns
Lünersee
Tschagguns
Verwallgruppe
Konstanzer H.
Kappl
Paznauntal
Trisanna
Samnaun
Rätikon
St. Gallenkirch
Ischgl
SCHWEIZ
Bad Ragaz
Schiers
Gaschurn
Zeinisjochhaus
Landquart
Igis
Gargellen
Partenen
Galtür

0 10 20 km

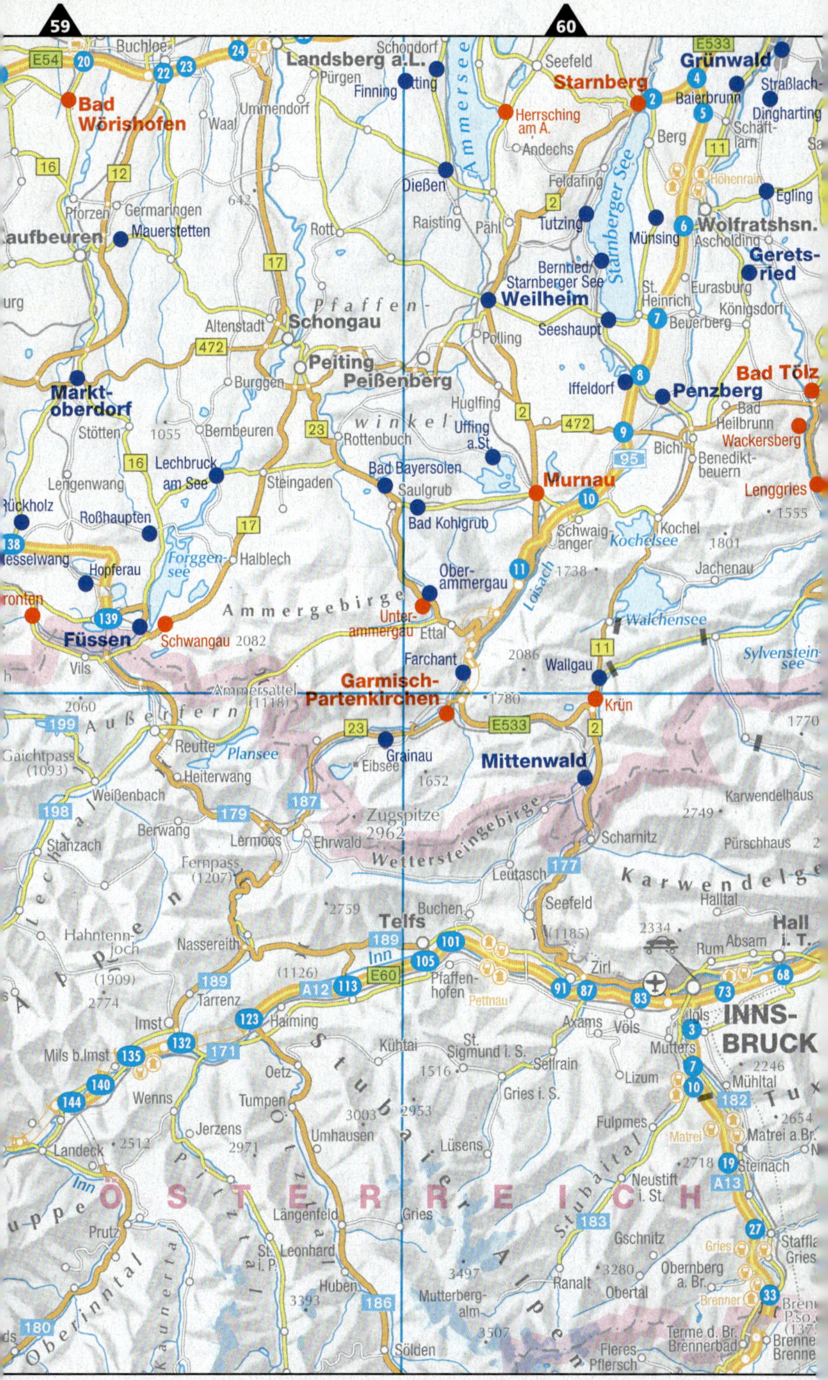

59
60
Buchloe
E54
20
22
23
24
Landsberg a.L.
Schondorf
Pürgen
Finning
Utting
Ammersee
Seefeld
Starnberg
Herrsching am A.
Andechs
E533
Grünwald
Straßlach-
Dingharting
Baierbrunn
Schäftlarn
Berg
Bad Wörishofen
Waal
Ummendorf
16
12
11
Höhenrain
Egling
Pforzen
Germaringen
642
Dießen
Raisting
Pähl
Feldafing
Tutzing
Starnberger See
Münsing
Wolfratshsn.
Ascholding
Kaufbeuren
Mauerstetten
Rott
17
Bernried/ Starnberger See
Geretsried
Eurasburg
St. Heinrich
Weilheim
Königsdorf
Beuerberg
Pfaffen-
Altenstadt
Schongau
472
Polling
Seeshaupt
Peiting
Peißenberg
Burggen
Marktoberdorf
Stötten
1055
Bernbeuren
Hugfling
Iffeldorf
Penzberg
Bad Tölz
Bad Heilbrunn
Wackersberg
23
winkel
Rottenbuch
Uffing a.St.
Bichl
Benediktbeuern
95
Lechbruck am See
Lengenwang
Steingaden
Bad Bayersoien
Saulgrub
Murnau
Lenggries
1555
Rückholz
Roßhaupten
Bad Kohlgrub
Schwaiganger
Kochel
Kochelsee
1801
Nesselwang
Forggensee
Halblech
Hopferau
Oberammergau
Loisach
1738
Jachenau
Pfronten
139
Ammergebirge
Unterammergau
Ettal
Walchensee
Füssen
Schwangau
2082
Farchant
2086
Wallgau
Sylvensteinsee
Vils
Ammersattel (1118)
Garmisch-Partenkirchen
1780
Krün
2060
199
Außerfern
E533
1770
Reutte
Plansee
Grainau
Eibsee
Mittenwald
Gaichtpass (1093)
Heiterwang
1652
Weißenbach
187
Karwendelhaus
198
179
Zugspitze 2962
2749
Berwang
Lermoos
Ehrwald
Wettersteingebirge
Scharnitz
Stanzach
Pürschhaus
Fernpass (1207)
Leutasch
177
Lechtal
Karwendelgebirge
Seefeld
Halltal
2759
Buchen
(1185)
Hahntennjoch
Telfs
2334
Hall i. T.
Nassereith
189
101
Absam
Rum
Inn
105
(1909)
(1126)
Zirl
68
Allgäuer Alpen
189
A12
113
E60
Pfaffenhofen
91
87
83
73
2774
Pettnau
Tarrenz
Haiming
Axams
Völs
Igls
INNSBRUCK
Imst
123
3
Kühtai
St. Sigmund i. S.
Mutters
Mils b.Imst
135
132
171
Sellrain
7
2246
Oetz
1516
Lizum
Mühltal
140
Wenns
Tumpen
10
182
Tux
144
Gries i. S.
3003
2953
Fulpmes
2654
Stubaier Alpen
Matrei
Matrei a.Br.
Landeck
2512
Jerzens
Umhausen
2971
Lüsens
2718
19
Steinach
Inn
Neustift i. St.
A13
Ötztal
Pitztal
ÖSTERREICH
Stubaital
Längenfeld
Gries
Kauppe
Prutz
183
27
Gschnitz
Staffla
Gries
St. Leonhard i. P.
Oberinntal
3280
Obernberg a. Br.
Kaunertal
Huben
3497
Ranalt
Obertal
Brenner
33
3393
186
Mutterbergalm
Brenner P.so
180
3507
Terme d. Br. Brennerbad
Brenne
Sölden
Fleres Pflersch

60

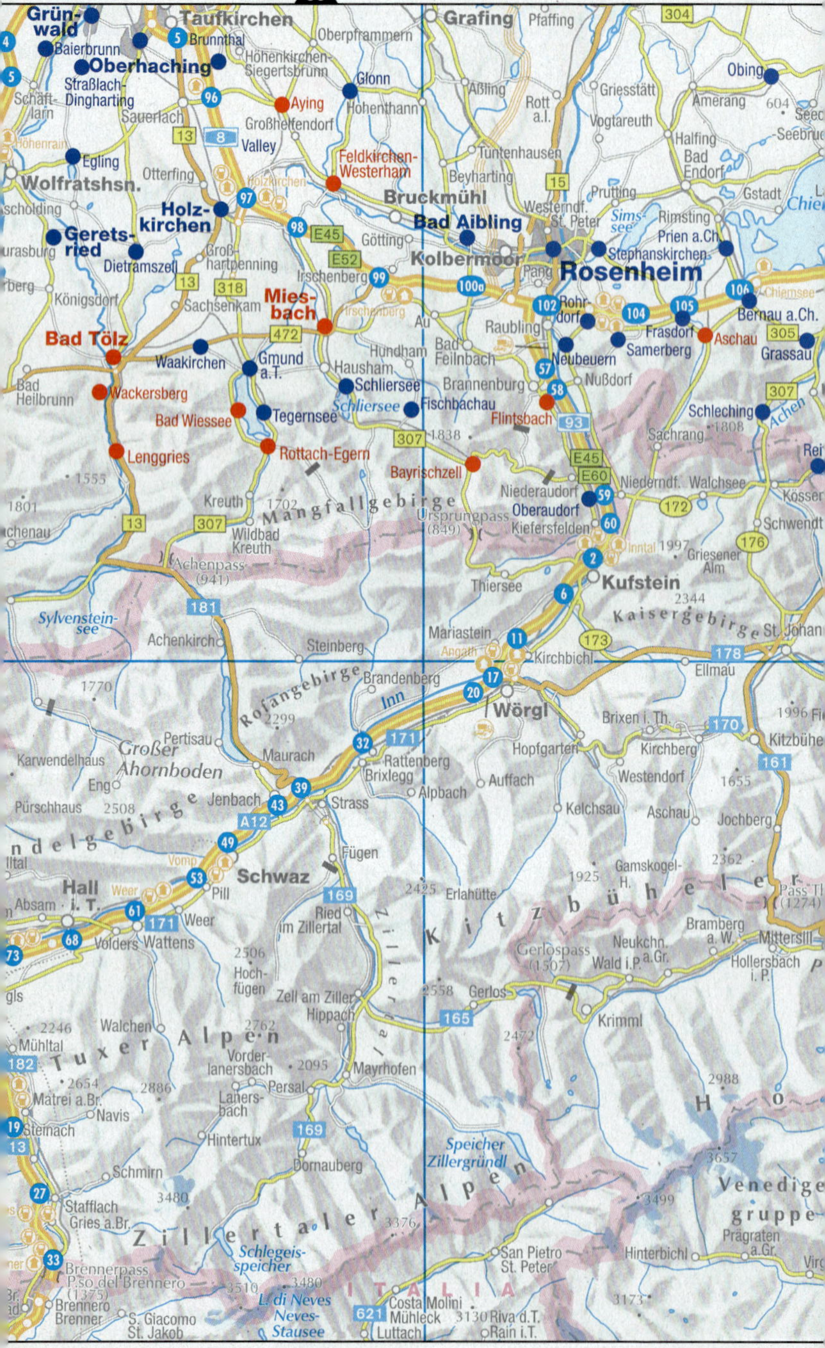
Grünwald
Baierbrunn
Taufkirchen
Brunnthal
Oberpframmern
Hohenkirchen-Siegertsbrunn
Oberhaching
Straßlach-Dingharting
Schäftlarn
Sauerlach
Aying
Glonn
Hohenthann
Großhelfendorf
Valley
Hohenrain
Egling
Otterfing
Wolfratshsn.
Holzkirchen
Feldkirchen-Westerham
Holz-kirchen
Geretsried
Dietramszell
Groß-hartpenning
Königsdorf
Sachsenkam
Bad Tölz
Waakirchen
Gmund a.T.
Bad Heilbrunn
Wackersberg
Bad Wiessee
Tegernsee
Lenggries
Rottach-Egern
Kreuth
Wildbad Kreuth
Achenpass (941)
Sylvenstein-see
Achenkirch
Steinberg
Mangfallgebirge
Miesbach
Irschenberg
Hausham
Schliersee
Fischbachau
Bayrischzell
Ursprungpass (849)
Grafing
Pfaffing
Aßling
Rott a.I.
Tuntenhausen
Beyharting
Bruckmühl
Bad Aibling
Götting
Kolbermoor
Au
Hundham
Bad Feilnbach
Raubling
Brannenburg
Flintsbach
Nußdorf
Neubeuern
Niederaudorf
Oberaudorf
Kiefersfelden
Thiersee
Kufstein
Mariastein
Kirchbichl
Griesstätt
Vogtareuth
Prutting
Westerndf. St. Peter
Simssee
Pang
Rosenheim
Rohrdorf
Stephanskirchen
Rimsting
Prien a.Ch.
Obing
Amerang
Halfing
Bad Endorf
Gstadt
Seeon
Seebruck
Chiemsee
Frasdorf
Samerberg
Aschau
Bernau a.Ch.
Grassau
Schleching
Sachrang
Niederndf.
Walchsee
Kössen
Schwendt
Griesener Alm
Kaisergebirge
St. Johann
Ellmau
Inntal
Angath
Brandenberg
Inn
Wörgl
Rofangebirge
Brixen i. Th.
Kirchberg
Kitzbühel
Hopfgarten
Westendorf
Aschau
Jochberg
Pertisau
Maurach
Rattenberg
Brixlegg
Alpbach
Auffach
Kelchsau
Karwendelhaus
Großer Ahornboden
Eng
Pürschhaus
Jenbach
Strass
Fügen
Karwendelgebirge
Vomp
Schwaz
Hall i. T.
Absam
Weer
Pill
Volders
Wattens
Ried im Zillertal
Erlahütte
Gamskogel-H.
Kitzbüheler Alpen
Pass Thurn (1274)
Mittersill
Bramberg a. W.
Neukchn. a.Gr.
Wald i.P.
Hollersbach i. P.
Gerlospass (1507)
Hochfügen
Zell am Ziller
Hippach
Gerlos
Krimml
Zillertal
Walchen
Mühltal
Tuxer Alpen
Vorderlanersbach
Persal
Mayrhofen
Matrei a.Br.
Navis
Lanersbach
Steinach
Hintertux
Dornauberg
Speicher Zillergründl
Schmirn
Stafflach
Gries a.Br.
Zillertaler Alpen
Venediger-gruppe
Prägraten a.Gr.
Hinterbichl
Schlegeis-speicher
San Pietro St. Peter
Brennerpass P.so del Brennero (1375)
Brennero Brenner
S. Giacomo St. Jakob
L. di Neves Neves-Stausee
ITALIA
Costa Molini Mühleck
Riva d.T. Rain i.T.
Luttach
Hohe Tauern

0 10 20 km

61
62

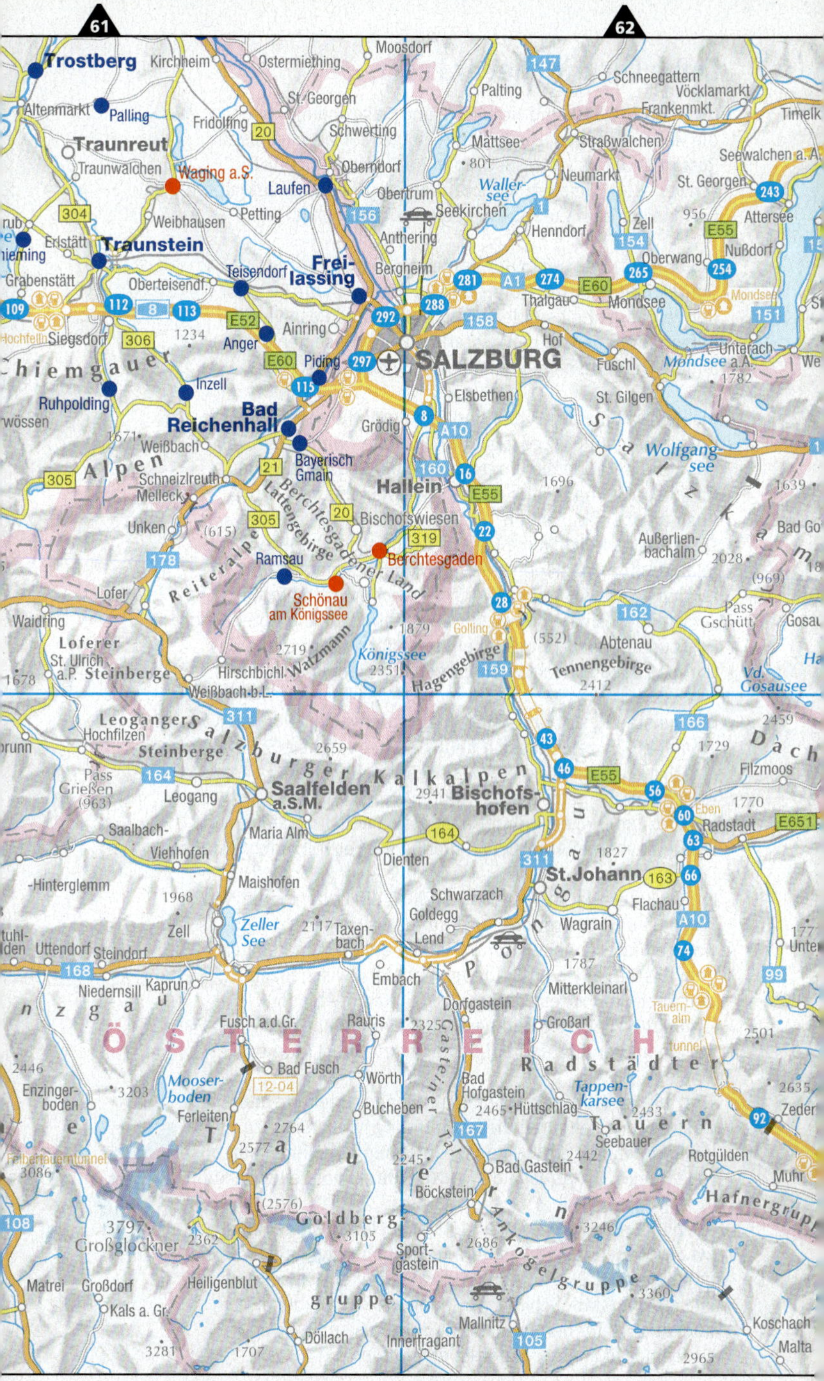
Trostberg
Kirchheim
Ostermiething
Moosdorf
Schneegattern
Vöcklamarkt
Frankenmkt.
Timelk
Palting
Altenmarkt
Palling
St. Georgen
Fridolfing
Schwerting
Mattsee
Straßwalchen
Traunreut
Traunwalchen
Waging a.S.
Oberndorf
Laufen
Obertrum
Waller-see
Neumarkt
Seewalchen a.A.
St. Georgen
Attersee
Nußdorf
Petting
Weibhausen
Seekirchen
Henndorf
Zell
Oberwang
Erlstätt
Traunstein
Frei-lassing
Anthering
Bergheim
Grabenstätt
Oberteisendf.
Teisendorf
Thalgau
Mondsee
Unterach
Siegsdorf
Anger
Ainring
Hof
Fuschl
Mondsee a.A.
Chiemgauer
Piding
SALZBURG
Ruhpolding
Inzell
Elsbethen
St. Gilgen
Wolfgang-see
Bad Reichenhall
Grödig
Weißbach
Bayerisch Gmain
Alpen
Schneizlreuth
Melleck
Hallein
Berchtesgadener Land
Lattengebirge
Bischofswiesen
Unken
Reiteralpe
Ramsau
Berchtesgaden
Außerlien-bachalm
Bad Goisern
Lofer
Schönau am Königssee
Golling
Abtenau
Pass Gschütt
Gosau
Waidring
Loferer Steinberge
St. Ulrich a.P.
Hirschbichl
Watzmann
Königssee
Hagengebirge
Tennengebirge
Vd. Gosausee
Weißbach b.L.
Leoganger Steinberge
Hochfilzen
Salzburger Kalkalpen
Dachstein
Filzmoos
Pass Grießen
Leogang
Saalfelden a.S.M.
Bischofs-hofen
Eben
Radstadt
Saalbach-Hinterglemm
Viehhofen
Maria Alm
Dienten
St. Johann
Maishofen
Schwarzach
Goldegg
Flachau
Zell
Zeller See
Taxenbach
Lend
Wagrain
Uttendorf
Steindorf
Embach
Pongau
Untertauern
Niedernsill
Kaprun
Mitterkleinarl
Pinzgau
Dorfgastein
Tauern-alm
Fusch a.d.Gr.
Rauris
Großarl
ÖSTERREICH
Radstädter Tauern
Bad Fusch
Wörth
Gasteiner Tal
Bad Hofgastein
Hüttschlag
Tappen-karsee
Zederhaus
Enzinger-boden
Mooser-boden
Bucheben
Seebauer
Ferleiten
Tauern
Bad Gastein
Rotgülden
Muhr
Felbertauerntunnel
Böckstein
Hafnergruppe
Großglockner
Goldberggruppe
Ankogelgruppe
Sport-gastein
Matrei
Großdorf
Heiligenblut
Kals a. Gr.
Döllach
Innerfragant
Mallnitz
Koschach
Malta
Tunnel

Liebe Leserin, lieber Leser,

im Frühjahr 2020 sind Hotellerie und Gastronomie durch die Hölle gegangen. Auch jetzt – einige Monate nach dem Restart – fällt es vielen Betrieben noch immer sichtlich schwer, zur Normalität zurückzukehren und dort anzuknüpfen, wo man vor dem Corona-Lockdown aufgehört hat.

Die Corona-Krise hat in der Branche definitiv ihre Spuren hinterlassen. Hotels und Restaurants, die in der Vergangenheit solide gewirtschaftet und Reserven aufgebaut haben, gehen gestärkt aus der Krise hervor, andere Betriebe hingegen bleiben auf der Strecke.

Als Redaktion eines Hotel- und Restaurantführers haben wir uns natürlich die Frage gestellt: Wie sollen wir mit den Folgen der Corona-Pandemie umgehen, die bei Redaktionsschluss für dieses Buchausgabe noch gar nicht in ihrem vollen Ausmaß absehbar waren? Unsere Arbeit einstellen? Das war selbstverständlich keine Option! Stattdessen haben wir uns relativ schnell dazu entschieden, den Erscheinungstermin für den **Varta-Führer 2021** um vier Wochen nach hinten zu verschieben. Somit hatten wir Gelegenheit, all die Hotels und Restaurants noch zu besuchen, in denen wir auf Grund des Corona-Lockdowns Reservierungen stornieren mussten.

Die meisten Restaurants sind glücklicherweise bei ihrem Konzept geblieben. Es zeichnet sich deutlich ab, dass viele Spitzenköche das Niveau halten und oftmals sogar noch steigern konnten. Es scheint, als hätte die Gastronomie die Zeit des Lockdowns genutzt, um Dinge zu hinterfragen, sich neu aufzustellen und beflügelt von der Aufbruchstimmung wieder voll durchzustarten.

In den Hotels hat man sehr vorbildlich die coronabedingten Hygiene- und Infektionsschutzstandards umgesetzt – so war zumindest unser Eindruck in den ersten Monaten nach dem Restart. In vielen Betrieben hat man zwischenzeitlich den Check-In-Prozess digitalisiert. Schnelle Abläufe, kontaktloser Service und persönliche Kommunikation stehen im Vordergrund bei der digitalen Guest Journey.

Trotz all der großen Probleme, mit denen Hotellerie und Gastronomie seit ihrer Wiedereröffnung noch immer zu kämpfen haben, sind wir ausgesprochen froh, Ihnen nun unsere topaktuelle, 64. Auflage des **Varta-Führers** vorstellen zu können.

Auch in diesem Jahr enthält der **Varta-Führer** wieder mehr als 5.000 Hotels und Restaurants – **unabhängig getestet und bewertet.** Die Auswahl der empfohlenen Häuser ist selbstverständlich mit größtmöglicher Objektivität, aber auch unter der Berücksichtigung des subjektiven Geschmacks unserer Experten entstanden.

Die Varta-Bewertungen, Kurzbeschreibungen und nicht zuletzt die zahlreichen Abbildungen sollen Sie, liebe Leserinnen und Leser, bei der Hotel- bzw. Restaurantauswahl unterstützen. Darüber hinaus werden Ihnen die **umfangreiche Reisekarte** sowie mehr als **100 Citypläne** die Planung Ihrer nächsten Geschäfts- oder Urlaubsreise erleichtern.

Sehr gerne möchte ich Ihnen unseren **Sonderteil** ab Seite 100 ans Herz legen. In den dort aufgeführten verrückten und **außergewöhnlichen Restaurants** begeistert nämlich nicht nur das Essen, sondern der gesamte Restaurantbesuch: So wird beispielsweise das Essen auf Schienen zum Gast transportiert, ein riesiges Aquarium verleiht Unterwasserflair und eine ehemalige Kirche wird zum kulinarischen Aha-Erlebnis.

Gestatten Sie mir abschließend, nochmals kurz auf die Corona-Krise einzugehen! Eine Krise bietet immer auch eine Chance zur Neuorientierung. Es ist die Zeit, um innezuhalten und zu überlegen, was die tatsächlichen Werte sind, die es zu verfolgen gilt. Wünschenswert wäre beispielsweise ein neues Bewusstsein für Preis und Leistung sowie für die Versöhnung von Wertschöpfung und Wertschätzung. Auch Klimaschutz und Hygienestandards sollten mehr in den Mittelpunkt rücken. Das gilt insbesondere für die Hotel- und Gastronomiebranche, aber auch für andere Lebensbereiche. Wir müssen diese Zukunftschance jetzt ergreifen. Lassen Sie uns deshalb optimistisch nach vorne blicken: Wir werden die Herausforderung der Corona-Krise meistern und anschließend das Leben ebenso, vielleicht sogar bewusster genießen.

Mein Dank gilt meinem großartigem Team und Ihnen, liebe Leserinnen und Leser für Ihr Vertrauen, für die konstruktive Kritik und natürlich für die zahlreichen Hotel- und Restaurantempfehlungen. Nur durch Ihre wertvollen Tipps und Informationen können wir die jährlich erscheinende Buchausgabe so aktuell wie möglich gestalten.

Und nun viel Freude mit Ihrem neuen **Varta-Führer 2021**!

Herzlichst
Ihr

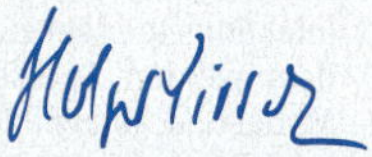

Holger Pirsch, Redaktionsleiter

Informationen zu COVID-19

Für Reisende ist Sicherheit in Zeiten der Corona-Pandemie ein großes Anliegen. Hotellerie und Gastronomie haben sich darauf eingestellt und coronabedingte Hygiene- und Infektionsschutzstandards in ihren Betrieben eingeführt. Außerdem müssen sich die Hotels und Restaurants an bestimmte Auflagen halten, die von Bundesland zu Bundesland variieren können. Wir haben auf dieser Seite für Sie die wichtigsten Informationen zusammengestellt.

Abstand halten:
Der Hygieneabstand von 1,5 Metern in den öffentlichen Bereichen gilt sowohl in Hotels als auch in Restaurants.

Bei Krankheitssymptomen:
Um andere Gäste sowie das Personal zu schützen, wird den Gästen dringend geraten, bei coronaspezifischen bzw. Erkältungssymptomen zu Hause zu bleiben.

Cashless Payment:
In manchen Hotels und Restaurants ist bargeldloses Bezahlen Pflicht, in anderen Häusern ist das Bezahlen der Rechnung mit EC- oder Kreditkarte zumindest erwünscht.

Frühstück:
In vielen Hotels gibt es nur À-la-carte-Frühstück, das am Tisch serviert wird. Andere Hotels bieten das Frühstück bereits wieder in Buffetform an, selbstverständlich unter Einhaltung der aktuellen Anforderungen an Hygiene- und Abstandsregeln.

Kapazitätsbegrenzung in Restaurants:
Auf Grund der coronabedingten Hygiene- und Abstandsregeln mussten viele Restaurants ihre Sitzplatzanzahl reduzieren.

Kontaktloser Check-In:
Seit 2020 ist es erlaubt, dass Beherbergungsbetriebe den gesamten Check-In-Prozess digitalisieren. Viele Hotels haben bereits auf einen kontaktlosen Web-Check-In umgestellt. Gäste erhalten ihren Zimmercode direkt auf ihr Handy und müssen somit nicht mehr an der Rezeption einchecken. Somit entfällt auch das lästige Ausfüllen des Meldescheins auf dem Papier. In Hotels, in denen noch kein kontaktloser Check-In möglich ist, sind zum Schutz vor möglichen Infektionen oftmals Hygiene-Schutzscheiben an der Rezeption vorhanden. Gäste müssen zudem die Abstandsmarkierungen auf den Böden beachten.

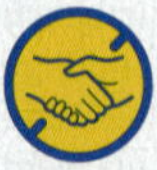
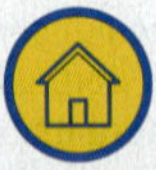
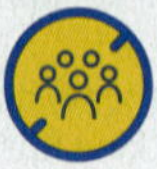
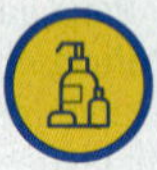
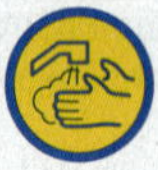
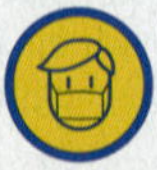

Mund- /Nasenschutz:
Gäste müssen in öffentlichen Bereichen des Hotels (auch im Aufzug) einen Mund-/Nasenschutz tragen. Gleiches gilt auf dem Weg zum Tisch oder zur Toilette in den Restaurants - dazu sind die Betriebe in einigen Bundesländern gesetzlich verpflichtet.

Papierloses Hotelzimmer:
Viele Hotels haben die Gästemappen zwischenzeitlich aus den Gästezimmern verbannt. Hotelinformationen stehen hier ausschließlich über ein iPad oder über den Hotelkanal im TV zur Verfügung.

Registrierungspflicht in Restaurants:
Um Kontaktpersonen von möglicherweise Infizierten später ermitteln zu können, müssen Restaurantbetreiber Namen und Kontaktdaten der Gäste erfassen und vier Wochen lang aufbewahren. Die Anwesenheitsdokumentation ist zu führen, soweit geschlossene Räume betroffen sind.

Reservierungspflicht in Restaurants:
In den meisten gastronomischen Betrieben ist seit der Wiedereröffnung nach dem Lockdown eine vorherige Tischreservierung gefordert oder zumindest erwünscht.

Sauber bleiben:
Im Eingangsbereich, in den öffentlichen Bereichen (inkl. WC) sowie auf den Etagen stehen den Gästen Desinfektionsspender zur Verfügung. Zudem werden Speisekarten, Tische, Möbel und Ablageflächen vom Hotel- bzw. Restaurantpersonal regelmäßig gereinigt und desinfiziert.

Stand: 31.08.2020

Hinweise zur Benutzung

Alle empfohlenen Hotels, Restaurants, Gaststätten, Bars und Cafés werden in der Reihenfolge der Orte dargestellt.
Innerhalb der Orte finden Sie zuerst Hotels, dann Restaurants und anschließend weitere Empfehlungen, jeweils sortiert nach Varta-Diamanten und unserer Auszeichnung **„Varta-Tipp“.**

Auf den folgenden Seiten finden Sie eine Erläuterung der Einträge und Symbole.

Seitenzahl, auf der Sie den Ort im Kartenteil finden zzgl. Buchstabe, der das **Planfeld** innerhalb der Karte bezeichnet.

In unserer **digitalen Ausgabe für das iPad** können Sie die Internet-Adresse direkt im Browser öffnen.

BERLIN 26 B visitberlin.de

Berlin | EW 3.431.675 | 34 m Potsdam 37 km, Frankfurt/Oder 90 km

T 030 250025

Anzahl der Einwohner

Höhe über dem Meeresspiegel

Entfernungen zu relevanten Orten

(UNESCO-Weltkulturerbe) mit Alter Nationalgalerie und Pergamonmuseum, Fernsehturm, Potsdamer Platz, Reichstag, Kurfürstendamm, Jüdisches Museum, Klosterruine Chorin, Schloss Charlottenburg, Checkpoint Charlie.

Weitere Empfehlungen unter Schönefeld, Eichwalde.

Einen Cityplan finden Sie auf Seite 214–219.

Orte in unmittelbarer Nähe, in denen wir weitere Hotels und Restaurants empfehlen.

Erläuterungen zu den Einträgen von Hotels, Restaurants, Gaststätten, Bars und Cafés finden Sie auf den folgenden Seiten. »

Pfeile am Ende einer Seite, signalisieren die Fortsetzung des Eintrags auf der folgenden Seite.

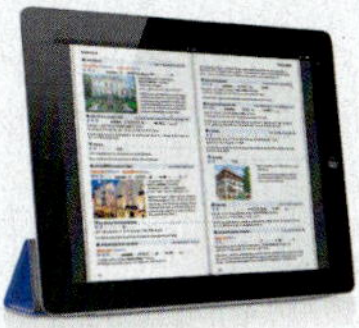

Der Varta-Führer digital

Nutzen Sie den Varta-Führer auch im Internet: www.varta-guide.de

Oder als eBook auf Ihrem TabletPC oder Smartphone. Ganz einfach online laden und mobil nutzen.

BEBR www.bebra.de

- Hotel
- Restaurant
- Bar
- Weinstube
- Brauereigaststätte
- Café oder Konditorei

Hesse… Bad Hersfeld 15 km, Eisenach 45 km
T 0662…
Eisenb… mit Schmalspurbahn, Stadtgalerie, Friedrichshütte,
Nature… ispark.

www.bebras-hessischer-hof.de

Kas…ler Str. 4, PLZ 36179, T 06622 9360, F 936123

	Varta-Bewertung Hotels	Varta-Bewertung Restaurants
5 Diamanten	Dieses Haus ist in jeder Hinsicht erstklassig und richtungsweisend für die Hotellerie.	Luxuriöses Flair, erstklassiger Service und außergewöhnliche Küchenleistung.
4 Diamanten	Hervorragend geführtes Hotel mit eleganter Ausstattung, in dem Sie sich rundum wohl fühlen.	Qualitativ anspruchsvolle und kreative Gerichte, erlesene Weinauswahl, aufwendige Restaurantausstattung.
3 Diamanten	Hier erwarten Sie ein großzügiger Komfort und ein äußerst aufmerksamer Hotelservice.	Stilvolle Tischkultur, hochwertiges Ambiente sowie hervorragendes Speise- und Getränkeangebot.
2 Diamanten	Empfehlenswertes Haus mit sehr guter Hotelleistung und wohnlichen Gästezimmern.	Sehr gute Küche, freundlicher Service, gepflegter Rahmen.
1 Diamant	Hotel oder Pension mit freundlicher Atmosphäre und ansprechender Gestaltung.	Überdurchschnittlich gutes Angebot, angenehme Atmosphäre.

€ Gut & Günstig Diese Auszeichnung erhalten Hotels und Restaurants mit guter Ausstattung und ausgewogenem Preis-Leistungs-Verhältnis. Meistens liegt der Einzelzimmerpreis unter 70 € und der Doppelzimmerpreis unter 100 €. Im Restaurant kosten die meisten Hauptgerichte weniger als 15 €.

BECKUM www.beckum.de

Lippstadt 23 km, Münster 41 km
…m, Soestwarte (Aussichtsturm), Freizeitsee
…chmiede, Steinkistengräber, Windmühle am
…Zementmuseum, Werseradweg.

Öffnungszeiten Hotels

24 h
Die Rezeption ist rund um die Uhr besetzt.

Öffnungszeiten Restaurants

- mittags geöffnet
- abends geöffnet
- Ruhetage, Ferienzeiten

Diese Angaben wurden uns von den Betrieben mitgeteilt. Kurzfristige Änderungen sind möglich. Es empfiehlt sich, Küchen- und Restaurantöffnungszeiten telefonisch zu erfragen. Öffnungszeiten an Feiertagen (z. B. Weihnachten, Fasching/Karneval, Ostern, Pfingsten) sind direkt im Hotel bzw. Restaurant zu erfragen.

www.alt-vellern.de
…1 87170, F 871758
…0 € 24 h
…mit neuerem Anbau, gemütliche Einrichtung, un…
…hl.

www.zur-windmuehle.de
…02521 86030, F 860313
Mo, So Di-So

Familiär geführtes Anwesen neben einer denkmalgeschützten Windmühle von 1853, schmackhafte deutsche und internationale Küche, einige Gästezimmer vorhanden.

BEDBURG 29 C www.bedburg.de

Nordrhein-Westfalen | EW 24.879 | 65 m Jülich 25 km, Köln 30 km

T… S… Jh.), hist. Ortskern Alt-Kaster mit Burgruine, Stadtmauer und -tore, T… mobilmuseum, Kasterer See.

Außergewöhnliche Hotels und Restaurants, die sich über ihre Varta-Bewertung hinaus auszeichnen. Eine Liste aller Betriebe mit dieser Auszeichnung sowie eine Erläuterung finden Sie auf den nächsten Seiten.

www.guthohenholz.de

★★★★S garni

Gu… 0181, T 02272 407500, F 4075020

23… € , Dz …

★	Deutsche Hotelklassifizierung		Konferenz- oder Gesellschaftsräume
	Nichtraucherzimmer vorhanden		Restaurant vorhanden
	Wireless LAN		Hallenbad
	Lift		Freibad
P	Parkplätze		Sauna
	Garage oder Parkhaus		Fitnessraum mit mindestens 5 Geräten
	ruhige Zimmer vorhanden		Golfplatz in der Nähe
garni	In diesem Betrieb wird nur Frühstück serviert.		Kegelbahn und/oder Bowlingbahn
			Tennisplatz
			Haustiere erlaubt
			Barrierefrei
			Elektro-Ladestation

Ev… tel auf … de… lich ein … off… ßer Ba…

Gut Hohenholz

VARTA-TIPP Küche

70 | Sa-So Di-So M…

Faszinierend, mit was für eine… Repertoire mit vielen Ideen. I… Qualität mit optimalen Leistu…

Danielshof

★★★★ garni

Hauptstr. 3, PLZ 50181 (OT: Kaster), T 02272 9800, F 980200

39 Zimmer | 1 Suite | Ez 69–98 €, Dz 111–122 €, exkl. Frühstück, 4,00 €

In restaurierte hist. Hofanlage integriertes Hotel, … mit Antiquitäten ausgestattete Zimmer, gemütliches Restaurant mit regionaler Küche…

Hotelpreise

Preis für Einzel- und Doppelzimmer

Frühstückspreis pro Person (In der Regel ist das Frühstück im Zimmerpreis enthalten, ansonsten erfolgt ein separater Hinweis.)

Bitte beachten Sie, dass alle genannten Preise nur Annäherungswerte sind. Insbesondere Zimmerpreise richten sich vor allem in Großstädten nach Angebot und Nachfrage. Bei Messen oder Großveranstaltungen können die Preise deutlich über den Angaben im Varta-Führer liegen. Bei Betrieben ohne Angabe von Preisen lagen uns leider keine Angaben vor.

Restaurantpreise

Preisspanne für Hauptgerichte und Menüs

	separater Raum für Raucher vorhanden
P	Parkplätze
	Terrasse, Gartenlokal oder Biergarten
	Gästezimmer vorhanden
	Kreditkarten werden nur teilweise oder gar nicht akzeptiert.
	Haustiere erlaubt
	Barrierefrei
	Elektro-Ladestation

…de … km … f.de

…7624, T 04745 94… …6 €, Dz 124–152 … …rn in parkähnlich… und …rien.

Bösehof

80 | Hauptgericht 15–24 €, Menü 28–54 €

Anspruchsvolle saisonale Gerichte, empfehlensw… …ur, schöne Sommerterrasse mit Blick über den See.

Varta-Tipps – Unsere Besten

Auf den folgenden Seiten finden Sie, nach Orten alphabetisch sortiert, alle Hotels und Restaurants, die von uns mit einem „Varta-Tipp“ für ihre außergewöhnliche Leistung ausgezeichnet wurden. Hier spiegeln sich unsere Recherche-Ergebnisse wider. Hotels und Restaurants, die erstmals mit dem „Varta-Tipp“ empfohlen werden, haben wir für Sie mit dem Wort „Neu“ gekennzeichnet.
Detaillierte Informationen zu den einzelnen Betrieben geben wir Ihnen im Datenteil auf den jeweils angegebenen Seiten.

Ausgezeichnete Hotels 2021

VARTA★TIPP Service

Der Service dieser Häuser überzeugt über das normale Maß an Zuwendung und Dienstleistung in erstklassiger Weise.

Aerzen
- Schlosshotel Münchhausen S. 126

Aschau
- Residenz Heinz Winkler S. 149

Baden-Baden
- Der Kleine Prinz S. 163

Badenweiler
- Schwarzmatt S. 167

Baiersbronn
- Bareiss S. 170
- Traube Tonbach S. 171

Bayreuth
- Goldener Anker S. 183

Bergisch Gladbach
- Schloss Bensberg S. 191

Berlin
- Adlon Kempinski S. 194
- Regent S. 195
- The Ritz-Carlton S. 202

Burg (Spreewald)
- Zur Bleiche S. 292

Cuxhaven
- Badhotel Sternhagen S. 312

Deidesheim
- Deidesheimer Hof S. 321

Dreis
- Waldhotel Sonnora S. 346

Düsseldorf
- Breidenbacher Hof S. 364

Frankfurt am Main
- Grandhotel Hessischer Hof S. 432

Freiamt
- Ludinmühle S. 446

Freiburg im Breisgau
- Colombi Hotel S. 447

Gernsbach
- Schloss Eberstein S. 485

Glücksburg
- Alter Meierhof Vitalhotel S. 492

Hamburg
- Fairmont Hotel Vier Jahreszeiten S. 527

Herxheim
- Zur Krone S. 595

Juist (Insel)
- Achterdiek S. 640

Karlsruhe
- Maison-Suisse S. 651

Kissingen, Bad
- Laudensacks Parkhotel S. 674

Köln
- Excelsior Hotel Ernst S. 681

Lindau (Bodensee)
- VILLINO S. 756

Magdeburg
- Residenz Joop S. 780

Meersburg
- Residenz am See S. 802

München
- Mandarin Oriental S. 834
- München Palace S. 835

Münster
- Hof Zur Linde S. 860

Neuenahr-Ahrweiler, Bad
- Romantik Hotel Sanct Peter S. 875
- Steinheuers Landhaus S. 876

Nonnenhorn
- Haus am See S. 903

Ofterschwang
- Sonnenalp Resort S. 947

Saarow, Bad
- Palais Am See S. 1053

Sylt (Insel)
- Aarnhoog S. 1154
- Fährhaus Sylt S. 1155

Uhldingen-Mühlhofen
- Fischerhaus S. 1192

Wartmannsroth
- Neumühle S. 1234

Wolfsburg
- The Ritz-Carlton S. 1283

Wörishofen, Bad
- Fontenay | le petit château S. 1287

Zweiflingen
- Wald & Schlosshotel Friedrichsruhe S. 1304

VARTA-TIPP Service

Freundliche, professionelle und vorbildliche Gästebetreuung in allen Hotelbereichen.

Alf
- Bömers Mosellandhotel S. 132

Andernach
- PURS S. 140

Argenbühl
- Ellgass Allgäu Hotel S. 145

Baden-Baden
- Brenners Park-Hotel & Spa S. 161
- Belle Epoque S. 163

Baiersbronn
- Engel Obertal S. 172

Balduinstein
- Landhotel Zum Bären S. 175

Berlin
- Hotel de Rome S. 195
- Casa Camper S. 214
- The Dude S. 217
- Otto S. 219

Bonn
- Venusberghotel S. 261

Bonndorf
- Hotel Gasthof Sommerau S. 262

Bruchhausen-Vilsen
- Forsthaus Heiligenberg S. 285

Burg (Spreewald)
- Spree Balance S. 292

Büsum
- Hotel Jess am Meer S. 297

Celle
- Fürstenhof Celle S. 301

Coburg
- Stadtvilla Coburg S. 309

Deidesheim
- Ketschauer Hof S. 322

Dinkelsbühl
- Meiser Design Hotel **Neu!** S. 332
- Meiser's Hotel am Weinmarkt S. 333

Dresden
- Taschenbergpalais Kempinski S. 347
- Bülow Palais S. 349
- Suitess S. 352

Durbach
- Ritter S. 358
- Rebstock S. 359

Eisenach
- Auf der Wartburg S. 382

Erfurt
- Domizil S. 397

Erlangen
- Altmann's Stube S. 400

Essen
- Schlosshotel Hugenpoet S. 403

Ettlingen
- Erbprinz S. 410

Fichtenau
- Vital-Hotel Meiser S. 420

Fischen
- Parkhotel Burgmühle S. 421

Frankenberg (Eder)
- Die Sonne Frankenberg S. 428

Friedrichshafen
- Traube am See S. 461

Füssing, Bad
- Holzapfel S. 469

Geisenheim
- Burg Schwarzenstein S. 479

Gengenbach
- Die Reichsstadt S. 482

Güstrow
- Kurhaus am Inselsee S. 518

Gütersloh
- Parkhotel S. 519

Hamburg
- The Fontenay S. 530
- Louis C. Jacob S. 532

Häusern
- Adler S. 571

Heidelberg
- Europäischer Hof S. 573

Herleshausen
- Hotel Hohenhaus S. 590

Hinterzarten
- Erfurths Bergfried S. 603
- Kesslermühle S. 603
- Reppert S. 603

Ilsenburg
- Landhaus Zu den Rothen Forellen S. 627

Isselburg
- Parkhotel Wasserburg Anholt S. 636

Kandern
- Pfaffenkeller S. 648

Konstanz
- Riva S. 701

Kreischa
- Landhotel Rosenschänke S. 707

Krün
- Schloss Elmau S. 713
- Das Kranzbach S. 713

Laasphe, Bad
- Jagdhof Glashütte S. 721

Langenau
- Gasthof Zum Bad **Neu!** S. 730

Lindau (Bodensee)
- Bad Schachen S. 754
- Alte Schule Lindau S. 755

Ludwigshafen
- René Bohn S. 774

Lychen
- mein.lychen S. 778

Mainz
- Atrium S. 784

Mülheim an der Mosel
- Weinromantikhotel Richtershof S. 826

Mülheim an der Ruhr
- Villa am Ruhrufer S. 828

München
- Beyond by Geisel S. 837

Nachrodt-Wiblingwerde
- Schloss Hotel Holzrichter S. 865

Naurath (Wald)
- RÜSSELs Landhaus S. 868

Neuhardenberg
- Schloss Neuhardenberg S. 880

Norderney (Insel)
- Seesteg S. 906
- Villa Ney S. 907

Nörten-Hardenberg
- Hardenberg BurgHotel S. 911

Oberstaufen
- Alpenkönig S. 932

Winterberg
- Berghotel Astenkrone S. 1276

Wolnzach
- Haimerlhof S. 1286

Würzburg
- Rebstock S. 1293

Zingst, Ostseeheilbad
- Meerlust S. 1301

VARTA★TIPP Ambiente

In seiner Architektur oder Innenausstattung außergewöhnliches Hotel mit exklusiver Wohlfühlatmosphäre und individuellem Flair.

Baden-Baden
- Brenners Park-Hotel & Spa S. 161

Berchtesgaden
- Kempinski S. 190

Bergisch Gladbach
- Schloss Bensberg S. 191

Berlin
- Adlon Kempinski S. 194
- Hotel de Rome S. 195
- Regent S. 195

Dresden
- Bülow Palais S. 349

Hamburg
- Fairmont Hotel Vier Jahreszeiten S. 527
- Süllberg S. 538

Hohen Demzin
- Schlosshotel Burg Schlitz S. 609

Königstein im Taunus
- Villa Rothschild S. 699

Krün
- Schloss Elmau S. 713

Laasphe, Bad
- Jagdhof Glashütte S. 721

München
- Mandarin Oriental S. 834

Oberwesel
- Burghotel Auf Schönburg S. 940

Radolfzell am Bodensee
- Art Villa am See S. 992

Rügen (Insel)
- Kurhaus Binz S. 1037

Trier
- Villa Hügel S. 1181

VARTA-TIPP Ambiente

Bemerkenswertes Hotel, das sich durch ein besonders ansprechendes Ambiente auszeichnet.

Amorbach
- Der Schafhof S. 138

Andernach
- PURS S. 140
- Monte Mare S. 141

Arnstadt
- Stadthaus Arnstadt S. 146

Aschau
- Residenz Heinz Winkler S. 149

Aurich
- Hochzeitshaus S. 159

Aying
- Brauereigasthof Aying S. 160

Baden-Baden
- Belle Epoque S. 163
- Der Kleine Prinz S. 163

Bamberg
- Villa Geyerswörth S. 178

Bautzen
- Moments S. 181

Bayrischzell
- Der Alpenhof S. 183

Saarow, Bad
- Villa Contessa S. 1053

Schirgiswalde-Kirschau
- Bei Schumann S. 1069

Schluchsee
- Mühle **Neu!** S. 1073

Schorndorf
- Boutique Hotel Pfauen S. 1083

Schwangau
- Suite Hotel Villa Ludwig S. 1091

Senftenberg
- Seeschlösschen S. 1102

Stuttgart
- Der Zauberlehrling S. 1140

Sulzfeld a.Main
- Vinotel Augustin S. 1149

Sylt (Insel)
- Hotel Village S. 1151
- Hotel Strand am Königshafen S. 1153
- Landhaus Stricker S. 1157
- Jörg Müller S. 1158
- Stadt Hamburg S. 1158

Titisee-Neustadt
- Treschers Schwarzwald Hotel S. 1173

Traben-Trarbach
- Jugendstilhotel Bellevue S. 1176

Unterammergau
- Boutique-Hotel Lartor **Neu!** S. 1196

Usedom (Insel)
- Strandhotel Atlantic S. 1201

Wartmannsroth
- Neumühle S. 1234

Weil am Rhein
- Gasthaus Krone S. 1239

Weimar
- Grande Albergo Giancarlo S. 1243

Wilhelmshaven
- Fliegerdeich **Neu!** S. 1270

Wolfsburg
- The Ritz-Carlton S. 1283

Wuppertal
- Park Villa **Neu!** S. 1290

Zusmarshausen
- Alte Posthalterei **Neu!** S. 1303

Ausgezeichnete Restaurants 2021

VARTA★TIPP Küche

Exzellente Küchenleistung, kreative Zubereitung, professionelle Präsentation.

Andernach
- PURS S. 140

Aschau
- Residenz Heinz Winkler S. 149

Augsburg
- August S. 158

Baiersbronn
- Bareiss S. 170
- Schwarzwaldstube S. 171
- Schlossberg S. 173

Bergisch Gladbach
- Vendôme S. 192

Berlin
- Lorenz Adlon Esszimmer S. 195
- Facil S. 205
- Horváth S. 219
- Restaurant Tim Raue S. 220
- Rutz S. 220

Bonn
- Halbedel's Gasthaus S. 261

Cuxhaven
- Sterneck S. 313

Deidesheim
- Schwarzer Hahn S. 321
- L.A. Jordan **Neu!** S. 322

Doberan, Bad
- Gourmet Restaurant Friedrich Franz S. 335

Dorsten
- Rosin S. 340

Trier		
Becker's Restaurant		S. 1181
Velbert		
Haus Stemberg	Neu!	S. 1208
Vogtsburg im Kaiserstuhl		
Schwarzer Adler		S. 1213
Wangels		
Courtier		S. 1229
Wolfsburg		
Aqua		S. 1283
Zweiflingen		
Gourmet-Restaurant Le Cerf		S. 1304

VARTA-TIPP Küche

Hier werden die Speisen in ausgezeichneter Qualität und Optik zubereitet.

Aachen		
La Bécasse		S. 120
St. Benedikt		S. 120
Aerzen		
Gourmetrestaurant		S. 126
1570 – Petit Gourmet		S. 127
Alt Duvenstedt		
LammButtRind		S. 133
Altenahr		
Gasthaus Assenmacher	Neu!	S. 134
Altenberge		
Penz Am Dom		S. 134
Amöneburg		
Dombäcker		S. 138
Amorbach		
Abt- und Schäferstube		S. 138
Andernach		
Ai Pero		S. 141
YOSO		S. 141
Ansbach		
La Corona		S. 143
Arnsberg		
Menge		S. 145
Asperg		
Schwabenstube		S. 150
Aue		
St. Andreas		S. 152
Auerbach i.d.OPf.		
Soulfood		S. 152
Augsburg		
Sartory		S. 156
Aying		
Restaurant August und Maria		S. 160
Baden-Baden		
Fritz & Felix		S. 161
Le Jardin de France		S. 166
Maltes hidden kitchen	Neu!	S. 167
Baiersbronn		
Dorfstuben		S. 171
Köhlerstube		S. 171
Balduinstein		
Restaurant im Landhotel zum Bären	Neu!	S. 175
Bamberg		
Kropf		S. 179
Berchtesgaden		
Gourmet Restaurant PUR		S. 190
Berlin		
Hugos Restaurant		S. 203
Le Faubourg	Neu!	S. 205
Restaurant SAVU		S. 210
5 – Cinco by Paco Pérez		S. 212
Skykitchen		S. 213
einsunternull		S. 220
Frühsammers Restaurant		S. 220
Golvet		S. 221
Parc Fermé		S. 221
Prism	Neu!	S. 221
Bandol sur Mer		S. 222
CODA	Neu!	S. 223
Cookies Cream		S. 223
Cordo		S. 223
Irma la Douce	Neu!	S. 224
Kin Dee		S. 224

- Nobelhart & Schmutzig S. 225
- Pauly Saal S. 225
- Richard S. 225
- Tulus Lotrek S. 226
- Volt S. 226
- Barra **Neu!** S. 227
- Colette Tim Raue S. 228
- Die Nußbaumerin S. 228
- eins44 S. 228
- Lucky Leek S. 230

Bietigheim-Bissingen

- Maerz - Das Restaurant S. 241

Billerbeck

- Domschenke S. 241

Birkenau

- Drei Birken S. 243

Blieskastel

- Hämmerle's Barrique S. 249

Bodman-Ludwigshafen

- Gourmetrestaurant s'Äpfle **Neu!** S. 254

Bonn

- YUNICO S. 256

Bonndorf

- Hotel Gasthof Sommerau S. 263

Brandenburg an der Havel

- Inspektorenhaus S. 266

Bremerhaven

- Natusch Fischereihafen-Restaurant S. 282

Brilon

- Almer Schlossmühle **Neu!** S. 284

Brühl (Baden)

- Krone Das Gasthaus S. 287

Bühlertal

- Bergfriedel S. 290

Burgrieden

- Ebbinghaus S. 294

Bürgstadt

- Weinhaus Stern S. 294

Burgwedel

- Ole Deele S. 295

Buxtehude

- Restaurant N°4 S. 299

Celle

- Palio S. 301
- der allerKrug S. 301

Cham

- Am Ödenturm S. 303

Chemnitz

- Villa Esche S. 305

Coesfeld

- Freiberger S. 310

Darmstadt

- Das Krü S. 318

Darscheid

- Kucher's Gourmet-Restaurant **Neu!** S. 319
- Kucher's Weinwirtschaft S. 319

Dermbach

- Rhöner Botschaft | BjoernsOx **Neu!** S. 324

Dernbach (Pfalz)

- Schneider S. 325

Detmold

- Jan's Restaurant **Neu!** S. 326

Dettelbach

- Himmelstoß S. 327

Dierhagen

- Ostseelounge S. 328

Diez

- Black Cow **Neu!** S. 331

Dinkelsbühl

- Altdeutsches Restaurant S. 333

Donaueschingen

- ÖSCH NOIR S. 336
- Die Burg **Neu!** S. 337
- Baaders Schützen S. 337

Dornum

- Fährhaus S. 339

Dortmund

- Palmgarden Fine Dining S. 344
- Restaurant IUMA S. 344

Dresden

- Elements Restaurant S. 353
- Genuss-Atelier S. 354

Ausgezeichnete Restaurants 2021

VARTA★TIPP Service

Besonders aufmerksamer und fachlich hervorragender Service.

VARTA-TIPP Service

Gepflegter, freundlicher Service mit spürbar herzlicher Gastlichkeit.

Ausgezeichnete Restaurants 2021

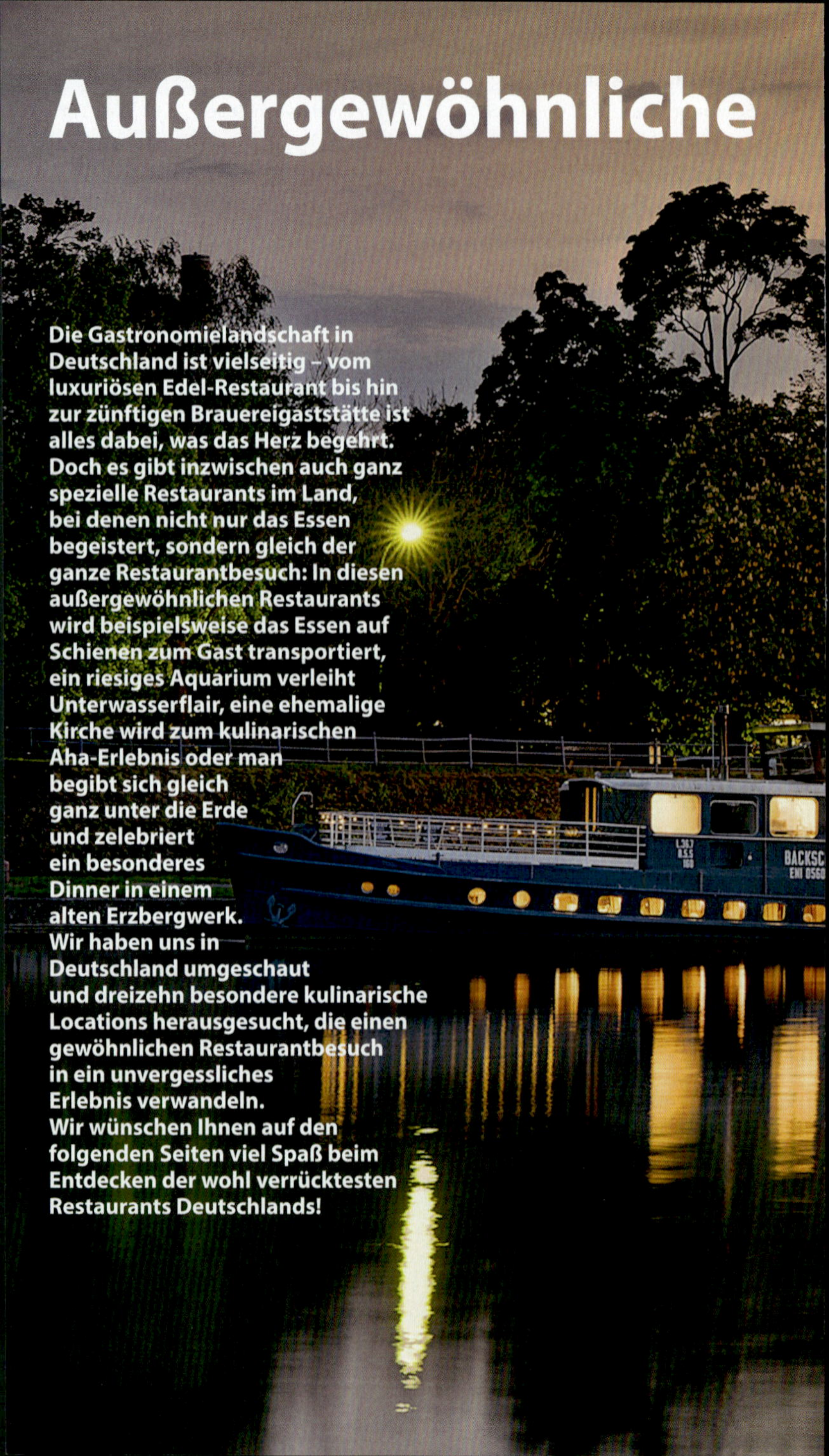

Außergewöhnliche

Die Gastronomielandschaft in Deutschland ist vielseitig – vom luxuriösen Edel-Restaurant bis hin zur zünftigen Brauereigaststätte ist alles dabei, was das Herz begehrt. Doch es gibt inzwischen auch ganz spezielle Restaurants im Land, bei denen nicht nur das Essen begeistert, sondern gleich der ganze Restaurantbesuch: In diesen außergewöhnlichen Restaurants wird beispielsweise das Essen auf Schienen zum Gast transportiert, ein riesiges Aquarium verleiht Unterwasserflair, eine ehemalige Kirche wird zum kulinarischen Aha-Erlebnis oder man begibt sich gleich ganz unter die Erde und zelebriert ein besonderes Dinner in einem alten Erzbergwerk.
Wir haben uns in Deutschland umgeschaut und dreizehn besondere kulinarische Locations herausgesucht, die einen gewöhnlichen Restaurantbesuch in ein unvergessliches Erlebnis verwandeln.
Wir wünschen Ihnen auf den folgenden Seiten viel Spaß beim Entdecken der wohl verrücktesten Restaurants Deutschlands!

Restaurants

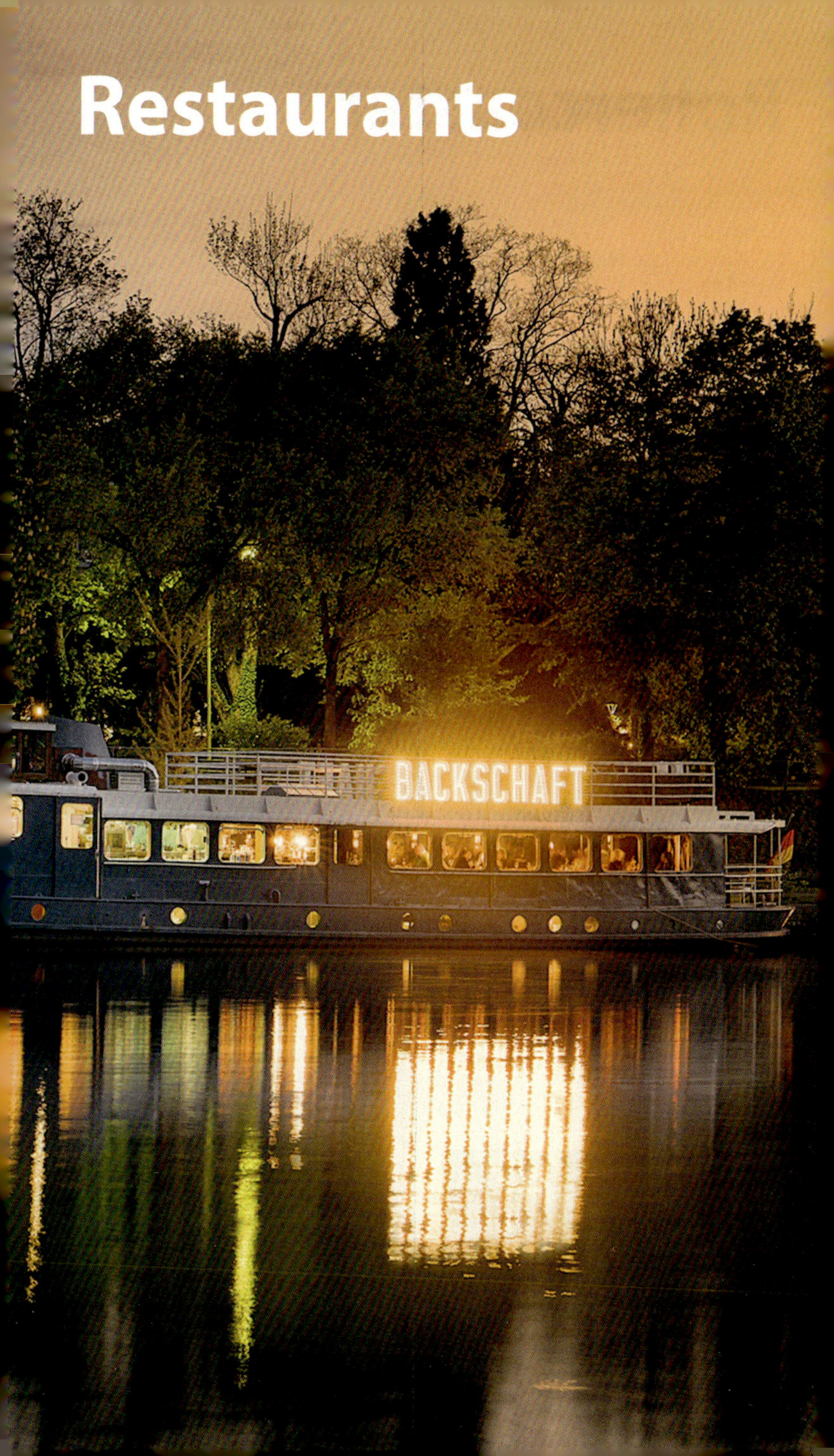

Rollercoaster

Wiener Platz 10
01069 Dresden
www.rollercoaster-dresden.de
Montag bis Sonntag von 11.00 – 23.00 Uhr

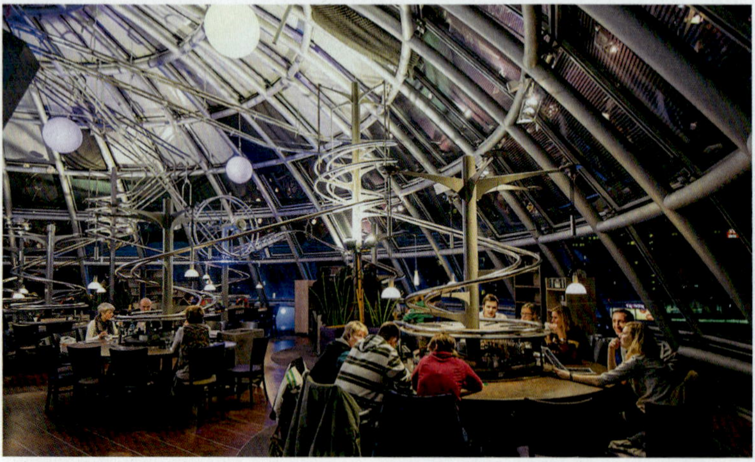

Speisen und Getränke, die in Transportschlitten zu den Gästen sausen, Edelstahlschienen und Rollenbahnen mit Loopings, Steilkurven und Mehrfachspiralen, die sich wie eine Achterbahn durch das ganze Restaurant winden – dieses besondere Erlebnis bieten die Rollercoasterrestaurants an verschiedenen Standorten in Deutschland und weltweit. Im Hamburger Stadtteil Harburg, am Rande der Dresdner Altstadt sowie im Europapark Rust kann man das spektakuläre Achterbahnsystem bewundern, das digital über Tablets oder Touchpads bestellte Speisen wie Schnitzel, Burger, Kartoffelgerichte oder Käsespätzle in kleinen Töpfchen über die Köpfe der Gäste hinweg durch den Raum schweben lässt – mit Hilfe von Mini-Fahrstühlen und der Schwerkraft. Nicht nur für Kinder ein Restaurantbesuch mit Aha-Effekt, bei dem das Warten auf die bestellten Speisen beinahe mehr Spaß macht als das Essen selbst.

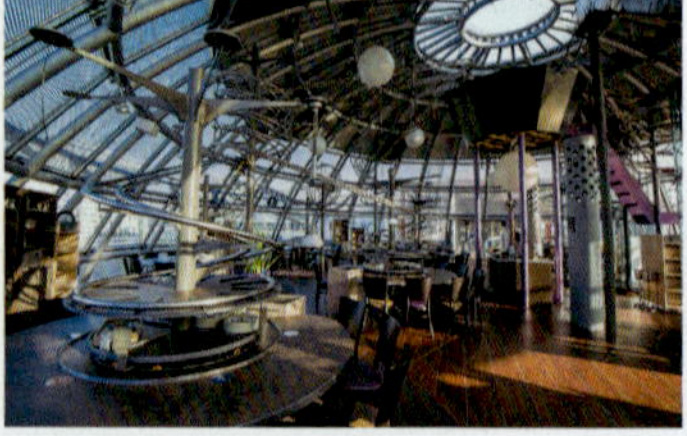

Wikingerschänke

Am Margarethenwall
24866 Busdorf bei Haithabu
www.wikingerschaenke.de
Mittwoch bis Samstag ab 15.00 Uhr
Sonntag ab 10.00 Uhr

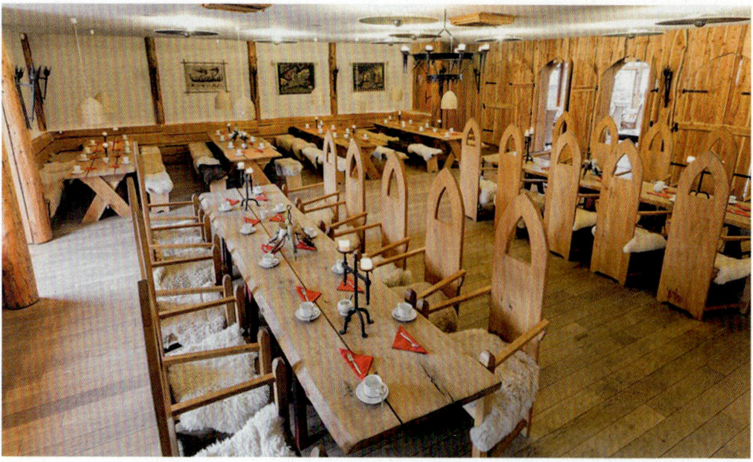

Haithabu war einst die größte Wikingerstadt Nordeuropas – heute kann man im Restaurant Wikingerschänke ein zünftiges nordisches Festmahl ganz im Geist der raubeinigen und lebenslustigen Nordmänner erleben. In einer typisch nordischen Königshalle kommen rustikale Wikinger-Menüs auf den Tisch – natürlich mit stilechtem Met aus Hörnern und dem passenden Begleitprogramm. So kann man beispielsweise die Kunst des Axtwerfens und des Bogenschießens erlernen, während Freunde, Familie und Kollegen sich bei „Thors Tafelrunde" Huhn und Haxe vom Normannengrill und gebackene Erdknollen schmecken lassen. Auf der Speisekarte stehen auch „Nordic Burger" mit Lachs, Senfkohl oder vegetarischen Gerstenpattys. In der hauseigenen CRAFTMET-Brauerei entstehen dank unterschiedlicher Honige und verschiedenen Früchten zahlreiche Variationen des urigen Honiggetränks der Nordmänner.

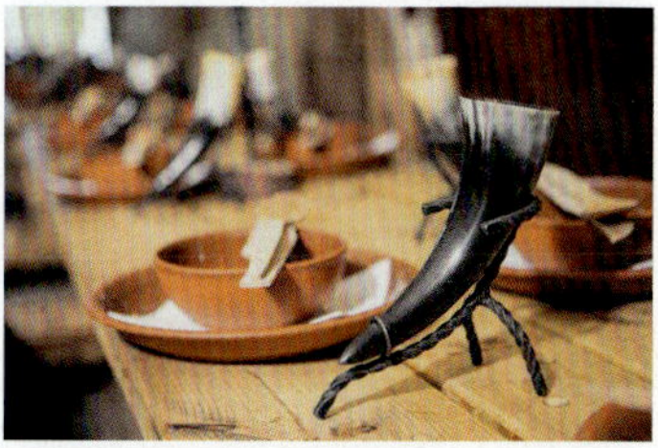

La Mer

Aubachstr. 85
56567 Neuwied
www.restaurant-lamer.de
Mittwoch bis Sonntag von 11.30 Uhr – 14.00 Uhr und 18.00 Uhr – 22.00 Uhr

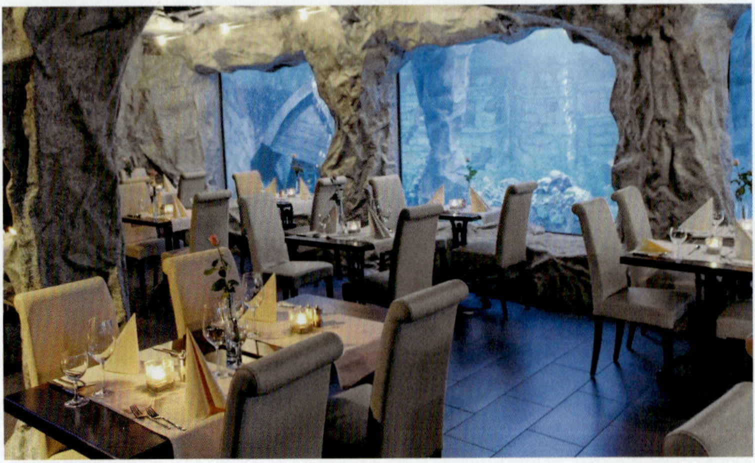

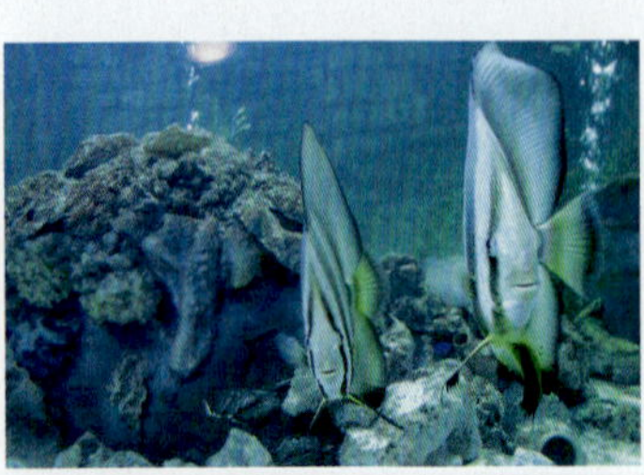

Frische mediterrane Küche und ein faszinierender Blick auf eines der größten Aquarien in Deutschland – das bietet das Unterwasserrestaurant La Mer in Neuwied. 150.000 Liter Salzwasser beherbergen eine farbenfrohe Unterwasserwelt mit tropischem Flair und einer großen Artenvielfalt, angelehnt an das Korallenmeer, einem Nebenmeer des Pazifischen Ozeans. Für das perfekte mediterrane Ambiente wird der höhlenähnliche, mit moderner Lichttechnik ausgestattete Speiseraum zusätzlich mit salzhaltiger Luft aus der Beckenhalle versorgt – so wird ein Restaurantbesuch im La Mer zu einem Erlebnis für alle Sinne, der in südländische Urlaubsstimmung versetzt. Die perfekte Location für ein romantisches Dinner zu zweit oder für all jene, die für kurze Zeit in ein tropisches Südseeparadies abtauchen wollen.

Glückundseligkeit

Artur-Ladebeck-Str. 57
33617 Bielefeld
www.glueckundseligkeit.de
Montag bis Freitag ab 11.30 Uhr, Samstag ab 9.00 Uhr,
Sonntag und Feiertag ab 10.00 Uhr

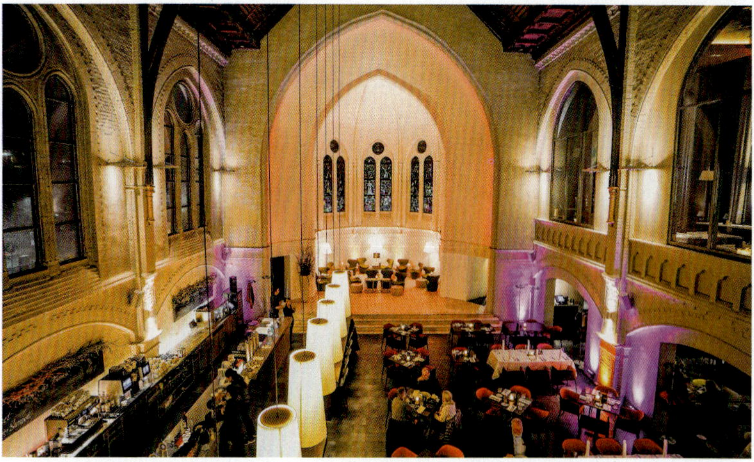

Ein einzigartig sakrales Restauranterlebnis bietet das Glückundseligkeit in Bielefeld, denn hier kann man in einer ehemaligen Kirche speisen. Die einstige Martini-Kirche wurde Ende des 19. Jahrhunderts erbaut und im Jahr 2005 vollständig saniert. Zum Zeitpunkt seiner Eröffnung war das Restaurant das erste Kirchenrestaurant Deutschlands, das ein einmaliges Ambiente vor allem für ein romantisches Dinner bietet. Hier verbinden sich moderne Innenarchitektur mit den neugotischen Räumlichkeiten zu einem einzigartigen Ensemble mit erhabener Atmosphäre. In fünf verschiedenen Bereichen kann man in diesem Restaurant mit allen Sinnen die Ruhe und das sakrale Ambiente des Kirchenbaus genießen. Die Speisekarte bietet internationale Küche mit vielen vegetarischen Gerichten, Bowls und Fischspezialitäten. Wer bei einem Restaurantbesuch eine erhabene Umgebung schätzt, sollte dieses Kirchenrestaurant unbedingt ausprobieren.

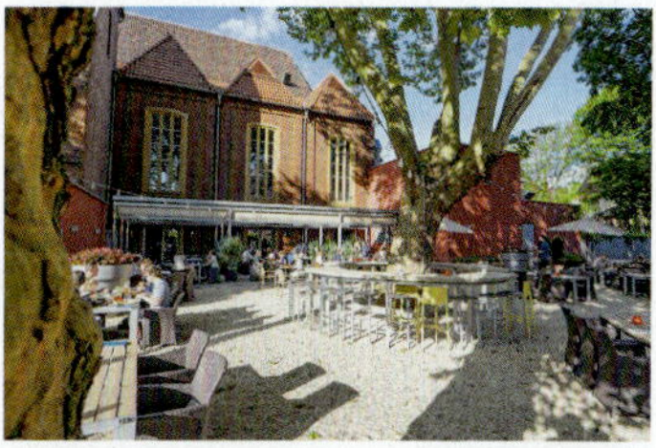

Bollesje

Der Gefängniskeller
Oberstr. 32
65385 Rüdesheim am Rhein
www.bollesje.de

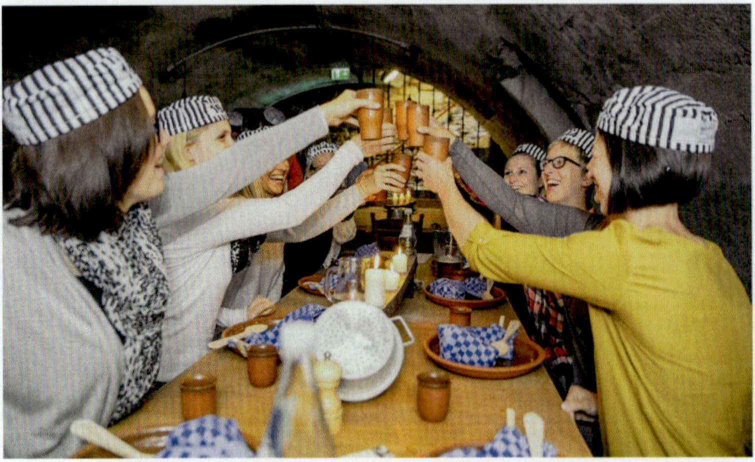

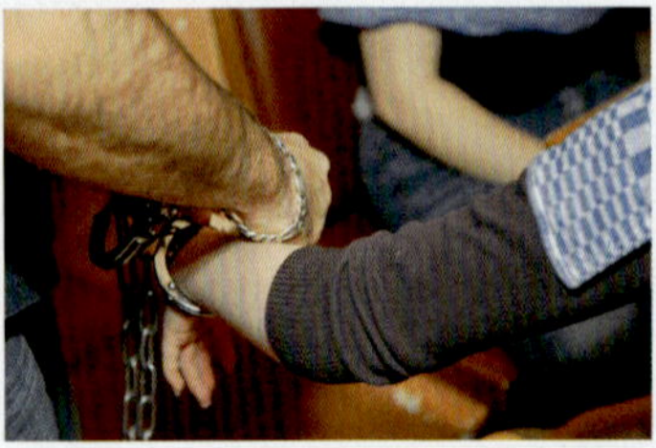

Wer schon immer mal in einem Gefängnis essen wollte, sollte sich nach Rüdesheim begeben: zusammen mit Freunden, Familie oder Kollegen wird man im Gefängniskeller Bollesje zunächst mit Sträflingsmützen eingekleidet, danach mit Fingerabdruck inhaftiert und fotografiert, bevor die Henkersmahlzeit serviert wird – etwas gehaltvoller als Wasser und Brot, doch Messer und Gabel sind auch in diesem Gefängnis verboten; gegessen wird ausschließlich mit Löffeln. Schließlich folgen Freigang und Freisprechung. Wer über besondere Kollegen oder Freunde ein paar Hintergrundinfos liefert, kann sich auf das Vorlesen des Strafregisters und Verhängung eines angemessenen Strafmaßes wie z. B. Kartoffelschälen, Einzelhaft oder Kniebeugen freuen. Serviert wird zünftige Kost wie Flammkuchen, Schweinelende, Hähnchenschenkel und Pellkartoffeln.

Sinneswandel

im Modehaus Mohr
Am Buschteich 26
21739 Dollern
www.erlebe-mohr.de/restaurant
Montag bis Freitag von 10.00 Uhr – 18.00 Uhr
Samstag von 10.00 Uhr – 17.00 Uhr

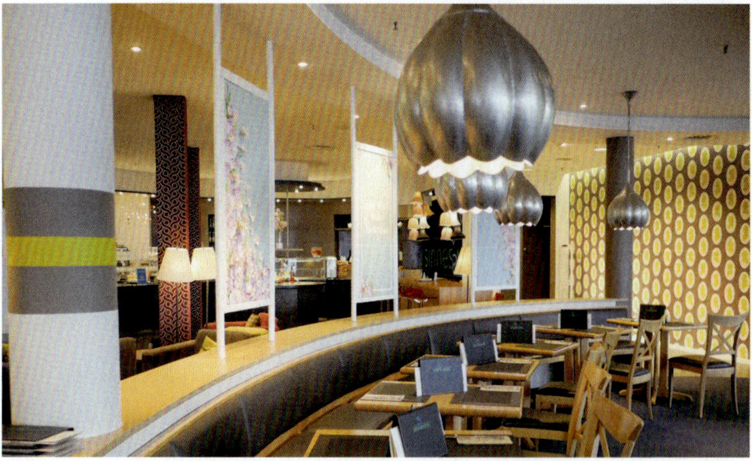

Immer mehr große Modehäuser in Deutschland bieten in ihren Räumlichkeiten nicht mehr nur Schickes zum Anziehen, sondern stilvolle Restaurants für den Kaffee zwischendurch, den Snack während des Shoppingtrips oder das gehobene Gourmetmenü. Das Modehaus Mohr befindet sich am Rande des Alten Landes in Dollern und beherbergt im Obergeschoss ein gemütliches Restaurant mit zugehöriger Dachterrasse. Das modern ausgestattete Restaurant Sinneswandel bietet nicht nur einen fantastischen Blick auf die vorbeiziehenden Kreuzfahrtschiffe und Oceanliner auf der nahen Elbe, sondern auch ausgewählte kulinarische Spezialitäten zu (fast) jeder Tageszeit – von Frühstück über Salate und Suppen bis hin zu Burgern, regionalen Fischgerichten, Schnitzel und Steaks. Am Nachmittag kann man sich bei Kaffee und Kuchen eine kleine Pause vom quirligen Shoppingtrubel gönnen.

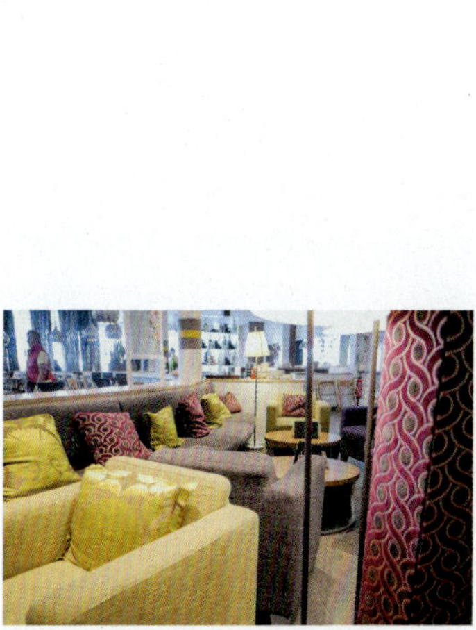

Tafelrunde

Mittelalterliches Gasthaus
Nachodstr. 21 / Ecke Prager Str.
10779 Berlin-Wilmersdorf
www.tafelrunde-berlin.de
Donnerstag bis Samstag ab 18.00 Uhr

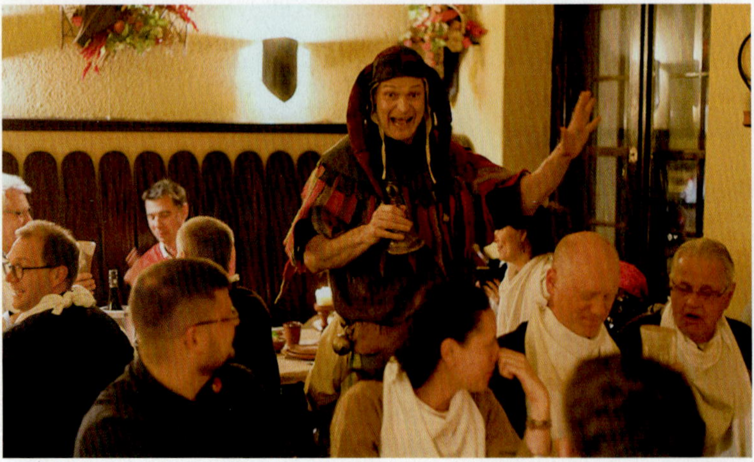

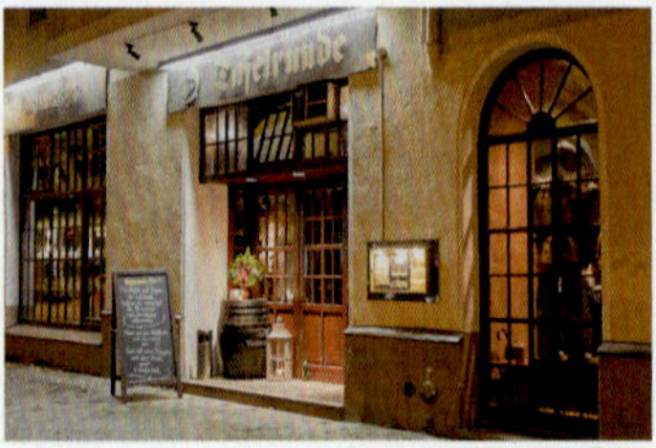

Schlemmen wie im Mittelalter heißt es im Restaurant Tafelrunde in Berlin – und zwar kräftig und deftig an einer langen Tafel mit mittelalterlichen Speisen und begleitet von einem mittelalterlichen Programm inklusive Gaukler und Gesang. Drei geschlagene Stunden lang wird üppig getafelt, gegessen wird mit den Fingern und vom Dolch, genauso wie früher auch. Die Einrichtung besteht aus steinernen Wänden, schweren Holztischen und Bauernstühlen, Kellner laufen in mittelalterlichen Kleidern und Minnesänger mit Lauten in der Hand durchs Restaurant. Die Teller sind aus Zink, die Becher aus Kupfer, Wein wird im Kuhhorn gereicht. Schmecken lassen kann man sich beispielsweise „Knusprige Haxe mit Schwarzbiertunke, Erdknollen und Sauerkraut". Abgeschlossen wird jedes Gastmahl mit einer süßen Schlemmerei oder „Klosterbruders süßer Nachtzehrung".

Backschaft

Mainstraße / Parkplatz Messe / Mainufer
63067 Offenbach
www.backschaft-offenbach.de

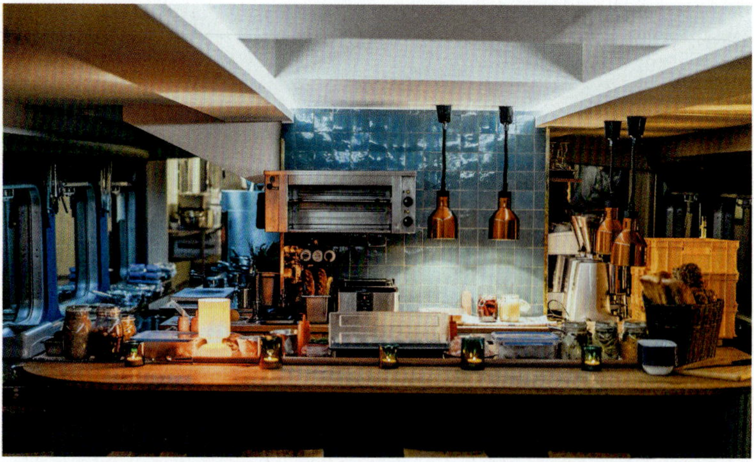

In der Nähe der Metropole Frankfurt am Main liegt ein besonderes Restaurant vor Anker und schaukelt in den Wellen des Mains: die Backschaft bietet nicht nur eine einzigartige Atmosphäre, sondern auch eine ambitionierte internationale Küche. Das gemütliche Restaurantschiff, das früher als Frachter in Berlin und Potsdam und als Veranstaltungsdampfer in Gelsenkirchen unterwegs war, ist über 100 Jahre alt und wurde aufwendig restauriert – und macht heute eine Schiffsfahrt entlang der Skyline mit Lichtreflexionen, den Brücken und Mainufern zu einem ganz besonderen Erlebnis. In der Bar im Unterdeck kann man sich hochwertige Cocktails und Drinks schmecken lassen, während unterhalb der Bullaugen der Main vorbeifließt. Die Backschaft kann für bis zu 65 Personen exklusiv gebucht werden – für Business-Events, Hochzeiten, Geburtstage, Sommerfeste, Weihnachtsfeiern und vieles mehr. Übrigens: Der Begriff „Backschaft" kommt aus der Seemannssprache und steht für die Tischgemeinschaft der Schiffsmannschaft an Bord von Marine- und Handelsschiffen.

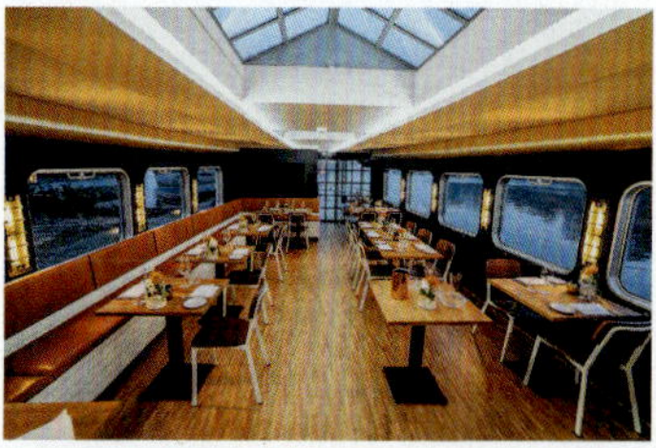

Mangfallblau

Mangfallstr. 5
83703 Gmund am Tegernsee
www.mangfallblau.com
Montag bis Freitag von 8.00 Uhr – 15.00 Uhr,
Samstag von 8.00 Uhr – 13.00 Uhr

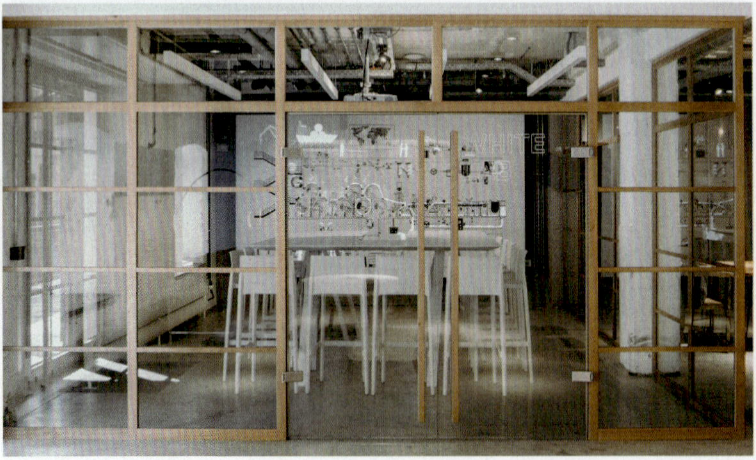

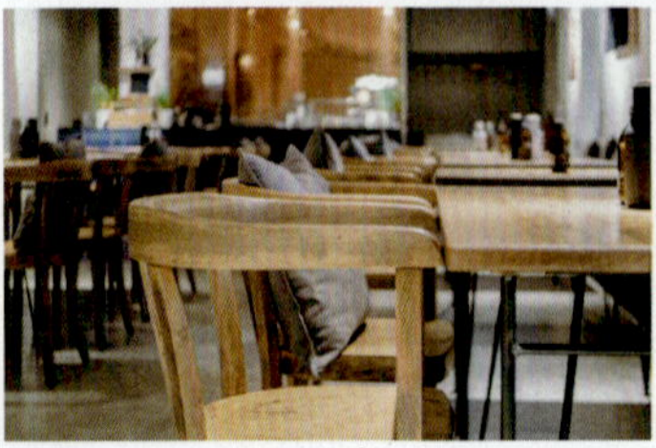

Das weltweit erste Restaurant in einer Papierfabrik kann man in Gmund am Tegernsee besuchen. Aus dem ehemaligen Zellstofflager der Gmunder Papierfabrik, die bereits seit 1829 existiert, ist ein stylishes Fabriklokal geworden, das mit außergewöhnlichem Industrie-Look zu begeistern weiß. Freigelegte Deckenrohre und teils unverputzte Wände zeichnen das Interieur ebenso aus wie die Tische aus geräucherter Eiche und die Ausgabentheke aus einem Keramikstück, das mit tiefdunklem Blau verziert wurde – passend zum Namen des Restaurants, das nach dem Fluss Mangfall benannt wurde, an dem die Papierfabrik liegt. Das Mangfallblau ist Tagescafé und Eventlocation zugleich – auf der Speisekarte stehen vegetarische, regionale und viele selbst hergestellte Produkte. Außerhalb der Öffnungszeiten finden hier außergewöhnliche Events, Workshops, Dinnerpartys, urbane Hochzeiten und vieles mehr statt.

Setzkasten

Berliner Allee 52
40212 Düsseldorf
www.setzkasten-duesseldorf.de
Montag bis Samstag von 11.30 Uhr – 15.00 Uhr
und 17.30 Uhr – 22.00 Uhr

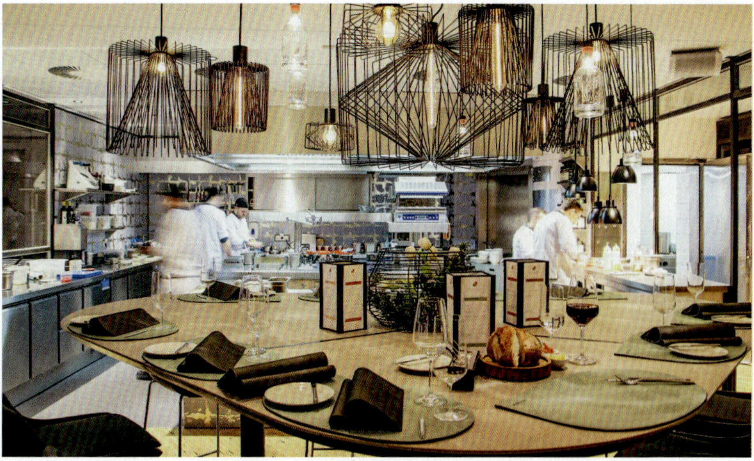

Im Untergeschoss des Erlebnissupermarkts Zurheide Feine Kost im Crown-Center in Düsseldorf verbirgt sich ein kleines Gourmetrestaurant der besonderen Art: Im Restaurant Setzkasten servieren Küchenchef Anton Pahl und sein Team moderne, kreative Gerichte inmitten von hochwertigen Feinkostprodukten. Warme Gold- und Brauntöne sowie eine langgezogene Sitzbank prägen das Interieur des Restaurants und sorgen für eine gemütliche Haute-Cuisine-Atmosphäre. Die Zutaten für die geradlinige, produktbetonte Küche findet der Küchenchef praktisch vor der Tür: Auf insgesamt zwei Etagen werden im Erlebnissupermarkt Zurheide über 60.000 Produkte angeboten – darunter auch eine Auswahl von qualitativ hochwertigen, regionalen und ausgewählten Feinkostprodukten. Auf der Speisekarte finden sich kreative Gerichte wie z.B. „Kalbsbacke, Salbei-Sauce, Gremolata, Butterpüree und Kartoffel-Tempura“. Wer eine besondere Nähe zum Chef am Herd sucht, kann sich ein Plätzchen direkt in der offenen Küche reservieren.

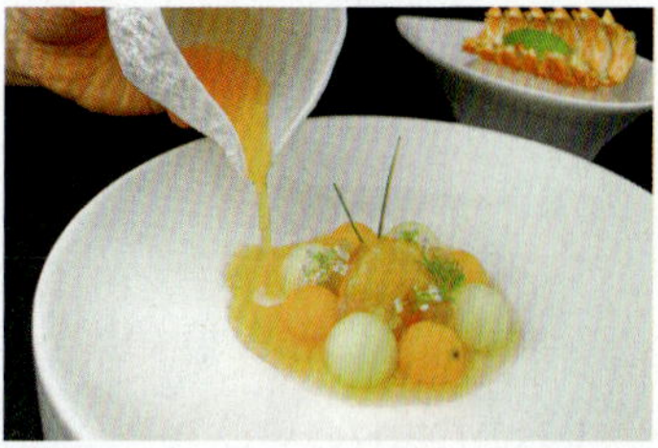

DinnerHopping

dinnerhopping.de

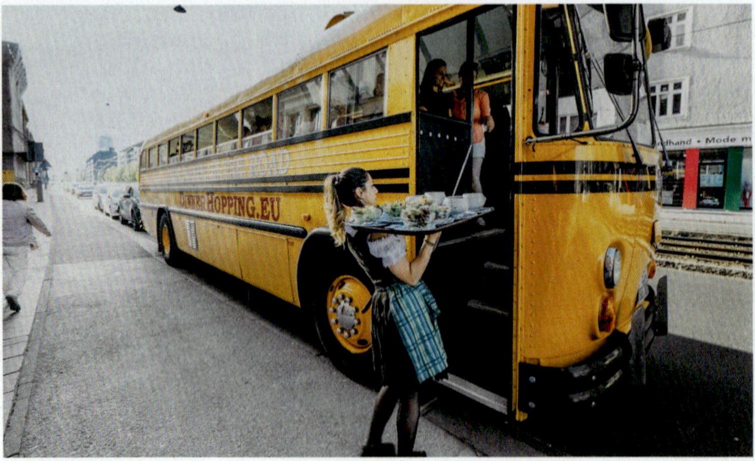

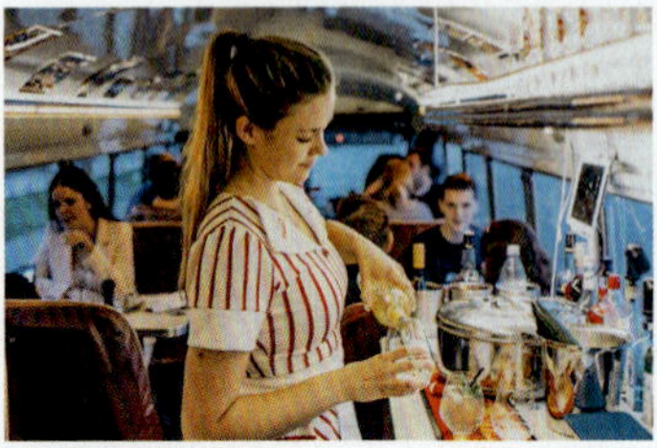

Dinner mit Stadtrundfahrt kombinieren? In München ist das möglich – und zwar in einem Original-Schulbus aus den USA. Der Schulbus stammt aus den 1970er Jahren und wurde liebevoll umgebaut und restauriert: die originalen Schulbussitze sind hochwertig gepolstert und mit Echtleder überzogen, zwischen zwei Stuhlreihen wurde je ein Original-Diner-Tisch aus den 1970ern montiert. Typische Neonleuchten dieser Zeit tauchen das Bus-Diner in ein authentisches Licht. Im Heck des Busses befindet sich eine US-Diner-Theke mit gekühlten Getränken. Die drei Gänge des Menüs kommen aus drei ausgewählten Restaurants in der Stadt und werden direkt im Bus eingenommen. Zwischen jedem Gang werden gemütliche Runden durch München gedreht – vorbei an den schönsten Plätzen und Sehenswürdigkeiten. Für die besondere Unterhaltung kann man auch Live-Musik dazubuchen.

Steaktrain

im Parkhotel Leipzig
Richard-Wagner-Str. 7
04109 Leipzig
www.parkhotelleipzig.de/gastronomie
täglich von 17.00 Uhr – 23.00 Uhr

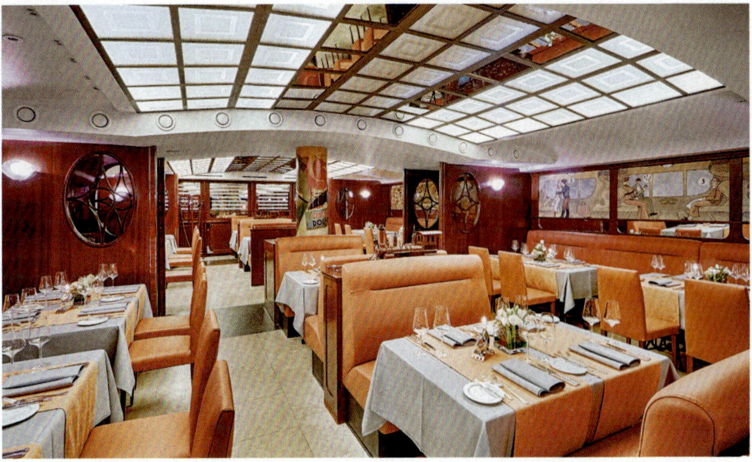

Das ungewöhnliche Restaurant STEAKTRAIN ist im Parkhotel Leipzig beheimatet und befindet sich im ehemaligen Kohlenkeller. Der Nähe zum Leipziger Hauptbahnhof ist es zu verdanken, dass das Restaurant heute in einem nachgebauten Luxusspeisewagen untergebracht ist – das Interieur wurde an den legendären Orient-Express angelehnt und sorgt für eine einmalige Atmosphäre, die durch eine nostalgische Inneneinrichtung und originale Artefakte wie z.B. Hutschachteln abgerundet wird. Doch nicht nur das außergewöhnliche Ambiente, auch das kulinarische Angebot garantiert einen besonderen Abend: Serviert werden verschiedene Fleischspezialitäten wie europäisches Weiderind oder argentinisches Rind sowie Geflügel und Fisch, zubereitet auf einem 300° C heißen Lavagrill mit offenem Feuer, der für den unvergleichlichen Geschmack sorgt. Diverse Saucen und frische Beilagen ergänzen die Steaks.

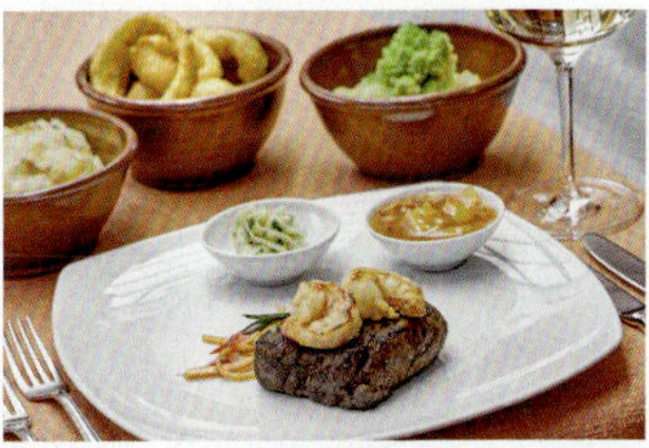

Gruben-Light-Dinner

Flair Hotel Nieder
In der Gasse
59909 Bestwig
www.hotel-nieder.de/gruben-dinner/erzbergwerk-ramsbeck.html

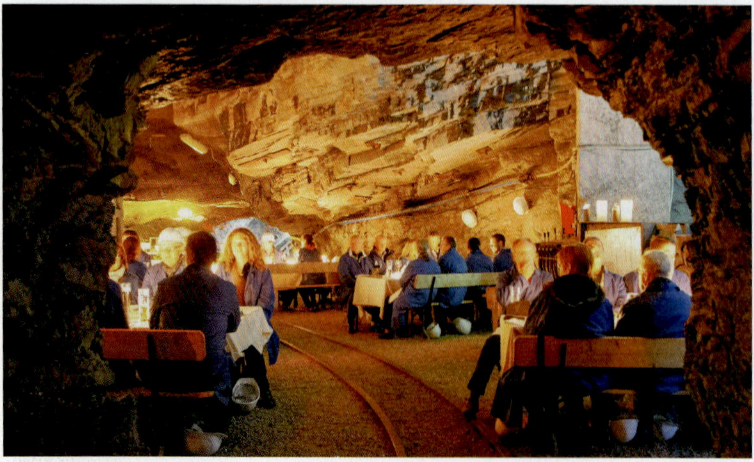

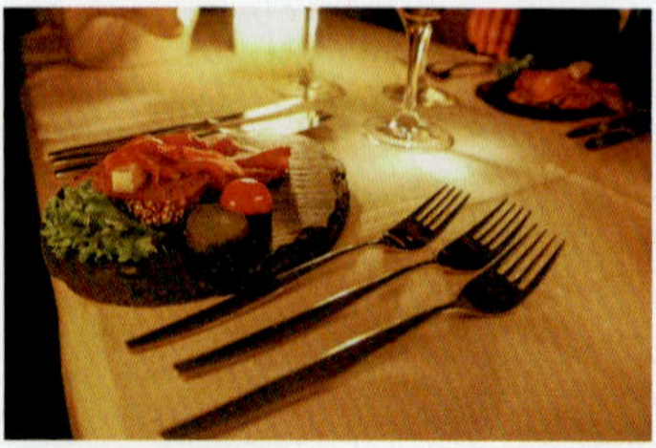

Ein kulinarisches Highlight unter Tage kann man im Sauerland erleben: beim Gruben-Light-Dinner in 300 Metern Tiefe speist man nämlich in einem alten Erzbergwerk. Mit einer Grubenbahn geht es hinunter in den Stollen, dann findet eine Besichtigung der Grube durch ehemalige Bergleute statt, die den Besuchern die Kultur der Kumpel im Sauerland nahebringen. In einem romantisch mit Grubenleuchten (Fröschen) und Strahlern beleuchteten Stollen zwischen alten Originalwerkzeugen findet das einzigartige Dinner unter Tage statt. Gegessen wird an festlich gedeckten Tischen mit Kerzen und Erzsteinen dekoriert, serviert werden zünftige Spezialitäten wie hausgemachter Knochenschinken auf Sauerländer Schiefer, Essen aus dem Henkelmann mit deftigem Sauerkraut, kleinen Kartoffeln und Minihaxen sowie Käse auf dem Buchenbrett. Denken sollte man hier auf jeden Fall an warme und wasserfeste Kleidung: im Stollen herrschen konstante 11 Grad, und an der ein oder anderen Stelle kann es auch mal tropfen!

Manufaktur Jörg Geiger

TRADITION UND INNOVATION

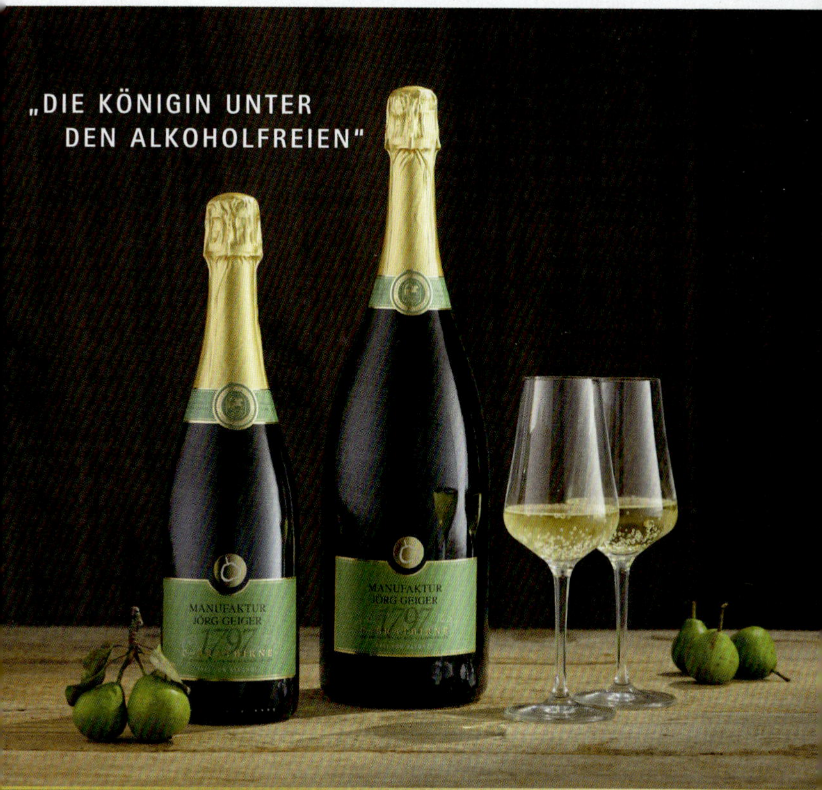

PERFEKTION UND PASSION

Adelige Vergangenheit – Moderne Methoden

Elegant und exklusiv, leicht, weniger süß – und trotzdem alkoholfrei. Birnenschaumwein hergestellt aus der Obstsorte Champagner Bratbirne. Diese gilt seit über 200 Jahren als Weinbirne allerersten Ranges. Ihren Namen trägt sie seit 1797, denn bereits zuvor wurde ein herausragender Schaumwein aus dieser Rarität hergestellt.

- Flaschengärung, 3 Jahre auf der Hefe gereift
- schonend entalkoholisiert
- Gekonnt verfeinert von Jörg Geiger, dem Pionier für Alkoholfrei

✔ 0 % Alkohol
✔ 100 % Geschmack
✔ 100 % Champagner Bratbirne
✔ 100 % natürlich

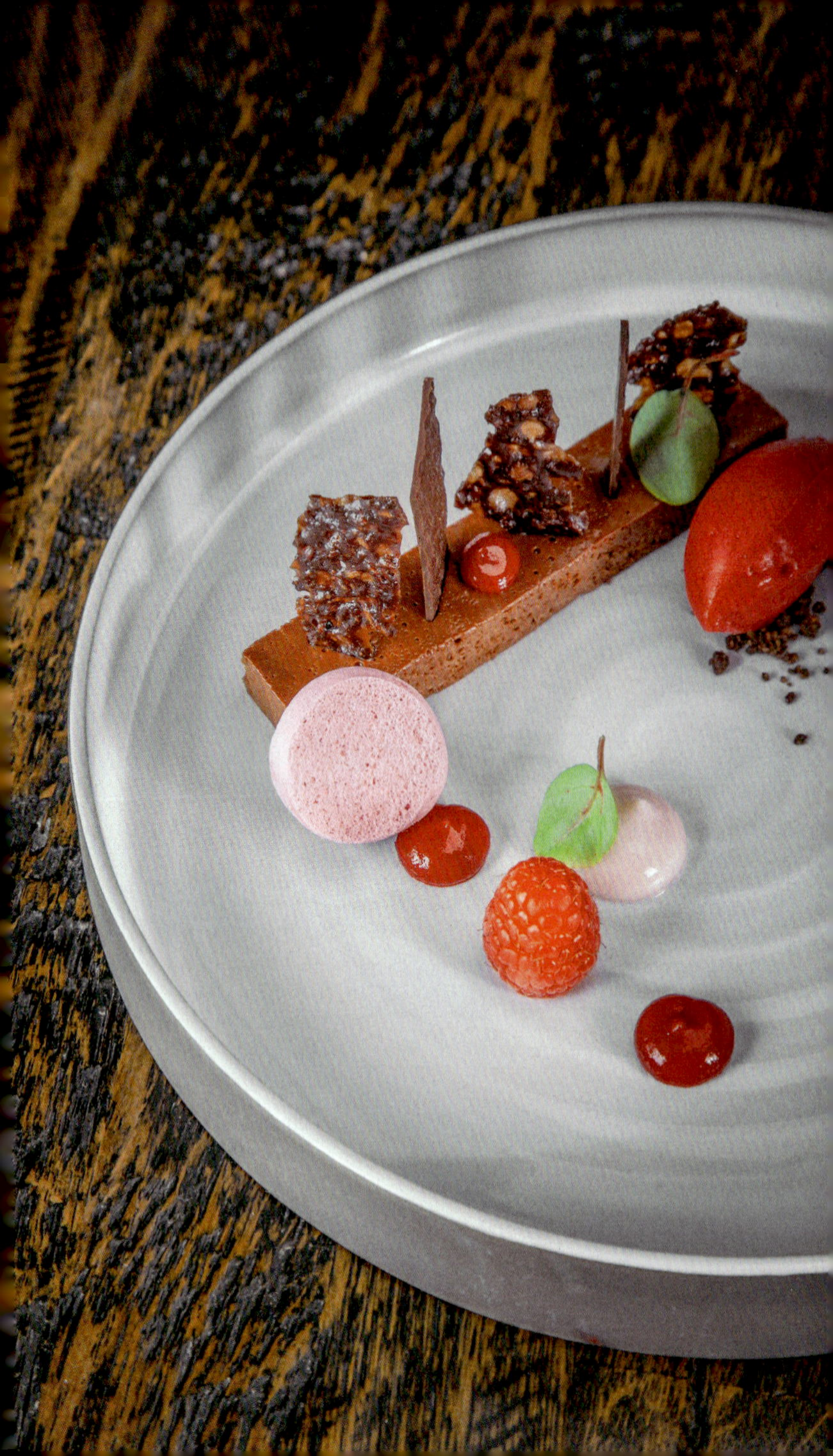

Der Varta-Führer

VARTA

1713 Orte
3031 Hotels
1895 Restaurants
14 Bars
13 Weinstuben
12 Brauereigaststätten
22 Cafés oder Konditoreien

38 Betriebe mit ◆◆◆◆◆
215 Betriebe mit ◆◆◆◆◇
1039 Betriebe mit ◆◆◆◇◇
2258 Betriebe mit ◆◆◇◇◇
1188 Betriebe mit ◆◇◇◇◇

45 Hotels mit Auszeichnung VARTA★TIPP Service
18 Hotels mit Auszeichnung VARTA★TIPP Ambiente
123 Hotels mit Auszeichnung VARTA-TIPP Service
129 Hotels mit Auszeichnung VARTA-TIPP Ambiente

72 Restaurants mit Auszeichnung VARTA★TIPP Küche
17 Restaurants mit Auszeichnung VARTA★TIPP Service
466 Restaurants mit Auszeichnung VARTA-TIPP Küche
192 Restaurants mit Auszeichnung VARTA-TIPP Service

AACHEN 39 A www.aachen.de

Nordrhein-Westfalen | EW 241.683 | 173 m Köln 70 km, Brüssel 145 km
T 0241 1802950
Aachener Dom mit Domschatzkammer (UNESCO-Weltkulturerbe), Hist. Rathaus mit Krönungssaal und Karlsfresken, Drehturm Belvedere, Kornelimünster, Spielbank Aachen, Elisenbrunnen.

Parkhotel Quellenhof www.parkhotel-quellenhof.de

Monheimsallee 52 (C2), PLZ 52062, **T 0241 91320,** F 9132100
181 Zimmer | 2 Suiten | Ez 129–269 €, Dz 149–319 €, exkl. Frühstück, 22,00 € | 24 h

Das klassisch-elegante Grandhotel mit seiner neoklassizistischen Fassade bietet exklusive, traditionelle Zimmer und Suiten sowie einen 900 qm großen SPA-Bereich, der im asiatischen ZEN-Stil gestaltet ist. Zum Haus gehören weiterhin eine großzügige Lobby mit einladendem Entree, eine Teehalle, ein Hotelrestaurant sowie zwei große Ballsäle.

Innside by Meliá www.innside.com

★★★★

Sandkaulstraße 20 (C2), PLZ 52062, **T 0241 510370,** F 51037999
158 Zimmer | 24 h

Das stylishe Designhotel in der Innenstadt wurde 2016 eröffnet. Die Gästezimmer sind puristisch eingerichtet und bieten neben modernen Kommunikationsmitteln auch King-Size- und Doppelbetten mit erstklassigem Schlafkomfort. Elegante Bar im obersten Stockwerk mit Dachterrasse und atemberaubendem Ausblick auf die Stadt.

Art Hotel Superior www.art-hotel-superior.de

★★★★S

Am Branderhof 101 (↘ C5), PLZ 52066, **T 0241 60970,** F 60972550
60 Zimmer | 5 Suiten | Ez 60–250 €, Dz 70–300 €, exkl. Frühstück, 19,00 € | 24 h

Eine sehr sympathische Businessadresse mit individuell und gemütlich eingerichteten Gästezimmern - alle mit kostenfreiem WLAN. Für Entspannung sorgt ein gepflegter SPA-Bereich. Das hauseigene Restaurant „Il Mercato“ bietet eine abwechslungsreiche mediterrane und regionale Küche.

Hampton by Hilton Aachen Tivoli www.hiltonhotels.de

★★★S

Merowingerstraße 2 (↗ C1), PLZ 52070 (OT: Soers), **T 0241 9559300,** F 955930955
164 Zimmer

Das 2017 eröffnete Haus befindet sich auf dem Gelände des ehemaligen Stadions von Alemannia Aachen und besticht durch seine spektakuläre Fassade in intensivem Violett. Wohnlich-modern zeigen sich die klimatisierten Zimmer. Das Konferenzzentrum Eurogress und das Fußballstadion Tivoli befinden sich in unmittelbarer Nähe.

Regence www.regence.bestwestern.de

★★★★ garni

Peterstraße 71 (C2), PLZ 52062, **T 0241 47870,** F 39055
60 Zimmer | 24 h

Modernes Geschäftshotel mit an die Feng-Shui-Lehre angelehnten Gästezimmern in einheitlichen Farbschemata. Puristisch eingerichtetes Restaurant im Erdgeschoss mit japanischen Spezialitäten.

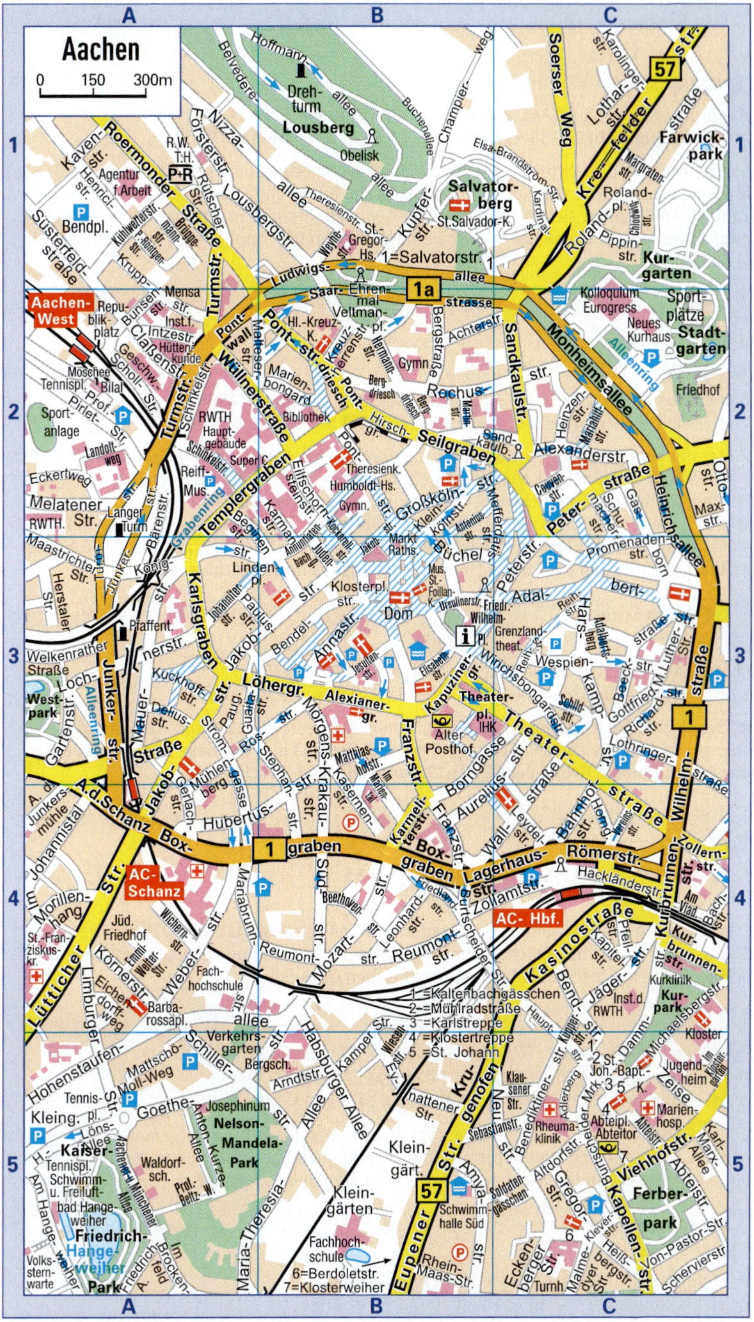
Aachen
0 150 300m
A
B
C
1
2
3
4
5
Lousberg
Dreh-turm
Obelisk
Salvator-berg
St.Salvador-K.
1=Salvatorstr.
Farwick-park
Kur-garten
Kolloquium Eurogress
Neues Kurhaus
Sport-plätze
Stadt-garten
Friedhof
Aachen-West
Mensa
Inst.f. Hütten-kunde
Moschee Bilal
RWTH Haupt-gebäude
Bibliothek
Super C
Reiff-Mus.
Langer Turm
Sport-anlage
Melatener Str.
RWTH.
Roermonder Straße
Turmstr.
Pontwall
Wüllnerstraße
Templergraben
Karlsgraben
Ludwigsallee
Saarstrasse
Monheimsallee
Heinrichsallee
Seilgraben
Alexanderstr.
Peterstraße
Theresienk.
Humboldt-Hs.
Gymn.
Markt
Raths.
Büchel
Dom
Klosterpl.
Mus. St.-Foillan-K.
Friedr.-Wilhelm-Pl.
Grenzland-theat.
Theater-pl.
IHK
Theaterstraße
Alter Posthof
Löhergr.
Alexianergr.
Franzstr.
Kapuzinergr.
Wespien-
Wilhelmstraße
Welkenrather Straße
West-park
Alleenring
Junkerstr.
Jakobstraße
Boxgraben
A.d.Schanz
AC-Schanz
Jüd. Friedhof
Lütticher Str.
Limburger Str.
Barba-rossapl.
Fach-hochschule
Reumontstr.
Lagerhausstr.
Römerstr.
Hackländerstr.
Zollamtstr.
AC-Hbf.
Kasinostraße
Kurbrunnenstr.
Kurklinik
Kur-park
Inst.d. RWTH
Kloster
Jugend-heim
Marien-hosp.
Abteipl.
Abteitor
Viehhofstr.
Ferber-park
1 =Kaltenbachgässchen
2 =Mühlradstraße
3 =Karlstreppe
4 =Klostertreppe
5 =St. Johann
Verkehrs-garten
Bergsch.
Hohenstaufen-
Kleing. pl.
Kaiser-
Tennispl. Schwimm- u. Freiluft-bad Hange-weiher
Friedrich-Hangeweiher Park
Volks-stern-warte
Josephinum
Nelson-Mandela-Park
Waldorf-sch.
Maria-Theresia-Allee
Habsburger Allee
Kleingärten
Fachhoch-schule
6=Berdoletstr.
7=Klosterweiher
Eupener Str.
Krugenofen
Schwimm-halle Süd
Rhein-Maas-Str.
Rheuma-klinik
Kapellen-str.
57
1a
1

La Bécasse
www.labecasse.de

VARTA-TIPP Küche

Hanbrucher Straße 1 (↙ A4), PLZ 52064, **T 0241 74444**
45 | Hauptgericht 26–35 €, Menü 69–105 € | Di-Fr Mo-Sa So

Seit Jahren eine bewährte Adresse für anspruchsvolle Feinschmecker. Harmonische Eleganz für Genuss aus Küche und Keller. Die marktfrische Küche von Patron Christof Lang ist innovativ und präsentiert sich mit einem herzhaften mediterranen Touch. Dazu eine international ausgerichtete Weinkarte mit Schwerpunkt Frankreich. Tipp: Täglich wechselndes Mittagsmenü.

St. Benedikt
www.stbenedikt.de

VARTA-TIPP Küche **VARTA-TIPP** Service

Benediktusplatz 12, PLZ 52076 (OT: Kornelimünster), **T 02408 2888**
24 | Hauptgericht 44–52 €, Menü 84–140 € | Di-Fr Di-Sa Mo, So

Hinter denkmalgeschützten Mauern überzeugen Küche, Ambiente sowie die herzliche Gastfreundschaft. Maximilian Kreus kocht weltoffen-französisch mit modernen und leicht asiatischen Einflüssen. Seine kulinarischen Gaumenfreuden werden am Abend in Form zweier Menüs angeboten. Dazu kredenzt Ihnen der charmante Service passende Weine von deutschen Winzern. **Achtung: Bei Redaktionsschluss für diese Buchausgabe war das Gourmetrestaurant auf Grund der COVID-19-Pandemie abends noch geschlossen.**

Schloss Schönau
www.schlossschoenau.com

Schönauer Allee 20, PLZ 52072 (OT: Richterich), **T 0241 173577**
19 | Hauptgericht 26–34 €, Menü 47–68 € | So Mi-So Mo, Di

Reizvolles hist. Schloss von 1732 mit stilvollem Ambiente. Feine, französisch geprägte Küche, geschulte Servicecrew. **Achtung: Bei Redaktionsschluss für diese Buchausgabe war das Restaurant auf Grund der COVID-19-Pandemie noch geschlossen.**

Yi Chinese Cuisine
www.yi-aachen.de

Seilgraben 39 (B2), PLZ 52062, **T 0241 99761555**
Hauptgericht 30–38 € | Di-So Mo

Das Ambiente des Restaurants ist inspiriert von den schwelgerischen 1920er Jahren in Shanghai. In dieser behaglichen Atmosphäre kredenzt man Ihnen eine authentische chinesische Küche mit frischen Zutaten und exotischen Gewürzen.

Justus K
www.justusk.de

Promenadenstr. 36 (C3), PLZ 52062, **T 0241 95177650**
45 | Hauptgericht 22–35 €, Menü 55–65 € | Di-Sa Mo, So

Ein schlicht-modern designtes Restaurant, in dem man Ihnen eine zeitgemäße Frischeküche serviert. Hier trifft sich ein buntgemischtes Publikum und genießt die ungezwungene Atmosphäre. Ansprechendes Weinangebot - auch im offenen Ausschank.

Reuters House
www.reuters-house.de

Pontstraße 117 (B2), PLZ 52062, **T 0241 1897666**
60 | Hauptgericht 15–30 €, Menü 39–44 € | Mi-So

Einst Sitz von Paul Julius Reuters Telegrafenbüro, heute ein schickes Restaurant mit exquisitem Ambiente. Hier serviert man mediterrane Spezialitäten mit saisonalen Frische-Produkten. Abends sollte man besser reservieren. Achten Sie auf die Tagesempfehlungen.

AALEN 59 A www.aalen-tourismus.de

Baden-Württemberg | EW 66.813 | 430 m Ulm 64 km, Stuttgart 70 km
T 07361 522362
Hist. Ortskern, Limes-Therme, Schaubergwerk Tiefer Stollen, Schloss Fachsenfeld, Limesmuseum.

Das Goldene Lamm www.das-goldene-lamm.de

★★★★ garni

Kocherstraße 8, PLZ 73432 (OT: Unterkochen), **T 07361 98680,** F 986898
50 Zimmer | 7 Suiten | Ez ab 58 €, Dz 98–149 €

Ein gewachsenes Urlaubs- und Geschäftshotel - zentral und günstig gelegen nahe der Autobahn A7. Das privat geführte Haus bietet wohnliche und technisch gut ausgestattete Gästezimmer. Im Restaurant wird deutsche und internationale Küche aufgetischt.

Adler www.adler-aalen.de

★★★★ garni

Deutschordenstraße 8, PLZ 73432 (OT: Waldhausen), **T 07367 9500,** F 950400
38 Zimmer | Ez 70–95 €, Dz 80–130 €, exkl. Frühstück, 8,00 €

Geschäftshotel in ruhiger Ortsrandlage. Wohnlich mit hellen Naturholzmöbeln eingerichtete Zimmer. Ansprechender Freizeitbereich mit Schwimmbad, Dampfbad und Landhaussauna. Elegant-rustikales Restaurant.

H+ Limes Thermen www.h-hotels.com

garni

Osterbucher Platz 1, PLZ 73431, **T 07361 9440,** F 944550
146 Zimmer | 24 h

Modernes Businesshotel unmittelbar neben dem Thermalbad Limes Thermen mit zweckmäßig eingerichteten Zimmern unterschiedlicher Kategorien. Sky-TV und WLAN sind für Hausgäste kostenfrei. Regionale und internationale Küche im Restaurant.

Wilder Mann www.wildermann-aalen.de

garni

Karlstraße 2-4, PLZ 73433 (OT: Wasseralfingen), **T 07361 71366,** F 971709
27 Zimmer | 3 Apartments | Ez 65–95 €, Dz 72–110 €, exkl. Frühstück, 8,00 €

Wirklich gut übernachten kann man in dem zentrumsnah gelegenen Hotel. Es bietet freundlich gestaltete Zimmer und Apartments mit zeitgemäßem Komfort. Einige Wohneinheiten sind mit einer Terrasse oder einem Balkon ausgestattet. Für Hausgäste steht eine Gemeinschaftslounge zur Verfügung.

Wilder Mann

90 | Hauptgericht 12–28 €, Menü 33–60 € | Mi-So Mo, Di

Lust auf „Schwäbischen Rostbraten mit Maultäschle und hausgemachten Spätzle“ oder „Kross gebratenes Zanderfilet auf Rahmsauerkraut mit Apfelperlen und Petersilienkartoffeln“? Und danach eine leckere Crème brûlée? Schmackhafte regional-internationale Gerichte wie diese bekommen Sie in modern-ländlicher Atmosphäre serviert - und zur warmen Jahreszeit auch im herrlichen Sommergarten.

Läuterhäusle

www.laeuterhaeusle.de

Waldhäuser Straße 109, PLZ 73432 (OT: Unterkochen), **T 07361 98890**
140 | Hauptgericht 9–24 €, Menü 18–45 € |

In dem freundlich geführten Restaurant mit schönem Gartenlokal beglückt die Küchencrew ihre Gäste mit einer verfeinerten regionalen Küche. Tipp: Schwäbisches Probiermenü. Für Übernachtungsgäste stehen 12 Zimmer zur Verfügung.

Landgasthof Lamm

www.lamm-ebnat.de

Unterkochener Straße 16, PLZ 73432 (OT: Ebnat), **T 07367 2412**
70 | Hauptgericht 12–32 €, Menü 30–45 € | Mo, Do-So Di, Mi

Gemütliche Restaurantstuben mit behaglicher Atmosphäre, freundlichem Service und schönem Biergarten. Serviert wird eine zeitgemäße bürgerliche Küche mit mediterranen Akzenten. Für Übernachtungsgäste stehen gepflegte Zimmer zur Verfügung. Auch Kochkurse bietet man an.

ABBACH, BAD 61 A

www.bad-abbach.de

Bayern | EW 11.101 | 371 m
T 09405 95990

Regensburg 10 km, Kelheim 16 km

Elisabeth

www.hotel-elisabeth.net

garni

Ratsdienerweg 4-8, PLZ 93077, **T 09405 95090,** F 950977
34 Zimmer | 2 Suiten | 9 Apartments | Ez 58 €, Dz 94 €

Inhabergeführtes Kur- und Ferienhotel. Hier stehen geschmackvoll und wohnlich eingerichtete Zimmer zur Verfügung. Freundlicher Frühstücksraum. Herzliche Gastgeber. Auch Ferienwohnungen vorhanden.

Schwögler

www.schwoegler.de

Stinkelbrunnstraße 18, PLZ 93077, **T 09405 962300**
100 | Hauptgericht 12–28 €, Menü 37–67 € | So Mi-Sa Mo, Di

Ein charmanter Landgasthof mit wohltuend modernem Ambiente. Hier können Sie sowohl regionale Spezialitäten als auch mediterran und afrikanisch inspirierte Gerichte genießen. Dazu reicht man eine sehr gute Weinkarte, die so manche Rarität bereithält. Bei schönem Wetter kann man auch auf der Terrasse speisen.

ABENBERG 53 C

www.abenberg.de

Bayern | EW 5.445 | 414 m
T 09178 98800

Spalt 6 km, Nürnberg 40 km

Burg Abenberg

www.burgabenberg.de

Burgstraße 16, PLZ 91183, **T 09178 982990,** F 9829910
22 Zimmer | 2 Suiten | Ez ab 73 €, Dz 126–130 €

Geschichtsträchtige Burg aus dem 11. Jhd. mit stilvollen Nichtraucherzimmern im Schottenturm sowie im nahegelegenen Gästehaus. Gute Tagungsmöglichkeiten.

Burg Abenberg

50 | Hauptgericht 16–35 €, Menü 44–75 € | Di-So Di-Sa Mo

Hell und freundlich gestaltetes Restaurant mit stilvoller, moderner Atmosphäre. Auf den Tisch kommen kreative internationale und regionale Gerichte.

ABSTATT 51 D www.abstatt.de

Baden-Württemberg | EW 4.531 | 241 m Heilbronn 11 km, Stuttgart 35 km
T 07062 6770

Das Wildeck www.das-wildeck.de

★★★★ garni

Heilbronner Straße 16, PLZ 74232, **T 07062 9780,** F 978178
34 Zimmer | 2 Suiten | Ez 74–135 €, Dz 114–145 €, 10,00 €

Hübsches Designhotel am Fuß der Löwensteiner Berge. Die Zimmer (einige mit Südbalkon) sind modern und komfortabel eingerichtet. Hier trifft puristisches Design auf klare Formen. Im Restaurant mit Terrasse erwartet Sie eine schmackhafte Küche, zubereitet aus besten Produkten der Region.

ABTSWIND 52 B www.abtswind.de

Bayern | EW 850 | 291 m Gerolzhofen 16 km, Kitzingen 20 km
T 09383 2692

Gasthof Zur Schwane www.gasthof-schwane.de

€ Gut & Günstig garni

Hauptstraße 10, PLZ 97355, **T 09383 6051,** F 6052
9 Zimmer | 1 Apartment | Ez 65–75 €, Dz 92–98 €, 9,00–12,00 €

Der familiär geführte Gasthof - seit 1885 in Familienbesitz - verfügt über behaglich und zweckmäßig eingerichtete Zimmer. Altfränkische Gaststube mit holzvertäfelten Sitzbänken und hist. Doppelsprossenfenstern, in der traditionelle und kreative fränkische Küche serviert wird.

ACHERN 57 A www.achern.de

Baden-Württemberg | EW 26.835 | 145 m Offenburg 20 km, Baden-Baden 25 km
T 07841 6421900
St.-Nikolaus-Kapelle, ehem. Heil- und Pflegeanstalt Illenau, Leopoldsdenkmal und Brunnen-Philipp am Adlerplatz, Brecht'sches Haus.

Schwarzwälder Hof www.hotel-sha.de

★★★ garni

Kirchstraße 38, PLZ 77855, **T 07841 69680,** F 29526
20 Zimmer | Ez 58–79 €, Dz 84–125 €

Gut geführtes, kinderfreundliches Urlaubshotel mit schönem Kräuter-Blumengarten. Geschmackvoll eingerichtete Gästezimmer mit moderner Ausstattung, teils mit Balkon. Sehr gutes Frühstück.

Chez Georges

50 | Hauptgericht 9–28 €, Menü 18–47 € | Di-Sa Mo, So »

Elegant und stilvoll eingerichtetes Hotelrestaurant mit angenehmem Ambiente und herzlichem Service. Die Speisekarte bietet regionale Spezialitäten aus heimischen Produkten. Idyllischer Garten.

Sonne Eintracht
www.hotel-sonne-eintracht.com

★★★★ garni

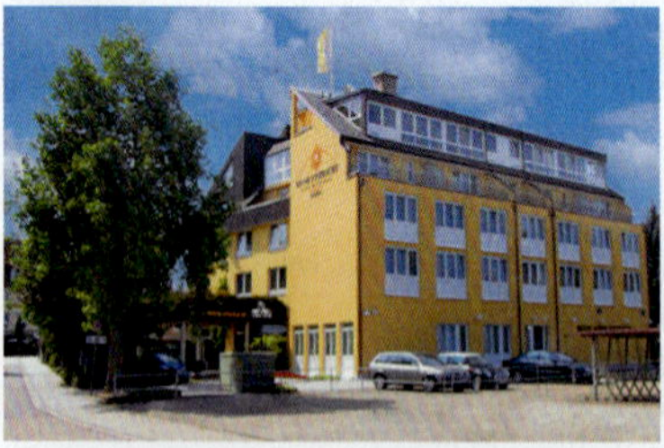

Hauptstraße 112, PLZ 77855,
T 07841 6450, F 645645
65 Zimmer
Ez 66–96 €, Dz 105–129 € | 24 h

Behaglich eingerichtetes Tagungshotel in verkehrsgünstiger Lage mit schönem Panorama-Frühstücksraum. Gepflegte Gästezimmer mit stilvollem Ambiente. Im Restaurant wird traditionell, saisonal und mediterran gekocht.

Kininger's Hirsch
www.kiningers-hirsch.de

Oberacherner Straße 26, PLZ 77855 (OT: Oberachern), **T 07841 21579**
65 | Hauptgericht 17–28 €, Menü 30–38 € | Mi-So Mo, Di

Kleiner Familienbetrieb am Fuße des Schwarzwaldes in herrlich ruhiger Lage inmitten von Obstgärten und Weinreben. Hier erwartet Sie eine marktfrische Küche unter Verwendung saisonaler Zutaten. Übernachten kann man auch. Die 5 Gästezimmer sind individuell und rustikal eingerichtet.

ACHIM 22 B
www.achim.de

Niedersachsen | EW 29.991 | 15 m — Verden 18 km, Bremen 21 km
T 04202 2949
Achimer Glockenspiel, Windmühle, Fassade Riekes Honigkuchenfabrik, St. Laurentius-Kirche.

Bootshaus
www.hotel-bootshaus.de

garni

Uesener Weserstr. 17, PLZ 28832 (OT: Uesen), **T 04202 51980,** F 519851
43 Zimmer | 2 Suiten | 1 Apartment | Ez 80–100 €, Dz 100–110 €

Exponierte Lage am alten Jachthafen im Stadtteil Uesen. Von den Zimmern, den Terrassen oder dem Restaurant hat man einen reizvollen Blick in die Wesermarsch. Der Weser-Radweg führt direkt am Haus vorbei.

Gieschen's Hotel
www.gieschens-hotel.de

garni

Obernstraße 12, PLZ 28832, **T 04202 88480,** F 8848100
50 Zimmer | Ez 69–79 €, Dz 93–103 €, ab 9,00 €

Hist. Stadthotel in zentraler Lage. Das Haus verfügt über gepflegte, solide eingerichtete Zimmer - fragen Sie nach den neuen Premiumzimmern! Im Restaurant wird eine klassische deutsche und internationale Küche serviert.

ADELSDORF 53 A
www.adelsdorf.de

Bayern | EW 7.744 | 264 m — Höchstadt 8 km, Nürnberg 41 km
T 09195 94320

Landhotel 3 Kronen
www.3kronen.de

Hauptstraße 8, PLZ 91325, **T 09195 9200,** F 920480
36 Zimmer | Ez 65–85 €, Dz 136–160 €

Ein freundlich geführtes Landhotel mit 300-jähriger Familientradition. Die Gästezimmer sind geschmackvoll im modernen Landhausstil eingerichtet und tragen eine individuelle Handschrift. Das Restaurant verfügt über mehrere gemütliche Stuben, eine Hofterrasse und einen schönen Biergarten.

Landgasthof Niebler
www.landgasthof-niebler.de

Neuhauser Hauptstraße 30, PLZ 91325 (OT: Neuhaus), **T 09195 8682**
88 | Hauptgericht 8–19 €, Menü 19–55 € | Sa-So Mo-Di, Do-So Mi

Gemütliche Gaststuben mit ländlichem Charme. Frisch zubereitete Gerichte aus der regionalen Küche, u.a. leckere Karpfenspezialitäten. Zum Übernachten stehen gepflegte Gästezimmer bereit.

ADELSHOFEN 52 D
www.adelshofen.de

Bayern | EW 924 | 429 m
T 09865 336
Rothenburg ob der Tauber 9 km, Bad Mergentheim 37 km

Landhaus zum Falken
www.landhaus-zum-falken.de

Tauberzell 41, PLZ 91587 (OT: Tauberzell), **T 09865 941940**
60 | Hauptgericht 8–20 €, Menü 15–35 € | Mi-So Mo, Mi-So Di 8.–17.11.20, 23.–26.12.20, 24.1.–24.2.21

In diesem traditionellen Gasthaus werden überwiegend regionale Gerichte aufgetischt. Die Scheune mit ihrem urig-rustikalen Charme steht für Veranstaltungen zur Verfügung. Man verfügt auch über liebevoll eingerichtete Zimmer, die sich auf Stamm- und Gästehaus verteilen.

ADELSRIED 59 D
www.adelsried.de

Bayern | EW 2.270 | 485 m
T 08294 86920
Augsburg 17 km, Dillingen/Donau 29 km

Parkhotel Schmid
www.parkhotel-schmid.de

Augsburger Straße 28, PLZ 86477, **T 08294 2910,** F 291291
94 Zimmer | Ez 69–85 €, Dz 119–129 €

Gewachsenes Business- und Freizeithotel mit sehr guter Autobahnanbindung an die A8. Komfortable Zimmer unterschiedlicher Kategorien mit persönlicher Note. Modern ausgestattete Veranstaltungsräume.

ADENAU 39 D
www.hocheifel-nuerburgring.de

Rheinland-Pfalz | EW 3.073 | 330 m
T 02691 305122
Cochem 46 km, Bonn 54 km

Landhaus Sonnenhof
www.sonnenhof-nuerburgring.de

Sonnenberg 10 (Zufahrt über Hirzensteinstraße), PLZ 53518, **T 02691 92270,** F 8664
38 Zimmer | 6 Suiten

Familiär geführtes Haus in ruhiger Aussichtslage mit Blick auf die Hohe Acht. Behaglich-rustikal sowie stilvoll eingerichtete Gästezimmer. Im gemütlichen Restaurant werden Spezialitäten aus der Region serviert.

ADENDORF 15 D
www.adendorf.de

Niedersachsen | EW 10.104 | 28 m — Lüneburg 5 km, Hamburg 53 km
T 04131 98090

Castanea Resort Hotel
www.castanea-resort.de

Scharnebecker Weg 25, PLZ 21365, **T 04131 22330,** F 22332233
164 Zimmer | 9 Suiten | 7 Apartments | 24 h

Hotel am Rande eines Golfplatzes mit großzügigem Empfangsbereich und Galerie. Moderne Zimmer unterschiedlicher Kategorien. SPA, Health & Wellness im 1.500 qm großen „Castanea SPA“. Zwei Restaurants mit regionaler und internationaler Küche.

AERZEN 22 D
www.aerzen.de

Niedersachsen | EW 10.617 | 99 m — Hameln 10 km, Barntrup 13 km
T 05154 9880

Schlosshotel Münchhausen
www.schlosshotel-muenchhausen.com

VARTA TIPP Service

Schwöbber 9, PLZ 31855, **T 05154 70600,** F 7060130
68 Zimmer | 8 Suiten | 1 Apartment | Ez 140–295 €, Dz 170–325 €, exkl. Frühstück, 29,00 € | 24 h

Imposanter Renaissancebau aus dem 16. Jhd. mit gediegen-eleganter Atmosphäre. Die Zimmer und Suiten sind nobel mit antikem Mobiliar und vielen liebevollen Accessoires ausgestattet. Hier sorgt man sich fantastisch motiviert und mit hoher Professionalität um das Wohl der Gäste. Der Wellnessbereich umfasst ein Hamam, ein Dampfbad und eine Sauna. Golffreunde finden direkt um das Schloss zwei Golfplätze sowie eine Driving Range.

Gourmetrestaurant

VARTA-TIPP Küche VARTA-TIPP Service

20 | Hauptgericht 50–80 €, Menü 125–185 € | Di-Sa Mo, So

Das stilvoll ausgestattete Restaurant mit Renaissance-Atmosphäre ist die Bühne für die kulinarischen Schöpfungen von Achim Schwekendiek. Seine „Haute cuisine à la française“ loben wir seit Jahren mit Recht, denn sie zeigt Kreativität und große Sorgfalt im Umgang mit den Produkten. Der sehr aufmerksame und geschulte Service lässt erkennen, dass man hier mit Herzblut Gastronomie lebt.

1570 – Petit Gourmet

VARTA-TIPP Küche

18 | Hauptgericht 18 €, Menü 35–140 € | Di-Sa Mo, So

Hier muss keine Schwellenangst aufkommen! Eine wandlange Lederbank und kleine Tische sorgen für eine fröhliche, lockere Atmosphäre. Im kleinen „Gourmetableger“ können Sie einen Zwischengang aus dem großen Abendmenü genießen. Kleiner Raum, kleine Portionen, kleiner Preis: Jeder Gang kostet 17,50 Euro.

Schlosskeller

72 | Hauptgericht 17–38 €, Menü 49–69 € | Mo-So

In stimmungsvollem Ambiente des liebevoll dekorierten Gewölbekellers werden Sie mit bodenständigen Klassikern aus deutschen Landen und der Welt verwöhnt. Wie wäre es z.B. mit „Zweierlei vom Weidehuhn | Rote Bete | Bulgur | Rotweinjus“? Im Sommer wird auch auf der Terrasse am Schlossweiher serviert.

AHORNTAL 53 B www.ahorntal.de

Bayern | EW 2.200 | 400 m Glashütten/Oberfranken 6 km, Bayreuth 20 km
T 09202 200

Burg Rabenstein www.burg-rabenstein.de

garni

Rabenstein 33, PLZ 95491, **T 09202 9700440,** F 970044520
22 Zimmer | 3 Suiten | Ez ab 117 €, Dz ab 158 €

Hoch über dem Ailsbachtal thront die geschichtsträchtige Burg. Sie wohnen in geräumigen Zimmern und Suiten mit warmer, eleganter Ausstattung. Die großzügige Außenanlage beherbergt eine Tropfsteinhöhle, eine Falknerei und einen Biergarten.

AHRENSBURG 15 B www.ahrensburg.de

Schleswig-Holstein | EW 31.945 | 46 m Hamburg 21 km, Lübeck 38 km
T 04102 50660
Schloss Ahrensburg, Schlosskirche, Schlossmühle am Mühlenredder, Marstall, Haus der Natur, Freizeitbad Badlantic, Bredenbeker Teich.

Park Hotel www.parkhotel-ahrensburg.de

garni

Lübecker Straße 10a, PLZ 22926, **T 04102 2300,** F 230100
109 Zimmer | 10 Suiten | Ez 80–115 €, Dz 95–135 €, exkl. Frühstück, 14,50 € | 24 h

Dieses Geschäfts- und Tagungshotel empfängt Sie mit komfortabel eingerichteten Zimmern sowie Apartments zur Langzeitvermietung. Kleiner Wellnessbereich mit Sauna und Tepidarium. Im Restaurant „le Marron“ werden internationale Gerichte aufgetischt. **Achtung: Bei Redaktionsschluss für diese Buchausgabe war das Hotel auf Grund der COVID-19-Pandemie noch geschlossen.**

Ahrensburg www.ringhotel-ahrensburg.de

★★★S garni

Ahrensfelder Weg 48, PLZ 22926, **T 04102 51560,** F 515656
24 Zimmer | 2 Apartments | Ez 92–100 €, Dz 114–128 € »

Auf dem Gelände eines ehem. Klosters befindet sich dieses Hotel. Es bietet zeitgemäße Gästezimmer und gut ausgestattete Familienapartments. Gutes Frühstück mit Spezialitäten aus der Region, das bei schönem Wetter auch auf der Terrasse eingenommen werden kann. Kleiner Garten.

Am Schloss www.hotel-am-schloss.de

★★★ S garni

Am Alten Markt 17, PLZ 22926, **T 04102 8055,** F 1801
77 Zimmer | 2 Suiten | 2 Apartments | Ez ab 75 €, Dz ab 85 €, exkl. Frühstück, 11,50 € | 24 h

Eine freundliche und gepflegte Adresse ist dieses familiengeführte Haus gegenüber der Schlosskirche. Die Zimmer und Suiten sind zeitgemäß und gemütlich ausgestattet. Innovative Regionalküche bietet das moderne Restaurant „Söbentein".

AHRENSFELDE 27 A www.gemeinde-ahrensfelde.de

Brandenburg | EW 12.769 | 70 m Eiche 4 km, Berlin 15 km
T 030 9369000
Lenné-Park, mittelalterliche Dorfkirchen.

Aragon am Lenné-Park www.hotel-aragon.de

★★★★★S garni

Kietz 2a (an der B 158), PLZ 16356 (OT: Blumberg), **T 033394 500,** F 50251
26 Zimmer | 1 Suite | Ez 70–85 €, Dz 105–125 € | 24 h

Familiär geführtes Haus mit geschmackvoll eingerichteten, zweckmäßigen Zimmern. Verkehrsgünstige Lage in der Nähe der A 10. Restaurant mit internationaler Küche.

AHRENSHOOP, OSTSEEBAD 10 D www.ostseebad-ahrenshoop.de

Mecklenburg-Vorpommern | EW 721 | 3 m Ribnitz-Damgarten 16 km, Rostock 46 km
T 038220 666610

The Grand www.the-grand.de

★★★★★S garni

Schifferberg 24, PLZ 18347 (OT: Ahrenshoop), **T 038220 6780**
81 Zimmer | 20 Suiten | 1 Apartment | Ez 125–255 €, Dz 145–369 € | 24 h

Direkt am Strand befindet sich diese exklusive Adresse. Das Hotel bietet hochwertig eingerichtete Zimmer und Suiten mit Balkon oder Terrasse. Umfangreiches Wellnessangebot auf 3.000 qm, u.a. Pool mit Gegenstromanlage, mehrere Saunen und Massageservice. Regionale und internationale Küche erwartet den Gast im Restaurant „Weitblick".

Namenlos & Fischerwiege www.hotel-namenlos.de

★★★★ S garni

Dorfstr. 44, PLZ 18347, **T 038220 6060,** F 606301
55 Zimmer | 33 Suiten | 5 Apartments | Ez 65–160 €, Dz 85–225 €

Idyllische Lage im Grünen inmitten der Sanddünen. Das Hotel besteht aus vier romantischen Häusern mit strohgedeckten Dächern und zeitgemäßem Interieur. Hier erwarten den Gast wohnlich eingerichtete Landhauszimmer unterschiedlicher Kategorien.

Namenlos & Fischerwiege

60 | Hauptgericht 20–33 €, Menü 39–69 € | Mo-So

In dem sympathischen Restaurant mit schöner Seeterrasse wird überwiegend regional gekocht. Auf der Speisekarte finden sich u.a. Gerichte vom Borner Weidelamm sowie frische Fisch- und Wildspezialitäten. Unbedingt probieren sollten Sie die Kuchen und Torten aus der hauseigenen Konditorei.

Landhaus Morgensünn www.hoteluntermreetdach.de

garni

Bauernreihe 4b, PLZ 18347 (OT: Niehagen), **T 038220 6410,** F 64126
43 Zimmer | 5 Suiten | 8 Apartments | Ez 70–100 €, Dz 90–155 €

Direkt am Bodden liegt das 1993 im typischen Reetdach-Stil erbaute Hotel, zu dem auch die Gästehäuser „Susewind", „Am Kiel" und das Haus Strandgut gehören. Die Zimmer und Apartments sind im eleganten Landhausstil eingerichtet. Die Küche im Restaurant orientiert sich am Wechsel der Jahreszeiten.

Seezeichen www.seezeichen-hotel.de

garni

Dorfstraße 22, PLZ 18347, **T 038220 678300,** F 679767
53 Zimmer | 3 Suiten | 30 Apartments | Ez ab 60 €, Dz ab 70 €

Schön wohnt man hier in diesem geschmackvoll eingerichteten Hotel in direkter Strandlage. Das Personal freundlich, tipptopp gepflegt die Zimmer, schmackhaft und frisch das Frühstück am Morgen. Es gibt auch einen Wellnessbereich mit drei Saunen und Massageangebot.

AIBLING, BAD 68 B www.bad-aibling.de

Bayern | EW 18.052 | 492 m Rosenheim 12 km, Miesbach 25 km
T 08061 90800
Stadtpfarrkirche Mariä Himmelfahrt, Schloss Prantseck, Theresienmonument, Kurpark, Gitarrenfestival Saitensprünge im November, Heimatmuseum, Therme.

Das Lindner www.das-lindner.com

★★★★ garni

Marienplatz 5, PLZ 83043, **T 08061 90630,** F 906399
56 Zimmer | 12 Suiten | Ez ab 98 €, Dz ab 135 €, ab 17,00 €

Das ehem. Schloss Prantshausen mit seiner über 1400-jährigen Geschichte beherbergt heute individuell eingerichtete Stilzimmer mit romantischem Charme. Besonders attraktiv sind die modernen Businesszimmer im Neubau.

Restaurants im Hotel Das Lindner

T 08061 9063717
100 | Hauptgericht 15–38 €, Menü 27–68 € | Mo-Sa So

Sowohl im eleganten Hotelrestaurant „Lindners Stub'n" als auch in der gemütlichen „Schwemme" serviert man eine frische alpenländische Bio-Küche. Auf der Karte stehen frisch zubereitete gutbürgerliche Gerichte wie z.B. „Gebratener Kalbsrücken mit Rotwein-Jus, Safranrisotto und Mandel-Brokkoli" oder „Semmel-Brezen-Knödel mit Ragout von heimischen Waldpilzen".

Schmelmer Hof www.schmelmer-hof.de

garni

Schwimmbadstraße 15, PLZ 83043 (OT: Harthausen), **T 08061 4920,** F 492551
110 Zimmer | 15 Suiten | Ez ab 92 €, Dz ab 129 € »

Familiengeführtes Wellness- und Tagungshotel am Ortsrand mit traditionellem Ambiente. Charmant eingerichtete Zimmer, teils mit Bergblick. Ansprechender Wellnessbereich mit Pool und verschiedenen Saunen. Restaurant mit regionaler Küche.

AICHACH 60 C www.aichach.de

Bayern | EW 21.700 | 446 m Schrobenhausen 16 km, Augsburg 26 km
T 08251 9020
Mittelalterlicher Stadtkern mit barockem Rathaus, Reste der Stadtmauer, Spitalkirche, Spechtturm, Auerturm, Köglturm, Stadtpfarrkirche Mariä Himmelfahrt, Burgkirche Maria im Siege in Oberwittelsbach mit Überresten der Burg, Nationaldenkmal auf dem Burgplatz Oberwittelsbach, Wasserschloss (Sisi-Schloss) in Unterwittelsbach.

Specht www.hotel-specht.de

Stadtplatz 43, PLZ 86551, **T 08251 87520,** F 875252
37 Zimmer | 3 Suiten | Ez 70 €, Dz 105 €, 8,00–9,50 €

Familiär geführter, traditionsreicher Gasthof im Stadtzentrum - 1618 erstmals erwähnt. Modern und wohnlich eingerichtete Zimmer. Rustikale Gemütlichkeit und deftige bayerische Küche erwarten Sie in den ländlichen Gaststuben.

AITERN 64 A www.aitern.de

Baden-Württemberg | EW 550 | 630 m Feldberg 15 km, Lörrach 35 km
T 07673 7043

Belchenhotel Jägerstüble www.belchenhotel.de

★★★★

Obermulten 3, PLZ 79677 (OT: Belchen), **T 07673 888180,** F 8881864
30 Zimmer | 2 Apartments | Ez ab 85 €, Dz ab 150 €

Das persönlich geführte Ferienhotel liegt unterhalb des Belchens im Naturschutzpark auf 1.100 m Höhe. Die Gästezimmer zeigen sich geradlinig, individuell und sehr gemütlich. Entspannung verspricht der hauseigene Wellnessbereich. Behagliches Restaurant mit rustikalem Flair und typisch Schwarzwälder Gastlichkeit.

ALBSTADT 58 C www.albstadt-tourismus.de

Baden-Württemberg | EW 45.970 | 731 m Sigmaringen 24 km, Tübingen 37 km
T 07431 1601204

In der Breite www.hotel-breite.com

★★★ garni

Flandernstraße 97, PLZ 72458 (OT: Ebingen), **T 07431 90070,** F 900777
14 Zimmer | 7 Apartments | Ez 60–78 €, Dz 90–110 €, ab 5,00 €

Ein sehr gut geführtes Haus in ruhiger Lage am Stadtrand. Hier wohnen Sie in gepflegten Zimmern zu fairen Preisen. Einige der Zimmer haben einen separaten Eingang. In der näheren Umgebung gibt es schöne Wanderwege.

ALDERSBACH 62 A www.aldersbach.de

Bayern | EW 4.302 | 328 m Vilshofen 10 km, Passau 32 km
T 08543 96100

Mayerhofer
www.hotel-mayerhofer.com

€ Gut & Günstig ★★★

Ritter-Tuschl-Straße 2, PLZ 94501, **T 08543 96390,** F 963939
30 Zimmer | Ez 62–75 €, Dz 85–95 €

Gut geführter Traditionsgasthof mit ländlicher Gaststube und schönem Biergarten. Man verfügt sowohl über rustikal als auch modern eingerichtete Zimmer. Kleiner Saunabereich.

das asam
www.das-asam.de

Freiherr-von-Aretin-Platz 2, PLZ 94501, **T 08543 6247624**
Hauptgericht 10–33 €, Menü 37–44 € | Fr-So Mo, Do-So

Hier speisen Sie im altehrwürdigen Ambiente der historischen Klosteranlage. Das Restaurant im 1. Stock mit seiner hohen Decke und den wunderschönen Stuckverzierungen serviert eine abwechslungsreiche Küche mit modern inspirierten Gerichten. Alternativ lädt die Klosterschänke zum Lunch, zu Kaffee und Kuchen oder zur Brotzeit ein. Im Hotel übernachtet man gepflegt und zeitgemäß.

ALDINGEN 57 D
www.aldingen.de

Baden-Württemberg | EW 7.600 | 650 m — Spaichingen 5 km, Trossingen 6 km
T 07424 8820

Hotel Aurelia
www.hotel-aurelia.de

★★★★

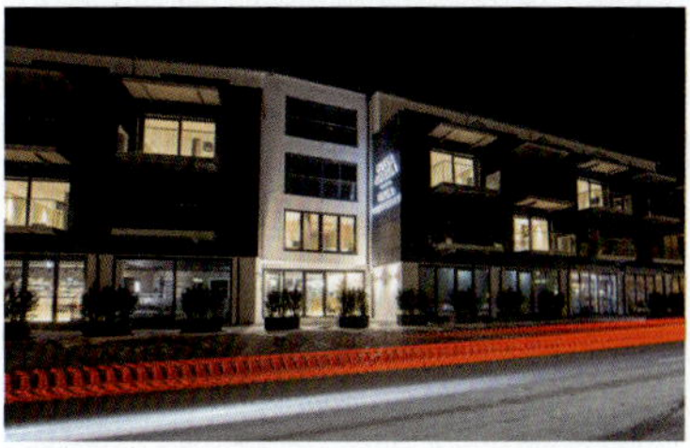

Hauptstraße 11-13, PLZ 78554,
T 07424 980440, F 9804444
45 Zimmer
Ez ab 89 €, Dz ab 109 €, exkl. Frühstück,
15,00 €

Das Hotel befindet sich mitten im Zentrum. Die wohnlichen Zimmer präsentieren sich als gelungenes Zusammenspiel aus zeitlos elegantem Interieur und moderner Technik. Im Restaurant erwartet Sie ein breites Speisenangebot von Salaten über regionale Gerichte bis hin zu Steak-Spezialitäten.

ALF 40 C
www.alf-mosel.de

Rheinland-Pfalz | EW 836 | 95 m — Cochem 29 km, Bernkastel-Kues 41 km
T 06542 2619

Burg Arras
www.arras.de

Wohnplatz 1, PLZ 56859, **T 06542 22275,** F 2595
10 Zimmer | Ez 115–185 €, Dz 150–250 €

Auf einer Bergkuppe mit herrlicher Aussicht auf das Moseltal liegt diese hist. Burganlage. Stilvoll und wohnlich, teils mit edlen Antiquitäten möblierte Zimmer. Zum familiär geführten Haus gehören auch ein behagliches Restaurant mit Burgterrasse und ein Museum. Reichhaltiges Frühstück.

Bömers Mosellandhotel www.boemershotel.de

VARTA-TIPP Service

★★★S garni

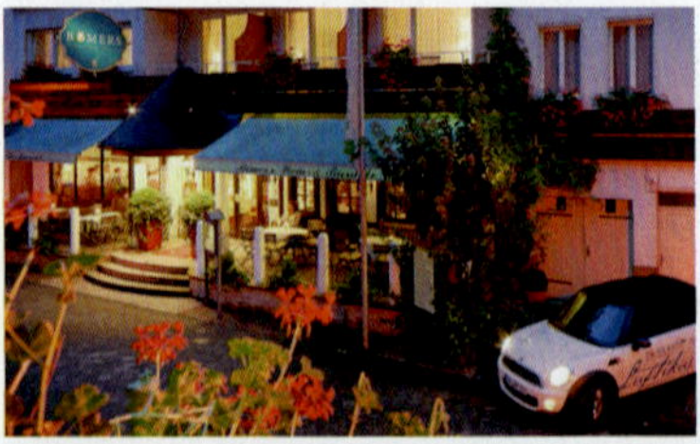

Ferdinand-Remy-Straße 27, PLZ 56859, **T 06542 2310,** F 1275
34 Zimmer | 3 Apartments
Ez 59–89 €, Dz 79–150 € | ⊘ 15.11.20–25.3.21

Das heimelige Wohlfühlhotel wird privat geführt und überzeugt vor allem durch die ausgezeichnete Servicequalität. Den Gast erwarten wohnliche Zimmer, bequeme Betten, ein tolles Frühstück und ein lauschiger Garten.

ALLERSBERG 53 D www.allersberg.de

Bayern | EW 8.500 | 385 m Ingolstadt 65 km, Regensburg 94 km
T 09176 50960

Kattenbeck www.hotel-allersberg.de

€ Gut & Günstig garni

Marktplatz 12-14, PLZ 90584, **T 09176 98300,** F 1702
19 Zimmer | 1 Apartment | Ez 60–75 €, Dz 75–95 €, ab 7,00 €

Persönlich geführtes Haus direkt hinter dem Allersberger Torturm. Komfortable Zimmer mit guter Ausstattung für Geschäftsreisende.

ALLMANNSHOFEN 59 B www.allmannshofen.de

Bayern | EW 819 | 440 m Augsburg 33 km, Günzburg 51 km
T 08273 998687

Kloster Holzen www.kloster-holzen.de

Klosterstraße 1, PLZ 86695 (OT: Holzen), **T 08273 99590,** F 99591504
63 Zimmer | 2 Suiten | Ez 86–93 €, Dz 127–137 €

Die imposante Klosteranlage befindet sich auf einer Anhöhe in Allmannshofen. Das Hotel bietet seinen Gästen neuzeitlich eingerichtete Zimmer mit klaren Linien und edlen Holzböden. Im Klostergasthof und dem dazugehörigen Biergarten wird Regionales serviert.

ALPIRSBACH 57 C www.alpirsbach.de

Baden-Württemberg | EW 6.310 | 441 m Freudenstadt 17 km, Schramberg 20 km
T 07444 9516281

Rössle www.roessle-alpirsbach.de

Aischbachstraße 5, PLZ 72275, **T 07444 956040**
70 | Hauptgericht 17–27 €, Menü 26–47 € | Fr-So Mo-Di, Do-So ⊘ Mi

Ein traditionsreiches Gasthaus mit Schwarzwälder Charme und familiärer Atmosphäre. Serviert wird eine bürgerlich-regionale Küche zu moderaten Preisen. Auf der Karte findet man Gerichte wie „Gebratener Zander mit Berglinsen und Nudeln“ oder „Kalbsrückensteak, Tomate und Aubergine mit Butternudeln“. Wirklich nett übernachtet man in einem der behaglich ausgestatteten Gästezimmer.

ALSFELD 42 A — www.alsfeld.de

Hessen | EW 15.993 | 268 m — Fulda 43 km, Gießen 50 km
T 06631 182165
Burg Herzberg, Mittelalterlicher Stadtkern, Fachwerkhäuser, Weinhaus mit Pranger, Walpurgiskirche, Märchenhaus, Regionalmuseum.

Zum Schäferhof — www.hotel-zum-schaeferhof.de

★★★ S

Ziegenhainer Straße 30, PLZ 36304 (OT: Eudorf), **T 06631 96600,** F 966060
20 Zimmer | Ez 66–80 €, Dz 102–110 €, 6,50–10,00 €

Familiär geführtes Haus in ruhiger, ländlicher Umgebung mit guter Verkehrsanbindung. Modern und individuell eingerichtete Gästezimmer. Kleiner Wellnessbereich mit Sauna und Fitnessraum. Im Restaurant wird regional gekocht.

ALT DUVENSTEDT 7 D — www.alt-duvenstedt.de

Schleswig-Holstein | EW 1.877 | 8 m — Rendsburg 7 km, Schleswig 25 km
T 04331 66770

Töpferhaus — www.toepferhaus.com

★★★★

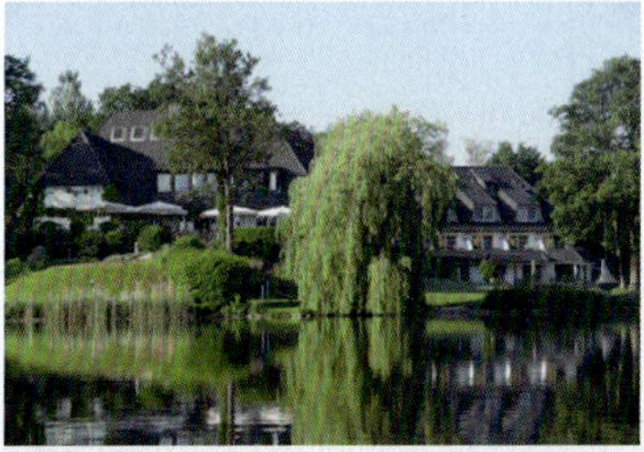

Am See 1, PLZ 24791 (OT: Bistensee),
T 04338 99710, F 997171
46 Zimmer | 3 Suiten
Ez 79–129 €, Dz 89–169 €, exkl. Frühstück,
18,00 € | 24 h

Hier kommt man immer wieder gerne her. Moderne Landhausatmosphäre in idyllischer Seelage, dazu wohnlich und individuell eingerichtete Hotelzimmer im nordischen Stil. Relaxen kann man im hauseigenen SPA-Bereich mit Sauna und Ofuro-Bad.

LammButtRind — www.lammbuttrind.com

VARTA-TIPP Küche

T 04338 997177
80 | Hauptgericht 24–38 €, Menü 55–88 € | Mi-So Mo, Di

Das hat Charme: außen der herrliche Bistensee, drinnen lässig-elegante Atmosphäre. Serviert wird eine frische nordische Küche mit mediterranem Akzent, bei der überwiegend regionale Erzeugnisse aus Schleswig-Holstein Verwendung finden. Dazu gibt es spannende Weine, vorzugsweise von jungen, ambitionierten Winzern. Im Sommer lockt die herrliche Seeterrasse.

ALTDORF B. NÜRNBERG 53 D www.altdorf.de

Bayern | EW 16.550 | 444 m Neumarkt/Oberpfalz 17 km, Nürnberg 29 km
T 09187 8070
Stadtkirche St. Laurentius, ehem. Universität, Universitätsmuseum, Wallensteinbrunnen, Rathaus, Stadttore, Wallenstein-Festspiele (alle 3 Jahre).

Alte Nagelschmiede www.alte-nagelschmiede.com

€ Gut & Günstig garni

Oberer Markt 13, PLZ 90518, **T 09187 95270,** F 952727
25 Zimmer | 2 Suiten | Ez 64–68 €, Dz 95–105 €, 5,00 €

Stilvoll-rustikal gestaltetes Hotel im Stadtzentrum mit individuell eingerichteten Gästezimmern in hist. Gemäuern. Das hauseigene Restaurant serviert fränkische Küche und mediterrane Spezialitäten. Schöne Terrasse mit Blick auf den hist. Marktplatz.

Rotes Roß www.rotes-ross-altdorf.de

Oberer Markt 5, PLZ 90518, **T 09187 5272**
100 | Hauptgericht 8–20 €, Menü 14–25 € | Mi-So Mo, Di

Das familiengeführte Restaurant im Herzen von Altdorf empfängt Sie in urig-traditionellem Ambiente - es wirkt angenehm unkompliziert und einladend. Die Küche bietet sowohl fränkische als auch gehobene internationale Spezialitäten. Für Feierlichkeiten stehen behagliche Räumlichkeiten zur Verfügung.

ALTENAHR 39 B www.altenahr-ahr.de

Rheinland-Pfalz | EW 1.871 | 170 m Adenau 18 km, Bonn 31 km
T 02643 8448

Gasthaus Assenmacher www.gasthaus-assenmacher.de

VARTA-TIPP Küche

Brückenstraße 12 (B 257), PLZ 53505, **T 02643 1848**
60 | Hauptgericht 15–30 €, Menü 34–89 € | Mi-So Mo, Di 20.–28.12.20

Im Ortskern steht das schmucke Haus - familiär geführt und behaglich gestaltet. Egal ob im schicken Restaurant, in der gemütlich-rustikalen Gaststube oder auf der herrlichen Terrasse, Küchenchef Christian Storch bietet frische regionale sowie traditionelle Gerichte mit Geschmack und Raffinesse. Gepflegt übernachten kann man in einem der wohnlichen Gästezimmer.

ALTENBERGE 20 D www.altenberge.de

Nordrhein-Westfalen | EW 10.054 | 79 m Münster 15 km, Steinfurt 15 km
T 02505 820
Eiskeller der ehemaligen Bierbrauerei Beuing, 300-jährige Krüsellinde, kath. Pfarrkirche Hansell (1767), Haus Sieverding, 300-jährige holländische Achteckwindmühle.

Penz Am Dom www.penz-am-dom.de

VARTA-TIPP Küche

Kirchstraße 13, PLZ 48341, **T 02505 9399530**
58 | Hauptgericht 12–29 €, Menü 29–69 € | Mo-Fr Mo-Sa So

Wo es so gemütlich und lebendig zugeht und man so herzlich umsorgt wird wie bei Familie Penz, kommt man gerne auch öfter zum Essen. In einem um 1840 erbauten Wohn- und Wirtschaftshaus vis-à-vis dem Dom befindet sich dieses reizende Restaurant. Der Patron kocht modern und regional mit mediterranen und französischen Akzenten. Mittags Business Lunch. Lauschige Terrasse.

ALTENSTADT (ILLER) 59 C www.altenstadt-iller.de

Bayern | EW 5.013 | 530 m Illertissen 7 km, Memmingen 23 km
T 08337 7210

Zum Rössle www.gasthof-roessle.de

Memminger Straße 62, PLZ 89281, **T 08337 7403330,** F 740333309
21 Zimmer | Ez 79–90 €, Dz 105–115 €

Familiengeführtes Haus in verkehrsgünstiger Lage mit entspannter Atmosphäre. Gepflegte, ansprechend eingerichtete Zimmer mit moderner Ausstattung. In den gemütlichen Gaststuben wird schwäbische Küche serviert.

ALTENSTEIG 57 B www.altensteig.de

Baden-Württemberg | EW 10.185 | 504 m Nagold 14 km, Freudenstadt 25 km
T 07453 94610
Hist. Altstadt mit Fachwerkbauten, Altensteiger Schloss, Fackelfeuer an Heiligabend, Christophorus-Kantorei.

Rössle Berneck www.roessle-berneck.de

Marktplatz 8, PLZ 72213 (OT: Berneck), **T 07453 932000,** F 9320020
22 Zimmer | 2 Suiten | Ez 75–85 €, Dz 95–105 €, inkl. Halbpension, 9,50 €

Ob Kurzurlaub oder auf der Durchreise - hier wohnen Sie bei freundlichen Gastgebern in modernen Zimmern und freuen sich am Morgen auf ein frisches Frühstück. Zudem locken die ruhige Lage sowie die attraktiven Hotel-Arrangements. Gutbürgerliches Restaurant mit saisonaler und regionaler Küche.

ALVESLOHE 15 A www.alveslohe.eu

Schleswig-Holstein | EW 2.626 | 28 m Hamburg 32 km, Bad Segeberg 39 km
T 04191 50090

Gut Kaden www.gutkaden.de

Kadener Str. 9, PLZ 25486, **T 04193 99290**
40 Zimmer | 1 Suite | Ez 130–150 €, Dz 150–170 €, 10,00 €

Ein zeitgemäß ausgestattetes Gästehaus auf dem Gelände des gleichnamigen Golf- und Land-Clubs. Neben wohnlichen Gästezimmern bietet das Hotel auch ein Restaurant, vier Tagungsräume, eine Sauna sowie einen Fitnessraum. Gute Verkehrsanbindung zur Autobahn A7.

ALZENAU 42 C www.alzenau.de

Bayern | EW 19.062 | 126 m Hanau 12 km, Aschaffenburg 19 km
T 06023 5020
Barocke Stadtpfarrkirche St. Justinus, Wallfahrtskirche Kälberau, Burg Alzenau, Villa Meßmer mit Park, Schloss Wasserlos.

Krone Neu! www.krone-alzenau.de

★★★S garni

Hahnenkammstraße 37, PLZ 63755 (OT: Wasserlos), **T 06023 94720,** F 31660
22 Zimmer | Ez 78–98 €, Dz 110–125 €, 7,90–15,50 €

Ein gut geführtes Traditionshotel mit pittoresker Architektur und stilvoller Innenausstattung. Stetige Investitionen zeigen sich insbesondere in den wohnlich-eleganten Gästezimmern. Im benachbarten Hotel Krone am Park befinden sich ein kleiner Wohlfühlbereich sowie zwei Kegelbahnen.

Krone Neu!

65 | Hauptgericht 13–25 €, Menü 25–35 € | Mo-Do, So Mo-Do Fr, Sa

Ob im ländlich-gediegenen Restaurant oder auf der schönen Sommerterrasse, man bekommt hier eine saisonale Slow-Food-Küche sowie feine regionale Gerichte von „Saiblingsfilet aus dem Hafenlohrtal“ bis „Kotelett vom Hällischen Schwein“. Großer Beliebtheit erfreut sich das Sonntagsbuffet.

Parkhotel Krone www.parkhotel-alzenau.de

★★★S garni

Hellersweg 1, PLZ 63755 (OT: Wasserlos), **T 06023 310250,** F 8724
28 Zimmer | 1 Suite | Ez 78–98 €, Dz 125 €

Das im traditionellen fränkischen Stil eingerichtete Haus bietet einfache, aber gepflegte Gästezimmer. Zum Hotel gehören ein Saunabereich, zwei Kegelbahnen und eine weitläufige Liegewiese.

Simons Weingasthof www.simons-weingasthof.de

€ Gut & Günstig
Dörsthof 4, PLZ 63755 (OT: Michelbach), **T 06023 8902**
Hauptgericht 7–26 € | Fr-So Mo-Di, Do-So

Das hat Charme: von den gemütlichen Gasträumen bis zum Gartenlokal sitzt man sehr schön und angenehm leger. Aus der Küche kommt Schmackhaftes wie „Gebratene Forelle | Brokkoli | Artischocken-Tomatenrisotto | Parmesanschaum“. Gutes Angebot an Weinen und Destillaten aus eigener Herstellung.

ALZEY 50 B www.alzey.de

Rheinland-Pfalz | EW 17.516 | 194 m Bad Kreuznach 25 km, Worms 27 km
T 06731 499364
Schloss, Rossmarkt, Römerkastell, Wartbergturm, Gerry-Jansen-Theater.

Weinhotel Kaisergarten www.weinhotel-kaisergarten.de

Hospitalstraße 17, PLZ 55232, **T 06731 997600,** F 991722
47 Zimmer | Ez ab 89 €, Dz ab 119 € | 24 h

Für Tagungen und Privatgäste gleichermaßen ideal. Das Hotel liegt im Herzen von Alzey, ist schön in modernem Stil eingerichtet, hat eine Tiefgarage und bietet Konferenzmöglichkeiten sowie eine geschmackvolle Gemeinschaftslounge. Die Zimmer sind in drei Kategorien buchbar. Restaurant mit regionaler Küche.

AMBERG 54 C www.tourismus.amberg.de

Bayern | EW 41.592 | 374 m Nürnberg 64 km, Regensburg 66 km
T 09621 101239
Stadtbrille, Kurfürstliches Zeughaus und Schloss, Alte Veste, St.-Georg-Kirche, Schulkirche, Stadttheater, gotisches Rathaus, Nabburger Tor, Mariahilfbergkirche, Luftmuseum.

Drahthammer Schlößl www.drahthammerschloessl.de

garni

Drahthammerstraße 30, PLZ 92224, **T 09621 7030,** F 88424
43 Zimmer | 1 Suite | Ez 90–140 €, Dz 115–160 €

Ehem. Hammerschlosswerk am Stadtrand mit Villencharakter und kleinem Park. Heute logieren Sie in individuell eingerichteten Zimmern. Liebevoll gestalteter Wellnessbereich.

Drahthammer Schlößl

200 | Hauptgericht 6–30 €, Menü 20–70 € | Di-So Di-Sa Mo

Ob in der gediegen-rustikalen Jägerstube oder im mediterran gestalteten Wintergarten - überall umgibt Sie ein gemütliches Ambiente. Serviert werden pfiffig kombinierte leichte Gerichte, traditionell oberpfälzische Spezialitäten sowie feine internationale Speisen.

Allee Parkhotel Maximilian www.allee-parkhotel-maximilian.de

★★★★ garni

Pfalzgrafenring 1, PLZ 92224, **T 09621 3300,** F 330330
47 Zimmer | 10 Suiten | Ez 77–97 €, Dz 96–116 €, 6,00 € | 24 h

Das Hotel mit seiner ungewöhnlichen, halbovalen Architektur ist die perfekte Adresse für Businessgäste. Es verfügt über gepflegte, praktisch eingerichtete Zimmer unterschiedlicher Größe sowie einen kleinen Wellnessbereich im Untergeschoss. Die Altstadt ist bequem zu Fuß erreichbar.

Brunner www.hotel-brunner.de

★★★ garni

Batteriegasse 3, PLZ 92224, **T 09621 4970,** F 497155
39 Zimmer | 2 Suiten | Ez ab 67 €, Dz ab 101 € | 24 h

Zeitgemäßes Haus in ruhiger Altstadtlage unweit des Bahnhofs mit komfortabel ausgestatteten Zimmern und Suiten. Die individuellen Kunstzimmer wurden vorwiegend von Amberger Künstlern gestaltet. Reichhaltiges Frühstücksbuffet. Fahrrad- und E-Bike-Verleih.

Fronfeste www.hotel-fronfeste.de

€ Gut & Günstig

Fronfestgasse 8, PLZ 92224, **T 09621 179552,** F 63389
24 Zimmer | 3 Suiten | 1 Apartment | Ez ab 64 €, Dz ab 79 €, exkl. Frühstück, 9,00 €

Originelles Themenhotel in den Gemäuern eines alten Gefängnisses aus dem Jahre 1700. Aus den einstigen Zellen sind moderne Gästezimmer entstanden. Ruhige Lage im begrünten Stadtgraben und dem anliegenden Englischen Garten.

AMÖNEBURG 41 B www.amoeneburg.de

Hessen | EW 5.458 | 365 m Stadtallendorf 12 km, Marburg 15 km
T 06422 92950

Weber www.hotel-weber.de

garni

Am Markt 16, PLZ 35287, **T 06422 94230,** F 942342
18 Zimmer | 1 Apartment | Ez 80–85 €, Dz 118–135 €

Liebevoll renoviertes Schieferhaus aus dem Jahr 1782 in der Stadtmitte. Individuell eingerichtete, ruhige Zimmer in unterschiedlichen Kategorien. Entspannung bietet die hauseigene Sauna. Rustikales Restaurant mit regionaler Küche.

Dombäcker www.dombaecker.de

VARTA-TIPP Küche

Markt 18, PLZ 35287, **T 06422 94090**
30 | Hauptgericht 18–28 €, Menü 48 € | Sa-So Di-Sa Mo

Ausgesprochen einladend ist das hist. Fachwerkhaus von 1725 direkt am Markt. In der heimeligen Gaststube werden überwiegend regionale Gerichte nach klassischem Vorbild serviert. Auf der Karte z.B. „Rehpfeffer mit buntem Gemüse und Serviettenknödel" oder „Wiener Kalbsschnitzel mit Kartoffel-Specksalat". Für Übernachtungsgäste gibt es liebevoll ausgestattete Zimmer.

AMORBACH 51 B www.amorbach.de

Bayern | EW 3.988 | 165 m Miltenberg 10 km, Heidelberg 67 km
T 09373 20940

Der Schafhof www.schafhof.de

VARTA-TIPP Ambiente

★★★★S garni

Schafhof 1, PLZ 63916, **T 09373 97330,** F 4120
24 Zimmer | 8 Suiten | Ez 95–125 €, Dz 140–185 €

Dieses exzellent geführte Hotel ist in ein ehem. Klostergut integriert. Elsässische Künstler schufen für die Gäste eine Oase der Besinnlichkeit. Sie logieren in Zimmern mit romantisch-historischem Charme, ohne auf modernen Komfort verzichten zu müssen. Im alten Kelterhaus befinden sich Tagungs- und Veranstaltungsräume. Hauseigenes Trauzimmer. Romantischer Naturbadeteich.

Abt- und Schäferstube

VARTA-TIPP Küche

48 | Hauptgericht 42–48 €, Menü 79–119 € | Mi-So Mo, Di

Hist. Gaststuben mit Natursteinwänden und rustikaler Holzausstattung - kombiniert mit elegantem Interieur und gepflegter Tischkultur. Hier erwartet Sie eine klassisch fundierte Küche mit kreativen Elementen. Top-Produkte sind bei Achim Krutsch eine Selbstverständlichkeit, überaus geschmacksintensiv die daraus zubereiteten Gerichte. Ergänzt wird die gehobene Kulinarik durch das gut sortierte Weinsortiment.

Benediktinerstube

48 | Hauptgericht 20–28 €, Menü 35–51 € | Mo-Di, Fr-So Mi, Do

Gemütlich-ländliche Gaststube im ehem. Kelterhaus mit freigelegtem Fachwerk und Holzvertäfelung. Serviert werden schmackhaft zubereitete regionale und mediterrane Spezialitäten wie z.B. „Rosa gebratene Lammhüfte mit Gorgonzolatarte und Speckbohnen". Tolle Weinkarte.

AMRUM (INSEL) 6 A/B www.amrum.de

Schleswig-Holstein Sylt (Westerland) 22 km, Kiel 131 km
T 04682 94030
Nebel: Leuchtturm, Mühle mit Heimatmuseum, Heimatlosenfriedhof, reetgedeckte St.-Clemens-Kirche, Friesenhaus Öömraang Hüs. Norddorf: Amrumer Odde (nördlichste Spitze der Insel), Seevogelschutzgebiet, Wattweg zur Insel Föhr (nur mit Führer möglich). Wittdün: Naturkundliches Informationszentrum Schutzstation Wattenmeer.

NORDDORF

Seeblick www.seeblicker.de

★★★★S garni

Strandstraße 13, PLZ 25946, **T 04682 9210,** F 2574
41 Zimmer | 5 Suiten | Ez 85–115 €, Dz 120–220 € | 24 h

Genuss- und Wellness-Resort mit modernem Lifestyle-Konzept und leidenschaftlichen Gastgebern. Designorientierte Hotelzimmer in unterschiedlichen Stilrichtungen. Gepflegter SPA-Bereich mit Schwimmbad, Sauna und Ruhebereich. Im Restaurant serviert man heimische Küche mit Kräutern aus dem eigenen Garten.

Hüttmann www.hotel-huettmann.de

★★★★S garni

Ual Saarepswai 2-6, PLZ 25946, **T 04682 9220,** F 922113
54 Zimmer | 9 Suiten | 11 Apartments | Ez 80–117 €, Dz 125–188 €

Aus mehreren Häusern bestehender Hotelkomplex mit speziell ausgestatteten Allergikerzimmern. Neue deutsche Küche sowie regionale Spezialitäten werden im Hauptrestaurant gereicht, im Café-Bistro „Das Kleine Hüttmann" leichte Gerichte sowie hausgemachte Kuchen.

Ual Öömrang Wiartshüs www.ual-oeoemrang-wiartshues.de

Bräätlun 4, PLZ 25946, **T 04682 9614500**
61 | Hauptgericht 14–26 €, Menü 22–45 € | Mo, Mi-So Di

Reetgedecktes Friesenhaus unmittelbar an der Norddorfer Marsch und dem Wattenmeer. Hübsche Gaststuben im ländlichen Stil mit viel Lokalkolorit. Geboten wird eine regionale Küche unter Verwendung einheimischer Produkte. Großer Cafégarten. Sie möchten übernachten? Kein Problem, es stehen geschmackvoll eingerichtete Zimmer zur Verfügung.

AMSTETTEN 58 B www.amstetten.de

Baden-Württemberg | EW 4.020 | 590 m Geislingen 5 km, Ulm 26 km
T 07331 30060

Stubersheimer Hof
www.stubersheimer-hof.de

Bräunisheimer Str. 1, PLZ 73340 (OT: Stubersheim), **T 07331 4429970**
35 | Hauptgericht 18–28 €, Menü 45–52 € | So Mi-So Mo, Di

Im schönen, liebevoll renovierten Bauernhof hat man auch innen ein Stück Historie erhalten, sowohl im gemütlich-stilvollen Restaurant als auch in den sieben Wohlfühlzimmern im Landhausstil. Gekocht wird regional-saisonal - und das zu fairen Preisen.

AMTZELL 66 A
www.amtzell.de

Baden-Württemberg | EW 4.257 | 556 m
Wangen 9 km, Ravensburg 17 km
T 07520 95012

Schattbuch
www.schattbuch.de

Schattbucher Str. 10 (im Gewerbegebiet), PLZ 88279 (OT: Geiselharz), **T 07520 953788**
30 | Hauptgericht 19–35 €, Menü ab 49 € | Di-Fr Di-Sa Mo, So

Das Restaurant eignet sich sowohl für den unkonventionellen Business Lunch am Mittag als auch für ein außergewöhnliches Dinner am Abend. In moderner Atmosphäre verwöhnt Sie das junge, versierte Team mit finessenreichen Gerichten aus marktfrischen Produkten.

ANDERNACH 40 C
www.andernach-tourismus.de

Rheinland-Pfalz | EW 29.966 | 70 m
Koblenz 17 km, Bonn 46 km
T 02632 9879480
Mariendom, Christuskirche, Runder Turm, Alter Krahnen, Rheintor mit Bäckerjungen, kurkölnische Stadtburg zu Andernach, Burg Namedy, Geysir Andernach, Stadtmuseum, Essbare Stadt, Historischer Garten.

PURS
www.hotelpurs.com

VARTA-TIPP Ambiente VARTA-TIPP Service

garni

Steinweg 30-32, PLZ 56626, **T 02632 9586750**
11 Zimmer | Ez 250–310 €, Dz 280–340 €, 30,00 € | 24 h

Die Zimmer und Suiten dieses noblen kleinen Boutique-Hotels tragen die Handschrift des Star-Designers Axel Vervoordt. Das Farbspiel der Räume und die hochwertigen Einrichtungselemente untermalen den historisch bedeutungsvollen Charakter der Alten Kanzlei. Im Gewölbekeller finden regelmäßig Weinverkostungen mit renommierten Winzern aus der Umgebung statt. Hauseigene Bibliothek.

PURS

VARTA★TIPP Küche VARTA-TIPP Service

40 | Hauptgericht 48–58 €, Menü 165–195 € | Mi-Sa Mo, Di, So

Exzellente Küche - voller Geschmack, Kraft und Finesse, dazu authentisch und mit der Region verbunden! Christian Eckhardts Gerichte zeugen von handwerklichem Können und großer Ideenvielfalt. Das Interieur des liebevoll sanierten Renaissance-Frühbarockbaus: klar, zeitlos und minimalistisch. Der Service: überaus freundlich und kompetent.

Hotel am Ochsentor
www.hotel-ochsentor.de

Schafbachstraße 20-24, PLZ 56626, **T 02632 9894060,** F 989406444
22 Zimmer | 2 Suiten | Ez ab 101 €, Dz ab 131 €

Das Hotel liegt inmitten der Altstadt und ist nur wenige Gehminuten vom Marktplatz entfernt. Hier wohnt man individuell: schicke Möbel, darauf abgestimmte Stoffe und stilvolles Design zeichnen die Gästezimmer aus. Dazu ein herzlicher Service und ein gutes Frühstück.

Ai Pero
www.ai-pero.de

VARTA-TIPP Küche **VARTA-TIPP** Service

Hauptgericht ab 38 €, Menü 76–96 € | Mo, Do-So ⃠ Di, Mi

Im Ristorante glänzt Nicholas Patrick Hahn mit überraschenden Menü-Kompositionen. Ein hohes Maß an Präzision, Harmonie und beste Produkte gehen hier Hand in Hand. Dazu ein umfangreiches Weinsortiment und ein charmanter Service. Wer es etwas einfacher mag und Lust auf leckere Antipasti, hausgemachte Pasta oder Pizza aus dem Holzofen hat, besucht die gemütliche Trattoria (Mo, Mi-So 12.00-14.00 Uhr und 18.00-22.00 Uhr).

Monte Mare
www.monte-mare.de

VARTA-TIPP Ambiente

★★★★S garni

Klingelswiese 1, PLZ 56626, **T 02632 9872219**
20 Zimmer | 4 Suiten | Ez ab 89 €, Dz ab 109 €, exkl. Frühstück, 9,50 €

Ausschlafen, gut essen, Sport treiben, wandern oder einfach nach Herzenslust relaxen - all das können Sie in diesem modernen Wellness- und Businesshotel, das direkt mit der monte mare SAUNA SPA SPORTS-Anlage verbunden ist. Die Gästezimmer hat man liebevoll bis ins kleinste Detail gestaltet. Besonderen Komfort bieten die exklusiven Suiten, die thematisch an die vier Elemente Feuer, Wasser, Luft und Erde angelehnt sind.

YOSO
www.yoso-restaurant.de

VARTA-TIPP Küche

Schafbachstraße 14, PLZ 56626, **T 02632 4998643**
38 | Hauptgericht 24–36 €, Menü 76–98 € | Di-Sa ⃠ Mo, So

In punkto Interieur spürt man deutlich den fernöstlichen Bezug. Dazu ein herzlicher Service und eine geniale Küche! Sarah Henke ist und bleibt eine Ausnahmeköchin. Sie bietet einen interessanten Querschnitt durch die Aromenvielfalt Asiens. Die außergewöhnlichen Kombinationen aus den vier Elementen Feuer, Wasser, Luft und Erde lassen sich am besten in Menüform genießen. Tipp: Preisgünstiger Business Lunch.

ANGELBACHTAL 51 C
www.angelbachtal.de

Baden-Württemberg | EW 5.018 | 159 m — Heilbronn 40 km, Mannheim 45 km
T 07265 91200

Heckerstuben im Wasserschloss Eichtersheim
www.heckerstuben.de

Schlosstraße 1, PLZ 74918 (OT: Eichtersheim), **T 07265 499907**
60 | Hauptgericht 25–33 € | So Mo, Do-Sa ⃠ Di, Mi ⃠ 10.–25.1.21

»

Im einmaligen Ambiente des hist. Wasserschlosses erwartet Sie eine frisch zubereitete Regionalküche, bei der fast ausschließlich Bio-Produkte und Viktualien heimischer Erzeuger Verwendung finden. Hübsche Terrasse mit Rundumblick in den Schlossgarten.

ANGER 69 A www.anger.de

Bayern | EW 4.394 | 558 m Bad Reichenhall 10 km, Traunstein 22 km
T 08656 988922

Wellness-und Landhotel Prinz www.landhotel-prinz.de

★★★★ garni

Dorfstr. 5, PLZ 83454 (OT: Aufham), **T 08656 1084,** F 983878
30 Zimmer | 7 Suiten | 8 Apartments | Ez ab 69 €, Dz ab 120 € | 24 h

Eine wirklich liebenswerte Adresse - ideal für Romantiker! Das schmucke Hotel liegt ruhig und sonnig in den Bergen im kleinen Luftkurort Aufham. Und drinnen sieht es ebenso ansprechend aus: Die Zimmer präsentieren sich im wohnlich-alpenländischen Stil. Für Entspannung sorgt ein kleiner, exklusiver Wellnessbereich.

ANNABERG-BUCHHOLZ 46 A www.annaberg-buchholz.de

Sachsen | EW 22.079 | 600 m Chemnitz 31 km, Dresden 94 km
T 03733 19433
Adam-Ries-Museum, St.-Annen-Kirche, Erzgebirgsmuseum mit Besucherbergwerk im Gößner, Museum Frohnauer Hammer, Pöhlberg mit Aussichtsturm (832 m), Erlebnismuseum „Manufaktur der Träume“.

Wilder Mann www.hotel-wildermann.de

★★★★ garni

Markt 13, PLZ 09456 (OT: Annaberg), **T 03733 1440,** F 144100
69 Zimmer | 3 Suiten | 4 Apartments | Ez ab 67 €, Dz ab 81 € | 24 h

Traditionshotel im hist. Stadtkern. Freundliche Gästezimmer mit zeitgemäßer Ausstattung. Das Restaurant „Silberbaum“ mit seiner spätgot. Holzbalkendecke offeriert internationale und regionale Gerichte. Im Gästehaus nebenan stehen noch sechs elegante Suiten zur Verfügung.

ANNWEILER AM TRIFELS 50 D www.vg-annweiler.de

Rheinland-Pfalz | EW 6.987 | 179 m Landau 15 km, Pirmasens 32 km
T 06346 2200

Pension Bergterrasse www.pension-bergterrasse.de

★★★★★S garni

Trifelsstraße 8, PLZ 76855, **T 06346 7219,** F 963517
28 Zimmer | 2 Apartments | Ez 65–85 €, Dz 105–115 € | 24 h

Familiär geführtes Haus in ruhiger, naturnaher Lage. Helle, in warmen Farben eingerichtete Gästezimmer. Ansprechender Frühstücksraum. Wintergarten mit Panoramablick, Fahrradverleih.

umoya www.umoya-restaurant.de

Burgstraße 24, PLZ 76855 (OT: Markwardanlage), **T 06346 9296744**
Hauptgericht 9–20 € | Sa-So Mo, Do-So Di, Mi

Inmitten des Kurparks mit kleinem See liegt dieses unkomplizierte Restaurant. Auf der Karte stehen Gerichte rund um den Globus wie z.B. „Gebratene Putenbruststreifen mit süß-scharfer Mango-Sahne-Sauce und Yam-Kroketten“. Regelmäßig Spezialitäten- und Themenwochen.

ANSBACH 53 C

www.ansbach.de

Bayern | EW 41.910 | 405 m Nürnberg 61 km, Würzburg 78 km
T 0981 51243
Markgräfliche Residenz, Markgrafenmuseum mit Kaspar-Hauser-Abteilung, Hofgarten (Kräutergarten und Orangerie), St.-Gumbertus-Kirche, Schwanenritterkapelle, Krypta und Gruft, barocke Synagoge.

Das Hürner Neu!

www.das-huerner.de

S garni

Schloßstraße 7, PLZ 91522, **T 0981 2086220,** F 208622100
97 Zimmer | 9 Suiten | 6 Apartments | Ez 58–84 €, Dz 97–134 €, exkl. Frühstück, 11,00 € | 24 h

Ein zeitgemäß ausgestattetes Stadthotel mit wohnlich-modernen Zimmern, kleinem Fitnessbereich, Sauna und schöner Sonnenterasse. Im hauseigenen Brauhaus-Restaurant gibt es das traditionsreiche Hürner-Bier, dazu werden fränkische Spezialitäten serviert.

Schwarzer Bock

www.schwarzerbock.com

★★★ S garni

Pfarrstraße 31, PLZ 91522, **T 0981 421240,** F 4212424
16 Zimmer | 1 Suite | 1 Apartment | Ez ab 79 €, Dz ab 129 €

Hist. Rokokohaus im Herzen der Altstadt. Renovierte Gästezimmer mit moderner Ausstattung. WLAN und Minibargetränke sind im Zimmerpreis enthalten. In den gediegenen fränkischen Gaststuben wird eine bodenständige Regionalküche aufgetischt.

Zur Windmühle

www.hotel-windmuehle.de

★★★ S garni

Rummelsberger Straße 1 (an der B 14), PLZ 91522, **T 0981 972000,** F 97200199
75 Zimmer | 1 Apartment | Ez 62–150 €, Dz 98–200 €, 8,00–12,00 €

Traditionsreicher Gasthof, dessen Geschichte bis ins Jahr 1735 zurückreicht. Modern eingerichtete Zimmer im Stammhaus sowie im Anbau. In der gemütlichen Gaststube wird fränkische Küche serviert.

La Corona

www.lacorona.de

VARTA-TIPP Küche

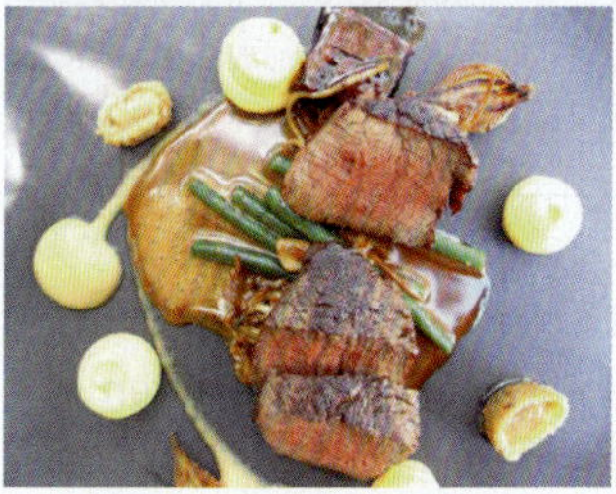

Johann-Sebastian-Bach-Platz 20, PLZ 91522, **T 0981 9090130**
70 | Hauptger. 16–38 €, Menü 29–55 € | Do-Sa Mo, Di, Mi, So

Altstadt-Aushängeschild mit bestem Ruf. Sie werden sehen, ein Besuch lohnt sich! Gute, mediterran inspirierte Küche, sympathisch-ungezwungene Atmosphäre und ein top Preis-Leistungs-Verhältnis - das schätzen die Gäste. Dazu ein gut zusammengestelltes Weinsortiment.

APOLDA 34 C www.apolda.de

Thüringen | EW 23.131 | 170 m Weimar 15 km, Naumburg 28 km
T 03644 650100
Glocken- und Stadtmuseum, Glockenspiel, Kunsthaus, Lutherkirche, Dobermanndenkmal, Bürgerbrunnen, Museumsbaracke Olle DDR.

2 Länder www.hotel-zwei-laender.de

★★★ garni

Erfurter Straße 31, PLZ 99510, **T 03644 50220**, F 502240
34 Zimmer | Ez 63 €, Dz 82 €, exkl. Frühstück, 7,90 €

Persönlich geführtes Familienhotel mit hellen, funktional ausgestatteten Gästezimmern. Restaurant mit saisonalen und regionalen Spezialitäten.

Am Schloss www.hotel-apolda.de

★★★★ garni

Jenaer Straße 2, PLZ 99510, **T 03644 5800**, F 580100
112 Zimmer | 13 Apartments | Ez ab 74 €, Dz ab 94 € | 24 h

Tagungshotel mit gepflegten, im mediterranen Stil eingerichteten Gästezimmern und Apartments. Modernes Bankettgebäude in den ehem. Stallungen des Apoldaer Stadtschlosses. Restaurant mit regionaler und internationaler Küche.

APPENWEIER 57 A www.appenweier.de

Baden-Württemberg | EW 10.200 | 152 m Offenburg 9 km, Straßburg 22 km
T 07805 95940
Schönste Rokokokirche Badens, schöne Wanderwege in der Ebene und in der Vorbergzone, Golfplatz, Kartbahn.

Gasthof Engel www.gasthof-engel.de

Dorfstraße 43, PLZ 77767 (OT: Nesselried), **T 07805 919181**
90 | Hauptgericht 15–26 €, Menü 21–55 € | Mo-Di, Fr-So ⃠ Mi, Do ⃠ 10.–25.2.21, 23.8.–9.9.21

Die Zutaten für die bodenständig-badische Küche kommen weitestgehend von heimischen Produzenten. Daraus entstehen dann z.B. „Aufgeschlagene Bärlauchrahmsuppe“ oder „Rückenmedaillons vom Nesselrieder Reh mit Rahmpilzen, Butterspätzle und Preiselbeeren“. In dem sympathischen Haus kann man auch übernachten: Die Zimmer sind einfach, aber gepflegt.

ARGENBÜHL 66 A www.argenbuehl.de

Baden-Württemberg | EW 6.550 | 681 m Isny 7 km, Wangen 13 km
T 07566 940210

Ellgass Allgäu Hotel
www.hotel-ellgass.de

VARTA-TIPP Service

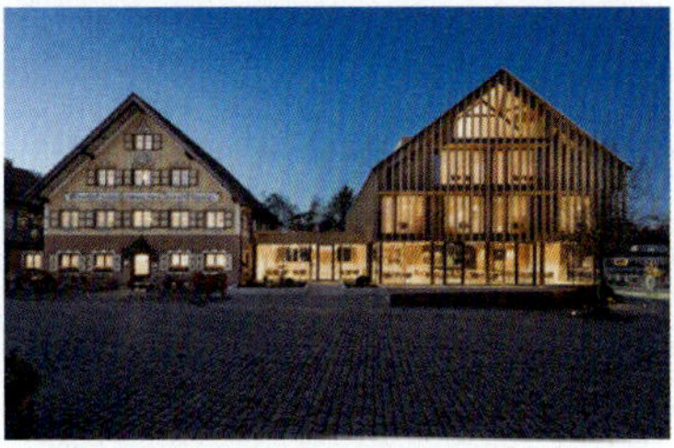

Dorfplatz 10, PLZ 88260 (OT: Eglofs), **T 07566 1578,** F 941039
29 Zimmer
Ez ab 85 €, Dz ab 119 €

Schon von außen ein Blickfang, attraktiv die tolle Lage am idyllischen Dorfplatz. Beton, Holz und Glas dominieren den modernen Hotelneubau. Man wohnt in zeitgemäß und minimalistisch eingerichteten Wohlfühlzimmern. Von Familie Ellgass werden Sie während des Aufenthaltes herzlich betreut.

Hofwirtschaft Ellgass

Hauptgericht 13–28 € | Mo-So

Mit gemütlichen Gaststuben und einer charmanten Terrasse direkt am Dorfplatz ist hier für lauter hübsche Plätze gesorgt. Neben Feinem aus dem Allgäu und aus Oberschwaben stehen auch ein paar mediterrane Gerichte auf der Karte. Sehr zu empfehlen sind die Spezialitäten vom Ellgasser Weiderind. Tischreservierung empfehlenswert.

ARNSBERG 30 D
www.arnsberg-info.de

Nordrhein-Westfalen | EW 75.288 | 200 m — Meschede 21 km, Soest 22 km
T 02931 4055
Schlossruine, Sauerlandmuseum, Sauerlandtheater, Klassizismusviertel, Propsteikirche St. Laurentius, Hirschberger Tor, Oberfreistuhl.

Menge
www.hotel-menge.de

★★★S garni

Ruhrstraße 60, PLZ 59821, **T 02931 52520,** F 525250
18 Zimmer | Ez 69–89 €, Dz 89–126 €, 7,50–19,50 €

Ein sympathisch geführter Familienbetrieb mit modern eingerichteten Gästezimmern. Hausgäste nutzen WLAN kostenfrei. Hübscher Hotelgarten.

Menge

VARTA-TIPP Küche

50 | Hauptgericht 18–35 €, Menü 39–63 € | Di-Sa Mo, So

Ländlich-elegantes Ambiente kombiniert mit saisonal orientierter Frischeküche. Ob Fisch oder Fleisch - auf die mit Sorgfalt und Raffinesse zubereiteten Gerichte von Patron Christoph Menge kann man sich wirklich freuen. Wie wär's z.B. mit „Kalbskotelett mit zweierlei Blumenkohl und Potthucke"? Das lichtdurchflutete Gartenzimmer eignet sich bestens für Familienfeiern.

Rodelhaus
www.rodelhaus.de

★★★S garni

Zu den drei Bänken 1, PLZ 59757 (OT: Neheim), **T 02932 97040,** F 22437
21 Zimmer | Ez 89 €, Dz 129 € »

Eine angenehme Adresse in ruhiger Waldrandlage. Das schicke Interieur der jüngst renovierten Gästezimmer kommt an: topmodern mit hellen Naturtönen, viel Holz und einzelnen Akzenten in frischem Grün. Dieser Stil setzt sich im Restaurant fort - hier wie auf der tollen Terrasse serviert man regionale Küche.

JU52
www.flugplatz-arnsberg-menden.de

Flugplatz 1, PLZ 59757 (OT: Voßwinkel), **T 02377 7877100**, F 7877150
10 Zimmer | Ez ab 69 €, Dz 95–110 €

Ein kleines, freundlich geführtes Hotel am Flughafen Arnsberg-Menden. Die Zimmer sind schick und funktional - überall apartes, klares Design. Auch die Führung ist beispielhaft. Im Restaurant frisch zubereitete Regionalgerichte mit internationalen Einflüssen.

Ratskeller
www.ratskeller-arnsberg.de

Alter Markt 36, PLZ 59821, **T 02931 3672**
80 | Hauptgericht 8–25 €, Menü 25–50 € | So Mi-So Mo, Di

Ein sympathischer Gasthof inmitten der historischen Altstadt. Die Küche offeriert ein breites Angebot von knackig-frischen Salaten über leichte Wokvariationen bis hin zu regionalen Spezialitäten. Lauschiger Biergarten direkt am Maximilianbrunnen. Es gibt auch fünf liebevoll eingerichtete Zimmer zum Übernachten.

ARNSCHWANG 55 C
www.arnschwang.de

Bayern | EW 1.960 | 480 m — Grafenwiesen 7 km, Gleißenberg 9 km
T 09977 94000

Brunner Hof Neu!
www.brunner-hof.de

★★★★

Kirchgasse 13, PLZ 93473, **T 09977 257**
45 Zimmer

Sehr geschmackvoll und charmant ist das im typisch bayerischen Landhausstil erbaute Hotel - von den mit viel Liebe zum Detail ausgestatteten Natur- und Wohlfühlzimmern über die behaglichen Restauranträume bis zum großzügigen SPA-Bereich mit Sky-Infinity-Pool. Tipp: Man bietet schöne Arrangements für eine entspannte Auszeit zu zweit.

ARNSTADT 43 B
www.arnstadt.de

Thüringen | EW 23.539 | 288 m — Erfurt 21 km, Suhl 43 km
T 03628 602049
Schlossruine Neideck, Dt. Bratwurstmuseum, Ausgrabungsstätte Walpurgiskloster, Jacobsturm mit Glockenspiel, Johann-S.-Bach-Kirche, Liebfrauenkirche.

Stadthaus Arnstadt
www.stadthaus-arnstadt.de

VARTA-TIPP Ambiente

Pfarrhof 1, PLZ 99310, **T 03628 5869991**
6 Zimmer | 2 Suiten | Ez ab 101 €, Dz ab 139 €

Kleines Boutique-Hotel in einem behutsam sanierten Fachwerkhaus von 1582. Unter dem Motto „Übernachten im Denkmal“ empfängt Sie dieses Haus mit beeindruckenden Kellergewölben, bemalten Kassettendecken und edlen Antiquitäten. Großzügige, lichte Zimmer. Frühstück gibt es in der historischen Bohlenstube, im Schwarzküchengewölbe oder unter freiem Himmel.

ARNSTORF 61 B www.arnstorf.de

Bayern | EW 6.601 | 395 m Plattling 32 km, Passau 58 km
T 08723 96100

Schlossparkhotel www.schloss-mariakirchen.de

★★★★

Obere Hofmark 3, PLZ 94424 (OT: Mariakirchen), **T 08723 978710,** F 9787190
54 Zimmer | 1 Suite | Ez 58–78 €, Dz 107–117 €, ab 11,50 € | 24 h

Originell designter Hotelbau mit moderner, reflektierender Glasfassade. Geschmackvolle Zimmer mit freundlichen Farben und hochwertiger Einrichtung. Hoteleigenes Brauhaus. Einladender Wellnessbereich.

AROLSEN, BAD 31 C www.bad-arolsen.de

Hessen | EW 16.404 | 290 m Korbach 18 km, Kassel 45 km
T 05691 801240
Barockes Residenzschloss, Große Allee, Christian-D.-Rauch-Geburtshaus und -Museum, Kaulbach-Haus, Schreibersches Haus, Landauer Wasserkunst, Twiste-Stausee, Spielzeugmuseum.

Schäfer's Restaurant www.schaefers-restaurant.de

Schlossstraße 15, PLZ 34454, **T 05691 7652**
50 | Hauptgericht 11–30 €, Menü 34–54 € | Sa-So Mo, Mi-So Di

Ein nettes Restaurant mit moderner, minimalistischer Einrichtung. Der Chef steht am Herd und bietet eine schmackhafte internationale Küche. Die wechselnde Speisekarte orientiert sich dabei am jahreszeitlichen Angebot. Drinks, kleine Snacks und Fingerfood werden in der Lounge-Bar serviert.

ASCHAFFENBURG 42 C www.info-aschaffenburg.de

Bayern | EW 67.844 | 138 m Hanau 27 km, Darmstadt 41 km
T 06021 395800
Schloss Johannisburg, Pompejanum, Stiftskirche, Stiftsmuseum, Park Schönbusch, Park Schöntal.
Einen Cityplan finden Sie auf Seite 148.

Zum Goldenen Ochsen www.zumgoldenenochsen.de

Karlstraße 16 (A1, Anfahrt über Friedrichstr.), PLZ 63739, **T 06021 23132,** F 25785
38 Zimmer | Ez 79–91 €, Dz 101–128 €

Der familiengeführte Traditionsgasthof gegenüber dem Schlosspark verfügt über freundlich gestaltete Gästezimmer mit zeitgemäßem Wohnkomfort. Morgens wird ein sehr gutes Frühstück angeboten. Gute Verkehrsanbindung an die A3.

Restaurant Oechsle

52 | Hauptgericht 16–38 € | Di-Sa Mo, So

Außen eine historische Fachwerkfassade, innen ein luftig-geradlinig gestaltetes Restaurant mit Holzfußboden und original Schweizer Stubenofen von 1840. Hier gibt es eine fränkisch-mediterrane Landhausküche zum fairen Preis und eine sehr gute Auswahl an Frankenweinen.

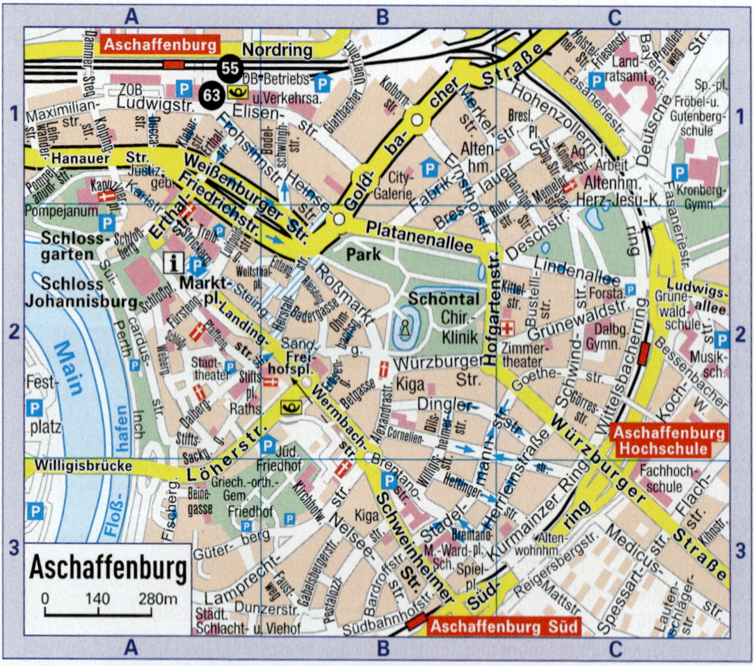

Wilder Mann

www.hotel-wilder-mann.de

Löherstraße 51 (A3), PLZ 63739, **T 06021 3020,** F 302234
73 Zimmer | 13 Apartments | Ez ab 78 €, Dz ab 112 € | 24 h

Traditionsreicher Gasthof mit unterschiedlich gestalteten Zimmern und Apartments. 350 qm großer Wellnessbereich mit Saunalandschaft. Im Restaurant bietet man regionale und saisonale Küche.

Spessartstuben

www.hotel-spessartstuben.de

Jahnstraße 7, PLZ 63808 (OT: Haibach), **T 06021 63660**
80 | Hauptgericht 10–29 €, Menü 20–60 € | So Mo-Fr, So Sa

Fränkisches Wirtshaus mit herzlicher Gastfreundschaft. Die Restaurantstuben mit Eckbänken und Kachelofen sind gemütlich eingerichtet. Der Hausherr bietet eine solide regionale und internationale Küche. Auch einige Gästezimmer sind vorhanden.

ASCHAU 68 B

www.aschau.de

Bayern | EW 5.686 | 615 m
T 08052 90490

Prien 13 km, Rosenheim 23 km

Residenz Heinz Winkler
www.residenz-heinz-winkler.de

VARTA-TIPP Ambiente VARTA-TIPP Service

★★★★★S garni

Kirchplatz 1, PLZ 83229, **T 08052 17990,** F 179966
32 Zimmer | 12 Suiten | Ez 225–305 €, Dz 250–330 € | 24 h

Inmitten einer atemberaubenden Bergkulisse erstreckt sich dieses beeindruckende Juwel. Die pompöse Eingangshalle sticht jedem Gast sofort ins Auge. Die individuellen Zimmer und Suiten haben ihren ganz eigenen Charme. Das köstliche Gourmetfrühstück können Sie im Gartensalon und bei schönem Wetter auf der Terrasse genießen.

Residenz Heinz Winkler

VARTA-TIPP Küche VARTA-TIPP Service

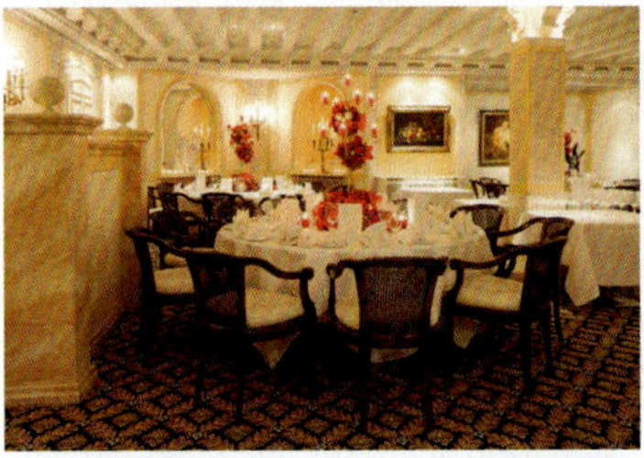

120 | Hauptger. 34–68 €, Menü 165–193 €
Sa-So Mo-So

In seinem venezianisch angehauchten Restaurant verzaubert Heinz Winkler seit vielen Jahren Gourmets aus nah und fern mit den feinen Gerichten seiner „Cuisine Vitale". Sein minimalistischer Stil mit wenigen, aber dafür erstklassigen Zutaten endet in einer faszinierenden Sinnes- und Gaumenpracht. Für die passende Weinbegleitung sorgt die fachkundige Servicecrew.

Edeltraud
www.hotel-edeltraud.de

€ Gut & Günstig ★★★★★S garni

Narzissenweg 15, PLZ 83229, **T 08052 90670,** F 906747
16 Zimmer | 1 Suite | Ez 42–54 €, Dz 72–98 €, 4,50 €

Kleiner, liebevoll geführter Familienbetrieb. Die gepflegten, zweckmäßig ausgestatteten Zimmer verfügen teils über Bergblick. Kleiner Verwöhnbereich mit Sauna und Infrarotkabine. Frühstücken kann man auch auf der idyllischen Sonnenterrasse. Liebevoll gestalteter Garten.

ASCHEBERG (WESTFALEN) 30 A
www.ascheberg-touristinfo.de

Nordrhein-Westfalen | EW 15.184 | 63 m — Lüdinghausen 14 km, Münster 23 km
T 02593 6324
Schloss Westerwinkel, St.-Benedikt-Kirche, St.-Lambertus-Kirche, Burgturm Davensberg, Burgkapelle St. Anna Davensberg.

Clemens-August
www.hotel-clemens-august.de

€ Gut & Günstig ★★★★★S garni

Burgstraße 54, PLZ 59387 (OT: Davensberg), **T 02593 6040,** F 604178
86 Zimmer | 1 Suite | 1 Apartment | Ez 59–99 €, Dz 89–129 €, 5,00–15,90 €

Freundlich und familiär wird dieses Haus geleitet. Die Zimmer sind unterschiedlich geschnitten und zeitgemäß eingerichtet. Zum Haus gehören mehrere Veranstaltungssäle, ein Fahrradverleih, eine Sauna und ein gemütliches Restaurant mit regionaler Küche.

ASCHHEIM 60 D
www.aschheim.de

Bayern | EW 8.192 | 512 m — München 10 km, Unterhaching 21 km
T 089 9099780

Innside
www.melia.com

★★★★S garni

Humboldtstraße 12 (im Gewerbegebiet), PLZ 85609 (OT: Dornach), **T 089 940050,** F 94005299
134 Zimmer | 8 Suiten | 28 Apartments | 24 h

Solide Businessadresse mit einem Hallenbereich im Atriumstil und modernen Designerzimmern. Kleines Wellnesscenter. Restaurant mit Show-Küche und Sommerterrasse.

ASPACH 51 D
www.aspach.de

Baden-Württemberg | EW 8.000 | 295 m — Backnang 3 km, Ludwigsburg 19 km
T 07191 2120

Restaurant Lamm **Neu!**
www.lamm-aspach.de

Hauptstraße 23, PLZ 71546 (OT: Großaspach), **T 07191 20271**
40 | Hauptgericht 13–26 €, Menü 36–59 € | Di-So Di-Sa Mo

Kein Wunder, dass diese Adresse bei Gästen so gefragt ist: ländlich-charmant die Atmosphäre, freundlich der Service, frisch und schmackhaft die Gerichte - z.B. „Gebratene Kalbsleber auf Senfsauce mit Karottengemüse, Sellerie-Kartoffelpüree und glasierten Äpfeln".

ASPERG 58 A
www.asperg.de

Baden-Württemberg | EW 13.100 | 270 m — Ludwigsburg 5 km, Stuttgart 19 km
T 07141 2690
Zeugenberg Hohenasperg (356 m) mit Festungsanlage, Museum „Hohenasperg - Ein deutsches Gefängnis", Keltenweg, Das Glasperlenspiel, Schwabenbühne, Weinbaumuseum, Feuerwehrmuseum.

Adler Asperg
www.adler-asperg.de

★★★★S garni

Stuttgarter Straße 2, PLZ 71679, **T 07141 26600,** F 266060
70 Zimmer | 3 Apartments | Ez 79–179 €, Dz 89–189 €, exkl. Frühstück, 18,00 € | 24 h

Ein gewachsener Familienbetrieb vor den Toren Ludwigsburgs. Christian und Dory Ottenbacher führen das Traditionshaus bereits in der vierten Generation. Hier erwarten Sie wohnliche Gästezimmer und geräumige Themenapartments mit sehr guter Ausstattung. Dazu ein moderner SPA- und Wellnessbereich mit Hallenbad und Saunalandschaft.

Schwabenstube

VARTA-TIPP Küche **VARTA-TIPP** Service

35 | Hauptgericht 35–42 €, Menü 99–110 € | Mi-Sa Mo, Di, So

Sind Sie ein Freund von Klassischem oder essen Sie lieber modern? Mit beidem (sowie mit Vegetarischem) trifft Küchenchef Max Speyer bei seinen zahlreichen Gästen ins Schwarze. Ebenso geschätzt: die familiäre, gemütliche Atmosphäre sowie der bestens geschulte Service. Tipp: Weinliebhabern seien die Degustationsabende im historischen Gewölbekeller empfohlen.

Aguila

Schillerstraße 3, PLZ 71679
40 | Hauptgericht 13–23 €, Menü 29–35 € | Mo-Fr, So Sa

Weinbar und Brasserie mit ungezwungen-legerer Atmosphäre. Aus der Küche kommt neben erlesenen Weinen, Whiskys und Cocktails ein Mix aus spanischen Tapas und schwäbischen Köstlichkeiten. **Achtung: Bei Redaktionsschluss für diese Buchausgabe war das Restaurant auf Grund der COVID-19-Pandemie noch geschlossen.**

ATTENDORN 30 C — www.urlaub-in-attendorn.de

Nordrhein-Westfalen | EW 24.336 | 255 m — Olpe 14 km, Siegen 40 km
T 02722 64140
Burg Schnellenberg, Atta-Höhle, Aussichtspunkt Biggeblick, Kletterpark, Orchideenfarm, Feuerwehrmuseum.

Burghotel Schnellenberg — www.burg-schnellenberg.de

★★★★ garni

Schnellenberg 1, PLZ 57439, **T 02722 6940,** F 694169
42 Zimmer | 5 Suiten | 3 Apartments | Ez 95–145 €, Dz 120–240 € | 24 h

Burghotel in waldreicher Umgebung. Hinter hist. Mauern erwarten Sie geschmackvolle Zimmer, die teils mit Antiquitäten und Granitbädern ausgestattet sind. Stilvolles Burgrestaurant mit hist. Flair und gehobener Landhausküche. Es werden auch mittelalterliche kulinarische Veranstaltungen für Gesellschaften angeboten.

Hanse Hotel — www.hansehotel-attendorn.de

★★★★ garni

Finnentroper Straße 26, PLZ 57439, **T 02722 63800,** F 6380100
99 Zimmer | Ez 109 €, Dz 155 € | 24 h

Ein topmodernes Hotel direkt neben der Atta-Höhle, das gleichermaßen für Geschäfts- und Privatreisende geeignet ist. Trotz geradliniger Formen überzeugen die Zimmer mit Wohnlichkeit und Atmosphäre. Entspannen kann man im hauseigenen Wellnessbereich. Im Frontcooking-Restaurant wird internationale Küche serviert.

Haus Platte — www.platte.de

★★★★ garni

Repetalstraße 219, PLZ 57439 (OT: Niederhelden), **T 02721 1310,** F 131415
49 Zimmer | Ez ab 50 €, Dz ab 99 €

Traditionsreiches Hotel in idyllischer Lage nahe dem Biggesee. Modern und stillvoll eingerichtete Zimmer unterschiedlicher Kategorien. Regionale Landhausküche mit internationalen Einflüssen wird im Restaurant serviert.

AUE 45 B — www.aue.de

Sachsen | EW 16.614 | 350 m — Klingenthal 30 km, Chemnitz 35 km
T 03771 281125
St.-Nikolai-Kirche, Friedenskirche, Klösterlein Zelle.

Blauer Engel
www.hotel-blauerengel.de

★★★★ garni

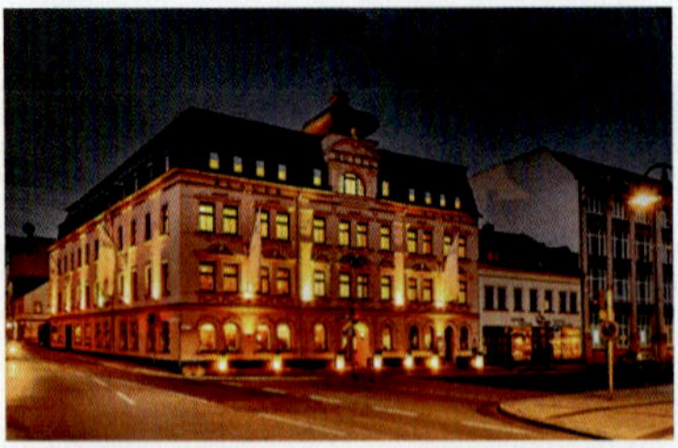

Altmarkt 1, PLZ 08280, **T 03771 5920,** F 23173
39 Zimmer | 5 Suiten
Ez 86–126 €, Dz 121–191 € | 24 h

Das erste Haus am Platz hat man in den letzten Jahren umfangreich modernisiert. Hinter der hist. Gründerzeitfassade erwarten Sie wohnliche und geräumige Zimmer mit zeitgemäßem Komfort, ein ansprechender Sauna- und Relax-Bereich sowie eine Brauereigaststätte mit Biermuseum.

St. Andreas

VARTA-TIPP Küche **VARTA-TIPP** Service

16 | Hauptgericht bis 50 €Menü 86–135 € | Di-Sa Mo, So

In dem kleinen, intimen Gourmetbereich verbindet sich Historie mit stimmigem, stilvoll-modernem Interieur. Der zuvorkommende Service, die erstklassige Weinauswahl und nicht zuletzt die innovative und handwerklich akkurate Küche von Patron Benjamin Unger garantieren genussvolle Stunden. In der behaglichen „Tausendgüldenstube“ mit ihrer prunkvollen Kassettendecke werden traditionelle regionale Gerichte aufgetischt.

AUENWALD 58 B
www.auenwald.de

Baden-Württemberg | EW 6.740 | 280 m
T 07191 50050
Backnang 9 km, Stuttgart 35 km

Landgasthof Waldhorn
www.waldhorn-daefern.de

Hohnweiler Straße 10, PLZ 71549 (OT: Däfern), **T 07191 312312**
85 | Hauptgericht 15–28 €, Menü 34–54 € | Mo, Do-Fr, So Mo, Do-So Di, Mi

Ein behaglicher Landgasthof mit persönlicher Note. Serviert werden eine feine internationale Küche auf klassischer Basis sowie regionale Spezialitäten. Restaurantstuben mit ländlich-gemütlichem Ambiente. Mediterranes Gartenlokal.

AUERBACH I.D.OPF. 54 A
www.auerbach.de

Bayern | EW 8.859 | 434 m
T 09643 200
Pegnitz 16 km, Amberg 37 km

Soulfood
www.restaurant-soulfood.com

VARTA-TIPP Küche

Unterer Markt 35, PLZ 91275, **T 09643 2052225**
40 | Hauptgericht 15–24 €, Menü 42–69 € | Mi-So Mo, Di

Ein betont schlicht gestaltetes Restaurant mit großen Fenstern und feiner Tischkultur. Das Konzept, Spitzengastronomie zu einem bezahlbaren Preis anzubieten, geht auf. Die Karte ist übersichtlich und wechselt regelmäßig. Die Gerichte von Küchenchef Michael Laus überzeugen in punkto Kreativität, Optik und Qualität. Gutes Weinangebot mit Schwerpunkt Deutschland. Freundlicher, unkomplizierter Service.

AUERBACH/VOGTL. 45 A

www.erholung-vogtland.de

Sachsen | EW 18.500 | 555 m — Plauen 26 km, Aue 29 km
T 03744 81450
Ev. St.-Laurentius-Kirche, Schlossturm, kath. Kirche „Zum Heligen Kreuz“, Hofau-Park, Stadtbibliothek, Göltzschtalgalerie Nicolaikirche, Waldpark Grünheide, Haus des Gastes Schnarrtanne mit Wald-Erlebnis-Ausstellung, Auerbacher Modellbahnausstellung.

Renoir

www.restaurant-renoir.de

Schönheider Straße 235, PLZ 08209 (OT: Schnarrtanne), **T 03744 215119**
28 | Hauptgericht 18–30 €, Menü 44–65 € | Sa-So Mi-Sa ⊘ Mo, Di ⊘ 19.–27.10.20

Ein stilvoll gestaltetes Restaurant mit gemütlicher Atmosphäre. Kopien von Gemälden des namensgebenden Künstlers zieren die Wände. Serviert wird eine klassisch französische und internationale Frischeküche. Eventmenüs und Weinabende.

AUGGEN 64 A

www.auggen.de

Baden-Württemberg | EW 2.800 | 264 m — Badenweiler 8 km, Freiburg 31 km
T 07631 36770

Bären

www.auggen-baeren.de

garni

Bahnhofstraße 1, PLZ 79424, **T 07631 936840**
47 Zimmer

Das komfortable Hotel besteht aus dem aufwendig sanierten Gasthof und dem 2017 fertiggestellten Neubau. Die wohnlichen Zimmer verfügen über einen Balkon oder eine Terrasse mit Aussicht auf den großzügig gestalteten Innenhof oder die Kirschplantagen. In die einstige Scheune hat man moderne Tagungs- und Veranstaltungsräume integriert.

Zur Krone

www.hotelkroneauggen.de

garni

Hauptstraße 6, PLZ 79424, **T 07631 6075,** F 16913
31 Zimmer | 2 Suiten | Ez 75–82 €, Dz 89–131 €

Um einen idyllischen Bauerngarten mit kleinem Teich gruppieren sich Stammhaus und Gästehäuser. Sehr gediegen und liebevoll eingerichtete Zimmer. Kleiner Wellnessbereich mit Sauna, Solarium und Hallenbad.

AUGSBURG 59 D

www.augsburg-tourismus.de

Bayern | EW 275.000 | 494 m — München 68 km, Ulm 80 km
T 0821 502070
Renaissance-Rathaus mit Goldenem Saal, Maximilianprachtstraße mit drei Prachtbrunnen, Schaezlerpalais mit Barockgalerie, Dom Unsere Liebe Frau, Basilika St. Ulrich und Afra, Marionettentheater Augsburger Puppenkiste, Mozarthaus, Brechthaus, Staatl. Textil- und Industriemuseum, Synagoge und jüdisches Kulturmuseum, Fuggerei, Fugger und Welser Erlebnismuseum, Maximilianmuseum, Augsburger Wassermanagement-System (UNESCO-Weltkulturerbe).
Einen Cityplan finden Sie auf Seite 154–155.

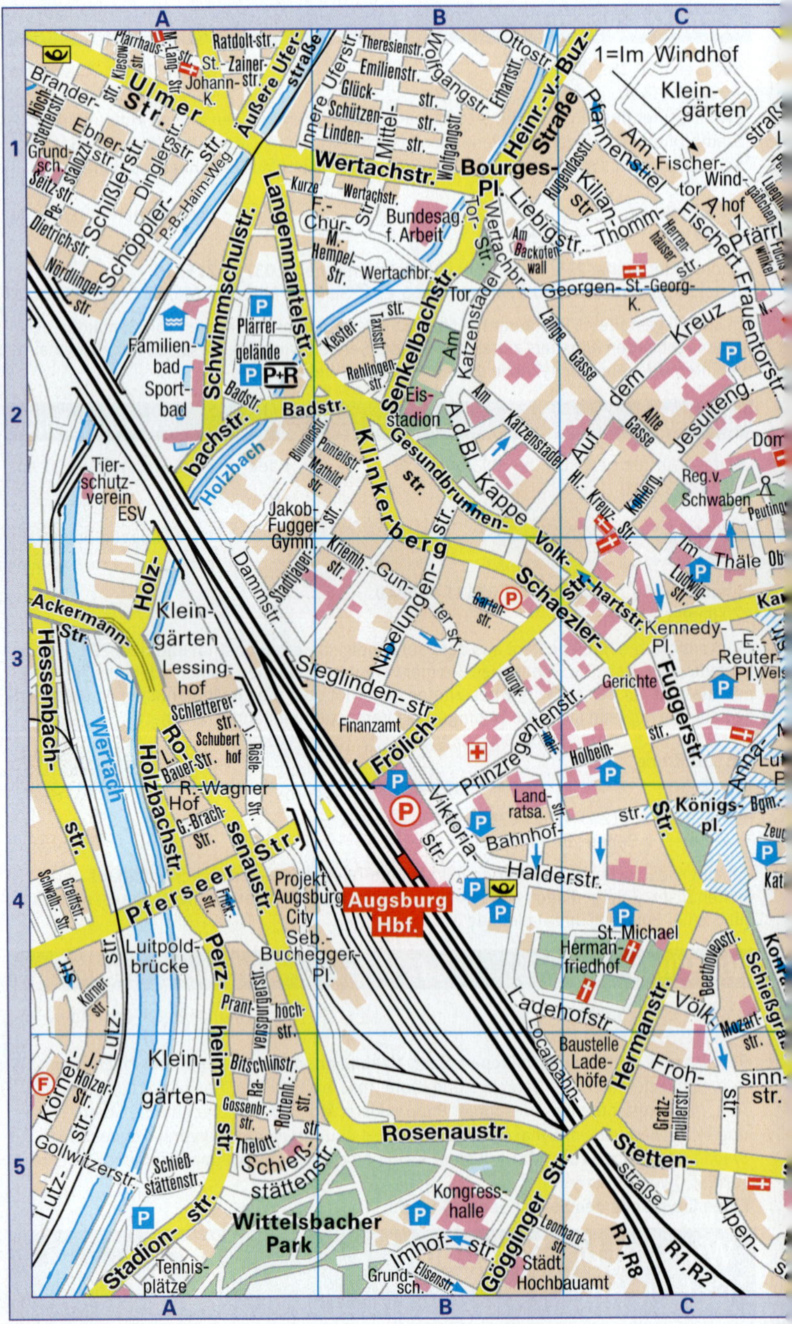
A
B
C
1
2
3
4
5
1=Im Windhof
Klein-gärten
Ulmer Str.
Brander-str.
Ebner-str.
Grund-sch.
Pestalozzistr.
Seitzstr.
Dietrich-str.
Nördlinger-str.
Schißlerstr.
Schöppler-str.
Dinglerstr.
P.-B.-Haim-Weg
Johann-K.
St.-Zainer-str.
Ratdolt-str.
Äußere Uferstraße
Innere Uferstr.
Theresienstr.
Emilienstr.
Glück-str.
Schützen-str.
Linden-str.
Mittel-str.
Wolfgangstr.
Ottostr.
Erhartstr.
Heinr.-v.-Buz-Straße
Pfannenstiel
Wertachstr.
Bourges-Pl.
Liebigstr.
Rugendasstr.
Kilian-str.
Am Fischertor
Windhof
A. hof
Fischertorstr.
Pfärrle
Thommstr.
Herrenhauser-str.
Schwimmschulstr.
Langenmantelstr.
Kurze Wertachstr.
F.-Chur-Str.
M.-Hempel-Str.
Bundesag. f. Arbeit
Wertachbr. Tor
Tor-Str.
Wertachbr.-
Am Backofenwall
Georgen-
St.-Georg-K.
Frauentorstr.
Familien-bad
Sport-bad
Pfärrer gelände
P+R
Badstr.
Holzbach
bachstr.
Kester-str.
Taxisstr.
Rehlingen-str.
Senkelbachstr.
Eis-stadion
Am Katzenstadel
Am Katzenstadel
Lange Gasse
Auf dem Kreuz
Alte Gasse
Jesuiteng.
Dom
Reg. v. Schwaben
Peuting
Tier-schutz-verein
ESV
Blumenstr.
Ponteilstr.
Mathild.-str.
Gesundbrunnen-str.
A. d. Bl. Kappe
Klinkerberg
Hl.-Kreuz-Str.
Kohlerg.
Im Thäle
Ludwig-str.
Jakob-Fugger-Gymn.
Kriemh.-str.
Gunter-str.
Nibelungen-str.
Dammstr.
Stadtjäger.
Volkhartstr.
Schaezler-str.
Gartenstr.
Kennedy-Pl.
E.-Reuter-Pl.
Ackermann-Str.
Hessenbach-str.
Holz-bachstr.
Klein-gärten
Lessing-hof
Schletterer-str.
Schubert hof
L.-Bauer-Str.
J.-Rösle-Str.
R.-Wagner Hof
G.-Brach-Str.
Rosenaustr.
Wertach
Sieglinden-str.
Finanzamt
Fröhlich-str.
Burgk-str.
Prinzregentenstr.
Holbein-str.
Gerichte
Fuggerstr.
Anna-
Königs-pl.
Viktoria-str.
Land-ratsa.
Bahnhof-str.
Halderstr.
Projekt Augsburg City
Augsburg Hbf.
Pferseer Str.
Frick.-str.
Schwalb.-Str.
Greifstr.
Luitpold-brücke
Perzheim-str.
Seb.-Buchegger-Pl.
Prant-hoch-str.
St. Michael
Herman-friedhof
Ladehofstr.
Localbahn
Hermanstr.
Beethovenstr.
Schießgrab.
Völk-str.
Mozart-str.
Körner-str.
Lutz-str.
J.-Holzer-Str.
Körner-str.
Klein-gärten
Bitschlinstr.
Gossenbr.-str.
Theloltstr.
Rottenh.-str.
Baustelle Lade-höfe
Froh-sinn-str.
Grattmüllerstr.
Gollwitzerstr.
Schieß-stättenstr.
Schieß-stättenstr.
Kongress-halle
Stetten-straße
Gögginger Str.
Leonhard-str.
Alpen-
Lutz-
Stadion-str.
Wittelsbacher Park
Imhof-str.
Elisenstr.
Grund-sch.
Städt. Hochbauamt
Tennis-plätze
R7, R8
R1, R2

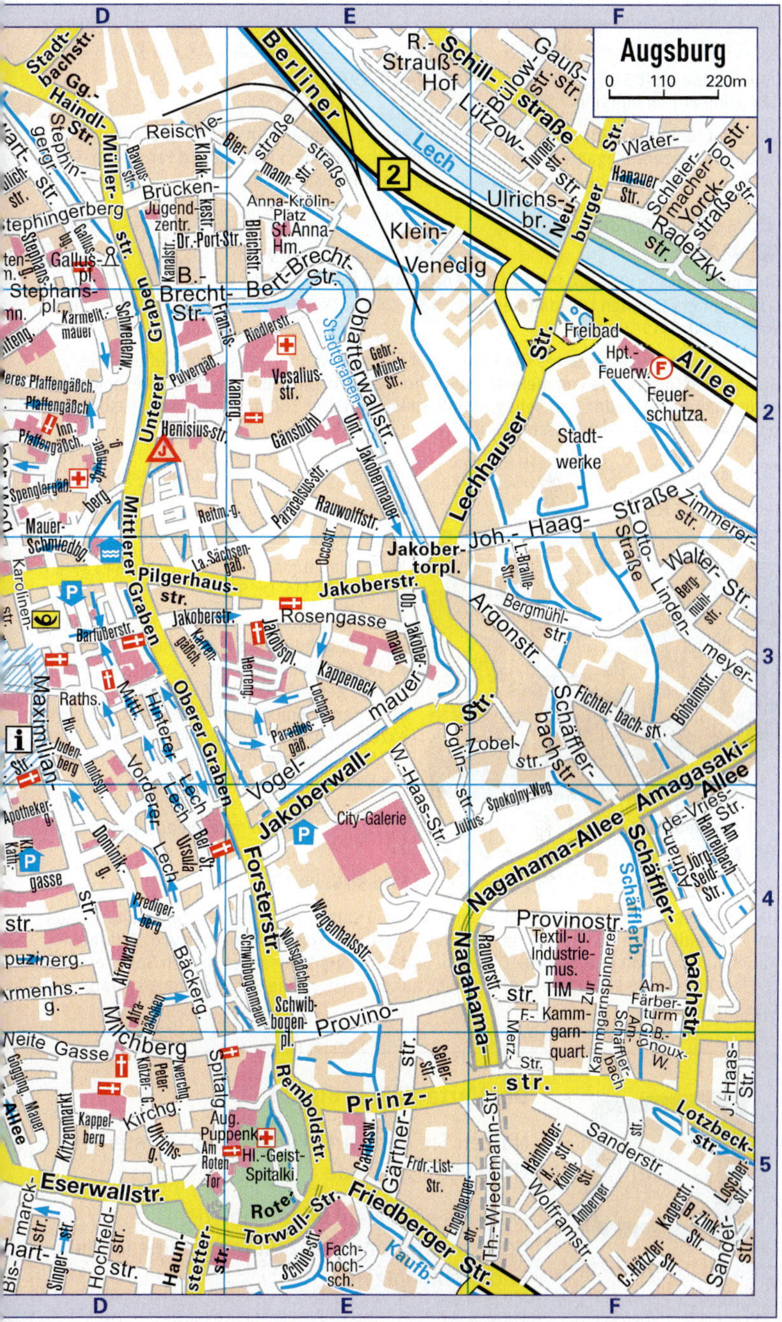
Augsburg
0 110 220m
D
E
F
1
2
3
4
5
Berliner Allee
Lech
R.-Strauß-Hof
Schill-straße
Bülow-str.
Gauß-str.
Lützow-
Water-loo-str.
Ulrichs-br.
Neuburger Str.
Hanauer Str.
Schleiermacher-straße
Yorck-straße
Radetzky-str.
Klein-Venedig
Reischle-
Bier-mann-str.
straße
Stephingerberg
Brücken-
Jugend-zentr.
Dr.-Port-Str.
Anna-Krölin-Platz
St.Anna-Hm.
Bleichstr.
Bert-Brecht-Str.
B.-Brecht-Str.
Kanalstr.
Gallus-pl.
Stephans-pl.
Karmelit.-mauer
Schwedenw.
Unterer Graben
Haindl-Str.
Müller-str.
Stadtbachstr.
Riedlerstr.
Vesalius-str.
Gänsbühl
Stadtgraben
Oblatterwallstr.
Unt. Jakobermauer
Gebr.-Münch-Str.
Freibad
Hpt.-Feuerw.
Feuer-schutza.
Stadt-werke
Lechhauser Str.
Pfaffengäßch.
Henisius-str.
Pulvergäß.
Paracelsusstr.
Rauwolffstr.
Joh.-Haag-Straße
Zimmerer-str.
Otto-Linden-Straße
Walter-Str.
Mauer-Schmiedbg.
Mittlerer Graben
Reitm.-g.
La.Sächsen-gäß.
Ocostr.
Jakober-torpl.
L.-Braille-Str.
Bergmühl-str.
Berg-mühl-str.
Lindenmeyer-
Pilgerhaus-str.
Jakoberstr.
Rosengasse
Karolinen-str.
Barfüßerstr.
Jakobspl.
Herreng.
Kappeneck
Ob. Jakober mauer
Argonstr.
Fichtelbach-str.
Böheimstr.
Raths.
Maximilian-str.
Mittl.
Hinterer
Oberer Graben
Lochgäß.
Paradies-gäß.
Jakoberwall-Str.
Zobel-str.
Schäffler-bachstr.
Öglin-str.
Juden-berg
Vorderer Lech
Hinterer Lech
Vogel-mauer
W.-Haas-Str.
Julius-
Spokojny-Weg
Amagasaki-Allee
Nagahama-Allee
Apotheker-g.
Dominik.-g.
Ursula
Bei St.
Forsterstr.
City-Galerie
Adrian-de-Vries-Str.
Am Hanreibach
Jörg-Seld-Str.
Schäfflerb.
Schäffler-bachstr.
Kath.-gasse
Prediger-berg
Wagenhalsstr.
Provinostr.
Textil- u. Industrie-mus. TIM
Raunerstr.
Nagahama-str.
Kapuzinerg.
Armenhs.-g.
Afrawald
Bäckerg.
Schwibbogenmauer
Wolfsgäßchen
Schwib-bogen-pl.
Provino-
F.-Kamm-garn-quart.
Am Färber-turm
G.B.-Gnoux-W.
Zur Kammgarnspinnerei
Am Schäfflerbach
Merz-Str.
Neite Gasse
Milchberg
Peter-Kötzer-G.
Zwerchg.
Spitalg.
Seiler-str.
Prinz-str.
J.-Haas-Str.
Lotzbeck-str.
Kitzenmarkt
Kappel-berg
Kirchg.
Ulrichs-g.
Aug. Puppenk.
Am Roten Tor
Hl.-Geist-Spitalki.
Remboldstr.
Caritasw.
Gärtner-str.
Frdr.-List-Str.
Th.-Wiedemann-Str.
Hainhofer-str.
H.-König-Str.
Sanderstr.
Loscher-str.
Eserwallstr.
Roter
Torwall-Str.
Friedberger Str.
Engelberger-str.
Wolframstr.
Amberger-Str.
Kagerstr.
B.-Zink-Str.
Sander-str.
C.-Hätzler-Str.
Bismarck-str.
Singer-str.
Hochfeld-str.
Haunstetter-str.
Schülestr.
Fach-hoch-sch.
Kaufb.
Allee

Dorint An der Kongresshalle
www.dorint.com/augsburg

★★★★S

Imhofstraße 12 (B5), PLZ 86159, **T 0821 59740,** F 5974100
184 Zimmer | 14 Suiten | 24 h

Prägnant runder Hotelturm am Wittelsbacher Park, angrenzend an das Kongresszentrum Augsburg. Dezent-elegante Zimmerausstattung mit modernen Formen und Farbtönen. Relaxbereich mit osmanischem Dampfbad und klassisch finnischer Sauna.

Maximilian's Hotel
www.drei-mohren-hotel.com

Maximilianstraße 40 (D4), PLZ 86150, **T 0821 50360,** F 5036777
132 Zimmer | 5 Suiten | 4 Apartments | Ez 135–249 €, Dz 154–264 €, exkl. Frühstück,
ab 22,00 € | 24 h

Kernsaniertes und erweitertes Grandhotel auf hist. Grund. Das Haus blickt auf eine eindrucksvolle Geschichte von mehr als 500 Jahren zurück. Die Gästezimmer bestechen durch zurückhaltende Eleganz und sehr guten Wohnkomfort. Der 360 qm große Wellnessbereich präsentiert sich im orientalischen Stil.

Sartory
www.sartory-augsburg.de

VARTA-TIPP Küche

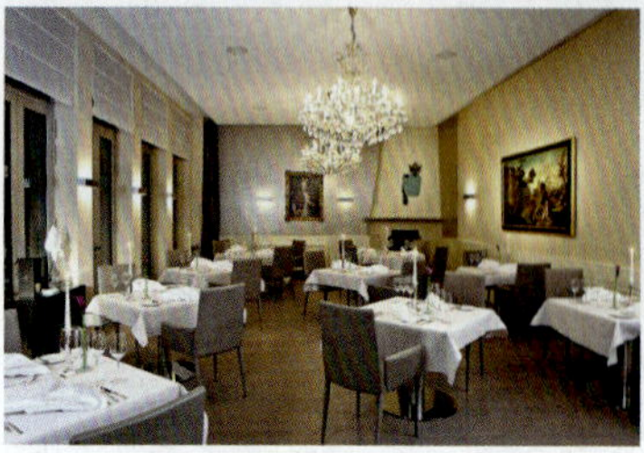

30 | Hauptger. 28–41 €, Menü 98–139 € |
Mi-Sa Mo, Di, So

Schön elegant kommt das kleine Gourmetrestaurant daher, das Sie im Stile eines „Salon Privé“ empfängt. Hier genießen Sie aber nicht nur die gediegen-intime Atmosphäre, sondern auch den überaus herzlichen Service und die exzellenten Gaumenfreuden, die Simon Lang auf Basis der französischen Haute Cuisine für Sie kreiert.

maximilian°s
www.maximilians-augsburg.de

100 | Hauptgericht 17–32 €, Menü 41 € | Mo-So Mo-Sa

Das Zweitrestaurant im modernen Bistro-Stil bietet saisonal wechselnde Spezialitäten aus der internationalen Küche. Aus der offenen Showküche kommen Gerichte wie „Gebratener Kabeljaurücken mit geschmorter Dillgurke und Pommery-Senfsauce“. In den Sommermonaten lockt die Terrasse im Innenhof mit Blick auf das historische Schaezlerpalais. Tipp: Sonntags Brunch.

Alpenhof Neu!

www.alpenhof-hotel.de

★★★★S garni

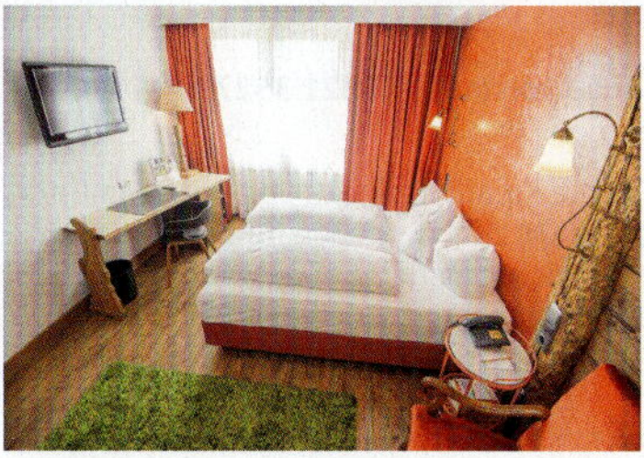

Donauwörther Str. 233, PLZ 86154 (OT: Oberhausen), **T 0821 42040,** F 4204200
120 Zimmer | 4 Suiten | 2 Apartments
Ez 72–112 €, Dz 112–172 €, 16,80 € | 24 h

Traditionsreiches, herzlich geführtes Familienhotel. Die in warmen Farben gestalteten Gästezimmer sind gemütlich und individuell eingerichtet. Entspannung findet man im 500 m² großen Spa Palaestra. Tagungs- und Feiermöglichkeiten.

Wilde 13

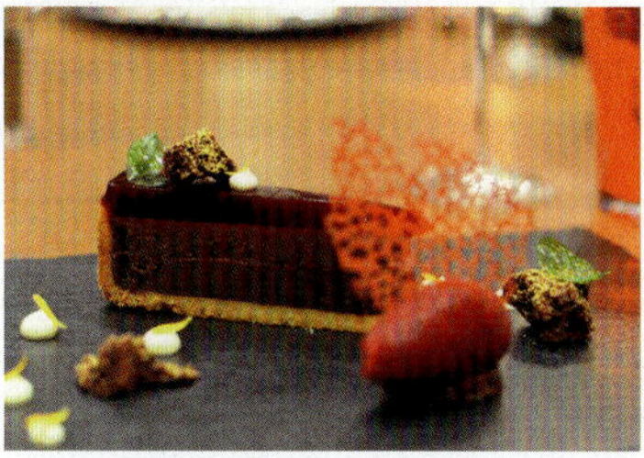

33 | Hauptger. 25–35 €, Menü 30–50 € |
So Mi-Sa Mo, Di

Das Restaurant im Ringhotel Alpenhof verdankt seinen Namen den berühmt-berüchtigten Piraten, die einst in der Augsburger Puppenkiste ihr Unwesen trieben. Serviert wird eine moderne und kreative Küche, bei der fast ausschließlich regionale Produkte verarbeitet werden. Sonntags Brunch.

Augsburger Hof

www.augsburger-hof.de

S garni

Auf dem Kreuz 2 (C2), PLZ 86152, **T 0821 343050,** F 3430555
36 Zimmer | Ez 86–120 €, Dz 86–150 €, exkl. Frühstück, 10,00–15,00 €

Eines der ältesten Gasthäuser Augsburgs mit hist. Flair. Geschmackvoll eingerichtete Zimmer mit moderner Ausstattung. Ideal für Geschäftsreisende und Messebesucher.

Villa Arborea

www.hotel-villa-arborea.de

S garni

Gögginger Straße 124 (A5), PLZ 86199 (OT: Göggingen), **T 0821 907390,** F 90739199
20 Zimmer | Ez 89–98 €, Dz 120–128 €, 4,80–12,00 €

Das engagiert geführte Hotel ist sowohl für Geschäftsreisende als auch für Touristen bestens geeignet. Hier stehen Ihnen geschmackvolle Landhauszimmer zur Verfügung. Für Entspannung sorgt ein kleiner Wellnessbereich. Schöner Garten mit mediterranem Flair.

Dom-Hotel

www.domhotel-augsburg.de

★★★S garni

Frauentorstraße 8 (C2), PLZ 86152, **T 0821 343930,** F 34393200
49 Zimmer | 5 Suiten | 4 Apartments | Ez 80–135 €, Dz 100–150 €, 10,50 € |
20.12.20–12.1.21

Familiär geführtes Haus auf hist. Grund einer ehemaligen Dompropstei im Stadtzentrum. Die wohnlichen und geräumigen Zimmer verfügen teils über Loggien mit schöner Aussicht auf das Domviertel. Kleiner Wellnessbereich mit Sauna, Schwimmbad und Fitnessraum.

August

VARTA★TIPP Küche VARTA-TIPP Service

Johannes-Haag-Straße 14 (F2), PLZ 86152 (OT: Jakobervorstadt), **T 0821 35279**
16 | Menü 169–190 € | Mi-Sa Mo, Di, So

Die prachtvolle Villa Haag in der Jakobervorstadt ist die Kreativwerkstatt von Christian Grünwald. Das Gourmetrestaurant im Obergeschoss ist ein Ort zum Genießen und Wohlfühlen. Der Spitzenkoch glänzt seit Jahren mit kulinarischen Höchstleistungen. Das Markenzeichen seiner Gerichte ist das virtuose Zusammenspiel der Texturen und Aromen. Dazu kredenzt die zuverlässige Crew im Service erlesene Weine aus nah und fern.

Die Ecke

www.restaurant-die-ecke.de

Elias-Holl-Platz 2 (D3), PLZ 86150, **T 0821 510600**
70 | Hauptgericht 19–38 €, Menü 24–78 € | Mi-So Mo, Di

Das gemütliche Restaurant ist eine kulinarische Institution. Gepflegte Tischkultur, viel Holz und moderne Kunst prägen das Ambiente. Dazu eine saisonorientierte, klassisch gehaltene Küche. Im Sommer lockt der lauschige Innenhof.

Feinkost Kahn

www.feinkost-kahn.de

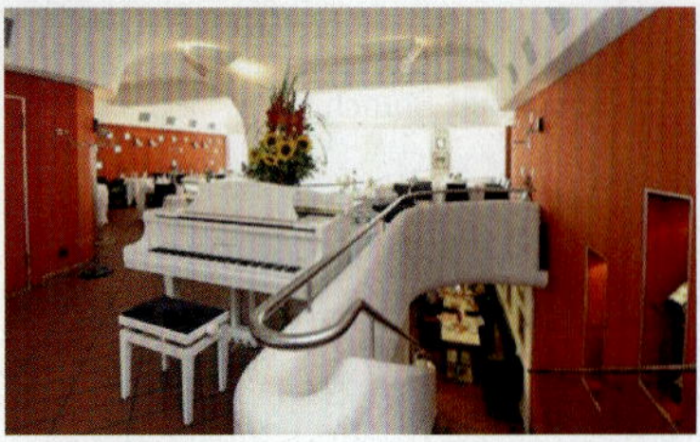

Annastraße 16 (D3), PLZ 86150,
T 0821 312031
60 | Hauptger. 16–30 €, Menü 40–90 € |
Mo-Sa So

In dem bekannten Feinkosthaus in der Augsburger Innenstadt kann man auch hervorragend speisen. Modern-gemütliches Ambiente, ein freundlicher, versierter Service und nicht zuletzt die frische, produktorientierte Küche von Thomas Abele machen dieses Restaurant aus.

Magnolia

www.restaurant-magnolia.de

Beim Glaspalast 1 (↘ F3), PLZ 86153, **T 0821 3199999**
80 | Hauptgericht 19–27 € | Mo-Fr Mo-Sa So

Das Restaurant im Glaspalast bietet nicht nur Wohlfühlatmosphäre und einen herzlichen Service, sondern auch eine frische regionale Küche mit mediterranem Einschlag. Wie wär's z.B. mit „Filet vom Stör mit Dijonsenfsoße, Schupfnudeln und jungem Spinat"? Tipp: Preisgünstiger Mittagstisch.

AULENDORF 66 A

www.aulendorf.de

Baden-Württemberg | EW 9.758 | 576 m
T 07525 934203

Saulgau 15 km, Ravensburg 23 km

Arthus

www.ritterkeller.de

★★★★ S garni

Radgasse 1, PLZ 88326, **T 07525 92210,** F 9221221
30 Zimmer | 2 Suiten | Ez 86–115 €, Dz 121–171 €, 6,50–12,80 € | 24.–26.12.20

Dieses Erlebnishotel bietet individuell gestaltete Themenzimmer, die an die Zeit des Mittelalters erinnern. Hier verbinden sich authentische Dekorationen mit modernen Annehmlichkeiten. Einige der Gästezimmer sind mit einer freistehenden Badewanne ausgestattet. Regelmäßig gibt es Rahmenprogramme im hist. Ritterkeller.

AUMÜHLE 15 B www.amt-hohe-elbgeest.de

Schleswig-Holstein | EW 3.024 | 30 m Hamburg 33 km, Lauenburg 35 km
T 04104 9900

Waldesruh am See www.waldesruh-am-see.de

garni

Am Mühlenteich 2, PLZ 21521, **T 04104 69530,** F 2073
12 Zimmer | Ez 69 €, Dz 103 €

Das ehem. Jagdschloss und heutige Hotel liegt in der Nähe des hübschen Mühlenteichs. Die wohnlich-eleganten Gästezimmer hat man mit erlesenen Antiquitäten ausgestattet. Im Restaurant mit offenem Kamin und auf der romantischen Seeterrasse wird eine authentische Regionalküche serviert.

AURICH 12 D www.aurich-tourismus.de

Niedersachsen | EW 40.447 | 6 m Emden 26 km, Leer 35 km
T 04941 4464
Pingelhus, Mausoleum, Stiftsmühle, Schloss, Sous-Turm, Lambertikirche (Ihlower Altar), hist. Altstadt und Museum, Hafen.

Am Schloss Aurich www.hotel-am-schloss-aurich.de

★★★★ garni

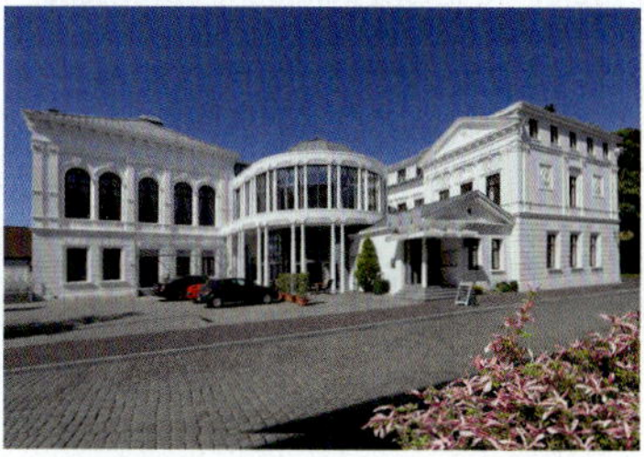

Bahnhofstr. 1, PLZ 26603, **T 04941 95520,** F 955268
40 Zimmer | 2 Suiten
Ez 75–85 €, Dz 90–150 €, 15,50 €

Das denkmalgeschützte Gebäude mit der prachtvollen weißen Fassade kombiniert historisches Flair mit modernem Komfort. Genauso stilvoll und individuell zeigen sich die Zimmer und Suiten. Im Restaurant „Pittoresk" serviert man regionale Speisen mit internationalen Einflüssen.

Hochzeitshaus www.hochzeitshaus-aurich.de

VARTA-TIPP Ambiente

garni

Bahnhofstraße 4, PLZ 26603, **T 04941 604460,** F 6044628
14 Zimmer | Ez 95–120 €, Dz 125–169 €, ab 5,00 €

Ein nettes kleines Hotel mit Charme und Atmosphäre! Die hist. Villa inmitten einer 3.000 qm großen Gartenanlage beherbergt stilvoll restaurierte Räumlichkeiten sowie anspruchsvolle, mit Liebe zum Detail eingerichtete Gästezimmer. Für Feste, Tagungen und kulturelle Veranstaltungen gibt es spezielle Arrangements.

Landgasthof Alte Post www.landgasthof-alte-post.de

★★★★ garni

Esenser Straße 299, PLZ 26607 (OT: Ogenbargen), **T 04947 509790,** F 50979100
164 Zimmer | 6 Suiten | 2 Apartments | Ez ab 65 €, Dz ab 107 € »

Reetgedecktes Haus mit persönlicher Atmosphäre. Man bietet freundliche Gästezimmer mit zeitgemäßer Ausstattung sowie geschmackvoll eingerichtete Themensuiten. Zum Hotel gehört auch eine Traditionsgaststätte mit Saalbetrieb.

AYING 68 A — www.aying.de

Bayern | EW 4.843 | 610 m — Bad Aibling 21 km, München 29 km
T 08095 90950

Brauereigasthof Aying — www.brauereigasthof-aying.de

VARTA-TIPP Ambiente

★★★★S garni

Zornedinger Straße 2, PLZ 85653, **T 08095 90650,** F 906566
48 Zimmer | 4 Suiten | Ez 100–300 €, Dz 130–370 €

Dieser hervorragend geführte Gasthof im Dorfkern von Aying befindet sich seit mehr als 200 Jahren im Familienbesitz. Wohnliche, individuell im Landhausstil eingerichtete Zimmer stehen sowohl im Gasthof als auch im denkmalgeschützten Herrenhaus zur Verfügung. Überzeugend ist auch das Frühstück hinsichtlich Qualität, Originalität und Auswahl.

Restaurant August und Maria — www.august-und-maria.de

VARTA-TIPP Küche **VARTA-TIPP** Service

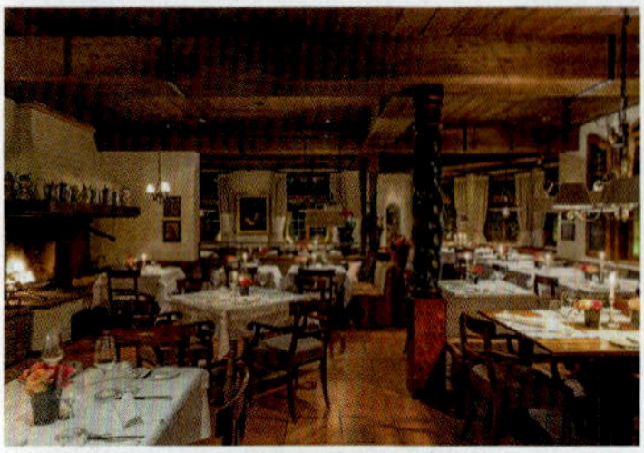

64 | Hauptger. 19–36 €, Menü 39–75 € | Mo-So

Bestens gepflegte Gaststuben mit gemütlichem Ambiente. Hier offerieren Mario Huggler und Tobias Franz eine gehobene bayerische Schmankerlküche zu fairen Preisen. Unbedingt probieren sollten Sie ein frisch gezapftes Ayinger Bier! Der Service ist fachkundig, freundlich und charmant.

AYL 49 A — www.saar-obermosel.de

Rheinland-Pfalz | EW 1.559 | 176 m — Saarburg 4 km, Konz 10 km
T 06581 995980

WEINhotel Ayler Kupp — www.saarwein-hotel.de

★★★★★S garni

Trierer Straße 49a, PLZ 54441, **T 06581 988380,** F 988381
17 Zimmer | 1 Apartment | Ez 75–99 €, Dz 95–144 €, ab 9,50 € | 1.–31.1.21, 13.–21.7.21, 2.–11.11.21

Die bekannte Spitzenlage „Ayler Kupp“ gibt diesem Haus seinen Namen. Hier wohnen Sie in einfachen, aber gepflegten Gästezimmern, teils mit Balkon und Aussicht ins Grüne. Fragen Sie nach den speziellen Weinarrangements.

WEINrestaurant Ayler Kupp

40 | Hauptgericht 20–42 €, Menü 30–65 € | Mo, Do-So Di, Mi 1.–31.1.21

Ausflugsziele gibt es in dieser Weinregion einige, und als Abschluss kehren Sie hier ein und lassen sich eine zeitgemäß interpretierte regionale Küche schmecken. Dazu gibt es attraktive Rieslinge vom Weingut Peter Lauer und anderen Top-Winzern der Saar.

BACHARACH 40 D www.rhein-nahe-touristik.de

Rheinland-Pfalz | EW 2.034 | 70 m Bingen 14 km, St. Goar 14 km
T 06743 919303

Altkölnischer Hof www.altkoelnischer-hof.de

★★★★★S garni

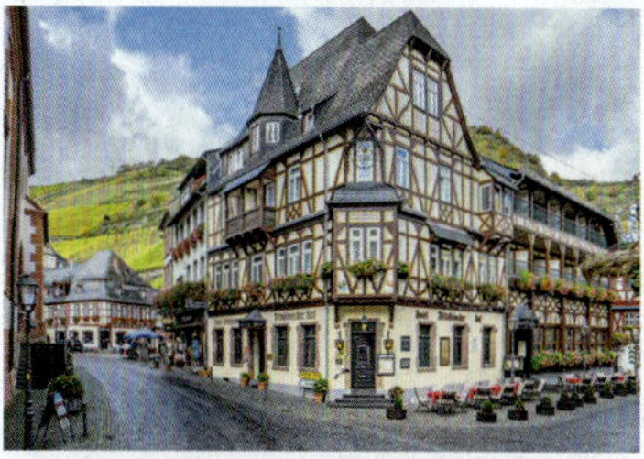

Blücherstraße 2, PLZ 55422, **T 06743 947780,** F 94778106
23 Zimmer | 1 Suite
Ez 65–129 €, Dz 95–139 €, bis 11,50 €

Denkmalgeschütztes Fachwerkhaus direkt am hist. Marktplatz. Die behaglichen Landhauszimmer sind mit traditionellen Holzmöbeln ausgestattet. Bürgerliches Restaurant. Gediegene, holzgetäfelte Gesellschaftsräume.

BAD ...

Alle Orte mit Zusatz Bad, wie Bad Wiessee, sind unter den Ortsnamen, also Wiessee zu finden.

BADEN-BADEN 57 A www.baden-baden.de

Baden-Württemberg | EW 54.777 | 181 m Karlsruhe 41 km, Stuttgart 105 km
T 07221 275200
Casino, Kurhaus, Festspielhaus, Trinkhalle, Kloster Lichtenthal, Lichtentaler Allee, Gönneranlage, Römische Badruinen, Altes und Neues Schloss, Stiftskirche, Russische Kirche, Michaelsberg, Stourdza-Kapelle, staatl. Kunsthalle, römisch-irisches Friedrichsbad, Merkurberg, Rebland.
Weitere Empfehlungen unter Bühl.
Einen Cityplan finden Sie auf Seite 162.

Brenners Park-Hotel & Spa www.brenners.com

VARTA TIPP Ambiente VARTA-TIPP Service

★★★★★S garni

Schillerstraße 4/6 (B4), PLZ 76530, **T 07221 9000,** F 9008744
104 Zimmer | 33 Suiten | 1 Apartment | Ez 230–510 €, Dz 390–790 €, exkl. Frühstück,
41,00 € | 24 h

Ein Grandhotel alter Schule mit nahezu 150 Jahren Tradition - das spiegelt sich im eindrucksvollen Ambiente und der Verpflichtung gegenüber dem Gast wider! Keine Frage, hier wohnt man absolut wertig, und das umgeben von einer zauberhaften Parkanlage. Beeindruckend die SPA-Vielfalt in der historischen Villa Stéphanie (direkt neben dem Hotel) .

Fritz & Felix

VARTA-TIPP Küche

T 07221 900999
45 | Hauptgericht 18–40 € | Di-Sa

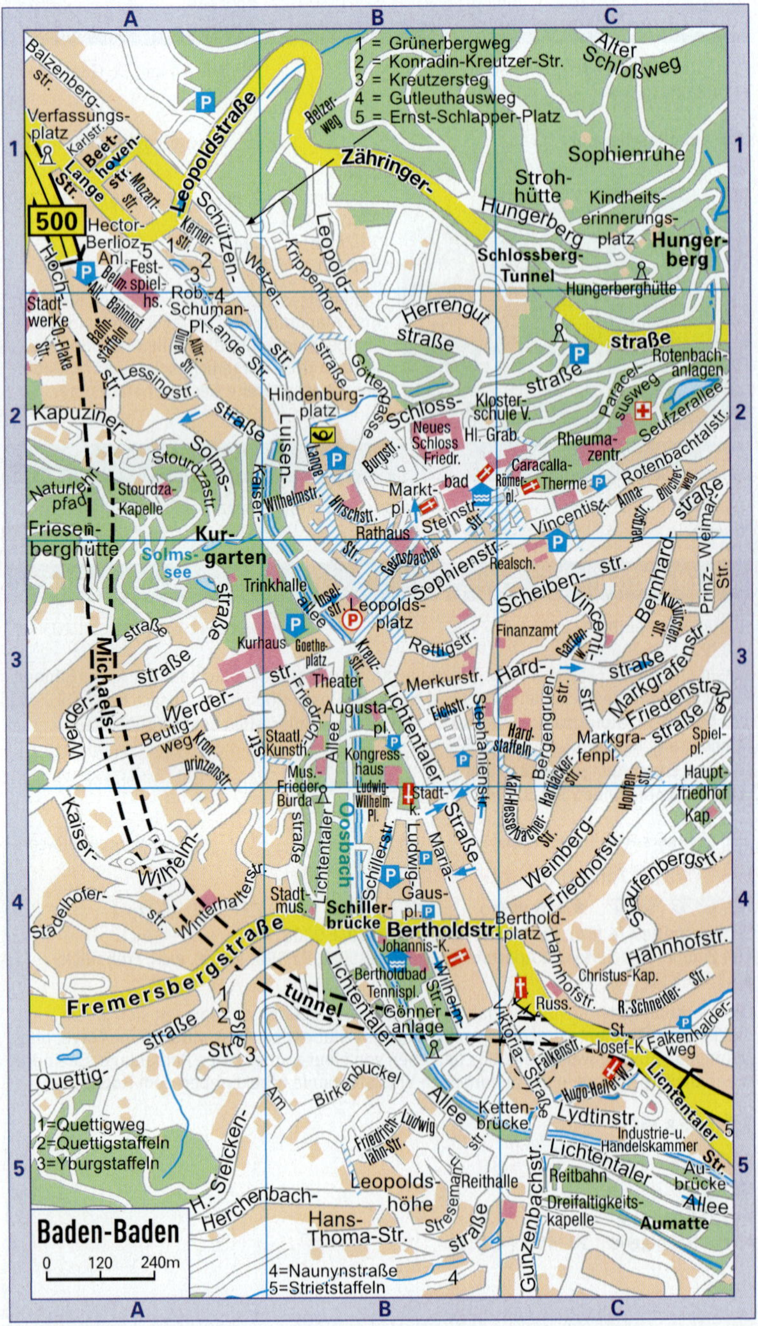
A
B
C
1
2
3
4
5
1 = Grünerbergweg
2 = Konradin-Kreutzer-Str.
3 = Kreutzersteg
4 = Gutleuthausweg
5 = Ernst-Schlapper-Platz
Alter Schloßweg
Balzenberg-str.
Verfassungs-platz
Karlstr.
Beet-hoven-str.
Mozart-str.
Lange Str.
500
Hector-Berlioz-Anl.
Leopoldstraße
Belzer-weg
Zähringer-
Sophienruhe
Stroh-hütte
Kindheits-erinnerungs-platz
Hungerberg
Hunger-berg
Schlossberg-Tunnel
Hungerberghütte
straße
Rotenbach-anlagen
Kerner-str.
Fest-spiel-hs.
Rob.-Schuman-Pl.
Schützen-str.
Wetzel-str.
Krippenhof
Leopold-straße
Herrengut straße
Hoch-str.
Stadt-werke
O.-Flake-Str.
Bahnhof-staffeln
Alt. Bahnhof
Albr.-Dürer-Str.
Lange Str.
Lessingstr.
Göttergasse
Hindenburg-platz
Schloss-straße
Kloster-schule V.
Paracel-susweg
Seufzerallee
Kapuziner-
Solms-straße
Luisen-str.
Neues Schloss Friedr.
Hl. Grab
Rheuma-zentr.
Rotenbachtalstr.
Stourdzastr.
Stourdza-Kapelle
Naturlehr-pfad
Lange Str.
Burgstr.
Markt-pl.
bad
Römer-pl.
Caracalla-Therme
Blücher-weg
Wilhelmstr.
Hirschstr.
Steinstr.
Anna-bergstr.
straße
Friesen-berghütte
Kaiser-allee
Rathaus
Gernsbacher Str.
Vincentistr.
Solms-see
Kur-garten
Sophienstr.
Realsch.
Bernhard-str.
Weimar-Str.
Prinz-
Trinkhalle
Insel-str.
Leopolds-platz
Scheiben-str.
Vincenti-str.
Kurfürsten-str.
straße
straße
Kurhaus
Goethe-platz
Kreuz-str.
Rettigstr.
Finanzamt
Garten-w.
Michaels-
straße
Theater
Merkurstr.
Hard-str.
straße
Markgrafenstr.
Friedenstraße
Werder-
Werder-
Beutig-weg
Kron-prinzenstr.
Friedrich-str.
Augusta-pl.
Lichtentaler
Eichstr.
Stephanienstr.
Hard-staffeln
Bergengruen-str.
Markgra-fenpl.
straße
Spiel-pl.
Staatl. Kunsth.
Allee
Kongress-haus
Haupt-friedhof
Kap.
Mus. Frieder Burda
Ludwig-Wilhelm-Pl.
Stadt-k.
Karl-Hesselbacher-Str.
Hardacker-str.
Hopfen-str.
Kaiser-
Wilhelm-
straße
Lichtentaler
Oosbach
Schillerstr.
Ludwig-
Maria-
Straße
Weinberg-
Friedhofstr.
Staufenbergstr.
Stadelhofer-str.
Winterhalterstr.
Stadt-mus.
Schiller-brücke
Gaus-pl.
Bertholdstr.
Berthold-platz
Hahnhofstr.
Hahnhofstr.
Fremersbergstraße
Johannis-K.
Bertholdbad
Tennispl.
Wilhelm-Str.
Christus-Kap.
R.-Schneider-Str.
Russ.
tunnel
Gönner-anlage
Lichtentaler
Viktoria-Straße
Falkenhalder-weg
Josef-K.-St.
Falkenstr.
Quettig-
straße
Straße
Str.
Hugo-Heller-W.
Lichtentaler Str.
Birkenbuckel
Allee
Ketten-brücke
Lydtinstr.
Am
Friedrich-Jahn-Str.
Ludwig
Industrie-u. Handelskammer
1=Quettigweg
2=Quettigstaffeln
3=Yburgstaffeln
H.-Sielcken-
Herchenbach-
Leopolds-höhe
Reithalle
Stresemann-str.
Lichtentaler Allee
Reitbahn
Au-brücke
Gunzenbachstr.
Dreifaltigkeits-kapelle
Aumatte
Hans-Thoma-Str.
Baden-Baden
0
120
240m
4=Naunynstraße
5=Strietstaffeln

Das trendige Gastro-Konzept vereint Esszimmer, Wohnraum, Arbeitsplatz und Relaxzone zu einem unkompliziert-lässigen Treffpunkt. Der Gast hat die Wahl zwischen Restaurant, Terrasse, Bar und einem Bereich mit offener Showküche. Mittelpunkt und ein ganz besonderer Hotspot ist der große Designergrill als Blickfang. Kulinarisch bietet man eine ehrliche, aromenbetonte Jahreszeitenküche.

Maison Messmer
www.dorint.com/baden-baden

★★★★★ garni

Werderstraße 1 (B3), PLZ 76530, **T 07221 30120,** F 3012100
152 Zimmer | 11 Suiten | 24 h

Das luxuriöse Nichtraucherhotel direkt neben dem Kasino hat man 2019 umfangreich renoviert. Der Charme des Art déco prägt die hochwertig ausgestatten Zimmer. Im obersten Stockwerk steht eine Penthouse-Suite zur Verfügung. Ein Höchstmaß an Komfort und Wohlbefinden bietet der 800 qm große „Royal Spa“ mit Indoor-Pool und Saunabereich.

Am Sophienpark
www.hotel-am-sophienpark.de

★★★★S garni

Sophienstraße 14 (B3), PLZ 76530, **T 07221 3560,** F 356121
73 Zimmer | 3 Suiten | 5 Apartments | Ez ab 110 €, Dz ab 170 € | 24 h

Tradition und Moderne verbinden sich in diesem vorbildlich geführten Haus am Park. Ausgesprochen ansprechend die denkmalgeschützte Architektur, das sorgfältig restaurierte Treppenhaus sowie die charmanten Zimmer mit zeitgemäßem Wohnkomfort.

Belle Epoque
www.hotel-belle-epoque.de

VARTA-TIPP Ambiente **VARTA-TIPP** Service

★★★★S garni

Maria-Victoria-Straße 2 (B4), PLZ 76530, **T 07221 300660,** F 300666
20 Zimmer | 5 Suiten | Ez 180–255 €, Dz 250–315 € | 24 h

Ein malerischer Anblick, diese stilsicher und liebevoll eingerichtete Neorenaissance-Villa, die von einem idyllischen Hotelpark umgeben ist. Wenn es ums Verwöhnen und Wohlfühlen geht, gehört das Haus zweifellos zu den Top-Adressen der Stadt. Die individuell gestalteten Zimmer und Suiten (20 bis 34 qm) haben eine ganz persönliche Note und sind mit hübschen Antiquitäten ausgestattet. Die Mitarbeiter sind freundlich und top geschult.

Der Kleine Prinz
www.derkleineprinz.de

VARTA-TIPP Ambiente **VARTA★TIPP** Service

★★★★S garni

Lichtentaler Straße 36 (B4), PLZ 76530, **T 07221 346600,** F 3466059
40 Zimmer | 8 Suiten | 2 Apartments | Ez 169–210 €, Dz 205–315 € | 24 h

Dieses charmante, inhabergeführte Hotel empfängt Sie in einer 1890 erbauten Stadtvilla mitten im Zentrum. Das Haus überzeugt durch erstklassige Servicekultur und individuelle Zimmer, die mit erlesenen Stilmöbeln und Antiquitäten ausgestattet sind. Zum Entspannen und Verweilen laden die gemütliche Kaminlounge mit Bibliothek und der idyllische Innenhof ein.

Der Kleine Prinz

40 | Hauptgericht 32–35 €, Menü 69–85 € | Mo-So

Gemütliches Gourmetrestaurant, das mit Bildern aus der Erzählung von Antoine de Saint-Exupéry geschmückt ist. Serviert wird eine französisch-badische Küche mit saisonalen Einflüssen.

Heliopark Bad Hotel zum Hirsch
www.heliopark-hirsch.de

★★★★ garni

Hirschstraße 1 (B2, Anfahrt über Wilhelmstraße), PLZ 76530, **T 07221 9390,** F 939111
71 Zimmer | 12 Suiten | Ez ab 97 €, Dz ab 139 €, 14,00 € | 24 h

Ein Hauch von Belle Époque begegnet Ihnen in diesem Boutique-Hotel, das sich direkt in der Fußgängerzone befindet. Das Haus bietet wohnliche Zimmer in unterschiedlichen Kategorien. Die meisten Zimmer verfügen über eine eigene Thermalwasserleitung. 200 qm großer SPA-Bereich mit Saunalandschaft. Restaurant mit Sommerterrasse. Cigar-Lounge.

Radisson Blu Badischer Hof
www.hotel-badischerhof-badenbaden.de

★★★★S

Lange Straße 47 (B2), PLZ 76530, **T 07221 9340,** F 934470
162 Zimmer | 10 Suiten | Ez 119–239 €, Dz 163–263 €, 19,00–24,00 € | 24 h

Das ehem. Kapuzinerkloster und heutige Hotel ist umgeben von Mineralbädern, Kuranlagen und einer prächtigen Parklandschaft. Trendig-modern zeigen sich die erst kürzlich renovierten, geräumigen Zimmer und Suiten. Innen- und Außenpool der 800 qm großen Wellnessanlage werden von der hauseigenen Thermalquelle gespeist. Das „Parkrestaurant" bietet regionale Küche mit saisonalen Produkten.

Roomers
www.roomers-badenbaden.com

Lange Straße 100 (A1), PLZ 76530, **T 07221 901930**
130 Zimmer | 33 Suiten | Ez 200–500 €, Dz 200–500 €, exkl. Frühstück, 32,00 € | 24 h

Ein stylishes Luxus-Lifestyle-Hotel, gestaltet von Designer Piero Lissoni. Das Haus bietet großzügige Zimmer und Suiten, eine Lounge-Bar mit Dachgarten und Panoramablick sowie einen hübschen SPA-Bereich mit Outdoor-Pool.

moriki
www.moriki-badenbaden.de

T 07721 901930
Hauptgericht 15–35 € | Mo-So

Voll im Trend liegt dieses durchgestylte Restaurant. Serviert wird eine moderne pan-asiatische Küche. Dazu gibt es verschiedene Sushi-Variationen. Für Veranstaltungen und Feierlichkeiten steht ein geräumiger Private-Dining-Room zur Verfügung. Tipp: Lunch-Specials am Mittag.

Auerhahn
www.gasthaus-auerhahn.de

Geroldsauer Straße 160 (an der B 500), PLZ 76534 (OT: Geroldsau), **T 07221 7435,** F 7432
28 Zimmer | Ez 72 €, Dz 92–116 €

Gut geführter Gasthof an der Schwarzwaldhochstraße. Behaglich eingerichtete Gästezimmer, teils mit bemalten Holzmöbeln. Gute Tagungsmöglichkeiten.

Auerhahn

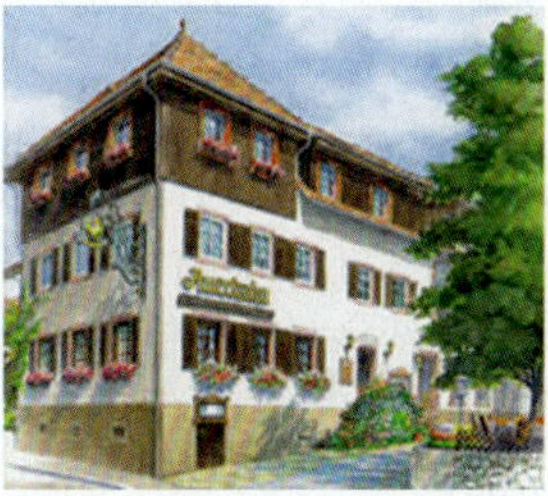

80 | Hauptger. 14–23 €, Menü 24–36 € | Mo-So

In der hübschen Gaststube serviert man Ihnen eine marktorientierte Saisonalküche zu einem guten Preis-Leistungs-Verhältnis. Gerichte wie „Schwarzwaldforelle 'Müllerin' mit Salzkartoffeln" oder „Badischer Sauerbraten im Spätburgundersößle mit Spätzle vom Brett, Preiselbeerbirne und buntem Salatteller" machen Appetit.

Magnetberg
www.hotel-magnetberg.de

★★★S garni

Scheibenstr. 18 (C3), PLZ 76530, **T 07221 3640,** F 364400
76 Zimmer | 2 Suiten | Ez 90–120 €, Dz 150–200 €, ab 15,00 €

Runderneuertes Hotel mit romantischem Schlosscharakter in einem herrschaftlichen Park und in exponierter Halbhöhenlage. Hell und freundlich eingerichtete Gästezimmer, teils mit Balkon. Kleiner Wellnessbereich und Restaurant mit regionaler Küche.

Rebenhof
www.hotel-rebenhof.de

Weinstraße 58, PLZ 76534 (OT: Neuweier), **T 07223 96310,** F 963131
38 Zimmer | 7 Suiten | Ez 89–109 €, Dz 109–229 €, 8,00 €

Familiär gut geführtes Haus inmitten der Weinberge. Ruhige Zimmer mit Aussicht und kostenfreiem WLAN. Im Restaurant mit großer Fensterfront wird regionale Küche serviert.

Am Markt
www.hotel-am-markt-baden.de

garni

Marktplatz 18 (B2), PLZ 76530, **T 07221 27040,** F 270444
22 Zimmer | 2 Apartments | Ez 70–90 €, Dz 108–155 €

Persönlich geführtes Haus mitten in der Altstadt, etwas erhöht von der Fußgängerzone. Die Zimmer sind zweckmäßig und wohnlich eingerichtet. Im Sommer kann man auch auf der Terrasse am Marktplatz frühstücken.

Hotel Société
www.hotel-societe-baden-baden.de

Jagdhausstraße 5 (↖ A1, über Lange Straße), PLZ 76530, **T 07221 7029898,** F 7029902
13 Zimmer | 1 Apartment | Ez ab 78 €, Dz ab 102 €

Hier lässt es sich gut wohnen, denn das kleine Boutique-Hotel ist sehr gepflegt und liegt nur wenige Gehminuten vom Festspielhaus entfernt. Die Zimmer sind freundlich gestaltet und mit zeitgemäßer Technik ausgestattet.

La Table
www.la-table-baden-baden.de

45 | Hauptgericht 18–29 € | Di-Fr Mo-Sa So

Das Lokal ist ein Ableger des „Le Jardin de France" in der Lichtentaler Straße und steht unter der gleichen Leitung. Frische Produkte aus der Region bilden die Grundlage für die kulinarischen Genüsse, die hier auf den Tisch kommen. In modernem Ambiente serviert man Gerichte wie geschmorte Schweinebäckchen, Kalbsnierle oder Rehragout.

Hubers
www.hubers-hotel.de

★★★ garni

Merkurstraße 9 (B3), PLZ 76530, **T 07221 2700,** F 270270
27 Zimmer | Ez ab 79 €, Dz ab 99 €

Familiär geführtes Haus in der Nähe des Augustaplatzes. Freundlich eingerichtete Nichtraucherzimmer mit zeitgemäßer Ausstattung und kostenlosem Sky-TV. Reichhaltiges Frühstücksbuffet.

Rathausglöckel - Historisches Hotel Garni
www.rathausgloeckel.de

★★★★ garni

Steinstr. 7-9 (B2), PLZ 76530, **T 07221 90610,** F 906161
14 Zimmer | 4 Suiten | Ez 79–100 €, Dz 95–159 €, 6,00 €

Traditionelles Altstadthotel aus dem 16. Jhd. mit vollständig modernisierten Gästezimmern, die mit warmen Farben und fließenden Stoffen individuell gestaltet sind. Stimmungsvolle Bar im hist. Weinkeller.

Schweizer Hof
www.schweizerhof.de

★★★S garni

Lange Straße 73 (A1), PLZ 76530, **T 07221 30460,** F 304646
34 Zimmer | 1 Suite | Ez 69–105 €, Dz 105–195 €

Kleines Hotel direkt neben dem Festspielhaus mit familiärer Atmosphäre und persönlichem Service. Ruhige Zimmer in einer Kombination aus Tradition und Moderne mit kostenlosem WLAN. Schöne Sommerterrasse.

Le Jardin de France
www.lejardindefrance.de

VARTA-TIPP Küche

Lichtentalerstraße 13 (B3), PLZ 76530, **T 07221 3007860**
50 | Hauptgericht 39–49 €, Menü 37–115 € | Di-Sa

Seit vielen Jahren ein sicherer Wert für Gastlichkeit und große Kochkunst! Ob klassisch oder modern, die vielfältige Speisekarte mit ihren französisch inspirierten Gerichten bietet für jeden Geschmack etwas. Stéphan Bernhard kocht mit Freude und Leidenschaft, das kann man sehen und schmecken. Dazu gibt es erstklassige Weine. Täglich Business Lunch.

Nigrum
www.restaurant-nigrum.com

VARTA-TIPP Service

Baldreitstraße 1 (B3), PLZ 76530, **T 07221 3979008**
25 | Menü 88–130 € | Di-Sa Mo, So

Sie mögen es elegant, extravagant und trendy? Passend zur stimmungsvollen Atmosphäre wird in dem kleinen, aber feinen Restaurant kreativ, modern und ambitioniert gekocht. Das wechselnde Menü (4-8 Gänge) ist ein kulinarischer Streifzug rund um die Welt, in dem man Akzente zwischen Avantgarde und Klassik setzt. Im Hotel „House One“ stehen 5 hübsche Gästezimmer zur Verfügung.

Heiligenstein
www.hotel-heiligenstein.de

Heiligensteinstraße 19a, PLZ 76534 (OT: Neuweier), **T 07223 96140**
70 | Hauptgericht 15–30 €, Menü 32–52 € | Mo-Mi, Fr-So Mo-So

Seit über 30 Jahren ist dieser Familienbetrieb bekannt für sein freundliches Ambiente, die herzliche Atmosphäre und eine sehr gute Küche. Serviert werden leckere Köstlichkeiten wie „Gebratene Jakobsmuscheln mit Speck-Estragonsauce“ oder „Hausgemachte Blutwurstmaultaschen“. Dazu eine große Weinkarte mit mehr als 400 regionalen und internationalen Weinen.

Maltes hidden kitchen Neu! www.kaffeehausinbadenbaden.com

VARTA-TIPP Küche VARTA-TIPP Service

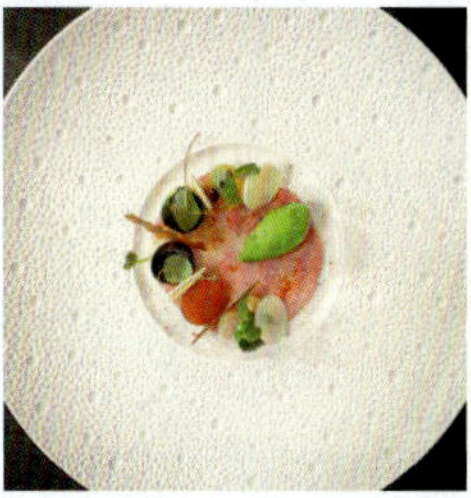

Gernsbacher Straße 24 (B3 im Kaffeehaus Baden-Baden), PLZ 76530, **T 07221 7025020**
25 | Menü 69–99 € | Mi-Sa Mo, Di, So 3.–19.1.21

Dass man hier häufig ausgebucht ist, liegt nicht allein daran, dass dieses Restaurant nur 25 Plätze hat. Der Service begeistert mit Freude, Professionalität und Leidenschaft. Außerdem darf man sich auf ein exquisites Menü (3 bis 6 Gänge) freuen. Die Küche von Malte Kuhn ist ausdrucksstark, produktorientiert und dennoch auf das Wesentliche reduziert.

Rizzi www.rizzi-baden-baden.de

Augustaplatz 1 (B3, im Palais Gagarin), PLZ 76530, **T 07221 25838**
80 | Hauptgericht 18–38 € | Mo-So

Im Herzen der Kurstadt, direkt im Park der Lichtentaler Allee, befindet sich dieses Restaurant mit Lounge und großer Sonnenterrasse. Hier erwarten Sie mediterrane Speisen, ein umfangreiches Steakangebot sowie eine große internationale Weinauswahl. Wöchentlich wechselndes Business-Menü.

Klosterschänke www.restaurant-klosterschaenke.de

Klosterschänke 1 (B3), PLZ 76530, **T 07221 25854**
45 | Hauptgericht 20–32 € | Sa-So Di-So Mo

Regional-mediterrane Küche mit Blick in die Rheinebene - das erwartet Sie hier. Dazu noch warmes, gemütliches Ambiente, ein herzlicher Service und im Sommer eine traumhafte Terrasse. Die Chefin kocht selbst, z.B. „Zanderfilet an Spargelragout mit Bärlauchrisotto“.

BADENWEILER 64 A www.badenweiler.de

Baden-Württemberg | EW 4.004 | 425 m Lörrach 27 km, Freiburg 38 km
T 07632 799300
Einen Cityplan finden Sie auf Seite 168.

Schwarzmatt www.schwarzmatt.de

VARTA TIPP Service

★★★★S garni

Schwarzmattstraße 6a (B2), PLZ 79410, **T 07632 82010,** F 820120
38 Zimmer | 5 Suiten | 14 Apartments | Ez 140–160 €, Dz 200–330 €, 22,00 €

Ein Abstecher hierher lohnt sich immer. In diesem traditionsreichen Ferienhotel lebt die ehrliche Gastfreundschaft. Familie Mast und ihre Mitarbeiter tun so ziemlich alles dafür, dass man sich hier ganz wie zu Hause fühlt. Wohnlich und gediegen zeigen sich die im eleganten Landhausstil eingerichteten Zimmer. Für Entspannung sorgt der Sauna- und Wellnessbereich. Morgens dürfen Sie sich auf ein tolles Frühstück freuen.

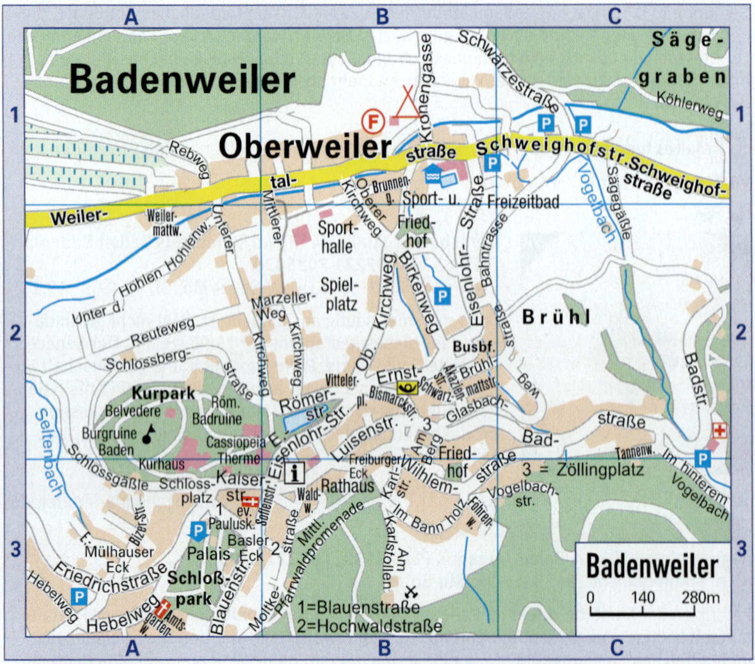

Schwarzmatt

80 | Hauptgericht 23–33 €, Menü 36–72 € | Mo-So

Klassisch eingerichtetes Restaurant mit gehobenem, marktorientiertem Speisenangebot. Die Küchencrew verwendet regionale Produkte von heimischen Erzeugern und Öko-Bauernhöfen. Der Service überzeugt mit authentischer Gastlichkeit.

Anna www.hotel-anna.de

★★★★ garni

Oberer Kirchweg 2 (B2), PLZ 79410, **T 07632 7970,** F 797150
36 Zimmer | Ez 64–87 €, Dz 121–164 € | 24 h

Traditionsreiches Haus, in der 3. Generation familiengeführt. Helle, freundlich eingerichtete Zimmer mit kostenlosem WLAN. Kleines Thermalhallenbad mit Panoramablick und Gartenterrasse.

Schlossberg www.das-schlossberg.com

★★★★★S garni

Schlossbergstraße 3 (A2), PLZ 79410, **T 07632 82850,** F 828519
19 Zimmer | 11 Suiten | Ez 75–90 €, Dz 110–150 € | 24 h

Engagiert geführtes Haus umgeben von einem liebevoll gepflegten Garten mit schönem Ausblick auf die Rheinebene und den Römerberg. Hier erwarten Sie ruhige, gemütliche Zimmer mit Balkon oder Terrasse. Hauseigene Sauna.

Wellnesshotel am Park
www.hotel-am-park.biz

Römerstraße 8 (B2), PLZ 79410, **T 07632 7580,** F 758299
35 Zimmer | 2 Suiten | Ez 80–100 €, Dz 146–166 €

Wellnesshotel mit mediterranem Flair in herrlicher Lage unweit des Kurparks und der Cassiopeia-Therme. Wohnliche Gästezimmer mit Blick auf den Kurpark oder ins Rheintal. Schöner Wellnessbereich mit Thermalhallenbad.

Zur Sonne
www.zur-sonne.de

Moltkestr. 4 (B3), PLZ 79410, **T 07632 75080,** F 750865
35 Zimmer | 1 Suite | 4 Apartments

Traditionshaus im Ortszentrum, das nur wenige Schritte vom Wald, dem Kurpark und der Cassiopeia-Therme entfernt ist. Hier erwarten Sie wohnliche Gästezimmer und ein reichhaltiges Frühstücksbuffet mit hausgemachten Spezialitäten aus dem Südschwarzwald. Rustikal-elegante Restaurantstuben mit gemütlichem Ambiente.

BAIENFURT 66 A
www.baienfurt.de

Baden-Württemberg | EW 7.200 | 460 m — Ravensburg 7 km, Friedrichshafen 32 km
T 0751 40000

Hoftheater
www.hoftheater.org

Hof 2, PLZ 88255, **T 0751 56150632**
40 | Hauptgericht 8–26 €, Menü 21–69 € | Do-Sa ⃠ Mo, Di

Bei diesem stimmungsvollen Restaurant im Hoftheater passen nicht nur das Ambiente und der Service, man kann hier auch schmackhaft essen, z.B. „Geschmorte Lammkeule in Harissa-Sauce mit Honig-Möhren und gebratener Polenta“.

BAIERBRUNN 60 D
www.baierbrunn.de

Bayern | EW 3.123 | 626 m — Wolfratshausen 14 km, München 15 km
T 089 7441500

Waldgasthof Buchenhain
www.hotelbuchenhain.de

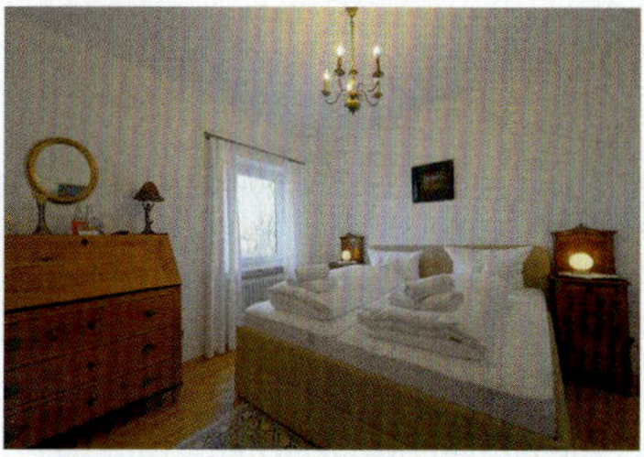

Am Klettergarten 7, PLZ 82065 (OT: Buchenhain), **T 089 7448840,** F 7938701
42 Zimmer | 1 Suite
Ez 85–189 €, Dz 115–199 €

Das traditionelle bayerische Hotel empfängt seine Besucher mit behaglichen Zimmern im Landhausstil. Einige Unterkünfte verfügen über einen Balkon. Frühstücken kann man im Sommer auch auf der Terrasse. Tipp: Oldtimer-Vermietung für Gäste.

Restaurant im Waldgasthof Buchenhain

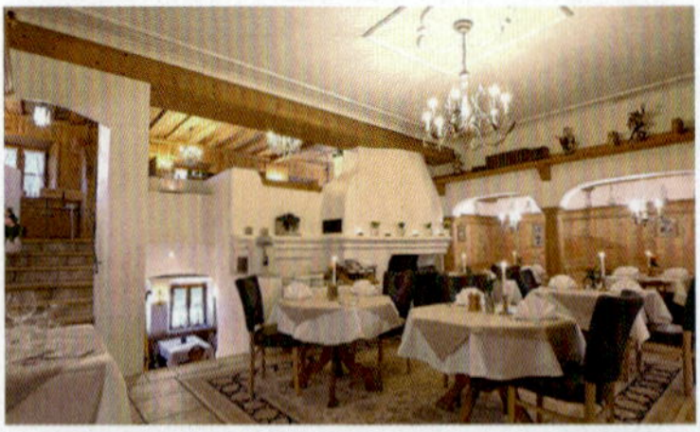

200 | Hauptger. 12–19 €, Menü 19–34 €
Mo-So

Urige Gaststuben mit viel Holz, Kachelöfen und gemütlichen Nischen. Aus der Küche kommen überwiegend heimische Gerichte wie beispielsweise „Fangfrischer Bachsaibling 'Müllerin Art'" oder „Schweinebraten in Dunkelbiersauce mit Kartoffelknödeln und Speck-Krautsalat". Lauschiger Biergarten mit altem Kastanienbestand.

BAIERSBRONN 57 A   www.baiersbronn.de

Baden-Württemberg | EW 14.500 | 584 m   Freudenstadt 7 km, Baden-Baden 42 km
T 07442 84140
Marienkirche, ehem. Kloster Reichenbach, Sankenbach-Wasserfälle, Hauff Märchenmuseum, Nationalparkzentrum am Ruhestein, Glashütte Buhlbach, Lotharpfad, Obst- und Kornbrennerei mit Probierstube.

Bareiss   www.bareiss.com

VARTA TIPP Service

★★★★★S   garni

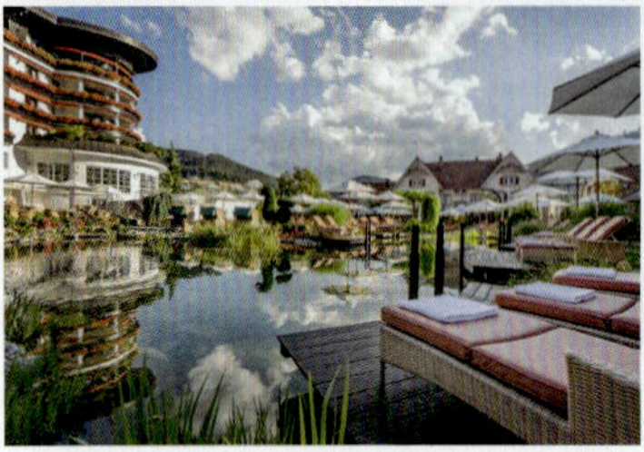

Hermine-Bareiss-Weg, PLZ 72270 (OT: Mitteltal), **T 07442 470,** F 47320
99 Zimmer | 10 Suiten | 48 Apartments
Ez 305–325 €, Dz 520–570 €, inkl. Halbpension, 35,00 € | 24 h

Das familiengeführte, luxuriöse Ferienresort liefert die perfekte Atmosphäre für stressfreie Ferien. Schon die herrliche Lage am Rande des Oberen Murgtals ist einzigartig, hinzu kommen die im edlen Landhausstil eingerichteten Zimmer und Suiten sowie die exzellente Servicekultur. Beeindruckend auch das tolle Wellness- und Freizeitangebot.

Bareiss

VARTA TIPP Küche   VARTA TIPP Service

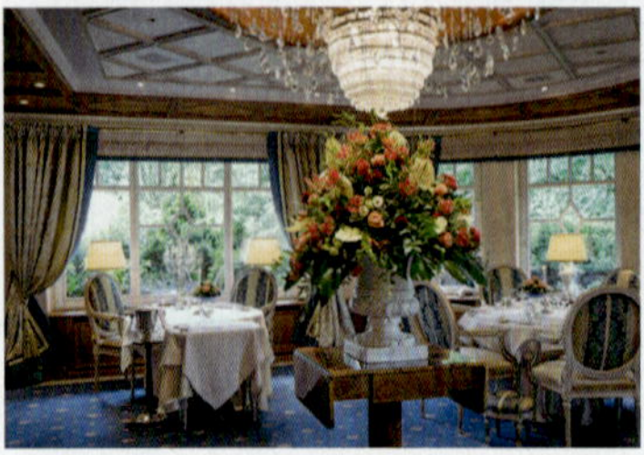

32 | Hauptger. 92–138 €, Menü 185–225 €
Mi-So Mo, Di

Seit Jahren ist Ihnen in dem elegant und luxuriös ausgestatteten Restaurant eines gewiss: eine erstklassige Küche, die mit Harmonie und Präzision überzeugt. Die Menüs von Claus Peter Lumpp sind spannend und kreativ - jeder Gang glänzt durch Produktqualität und exzellente Aromen! Auch der eloquente Service lässt es an nichts fehlen und in punkto Wein können Sie sich auf die Empfehlungen von Sommelier Teoman Mezda verlassen.

Kaminstube

32 | Hauptgericht 18–33 €, Menü 59–78 € | Sa-So Mo-So

Eleganz und Wohlfühlatmosphäre vermittelt die behagliche Stube: viel Holz, alte Gemälde und ein schmucker Kaminofen. Serviert wird eine zeitgemäß-klassische Küche mit mediterranen Einflüssen.

Dorfstuben

VARTA-TIPP Küche VARTA-TIPP Service

40 | Hauptgericht 12–24 €, Menü ab 52 € | Mo-So

Urig-heimeliges Ambiente herrscht in den beiden originalgetreu eingerichteten Bauernstuben aus dem 19. Jahrhundert. Dazu eine pfiffige Speisekarte mit einem guten Querschnitt traditioneller Gerichte aus dem Schwarzwald und aus Schwaben. Dazu passt ein frisch gezapftes Pils oder ein badisches 'Viertele'. Von der aufmerksamen und äußerst freundlichen Servicecrew werden Sie bestens betreut.

Traube Tonbach

www.traube-tonbach.de

VARTA★TIPP Service

★★★★★S garni

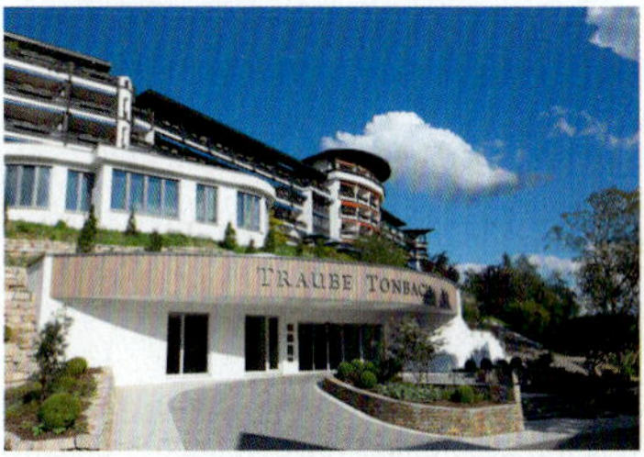

Tonbachstraße 237, PLZ 72270 (OT: Tonbach), **T 07442 4920,** F 492692
151 Zimmer | 17 Suiten | 24 Apartments
Ez 235–355 €, Dz 315–535 € | 24 h

Eine Perle der deutschen Hotellandschaft! Gastfreundschaft als Verpflichtung - dies ist das Motto von Familie Finkbeiner und ihren Mitarbeitern. Der großzügige SPA-Bereich, die überaus wohnlichen Zimmer, die erstklassige Kulinarik und der vorbildliche Service werden höchsten Ansprüchen gerecht.

Schwarzwaldstube

VARTA★TIPP Küche VARTA★TIPP Service

32 | Hauptgericht 64–86 €, Menü 165–245 € | Mi-So Mo, Di

Nach der verheerenden Brandkatastrophe im Januar 2020, bei dem der historische Altbau völlig zerstört wurde, ist das Spitzenrestaurant vorübergehend auf das Parkhausdach des Hotels gezogen. Auch in der neuen Location glänzt Torsten Michel mit einer herausragenden Kulinarik. Auf Grund seiner aromenreichen Kompositionen und der handwerklichen Perfektion geraten Gourmets ins Schwärmen. Für eine exzellente Weinbegleitung sorgt Sommelier Stéphane Gass.

Köhlerstube

VARTA-TIPP Küche VARTA-TIPP Service

38 | Hauptgericht 23–42 €, Menü 58–125 € | Mo-So

Auch Florian Stolte und seine Crew bekommen im „Temporaire“ ein Zuhause auf Zeit. Im schlicht-eleganten Ambiente genießt man eine vorzügliche klassische Küche mit internationalen Einflüssen. Sie haben die Wahl zwischen zwei Menüs, können aber auch à la carte speisen. An der Gästefront wirkt eine sympathische, gut eingespielte Servicemannschaft.

Ailwaldhof
www.ailwaldhof.de

★★★★S garni

Ailwald 3, PLZ 72270 (OT: Klosterreichenbach), **T 07442 8360,** F 836200
22 Zimmer | 6 Suiten | Ez 80–120 €, Dz 160–208 €, 12,50–24,00 €

Exklusives Ferienhotel in ruhiger Lage. Wohnliche Gästezimmer mit zeitgemäßem Komfort. 1.000 qm große Wellness- und SPA-Landschaft. Idyllische Hotelterrasse.

Engel Obertal
www.engel-obertal.de

VARTA-TIPP Service

★★★★★S garni

Rechtmurgstr. 28, PLZ 72270 (OT: Obertal), **T 07449 850,** F 85200
79 Zimmer | 10 Suiten | 6 Apartments | Ez 132–214 €, Dz 256–390 € | 24 h

Dieses traditionsreiche Wohlfühl- und Wellnesshotel ist der perfekte Rückzugsort für Erholungssuchende. Ein ganz besonderes Highlight ist zweifelsfrei der außergewöhnlich großzügig angelegte SPA-Bereich. Hier bleiben keine Wünsche offen. Auch in punkto Service- und Dienstleistungsbereitschaft der Mitarbeiter kann das Hotel punkten. Seit 2020 verfügt man zusätzlich über luxuriöse Chalets.

Engelwirt's Stube **Neu!**

140 | Hauptgericht 16–25 €, Menü 35–45 €

Das heimelige Hotelrestaurant ist im klassischen Landhausstil eingerichtet. Aus der Küche kommen regional-schwäbische und internationale Gaumenfreuden. Im Sommer kann man auch auf der Terrasse zum Garten speisen. Tipp: 3-Gang-Lunchmenü zum kleinen Preis.

Heselbacher Hof
www.heselbacher-hof.de

★★★★S garni

Heselbacher Weg 72, PLZ 72270 (OT: Heselbach), **T 07442 8380,** F 838100
40 Zimmer | 1 Apartment | Ez ab 119 €, Dz ab 208 €

Ruhig gelegenes Ferienhotel unter familiärer Führung mit geschmackvoll eingerichteten Zimmern. Großzügiger Wellnessbereich mit Innen- und Außenpool sowie Saunalandschaft. Behagliche Gaststuben mit zum Tal gelegener Terrasse. Gepflegte Gartenanlage.

Nationalpark-Hotel Schliffkopf
www.schliffkopf.de

★★★★S garni

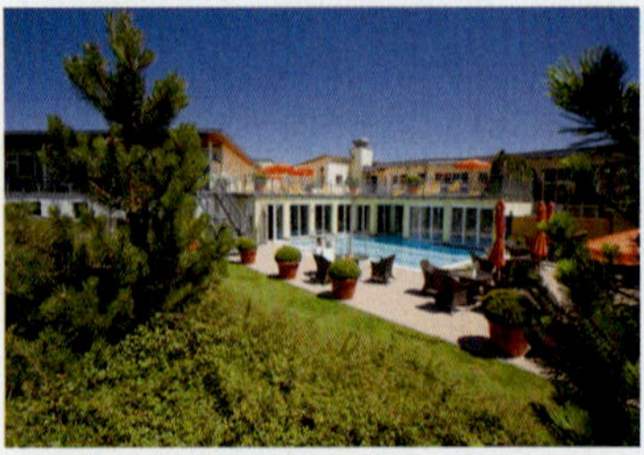

Schwarzwaldhochstraße 1, PLZ 72270,
T 07449 9200, F 920199
70 Zimmer | 8 Suiten
Ez 171–181 €, Dz 198–342 €, inkl. Halbpension

Herrliche Einzellage in 1.025 m Höhe mit einzigartiger Aussicht auf den Schwarzwald. Behagliche, rustikal eingerichtete Zimmer unterschiedlicher Kategorien. Für Erholung sorgt die großzügige, 1.000 qm große SPA- und Bäderwelt.

Sackmann

www.hotel-sackmann.de

★★★★S garni

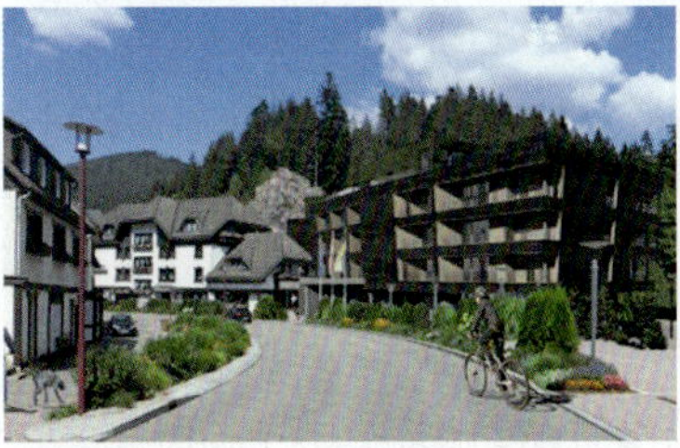

Murgtalstraße 602, PLZ 72270 (OT: Schwarzenberg), **T 07447 2890,** F 289400
65 Zimmer | 7 Suiten | 7 Apartments
Ez 131–187 €, Dz 208–444 € | 24 h

Komfortable Zimmer und Suiten, aufmerksamer Service, ein sehr gutes Frühstück sowie eine großzügige SPA-Landschaft zeichnen dieses Traditionshaus im romantischen Murgtal aus. Bei Redaktionsschluss für diese Buchausgabe wurde das Hotel umfangreich renoviert und erweitert. Man darf sich freuen auf das, was kommt...

Schlossberg

VARTA-TIPP Küche VARTA-TIPP Service

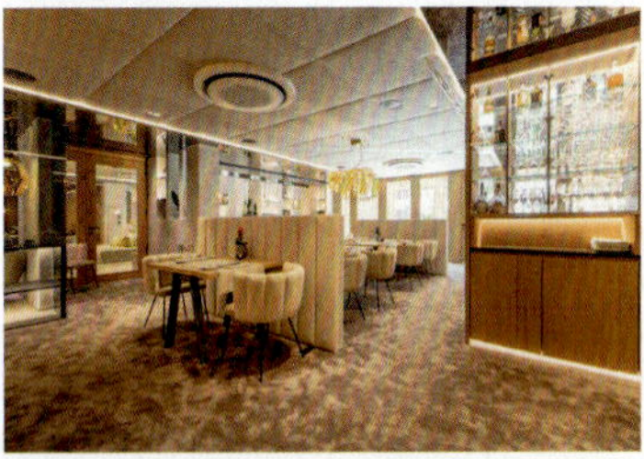

34 | Hauptger. 24–75 €, Menü 135–178 € |
Mi-So Mo, Di

Gelungen hat man im neu gestalteten Fine-Dining-Restaurant hochwertiges geradliniges Interieur mit klassisch-elegantem Charme verbunden. Es ist und bleibt ein großes kulinarisches Vergnügen, bei Jörg Sackmann zu dinieren. Seine Küche überzeugt mit Konstanz, Präzision und einer beeindruckenden Aromenvielfalt.

Murgstube

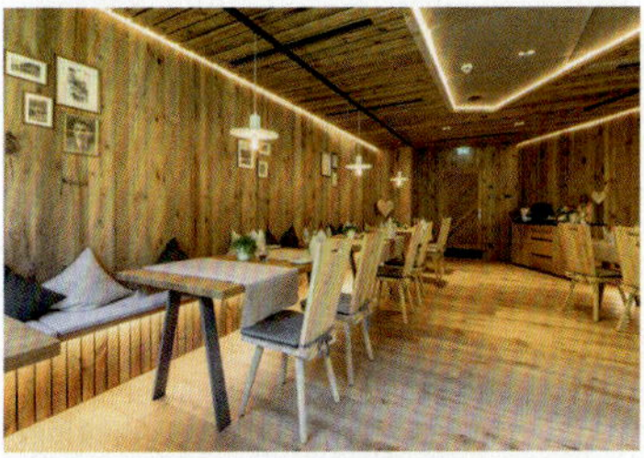

35 | Hauptger. 9–32 €, Menü 22–49 € |
Mo-So

Gemütlich-schick und zeitgemäß zeigt sich auch das Zweitrestaurant. Hier trifft bodenständige Regionalküche auf weltoffene Kreativität. Wie wär's z.B. mit „Zarte Kalbshaxe in wilder Lauchsauce mit Pfifferlingen und Kartoffelstrudel" oder „Sautierte Süßwasserfische im Senfgurkensud"? Gut sortierte Weinkarte mit Schwerpunkt Deutschland und Frankreich.

Forsthaus Auerhahn

www.forsthaus-auerhahn.de

★★★★S garni

Hinterlangenbach 108 (Zufahrt über Schönmünzach), PLZ 72270 (OT: Hinterlangenbach), **T 07447 9340,** F 934199
50 Zimmer | 6 Suiten | 10 Apartments | Ez ab 104 €, Dz ab 210 €, inkl. Vollpension

Ruhig und verborgen am Ende des Tals gelegenes Ferienhotel mit sehr schönem Wellnessbereich und geschmackvollen Landhauszimmern unterschiedlicher Kategorien in mehreren Gebäuden. Freundliche Atmosphäre.

Lamm
www.lamm-mitteltal.de

★★★★S garni

Ellbachstraße 4, PLZ 72270 (OT: Mitteltal), **T 07442 4980,** F 49878
46 Zimmer | Ez ab 59 €, Dz ab 138 €

Familiär geführtes, umweltzertifiziertes Ferienhotel mit gepflegten Gästezimmern und einer hübschen Wellnessoase. Behagliches Restaurant mit regionalen und internationalen Speisen.

Rosengarten
www.rosengarten-baiersbronn.de

★★★★★S garni

Bildstöckleweg 35, PLZ 72270, **T 07442 84340,** F 843434
28 Zimmer | 1 Suite | Ez 68–70 €, Dz 114–148 €, 11,00 € | 8.11.–18.12.20

Heimeliges Hotel mit liebevoll eingerichteten Zimmern unterschiedlicher Kategorien. Kleiner Wellnessbereich mit Hallenschwimmbad, Sauna und Dampfbad. Frische Kräuterküche wird im Restaurant serviert. Zwei Ferienwohnungen vorhanden.

Meierei im Waldknechtshof
www.waldknechtshof.de

Baiersbronner Straße 4, PLZ 72270 (OT: Klosterreichenbach), **T 07442 84840**
50 | Hauptgericht 18–26 €, Menü 33–86 € | Mo, Do-So Di, Mi

Ländlich-rustikales Restaurant, das frisch zubereitete Regionalgerichte mit mediterranen Akzenten serviert. Geräumige Apartments für Übernachtungsgäste.

Forellenhof Buhlbach
www.bareiss.com/forellenhof-buhlbach

Schliffkopfstr. 64, PLZ 72270 (OT: Buhlbach), **T 07442 470**
80 | Hauptgericht 10–22 € |

Das stattliche Anwesen im Landschaftsschutzgebiet Buhlbachtal gehört zum Hotelunternehmen Bareiss und beherbergt eine schmucke Ausflugsgastronomie sowie eine qualitätsorientierte Fischzucht. Die Ausstattung der heimeligen Gaststuben ist regional inspiriert, auf der Karte locken neben Regional- und Vespergerichten auch frische Forellenspezialitäten. Lauschige Terrasse mit herrlichem Panoramablick.

Seidtenhof
www.seidtenhof.de

Reichenbacher Weg 46, PLZ 72270 (OT: Tonbach), **T 07442 120895**
45 | Hauptgericht 6–15 € | Mo-Di, Do-So

In der liebevoll restaurierten Hofstube sitzt man gemütlich bei einfacher, bodenständiger Küche. Gekocht wird nach traditionellen Rezepten und überwiegend mit Erzeugnissen aus eigener Produktion. Im Sommer lädt der lauschige Hofgarten zum Verweilen ein. Unbedingt probieren sollten Sie das hausgemachte Murgtal-Eis. **Achtung: Bei Redaktionsschluss für diese Buchausgabe war das Restaurant auf Grund der COVID-19-Pandemie noch geschlossen.**

BALDERSCHWANG 66 D
www.balderschwang.de

Bayern | EW 246 | 1.044 m
T 08328 1056
Sonthofen 12 km, Kempten 33 km

Wellvitalhotel BergBlick
www.wellvitalhotel-bergblick.de

Schlipfhalden 31, PLZ 87538 (OT: Schlipfhalden), **T 08328 1052,** F 381
35 Zimmer | Ez ab 128 €, Dz ab 295 €, inkl. Halbpension

Das regionaltypische Ferien- und Wellnesshotel ist ein gewachsener Familienbetrieb mit wohnlichen Gästezimmern, darunter schicke Biozimmer, die mit Naturdesignmöbeln eingerichtet sind. Dazu SPA-Vielfalt mit Pool, Saunen und Wohlfühlanwendungen. Kostenfreier Shuttlebus bis zu den Skipisten.

BALDUINSTEIN 41 C
www.gemeinde-balduinstein.de

Rheinland-Pfalz | EW 601 | 160 m
Limburg 11 km, Nassau 32 km
T 06432 9543211

Landhotel Zum Bären
www.landhotel-zum-baeren.de

VARTA-TIPP Service

Bahnhofstraße 24, PLZ 65558, **T 06432 800780,** F 8007820
10 Zimmer | Ez 89–109 €, Dz 169–210 €

Bei Familie Buggle, in deren Besitz sich das Hotel seit Generationen befindet, genießen Sie wohnliche Atmosphäre und zuvorkommenden Service. Die Inhaber versprühen engagierte Freude und leidenschaftliche Gastfreundschaft. Die Zimmer sind individuell im Landhausstil eingerichtet. Am Morgen lockt die gute Frühstücksauswahl.

Restaurant im Landhotel zum Bären

VARTA-TIPP Küche

40 | Hauptgericht 19–39 € | Mi-So ⃠ Mo, Di

Im gediegen-eleganten Ambiente legt man den Schwerpunkt auf eine frische regionale Küche mit mediterranem Akzent. Lust auf „Coq au Vin mit glasierten Karotten und Kartoffelpüree“ oder „Rosa gegarte Lammhüfte mit Ratatouille und Rosmarinkartoffeln“? Dazu eine gut sortierte Weinkarte und ein charmanter Service. Nachmittags gibt es hausgemachte Kuchen und Kaffee aus einer regionalen Rösterei. Serviert wird auch auf der idyllischen Gartenterrasse.

BALINGEN 57 D
www.balingen.de

Baden-Württemberg | EW 34.712 | 517 m
Rottweil 23 km, Tübingen 38 km
T 07433 170119
Zollernschloss, Waagenmuseum, Heimatmuseum, Stadthalle.

Cosita
www.cosita-balingen.de

Gratweg 2, PLZ 72336, **T 07433 902170,** F 9021740
21 Zimmer | 2 Suiten | Ez 87 €, Dz 129 €, ab 5,00 €

Die verkehrsgünstige Lage, die zeitgemäßen Zimmer und ein gutes Frühstück machen dieses Hotel aus. Besonders komfortabel sind die geräumigen Suiten mit wunderschöner Dachterrasse. Im trendig-eleganten Restaurant serviert man schmackhafte Gerichte aus der spanischen Küche. Nette Terrasse mit Blick auf den Stadtgarten.

BALLENSTEDT 33 B www.ballenstedt-information.de

Sachsen-Anhalt | EW 8.058 | 225 m Aschersleben 16 km, Nordhausen 65 km
T 039483 263

van der Valk Schlosshotel Ballenstedt www.ballenstedt.vandervalk.de

★★★★ garni

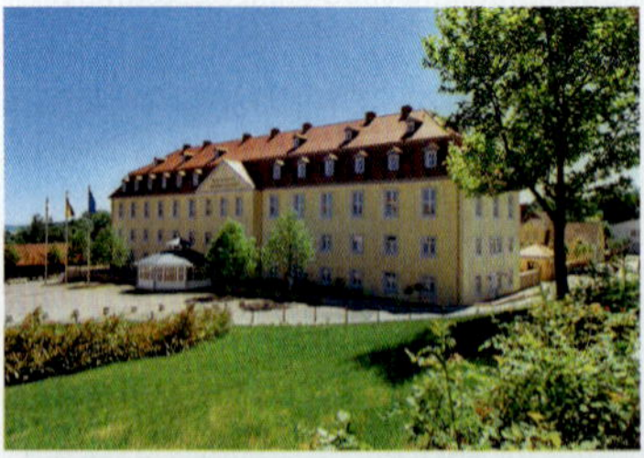

Schlossplatz 1, PLZ 06493, **T 039483 510,** F 51222
49 Zimmer | 3 Suiten
Ez 89–119 €, Dz 119–139 € | 24 h

1765 ursprünglich als Wohnhaus für Gäste des Fürstentums errichtet, ist das heutige Hotel Teil der alten Schlossanlage. Hier laden elegante Zimmer mit exklusiven Möbeln und luxuriösen Bädern zum Verweilen ein. Großzügige Sauna- und Badelandschaft.

BALTRUM (INSEL) 12 B www.baltrum.de

Niedersachsen | EW 496 | 5 m Norderney 10 km, Hagermarsch 11 km
T 04939 800

Strandhof www.strandhof-baltrum.de

garni

Westdorf 123, PLZ 26579, **T 04939 8900,** F 8913
45 Zimmer | 8 Suiten | 12 Apartments | Ez 69–104 €, Dz 114–184 €, 16,00 €

Ein gepflegtes Feriendomizil direkt neben den Sanddünen. Das Haus verfügt über ruhige und funktionell ausgestattete Zimmer, teilweise mit großem Balkon. Fit Club mit Sauna und Sonnengrotte. Restaurant mit herrlichem Blick auf das Wattenmeer.

BALVE 30 C www.hoennetal.de

Nordrhein-Westfalen | EW 12.095 | 250 m Menden 15 km, Werdohl 15 km
T 02375 9260
Kath. St.-Blasius-Kirche, Luisenhütte: Hochofenanlage, Balver Höhle, Reckenhöhle (7 km N), Sorpe-Stausee (8 km O), Museum für Vor- und Frühgeschichte, Schloss Wocklum mit int. Reitturnieranlage.

Antoniushütte www.hotel-antoniushuette.de

★★★★S garni

Eisborner Dorfstraße 10, PLZ 58802 (OT: Eisborn), **T 02379 9150,** F 644
51 Zimmer | 6 Suiten | Ez 75–199 €, Dz 124–250 €

Sehr gut geführtes Ferien- und Tagungshotel am Ortsrand. Die geschmackvoll gestalteten Designersuiten mit eigenem Whirlpool vermitteln toskanisches Lebensgefühl. Etwas einfacher sind die rustikalen Zimmer in der 100 Meter entfernten Dependance. Gehobene mediterrane Küche wird im Restaurant „Hermann's" serviert.

Haus Recke www.haus-recke.de

★★★S garni

Binolen 1, PLZ 58802 (OT: Binolen), **T 02379 209**
19 Zimmer | 1 Suite | 5 Apartments | Ez 56–85 €, Dz 102–145 €, 5,50–12,50 € | 1.–11.11.20

Landhotel in geschmackvoll restauriertem, 200 Jahre altem Gehöft. Liebevoll und komfortabel eingerichtete Zimmer und Apartments. Gemütliche Gaststuben mit offenem Kamin, in denen regionale Küche mit Sauerländer Spezialitäten serviert wird.

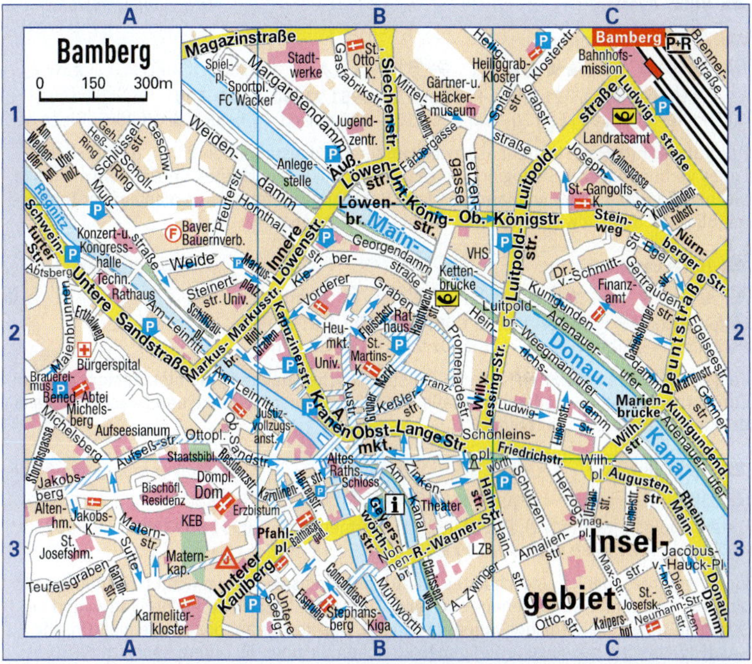

BAMBERG 53 A www.bamberg.info

Bayern | EW 77.000 | 262 m Coburg 46 km, Nürnberg 55 km
T 0951 2976200
Altstadt (UNESCO-Weltkulturerbe), Fränkisches Brauereimuseum, Diözesanmuseum, E.T.A.-Hoffmann-Theater, Gärtnerstadt, Antiquitätenviertel, Domberg Dom, Alte Hofhaltung, Neue Residenz, Welterbe-Besucherzentrum.

Bamberger Hof Bellevue www.bambergerhof.de

★★★★ garni

Schönleinsplatz 4 (B3), PLZ 96047, **T 0951 98550,** F 985562
49 Zimmer | 9 Suiten | Ez 95–115 €, Dz 145–185 €, exkl. Frühstück, 15,00 € | 24 h

Dieses hübsche Gebäude aus der Jahrhundertwende vereint historischen Charme und zeitgemäße Eleganz. Unterschiedliche Gästezimmer von modern bis stilvoll. Traumhafter Ausblick von der Dachterrasse des Hotels. Ganztägig Kaffee- und Kuchenbuffet in der Lobby.

Residenzschloss www.welcome-hotels.com

★★★★ garni

Untere Sandstraße 32 (A2), PLZ 96049, **T 0951 60910,** F 6091701
184 Zimmer | 4 Suiten | 24 h

››

Der denkmalgeschützte Bau aus dem 18. Jhd. ist heute ein großzügiges Tagungshotel mit neuzeitlichem Anbau und hauseigener Barockkapelle. Entspannung bietet der „Residenz-Spa“. Gediegene Eleganz und internationale Küche im Restaurant.

Villa Geyerswörth
www.villageyerswoerth.de

VARTA-TIPP Ambiente

★★★★ S garni

Geyerswörthstraße 15-21a (B3), PLZ 96047, **T 0951 91740,** F 9174500
40 Zimmer | 3 Suiten | Ez 120–144 €, Dz 179–199 €, exkl. Frühstück, 18,00 € | 24 h

Das gut geführte Hotel besteht aus zwei wunderschön restaurierten Villen, die durch die Lobby verbunden sind. Sie logieren in geschmackvoll eingerichteten Stilzimmern mit toskanischem Landhausflair und Marmorbädern. Bei schönem Wetter kann man auf der Terrasse mit Blick auf den Ludwig-Donau-Main-Kanal frühstücken.

Hotel Bamberg
www.bwhotel-bamberg.de

★★★ S garni

Luitpoldstraße 7 (C2), PLZ 96052, **T 0951 510900,** F 51090590
96 Zimmer | 2 Suiten | Ez 79–130 €, Dz 98–160 € | 24 h

Zeitgemäßes Businesshotel - verkehrsgünstig zwischen Bahnhof und hist. Altstadt gelegen. Zur Verfügung stehen moderne, klimatisierte Gästezimmer. Getränke und Snacks gibt es in der kleinen Bistrobar „Luitpoldeck“.

Hotel Europa
www.hotel-europa-bamberg.de

Untere Königstr. 6+8 (B1/2), PLZ 96052 (OT: Gärtnerstadt), **T 0951 3093020,** F 30930230
46 Zimmer | Ez 79–89 €, Dz 99–139 € | 24 h

Ein charmantes, denkmalgeschütztes Stadtdomizil mit stilvoll eingerichteten Zimmern, die sich auf Haupt- und Nebengebäude verteilen. Das Frühstück wird im Wintergarten und bei schönem Wetter im herrlichen Innenhof serviert. Das Restaurant bietet eine marktfrische Kreativküche. Die hauseigene Tiefgarage erreichen Sie über die Untere Königstraße 30.

Nepomuk
www.hotel-nepomuk.de

★★★★

Obere Mühlbrücke 9 (B3), PLZ 96049, **T 0951 98420,** F 9842100
24 Zimmer | 1 Suite | Ez ab 88 €, Dz ab 128 €, exkl. Frühstück, ab 5,00 € | 24 h

Hist. alte Fachwerkanlage in romantischer Flusslage inmitten der historischen Altstadt. Hier erwarten Sie ein gelungener Mix aus Tradition und Moderne, freundlich gestaltete Gästezimmer und ein sehr gutes Frühstück.

Eckerts
www.das-eckerts.de

T 0951 9842500
200 | Hauptgericht 8–24 € | Mo-So

Exponierte Lage mit herrlichem Blick auf Regnitz und Altstadt. Sie haben die Wahl zwischen regionalen und saisonalen Speisen in der behaglichen Gaststube sowie gehobener Küche im modern gestalteten „Esszimmer“ im 1. Stock. Tipp: Preisgünstiger Mittagstisch.

Weinhaus Messerschmitt
www.hotel-messerschmitt.de

Lange Straße 41 (B2), PLZ 96047, **T 0951 297800,** F 2978029
67 Zimmer | 3 Suiten | 2 Apartments | 24 h

Das hist. Haus aus dem Jahre 1422 liegt in der Stadtmitte und bietet ausgesprochen wohnliche und mit Liebe zum Detail eingerichtete Gästezimmer. Im gediegenen Restaurant werden saisonorientierte Gerichte aus der regionalen und internationalen Küche aufgetischt.

Welcome Hotel
www.welcome-hotels.com

★★★S garni

Mußstraße 7 (A2), PLZ 96047, **T 0951 70000**, F 7000516
171 Zimmer | 4 Suiten | 24 h

Das großzügige Geschäftshotel neben der Kongresshalle hat die Form eines Schiffes. Das Haus verfügt über eine 2.000 qm große Konferenz- und Veranstaltungsfläche sowie klimatisierte Gästezimmer mit zeitgemäßem Komfort und moderner Technik. Die gemütlich-rustikale Gaststätte „Plückers" lockt mit fränkischer und internationaler Küche.

Kropf
www.kropf-restaurant.de

VARTA-TIPP Küche

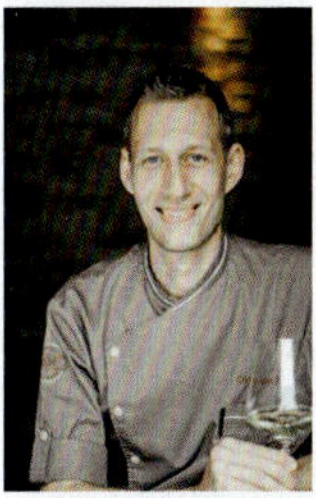

Untere Königstraße 28 (B1/2), PLZ 96052, **T 0951 2083095**
70 | Hauptger. 22–36 €, Menü 40–79 € | So Mi-So Mo, Di

In diesem hübschen Altstadthaus mit seinem elegant-modern gestalteten Restaurant kann man hervorragend speisen. Inhaber und Küchenchef Christopher Kropf veredelt beste Zutaten aus Franken zu schmackhaften Gerichten wie „Gebratenes Wallerfilet mit Parmesansauce" oder „Geschmorte Kalbshaxe mit Rotweinjus". Auch ein vegetarisches Köstlichkeiten-Menü steht auf der Karte. Dazu gibt es heimische Weine von befreundeten Winzern. Lauschiger Innenhof.

BANNEWITZ 36 C
www.bannewitz.de

Sachsen | EW 10.900 | 300 m — Dresden 5 km, Freital 9 km
T 035206 2040
Schloss Nöthnitz, Windmühle in Possendorf, Kirchen.

Hotel Bannewitz
www.hotel-bannewitz.de

€ Gut & Günstig garni

Kreischaer Str. 2 H, PLZ 01728 (OT: Possendorf), **T 035206 395090**, F 395092
21 Zimmer | Ez 45–59 €, Dz 50–90 €, exkl. Frühstück, 6,50–9,50 €

Vor den Toren Dresdens steht das wohnlich-zeitgemäße Hotel mit seinen geschmackvoll eingerichteten Gästezimmern. Für Langzeitgäste gibt es auch einige Apartments mit Kitchenette. Persönlich-familiär die Atmosphäre, frisch das Frühstücksbuffet.

BARSINGHAUSEN 22 D
www.barsinghausen-info.de

Niedersachsen | EW 33.961 | 112 m — Stadthagen 17 km, Hannover 25 km
T 05105 514187
Kloster Barsinghausen, Klosterkirche St. Marien, Altes Rathaus, Klosterstollen Barsinghausen, Windmühle Wichtringhausen, St.-Thomas-Kirche, Zechenpark, Deister-Freilicht-Bühne.

Gasthaus Müller
www.gasthausmueller.de

Goltener Str. 2, PLZ 30890 (OT: Göxe), **T 05108 2163**
60 | Hauptgericht 17–33 €, Menü 49–69 € | So Mi-So Mo, Di

»

In diesem traditionsreichen Haus pflegt man die Liebe zur anspruchsvollen Küche. Das Angebot reicht von Rotbarsch über Lammhaxe bis Wiener Schnitzel vom Kalbsrücken, dazu schöne Weine, herzlicher Service und gemütlich-elegantes Ambiente. Tischreservierung empfehlenswert.

Stiller's Restaurant
www.restaurant-marmite.de

Egestorfer Straße 36a, PLZ 30890, **T 05105 61818**
50 | Hauptgericht 18–28 €, Menü 32–48 € | So Mi-So Mo, Di

Sympathisches Restaurant mit freundlich-elegantem Ambiente. Auf den Tisch kommen regionale und mediterrane Speisen zu vergleichsweise günstigen Preisen. Mögen Sie z.B. „Spaghettini | Riesengarnelen | aglio olio" oder „Geschmorte Lammhaxe | Schalotten-Bohnen-Gemüse | Knoblauch-Erdapfelstampf"? Schöner Bier- und Weingarten.

BARTH 10 D
www.stadt-barth.de

Mecklenburg-Vorpommern | EW 8.815 | 2 m   Ribnitz-Damgarten 29 km, Stralsund 34 km
T 038231 2464

Speicher Barth
www.speicher-barth.de

★★★★S garni

Am Osthafen 2, PLZ 18356, **T 038231 63300,** F 63400
43 Zimmer | 12 Suiten | Ez 65–100 €, Dz 90–160 €

In einem ehem. Getreidespeicher am Barther Jachthafen empfängt Sie dieses Designhotel. Zeitgemäß, wohnlich und funktional sind die Zimmer und Suiten, die teilweise mit Holzdecken und Holzböden ausgestattet sind. Restaurant im nautischen Stil mit Wintergarten und Freiterrasse.

Pommernhotel Barth
www.pommernhotel.de

€ Gut & Günstig ★★★S garni

Divitzer Weg 2, PLZ 18356, **T 038231 45580,** F 4558222
31 Zimmer | 4 Suiten | Ez 60–105 €, Dz 80–130 €, 9,50 € | 20.12.20–28.2.21

Familiengeführtes Haus in ruhiger Stadtrandlage. Gepflegte Zimmer in unterschiedlichen Kategorien. Für Radfahrer sind kostenfreie Abstellplätze vorhanden. Bürgerliches Restaurant mit regionaler und mediterraner Küche sowie schöner Terrasse.

BAUNACH 53 A
www.vg-baunach.de

Bayern | EW 4.192 | 238 m   Haßfurt 28 km, Coburg 39 km
T 09544 29911

Rocus
www.restaurant-rocus.de

Bahnhofstraße 16, PLZ 96148, **T 09544 20640**
70 | Hauptgericht 21–38 €, Menü 66–90 € | Mi-So Mo, Di

Helles, freundliches Restaurant in einem ehem. Bahnhof aus dem Jahr 1904. Klassisch gehaltene Karte mit spanisch beeinflusster Frischmarktküche. Im Sommer locken der idyllische Innenhof und die Terrasse.

BAUTZEN 36 D www.bautzen.de

Sachsen | EW 40.000 | 220 m Görlitz 44 km, Dresden 53 km
T 03591 42016
Alte Wasserkunst, Michaeliskirche, Petridom, Domstift mit Schatzkammer, Friedensbrücke, Ortenburg, Reichenturm, Sorbisches Museum, Deutsch-Sorbisches Volkstheater, Gedenkstätte im ehem. Stasigefängnis, Senfmuseum, Lauenturm, Galerie Budissin, Protschenberg.

Hotel Bautzen www.bwbautzen.de

★★★★ garni

Wendischer Graben 20, PLZ 02625, **T 03591 4920,** F 492100
157 Zimmer | 5 Suiten | Ez 96–110 €, Dz 122–136 €, ab 13,00 € | 24 h

Verkehrsgünstige Lage am Altstadtrand. Moderne und zweckmäßig eingerichtete Zimmer. Restaurant mit internationaler und regionaler Küche.

Moments www.moments-hotel.de

VARTA-TIPP Ambiente

★★★★ garni

Goschwitzstr. 27, PLZ 02625, **T 03591 2038700,** F 2038716
14 Zimmer | 1 Suite | Ez ab 79 €, Dz 79–139 €, exkl. Frühstück, ab 16,00 €

Das geschichtsträchtige Gebäude hat sich nach umfangreicher Sanierung in ein individuelles Boutique-Hotel verwandelt. Die Zimmer sind nach verschiedenen Themen eingerichtet und tragen Namen wie „Romantica“, „Harmonie“, „Alpenblick“ oder „Urgestein“. Im Erdgeschoss befindet sich in den originalgetreu restaurierten Räumen der ehemaligen Goethe-Apotheke das Restaurant „Wolfgang’s“.

Bautzner Senfstube www.senf-stube.de

€ Gut & Günstig

Schloßstr. 3, PLZ 02625, **T 03591 598015**
45 | Hauptgericht 9–17 € | Mo-So

Das urige Lokal ist bei Touristen und Einheimischen gleichermaßen beliebt. Hier serviert man herzhafte Senfgerichte wie z.B. „Würziges Feuerfleisch, scharf abgeschmeckt mit Bautzener Rustikal-Senf, dazu Böhmische Hefeknödel“. Hübsche Terrasse mit Blick auf die historische Schloßstraße.

BAYERISCH GMAIN 69 A www.bayerisch.gmain.de

Bayern | EW 2.994 | 540 m Bad Reichenhall 3 km, Berchtesgaden 15 km
T 08651 606401

Klosterhof www.klosterhof.de

★★★★S garni

Steilhofweg 19, PLZ 83457, **T 08651 98250,** F 66211
65 Zimmer | 4 Suiten | Ez 193–421 €, Dz 291–635 €, inkl. Halbpension, 25,00 € | 24 h

Ein inhabergeführtes Haus in wunderschöner, absolut ruhiger Alleinlage. Das großzügig erweiterte Hotel & Health Resort bietet wohnliche, sehr individuell eingerichtete Panoramazimmer mit herrlicher Aussicht auf die Bergwelt und einen großzügigen Wellnessbereich. Halbpensionsgäste speisen im Restaurant „GenussArt“.

BAYERSOIEN, BAD 67 A www.bad-bayersoien.de

Bayern | EW 1.113 | 812 m — Bad Kohlgrub 6 km, Schongau 19 km
T 08845 7030620

Parkhotel am Soier See — www.parkhotel-bayersoien.de

Am Kurpark 1, PLZ 82435, **T 08845 120,** F 9695
108 Zimmer | 37 Suiten | 15 Apartments | Ez 94–188 €, Dz 168–336 €, 16,00–19,00 €

Komfortables Ferien- und Tagungsdomizil. Unterschiedlich eingerichtete Zimmer, die sich auf drei miteinander verbundene Gebäude verteilen. 1.500 qm großer Wellnessbereich mit afrikanischer Saunalandschaft. Mehrere Restaurants, große Seeterrasse.

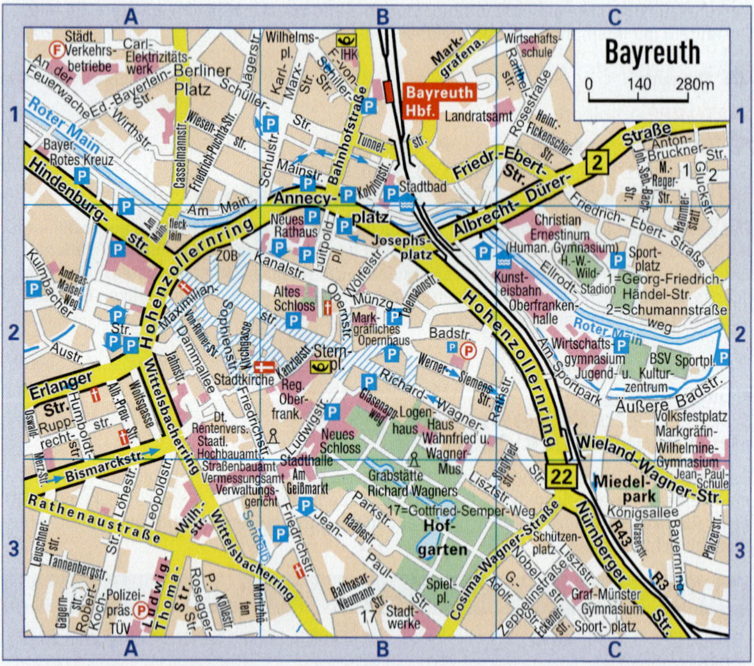

BAYREUTH 54 A www.bayreuth-tourismus.de

Bayern | EW 72.935 | 340 m — Hof 54 km, Bamberg 62 km
T 0921 88588
Markgräfliches Opernhaus (UNESCO-Weltkulturerbe), Richard-Wagner-Festspielhaus, Neues Schloss mit Hofgarten, Eremitage mit Altem Schloss, Orangerie und Sonnentempel, Haus Wahnfried mit Richard-Wagner-Museum, Kunstmuseum, hist. Museum.

Goldener Anker
www.anker-bayreuth.de

VARTA-TIPP Service

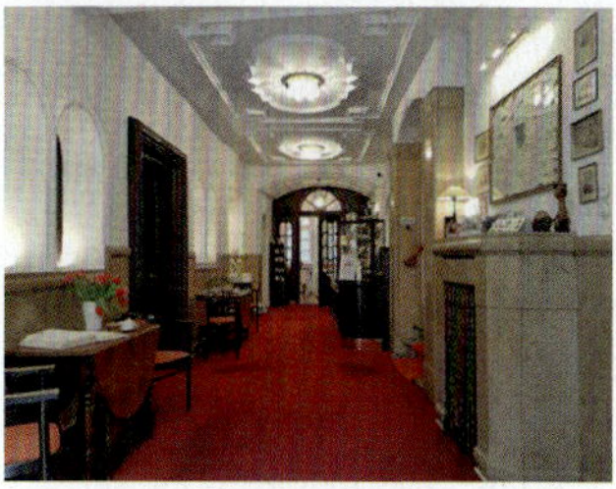

Opernstraße 6 (B2), PLZ 95444, **T 0921 7877740,** F 78777474
38 Zimmer | 2 Suiten
Ez 98–148 €, Dz 168–248 € | 24 h

Das Traditionshotel liegt direkt neben dem Markgräflichen Opernhaus. Bereits seit über zwei Jahrhunderten dient dieses aus Sandstein erbaute Gebäude als Gasthaus. Lassen Sie sich von den individuell und charmant gestalteten Zimmern und dem sehr persönlichen Service verzaubern! Das Restaurant zeigt sich stilvoll und mit einem Hauch von Nostalgie.

Bürgerreuth Ristorante Italiano
www.buergerreuth.de

An der Bürgerreuth 20 (↗ B1), PLZ 95445, **T 0921 78400**
100 | Hauptgericht 9–45 € | Mo-So

Nettes Gasthaus in schöner Lage oberhalb des Festspielhauses. Serviert werden überwiegend klassische italienische Speisen. Täglich Business Lunch. Auch Gästezimmer vorhanden.

BAYRISCHZELL 68 B
www.bayrischzell.de

Bayern | EW 1.592 | 800 m
T 08023 648
Miesbach 24 km, Kufstein 26 km

Der Alpenhof
www.der-alpenhof.de

VARTA-TIPP Ambiente

Osterhofen 1, PLZ 83735 (OT: Osterhofen), **T 08023 90650,** F 906520
40 Zimmer | 8 Suiten | Ez 99–129 €, Dz 139–169 €

Am Fuße des Wendelsteins inmitten einer herrlichen Berglandschaft liegt dieses geschmackvolle Hotel. Das Haus verfügt über liebevoll ausgestattete Gästezimmer. Besonders attraktiv sind die individuellen und großzügigen Themensuiten. Für Entspannung sorgt ein hübscher SPA-Bereich. Gutes Frühstücksbuffet mit frischen Produkten aus der Region. E-Bike-Verleih.

Seeberg

180 | Hauptgericht 14–29 €, Menü 28–46 € | Mo-So

Hübsch gestaltete, gemütliche Gaststube mit rustikalem Ambiente. Aus der Küche kommen bayerisch-traditionelle Köstlichkeiten und internationale Gerichte. Auf den Sonnenterrassen speist man mit Blick auf die Berge.

BECKUM 30 B www.beckum.de

Nordrhein-Westfalen | EW 36.864 | 105 m Lippstadt 23 km, Münster 41 km
T 02521 29172
Stadtmuseum, Ständehaus, Alter Wehrturm, Propsteikirche St. Stephanus und Sebastian mit Prudentia-Schrein, Soestwarte (Aussichtsturm), Freizeitsee Tuttenbrock, Aktivpark Phönix, Windmühle am Höxberg, interaktives Karnevalsmuseum, älteste Brauerei Westfalens.

Alt Vellern www.alt-vellern.de

★★★★ S garni

Dorfstraße 21, PLZ 59269 (OT: Vellern), **T 02521 87170,** F 871758
31 Zimmer | 2 Suiten | Ez ab 84 €, Dz ab 118 € | 24 h

Traditionelles westfälisches Fachwerkhaus mit neuerem Anbau und gemütlicher Einrichtung. Unterschiedliche Zimmerkategorien stehen zur Auswahl. Regionaltypisches Restaurant mit heimischer Küche.

Zur Windmühle www.zur-windmuehle.de

Unterberg II-33, PLZ 59269 (OT: Höxberg), **T 02521 86030**
42 | Hauptgericht 19–36 €, Menü 37–80 € | So Di-So Mo

Familiär geführtes Anwesen neben einer denkmalgeschützten Windmühle von 1853. Geboten wird eine schmackhafte deutsche und internationale Küche. Tolle Terrasse. Auch einige Gästezimmer sind vorhanden.

BEILNGRIES 53 D www.beilngries.de

Bayern | EW 8.652 | 368 m Neumarkt/Oberpfalz 29 km, Ingolstadt 36 km
T 08461 8435

Die Gams www.hotel-gams.de

★★★★ S garni

Hauptstraße 16, PLZ 92339, **T 08461 6100,** F 610100
62 Zimmer | 2 Apartments | Ez 94–122 €, Dz 118–164 €, bis 8,00 €

Wie schön sich Tradition und Moderne verbinden lassen, sieht man hier z.B. an den tollen modernen und gleichzeitig ländlich designten Gästezimmern. Doch keine Sorge, der geschätzte „Gams"-Charme ist in diesem familiär geführten Haus erhalten geblieben. Ein schöner Rückzugsort ist das SPA-Haus mit Saunen, beheiztem Dach-Pool und angrenzender Sonnenterrasse.

Fuchsbräu www.fuchsbraeu.de

★★★★ S garni

Hauptstraße 23, PLZ 92339, **T 08461 6520,** F 652160
71 Zimmer | 2 Suiten | Ez 90–108 €, Dz 112–154 €, 8,00 € | 24 h

Familienbetrieb in der 5. Generation mit individuell und freundlich, im modernen Landhausstil eingerichteten Zimmern, teilweise mit Balkon und Holzboden. Schöner Garten. Bayerisches Restaurant mit Biergarten.

Der Millipp www.der.millipp.de

★★★★ S garni

Hauptstraße 9, PLZ 92339, **T 08461 1203,** F 7870
34 Zimmer | 2 Suiten | Ez 97–140 €, Dz 122–155 €, 8,00 € | 24 h

Der Varta-Führer 2021

VARTA

www.varta-guide.de

Die Redaktion des Varta-Führers freut sich über Ihre Hinweise und Empfehlungen. Das hilft uns bei der ständigen Überprüfung der veröffentlichten Angaben im Buch.

Vermissen Sie ein Hotel/Restaurant im Varta-Führer?

Name des Hotels oder Restaurants

Adresse

Besonderheit

Haben Sie schlechte Erfahrungen in einem Hotel oder Restaurant gemacht?

Name des Hotels oder Restaurants

Adresse

Mängel

Vielen Dank für Ihre Unterstützung! Ihr Varta-Führer Team

Vorname, Name

Straße

PLZ, Ort

E-Mail

Meine Altersgruppe ☐ bis 30 ☐ 30–55 ☐ ab 55

Ich nutze den Varta-Führer vorwiegend ☐ privat ☐ beruflich

Dürfen wir Ihnen unseren Newsletter zusenden? ☐ Ja, bitte!

Tipps und Anregungen für den Varta-Führer 2022

Entgelt
bezahlt
Empfänger!

VARTA-Führer GmbH
Redaktion

Zeppelinstraße 39

73760 Ostfildern

Aufwendig restaurierter Gasthof mit Landmetzgerei, dessen Geschichte bis ins 15. Jhd. zurückreicht. Geschmackvoll und gemütlich eingerichtete Zimmer, teils mit nostalgischem Fachwerk. Rustikales Restaurant mit regionaler Küche.

Altmühlberg
www.altmuehlberg.de

€ Gut & Günstig ★★★

Dorfstraße 4a, PLZ 92339 (OT: Paulushofen), **T 08461 605300,** F 605407
32 Zimmer | 2 Apartments | Ez ab 59 €, Dz ab 85 €

Kleines Haus in ruhiger Lage im Ortsteil Paulushofen. Die zeitgemäß und behaglich eingerichteten Gästezimmer sind mit WLAN ausgestattet. Man verfügt auch über einen Grillplatz und eine Liegewiese. Küchenchef Stefan Rupp tischt regionale und internationale Spezialitäten auf.

BEILSTEIN 51 D
www.beilstein.de

Baden-Württemberg | EW 6.178 | 258 m — Heilbronn 17 km, Ludwigsburg 27 km
T 07062 2630

Mayer's Burgrestaurant Hohenbeilstein
www.burg-beilstein.de

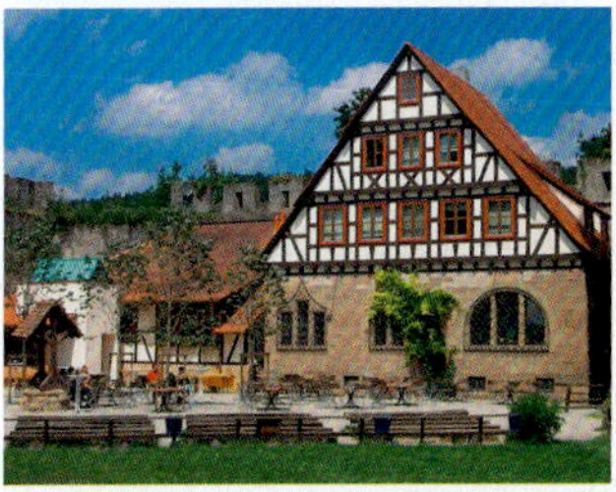

Langhansstraße 1, PLZ 71717 (OT: Hohenbeilstein), **T 07062 65077**
65 | Hauptger. 9–24 € | Mi-So ⃠ Mo, Di

Hoch über Beilstein am Rande der Löwensteiner Berge liegt - umringt von Weinreben - diese historische Burganlage. Aber nicht nur wegen der tollen Aussicht lohnt sich ein Besuch, man kann hier auch wunderbar speisen. In der heimeligen Gaststube wird eine saisonale Küche mit regionalen Produkten serviert. Für Feierlichkeiten empfiehlt sich das ausgebaute Kellergewölbe.

BEILSTEIN (MOSEL) 40 C
www.beilstein-mosel.de

Rheinland-Pfalz | EW 145 | 90 m — Cochem 10 km, Zell 26 km
T 02673 900191

Am Klosterberg
www.hotel-lipmann.de

An dem Teich 8, PLZ 56814, **T 02673 1850,** F 1287
25 Zimmer, Dz 110–175 €

Seit 8 Generationen familiengeführter Betrieb in ruhiger, grüner Lage. Die stilvoll eingerichteten Zimmer verfügen über Südbalkon. Bei schönem Wetter wird das Frühstück auf der Sonnenterrasse serviert.

BELLHEIM 50 D
www.suedpfalz-tourismus-vg-bellheim.de

Rheinland-Pfalz | EW 9.188 | 116 m — Germersheim 7 km, Landau 13 km
T 07272 70080
Weitere Empfehlungen unter Knittelsheim.

Lindner's
www.lindner-hotel.de

€ Gut & Günstig garni

Postgrabenstraße 52, PLZ 76756, **T 07272 972060,** F 9720630
21 Zimmer | Ez 68–75 €, Dz 94–105 €, 6,00 €

Gepflegtes Familienhotel mit wohnlichen Zimmern unterschiedlicher Kategorien. Ideale Adresse für Rad- und Wandertouristen. Gutes Frühstück.

BELLINGEN, BAD 64 A
www.bad-bellingen.de

Baden-Württemberg | EW 4.480 | 257 m
T 07635 8080
Lörrach 20 km, Freiburg 40 km

Kurhotel Markushof
www.kurhotel-markushof.de

★★★ garni

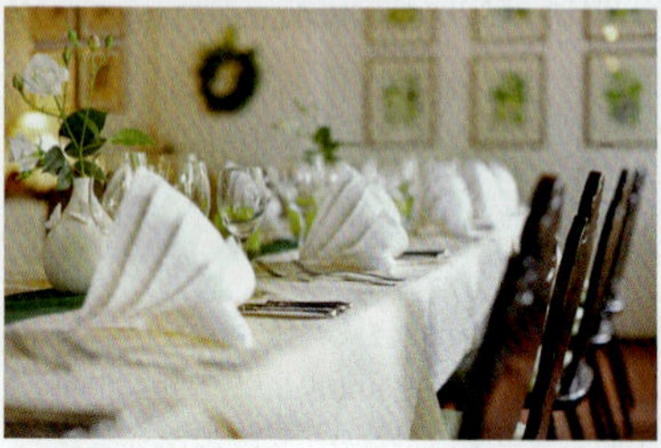

Badstraße 6, PLZ 79415, **T 07635 31080,** F 310888
48 Zimmer | 2 Suiten | 1 Apartment
Ez 65–80 €, Dz 105–135 € | 24 h

Direkt am Kurpark liegt diese wohnliche Adresse. Das Haus bietet funktionell eingerichtete Gästezimmer. Im rustikalen Restaurant werden badische Gerichte und regionale Weine serviert. Im Nachbarhaus „Quellenhof" steht den Gästen eine große Gartenanlage mit Liegewiese und Freischwimmbad zur Verfügung.

Schwanen
www.schwanen-bad-bellingen.de

★★★ garni

Rheinstraße 50, PLZ 79415, **T 07635 811811,** F 811888
24 Zimmer | 10 Apartments | Ez ab 70 €, Dz ab 101 €, ab 14,50 €

Familiengeführtes Hotel im Ortskern. Die behaglichen Zimmer sind teilweise mit Balkon oder Terrasse ausgestattet. Im separaten Gästehaus „Rheintalblick" stehen auch moderne Ferienwohnungen zur Verfügung.

Schwanen

100 | Hauptgericht 18–33 €, Menü 36–55 € | Do-So Mo, Mi-So Di

Bürgerliches Restaurant mit ländlich-rustikalem Ambiente und raffinierter badischer Küche. Die wechselnde Tageskarte bietet u.a. saisonale Wildgerichte wie Rehschnitzel aus heimischer Jagd oder Wildschweinpfeffer.

Berghofstüble
www.berghofstueble-bad-bellingen.de

Markus-Ruf-Straße , PLZ 79415, **T 07635 1293**
70 | Hauptgericht 18–41 €, Menü 35–95 € | Mi-So Mo, Di

Gemütliche Gaststube mit großem Wintergarten und lauschiger Aussichtsterrasse. Serviert werden schmackhaft zubereitete Spezialitäten aus dem Markgräflerland. Sehr gutes Preis-Leistungs-Verhältnis.

BEMPFLINGEN 58 A www.bempflingen.de

Baden-Württemberg | EW 3.390 | 336 m Metzingen 5 km, Nürtingen 11 km
T 07123 93830

Krone www.kronebempflingen.de

Brunnenweg 40, PLZ 72658, **T 07123 31083**
60 | Hauptgericht 25–39 €, Menü 58 € | Do-Sa Di-Sa Mo, So

Traditionsreiches Restaurant mit liebevoll gestalteten, rustikalen Gasträumen. Die Speisekarte bietet klassische internationale Gerichte wie z.B. „Geschmortes Kalbsbäckle an Rotwein-Reduktion, sautierte Kohlköpfchen, Kartoffel-Rosmarin-Püree". Freundlicher Service. Kleine Gartenterrasse.

BENDESTORF 15 C www.bendestorf.de

Niedersachsen | EW 2.275 | 36 m Harburg 12 km, Hamburg 39 km
T 04183 989450

Meinsbur Boutiquehotel www.lieblingsplatz-hotels.de/meinsbur

VARTA-TIPP Ambiente

garni

Gartenstraße 2, PLZ 21227, **T 04183 77990,** F 6087
12 Zimmer | 2 Suiten | Ez 84–119 €, Dz 139–199 €, exkl. Frühstück, 6,50–17,00 €

Das hübsche Boutique-Hotel ist die perfekte Adresse für einen Zwischenstopp auf dem Weg zur Nordsee! Das über 400 Jahre alte Fachwerkhaus mit Reetdach, eingerahmt von einem großzügigen Garten mit altem Baumbestand, gefällt wegen seiner individuellen Einrichtung. Über die historische Holztreppe gelangt man zu den stilvollen Gästezimmern, die 2019 komplett renoviert wurden. Morgens erwartet den Gast ein ausgezeichnetes À-la-carte-Frühstück.

Buur. www.meinsbur.de

45 | Hauptgericht 15–24 €, Menü 35–55 € | Mo-So

Unter dem Motto „teilen, probieren & inspirieren lassen" bietet man im schick designten Restaurant eine moderne regionale Küche in einer Fusion aus Tokio, Tel Aviv und New York. Von Donnerstag- bis Sonntagabend wird neben der Buur-Karte ein „Signature Dish" angeboten. Schöne Sommerterrasse.

BENDORF 40 D www.bendorf.de

Rheinland-Pfalz | EW 17.173 | 80 m Koblenz 11 km, Bonn 63 km
T 02622 703105
Garten der Schmetterlinge, Schloss Sayn, Abtei Sayn, Burg Sayn, Sayner Hütte, Rheinisches Eisenkunstgussmuseum, Kletterwald Sayn, Heins Mühle, Obergermanisch-Raetischer Limes (UNESCO-Weltkulturerbe) mit Limes-Radweg, Eisenerz-Röstöfen.

Romantik Hotel Villa Sayn www.villasayn.de

★★★★S garni

Koblenz-Olper-Straße 111, PLZ 56170 (OT: Sayn), **T 02622 94490,** F 944944
16 Zimmer | 5 Suiten | Ez 95–155 €, Dz 130–200 €, exkl. Frühstück, 9,90 € ››

Hier lässt sich der Alltag vergessen! Die unter Denkmalschutz stehende Villa aus dem Jahre 1862 präsentiert sich in mediterranem Ambiente. Die Gästezimmer sind freundlich und sehr stilvoll im toskanischen Stil eingerichtet.

Berghotel Rheinblick www.berghotel-rheinblick.de

★★★ S garni

Remystraße 79, PLZ 56170, **T 02622 127127,** F 14323
32 Zimmer | 2 Suiten | Ez 62–89 €, Dz 103–122 €, 7,00–14,00 €

Traditionshaus mit familiärer Atmosphäre und schönem Blick über das Rheintal. Wohnlich eingerichtete Zimmer mit kostenlosem WLAN, teilweise mit Balkon. Restaurant mit internationaler Küche.

BENNINGEN AM NECKAR 58 A www.benningen.de

Baden-Württemberg | EW 5.550 | 210 m Ludwigsburg 4 km, Steinheim an der Murr 6 km
T 07144 9060

Bürgerschenke www.buergerschenke.de

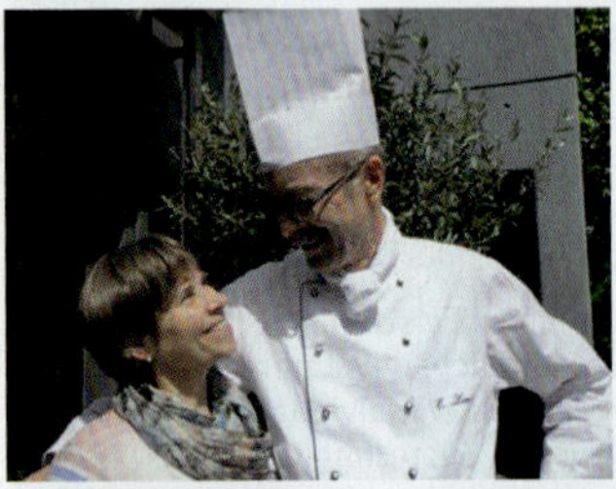

Lange Straße 50, PLZ 71726, **T 07144 14333**
72 | Hauptger. 10–25 € | Mo, Mi-So Di

Toll die Lage abseits der Straße, eingebettet in eine kleine parkähnliche Anlage am Ortsrand. Die regionale Küche ist wirklich gut, angenehm locker die Atmosphäre in dem hellen, freundlichen Restaurant von Familie Lenz. Im Sommer lockt die lauschige Gartenterrasse.

BENSHEIM 51 A www.bensheim.de

Hessen | EW 41.641 | 115 m Worms 20 km, Darmstadt 25 km
T 06251 8696101
Innenstadt mit Fachwerkhäusern, Schloss Auerbach, Staatspark Fürstenlager, Kirchberghäuschen, Naturschutzzentrum.

Alleehotel Europa www.alleehotel-europa.de

★★★★★S garni

Europa-Allee 45, PLZ 64625, **T 06251 1050,** F 105100
172 Zimmer | Ez 79–128 €, Dz 84–138 €, exkl. Frühstück, 11,00 € | 24 h

Kongress- und Businesshotel mit zeitgemäßer Ausstattung in verkehrsgünstiger Lage. Die funktionalen Zimmer verteilen sich auf das Haupthaus, die Residenz und das Boarding House. Zwei Restaurants. Schöner Hotelgarten.

Tobbaccon Hotel www.tobbaccon.de

★★★★★S garni

Albert-Einstein-Allee 7, PLZ 64625, **T 06251 944970,** F 9449711
111 Zimmer | 24 h

Das Thema „Tabak" ist hier allgegenwärtig, sowohl bei der Architektur des Gebäudes als auch beim Innenausbau und der Farbgebung. In den Zimmern braune Töne, bodentiefe ellipsenförmige Fenster und moderne Technik. Hübsche Lounge mit wohlig-warmer Atmosphäre.

BENTHEIM, BAD 20 D www.badbentheim.de

Niedersachsen | EW 15.682 | 50 m holländische Grenze 9 km, Rheine 23 km
T 05922 98330
Burg, Freilichtbühne, Windmühle mit Backhaus, Mineraltherme, geologisches Freilichtmuseum.

Niedersächsischer Hof www.hotel-nhof.de

garni

Mühlenberg 5, PLZ 48455 (OT: Gildehaus), **T 05924 78660,** F 786633
29 Zimmer | 2 Suiten | Ez ab 72 €, Dz ab 112 €

Regionales Fachwerkhaus mit hist. Flair und gepflegten, zeitgemäß möblierten Zimmern. Rustikal-gediegenes Restaurant mit saisonal wechselnder Speisekarte.

Waldseiter Hof www.waldseiterhof.de

garni

An der Waldseite 7, PLZ 48455, **T 05924 78550,** F 785510
18 Zimmer | 1 Suite | Ez ab 62 €, Dz ab 104 €

In einer hübschen Parkanlage am Ortsrand liegt dieser ehem. Gutshof. Das Haus verfügt über ruhige und wohnlich eingerichtete Landhauszimmer, ein rustikales Restaurant sowie einen eigenen 9-Loch-Golfplatz.

BENZ (BEI WISMAR) 17 A www.amt-neuburg.de

Mecklenburg-Vorpommern | EW 628 | 31 m Wismar 11 km, Rostock 54 km
T 038426 4100

Schloss Gamehl www.schloss-gamehl.de

garni

Dorfstr. 26, PLZ 23970 (OT: Gamehl), **T 038426 22000,** F 22693
19 Zimmer | 5 Suiten | 2 Apartments | Ez 100–160 €, Dz 130–220 €

Ein repräsentatives Anwesen in landschaftlich reizvoller Lage. Das Haus wurde 1860 im neugot. Stil erbaut. Es verfügt über liebevoll eingerichtete Zimmer und Suiten mit individueller Raumgestaltung und hochwertigem Interieur. Das Restaurant befindet sich im originalgetreu restaurierten Festsaal. Nette Sonnenterrasse mit Blick auf den Park.

BERCHING 53 D www.berching.de

Bayern | EW 8.617 | 385 m Beilngries 8 km, Neumarkt 21 km
T 08462 20513

Zum Dallmayr www.hotel-dallmayr.de

€ Gut & Günstig garni

Reichenauplatz 5, PLZ 92334, **T 08462 1071,** F 2615
35 Zimmer | Ez 52 €, Dz 78 € | 24 h

Ein familiär geführter Gasthof mit gemütlichen und geschmackvoll eingerichteten Zimmern. Ländliche Gasträume, in denen bodenständige bayerische Küche aufgetischt wird. Zentrale Lage in der Ortsmitte.

BERCHTESGADEN 69 A

www.berchtesgaden.de

Bayern | EW 7.662 | 572 m
Bad Reichenhall 18 km, Salzburg 24 km
T 08652 9445340
Weitere Empfehlungen unter Schönau a.Königssee, Ramsau.

Kempinski

www.kempinski.com/berchtesgaden

VARTA★TIPP Ambiente

★★★★★S garni

Hintereck 1, PLZ 83471 (OT: Obersalzberg), **T 08652 97550,** F 97559999
138 Zimmer | 12 Suiten | Ez 238–415 €, Dz 307–484 €, 35,00 € | 24 h

Luxushotel auf 1.000 m Höhe mit atemberaubendem Ausblick auf die Berchtesgadener Bergwelt. Auf drei Etagen erwarten Sie großzügige Zimmer und Suiten mit großen Panoramafenstern sowie edlen Granitbädern. Umfangreiches SPA-Angebot mit Innen- sowie beheiztem Außenpool.

Gourmet Restaurant PUR

VARTA-TIPP Küche

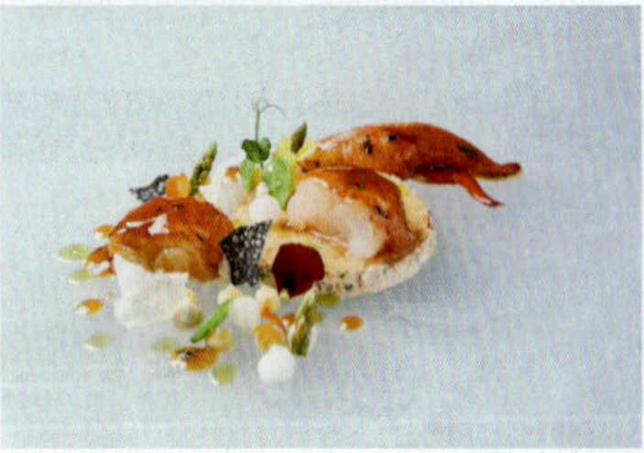

30 | Menü 85–175 € | Mi-Sa ⊘ Mo, So

Nach einem umfangreichen Facelift präsentiert sich das Fine-Dining-Restaurant seit 2020 in frischem Design und mit neuem Namen. Ruhige Farben und puristisches Interieur sorgen für atmosphärische Gelassenheit. Ulrich Heimann begeistert mit modern beeinflussten französischen Gourmetkompositionen, die sich durch unverfälschten Geschmack und beste Zutaten auszeichnen. Dazu werden erlesene Weine serviert.

Johann Grill

180 | Hauptgericht 19–56 €, Menü 89–159 € | Mo-So

Im hellen, freundlichen Panoramarestaurant setzt man auf gehobene regionale Küche. Beste Produkte werden mit kulinarischer Finesse und Passion zu kreativen Gerichten verarbeitet, so z.B. „Brust und Keule vom Bio-Huhn mit Madeirajus, jungem Erbsenpüree, Bergamotte und jungem Brokkoli". Tipp: Leckere Desserts aus der hauseigenen Patisserie.

Alpinhotel

www.alpinhotel.de

★★★★★S garni

Rossfeldstr. 34, PLZ 83471, **T 08652 63015,** F 66469
18 Zimmer | Ez ab 74 €, Dz ab 98 €

1959 erbaut, viele Jahre unter familiärer Führung und nach einem Generationenwechsel liebevoll und aufwendig saniert. Die Mühe hat sich gelohnt: Das geschmackvolle Haus fügt sich bestens in die hiesige Bergwelt ein. Es bietet freundliche Zimmer im alpinen Stil. Einmalige Lage, hübsche Panoramaterrasse.

Neuhäusl

www.neuhaeusl.de

★★★★★S garni

Wildmoos 45, PLZ 83471 (OT: Oberau), **T 08652 9400,** F 940240
29 Zimmer | 9 Suiten | Ez 98–104 €, Dz 180–202 €, inkl. Halbpension

Persönlich geführtes Wohlfühlhotel mit gemütlichen Zimmern im alpinen Stil. Wellnessbereich auf 250 qm mit finnischer Sauna, Dampfbad und Tepidarium. Charmante Gaststuben mit bayerischer Küche und sonnendurchflutetem Wintergarten.

Berchtesgadener Esszimmer
www.esszimmer-berchtesgaden.com

Nonntal 7, PLZ 83471 (OT: Nonntal), **T 08652 6554301**
Hauptgericht 24–26 € | Di-Sa | Mo, So

Ein innovatives junges Restaurant, das für Regionalität, Nachhaltigkeit und Qualität steht. Sie speisen in den liebevoll renovierten Gewölbezimmern des ehem. Gasthaus Nonntal. Der Patron kocht traditionell-bodenständig mit modernen Einflüssen. Dabei verwendet er überwiegend heimische Zutaten, u.a. Pilze und Wildkräuter aus dem Berchtesgadener und Salzburger Raum.

BERGEN B. AUERBACH 45 C
www.vogtlandtourist.de

Sachsen | EW 997 | 473 m — Plauen 20 km, Hof 45 km
T 03744 188860

Landhaus Marienstein
www.landhaus-marienstein.de

garni

Thomas-Müntzer-Straße 9, PLZ 08239, **T 037463 8510,** F 851
14 Zimmer | 1 Apartment | Ez 68–90 €, Dz 135–199 €, exkl. Frühstück, 9,00–18,00 €

Romantisches Ferienhotel mit Fachwerk und Granitmauern. Helle, im Landhausstil eingerichtete Zimmer. Im Restaurant regionale Küche (nur auf Vorbestellung geöffnet).

BERGHAUPTEN 56 D
www.berghaupten.de

Baden-Württemberg | EW 2.418 | 172 m — Gengenbach 2 km, Offenburg 7 km
T 07803 2820

Hirsch
www.hirsch-berghaupten.de

Dorfstraße 9, PLZ 77791, **T 07803 93970**
80 | Hauptgericht 15–29 €, Menü 44–54 € | Mi-So Di-Sa Mo

Ein gepflegtes Gasthaus mit ländlicher Atmosphäre und herzlicher Gastfreundschaft. Große Auswahl an klassischen und traditionell badischen Gerichten, z.B. „Rindertafelspitz mit Meerrettichsauce, Preiselbeeren, Kartoffeln und Salatteller". Dazu serviert man gute regionale Weine. Bei schönem Wetter lädt die lauschige Gartenterrasse zum Verweilen ein. Helle, freundliche Hotelzimmer.

BERGISCH GLADBACH 40 A
www.bergischgladbach.de

Nordrhein-Westfalen | EW 109.425 | 100 m — Köln 15 km, Bonn 36 km
T 02202 140
Rathaus Bensberg, St.-Laurentius-Kirche, Bürgerhaus Bergischer Löwe, Galerie Villa Zanders, Schloss Bensberg, Museum für Bergbau.

Schloss Bensberg
www.schlossbensberg.com

VARTA TIPP Ambiente VARTA TIPP Service

★★★★★S garni

Kadettenstraße, PLZ 51429 (OT: Bensberg), **T 02204 420**
120 Zimmer | 36 Suiten | Ez ab 155 €, Dz ab 175 €, exkl. Frühstück, 35,00 € | 24 h »

In dieser wunderschönen Schlossanlage logieren Sie in fürstlich ausgestatteten Zimmern und Suiten. Elegante Stilmöbel, hochwertige Stoffe, edle Bäder... Luxus pur so weit das Auge reicht. Dazu eine bezaubernde SPA- und Saunalandschaft sowie ein erstklassiges Service- und Dienstleistungsniveau.

Vendôme

VARTA★TIPP Küche VARTA★TIPP Service

38 | Hauptgericht 28–70 €, Menü 240–320 € | Sa-So Mi-So Mo, Di

Das durchgestylte Gourmetrestaurant garantiert ein kulinarisches Erlebnis für höchste Ansprüche. Joachim Wissler ist ein Ausnahmetalent und gehört zweifellos zur absoluten Kochelite im Land. Seine Menüs (wahlweise in fünf, acht oder zehn Gängen) sind eine gelungene Mischung aus klassischer Kochkunst, Kreativität und Moderne. Vorbildlich auch die eingespielte und top motivierte Servicecrew. Tipp: Samstag und Sonntag Gourmet-Lunch.

Trattoria Enoteca

T 02204 42915
60 | Hauptgericht 17–45 €, Menü 69–82 € | Mo-So

Trattoria mit mediterraner Einrichtung und warmen Farben. Serviert wird schmackhafte italienische Landküche. Mögen Sie z.B. „Filet vom großen Wolfsbarsch | Arancini | Safran-Kalbssud | Chicorée“? Mittags wechselndes Lunch-Menü.

Malerwinkel — www.malerwinkel-hotel.de

garni

Fischbachstraße 3, PLZ 51429 (OT: Bensberg), **T 02204 95040,** F 9504100
40 Zimmer | 2 Suiten | 2 Apartments | Ez ab 98 €, Dz ab 169 €

Das persönlich geführte Privathotel besteht aus mehreren hist. Fachwerkhäusern. Hier erwarten den Gast gepflegte Zimmer unterschiedlichster Größen und Einrichtungsstile. Für Entspannung sorgt der begrünte Innenhof. Eine Übernachtungsadresse, die für Geschäftsleute wie Wochenendtouristen gleichermaßen attraktiv ist.

Privathotel Bremer — www.privathotel-bremer.com

garni

Dombach-Sander-Straße 72, PLZ 51465 (OT: Sand), **T 02202 93500,** F 935050
22 Zimmer | 1 Suite | Ez ab 88 €, Dz ab 135 € | 24 h

Kleines, persönlich geführtes Haus in einem ruhigen Wohngebiet. Modern und hell eingerichtete, funktionale Zimmer. Tagungsmöglichkeiten vorhanden.

Hotel Boskamp — www.hotel-boskamp.com

garni

Am Eichenkamp 1, PLZ 51427, **T 02204 4091556,** F 92262531
13 Zimmer | Ez ab 124 €, Dz ab 162 €

Das familiär geführte Gästehaus liegt in einer ruhigen Seitenstraße, direkt am Naturschutzgebiet Königsforst. Die Gästezimmer (alle mit Balkon oder Terrasse) überzeugen durch unaufdringliches Design und zeitgemäßen Komfort. Gutes Frühstück mit regionalen Produkten.

BERGKIRCHEN 60 C — www.bergkirchen.de

Bayern | EW 7.391 | 521 m — Dachau 4 km, Fürstenfeldbruck 14 km
T 08131 56970

Amaro Budget Plus Hotel
www.amaro-hotel.de

garni

Gadastraße 2, PLZ 85232, **T 08142 6505890,** F 65058911
50 Zimmer | Ez 49–199 €, Dz 65–245 €, exkl. Frühstück, 9,50 €

Ein zeitgemäßes Businesshotel in verkehrsgünstiger Lage. Das Haus verfügt über moderne, mit Zirbelholz ausgestattete Zimmer. Zu den Annehmlichkeiten gehören ein 40-Zoll-Flachbild-TV mit Sky-HD-Kanälen und ein schickes Bad mit Regendusche. 24h-Hotelomat für spontane Buchungen oder Spätanreisen.

Gasthaus Weißenbeck
www.weissenbeck.de

Ludwig-Thoma-Straße 56, PLZ 85232 (OT: Unterbachern), **T 08131 72546**
120 | Hauptgericht 15–32 €, Menü 48 € | Sa-So Mi-So

Frische und wirklich gute Produkte kommen in diesem sympathischen Gasthaus auf den Tisch. Mutter und Tochter stehen am Herd und begeistern mit ihrer süddeutsch-mediterranen Landhausküche. Auf der Karte stehen Gerichte wie „Rosa gebratene Lammhüfte auf Couscous mit geschmorter Aubergine, Paprikacreme und Kardamomsauerrahm“. Reizvolles Gartenlokal.

BERGNEUSTADT 30 C
www.bergneustadt.de

Nordrhein-Westfalen | EW 20.000 | 240 m — Gummersbach 10 km, Olpe 19 km
T 02261 43184
Kirche mit Wandmalereien aus dem 12. Jhd., hist. Altstadt, Heimatmuseum, Naturschutzgebiete, Aussichtsturm auf dem Knollen.

Rengser Mühle
www.rengser-muehle.de

Niederrengse 4, PLZ 51702 (OT: Niederrengse), **T 02763 91450**
95 | Hauptgericht 11–34 €, Menü 21–75 € | Mi-So

Idyllisch am Bachlauf gelegene ehem. Getreidemühle aus dem 16. Jhd. mit rustikalem Ambiente. Serviert werden markt- und saisonabhängige Spezialitäten aus der Region, z.B. „Bergischer Hirschpfeffer mit hausgemachtem Apfelkompott, Preiselbeeren und frischen Butterspätzle“. Idyllischer Kaffeegarten.

BERGZABERN, BAD 50 D
www.bad-bergzaberner-land.de

Rheinland-Pfalz | EW 7.763 | 170 m — Landau 14 km, Karlsruhe 35 km
T 06343 989660

Schlosshotel Bergzaberner Hof
www.bergzaberner-hof.de

★★★★

Königstraße 55-57, PLZ 76887, **T 06343 9365860,** F 93658699
21 Zimmer | 2 Suiten | Ez 79–115 €, Dz 155–175 €

Das stilvolle Hotel befindet sich in der ehem. „Remise“ des Bergzaberner Schlosses. Die mit Liebe zum Detail eingerichteten Zimmer und Suiten bestechen durch ihren besonderen Charme und den unverwechselbaren Charakter. Erholsame Stunden garantiert der Wellnessbereich im originalen Rohsteingewölbe. Im Restaurant „Walram“ werden Steakspezialitäten und Pfälzer Gerichte serviert.

BERLEBURG, BAD 30 D www.blb-tourismus.de

Nordrhein-Westfalen | EW 20.083 | 420 m Bad Laasphe 21 km, Winterberg 23 km
T 02751 9363545
Schloss, Heimathaus, Schiefer-Schaubergwerk, Drehkoite, Schmiede-, Landwirtschafts- und Alexander-Mack-Museum, Waldskulpturenweg, Wanderzentrum am Rothaarsteig, Wittgensteiner Schieferpfad, Ederauen-Radweg.

Alte Schule www.hotel-alteschule.de

VARTA-TIPP Ambiente

★★★ garni

Goetheplatz 1, PLZ 57319, **T 02751 9204780,** F 9204781
40 Zimmer | 4 Suiten | Ez 77–94 €, Dz 129–149 €

Geschmackvoll ausgestattetes Themenhotel direkt am Schloss des Fürsten Sayn-Wittgenstein. Das Gebäude, in dem von 1923 bis 1954 die örtliche Schule untergebracht war, beherbergt heute wohnliche Gästezimmer mit individuellem Charme. Das Restaurant befindet sich im ehem. Schulraum und bietet sowohl regionale als auch internationale Küche.

Altes Museum www.hotel-altesmuseum.de

VARTA-TIPP Ambiente

garni

Goetheplatz 3, PLZ 57319, **T 02751 9204780,** F 9204781
7 Zimmer | 2 Suiten | Ez 80–100 €, Dz 150–175 €

In diesem Gästehaus logieren Sie im ehem. Stadtmuseum, welches im Jahre 1825 nach einem großen Brand wieder aufgebaut und nun liebevoll zum Hotel umgebaut wurde. Die individuelle Zimmereinrichtung verbindet modernes Design mit romantisch-nostalgischem Charme. Ideale Adresse für einen Kurzurlaub zu zweit.

BERLIN 26 B www.visitberlin.de

Berlin | EW 3.431.675 | 34 m Potsdam 37 km, Frankfurt/Oder 90 km
T 030 250025
Brandenburger Tor, Holocaust-Mahnmal, Siegessäule, Akademie der Künste am Pariser Platz, Straße Unter den Linden, Reiterdenkmal Friedrichs II., Deutsche Staatsoper, Gendarmenmarkt, Dorotheenstädtischer Friedhof, Oranienburger Straße, Dom, Museumsinsel (UNESCO-Weltkulturerbe) mit Alter Nationalgalerie und Pergamonmuseum, Fernsehturm, Potsdamer Platz, Reichstag, Kurfürstendamm, Jüdisches Museum, Klosterruine Chorin, Schloss Charlottenburg, Checkpoint Charlie.
Weitere Empfehlungen unter Schönefeld.
Einen Cityplan finden Sie auf Seite 196–201.

Adlon Kempinski www.kempinski.com/adlon

VARTA★TIPP Ambiente VARTA★TIPP Service

★★★★★S garni

Unter den Linden 77 (J4), PLZ 10117 (OT: Mitte), **T 030 22610,** F 22612222
385 Zimmer | 78 Suiten | Ez 270–720 €, Dz 270–720 €, exkl. Frühstück, 45,00 € | 24 h

Das Luxusdomizil am historischen Brandenburger Tor hat als Hotellegende und Institution ein ungebrochenes und berechtigtes Renommee. Neben einer perfekten Gästebetreuung erwarten Sie dezent-elegant ausgestattete Zimmer und Suiten, mehrere Restaurants sowie ein großzügiger Day-Spa. Ein in jeder Hinsicht vorbildliches Haus, das höchsten Ansprüchen gerecht wird.

Lorenz Adlon Esszimmer

www.lorenzadlon-esszimmer.de

VARTA TIPP Küche VARTA TIPP Service

35 | Hauptgericht 48–75 €, Menü 110–205 € | Mi-Sa Mo, Di, So

Luxuriöses Ambiente, edle Tischkultur, dazu ein spektakulärer Blick auf den Pariser Platz... Zweifellos eine der elegantesten Gourmetstuben der Stadt! Die ausgeklügelte Kochkunst von Hendrik Otto ist inspiriert von den Einflüssen der europäischen Küche. Hier stimmt einfach alles: von der Auswahl der Produkte über das perfekte Zusammenspiel der Aromen bis zur vollendeten Präsentation der Gerichte. Auch Weinangebot und Service können uneingeschränkt überzeugen.

Sra Bua Restaurant

Behrenstr. 72 (J4, in der Adlon-Residenz), PLZ 10117 (OT: Mitte)
100 | Hauptgericht 12–20 €, Menü 38–69 € | Di-Sa

Asiatisch inspiriertes Restaurant auf der Südseite des Hotel Adlon (direkter Zugang). Modernes Crossover-Konzept mit euro-asiatischer Küche, Sushi und Sashimi sowie Spezialitäten vom 400 Grad heißen Robata-Grill. **Achtung: Bei Redaktionsschluss für diese Buchausgabe war das Restaurant auf Grund der COVID-19-Pandemie noch geschlossen.**

Hotel de Rome

www.roccofortehotels.com

VARTA TIPP Ambiente VARTA-TIPP Service

★★★★★S garni

Behrenstraße 37 (K4), PLZ 10117 (OT: Mitte), **T 030 4606090,** F 4606092000
145 Zimmer | 37 Suiten | Ez 280–750 €, Dz 280–750 €, exkl. Frühstück, 39,00 € | 24 h

Das prächtige Gebäude aus dem Jahr 1889 beherbergt heute ein aufwendig und stilgetreu restauriertes Luxushotel. Uneingeschränktes Wohlfühlen garantieren die fabelhaften Zimmer und Suiten mit Stuckdecken und eigens angefertigten Möbeln. Entspannung bietet der SPA-Bereich mit 20 Meter langem Pool, Sauna und Fitnessraum. Beliebter Treffpunkt am Abend ist die „La Banca Bar“.

La Banca

120 | Hauptgericht 19–42 €, Menü ab 75 € | Mo-So

Das elegant gestaltete Hotelrestaurant reflektiert mit seiner modernen Kunst und dem kosmopolitischen Interieur den Zeitgeist Berlins. Serviert werden eine mediterrane, in Italien verwurzelte Küche und ein umfangreiches Weinangebot. Sehr nett sitzt man zur warmen Jahreszeit auf der Terrasse im Innenhof.

Regent

www.regenthotels.com/regent-berlin

VARTA TIPP Ambiente VARTA TIPP Service

★★★★★S garni

Charlottenstraße 49 (K4), PLZ 10117 (OT: Mitte), **T 030 20338,** F 20336119
195 Zimmer | 39 Suiten | Ez 280–535 €, Dz 280–535 €, exkl. Frühstück, 35,00 € | 24 h

Das Luxushotel ist eine Wohlfühloase inmitten der quirligen Großstadt! Individueller Service und klassische Eleganz prägen dieses Haus, das zweifellos zu den Top-Adressen in Berlin zählt. Die stilvoll eingerichteten Zimmer und Suiten verfügen über großzügige Marmorbäder. Der exklusive Health Club bietet SPA, Saunen und ein hochmodernes Fitnessstudio. **Achtung: Bei Redaktionsschluss für diese Buchausgabe war das Hotel auf Grund der COVID-19-Pandemie noch geschlossen.**

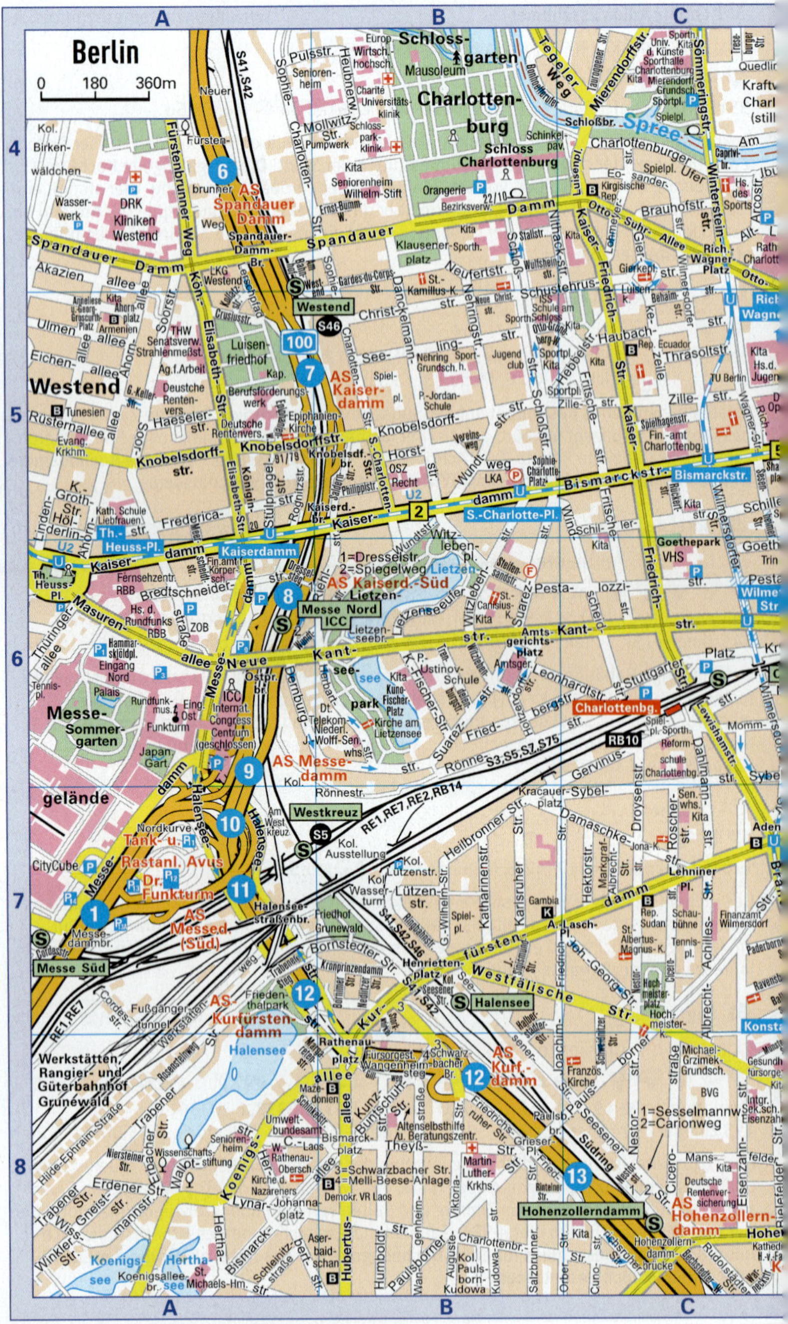
Berlin
0 180 360m
A
B
C
4
5
6
7
8
Schloss-
garten
Mausoleum
Charlotten-
burg
Schloss
Charlottenburg
Orangerie
Spree
Westend
Spandauer Damm
AS Spandauer Damm
DRK Kliniken Westend
Luisen-
friedhof
AS Kaiser-
damm
Knobelsdorffstr.
Kaiserdamm
Theodor-Heuss-Pl.
Lietzensee
AS Kaiserd.-Süd
Messe Nord
ICC
Neue Kantstr.
Lietzen-
seepark
Messe-
Sommer-
garten
gelände
Funkturm
AS Messe-
damm
Westkreuz
Tank- u.
Rastanl. Avus
CityCube
AS Messed.
(Süd)
Messe Süd
AS-
Kurfürsten-
damm
Halensee
Werkstätten,
Rangier- und
Güterbahnhof
Grunewald
Kurfürstendamm
AS Kurf.-
damm
Halensee
Westfälische Str.
Hohenzollerndamm
AS Hohenzollern-
damm
Charlottenbg.
Bismarckstr.
S.-Charlotte-Pl.
Kantstr.
Kaiser-Friedrich-Str.
Koenigssee
Hertha-
see
1=Dresselstr.
2=Spiegelweg
1=Sesselmannw.
2=Carionweg
3=Schwarzbacher Str.
4=Melli-Beese-Anlage

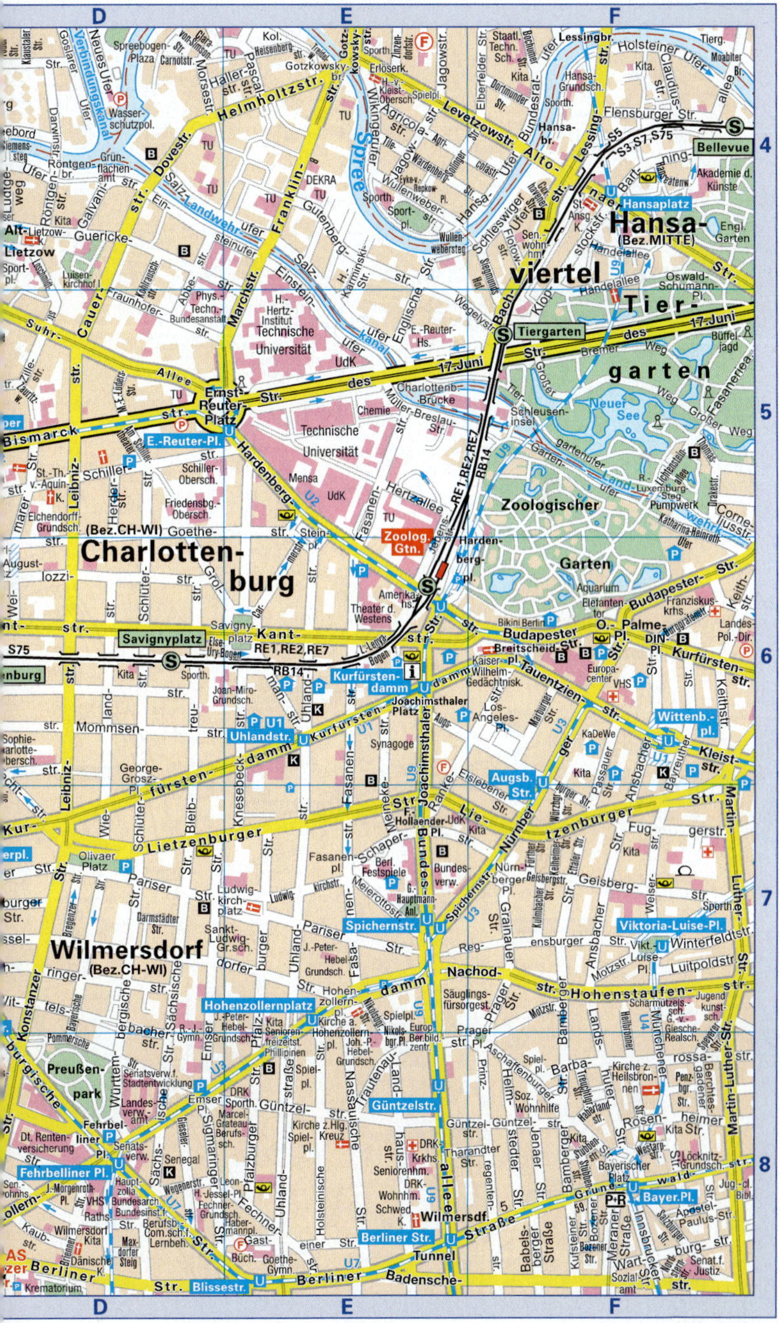
D
E
F
4
5
6
7
8
Charlottenburg
(Bez.CH-WI)
Wilmersdorf
(Bez.CH-WI)
Hansa-viertel
(Bez.MITTE)
Tiergarten
Zoologischer Garten
Neuer See
Technische Universität
UdK
Zoolog. Gtn.
Bellevue
Hansaplatz
Tiergarten
Ernst-Reuter-Platz
E.-Reuter-Pl.
Savignyplatz
Kurfürstendamm
Uhlandstr.
Augsb. Str.
Wittenb.-pl.
Spichernstr.
Hohenzollernplatz
Güntzelstr.
Fehrbelliner Pl.
Blissestr.
Berliner Str.
Bayer.Pl.
Viktoria-Luise-Pl.
Helmholtzstr.
Levetzowstr.
Bismarck
Hardenbergstr.
Kantstr.
Budapester Str.
Tauentzienstr.
Lietzenburger Str.
Hohenstaufenstr.
Spree
Landwehrkanal
17. Juni
Flensburger Str.
Holsteiner Ufer
Schleusen-insel
Aquarium
Kaiser-Wilhelm-Gedächtnisk.
KaDeWe
Synagoge
Bundesallee
Joachimsthaler Str.
Nachodstr.
Preußen-park
Konstanzer Str.
Martin-Luther-Str.
Kleiststr.
Tunnel
Wilmersdf.
Krematorium
Badensche Str.
Berliner Str.

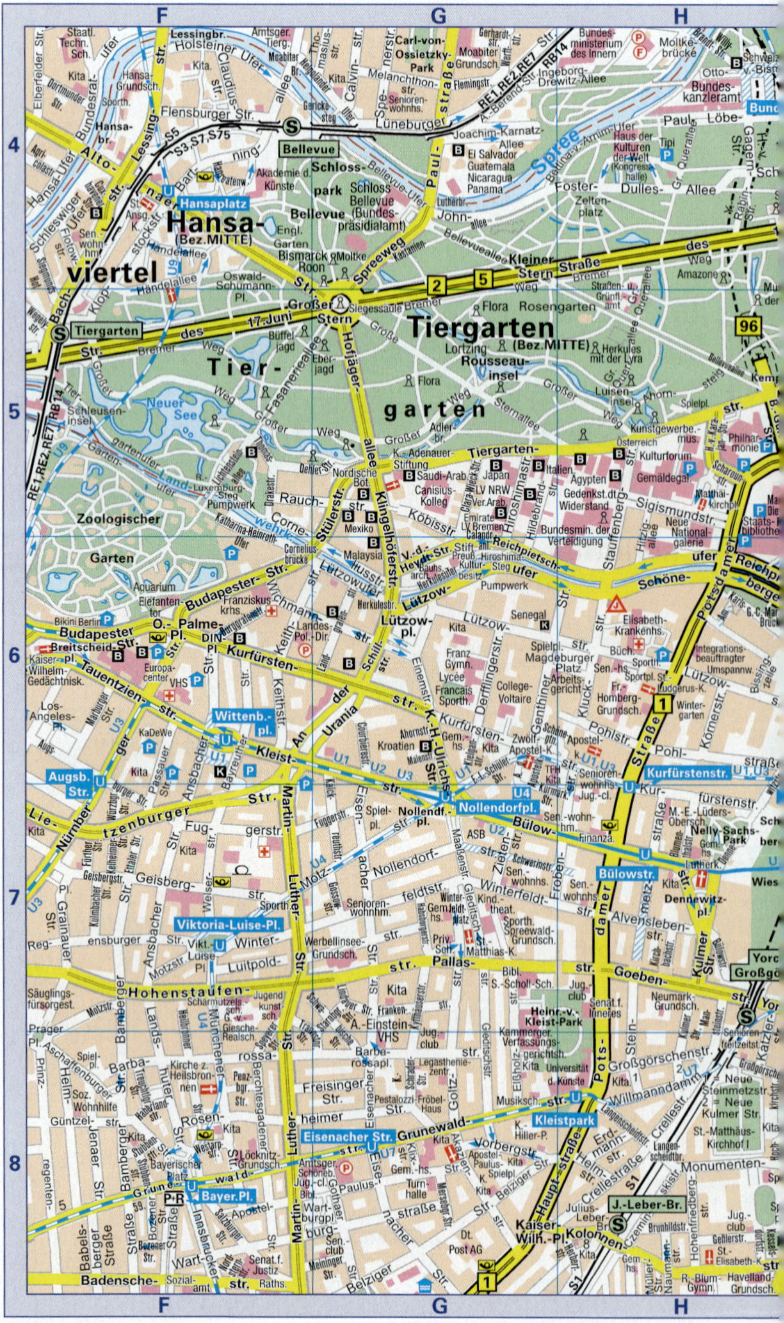
F
G
H
4
5
6
7
8
Hansaviertel
Hansaplatz
Bellevue
Schloss Bellevue (Bundespräsidialamt)
Tiergarten
Tiergarten (Bez. MITTE)
Hansa- (Bez. MITTE)
Großer Stern
Siegessäule
Neuer See
Zoologischer Garten
Aquarium
Straße des 17. Juni
Spree
Bundeskanzleramt
Haus der Kulturen der Welt (Kongresshalle)
John-Foster-Dulles-Allee
Rosengarten
Rousseau-insel
Kulturforum
Philharmonie
Gemäldegal.
Neue National-galerie
Staatsbibliothek
Reichpietschufer
Schöneberger Ufer
Lützowufer
Lützowpl.
Kurfürstenstr.
Budapester Str.
Breitscheid-Pl.
Kaiser-Wilhelm-Gedächtniskirche
Europa-center
Tauentzienstr.
KaDeWe
Wittenb.-pl.
Kleiststr.
Augsb. Str.
Nürnberger Str.
Nollendorfpl.
Bülowstr.
Kurfürstenstr.
Viktoria-Luise-Pl.
Winterfeldtstr.
Pallasstr.
Goebenstr.
Hohenstaufenstr.
Heinr.-v.-Kleist-Park
Kleistpark
Eisenacher Str.
Grunewaldstr.
Bayer. Pl.
Martin-Luther-Str.
Hauptstraße
Potsdamer Straße
J.-Leber-Br.
Kaiser-Wilh.-Pl.
Badensche Str.
Urania
Dennewitz-pl.
Yorckstr.
Großgörschenstr.
Monumentenstr.
Kolonnenstr.
Tiergarten
Bundesministerium des Innern
Moltkebrücke
Carl-von-Ossietzky-Park
Lessingbr.
Akademie d. Künste
Flensburger Str.
Altonaer Str.
Bachstr.
Händelallee
Klopstockstr.
Stülerstr.
Klingelhöferstr.
Hofjägerallee
Tiergartenstr.
Hiroshimastr.
Stauffenbergstr.
Sigismundstr.
Genthiner Str.
Einemstr.
Keithstr.
Schillstr.
Lietzenburger Str.
Fuggerstr.
Motzstr.
Geisbergstr.
Winterfeldtstr.
Elßholzstr.
Goltzstr.
Akazienstr.
Belziger Str.
Vorbergstr.
Crellestr.
Naumannstr.
Bamberger Str.
Innsbrucker Str.
Salzburger Str.
Freisinger Str.
Barbarossastr.
Heilbronner Str.
Münchener Str.
Luitpoldstr.
Regensburger Str.
Ansbacher Str.
Passauer Str.
Marburger Str.
Los-Angeles-Pl.
Prager Pl.
Aschaffenburger Str.
Güntzelstr.
Jenaer Str.
Prinzregentenstr.
Babelsberger Straße

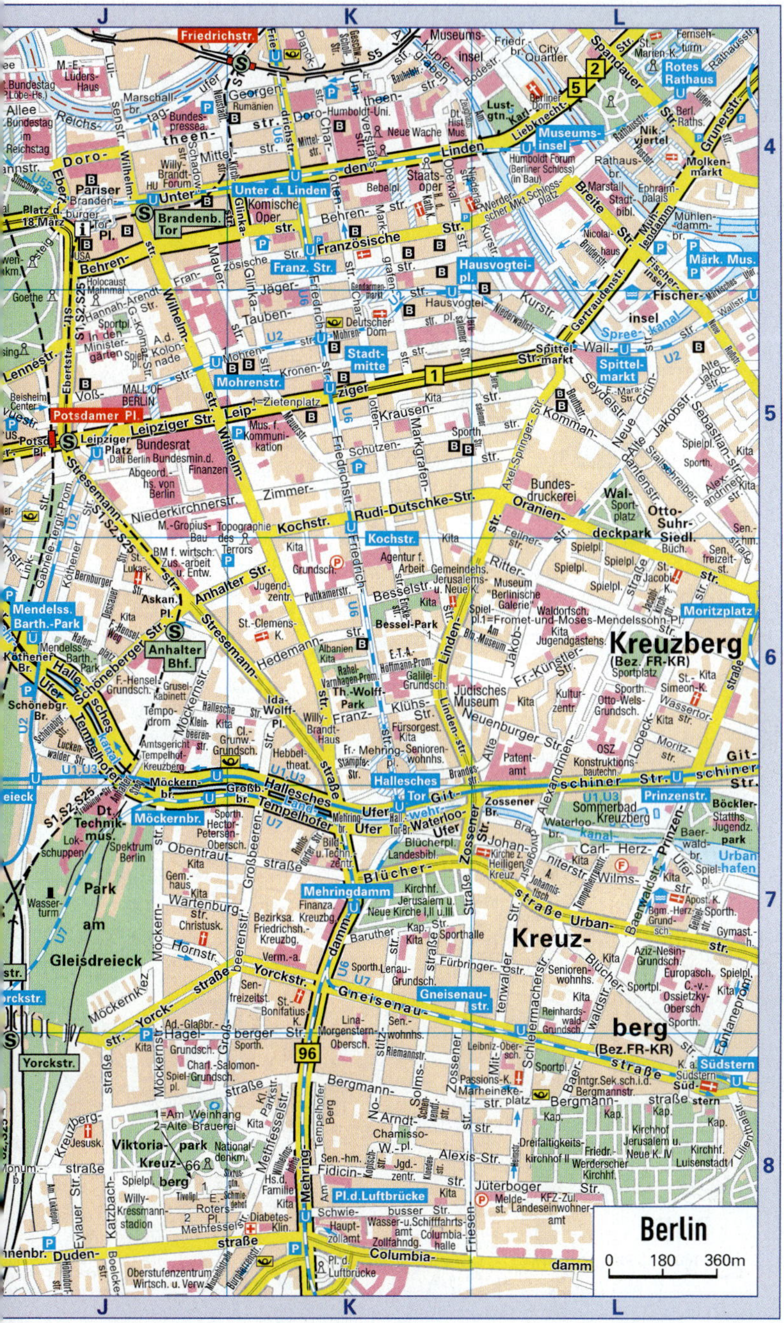
J
K
L
4
5
6
7
8
Friedrichstr.
Museumsinsel
Rotes Rathaus
Spandauer Str.
Unter d. Linden
Brandenb. Tor
Pariser Pl.
Platz d. 18. März
Reichstag
Dorotheenstr.
Georgenstr.
Doro-Humboldt-Uni.
Neue Wache
Staatsoper
Bebelpl.
Komische Oper
Behrenstr.
Französische Str.
Franz. Str.
Hausvogteipl.
Werderscher Mkt.
Schlossplatz
Humboldt Forum (Berliner Schloss) (in Bau)
Berliner Dom
Lustgtn.
Karl-Liebknecht-Str.
Nikolaiviertel
Rathausstr.
Molkenmarkt
Marstall
Stadtbibl.
Ephraim-palais
Mühlendamm
Breite Str.
Gertraudenstr.
Fischerinsel
Märk. Mus.
Spree-kanal
Wallstr.
Spittelmarkt
Jägerstr.
Taubenstr.
Gendarmenmarkt
Deutscher Dom
Mohrenstr.
Kronenstr.
Stadtmitte
Leipziger Str.
Leipziger Platz
Potsdamer Pl.
Ebertstr.
Lennéstr.
Holocaust Mahnmal
Goethe
Wilhelmstr.
Mall of Berlin
Bundesrat
Mus. f. Kommunikation
Zimmerstr.
Niederkirchnerstr.
M.-Gropius-Bau
Topographie des Terrors
Kochstr.
Rudi-Dutschke-Str.
Axel-Springer-Str.
Bundesdruckerei
Oranienstr.
Wal-Sportplatz
Otto-Suhr-Siedl.
Anhalter Str.
Stresemannstr.
Askan. Pl.
Anhalter Bhf.
Mendelss. Barth.-Park
Schöneberger Str.
Hallesches Ufer
Tempelhofer Ufer
Möckernbr.
Hallesches Tor
Landwehrkanal
Jüdisches Museum
Lindenstr.
Bessel-Park
Besselstr.
Friedrichstr.
Kreuzberg (Bez. FR-KR)
Moritzplatz
Prinzenstr.
Gitschiner Str.
Waterloo-Ufer
Blücherpl.
Blücherstr.
Mehringdamm
Zossener Str.
Baerwaldstr.
Urbanstr.
Urbanhafen
Dt. Technik-mus.
Park am Gleisdreieck
Yorckstr.
Großbeerenstr.
Hornstr.
Gneisenaustr.
Gneisenau-str.
Kreuz-berg (Bez. FR-KR)
Südstern
Bergmannstr.
Marheineke-platz
Viktoria-park
Kreuz-berg
Methfesselstr.
Dudenstr.
Columbiadamm
Pl.d.Luftbrücke
Katzbachstr.
Jüterboger Str.
Friesenstr.
Fontanepromenade
Lilienthalstr.
Berlin
0 180 360m

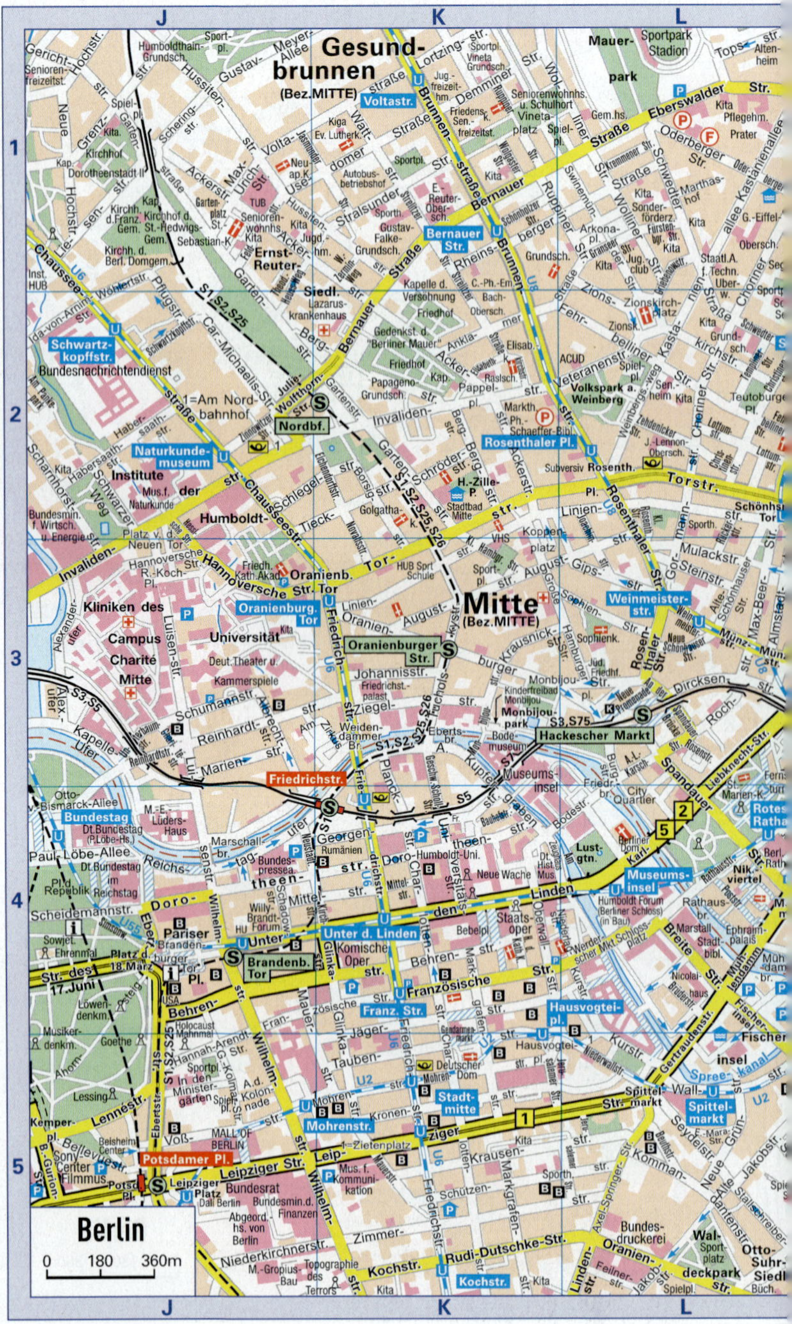
J
K
L
1
2
3
4
5
Gesundbrunnen
(Bez.MITTE)
Mitte
(Bez.MITTE)
Mauerpark
Sportpark Stadion
Voltastr.
Bernauer Str.
Schwartzkopffstr.
Bundesnachrichtendienst
Naturkunde-museum
Nordbf.
Rosenthaler Pl.
Weinmeisterstr.
Oranienburg. Tor
Oranienburger Str.
Hackescher Markt
Friedrichstr.
Bundestag
Museumsinsel
Unter d. Linden
Brandenb. Tor
Französische Str.
Franz. Str.
Hausvogteipl.
Stadtmitte
Mohrenstr.
Spittelmarkt
Potsdamer Pl.
Kochstr.
Kliniken des Campus Charité Mitte
Universität
Volkspark a. Weinberg
Museumsinsel
Chausseestr.
Invalidenstr.
Torstr.
Bernauer Str.
Brunnenstr.
Friedrichstr.
Wilhelmstr.
Leipziger Str.
Unter den Linden
Straße des 17.Juni
Eberswalder Str.
Rudi-Dutschke-Str.
Berlin
0
180
360m

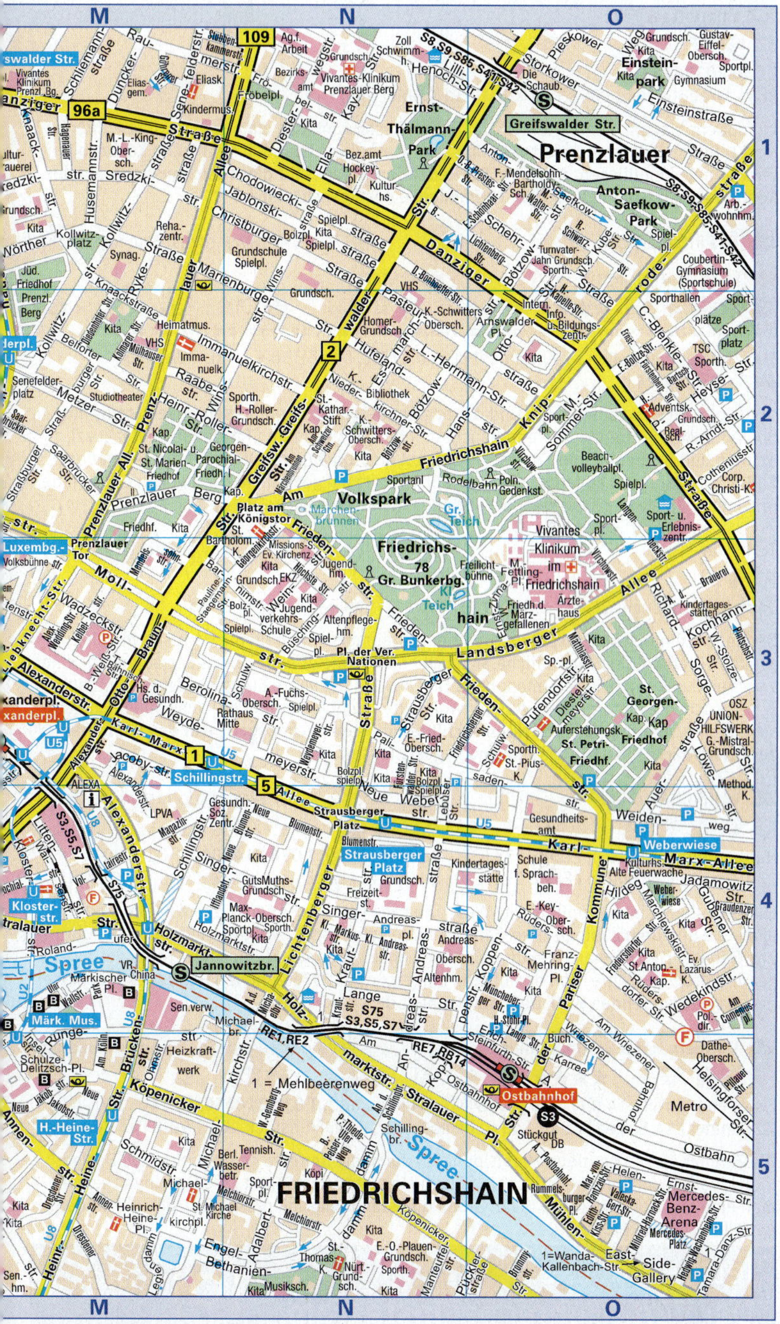
M
N
O
1
2
3
4
5
Prenzlauer
FRIEDRICHSHAIN
Volkspark
Friedrichs-
hain
Ernst-
Thälmann-
Park
Anton-
Saefkow-
Park
Einstein-
park
Greifswalder Str.
Jannowitzbr.
Ostbahnhof
Weberwiese
Strausberger
Platz
Schillingstr.
Alexanderpl.
Spree
Danziger
Straße
Friedrichshain
Landsberger
Allee
Karl-Marx-Allee
Kommune
Köpenicker
Str.
Holzmarktstr.
Stralauer
Lichtenberger
Straße
Greifsw.
Prenzlauer Allee
Otto-Braun-
Straße
Platz am
Königstor
Pl. der Ver.
Nationen
Märchen-
brunnen
Gr.
Teich
Kl.
Teich
Gr. Bunkerbg.
78
Vivantes
Klinikum
im
Friedrichshain
St. Georgen-
Kap.
Friedhof
St. Petri-
Friedhf.
Metro
Mercedes-
Benz-
Arena
East-
Side-
Gallery
1 = Mehlbeerenweg
1=Wanda-
Kallenbach-Str.
S3,S5,S7
S75
RE1,RE2
RE7,RB14
U5
U8
S8 S9 S85 S41 S42
96a
109
Sen.verw.
Märk. Mus.
H.-Heine-
Str.
Klosterstr.
Luxembg.-

Charlotte & Fritz
www.charlotteundfritz.com

T 030 20336363
86 | Hauptgericht 23–85 € | Di-Sa Mo, So

Im modern-elegant gestalteten Casual-Dining-Restaurant, das ein wenig an die Berliner Salon-Kultur des 19. Jahrhunderts erinnert, bietet man eine heimatliche, frische Küche mit internationalen Einflüssen. **Achtung: Bei Redaktionsschluss für diese Buchausgabe war das Restaurant auf Grund der COVID-19-Pandemie noch geschlossen.**

The Ritz-Carlton
www.ritzcarlton.com/Berlin

VARTA-TIPP Ambiente VARTA-TIPP Service

★★★★★S garni

Potsdamer Platz 3 (J5), PLZ 10785 (OT: Tiergarten), **T 030 337777,** F 337775555
303 Zimmer | 40 Suiten | 1 Apartment | Ez ab 215 €, Dz ab 330 €, exkl. Frühstück, 38,00 € | 24 h

Luxus pur am Potsdamer Platz. Und der beginnt bereits in der repräsentativen Lobby mit opulenter Marmortreppe und endet nicht erst beim exzellenten SPA-Bereich mit Jacuzzi, Saunen und Swimmingpool. Klassisch-elegant und top ausgestattet sind die Zimmer und Suiten. Die asiatisch angehauchte Tea-Lounge lädt zum gemütlichen Verweilen ein. In jeder Hinsicht erstklassig ist das Service- und Dienstleistungsniveau.

Pots
www.potsrestaurant.com

54 | Hauptgericht 25–37 €, Menü 118–178 € | Mo-Fr Di-Sa So

Der neue kulinarische Hotspot der Berliner Restaurantszene trägt die Handschrift von Spitzenkoch Dieter Müller. Gemütliche Sitznischen und eine offene Showküche sorgen für eine angenehm unkomplizierte Atmosphäre. Hier werden bekannte Klassiker der gesamtdeutschen Küche neu interpretiert. Auf der Weinkarte findet man rund 200 ausschließlich deutsche Weine. **Achtung: Bei Redaktionsschluss für diese Buchausgabe war das Restaurant auf Grund der COVID-19-Pandemie noch geschlossen.**

Waldorf Astoria
www.waldorfastoriaberlin.de

garni

Hardenbergstr. 28 (E6), PLZ 10623 (OT: Charlottenburg), **T 030 8140000,** F 8140001
232 Zimmer | 80 Suiten | Ez ab 220 €, Dz ab 250 €, exkl. Frühstück, 38,00 € | 24 h

Luxus-Herberge in der Berliner City West. Die Lage gegenüber der Kaiser-Wilhelm-Gedächtniskirche und dem Zoologischen Garten könnte kaum repräsentativer sein, ebenso Führung und Service! Die Innenarchitektur orientiert sich am Art-decó-Stil des New Yorks der zwanziger und dreißiger Jahre. Von den oberen Etagen des 118 Meter hohen Gebäudes hat man einen atemberaubenden Blick über die Hauptstadt.

Dormero Hotel Berlin Ku'damm
www.dormero.de/hotel-berlin-kudamm

★★★★S garni

Eislebener Straße 14 (F7), PLZ 10789 (OT: Wilmersdorf), **T 030 214050,** F 21405100
72 Zimmer | 14 Suiten | Ez ab 140 €, Dz ab 140 €, exkl. Frühstück, 15,90 € | 24 h

Die Zimmer dieses Boutique-Hotels punkten durch die perfekte Kombination aus Design, Individualität und minimalistischem Stil. Im eleganten Restaurant „Die Quadriga" serviert man eine frische weltoffene Küche. Urban und stimmungsvoll präsentiert sich die modern gestylte „SONDERBAR".

Grand Hyatt
www.berlin.grand.hyatt.com

★★★★★S garni

Marlene-Dietrich-Platz 2 (J5), PLZ 10785 (OT: Tiergarten), **T 030 25531234,** F 25531235
342 Zimmer | 20 Suiten | 24 h

Mehrstöckiger moderner Bau im Ensemble des Potsdamer Platzes. Komfortable Businesszimmer mit sehr gutem technischen Komfort. Wellness- und SPA-Bereich über den Dächern der Stadt.

Vox
www.vox-restaurant.de

T 030 25531772
120 | Hauptgericht 20–36 €, Menü 46–66 € |

Modern-sachlich eingerichtetes Hotelrestaurant mit edlem Ambiente. Serviert werden verfeinerte Regionalgerichte mit internationalen und saisonalen Einflüssen sowie Sushi. Große Showküche.

InterContinental
www.berlin.intercontinental.com

★★★★★S garni

Budapester Straße 2 (F6), PLZ 10787 (OT: Tiergarten), **T 030 26020,** F 26022600
558 Zimmer | 50 Suiten | 24 h

Hochhaus mit denkmalgeschützter Schachbrettfassade und tollen Ausblicken von den oberen Etagen. Umfangreicher Konferenz- und Veranstaltungsbereich. Exklusiver Wellnessbereich auf 1.000 qm.

Hugos Restaurant
www.hugos-restaurant.de

VARTA-TIPP Küche **VARTA-TIPP** Service

42 | Hauptgericht 44–75 €, Menü 110–175 € | Di-Sa Mo, So

Für bekennende Feinschmecker ein Muss! Im 14. Stock des Hotels mit atemberaubendem Blick über Berlin verwöhnt Sie Eberhard Lange mit seinen exzellent zubereiteten, französisch-mediterran beeinflussten Speisen, die Ihnen in Menüform kredenzt werden. Zum Genusserlebnis passen die so begeisterte wie begeisternde, top geschulte Servicecrew und die fachkundig zusammengestellte Weinauswahl.

Maritim
www.maritim.de

★★★★★S garni

Stauffenbergstraße 26 (H6), PLZ 10785 (OT: Tiergarten), **T 030 20650,** F 20651000
505 Zimmer | 66 Suiten | Ez 116–273 €, Dz 131–289 €, 25,00 € | 24 h

Komfortables Kongresshotel, das im luxuriösen Stil der Goldenen 20er Jahre eingerichtet ist. Edel ausgestattete Zimmer und Suiten. Exklusiver Wellnessbereich auf zwei Etagen.

Marriott
www.berlinmarriott.de

★★★★★S garni

Inge-Beisheim-Platz 1 (J5), PLZ 10785 (OT: Tiergarten), **T 030 220000,** F 220001000
379 Zimmer | 9 Suiten | Ez ab 139 €, Dz ab 139 €, exkl. Frühstück, ab 32,00 € | 24 h

Das Businesshotel in der Nähe des Potsdamer Platzes hat man 2020 umfangreich modernisiert. Das Haus besticht durch seine effektvolle zeitgenössische Architektur mit kathedralenartiger Atriumhalle. Das Design der Zimmer und Suiten auf den insgesamt neun Etagen ist gestalterisch an die Bauhaus-Bewegung angelehnt. Moderner Wellnessbereich mit Schwimmbad und rund um die Uhr geöffnetem Fitnessstudio.

Palace www.palace.de

Budapester Straße 45 (F6, am Europa-Center), PLZ 10787 (OT: Charlottenburg),
T 030 25020, F 25021119
278 Zimmer | 41 Suiten | Ez 129–550 €, Dz 129–550 €, exkl. Frühstück, 29,00 € | 24 h

Privat geführtes Business- und Konferenzhotel in der City West mit individuell ausgestatteten Zimmern unterschiedlicher Kategorien und exklusiver Club Lounge. Der Palace Spa bietet neben Swimming- und Whirlpool auch eine großzügige Saunalandschaft und ein modernes Gym.

Pullman Berlin Schweizerhof www.schweizerhof.com

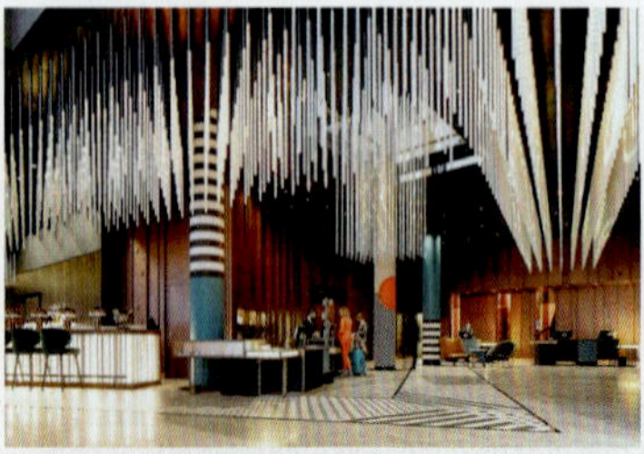

Budapester Straße 25 (F6), PLZ 10787 (OT: Tiergarten), **T 030 26960,** F 26961000
377 Zimmer | 10 Suiten
Ez 125–455 €, Dz 125–455 €, exkl. Frühstück, 24,00 € | 24 h

Lässiger Schick und modernes Design prägen das elegante, im Bauhausstil gestaltete Hotel im Stadtteil Tiergarten. Die Gästezimmer vereinen avantgardistisches Interieur und schlichte Funktionalität. Für Entspannung sorgt die „Fit & Spa Lounge".

Blend Kitchen & Bar www.restaurant-blend.com

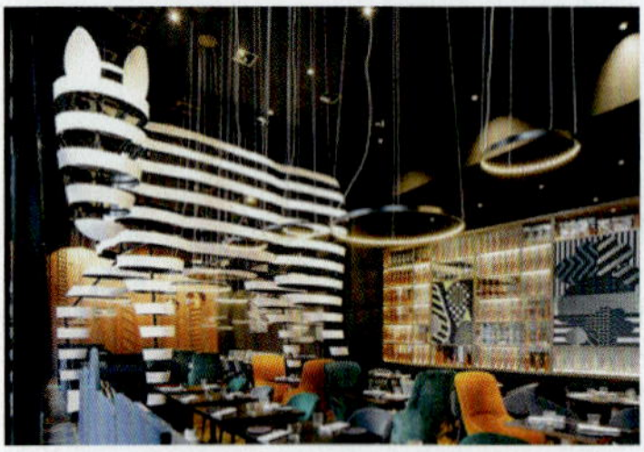

T 030 26962696
74 | Hauptger. 18–32 €, Menü 25–60 € |
Mo-So

Das modern designte Restaurant möchte als „Melting Pot" der Food-Szene verstanden werden und serviert eine frische, innovative Küche - basierend auf den verschiedenen kulinarischen Stilrichtungen der facettenreichen Hauptstadt. Dazu gibt's ausgesuchte Weine, lokal produzierte Biere und Berliner Cocktails. **Achtung: Bei Redaktionsschluss für diese Buchausgabe war das Restaurant auf Grund der COVID-19-Pandemie noch geschlossen.**

Schloss Hotel Berlin by Patrick Hellmann www.schlosshotelberlin.com

VARTA-TIPP Ambiente

★★★★★S garni

Brahmsstraße 10 (↙ A8), PLZ 14193 (OT: Grunewald), **T 030 8958430,** F 89584800
53 Zimmer | 10 Suiten | Ez 249–369 €, Dz 279–399 €, exkl. Frühstück, 35,00 € | 24 h

Das traditionsreiche Schlosshotel im Nobelbezirk Grunewald wurde vom internationalen Modedesigner Patrick Hellmann eingerichtet und vereint wie kaum ein anderes Luxushotel den Glanz und Glamour des vergangenen Jahrhunderts. Fashion, Lifestyle und einzigartiges Design prägen die eleganten Zimmer und Suiten. Der Stilmix von klassischen Elementen und modernem Interieur ist hervorragend gelungen.

Sheraton Grand Hotel Esplanade
www.sheratonberlinesplanade.com

Lützowufer 15 (G6), PLZ 10785 (OT: Tiergarten), **T 030 254780,** F 254788222
394 Zimmer | 40 Suiten | 24 h

Das moderne Lifestyle-Hotel am Landwehrkanal verfügt über helle und wohnliche Gästezimmer mit großen Panoramafenstern. Der hauseigene SPA-Bereich bietet eine Auswahl an Saunen und einen modernen Fitnessraum. Im Restaurant „Ellipse Lounge" wird eine leichte Crossover-Küche serviert.

Sofitel
www.sofitel-berlin-kurfuerstendamm.com

★★★★★S garni

Augsburger Straße 41 (E6), PLZ 10789 (OT: Charlottenburg), **T 030 8009990,** F 80099999
311 Zimmer | 44 Suiten | Ez 190–490 €, Dz 215–490 € | 24 h

Das vom Architekten Jan Kleihues gestaltete Hotel verbindet elegantes Design mit zeitgemäßer Kunst. Ein besonderer Blickfang ist die imposante 17-stöckige Natursteinfassade aus Kirchheimer Muschelkalk. Die geräumigen Zimmer und Suiten sind mit dunklem Mobiliar, moderner Technik und hohen Fenstern ausgestattet.

Le Faubourg
www.lefaubourg.berlin

VARTA-TIPP Küche **VARTA-TIPP** Service

56 | Hauptgericht 19–29 €, Menü 40–64 € | Mo-Sa Mo-So

Französische Cuisine mitten in Berlin. Mittags bietet man preisgünstige Lunch-Gerichte und am Abend eine gehobene Feinschmeckerküche mit besten Zutaten aus der Region. Hier setzt Chefkoch Sebastian Leyer auf eine zeitgemäße und weltoffene Interpretation der klassischen Küche. Dazu passen die hervorragenden Weine, die modern-elegante Atmosphäre sowie der freundliche und fachkundige Service.

Steigenberger
www.berlin.steigenberger.de

Los-Angeles-Platz 1 (F6), PLZ 10789 (OT: Charlottenburg), **T 030 21270,** F 2127117
398 Zimmer | 11 Suiten | Ez 125–495 €, Dz 125–495 €, exkl. Frühstück, 23,00 € | 24 h

Repräsentatives Stadt- und Tagungshotel mitten im Zentrum. Großzügige Zimmer und Suiten mit komfortabler Ausstattung und kostenlosem WLAN. 500 qm großer SPA-Bereich mit Pool und Sauna.

The Mandala Hotel
www.themandala.de

★★★★★S garni

Potsdamer Straße 3 (J5), PLZ 10785 (OT: Tiergarten), **T 030 590050000,** F 590050500
158 Zimmer | 96 Suiten | Ez 170–270 €, Dz 170–270 €, exkl. Frühstück, 30,00 € | 24 h

Tolles Hotelkonzept, bei dem Design, Licht, Ästhetik und Wohlfühlatmosphäre perfekt miteinander harmonieren. Exklusive Komfortzimmer mit heller, geradliniger Einrichtung - vom geräumigen, 40 qm großen City Studio bis zur loftartigen, 130 qm großen Mandala Superior Suite. 600 qm großer ONO-SPA im 11. Stock mit tollem Blick über Berlin.

Facil
www.facil.de

VARTA★TIPP Küche **VARTA★TIPP** Service

T 030 590051234
48 | Hauptgericht 21–38 €, Menü 92–195 € | Mo-Fr Sa, So

››

Ein Treffpunkt für leidenschaftliche Genießer! Erstklassige Speisen und höchste Professionalität im Service gepaart mit puristisch-elegantem Lifestyle-Ambiente - diese Qualitäten machen das Restaurant unverändert zu einer der besten Gourmetadressen in der Hauptstadt. Die modernen und ideenreichen Menüs von Michael Kempf und Joachim Gerner verdienen höchste Anerkennung. Exzellentes Weinangebot mit edlen Gewächsen aus aller Welt.

The Mandala Suites
www.themandalasuites.de

Friedrichstraße 185-190 (K5), PLZ 10117 (OT: Mitte), **T 030 202920,** F 20292920
81 Zimmer | 81 Suiten | 81 Apartments, Dz 130–880 € | 24 h

Sehr ansprechendes Boardinghouse mit großzügig geschnittenen Wohnungen, die alle mit Kitchenette ausgestattet sind. Frühstückslounge im 8. Stock mit Blick zum Potsdamer Platz.

The Westin Grand Berlin
www.westingrandberlin.com

Friedrichstraße 158-164 (K4), PLZ 10117 (OT: Mitte), **T 030 20270,** F 20273362
400 Zimmer | 34 Suiten | Ez 120–499 €, Dz 120–499 €, exkl. Frühstück, 32,00 € | 24 h

Das luxuriöse Hotel mit seiner imposanten Atrium-Lobby befindet sich in exponierter Lage am Boulevard Unter den Linden. Das Haus bietet elegante Gästezimmer in unterschiedlichen Kategorien. Besonders herrschaftlich logieren Sie in den historischen Themensuiten. Für Entspannung sorgt die großzügige Westin Spa & Fitnesslounge.

Abba Hotel
www.abbaberlinhotel.com/de

★★★★

Lietzenburger Straße 89 (E7), PLZ 10719 (OT: Wilmersdorf), **T 030 8871860,** F 88007851
214 Zimmer | 4 Suiten | Ez ab 69 €, Dz ab 69 €, exkl. Frühstück, 14,00 € | 24 h

Komfortables Businesshotel mit stylish-moderner Inneneinrichtung. Hier wohnen Sie in schlicht und freundlich eingerichteten Zimmern unterschiedlicher Kategorien. Zum Haus gehören eine großzügige Lobby, ein Restaurant, eine Lounge-Bar sowie diverse Konferenzräume. Entspannung bietet ein kleiner SPA-Bereich mit Sauna und Whirlpool.

Arcotel John F
www.arcotelhotels.com/johnf

★★★★S

Werderscher Markt 11 (L4), PLZ 10117 (OT: Mitte), **T 030 4050461900,** F 405046100
190 Zimmer | 3 Suiten | 5 Apartments | Ez 88–325 €, Dz 88–325 €, exkl. Frühstück, 20,00 € | 24 h

Zentral in Berlin-Mitte gelegenes Hotel neben dem Auswärtigen Amt. Klimatisierte Zimmer mit speziell für das Haus entworfenen Möbelstücken und raffinierten Design-Elementen. Wellness- und Fitnessbereich im sechsten Stock mit Blick über den Berliner Townhouse Park.

Centrovital
www.centrovital-berlin.de

★★★★

Neuendorfer Straße 25, PLZ 13585 (OT: Spandau), **T 030 818750,** F 81875119
158 Zimmer | 24 h

Modernes Gesundheits- und Tagungshotel am Spandauer See mit umfangreichem Wellness- und Fitnessangebot. Das Haus verfügt über geschmackvolle Zimmer - alle modern in Stil und Technik. Regionale Küche erwartet den Gast im Restaurant.

Crowne Plaza Berlin - Potsdamer Platz
www.crowneplaza.com/potsdamerplatz

garni

Hallesche Straße 10 (J6), PLZ 10963 (OT: Kreuzberg), **T 030 8010660,** F 801066660
256 Zimmer | 19 Suiten | Ez 129–499 €, Dz 139–599 €, exkl. Frühstück, 21,00–34,00 € | 24 h

Neuzeitliches Hotel im ehem. Postpalais. Hinter der historischen Fassade im Stil des Art déco erwarten den Gast moderne, designorientierte Zimmer in drei Kategorien. Exklusive Clubetage mit separater Lounge. Großzügige Tagungs- und Eventfläche. Fitness- und Wellnessbereich mit türkischem Hamam.

Layla
www.layla-restaurant.com

T 01512 2563654
140 | Hauptgericht 20–49 €, Menü 55–110 € | Mo-So

Ein modern gestaltetes Restaurant mit großzügigem Lounge- und Bar-Bereich. Hier trifft Fine Dining auf ungezwungene Atmosphäre. Die traditionelle Küche des Mittleren Ostens kombiniert mit internationalen Einflüssen bietet für jedermann etwas.

Ellington
www.ellington-hotel.com

garni

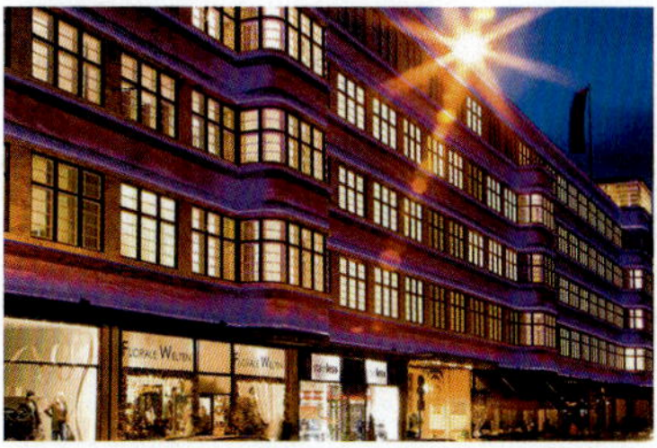

Nürnberger Str. 50-55 (F6), PLZ 10789 (OT: Schöneberg), **T 030 683150,** F 683155555
285 Zimmer | 29 Suiten
Ez 118–350 €, Dz 118–350 €, exkl. Frühstück, 23,00 € | 24 h

Modernes Stadthotel in einem renovierten, denkmalgeschützten Gebäude aus den Goldenen Zwanzigern. Klare Linien ziehen sich durch das gesamte lässig-elegante Design des Hotels. Helle, minimalistisch eingerichtete Zimmer und Suiten.

Estrel
www.estrel.com

S garni

Sonnenallee 225, PLZ 12057 (OT: Neukölln), **T 030 68310,** F 68312345
1125 Zimmer | 70 Suiten | Ez 155–355 €, Dz 175–375 €, exkl. Frühstück, 19,00 € | 24 h

Deutschlands größter Veranstaltungs- und Hotelkomplex mit Gästezimmern in zeitlos modernem Stil. Estrel Congress Center mit 25.000 qm Fläche. 400 qm großer Wellnessbereich mit Saunalandschaft und Fitnessraum. Schöner Sommergarten mit eigenem Bootsanleger. Vier Restaurants.

Eurostars Berlin
www.eurostarsberlin.com

garni

Friedrichstraße 99 (K4), PLZ 10117 (OT: Mitte), **T 030 7017360,** F 701736100
221 Zimmer | 16 Suiten | 24 h

Designorientiertes Businesshotel direkt an der historischen Friedrichstraße in Berlin-Mitte. Geschmackvolle Zimmer und Suiten mit sehr gutem Komfort. 900 qm große Tagungs- und Veranstaltungsfläche.

Hilton
www.hiltonberlinhotel.de

Mohrenstraße 30 (K5), PLZ 10117 (OT: Mitte), **T 030 202300,** F 202301
601 Zimmer | 29 Suiten | Ez ab 139 €, Dz ab 139 €, exkl. Frühstück | 24 h

Elegantes Businesshotel am Gendarmenmarkt. In warmen Farben gehaltene, elegante Zimmer in unterschiedlichen Kategorien. Umfangreicher Tagungs- und Veranstaltungsbereich. Großzügige Executive-Lounge.

Hotel am Steinplatz
www.hotelsteinplatz.com

VARTA-TIPP Ambiente

Steinplatz 4 (E6), PLZ 10623 (OT: Charlottenburg), **T 030 5544440,** F 554444550
87 Zimmer | 3 Suiten | Ez ab 195 €, Dz ab 195 €, exkl. Frühstück, ab 35,00 € | 24 h

Ein privates Boutique-Hotel der besonderen Art! Der Jugendstilbau aus dem Jahr 1907 wurde aufwendig und liebevoll saniert. Zu den Stammgästen zählten nach dem Zweiten Weltkrieg Persönlichkeiten wie Günter Grass, Romy Schneider oder Heinrich Böll. Nach bewegter Vergangenheit empfängt Sie das Haus heute mit stilvoll und luxuriös eingerichteten Gästezimmern sowie einem exklusiven Wellnessbereich.

Restaurant am Steinplatz **Neu!**

T 030 5544447053
50 | Hauptgericht ab 25 € | Mo-Fr Mo-So

Durch die offene Küche des eleganten Restaurants können die Gäste der Küchenmannschaft bei der Vor- und Zubereitung der einfallsreichen Gerichte zuschauen. Die Weinkarte ist gut sortiert und bietet u.a. eine tolle Auswahl an Winzersekt. Bei schönem Wetter kann man auch im großen begrünten Innenhof speisen. Montag bis Freitag: preiswertes Lunchmenü.

Hotel Berlin, Berlin
www.hotel-berlin.de

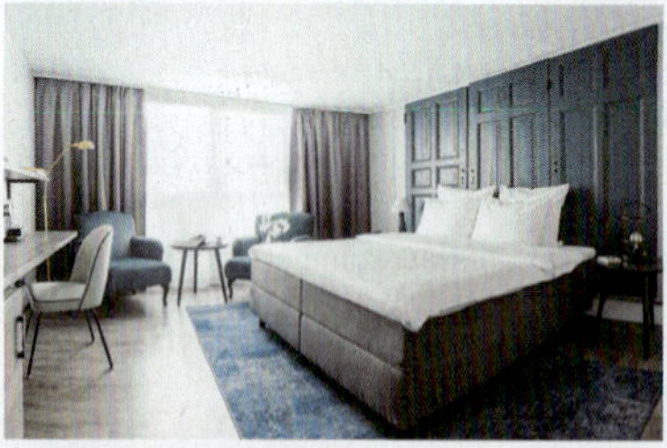

Lützowplatz 17 (G6), PLZ 10785 (OT: Tiergarten), **T 030 26050,** F 2605392716
701 Zimmer | 29 Suiten
Ez ab 82 €, Dz ab 82 €, exkl. Frühstück, ab 20,00 € | 24 h

Das stylishe Stadthotel am Lützowplatz hat man vor kurzem umfangreich renoviert. Die Hotelzimmer sind bestens ausgestattet und in unterschiedlichen Kategorien buchbar. Großzügiges Tagungsangebot, stilvolle Lounge-Bar mit Sommergarten.

Hotel i31
www.hotel-i31.de

Invalidenstr. 31 (J2), PLZ 10115 (OT: Mitte), **T 030 3384000,** F 338400400
117 Zimmer | Ez ab 107 €, Dz ab 107 €, exkl. Frühstück, 7,50–17,50 € | 24 h

Ein gemütlich eingerichtetes Stadthotel im angesagten Stadtteil Mitte. Wohnliche Gästezimmer in unterschiedlichen Farbvarianten. Die Softdrinks der Minibar sind im Zimmerpreis enthalten. Hauseigene Tiefgarage, ruhiger Hofgarten, Sauna und Fitnessbereich.

Hotel Zoo Berlin
www.hotelzoo.de

garni

Kurfürstendamm 25 (E7), PLZ 10719 (OT: Charlottenburg), **T 030 884370**
141 Zimmer | 14 Suiten, Dz 180–1500 €, exkl. Frühstück, 12,00–36,00 € | 24 h

Das Traditionshotel, das erstmals 1911 seine Pforten öffnete, hat sich nach seiner umfangreichen Renovierung in ein verspieltes Themenhotel verwandelt. Das Interiorkonzept von US-Star-Designerin Dayna Lee sorgt für ein besonderes Townhouse-Gefühl. Die Zimmer und Suiten begeistern mit edlen Stoffen und exotischen Elementen aus aller Welt. Das hauseigene Restaurant „Grace" steht dem extravaganten Einrichtungsstil des Hotels in nichts nach.

Indigo - East Side Gallery
www.ihg.com/hotelindigo

garni

Mühlenstraße 13-19 (O5), PLZ 10243 (OT: Friedrichshain), **T 030 29772060**
118 Zimmer | 24 h

An Individualität ist das hier kaum zu überbieten: industrielle Architektur und Retro-Gestaltungselemente aus DDR-Zeiten verschmelzen zu einem jungen, frischen Design. Die Zimmer des Boutique-Hotels sind modern und technisch gut ausgestattet. Spektakulär ist die Aussicht von der Rooftop-Bar. 24-Stunden-Fitnesscenter.

KPM Hotel & Residences **Neu!**
www.kpmhotel.de

garni

Englische Straße 6, PLZ 10587 (OT: Charlottenburg), **T 030 3740990**
117 Zimmer | 58 Apartments | Ez ab 113 €, Dz ab 122 € | 24 h

Direkt am Gelände der gleichnamigen Porzellanmanufaktur befindet sich dieses Hotel. Die lichtdurchfluteten Zimmer und Residences zeichnen sich durch Komfort, Individualität und eine klare Designhandschrift aus. Hochwertige Stoffe und edle Hölzer in warmen, natürlichen Tönen sorgen für einen harmonisch-behaglichen Raumeindruck. Das Restaurant „DONG A" serviert südostasiatische Speisen.

Leonardo Berlin Mitte
www.leonardo-hotels.com

garni

Bertolt-Brecht-Platz 4 (K3), PLZ 10117 (OT: Mitte), **T 030 374405000,** F 374405008
309 Zimmer

Das 2014 eröffnete Hotel befindet sich in einem zehnstöckigen Glasbau in bester Spreeuferlage. Das moderne Konzept kommt an: Die Zimmer sind geradlinig und klar designt, die großzügige Lobby, die mit der Bar eine Einheit bildet, ist das Herzstück des Hauses. Einige Zimmer verfügen über einen Balkon. Kleiner Wellnessbereich.

Louisa's Place
www.louisas-place.de

VARTA-TIPP Ambiente

garni

Kurfürstendamm 160 (C7), PLZ 10709 (OT: Wilmersdorf), **T 030 631030,** F 63103100
47 Zimmer | 47 Suiten | Ez 145–625 €, Dz 145–625 €, exkl. Frühstück, 26,00 € | 24 h

Das glanzvoll restaurierte Berliner Stadthaus direkt am berühmten Prachtboulevard beherbergt exklusive Suiten und Studios mit individuellem Charakter. Zu den umfassenden Dienstleistungen des Hauses gehören Roomservice, Private Dining sowie Concierge- und Limousinenservice. Netter Wellnessbereich mit beheiztem Innenpool (4x10 Meter).

Restaurant SAVU
www.savu.berlin

VARTA-TIPP Küche VARTA-TIPP Service

T 030 88475788
60 | Menü 70–100 € | Di-Fr Di-Sa Mo, So

Hier können Sie in entspannter Atmosphäre genussvoll schlemmen. Edle Materialien und skandinavisches Design prägen das Ambiente. Serviert wird eine nordische Küche mit spanischen und italienischen Akzenten. Sauli Kemppainen kocht raffiniert bis überraschend und trotzdem bodenständig und ohne Schnörkel. Gastgeber Vedad Hadziabdic empfiehlt dazu sorgfältig ausgewählte Weine europäischer Winzer. Tipp: Preisgünstiger Business Lunch.

Meliá Berlin
www.melia.com

★★★★S garni

Friedrichstr. 103 (K6, Ecke Am Weidendamm), PLZ 10117 (OT: Mitte), **T 030 20607900,** F 2060790444
364 Zimmer | 16 Suiten | 24 h

Das am Spreeufer gelegene Hotel bietet eine großzügige Lobby mit Bar & Lounge sowie moderne, klimatisierte Gästezimmer. Diese sind mit geschmackvollem Interieur und zeitgemäßer Technik ausgestattet. Zum Haus gehören auch ein Restaurant, eine Tapas-Bar sowie ein großzügiger Veranstaltungsbereich. Der Fitnessraum ist rund um die Uhr geöffnet.

Mondial
www.hotel-mondial.com

★★★★S garni

Kurfürstendamm 47 (D6), PLZ 10707 (OT: Charlottenburg), **T 030 884110,** F 88411150
77 Zimmer | 1 Suite | 24 h

Individuelles Stadt- und Businesshotel mitten im Zentrum mit schönem begrünten Innenhof. Wohnliche, mit Stilmöbeln eingerichtete Zimmer, die über kostenfreies WLAN verfügen. Restaurant mit internationaler Küche.

Mövenpick
www.moevenpick-hotels.com/berlin

★★★★S garni

Schöneberger Straße 3 (J6), PLZ 10963 (OT: Kreuzberg), **T 030 230060,** F 23006199
243 Zimmer | 14 Suiten | 24 h

Modernes Hotel in den ehem. Siemenshöfen im Zentrum. Denkmalgeschütztes Gesamtkunstwerk mit innovativer Innenausstattung. Designerelemente und Olivenholzmöbel in den hist. Gebäudeteilen. Restaurant im Stil einer mediterranen Piazza.

NH Collection Berlin Mitte
www.nh-hotels.de

★★★★S garni

Leipziger Str. 106-111 (K5), PLZ 10117 (OT: Mitte), **T 030 22388599**
392 Zimmer | 1 Apartment | 24 h

Komplett renoviertes Hotel in zentraler Lage mit hervorragender Verkehrsanbindung. Modern ausgestattete Zimmer und Suiten unterschiedlicher Kategorien. Sehr gute Tagungsmöglichkeiten. Stilvolles Restaurant mit regionaler und mediterraner Küche.

NH Collection Friedrichstraße
www.nh-hotels.de

★★★★S garni

Friedrichstr. 96 (K4), PLZ 10117 (OT: Mitte), **T 030 2062660,** F 206266999
222 Zimmer | 32 Suiten | 18 Apartments | 24 h

Hotel in bester Lage, nur wenige Gehminuten vom Brandenburger Tor entfernt. Modern ausgestattete Zimmer und Suiten mit Marmorbad, kostenlosem WLAN und schallisolierten Fenstern. Deutsche und internationale Küche im Restaurant.

nhow Berlin
www.nhow-berlin.com

garni

Stralauer Allee 3 (O5), PLZ 10245 (OT: Friedrichshain), **T 030 2902990,** F 2902992000
304 Zimmer | 46 Suiten | 24 h

Modernes Lifestyle-Hotel am Spreeufer. Das außergewöhnliche Innendesign zeigt sich insbesondere in den Gästezimmern. Hier dominieren die Farben Pink, Blau, Gold und Grau. Zum Haus gehören eine multimedial ausgestattete Music Lounge sowie ein Fitnessbereich mit Precor-Sportgeräten. Im Restaurant „fabrics" wird zeitgemäß interpretierte internationale Küche serviert.

Novotel Am Tiergarten
www.accorhotels.com

★★★★ S garni

Straße des 17. Juni 106-108 (F5), PLZ 10623 (OT: Charlottenburg), **T 030 600350,** F 60035666
274 Zimmer | 11 Suiten | 24 h

Modernes Stadthotel in zentraler Lage. Funktional eingerichtete Gästezimmer mit komfortabler Ausstattung. Behagliches Restaurant mit mediterraner Küche. **Achtung: Bei Redaktionsschluss für diese Buchausgabe war das Hotel auf Grund der COVID-19-Pandemie noch geschlossen.**

Orania.Berlin
www.orania.berlin

VARTA-TIPP Ambiente

garni

Oranienplatz 17 (M5), PLZ 10999 (OT: Kreuzberg), **T 030 69539680**
41 Zimmer | 16 Suiten | Ez 170–250 €, exkl. Frühstück | 24 h

Das charmante Luxusdomizil in dem historischen Gebäude aus dem Jahre 1913 atmet Berliner Geschichte. In den 1920er Jahren beherbergte es das „Cabarett-Kaffee Oranienpalast". Die Zimmer und Suiten bestechen durch ihr originelles Design mit naturbelassenen Materialien, warmen Farben und dezenten orientalischen Einflüssen. Zum Haus gehören auch ein Literatursalon, eine Bar und ein Restaurant.

Pentahotel
www.pentahotels.com

garni

Grünauerstraße 1, PLZ 12557 (OT: Köpenick), **T 030 654790,** F 65479555
190 Zimmer | Ez 79–350 €, Dz 79–350 €, exkl. Frühstück, 17,00 € | 24 h

Business- und Freizeithotel am Ufer des Flusses Dahme, gegenüber vom Schloss Köpenick gelegen. Herzstück des Hauses ist die stylishe Penta-Lounge - eine offene Kombination aus Bar, Lobby, Rezeption und Restaurant. Zimmer im Matteo-Thun-Design.

Pestana Berlin Tiergarten
www.pestana.com/de

★★★★ S garni

Stülerstraße 6 (G5), PLZ 10787 (OT: Tiergarten), **T 030 311759000,** F 53676018
142 Zimmer | 2 Suiten | 24 h

Modernes Stadthotel im Diplomatenviertel am Tiergarten mit geräumigen, klimatisierten Zimmern. Kleiner, lichtdurchfluteter Wellnessbereich. Restaurant mit deutsch-mediterraner Küche.

Riu Plaza Berlin
www.riu.com

garni

Martin-Luther-Straße 1 (F6), PLZ 10777, **T 030 2809000**
357 Zimmer

Das 17-stöckige Hotel befindet sich im Schöneberger Philipsturm. Die Zimmer sind modern, geradlinig und funktionell ausgestattet. Mehr Komfort bieten die Junior-Suiten und Suiten. WLAN ist gratis im gesamten Haus verfügbar. Gut ausgestattetes Fitnessstudio (Nutzung kostenlos).

Sana
www.berlin.sanahotels.com

S garni

Nürnberger Str. 33-34 (F7), PLZ 10777 (OT: Wilmersdorf), **T 030 20051510,** F 20051519
208 Zimmer | 13 Suiten | 42 Apartments | Ez 83–300 €, Dz 83–300 €, exkl. Frühstück, 18,00 € | 24 h

Individuell gestaltetes Hotel mit schwarzer Granitfassade und markanter, hoher Lobby. Technisch gut ausgestattete Zimmer mit Multimediaanschluss für Laptop und MP3-Player. Wellnessbereich im 7. Stock mit Swimmingpool, Fitnessraum, Sauna und türkischem Dampfbad.

Scandic
www.scandichotels.com/berlin

S garni

Gabriele-Tergit-Promenade 19 (J6), PLZ 10963 (OT: Tiergarten), **T 030 7007790,** F 7007792211
561 Zimmer | 11 Suiten | 24 h

Modernes Stadthotel an der Promenade zwischen Potsdamer Platz und Landwehrkanal. Zimmereinrichtung im hellen, klaren Skandinavien-Design. Großzügiger Veranstaltungsbereich mit Ballsaal. Restaurant mit regionaler und saisonaler Küche.

SO Berlin Das Stue
www.das-stue.com

S garni

Drakestraße 1 (F5), PLZ 10787 (OT: Tiergarten), **T 030 3117220,** F 31172290
80 Zimmer | 24 h

Errichtet im markanten Gebäude der ehem. königlichen dänischen Gesandtschaft empfängt Sie dieses Boutique-Hotel mit individuell eingerichteten Zimmern und Suiten in fünf Kategorien. Hier trifft klassisches Interieur auf modernes Design. Luxuriöser SPA- und Fitnessbereich.

5 – Cinco by Paco Pérez

VARTA-TIPP Küche VARTA-TIPP Service

35 | Hauptgericht 38–65 €, Menü 130–165 € | Mi-Sa Mo, Di, So

Der katalanische Spitzenkoch Paco Pérez sorgt in diesem Fine-Dining-Restaurant für ein stimmiges Gastronomiekonzept: Eindrucksvolles Ambiente mit Showküche und interessanter Installation aus unzähligen Kupferkesseln und -lampen, dazu moderne, mediterran beeinflusste Speisen. Besonders bei dem 9 Gänge umfassenden „Gran Viaje“-Menü werden Sie feststellen, welch enormer Aufwand in dieser „Avantgardeküche“ steckt.

Steglitz International
www.si-hotel.com

S garni

Albrechtstraße 2, PLZ 12165 (OT: Steglitz), **T 030 790050,** F 79005530
200 Zimmer | 3 Suiten | Ez 66–246 €, Dz 76–257 €, exkl. Frühstück, 14,00 € | 24 h

Internationales Tagungshotel im Südwesten Berlins mit freundlichen Zimmern, die teils mit Wasserbetten ausgestattet sind. Regionale und internationale Küche im „Schlosspark-Restaurant".

Steigenberger Hotel Am Kanzleramt
www.kanzleramt-berlin.steigenberger.com

Ella-Trebe-Straße 5 (H4), PLZ 10557, **T 030 7407430,** F 740743999
339 Zimmer | 24 Suiten | Ez 160–350 €, Dz 160–350 €, 25,00 € | 24 h

Im neuen Geschäftsviertel südlich des Hauptbahnhofs steht das 2014 eröffnete Hotel, das für Geschäftsreisende und Städtetouristen gleichermaßen geeignet ist. Wohnlichkeit und modernes Design zeichnen die Zimmer und Suiten aus. Zeitgemäßes Konferenz- und Tagungscenter auf 2.000 qm.

Titanic Chaussee Berlin
www.titanic.com.tr

Chausseestr. 30 (J2), PLZ 10115 (OT: Mitte), **T 030 311685800**
389 Zimmer | Ez ab 143 €, Dz ab 160 €, 19,00 € | 24 h

Sie planen einen City-Trip mit Wellness und Erholung? Dann sind Sie hier genau richtig! Das Boutique-Hotel empfängt Sie mit hellen, modernen Zimmern und einem 3.000 qm großen SPA-Bereich. Im Restaurant „Pascarella" wird mediterran gekocht. Großzügige Lobby-Bar im 1960er-Jahre-Stil.

Titanic Gendarmenmarkt
www.titanic.com.tr

Französische Straße 30 (K4), PLZ 10117 (OT: Mitte), **T 030 20143700,** F 2014370890
208 Zimmer | 14 Suiten | 24 h

Für dieses Hotel hat man das ehem. Kostümmagazin der Staatsoper aufwendig saniert und restauriert. Das Haus bietet elegant und modern eingerichtete Zimmer, darunter fünf exklusive Duplexsuiten. 1.000 qm großer SPA-Bereich auf zwei Etagen mit türkischem Hamam. Herzstück des Hauses ist der Ballsaal im UG, der über eine weitläufige Marmortreppe zu erreichen ist. „Beef Grill Club by Hasir" mit offener Showküche.

Vienna House Andel's
www.viennahouse.com

★★★★ S

Landsberger Allee 106 (O2), PLZ 10369 (OT: Lichtenberg), **T 030 4530530**
557 Zimmer | 23 Suiten | Ez 89–239 €, Dz 109–259 € | 24 h

Ein durchgestyltes Business- und Veranstaltungshotel mit modernen Gästezimmern nach einem Designkonzept von Jestico + Whiles. Zum Haus gehören ein 3.800 qm großer Veranstaltungsbereich sowie ein Wellnessbereich mit verschiedenen Saunen, Solarium und Whirlpool. Mehrere Restaurants sorgen für lukullische Genüsse.

Skykitchen
www.skykitchen.berlin

VARTA-TIPP Küche

T 030 4530532620
46 | Menü 85–151 € | Di-Sa Mo, So

Das Restaurant in der 12. Etage des Hotels gehört unverändert zu den gastronomischen Hotspots der Hauptstadt. Hier erwarten Sie eine kosmopolitische Atmosphäre und ein toller Blick auf die Skyline Berlins. Chef de Cuisine Alexander Koppe ist ein Garant für aromenreiche Kompositionen und ausgezeichnete Produkte. Er kocht kreativ, frisch und unkompliziert. Schöne Weinkarte mit einer elesenen Auswahl aus Europa und der Neuen Welt.

25hours Hotel Bikini
www.25hours-hotels.com

Budapester Str. 40 (F6), PLZ 10787, **T 030 1202210**
149 Zimmer | 24 h

Das 2014 eröffnete Hotel passt bestens in das kosmopolitische Berlin! Es ist Teil von Bikini Berlin, eines denkmalgeschützten Architekturensembles aus den 1950er Jahren. Die Gästezimmer präsentieren sich im verspielt-urbanen Jungle-Design. Im Dachrestaurant „Neni" wird orientalische Küche angeboten. Sauna mit Blick auf den Tiergarten.

Abacus Tierpark Hotel
www.abacus-hotel.de

★★★★

Franz-Mett-Straße 3-9, PLZ 10319 (OT: Friedrichsfelde), **T 030 51620,** F 5162400
278 Zimmer | 24 h

Modernes Stadt- und Tagungshotel gegenüber dem größten Freilandgehege-Tierpark Europas. Geschmackvoll eingerichtete Zimmer mit funktionaler Ausstattung. Ansprechender Wellnessbereich mit Saunalandschaft.

AC Hotel Berlin Humboldthain Park **Neu!**
www.marriott.de

Hochstraße 3, PLZ 13357 (OT: Wedding), **T 030 460030**
132 Zimmer | 24 h

Der attraktive, klare Stil zieht sich von der Fassade über die öffentlichen Bereiche bis in die Zimmer. Moderne Lifestyle-Ästhetik gepaart mit europäischem Flair zeichnet dieses Hotel aus. Die komfortabel ausgestatteten Zimmer sind in soften Farben und Naturtönen gehalten. Zum Haus gehören ein Fitnesscenter, ein Restaurant und eine Bar.

Ackselhaus
www.ackselhaus.de

garni

Belforter Straße 21 (M2), PLZ 10405 (OT: Prenzlauer Berg), **T 030 44337633,** F 443376500
35 Zimmer | 5 Suiten | 13 Apartments | Ez ab 120 €, Dz ab 120 €

In einem liebevoll restaurierten Gründerzeitbau mitten im Szeneviertel Prenzlauer Berg können Sie unterschiedliche Wohnwelten genießen. Hinter den Zimmertüren verbergen sich Themen wie „New York", „Ozean", „Afrika" oder „Picasso". Der mediterrane Garten im Innenhof ist ein ganz besonderes Highlight.

Casa Camper
www.casacamper.com

VARTA-TIPP Service

Weinmeisterstraße 1 (L3), PLZ 10178 (OT: Mitte), **T 030 20003410,** F 20003411
51 Zimmer | 3 Suiten | 24 h

Hier werden Funktionalität und individueller Service groß geschrieben. In den wohnlich eingerichteten Designerzimmern stecken Emotionalität und Geradlinigkeit. Die Tentempié-Lounge in der obersten Etage bietet neben einem schönen Ausblick 24 Stunden am Tag Getränke, Joghurt, frisches Obst und kleine Snacks. Sauna und Fitnesscenter nutzen Hausgäste kostenfrei. Tolles Frühstück.

Cosmo
www.cosmo-hotel.de

Spittelmarkt 13 (L5), PLZ 10117 (OT: Mitte), **T 030 58582222,** F 58582229
84 Zimmer | 7 Suiten | Ez ab 109 €, Dz ab 109 €, 20,00 € | 24 h

Designhotel direkt am Auswärtigen Amt gelegen. Moderne Zimmer in den Farben Weiß, Grau und Beige mit großen Panoramafenstern. Bio-zertifzierte Regionalküche aus nachhaltigen Zutaten im Restaurant „scent".

Grimm's Hotel
www.grimms-hotel.de

★★★S garni

Flottwellstraße 45 (J6), PLZ 10785 (OT: Tiergarten), **T 030 2580080,** F 2580084111
104 Zimmer | 6 Suiten

Eine wirklich nette Adresse: Open Lobby mit gemütlicher Kamin-Atmosphäre, dazu die modernen Zimmer und ein kleiner Saunabereich in der 8. Etage mit hübscher Dachterrasse. Wenn Sie es etwas individueller mögen, buchen Sie am besten eine der Königssuiten mit Balkon sowie getrenntem Wohn- und Schlafbereich! Im Restaurant „Tischlein deck Dich" wird regional und international gekocht.

H10 Berlin Ku'damm
www.h10hotels.com/de/hotels-berlin

★★★★

Joachimsthaler Straße 31-32 (E6), PLZ 10719 (OT: Charlottenburg), **T 030 322922300,** F 322922301
199 Zimmer | 14 Suiten | 22 Apartments | 24 h

Zeitgemäßes Stadthotel in einem ehem. Schulgebäude aus dem 19. Jhd. mit neuzeitlichem Anbau. Komfortable Gästezimmer mit puristischem Innendesign und modernem Komfort. Restaurant mit deutsch-spanischer Küche.

Hampton by Hilton
www.hiltonhotels.de

★★★S garni

Uhlandstraße 188-189 (E6), PLZ 10623 (OT: Charlottenburg), **T 030 4050270,** F 4050271111
214 Zimmer | 24 h

Neuzeitliches Nichtraucherhotel in der City West. Moderne Zimmer mit komfortablen Betten, kostenlosem Highspeed-Internetanschluss und trendigen Bädern. Kostenfreies SB-Frühstück.

Hecker's Hotel
www.heckers-hotel.de

★★★★

Grolmanstraße 35 (E6), PLZ 10623 (OT: Charlottenburg), **T 030 88900,** F 8890260
69 Zimmer | 3 Suiten | Ez 85–330 €, Dz 95–340 €, exkl. Frühstück, 18,00 € | 24 h

Aufwendig renoviertes Stadthotel mit modern gestaltetem Empfangsbereich und geräumigen Zimmern im westlichen Teil der Berliner City. Schöner Frühstücksraum. Im Restaurant „Cassambalis" wird mediterrane Küche serviert.

Hotel Vier Jahreszeiten Berlin-City
www.vj-hotels.com

★★★★

Skalitzer Straße 36 (↘ N5), PLZ 10999 (OT: Kreuzberg), **T 030 62735280,** F 627352810
49 Zimmer | 2 Suiten | 24 h

Das Businesshotel vereint Trend, Tradition und Moderne. In den Zimmern sorgen warme Erdtöne in unterschiedlichen Nuancen für eine wohnliche Atmosphäre. Fragen Sie nach den geräumigen Superior-Zimmern! WLAN ist für Hausgäste kostenfrei.

InterCityHotel
www.intercityhotel.com

Katharina-Paulus-Straße 5 (↘ H4), PLZ 10557, **T 030 2887550,** F 288755900
412 Zimmer | 24 h

»

Perfekt ist die Lage des modernen Hotels direkt am Berliner Hauptbahnhof. Die Zimmer sorgen mit ihrer technischen Ausstattung und dem modernen Farbkonzept für einen angenehmen Wohnkomfort. Das FreeCityTicket ist im Zimmerpreis inkludiert und ermöglicht Hausgästen die kostenfreie Nutzung aller S- und U-Bahnen.

Klee www.exehotelkleeberlin.com

Bundesallee 75 (E8), PLZ 12161 (OT: Friedenau), **T 030 40508630,** F 4050863777
81 Zimmer | 4 Suiten | 24 h

Das Hotel ist dem Maler Paul Klee gewidmet. Farbakzente und Zitate aus den Bildern des Künstlers sorgen für eine anregende Atmosphäre. Das Haus bietet freundliche Zimmer mit zeitgemäßem Komfort. Moderner Wellnessbereich mit Hamam, Sauna, Dampfbad und Fitnessgeräten. Regionale Küche wird im Restaurant "PauLily" serviert.

Leonardo Royal www.leonardo-hotels.com

★★★★S

Otto-Braun-Straße 90 (N2), PLZ 10249 (OT: Friedrichshain), **T 030 7554300,** F 755430810
346 Zimmer | 13 Suiten | Ez ab 79 €, Dz ab 79 €, exkl. Frühstück, 19,00 € | 24 h

Hier trifft hist. Bausubstanz auf puristische Formensprache. Elegante Hotellobby mit Art-déco-Elementen, modern gestylte Zimmer mit geschmackvollen Designermöbeln. Kleiner Wellnessbereich in der 7. Etage, großer Ballsaal für Veranstaltungen aller Art.

Lindner Hotel Am Ku'damm www.lindner.de

★★★★

Kurfürstendamm 24 (E6), PLZ 10719 (OT: Charlottenburg), **T 030 818250,** F 8182525
146 Zimmer | 14 Suiten | 24 h

Modernes Geschäfts- und Stadthotel direkt am Kranzler Eck mit guten Tagungsmöglichkeiten. Multimedial ausgestattete Zimmer und Suiten in Designermanier. Schönes Frühstücksrestaurant.

Lulu Guldsmeden www.guldsmedenhotels.com/berlin

Potsdamer Straße 67 (J5), PLZ 10785 (OT: Tiergarten), **T 030 25558723**
81 Zimmer | 24 h

Das trendige Domizil befindet sich in einem renovierten Berliner Altbau aus dem Jahr 1850. Die unterschiedlich eingerichteten Zimmer (teils im Loft-Stil) bieten zeitgemäßen Komfort. Für skandinavische Gemütlichkeit sorgen viel Holz und Himmelbetten. Im hoteleigenen Restaurant „Sæson“ setzt man auf saisonale und unkomplizierte nordische Küche.

Oderberger www.hotel-oderberger.berlin

Oderberger Straße 57 (L1), PLZ 10435 (OT: Prenzlauer Berg), **T 030 780089760**
70 Zimmer | 3 Suiten | 2 Apartments | Ez 135–196 €, Dz 155–225 € | 24 h

Das Hotel befindet sich auf dem Gelände eines prächtigen ehem. Schwimmbads aus dem Jahr 1902. Die Gästezimmer zeigen sich in elegantem, puristischem Design. Sie sind mit Eichendielenparkett und Boxspringbetten ausgestattet. Herzstück des Hauses ist der 20 m lange und 1.35 m tiefe Pool. Das trendige Restaurant befindet sich im einstigen Heizkraftwerk des Stadtbades.

Provocateur
www.provocateur-hotel.com

VARTA-TIPP Ambiente

garni

Brandenburgische Straße 21 (D7), PLZ 10707 (OT: Wilmersdorf), **T 030 22056060**
58 Zimmer | 2 Suiten, Dz 150–430 €, exkl. Frühstück | 24 h

Das extravagante Boutique-Hotel ist eine Hommage an das Paris der 1920er Jahre in burleskem Stil. Eine klassische Lobby sucht man hier vergebens, der Gast betritt direkt ein großes „Wohnzimmer" mit Ecken, Nischen, Gastronomie und Bar. Die edlen Zimmer sind mit dunklem Naturstein, verführerischen Samtstoffen und schönen Beleuchtungselementen ausgestattet. Das Interior-Design ist sinnlich und detailverliebt.

Scandic Berlin Kurfürstendamm
www.scandichotels.de

garni

Augsburger Straße 5 (F7), PLZ 10789 (OT: Wilmersdorf), **T 030 212420**
217 Zimmer | Ez 81–219 €, Dz 89–300 €, exkl. Frühstück, 12,00–17,00 € | 24 h

Nichtraucherhotel in zentraler Lage. Das Haus verfügt über moderne, designorientierte Zimmer, eine hübsche Bistro-Hotelbar sowie ein hauseigenes Restaurant mit skandinavisch inspirierter Küche. Tagungsräume auf der 7. Etage mit atemberaubendem Blick über die City West.

Sir F.K. Savigny Berlin
www.hotel-sirsavigny.de

garni

Kantstraße 144 (D6), PLZ 10623 (OT: Charlottenburg), **T 030 323015600**
44 Zimmer

Lifestyle-Hotel in einem hist. Gebäude von 1893 direkt neben dem Savignyplatz. Klimatisierte Zimmer mit warmen Grautönen und komfortablen Betten. Exzellente Burger und feine regionale Speisen serviert man im Restaurant.

The Dude
www.thedudeberlin.com

VARTA-TIPP Ambiente **VARTA-TIPP** Service

★★★★S garni

Köpenicker Straße 92 (M5), PLZ 10179 (OT: Mitte), **T 030 411988100**
27 Zimmer | 1 Suite | Ez 99–239 €, Dz 129–279 €, exkl. Frühstück, ab 8,00 € | 24 h

Exklusives Privathotel für anspruchsvolle Gäste. Das klassizistische Herrenhaus gehört zu den ältesten Gebäuden im historischen Zentrum Berlins und beherbergt luxuriöse Zimmer und Suiten, die mit hochwertigen Holzböden, edlen gusseisernen Betten, Panoramafenstern und Nespresso-Maschine ausgestattet sind. Das Fine-Dining-Restaurant „The Brooklyn" serviert Burger, Steaks und Seafood.

The Yard
www.hotel-theyard.berlin

★★★★S garni

Alexandrinenstr. 125, PLZ 10969 (OT: Kreuzberg), **T 030 25923890,** F 2592389500
55 Zimmer, Dz ab 109 €, exkl. Frühstück, 18,00 € | 24 h

Ruhig im angesagten Bezirk Friedrichshain-Kreuzberg liegt dieses zunächst unscheinbare Gebäude. Das Interieur: trendy, minimalistisch, modern. Die Zimmer sind zwar nicht allzu groß, aber funktional und hochwertig ausgestattet. Für Entspannung sorgen der gemütliche Lounge-Bereich, ein Gartenzimmer sowie der hübsch gestaltete Innenhof.

Titanic
www.titanic.com.tr

garni

Elisabeth-Mara-Str. 4 (L5), PLZ 10117 (OT: Mitte), **T 030 76771870,** F 767718720
226 Zimmer | 24 h

»

Stadthotel in zentraler Lage zwischen Alexanderplatz und Potsdamer Platz, nur wenige Schritte vom U-Bahnhof Spittelmarkt entfernt. Helle, komfortable Zimmer mit kostenfreiem WLAN-Zugang. Durchgehend geöffnete Lobbybar.

Amano Grand Central
www.hotel-amano.com

★★★ garni

Auguststraße 43 (L2), PLZ 10119 (OT: Mitte), **T 030 8094150,** F 8094152200
163 Zimmer | 47 Apartments | Ez 75–389 €, Dz 75–389 €, exkl. Frühstück, 15,00 € | 24 h

Bunt, lebendig und international zeigt sich diese Hoteladresse. Wohnlich ausgestattete Zimmer mit Naturmaterialien wie Parkett und Schiefer. Dachterrasse mit Ausblick auf die Skyline Berlins. Schicke Bar.

Amo by Amano **Neu!**
www.amanogroup.de/de/hotels/amo

Friedrichstraße 113, PLZ 10117 (OT: Mitte), **T 030 347472690**
93 Zimmer | 24 h

Das erste unterirdische Hotel Deutschlands schlägt stilistisch einen Bogen von Art déco zu Industrial Design, während der Altbau-Charme des Hauses erhalten geblieben ist. Übernachtet wird oberirdisch, während sich Rezeption, Lobby, Frühstücksrestaurant und Bar im Untergeschoss befinden. Israelische Küche bietet das hauseigene Restaurant „Joseph".

Grimm's Hotel
www.grimms-hotel.de

★★★S garni

Alte Jakobstr. 100 (L5), PLZ 10179 (OT: Mitte), **T 030 28444100,** F 28444101
39 Zimmer | 3 Suiten | 3 Apartments | 24 h

Das Designhotel ist nur wenige Gehminuten von der Berliner Fischerinsel und dem Nikolaiviertel entfernt. Die farbenfrohen Gästezimmer machen dem Hotelnamen alle Ehre und thematisieren die Märchenwelt der Gebrüder Grimm. Zum Haus gehört ein kleiner Wellnessbereich mit Sauna.

Hansablick
www.hansablick.de

★★★ garni

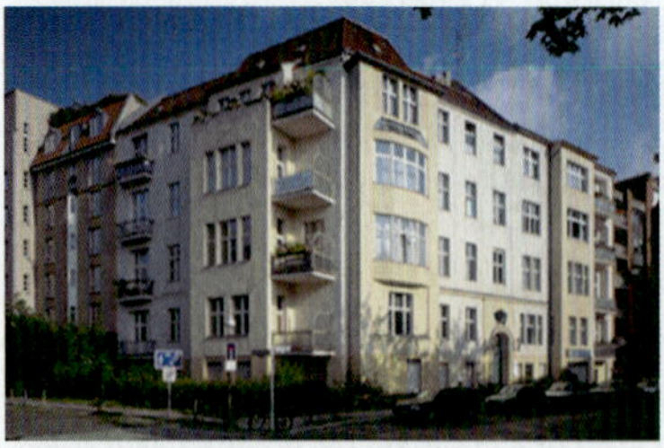

Flotowstraße 6 (F4), PLZ 10555 (OT: Hansaviertel), **T 030 3904800,** F 3926937
34 Zimmer | 1 Apartment
Ez 79–105 €, Dz 85–125 €, 6,50 € | 24 h

Im Grünen direkt an der Spree erwartet Sie das typische Altberliner Jugendstilhaus. Empfang in der 1. Etage. Die freundlich eingerichteten Gästezimmer verfügen über kostenloses WLAN. Der Fitnessraum ist für Hotelgäste kostenfrei. Gutes Frühstück.

Hotel Zoe
www.amanogroup.de

Große Präsidentenstraße 6-7 (L3), PLZ 10178 (OT: Mitte), **T 030 21300150**
88 Zimmer | 12 Suiten | Ez ab 75 €, Dz ab 75 €, exkl. Frühstück, 15,00 € | 24 h

Individueller könnten die Zimmer in diesem modern-urbanen Hotel nicht sein: sie spielen mit dunklen Kontrasten, unbehandeltem Beton sowie warmen Lichtelementen und erzeugen somit eine außergewöhnliche Atmosphäre. Im Erdgeschoss gibt es eine Bar und einen hübschen Frühstücksbereich mit angrenzendem Wintergarten.

Kastanienhof
www.kastanienhof.berlin

★★★★★S garni

Kastanienallee 65 (L1), PLZ 10119 (OT: Prenzlauer Berg), **T 030 443050,** F 44305111
44 Zimmer | 3 Suiten | Ez 75–250 €, Dz 87–280 € | 24 h

Dieses persönlich und familiär geführte Traditionshotel befindet sich in einem ehem. Berliner Wohnhaus aus dem 19. Jahrhundert. Hier erwarten Sie behagliche Zimmer und Suiten mit modernen Bädern. Fragen Sie nach den neuen Zimmern im Dachgeschoss! Abends lädt die liebevoll dekorierte Schankwirtschaft „Ausspanne" zum Verweilen ein.

MANI
www.amanogroup.de/de/hotels/mani

★★★★★S garni

Torstraße 136 (L2), PLZ 10119 (OT: Mitte), **T 030 5302808255**
63 Zimmer | Ez ab 80 €, Dz ab 80 €, exkl. Frühstück, 15,00 € | 24 h

Ein trendiges, intimes Boutique-Hotel. Klare Linien und wertige Materialien überall im Haus. Minimalistisch eingerichtete Zimmer mit Echtholzparkett, Lederwandbezügen und modernen Bädern. Laptops, iPads, XBoxen, DVDs sowie Fahrräder können an der Rezeption ausgeliehen werden.

MANI

T 030 53028080
48 | Hauptgericht 18–29 €, Menü 44–55 € | Mo-Fr Mo-Sa So

Klares, puristisches Interieur, dunkle Farbtöne und eine offene Küche prägen dieses äußerst geschmackvolle Hotelrestaurant. Geboten wird eine moderne israelische Küche mit arabischem und französischem Einschlag.

Monbijou
www.monbijouhotel.com

★★★★★S garni

Monbijouplatz 1 (L3), PLZ 10178 (OT: Mitte), **T 030 61620300**
101 Zimmer | 12 Suiten | 1 Apartment | 24 h

Praktisch ist die Lage dieses Boutique-Hotels, nur wenige Schritte von der S-Bahn entfernt und ganz in der Nähe des belebten Hackeschen Marktes. Im zeitgenössischen britischen Stil eingerichtete Zimmer mit großen Fenstern, Holzböden und guter Technik.

Otto
www.hotelotto.com

VARTA-TIPP Service

★★★★★S garni

Knesebeckstr. 10 (E5), PLZ 10623 (OT: Charlottenburg), **T 030 54710080,** F 547100888
46 Zimmer | 1 Suite | 5 Apartments | Ez 80–200 €, Dz 100–220 €, exkl. Frühstück,
18,00 €

Das sympathisch geführte Stadthotel überzeugt mit einem besonders aufmerksamen Hotelservice und einem tollen Bio-Frühstück, das Sie in der Lounge „Etage07" mit Blick über die Dächer der Stadt genießen können. Sie übernachten in modern gestylten Zimmern (18 qm bis 56 qm). Im OTTO Shop an der Rezeption können Sie kleine Mitbringsel für Zuhause erwerben.

Horváth
www.restaurant-horvath.de

VARTA★TIPP Küche

Paul-Lincke-Ufer 44a (L7), PLZ 10999 (OT: Kreuzberg), **T 030 61289992**
40 | Hauptgericht 59 €, Menü 120–175 € | Mi-So Mo, Di

»

Das geschmackvoll eingerichtete Lokal mit Stuck und halbhohen Holz-Kassettenwänden gehört zweifellos zur gastronomischen Spitzenklasse in der Hauptstadt. Der gebürtige Österreicher Sebastian Frank kreiert wahre Geschmacksexplosionen. Seine reduzierte, schnörkellose Speisekarte offeriert eine regio-authentische Küche, die er mit neuen, innovativen Elementen verfeinert. Für die passende Weinbegleitung zum Menü sorgt Sommelière Janine Woltaire. Tolle Terrasse am Ufer des Landwehrkanals.

Restaurant Tim Raue — www.tim-raue.com

VARTA★TIPP Küche VARTA-TIPP Service

Rudi-Dutschke-Straße 26 (K5), PLZ 10969 (OT: Kreuzberg), **T 030 25937930**
40 | Menü 188–218 € | Fr-Sa Di-Sa Mo, So

Kulinarisch spannende Entdeckungsreisen beim Kreativmeister. Kaum jemand interpretiert die asiatische Küche so zeitgemäß und einzigartig wie Tim Raue. Sein Stil lässt sich in keine Schublade stecken! Mit völliger Hingabe entstehen innovative Kompositionen, die in Menüform serviert werden. Auch ein veganes Menü steht auf der Karte. Das Ambiente: betont schlicht, geprägt von der urbanen Atmosphäre der Großstadt.

Rutz — www.rutz-restaurant.de

VARTA★TIPP Küche VARTA-TIPP Service

Chausseestraße 8 (J3), PLZ 10115 (OT: Mitte), **T 030 24628760**
45 | Hauptgericht 56–70 €, Menü 180–220 € | Di-Sa Mo, So

Marco Müller glänzt hier mit einer kreativen, fantasievollen Aromenküche, die in Menüform serviert wird. Er verwendet für seine Gerichte nicht nur beste Produkte, er kocht auch sehr durchdacht und verbindet die Komponenten aufs Harmonischste. Überwältigendes Weinsortiment, das in punkto Umfang, Individualität und Vielseitigkeit seinesgleichen sucht. Der Service: so charmant und professionell, wie man ihn sich wünscht.

einsunternull — www.restaurant-einsunternull.de

VARTA-TIPP Küche

Hannoversche Straße 1 (J3), PLZ 10115 (OT: Mitte), **T 030 27577810**
60 | Menü 139 € | Mo, Fr-So Di, Mi, Do

Sachlich, schlicht und modern, aber dennoch stilvoll zeigt sich dieses kosmopolitische Restaurant, das für das bewusste Schmecken, ehrliche Gastfreundschaft sowie eine handwerkliche und nachhaltige Küche steht. Ob Lunch-Menü am Mittag oder gehobenes Feinschmeckermenü am Abend - hier genießen Sie Berliner Kulturen und ihre Aromen unter der Handschrift von Küchenchef Silvio Pfeufer. Die erlesene Weinkarte umfasst mehr als 400 Positionen.

Frühsammers Restaurant — www.fruehsammers.de

VARTA-TIPP Küche

Flinsberger Platz 8 (↘ B8), PLZ 14193, **T 030 89738628**
80 | Hauptgericht 19–38 €, Menü 94–118 € | Mi-Sa Mo, Di, So

Tradition und Moderne - das Ambiente der terrakottafarbenen Villa aus den 1920er Jahren liegt in harmonischem Einklang. Die Küche ist bekannt für die tolle Qualität der Produkte. Sonja Frühsammer verleiht ihren modernen europäischen Gerichten eine ganz persönliche Note. Ehemann Peter - ein Gastgeber 'par excellence' - beschert dazu die passenden Weine.

Bistro Grundschlag Neu!

Flinsberger Platz 8 (B8), PLZ 14193, **T 030 89738628**
25 | Hauptgericht 11–22 € | Di-So Mo-So

Im entspannt-unprätentiösen Zweitrestaurant gibt es eine unkomplizierte Landhausküche für jeden Tag. Ebenso wie im Gourmetrestaurant stehen auch hier beste heimische Produkte im Mittelpunkt. Das Brot wird zu 100% selbst gebacken. Dazu wird nachhaltig und kostenlos Berliner Tafelwasser ausgeschenkt.

Golvet www.golvet.de

VARTA-TIPP Küche

Potsdamer Str. 58 (H6), PLZ 10785 (OT: Tiergarten), **T 030 89064222**
90 | Hauptgericht 36–48 €, Menü 90–128 € | Di-Sa Mo, So

Das Fine-Dining-Restaurant hoch oben im achten Stock über dem Potsdamer Platz begeistert nicht nur wegen des grandiosen Ausblicks, auch die exquisite Küche ist einen Besuch wert. Was die Region und Europa kulinarisch ausmacht, landet bei Jonas Zörner in ungewöhnlicher Begleitung und Kombination auf dem Teller. **Achtung: Bei Redaktionsschluss für diese Buchausgabe war das Restaurant auf Grund der COVID-19-Pandemie noch geschlossen.**

il punto www.ilpunto.net

Neustädtische Kirchstraße 6 (J4), PLZ 10117 (OT: Mitte), **T 030 20605540**
60 | Hauptgericht 15–35 €, Menü 35–60 € | Mo-Fr Mo-Sa So

Das aufwendig und elegant eingerichtete Restaurant im Herzen von Berlin darf sich über viele Stammgäste freuen. Geboten wird eine einfallsreiche und nicht alltägliche italienische Küche auf hohem Niveau. Geschulter Service. Gut sortierte Weinkarte.

Parc Fermé www.classic-driver.eu

VARTA-TIPP Küche

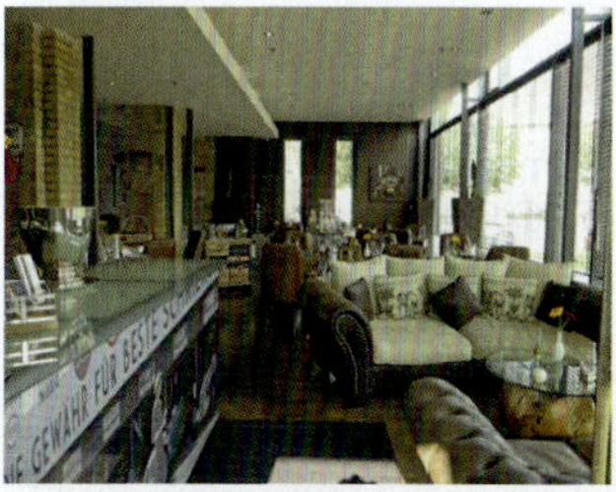

Wiebestr. 36-37 (D4), PLZ 10553 (OT: Moabit), **T 030 20613050**
26 | Hauptger. 10–26 €, Menü 45–65 € | Mo-Sa So

Haute Cuisine im schicken Meilenwerk! Das Fine-Dining-Restaurant bietet einen gelungenen Mix aus denkmalgeschützter Industriearchitektur und modernen Designelementen. Die Küche hat eine klassisch französische Basis, bindet zeitgemäße Elemente mit ein und stellt gelungen die saisonalen Produkte in den Mittelpunkt.

Prism www.prismberlin.de

VARTA-TIPP Küche

Fritschestraße 48 (C6), PLZ 10627 (OT: Charlottenburg), **T 030 54710861**
30 | Menü 70–150 € | Di-Sa Mo, So

››

Stylish und urban das Interieur, kompetent und charmant der Service, dazu die moderne arabisch-metropolitane Küche von Gal Ben Moshe, die in Menüform (6 bis 8 Gänge) auf den Tisch kommt. In punkto Weinberatung haben Sie mit Gastgeberin und Sommelière Jaqueline Lorenz eine perfekte Ansprechpartnerin.

theNOname - Restaurant
www.the-noname.de

Oranienburger Straße 32 (K3, Heckmann-Höfe), PLZ 10117 (OT: Mitte), **T 030 27788877**
36 | Menü 85–115 € | Di-Sa ⦸ Mo, So

Zum originellen Ambiente mit opulent verschnörkeltem Stuck, Jugendstilleuchten, Bondage-Street-Art und großzügigen, fünf Meter hohen Decken kommt eine schmackhafte internationale Küche, die am Abend in Menüform serviert wird. Gut bestückte Weinkarte mit mehr als 350 Positionen.

Balthazar Spreeufer 2
www.balthazar-spreeufer.de

Spreeufer 2 (L4), PLZ 10178 (OT: Mitte), **T 030 30882156**
120 | Hauptgericht 14–25 €, Menü 44–95 € | Di-Sa ⦸ Mo, So

Im historischen Nikolaiviertel befindet sich dieses Restaurant. In vier luftig-hellen Räumen, die an den Stil des Art déco erinnern, serviert man eine metropolitane Küche. Wie wäre es z.B. mit „Black-Angus-Rinderfilet mit Granatapfelsauce, gefülltem Kartoffel-Topfenflan und Romanesco“? Große Spreeterrasse.

Bandol sur Mer
www.bandolsurmer.de

VARTA-TIPP Küche

Torstr. 167, PLZ 10115 (OT: Mitte), **T 030 67302051**
22 | Hauptgericht 28–29 €, Menü 59–69 € | Mo, Do-So

Casual Fine Dining mitten in Berlin! Das kleine, ungezwungene Lokal mit seinem eher reduziert gehaltenen Ambiente bietet gehobene französische Küche, die von Andreas Saul und seiner Crew neu interpretiert wird. Dabei legt man auf die Qualität der Produkte und deren Verarbeitung besonderen Wert. Die Weinkarte ist nicht überdimensional groß, aber von Sommelier Alexander Seiser liebevoll zusammengestellt.

Bieberbau
www.bieberbau-berlin.de

Durlacher Straße 15 (↘ F8), PLZ 10715 (OT: Wilmersdorf), **T 030 8532390**
45 | Hauptgericht 23 €, Menü 43–64 € | Mo-Fr ⦸ Sa, So

Ein Juwel in Berlins Gastronomielandschaft! Das hist. Ambiente mit Fachwerkbalken und alten Stuck-Meisterwerken an den Wänden sorgt fast schon für eine museale Atmosphäre. Hier erwartet Sie eine frische deutsche Küche, die in Menüform serviert wird.

Christopher's
www.christophers.online

Mommsenstr. 63, PLZ 10629 (OT: Charlottenburg), **T 030 24356282**
60 | Hauptgericht 21–29 €, Menü 65–75 € | Mo-Sa ⦸ So

Das „Bistronomy“-Konzept rückt Wein, Essen und Longdrinks in den Fokus. Hier erwarten Sie Casual Fine Dining und Barfood rund um saisonale und regionale Küche und dazu mehr als 160 spannende Weine sowie 100 unterschiedliche Gins. Das Ambiente: clean, trendig, ohne viel Chichi.

CODA **Neu!** www.coda-berlin.com

VARTA-TIPP Küche

Friedelstraße 47, PLZ 12047 (OT: Neukölln), **T 030 91496396**
30 | Menü 58–158 € | Di, Do-Sa Mo, Mi, So

Überraschend, inspirierend, einzigartig: Im schicken, minimalistisch eingerichteten Restaurant widmet sich René Frank ausschließlich dem Dessert. Er orientiert sich zwar an den Regeln moderner Patisserie, experimentiert aber mit allerlei Techniken und ausgefallenen Aromen. Bei der Zubereitung der Gerichte verzichtet er weitgehend auf weißen Zucker, setzt stattdessen auf die Grundsüße der Produkte. Allabendlich kredenzt er seinen Gästen ein hochkarätiges Dessert-Tasting-Menü.

Cookies Cream www.cookiescream.com

VARTA-TIPP Küche

Behrenstraße 55 (K4), PLZ 10117 (OT: Mitte), **T 030 27492940**
80 | Menü 79–99 € | Di-Sa Mo, So

Das Fine-Dining-Restaurant im trendigen „Industrial Style" ist längst zum international renommierten Hotspot der Hauptstadt avanciert. Weiß gestrichene Backsteinmauern, hohe Decken und schummriges Licht machen das besondere Flair des lebhaften Lokals aus. Aber auch die vegetarischen Menüs - von Stephan Hentschel schmackhaft und handwerklich perfekt zubereitet - lassen Feinschmeckerherzen höher schlagen.

Cordo www.cordo.berlin

VARTA-TIPP Küche

Große Hamburger Str. 32 (L3), PLZ 10115, **T 030 27581215**
60 | Menü 75–120 € | Di-Sa Mo, So

Aus der einst angesagtesten Weinbar der Stadt wurde ein behagliches Fine-Dining-Restaurant. Hier kredenzt Ihnen Yannic Stockhausen in ungezwungen-lässiger Atmosphäre ein kreatives Menü mit norddeutsch geprägter Produktküche. Dazu gibt es ausgesuchte Weine, vornehmlich aus dem Bio-Bereich. Charmanter Service.

Gärtnerei **Neu!** www.gaertnerei-berlin.com

Torstr. 179 (K2), PLZ 10178 (OT: Mitte), **T 030 24631450**
65 | Hauptgericht 14–24 €, Menü 35–55 € | Mo-Sa So

Graugrüne Sofas, lackierte Holztische und ästhetisch ansprechende Deko-Akzente - schlicht und unprätentiös zeigt sich dieses Restaurant an der beliebten Restaurantmeile „Torstraße". Auch wenn man hier kulinarisch nicht völlig auf Fleisch verzichtet, so liegt der Fokus jedoch eindeutig auf vegetarischer Kost. Dazu gibt es ausgewählte Weine aus Österreich und lokale (Craft-)Biere.

Grill Royal www.grillroyal.com

Friedrichstr. 105B (K3), PLZ 10117 (OT: Mitte), **T 030 28879288**
160 | Hauptgericht 14–55 € | Mo-So

Angesagtes Szene-Restaurant am Spreeufer. Edel-rustikales Ambiente mit großen Fensterfronten, dunklen Holzdielen und hübscher Lounge-Beleuchtung. Auf den Grill kommen Porterhaus-Steaks, Filets, mächtige Entrecôtes sowie Meeresspezialitäten in fantastischer Qualität. Die 1850 Positionen umfassende Weinkarte sucht ihresgleichen.

heimlichTreu
www.heimlichtreu.de

Anklamer Str. 38 (K2), PLZ 10115 (OT: Mitte), **T 030 48494599**
Hauptgericht 25–35 € | Mo-Fr Mo-So

In diesem originellen Hinterhofjuwel trifft entspannte Atmosphäre auf abwechslungsreiche Küche. Gemütliches Loft-Feeling, viel Holz und ein Hauch Industriecharme - so lässt sich das Ambiente am besten beschreiben. Dazu verwöhnt man neugierige Genießer mit handwerklich perfektem Soulfood. Ein Muss: die leckeren Cocktailkreationen auf der Barkarte.

India Club
www.india-club-berlin.com

Behrenstraße 72 (J4), PLZ 10117 (OT: Mitte), **T 030 20628610**
86 | Hauptgericht 16–32 € | Mo-So

Hier ist allein schon das Interieur einen Besuch wert: elegant und farbenfroh zugleich mit schweren Mahagoni-Möbeln im britisch-kolonialen Stil, dazu dunkle Holzvertäfelungen und bunte Deckenleuchter. Aber auch das Essen kann überzeugen. Geboten wird eine authentische nordindische Küche. Die Besonderheit: Brot, Fleisch und Gemüse werden in speziellen Tandoori-Öfen gegart.

Irma la Douce Neu!
www.irmaladouce.de

VARTA-TIPP Küche

Potsdamer Str. 102 (H6), PLZ 10785 (OT: Tiergarten), **T 030 23000555**
60 | Hauptgericht 28–36 € | Di-Sa Mo, So

Französisch inspiriertes Fine Dining präsentiert man Ihnen in diesem eleganten, im Brasserie-Stil gestalteten Restaurant. Blickfang ist ein illuminierter gläserner Weinkühlschrank mit einer nostalgischen Bahnhofsuhr in der Mitte. Exzellente Produkte, perfektes Handwerk und intensive Aromen verschmelzen zu klassischen Gerichten mit modernen Einflüssen. Dazu eine tolle Weinauswahl mit Schwerpunkt Burgund, Bordeaux und Champagne.

Kin Dee
www.kindeeberlin.com

VARTA-TIPP Küche

Lützowstraße 81 (H6), PLZ 10785 (OT: Tiergarten), **T 030 2155294**
60 | Menü ab 45 € | Di-Sa Mo, So

Das ungezwungen-lässige Restaurant ist längst kein Geheimtipp mehr in der Berliner Gastro-Szene. Dalad Kambhu serviert ihren Gästen eine Menüfolge mit ca. acht bis zehn verschiedenen Gerichten für mehrere Personen zum Teilen. Auf Basis traditioneller Rezepte treffen saisonale und regionale Produkte auf originale Thai-Aromen. Gastgeber Moritz Estermann sorgt für einen reibungslosen Ablauf im Service.

Kopps
www.kopps-berlin.de

Linienstraße 94 (K2), PLZ 10115 (OT: Mitte), **T 030 43209775**
75 | Hauptgericht 17–21 €, Menü 39–50 € | Sa-So Mo-Sa

Besonders ist hier sowohl das gemütliche und stilvolle Vintageflair als auch die raffinierte vegane Gourmetküche. Verwendet werden ausschließlich Erzeugnisse aus regionalem und saisonalem Anbau in Bio-Qualität. In regelmäßigen Workshops kann man die kreativen Geheimnisse der Kopps-Küche kennenlernen.

Nobelhart & Schmutzig
www.nobelhartundschmutzig.com

VARTA-TIPP Küche

Friedrichstraße 218 (K5), PLZ 10969 (OT: Kreuzberg), **T 030 25940610**
43 | Menü 105–130 € | Di-Sa Mo, So

Das trendige Gastro-Konzept des Berliner Hype-Restaurants hat längst seine Anhänger gefunden. Unter dem Motto „brutal lokal" verarbeitet Micha Schäfer ausschließlich regionale Zutaten von Erzeugern aus Brandenburg und der unmittelbaren Umgebung. Eine Trennung von Gastraum und Küche gibt es hier nicht, man sitzt direkt an der Theke und kann den Protagonisten bei der Arbeit zuschauen. Serviert wird eine Speisefolge aus zehn Gängen. Auf die Weinempfehlungen von Billy Wagner kann man sich verlassen.

Pauly Saal
www.paulysaal.com

VARTA-TIPP Küche

Auguststraße 11-13 (K3), PLZ 10117 (OT: Mitte), **T 030 33006070**
92 | Menü 85–125 € | Mi-Sa Mo, Di, So

Hohe Räume, mondäne Einrichtung und eine gläserne Küche prägen das szenetaugliche Restaurant in der denkmalgeschützten jüdischen Mädchenschule. Dirk Gieselmann offeriert hier ein exklusives Menü, das stark auf regionale und deutsche Produkte setzt. Nach dem Essen kann man sich in die lässig-gemütliche Cocktail- und Raucher-Bar im EG zurückziehen. Im Sommer lockt zudem die ruhige Innenhofterrasse.

Restaurant 1687
www.1687.berlin

Mittelstr. 30 (J4), PLZ 10117 (OT: Mitte), **T 030 20630611**
60 | Hauptgericht 20–36 € | Mo-Sa So

Moderne europäische Küche mit französischen Akzenten gibt es in diesem schicken Restaurant am Neustädtischen Kirchplatz - da liest man auf der Karte z.B. „Seeteufel + Langustine | grüner Spargel | Mais | Polenta | Sesam". Nicht zu vergessen der wöchentlich wechselnde Mittagstisch. In gläsernen, deckenhohen Weinkühlschränken lagern ausgesuchte Tropfen aus Deutschland und dem Mittelmeerraum.

Richard
www.restaurant-richard.de

VARTA-TIPP Küche

Köpenicker Straße 174 (O5), PLZ 10997 (OT: Kreuzberg), **T 030 49207242**
60 | Hauptgericht ab 20 €, Menü 58–98 € | Di-Sa Mo, So

»

Dass Patron Hans Richard auch ein hervorragender Maler ist, erkennt man an den dekorativen Bildern in dem großzügig, einladend und sehr geschmackvoll eingerichteten Restaurant. Neben der Kunst setzt der Patron aber auch auf präzises Kochen. Aus erstklassigen Produkten kreiert Küchenchef Francesco Contiero ein themen- und saisonbezogenes Menü auf klassischer Basis. Fein abgestimmtes Weinangebot.

Rutz Zollhaus Neu! www.rutz-zollhaus.com

Carl-Herz-Ufer 30, PLZ 10961 (OT: Kreuzberg), **T 030 233276670**
80 | Hauptgericht 17–25 € | So Mi-Sa Mo, Di

Frischer Wind im Traditionslokal am Landwehrkanal: 2020 hat das renommierte Rutz Restaurant und damit Chefkoch Marco Müller die Leitung des Berliner Klassikers übernommen. Im idyllischen Fachwerkbau mit seinem behutsam und puristisch modernisierten Interieur wird eine moderne Landküche serviert. Hübsch auch die Sommerterrasse mit mächtigen Kastanienbäumen.

The Grand www.the-grand-berlin.com

Hirtenstraße 4 (M3), PLZ 10178 (OT: Mitte), **T 030 2789099555**
160 | Hauptgericht 19–39 €, Menü 35–48 € | Mo-Fr Mo-So

Die Location ist eine Mischung aus Restaurant, Bar, Klub und Eventflächen. Ganz schön stylish hat man es hier. Ein Hingucker ist der extra angefertigte Kronleuchter, der von der Decke des ersten Stocks bis ins Erdgeschoss hängt. Serviert werden deutsch-französische Köstlichkeiten sowie erstklassige Grillgerichte. Wöchentlich wechselnde Mittagsmenüs. Hübsche Terrasse im Innenhof.

Tulus Lotrek www.tuluslotrek.de

VARTA-TIPP Küche

Fichtestraße 24, PLZ 10967 (OT: Kreuzberg), **T 030 41956687**
40 | Menü 130–160 € | Mo-Di, Fr-So Mi, Do

Nicht nur Kreuzberger mögen dieses sympathische Lokal mit seiner lässigen Wohnzimmeratmosphäre. Geboten wird eine moderne europäische Küche. Was bei Maximilian Strohe auf den Tisch kommt, ist schmackhaft, originell und preislich fair kalkuliert. Dazu ein charmanter Service sowie eine kleine, aber feine Weinauswahl mit Schwerpunkt Deutschland und Österreich. Tischreservierung empfehlenswert.

Volt www.restaurant-volt.de

VARTA-TIPP Küche

Paul-Lincke-Ufer 21 (E7), PLZ 10999 (OT: Kreuzberg), **T 030 338402320**
80 | Hauptgericht 26–38 €, Menü 69–96 € | Di-Sa Mo, So

Das stimmungsvolle Restaurant befindet sich im 1928 erbauten Umspannwerk Kreuzberg. Hinter dem denkmalgeschützten Gemäuer verbirgt sich ein großzügiger Gastraum mit goldfarbenen Kugelleuchten. Das kulinarische Konzept verbindet Berliner Traditionsgerichte und zeitgenössische Küche. Dabei legt man großen Wert auf saisonale und regionale Produkte. **Achtung: Bei Redaktionsschluss für diese Buchausgabe war das Restaurant auf Grund der COVID-19-Pandemie noch geschlossen.**

Alpenstück www.alpenstueck.de

Gartenstraße 9, PLZ 10115 (OT: Mitte), **T 030 21751646**
100 | Hauptgericht 9–24 €, Menü 35–48 € | Mo-So

Das Restaurant mit eigener Bäckerei und Manufaktur steht für süddeutsch-alpenländische Küche. Aus frischen regionalen Produkten entstehen gute bodenständige Gerichte wie „Wiener Schnitzel vom Weidekalb mit Gurkensalat und schwäbischem Kartoffelsalat". Das Ambiente ist ebenso ungezwungen-leger wie der freundliche Service. Eine Reservierung empfiehlt sich.

Barra Neu! www.barraberlin.com

VARTA-TIPP Küche

Okerstraße 2 (↘ L8), PLZ 12049 (OT: Neukölln), **T 030 81860757**
Hauptgericht 12–19 € | Mo, Fr-So ⃠ Di, Mi, Do

Mit seiner lässig-ungezwungenen Atmosphäre passt das Restaurant hervorragend in den Berliner Schillerkiez. Das täglich wechselnde Menü orientiert sich am Marktangebot. Die schmackhafte Küche sollte man am besten nach dem Sharing-Prinzip genießen. Auf der Karte stehen verschiedene kleine Gerichte, die nach und nach bestellt werden können. Dazu gibt es leckere Craft-Biere und interessante Naturweine (abseits des Mainstreams).

Bonvivant Neu! www.bonvivant.berlin

Goltzstr. 32, PLZ 10781 (OT: Schöneberg), **T 0176 61722602**
90 | Hauptgericht 14–18 € | Di-So ⃠ Mo

Das Lokal des gekachelten Eckhauses im Schöneberger Akazienkiez ist kein gewöhnliches Restaurant, sondern eine sogenannte Bistronomie, bestehend aus Barbereich und Bistro. Neben vegetarischem Soulfood liegt der Fokus auf spannenden Cocktailkreationen. Die Preise sind fair und die Atmosphäre ausgesprochen gesellig.

Borchardt www.borchardt-restaurant.de

Französische Straße 47 (K4), PLZ 10117 (OT: Mitte), **T 030 81886262**
180 | Hauptgericht 16–58 €, Menü 42–55 € | Mo-So

Klassiker der Berliner Gastro-Szene, der auf eine 150-jährige Geschichte zurückblicken kann. Serviert werden kulinarische Köstlichkeiten der modernen französischen und internationalen Küche. Lauschiger Hofgarten.

Brasserie Am Gendarmenmarkt www.brasserieamgendarmenmarkt.de

VARTA-TIPP Service

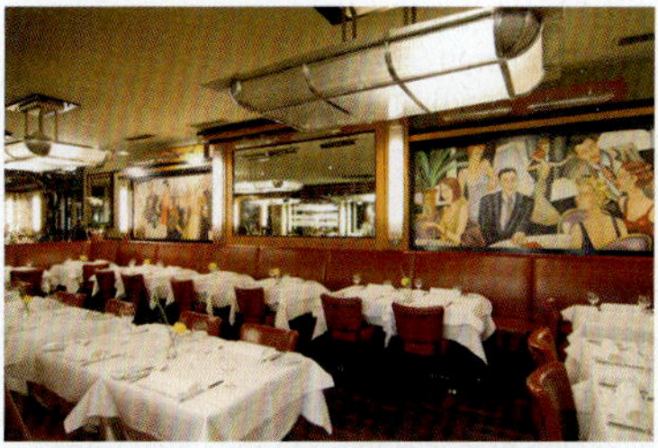

Taubenstraße 30 (K5), PLZ 10117 (OT: Mitte), **T 030 20453501**
120 | Hauptger. 15–74 €, Menü 35–50 €
Mo-Sa ⃠ So

Ein gelungener Designmix aus Art déco und Jugendstil sorgt für ein gediegen-elegantes Ambiente in dieser kulinarischen Institution in Berlins historischem Zentrum. Der freundliche und zuvorkommende Service kredenzt Ihnen eine schmackhafte deutsch-französische Regionalküche. Tipp: Mittags Quick Lunch.

Brasserie Lamazère
www.lamazere.de

Stuttgarter Platz 18 (C6), PLZ 10178 (OT: Mitte), **T 030 31800712**
40 | Hauptgericht 22–28 €, Menü 30–46 € | Di-So

Authentisch französisch speisen Sie in dieser charmanten Brasserie. Ob bestes Fleisch, feines Gemüse oder frischer Wildfang aus dem Mittelmeer, hier kann man eigentlich alles empfehlen. Dazu gibt es ausgewählte Tropfen aus Frankreichs berühmten Weingebieten. Herrliche Terrasse mit Blick auf den Stuttgarter Platz.

Bricole Neu!
www.bricole.de

Senefelderstr. 30 (M1), PLZ 10437 (OT: Prenzlauer Berg), **T 030 84421362**
Menü 49–69 € | Di-Sa ⃠ Mo, So

Im Sharing-Prinzip viele Kleinigkeiten probieren - diesem Trend folgt die moderne Bistronomie am Prenzlauer Berg. Hier pflegt man eine weltoffene Küche mit Bodenhaftung und achtet auf eine sorgfältige Auswahl und Verarbeitung der Produkte. Attraktive Weinauswahl mit Schwerpunkt Deutschland, Österreich und Frankreich.

Colette Tim Raue
www.brasseriecolette.de/berlin

VARTA-TIPP Küche

Passauer Straße 5-7 (F6), PLZ 10789, **T 030 21992174**
60 | Hauptgericht 20–36 €, Menü 59 € | Mo-So

Wer angenehm locker, aber dennoch hochklassig genießen möchte, ist hier absolut richtig. Das Lokal befindet sich im EG der Tertianum Seniorenresidenz vis-à-vis dem KaDeWe. Serviert wird eine feine Brasserieküche, die in punkto Machart und Produktqualität deutlich edler als allgemein üblich daherkommt. Auf der Terrasse kann man das bunte Treiben der Großstadt beobachten. Kleine Mittagskarte.

Die Nußbaumerin
www.nussbaumerin.de

VARTA-TIPP Küche

Leibnizstraße 55 (D6), PLZ 10629 (OT: Charlottenburg), **T 030 50178033**
50 | Hauptgericht 12–19 € | Di-Sa ⃠ Mo, So

Wo Qualität und Preis stimmen, kehrt man gerne zum Essen ein! In dem behaglichen Restaurant mit seinen grünen Wänden, formschönen Leuchten und güldenen Spiegeln kocht man nach traditionellen Rezepten aus der Familie Nußbaumer, erweitert mit neuen Interpretationen von Klassikern der österreichischen Küche. Probieren Sie z.B. „Wiener Rindersaftgulasch mit Semmelknödel" oder „Marillenknödel mit süßen Butterbröseln".

eins44
www.eins44.com

VARTA-TIPP Küche

Elbestraße 28/29 (↘ L8), PLZ 12045 (OT: Neukölln), **T 030 62981212**
55 | Hauptgericht 21–28 € | Mo-So

Im dritten Hinterhof der Otto-Reichel-Höfe versteckt sich dieses sylish-urbane Lokal. Hier sorgen Werkbänke, die zu Esstischen umfunktioniert wurden, handverlesene Lampen und ein schöner alter Fliesenspiegel für reichlich Industriecharme. Toll sitzt man auf der eingebauten Empore mit Loft-Charakter. Angeboten werden schmackhafte deutsch-französische Gerichte zu gastfreundlichen Preisen.

Hauptstadtrestaurant Gendarmerie
www.restaurant-gendarmerie.de

Behrenstraße 42 (K4), PLZ 10117 (OT: Mitte), **T 030 76775270**
230 | Hauptgericht 18–34 € | Mo-So

Das Restaurant beeindruckt mit einer einmaligen Raumkulisse. Das Ambiente ist eine Hommage an die Hauptstadt, die hier mit all ihren Facetten kunstvoll widergespiegelt wird. Blickfang ist das riesige Holzrelief von Jean-Yves Klein. Serviert wird moderne Berliner Küche mit internationalen Einflüssen. Täglich wechselnder Mittagstisch.

Austernbank
www.austernbank-berlin.de

Behrenstraße 42 (K4, Ecke Charlottenstraße), PLZ 10117 (OT: Mitte), **T 030 767752724**
150 | Hauptgericht 21–95 € |

Das angesagte Fischrestaurant im ehemaligen Tresorraum der einstigen Disconto Bank ist der berühmten „Grand Central Oyster Bar" in New York nachempfunden. Aus der offenen Showküche kommen erlesene Fisch- und Meeresfrüchtespezialitäten. Großzügiger Loungebereich. Gemütliche „Smokers Lounge".

Jungbluth
www.jungbluth-restaurant.de

Lepsiusstr. 63 (↘ D8), PLZ 12163 (OT: Steglitz), **T 030 79789605**
45 | Hauptgericht 20–26 €, Menü 38–46 € | Sa-So Di-So ⃠ Mo

Im schlichten, aber gemütlichen Gastraum wird eine ambitionierte Frischeküche serviert. Die wechselnde Speisekarte orientiert sich am Marktangebot und bietet solch wohlschmeckende Gerichte wie „Seeteufel, Karottenvariation, roter Camargue-Reis, Petersilie". Große Auswahl an Malt Whiskeys.

Kitchen Library Neu!
www.kitchen-library.de

Bleibtreustr. 55 (D6), PLZ 10623 (OT: Charlottenburg), **T 030 3125449**
30 | Hauptgericht 20–28 €, Menü 42–49 € | Di-Sa ⃠ Mo, So

Ein schönes, gemütliches Restaurant, in dem man sich auf bestens zubereitete Klassiker mit modernen Einflüssen freuen darf. Aus guten Produkten entsteht z.B. „Geschmortes Kalbsbäckchen | Kartoffelcreme | Apfelsauerkraut". Während man auf das Essen wartet, kann man in den ausgestellten Kochbuchschätzen schmökern.

Kochu Karu
www.kochukaru.de

Eberswalder Straße 35 (M1), PLZ 10437 (OT: Prenzlauer Berg), **T 030 80938191**
46 | Hauptgericht 10–16 € | Di-Sa ⃠ Mo, So

Koreanisch-spanische Fusionküche erwartet Sie in diesem kleinen Restaurant. Das Angebot reicht von Tintenfischsalat mit Chorizo über Korea Tacos bis hin zu Gogi Dumplings (im Reisblatt gedämpftes Rindfleisch mit Tofu). Nicht nur das Essen ist typisch, auch das Interieur mit seinem schlichten Design.

Le Petit Royal
www.lepetitroyal.de

Grolmanstr. 59 (D6), PLZ 10623, **T 030 330060750**
50 | Hauptgericht 29–70 € | Mo-Sa ⃠ So

»

In einem verwinkelten Gründerzeit-Altbau befindet sich die West-Dependance des Szene-Hotspots „Grill Royal“ (Berlin-Mitte). Schwerpunkte auf der Karte sind Steaks und Fischgerichte, aber auch modern interpretierte Klassiker aus der französischen Küche. Für Weinliebhaber hält man 500 erlesene Tropfen bereit.

Lode & Stijn
www.lode-stijn.de

Lausitzer Straße 25 (↘ L7), PLZ 10999 (OT: Kreuzberg), **T 030 65214507**
Menü 75 € | Di-Sa ⃠ Mo, So

In dem hell und schlicht gehaltenen Lokal geht es atmosphärisch wie kulinarisch einfach, familiär und ungekünstelt zu. Serviert wird allabendlich ein festes Menü - auf Wunsch auch vegetarisch und/oder mit passender Weinbegleitung. Tischreservierung empfehlenswert.

Lokal
www.lokal-berlinmitte.de

Linienstraße 160 (K3), PLZ 10115 (OT: Mitte), **T 030 28449500**
60 | Hauptgericht 18–31 € | Mo-So

In diesem Restaurant gefallen sowohl das helle Interieur mit den naturbelassenen, massiven Holztischen als auch die schmackhaften Speisen. Während am Mittag preiswerte Lunch-Gerichte aufgetischt werden, bietet man am Abend eine pfiffige deutsche Küche. Beispiel gefällig? „Rehrücken | Paprika | Fenchel | Pumpernickel | Radicchio | Blaubeere“.

Lucky Leek
www.lucky-leek.com

VARTA-TIPP Küche

Kollwitzstr. 54 (M2), PLZ 10405 (OT: Prenzlauer Berg), **T 030 66408710**
50 | Hauptgericht 18–25 €, Menü 39–63 € | Mi-So ⃠ Mo, Di

In der Nähe des Kollwitzplatzes zelebriert die vielseitige Josita Hartanto veganes Fine Dining auf beachtlichem Niveau - und das klingt auf der Speisekarte z.B. so: „Kräuterrisotto | Pfifferlinge | Hibiskus-Paprikasud | Nusscrumble“. Die Einrichtung ist unaufdringlich elegant, der Service unkompliziert und freundlich.

Mine Restaurant
www.minerestaurant.de

Meinekestraße 10, PLZ 10719, **T 030 88926363**
Hauptgericht 15–29 € | Mo-So

Das stimmungsvolle Lokal mit seiner vintage-anmutenden Einrichtung aus Natursteinwänden, Fliesenboden, einfachen Tischen und Stühlen sowie der großen, hellen Fensterfront bietet eine italienisch fokussierte Produktküche. Machen Ihnen z.B. „Frische hausgemachte Tagliatelle mit zartem, zwölf Stunden gegartem Kaninchenragout“ Appetit? Dann sollten Sie das Restaurant besuchen.

Ottenthal
www.ottenthal.com

Kantstraße 153 (E6), PLZ 10623 (OT: Charlottenburg), **T 030 3133162**
40 | Hauptgericht 18–34 €, Menü 34–55 € | Mo-So

Ein freundliches Restaurant mit Bistro-Atmosphäre und angeschlossener Weinhandlung. Die klassische und neue österreichische Küche klingt u.a. so: „Vorarlberger Kässpätzle mit original Bergkäse, Röstzwiebeln und Gurkensalat“. Und wer dann noch Lust auf ein Dessert hat, sollte unbedingt den handgezogenen Apfelstrudel probieren.

Renger-Patzsch
www.renger-patzsch.com

Wartburgstraße 54 (G8), PLZ 10823 (OT: Schöneberg), **T 030 7842059**
60 | Hauptgericht 13–19 € | Mo-Sa So

Gemütliches Ecklokal. An den Wänden großformatige Schwarz-Weiß-Fotos des Industrie- und Landschaftsfotografen Albert Renger-Patzsch, auf der Karte regionale und mediterrane Spezialitäten sowie Flammkuchen.

Rotisserie WeinGrün
www.rotisserie-weingruen.de

Gertraudenstraße 10-12, PLZ 10178 (OT: Mitte), **T 030 20621900**
80 | Hauptgericht 20–50 €, Menü 42–59 € | Mo-Sa So

Blanke Holztische, dezentes Licht und ein großes dekoratives Weinregal prägen das Ambiente in diesem sympathischen Ecklokal an der Friedrichsgracht. Beliebt ist das Restaurant wegen seiner Spezialitäten vom Flammenwandgrill. Zu den Klassikern zählen „Spare Ribs vom Havelländer-Apfelschwein“ oder „Finnischer Flammlachs“. Dazu gibt es leckere Weine aus Deutschland und Österreich.

TISK Speisekneipe
www.tisk-speisekneipe.de

Neckarstraße 12 (L8), PLZ 12053 (OT: Neukölln), **T 030 398200000**
Hauptgericht 14–24 €, Menü 39–59 € | Di-Sa Mo, So

Die Küche in diesem herrlich unprätentiösen Szenerestaurant konzentriert sich auf Berliner Klassiker in neuem Gewand und basiert auf frischen regionalen Produkten. So finden sich auf der Karte z.B. Jurkensalat, Kartoffelpü und Broiler. Das Ambiente: alte, aufgearbeitete Tische und Stühle, markante grüne Fliesen und ein großer s-förmiger Tresen als Blickfang.

Marlene Bar
www.berlin.intercontinental.com

Budapester Straße 2 (F6, im Hotel InterContinental), PLZ 10787 (OT: Tiergarten),
T 030 26023003
130 | Hauptgericht 8–14 € | Mo-So

Die Hotelbar ist ein beliebter Treffpunkt sowohl für Hotelgäste als auch Berliner. Geboten werden internationale Drinks, Cocktails nach Rezepten aus dem 18. Jahrhundert sowie gepflegte Live-Musik. Gemütliche Cigar-Lounge.

Vox Bar
www.vox-restaurant.de

Marlene-Dietrich-Platz 2 (J2, im Grand Hyatt Berlin), PLZ 10785 (OT: Tiergarten),
T 030 25531774
80 | Hauptgericht 11–34 € | Mo-So

Dunkler Parkettboden, elegante Lounge-Sessel und Collagen aus Schwarz-Weiß-Fotos bekannter Jazz-Legenden prägen das Ambiente dieser edlen Bar. Die Whiskyauswahl ist beeindruckend und kaum zu toppen. Von Donnerstag bis Samstag legen DJs auf. Separate Smoker-Lounge.

BERNAU A. CHIEMSEE 68 B
www.bernau-am-chiemsee.de

Bayern | EW 7.012 | 544 m — Prien 6 km, Rosenheim 25 km
T 08051 98680

Alter Wirt
www.alter-wirt-bernau.de

★★★ garni

Kirchplatz 9 (mit Hotel Bonnschlössl), PLZ 83233, **T 08051 9656990,** F 965699500
20 Zimmer | Ez 44–58 €, Dz 76–115 €

Denkmalgeschützter Gasthof mit familiärer Führung. Einfache, mit handbemalten bayerischen Bauernmöbeln eingerichtete Zimmer. Wellnessoase und mit neubarocken Stilmöbeln ausgestattete Zimmer im Gästehaus Bonnschlössl.

Seiserhof und Gästehaus Seiseralm
www.seiserhof.de

★★★ garni

Reit 5, PLZ 83233 (OT: Reit), **T 08051 9890,** F 989199
32 Zimmer | 1 Suite | 4 Apartments | Ez 60–72 €, Dz 98–126 €

Regionaltypisches Haus am Fuße der Kampenwand mit einzigartigem Blick auf den Chiemsee, das sich seit Generationen in Familienbesitz befindet. Zweckmäßige Zimmer mit behaglicher Atmosphäre. Bürgerliches Restaurant mit heimischer Küche.

BERNAU IM SCHWARZWALD 64 B
www.bernau-schwarzwald.de

Baden-Württemberg | EW 1.900 | 915 m — Waldshut 32 km, Freiburg 50 km
T 07675 160030

Das Rössle
www.roessle-bernau.de

★★★S garni

Sankt-Johann-Weg 2, PLZ 79872, **T 07675 922050,** F 1716
36 Zimmer | Ez 100–105 €, Dz 194–252 €

So mancher Gast kommt gerne wieder, denn schon allein die idyllische, waldreiche Umgebung lockt. Aber auch schön wohnlich ist es hier, egal ob Sie nun im Stammhaus oder im neueren SPA-Haus übernachten. Vom Hallenbad hat man einen wunderschönen Ausblick ins Grüne.

BERNE 14 C
www.berne.de

Niedersachsen | EW 6.832 | 6 m — Oldenburg 25 km, Bremerhaven 47 km
T 04406 941340

Hotel Weserblick
www.hotel-weserblick.de

★★★★★S garni

Juliusplate 6-7, PLZ 27804, **T 04406 92820,** F 928250
12 Zimmer | 1 Suite | Ez 83–98 €, Dz 128–133 €, 5,00 € | ⃠ 4.–22.1.21

Traditionsreiches Hotel direkt am Weserufer. Gepflegte Zimmer, teils mit Balkon. Restaurant mit schöner Terrasse. Fährverbindung Berne-Farge direkt am Haus.

BERNECK I.FICHTELGEBIRGE, BAD 44 D
www.badberneck.de

Bayern | EW 4.579 | 393 m — Bayreuth 15 km, Münchberg 21 km
T 09273 574374

Merkel
www.merkelhotel.de

★★★★★S garni

Marktplatz 13, PLZ 95460, **T 09273 9930,** F 99343
20 Zimmer | 1 Apartment | Ez 58–88 €, Dz 80–124 €, 4,50–8,50 €

Das familiengeführte Gästehaus auf Bad Bernecks altem Marktplatz bietet solide Gästezimmer und eine gemütliche Wirtsstube, in der regionale und saisonale Gerichte aufgetischt werden.

BERNKASTEL-KUES 49 B www.bernkastel.de

Rheinland-Pfalz | EW 6.907 | 110 m Zell 45 km, Trier 50 km
T 06531 500190

Christiana's WeinArtHotel www.wein-arthotel.de

★★★S garni

Lindenweg 18, PLZ 54470 (OT: Kues), **T 06531 6627,** F 7611
17 Zimmer | Ez ab 69 €, Dz ab 89 €

In diesem modernen, privat geführten Designhotel dreht sich alles rund um das Thema Wein. Es stehen geschmackvoll und geradlinig eingerichtete Nichtraucherzimmer in verschiedenen Kategorien zur Verfügung. Für jedes Zimmer steht ein Spitzenwinzer von der Mosel Pate. Die Küche im behaglichen Restaurant hat sich auf Steaks spezialisiert.

Zum Kurfürsten www.zum-kurfuersten.de

★★★★S garni

Amselweg 1, PLZ 54470 (OT: Kueser Plateau), **T 06531 96770,** F 4625
73 Zimmer | 11 Suiten | Ez ab 109 €, Dz ab 204 €

Vital- und Wellnesshotel mit Panoramaschwimmbad. Modern eingerichtete Zimmer und Suiten. Umfangreiches Wellness- und Gesundheitsangebot. Mehrere Restaurants.

Bären www.hotel-baeren.de

★★★★★S garni

Schanzstraße 9, PLZ 54470 (OT: Bernkastel), **T 06531 950440,** F 9504448
30 Zimmer | Ez ab 55 €, Dz ab 98 €, 15,00 €

Das familiär geführte Hotel besteht aus einem Ensemble von zwei benachbarten Gebäuden. Hier erwarten Sie individuell gestaltete Zimmer mit unterschiedlichem Komfort, teilweise mit schönem Blick auf die Mosel.

Burgblickhotel www.burgblickhotel.de

★★★S garni

Goethestraße 29, PLZ 54470, **T 06531 9722770,** F 97227718
20 Zimmer | Ez ab 75 €, Dz ab 109 €

Ein gut geführtes Haus mit freundlichen Gastgebern. Die wohnlichen Zimmer sind mit Parkettböden und schlicht gehaltenem Mobiliar sowie modernen Bädern ausgestattet. Vor dem „Zubettgehen“ trifft man sich gerne noch auf einen edlen Tropfen in der hauseigenen Weinbar. Unterstellmöglichkeiten für Motorräder und Fahrräder vorhanden.

Rotisserie Royale www.rotisserie-royale.de

Burgstraße 19, PLZ 54470 (OT: Bernkastel), **T 06531 6572**
30 | Hauptgericht 15–26 €, Menü 28–49 € | Mo-Di, Do-So Mi

In diesem denkmalgeschützten Fachwerkhaus im historischen Ortskern erfreut man Sie mit einer leichten französischen Küche - z.B.: „Rosa gebratener Lammrücken mit provencalischen Kräutern auf Rotweinjus, Ratatouille und Kartoffelgratin“. Im Gästehaus stehen einfache, aber gepflegte Zimmer zur Verfügung.

BERNRIED AM STARNBERGER SEE 67 B www.bernried.de

Bayern | EW 2.158 | 600 m Tutzing 7 km, Weilheim 13 km
T 08158 907670

Marina www.marina-bernried.de

Am Yachthafen 1-15, PLZ 82347, **T 08158 9320,** F 7117
87 Zimmer | 1 Suite | Ez 85–115 €, Dz 105–165 €

Hotelanlage mit Jachthafen am Starnberger See mit unterschiedlich eingerichteten Zimmern, teils mit Balkon oder Terrasse. Hoteleigenes Strandbad. In verschiedene Räume unterteiltes Restaurant mit regionaler Küche.

Seeblick www.seeblick-bernried.de

Tutzinger Straße 9, PLZ 82347, **T 08158 2540,** F 3056
102 Zimmer | 8 Suiten | Ez 70–130 €, Dz 90–145 €

In 4. Generation familiär geführtes Ferien- und Tagungshotel am Westufer des Starnberger Sees, teils mit nostalgischem Charme sowie hell und freundlich eingerichteten Zimmern unterschiedlicher Kategorien.

BERTRICH, BAD 40 C www.gesundland-vulkaneifel.de

Rheinland-Pfalz | EW 1.000 | 150 m Zell 17 km, Wittlich 25 km
T 02674 932222

Häcker's Fürstenhof www.haeckers-hotels.com

Kurfürstenstraße 36, PLZ 56864, **T 02674 9340,** F 737
65 Zimmer | 5 Suiten | 1 Apartment | Ez ab 99 €, Dz ab 190 € | 24 h

Am Kurpark gelegenes Wohlfühlhotel mit klassisch und elegant ausgestatteten Zimmern sowie schönem Wellnessbereich. Stilvolle Restauranträume.

BESCHEID 49 A www.hermeskeil.de

Rheinland-Pfalz | EW 411 | 421 m Hermeskeil 13 km, Trier 25 km
T 06503 95350

Zur Malerklause www.malerklause.de

Im Hofecken 2, PLZ 54413, **T 06509 558**
18 | Hauptgericht 29–38 €, Menü 69–99 € | So Do-Sa Mo, Di, Mi 21.12.20–8.1.21, 1.–18.9.21

Einen Hauch Nostalgie versprüht das üppig dekorierte Dorfgasthaus. Das heimelige Ambiente lädt zu einer gehobenen, klassischen Gourmetküche ein. Familiärer, herzlicher Service. Idealer Treffpunkt für gediegenes Tafeln.

BESIGHEIM 51 D www.besigheim.de

Baden-Württemberg | EW 12.500 | 185 m Bietigheim 5 km, Heilbronn 20 km
T 07143 80780
Ev. Kirche mit geschnitztem Hochaltar, Rundtürme aus der Stauferzeit, Marktbrunnen, Fachwerkrathaus, Steinhaus, hist. Badstube.

Marktwirtschaft
www.marktwirtschaft-besigheim.de

Marktplatz 2, PLZ 74354, **T 07143 9099091**
70 | Hauptgericht 21–28 €, Menü 39–55 € | Mo, Do-So Di, Mi

Hier trifft historisches Fachwerk auf modernes, zeitgenössisches Flair. In dem geselligen Restaurant am Marktplatz bilden Ambiente, Service und Küche eine stimmige Einheit. Die abwechslungsreiche Karte bietet regionale Gerichte mit internationalen Einflüssen. Preiswerter Mittagstisch.

BETZDORF 40 B
www.betzdorf.de

Rheinland-Pfalz | EW 9.951 | 211 m — Siegen 23 km, Olpe 38 km
T 02741 2910

Breidenbacher Hof
www.hotel-breidenbacher-hof.de

garni

Klosterhof 7, PLZ 57518, **T 02741 97790,** F 9779777
19 Zimmer | 3 Apartments | Ez 73–78 €, Dz 97–102 €, 7,00–9,00 €

Traditionsbetrieb seit 1893. Helle, individuell eingerichtete Zimmer mit moderner Ausstattung und kostenlosem WLAN. Im Restaurant genießen Sie typische Westerwälder Spezialitäten und saisonale Gerichte aus hochwertigen Produkten.

BIBERACH (BADEN) 57 C
www.biberach-baden.de

Baden-Württemberg | EW 3.679 | 193 m — Zell am Harmersbach 4 km, Lahr 14 km
T 07835 636511

Badischer Hof
www.badischer-hof.de

★★★★ S garni

Dörfle 20, PLZ 77781 (OT: Prinzbach), **T 07835 6360,** F 636299
50 Zimmer | 8 Suiten | 2 Apartments | Ez 76–95 €, Dz 168–208 €

Geschmackvolles Ferienhotel mit geräumigen Zimmern und einem recht ansprechenden Freizeit- und Wellnessbereich. Das Restaurant ist bekannt für seine sehr guten Wildspezialitäten.

Landgasthaus Kreuz
www.kreuz-prinzbach.de

Untertal 7, PLZ 77781 (OT: Prinzbach), **T 07835 426420**
100 | Hauptgericht 10–22 €, Menü 18–45 € | Fr-So Mo-Di, Do-So Mi

Badische Gemütlichkeit in stilvollem Ambiente: Ob in den holzvertäfelten Gaststuben samt Kachelofen oder auf der lauschigen Terrasse - hier kann man sich Spezialitäten aus der traditionellen badischen Küche schmecken lassen. Im Gästehaus „Speicher" stehen einige Gästezimmer zur Verfügung.

BIBERACH AN DER RISS 58 D
www.biberach-tourismus.de

Baden-Württemberg | EW 32.334 | 533 m — Ulm 42 km, Bodensee 55 km
T 07351 51165
Hist. Altstadt, Station der Oberschwäb. Barockstraße und der Dt. Fachwerkstraße, Reste der mittelalterl. Stadtbefestigung mit Türmen, Weberberg, Wieland-Museum, Therme Jordanbad.

Parkhotel Jordanbad www.jordanbad-parkhotel.de

★★★★ garni

Jordanbad 7, PLZ 88400 (OT: Jordanbad), **T 07351 343300,** F 343310
119 Zimmer | 3 Suiten | Ez ab 111 €, Dz ab 152 €

Hotel mit familiärer Gastlichkeit und modern eingerichteten Zimmern inmitten einer großzügigen Parkanlage. Direkter Zugang zum Thermalbad. Restaurant mit internationalem Speisenangebot.

Landhotel Zur Pfanne www.landhotel-pfanne.de

★★★ garni

Auwiesenstraße 24, PLZ 88400 (OT: Rindenmoos), **T 07351 34030,** F 340380
20 Zimmer | 1 Suite | Ez 61–72 €, Dz 88–98 €, ab 5,50 €

Familiär geführtes Landhotel in ruhiger Umgebung mit solider, moderner Zimmerausstattung. Zum Haus gehören auch ein bürgerliches Restaurant, mehrere Tagungsräume, eine Sauna sowie eine Kegelbahn.

BIEBELRIED 52 B www.kitzingen.info

Bayern | EW 1.275 | 277 m Kitzingen 6 km, Würzburg 14 km
T 09321 920049

Leicht www.hotel-leicht.de

★★★★ garni

Hauptstraße 2, PLZ 97318, **T 09302 9140,** F 3163
71 Zimmer | 2 Suiten | 2 Apartments | Ez 75–107 €, Dz 120–165 € | 24 h

Traditionsreicher, familiengeführter Gasthof mit persönlicher Atmosphäre. Wohnliche, zweckmäßig eingerichtete Zimmer im ländlichen Stil mit kostenfreiem WLAN. In den gemütlichen Gaststuben serviert man fränkische Gerichte mit modernen und internationalen Einflüssen.

BIELEFELD 22 C www.bielefeld.de

Nordrhein-Westfalen | EW 327.199 | 118 m Paderborn 43 km, Osnabrück 53 km
T 0521 516999
Alter Markt mit hist. Patrizierhäusern, Crüwellhaus, Theater am Alten Markt, Leineweberdenkmal, Stadttheater, Sparrenburg mit unterirdischen Gängen, Ravensberger Spinnerei, Kunsthalle, hist. Museum, Bauernhausmuseum, Museumshof Senne.

Bielefelder Hof www.bielefelder-hof.de

★★★★ garni

Am Bahnhof 3 (B1), PLZ 33602, **T 0521 52820,** F 5282100
161 Zimmer | 19 Suiten | 24 h

Eine gute Adresse für Geschäftsreisende ist das Traditionshotel am Hauptbahnhof. Auf den Gast warten neuzeitlich-funktional ausgestattete Zimmer. Umfangreicher Tagungsbereich mit großem Veranstaltungssaal.

Geistreich

60 | Hauptgericht 17–42 €, Menü 34–92 € | Di-Sa Mo, So ››

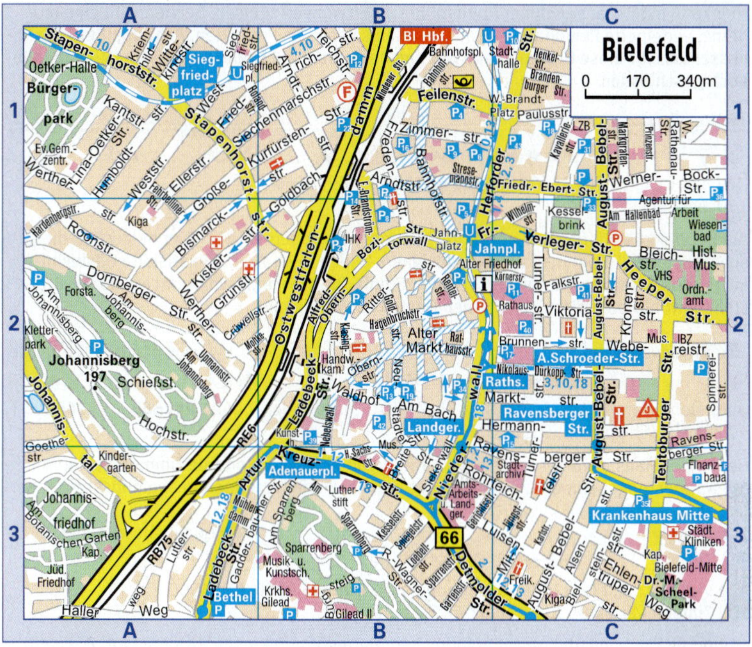
Bielefeld
0 170 340m
A
B
C
1
2
3
Bl Hbf.
Oetker-Halle
Bürger-park
Stapenhorststr.
Siegfriedplatz
Kantstr.
Lina-Oetker-Str.
Humboldtstr.
Weststr.
Ellerstr.
Große-Kurfürstenstr.
Bismarckstr.
Goldbach
Siechenmarschstr.
Roonstr.
Dornberger Str.
Wertherstr.
Kiga
Forsta.
Johannisberg
197
Schießst.
Kletterpark
Hochstr.
Goethestr.
Kindergarten
Johannisfriedhof
Botanischen Garten
Jüd. Friedhof
Haller Weg
Ostwestfalendamm
RE6
RB75
Ladebeck-Str.
Artur-Ladebeck-Str.
Adenauerpl.
Kreuzstr.
Bethel
Sparrenberg
Musik- u. Kunstsch.
Krkhs. Gilead
Gilead II
Lutherstift
Alter Markt
Waldhof
Obernstr.
Am Bach
Landger.
Niederwall
66
Detmolder Str.
Rohrteichstr.
Luisenstr.
Feilenstr.
Zimmerstr.
Bahnhofstr.
Herforder Str.
Friedr.-Ebert-Str.
Jahnpl.
Alter Friedhof
Rathaus
Viktoriastr.
Brunnenstr.
A.Schroeder-Str.
Raths.
3,10,18
Ravensberger Str.
Hermannstr.
Stadtarchiv
Turnerstr.
August-Bebel-Str.
Kesselbrink
Verleger-Str.
Heeper Str.
Teutoburger Str.
Kronenstr.
Webereistr.
Mus.
IBZ
Hist. Mus.
Wiesenbad
VHS
Ordn.-amt
Agentur für Arbeit
Bockstr.
Finanzbau
Krankenhaus Mitte
Städt. Kliniken
Bielefeld-Mitte
Dr.-M.-Scheel-Park
Ehlentruper Weg
Stadthalle
W.-Brandt-Platz
Paulusstr.
LZB
Kiga

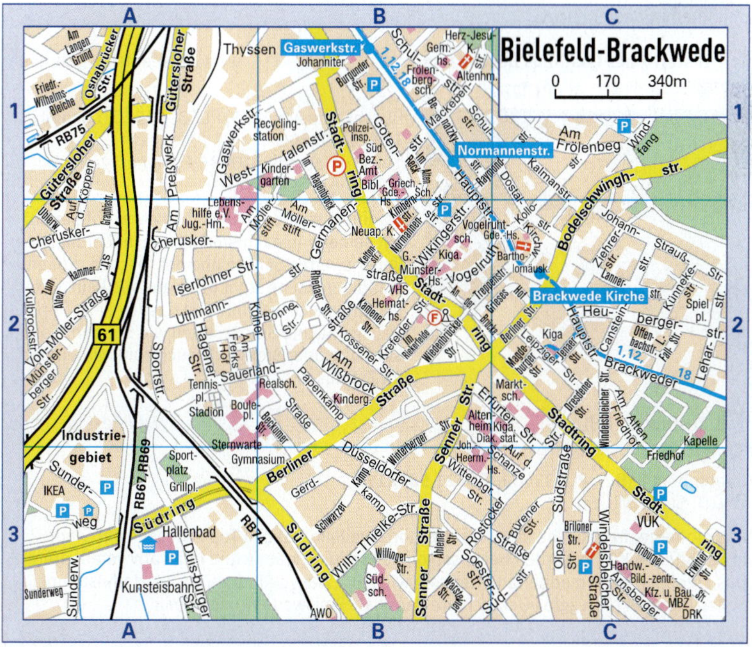
Bielefeld-Brackwede
0 170 340m
A
B
C
1
2
3
Gaswerkstr.
Johanniter
Thyssen
Normannenstr.
Gütersloher Straße
Osnabrücker Str.
RB75
61
Gaswerkstr.
Westfalenstr.
Recycling-station
Stadtring
Kindergarten
Germanenstr.
Hauptstr.
Vogelruth
Cheruskerstr.
Iserlohner Str.
Uthmannstr.
Hagener Str.
Kölner Str.
Sauerlandstr.
Realsch.
Stadion
Sternwarte
Gymnasium
Berliner Straße
Düsseldorfer Str.
Südring
Hallenbad
Kunsteisbahn
Industriegebiet
IKEA
Sunderweg
RB67,RB69
RB74
Senner Str.
Erfurter Str.
Markt-sch.
Brackwede Kirche
Bodelschwinghstr.
Am Frölenberg
Kalmanstr.
Heuberger Str.
Brackweder Str.
Südstraße
Windelsbleicher Straße
Am Alten Friedhof
Kapelle
VÜK
Stadtring
Wilh.-Thielke-Str.
Rostocker Straße
Soester Str.
AWO
MBZ
DRK

Hier kann man in angenehmer Atmosphäre ungezwungen speisen. Serviert wird eine moderne, verfeinerte Regionalküche aus frischen saisonalen Produkten. **Achtung: Bei Redaktionsschluss für diese Buchausgabe war das Restaurant auf Grund der COVID-19-Pandemie noch geschlossen.**

Hotel Légère
www.legere-hotels-online.com

★★★★ garni

Neumarkt 2 (B1), PLZ 33602, **T 0521 489580,** F 48958466
120 Zimmer | 24 h

Am Neumarkt steht das Businesshotel in puristisch-modernem Stil - hier bestechen die geschmackvollen Fotografien des Fotodesigners Ullrich H. M. Wolf. Klimatisierte Gästezimmer in drei Kategorien (zwischen 20 und 28 qm). Die stimmungsvolle „faces Lounge & Bar" steht sowohl Hotel- als auch externen Gästen zur Verfügung.

Brackweder Hof
www.brackweder-hof.de

★★★ garni

Gütersloher Straße 236 (↙ A3), PLZ 33649 (OT: Brackwede), **T 0521 942660,** F 9426610
40 Zimmer | Ez ab 73 €, Dz ab 100 €

Gepflegtes Haus in verkehrsgünstiger Lage. Freundliche, komfortable Zimmer. Restaurant mit warmer, angenehmer Atmosphäre und schmackhafter, mediterran beeinflusster Küche.

Quality
www.quality-hotel-bielefeld.de

★★★S garni

Alte Verler Str. 2, PLZ 33689 (OT: Sennestadt), **T 05205 9360,** F 936500
102 Zimmer | Ez ab 85 €, Dz ab 97 € | 24 h

Modernes Tagungs- und Geschäftshotel in unmittelbarer Nähe der BAB-Ausfahrt Bielefeld-Sennestadt. Praktische Gästezimmer mit zeitgemäßer Technik. Restaurant mit regionaler und internationaler Küche.

Historisches Gasthaus Buschkamp
www.museumshof-senne.de

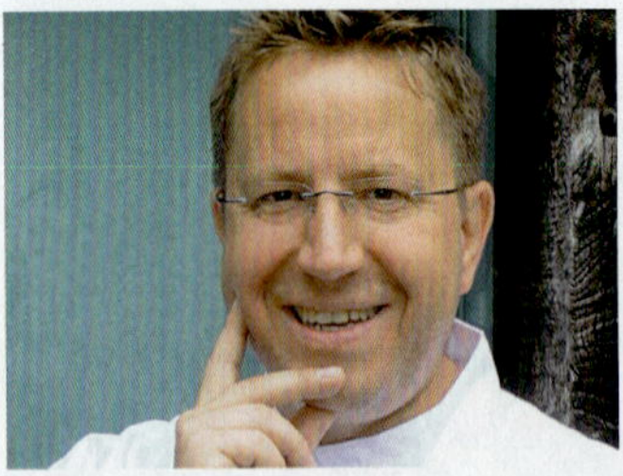

Buschkampstraße 75, PLZ 33659 (OT: Senne),
T 0521 492800
100 | Hauptger. 10–36 €, Menü 32–85 € |
Mi-So Mo, Di

Traditionsgastronomie im Museumshof Senne. Mit seiner original historischen Einrichtung, dem liebenswerten Service und der frischen, bodenständigen Küche steht das Haus wie kein anderes für typisch westfälische Gastlichkeit. Tipp: Hausgemachte Spezialitäten wie Suppen, Soßen, Konfitüre oder Brot gibt's auch zum Mitnehmen für Zuhause.

Restaurant GUI Neu!
www.gui-restaurant.de

Gehrenberg 8 (B2), PLZ 33602, **T 0521 5222119**
Di-Sa Mo, So

Das moderne, freundliche Restaurant gehört zweifellos zu den Top-Adressen der Stadt. In der offenen Küche werden beste saisonale Produkte kreativ und innovativ verarbeitet. Das Ergebnis: feine mediterrane Gerichte wie z.B. „Wagyu-Rinderhüfte | Kartoffelstampf | Schwarzwurzel | Taleggio | Geräucherte Paprika". Preiswertes Lunchmenü.

Tomatissimo
www.tomatissimo.de

Am Tie 15, PLZ 33619 (OT: Kirchdornberg), **T 0521 163333**
60 | Hauptgericht 18–54 €, Menü 45–89 € | So Mi-So

Nettes Restaurant mit zeitgemäßem Ambiente und freundlichem Service. Aus der Küche kommen schmackhaft zubereitete Mittelmeergerichte sowie hochwertige Steaks vom Holzkohlegrill. Neben erlesenen Weinen bietet man auch eine große Auswahl an exklusiven Ginsorten sowie außergewöhnliche Tonic Water an.

Büscher's Restaurant
www.hotel-buescher.de

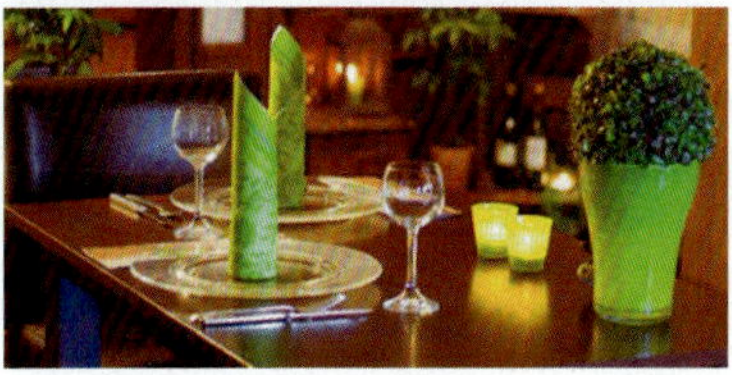

Carl-Severing-Str. 136, PLZ 33649 (OT: Quelle), **T 0521 946140**
80 | Hauptger. 14–32 €, Menü 35–55 €
Mo-Sa

Hier überrascht Sie der Patron mit einer deftig-rustikalen Küche, in der fast ausschließlich Produkte aus der Region Verwendung finden. Ob Backhendl, Saiblingsfilet oder Cordon bleu: man kann eigentlich alles empfehlen! Lauschiger Bier- und Weingarten.

Höptners Abendmahl
www.abendmahl-restaurant.de

Johannisstr. 11a, PLZ 33611 (OT: Schildesche), **T 0521 86105**
20 | Hauptgericht 29–55 €, Menü 59–95 € | Di-Sa Mo, So

Ausgesprochen charmant ist dieses kleine Lokal mit angeschlossener Weinhandlung. Serviert wird gehobene deutsche Küche - wahlweise als kleines oder großes Abendmahl. Dazu gibt es erlesene Tropfen aus nah und fern. Hübsch begrünte Gartenterrasse.

Klötzer's
www.kloetzer-delikatessen.de

Ritterstraße 33 (B2), PLZ 33602, **T 0521 9677520**
60 | Hauptgericht 16–29 €, Menü 39–49 € | Mo-Sa

Gut frequentiertes Restaurant in der Bielefelder Fußgängerzone. Geboten wird regionale Küche mit mediterranen und asiatischen Einflüssen. Angeschlossenes Feinkostgeschäft mit großer Frischetheke und internationalem Spitzengourmetsortiment.

BIENENBÜTTEL 15 D
www.bienenbuettel.de

Niedersachsen | EW 6.849 | 30 m — Lüneburg 15 km, Bispingen 41 km
T 05823 98000

Gut Bardenhagen
www.gut-bardenhagen.de

garni

Bardenhagener Str. 3-9, PLZ 29553, **T 05823 9539960,** F 955917
31 Zimmer | 2 Suiten | Ez ab 115 €, Dz ab 145 €

Denkmalgeschütztes Gutshaus von 1908 mit idyllischer Park- und Gartenlandschaft. Geschmackvoll ausgestattete Zimmer und Suiten, die sich auf verschiedene Gebäude verteilen. Besonders bei Heiratswilligen ist diese Adresse sehr gefragt.

Gut Evening

40 | Hauptgericht 12–24 €, Menü 29–42 € | So Mo-So

Modernes Restaurant mit direktem Zugang zum Arkaden-Innenhof mit Rosengarten. Geboten wird eine frische, leichte Saisonküche zu fairen Preisen. Großer Festsaal für Veranstaltungen.

BIERSDORF AM SEE 39 C www.eifel-direkt.de

Rheinland-Pfalz | EW 580 | 340 m Bitburg 10 km, Trier 37 km
T 06561 94340

Dorint Seehotel & Resort Bitburg Südeifel www.dorint.com/bitburg

Seeuferstr. 1, PLZ 54636 (OT: Biersdorf), **T 06569 990,** F 7909
165 Zimmer | 7 Suiten | 59 Apartments | 24 h

Modernes Ferienhotel in schöner grüner Lage mit hübscher Aussicht auf den Stausee. Helle, geschmackvoll eingerichtete Zimmer, teils mit Balkon und Seesicht. Restaurant mit saisonaler und internationaler Küche.

BIETIGHEIM-BISSINGEN 58 A www.bietigheim-bissingen.de

Baden-Württemberg | EW 44.000 | 238 m Stuttgart 22 km, Heilbronn 25 km
T 07142 74227
Hist. Altstadt, Stadtmuseum Hornmoldhaus, Enzviadukt, Villa Visconti, Japangarten, Bürgergarten.

Friedrich von Schiller www.friedrich-von-schiller.com

Marktplatz 5, PLZ 74321 (OT: Bietigheim), **T 07142 90200,** F 902090
15 Zimmer | 4 Suiten | Ez 89–111 €, Dz 105–115 €, exkl. Frühstück, 12,00 €

Das unter Denkmalschutz stehende Gebäude am historischen Marktplatz wurde liebevoll und sorgfältig restauriert. Hier erwarten Sie individuell gestaltete Themenzimmer. Jedes Zimmer trägt den Namen eines Werks von Friedrich Schiller.

Schillers Gute Stube

65 | Hauptgericht 15–36 €, Menü 36–85 € | Mo-Sa

Im nostalgisch anmutenden Restaurant, das den Namen „Gute Stube" völlig zurecht trägt, pflegt man eine herzliche Gastfreundschaft. Serviert wird eine bodenständige Regionalküche mit saisonalen Produkten heimischer Erzeuger. In der warmen Jahreszeit haben Sie die Wahl zwischen der lauschigen Südterrasse mit Blick in den Park oder der kurzweiligen Marktplatzterrasse.

Otterbach www.hotel-otterbach.de

Bahnhofstraße 153, PLZ 74321 (OT: Bissingen), **T 07142 5840,** F 64142
85 Zimmer | 2 Suiten | Ez ab 119 €, Dz ab 134 €

Das moderne Businesshotel mit seiner futuristischen Außenfassade ist nur wenige Gehminuten vom Bahnhof entfernt. Es bietet geschmackvolle Zimmer mit neuzeitlichem Ambiente, die sich auf das Haupthaus und den Neubau verteilen. Netter Saunabereich.

Otterbach

80 | Hauptgericht 15–28 €, Menü ab 43 € | Mo-Fr, So Mo-Do, So Sa

Im gediegen-elegant eingerichteten À-la-carte-Restaurant serviert man klassische Gerichte aus der regionalen und internationalen Küche. Mögen Sie z.B. „Rib-Eye-Steak von der Färse mit geschrotetem Pfeffer, Pommes Frites und bunten Salaten"? Mit dem Roten Salon und dem Wintergarten stehen auch Räumlichkeiten für Geschäfts- oder Familienfeiern zur Verfügung.

Rose

www.maerzundmaerz.de

★★★S garni

Kronenbergstraße 14, PLZ 74321 (OT: Bietigheim), **T 07142 42004,** F 45928
31 Zimmer | 7 Suiten | 1 Apartment | Ez 59–89 €, Dz 79–119 €, exkl. Frühstück, 14,00 €

Angenehmes Wohnen, ein gutes Frühstück und herzliche Gastfreundschaft machen diesen traditionsreichen Familienbetrieb zur perfekten Übernachtungsadresse. Sie sind Businessgast? Dann fragen Sie nach den modernen, geräumigen Deluxe-Zimmern! Für Langzeitgäste stehen im Nebenhaus auch einige Apartments zur Verfügung.

Maerz - Das Restaurant

VARTA-TIPP Küche **VARTA-TIPP** Service

35 | Hauptgericht 24–36 €, Menü 79–89 € | Di-Sa Mo, So

Getreu seiner Philosophie „Heimweh | Fernweh" stellt der selbstbewusste und ausgesprochen kreative Benjamin Maerz sowohl regionale als auch internationale Produkte in den Mittelpunkt seiner wechselnden kulinarischen Kreationen. Selbstverständlich bietet er auch ein Menü ohne Fisch und Fleisch an. Die passenden Weinempfehlungen hat Bruder Christian, der von einer umsichtigen Servicecrew unterstützt wird.

BILLERBECK 29 B

www.billerbeck.de

Nordrhein-Westfalen | EW 11.600 | 115 m — Coesfeld 6 km, Steinfurt 20 km
T 02543 730
Dom mit über 100 m hohen Türmen, Kolvenburg, Richthof, Johanniskirche, Haus Beckehaus, Archidiakonat, Haus Hameren, Ludgerusbrunnen.

Domschenke

www.domschenke-billerbeck.de

★★★★S garni

Markt 6, PLZ 48727, **T 02543 93200,** F 932030
31 Zimmer | 1 Suite | Ez ab 80 €, Dz 105–155 € | 24 h

Direkt gegenüber dem Ludgerus-Dom in der Ortsmitte befindet sich das familiengeführte Hotel. Die renovierten und recht geräumigen Zimmer zeigen sich im modernen, anspruchsvollen Design. Tipp: Lassen Sie sich auf keinen Fall das Frühstück entgehen.

Domschenke

VARTA-TIPP Küche

50 | Hauptgericht 11–30 €, Menü 12–56 € | Mo-So

Westfälische Gastfreundschaft 'par excellence'. Engagiert und leidenschaftlich führen die Grolls dieses Restaurant. In den behaglichen, lichtdurchfluteten Gasträumen mit mediterranem Flair versammelt sich eine bunt gemischte Gästeschar und freut sich auf die kulinarischen Gaumenfreuden des Patrons, der vor allem für seine exzellenten Fischgerichte bekannt ist.

Weissenburg www.hotel-weissenburg.de

Gantweg 18, PLZ 48727, **T 02543 750,** F 75275
95 Zimmer | 11 Suiten | Ez ab 85 €, Dz ab 125 €, 10,00 €

Inmitten einer malerischen Parklandschaft mit Wildgehege liegt dieser gewachsene Familienbetrieb, der bei Tagungs- und Freizeitgästen gleichermaßen beliebt ist. Hier stehen Ihnen wohnliche Zimmer und ein 700 qm großer Wellnessbereich zur Verfügung. Behagliches Restaurant mit schöner Terrasse.

BILSEN 15 A www.bilsen.de

Schleswig-Holstein | EW 760 | 28 m Pinneberg 18 km, Norderstedt 18 km
T 04123 68140

Jagdhaus Waldfrieden www.waldfrieden.com

Kieler Str. 1 (an der B 4), PLZ 25485, **T 04106 61020,** F 69196
24 Zimmer | Ez 88–105 €, Dz 139–166 €, 22,00 €

Das 1902 erbaute Traditionshaus präsentiert sich heute als stilvolles Refugium mit gepflegter Parkanlage, historischer Villa und reizvollen Nebengebäuden. In den Gästezimmern verbinden schicke Möbel und weiche Stoffe das Alte und das Neue zeitgemäß. Im behaglichen Kaminzimmer, im Wintergarten und auf der Terrasse wird eine marktfrische Regionalküche serviert.

BINDLACH 54 A www.bindlach.de

Bayern | EW 7.297 | 362 m Bayreuth 3 km, Bamberg 68 km
T 09208 6640

Landhaus Gräfenthal www.landhausgraefenthal.de

Obergräfenthal 7, PLZ 95463 (OT: Obergräfenthal), **T 09208 289**
90 | Hauptgericht 13–29 €, Menü 28–58 € | Sa-So Mo, Mi-So Di

Fränkische Gemütlichkeit in der Bauern- und Zirbelstube und elegantes Flair im Restaurant. Serviert werden verfeinerte Regionalgerichte sowie internationale Speisen. Netter Service. Schöne Sommerterrasse mit mediterranem Flair.

BINGEN AM RHEIN 50 A www.bingen.de

Rheinland-Pfalz | EW 25.000 | 100 m Bad Kreuznach 15 km, Mainz 28 km
T 06721 184205
Mäuseturm, Basilika St. Martin, St.-Rochus-Kapelle, hist. Museum am Strom, Burg Klopp, Oberes Mittelrheintal, Kulturufer Bingen.

Papa Rhein Hotel Neu! www.paparheinhotel.de

Hafenstraße 47, PLZ 55411, **T 06786 292990**
114 Zimmer | 12 Suiten | Ez 79–199 €, Dz 99–239 €, inkl. Halbpension, 6,00–19,00 €

Neues Hotel am Bingener Rheinufer. Die unterschiedlich großen Zimmer und Suiten bieten einen außergewöhnlichen Rundumblick auf Rhein, Weinberge und das gegenüberliegende Niederwalddenkmal. Für das Restaurant Bootshaus zeichnet kein geringerer als Nils Henkel verantwortlich. Bei Redaktionsschluss für diese Buchausgabe befand sich das Haus noch in der Soft-Opening-Phase. Varta-Bewertung folgt.

BINZEN 64 A www.binzen.de

Baden-Württemberg | EW 3.076 | 284 m Lörrach 5 km, Basel (Schweiz) 9 km
T 07621 660851

Mühle www.muehlebinzen.de

Mühlenstraße 26, PLZ 79589, **T 07621 6072,** F 65808
32 Zimmer | 3 Suiten | Ez 69–80 €, Dz 110–125 € | 24 h

Familiär geführtes Hotel in herrlich ruhiger Lage. Das Haus bietet stilvoll eingerichtete Zimmer und eignet sich sowohl für Feriengäste als auch für Geschäftsreisende. In den hübschen Gaststuben können Sie sich mit bodenständigen Markgräfler Spezialitäten und gehobenen internationalen Speisen verwöhnen lassen.

Ochsen www.ochsen-binzen.de

Hauptstraße 42, PLZ 79589, **T 07621 4220888,** F 4220889
24 Zimmer | 1 Suite | Ez ab 72 €, Dz ab 110 €, 7,50–12,00 €

In diesem traditionsreichen Gasthof im Ortszentrum wohnen Sie in großzügigen, sehr behaglich eingerichteten Zimmern. Ganz besonderen Komfort bietet die 55 qm große Ochsen-Suite. Unverfälschte Gastlichkeit, gepflegtes Ambiente und eine klassisch-international ausgerichtete Küche erwarten Sie im Restaurant.

BIRKENAU 51 A www.birkenau.de

Hessen | EW 10.021 | 147 m Weinheim/Bergstraße 4 km, Heidelberg 17 km
T 06201 39746

Lammershof www.lammershof.de

Abtsteinachstr. 2, PLZ 69488 (OT: Löhrbach), **T 06201 845030,** F 845030
11 Zimmer | Ez ab 79 €, Dz ab 119 €, exkl. Frühstück, ab 14,00 €

Das denkmalgeschützte Fachwerkanwesen von 1709 hat man aufwendig saniert. Die individuell und mit Liebe zum Detail eingerichteten Zimmer verteilen sich auf das Stammhaus und den Anbau. Auf den Wiesen des 45 Hektar großen Hofguts weiden amerikanische Präriebisons und schottische Galloway-Rinder.

WILDBERG

18 | Hauptgericht 19–69 €, Menü 79–105 € | Mi-Sa Mo, Di, So

Natürlichkeit, Saisonalität und einwandfreie Produktherkunft sind die Basis für die verfeinerte Regionalküche, die Ihnen hier serviert wird. **Achtung: Bei Redaktionsschluss für diese Buchausgabe war das Restaurant auf Grund der COVID-19-Pandemie noch geschlossen.**

Drei Birken www.restaurant-drei-birken.de

VARTA-TIPP Küche

Hauptstraße 170 (an der B 38), PLZ 69488, **T 06201 32368**
50 | Hauptgericht 19–37 €, Menü 36–80 € | Do-So Mi-So »

Seit vielen Jahren erfreuen wir uns an dieser kulinarischen Adresse! Familie Gassen schöpft voll aus der alten klassischen Schule, inspiriert durch neue Ideen, mit viel Fleiß und Engagement. Im mediterran-ländlichen Rahmen werden der Saison angepasste, abwechslungsreiche Gerichte (z.B. „Kalbsbäckchen in Spätburgunder geschmort, Champignons, Spargelragout, handgeschabte Spätzle“) kredenzt.

BIRNBACH, BAD 62 C www.badbirnbach.de

Bayern | EW 5.526 | 376 m Passau 44 km, Regensburg 120 km
T 08563 963040

Sonnengut www.sonnengut.de

VARTA-TIPP Ambiente

★★★★ garni

Am Aunhamer Berg 2, PLZ 84364, **T 08563 3050,** F 305100
88 Zimmer | 7 Suiten | Ez 112–152 €, Dz 224–276 €, 19,00 € | 24 h

Familiär geführtes Wellnesshotel mit exklusivem, lichtdurchflutetem SPA-Bereich, eingebettet in die wunderschöne Natur. Die liebevoll im Landhausstil eingerichteten Zimmer verfügen alle über einen Balkon oder eine Terrasse und bieten einen herrlichen Blick ins Rottal. Das Haus ist die perfekte Adresse für einen Aktivurlaub oder ein romantisches Wochenende zu zweit.

Hirschstube

30 | Hauptgericht 13–29 €, Menü 28–59 € | So Mi-So Mo, Di

Alte Holzdielen, getäfelte Wände und geschmackvolle Stoffe in warmen Farben sorgen im behaglichen Restaurant für regionaltypisches Flair und Wohlfühlambiente. Die Speisekarte bietet feine regionale Gerichte. Preis-Leistungs-Verhältnis und Service stimmen. **Achtung: Bei Redaktionsschluss für diese Buchausgabe war das Restaurant auf Grund der COVID-19-Pandemie noch geschlossen.**

Hofgut Hafnerleiten www.hofgut.info

VARTA-TIPP Ambiente

garni

Brunndobl 16, PLZ 84364 (OT: Brunndobl), **T 08563 91511**
15 Zimmer | 2 Suiten | Ez 100–150 €, Dz 150–230 €

Die prachtvolle Hotelanlage bietet ihren Gästen verschiedene Themenhäuser und romantische Teichsuiten. Jedes der individuell und hochwertig ausgestatteten Häuschen hat seinen ganz eigenen Charme. Ein herrlicher Rückzugsort, umgeben von einem zauberhaften Landschaftsbild. Wenn Sie mögen, können Sie beim Hausherrn Erwin Rückerl einen Koch- oder Baristakurs buchen.

BISCHOFSGRÜN 44 D www.bischofsgruen.de

Bayern | EW 1.940 | 676 m Wunsiedel 18 km, Bayreuth 27 km
T 09276 1292

Kaiseralm www.kaiseralm.de

★★★★ garni

Fröbershammer 31, PLZ 95493, **T 09276 800,** F 8145
95 Zimmer | 5 Suiten | Ez 69–99 €, Dz 113–160 €, ab 8,00 € | 24 h

Familiär geführtes Ferien- und Tagungshotel mit Panoramablick auf Bischofsgrün und Ochsenkopf. Gemütliche, im Landhausstil eingerichtete Zimmer und Suiten. Restaurant mit fränkischer und internationaler Küche.

BISCHOFSHEIM A.D.RHÖN 43 C www.bischofsheim.info

Bayern | EW 4.755 | 448 m Bad Neustadt a. d. Saale 19 km, Brückenau 24 km
T 09772 910150

Luisenhof www.luisenhof-rhoen.de

€ Gut & Günstig

Haselbachstraße 93, PLZ 97653 (OT: Haselbach), **T 09772 1880,** F 8654
14 Zimmer | Ez 46–52 €, Dz 68–79 €, 5,00 € | 30.11.20–24.12.21

Kleines, gemütliches Hotel in ruhiger Lage am Fuße des Kreuzberges. Freundlich und behaglich eingerichtete Zimmer mit moderner Ausstattung. Das Haus verfügt auch über einen Fitnessraum, eine Sauna, ein Solarium und einen Konferenzraum. Schöner Biergarten mit Nuss- und Kirschbäumen.

BISPINGEN 15 C www.bispingen.de

Niedersachsen | EW 6.311 | 74 m Soltau 16 km, Lüneburg 45 km
T 05194 9879690

Das kleine Hotel www.daskleinehotel.de

garni

Am Park 2c, PLZ 29646, **T 05194 6844,** F 6845
9 Zimmer | Ez 82 €, Dz 120 € | 24 h

Kleines, persönlich geführtes Hotel in ruhiger, grüner Lage direkt am Park. Individuell eingerichtete Zimmer mit kostenlosem WLAN. Gutes Frühstück.

Heidehotel Rieckmann www.hotel-rieckmann.de

Kirchweg 1-2, PLZ 29646, **T 05194 9510,** F 95134
26 Zimmer | Ez 64–110 €, Dz 84–159 €

Freundlich geführter Heidegasthof in zentraler Lage. Helle, in warmen Farben eingerichtete Gästezimmer mit zweckmäßiger Ausstattung. Gute Tagungsmöglichkeiten.

Rieckmanns Tafelhuus

90 | Hauptgericht 11–28 €, Menü 20–35 € | So Mi-So Mo, Di

Restaurant mit frischer regionaler Küche und traditionellen Heidespezialitäten aus heimischen Produkten. Im Sommer lädt die Terrasse unter alten Buchen zum Verweilen ein.

König-Stuben www.koenig-stuben.de

★★★S garni

Luheweg 25, PLZ 29646, **T 05194 98100,** F 981019
25 Zimmer | Ez 62–82 €, Dz 89–109 € | 4.1.–5.3.21

Persönlich geführter Landgasthof mit stilvollem Ambiente am Rande des Naturschutzparks Lüneburger Heide. Unterschiedliche, von funktional bis geschmackvoll und teils mit Stilmöbeln eingerichtete Gästezimmer.

BITBURG 49 A www.bitburg.de

Rheinland-Pfalz | EW 14.886 | 350 m Trier 25 km, Prüm 33 km
T 06561 60010
Brauerei, archäolog. Parcours, Erlebnisbad, Eisstadion, Stausee Bitburg, Nordic-Walking-Parcours, Kulturzentrum Haus Beda.

Eifelbräu www.eifelbraeu.de

★★★★ garni

Römermauer 36, PLZ 54634, **T 06561 9100,** F 910100
30 Zimmer | 2 Suiten | Ez 85–105 €, Dz 125 €

Der historische Gasthof ist eine sehr gepflegte Adresse. Auf drei Etagen stehen liebevoll gestaltete Gästezimmer zur Verfügung. Im gemütlichen Restaurant „Eifelstube" wird moderne deutsche Küche serviert.

BLANKENBACH 42 C www.gemeinde-blankenbach.de

Bayern | EW 1.602 | 190 m Aschaffenburg 15 km, Frankfurt am Main 48 km
T 06024 631460

Brennhaus Behl www.behl.de

garni

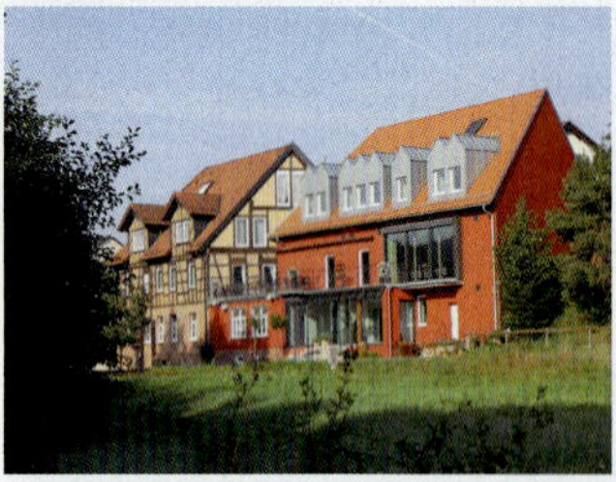

Krombacher Str. 2, PLZ 63825, **T 06024 4766,** F 5766
23 Zimmer | 3 Suiten
Ez ab 78 €, Dz ab 116 €

Familiär geführtes Haus mit Fachwerk, Sandstein und modernen Anbauten. Zeitgemäß ausgestattete Hotelzimmer stehen im ehem. Brennhaus zur Verfügung. Eine frische fränkische und internationale Küche bietet man in den behaglichen Restauranträumen.

BLANKENBURG (HARZ) 33 A www.blankenburg-tourismus.de

Sachsen-Anhalt | EW 21.834 | 200 m Quedlinburg 13 km, Wernigerode 16 km
T 03944 2898
Kleines Schloss mit Barockgarten, St.-Bartholomäus-Kirche, Rathaus, Kloster Michaelstein (3 km W), Burg und Festung Regenstein (Falknerei, 2 km N), Teufelsmauer, Herbergsmuseum.

Schlosshotel Blankenburg www.schlosshotel-blankenburg.de

★★★★ garni

Schnappelberg 5, PLZ 38889, **T 03944 36190,** F 3619199
67 Zimmer | 2 Suiten | Ez 85–105 €, Dz 119–169 € | 24 h

Das Hotel ist in das 100 ha große Ensemble der Blankenburger Schlossgärten eingebettet. Hier erwarten Sie geschmackvoll eingerichtete Zimmer mit dezenter Eleganz. Im „Wellness-Schlossgewölbe" sorgen zwei Saunen für Entspannung. Regionale und saisonale Küche wird im Restaurant serviert.

Villa Viktoria Luise www.viktoria-luise.de

garni

Hasselfelder Straße 8, PLZ 38889, **T 03944 91170,** F 911717
15 Zimmer | Ez 89–109 €, Dz 135–195 €

Diese liebevoll restaurierte Jugendstilvilla vereint historischen Charakter mit modernem Ambiente und persönlichem Service. Hier logieren Sie in stilvoll-behaglichen Gästezimmern mit herrlichem Blick auf das Schloss und den Barockgarten. Zum Haus gehören auch ein Kaminzimmer, ein Restaurant mit Sonnenterrasse sowie eine kleine Sauna.

BLANKENFELDE-MAHLOW 26 D www.blankenfelde-mahlow.de

Brandenburg | EW 25.501 | 43 m Schönefeld 8 km, Berlin 20 km
T 03379 3330
Dorfschmiede, Alte Aula, Natursportpark, Märkische Promenade, Ritterspiele, Dorfkirche (13. Jhd.), Wasserturm, Gutspark Dahlewitz, Seebad Mahlow.

Airporthotel Fontane www.airporthotel-fontane.de

★★★★S garni

Jonas-Lie-Str. 5-11 (an der B 96), PLZ 15831 (OT: Mahlow), **T 03379 2040,** F 204200
174 Zimmer | 6 Suiten | 57 Apartments | 24 h

Modernes Geschäftshotel am südlichen Stadtrand von Berlin an der B 96 gelegen. Komfortabel eingerichtete Zimmer, die teilweise über eine Küchenzeile verfügen. Ansprechender Wellnessbereich mit mediterraner Entspannungslounge.

Van der Valk Hotel www.vandervalk.de/berlin

★★★★S garni

Eschenweg 18 (im Gewerbegebiet), PLZ 15827 (OT: Dahlewitz), **T 033708 580,** F 58888
270 Zimmer | 5 Suiten | Ez ab 73 €, Dz ab 83 € | 24 h

Neuzeitliches Businesshotel am südlichen Stadtrand von Berlin mit guter Verkehrsanbindung zur Autobahn. Das Haus bietet geräumige und farbenfroh eingerichtete Zimmer in unterschiedlichen Kategorien. Atrium-Restaurant mit regionaler und internationaler Küche.

BLANKENHAIN 44 A www.blankenhain.de

Thüringen | EW 6.500 | 360 m Weimar 17 km, Erfurt 25 km
T 036459 44030

Spa & Golf Resort Weimarer Land www.golfresort-weimarerland.de

★★★★S garni

Weimarer Straße 60, PLZ 99444, **T 036459 61640,** F 61644009
94 Zimmer | 18 Suiten | Ez ab 149 €, Dz ab 199 € | 24 h

Was dieses Hotel zu bieten hat, kann sich wirklich sehen lassen: idyllische Lage, geschmackvolle Landhauszimmer mit hochwertiger Ausstattung, resorteigene Golfanlage, Restaurant mit Showküche und Terrasse, Poolbar im SPA-Bereich... Die perfekte Adresse für Familien, Golffans und Wellnessurlauber.

Zum güldenen Zopf Neu! www.zumzopf.de

Rudolf-Breitscheid-Straße 2, PLZ 99444, **T 036459 61644800**
Hauptgericht 14–20 € | So Mo, Do-So Di, Mi

Die Geschichte des traditionsreichen Hauses reicht bis ins Jahr 1541. In dem schicken und äußerst geschmackvoll renovierten Gastraum erwartet Sie eine klassische Thüringer Küche mit besten Zutaten aus der Region. Auf der Karte z.B. „Sauerbraten vom Weiderind mit Rotkohl und Thüringer Klößen“ oder „Geschmorte Haxe vom Lamm auf Röstgemüse und Backkartoffeln“.

BLAUBACH 49 B

www.blaubach.de

Rheinland-Pfalz | EW 382 | 280 m | Nohfelden 30 km, Kaiserslautern 40 km
T 06381 40295

Reweschnier

www.reweschnier.de

€ Gut & Günstig ★★★ S garni

Kuseler Straße 1, PLZ 66869, **T 06381 923800,** F 923880
29 Zimmer | 1 Suite | 2 Apartments | Ez 62–75 €, Dz 75–104 €

Familiär geführter Landgasthof mit zweckmäßigen Zimmern, die teilweise über einen eigenen Balkon oder eine Terrasse verfügen. Zum Haus gehören auch eine Sauna, zwei Kegelbahnen sowie ein Restaurant mit regionaler und internationaler Küche.

BLAUBEUREN 58 D

www.blaubeuren.de

Baden-Württemberg | EW 12.495 | 516 m | Ulm 18 km, Ehingen 19 km
T 07344 966990
Blautopf, Kloster, mittelalterl. Fachwerkstadt, Urgeschichtl. Museum, Hammerschmiede, Heimatmuseum im Badhaus der Mönche.

Ochsen

www.ochsen-blaubeuren.de

★★★ S garni

Marktstraße 4, PLZ 89143, **T 07344 969890,** F 9698969
50 Zimmer | 2 Suiten | 1 Apartment | Ez 59–129 €, Dz 79–149 €, 5,00–15,00 € | 24 h
23.12.20–7.1.21

Hist. Fachwerkhaus mit schöner Fassade aus dem 18. Jahrhundert. Zweckmäßig und zeitgemäß eingerichtete Zimmer unterschiedlicher Kategorien. Gemütliche Gaststuben, in denen eine regionale und saisonorientierte Küche angeboten wird.

Forellenfischer

www.forellenfischer.de

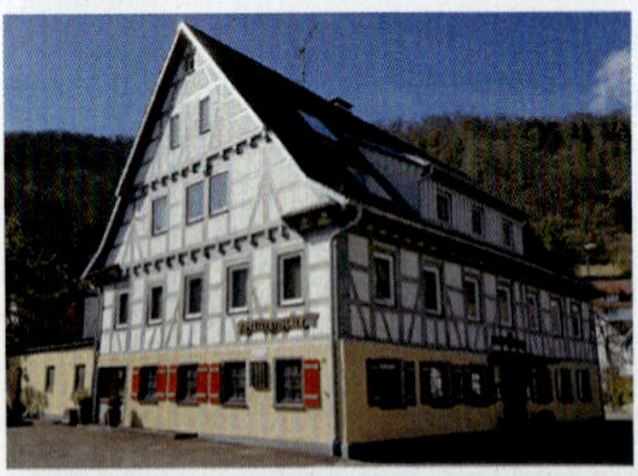

Aachtalstraße 6, PLZ 89143, **T 07344 6545**
106 | Hauptger. 8–27 €, Menü 27–55 € |
Mi-So Di-Sa Mo

Seit vielen Jahren ein Dauerbrenner! Ländlich eingerichtetes Restaurant mit gemütlich-rustikaler Atmosphäre und hübsch eingedeckten Tischen. Ehrlich, bodenständig und marktfrisch ist die Küche. Spezialität: fangfrische Forellen aus der Aach.

BLAUFELDEN 52 D

www.blaufelden.de

Baden-Württemberg | EW 5.154 | 460 m | Crailsheim 23 km, Heilbronn 77 km
T 07953 8840

Zum Hirschen

www.hirschen-blaufelden.de

Hauptstraße 15, PLZ 74572, **T 07953 1041**
60 | Hauptgericht 14–32 €, Menü 30–85 € | So Sa

Ein familiengeführter Gasthof im ältesten Haus Blaufeldens. Gekocht wird überwiegend klassisch-regional mit heimischen Zutaten. Regelmäßig finden Kochkurse statt. Zum Übernachten stehen 12 gemütliche Gästezimmer bereit.

BLIESKASTEL 49 D www.blieskastel.de

Saarland | EW 23.182 | 213 m Zweibrücken 12 km, Homburg 13 km
T 06842 9261314
Hist. Altstadt, Gollenstein, Orangerie, Schlosskirche, Rathaus (ehem. Waisenhaus), barocke Hofratshäuser, Maximiliansäule, Napoleonbrunnen, Herkulesbrunnen, neubarocke ev. Kirche, Wallfahrtskloster, Heilig-Kreuz-Kapelle.

Hämmerle's Barrique www.hammerles.de

VARTA-TIPP Küche VARTA-TIPP Service

Bliestalstraße 110a, PLZ 66440, **T 06842 52142**
20 | Menü 80–98 € | Di-Sa Mo, So

Eine Atmosphäre, die fasziniert. Im eleganten Gourmetrestaurant agiert ein toll motiviertes Team, das sich mit Freude und Leidenschaft um das Wohl der Gäste kümmert. Von ausgezeichneter Qualität ist die ambitionierte, zeitgemäße Küche auf französischer Basis, die Ihnen Cliff Hämmerle hier in Menüform kredenzt. Alternativ können Sie im Restaurant „Landgenuss" bodenständige Regionalgerichte genießen. Zum Übernachten hat man zwei hübsche Gästezimmer.

BÖBLINGEN 57 B www.boeblingen.de

Baden-Württemberg | EW 46.714 | 464 m Stuttgart 21 km, Reutlingen 36 km
T 07031 6690

V8 HOTEL Motorworld www.v8hotel.de

★★★★ garni

Charles-Lindbergh-Platz 1, PLZ 71034, **T 07031 3069880,** F 306988888
153 Zimmer | 7 Suiten | 7 Apartments | Ez 129–199 €, Dz 149–219 €, exkl. Frühstück, ab 18,00 € | 24 h

Mit seiner modernen, klaren Architektur gliedert sich das 2018 eröffnete Themen- und Designhotel ideal in das Tagungs- und Veranstaltungszentrum Motorworld ein. In den Zimmern und Apartments sowie in den öffentlichen Bereichen ist das Automobil das Leitmotiv. In der obersten Etage befindet sich ein Fitness- und Wellnessberich. Weitere Zimmer stehen im benachbarten V8 Hotel Classic zur Verfügung.

List www.hotel-list-bb.de

garni

Friedrich-List-Straße 57, PLZ 71032, **T 07031 21840,** F 218484
32 Zimmer | 3 Suiten | 6 Apartments | Ez ab 81 €, Dz ab 98 €, ab 6,00 €

Modernes Hotel im Stadtzentrum. Elegant eingerichtete Zimmer mit freundlicher Atmosphäre. Vom exklusiven Wintergarten-Apartment haben Sie einen herrlichen Blick über Böblingen. Schöner, lichtdurchfluteter Frühstücksraum.

Zum Reussenstein www.reussenstein.com

★★★S garni

Kalkofenstr. 20, PLZ 71032, **T 07031 66000,** F 660055
45 Zimmer | Ez ab 111 €, Dz ab 152 € ››

Am Stadtrand gelegenes Hotel mit heimeliger Atmosphäre. Unterschiedlich eingerichtete Zimmer mit zeitgemäßem Komfort. Als Gast genießen Sie besondere Extras wie kostenfreies WLAN, Kopfkissenbar oder den hoteleigenen Indoor-BarfußPark. Regionales Frühstücksbuffet im Landhauszimmer.

Zum Reussenstein

Hauptgericht 11–24 € | Di-Sa Mo, So

Dieser vorbildlich geführte Familienbetrieb ist Garant für niveauvolle Gastronomie. Hier ist ein klasse Küchenteam am Werk, das authentische schwäbische Gerichte wie Maultaschen, Rinderkutteln oder Zwiebelrostbraten zum Besten gibt. Im angeschlossenen Feinschmeckerladen kann man hausgemachte Spezialitäten kaufen. Auch Kochkurse werden angeboten.

Rieth
www.hotel-rieth.de

★★★ garni

Tübinger Straße 157, PLZ 71032, **T 07031 7230,** F 723160
48 Zimmer | 9 Apartments | Ez ab 94 €, Dz ab 120 €

Modernes, familiär geführtes Geschäftshotel am grünen Ortsrand mit praktisch eingerichteten Zimmern im Landhausstil. Lichtdurchflutetes Restaurant mit regionaler und internationaler Küche.

Da Signora
www.ristorante-dasignora.de

Graf-Zeppelin-Platz 1, PLZ 71034, **T 07031 3069509**
60 | Hauptgericht 20–39 €, Menü 44–69 € | Di-So Mo

Elegantes Ristorante im Meilenwerk. Serviert werden italienische und mediterrane Gerichte - frisch und schmackhaft zubereitet. Wie wär's z.B. mit einem „Kalbscarpaccio mit Thunfisch-Tatar" und anschließend „Wildlachsfilet mit Schwarzwurzel-Kartoffel-Lasagne"? Mittags wird ein günstiges Business-Menü inkl. Wasser und Espresso angeboten.

BOCHOLT 29 A
www.bocholt.de

Nordrhein-Westfalen | EW 73.403 | 25 m — Borken 18 km, Wesel 24 km
T 02871 5044
Hist. Rathaus, Pfarrkirche St. Georg mit Schatzkammer, Stadtmuseum, Textilwerk mit Spinnerei und Weberei.

Am Erzengel
www.am-erzengel.de

★★★★ garni

Münsterstr. 252, PLZ 46397, **T 02871 247700,** F 24770247
60 Zimmer | Ez ab 86 €, Dz ab 116 €

Gut geführtes Privathotel für Urlaubs- und Geschäftsreisende. Individuell mit edlen Materialien und warmen Farben eingerichtete Zimmer und Suiten. Restaurant mit leichter, moderner Küche.

Residenz
www.hotelresidenz.de

★★★★ garni

Kaiser-Wilhelm-Str. 28-32, PLZ 46395, **T 02871 99750,** F 9975599
48 Zimmer | 4 Suiten | Ez 76–98 €, Dz 125–155 €, exkl. Frühstück, 12,90 €

Freundliches Stadthotel mit komfortabel ausgestatteten Zimmern, die stilvoll und mit Liebe zum Detail eingerichtet wurden. Mediterran anmutende Terrasse mit großzügigem Hotelgarten. Im Restaurant „Siebelts" bietet man eine leichte, junge und frische Küche.

Mussumer Krug
www.mussumerkrug.de

Mussumer Kirchweg 143, PLZ 46395 (OT: Mussum), **T 02871 13678**
70 | Hauptgericht 14–32 €, Menü 23–45 € | Do-So Mo, Di, Mi

Eine moderne, innovative und dennoch bodenständige Küche sowie ein sehr gutes Preis-Leistungs-Verhältnis zeichnen diesen historischen Gasthof aus. Auf der Speisekarte stehen z.B. Gerichte wie „Wolfsbarsch mit Gurken-Dillgemüse, Topinambur und Senfsoße“ oder „Rote-Bete-Risotto mit Büffelmozzarella“.

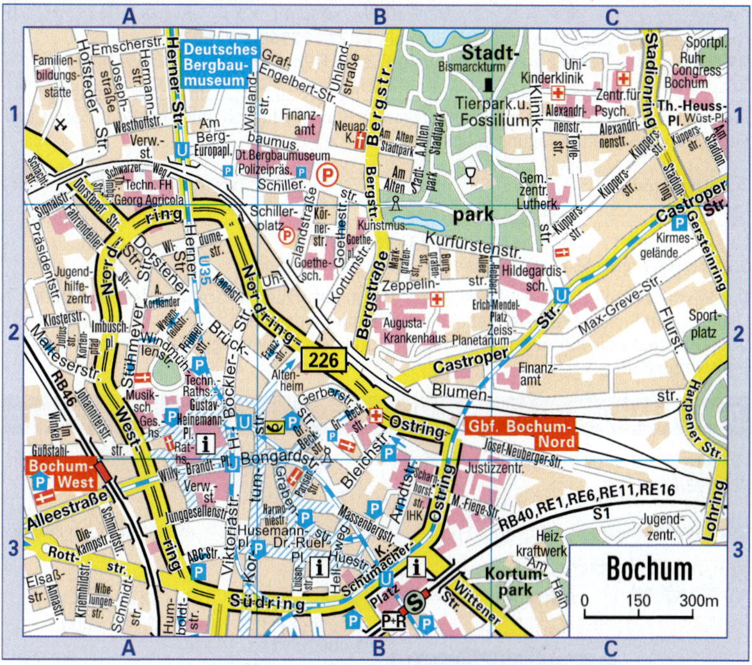

BOCHUM 29 D
www.bochum-tourismus.de

Nordrhein-Westfalen | EW 378.596 | 100 m — Herne 6 km, Essen 16 km
T 0234 963020
Rathaus mit Gussstahlglocke, Dt. Bergbau-Museum, Eisenbahnmuseum, Zeiss-Planetarium, Museum Bochum, Stadtpark mit Tierpark und Aussichtsturm, Propsteikirche St. Peter und Paul, Jahrhunderthalle, Schauspielhaus, Musical „Starlight Express“.

Renaissance
www.marriott.com/qbobr

garni

Stadionring 18 (C1), PLZ 44791, **T 0234 61010,** F 6101111
177 Zimmer | 3 Suiten | Ez ab 99 €, Dz ab 99 €, exkl. Frühstück, 19,00 € | 24 h

Modernes Businesshotel mit direkter Anbindung an das Kongresszentrum. Sie wohnen in geräumigen Zimmern mit zeitgemäßer Ausstattung. Die Spielstätte des Musicals 'Starlight Express' sowie das Vonovia Ruhrstadion sind nur wenige Schritte entfernt.

Acora
www.acora-bochum.de

★★★ S garni

Nordring 44-50 (A2), PLZ 44787, **T 0234 68960,** F 6896700
214 Zimmer | 11 Apartments | 24 h

Modernes, ansprechend gestaltetes Haus mit hell und freundlich eingerichteten Zimmern und Apartments. Langzeitvermietung möglich. Restaurant mit regionaler und internationaler Küche.

Wald & Golfhotel Lottental
www.lottental.de

★★★ S garni

Grimbergstraße 52a, PLZ 44797 (OT: Stiepel), **T 0234 97960,** F 9796293
79 Zimmer | 2 Suiten | Ez ab 62 €, Dz ab 70 €, exkl. Frühstück, 11,50 € | 24 h

Zeitgemäß ausgestattetes Hotel in ruhiger Lage im Ortsteil Stiepel. In modernem Design eingerichtete Zimmer unterschiedlicher Kategorien. Kleiner Fitnessbereich mit Pool, Sauna und Fitnessraum. Sehr gute Tagungsmöglichkeiten.

Livingroom
www.livingroom-bochum.de

Luisenstraße 9-13 (B3), PLZ 44787, **T 0234 9535685**
250 | Hauptgericht 10–45 €, Menü 30–69 € | Mo-Sa

Das Restaurant mit Bar und Lounge gehört zu den bevorzugten Locations der Innenstadt. Hier erwartet Sie ein breites Angebot moderner internationaler Speisen - von kleinen Snacks über Grillsteaks bis hin zu schmackhaften Fischgerichten. Umfangreiche Weinauswahl. Preiswerter Mittagstisch.

BODENMAIS 55 D
www.bodenmais.de

Bayern | EW 3.500 | 689 m
T 09924 778135
Regen 13 km, Deggendorf 35 km

Mooshof
www.hotel-mooshof.de

VARTA-TIPP Ambiente

★★★★ S garni

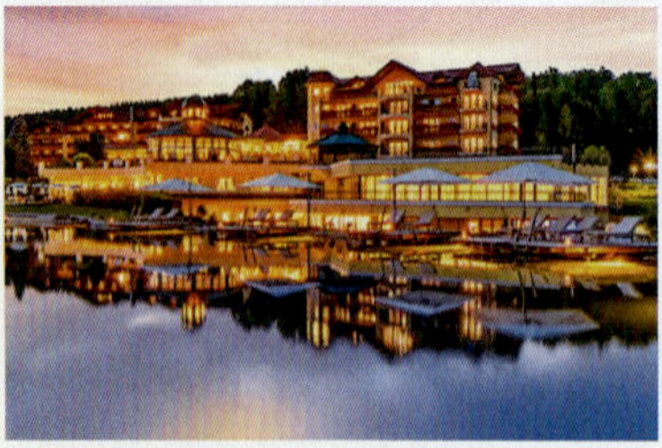

Mooshof 7, PLZ 94249 (OT: Mooshof),
T 09924 7750, F 7238
80 Zimmer | 33 Suiten
Ez 126–170 €, Dz 232–276 €, inkl. Halbpension

Das gewachsene Traditionshaus ist eingebettet in eine weitläufige Gartenanlage. Die komfortablen Zimmer, Apartments und Suiten verfügen größtenteils über einen Balkon. Umfangreiches Wellnessangebot auf 2.800 qm. Mehrere Restaurantbereiche samt großzügiger Panoramaterrasse.

Bodenmaiser Hof
www.bodenmaiser-hof.de

★★★★ S garni

Rißlochweg 4, PLZ 94249, **T 09924 9540,** F 95440
40 Zimmer | 8 Suiten | 2 Apartments | Ez ab 102 €, Dz ab 196 €, inkl. Vollpension

Familienhotel mit persönlicher Note und ungezwungener Atmosphäre. Hier erwarten Sie wohnlich ausgestattete Gästezimmer in verschiedenen Kategorien. Besonders luxuriös sind die Lofts im Anbau. Großzügige Sauna- und Wasserwelt. Gemütliches Wintergarten-Restaurant mit Schauküche und Terrasse.

Böhmhof www.boehmhof.de

★★★★ garni

Böhmhof 1, PLZ 94249 (OT: Böhmhof), **T 09924 94300,** F 943013
35 Zimmer | 14 Suiten | 1 Apartment | Ez 102–115 €, Dz 188–230 €, inkl. Halbpension

Am Waldrand auf 730 m Höhe gelegenes Wellness- und Vitalhotel, das sich seit 1674 in Familienbesitz befindet. Unterschiedlich geschnittene Zimmer mit neuzeitlicher Ausstattung. Gemütliches Restaurant mit regionaler Küche.

Hofbräuhaus www.hotel-hofbraeuhaus.de

★★★★ garni

Marktplatz 5, PLZ 94249, **T 09924 7770,** F 777200
68 Zimmer | 4 Suiten | Ez 78–105 €, Dz 142–208 €

Ehem. Brauereigasthof mit wohnlichen Zimmern und hellem Eichenmobiliar. Schöner Wellnessbereich mit Blick auf die Bayerwaldberge. Rustikales Restaurant mit bayerisch-internationaler Küche.

Neue Post www.hotel-neue-post.de

★★★★ garni

Kötztinger Straße 25, PLZ 94249, **T 09924 9580,** F 958100
60 Zimmer | 4 Suiten | Ez 73–121 €, Dz 148–234 €, inkl. Halbpension | 24 h

Zentral gelegenes Ferienhotel mit großzügigem Hallenbereich und modernen Zimmern in Zirbel- oder Kirschholzmöblierung. Gepflegter Wellnessbereich mit Hallenbad und Saunagarten. Geschmackvoll eingerichtetes Restaurant.

BODENWERDER-POLLE 31 B www.muenchhausenland.de

Niedersachsen | EW 15.600 | 75 m Hameln 23 km, Höxter 33 km
T 05533 40541

Graf Everstein - Uwe Multhoff www.graf-everstein.de

Amtsstraße 6, PLZ 37647 (OT: Polle), **T 05535 999780**
50 | Hauptgericht 14–28 €, Menü 28–43 € | Fr-So Mi-So Mo, Di

Unterhalb der Poller Burgruine liegt dieses Restaurant. Hier dürfen Sie sich auf eine feine regionale Frischeküche mit saisonal orientierten Gerichten freuen. Von den Fenstertischen hat man einen schönen Blick auf die umliegende Landschaft. Regelmäßig finden Thementage und Kochkurse statt.

BODENWÖHR 54 D www.bodenwoehr.de

Bayern | EW 4.142 | 374 m Schwandorf 17 km, Cham 36 km
T 09434 902273

Brauereigasthof Jacob www.brauerei-jacob.de

garni

Ludwigsheide 2, PLZ 92439, **T 09434 941041,** F 941044
26 Zimmer | 2 Suiten | Ez 70–75 €, Dz 95–110 €, 4,80–9,00 € »

Landestypischer Gasthof direkt am Ufer des idyllischen Hammersees mit geräumigen Zimmern im Landhausstil. In den urig-rustikalen Restauranträumen werden regionale Schmankerl und hausgebraute Bierspezialitäten aufgetischt.

BODMAN-LUDWIGSHAFEN 65 A www.bodman-ludwigshafen.de

Baden-Württemberg | EW 4.427 | 397 m Stockach 12 km, Konstanz 31 km
T 07773 930040

Seehotel Villa Linde Neu! www.seehotelvillalinde.de

garni

Kaiserpfalzstraße 50, PLZ 78351, **T 07773 959930**
14 Zimmer | 2 Suiten | Ez 145–215 €, Dz 175–325 €

Das geschmackvoll renovierte Hotel liegt malerisch am Ufer des Bodensees. Die Fassade des Gebäudes hat man fast originalgetreu nach dem Vorbild des „alten“ Hotel Linde aus den 1920er Jahren wiederhergestellt. Architektonisch begeistert das Haus durch zeitlose Eleganz und mediterranes Flair. Die individuell gestalteten Zimmer haben alle Seeblick.

Gourmetrestaurant s'Äpfle Neu!

VARTA-TIPP Küche **VARTA-TIPP** Service

Hauptgericht 39–44 €, Menü 99–139 € | Di-Sa Mo, So

Warum es hier Spaß macht, zu essen? Die Regionalküche ist frisch und kreativ, der Service freundlich und geschult und das Ambiente ausgesprochen geschmackvoll. Dazu geben die großen Fenster den Blick auf den See frei. In der Jagdsaison werden leckere Wildgerichte in allen Variationen serviert. Zur warmen Jahreszeit lockt die hübsch dekorierte Sommerterrasse.

Seehotel Adler www.seehotel-adler.de

★★★★ garni

Hafenstraße 4, PLZ 78351 (OT: Ludwigshafen), **T 07773 93390**, F 933939
60 Zimmer | 3 Suiten | Ez 90–110 €, Dz 130–180 €, ab 9,80 €

Geschmackvolles Wellness- und Ferienhotel direkt am Bodenseeufer. Bequem und wohnlich eingerichtete Zimmer mit komfortabler Ausstattung. Ansprechender Wellnessbereich mit Saunalandschaft und Außenpool.

BÖHMENKIRCH 58 B www.boehmenkirch.de

Baden-Württemberg | EW 5.500 | 550 m Heidenheim/Brenz 17 km, Göppingen 26 km
T 07332 96000

Rössle www.roessle.steinenkirch.de

★★★ S garni

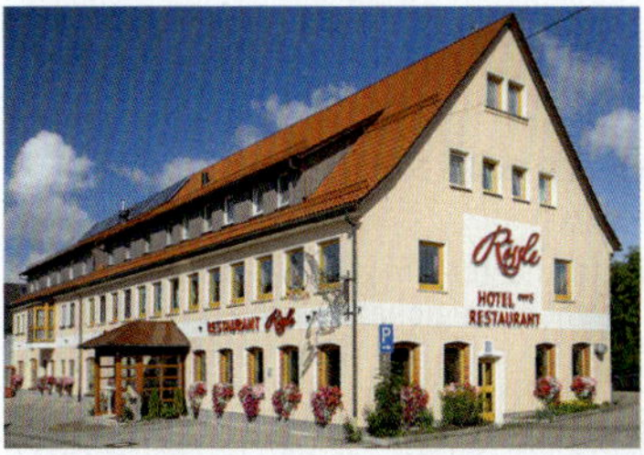

Albstr. 9, PLZ 89558 (OT: Steinenkirch), **T 07332 923900,** F 9239050
40 Zimmer | 1 Apartment
Ez 58–91 €, Dz 93–125 €, bis 5,00 € |
⊘ 23.10.–1.11.20, 24.12.20–6.1.21

Ein gewachsenes Hotel, das sich für einen Kurzurlaub oder eine Geschäftsreise gleichermaßen eignet. Die komfortablen Zimmer sind mit Liebe zum Detail im wohnlichen Landhausstil eingerichtet. Neu gestalteter Wellnessbereich mit finnischer Sauna und Aroma-Dampfbad.

BOHMTE 21 D www.bohmte.de

Niedersachsen | EW 13.196 | 60 m — Osnabrück 22 km, Diepholz 30 km
T 05471 80824
Kath. Kirche mit got. Pieta (1520-30), Fachwerkkirche Arenshorst (1353), Tilingdenkmal, Römerbrücke.

Gieseke-Asshorn www.gieseke-asshorn.de

€ Gut & Günstig S garni

Bremer Straße 55, PLZ 49163, **T 05471 95800,** F 958029
10 Zimmer | 1 Apartment | Ez 59–69 €, Dz 89 €, exkl. Frühstück

Im Ortskern gelegenes, familiär geführtes Haus, dessen Geschichte bis ins 17. Jhd. zurückreicht. Preiswerte, helle und teilweise recht geräumige Zimmer. Rustikales Restaurant mit regionaler und internationaler Küche.

BOKEL 15 A www.amt-hoernerkirchen.de

Schleswig-Holstein | EW 637 | 16 m — Itzehoe 29 km, Hamburg 55 km
T 04123 68101

Bokel-Mühle am See www.bokelmuehle.de

S garni

Neel-Greve-Str. 2, PLZ 25364, **T 04127 94200,** F 9420150
28 Zimmer | 1 Suite | Ez 79–89 €, Dz 118–128 €, exkl. Frühstück, 8,00 €

Ehem. Wassermühle in traumhafter Seelage. Die wohnlichen Zimmer verfügen teilweise über einen Balkon oder eine Terrasse. Kaminzimmer mit typisch regionaler Küche. Uriger Frühstücksraum im ältesten Gebäudeteil.

BOLTENHAGEN, OSTSEEBAD 9 C www.boltenhagen.de

Mecklenburg-Vorpommern | EW 2.420 | 5 m — Wismar 26 km, Schwerin 47 km
T 038825 3600

Iberotel Boltenhagen www.iberotel.de

★★★★ S garni

Baltische Allee 1, PLZ 23946 (OT: Tarnewitz), **T 038825 3840,** F 3848701
191 Zimmer | 9 Suiten | ⏲ 24 h

»

Das weitläufige Ferienhotel auf der Halbinsel Tarnewitz erwartet seine Gäste mit einem umfangreichen Sport- und Wellnessangebot. Alle Zimmer verfügen über Meerblick. Restaurant mit internationaler Küche. Eigener Jachthafen. Direkter Strandzugang.

Gutshaus Redewisch www.gutshaus-redewisch.de

garni

Redewischer Straße 46, PLZ 23946 (OT: Redewisch), **T 038825 3760,** F 37637
21 Zimmer | 1 Suite | Ez 60–85 €, Dz 90–150 € | 24 h

Schönes Landhotel in ruhiger Lage mit hist. Ambiente und geräumigen, geschmackvoll eingerichteten Zimmern. Kleiner Saunabereich. Restaurant mit regionaler Küche. Fahrradverleih.

BONN 40 A www.bonn.de

Nordrhein-Westfalen | EW 319.841 | 45 m Köln 30 km, Frankfurt/Main 175 km
T 0228 775000
Beethovenhaus, Beethovendenkmal, Beethon, Münster mit Kreuzgang, Kreuzbergkirche mit heiliger Stiege, Doppelkirche Schwarz-Rheindorf, Name-Jesu-Kirche, altes Rathaus, Universität - kurfürstliches Schloss mit Hofgarten, Sterntor, Alter Zoll, Rheinpromenade, Poppelsdorfer Schloss, Bad Godesberger Villenvorort, Kunst- und Ausstellungshalle, Landesmuseum, Frauenmuseum, Arithmeum, Ägyptisches Museum, Naturpark Siebengebirge, Gedenkstätte Adenauerhaus.
Weitere Empfehlungen unter Wachtberg.
Einen Cityplan finden Sie auf Seite 258–259.

Bonn Marriott Hotel www.wccbhotel.com

garni

Platz der Vereinten Nationen 4 (E5), PLZ 53113, **T 0228 280500,** F 28050555
336 Zimmer | 34 Suiten | 24 h

Im ehem. Regierungsviertel liegt dieses großzügige Lifestyle-Hotel. Das Haus bietet stilvoll eingerichtete Zimmer mit ergonomischen Arbeitsbereichen sowie toller Aussicht auf Bonn, den Rhein und das Siebengebirge. Das Restaurant „Konrad's" auf der 17. Etage serviert moderne regionale Küche.

Kameha Grand Bonn www.kamehabonn.de

garni

Am Bonner Bogen 1, PLZ 53227, **T 0228 43345000,** F 43345005
254 Zimmer | 36 Suiten | Ez 98–270 €, Dz 98–270 €, exkl. Frühstück, 24,00 € | 24 h

Eine raffinierte Architektur sowie opulente Zimmer und Suiten in einem Mix aus edlem Design und modernem Lifestyle sind die Vorzüge des noblen Grandhotels, das sich am rechten Rheinufer befindet. Herzstück des Hauses ist die 27 Meter hohe, komplett verglaste Hotelhalle. Das Kameha Spa und das Fitness Power House erstrecken sich über 2 Etagen. Ein beliebter Treffpunkt am Abend ist die „Stage Bar & Lounge".

YUNICO

VARTA-TIPP Küche

T 0228 43345500
35 | Hauptgericht 48–58 €, Menü 79–159 € | Di-Sa Mo, So

Auf der obersten Etage des Hotels empfängt Sie das japanische Fine-Dining-Restaurant. Die Einrichtung ist cool und edel zugleich, die Küche hervorragend. Christian Sturm-Willms und sein Team verbinden Elemente der japanischen Welt mit denen der modernen mediterranen Küche. Dabei kommen auch Vegetarier und Veganer auf ihre Kosten. Dachterrasse mit spektakulärer Aussicht.

Brasserie Next Level

150 | Hauptgericht 14–42 €, Menü 49 € | Mo-So Mo-Sa

Moderne Brasserie mit stylishem Design und originellem Interieur. Extravagante weiße Leuchter sorgen für das gewisse Etwas. Dazu eine zeitgemäß interpretierte internationale Küche und erlesene Weine. Mittags „Quick Business Lunch".

Ameron Hotel Königshof
www.hotel-koenigshof-bonn.de

★★★★ garni

Adenauerallee 9 (D3), PLZ 53111, **T 0228 26010,** F 2601529
129 Zimmer | 7 Suiten | Ez 99–265 €, Dz 139–295 €, bis 19,00 € | 24 h

Direkt am Rhein empfängt Sie das elegante Hotel. Es bietet geschmackvoll eingerichtete Zimmer unterschiedlicher Kategorien sowie gute Tagungsmöglichkeiten. Kleiner Vitality-SPA-Bereich nebst großzügigem Fitnessraum.

Oliveto

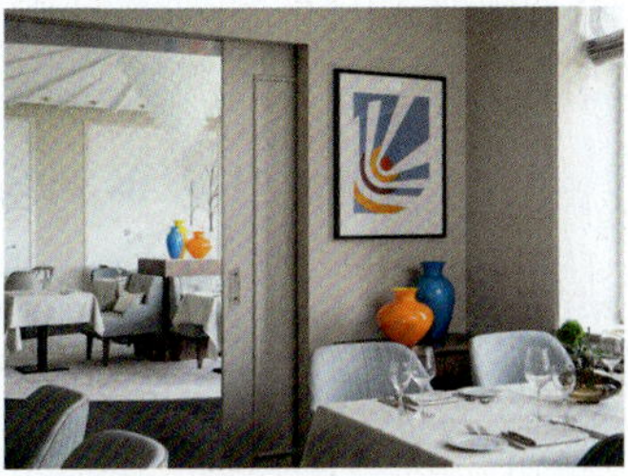

100 | Hauptger. 16–36 €, Menü 19–129 € | Mo-So

Das elegante Fine-Dining-Restaurant mit seinem zeitlos-dezenten Interieur bietet alle Facetten einer leichten italienischen Küche – von rustikalen Klassikern bis hin zu feinen Neukreationen. Wie wäre es z.B. mit „Schweinebäckchen mit Gremolata und Polenta"? Dazu eine anspruchsvoll zusammengestellte Weinkarte und ein freundlich-kompetenter Service. Hotspot ist zweifellos die großzügige Terrasse direkt am Flussufer. Mittags Business-Lunch.

Collegium Leoninum
www.leoninum-bonn.de

★★★★ garni

Noeggerathstraße 34 (B3, in der Nova Vita Residenz), PLZ 53111, **T 0228 62980,** F 62984079
69 Zimmer | 24 h

Neugot. Gebäude, das historische Bausubstanz mit neuzeitlichen Elementen vereint. Funktional ausgestattete Hotelzimmer unterschiedlicher Kategorien, teilweise mit Balkon oder Terrasse. Internationale Küche in „Leo's Bistro".

Dorint Venusberg
www.dorint.com/bonn

★★★★S garni

An der Casselsruhe 1 (↘ B5), PLZ 53127 (OT: Kessenich), **T 0228 2880,** F 288288
85 Zimmer | 10 Suiten, exkl. Frühstück | 24 h

Im französischen Landhausstil erbautes, in einem Park hoch über dem Rhein gelegenes Refugium. Hier stehen elegante, anspruchsvolle Zimmer in unterschiedlichen Kategorien zur Verfügung. Im Restaurant „Basilico" und auf der Sommerterrasse werden leichte, mediterran beeinflusste Gerichte serviert.

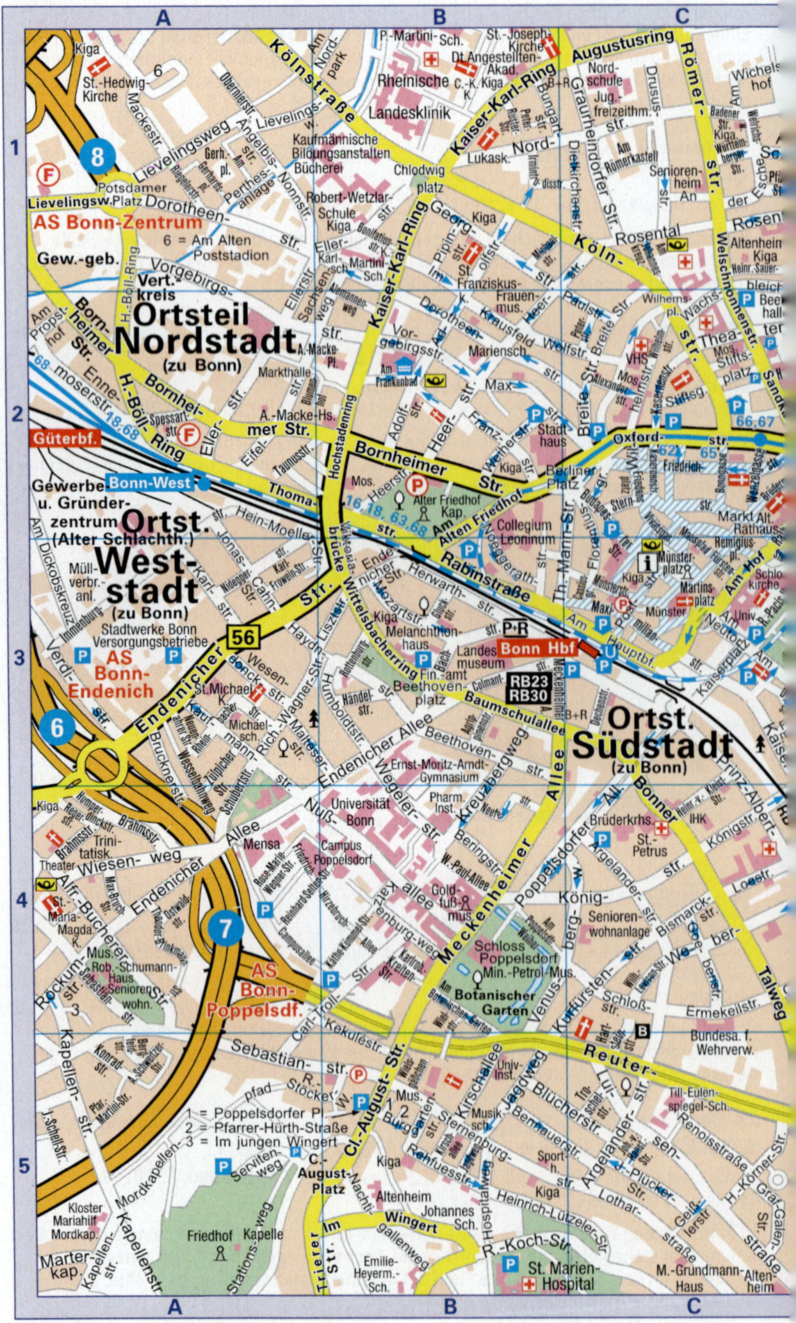
A
B
C
1
2
3
4
5
Ortsteil Nordstadt
(zu Bonn)
Ortst. Weststadt
(zu Bonn)
Ortst. Südstadt
(zu Bonn)
AS Bonn-Zentrum
AS Bonn-Endenich
AS Bonn-Poppelsdf.
Güterbf.
Bonn-West
Bonn Hbf
RB23
RB30
56
Kölnstraße
Kaiser-Karl-Ring
Augustusring
Römerstr.
Rheinische Landesklinik
St.-Hedwig-Kirche
Lievelingsweg
Potsdamer Platz
Dorotheenstr.
6 = Am Alten Poststadion
Gew.-geb.
Vorgebirgsstr.
Bornheimer Str.
H.-Böll-Ring
Hochstadenring
Thomastr.
Rabinstraße
Oxfordstr.
Berliner Platz
Stadthaus
Alter Friedhof
Am Alten Friedhof
Collegium Leoninum
Münsterplatz
Martinsplatz
Münster
Markt
Altes Rathaus
Am Hof
Kaiserplatz
Landesmuseum
Beethovenplatz
Baumschulallee
Wittelsbacherring
Endenicher Str.
Endenicher Allee
Stadtwerke Bonn Versorgungsbetriebe
Gewerbe- u. Gründerzentrum (Alter Schlachth.)
Müllverbr.-anl.
Verdi-Str.
Ernst-Moritz-Arndt-Gymnasium
Universität Bonn
Campus Poppelsdorf
Mensa
Meckenheimer Allee
Poppelsdorfer Allee
Schloss Poppelsdorf
Min.-Petrol-Mus.
Botanischer Garten
Goldfuß-Mus.
Argelanderstr.
Bismarckstr.
Reuterstr.
Talweg
Bundesa. f. Wehrverw.
Till-Eulenspiegel-Sch.
Kurfürstenstr.
Clemens-August-Str.
C.-August-Platz
Sebastianstr.
Kekuléstr.
Wingert
Trierer Str.
Kirschallee
Jagdweg
Blücherstr.
Sternenburgstr.
Rehfuesstr.
Heinrich-Lützeler-Str.
R.-Koch-Str.
St. Marien-Hospital
Altenheim Johannes Sch.
Emilie-Heyerm.-Sch.
Friedhof
Kapelle
Stationsweg
Kloster Mariahilf
Mordkap.
Marterkap.
Kapellenstr.
Mordkapellenweg
1 = Poppelsdorfer Pl.
2 = Pfarrer-Hürth-Straße
3 = Im jungen Wingert
Wiesenweg
Theater
St.-Maria-Magda. K.
Rob.-Schumann-Haus
Trinitatisk.
Brahmsstr.
Rochusstr.
Kapellenstr.
M.-Grundmann-Haus
Altenheim
Graf-Galen-Straße
H.-Körner-Str.
Renoisstraße
Ermekeilstr.
Königstr.
Prinz-Albert-Str.
IHK
Brüderkrhs.
St.-Petrus
Seniorenwohnanlage
Bonner Talweg

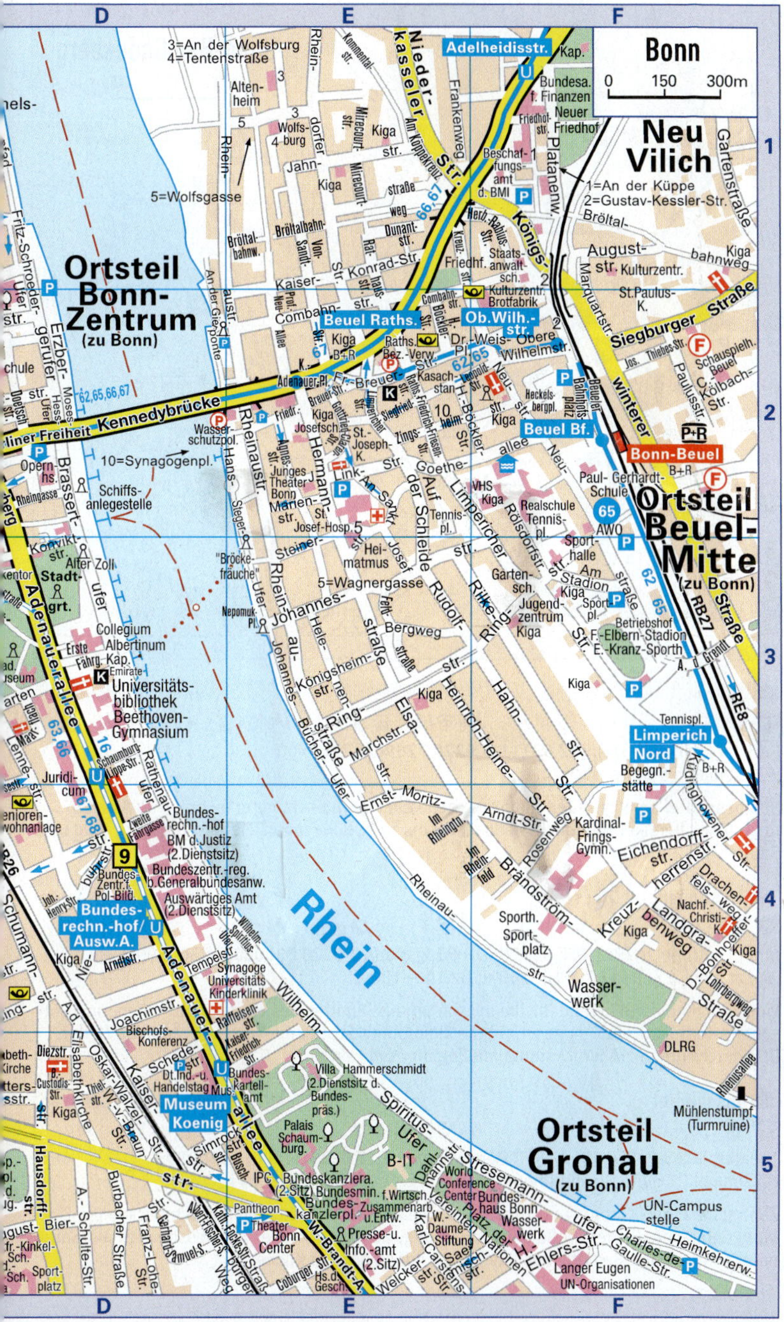

Bonn
0 150 300m
D
E
F
1
2
3
4
5
Ortsteil Bonn-Zentrum (zu Bonn)
Neu Vilich
Ortsteil Beuel-Mitte (zu Bonn)
Ortsteil Gronau (zu Bonn)
Rhein
Kennedybrücke
Adelheidisstr.
Beuel Raths.
Ob.Wilh.-str.
Beuel Bf.
Bonn-Beuel
Limperich Nord
Bundes-rechn.-hof/ Ausw.A.
Museum Koenig
3=An der Wolfsburg
4=Tentenstraße
5=Wolfsgasse
10=Synagogenpl.
5=Wagnergasse
1=An der Küppe
2=Gustav-Kessler-Str.
Siegburger Straße
Adenauerallee
Königs-
Hermann-
Rheinaustr.
Schiffs-anlegestelle
Alter Zoll
Collegium Albertinum
Universitäts-bibliothek
Beethoven-Gymnasium
Juridicum
Bundes-rechn.-hof
BM d.Justiz (2.Dienstsitz)
Bundeszentr.-reg. b.Generalbundesanw.
Auswärtiges Amt (2.Dienstsitz)
Synagoge
Universitäts Kinderklinik
Villa Hammerschmidt (2.Dienstsitz d. Bundes-präs.)
Palais Schaum-burg
Bundeskanzlera.
World Conference Center Bonn
Bundes-kanzlerpl.
Presse-u. Info.-amt (2.Sitz)
Theater Bonn Center
Pantheon
Langer Eugen UN-Organisationen
UN-Campus
Mühlenstumpf (Turmruine)
Wasser-werk
DLRG
Kardinal-Frings-Gymn.
Begegn.-stätte
Betriebshof
F.-Elbern-Stadion
E.-Kranz-Sporth.
Jugend-zentrum
Realschule
Paul-Gerhardt-Schule
Kulturzentr. Brotfabrik
Staats-anwalt-sch.
Beschaf-fungs-amt d. BMI
Bundesa. f. Finanzen
Neuer Friedhof
Kulturzentr.
St.Paulus-K.
Schauspielh. Beuel
Junges Theater Bonn
Josef-Hosp.
Stresemann-ufer
Charles-de-Gaulle-Str.
Heimkehrerw.
Rheinaustr.
Brändströmstr.
Eichendorffstr.
Landgrabenweg
Kreuzstr.

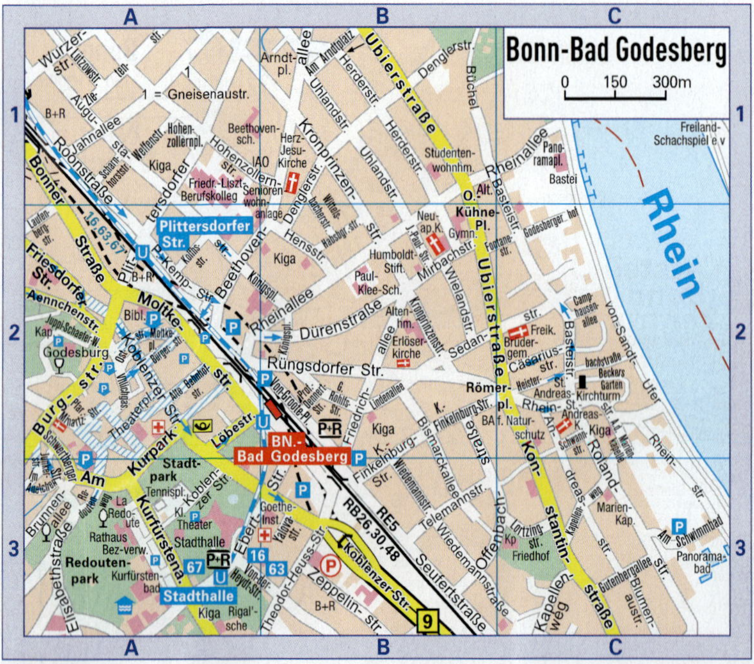

Hilton
www.hiltonhotels.de

Berliner Freiheit 2 (D2), PLZ 53111, **T 0228 72690,** F 7269700
252 Zimmer | 9 Suiten | 24 h

Businesshotel am Rheinufer. Moderne, helle Zimmer mit sehr guter technischer Ausstattung, teils allergikerfreundlich. Ballsaal für bis zu 300 Personen. Fitnessstudio mit Pool und Sauna.

Boutiquehotel Dreesen
www.boutiquehoteldreesen.de

garni

Mirbachstraße 2A (B2), PLZ 53173 (OT: Rüngsdorf), **T 0228 830060,** F 8300690
24 Zimmer | 2 Suiten | Ez 110–150 €, Dz 140–180 €

Liebevoll renovierte Jugendstilvilla mit Gästehaus inmitten des ehem. Diplomaten- und Botschaftsviertels. Großzügig geschnittene Zimmer mit Stuck und stilvollem Mobiliar. Heller, lichtdurchfluteter Frühstücksraum mit Zugang zum Garten.

Insel Hotel
www.inselhotel.com

Theaterplatz 5-7, PLZ 53177 (OT: Bad Godesberg), **T 0228 35000,** F 3500333
67 Zimmer | 1 Suite | 1 Apartment | Ez ab 70 €, Dz ab 105 € | 24 h

Zentral zwischen Kurpark und Theaterplatz gelegenes Privathotel mit geschmackvollen Zimmern unterschiedlicher Größe und Einrichtung. Geschmackvoller Wellnessbereich mit Sauna und Ruheraum. Gemütliches Restaurant mit saisonaler Küche.

IntercityHotel
www.intercityhotel.com

★★★★ garni

Quantiusstraße 22 (C3), PLZ 53115, **T 0228 9261810,** F 926181200
161 Zimmer | Ez 99–185 €, Dz 109–195 €, exkl. Frühstück, 13,00 € | 24 h

2012 eröffnetes Hotel direkt neben dem Bonner Hauptbahnhof. Moderne, in warmen Braun- und Beigetönen gehaltene Gästezimmer auf vier Etagen. Hausgäste erhalten FreeCityTickets zur kostenfreien Nutzung der öffentlichen Verkehrsmittel.

Aigner
www.hotel-aigner.de

★★★ garni

Dorotheenstraße 12 (C2), PLZ 53111, **T 0228 604060,** F 6040670
42 Zimmer | 6 Apartments | Ez 75–120 €, Dz 94–130 €, ab 7,00 € | 24 h

Komfortables, privat geführtes City-Hotel im Herzen der verkehrsberuhigten Altstadt. Zeitgemäß ausgestattete, freundlich eingerichtete Zimmer. Reichhaltiges Frühstück, das im Sommer auch im begrünten Innenhof eingenommen werden kann.

Beethoven Hotel
www.beethoven-hotel.de

★★★ garni

Bonngasse 17 (C2), PLZ 53111, **T 0228 6297520,** F 92934836
19 Zimmer | 2 Apartments | Ez 63–110 €, Dz 97–125 €

Freundlich geführtes Nichtraucherhotel mitten in der Fußgängerzone mit zeitgemäß eingerichteten Gästezimmern und hellem Frühstücksraum.

Venusberghotel
www.venusberghotel.de

VARTA-TIPP Service

garni

Haager Weg 83, PLZ 53127 (OT: Ippendorf), **T 0228 910230,** F 9102323
23 Zimmer | Ez 79–169 €, Dz 99–199 €

Ein kleines, individuell geführtes Hotel mit vorbildlicher Gästebetreuung. Die modernen Zimmer verfügen über schallisolierte Fenster und Designerbäder aus Naturstein und Granit. Gratis Obstangebot in der Lounge, Allergikerbettwäsche (auf Wunsch), kostenlose Tageszeitungen und Reinigungsservice sind nur einige der Annehmlichkeiten, die Sie hier erwarten.

Halbedel's Gasthaus
www.halbedels-gasthaus.de

VARTA★TIPP Küche

Rheinallee 47, PLZ 53173 (OT: Bad Godesberg), **T 0228 354253**
28 | Hauptgericht 42–49 €, Menü 98–130 € | Di-So

Das elegant eingerichtete Restaurant befindet sich in einer schmucken Jugendstilvilla von 1914. Die aufmerksame Servicecrew verwöhnt Sie mit einer ausgezeichneten, klassisch französischen Küche. Die Speisen von Chef de Cuisine Rainer-Maria Halbedel sind immer wieder eine Überraschung für Auge und Geschmackssinn. Die Weinkarte punktet mit einer hochkarätigen Auswahl edler deutscher Gewächse.

Redüttchen
www.reduettchen.de

Kurfürstenallee 1, PLZ 53177 (OT: Bad Godesberg), **T 0228 68898840**
60 | Hauptgericht 26–42 €, Menü 49–92 € | Di-Sa Mo, So

»

Das Lokal liegt im ehemaligen Gärtnerhaus der Redoute inmitten des wunderschönen Parks von Bad Godesberg. In der gemütlichen Gaststube und auf der lauschigen Terrasse serviert man schmackhafte Menüs (3-6 Gänge). Ob Fleischliebhaber oder Vegetarier - hier ist für jeden Geschmack etwas dabei! Persönlicher, kompetenter Service samt guter Weinberatung.

Sassella www.ristorante-sassella.de

Karthäuserplatz 21, PLZ 53129 (OT: Kessenich), **T 0228 530815**
85 | Hauptgericht 9–34 €, Menü 29–75 € | Fr, So Di-So

Gemütlich und rustikal mit Holz und Bruchsteinmauerwerk eingerichtetes Lokal. Authentische italienische Küche, u.a. Spezialitäten aus dem Valtellina-Tal und hausgemachte Pasta. Ausgewogene Weinkarte mit edlen Tropfen aus allen Regionen Italiens.

Strandhaus www.strandhaus-bonn.de

Georgstraße 28 (B1), PLZ 53111 (OT: Altstadt), **T 0228 3694949**
65 | Hauptgericht 18–32 €, Menü 32–69 € | Di-Sa

Fische hinter beleuchtetem Glas, eine mit Muscheln dekorierte Bar und allerlei Accessoires aus der Welt der Seefahrt sorgen hier für ein maritimes Flair. Dazu serviert man Ihnen eine frische, saisonale Küche. Überdachte Terrasse.

Savvy Nosh **Neu!** www.savvynosh.de

Königswinterer Straße 626, PLZ 53227 (OT: Oberkassel), **T 0228 94494900**
25 | Hauptgericht 17–23 €, Menü ab 65 € | Di-Fr Di-Sa Mo, So

Das sympathisch-relaxte Deli-Bistro wird nicht nur freundlich geführt, man bekommt auch eine gute, frische und gesunde Küche zum fairen Preis. Samstags wird ein einheitliches 4-Gänge-Menü angeboten. Im angeschlossenen Concept-Store können Sie Feinkost, Kochutensilien und Homeaccessoires sowie Beauty- und Lifestyle-Produkte erwerben.

BONNDORF 64 B www.bonndorf.de

Baden-Württemberg | EW 6.895 | 845 m Schluchsee 14 km, Titisee-Neustadt 26 km
T 07703 7607

Möhringers Schwarzwald Hotel www.schwarzwaldhotel.com

★★★★S garni

Rothausstraße 7, PLZ 79848, **T 07703 93210,** F 9321999
70 Zimmer | Ez 81–151 €, Dz 142–242 €, 5,00–15,00 €

Stilvolles Ferienhotel, das bereits in der 4. Generation familiengeführt ist. Individuell eingerichtete, sonnendurchflutete Gästezimmer. Schöner Wellnessbereich auf 1.200 qm. Mehrere Restaurants mit regionaler Frischeküche.

Hotel Gasthof Sommerau www.sommerau.de

VARTA-TIPP Service

★★★★★S garni

Sommerau 1, PLZ 79848, **T 07703 670,** F 1541
13 Zimmer | 1 Suite | Ez 80–90 €, Dz 138–185 €

Mit Hingabe und großem persönlichen Engagement kümmern sich Familie Hegar und ihre Mitarbeiter um das Wohl ihrer Gäste. Das idyllisch gelegene Schwarzwaldhaus mit seiner traditionellen Holzarchitektur bietet wohnlich eingerichtete Zimmer, die alle über einen glasüberdachten Balkon verfügen. Toll das moderne Saunahaus mit Naturbadeteich.

Hotel Gasthof Sommerau

VARTA-TIPP Küche

70 | Hauptgericht 20–34 €, Menü 38–80 € | Mi-So Mo, Di

Im heimeligen Gastraum mit großem Kachelofen werden bodenständige, meist aus regionalen Produkten zubereitete Gerichte serviert. „Rehnüssle mit Holunderbeerjus, Spitzkraut, Selleriecreme und Griesnocken" oder „Wildkräuterravioli mit gebratenen Pilzen und Kartoffel-Bärwurzschaum" sind wunderbare Beispiele dafür. Die liebenswerte Crew im Service sorgt für unkomplizierte Gastlichkeit.

BÖNNIGHEIM 58 A www.boennigheim.de

Baden-Württemberg | EW 7.579 | 221 m Ludwigsburg 20 km, Stuttgart 38 km
T 07143 27321

Saltimbocca im Adler am Schloss www.adler-saltimbocca.de

Schlossstraße 34, PLZ 74357, **T 07143 82020**
18 Zimmer | Ez 59–73 €, Dz 75–92 €, exkl. Frühstück, 9,50 €

Eine Oase zum Entspannen, Feiern und Genießen! Die liebevoll und individuell eingerichteten Zimmer befinden sich im Hauptgebäude sowie im ca. 100 m entfernten Gästehaus. Morgens erwartet Sie ein sehr gutes Frühstücksbuffet. Edle Tropfen bietet die hauseigene Vinothek.

BOPPARD 40 D www.boppard-tourismus.de

Rheinland-Pfalz | EW 15.181 | 67 m Koblenz 21 km, Bingen 41 km
T 06742 3888
Römer-Kastell, St.-Severus-Kirche, Karmeliterkirche, Propstei in Hirzenach, Kurfürstliche Burg, Rheinschleife.

Bellevue Rheinhotel www.bellevue-boppard.de

★★★★S

Rheinallee 41, PLZ 56154, **T 06742 1020,** F 102602
94 Zimmer | 3 Suiten | Ez 60–100 €, Dz 77–155 €, exkl. Frühstück, 11,00 € | 24 h

Hotel mit hist. Flair direkt an der Uferpromenade mit geschmackvollen, teils mit Antiquitäten eingerichteten Zimmern. Netter SPA-Bereich mit Pool, Sauna und Dampfbad.

Le Chopin

38 | Hauptgericht 25–33 €, Menü 48–88 € | Mi-So Mo, Di

Stilvoll und elegant mit Jugendstilelementen eingerichtetes Abendrestaurant. Serviert wird gehobene internationale Küche mit französischem Einschlag. Gut sortierte Weinkarte.

Klostergut Jakobsberg www.jakobsberg.de

★★★★S

Im Tal der Loreley, PLZ 56154, **T 06742 8080,** F 3069
101 Zimmer | 4 Suiten | Ez 119–149 €, Dz 149–239 €, ab 21,50 € | 24 h

Aus dem einstigen Kloster ist ein schönes Tagungs- & Golfresort entstanden. Das Haus beherbergt einen riesigen Schatz an Kunstwerken und Trophäen. Die thematische Zimmereinrichtung reicht von „Afrika" über „Benetton" bis „Montgolfière". Für Entspannung sorgt ein 1.000 qm großer SPA-Bereich. Anspruchsvolle Küche im Gourmetrestaurant „Das Jakob".

Park Hotel
www.park-villa.de

VARTA-TIPP Ambiente

★★★★ garni

Römerstraße 38, PLZ 56154 (OT: Bad Salzig), **T 06742 93930,** F 939393
18 Zimmer | 5 Suiten | Ez 69–105 €, Dz 105–188 €

Prächtige Rheinvilla mit individueller Note und interessanten Themenzimmern. Ob „New York", „Africa-Lodge", „Provence" oder „Laura Ashley" - alle Zimmer sind individuell und liebevoll ausgestattet. Für Entspannung sorgt ein großzügiger SPA-Bereich. In der modernen „EssBAR" bietet man Hausgästen eine Karte mit Einzelgerichten und einem wechselnden Menü an.

Günther
www.hotelguenther.de

★★★ garni

Rheinallee 40, PLZ 56154, **T 06742 89090,** F 890950
18 Zimmer | Ez 43–110 €, Dz 59–120 €

Ganzjährig geöffnetes Hotel unter familiärer Führung in zentraler Lage. Gepflegte Gästezimmer mit zweckmäßiger Ausstattung, teilweise mit Balkon zum Fluss. Gutes Frühstück.

Eiserner Ritter
www.eiserner-ritter.de

€ Gut & Günstig ★★★ S garni

Zur Peterskirche 10, PLZ 56154 (OT: Weiler), **T 06742 93000**
13 Zimmer | Ez ab 60 €, Dz ab 85 € | ⃠ 26.10.–6.11.20, 20.–26.12.20, 31.1.–12.3.21

Traditionsreicher Landgasthof mit familiärer Führung. Hier stehen wohnliche und geräumige Gästezimmer zur Verfügung. Im stilvoll-behaglichen Restaurant serviert man eine verfeinerte Regionalküche.

BORKUM (INSEL) 12 A
www.borkum.de

Niedersachsen | EW 5.186 | 2 m
T 04922 9330
Leer 32 km, Emden 50 km

Aparthotel Kachelot
www.kachelot-borkum.de

★★★ S garni

Goethestraße 18, PLZ 26757, **T 04922 3040,** F 304911
69 Zimmer | 13 Suiten | Ez 78–92 €, Dz 130–158 € | 24 h

Familienfreundliches Ferienhotel in Strandnähe. Das Haus bietet geschmackvoll ausgestattete Zimmer mit kostenfreiem WLAN. À-la-carte-Restaurant mit regionaltypischer Küche. Im Sommer können Sie morgens auch auf der Terrasse frühstücken.

Strandhotel Hohenzollern
www.strandhotel-hohenzollern.com

★★★★ S garni

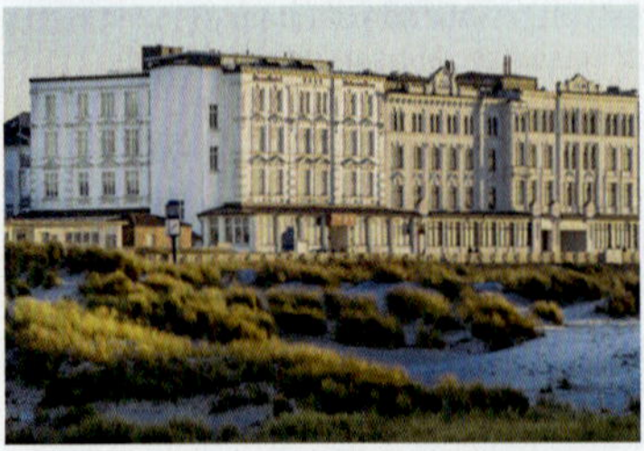

Jann-Berghaus-Straße 63, PLZ 26757,
T 04922 92330, F 923344
27 Zimmer | 12 Suiten
Ez 110–170 €, Dz 130–190 €, 19,90 €

Das familienfreundliche Hotel an der Strandpromenade verbindet traditionelles Flair mit modernem Ambiente. Hier wohnen Sie in hübsch eingerichteten Zimmern mit Blick aufs Meer oder Balkon zur Landseite. Im stilvollen Restaurant „Palée" wird überwiegend regional gekocht. Raucher-Lounge.

BOSAU 8 D www.gemeinde-bosau.de

Schleswig-Holstein | EW 3.443 | 25 m Plön 8 km, Eutin 14 km
T 04527 99700

Strauers Hotel am See www.strauer.de

★★★★ garni

Gerold Damm 2-4, PLZ 23715, **T 04527 9940,** F 994111
28 Zimmer | 8 Suiten | Ez ab 78 €, Dz ab 128 €

Ruhe und Entspannung verspricht diese Übernachtungsadresse. Die hell und freundlich eingerichteten Zimmer bieten einen herrlichen Blick auf den Plöner See. Klassisches Restaurant mit regionaler und internationaler Küche. Zahlreiche Freizeitmöglichkeiten (Wellness, Golf, Segeln) in unmittelbarer Umgebung.

BOTTROP 29 A www.bottrop.de

Nordrhein-Westfalen | EW 117.241 | 55 m Oberhausen 7 km, Essen 8 km
T 02041 703881
Tetraeder, städtisches Museum Quadrat, Malakoff-Turm auf Zeche Prosper II, Halde Haniel mit Kulturarena, Schloss Beck, Movie Park Germany, Skihalle Alpincenter.

Bahnhof Nord www.bahnhofnord.de

Am Vorthbach 10, PLZ 46240 (OT: Eigen), **T 02041 988944**
120 | Hauptgericht 12–35 €, Menü 28–43 € | Mi-So

Zweifellos eine der außergewöhnlichsten Locations im Herzen der Stadt. Das Restaurant befindet sich in einem ehemaligen Bahnhofsgebäude. Geschmackvolle Einrichtung im modernen Landhausstil. Saisonal ausgerichtete Speisekarte mit internationalen Gerichten. Im Sommer lockt ein netter Biergarten.

BRACKENHEIM 51 D www.neckar-zaber-tourismus.de

Baden-Württemberg | EW 15.279 | 192 m Lauffen am Neckar 8 km, Heilbronn 15 km
T 07135 933525
Rokoko-Rathaus, frühgot. Stadtkirche, Renaissance-Schloss, Theodor-Heuss-Museum.

Adler www.adlerbotenheim.de

Hindenburgstraße 4, PLZ 74336 (OT: Botenheim), **T 07135 98110,** F 981161
17 Zimmer | Ez 78–85 €, Dz 115–125 €

Sehr persönlich führt Familie Rembold diesen Landgasthof im Ortskern. Hier wohnen Sie in geräumigen und hübsch eingerichteten Zimmern. Ein besonderes Lob verdient das sehr gute Frühstück.

Adler

60 | Hauptgericht 12–26 €, Menü 30–59 € | Mo, Mi-So Mo-So

Gerne lässt man sich in den gemütlichen holzvertäfelten Gaststuben mit Gerichten aus der regionalen und neuen deutschen Küche verwöhnen. Wie wäre es z.B. mit „Rinderfilet an Trüffelsauce mit Kartoffelgratin und Frühlingsgemüse“? Hübsches Gartenlokal.

BRAMBACH, BAD 45 C www.badbrambach.de

Sachsen | EW 1.989 | 604 m
T 037438 88100
Bad Elster 6 km, Zwota 16 km

Santé Royale Hotel- & Gesundheitsresort www.sante-royale.de

garni

Badstraße 45, PLZ 08648, **T 037438 2100,** F 210500
106 Zimmer | 7 Suiten

Hotel in direkter Anbindung zum Kurmittelhaus und zur Wettinquelle. Modern eingerichtete Zimmer in dunkler Holzausstattung. 5.000 qm große Bade- und Saunawelt mit Blick in den historischen Kurpark.

BRANDENBURG AN DER HAVEL 25 D www.brandenburgferien.de

Brandenburg | EW 71.032 | 32 m
T 03381 796360
Genthin 30 km, Potsdam 32 km
Dom, Dommuseum, Sakrale Bauwerke, Altstadt, Rathaus mit Roland, 4 Tortürme, Reste der mittelalterlichen Stadtmauer, Industriemuseum, Archäologisches Landesmuseum.

Inspektorenhaus www.inspektorenhaus.de

VARTA-TIPP Küche

Altstädtischer Markt 9, PLZ 14770 (OT: Altstadt), **T 03381 3282139**
35 | Hauptgericht 12–30 €, Menü 30–65 € | Fr-Sa Di-Sa Mo, So

Sympathisch-gemütlich hat man es in diesem geschichtsträchtigen Gebäude inmitten der Altstadt. Auf der Karte stehen leckere Gerichte mit handverlesenen regionalen und saisonalen Zutaten. Wie wäre es z.B. mit „Rückwärts gegartem Filet vom Jungbullen im Knoblauch-Aschemantel mit blondierten Sojabohnen und Steinpilzpraline“? Im Sommer serviert man auch auf der ruhigen Hofterrasse.

BRAUBACH 40 D www.braubach.de

Rheinland-Pfalz | EW 3.048 | 65 m
T 02627 976001
Oberlahnstein 5 km, Koblenz 11 km

Zum Weißen Schwanen www.zum-weissen-schwanen.de

garni

Brunnenstraße 4, PLZ 56338, **T 02627 9820,** F 8802
27 Zimmer | 1 Suite | 3 Apartments | Ez 55–75 €, Dz ab 85 € | 24 h

Stimmungsvolles Ambiente bietet dieses hübsche Fachwerkanwesen mit Mühle, Kelterhaus und Landgasthof. Hier übernachten Sie in individuellen Zimmern, die sich auf mehrere Gebäude verteilen. Für die gehobene regionale Küche im rustikal gehaltenen Restaurant werden ausschließlich hochwertige Produkte verwendet. Idyllische Hofterrasse.

BRAUNFELS 41 A www.braunfels.de

Hessen | EW 10.997 | 236 m
T 06442 934411
Wetzlar 10 km, Weilburg 13 km
Kurpark mit exotischem Baumbestand, Wildpark, Stadtmuseum Obermühle, Burgruine Philippstein.

Geranio
www.ristorante-geranio.de

Am Kurpark 2, PLZ 35619, **T 06442 931990**
90 | Hauptgericht 15–36 € | Mi-So Di

Ehrwürdiges Fachwerkhaus mit geschmackvoll-rustikal eingerichteten Gasträumen. Gekocht wird mediterran mit saisonalem Einfluss - z.B. „Spaghetti mit Hummer an Tomaten-Safransauce, Basilikum und Minze". Auch ein preisgünstiges Mittagsmenü wird angeboten.

BRAUNLAGE 33 A
www.braunlage.de

Niedersachsen | EW 6.314 | 560 m
Clausthal-Zellerfeld 23 km, Osterode 30 km
T 05520 93070

Hohenzollern
www.residenz-hohenzollern.de

★★★★S garni

Dr.-Barner-Straße 10-11, PLZ 38700, **T 05520 93210,** F 932193
25 Zimmer | 14 Suiten | Ez 83–122 €, Dz 146–218 € | 24 h

Die oberhalb des Ortes gelegene Residenz wurde im hist. Stil neu errichtet. Das Hotel bietet überwiegend großzügige Apartments in eleganter Landhausausstattung. Für Entspannung sorgt eine schöne Wellnessanlage.

Design Hotel Viktoria
www.viktoria-braunlage.de

Herzog-Wilhelm-Str. 10, PLZ 38700, **T 05520 9999081,** F 9999082
29 Zimmer | 6 Suiten | Ez 89–149 €, Dz 129–159 €

In diesem neuzeitlichen Designhotel vereinen sich klassische Elemente und moderne Eleganz. Die stilvoll eingerichteten Nichtraucherzimmer verteilen sich auf das Haupthaus und das 2017 eröffnete Nebengebäude „Bachhaus". Unterstellmöglichkeiten für Fahrräder und Skiausrüstungen sind vorhanden. In knapp 10 Gehminuten erreichen Sie die Wurmberg-Seilbahn.

Relexa Hotel Harz-Wald
www.relexa-hotel-braunlage.de

Karl-Röhrig-Str. 5a, PLZ 38700, **T 05520 8070,** F 807444
120 Zimmer | 10 Suiten | Ez 99–179 €, Dz 119–209 € | 24 h

Tagungs- und Ferienhotel in ruhiger Ortsrandlage. Wohnliche Balkonzimmer mit zeitgemäßem Komfort. Das Haus ist für Freizeitreisende und Businessgäste gleichermaßen geeignet.

Vitalhotel Sonneneck
www.vitalhotel-sonneneck.de

★★★★

Hindenburgstraße 24, PLZ 38700 (OT: Hohegeiß), **T 05583 94800,** F 939033
18 Zimmer | 9 Suiten | 3 Apartments | Ez 49–59 €, Dz 89–139 € | 24 h

Idyllisch gelegenes Haus inmitten grüner Bergwiesen. Das Hotel bietet liebevoll eingerichtete Zimmer, einen 300 qm großen Wellnessbereich sowie ein behagliches Restaurant. Einmalig ist der Panoramablick auf die Harzer Berge.

Landhotel Villa Foresta
www.landhaus-foresta.de

€ Gut & Günstig

Am Jermerstein 1, PLZ 38700, **T 05520 93220,** F 932213
22 Zimmer | Ez 40–65 €, Dz 75–110 €, ab 14,50 € | 24 h

Am Waldrand gelegenes Haus mit einfachen, aber gepflegten Zimmern. Rustikales Restaurant mit Terrasse. Ausgedehnte Wanderwege in unmittelbarer Umgebung.

BRAUNSBEDRA 34 C www.braunsbedra.de

Sachsen-Anhalt | EW 11.280 | 110 m Krumpa 3 km, Gröst 7 km
T 034633 400
Erlöserkirche (12. Jhd.), Aussichtspunkt Leonhard am Geistalsee, Dreikönigskirche, Gedenktafel Schlacht bei Roßbach, Schloss Frankleben.

Warias Hotel & Restaurant www.warias-restaurant.de

Markt 13-14, PLZ 06242, **T 034633 9090**
Hauptgericht 14–24 € | Mo-So

Richtig gut isst man bei Steffen Warias, und zwar kreative deutsche Speisen mit frischen Zutaten aus der Region. Gut das Preis-Leistungs-Verhältnis, freundlich der Service. Zum Haus gehören auch zeitgemäße Veranstaltungsräume, drei Bowlingbahnen sowie gepflegte Gästezimmer.

BRAUNSCHWEIG 24 C www.braunschweig.de

Niedersachsen | EW 250.310 | 74 m Helmstedt 30 km, Hildesheim 46 km
T 0531 4702040
Burgplatz mit Braunschweiger Löwe, Dom St. Blasii, Burg Dankwarderode und Vieweghaus, Residenzschloss, Altstadtmarkt, Magniviertel, Okerumflut mit Floßanlegern, Schloss Richmond mit Park, Riddagshausen mit Klosterkirche und Naturschutzgebiet.

Fourside Hotel www.fourside-hotels.com

★★★★S garni

Jöddenstraße 3 (A3), PLZ 38100, **T 0531 707200,** F 70720898
174 Zimmer | 9 Suiten | Ez 79–259 €, Dz 99–279 €, exkl. Frühstück, 19,00 € | 24 h

Ein modernes, farbenfrohes Lifestyle-Hotel mit geschmackvoll eingerichteten Zimmern in den Kategorien Superior und Executive. Große interaktive Lobby mit bequemen Sitzgruppen, Kamin, Lounge-Bar, Bibliothek sowie einem konzeptionell offenen Restaurant.

Steigenberger Parkhotel www.steigenberger.com

★★★★S garni

Nîmes-Straße 2 (A4), PLZ 38100, **T 0531 482220,** F 48222888
180 Zimmer | 17 Suiten | Ez 89–499 €, Dz 99–499 € | 24 h

Zeitgemäß-elegant gestaltetes Hotel im idyllischen Bürgerpark von Braunschweig und vis-à-vis der Volkswagenhalle. Modern in Design und Technik sind die Zimmer und Suiten, schick der Fitness- und Wellnessbereich mit diversen Saunen und Aussichtsterrasse. In der „Brasserie an der Oker" werden französische und lokale Spezialitäten serviert.

IntercityHotel www.intercityhotel.com

★★★★★S garni

Willy-Brandt-Platz 3 (C4), PLZ 38102, **T 0531 129040**
174 Zimmer | 24 h

Neuzeitliches Businesshotel in direkter Nähe zum Hauptbahnhof. Angenehme Wohnlichkeit und moderne Technik bieten die schallisolierten Zimmer, die mit Klimaanlage, Sky-TV und kostenfreiem WLAN ausgestattet sind. Im Restaurant erwartet Sie ein Mix aus regionalen und nationalen Spezialitäten.

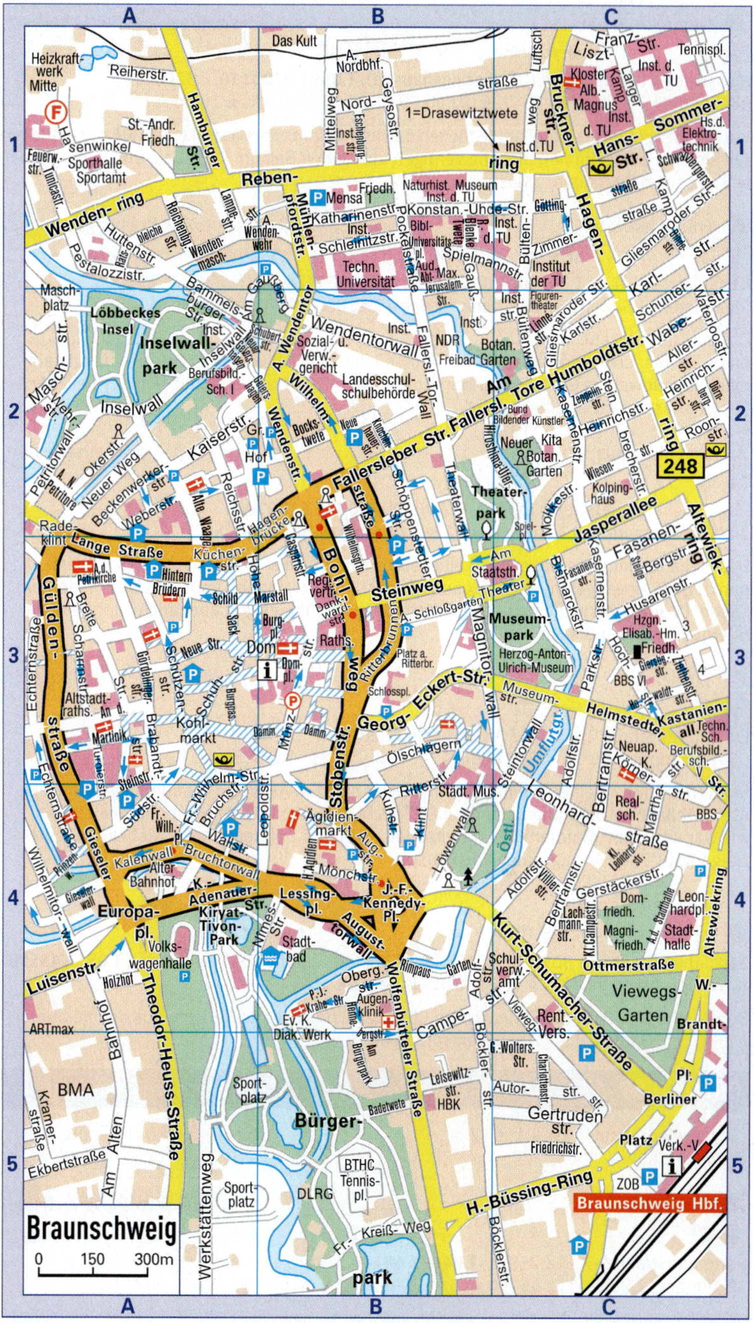
A
B
C
1
2
3
4
5
Braunschweig
0 150 300m
Braunschweig Hbf.
Das Kult
A.-Nordbhf.
Heizkraftwerk Mitte
Reiherstr.
Hamburger Str.
St.-Andr. Friedh.
Feuerw.-str.
Sporthalle Sportamt
Reben-ring
Wenden-ring
1=Drasewitztwete
Inst.d.TU
Bruckner-str.
Hans-Sommer-Str.
Franz-Liszt-Str.
Kloster St. Alb.-Magnus
Tennispl.
Hs.d. Elektrotechnik
Mensa 1
Naturhist. Museum
Techn. Universität
Institut der TU
Hagen-ring
Gliesmaroder Str.
Masch-platz
Löbbeckes Insel
Inselwall-park
Inselwall
Wendentorwall
Sozial- u. Verw.-gericht
Landesschulbehörde
NDR
Freibad
Botan. Garten
Am Fallersl. Tore
Humboldtstr.
Fallersleber Str.
Bund Bildender Künstler
Neuer Kita
Botan. Garten
Kolpinghaus
248
Theater-park
Jasperallee
Altewiek-ring
Lange Straße
Gülden-straße
Bohl-weg
Steinweg
Staatsth.
Museum-park
Herzog-Anton-Ulrich-Museum
Dom
Raths.
Altstadt-raths.
Kohl-markt
Georg-Eckert-Str.
Ölschlägern
Helmstedter Str.
Kastanien-all.
Städt. Mus.
Leonhard-straße
Ägidien-markt
Europa-pl.
Adenauer-Str.
Kiryat-Tivon-Park
Lessing-pl.
J.-F.-Kennedy-Pl.
August-torwall
Volks-wagenhalle
Stadt-bad
Kurt-Schumacher-Straße
Ottmerstraße
Viewegs-Garten
Stadt-halle
Dom-friedh.
Magni-friedh.
Luisenstr.
Theodor-Heuss-Straße
Wolfenbütteler Straße
Rent.-Vers.
ARTmax
BMA
Bürger-park
BTHC Tennis-pl.
DLRG
Sport-platz
Werkstättenweg
Gertruden str.
Berliner Platz
ZOB
H.-Büssing-Ring
Fr.-Kreiß-Weg
Ekbertstraße

Landhaus Seela
www.hotel-landhaus-seela.de

★★★★

Messeweg 41, PLZ 38104 (OT: Riddagshausen), **T 0531 3700110,** F 37001193
53 Zimmer | 2 Suiten | Ez ab 75 €, Dz ab 80 €, exkl. Frühstück, 10,00 € | 24 h

Ein familiengeführtes Hotel am östlichen Stadtrand. Im zeitlos-klassischen Stil präsentieren sich die Gästezimmer, manche verfügen über einen Balkon. Regionale und internationale Speisen im Restaurant „Klosterstube“.

Frühlings-Hotel
www.fruehlingshotel.de

★★★

Bankplatz 7 (A3), PLZ 38100, **T 0531 243210,** F 24321599
55 Zimmer | 3 Suiten | 6 Apartments | Ez ab 89 €, Dz ab 99 € | 24 h

Das zentral gelegene Haus ist eine ideale Adresse für Städtereisende. Hier stehen funktionale Zimmer sowie Apartments mit Pantry-Küche zur Verfügung. Der historische Altstadtmarkt ist nur wenige Gehminuten vom Hotel entfernt. Im Haus befindet sich das beliebte À-la-carte-Restaurant „Vielharmonie“.

Das Alte Haus
www.altehaus.de

Alte Knochenhauerstraße 11 (A4), PLZ 38100, **T 0531 6180100**
24 | Hauptgericht 32–36 €, Menü 78–114 € | Di-Sa Mo, So

Das elegante, modern und schnörkellos eingerichtete Lokal in Braunschweigs Innenstadt punktet mit einem gelungenen Mix aus bodenständig-regionaler und klassisch-moderner Küche. Dazu werden gute deutsche Weine ausgeschenkt; es gibt aber auch internationale Alternativen. Freundlicher Service.

Zucker
www.zucker-restaurant.de

Frankfurter Straße 2 (A4), PLZ 38122, **T 0531 281980**
65 | Hauptgericht 25–35 €, Menü 42–74 € | Mo-Sa So

Modernes Lokal in einer ehem. Zuckerraffinerie auf dem ARTmax-Gelände. Ungezwungene Atmosphäre mit Loftambiente und weiß gedeckten Tischen. Frische internationale Küche - wie wär’s z.B. mit „Bardiertem Seeteufelmedaillion mit Bohnenpüree, Zwiebeln und Speckagnolotti“? Auf Anfrage auch Kochkurse.

Ristorante Italiano
www.da-piero-bs.de

Salzdahlumer Straße 301, PLZ 38126 (OT: Südstadt-Rautheim-Mascherode), **T 0531 43598**
80 | Hauptgericht 18–34 €, Menü 37–80 € | Di-So Mo

Behagliches Restaurant mit rustikalem Charme. Schmackhafte Gerichte aus der mediterranen Küche. Gutes italienisches Weinsortiment.

BREDSTEDT 6 B
www.nordseeurlaub.sh

Schleswig-Holstein | EW 5.100 | 7 m — Husum 16 km, Flensburg 39 km
T 04671 5857

Friesenhalle
www.friesenhalle.de

Herrmannstraße 1-3, PLZ 25821, **T 04671 60100,** F 2875
18 Zimmer | 2 Suiten | Ez 65–90 €, Dz 115–130 €

Gewachsenes Hotel mit familiärer Atmosphäre. Freundlich eingerichtete Zimmer und Apartments, die sich auf Alt- und Neubau verteilen. Reichhaltiges Frühstücksbuffet mit regionalen und hausgemachten Produkten.

Ulmenhof & Spa
www.ulmenhof.de

★★★ S garni

Tondernsche Str. 4, PLZ 25821, **T 04671 91810,** F 918171
23 Zimmer | 2 Suiten | Ez ab 79 €, Dz ab 119 €

Jugendstilvilla von 1903 mit modernem Anbau. Die Gästezimmer sind teils mit antiken Einrichtungsgegenständen ausgestattet. Hotelgastronomie mit marktfrischen regionalen Gerichten.

BREISACH 56 D
www.breisach.de

Baden-Württemberg | EW 14.364 | 225 m
Colmar 24 km, Freiburg im Breisgau 30 km
T 07667 940155
Hist. Altstadt mit St.-Stephans-Münster, Museum für Stadtgeschichte, Schifffahrt auf dem Rhein, Erzeuger-Weinkellerei und Sektkellerei.

Landgasthof Adler
www.adler-hochstetten.de

€ Gut & Günstig ★★★ S garni

Hochstetter Straße 11, PLZ 79206 (OT: Hochstetten), **T 07667 93930,** F 939393
18 Zimmer | Ez 60–75 €, Dz 92–110 €

Traditionsreicher Landgasthof in ruhiger, ländlicher Lage mit angeschlossenem Campingplatz (50 Stellplätze). Behaglich eingerichtete und moderne Gästezimmer. Restaurant mit regionaler Küche und Sonnenterrasse.

Kapuzinergarten
www.kapuzinergarten.de

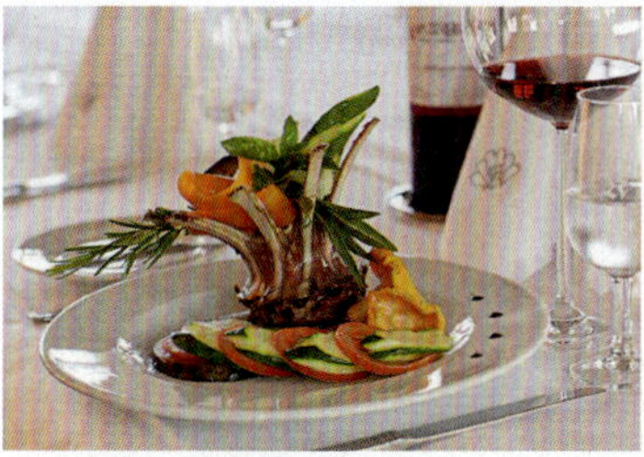

Kapuzinergasse 26, PLZ 79206,
T 07667 93000
75 | Hauptger. 23–33 €, Menü 39–114 € |
Mo-So

Schon die wunderbar exponierte Lage auf dem Münsterberg lockt einen hierher, aber auch die schmackhafte Küche ist einen Besuch wert. Verwendet werden fast ausschließlich frische und regionale Zutaten sowie viele Produkte aus biologischem Anbau. Herrliche Aussichtsterrasse.

BREISIG, BAD 40 A
www.bad-breisig.de

Rheinland-Pfalz | EW 9.000 | 70 m
Koblenz 30 km, Bonn 33 km
T 02633 45630

Historisches Weinhaus Templerhof
www.templerhof.de

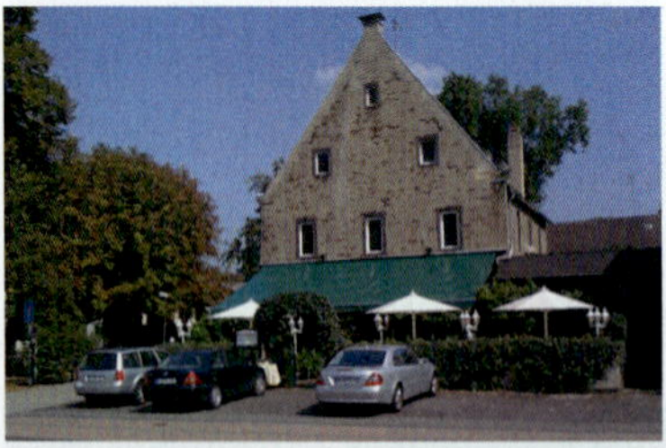

Koblenzer Straße 45, PLZ 53498,
T 02633 9435
40 | Hauptger. 16–42 €, Menü 23–44 € | Mo-Di, Fr-So Mo-Di, Do-So Mi

Traditionsreiches Lokal unter engagierter familiärer Leitung. „Geschmorte Ochsenbäckchen mit frischen Pilzen und Allgäuer Spätzle" ist nur ein Beispiel für die saisonale Frischeküche, die die Gäste in das Restaurant lockt - aber natürlich auch die behaglichen Stuben und der freundliche Service.

BREITENBRUNN/ERZGEB. 45 D
www.breitenbrunn-erzgebirge.de

Sachsen | EW 5.776 | 660 m — Zwickau 54 km, Chemnitz 58 km
T 037756 1740

Landhotel Rittersgrün
www.landhotel-rittersgruen.de

★★★★ garni

Karlsbader Straße 23, PLZ 08359 (OT: Rittersgrün), **T 037757 1880,** F 188199
28 Zimmer | 2 Suiten | Ez 75 €, Dz 130–140 € | 24 h

Barrierefreies Land- und Ferienhotel umgeben von Wiesen und Wäldern des Naturparks Erzgebirge. Gemütliche Zimmer mit moderner Ausstattung und kostenfreiem WLAN. Gastronomie mit regionaler Küche.

BREITNAU 64 B
www.hochschwarzwald.de/breitnau

Baden-Württemberg | EW 1.948 | 1.018 m — Hinterzarten 5 km, Freiburg 31 km
T 07652 1200

Hofgut Sternen
www.hofgut-sternen.de

★★★★ garni

Höllsteig 76, PLZ 79874, **T 07652 9010,** F 1031
68 Zimmer | 3 Suiten | Ez 74–124 €, Dz 104–194 € | 24 h

Schwarzwaldtypisches Haus am Eingang zur Ravennaschlucht. Gepflegte, sehr behaglich ausgestattete Zimmer, darunter auch Familienzimmer. Saisonales und regionales Speisenangebot wird im hauseigenen À-la-carte-Restaurant offeriert.

Kaisers Tanne
www.kaisers-tanne.de

★★★★ garni

Am Wirbstein 27 (an der B 500), PLZ 79874, **T 07652 12010,** F 120159
30 Zimmer | 4 Suiten | Ez 90–100 €, Dz 180–110 €

Familienfreundliches Ferienhotel im südlichen Schwarzwald. Behaglich ausgestattete Gästezimmer in unterschiedlichen Kategorien. Regionaltypische Gaststuben. Traumhaft ruhige Lage.

BREMEN 14 C www.bremen-tourismus.de

Bremen | EW 548.547 | 11 m Hannover 110 km, Hamburg 120 km
T 0421 3080010
Roland-Statue und got. Rathaus mit Renaissancefassade (UNESCO-Weltkulturerbe), Bremer Stadtmusikanten, St.-Petri-Dom, Dommuseum, Böttcherstraße, Glockenspiel, Haus des Reichs, Schnoorviertel (Künstlerviertel), Weserpromenade Schlachte.
Einen Cityplan finden Sie auf Seite 274.

Dorint Park Hotel Bremen www.park-hotel-bremen.de

★★★★★S garni

Im Bürgerpark 1 (C1, Anfahrt über Hollerallee), PLZ 28209 (OT: Schwachhausen),
T 0421 34080, F 3408602
175 Zimmer | 20 Suiten | Ez 109–249 €, Dz 139–279 €, exkl. Frühstück, 25,00 € | 24 h

Das Traditionshaus inmitten des 200 Hektar großen Bürgerparks hat sich 2020 einer Verjüngungskur unterzogen. Nun zeigt sich das Hotel heller, freundlicher und offener. Herzstück ist die großzügige Kuppelhalle mit Veranda und Blick auf den Hollersee. Die Zimmer und Suiten sind in unterschiedlichen Kategorien buchbar und überzeugen durch elegantes Mobiliar und zeitgemäße Technik. Großzügig angelegter SPA-Bereich.

Park Restaurant

80 | Hauptgericht 23–36 €, Menü 43–59 € | Mo-So

Elegantes Restaurant mit anspruchsvoller Ausstattung und aufwendiger Raumgestaltung: Mobiliar im Empire-Stil, wertvolle Antiquitäten, warme Farben und edle Stoffe. Serviert werden französisch inspirierte regionale und saisonale Spezialitäten.

Achat Plaza City www.achat-hotels.com/hotel/bremen

★★★★★S garni

Birkenstraße 15 (B3), PLZ 28195, **T 0421 517250,** F 51725100
163 Zimmer | 24 h

Kein Hotel von der Stange ist das moderne Designhotel. Sehr gelungen ist die schicke, geradlinige Zimmereinrichtung. Alle Räume spielen mit Farben, Formen und einem eigens entworfenen Möbeldesign. Für Entspannung sorgt ein kleiner SPA-Bereich mit angeschlossener Terrasse.

Atlantic Grand Hotel Bremen www.atlantic-hotels.de

★★★★★S garni

Bredenstraße 2 (B4), PLZ 28195, **T 0421 620620,** F 62062500
234 Zimmer | 5 Suiten | 24 h

Das kürzlich erweiterte Businesshotel verfügt über sehr gut ausgestattete Zimmer mit gehobenem Wohnkomfort. Hübscher Wellnessbereich mit Sauna, Dampfbad und separatem Fitnessraum. Das Restaurant bietet frische internationale Küche und Grillspezialitäten.

Atlantic Hotel Airport www.atlantic-hotels.de

★★★★★S garni

Flughafenallee 26, PLZ 28199, **T 0421 55710,** F 5571100
112 Zimmer | 3 Suiten | 24 h

Business- und Stadthotel mit direkter Anbindung an den Flughafen und das „Airport Center Bremen“. Moderne und zeitlos-elegant gestaltete Zimmer. Restaurant mit internationaler Küche und Blick auf das Flughafenrollfeld. Fitnessbereich in der 2. Etage.

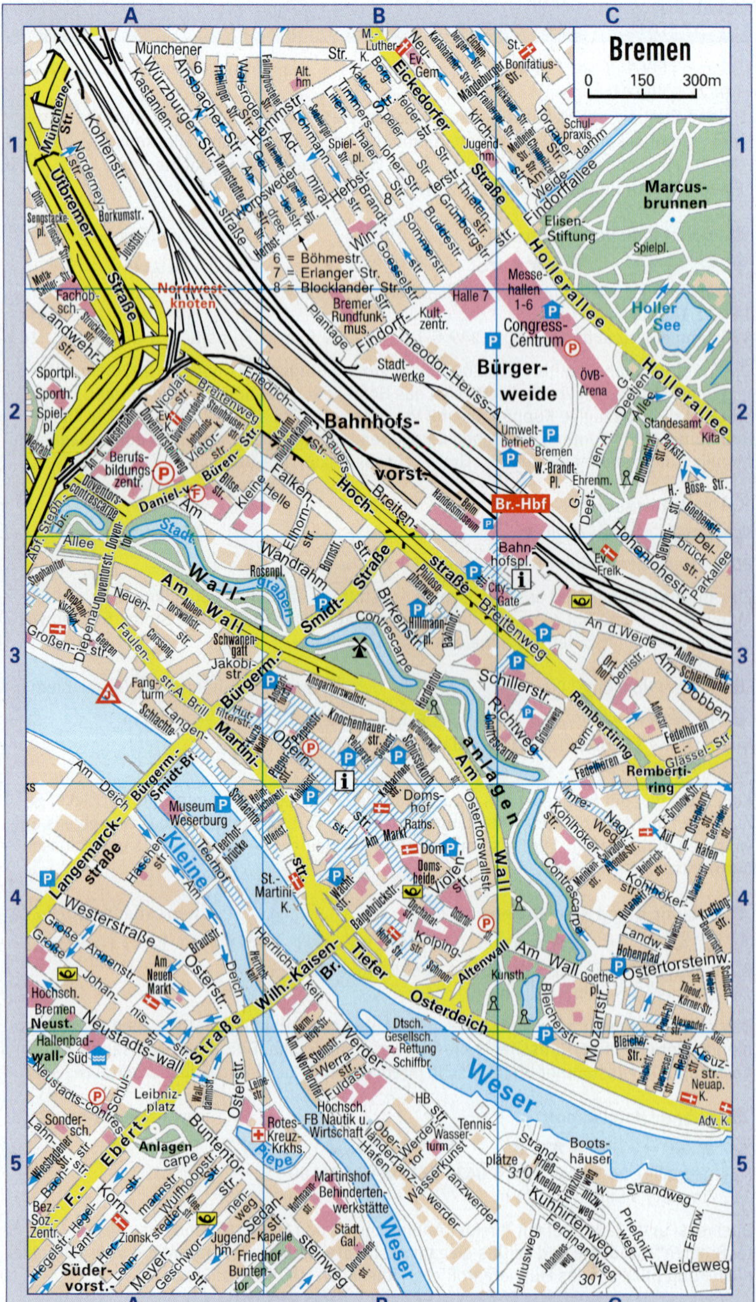
Bremen
0 150 300m
A
B
C
1
2
3
4
5
Münchener Str.
Utbremer Straße
Kohlenstr.
Nordwest-knoten
Landwehr-str.
Bahnhofs-vorst.
Bürger-weide
Messe-hallen 1-6
Halle 7
Congress-Centrum
ÖVB-Arena
Holler See
Marcus-brunnen
Hollerallee
Elisen-Stiftung
Bremer Rundfunk-mus.
Theodor-Heuss-A.
Br.-Hbf
Bahn-hofspl.
City-Gate
6 = Böhmestr.
7 = Erlanger Str.
8 = Blocklander Str.
Am Wall
Wallgraben
Contrescarpe
Hillmann-pl.
Schillerstr.
Rembertiring
Breitenweg
Hochstraße
Smidt-Straße
Bürgerm.-Smidt-Br.
Martini-str.
Obern-str.
Domshof
Rathaus
Dom
Domsheide
St.-Martini-K.
Museum Weserburg
Kleine Weser
Langemarck-straße
Westerstraße
Wilh.-Kaisen-Br.
Tiefer
Osterdeich
Weser
Osterstr.
Am Neuen Markt
Hochsch. Bremen Neust.
Hallenbad-wall Süd
Neustadts-wall
Leibniz-platz
Anlagen
Buntentor-str.
F.-Ebert-Str.
Rotes-Kreuz-Krkhs.
Piepe
Martinshof Behinderten-werkstätte
Städt. Gal.
Hochsch. FB Nautik u. Wirtschaft
Dtsch. Gesellsch. z. Rettung Schiffbr.
Tennis-plätze
Boots-häuser
Kuhhirtenweg
Strandweg
Weideweg
Süder-vorst.
Mozartstr.
Ostertorsteinw.
Goethe-pl.
Kunsth.
Am Wall
Altenwall
Osterfeuerwall
Sielwall
Kreuz-str.
Adv. K.
Wasser-turm
Wasserkunst
Tanzwerder
Werder-str.
Juliusweg
Ferdinandweg
Friedhof Buntentor
Sedan-str.
Jugend-hm.
Kapelle
Zionsk.
Meyer-str.
Kant-str.
Lahn-str.
Sonder-sch.
Bez.-Soz.-Zentr.
Fang-turm
Schlachte
Faulen-str.
Diepenau
Neuen-str.
Großen-str.
Berufs-bildungs-zentr.
Büren-str.
Daniel-v.-Büren-Str.
Am Deich
Findorff-str.
Plantage
Stadt-werke
Kult.-zentr.
Eickedorfer Straße
Torgauer Str.
Findorffallee
Bürgerm.-Deichmann-Str.
Fachob.-sch.
Sportpl.
Sporth.
Spielpl.
Umwelt-betrieb
Bremen W.-Brandt-Pl.
Ehrenm.
Hohenlohestr.
Parkallee
Standesamt
Kita
An d. Weide
Am Dobben
Fedelhören
Humboldtstr.
Kohlhöker-str.
Auf d. Häfen
Bleicherstr.
Schul-praxis
Ev. Freik.
Contrescarpe
Richtweg
Knochenhauer-str.
Ansgaritorswallstr.
Sögestr.
Schüsselkorb
Am Markt
Violenstr.
Ostertorswallstr.
Kolping-str.
Balgebrückstr.
Wachtstr.
Langenstr.
Herrlichkeit
Am Werder
Fuldastr.
Werrastr.
Leinestr.
Wolfhoopstr.
Kornstr.
Hegelstr.
Wiesbadener Str.
Neustadts-contrescarpe
Johannisstr.
Große Johannisstr.
Osterstr.
Deich
Teerhof
Teerhof-brücke
Hemmstr.
Lohmannstr.
Admiralstr.
Herbststr.
Winterstr.
Sommerstr.
Theodorstr.
Neukirchstr.
M.-Luther-K.
Alt.-hm.
St.-Bonifatius-K.
Ev. Gem.
Jugend-hm.
Würzburger Str.
Ansbacher Str.
Kastanienstr.
Nordemeyer Str.
Borkumstr.
Juiststr.
Hut-filterstr.
Am Brill
Rosenpl.
Wandrahm
Elhornstr.
Falkenstr.
Kleine Helle
Birkenstr.
Philosophenweg
Hankenstr.
Bahnhofstr.
Herdentor
Auf der Kuhlen

Atlantic Hotel Universum

www.atlantic-hotels.de

Wiener Str. 4, PLZ 28359 (OT: Horn-Lehe), **T 0421 24670,** F 2467500
150 Zimmer | 4 Suiten | Ez ab 69 €, Dz ab 99 €, 9,00 € | 24 h

Gegenüber dem Bremer Universum Science Center liegt dieses Businesshotel. Es bietet klar und modern designte Zimmer in verschiedenen Kategorien. Gute Veranstaltungsmöglichkeiten. Freundlicher Gästeumgang.

Courtyard by Marriott

www.courtyardbremen.de

Theodor-Heuss-Allee 2 (C2), PLZ 28215 (OT: Findorff-Bürgerweide), **T 0421 696400,** F 69640555
155 Zimmer | 3 Suiten | 24 h

Ein zeitgemäßes Konferenz- und Tagungshotel im hist. Lloyd-Gebäude von 1913 direkt neben dem Bremer Hauptbahnhof. Das Haus bietet geräumige Zimmer mit gehobener Ausstattung und sehr gutem Schlafkomfort. In „Lloyd's Bar & Restaurant" werden Bremer Spezialitäten und amerikanische Gerichte serviert.

Dorint City-Hotel

hotel-bremen-city.dorint.com

Hillmannplatz 20 (B3), PLZ 28195, **T 0421 620000,** F 62000222
230 Zimmer | 4 Suiten | Ez 99–179 €, Dz 99–179 €, exkl. Frühstück, 19,00 € | 24 h

Neuzeitliches Haus in der Innenstadt, ideal für Geschäfts- und Individualreisende. Geschmackvoll ausgestattete Gästezimmer mit exklusiven Accessoires und sehr gutem Schlafkomfort. Großzügiger Tagungs- und Veranstaltungsbereich. Hausgäste genießen kostenfreien Zugang zum Pürovel Sport Fitnesscenter.

Munte am Stadtwald

www.hotel-munte.de

S

Parkallee 299, PLZ 28213 (OT: Schwachhausen), **T 0421 22020,** F 2202609
121 Zimmer | 2 Suiten | Ez 105–175 €, Dz 122–147 € | 24 h

Das privatgeführte Hotel liegt angenehm ruhig gegenüber vom Stadtwald. Geschmackvolle, ländlich-moderne Zimmer, sehr gutes Frühstück, herzliches Personal - man spürt das Engagement der Gastgeber. Dazu ein ansprechender Wellnessbereich auf 630 qm mit Schwimmbad und vier verschiedenen Saunen. Gute Tagungsmöglichkeiten bietet das Haus auch.

Restaurant Wels

60 | Hauptgericht 14–33 € | Mo-Sa So

Einladendes Hotelrestaurant mit freundlich-heller Einrichtung und einem eindrucksvollen Süßwasseraquarium im Eingangsbereich. Auf den Tisch kommen außergewöhnliche Fisch- und Wildkreationen. Probieren Sie z.B. „Welsfilet vom Grill mit Rote-Bete-Apfelgemüse und Schnittlauchkartoffeln" oder „Rehrücken in Tonkabohnensalz gebraten mit pikantem Süßkartoffelpüree".

del bosco

T 0421 2202500
80 | Hauptgericht 9–23 € | Mo-So

In der hübschen Trattoria darf man sich auf italienische Küche in geschmackvoller, gemütlicher Atmosphäre mit mediterraner Note freuen. Nicht nur bei Hausgästen sehr beliebt ist der wöchentlich wechselnde Mittagstisch (Mo-Fr).

Radisson Blu
www.radissonhotels.com

★★★★S garni

Böttcherstraße 2 (B4, Eingang Wachtstr.), PLZ 28195, **T 0421 36960,** F 3696960
235 Zimmer | 15 Suiten | 24 h

Internationales Geschäftshotel mitten in der Altstadt. Hier erwarten Sie renovierte Gästezimmer mit guter technischer Ausstattung. Das Restaurant „THE L.O.B.B.Y." im Atrium bietet köstliche Steak- und Burgerspezialitäten. Active Club mit Pool, Fitness und Sauna.

Steigenberger
www.bremen.steigenberger.com

★★★★S garni

Am Weser-Terminal 6 (A3), PLZ 28217, **T 0421 478370,** F 47837699
137 Zimmer | 2 Suiten | Ez 100–350 €, Dz 100–350 €, exkl. Frühstück, ab 22,00 € | 24 h

Moderne Businessadresse im Weser-Quartier. Das Haus verfügt über helle, klassisch eingerichtete Zimmer, einen großzügigen SPA- und Fitnessbereich sowie ein Restaurant mit Panoramaglasfront und schöner Aussicht auf das Flussambiente.

ÜberFluss
www.ueberfluss.de

★★★★★S garni

Langenstraße 72 (A3), PLZ 28195, **T 0421 322860,** F 3228677
51 Zimmer | 1 Suite | 12 Apartments | Ez ab 129 €, Dz 139–199 €, exkl. Frühstück, 20,50 € | 24 h

Aufwendig restauriertes Stadthotel direkt an der Weser mit schicker Designereinrichtung. Im UG wurden hist. Teile der Bremer Stadtmauer harmonisch in den modernen Wellnessbereich integriert. Sie übernachten in wohnlichen Zimmern, teils mit Flussblick.

ÜberFluss Grill **Neu!**

Hauptgericht 12–36 € | Mo-Sa

Das Grillrestaurant mit Bar und Loungebereich befindet sich im Erdgeschoss des Hotels. Kulinarisch bietet man internationale urbane Gerichte mit regionalen und saisonalen Einflüssen. Wie wäre es z.B. mit „Zander | Basilikum-Risotto | Kräutersud | Zuckerschoten"? Mittags günstiger Lunch.

Atlantic Hotel an der Galopprennbahn
www.atlantic-hotels.de

★★★★S garni

Ludwig-Roselius-Allee 2, PLZ 28329, **T 0421 333000,** F 33300500
120 Zimmer | 1 Suite | 24 h

Modernes Designhotel mit dezent farbig gestalteten Zimmern, teilweise mit Blick auf die Galopprennbahn und den Golfplatz. Sauna- und Fitnessbereich in der 4. Etage. Mediterrane Küche im Restaurant „DERBY".

Atlantic Hotel Vegesack
www.atlantic-hotels.de

★★★★★S garni

Sagerstr. 20, PLZ 28757 (OT: Vegesack), **T 0421 66050,** F 664774
86 Zimmer | 4 Suiten | Ez ab 84 €, Dz ab 98 € | 24 h

Neuzeitliches Privathotel im Norden der Stadt mit ansprechendem Ambiente. Geräumige Zimmer mit klassischer Ausstattung. Reichhaltiges Frühstücksbuffet.

Fährhaus Farge
www.faehrhaus-farge.de

★★★★ garni

Wilhelmshavener Straße 1, PLZ 28777 (OT: Farge), **T 0421 688600,** F 6886066
43 Zimmer | 2 Suiten

Gepflegter Familienbetrieb am Weserstrand mit Turmsuite sowie geschmackvoll und modern eingerichteten Zimmern mit Aussicht. Stilvolles Restaurant mit regionaler und mediterraner Küche.

H+ Hotel Bremen
www.h-hotels.com

garni

Wachtstr. 27-29 (B4, Am Markt), PLZ 28195, **T 0421 36010,** F 3601555
131 Zimmer | Ez 89–129 €, Dz 99–139 € | 24 h

Unweit vom hist. Marktplatz gelegenes Geschäfts- und Tagungshotel. Zeitgemäß und funktional eingerichtete Zimmer. Gutes Frühstück.

Innside Bremen
www.innside.com

★★★★ garni

Sternentor 6 (im Space-Park), PLZ 28237 (OT: Industriehäfen), **T 0421 24270,** F 2427427
162 Zimmer | 24 h

Komplett rauchfreies Tagungs- und Stadthotel direkt an der Weser. Modern gestaltete Studios und Suiten mit ausgefallenem Interieur und sehr gutem Schlafkomfort. Restaurant mit Future-Flair und Weserblick, in dem regionale und internationale Küche serviert wird.

Robben Grollander Krug
www.hotel-robben.de

★★★★ garni

Emslandstraße 30, PLZ 28259 (OT: Grolland), **T 0421 514620,** F 5146299
41 Zimmer | Ez ab 94 €, Dz ab 114 €

Charmant geführter Familienbetrieb direkt am Naturpark „Links der Weser". Gepflegte Hotelzimmer mit guter technischer Ausstattung. Gemütliches Restaurant mit regionaler Küche und großem Biergarten.

City Partner Hotel Residence
www.hotelresidence.de

★★★ garni

Hohenlohestr. 42 (C3), PLZ 28209, **T 0421 348710,** F 3487147
40 Zimmer | 3 Apartments | Ez 75–135 €, Dz 95–155 €

Alt-Bremer Patrizierhaus aus der Jahrhundertwende mit individuell eingerichteten Zimmern und Apartments. Freundliche Gastgeber. Gutes Frühstück. Kleiner Wellnessbereich mit Sauna.

7 Things - my basic hotel
www.7things.de

€ Gut & Günstig ★★ garni

Universitätsallee 4, PLZ 28359 (OT: Lehe), **T 0421 69677377,** F 69655166
89 Zimmer | Ez 67–90 €, Dz 78–112 €, exkl. Frühstück, 6,50 € | 24 h

Direkt am Campus Park der Universität begeistert dieses peppig-junge Hotel seine Gäste mit klaren Linien, modernen Materialien und frischen Farben. Die vollklimatisierten Nichtraucherzimmer verfügen über bequeme Betten mit Motiv-Wandbildern, zeitgemäße Technik und gemütliche Bäder. Für Langzeitgäste gibt es sogenannte Long-Stay-Zimmer.

Al Pappagallo
www.al-pappagallo.de

Außer der Schleifmühle 73 (C3), PLZ 28203 (OT: Ostertor), **T 0421 327963**
80 | Hauptgericht 24–38 €, Menü 45–69 € | Mo-Fr Mo-Sa So

»

Modern gehaltenes Restaurant mit Wintergarten und Terrasse im Innenhof. Klassische italienische Küche mit sehr guten Fischgerichten. Charmanter Service.

Chapeau La Vache **Neu!** www.chapeau-la-vache.de

Hollerallee 77, PLZ 28209, **T 0421 33111777**
Hauptgericht 19–44 €, Menü 53–60 € | Mo-Sa ⃠ So

In einer historischen Villa direkt neben dem Bremer Standesamt empfängt Sie dieses charmante Restaurant. An den Wänden hängen Bilder des Starfotografen Jean-Baptiste Mondino. Dazu olivgrün gestrichene Wände, edles Parkett und geschmackvolle Kronleuchter. Hier liebt man den legeren Stil der typisch französischen Brasserie und kredenzt den Gästen eine frische, produktorientierte Küche, die Spaß macht.

Due Fratelli Ristorante www.due-fratelli-bremen.de

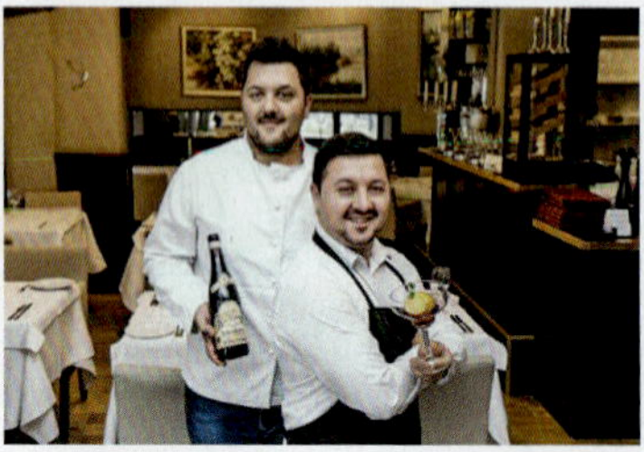

Hamburger Straße 32, PLZ 28205 (OT: Peterswerder), **T 0421 67352817**
60 | Hauptger. 14–30 €, Menü 39–115 € | Mo, Mi-So ⃠ Di

In diesem Ristorante ist man mit Herz und Engagement bei der Sache. Hübsch das Ambiente, schmackhaft die moderne italienische Küche. Die Pasta ist selbstverständlich hausgemacht und kann jeweils auch als vegetarische Variante bestellt werden. Schön zusammengestellte Weinauswahl.

Schröters Leib und Seele **Neu!** www.schroeters-schnoor.de

Schnoor 13 (B4), PLZ 28195, **T 0421 326677**
40 | Hauptgericht 14–37 €, Menü 36–60 € | Mo-Sa

Schöne, individuell gestaltete Räumlichkeiten samt Sommergarten und Weinkeller verbreiten hier Gemütlichkeit. Dazu eine moderne internationale Küche - es gibt z.B. „Gebratene Blutwurst auf Kartoffelmousseline“ oder „Gelbes Thai-Curry von Edelfischen“. Preiswertes Mittagsangebot.

Das Kleine Lokal www.das-kleine-lokal.de

Besselstraße 40 (C4), PLZ 28203, **T 0421 7949084**
30 | Hauptgericht 27–34 €, Menü 49–83 € | Di-Sa ⃠ Mo, So

Nostalgisch und originell eingerichtetes Lokal im Souterrain mit entspannter, intimer Atmosphäre. Serviert wird eine kreative Frischeküche aus saisonalen Produkten der Region. Gute Weinempfehlungen, netter Service.

Grashoff's Bistro www.grashoff.de

Contrescarpe 80 (B3), PLZ 28195, **T 0421 14749**
32 | Hauptgericht 20–33 €, Menü 37–60 € | Di-Fr

Das lebendige Bistro mit angeschlossener Delikatessenhandlung ist beliebter Treffpunkt bei Einheimischen und Touristen. Serviert werden typische Bistro-Klassiker sowie junge, saisonale Gerichte. Die Weinkarte mit Schwerpunkt Bordeaux umfasst rund 400 Positionen.

Küche 13
www.kueche13.de

Beim Steinernen Kreuz 13 (C4), PLZ 28203 (OT: Ostertor), **T 0421 20824721**
40 | Hauptgericht 15–30 €, Menü 35–55 € | Di-Sa

Das kleine, lebhafte Lokal hat sich in der Hansestadt längst einen Namen gemacht. Die wechselnde Karte ist saisonal ausgerichtet und bietet pfiffige Gerichte wie z.B. „Blumenkohlrisotto mit Sommertrüffel, Zwiebellauch und Parmesan". Die Preise sind fair und der Service freundlich.

Topaz
www.topaz-bremen.de

Langenstraße 2-4 (B4), PLZ 28195, **T 0421 77625**
60 | Hauptgericht 14–29 €, Menü 22–69 € | Mo-Sa So

Schickes Szenelokal im Kontorhaus am Markt mit lockerer Atmosphäre. Aus der einsehbaren Küche kommen zeitgemäße Speisen mit multikulturellen Einflüssen.

Bremer Ratskeller
www.ratskeller-bremen.de

€ Gut & Günstig
Am Markt (B4), PLZ 28195, **T 0421 321676**
180 | Hauptgericht 11–30 €, Menü 19–80 € | Mo-So 01.01.21

Ältester Weinkeller Deutschlands mit zahlreichen Säulen und großen Zierfässern. Umgeben von nostalgischem Flair wird eine gutbürgerliche Küche zu kleinen Preisen serviert. Eine echte Wohlfühloase, die von Einheimischen zurecht als „gute Stube" der Stadt bezeichnet wird.

Café Hauptmeier
www.hotel-zurpost-bremen.de

Bahnhofsplatz 11 (B3, im BW Hotel zur Post), PLZ 28195, **T 0421 30590**
80 | Hauptgericht 9–45 €, Menü 23–55 € | Mo–Fr 6:00–19:00 Uhr, Sa–So 6:30–19:00 Uhr

Feine Confiserie mit sehr guter Auswahl an Torten, Petits Fours, Trüffeln und Gourmetschokolade aus eigener Herstellung. Im Angebot sind auch Dessertweine, Liköre und hausgemachte Konfitüren.

BREMERHAVEN 14 A
www.bremerhaven.de

Bremen | EW 114.031 | 2 m — Cuxhaven 43 km, Bremen 63 km
T 0471 5900
Dt. Schifffahrtsmuseum, dt. Auswandererhaus, Klimahaus, hist. Museum Bremerhaven (Morgenstern Museum), Zoo am Meer, Weserdeich, Museumshafen mit Freilichtmuseum, Hafen Bus, Schaufenster Fischereihafen mit Atlanticum, Museumsschiff FMS Gera, techn. Museum U-Boot Wilhelm Bauer, Besucherzentrum Lloyd-Werft, Radarturm mit Aussichtsplattform.
Einen Cityplan finden Sie auf Seite 280.

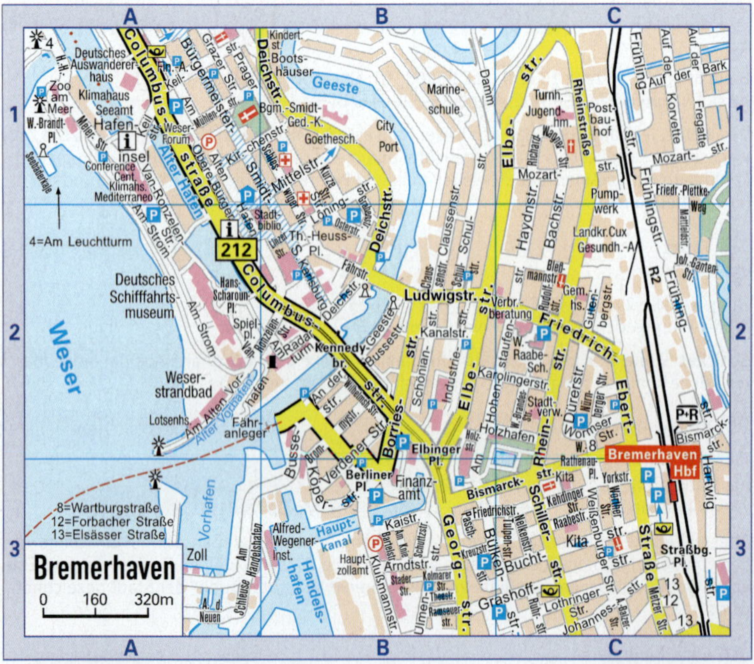

Haverkamp

www.hotel-haverkamp.de

S garni

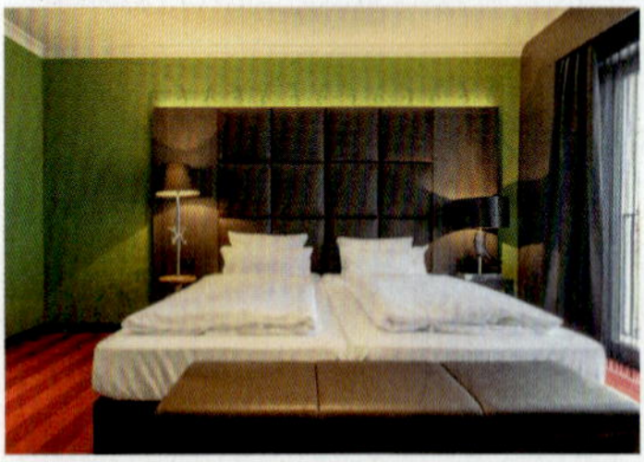

Prager Str. 34 (B1), PLZ 27568, **T 0471 48330,** F 4833281
98 Zimmer | 10 Suiten | 1 Apartment
Ez 116–141 €, Dz 154–189 €, 8,00–16,00 € | 24 h

Persönlich geführtes Hotel in einer ruhigen Seitenstraße der Fußgängerzone. Die liebevoll eingerichteten Zimmer sind in unterschiedlichen Kategorien buchbar. Für Entspannung sorgt ein hübscher Wellnessbereich.

Restaurant Weinrot

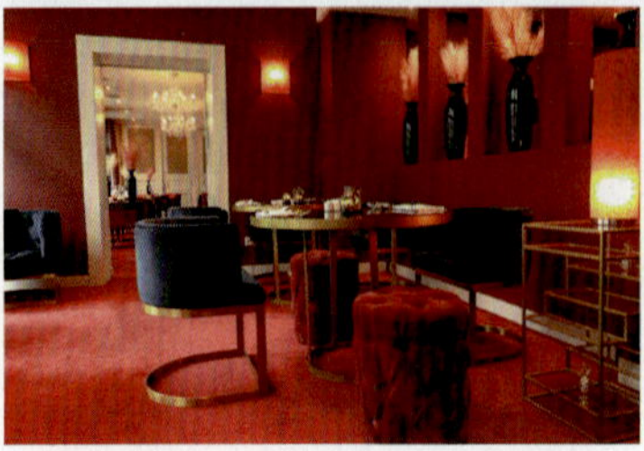

120 | Hauptger. 14–28 €, Menü 30–50 € | Mo-So

In diesem stimmungsvollen Restaurant dürfen Sie sich auf regionale und internationale Speisen freuen - da lässt man sich z.B. „Seehecht an Senfrahm" oder „Bœuf bourguignon" schmecken. Oder wie wäre es mit einem komplett veganen Menü? Hübsch die begrünte Terrasse im Sommer.

The Liberty
www.liberty-bremerhaven.com

★★★★S garni

Columbusstraße 67 (A1), PLZ 27568, **T 0471 902240,** F 90224143
98 Zimmer | 5 Suiten | Ez 98–148 €, Dz 128–178 € | 24 h

Die Lage dieses Hotels ist so exklusiv wie praktisch: die Havenwelten und das Deutsche Auswandererhaus befinden sich in direkter Nachbarschaft. Dazu ein stylishes Design und moderne Technik in den Zimmern. Am Abend lockt die „New York Bar" im Penthouse-Geschoss mit toller Aussicht.

MULBERRY ST by Phillip Probst Neu!
www.mulberry-bremerhaven.de

Di-Sa

Namensgeber für das stylishe Restaurant im Erdgeschoss des Hotels ist die gleichnamige Straße in New York City. Sie ist gleichzeitig Symbol für die kulinarische Vielfalt, die Sie hier erwartet. Phillip Probst und seine Crew kreieren anspruchsvolle Gerichte zwischen Tradition und Moderne.

Amaris
www.hotel-amaris.de

★★★S garni

Elbestr. 18 (B2), PLZ 27570 (OT: Geestemünde), **T 0471 9020770,** F 902077100
48 Zimmer | 8 Suiten | 1 Apartment | Ez ab 89 €, Dz ab 102 € | 24 h

Neuzeitliches Hotel im Gebäude der ehem. Landeszentralbank mit modernem Design. Geräumige und stilvoll eingerichtete Gästezimmer mit kostenlosem WLAN. Gutes Frühstück.

Atlantic Hotel Sail City
www.atlantic-hotels.de

Am Strom 1 (A2), PLZ 27568, **T 0471 309900,** F 30990500
120 Zimmer | 1 Suite | 24 h

Komplett barrierefreies Hotel in einem markanten Gebäude am Bremerhavener Weserdeich. Moderne Gästezimmer mit faszinierendem Ausblick auf die Weser. Panoramarestaurant mit regionaler und saisonaler Küche.

Best Western Plus Hotel
www.bestwestern.de

★★★★ garni

Fischkai 2 (↘ B3), PLZ 27572 (OT: Fischereihafen), **T 0471 80935300,** F 80935353
96 Zimmer | 2 Suiten | Ez 101–111 €, Dz 131–141 €, 7,50 € | 24 h

Der erste Eindruck: die bemerkenswerte, puristisch-elegante Architektur, teils schwebend über dem Kai mit großzügigen Glasfassaden! Lichtdurchflutete Zimmer in ruhigen, geschmackvollen Farben bieten dem Businessgast allen Komfort. Vom Frühstücksraum hat man einen schönen Blick über das Hafenareal.

Nordsee Hotel
www.snw-hotels.de

★★★S garni

Theodor-Heuss-Platz 14-18 (B2), PLZ 27568, **T 0471 90083600,** F 900836666
102 Zimmer | 2 Suiten | 24 h

Die Fußgängerzone hat man direkt vor der Tür und die Havenwelten sind auch nicht weit. Daneben bietet das Haus mit seiner schlichten Fassade freundliche Gästezimmer mit modernem Design. Zum Hotel gehört auch eine nette Bar mit Raucherlounge.

Atlantic www.atlantic-hotel-amfloetenkiel.de

€ Gut & Günstig ★★★ garni

Nordstr. 80 (A2), PLZ 27580 (OT: Lehe), **T 0471 806260**, F 8062626
84 Zimmer | Ez ab 67 €, Dz ab 89 €

Nüchternes Gebäude mit hellen Zimmern und ordentlichem Frühstücksangebot zu einem guten Preis-Leistungs-Verhältnis. Gute Tagungsmöglichkeiten.

Natusch Fischereihafen-Restaurant www.natusch.de

VARTA-TIPP Küche

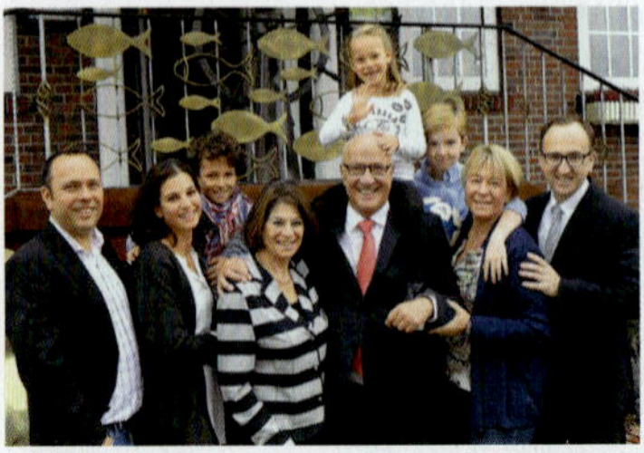

Am Fischbahnhof 1 (↘ B3), PLZ 27572, **T 0471 71021**
130 | Hauptger. 20–36 €, Menü 29–46 € | Di-So ⃠ Mo

Diese Adresse ist aus Bremerhavens Gastro-Szene nicht mehr wegzudenken. Urgemütliche Location mit viel Holz und maritimen Accessoires. Die Karte offeriert traditionelle norddeutsche Fischgerichte mit internationalen Einflüssen und variiert je nach Jahreszeit und Marktangebot. Dazu eine ausgewogene Weinauswahl und ein herzlicher Service.

PIER 6 www.pier6.de

Barkhausenstr. 6 (↖ A1), PLZ 27568, **T 0471 48364080**
90 | Hauptgericht 13–32 €, Menü 25–39 € | Mo-Sa

Tolle Lage - direkt an der Weser. Ein weiterer Trumpf ist das Konzept: In großzügigem, hellem Ambiente werden Traditionsgerichte neu interpretiert. So heißt es z.B. „Filet und Bäckchen vom Iberico-Schwein | Brokkoli | Zweierlei Karotte | Kartoffel-Bärlauch-Gratin | Thymian-Jus"! Tipp für den eiligen Mittagsgast: preisgünstiger Lunch inkl. einem kleinen Soft-Getränk oder einem Glas Wein (0,1 l).

BRETTEN 51 C www.erlebe-bretten.de

Baden-Württemberg | EW 29.979 | 176 m — Bruchsal 15 km, Pforzheim 18 km
T 07252 583710
Melanchthonhaus, Gerberhaus, Museum Schweizer Hof, Fachwerkensemble am Marktplatz.

Krone www.krone-bretten.de

Marktplatz 2, PLZ 75015, **T 07252 97890**, F 978966
53 Zimmer | 4 Apartments | Ez ab 71 €, Dz ab 158 €

Familiär geführtes, restauriertes Fachwerkhaus in der Ortsmitte mit langer Tradition. Komfortabel eingerichtete Zimmer unterschiedlicher Kategorien. Reichhaltiges Frühstücksbuffet.

Lamm Werkstatt www.lammbretten.de

Pforzheimer Str. 15/17, PLZ 75015, **T 07252 85392**
150 | Hauptgericht 10–34 €, Menü 28–55 € | Mo-Fr, So Mo-So ⃠ 24.–25.12.20, 31.12.20–1.1.21

In diesem 300 Jahre alten Fachwerkgebäude wird ambitioniert gekocht. Die Speisekarte bietet eine Vielzahl an klassischen und modern interpretierten Gerichten. Die Pizza wird nach altem sizilianischen Rezept im Holzofen gebacken! Zum Restaurant gehören auch ein idyllischer Biergarten, ein gemütlicher Gewölbekeller und eine Vinothek.

Restaurant Maxime
www.guy-graessel.de

Melanchthonstr. 35, PLZ 75015, **T 07252 7138**
25 | Hauptgericht 18–30 €, Menü 40–60 € | Mi-So Mi-Sa

Im traditionsreichen Café Hesselbacher in der Fußgängerzone bietet Meisterkoch Guy Graessel ein zweigeteiltes Gastronomie-Konzept: Vormittags und nachmittags herrscht Cafébetrieb, mittags und abends steht der moderne Gastraum den Restaurantbesuchern offen. Serviert wird eine klassische französische Küche mit badischen Einflüssen.

BRETZENHEIM 50 A
www.bretzenheim.de

Rheinland-Pfalz | EW 2.437 | 105 m — Bad Kreuznach 6 km, Mainz 38 km
T 0671 33347

Hinterconti
www.hinterconti.com

garni

Naheweinstraße 17, PLZ 55559, **T 0671 79670910**
14 Zimmer | Ez ab 69 €, Dz ab 95 € | 24 h

Das in einem hist. Bauerngehöft untergebrachte Hotel bietet großzügige, modern und komfortabel ausgestattete Zimmer - von puristisch-modern bis verspielt-verträumt. Das Frühstück wird in der ehemaligen Scheune serviert. Verkehrsgünstige Lage unweit der Autobahnen A60 und A61.

BRETZFELD 52 C
www.bretzfeld.de

Baden-Württemberg | EW 12.128 | 210 m — Öhringen 7 km, Heilbronn 26 km
T 07946 7710

Rose
www.rose-bitzfeld.de

Weißlensburger Straße 12, PLZ 74626 (OT: Bitzfeld), **T 07946 7750,** F 775400
79 Zimmer | 1 Suite | 1 Apartment | Ez 72–131 €, Dz 99–150 €

Ein gewachsener Landgasthof mit freundlicher Atmosphäre. Im modernen Hotelneubau stehen großzügig geschnittene Zimmer zur Verfügung. Bürgerliches Restaurant mit verschiedenen Gaststuben. Im sogenannten Rose-Lädle kann man Spezialitäten aus eigener Herstellung käuflich erwerben.

Landhaus Rössle
www.roessle-brettach.de

Mainhardter Straße 26, PLZ 74626 (OT: Brettach), **T 07945 911111**
60 | Hauptgericht 19–28 €, Menü 38–70 € | Mi-Do, Sa-So Mi-So Mo, Di

Die Küche im modern-elegant eingerichteten Restaurant ist frisch und produktbezogen. Serviert werden wohlschmeckende Gerichte nach klassisch französischem Vorbild. Im Sommer lädt der Garten am Rappenbächle zum Verweilen ein. Zum Übernachten hat man freundlich und liebevoll eingerichtete Nichtraucherzimmer.

BRIESEN (MARK) 27 D
www.amt-odervorland.de

Brandenburg | EW 2.150 | 43 m
Bad Saarow 23 km, Frankfurt/Oder 25 km
T 033607 89710

Gut Klostermühle
www.gut-klostermuehle.com

VARTA-TIPP Ambiente

Mühlenstraße 11, PLZ 15518 (OT: Alt Madlitz), **T 033607 59290,** F 5929150
66 Zimmer | 23 Suiten | Ez 108–118 €, Dz 108–198 €

Hier können Sie die Seele baumeln lassen! Ausgesprochen ruhig wohnen Sie in dem liebevoll restaurierten Fischerhaus aus dem 14. Jahrhundert mit seinen Dependancen und Ferienwohnungen. Auf 2.500 qm bietet Ihnen der hauseigene SPA-Bereich vielfältige Möglichkeiten zum Erfrischen und Entspannen. Umfangreiches Angebot an Ayurvedaanwendungen.

Restaurant Klostermühle

45 | Hauptgericht 25–37 €, Menü 45–79 € | Fr-Sa ⃠ Mo, Di, Mi, Do, So

Frische, moderne Vitalküche in geschmackvollem Rahmen. Sie können zwischen zwei gehobenen Menüs (Pure und Nature) wählen. Dazu gibt es erlesene Weine. Als Alternative bietet das urige Restaurant „Klosterscheune“ saisonale und fein-bürgerliche Gerichte zu gastfreundlichen Preisen.

BRILON 31 C
www.brilon.de

Nordrhein-Westfalen | EW 27.508 | 450 m
Korbach 37 km, Lippstadt 44 km
T 02961 7940
Briloner Altstadt mit Rathaus, Haus Hövener, Rothaarsteig.

Rech
www.hotel-rech.de

Hoppecker Straße 1, PLZ 59929, **T 02961 97540,** F 975454
26 Zimmer | Ez ab 69 €, Dz ab 95 €

Das freundlich geführte Haus bietet wohnliche, mit viel Holz eingerichtete Gästezimmer. Kleiner Wellnessbereich mit finnischer Sauna, römischem Dampfbad und Solarium. Das Restaurant serviert heimische Spezialitäten und leichte Speisen. Auch Tagungsmöglichkeiten sind vorhanden.

Almer Schlossmühle
www.almer-schlossmuehle.de

VARTA-TIPP Küche

Schlossstraße 13, PLZ 59929 (OT: Alme), **T 02964 9451430**
70 | Hauptgericht 14–43 € | Mi-So ⃠ Mo, Di

Drinnen wie draußen richtig romantisch: der historische Rahmen des Mühlengebäudes, jede Menge rustikales Holz, die hübsche Terrasse vorm Haus. Freuen Sie sich auf eine regionale und österreichische Küche - von Martin Steiner in bester Tradition gekocht. Wie wär's z.B. mit „Original Wiener Schnitzel vom Kalbsrücken“ oder „Almer Bachforelle nach Müllerin Art“? Übernachten kann man in gepflegten Apartments.

BROTTERODE-TRUSETAL 43 A www.brotterode-trusetal.de

Thüringen | EW 6.398 | 595 m Bad Salzungen 24 km, Eisenach 31 km
T 036840 40190

Zur guten Quelle www.hotel-quelle.de

★★★ S garni

Schmalkalder Straße 27, PLZ 98599 (OT: Brotterode), **T 036840 340,** F 34111
44 Zimmer | 4 Suiten | Ez 42–55 €, Dz 60–96 €, ab 6,00 € | 1.–30.11.20

Familiär geführter Landgasthof mit neuzeitlichem Anbau und freundlich eingerichteten Zimmern (teilweise mit Balkon). Zum Haus gehören auch eine Kegelbahn und ein Wellnessbereich mit Whirlpool und Fitnessraum. Idealer Ausgangspunkt für Wanderungen oder Radtouren.

BRUCHHAUSEN-VILSEN 22 B www.bruchhausen-vilsen.de

Niedersachsen | EW 7.200 | 52 m Syke 17 km, Verden/Aller 31 km
T 04252 930050

Forsthaus Heiligenberg www.forsthaus-heiligenberg.de

VARTA-TIPP Service

garni

Heiligenberg 3, PLZ 27305, **T 04252 93200,** F 932020
31 Zimmer | 4 Suiten | Ez ab 89 €, Dz ab 135 €

Hist. Fachwerkensemble, dessen Ursprung auf ein Kloster von 1218 zurückgeht. Hier logieren Sie in liebevoll und individuell eingerichteten Landhauszimmern. Frühstück und Service sind vorbildlich. Das Restaurant mit großem, offenem Kamin bietet raffinierte Menüs und regionale Spezialitäten. Zum Hotel gehören auch eine Saunalandschaft, eine liebevoll angelegte Gartenterrasse und ein Spielplatz.

BRUCHSAL 51 C www.bruchsal-erleben.de

Baden-Württemberg | EW 42.871 | 114 m Karlsruhe 24 km, Heidelberg 37 km
T 07251 5059461
Barockschloss mit Treppenhaus von Balthasar Neumann, Musikautomatenmuseum, Städt. Museum, Barockkirche St. Peter, Belvedere, Michaelsberg (Spargelmarkt), Burg Obergrombach.

Scheffelhöhe www.scheffelhoehe.de

★★★★ S garni

Adolf-Bieringer-Straße 20, PLZ 76646, **T 07251 8020,** F 802156
94 Zimmer | 2 Suiten | 2 Apartments | Ez 99–119 €, Dz 129–149 € | 24 h

Modernes Hotel in Hanglage mit schönem Blick über Bruchsal und die Rheinebene. Wohnliche Zimmer unterschiedlicher Kategorien mit zweckmäßiger Ausstattung. Regional-mediterrane Küche im Restaurant „Belvedere".

das kleine feine www.dierestaurants.net

Langental-Siedlung 2a, PLZ 76646, **T 07251 3022722**
210 | Hauptgericht 28–48 €, Menü 69–89 € | Mi-So Mo, Di »

Mitten im Grünen, direkt am Golfclub Bruchsal, ist dieses Gourmetrestaurant zu finden. Modern, ideenreich und ausdrucksstark - so die Gourmetmenüs, die man Ihnen hier in zeitgemäß-elegantem Ambiente kredenzt. Auch die kleine, aber feine Weinkarte kann sich sehen lassen. Tipp: Restaurant „lago“ im EG als einfach-unkomplizierte Alternative mit großer Flammkuchenauswahl und Business Lunch.

Zum Bären
www.baeren-bruchsal.de

Schönbornstraße 28, PLZ 76646, **T 07251 88627**
100 | Hauptgericht 9–28 €, Menü 17–46 € | Di-So ⦸ Mo

Gediegenes Restaurant in einem denkmalgeschützten Haus von 1780. Die Speisekarte bietet eine breitgefächerte Auswahl an badischen Spezialitäten. Das Wild stammt aus eigener Jagd. Schöne Gartenterrasse.

BRÜCKENAU, BAD 42 D
www.bad-brueckenau.de

Bayern | EW 6.756 | 332 m
Fulda 33 km, Schweinfurt 53 km
T 09741 80411

Dorint Resort & Spa
www.dorint.com/bad-brueckenau

★★★★S

Heinrich-von-Bibra-Straße 13, PLZ 97769, **T 09741 850,** F 85425
154 Zimmer | 16 Suiten | 24 h

Malerisch gelegenes Haus umgeben von einer großen barocken Parkanlage. Gepflegte, freundliche Gästezimmer mit zeitgemäßer Ausstattung. Hauseigenes Standesamt. Feine regionale und internationale Küche wird in „Ludwig's Restaurant“ serviert.

Badhotel
www.badhotel-badbrueckenau.de

★★★S

Amand-von-Buseck-Str. 8-10, PLZ 97769, **T 09741 937600,** F 93760444
29 Zimmer | 4 Suiten | Ez 75–84 €, Dz 98–110 €

Stilvolles Kur- und Urlaubshotel in bevorzugter Lage im Herzen des Kurparks mit familiärer Atmosphäre. Zweckmäßig und behaglich eingerichtete Zimmer. Gemütliches Restaurant mit überwiegend fränkischer Küche.

Zur Mühle
www.hotel-zur-muehle.com

garni

Ernst-Putz-Straße 17, PLZ 97769, **T 09741 91610,** F 916191
42 Zimmer | 2 Suiten | Ez 63–68 €, Dz 92–105 €

Privat geführtes Haus in ruhiger, zentraler Lage am Kurpark mit hoteleigener, 10.000 qm großer Parkanlage. Sachlich-funktionelle Zimmer mit zweckmäßiger Ausstattung. Restaurant mit regionaler Küche.

BRÜHL (BADEN) 51 C
www.bruehl-baden.de

Baden-Württemberg | EW 14.209 | 100 m
Heidelberg 13 km, Mannheim 15 km
T 06202 20030
Villa Meitner, Kriegerkapelle.

Krone Das Gasthaus — www.krone-dasgasthaus.de

VARTA-TIPP Küche

Ketscher Straße 17, PLZ 68782, **T 06202 6070252**
60 | Hauptgericht 16–35 €, Menü 55–66 € | So Di-So

In dem hübschen Ecklokal mit behaglicher Einrichtung und lauschigem Hofgarten kocht man regional-international, so z.B. „Filet vom Wolfsbarsch mit Riesengarnelen auf Perlgraupenrisotto, grünem Spargel und Hummerschaum". Was bei Patron Andreas Bretzel auf die Teller kommt, ist frisch und schmeckt richtig gut. Charmant-liebenswerter Service.

BRÜHL (RHEINLAND) 39 B — www.bruehl.de

Nordrhein-Westfalen | EW 44.029 | 62 m — Köln 14 km, Bonn 25 km
T 02232 793382
Schloss Augustusburg und Schloss Falkenlust (UNESCO-Weltkulturerbe), Schlosskirche, Max-Ernst-Museum.

Hotel Ling Bao — www.phantasialand.de

★★★★ garni

Berggeiststraße 31-41, PLZ 50321, **T 02232 3690410,** F 3690601
175 Zimmer | 10 Suiten | Ez 172–205 €, Dz 224–305 €, 20,00 € | 24 h

Im original chinesischen Stil erbautes Hotel mit direktem Zugang zum Freizeitpark Phantasialand. Sie wohnen in geschmackvoll eingerichteten Zimmern. Mehrere Restaurants, in denen asiatische und afrikanische Speisen serviert werden.

Hotel Matamba — www.phantasialand.de

★★★S garni

Berggeiststraße 31-41 (am Freizeitpark Phantasialand), PLZ 50321, **T 02232 3691510,** F 3690601
120 Zimmer | 3 Suiten | Ez 162–195 €, Dz 210–295 €, ab 20,00 € | 24 h

Das Themenhotel im afrikanischen Stil bietet individuell geschnittene Zimmer mit leuchtenden Stoffen und dunklen Holzelementen. Einrichtung mit zahlreichen tropischen Pflanzen, originalen Masken und Skulpturen aus Kamerun.

Glaewe's Restaurant — www.glaewesrestaurant.de

Balthasar-Neumann-Platz 28-30, PLZ 50321, **T 02232 13591**
30 | Hauptgericht 18–26 € | So Mi-So Mo, Di

Etwas versteckt gelegenes Restaurant inmitten eines Geschäfts- und Einkaufszentrums. Das familiengeführte Lokal offeriert schmackhafte Crossover-Gerichte im Wandel der Jahreszeiten.

BRUNNTHAL 60 D — www.brunnthal.de

Bayern | EW 5.059 | 592 m — München 22 km, Rosenheim 54 km
T 08102 8900

Hotel Stay2Munich — www.stay2munich.de

★★★S garni

Zusestr. 1, PLZ 85649, **T 089 689066066,** F 689066099
185 Zimmer | 11 Suiten | 183 Apartments | Ez 60–204 €, Dz 81–234 € | 24 h ››

Businesshotel mit geschmackvoll eingerichteten Zimmern und Apartments mit extragroßen Betten und variabler Möblierung. Ansprechender Wellnessbereich mit Saunalandschaft. Highspeed-Internetanschluss, Tiefgarage und Sky-TV sind für Hausgäste kostenlos.

BUCHBACH 61 C — www.buchbach.de

Bayern | EW 3.051 | 449 m — Landshut 38 km, München 65 km
T 08086 93070

Hotel Renner — www.hotel-renner.de

€ Gut & Günstig ★★★ garni

Veldener Straße 1, PLZ 84428, **T 08086 949880,** F 9498829
9 Zimmer | Ez ab 58 €, Dz ab 89 €

Das gut geführte Haus überzeugt mit schönen Zimmern, die technisch zeitgemäß ausgestattet sind. Hübscher kleiner Wellnessbereich mit Sauna und Dampfbad. Restaurant mit regionalen Spezialitäten und Klassikern der deutschen Küche.

BÜCKEBURG 22 D — www.bueckeburg.de

Niedersachsen | EW 18.930 | 61 m — Minden 10 km, Stadthagen 13 km
T 05722 893181
Residenzschloss mit Goldenem Saal und Götterpforte, Fürstliche Hofreitschule, Mausoleum, Stadtkirche im Stil der Weserrenaissance, Hubschraubermuseum.

Ambiente — www.ambiente-hotel.de

★★★★ garni

Herminenstr. 11, PLZ 31675, **T 05722 9670,** F 967444
34 Zimmer | 2 Suiten | 24 h

Familiär geführter Betrieb wenige Gehminuten von der Innenstadt entfernt. Hell und freundlich eingerichtete Zimmer mit moderner Ausstattung. Gemütliches Restaurant im Glashaus mit schönem Sommergarten.

Grosse Klus — www.klus.de

★★★S garni

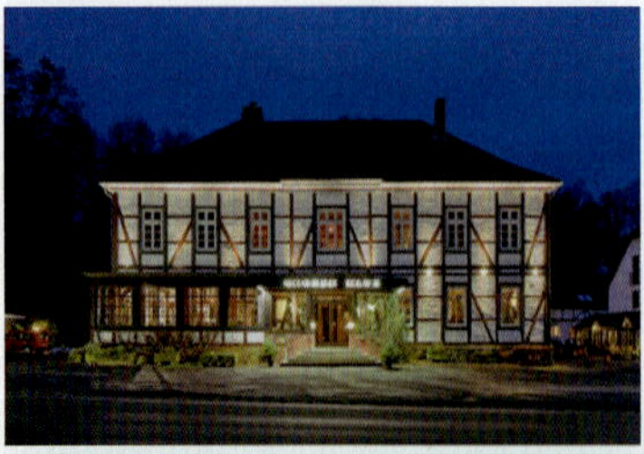

Am Klusbrink 19, PLZ 31675 (OT: Röcke),
T 05722 95120, F 951250
31 Zimmer | 1 Suite | 1 Apartment
Ez 70–86 €, Dz 88–126 €

Inhabergeführtes Haus mit neuzeitlichem Hotelbau neben dem hist. Fachwerkgebäude, direkt an der Verbindungsstraße von Bückeburg nach Minden gelegen. Geschmackvoll eingerichtete Zimmer, schöner Hotelgarten, gemütliches Restaurant mit moderner Bar.

BÜDELSDORF 7 D — www.buedelsdorf.de

Schleswig-Holstein | EW 10.242 | 10 m — Rendsburg 2 km, Eckernförde 24 km
T 04331 3550
Eisenkunstgussmuseum, Kunstwerk Carlshütte.

Heidehof
www.heidehof.de

★★★★ garni

Hollerstr. 130, PLZ 24782, **T 04331 3430,** F 343444
108 Zimmer | 6 Suiten | 4 Apartments | Ez 71–96 €, Dz 86–110 €, exkl. Frühstück, 12,00 € | 24 h

Das am Ortsrand gelegene Hotel bietet zeitgemäß ausgestattete Zimmer und einen schönen Wellnessbereich mit Saunalandschaft und Fitnessraum. Gute Verkehrsanbindung zur Autobahn A7.

BÜDINGEN 42 C
www.buedingen-touristik.de

Hessen | EW 22.000 | 153 m — Hanau 26 km, Friedberg 31 km
T 06042 96370
Remigius-Kirche, ev. Marienkirche, Schloss, Heuson-Museum im Rathaus, Fachwerkhäuser, Untertor (Jerusalemer Tor), Mühltorbrücke, Sandrosenmuseum, Modellbaumuseum, 50er-Jahre Museum.

Steinhaus 1718 Neu!
www.steinhaus1718.de

Schlossgasse 14, PLZ 63654, **T 06042 970510**
17 Zimmer | Ez ab 90 €, Dz ab 120 €

Das im Jahre 1718 erbaute „Ganzsteinhaus“ in der mittelalterlichen Altstadt hat auch nach seiner aufwendigen Renovierung nichts von seinem historischen Charme verloren. Hier sorgen modern und wertig gestaltete Zimmer (teils mit offenem Fachwerk) für reichlich Wohlfühlatmosphäre. Zum Haus gehören auch ein gemütliches Restaurant und ein lauschiger Biergarten.

BÜHL 57 A
www.buehl.de

Baden-Württemberg | EW 29.479 | 138 m — Baden-Baden 17 km, Offenburg 41 km
T 07223 935332
Stadtkirche St. Peter und Paul, Barockkirche Kappelwindeck, Burgruine Altwindeck (4 km SO), Museum Geiserschmiede (6 km O), Rohrhirschmühle in Altschweier (3 km O), Gertelbachwasserfälle, Stadtmuseum.

Burg Windeck
www.burg-windeck.de

★★★ S

Kappelwindeckstraße 104, PLZ 77815 (OT: Kappelwindeck), **T 07223 94920,** F 949290
21 Zimmer | Ez 91–99 €, Dz 143–165 €, ab 10,00 €

Umgeben von Weinbergen liegt dieses charmante Hotel. Die im Landhausstil gehaltenen Gästezimmer wurden mit viel Liebe zum Detail umgebaut und renoviert. Umweltfreundliche Materialien, ausgewählte Stoffe und modernste Technik sorgen für eine romantische Burgatmosphäre.

Burg Windeck

80 | Hauptgericht 20–32 €, Menü 38–59 € | Mo-So Mo-Sa

Das Panoramarestaurant bietet einen unvergleichlichen Ausblick auf das Rheintal. Kulinarisch werden Sie mit einer feinen mediterranen Küche verwöhnt. Im Sommer lockt die wunderschöne Burghofterrasse.

Zum Rebstock
www.rebstock-kappelwindeck.de

★★★

Kappelwindeckstraße 85, PLZ 77815 (OT: Kappelwindeck), **T 07223 9127220,** F 40142
9 Zimmer | Ez 69–89 €, Dz 89–110 €, ab 10,00 €

Gemütliches Hotel mit familiärer Atmosphäre am Fuße des Schwarzwalds mit Blick auf die Rheinebene. Komfortable Gästezimmer unterschiedlicher Kategorien mit kostenfreiem WLAN. Im bürgerlichen Restaurant wird badische Küche serviert.

Gude Stub Casa Antica Neu!
www.gudestub-casa-antica.de

Dreherstraße 9, PLZ 77815, **T 07223 30606**
48 | Hauptgericht 18–27 € | Mo, Mi-So Di

In dieser zünftigen badischen Weinstube wird mit Leidenschaft gekocht und serviert. Padrone Andrea Alesi offeriert frische schmackhafte Gerichte aus unterschiedlichen Regionen Italiens. Wie wäre es z.B. mit „Gratinierten Buchweizennudeln mit Buschbohnen, Kartoffeln, Casera-Käse und Knoblauch“? Täglich wechselnder Mittagstisch.

Pospisil's Krone
www.pospisils-krone.de

Seestraße 6, PLZ 77815 (OT: Oberbruch), **T 07223 93600**
80 | Hauptgericht 12–28 €, Menü 35–55 € | Sa-So Di-So

Familiär geführtes Landhausrestaurant mit schönem Sommergarten. Die wechselnde Speisekarte bietet leichte, gehobene Gerichte aus der regionalen und internationalen Küche. Für Übernachtungsgäste hat man auch einige Hotelzimmer.

BÜHLERTAL 57 A
www.buehlertal.de

Baden-Württemberg | EW 8.000 | 194 m — Bühl 4 km, Baden-Baden 20 km
T 07223 99670

Bergfriedel
www.bergfriedel.de

VARTA-TIPP Küche

Haabergstraße 23, PLZ 77830 (OT: Obertal), **T 07223 72270**
60 | Hauptgericht 27–35 €, Menü 28–75 € | Mi-So Mo, Di

Freundlich und versiert wird man in den behaglichen Restaurantstuben umsorgt. Die ambitionierte Küche reicht von „Entenbrust mit Apfelrotkohl und Trüffelschnee“ über „Salzwiesenlammrücken mit Gemüse und Kartoffelgratin“ bis zu „Seeteufel mit Ratatouille, Champagnersoße und feinen Nudeln“. Dazu ein breitgefächertes Weinangebot. Zum Übernachten: liebevoll eingerichtete Zimmer.

Rebstock
www.rebstock-buehlertal.de

Hauptstraße 110, PLZ 77830, **T 07223 99740**
60 | Hauptgericht 15–25 €, Menü 22–35 € | Di-Mi, Fr-So Mo, Do

Charmant und aufmerksam wird man bei den Hörths umsorgt. Man kocht regional-international und mit Bezug zur Saison. Appetit machen z.B. „Achertäler Weidelammhäxle“ oder „Zarte Lendchen vom Allgäuer Jungschweinfilet“. Gepflegt übernachten kann man hier auch.

BÜNDE 22 C www.buende.de

Nordrhein-Westfalen | EW 45.000 | 100 m Herford 13 km, Osnabrück 40 km
T 05223 161389
Striediecks Hof mit Kreisheimat- und Tabakmuseum, geologisches Naturdenkmal Doberg.

Zum Adler www.adler-restaurant.de

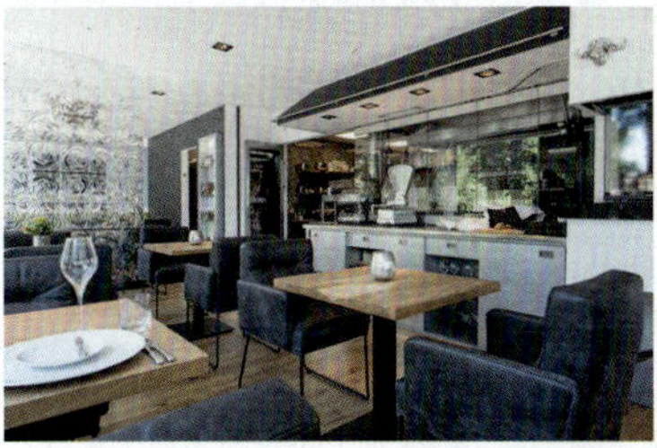

Moltkestr. 1, PLZ 32257, **T 05223 4926453**
50 | Hauptger. 12–53 €, Menü 33–72 € |
Mo-So

Das innovative Gastro-Konzept am Marktplatz kommt bei den Gästen bestens an! Während man mittags leichte, herzhafte Speisen serviert, wird abends eine moderne internationale Küche aufgetischt. Für Fleischliebhaber gibt es feine Steak-Spezialitäten vom Grill. Ein sympathisches Restaurant, in dem Ambiente, Qualität, Service und Preise stimmen.

BUNDENBACH 49 B www.bundenbach.de

Rheinland-Pfalz | EW 981 | 400 m Kirn 10 km, Kaiserslautern 70 km
T 06544 286

Forellenhof www.hotel-forellenhof.de

★★★S garni

Reinhartsmühle 1, PLZ 55606 (OT: Rudolfshaus), **T 06544 990425,** F 1080
29 Zimmer | 1 Suite | Ez 65–69 €, Dz 105–112 €

In traumhafter ruhiger Umgebung erwartet Sie dieses kleine, aber feine Hotel. Die renovierten Nichtraucherzimmer sind funktional ausgestattet und verfügen größtenteils über einen Balkon. Im Restaurant mit Wintergarten und Terrasse wird u.a. Wild aus eigener Jagd serviert. Das Haus ist bekannt für seine Whisky-Tasting-Programme.

BURBACH 41 A www.burbach-siegerland.de

Nordrhein-Westfalen | EW 14.486 | 380 m Dillenburg 18 km, Siegen 21 km
T 02736 4522
Wanderhöhepunkt „Literatur in der Natur - Romantischer Hickengrund“, Alte Vogtei Burbach, ev. Kirche Burbach, Museum „Leben und Arbeiten in Burbach“, Rothaarsteig-Spur „Trödelsteinpfad“.

Snorrenburg www.snorrenburg.de

★★★S garni

Römer 8, PLZ 57299, **T 02736 44930,** F 298445
16 Zimmer | Ez 90 €, Dz 110 €

In dem kleinen Hotel stehen individuell gestaltete Themenzimmer zur Verfügung. Wählen Sie z.B. zwischen dem asiatischen Luxus des Bambuszimmers, dem farbenfrohen Jugendstil des Pfauenzimmers oder dem romantischen Ambiente der Englischen Suite mit Himmelbett. Das Frühstück wird im Jugendstil-Wintergarten mit Panoramablick serviert.

BURG (SPREEWALD) 36 B www.burgimspreewald.de

Brandenburg | EW 4.459 | 57 m Lübbenau 14 km, Cottbus 19 km
T 035603 750160

Zur Bleiche www.bleiche.de

VARTA★TIPP Service

★★★★★S garni

Bleichestraße 16, PLZ 03096, **T 035603 620,** F 60292
90 Zimmer | 27 Suiten | Ez 288–526 €, Dz 378–660 € | 24 h

Ein vorbildlich geführtes Haus, das sich wunderbar in die reizvolle Spreewaldvegetation einfügt. Der 5.000 qm große SPA-Bereich lässt das Herz eines jeden Wellnessurlaubers höher schlagen. Sie wohnen in behaglich im Landhausstil eingerichteten Zimmern und Suiten. Wer Ruhe sucht, stöbert in der hauseigenen Bibliothek. In verschiedenen Hotelrestaurants nebst Terrassen bietet Alexander Müller eine regional inspirierte, klassisch-moderne Küche.

Landhotel Burg www.landhotel-burg.de

★★★★ garni

Ringchaussee 125, PLZ 03096 (OT: Kauper), **T 035603 646,** F 64800
87 Zimmer | 9 Suiten | 11 Apartments | Ez 109–138 €, Dz 146–186 € | 24 h

Schönes Ferienhotel mit behaglichen Zimmern und Suiten, die teilweise über einen Balkon verfügen. Großzügiger SPA-Bereich mit ganzjährig beheiztem Außenpool. Mehrere Restaurants, Streichelzoo, Fahrradverleih.

Spree Balance www.spreebalance.de

VARTA-TIPP Service

★★★★ garni

Ringchaussee 154, PLZ 03096, **T 035603 759490,** F 759499
38 Zimmer | 3 Suiten | Ez 80–120 €, Dz 110–155 €, 18,00 €

Elegant-modernes Interieur sowie ein persönlicher und aufmerksamer Service geben diesem Kur- und Wellnesshotel seinen unverwechselbaren Charakter. Die geräumigen und ausgesprochen wohnlichen Zimmer hat man farblich den Elementen Feuer, Erde und Natur zugeordnet. Ansprechendes Massage- und Kosmetikangebot.

Spreewald Thermenhotel www.spreewald-thermenhotel.de

★★★★ garni

Ringchaussee 152, PLZ 03096, **T 035603 18850,** F 188599
83 Zimmer | Ez 134–150 €, Dz 180–212 € | 24 h

Das Hotel befindet sich in unmittelbarer Nachbarschaft zur Spreewald Therme (direkter Zugang). Warme Farben, stilvolles Interieur und eine ergonomisch günstige Raumaufteilung mit offen gestaltetem Hotelbad sind die Vorzüge der Gästezimmer. Helles, freundliches Restaurant mit großen Panoramafenstern.

Waldhotel Eiche www.waldhotel-eiche.de

★★★S garni

Eicheweg, PLZ 03096, **T 035603 67000,** F 67222
61 Zimmer | 8 Suiten | Ez 70–120 €, Dz 99–160 €

Hübsches Landhotel mit Backsteinarchitektur, hauseigenem Beautycenter und großzügigen Außenanlagen. Restaurant mit bürgerlich-regionaler Küche und großem Biergarten.

Restaurant Speisenkammer www.speisenkammer-burg.de

Waldschlösschenstraße 48, PLZ 03096, **T 035603 750087**
Hauptgericht 25–35 €, Menü 34–82 € | Di-Sa Mo, So

Auf dem 13.000 qm großen Ferienhof direkt am Wasser kann man nicht nur gut übernachten, sondern auch hervorragend speisen. Im unprätentiösen kleinen Restaurant serviert man traditionelle deutsche Gerichte, die mit viel Liebe und ausgezeichneten Produkten zubereitet werden. Tischreservierung empfehlenswert.

BURGBROHL 40 C www.burgbrohl.de

Rheinland-Pfalz | EW 3.400 | 170 m Andernach 15 km, Bad Neuenahr-Ahrweiler 25 km
T 02636 19433

Schloss Burgbrohl www.schloss-burgbrohl.de

★★★★ garni

Auf der Burg 1, PLZ 56659, **T 02636 800140,** F 8001420
62 Zimmer | 3 Apartments | Ez ab 89 €, Dz ab 169 € | 24 h

Ferien- und Tagungshotel auf einer Anhöhe in einem Seitental des Rheins. Geschmackvolle Gästezimmer in einem Mix aus Barock und Moderne. 200 qm großer Wellnessbereich mit Saunalandschaft. Restaurant mit internationaler Küche und lauschigem Biergarten.

BURGHAUSEN 61 D www.tourismus.burghausen.de

Bayern | EW 19.300 | 421 m Altötting 16 km, Salzburg 59 km
T 08677 887140
Weltlängste Burg (1051m), hist. denkmalgeschützte Altstadt, Stadtpfarrkirche St. Jakob, Kloster Raitenhaslach, Kirche Marienberg.

Lindacher Hof www.lindacher-hof.de

★★★★ garni

Mehringer Straße 47, PLZ 84489, **T 08677 9860,** F 986400
50 Zimmer | 7 Suiten | 8 Apartments | Ez 95–99 €, Dz 140 €

Freundlich und familiär geführtes Stadthotel mit 350-jähriger Geschichte. Zeitgemäße Zimmer mit guter technischer Ausstattung - ideal für Geschäftsreisende.

Post www.altstadthotels.net

★★★★ garni

Stadtplatz 39, PLZ 84489, **T 08677 9650,** F 965666
23 Zimmer | Ez 79–98 €, Dz 139–159 €

Geschichtsträchtiges Haus im Herzen der Altstadt, das sich bereits seit 1959 in Familienbesitz befindet. Die Zimmereinrichtung verbindet modernen Komfort mit historischem Charme. Gastronomisch haben Sie die Wahl zwischen der Gewölbe-Gaststube, der Herzogstube oder dem idyllischen Postgarten mit Blick auf die Türme des Stadtsaales.

Bayerischer Hof www.bayerischer-hof-burghausen.de

★★★ garni

Stadtplatz 45-46, PLZ 84489, **T 08677 97840,** F 978440
15 Zimmer | Ez 79–89 €, Dz 99–109 €

Zentral gelegenes kleines Stadthotel mit Blick auf die Altstadt und die Schlossanlage. Funktional eingerichtete Zimmer mit herrlichen Ausblicken auf den Burghauser Stadtplatz oder die historische Burghauser Burg.

BURGRIEDEN 58 D www.burgrieden.de

Baden-Württemberg | EW 4.170 | 541 m Ulm 26 km, Konstanz 136 km
T 07392 97190

Ebbinghaus www.restaurant-ebbinghaus.de

VARTA-TIPP Küche

Bahnhofplatz 2/1, PLZ 88483, **T 07392 6041**
30 | Hauptgericht 19–32 €, Menü 70–90 € | So Do-Sa Mo, Di, Mi

Im unaufdringlich-modernen Landhausambiente lässt es sich hervorragend schlemmen. Abwechslungsreich und von bester Qualität sind die feinen mediterranen und oberschwäbischen Spezialitäten, die man hier für Sie kreiert. Dazu gibt es eine kleine, aber feine Weinauswahl. Im Sommer lockt die schöne Terrasse. Beliebt sind die Feinschmecker-Kochkurse mit Patron Peter Ebbinghaus.

BÜRGSTADT 51 B www.gaeste-info-buergstadt.de

Bayern | EW 4.226 | 150 m Miltenberg 2 km, Wertheim 28 km
T 09371 9899515

Adler www.adler-landhotel.de

★★★★ garni

Hauptstraße 30, PLZ 63927, **T 09371 97880,** F 978860
28 Zimmer | 1 Suite | Ez ab 68 €, Dz ab 110 €, 7,50–15,00 €

Familienbetrieb mit charmanten Gastgebern. Die liebevoll eingerichteten Zimmer verteilen sich auf mehrere Gästehäuser. Schöne Gartenanlage mit Wasserspielen. Im Restaurant bodenständige saisonale Küche mit mediterranen und asiatischen Einflüssen.

Weinhaus Stern www.hotel-weinhaus-stern.de

VARTA-TIPP Küche

Hauptstraße 23-25, PLZ 63927, **T 09371 40350**
40 | Hauptgericht 10–28 €, Menü 35–75 € | Mo, Mi-So Di

In dem stilvoll eingerichteten hist. Gebäude aus dem Jahre 1638 werden Sie mit einer feinen bodenständigen Küche verwöhnt. Wie wäre es z.B. mit „Wildhasenkeule in Spätburgunder geschmort mit Speck, Muskatpolenta, Rosenkohl und Maronen"? Herrlich ist es, an warmen Tagen auf der lauschigen Gartenterrasse zu speisen. Tolles Weinangebot und hausgebrannte Edelobstbrände. Für Übernachtungsgäste gibt es einfache, aber gepflegte Zimmer.

BURGTHANN 53 D www.burgthann.de

Bayern | EW 11.300 | 400 m Nürnberg 29 km, Regensburg 79 km
T 09183 4010
Burg Burgthann, Treidelschiff Elfriede, Goldkegelrastplatz, Schwarzachtal.

Burghotel Müller www.goldener-hirsch-burgthann.de

★★★ garni

Burgstraße 2, PLZ 90559, **T 09183 93210,** F 932161
39 Zimmer | 1 Suite | Ez 79–119 €, Dz 115–150 €

Neuzeitliches Landhotel mit Gästehaus neben der namensgebenden Burg. Unterschiedlich eingerichtete Zimmer. Im Gasthof traditionelle fränkische Küche.

BURGWEDEL 23 C www.burgwedel.de

Niedersachsen | EW 20.239 | 53 m
T 05139 89730
Celle 28 km, Hannover 30 km

Kokenhof www.kokenhof.com

Isernhägener Str. 3, PLZ 30938 (OT: Großburgwedel), **T 05139 8030,** F 803555
54 Zimmer | 14 Apartments | Ez ab 111 €, Dz ab 148 € | 24 h

Geschichtsträchtiges Fachwerkhaus mit modernem Design, edlem Mobiliar und liebevollem Interieur. Geschmackvoll eingerichtete Landhauszimmer. Im Bistro wie auch im Restaurant wird eine abwechslungsreiche internationale Küche angeboten. Hübsche Terrasse.

Marktkieker www.marktkieker.de

Am Markt 7, PLZ 30938 (OT: Großburgwedel), **T 05139 99940,** F 999429
12 Zimmer | Ez 79–99 €, Dz 115–139 €

Denkmalgeschütztes, über 350 Jahre altes Fachwerkbauernhaus mit wohnlichen Zimmern. Stilvolles, modern eingerichtetes Restaurant.

Ole Deele www.ole-deele.de

VARTA-TIPP Küche

Heinrich-Wöhler-Straße 14, PLZ 30938 (OT: Großburgwedel), **T 05139 99830**
30 | Menü 115–195 € | Di-Sa Mo, So

Das ländlich-elegante Kaminrestaurant ist im norddeutschen Bauernhausstil eingerichtet. Eine perfekte „Bühne" für Küchenchef Benjamin Gallein, der Sie hier mit neu interpretierten Klassikern und raffinierten marktfrischen Gerichten verwöhnt. Zusätzlich gibt es im „Weinstübchen" und auf der Terrasse eine alternative Karte mit kleinen Snacks. Zum Übernachten hat man wohnlich-moderne Gästezimmer.

Gasthaus Lege www.gasthaus-lege.de

Engenser Straße 2, PLZ 30938 (OT: Thönse), **T 05139 8233**
28 | Hauptgericht 27–32 €, Menü ab 75 € | Sa-So Mi-So Mo, Di

Gemütlich hat man es in diesem hübschen Fachwerkhaus. Zur gepflegten Atmosphäre passt die authentische Gastfreundschaft von Familie Schulze sowie das kreative, vielseitige Speisenangebot mit regionalen und internationalen Gerichten.

BURRWEILER 50 D www.urlaubsregion-edenkoben.de

Rheinland-Pfalz | EW 829 | 246 m
T 06323 959222
Weyher in der Pfalz 2 km, Rhodt unter Rietburg 3 km

Ritterhof zur Rose www.ritterhofzurrose.de

Weinstraße 6A, PLZ 76835, **T 06345 407328**
70 | Hauptgericht 16–27 €, Menü 35–65 € | Mo, Sa-So Mo, Do-So Di, Mi »

Das charmante Haus inmitten der Pfälzer Weinlandschaft hat seinen traditionellen Charakter bewahrt - gemütlich-elegante Räumlichkeiten und ein unvergleichlich schöner Sommergarten machen es zu einer echten Wohlfühladresse. Freundlich umsorgt speist man hier regional-saisonale Gerichte wie „Rosa gebratenes & Schmorstück vom Pfälzer Damhirsch mit Selleriepüree, Wurzelgemüse und kaltgerührte Preiselbeeren".

Sankt Annagut www.sankt-annagut.com

St.-Anna-Str. 203, PLZ 76835, **T 06345 3258**
60 | Hauptgericht 15–25 €, Menü 33–52 € |

Traditionsweingut mit angeschlossenem Gutsrestaurant und wunderschöner Terrasse mit Weitblick auf die Südpfalz und die Rheinebene. Regional und saisonal ausgerichtete Speisekarte mit wöchentlich wechselnden Gerichten. Renovierte Gästezimmer in modernem, zeitlosem Design.

BURSCHEID 29 D www.burscheid.de

Nordrhein-Westfalen | EW 18.771 | 195 m Leverkusen 11 km, Solingen 13 km
T 02174 6700
Lambertsmühle, Altenberger Dom (5 km S), Schloss Burg (15 km), Diepenthal-Talsperre (5 km), Wallace-Brunnen.

Zum Schmuck-Kastl www.schmuck-kastl.de

Strässchen 26, PLZ 51399 (OT: Sträßchen), **T 02174 894541**
100 | Hauptgericht 22–30 €, Menü 35–68 € | Mi-So Mo, Di

Ländliches Restaurant an der B51 mit stimmungsvollem Ambiente und liebevollem Dekor. Serviert wird internationale und österreichisch beeinflusste Küche. Täglich wechselnder Mittagstisch.

BÜSINGEN AM HOCHRHEIN 65 A www.buesingen.de

Baden-Württemberg | EW 1.352 | 395 m Schaffhausen (Schweiz) 5 km, Singen 19 km
T 07734 930220

Zur Alten Rheinmühle www.alte-rheinmuehle.ch

garni

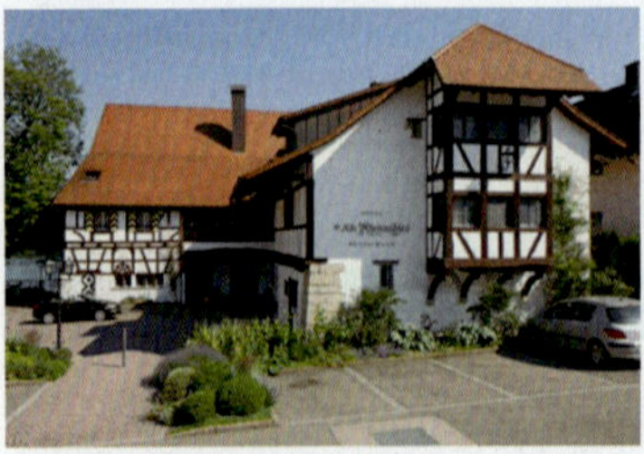

Junkerstraße 93, PLZ 78266, **T 07734 931990**, F 9319940
16 Zimmer | 2 Suiten
Ez 123–157 €, Dz 165–190 €, 20,00–25,00 €
Liebevoll restauriertes Gebäude am Ufer des Rheins. Geschmackvolle Gästezimmer, die mit stilvollen Möbelstücken aus dem 17. und 18. Jhd. eingerichtet sind.

Zur Alten Rheinmühle

70 | Hauptgericht 20–40 €, Menü 30–60 € | Mo-So

Behagliches Restaurant mit offenem Kamin und stilvoller Atmosphäre. Serviert wird eine finessenreiche heimische Küche mit innovativen saisonalen Höhepunkten. Schöner Kastaniengarten.

BÜSUM 6 D www.buesum.de

Schleswig-Holstein | EW 4.781 | 2 m Heide 20 km, Meldorf 22 km
T 04834 9090

Küstenperle www.hotel-kuestenperle.de

★★★★ garni

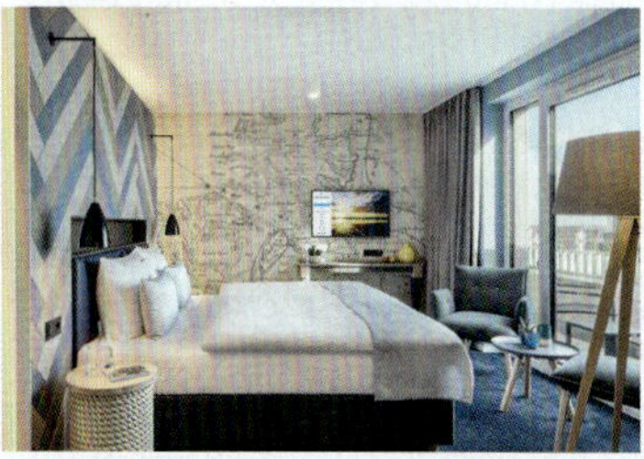

Dithmarscher Straße 39, PLZ 25761, **T 04834 962110**
100 Zimmer | 7 Suiten | 7 Apartments
Ez ab 129 €, Dz ab 149 € | 24 h

Modern, maritim und mit frischem, nordisch-gemütlichem Flair zeigen sich die Hotelzimmer und Ferienwohnungen des familienfreundlichen Lifestylehotels. Zum Haus gehören auch ein Restaurant mit großer Sonnenterrasse, eine Bar, Veranstaltungsräume sowie ein SPA- und Wellnessbereich.

Lighthouse Hotel & Spa Neu! www.hotel-lighthouse.de

garni

Am Museumshafen 11, PLZ 25761, **T 04834 98420**
111 Zimmer | Ez ab 139 €, Dz ab 139 € | 24 h

Eine wohnlich-moderne Ferienadresse. Die Themen Seefahrt und Wasser ziehen sich durch das gesamte Haus. Helle, sanfte Farben und skandinavisch-schlichte Einrichtungselementen prägen die Zimmer. Besonders schön wohnen Sie in den Deluxe-Zimmern mit Meerblick. Mehrere Restaurants.

Zur alten Post www.zur-alten-post-buesum.de

★★★★ garni

Hafenstraße 2, PLZ 25761, **T 04834 95100,** F 4944
34 Zimmer | Ez ab 55 €, Dz ab 90 €

Gegenüber der romantischen Büsumer Fischerkirche liegt dieses einladende Refugium. Die Zimmer sind gepflegt, zeitlos und farbenfroh. Vor einiger Zeit wurde das Haus um einen modernen Hotelneubau erweitert. Im Restaurant serviert man Fisch- und Krabbenspezialitäten, aber auch ausgesuchte Fleischgerichte.

Hotel Jess am Meer www.jess-am-meer.de

VARTA-TIPP Service

garni

Dithmarscher Str. 28, PLZ 25761, **T 04834 7004210,** F 7004072
11 Zimmer | Ez ab 75 €, Dz ab 85 €

Eine Oase für Naturliebhaber und Familien! In dem kleinen charmanten Haus wird Gastfreundschaft großgeschrieben. Hotelchef Marcus Jessen ist ausgesprochen freundlich und hat immer Zeit für ein kleines Pläuschchen. Neben hellem Holz und Naturmaterialien dominieren frische, maritime Farben die Zimmereinrichtung. Versäumen Sie morgens nicht das tolle Frühstück! Eine finnische Sauna gibt es auch.

Das Frühstückshotel www.fruehstueckshotel-buesum.de

€ Gut & Günstig garni

Blauort 18, PLZ 25761, **T 04834 6010,** F 60188
39 Zimmer | 3 Suiten | Ez 49–99 €, Dz 69–169 €, exkl. Frühstück, 12,50 € »

Familiengeführtes Haus - ruhig in einem Wohngebiet gelegen. Gepflegte Zimmer in frischen maritimen Farben zu moderaten Preisen. Das Frühstück wird in vier verschiedenen Variationen angeboten. Leihfahrräder stehen zur Verfügung.

Kolles Alter Muschelsaal www.kolles-alter-muschelsaal.de

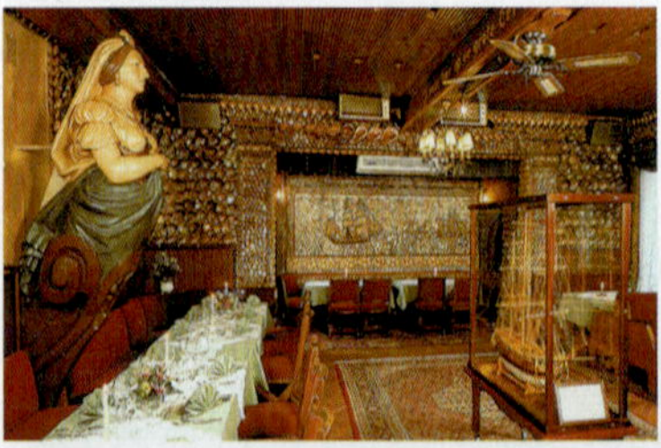

Hafenstraße 27, PLZ 25761, **T 04834 2440**
100 | Hauptger. 14–37 €, Menü 22–50 € | Mi-So Di-So Mo

Nostalgisches, mit zahllosen Muscheln geschmücktes Traditionsrestaurant. Serviert werden überwiegend Fischspezialitäten. Zu den Hausklassikern gehören „Original Büsumer Krabbensuppe" oder „Matjesfilet auf verschiedenen kalten Soßen mit Schwarzbrotecken".

BÜTTELBORN 51 A www.buettelborn.de

Hessen | EW 14.023 | 90 m Groß-Gerau 3 km, Darmstadt 12 km
T 06152 17880
Fachwerkkirche (1696) im OT Worfelden mit Orgel aus dem Jahre 1624.

Monika Neu! www.hotelmonika.de

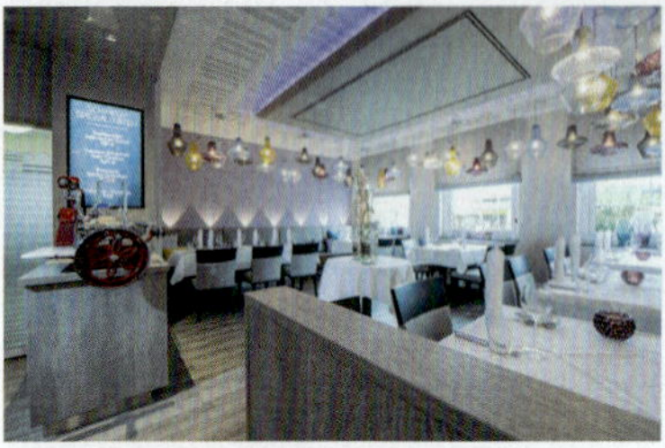

Im Mehlsee 1-5, PLZ 64572, **T 06152 1810,** F 18150
41 Zimmer | 3 Apartments
Ez 83–95 €, Dz 120–150 € | 20.12.20–8.1.21

Das familiengeführte Businesshotel liegt perfekt zwischen Frankfurt und Darmstadt. Es wird persönlich geführt und bietet geradlinig-moderne, äußerst gepflegte Gästezimmer. Im neu gestalteten Restaurant wird niveauvolle saisonale Küche serviert. Günstig ist die Nähe zur Autobahn A67.

BUXTEHUDE 15 C www.buxtehude.de

Niedersachsen | EW 39.837 | 2 m Stade 22 km, Harburg 22 km
T 04161 5012345
St.-Petri-Kirche, Flethanlage mit Schleuse, Buxtehudemuseum, Marschtorzwinger, Fachwerkhäuser, Hafen, Stavenort.

Navigare NSBhotel www.hotel-navigare.com

★★★★

Harburger Str. 4, PLZ 21614, **T 04161 74900,** F 7490303
32 Zimmer | Ez 105–320 €, Dz 115–340 €, ab 25,00 € | 24 h

Hinter dem hist. Gemäuer dieses wunderschön renovierten Gebäudes erwarten Sie moderne, thematisch eingerichtete Räume, die das Ambiente verschiedener Regionen der Welt widerspiegeln. Gutes Frühstück. Nette Hotelbar im Gewölbekeller.

Restaurant N°4

VARTA-TIPP Küche

16 | Menü 115–169 € | Mi-Sa 23.12.20–23.1.21

Im kleinen, intimen Gourmetrestaurant offeriert Jens Rittmeyer ein konsequent nordisch geprägtes Menü. Neben Fisch, Fleisch und Krustentieren liegt sein Hauptaugenmerk auf Saucen und außergewöhnlichen Gemüsezubereitungen. Dabei spielt er kreativ mit Aromen und Texturen. **Achtung: Bei Redaktionsschluss für diese Buchausgabe war das Restaurant auf Grund der COVID-19-Pandemie ausschließlich für Event-Abende geöffnet.**

Restaurant Seabreeze

35 | Hauptgericht 22–31 €, Menü 29–49 € | Do-Sa Mo, Di, Mi, So

Das Restaurant im liebevoll restaurierten Untergeschoss mit indirekt beleuchtetem Gewölbe und Backsteinwänden sorgt für eine stimmungsvolle Atmosphäre. Serviert werden leichte, regional und saisonal geprägte Gerichte mit internationalen Akzenten, wie z.B. „Gemüsegröstl mit Kirschtomaten und Zitronenverveinesauce“ oder „Pannfisch mit Bratkartoffeln und grober Senfsauce“.

An der Linah www.hotelanderlinah.de

garni

Harburger Straße 44, PLZ 21614, **T 04161 60090,** F 600910
30 Zimmer | 1 Apartment | Ez 65–85 €, Dz 89–105 €, 5,00–10,00 €

Das freundlich geführte Stadt- und Businesshotel im hanseatischen Baustil ist nur wenige Gehminuten von der Altstadt entfernt. Es bietet helle, hübsch eingerichtete Zimmer mit zweckmäßiger Ausstattung und einen gemütlichen Frühstücksraum.

Hoddow's Gastwerk www.hoddows-gastwerk.de

Westfleth 35, PLZ 21614, **T 04161 503901**
50 | Mi-So Mo, Di

Modernes Restaurant mit stimmungsvoller Atmosphäre. Serviert wird moderne Küche mit traditionellen Elementen - kreativ oder klassisch zubereitet.

CALW 57 B www.calw.de

Baden-Württemberg | EW 22.962 | 347 m Pforzheim 28 km, Tübingen 40 km
T 07051 167399
Hist. Fachwerkinnenstadt, Hermann-Hesse-, Eisenbahn-, Gerberei- und Stadtmuseum, im OT Hirsau: Klosterruinenanlage und Jagdschloss Aureliuskirche, Klostermuseum, Kräutergarten, im OT Altburg: Bauernhausmuseum und Bohnenberger Gedenkstätte.

Kloster Hirsau www.hotel-kloster-hirsau.de

★★★★S garni

Wildbader Straße 2, PLZ 75365 (OT: Hirsau), **T 07051 96740,** F 967469
42 Zimmer | 1 Suite | Ez 75–95 €, Dz 120–145 €

Umgebaute ehem. Klosterherberge von 1450. Das behaglich eingerichtete, historische Gebäude bietet freundliche Zimmer mit zeitgemäßem Komfort. Kleiner Wellness- und Beautybereich mit Hallenbad und Sauna. Im ländlich-eleganten Restaurant werden regionale und überregionale Spezialitäten serviert. Schöne Sommerterrasse.

CASTELL 52 B www.castell-gemeinde.de

Bayern | EW 809 | 317 m Oberscheinfeld 5 km, Wiesenbronn 5 km
T 09325 401

Weinstall Castell www.weinstall-castell.de

Schlossplatz 3, PLZ 97355, **T 09325 9809949**
45 | Hauptgericht 11–29 €, Menü 29–200 € | Mi-So ⃠ Mo, Di ⃠ 25.1.–9.2.21, 9.–24.8.21

Historische Elemente und eine zeitgemäße Innenarchitektur geben diesem traditionsreichen Haus seinen unverwechselbaren Charakter. Zum Repertoire der Küche gehören feingemachte Klassiker und bodenständige Spezialitäten, aber auch raffinierte Gerichte und innovative Kreationen. Schöne Auswahl an fränkischen Weinen.

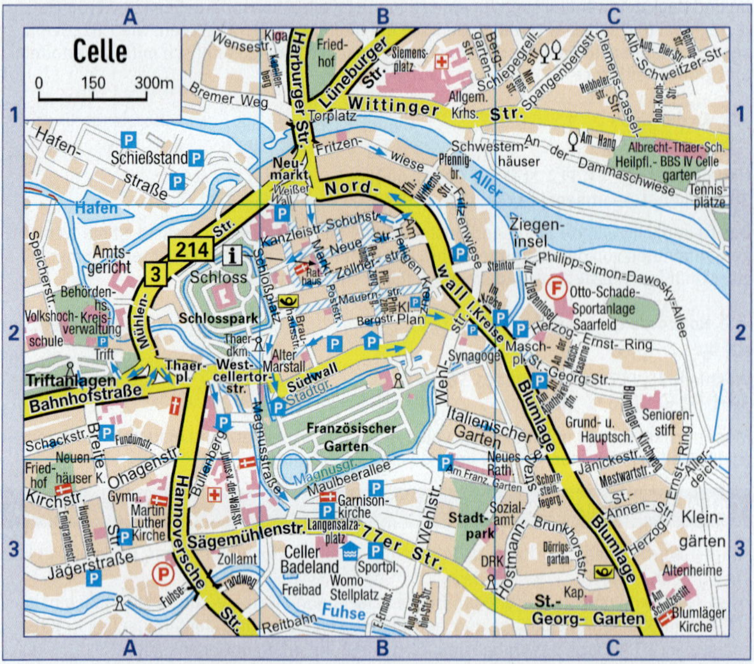

CELLE 23 A www.celle-tourismus.de

Niedersachsen | EW 69.980 | 40 m Hannover 40 km, Soltau 48 km
T 05141 909080
Herzogschloss, hist. Altstadt, Schlosstheater, Bomann-Museum, Residenzmuseum, Dt. Stickmustermuseum, Heilpflanzengarten, Synagoge, Niedersächs. Landgestüt, Institut für Bienenkunde, Orchideenzentrum, Allerschifffahrt, Fachwerkstadt.

Celler Tor www.celler-tor.de

★★★★ garni

Scheuener Straße 2, PLZ 29229 (OT: Groß Hehlen), **T 05141 5900,** F 590490
73 Zimmer | 4 Suiten | Ez ab 97 €, Dz ab 135 € | 24 h

Das gewachsene Land- und Tagungshotel befindet sich bereits seit 1438 in Familienbesitz. Wohnliche Zimmer in unterschiedlichen Kategorien. Ansprechender Wellness- und Beautybereich. Leichte internationale Küche im Restaurant.

Fürstenhof Celle www.fuerstenhof-celle.com

VARTA-TIPP Ambiente **VARTA-TIPP** Service

★★★★★ garni

Hannoversche Straße 55-56 (A2), PLZ 29221 (OT: Neuenhäusen), **T 05141 2010,** F 201120
62 Zimmer | 5 Suiten | Ez 110–265 €, Dz 140–360 €, ab 24,00 € | 24 h

Im 1670 errichteten Palais umgibt Sie die feudale Gediegenheit jener Epoche, gepaart mit exklusivem Wohnkomfort. Die elegant-luxuriös eingerichteten Zimmer und Suiten, der liebenswerte Gästeservice sowie der hübsche SPA-Bereich machen den Aufenthalt hier zum Erlebnis.

Palio

VARTA-TIPP Küche **VARTA-TIPP** Service

T 05141 201145
70 | Hauptgericht 14–34 €, Menü 50–59 € | Fr-So Mi-So Mo, Di

Einladende Trattoria mit toskanisch-rustikalem Ambiente. Neben dem beliebten Angebot der „Cucina creativa" stehen bei Chef de Cuisine Holger Lutz regelmäßig wechselnde Spezialitäten Italiens im Fokus. Aufmerksam, freundlich und geschult agiert der Service. Schön sitzt man im Sommer auf der gemütlichen Hofterrasse.

Caroline Mathilde www.caroline-mathilde.de

★★★★ garni

Alter Bremer Weg 37 (A1), PLZ 29223, **T 05141 980780,** F 98078555
53 Zimmer | 2 Suiten | 1 Apartment | Ez 98–115 €, Dz 141–158 € | 24 h

Das im klassischen Villenstil erbaute Haus liegt inmitten einer wunderschönen Grünanlage und ist nur wenige Gehminuten von der Celler Altstadt entfernt. Die Zimmer sind wohnlich und spiegeln durch ihre individuelle Ausstattung den Charakter des Hauses wider. Das Bistro „Kanapé" bietet ausgesuchte kulinarische Köstlichkeiten und Weine.

Blumlage www.blumlage.de

★★★ garni

Blumlage 87 (C3), PLZ 29221, **T 05141 974470,** F 9744711
32 Zimmer | Ez 75–150 €, Dz 107–180 €, 10,00–20,00 €

Gut geführtes, integratives Hotel in beschaulicher Lage nahe der hist. Altstadt. Gut ausgestattete, in warmen Farben eingerichtete Zimmer mit kostenlosem Sky-TV. Fahrradverleih.

der allerKrug www.allerkrug.de

VARTA-TIPP Küche

Alte Dorfstraße 14, PLZ 29227 (OT: Altencelle), **T 05141 84894**
65 | Hauptgericht 18–30 €, Menü 30–80 € | Mi-So Mo, Di ››

Traditionelles Gasthaus an der Aller mit sehr guter Küche und perfektem Preis-Leistungs-Verhältnis. Das Angebot von Patron Sven Hütten ist saisonal wie regional ausgerichtet und wird mit französischen Einflüssen ergänzt. Dazu ein stimmiger Service und eine ausgewogene Weinauswahl.

Köllner's Landhaus
www.koellners-landhaus.de

Im Dorfe 1, PLZ 29223 (OT: Boye), **T 05141 951950**
50 | Hauptgericht 18–36 €, Menü 36–76 € | Sa-So Mi-Sa Mo 1.–11.2.21

Inmitten einer 11.000 qm großen Parkanlage liegt das liebevoll renovierte Fachwerkhaus aus dem Jahre 1589. Hier erwarten Sie behagliche, lichtdurchflutete Räumlichkeiten mit elegantem Landhausflair. Die schmackhafte euro-asiatische Küche von Juniorchef Maximilian Köllner klingt z.B. so: „Geschmortes Kalbsbäckchen | Jalapeño-Sauce | Selleriepüree | Apfel-Sellerie Salat". Zum Übernachten stehen sechs individuell eingerichtete Doppelzimmer bereit.

Schaper
www.hotel-schaper.de

Heese 6-7 (A3), PLZ 29225, **T 05141 94880**
30 | Hauptgericht 19–35 €, Menü 27–60 € | Di-Sa Mo, So

Traditionsreiches Haus mit gediegenem Ambiente und persönlicher Atmosphäre. Im gemütlichen Restaurant serviert man klassisch-regionale Spezialitäten sowie mediterrane Kreationen mit saisonalem Einfluss. Geschmackvoll eingerichtete Gästezimmer mit kostenlosem WLAN.

Postmeister von Hinüber
www.weinkeller-celle.de

Zöllnerstraße 25 (B2), PLZ 29221, **T 05141 28444**
40 | Hauptgericht 17–27 €, Menü 28–39 € | Sa Di-Sa Mo, So

Rustikales Weinlokal in hist. Fachwerkhaus. Wöchentlich wechselnde Speisekarte mit moderner Küche. Gemütliche Atmosphäre.

Café Müller
www.cafe-mueller-celle.de

Blumenstraße 14 (B3), PLZ 29227 (OT: Westercelle), **T 05141 85006**
110 | Hauptgericht 7–13 € | Mo–Fr 9:00–18:00 Uhr, Sa 10:00–18:00 Uhr, So 11:00–18:00 Uhr

Beliebtes Café mit einem außergewöhnlichen Eingang in Tortenform. Große Auswahl an Gebäck, Pralinen, Kuchen, Torten und hausgemachten Eisspezialitäten. Herrlich ruhiger Kaffeegarten mit Fischteich.

CHAM 55 C
www.cham.de

Bayern | EW 16.433 | 370 m — Furth im Wald 19 km, Straubing 43 km
T 09971 803493
Hist. Marktplatz, Marienmünster aus dem 8. Jhd., Biertor aus dem 14. Jhd., Pfarrkirche St. Jakob aus dem 13. Jhd.

Randsberger Hof
www.randsbergerhof.de

★★★★ S garni

Randsbergerhofstraße 15-19, PLZ 93413, **T 09971 85770,** F 20299
79 Zimmer | 7 Apartments | Ez 66 €, Dz 132 €

Einst Adelssitz, heute komfortables Hotel mit wohnlichen Gästezimmern und vielseitigen Wellness-, Sport- und Freizeitmöglichkeiten. Vom Sky-Pool im 6. Stock hat man einen fantastischen Blick auf die Bayerwaldberge. Restaurant mit regionaler Küche.

Am Ödenturm
www.oedenturm.de

VARTA-TIPP Küche

Am Ödenturm 11, PLZ 93413 (OT: Chammünster), **T 09971 89270**
150 | Hauptgericht 8–25 €, Menü 25–40 € | Mi, Fr-So Di-Sa Mo 2.–26.11.20

Appetit auf „Geschmortes Ochsenbackerl in Rotweinsoße" oder „Rosa gebratener Lammrücken mit Kräuterkruste"? Dann besuchen Sie diesen sympathischen Berggasthof in bayerischer Idylle. Patron Ernst Hunger kocht richtig gut und manchmal bewusst etwas bodenständiger - aber immer mit saisonalem Bezug. Reizvolle Terrasse mit Aussicht.

CHEMNITZ 45 B
www.chemnitz-tourismus.de

Sachsen | EW 243.089 | 296 m Dresden 70 km, Leipzig 78 km
T 0371 690680
Altes und Neues Rathaus am mittelalterl. Markt, Stadtkirche St. Jakobi, Roter Turm, Karl-Marx-Monument, Theaterplatz mit Opernhaus, neugot. Kirche und König-Albert-Bau, Versteinerter Wald, Schlosskirche, Industriemuseum, Burg Rabenstein, Wasserschloss Klaffenbach, Henry-van-de-Velde-Museum in der Villa Esche.
Einen Cityplan finden Sie auf Seite 304.

An der Oper
www.hoteloper-chemnitz.de

★★★★

Straße der Nationen 56 (B3), PLZ 09111, **T 0371 6810,** F 670606
91 Zimmer | 16 Suiten | 6 Apartments | Ez ab 69 €, Dz ab 85 €, exkl. Frühstück, 12,00 € | 24 h

Das denkmalgeschützte Gebäude beherbergt tageslichtdurchflutete und komfortabel ausgestattete Zimmer mit zeitgemäßer Technik. Im Restaurant „SCALA" mit direktem Blick auf den Theaterplatz bietet man internationale Küche.

Chemnitzer Hof
www.chemnitzer-hof.de

★★★★S

Theaterplatz 4 (B3), PLZ 09111, **T 0371 6840,** F 6762587
92 Zimmer | 3 Suiten | 1 Apartment | Ez 69–299 €, Dz 69–299 €, exkl. Frühstück, ab 14,90 € | 24 h

Direkt neben dem Opernhaus, den Kunstsammlungen und der Petrikirche empfängt Sie dieses Hotel, das 1929/30 im Bauhausstil errichtet wurde. Klassisch-gediegene Inneneinrichtung mit reichlich Marmor, Sandstein, Holz und Messing. Wohnliche Gästezimmer in unterschiedlichen Kategorien. Im Restaurant wird internationale Küche serviert.

Pentahotel
www.pentahotels.com

Salzstr. 56 (A1), PLZ 09113 (OT: Schloßchemnitz), **T 0371 33410,** F 3341777
226 Zimmer | 19 Suiten | 24 h

Ruhig und nobel liegt dieses Hotel auf dem Schlossberg – mit einem herrlichen Blick auf die Altstadt. Die Zimmer bieten zeitgemäßen Komfort und entspannte Designatmosphäre. Kleiner Wellnessbereich mit Fitnessraum und Pool.

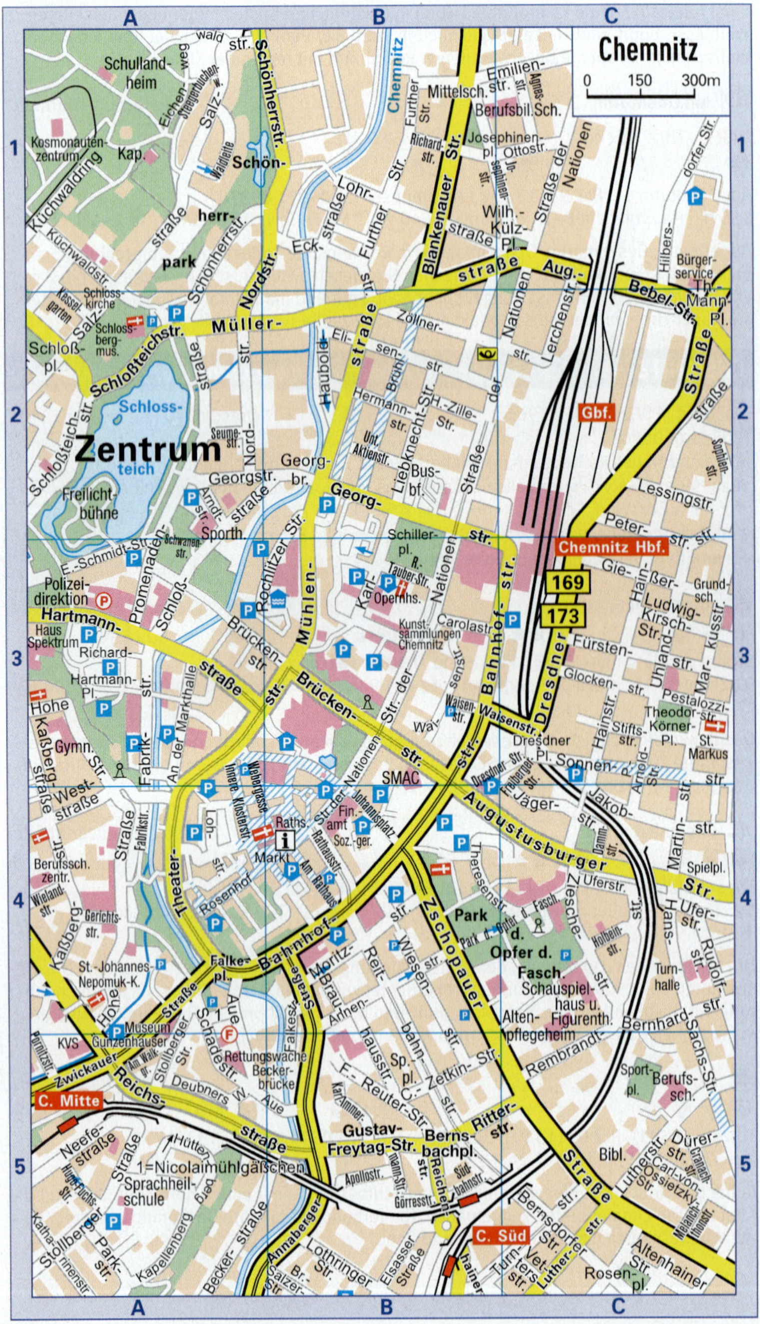
Chemnitz
0 150 300m
A
B
C
1
2
3
4
5
Zentrum
Schlossteich
Schlossteichstr.
Schloß-pl.
Schlosskirche
Schlossbergmus.
Küchwaldring
Küchwaldstr.
Kosmonautenzentrum
Schullandheim
Schönherrpark
Schönherrstr.
Nordstr.
Müllerstraße
Straße der Nationen
Blankenauer Str.
Further Str.
Mittelsch.
Berufsbil.Sch.
Emilienstr.
Josephinenpl.
Ottostr.
Wilh.-Külz-Pl.
Augustusburger Str.
Aug.-Bebel-Str.
Zöllnerstr.
Elisenstr.
Hermannstr.
H.-Zille-Str.
Liebknecht-Str.
Brühl
Busbf.
Georgstr.
Georgbr.
Freilichtbühne
Polizeidirektion
Hartmannstraße
Haus Spektrum
Richard-Hartmann-Pl.
Hohe Str.
Gymn.
Weststraße
Kaßbergstraße
Berufssch. zentr.
Promenadenstr.
Schloßstr.
Rochlitzer Str.
Mühlenstr.
Brückenstr.
Schillerpl.
Opernhs.
Kunstsammlungen Chemnitz
Carolastr.
Bahnhofstr.
Chemnitz Hbf.
Gbf.
169
173
Dresdner Str.
Dresdner Pl.
Lessingstr.
Peterstr.
Gießerstr.
Ludwig-Kirsch-Str.
Fürstenstr.
Glockenstr.
Pestalozzistr.
Theodor-Körner-Pl.
St. Markus
Sonnenstr.
Jakobstr.
Jägerstr.
Martinstr.
Spielpl.
Uferstr.
SMAC
Theaterstr.
Rathausstr.
Markt
Raths.
Fin.-amt
Soz.-ger.
Rosenhof
Falkepl.
Bahnhofstr.
Zschopauer Straße
Park d. Opfer d. Fasch.
Schauspielhaus u. Figurenth.
Altenpflegeheim
Bernhardstr.
Rembrandtstr.
Sportpl.
Berufssch.
Turnhalle
Museum Gunzenhauser
KVS
Zwickauer Str.
Reichsstraße
C. Mitte
Rettungswache
Beckerbrücke
Annaberger Str.
Gustav-Freytag-Str.
Bernsbachpl.
Ritterstr.
Reichenhainer Str.
C. Süd
Bernsdorfer Str.
Bibl.
Dürerstr.
Carl-von-Ossietzky-Str.
Rosenpl.
Altenhainer Str.
Lothringer Str.
Elsasser Straße
1=Nicolaimühlgäßchen
Sprachheilschule
Stollberger Str.
Parkstr.
Kapellenberg
Neefestraße
St.-Johannes-Nepomuk-K.
Wiesenstr.
Reitbahnstr.
C.-Zetkin-Str.
F.-Reuter-Str.
Sp.-pl.
Moritzstr.
Apollostr.
Görresstr.

Alexxanders
www.alexxanders.de

garni

Ludwig-Kirsch-Str. 9 (C3), PLZ 09130 (OT: Sonnenberg), **T 0371 4311111,** F 4311113
33 Zimmer | 5 Suiten | Ez 81–89 €, Dz 97–113 €, 9,00 €

Das Hotel liegt in einer ruhigen Seitenstraße am Rande des Zentrums. Der Gast bekommt hier alles, was er von einem gepflegten Stadthotel erwartet: funktional ausgestattete Zimmer, solide Technik und am Morgen ein gutes Frühstücksbuffet. Für Langzeitgäste stehen auch großzügige Boardinghouse-Apartments zur Verfügung.

Alexxanders

60 | Hauptgericht 12–30 €, Menü 36–60 € | Mo-Fr Mo-Sa So

Modernes Restaurant mit persönlicher Atmosphäre. Geboten wird deutsche Küche mit italienischen und asiatischen Einflüssen. Die pfiffigen Gerichte klingen z.B. so: „Wolfsbarsch | Risotto | Chorizo | Thaispargel“. Preisgünstiger Mittagstisch.

BIENDO
www.biendo-hotel.de

★★★ S garni

Straße der Nationen 12 (B3, im Rawerma-Haus), PLZ 09111, **T 0371 4331920,** F 43319220
100 Zimmer | 6 Suiten | 3 Apartments | Ez 55–79 €, Dz 69–95 €, 8,90–12,00 €

Im Herzen der Stadt befindet sich dieses zeitgenössische Stadthotel. Das Haus bietet zweckmäßige Zimmer in geradlinig-modernem Stil. Schön ist der Frühstücksraum in der 6. Etage mit tollem Panoramablick! WLAN ist für Hausgäste kostenfrei.

Schloss Rabenstein
www.hotel-schloss-rabenstein.de

★★★★ S garni

Thomas-Müntzer-Höhe 14, PLZ 09117, **T 0371 4446640,** F 44466422
15 Zimmer | Ez ab 91 €, Dz ab 129 €

Eingebettet in die romantische Landschaft des Rabensteiner Waldes liegt dieses Hotel mit herrlichem Ausblick über den Schlosspark zur Burg Rabenstein. Sie wohnen in stilvoll gestalteten Gästezimmern. Die Designbäder sind mit Rainshowerduschen und teils mit Whirlpool ausgestattet. In den behaglichen Restauranträumen wird eine frische, kreative Küche angeboten.

Seaside Residenz Hotel
www.residenzhotelchemnitz.de

★★★★ S garni

Bernsdorfer Str. 2 (B5), PLZ 09126 (OT: Bernsdorf), **T 0371 35510,** F 3551122
187 Zimmer | 10 Apartments | 24 h

Eine zeitgemäß-wohnliche Adresse in zentraler, verkehrsgünstiger Lage. Die modernen, freundlichen Gästezimmer sind in drei Kategorien buchbar. Für Entspannung sorgt die hauseigene Sauna. Im Restaurant wird regional und international gekocht.

Villa Esche
www.restaurant-villaesche.de

VARTA-TIPP Küche

Parkstraße 58 (A5), PLZ 09120 (OT: Kapellenberg), **T 0371 2361363**
48 | Hauptgericht 13–35 €, Menü 25–60 € | Di-Sa

Fraglos die kulinarische Top-Adresse der Stadt. In der ehem. Remise der vom belgischen Künstler Henry van de Velde erbauten Gründerzeitvilla vereinen sich kulinarische Ideen mit solidem Handwerk. Falk Heinrich verwöhnt Sie mit feinen regionalen und internationalen Gerichten wie „Filet vom Wolfsbarsch mit Safranrisotto und Fencheltomate“. Auch Kochkurse werden angeboten.

Schalom
www.schalom-chemnitz.de

Heinrich-Zille-Straße 15 (B2), PLZ 09111, **T 0371 6957769**
30 | Hauptgericht 11–26 € | Di-Do, Sa-So Mo, Fr

In einem 1870 erbauten Eckhaus empfängt Sie dieses jüdische Restaurant. Schlicht-modernes Ambiente mit Eichendielen, Wandgemälde und einem in Szene gesetzten Klavier. Serviert werden ausschließlich koschere Gerichte und israelische Weine. Im Sommer können Sie auch im Freien speisen.

CHIEMING 69 A
www.chieming.de

Bayern | EW 4.743 | 537 m
T 08664 988647
Traunstein 11 km, Seeon 15 km

Gut Ising
www.gut-ising.de

★★★★S garni

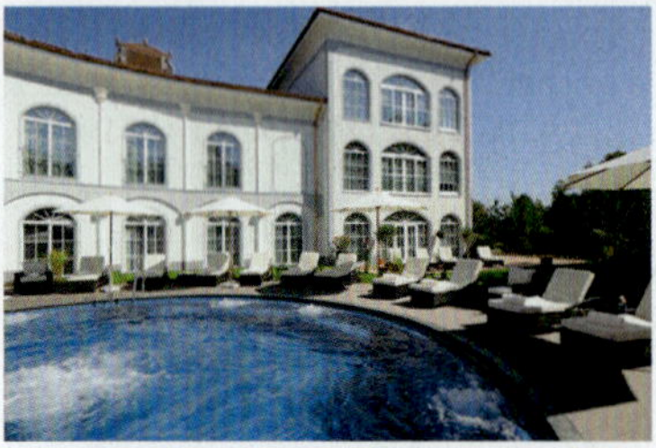

Kirchberg 3, PLZ 83339 (OT: Ising),
T 08667 790, F 79432
105 Zimmer | 4 Suiten | 7 Apartments
Ez 115–215 €, Dz 175–325 € | 24 h

Die historisch gewachsene Hotelanlage befindet sich direkt am Chiemsee und wartet mit einem umfangreichen Sport- und Freizeitangebot sowie unterschiedlich eingerichteten Gästezimmern auf, die sich auf mehrere Häuser verteilen.

Gourmetrestaurant Usinga

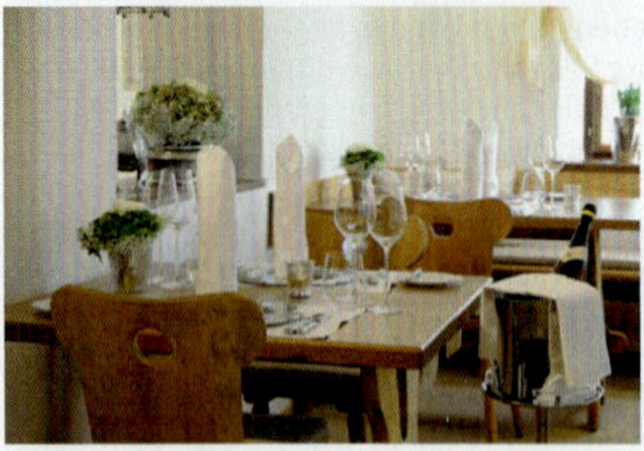

18 | Hauptger. 33–36 €, Menü 59–86 € | Mi-So Mo, Di

In diesem kleinen, authentisch bayerischen Stüberl sorgen viel Holz und charmante Details für eine private Atmosphäre. Die Speisekarte überzeugt mit einer niveauvollen Alpenkulinarik - modern, kreativ und neu interpretiert. Freundlicher, aufmerksamer Service, der sehr offen auf individuelle Wünsche eingeht.

Zum Goldenen Pflug

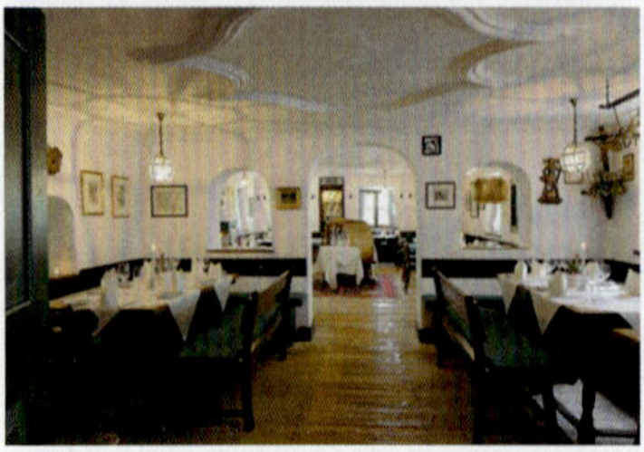

250 | Hauptger. 16–34 € | Mo-So

Traditionelle Gaststuben mit Gewölben und Holzfußböden. Auch wenn es hier etwas legerer als im Gourmetstüberl zugeht, so kocht man mit topfrischen Zutaten. Serviert werden Schmankerl aus dem Chiemgau sowie internationale Gerichte. Im Sommer locken sonnige Terrassen und ein uriger Innenhofbiergarten.

Ristorante Il Cavallo

Schloßstr. 5, PLZ 83339 (OT: Ising)
120 | Hauptgericht 7–28 € | Sa-So Di-So

Wer Lust hat auf Pizza, Pasta oder andere italienische Köstlichkeiten, ist hier genau richtig! Das Restaurant befindet sich direkt in der großen Reithalle. Die edlen Kirschbaummöbel, die Stühle mit hochwertigem dunklen Leder und der raumprägende, originale Steinofen im Gastraum sorgen für ein Stück „la dolce vita" am Chiemsee.

CLAUSTHAL-ZELLERFELD 32 B www.clausthal-zellerfeld.de

Niedersachsen | EW 15.769 | 560 m Osterode 13 km, Goslar 15 km
T 05323 81024
Marktkirche Zum Heiligen Geist (größte Holzkirche Deutschlands), Oberharzer Bergwerks-museum, Kunsthandwerkerhof, St.-Salvatoris-Kirche, Fratzenapotheke, Dietzelhaus, Geosammlung.

Harzhotel Zum Prinzen www.zum-prinzen.de

★★★ garni

Goslarsche Straße 20, PLZ 38678 (OT: Zellerfeld), **T 05323 96610,** F 966110
19 Zimmer | 2 Suiten | Ez 56 €, Dz 78 €

Denkmalgeschütztes Haus, das um das Jahr 1800 herum erstmals als Gaststätte geführt wurde. Stammgäste schätzen die freundliche Atmosphäre und den sehr guten Service. Die Zimmer sind im klassischen Stil eingerichtet. Ansprechendes Frühstücksbuffet mit hausgemachten Spezialitäten.

CLOPPENBURG 21 A www.cloppenburg.de

Niedersachsen | EW 34.139 | 38 m Vechta 26 km, Oldenburg 42 km
T 04471 15256
St.-Andreas-Kirche, Museumsdorf Cloppenburg (Freilichtmuseum), Wallfahrtsort Bethen mit Gnadenkapelle (2 km NO), Stadtpark, Thülsfelder Talsperre.

Münsterländer Hof www.muensterlaenderhof.de

★★★★

Bahnhofstraße 30, PLZ 49661, **T 04471 702070,** F 702077
18 Zimmer | 2 Suiten | Ez 89 €, Dz 109 € | 24 h

Liebevoll eingerichtetes Haus mit bayerisch-österreichischer Atmosphäre. Stilvoll ausgestattete Gästezimmer mit Wohlfühlcharakter. Behagliches Restaurant mit regionaler und internationaler Küche.

sevenoaks www.sevenoakshotel.de

VARTA-TIPP Ambiente

garni

Museumstr. 8, PLZ 49661, **T 04471 8505845,** F 8505846
11 Zimmer | Ez 98–115 €, Dz 125–143 €, exkl. Frühstück, 9,50 €

Dieses außergewöhnliche Designhotel befindet sich in einem ehem. Verwaltungsgebäude. Individueller könnten die Zimmer wohl kaum sein - alle mit unterschiedlichen Details in Farbe, Materialien, Muster, Accessoires... Sie können zwischen Themen wie „Orient", „Karibik", „New York" oder „Afrika" wählen. Seinen Namen verdankt das Haus den sieben Eichen (engl. seven oaks), die auf dem Grundstück stehen.

Margaux www.schaefers-hotel-cloppenburg.de

Lange Straße 66, PLZ 49661, **T 04471 2484**
32 | Hauptgericht 19–32 €, Menü 32–75 € | Fr-So Mo, Di, Mi, Do

Das sympathische Restaurant im „Schäfers Hotel" bietet nicht nur eine nette Terrasse, sondern auch ein gutes regionales und internationales Speisenangebot. Lust auf „Original Wiener Schnitzel vom Kalbsrücken mit Gurken-Schmand-Salat, Preiselbeeren und Trüffel-Pommes frites"? Im Bistro nebenan gibt es preiswerten Mittagstisch und Steak-Spezialitäten.

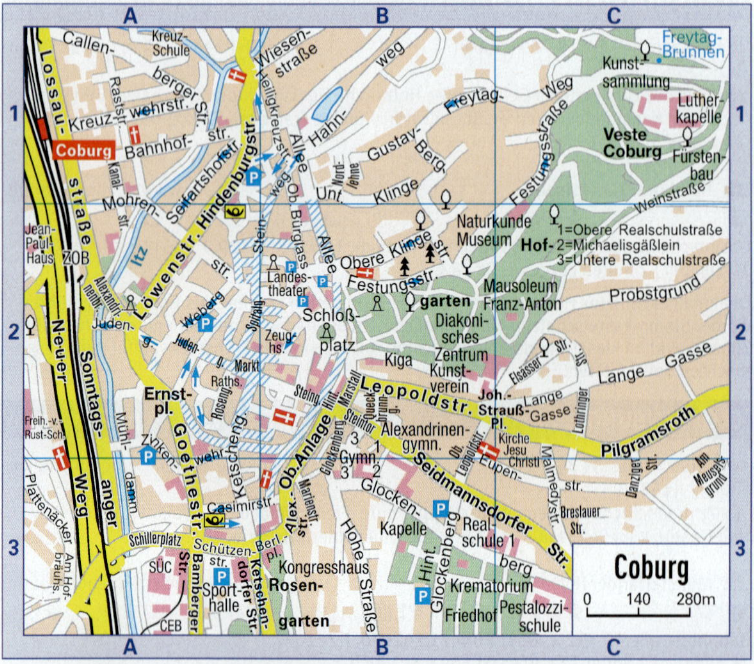

COBURG 43 D www.coburg-tourist.de

Bayern | EW 41.039 | 292 m Bamberg 46 km, Hof 90 km
T 09561 898000
Veste Coburg mit Kunstsammlungen, Naturkundemuseum, Schloss Ehrenburg, Schloss Callenberg, Puppenmuseum, Morizkirche, St.-Augustin-Kirche mit Kohary-Gruft.

Stadt Coburg www.hotel-stadt-coburg.de

★★★S garni

Lossaustraße 12 (A1), PLZ 96450, **T 09561 8740,** F 874222
36 Zimmer | 2 Suiten | Ez 99–128 €, Dz 118–145 €, 4,50–12,00 €

Familiengeführtes Traditionshaus im Stadtzentrum. Wohnlich und funktional zeigen sich die klassisch eingerichteten Zimmer. Fränkische Gerichte im Restaurant „Backstüble" (mit offenem Grill).

Stadtvilla Coburg
www.stadtvilla-coburg.de

VARTA-TIPP Service

garni

Seifartshofstraße 10 (A1), PLZ 96450, **T 09561 2399370,** F 2399377
10 Zimmer | Ez 93–125 €, Dz 110–159 €

Ein aufwendig saniertes Stadthaus aus dem Jahre 1906. Das Haus besticht durch herzliche Gästebetreuung sowie modern und schnörkellos gestaltete Gästezimmer mit Fußbodenheizung und Holzparkett. Das Frühstück serviert man im lichtdurchfluteten Wintergarten. Für Entspannung sorgt ein kleiner, aber feiner Wohlfühlbereich mit Dampfsauna und angeschlossenem Ruheraum.

Landhaus Fink
www.gasthof-fink.de

Lützelbucher Straße 25, PLZ 96450 (OT: Lützelbuch), **T 09561 24943,** F 27240
21 Zimmer | Ez 58 €, Dz 89 €, ab 7,00 €

Gewachsener Gasthof mit neuerem Hotelanbau, seit 1932 im Familienbesitz. Gediegen im Landhausstil eingerichtete Zimmer. Im Restaurant und auf der gemütlichen Terrasse wird regionale Küche serviert.

COCHEM 40 C
www.ferienland-cochem.de

Rheinland-Pfalz | EW 4.940 | 90 m
T 02671 60040
Mayen 32 km, Zell 37 km

Cochemer Jung
www.cochemer-jung.de

Moselpromenade 2, PLZ 56812, **T 02671 605220,** F 60522148
31 Zimmer | Ez 71–129 €, Dz 104–218 €

Das umweltbewusste Niedrigenergiehaus bietet moderne Zimmer in drei Kategorien - wahlweise mit Blick auf die Altstadt oder die Mosel. Im hauseigenen Café-Bistro werden regionale Speisen und frische Kuchen serviert. Von der hübschen Terrasse schaut man direkt auf die Promenade.

Hotel Am Panoramabogen
www.panorama-hotel.de

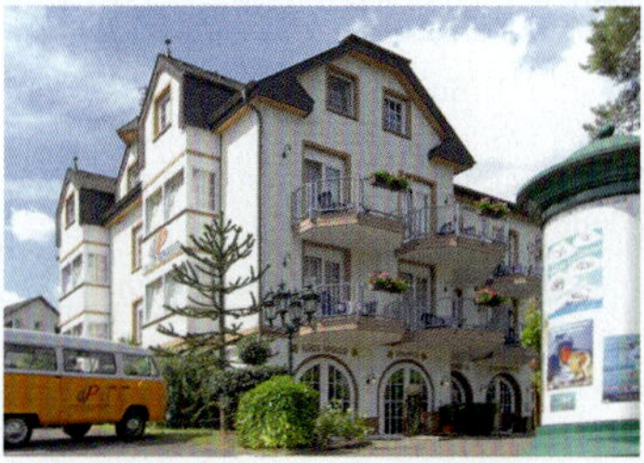

Klostergartenstraße 44, PLZ 56812 (OT: Sehl), **T 02671 914140,** F 9141414
49 Zimmer | 3 Suiten
Ez ab 67 €, Dz ab 98 €

Das familiengeführte Landhotel besteht aus zwei miteinander verbundenen Gebäuden (Stammhaus und Haus Apollo). Die Zimmer sind individuell und wohnlich gestaltet. Am Morgen genießt man ein reichhaltiges Frühstücksbuffet. Hübscher Garten.

Villa Vinum
www.villa-vinum-cochem.de

Moselpromenade 60, PLZ 56812, **T 02671 5061125,** F 9165446
12 Zimmer | Ez 80–110 €, Dz 100–150 €

»

Das schmucke kleine Boutique-Hotel in direkter Mosellage ist schon etwas Besonderes mit dem persönlichen Charme sowie den farbenfroh und individuell ausgestatteten Zimmern. Das Frühstücksbuffet ist toll, die Mitarbeiter sind herzlich. Die Cochemer Weinberge liegen direkt vor der Haustür.

Parkhotel Cochem www.parkhotelcochem.de

garni

Sehler Anlagen 1, PLZ 56812, **T 02671 7110,** F 8379
22 Zimmer | 3 Suiten

Persönlich geführtes Hotel in direkter Nähe zu den Sehler Parkanlagen und zur Moselpromenade. Geräumige Zimmer in modernem Design, die mit zeitgemäßer Technik ausgestattet sind. Mediterrane Speisen im Restaurant „Trattoria". Idyllischer Garten hinter dem Haus.

Weissmühle www.weissmuehle.de

★★★★★S garni

Im Enderttal 2, PLZ 56812, **T 02671 8955,** F 8207
35 Zimmer | Ez 54–64 €, Dz 98–108 € | 24 h

Einzeln und ruhig in einem Seitental gelegenes, familiär geführtes Hotel in einer ehem. Mühle, deren Geschichte bis ins 18. Jhd. zurückreicht. Stilvoll eingerichtete Komfort- und schlicht-rustikale Standardzimmer.

Müllerstube

70 | Hauptgericht 20–28 €, Menü 30–45 € | Mo-So

Rustikal mit wertvollen Antiquitäten eingerichtete Gaststuben. Auf den Tisch kommt regional und mediterran beeinflusste Küche. Spezialität: Frische Forelle aus den eigenen Teichen.

Haus Erholung www.haus-erholung.de

€ Gut & Günstig garni

Moselpromenade 64, PLZ 56812, **T 02671 7599,** F 4362
16 Zimmer | 1 Suite | 6 Apartments | Ez 64–100 €, Dz 90–116 €, 7,00 €

Gepflegtes Haus am Flussufer mit schräg gegenüberliegendem Gästehaus. Helle, freundlich ausgestattete Zimmer mit Balkon. Schöner Blick auf die Mosel.

COESFELD 29 B www.coesfeld.de

Nordrhein-Westfalen | EW 36.116 | 80 m Borken 28 km, Münster 38 km
T 02541 9391017
Lambertikirche, Jakobikirche, Ehem. Synagoge, Pulverturm, Walkenbrückerturm und Tor, Abtei Gerleve (6 km O), Schloss Varlar (6 km N), Windmühle Lette.

Freiberger www.restaurant-freiberger.de

VARTA-TIPP Küche

Sirksfeld 10, PLZ 48653, **T 02541 3930**
70 | Hauptgericht 12–33 €, Menü 28–63 € | Mi-So

Das schmucke Anwesen beherbergt stilvoll-gemütliche Räumlichkeiten unterschiedlicher Größe und Ausstattung. Benedikt Freibergers regionale Landküche ist schmackhaft und fair kalkuliert. Auf der Karte locken Gerichte wie „Westfälischer Sauerbraten mit Apfelrotkohl und Kartoffelklößen" oder „Pochierte Hechtklößchen mit Hummerravioli". Beliebt sind die Kochkurse des Patrons.

COLMBERG 52 D www.colmberg.de

Bayern | EW 1.976 | 450 m Rothenburg ob der Tauber 15 km, Ansbach 15 km
T 09803 93290

Burg Hotel Colmberg www.burg-colmberg.de

garni

Burg 1-3, PLZ 91598, **T 09803 91920,** F 262
26 Zimmer | 2 Suiten | Ez ab 59 €, Dz ab 119 €

1000-jährige Burganlage mit unterschiedlichen, von nostalgisch bis modern eingerichteten Zimmern. Zum Hotel gehören außerdem ein idyllischer Innenhof, ein Rittersaal, eine hauseigene Burgkapelle sowie behagliche Restaurants.

COTTBUS 36 B www.cottbus-tourismus.de

Brandenburg | EW 100.000 | 75 m Dresden 94 km, Berlin 130 km
T 0355 75420
Altmarkt mit Traufhäusern und barocken Bürgerhäusern, Brandenburgisches Apothekenmuseum, Wendische Kirche, Wendisches Museum, Spremberger Turm, Staatstheater am Schillerplatz, Branitzer Park, Fürst-Pückler-Museum, Kunstmuseum Dieselkraftwerk, Schloss Branitz, Oberkirche St. Nikolai.

Lindner Congress Hotel www.lindner.de

★★★★S garni

Berliner Platz, PLZ 03046, **T 0355 3660,** F 366999
189 Zimmer | 11 Suiten | Ez ab 84 €, Dz ab 94 €, exkl. Frühstück, ab 15,00 € | 24 h

Klassisches Tagungshotel in zentraler Lage. Hell möblierte und funktional ausgestattete Gästezimmer. Kleiner Fitnessbereich mit Sportgeräten. Im Restaurant „Primo" werden regionale und internationale Spezialitäten serviert.

Radisson Blu www.radissonhotels.com

★★★★S garni

Vetschauer Straße 12, PLZ 03048, **T 0355 47610,** F 4761900
236 Zimmer | 11 Suiten, exkl. Frühstück | 24 h

In ein Geschäftszentrum integriertes Businesshotel gegenüber dem Hauptbahnhof. Funktionale Zimmer in verschiedenen Kategorien. Wellnessbereich mit Innenpool auf der 9. Etage. Im 24-Stunden-Fitnessraum trainieren Hausgäste kostenfrei. Charmante Hotelbar.

CRAILSHEIM 52 D www.crailsheim.de

Baden-Württemberg | EW 32.829 | 414 m Schwäbisch Hall 32 km, Aalen 41 km
T 07951 4030

Post-Faber www.postfaber.de

★★★★★S garni

Lange Straße 2-4, PLZ 74564, **T 07951 9650,** F 965555
57 Zimmer | 1 Suite | Ez 84 €, Dz 108 €

Familiär geführtes Stadt- und Tagungshotel in zentraler Lage am Beginn der Fußgängerzone. Geschmackvoll eingerichtete Zimmer für Geschäftsreisende mit kostenlosem WLAN. Im Restaurant wird schwäbisch-fränkische Küche serviert.

CRIMMITSCHAU 45 A www.crimmitschau.de

Sachsen | EW 19.396 | 300 m Zwickau 15 km, Gera 31 km
T 03762 901018

Villa Vier Jahreszeiten www.villa-vierjahreszeiten.de

VARTA-TIPP Ambiente

Gabelsberger Straße 12, PLZ 08451, **T 03762 7598110,** F 7598129
10 Zimmer | 3 Suiten | Ez 100–127 €, Dz 127–157 €

Originalgetreu und aufwendig restaurierte Fabrikantenvilla von 1903 in hübscher Lage am Bismarckpark. Die stilvollen Zimmer wurden mit ausgesuchten Möbeln, hist. Betten und luxuriösen Bädern im Stil der Jahrhundertwende ausgestattet. Hausgäste nutzen das Vital Center im Nebengebäude kostenfrei.

CRIVITZ 17 A www.amt-crivitz.de

Mecklenburg-Vorpommern | EW 4.942 | 40 m Schwerin 23 km, Wismar 51 km
T 03863 54540

Schloss Basthorst www.schloss-basthorst.de

Schlossstraße 18, PLZ 19089 (OT: Basthorst), **T 03863 5250,** F 525555
101 Zimmer | 9 Apartments | Ez 94–122 €, Dz 124–169 €, 16,00 € | 24 h

Geschichtsträchtiges Anwesen in idyllischer Lage. Die wohnlich und individuell eingerichteten Zimmer verteilen sich auf das 200-jährige Herrenhaus, das liebevoll restaurierte Turmhaus sowie die Waldresidenz. Für Entspannung sorgt ein 1.300 qm großer Wellnessbereich.

CUXHAVEN 14 A www.cuxhaven.de

Niedersachsen | EW 50.846 | 2 m Bremerhaven 43 km, Bremen 111 km
T 04721 404142
Alte Liebe, Windsemaphor, Schloss Ritzebüttel, Kugelbake, Hamburger Leuchtturm, Alter Wasserturm, Ringelnatzmuseum, Hapag Hallen, Feuerschiff Elbe 1, Fort Kugelbake, Museum „Windstärke 10“, Leuchtturm, Wattenmeer, Küstenheide.

Badhotel Sternhagen www.badhotel-sternhagen.de

VARTA★TIPP Service

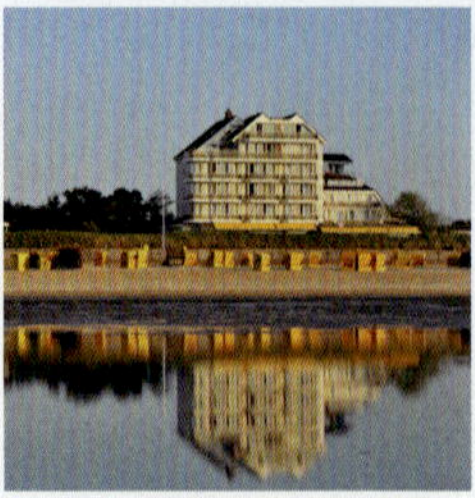

Cuxhavener Str. 86, PLZ 27476 (OT: Duhnen), **T 04721 4340,** F 434444
47 Zimmer | 24 Suiten
Ez 191–253 €, Dz 249–293 €, 28,00 € | 24 h
21.11.–22.12.21

Hervorragendes Vital- und Thalasso-Hotel in exponierter Strandlage. Hier lebt die ehrliche Gastgeber-Mentalität! Die geräumigen Zimmer, Apartments und Suiten sind mit hochwertigen Möbeln und Kunstwerken im hanseatischen Stil eingerichtet. Toller Wellnessbereich mit professionellen Anwendungen für Gesundheit, Schönheit und Fitness.

Sterneck

VARTA★TIPP Küche VARTA-TIPP Service

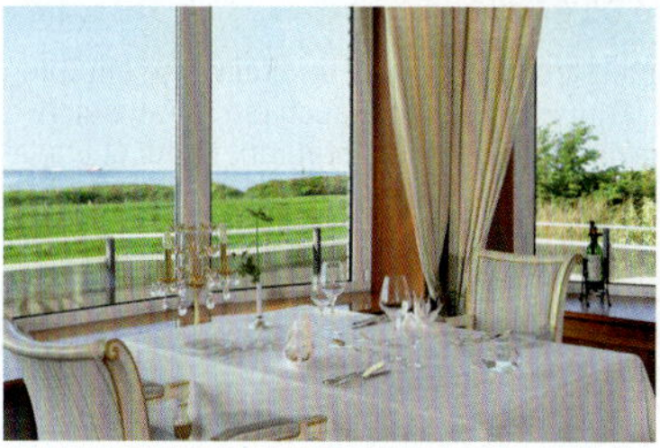

20 | Menü 85–190 € | So Do-So
2.–22.11.20, 14.11.–23.12.21

In klassisch-elegantem Ambiente mit typisch norddeutschem Interieur und herrlichem Panoramablick auf Wattenmeer und Elbmündung beeindrucken die kulinarischen Genüsse ebenso wie die fürsorgliche Servicecrew. Beste Zutaten, subtile Aromen und perfektes Handwerk zeichnen die modernen Gerichte aus, die Marc Rennhack hier für Sie kreiert.

Schaarhörn

80 | Hauptgericht 17–34 €, Menü 42–89 € | Mo-So

Die große Fensterfront ermöglicht den uneingeschränkten Blick auf das niedersächsische Wattenmeer. Die Karte offeriert Fischspezialitäten und Gerichte aus der modernen deutschen Küche. Hauseigene Konditorei.

Ekendöns

30 | Hauptgericht 20–29 €, Menü 35 € | Mo-So

Rustikale Stube im Stil eines Bauernhauses mit 300 Jahre alten Eichenbalken. Freuen Sie sich auf herzhafte Hausmannskost und typisch norddeutsche Gerichte. Liebenswerter Service.

Strandperle www.strandperle-hotels.de

★★★★★

Duhner Strandstr. 15, PLZ 27476 (OT: Duhnen), **T 04721 40060,** F 4006196
82 Zimmer | 19 Suiten | 16 Apartments | Ez ab 149 €, Dz ab 169 € | 24 h

Privates Ferienhotel mit Dependance „Seeschlößchen" in der 1. Reihe. Komfortabel eingerichtete Zimmer und Apartments unterschiedlichster Kategorien. Einzigartige Wellnessoase auf der 4. Etage des Admiralsflügels. Restaurants mit regionalem Schwerpunkt.

Strandhotel Duhnen und Aparthotel Kamp www.kamp-hotels.de

★★★★

Duhner Strandstr. 5-9, PLZ 27476 (OT: Duhnen), **T 04721 4030,** F 403333
94 Zimmer | 9 Suiten | 19 Apartments | Ez 79–121 €, Dz 131–224 € | 24 h

Am Sandstrand und der Kurpromenade gelegenes Haus mit über 100-jähriger Hoteltradition. Geräumige Doppelzimmer, Penthouse- oder Juniorsuiten mit Balkon. Wellness- und SPA-Bereich auf 600 qm mit großzügiger Saunalandschaft.

Vier Jahreszeiten

100 | Hauptgericht 13–37 €, Menü 37–49 € | Mo-So

Helle, lichtdurchflutete Restauranträume mit gemütlichem Ambiente. Serviert wird eine saisonale Frischeküche mit internationalen Einflüssen. Zu den Spezialitäten des Hauses gehören frischer Nordseefisch, Cuxländer Rind und Deichlamm.

Das Donners
www.donners.bestwestern.de

★★★★ garni

Am Seedeich 2, PLZ 27472, **T 04721 5090,** F 509134
70 Zimmer | Ez 96–109 €, Dz 145–216 €, ab 6,00 € | 24 h

Hier überzeugen wohnlich eingerichtete Zimmer mit großen Fenstern und teilweise mit Balkon. Die Komfortzimmer bieten zudem Seeblick. Zum Haus gehören auch ein SPA-Bereich mit Schwimmbad und verschiedenen Saunen sowie ein Panoramarestaurant in der 6. Etage mit traumhaftem Blick auf den Weltschifffahrtsweg.

Moin Hotel
www.moin.info

★★★★ garni

Steinmarner Str. 83-89, PLZ 27476 (OT: Döse), **T 04721 664822,** F 664824
56 Zimmer | 8 Suiten | Ez ab 89 €, Dz ab 109 €

Im Villenstil erbautes, strandnahes Ferienhotel mit modernem Komfort und Wohlfühlatmosphäre. Sie logieren in geschmackvoll eingerichteten Zimmern. Kleiner Wellnessbereich mit Indoor-Pool, finnischer Sauna und Dampfbad. Sehr gutes Frühstück.

Muschelgrund
www.muschelgrund.de

★★★★ garni

Muschelgrund 1, PLZ 27476 (OT: Sahlenburg), **T 04721 2090,** F 209209
20 Zimmer | Ez 54–85 €, Dz 74–135 €, 4,80–12,50 €

Familienbetrieb mit persönlicher Note. Die gemütlichen Gästezimmer verfügen teils über eine Loggia. Reichhaltiges Frühstücksbuffet. Kleiner Wellnessbereich mit zwei Saunen.

Seehotel Neue Liebe
www.seehotel-neue-liebe.de

★★★ garni

Prinzessinnentrift 12-14, PLZ 27476 (OT: Döse), **T 04721 79740,** F 797460
37 Zimmer | Ez 65–89 €, Dz 95–159 €

Moderner Hotelbau direkt am Döser Seedeich mit Panoramablick auf den Weltschifffahrtsweg. Helle, freundlich eingerichtete Zimmer unterschiedlicher Kategorien. Gutes Frühstück.

Seeschwalbe
www.hotel-seeschwalbe.de

★★★S garni

Cuxhavener Str. 87-89, PLZ 27476 (OT: Duhnen), **T 04721 420100,** F 420144
54 Zimmer | 2 Suiten | Ez 65–129 €, Dz 89–205 € | 20.–26.12.20

Familiär und persönlich geführtes Hotel, das nur zwei Gehminuten vom Strand entfernt ist. Die komfortablen Gästezimmer verfügen teils über Seeblick. Ein Highlight des Hauses ist die maritime Hotelbar „Alexander von Humboldt".

Wattenkieker
www.wattenkieker.de

★★★S garni

Am Sahlenburger Strand 27, PLZ 27476 (OT: Sahlenburg), **T 04721 2000,** F 200200
22 Zimmer | Ez 59–139 €, Dz 79–199 €

Modernes Ferienhotel in direkter Lage am Sahlenburger Strand. Geschmackvoll eingerichtete Zimmer mit Balkon und Seeblick. Das Restaurant serviert regionale Gerichte und Fischspezialitäten.

Beckröge
www.hotel-cuxhaven.org

★★★ garni

Dohrmannstr. 9, PLZ 27472 (OT: Döse - Grimmershörn), **T 04721 56910,** F 111111
10 Zimmer | 1 Suite | Ez 94–109 €, Dz 124–149 €

Kleines, in 3. Generation familiengeführtes Hotel in einer denkmalgeschützten Villa von 1898 mit individuell eingerichteten Zimmern. Frühstück mit Aussicht auf den Weltschifffahrtsweg.

Strandhus www.hotel-strandhus.de

★★★ S garni

Am Sahlenburger Strand 25, PLZ 27476 (OT: Sahlenburg), **T 04721 399930,** F 3999341
16 Zimmer | 2 Apartments | Ez 75 €, Dz ab 99 €

Gepflegte Übernachtungsadresse hinterm Deich am Sahlenburger Strand in direkter Nachbarschaft zum Campingplatzgelände. Komfortable Zimmer in unterschiedlichen Größen. Kleiner Wellnessbereich mit Hallenbad und finnischer Sauna.

DACHAU 60 C www.dachau.de

Bayern | EW 49.503 | 505 m München 17 km, Augsburg 54 km
T 08131 75286
KZ-Gedenkstätte Dachau, Ehem. Wittelsbacher Sommerresidenz Schloss Dachau mit Hofgarten, Bezirksmuseum, Gemäldegalerie, Pfarrkirche St. Jakob.

DAH-Inn www.dah-inn-hotel.de

★★★ garni

Karlsberg 18, PLZ 85221, **T 08131 3383730,** F 33837324
19 Zimmer | Ez 69–99 €, Dz 89–120 €

Sympathisch leitet Familie Hörmann das kleine Hotel mit gutem Preis-Leistungs-Verhältnis. Tipptopp gepflegte Zimmer stehen im Hauptgebäude sowie im 150 m entfernten Gästehaus zur Verfügung. Zum Haus gehört ein kleines Café.

Schwarzberghof www.schwarzberghof.eu

Augsburger Str. 105, PLZ 85221, **T 08131 338060**
Hauptgericht 11–28 € | Di-So ⃠ Mo

Rustikal und stilvoll zugleich! In gemütlicher Atmosphäre werden Sie in dem mit hellem Naturholz ausgestatteten Restaurant bekocht, z.B. mit Zwiebelrostbraten, Lammkarree, Zanderfilet... Bei schönem Wetter ist die lauschige Gartenterrasse ein richtig charmanter Ort.

DAHN 50 C www.dahner-felsenland.de

Rheinland-Pfalz | EW 4.552 | 210 m Bad Bergzabern 19 km, Pirmasens 20 km
T 06391 9196222

Pfalzblick Wald SPA Resort www.pfalzblick.de

★★★★ S

Goethestraße 1, PLZ 66994, **T 06391 4040,** F 404540
80 Zimmer | Ez ab 135 €, Dz ab 270 €, inkl. Vollpension

Ferien- und Wellnesshotel in schöner Aussichtslage nahe der Grenze zum Elsass. Gästezimmer verschiedener Kategorien - von einfachen Standardzimmern bis hin zu modern-eleganten Deluxe-Zimmern. Dazu ein großzügiger SPA- und Freizeitbereich, u.a. mit Sauna-Insel, Beauty-Center und Naturbadeteich.

Altes Bahnhöf'l www.altes-bahnhoefl.de

An der Reichenbach 6 (an der B 427), PLZ 66994 (OT: Reichenbach), **T 06391 3755**
150 | Hauptgericht 9–23 €, Menü 15–45 € | Di-So »

Urig-rustikale Gaststuben in einem ehemaligen Bahnhofsgebäude mit altem Fachwerk und handbemaltem Kachelofen. Serviert werden gutbürgerliche und saisonale Spezialitäten. Gemütliche mediterrane Hofterrasse und Biergarten.

DAMME 21 B www.dammer-berge.de

Niedersachsen | EW 16.424 | 63 m Holdorf 9 km, Diepholz 20 km
T 05491 996667
Stadtmuseum, Skulpturenpfad, Pfarrkirche St. Viktor, Wassermühlen, Dümmersee, Bergsee, Hünensteine, Aussichtsturm Mordkuhlenberg.

Lindenhof Hotel Tepe www.lindenhof-hotel-tepe.de

★★★★ garni

Osterdammer Str. 51, PLZ 49401, **T 05491 97170,** F 971747
37 Zimmer | 2 Suiten | Ez 80–89 €, Dz 109–140 €

Gewachsener Familienbetrieb mit zeitgenössischer Architektur. Moderne Gästezimmer mit individueller Möblierung, Dekoration und Farbgestaltung. Gute Tagungsmöglichkeiten. Zahlreiche Wanderwege in direkter Umgebung.

Lindenhof Hotel Tepe

90 | Hauptgericht 12–25 €, Menü 15–55 € | Mo-Sa ⦸ So

Gemütlich-rustikales Restaurant mit lauschiger Sommerterrasse. Auf der Speisekarte stehen saisonal inspirierte Gerichte aus deutschen Landen. Ansprechendes Weinsortiment.

DAMSHAGEN 16 B www.kluetzer-winkel.de

Mecklenburg-Vorpommern | EW 1.247 | 14 m Wismar 27 km, Lübeck 58 km
T 038825 3930

Gutshaus Parin www.gutshaus-parin.de

★★★★★S garni

Wirtschaftshof 1, PLZ 23948 (OT: Parin), **T 03881 756890,** F 75689555
32 Zimmer | Ez 69–135 €, Dz 152–212 €

Bio- und Gesundheitshotel in ruhiger, ländlicher Umgebung. Die wohnlichen Zimmer sind in neutralen Farbtönen gehalten und mit Naturholzmöbeln ausgestattet. Hoteleigene Sauna in einem ehem. Zirkuswagen. Im Restaurant werden vegetarische Biogerichte aufgetischt.

DARMSTADT 51 A www.darmstadt-tourismus.de

Hessen | EW 162.428 | 144 m Frankfurt/Main 28 km, Wiesbaden 44 km
T 06151 134513
Ludwigssäule auf dem Luisenplatz, Schlossmuseum, Stadtkirche mit Fürstengruft, Weißer Turm, Hessisches Landesmuseum Darmstadt, Herrngarten, Prinz-Georg-Palais mit Porzellansammlung, Ludwigskirche (Nachbildung des römischen Pantheons), Künstlerkolonie auf der Mathildenhöhe mit Hochzeitsturm und Russischer Kapelle, Museum Künstlerkolonie im Ernst-Ludwig-Haus, Grube Messel (UNESCO-Weltnaturerbe).

Jagdschloss Kranichstein www.hotel-jagdschloss-kranichstein.de

★★★★★S garni

Kranichsteiner Straße 261, PLZ 64289 (OT: Kranichstein), **T 06151 130670,** F 1306799
48 Zimmer | 3 Suiten | Ez ab 84 €, Dz ab 94 €, exkl. Frühstück, 19,00 € | 24 h
⦸ 19.12.20–10.1.21

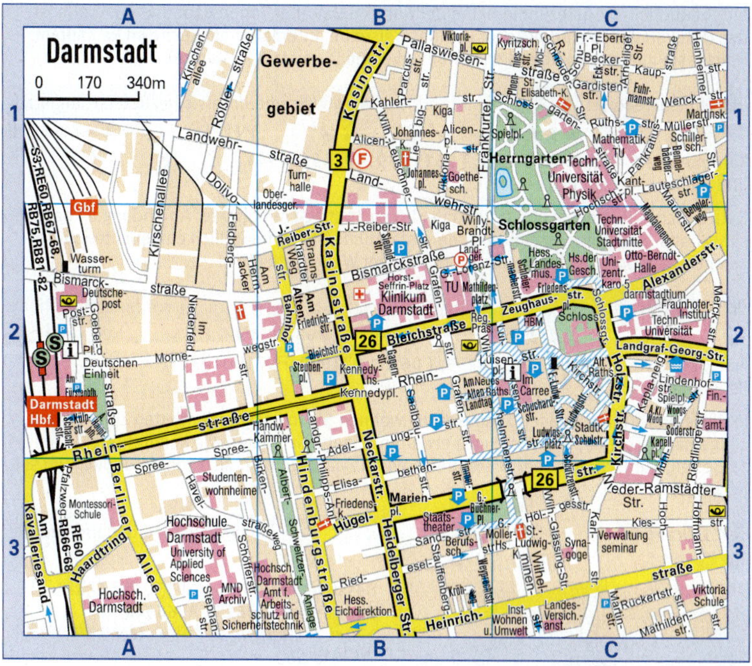

Eingebettet in eine bezaubernde Wald- und Seenlandschaft empfängt Sie dieses geschmackvolle Schlosshotel. Hier überzeugen die ruhige Lage, der freundliche Service sowie die wohnlich und individuell ausgestatteten Gästezimmer. Regionale und internationale Küche wird im Restaurant „Kavaliersbau" angeboten.

Maritim

www.maritim.de

Rheinstraße 105 (A2), PLZ 64295, **T 06151 8780,** F 8782169
352 Zimmer | 24 h

Ideale Adresse für Geschäftsreisende und Tagungsgäste. Das im Jahr 2013 renovierte Businesshotel liegt nur wenige Schritte vom Hauptbahnhof entfernt. Hier überzeugen großzügige öffentliche Bereiche, gute Veranstaltungsmöglichkeiten sowie zeitgemäße Zimmer mit heller, freundlicher Ausstattung. Restaurant mit regionaler und internationaler Küche.

Hotel Darmstadt

www.hotel-darmstadt.bestwestern.de

Grafenstraße 31 (B2), PLZ 64283, **T 06151 28100,** F 293908
77 Zimmer | Ez 90–213 €, Dz 105–213 €, 7,50 € | 24 h 24.12.20–3.1.21

Modernes Stadt- und Businesshotel in der Stadtmitte mit sehr freundlichem Gästeumgang. Die ruhigen Zimmer unterschiedlicher Kategorien verfügen über kostenfreies WLAN. Schönes Frühstücksrestaurant.

InterCityHotel

www.intercityhotel.com

Poststraße 12 (A2), PLZ 64293, **T 06151 906910,** F 90691300
140 Zimmer | Ez 59–249 €, Dz 69–259 €, exkl. Frühstück, 9,00–15,00 € | 24 h »

Mit funktionellen Gästezimmern und der Nähe zu Bahnhof, Innenstadt und Autobahn ist das Hotel eine ideale Adresse für Businessreisende. Internationale Küche im Restaurant. Hausgäste nutzen den öffentlichen Nahverkehr in Darmstadt kostenfrei.

Welcome Hotel
www.welcome-hotels.com/hotels/darmstadt

★★★★ garni

Karolinenplatz 4 (C2), PLZ 64289, **T 06151 39140,** F 3914444
208 Zimmer | 10 Suiten | 24 h

Neuzeitliches Businesshotel in zentraler Innenstadtlage mit direkter Anbindung an das Wissenschafts- und Kongresszentrum „darmstadtium". Helle, freundlich eingerichtete Gästezimmer mit moderner Ausstattung. Großzügiger Wellnessbereich.

Jungstil
www.hotel-jungstil.de

★★★★ garni

Frankfurter Str. 77 (↗ B1), PLZ 64293, **T 06151 971000,** F 97100179
32 Zimmer

In diesem zentral gelegenen Themenhotel wohnen Sie in designorientierten Zimmern mit zeitgemäßer Technik. Den Hotelgast erwarten Annehmlichkeiten wie komfortable Queensize-Betten, Kühlschrank oder kostenfreies WLAN. Man kümmert sich sehr freundlich um seine Gäste.

L'Orangerie
www.orangerie-darmstadt.de

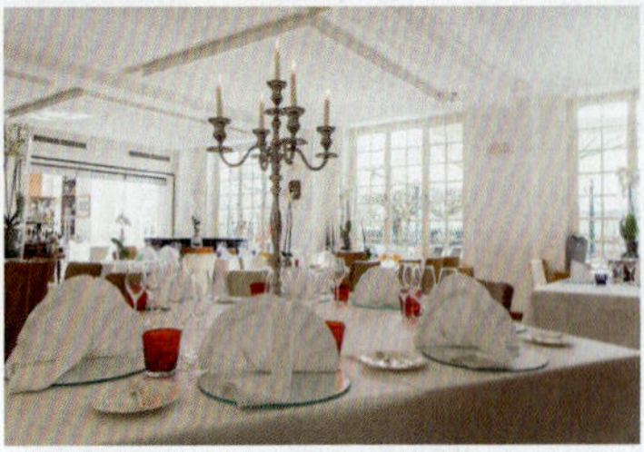

Bessunger Straße 44 (↘ B3), PLZ 64285 (OT: Bessungen), **T 06151 3966446**
130 | Hauptger. 29–45 €, Menü 48–89 € |
Mo-So

Elegantes Restaurant mit lauschiger Gartenterrasse im hist. Orangeriegebäude einer barocken Gartenanlage aus dem 17. Jhd. In stilvoller Atmosphäre werden frisch zubereitete Gerichte aus der traditionellen italienischen Küche mit internationalen Einflüssen serviert.

Glasschrank Steak & Meer
www.restaurant-glasschrank.de

Pützerstr. 6 (↘ C2), PLZ 64287, **T 06151 41471**
110 | Hauptgericht 9–49 €, Menü 29–79 € | Mo-Fr Mo-Sa So

Mittags wie abends eine gute Adresse! Der Renner sind ausgewählte Steaks, die auf einem original Montague-Steakhouse-Grill zubereitet werden. Aber auch Tatar-Varianten, Burger und Seafood-Spezialitäten stehen auf der Speisekarte. Täglich Lunch-Specials zu moderaten Preisen. **Achtung: Bei Redaktionsschluss für diese Buchausgabe war das Restaurant auf Grund der COVID-19-Pandemie noch geschlossen.**

Das Krü
www.daskrue.de

VARTA-TIPP Küche

Ludwigstr. 8 (C2), PLZ 64283, **T 06151 272441**
60 | Hauptgericht 15–30 € | Mo-Fr

Die lässig-moderne Location ist ein Mix aus Restaurant, Café und Weinbar. Bei Gottfried Pacher, dem steirischen Küchenchef, werden Gerichte aus Deutschland, Österreich und den Mittelmeerländern neu interpretiert. Dabei verwendet er marktfrische und regionale Produkte von bekannten Produzenten. Die freundliche Servicecrew sorgt für die passende Weinbegleitung.

DARSCHEID 39 D — www.gesundland-vulkaneifel.de

Rheinland-Pfalz | EW 846 | 490 m — Daun 6 km, Cochem 29 km
T 06592 951370

Kucher's Genuss- und Businesshotel — www.kucherslandhotel.de

Karl-Kaufmann-Straße 2, PLZ 54552, **T 06592 629,** F 3677
28 Zimmer | Ez 65–89 €, Dz 109–139 €

Das familiär geführte Landhotel liegt wirklich klasse - hier, inmitten der Vulkaneifel, genießt man Ruhe und einen schönen Blick ins Grüne. Zum Wohlbefinden tragen aber auch die ansprechenden, unterschiedlich eingerichteten Themenzimmer, die gastfreundlichen Mitarbeiter und das gute Frühstück bei.

Kucher's Gourmet-Restaurant

VARTA-TIPP Küche

25 | Hauptgericht 26–43 €, Menü 64–104 € | Mi-Sa Mo, Di, So

Dass man bei den Kuchers sehr gut speisen kann, ist längst kein Geheimnis mehr. Junior Florian, der 2017 das Zepter am Herd übernommen hat, versteht sein Handwerk. Seine moderne, raffinierte Küche verspricht Genuss für alle Sinne. Der Rahmen dazu: zeitgemäßes Lifestyle-Ambiente und freundlicher, professioneller Service. Im 1990 gebauten Weinkeller lagern mehr als 20.000 Flaschen, darunter einige Raritäten.

Kucher's Weinwirtschaft

VARTA-TIPP Küche

28 | Hauptgericht 15–32 € | Mi-So Di-So Mo

Eine schöne Alternative zum Gourmetrestaurant ist die gemütliche Weinwirtschaft. Hier serviert man Ihnen eine pfiffige Landhausküche mit frischen, regionalen Produkten. Auf der wechselnden Speisekarte findet man auch Klassiker wie „Saure Nierle nach schwäbischer Art" sowie Wildgerichte aus Eifler Jagd. Mittags preisgünstiger Business Lunch.

DATTELN 29 B — www.datteln.de

Nordrhein-Westfalen | EW 34.332 | 52 m — Recklinghausen 11 km, Dortmund 24 km
T 02363 359971
Dattelner Meer (Kanalkreuz), Hermann-Grochtmann-Museum, St.-Amandus-Kirche.

Jammertal Golf & Spa Resort — www.jammertal.de

S garni

Redder Straße 421, PLZ 45711, **T 02363 3770,** F 377100
105 Zimmer | 1 Suite | 14 Apartments | Ez ab 104 €, Dz ab 204 € | 24 h ››

Traditionsreiches Haus inmitten einer herrlichen Parkanlage mit alten Bäumen. Das Resort bietet seinen Gästen ruhige, geschmackvoll eingerichtete Zimmer und Apartments mit sehr gutem Komfort. Die 3.000 qm große Badelandschaft verfügt über einen Außenbereich mit Schwimmbecken, Sandstrand, Badeteich und Saunagarten. Ein 9-Loch-Golfplatz befindet sich direkt am Haus.

DAUN 39 D www.gesundland-vulkaneifel.de

Rheinland-Pfalz | EW 8.217 | 410 m Cochem 34 km, Mayen 40 km
T 06592 951370

Schlosshotel Kurfürstliches Amtshaus www.daunerburg.de

★★★★ garni

Burgfriedstr. 28, PLZ 54550, **T 06592 9250,** F 925255
28 Zimmer | 1 Suite | Ez ab 81 €, Dz ab 123 € | 24 h

In der hist. Burganlage erwarten Sie wohnliche Zimmer und Suiten mit antiker Möblierung und individueller Note. Für Entspannung sorgt ein hübscher Wellnessbereich. Auch als Tagungshotel und bei Hochzeiten ist das Haus ausgesprochen beliebt.

Panorama www.hotelpanorama.de

Rosenbergstraße 26, PLZ 54550, **T 06592 9340,** F 934230
26 Zimmer | Ez 81–94 €, Dz 138–164 €, ab 10,00 €

Kur- und Wellnesshotel in ruhiger Hanglage oberhalb der Stadt. Unterschiedlich gestaltete Gästezimmer - u.a. stehen spezielle Allergikerzimmer in der 1. Etage zur Verfügung. Neuzeitlicher SPA-Bereich mit attraktivem Indoor-Pool und schöner Saunalandschaft. Köstliches aus der Regionalküche wird im Restaurant aufgetischt.

DEGGENDORF 61 B www.deggendorf.de

Bayern | EW 31.111 | 314 m Straubing 36 km, Passau 69 km
T 0991 2960535
Donaupark Kulturviertel, Altstadtviertel, Altes Rathaus, beide Stadtplätze, Historische Stadtmauer, Schiffmeisterhaus.

Burgwirt www.hotel-burgwirt.de

Deggendorfer Straße 7, PLZ 94469 (OT: Natternberg), **T 0991 30045,** F 31287
30 Zimmer | 4 Suiten | Ez 59–69 €, Dz 95–98 €, ab 5,00 €

Gemütliches Hotel unter familiärer Führung direkt am Donau-Radweg. Wohnliche Gästezimmer mit mediterranem Flair. Wellnessbereich mit Saunalandschaft. Gehobene bayerische Küche wird im Restaurant serviert.

DEGGENHAUSERTAL 65 B www.deggenhausertal.de

Baden-Württemberg | EW 4.061 | 544 m Ravensburg 22 km, Überlingen 25 km
T 07555 920013

Biohotel Mohren www.biohotel-mohren.de

Kirchgasse 1, PLZ 88693 (OT: Limpach), **T 07555 9300,** F 930100
42 Zimmer | 2 Suiten | 1 Apartment | Ez 60–130 €, Dz 130–180 €

Herrlich ruhig liegt dieses moderne Bio-Hotel mit seinen gemütlichen Landhauszimmern. Für Entspannung sorgt der NaturSPA mit Saunalandschaft, Ruhegarten, Anwendungsbereich und großem Kneippbecken. Täglich Langschläfer-Bio-Frühstück vom Buffet bis 11:30 Uhr.

Biohotel Mohren

150 | Hauptgericht 12–35 €, Menü 30–55 € | Fr-So Mo, Di

Gemütliche Restaurantstuben mit Panoramaterrasse und Blick auf den Bodensee. Serviert werden Regionalgerichte mit Produkten aus der eigenen Land- und Viehwirtschaft.

Landhotel Adler
www.landhotel-adler.de

Roggenbeurer Straße 2, PLZ 88693 (OT: Wittenhofen), **T 07555 202,** F 5273
22 Zimmer | Ez ab 70 €, Dz ab 100 €

Über 100 Jahre alter Landgasthof mit herzlicher Atmosphäre sowie geschmackvoll und individuell eingerichteten Zimmern. Für Entspannung sorgt ein romantischer Lavendelgarten. Im Restaurant serviert man regionale Küche und frische Wildspezialitäten.

DEIDESHEIM 50 D
www.deidesheim.de

Rheinland-Pfalz | EW 3.746 | 117 m — Bad Dürkheim 7 km, Mannheim 31 km
T 06326 96770

Deidesheimer Hof
www.deidesheimerhof.de

VARTA TIPP Service

★★★★★ garni

Marktplatz 1, PLZ 67146, **T 06326 96870,** F 7685
28 Zimmer | 4 Suiten | Ez 95–145 €, Dz 150–210 €, exkl. Frühstück, 21,00 € | 24 h

Das schmucke Domizil am Deidesheimer Marktplatz ist ein renommierter Ort, der schon viele Staatsgäste und Prominente in seinen Bann gezogen hat! Die komfortablen Stilmöbelzimmer, das sehr gute Frühstück und der außerordentlich gastfreundliche Service sind Garanten für einen erholsamen Aufenthalt.

Schwarzer Hahn

VARTA TIPP Küche VARTA-TIPP Service

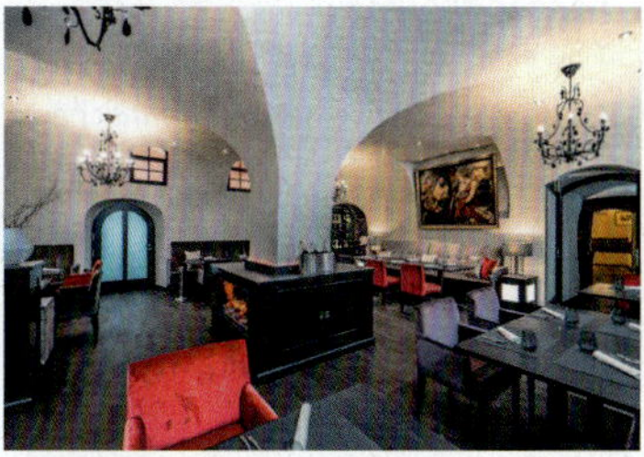

46 | Hauptger. 25–49 €, Menü 70–120 € | Mi-Sa Mo, Di, So 1.1.–4.2.21

Hochwertig geht es hier zu. Das gilt sowohl für das Restaurant selbst (prachtvolles Kreuzgewölbe und edel eingedeckte Tische) als auch für die Küche von Stefan Neugebauer und Felix Jarzina. Das Duo am Herd kocht sehr aufwendig, kreativ und mit ausgezeichneten Produkten. Dazu ein umsichtiger Service samt kompetenter Weinberatung.

St. Urban

120 | Hauptgericht 15–24 €, Menü 35–65 € | Mo-So

››

Mehrere gemütliche, rustikale Gaststuben und eine hübsche Terrasse mit historischem Flair bieten einen entspannten, unkomplizierten Rahmen für die feine Pfälzer Landhausküche, die Ihnen hier serviert wird.

Kaisergarten

www.kaisergarten-deidesheim.com

Weinstraße 12, PLZ 67146, **T 06326 700077,** F 700099
85 Zimmer | 8 Suiten | Ez ab 115 €, Dz ab 145 €, exkl. Frühstück, 24,00 € | 24 h

Das Wellness- und Tagungshotel befindet sich direkt gegenüber dem bekannten Weingut „Reichsrat von Buhl". Die geräumigen Gästezimmer überzeugen durch ihr modernes Interior-Design. Entspannung bietet ein 450 qm großer Wellnessbereich mit Innenpool. Im Restaurant „Riva" wird mediterran gekocht.

Ketschauer Hof

www.ketschauer-hof.com

VARTA-TIPP Service

Ketschauerhofstr. 1, PLZ 67146, **T 06326 70000,** F 700099
18 Zimmer | 13 Suiten | Ez ab 195 €, Dz ab 230 €, ab 25,00 € | 24 h

Behutsam renoviertes Herrenhaus auf dem ehem. Winzeranwesen des Weingutes „Bassermann-Jordan". Die Zimmer und Suiten sind mit ausgesuchten Designmöbeln, edlen Eichenholzdielen und hochwertiger Technik ausgestattet. Willkommensdrink, exklusives À-la-carte-Frühstück am Morgen, Minibargetränke und WLAN sind nur einige Leistungen, die im Übernachtungspreis enthalten sind.

L.A. Jordan

VARTA★TIPP Küche VARTA-TIPP Service

46 | Hauptgericht 25–65 €, Menü 160–190 € | Di-Sa Mo, So

Modern-lässiges Ambiente mit perfekt in Szene gesetzten Designerelementen, dazu eine ambitionierte Küche und ein ausgesprochen freundlicher Service - was will man mehr? Die Gerichte von Daniel Schimkowitsch sind durchdacht, anspruchsvoll und außerordentlich kreativ. Er verbindet hervorragende Produkte mit Aromen aus aller Welt. Das angeschlossene „Restaurant 1718" eignet sich perfekt für den unkomplizierten, schnellen Mittagslunch.

Restaurant fumi

www.fumi-deidesheim.de

Im Kathrinenbild 1 (im Weingut Biffar), PLZ 67146, **T 06326 7001210**
60 | Hauptgericht 22–25 €, Menü 52–63 € | Sa-So Mi-So Mo, Di

Ein japanisches Restaurant in einem deutschen Weingut? Zweifellos eine ungewöhnliche Kombination, aber es funktioniert! Zur modernen fernöstlichen Küche, die weit mehr als Sushi und Tempura bietet, serviert man hauseigene Weine. Viel Holz, warme Farben und asiatische Kunst machen es hier zudem angenehm gemütlich.

Leopold Restaurant

www.von-winning.de

Weinstr. 10 (im Weingut von Winning), PLZ 67146, **T 06326 9668888**
80 | Hauptgericht 15–27 €, Menü 27–70 € | Mo-So

Puristisch-modernes Lokal mit warmen Farbtönen, Holzfußboden und Weinstubenflair. Serviert wird schmackhafte bodenständige Küche mit kreativem Touch. Kleine Lounge-Ecke mit Kamin.

Weinstube Kirchenstübl

Kirchgasse 8, PLZ 67146, **T 06326 8268**
40 | Hauptgericht 8–18 € | So Mo, Do-So Di, Mi

Sympathische kleine Weinstube mit legerer Atmosphäre und rustikalem Flair. Attraktives Angebot an Pfälzer Spezialitäten und Deidesheimer Weinen.

DELBRÜCK 31 A www.stadt-delbrueck.de

Nordrhein-Westfalen | EW 30.828 | 100 m Paderborn 16 km, Rheda-Wiedenbrück 22 km
T 05250 9960
Hist. Kirchplatz mit Pfarrkirche, Denkmalgeschützter Boker Kanal, Naturschutzgebiet Steinhorster Becken, Tierpark Nadermann.

Waldkrug www.waldkrug.de

★★★★ garni

Graf-Sporck-Straße 34, PLZ 33129, **T 05250 98880,** F 988877
49 Zimmer | Ez ab 90 €, Dz ab 143 €

Westfälische Gastlichkeit und behagliches Ambiente erwarten Sie in diesem familiengeführten Hotel. Wohnliche Gästezimmer in verschiedenen Preis- und Ausstattungskategorien. Helles, freundliches Restaurant mit saisonaler Küche.

DELMENHORST 14 C www.delmenhorst.de

Niedersachsen | EW 77.000 | 7 m Bremen 17 km, Oldenburg 37 km
T 04221 992299
Stadtkirche mit Grafengruft, Rathaus (Jugendstil, Reformstil) mit Wasserturm (44 m), hist. Burginsel mit Gräflichem Gartenhaus, Galerie Haus Coburg, Europäisches Industriekulturdenkmal Nordwolle mit Fabrik- und Stadtmuseum.

Goldenstedt www.hotel-goldenstedt.de

★★★ garni

Urselstraße 18, PLZ 27751 (OT: Stickgras/Annenriede), **T 04221 998960,** F 9989610
35 Zimmer | Ez 66–82 €, Dz 99–118 €

Das privat geführte Hotel bietet gut ausgestattete Zimmer, einen Fitnessraum sowie eine hauseigene Kegelbahn. Einige Gästezimmer sind mit extralangen Betten (2,20 m) ausgestattet. Im Restaurant wird regionale und deutsche Küche serviert.

Thomsen www.hotel-thomsen.de

garni

Bremer Straße 186, PLZ 27751, **T 04221 9700,** F 70001
70 Zimmer | 1 Suite | Ez 66–93 €, Dz 86–119 €, exkl. Frühstück, 5,00 €

Gewachsenes Geschäftshotel unter familiärer Leitung mit zweckmäßig eingerichteten Unterkünften im Stammhaus und moderneren Zimmern im Gästehaus. Das Restaurant bietet einheimische und internationale Spezialitäten.

DENZLINGEN 56 D www.denzlingen.de

Baden-Württemberg | EW 13.363 | 234 m Emmendingen 7 km, Freiburg 19 km
T 07666 6110

Rebstock-Stube
www.rebstock-stube.de

Hauptstraße 74, PLZ 79211, **T 07666 2071**
60 | Hauptgericht 16–44 €, Menü 24–75 € | Di-Sa ⃠ Mo, So

Gemütliches Traditionshaus mit heimeligen, holzgetäfelten Räumen. Hier werden ambitionierte französisch-badische Kreationen aufgetischt. Dazu ein ansprechendes Weinangebot sowie ein umsichtiger, liebenswerter Service.

DERMBACH 43 A
www.dermbach.de

Thüringen | EW 3.500 | 360 m
T 036964 8760
Bad Salzungen 19 km, Schmalkalden 20 km

Rhöner Botschaft | Saxenhof
www.rhoener-botschaft.de

★★★★ garni

Bahnhofstr. 2, PLZ 36466, **T 036964 869230**
32 Zimmer | Ez 75–130 €, Dz 100–180 €

Ein schmuckes, denkmalgeschütztes Fachwerkhaus. Modern, schön und wohnlich sind die Zimmer (20 - 60 qm) eingerichtet. Als Hommage an den großen Dichter, Genießer und Gast des Sächsischen Hofs sind die Zimmerkategorien nach Ernest Hemingway, seinen vier Ehefrauen und seiner Yacht Pilar benannt. Im ruhigen Nebengebäude stehen noch fünf große Apartments zur Verfügung.

Rhöner Botschaft | BjoernsOx Neu!

VARTA-TIPP Küche

Menü ab 129 € | Mi-Sa ⃠ Mo, Di, So

Das kleine Fine-Dining-Restaurant ist die kulinarische Bühne für Spitzenkoch Bjoern Leist. In einem Mix aus Tradition und Innovation kreiert er hier ein exklusives Acht-Gang-Menü - und zwar ohne dass die Gäste wissen, was auf ihre Teller kommt. Auf Wunsch kann man das korrespondierende Getränke-Menü „OxDrinX" dazu bestellen. Tischreservierung notwendig.

Rhöner Botschaft | Wohnzimmer

Hauptgericht 10–35 € | So Mi-So ⃠ Mo, Di

Eine schöne Alternative zum Gourmetrestaurant: sympathisch-ungezwungene Atmosphäre, gutes Essen, faire Preise... Neben regionalen Klassikern wie „Roulade vom Rhönland-Rind" bietet man auch exzellente Forellengerichte sowie diverse Steaks. Sonntags ist „Bratentag".

DERNAU 40 A
www.dernau.de

Rheinland-Pfalz | EW 1.786 | 125 m
T 02643 9047070
Ahrweiler 6 km, Bonn 30 km

Hofgarten
www.hofgarten-dernau.de

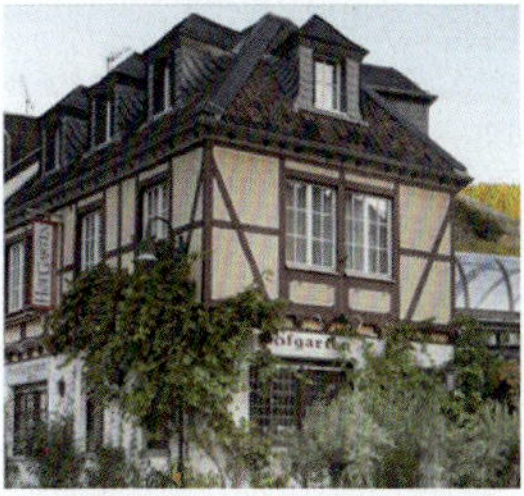

Bachstraße 26, PLZ 53507, **T 02643 1540**
100 | Hauptger. 9–26 €, Menü 32–42 € | Mo-So

Das ganzjährig geöffnete Wein- und Speiselokal liegt oberhalb der Pfarrkirche im pittoresken Dorfkern. Serviert wird eine feine, bodenständige Küche zu fairen Preisen. Zauberhaft sitzt man im Sommer im begrünten Hofgarten. Wer den Restaurantbesuch mit einem Kurzurlaub verbinden möchte: gepflegte Gästezimmer gibt es hier ebenfalls.

Weingut Kloster Marienthal
www.weingut-kloster-marienthal.de

Klosterstraße 3-5, PLZ 53507 (OT: Marienthal), **T 02641 98060**
60 | Hauptgericht 7–13 € |

Ehem. hist. Kloster mit Weinkeller von 1137. Gutsausschank mit individuellen Weinproben. Kulturveranstaltungen und Events. Schöner Klostergarten.

DERNBACH (PFALZ) 50 D
www.dernbach-pfalz.de

Rheinland-Pfalz | EW 486 | 219 m — Landau i.d. Pfalz 14 km, Mannheim 53 km
T 06346 2200

Haus Dernbachtal
www.hotel-dernbachtal.de

garni

Am Berg 3a, PLZ 76857, **T 06345 95440,** F 954444
12 Zimmer | Ez 70–80 €, Dz 99–125 €

Gepflegter Familienbetrieb in ruhiger Lage. Ländlich eingerichtete Zimmer mit Blick auf das Dernbachtal und den Pfälzerwald. Sehr gutes Frühstück mit frischen Spezialitäten aus der Region. Kleiner Wellnessbereich mit Saunalandschaft.

Schneider
www.schneider-dernbachtal.de

VARTA-TIPP Küche

Hauptstraße 88, PLZ 76857, **T 06345 8348**
86 | Hauptgericht 14–28 €, Menü 25–55 € | Do-So Mi-So Mo, Di

Seit vielen Jahren pflegt man in diesem hist. Landgasthof eine lebendige Gastronomie. Für Genusserlebnisse sorgt die verfeinerte regionale und internationale Küche. Macht Ihnen z.B. „Geschmorte Lammhaxe mit Ratatouille und Salbeignocchi" Appetit? Darüber hinaus bietet man eine tolle Weinauswahl. Familie Püngeler glänzt durch Herzlichkeit und großes gastgeberisches Potenzial.

DESSAU-ROSSLAU 34 B
www.dessau-rosslau-tourismus.de

Sachsen-Anhalt | EW 83.396 | 61 m — Köthen 20 km, Leipzig 60 km
T 0340 2041442
Bauhausmuseum, Bauhaus und Meisterhäuser (UNESCO-Weltkulturerbe), Gartenreich Dessau-Wörlitz mit Park- und Schlossanlagen (UNESCO-Weltkulturerbe), Technikmuseum Hugo Junkers, Naturkunde- und Vorgeschichtemuseum, Kurt-Weill-Zentrum, Moses-Mendelssohn-Zentrum, anhaltische Gemäldegalerie, anhaltisches Theater Dessau, Wasserburg Roßlau, Bauhausmuseum.

Radisson Blu Fürst Leopold
www.hotel-dessau-city.de

★★★★★S garni

Friedensplatz, PLZ 06844, **T 0340 25150,** F 2515177
204 Zimmer | 6 Suiten | 24 h

Großzügiges Businesshotel vis-à-vis dem Anhaltischen Theater. Klare Formen und funktionelles Interieur prägen die Architektur des Hauses. Geräumige Gästezimmer in zeitgenössischem Design. Gepflegtes Restaurant mit Sonnenterrasse.

Alte Schäferei - Pächterhaus
www.pachterhaus-dessau.de

Kirchstraße 1, PLZ 06846 (OT: Ziebigk), **T 0340 21727809**
65 | Hauptgericht 13–27 €, Menü 35–42 € | Mi-So Di-Sa Mo

Freundlich umsorgt sitzt man im behaglichen Ambiente des liebevoll restaurierten Fachwerkhauses und lässt sich gehobene deutsch-international beeinflusste Küche schmecken. Im Sommer sitzt es sich schön auf der mit Weinreben überdachten Gartenterrasse.

ToBi ornot ToBe
www.heilmanns-restaurant.de

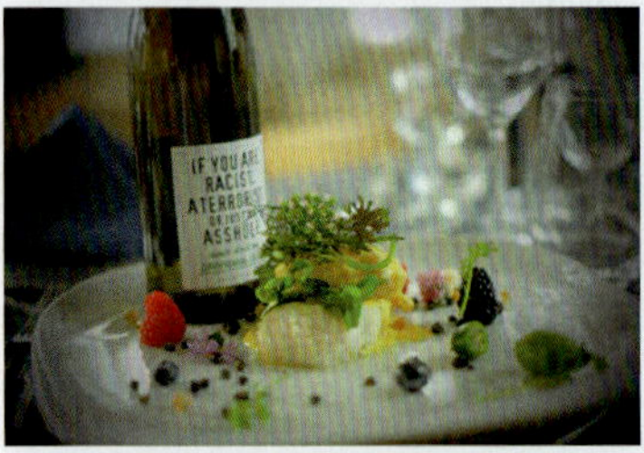

Johannisstr. 14, PLZ 06844, **T 0340 26163330**
70 | Hauptger. 15–30 €, Menü 25–50 € | Mo-So

Gemütliches Restaurant mit gläsern-luftigem Bauhausambiente. Die Küche von Tobias Felger ist geprägt von Frische und Regionalität. Mittags serviert man preiswerte Brasseriegerichte, am Abend wird etwas anspruchsvoller gekocht. Dazu gibt es erlesene Weine befreundeter Winzer.

DETMOLD 31 A
www.detmold.de

Nordrhein-Westfalen | EW 73.003 | 130 m — Lemgo 12 km, Paderborn 32 km
T 05231 977328
Fürstliches Residenzschloss, Lippisches Landesmuseum, LWL-Freilichtmuseum, Vogelpark Heiligenkirchen, Adlerwarte Berlebeck, Hermannsdenkmal, hist. Stadtkern.

Detmolder Hof
www.detmolder-hof.de

VARTA-TIPP Ambiente

★★★★S garni

Lange Straße 19, PLZ 32756, **T 05231 980990,** F 98099220
13 Zimmer | 1 Suite | Ez 99–119 €, Dz 149–169 €

Ein charmantes kleines Stadthotel mit persönlicher Note. Neben der exponierten Innenstadtlage überzeugen die hervorragende Gästebetreuung sowie die farbenfrohen Stilzimmer, welche mit erlesenem Echtholzparkett und geräumigen Natursteinbädern ausgestattet sind. Das morgendliche Frühstück wird auf Wunsch auch auf dem Zimmer serviert.

Jan's Restaurant **Neu!**

VARTA-TIPP Küche

45 | Hauptgericht 19–35 €, Menü 33–69 € | Di-Sa Mo, So

Gemütlich ist es hier - sowohl in der gediegenen Weinstube als auch im legeren Bistro. Mit Jan Diekjobst steht ein junger, ambitionierter Mann am Herd. Er kreiert schmackhafte saisonale und modern-klassische Gerichte wie z.B. „Variation vom Rind | gegrillter Kopfsalat | Süßkartoffel | Teriyaki Jus". An den Detmolder Markttagen wird eine kleine Lunchkarte angeboten.

DETTELBACH 52 B — www.dettelbach.de

Bayern | EW 6.880 | 188 m — Kitzingen 9 km, Würzburg 22 km
T 09324 3560

Himmelstoß — www.restaurant-himmelstoss.de

VARTA-TIPP Küche

Bamberger Straße 3, PLZ 97337, **T 09324 4776**
48 | Hauptgericht 13–24 €, Menü 39–57 € | Mo, Do-So ⃠ Di, Mi

Moderne fränkische Küche in einem urig-gemütlichen Gasthaus. Freuen Sie sich z.B. auf „Schwarzenauer Wildbratwürste mit lauwarmem Röstkartoffelsalat" oder „Schwarzer Heilbutt mit Pfifferlingen, Bohnen und Graupen". Den passenden Wein lassen Sie sich am besten vom sympathischen Gastgeber Roman Krückel empfehlen! Im Sommer lockt die idyllische Hofterrasse. Gepflegt übernachten kann man hier auch.

DETTIGHOFEN 64 B — www.dettighofen.de

Baden-Württemberg | EW 1.090 | 488 m — Zürich (Schweiz) 35 km, Löffingen 46 km
T 07742 92070

Hofgut Albführen — www.albfuehren.de

★★★★ S garni

Albführen 20, PLZ 79802 (OT: Albführen), **T 07742 92960,** F 9296149
25 Zimmer | 9 Suiten | 2 Apartments | Ez ab 95 €, Dz ab 175 €

Großzügiges Hofgut mit Pferdezentrum in idyllischer Naturlandschaft. Die individuellen Unterkünfte sind geschmackvoll mit allerlei Antiquitäten eingerichtet. Im behaglichen Restaurant stehen regionale und saisonale Angebote im Mittelpunkt.

DETTINGEN AN DER ERMS 58 A — www.dettingen-erms.de

Baden-Württemberg | EW 9.336 | 398 m — Metzingen 5 km, Stuttgart 39 km
T 07123 72070

Rößle — www.hotel-metzgerei-roessle.de

★★★ S garni

Uracherstraße 30-32, PLZ 72581, **T 07123 97800,** F 978010
26 Zimmer | 2 Suiten | 1 Apartment | Ez 70–98 €, Dz 114–142 €, bis 15,80 € | ⃠ 24.–28.12.21

In dem familiär geführten Hotel stehen freundliche und gut gepflegte Zimmer bereit - am schönsten sind die großen neuen Doppelzimmer mit Holzfußboden und begehbarer Dusche. Behagliches Restaurant mit großzügiger Gartenterrasse.

DETTMANNSDORF 10 D — www.badsuelze.de

Mecklenburg-Vorpommern | EW 985 | 37 m — Bad Sülze 10 km, Rostock 33 km
T 038229 710

Landhaus Schloss Kölzow
www.schloss-koelzow.de

Am Park 5, PLZ 18334 (OT: Kölzow), **T 038228 6190,** F 61988
15 Zimmer | 2 Suiten | 1 Apartment | Ez 88–98 €, Dz 102–118 €

Saniertes Kleinod mit langer Familientradition inmitten eines denkmalgeschützten Parks. Stilvoll mit antiken Möbeln eingerichtete Zimmer und Suiten. Gute Tagungsmöglichkeiten.

DIERHAGEN 10 C
www.ostseebad-dierhagen.de

Mecklenburg-Vorpommern | EW 1.503 | 1 m
T 038226 201
Ribnitz-Damgarten 14 km, Rostock 35 km

Strandhotel Fischland
www.strandhotel-ostsee.de

★★★★S

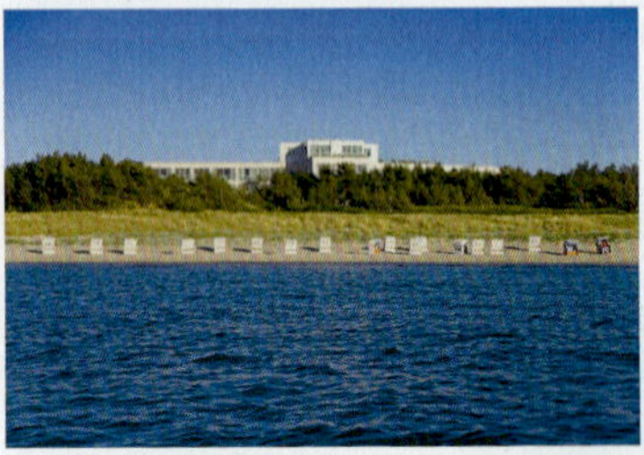

Ernst-Moritz-Arndt-Str. 6, PLZ 18347,
T 038226 520, F 52999
156 Zimmer | 8 Suiten | 82 Apartments
Ez 145–266 €, Dz 145–421 €, ab 25,00 €
24 h

Der weitläufige Hotelpark in ruhiger Waldlage beherbergt hell gehaltene Landhauszimmer im Haupthaus sowie Apartments in separaten reetgedeckten Häusern oder in exklusiven kleinen Landhausvillen. Breites Wellness- und Freizeitangebot.

Ostseelounge
www.gourmetrestaurant-ostseelounge.de

VARTA-TIPP Küche

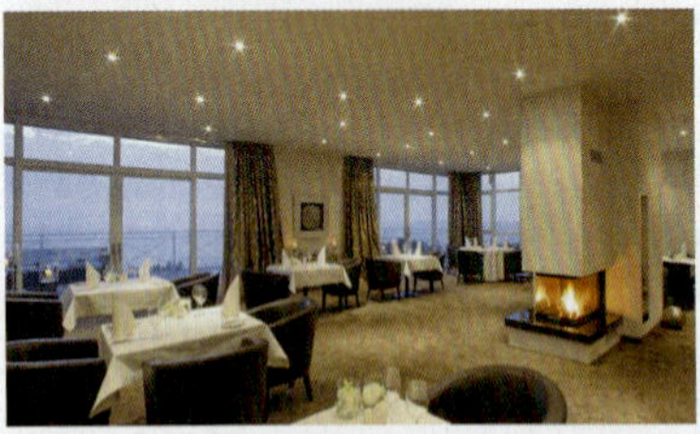

24 | Menü ab 114 € | Di-Sa Mo, So

Durch den atemberaubenden Blick auf die Ostsee hat das Restaurant einen echten Trumpf. Aber auch das, was Pierre Nippkow und sein Team in der Küche vollbringen, ist genial und bildet ein harmonisches Zusammenspiel mit dem erlesenen Weinangebot und der sympathischen Servicecrew.

Marktplatzrestaurant

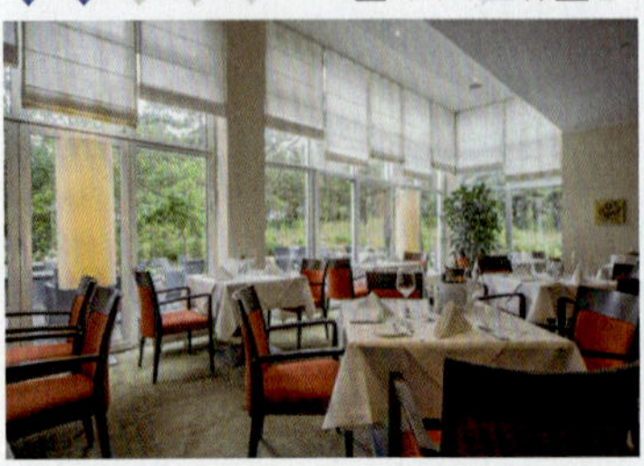

160 | Hauptger. 15–32 €, Menü 38–46 € |
Mo-So

Hell und modern zeigt sich das lichtdurchflutete Restaurant mit Wintergarten. Im À-la-carte-Bereich werden frische saisonale Gerichte mit mediterranen Einflüssen aufgetischt. Im Sommer ist die großzügige Restaurantterrasse eine gute Alternative für lauschige Abende im Freien.

Strandhotel Dünenmeer
www.duenenmeer.com

Birkenallee 20, PLZ 18347, **T 038226 5010,** F 501555
119 Zimmer | 16 Suiten | 38 Apartments | Ez 190–231 €, Dz 215–314 €, 25,00 € | 24 h

Komfortables Ferienhotel hinter schilfbedeckten Dünen. Hier stehen Ihnen attraktive Zimmer und Suiten sowie Dünen-Apartments zur Verfügung. Exklusiver Indoor-SPA-Bereich auf zwei Etagen mit Blick auf die Ostsee. Direkter Zugang zum Strand.

Ostseehotel
www.ostseehotel-dierhagen.de

Wiesenweg 1, PLZ 18347, **T 038226 510,** F 51871
162 Zimmer | Ez 64–119 €, Dz 98–174 € | 24 h

Das Ferienhotel bietet geschmackvolle Gästezimmer mit zeitgemäßem Ambiente. Natürlich geöltes Holz, warme Farben und ein gelungenes Lichtdesign sorgen für Wohlfühlatmosphäre. Zum Haus gehören auch eine Sporthalle, eine Cafébar mit Terrasse und ein Wellnessbereich. Fahrrad- und Strandkorbvermietung.

DIESSEN A. AMMERSEE 67 B
www.tourist-info-diessen.de

Bayern | EW 10.141 | 544 m — Weilheim 17 km, Landsberg 21 km
T 08807 928458
Marienmünster, Dießener Töpfer- und Kunsthandwerkermarkt, Schloss Neuschwanstein, Ammersee.

Seefelder Hof
www.seefelder-hof.de

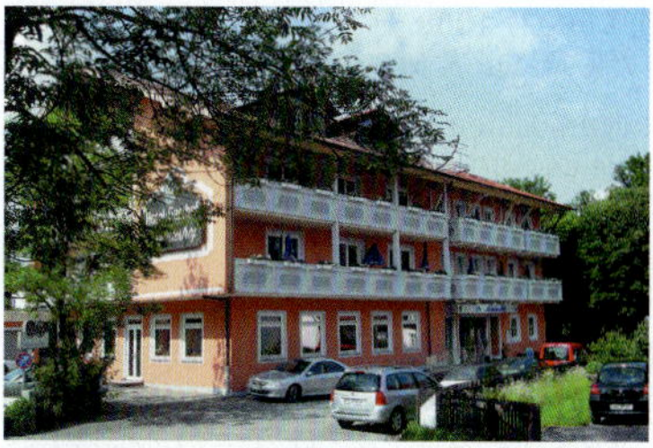

Alexander-Koester-Weg 6, PLZ 86911,
T 08807 1022, F 1024
25 Zimmer
Ez 87–129 €, Dz 108–192 € | 24 h

Im ältesten Ortsteil Dießens liegt dieses seit drei Generationen familiär geführte Haus. Die Zimmereinrichtung reicht von bayerisch-rustikal bis zeitgemäß-modern. In den behaglichen Gaststuben serviert man heimische Küche mit mediterranem Einfluss.

Strandhotel
www.strandhotel-diessen.de

Jahnstraße 10, PLZ 86911, **T 08807 92220,** F 8958
17 Zimmer | Ez 74–87 €, Dz 112–152 €, 12,00 € | 21.–31.12.20, 1.1.–15.2.21

Kleines Urlaubshotel direkt am Südufer des Ammersees mit eigenem Strandbad. Gemütlich eingerichtete Zimmer unterschiedlicher Kategorien. Restaurant-Café mit regionalen Gerichten sowie selbstgebackenen Kuchen und Torten.

Seehaus
www.seehaus.de

Seeweg Süd 22, PLZ 86911 (OT: Riederau), **T 08807 7300**
108 | Hauptgericht 14–24 €, Menü 33–61 € | Mo-So

Restaurant mit rustikalem Charme und lauschiger Terrasse in idyllischer Seeuferlage. Die wechselnde Speisekarte bietet kreative deutsche und internationale Küche. Das saisonale Angebot reicht von frischem Ammerseefisch bis hin zu schmackhaften Lammgerichten.

DIETERSHEIM 53 A www.dietersheim.de

Bayern | EW 2.141 | 301 m Neustadt a. d. Aisch 5 km, Bad Windsheim 12 km
T 09161 662220

Landgasthof Fiedler www.landgasthof-fiedler.de

garni

Oberrossbach 3, PLZ 91463 (OT: Oberroßbach), **T 09161 2425,** F 61259
21 Zimmer | 3 Suiten | 7 Apartments | Ez 65–100 €, Dz 95–135 €

Gut geführter Gasthof mit Gästehaus in ruhiger Lage am Ortsrand. Geräumige Zimmer mit ansprechender Einrichtung, teils mit Terrasse oder Balkon. Reichhaltiges Frühstücksbuffet.

Landgasthof Fiedler

€ Gut & Günstig

100 | Hauptgericht 6–25 €, Menü 15–39 € | Di, Sa-So Mo-Mi, Fr-Sa Do

Gemütliches Restaurant mit behaglichen Stuben und schönem Wintergarten. Auf der Speisekarte stehen Spezialitäten rund um den Aischgrunder Karpfen sowie Gerichte aus der internationalen Küche.

DIETRAMSZELL 68 A www.dietramszell.de

Bayern | EW 5.546 | 784 m Geretsried 10 km, Greiling 11 km
T 08027 90580

Moarwirt www.moarwirt.de

Sonnenlängstr. 26, PLZ 83623 (OT: Hechenberg), **T 08027 1008**
150 | Hauptgericht 15–32 €, Menü 40–54 € | Mi-So Mo, Di

In diesem Bio-Landhotel kann man nicht nur gut übernachten, sondern auch vorzüglich speisen. In der Küche legt man größten Wert auf die Regionalität und Herkunft der Produkte. Die Speisekarte bietet Leckeres wie „Angemachtes Rindertatar mit geröstetem Schwarzbrot“ oder „Lauwarme Wildpflanzerl mit Kartoffelsalat, Radieserl, Gurken und Mayonnaise“. Ausgefallene Weinkarte mit tollen Alpenweinen.

DIETZENBACH 41 D www.dietzenbach.de

Hessen | EW 32.750 | 135 m Offenbach 9 km, Frankfurt am Main 17 km
T 06074 373360

Sonnenhof www.sonnenhof-dtz.de

★★★★ garni

Otto-Hahn-Straße 7, PLZ 63128 (OT: Steinberg), **T 06074 4890,** F 489333
110 Zimmer | Ez 90–95 €, Dz 125–135 €

Gut geführter Hotelbetrieb mit neuerem Anbau und sehr guten Tagungsmöglichkeiten. Funktionale und wohnlich eingerichtete Zimmer, teils mit Balkon. Restaurant mit regionaler und internationaler Küche.

Tafelrunde Neu! www.tafelrunde-dietzenbach.de

Bensheimer Straße 2-10, PLZ 63128 (OT: Hexenberg), **T 06074 6901450**
60 | Hauptgericht 12–33 €, Menü 30–44 € | Mi-So Mo, Di

In stilvollem, altertümlichem Ambiente erwartet Sie eine köstliche deutsche Küche mit Gerichten wie „Sanft geschmorte Ochsenbäckchen“ oder „Hausgemachte Seezungenroulade“. Auch ein veganes Menü steht auf der Speisekarte. Beliebte Events sind Comedy-Abenteuer-Dinner oder Ritterabende.

DIEZ 41 C www.vgdiez.de

Rheinland-Pfalz | EW 11.000 | 119 m Limburg 4 km, Wiesbaden 44 km
T 06432 5010
Altstadt mit Stiftskirche, Grafenschloss, Barockschloss, Schloss Oranienstein, Burgruine Ardeck (2,5 km SO).

Black Cow Neu! www.black-cow.de

VARTA-TIPP Küche

Altstadtstraße 15, PLZ 65582, **T 06432 6404960**
50 | Hauptgericht 20–70 €, Menü 40–70 € | Mi-So Mo, Di

Ein Mix aus Weinhaus und Steakmanufaktur mitten in der Diezer Innenstadt. Nach ihren Wanderjahren durch einige der besten Küchen in Europa, den USA und Australien haben die Gastgeber Ben und Melanie hier ihren Traum vom eigenen Restaurant verwirklicht. Die Speisekarte bietet erstklassige Steak-Cuts sowie frische Fischspezialitäten. Dazu kredenzt der freundliche, ungezwungene Service erlesene Weine aus aller Welt.

DILLENBURG 41 A www.dillenburg.de

Hessen | EW 23.602 | 232 m Siegen 29 km, Wetzlar 31 km
T 02771 8960
Wilhelmsturm, Hessisches Landesgestüt, Geopark Westerwald-Lahn-Taunus, Villa Grün.

Bartmann's Haus www.bartmannshaus.de

Untertor 1, PLZ 35683, **T 02771 265610,** F 26561200
27 Zimmer | 3 Suiten | 1 Apartment | Ez 69–155 €, Dz 99–175 €, 5,00 €

Neuzeitlicher Hotelkomplex mit modernen Wohlfühlzimmern in verschiedenen Kategorien. Hell und freundlich gestalteter Frühstücksraum. WLAN im gesamten Haus kostenfrei.

DILLINGEN A.D. DONAU 59 A www.dillingen-donau.de

Bayern | EW 18.200 | 433 m Donauwörth 27 km, Augsburg 44 km
T 09071 54211
Studienkirche, Ehem. Universität mit Jesuitenkolleg und Goldenem Saal, Basilika St. Peter, Franziskanerinnenkirche, Hist. Altstadt.

Storchennest www.storchen-nest.de

Demleitnerstraße 6, PLZ 89407 (OT: Fristingen), **T 09071 4569**
50 | Hauptgericht 13–25 €, Menü 27–45 € | Mi-So

Gasthaus mit 400-jähriger Geschichte. Serviert wird überwiegend regionale Küche mit mediterranen und internationalen Einflüssen unter Verwendung heimischer Produkte, die teilweise auch aus dem eigenen Gemüsegarten stammen. Schöne Gartenwirtschaft.

DILLINGEN/SAAR 49 C — www.dillingen-saar.de

Saarland | EW 20.954 | 182 m — Saarlouis 5 km, Merzig 14 km
T 06831 709212
Römerpark, Altes Schloss, Ökosee.

La Bécasse — www.la-becasse.de

Berckheimstr. 1, PLZ 66763, **T 06831 60147**
30 | Hauptgericht 22–39 € | Di-Fr, So Di-Sa Mo

Ansprechendes Gastro-Konzept in der Dillinger Stadthalle: Während im Restaurant anspruchsvolle französische Menükreationen serviert werden, bietet das Bistro „Chez Fabrice" frische, kreative Gerichte zu fairen Preisen. Von der Terrasse hat man einen herrlichen Blick in die Parkanlage.

DINGOLFING 61 A — www.dingolfing.de

Bayern | EW 18.506 | 365 m — Landau an der Isar 16 km, Landshut 30 km
T 08731 327100
Mittelalterl. Stadtkern (als Doppelstadt angelegt), Stadtpfarrkirche St. Johannes (15. Jhd.), Herzogsburg, Schloss Teisbach.

Ambient Hotel Tassilo — www.hotel-tassilo.de

★★★S garni

Mühlbachgasse 2, PLZ 84130, **T 08731 319890,** F 379999
14 Zimmer | Ez ab 65 €, Dz ab 80 €, exkl. Frühstück, 4,50 €

Eine solide Businessadresse mit wohnlich und funktional eingerichteten Zimmern. Hübsche, im venezianischen Stil gestaltete Frühstückslounge. Moderne Apartments mit Küchenzeile stehen in der Dependance, dem „Apart Hotel Othello" (Fischerei 19), zur Verfügung.

DINKELSBÜHL 52 D — www.dinkelsbuehl.de

Bayern | EW 11.500 | 442 m — Feuchtwangen 11 km, Rothenburg o.d.Tauber 49 km
T 09851 902440
Kulturhist. Stadt an der Romantischen Straße, Haus der Geschichte, Museum der 3. Dimension, Sommerfestspiele.

Meiser Design Hotel Neu! — www.designhotel-meiser.de

VARTA-TIPP Service

Neue Allee 4, PLZ 91550, **T 07962 71194999,** F 71194888
150 Zimmer | 6 Suiten | Ez 79–149 €, Dz 89–189 € | 24 h

Vor den Toren der historischen Altstadt liegt dieses 2019 eröffnete Designhotel. Die klimatisierten Zimmer haben Wohlfühlcharakter. Geschmackvolles modernes Interieur aus schönem Holz, wertigen Stoffen und warmen Farben sowie zurückhaltende Elemente versprühen ein besonderes Flair. Der freundliche Service tut ein Übriges. Restaurant mit Frontcooking.

Deutsches Haus — www.deutsches-haus-dkb.de

★★★★

Weinmarkt 3, PLZ 91550, **T 09851 6058,** F 7911
16 Zimmer | 2 Suiten | Ez 89–109 €, Dz 109–179 €

Familiengeführtes Hotel mit wunderschöner Fachwerkfassade. In diesem Patrizierhaus von 1440 erwarten Sie unterschiedlich und sehr individuell eingerichtete Gästezimmer mit zeitgemäßer Ausstattung.

Altdeutsches Restaurant

VARTA-TIPP Küche

50 | Hauptgericht 11–23 €, Menü 22–70 € | Mo-So

Das Restaurant mit seinem elegant-rustikalen Charme passt sich ganz dem Stil des historischen Hauses an. Serviert werden sowohl heimatbezogene Gerichte als auch eine zeitgemäß interpretierte klassische Küche. Die verwendeten Produkte stammen fast ausschließlich von lokalen und regionalen Erzeugern. Nett sitzt man auf der Terrasse am Weinmarkt.

Hezelhof Hotel
www.hezelhof.com

Segringer Str. 7, PLZ 91550, **T 09851 555420,** F 5554260
53 Zimmer | 2 Suiten

Boarding- und Tagungshotel in einem behutsam restaurierten Patrizierhaus aus dem 16. Jhd. mit modernen, teils puristisch ausgestatteten Apartments in unterschiedlicher Größe. Das Restaurant bietet hochwertige Steakspezialitäten aus Südamerika. Weitere Gästezimmer stehen im gegenüberliegenden Luis-Hotel zur Verfügung.

Meiser's Hotel am Weinmarkt
www.meisers.com

VARTA-TIPP Service

Weinmarkt 10, PLZ 91550, **T 09851 582900,** F 582901
11 Zimmer | 1 Suite | Ez 69–179 €, Dz 99–209 €

Eine charmante Adresse inmitten der Altstadt. Anspruchsvolles Ambiente und entspannte Atmosphäre zum Wohlfühlen. Die komfortablen Gästezimmer verbinden exklusive Moderne mit historischer Tradition. Dazu exklusiver Service samt ausgezeichnetem Frühstück. Das Restaurant bietet regionale und moderne internationale Küche.

DINKLAGE 21 B
www.dinklage.de

Niedersachsen | EW 12.673 | 27 m — Lohne 8 km, Vechta 14 km
T 04443 8990
Burg, Schweger Mühle, Alter Bahnhof.

Vila Vita Burghotel
www.vilavitaburghotel.de

Burgallee 1, PLZ 49413, **T 04443 8970,** F 897444
55 Zimmer | Ez ab 130 €, Dz ab 188 €, 17,00 € | 24 h

Stattliches Fachwerkanwesen im norddeutschen Stil in einem 54 ha großen Park mit komfortablen Zimmern. Beachtenswerter Wellnessbereich auf 680 qm mit großzügiger Badelandschaft, Solarium, Tepidarium und Meditationsraum. Elegant-rustikales Restaurant mit regionaler und internationaler Küche.

Hotel Wiesengrund Neu! www.wiesengrund-hotel.de

garni

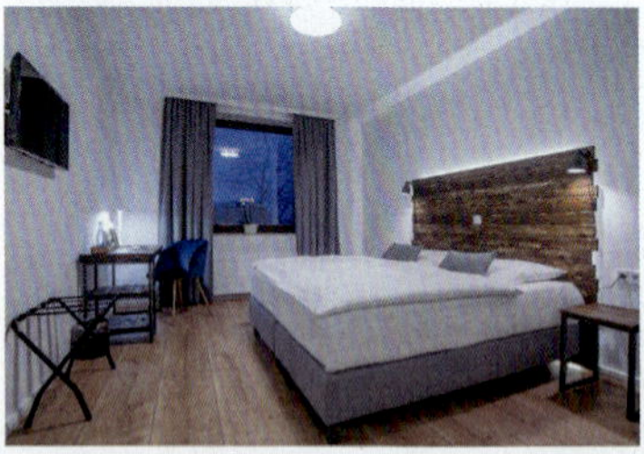

Lohner Straße 17, PLZ 49413, **T 04443 2050,** F 3798
20 Zimmer | 2 Apartments
Ez 70–85 €, Dz 90–110 €, ab 7,50 € | 24 h 27.12.20–4.1.21

Nordisch, individuell, unkompliziert - so präsentiert sich das inhabergeführte Business- und Boutique-Hotel vor den Toren der Stadt. Hier wohnen Sie in modernen Zimmern, die mit hochwertigen Boxspringbetten ausgestattet sind. Zu den Inklusivleistungen zählen u.a. Kaffee- und Teespezialitäten an der Koffje-Bar, kostenfreies WLAN sowie ein 24-Stunden-Check-In.

DINSLAKEN 29 A www.dinslaken.de

Nordrhein-Westfalen | EW 67.190 | 30 m — Wesel 14 km, Duisburg 16 km
T 02064 66222
Trabrennbahn, Mühlenmuseum.

Am Park www.niederrhein-hotels.com

garni

Althoffstr. 16, PLZ 46535, **T 02064 601070,** F 6010755
24 Zimmer | 2 Suiten | Ez ab 88 €, Dz ab 121 €

Familiär geführtes Hotel in ruhiger Lage direkt am Altmarkt. Helle, modern eingerichtete Gästezimmer. In unmittelbarer Nähe befindet sich der Naturpark Hohe Mark mit zahlreichen Wanderwegen.

Landhotel Galland Im kühlen Grunde www.landhotel-galland.de

garni

Dickerstraße 346, PLZ 46539 (OT: Hiesfeld), **T 02064 49590,** F 495935
26 Zimmer | Ez 49–59 €, Dz 69–79 €, ab 6,00 €

Rustikales Landhotel in idyllischer grüner Lage. Geschmackvoll eingerichtete Zimmer mit zeitgemäßem Komfort. Bodenständiges Restaurant mit großzügiger Terrasse.

DITZENBACH, BAD 58 B www.badditzenbach.de

Baden-Württemberg | EW 3.560 | 509 m — Bad Boll 12 km, Göppingen 19 km
T 07334 6911

Vitalhotel Sanct Bernhard www.vitalhotel-sanct-bernhard.de

★★★★ garni

Sonnenbühl 1, PLZ 73342, **T 07334 96410,** F 964141
31 Zimmer | 5 Suiten | Ez ab 89 €, Dz ab 140 €

Das Haus bietet beste Voraussetzungen für einen gesundheitsorientierten Urlaub. Komfortabel und behaglich in freundlichen Farben ausgestattete Zimmer und Suiten. Vielfältige Kuranwendungen wie z.B. Wirbelsäulentherapie nach Dorn, Breuß-Massage, Ohrakupunktur oder Bio-Resonanz-Therapie. Energie-Solebad mit Badelandschaft.

DOBEL 57 A — www.dobel.de

Baden-Württemberg | EW 2.250 | 700 m — Bad Herrenalb 6 km, Pforzheim 24 km
T 07083 74513

Wagnerstüble — www.roykieferle.de

Wildbader Straße 45/1, PLZ 75335, **T 07083 8758**
40 | Hauptgericht 16–25 € | Mo, Mi-So Fr-Sa Di

In freundlich-rustikalem Ambiente wird hier eine schmackhafte Naturkost-Küche aufgetischt. Täglich wechselnde Mittagskarte. Hübsche Terrasse. Fünf gemütliche Gästezimmer vorhanden.

DOBERAN, BAD 9 D — www.bad-doberan-heiligendamm.de

Mecklenburg-Vorpommern | EW 11.617 | 15 m — Rostock 17 km, Wismar 48 km
T 038203 62154
Münster Bad Doberan (hochgot. Backsteinbau), Klostergelände, Ostseerennbahn Bad Doberan-Heiligendamm, Schmalspurbahn Molli, Stadt-und Bädermuseum, erstes deutsches Seebad Heiligendamm (1793), Sommerrodelbahn.

Grand Hotel Heiligendamm — www.grandhotel-heiligendamm.de

garni

Prof.-Dr.-Vogel-Str. 6, PLZ 18209 (OT: Heiligendamm), **T 038203 7400,** F 7407699
181 Zimmer | 61 Suiten | Ez 195–455 €, Dz 205–485 € | 24 h

Luxuriöse Hotelanlage bestehend aus mehreren Gebäuden im klassizistischen Stil. Nobel eingerichtete Gästezimmer. 3.000 qm großer SPA- und Wellnessbereich, Kinderclub und Spielplatz für kleine Gäste. Umfangreiches gastronomisches Angebot.

Gourmet Restaurant Friedrich Franz

VARTA★TIPP Küche VARTA-TIPP Service

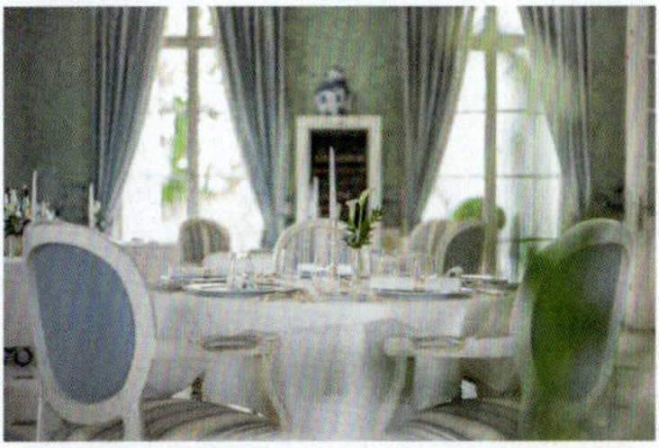

26 | Hauptger. 40–95 €, Menü 119–179 € | Di-Sa Mo, So 15.11.–9.12.20

Handbemalte Seidentapeten, edle Stilmöbel, gehobene Tischkultur und ein atemberaubender Ostseeblick - beste Voraussetzungen für die kulinarischen Glanzleistungen von Ronny Siewert. Er verwöhnt Sie mit raffiniert zubereiteten, modern-klassischen Speisen, die Ihnen von einer geschulten Servicebrigade in Menüform kredenzt werden.

Kurhaus Restaurant

80 | Hauptgericht 28–34 €, Menü 59 € | Mo-Do, So

Helles, elegant eingerichtetes Restaurant. Serviert wird leichte, regional inspirierte Küche mit frischen Produkten aus der Region. Großzügige Sonnenterrasse.

Villa Sommer
www.hotel-villa-sommer.de

€ Gut & Günstig garni

Friedrich-Franz-Str. 23, PLZ 18209, **T 038203 73430,** F 734329
12 Zimmer | 2 Suiten | Ez ab 60 €, Dz ab 70 €, ab 6,00 €

Kleines Jugendstilhotel am Ende des Villenviertels mit familiärem Ambiente. Reizvolle, individuell eingerichtete Zimmer unterschiedlicher Größe.

Jagdhaus Heiligendamm
www.jagdhaus-heiligendamm.de

Seedeichstraße 18 b, PLZ 18209, **T 038203 735775**
80 | Hauptgericht 19–27 € | Sa-So Mo, Do-Fr Di, Mi

Gemütlich die liebenswert dekorierten Räume, schmackhaft die frische Kräuterküche. Appetit auf „Filet vom Boddenzander in Kartoffel-Dijonsenfkruste mit Kohlrabi und Limonenschaum“ oder „Hirschkotelett unter der Walnuss-Mohnkruste an Schwarzwurzel-Birnen, Pfefferschaum und Schupfnudeln“? Freundlicher, flinker Service.

DOBERSCHAU-GAUSSIG 36 D
www.doberschau-gaussig.de

Sachsen | EW 4.436 | 255 m — Bautzen 5 km, Gaußig 6 km
T 035930 556060

Zur guten Einkehr
www.landhotel-grubschuetz.de

€ Gut & Günstig garni

Techritzer Straße 2, PLZ 02692 (OT: Grubschütz), **T 03591 270409,** F 303919
18 Zimmer | 1 Suite | 2 Apartments | Ez 65–80 €, Dz 79–109 €, ab 10,00 €

In dem von der Familie gut geführten Landhotel stehen wohnliche Zimmer zur Verfügung. Der kleine Zoo mit Bauernhoftieren zum Streicheln ist besonders bei kleinen Gästen sehr beliebt. Kräutersauna mit Kamin.

DONAUESCHINGEN 64 B
www.donaueschingen.de

Baden-Württemberg | EW 21.475 | 686 m — Tuttlingen 28 km, Schramberg 41 km
T 0771 857221
Donauquelle, Schloss mit Parkanlage, Fürstliche Sammlungen, Beginn des Donauradwanderweges, Musiktage, intern. Reitturnier.

Der Öschberghof
www.oeschberghof.com

★★★★★S

Golfplatz 1, PLZ 78166, **T 0771 840,** F 84600
125 Zimmer | 12 Suiten | Ez 256–326 €, Dz 356–426 €, inkl. Halbpension | 24 h

Das kürzlich renovierte Golf-, Wellness- und Tagungsresort bietet exklusiv eingerichtete Zimmer, kulinarische Vielfalt, einen 5.000 qm großen SPA-Bereich sowie drei hauseigene Golfplätze. Die Zimmer zeichnen sich durch modernes Design und ihre innovative Raumgestaltung aus. Das Haus profitiert von seiner ruhigen und dennoch gut erreichbaren Lage zwischen Schwarzwald, Bodensee und der Schweiz.

ÖSCH NOIR

VARTA-TIPP Küche **VARTA-TIPP** Service

50 | Menü 93–165 € | Mi-So Mo, Di

Das Ambiente des Gourmetrestaurants besticht durch klare Linien, stilvolle Lichteffekte und glanzvolles Design. Glänzen kann auch die Crew hinterm Herd: Chefkoch Manuel Ulrich und sein Team kreieren eine moderne französische Küche, die auf besten Produkten und handwerklich präziser Zubereitung basiert. Vorzügliche Weine und ein professioneller Service runden das harmonische Fine-Dining-Erlebnis ab.

Die Burg **Neu!** www.burg-aasen.de

VARTA-TIPP Küche

Burgring 6, PLZ 78166 (OT: Aasen), **T 0771 17510050**
60 | Hauptgericht 20–36 €, Menü 52–77 € | Mi-Fr, So Mi-So Mo, Di

Bei den Brüdern Jason und Niklas Grom darf man sich auf Schmackhaftes wie „Rosa gebratene Brust von der Oldenburger Barbarie-Ente mit Zitrusaromen, Chicorée, Rauchmandeln, Rettich und Topfenknödel“ freuen. Oder darf es vielleicht das „Burg-Menü“ (wahlweise 3 bis 5 Gänge) sein? In punkto Wein setzt man auf badische Winzer, ergänzt durch Gewächse aus aller Welt. Zum Übernachten hat man wohnliche Zimmer mit hochwertiger Einrichtung.

Baaders Schützen www.schuetzen-donaueschingen.de

VARTA-TIPP Küche

Josefstraße 2, PLZ 78166, **T 0771 89795820**
50 | Hauptgericht 13–25 € | Mo-Di, Do-So Mo, Do-So Mi

Lendchen vom Stauferschwein, Kalbskutteln in Spätburgunder oder vielleicht doch lieber ein Zwiebelrostbraten? Clemens Baader kocht traditionell-regional mit marktfrischen Produkten. Und das Restaurant selbst? Gemütliche Wirtshausatmosphäre mit geschmackvollem Dekor. Die Chefin brilliert im Service.

DONAUSTAUF 54 D www.vg-donaustauf.de

Bayern | EW 4.100 | 358 m Regensburg 10 km, Straubing 40 km
T 09403 950213

Forsters Posthotel www.forsters-posthotel.de

★★★★

Maxstr. 43, PLZ 93093, **T 09403 9100,** F 910910
73 Zimmer | 2 Suiten | Ez 96–118 €, Dz 130–150 €, 6,00 €

In dem geschichtsträchtigen Hotel stehen geschmackvoll eingerichtete Gästezimmer bereit. Auch der neuzeitlich ausgestattete Tagungsbereich sowie der moderne Wellnesskomfort sprechen für dieses familiär geführte Haus.

Zum Postillion

80 | Hauptgericht 12–26 €, Menü 32–55 € | Mo-So

Restaurant im eleganten Landhausstil. Serviert werden sowohl bayerische Schmankerl als auch internationale Köstlichkeiten. Sonnige Gartenterrasse.

DONAUWÖRTH 59 B www.donauwoerth.de

Bayern | EW 20.300 | 410 m Nördlingen 28 km, Augsburg 42 km
T 0906 789151
Reichsstraße mit Rathaus, Tanzhaus, Münster, Reichsstadtbrunnen, Fuggerhaus, Wallfahrtskirche Heilig Kreuz, Donauspitz, Käthe-Kruse-Puppen-Museum, Altstadtinsel Ried.

Parkhotel
www.parkhotel-donauwoerth.de

★★★★ garni

Sternschanzenstraße 1, PLZ 86609 (OT: Parkstadt), **T 0906 706510,** F 7065180
51 Zimmer | 7 Suiten | Ez 81–105 €, Dz 115–120 € | ⊘ 21.12.20–10.1.21

Oberhalb der alten Reichsstadt liegt dieses gut geführte Hotel. Sie wohnen in hübsch eingerichteten Zimmern mit italienischem Landhausflair. Zum Haus gehören auch ein netter Wellnessbereich mit Sauna sowie ein neuzeitliches Restaurant mit tollem Panoramablick.

DONZDORF 58 B
www.donzdorf.de

Baden-Württemberg | EW 10.637 | 407 m — Göppingen 13 km, Ulm 45 km
T 07162 9220
Renaissance-Schloss mit Schlossgarten, Astrolehrpfad, Sternwarte, Wanderwege mit tollen Aus- und Weitblicken, Messerstein, Segelflugplatz, Golfplatz.

Schloss Restaurant Castello
www.castello-donzdorf.de

Im Schloss 1, PLZ 73072, **T 07162 929700**
60 | Hauptgericht 16–30 €, Menü 35–65 € | Mi-Fr, So Mi-So ⊘ Mo, Di

Ein schönes, stimmiges Bild: herrschaftlich der historische Rahmen des dreigeschossigen Renaissancebaus, stilvoll-elegant das Interieur, fein die mediterrane Küche mit regionalen Einflüssen. Dazu eine herrliche Terrasse mit Blick in den barocken Schlossgarten. Der Gewölbesaal eignet sich für Familienfeste wie Geburtstage oder Hochzeiten. **Achtung: Bei Redaktionsschluss für diese Buchausgabe war das Restaurant auf Grund der COVID-19-Pandemie noch geschlossen.**

DORMAGEN 29 C
www.dormagen.de

Nordrhein-Westfalen | EW 62.498 | 45 m — Neuss 17 km, Köln 20 km
T 02133 257647
Ehem. Klosterkirche im Stadtteil Knechtsteden (6 km W), Zollfeste im Stadtteil Zons (5 km N), Goldberger See, Delhovener Tannenbusch.

Schloss Friedestrom
www.friedestrom.de

★★★★ garni

Parkstraße 2, PLZ 41541 (OT: Zons), **T 02133 5030,** F 503290
44 Zimmer | Ez 99–199 €, Dz 119–219 €, exkl. Frühstück, 10,00 € | 24 h

Direkt am linken Rheinufer liegt dieses komfortable Haus. Ansprechende Zimmerausstattung im französischen Landhausstil. Besonders nett sind die Studios, teilweise mit Klimaanlage und Rheinblick. Im Restaurant „Zum Volksgarten“ wird eine frische internationale Küche aufgetischt.

DORNUM 12 B
www.dornum.de

Niedersachsen | EW 4.752 | 5 m — Schweindorf 5 km, Norden 21 km
T 04933 91110

Fährhaus
www.faehrhaus-nessmersiel.de

€ Gut & Günstig ★★★★★S garni

Dorfstraße 42, PLZ 26553 (OT: Neßmersiel), **T 04933 303,** F 2390
19 Zimmer | Ez 60–80 €, Dz 96–140 €

Kleines, familiär geführtes Ferienhotel am Fähranleger nach Baltrum. Hier wohnen Sie in gepflegten Nichtraucherzimmern mit zeitloser Einrichtung. Fragen Sie nach den besonderen Frühjahrs-, Sommer- und Weihnachtsarrangements.

Fährhaus

VARTA-TIPP Küche

65 | Hauptgericht 17–35 € | So Mo-So

Gemütlich, ländlich und bodenständig. Gerold Janssen verwöhnt Sie mit einer feinen regionalen Küche und schmackhaften Fischspezialitäten, z. B. „Nordsee-Seezunge mit hausgemachter Kräuterbutter, kleinem Salat und heimischen Kartoffeln". Dazu gibt es täglich wechselnde Tagesgerichte und leckere Desserts.

DÖRSCHEID 40 D
www.loreley-touristik.de

Rheinland-Pfalz | EW 405 | 340 m
Boppard 27 km, Koblenz 47 km
T 06771 9100

FETZ - Das Loreleyhotel
www.fetz-hotel.de

★★★ S garni

Oberstraße 19, PLZ 56348, **T 06774 267,** F 919087
30 Zimmer | 1 Suite | Ez 74–104 €, Dz 102–154 €

Vorzeige-Landgasthaus, das vor allem bei Wanderern und Ausflüglern sehr beliebt ist. Wohnlich und farbenfroh gestaltete Nichtraucherzimmer, teils mit offenen Bädern und herrlichem Fernblick über das Rheintal. Sehr gutes Frühstück.

FETZ - Das Loreleyhotel

120 | Hauptgericht 14–24 €, Menü 28–41 € | Mo, Mi-So Mo-So

Wenn Sie eine frische regionale Küche mögen, sind Sie hier genau richtig. Wie wäre es z.B. mit „Rumpsteak vom deutschen Färsenrind unter der Pfefferkruste mit Kartoffel-Oliven-Püree und Tomaten-Zucchini-Gemüse"? Dazu gibt es edle Tropfen vom familieneigenen Weingut. Großzügige Terrasse.

DORSTEN 29 A
www.dorsten.de

Nordrhein-Westfalen | EW 75.547 | 31 m
Recklinghausen 16 km, Oberhausen 23 km
T 02362 308080
Museum am Markt, Jüdisches Museum Westfalen, Tüshaus Mühle, Wasserschloss Lembeck (13 km N).

Albert
www.hotel-albert.de

★★★ S garni

Borkener Str. 199, PLZ 46284 (OT: Holsterhausen), **T 02362 94790,** F 947919
33 Zimmer | 1 Suite | 2 Apartments | Ez 67–75 €, Dz 89–98 €

Ruhig am Stadtrand gelegenes Ferien- und Geschäftshotel. Großzügige, komfortabel eingerichtete Gästezimmer mit zeitgemäßer Ausstattung. Das Haus bietet zudem Sauna, Solarium und einen Cabrio-Verleih.

Rosin
www.frankrosin.de

VARTA★TIPP Küche VARTA-TIPP Service

Hervester Straße 18, PLZ 46286 (OT: Wulfen), **T 02369 4322**
40 | Menü 95–155 € | Di-Sa ⃠ Mo, So

Frank Rosin kennt man als exzellenten Gastronom, sympathischen Fernsehkoch und Kochbuchautor. Auch nach 30 Jahren ist sein Gourmetrestaurant Garant für eine innovative Produktküche auf konstant hohem Niveau. Das ist aber noch nicht alles: Für jede Menge Charme sorgen das modern-elegante Ambiente, der liebenswerte Service unter der Leitung von Maître Jochen Bauer sowie das erstklassige Weinangebot.

Henschel
www.restaurant-henschel.de

Borkener Straße 47, PLZ 46284 (OT: Holsterhausen), **T 02362 62670**
36 | Hauptgericht 36–42 €, Menü 62–79 € | Mi-Sa ⃠ Mo, Di, So

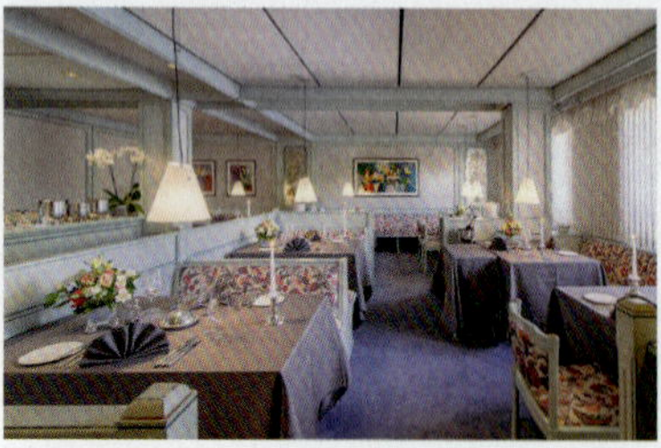

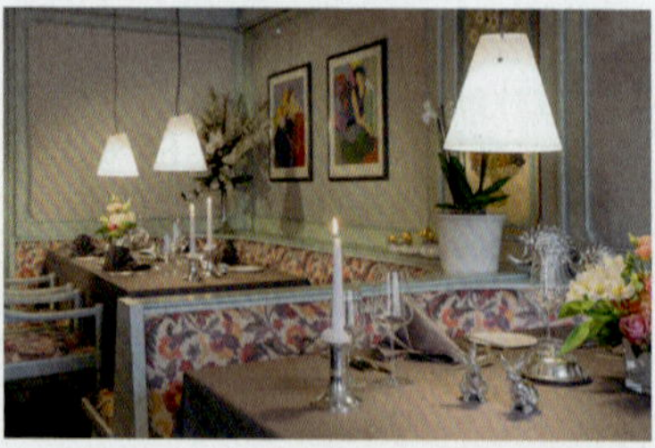

Man ist stolz auf die lange Familientradition, entsprechend engagiert führt Familie Henschel diesen Betrieb. Das kleine Restaurant mit elegantem Landhausambiente und feiner Tafelkultur ist die Bühne für eine raffinierte französisch-internationale Küche. Imposante Weinauswahl.

Goldener Anker
www.bjoern-freitag.de

VARTA★TIPP Küche

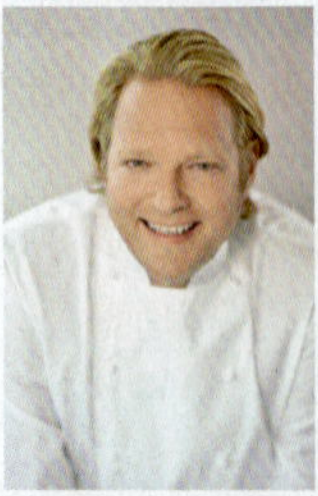

Lippetor 4, PLZ 46282, **T 02362 22553**
35 | Hauptger. 28–39 €, Menü 78–126 € | Di-Sa ⃠ Mo, So

Äußerlich wirkt das hist. Gebäude zwar recht einfach, doch drinnen empfängt Sie das Haus mit modern und hochwertig eingerichteten Räumlichkeiten. Seit über 20 Jahren beglückt Fernsehkoch, Gastronom und Kochbuchautor Björn Freitag hier seine Gäste mit einer fantasievollen, leichten Gourmetküche nach klassisch französischem Vorbild.

DORTMUND 29 B
www.dortmund-tourismus.de

Nordrhein-Westfalen | EW 575.944 | 86 m — Castrop-Rauxel 13 km, Bochum 17 km
T 0231 189990
Reinoldikirche, St.-Petri-Kirche mit Antwerpener Schnitzaltar, Museum Ostwall, Konzerthaus, Brauereimuseum, Westfalenpark mit Deutschem Rosarium und Florianturm (Fernsehturm), Westfälisches Industriemuseum Zeche Zollern II/IV, Arbeitsschutzausstellung (DASA), Westfalenhallen, Spielbank Hohensyburg, Schloss Cappenberg.

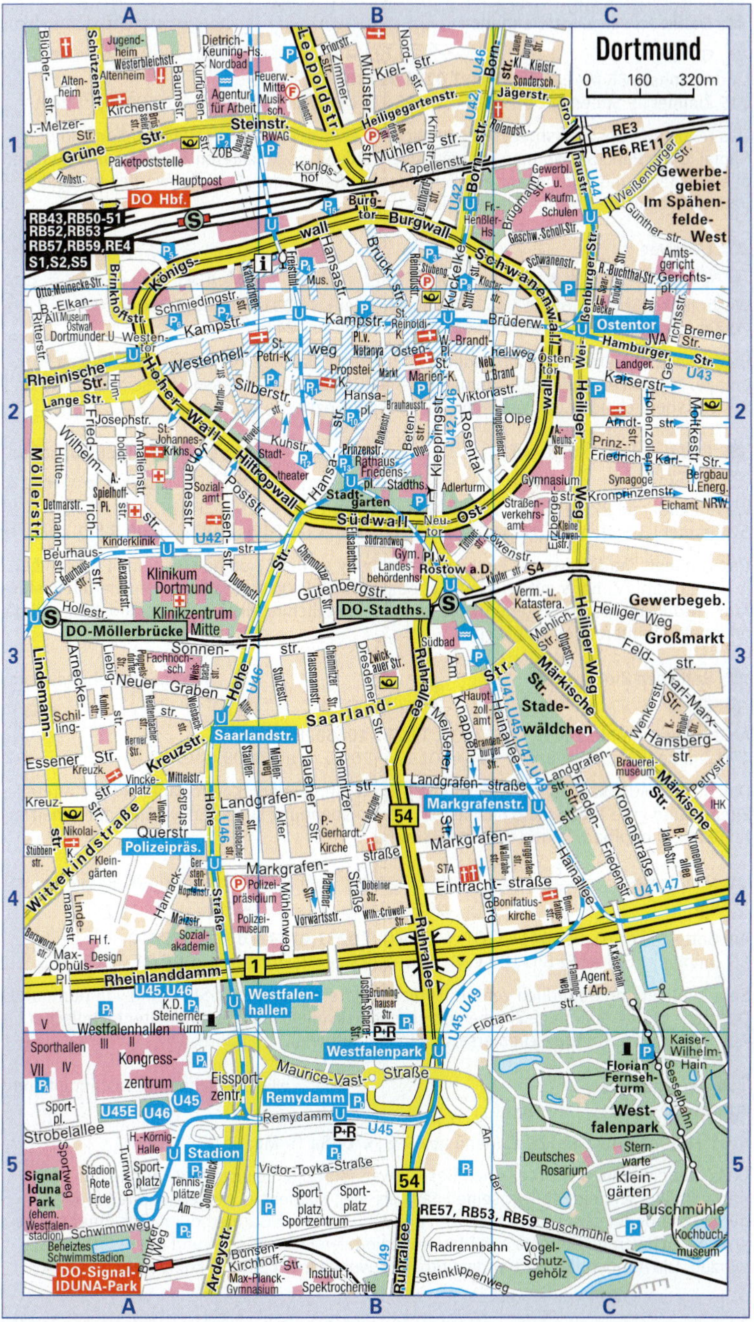
Dortmund
0 160 320m
A
B
C
1
2
3
4
5
DO Hbf.
RB43,RB50-51
RB52,RB53
RB57,RB59,RE4
S1,S2,S5
RE3
RE6,RE11
Ostentor
Burgwall
Königswall
Schwanenwall
Ostwall
Südwall
Hiltropwall
Hoher Wall
Westenhellweg
Ostenhellweg
Kampstr.
Brückstr.
Hansastr.
Kleppingstr.
Rheinische Str.
Steinstr.
Grüne Str.
Leopoldstr.
Münsterstr.
Heiligegartenstr.
Born-str.
Heiliger Weg
Hamburger Str.
Kaiserstr.
Gewerbegebiet Im Spähenfelde-West
Stadtgarten
Rathaus
DO-Stadths.
DO-Möllerbrücke
Klinikum Dortmund
Klinikzentrum Mitte
Möllerstr.
Lindemannstr.
Wittekindstraße
Saarlandstr.
Saarlandstraße
Ruhrallee
Märkische Str.
Stadewäldchen
Gewerbegeb.
Großmarkt
Markgrafenstr.
Polizeipräs.
Rheinlanddamm
Westfalenhallen
Westfalenpark
Kongresszentrum
Remydamm
Stadion
Signal Iduna Park
DO-Signal-IDUNA-Park
Florian Fernsehturm
Deutsches Rosarium
Buschmühle
Kochbuchmuseum
Radrennbahn
Vogel-Schutzgehölz
Steinklippenweg
RE57, RB53, RB59
Strobelallee
Ardeystr.
54
1

Dorint An den Westfalenhallen
hotel-dortmund.dorint.com

garni

Lindemannstr. 88 (A4), PLZ 44137, **T 0231 91130,** F 9113999
219 Zimmer | 5 Suiten | Ez 95–205 €, Dz 95–218 €, exkl. Frühstück, 19,00 € | 24 h

Das renovierte Geschäftshotel befindet sich vis-à-vis der Messe Westfalenhallen und dem Signal Iduna Park. Sie wohnen in geräumigen, stilvoll eingerichteten Zimmern und genießen alle Business- und Tagungsannehmlichkeiten. Im Restaurant „Davidis“ werden internationale und regionale Spezialitäten serviert.

L'Arrivée
www.larrivee.de

★★★★S garni

Wittbräucker Straße 565, PLZ 44267 (OT: Höchsten), **T 0231 880500,** F 88050100
70 Zimmer | 3 Suiten | Ez 99–150 €, Dz 119–170 € | 24 h

Business- und Freizeithotel am südlichen Stadtrand, umgeben von einer großzügigen Parkanlage. Modern eingerichtete Zimmer, teils mit Balkon oder Terrasse. Hauseigener SPA- und Wellnessbereich auf 1.000 qm, schicker Pool mit Gegenstromanlage.

Parkhotel Wittekindshof
www.parkhotel-wittekindshof.de

★★★★S garni

Westfalendamm 270, PLZ 44141 (OT: Gartenstadt), **T 0231 51930,** F 5193100
62 Zimmer | 3 Suiten | Ez 89–150 €, Dz 123–180 €, exkl. Frühstück, 16,00 € | 24 h

Das gepflegte Traditionshaus liegt verkehrsgünstig an der B1 und bietet seinen Gästen helle, komfortable Zimmer mit zeitgemäßer Ausstattung. Im geschmackvoll renovierten Restaurant „Widu“ mit großer Gartenterrasse und der gemütlich-rustikalen „Wittekindstube“ wird regional und international gekocht.

Radisson Blu
www.radissonhotels.com

garni

An der Buschmühle 1 (C5), PLZ 44139, **T 0231 10860,** F 1086777
190 Zimmer | 5 Suiten | Ez 99–254 €, Dz 124–269 €, ab 21,00 € | 24 h

Das Businessdomizil liegt verkehrsgünstig am Westfalenpark. Komfortabel ausgestattete Zimmer und gute Tagungsmöglichkeiten. Wer Entspannung sucht: Active Club mit beheizbarem Pool, Dampfbad, Sauna und Fitnessraum.

Ambiente
www.hotel-ambiente.info

garni

Am Gottesacker 70, PLZ 44143 (OT: Wambel), **T 0231 4773770,** F 47737710
36 Zimmer | 1 Suite | Ez 85–109 €, Dz 124–139 €, exkl. Frühstück, 9,50 € | 24 h

Sehr gepflegt und freundlich geführt ist dieses Hotel am östlichen Stadtrand von Dortmund. Das Haus bietet geräumige Zimmer mit geschmackvollem Mobiliar und guter technischer Ausstattung. 24-Stunden-Zimmerservice (ohne Aufpreis).

Der Schneider
www.derschneider-restaurant.com

42 | Hauptgericht 12–28 €, Menü ab 69 € | Di-Sa Mo, So

Dass hier nicht nur das Hotel einen Besuch wert ist, zeigt die engagierte Küche des Hausherrn. Phillip Schneider pflegt seinen ganz eigenen Küchenstil, den er „tailored food“ nennt. Er arbeitet sehr produktbezogen und mit modernen Garmethoden. Das Ergebnis: gesunde, hochwertige Gerichte aus frischen regionalen Erzeugnissen und interessanten Gewürzen. Die Atmosphäre ist trendig und ungezwungen, der Service kompetent und flink.

Der Lennhof www.der-lennhof.de

★★★★ garni

Menglinghauser Straße 20, PLZ 44227 (OT: Barop), **T 0231 758190,** F 7581960
34 Zimmer | 4 Suiten | 24 h

Altes Fachwerkhaus aus dem 14. Jhd. mit modernem Interieur. Individuell designte Gästezimmer mit zeitgemäßer Ausstattung. Gute Tagungsmöglichkeiten. Empfehlenswertes Restaurant mit mediterran inspirierter Küche.

Esplanade Neu! www.esplanade-dortmund.de

★★★★ garni

Burgwall 3 (B1), PLZ 44135, **T 0231 58530,** F 5853270
97 Zimmer | 18 Apartments | Ez 80–210 €, Dz 130–300 €, ab 18,00 € | 24 h

Das inhabergeführte Hotel am Stadtwall von Dortmund wurde erst kürzlich umfangreich renoviert und erweitert. Panoramablick auf die Reinoldikirche oder Blick in den grünen Innenhof? Für welche Aussicht Sie sich auch immer entscheiden, die Zimmer überzeugen mit durchdachtem Design, geschmackvollem Wohnkomfort und zeitgemäßer Technik. Für Ihr Wohlbefinden sorgt ein kleiner Saunabereich.

Hampton by Hilton www.hiltonhotels.de/deutschland

★★★S garni

Faßstraße 3, PLZ 44263, **T 0231 9479900,** F 947990100
130 Zimmer

Das moderne Geschäftshotel liegt direkt am See und ist trotzdem nur 4 Kilometer von Stadtzentrum und Hauptbahnhof entfernt. Das Haus bietet freundliche, funktionale Zimmer, darunter zwei barrierefreie und acht Familienzimmer. Zum Freizeitangebot gehört ein rund um die Uhr geöffnetes Fitnesscenter.

Steigenberger www.dortmund.steigenberger.de

garni

Berswordtstr. 2 (A4), PLZ 44139, **T 0231 90210,** F 9021999
166 Zimmer | 4 Suiten | Ez 90–299 €, Dz 95–313 €, exkl. Frühstück, ab 18,00 € | 24 h

Nur wenige Gehminuten von den Westfalenhallen, dem Stadion und dem berühmten Kreuzviertel entfernt liegt dieses Hotel. Sämtliche Zimmer und Suiten wurden 2012 renoviert. Restaurant mit regionaler Küche, Hotelbar mit amerikanischem Touch.

Coffee Fellows Hotel www.coffee-fellows-hotel.com

garni

Schwarze-Brüder-Str. 1 (B2), PLZ 44137, **T 0231 54509870,** F 55749471
65 Zimmer

2018 eröffnetes Boutique-Hotel im Herzen von Dortmund. Die Gästezimmer sind hell, im modernen Industrial-Style gehalten und mit viel Liebe zum Detail eingerichtet. Im angeschlossenen Coffeeshop werden frisch zubereitete Bagels, süße Naschereien und hochwertige Kaffeevariationen angeboten.

La Cuisine Mario Kalweit www.mariokalweit.de

VARTA-TIPP Service

Lübkestraße 21, PLZ 44141 (OT: Gartenstadt), **T 0231 5316198**
25 | Hauptgericht 30–38 €, Menü 65 € | Di-Sa Mo, So 1.–19.1.21 ››

Moderne Kunst und kühler Charme umgeben Sie in der ehem. Tennisclubvilla. Hier genießen Sie die einfallsreichen Tafelfreuden von Mario Kalweit - wie etwa „Filet und tomatisierter Gulasch vom westfälischen Bio-Rind mit glasiertem Spitzkohl und Brennesselsamen-Gnocchi". Mit Engagement, Können und ihrer charmant-herzlichen Art ist Susanne Thoenes der „Sonnenschein" im Service.

Palmgarden Fine Dining — www.palmgarden-restaurant.de

VARTA-TIPP Küche **VARTA-TIPP** Service

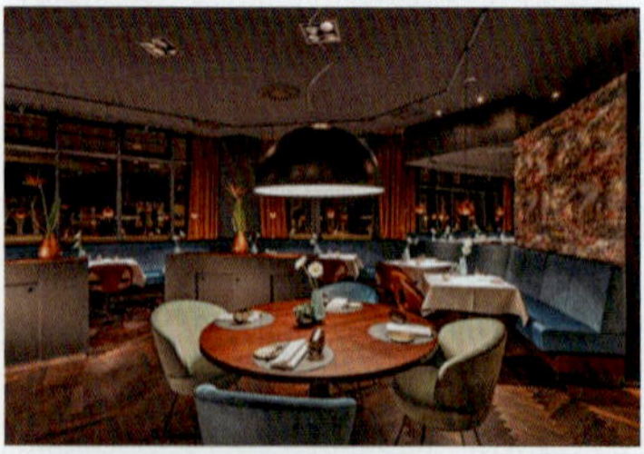

Hohensyburgstraße 200, PLZ 44265 (OT: Syburg), **T 0231 7740735**
40 | Hauptger. 35 €, Menü 49–99 € | Mi-So ⦸ Mo, Di

Edel, jung und zeitgemäß präsentiert sich das Fine-Dining-Restaurant in der 1. Etage des Casino Hohensyburg. Hoch über dem schönen Ruhrtal können Sie nicht nur den wunderbaren Ausblick genießen, sondern auch die köstlichen und ideenreichen Kompositionen von Patron Michael Dyllong.

Restaurant IUMA — www.iuma-dortmund.com

VARTA-TIPP Küche

Hagener Str. 231, PLZ 44229 (OT: Kirchhörde), **T 0231 95009942**
20 | Menü 69–99 € | Mi-Sa ⦸ Mo, Di, So

Designmöbel, schwarze Wandfliesen und florale Tapeten prägen hier das Ambiente. In der großen offenen Showküche kreiert Pierre Beckerling raffiniertes, von Japan inspiriertes Fusion Food. Dabei bleibt er aber auch den Produkten aus der Region treu. Jeden Mittwoch wird ein 5-Gänge-„Chefs Choice"-Überraschungsmenü inkl. Getränkebegleitung für 2 Personen angeboten. Tischreservierung ratsam.

Overkamp — www.overkamp-gastro.de

Am Ellberg 1, PLZ 44265 (OT: Höchsten), **T 0231 462736**
60 | Hauptgericht 11–29 €, Menü 29–85 € | Mo, Mi-So

Mit Herzblut betreiben die Overkamps das traditionsreiche Restaurant im Süden von Dortmund. Das Haus ist bekannt für seine schmackhafte westfälische Küche. Es gibt z.B. „Schweinerückensteak „Toller Bomberg" mit in Schwerter Senf geschwenkten Gemüsen, Zwiebeln und Bratkartoffeln".

Restaurant VIDA
www.vida-dortmund.com

Hagener Str. 231, PLZ 44229 (OT: Kirchhörde), **T 0231 95009940**
45 | Hauptgericht 24–33 €, Menü 49–56 € | Di-Sa

Jung, lässig und urban zeigt sich dieses stylishe Restaurant am grünen Stadtrand von Dortmund. Originelles Interieur: Die Tapeten kommen aus Paris, die Fliesen aus New York, dazu Stühle aus Belgien und Lampen aus Dänemark. Serviert wird ein Mix aus mediterraner, asiatischer und gutbürgerlicher Küche.

DOSSENHEIM 51 C
www.dossenheim.de

Baden-Württemberg | EW 12.185 | 153 m
Schriesheim 3 km, Heidelberg 5 km
T 06221 86510
Ruine Schauenburg.

midori - the green guesthouse
www.midori-guesthouse.com

garni

Friedrich-Ebert-Str. 4, PLZ 69221, **T 06221 872980,** F 87298142
70 Zimmer | 4 Suiten | Ez 65–130 €, Dz 78–147 €, exkl. Frühstück, ab 10,00 €

Das umweltfreundliche Nichtraucherhotel verfügt über geräumige, minimalistisch eingerichtete Zimmer, die in den Kategorien Blue (Standard), Yellow (Comfort) und Green (Suite) buchbar sind. Sehr gutes Frühstücksbuffet. Skylounge mit Dachterrasse, die einen spektakulären Blick auf Heidelberg und die Rheinebene bietet.

DRACHSELSRIED 55 C
www.drachselsried.de

Bayern | EW 2.362 | 535 m
Bodenmais 8 km, Viechtach 14 km
T 09945 905033

Riedlberg
www.riedlberg.de

★★★★S garni

Riedlberg 1, PLZ 94256, **T 09924 94260,** F 7273
58 Zimmer | 15 Suiten | Ez ab 126 €, Dz ab 252 €, inkl. Halbpension

Direkt am Großen Arber, in toller Alleinlage auf 730 Meter Höhe, liegt dieses familiengeführte Sport- und Ferienhotel. Hier erwarten Sie neuzeitliche Zimmer mit ansprechender Farbgestaltung und gutem Platzangebot. Besonders exklusiv logieren Sie in den luxuriösen Chalet-Suiten. Für Entspannung sorgt der 5.000 qm große Wellnessbereich.

Hotel Fritz - Das Hotel der Bäume
www.fritz-asbach.de

garni

Asbach 10, PLZ 94256 (OT: Asbach), **T 09923 2212,** F 3767
28 Zimmer | 3 Suiten | Ez 55–59 €, Dz 90–170 €, exkl. Frühstück, 7,00–14,00 €

Ein echtes Paradies für Naturliebhaber! Sie wohnen in Baumzimmern, die mit modernen Holzmöbeln und passenden Bildern mit Naturmotiven eingerichtet sind. Hübsch auch die finnische Sauna mit Wald-Feeling. Besonders wohltuend: die Aufgüsse aus Baumextrakten.

DREIEICH 41 D
www.dreieich.de

Hessen | EW 45.984 | 170 m
Offenbach 13 km, Frankfurt/Main 14 km
T 06103 6010
Burgruine Hayn, Villenkolonie (Jugendstil) im Stadtteil Buchschlag.

Alte Bergmühle
www.altebergmuehle.de

garni

Geißberg 25, PLZ 63303 (OT: Dreieichenhain), **T 06103 81858,** F 88999
14 Zimmer | 1 Suite | Ez 85 €, Dz 135 € | 24 h

Hier erwarten Sie liebevoll gestaltete Landhauszimmer mit englischem und französischem Interieur. Elegante holzgetäfelte Gaststuben mit schöner Innenhofterrasse. Internationales Speisenangebot.

Gutsschänke Neuhof
www.gutsschaenkeneuhof.de

Hofgut Neuhof (an der Straße nach Neu-Isenburg), PLZ 63303 (OT: Götzenhain), **T 06102 30000**
110 | Hauptgericht 15–33 €, Menü 20–53 € | Mo-So

Das von Wäldern umrahmte Gelände des Hofgutes mit Gutsschänke, Reitstall und einem 27-Loch-Golfplatz ist ein beliebtes Ausflugsziel. In der rustikalen Gaststube mit Kamin sowie auf der herrlichen Sommerterrasse werden traditionelle und saisonale Gerichte serviert. **Achtung: Bei Redaktionsschluss für diese Buchausgabe war das Restaurant auf Grund der COVID-19-Pandemie noch geschlossen.**

DREIS 49 A
www.vg-wittlich-land.de

Rheinland-Pfalz | EW 1.400 | 170 m
T 06571 1070
Wittlich 8 km, Trier 32 km

Waldhotel Sonnora
www.hotel-sonnora.de

VARTA TIPP Service

garni

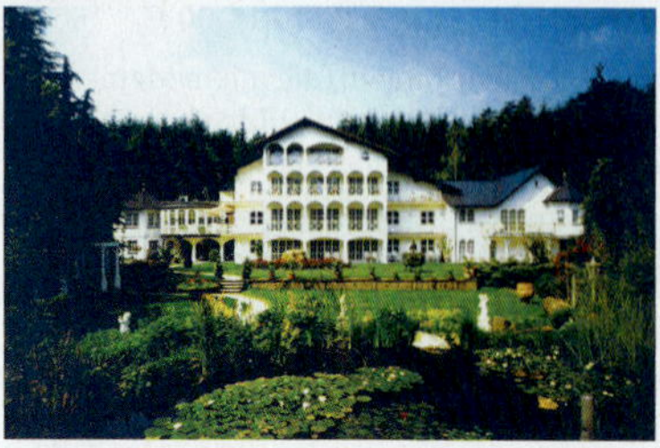

Auf'm Eichelfeld 1, PLZ 54518,
T 06578 98220, F 1402
16 Zimmer
Ez 100–255 €, Dz 150–310 € | 28.12.20–17.2.21

Ein vorbildlich geführter Familienbetrieb in einzigartiger Lage umgeben von Wald und einem wunderschönen Park. Hier logieren Sie in individuell und komfortabel eingerichteten Zimmern. Ulrike Thieltges ist eine exzellente Gastgeberin, die sich sehr persönlich um das Wohl ihrer Gäste kümmert.

Restaurant Sonnora

VARTA-TIPP Küche VARTA-TIPP Service

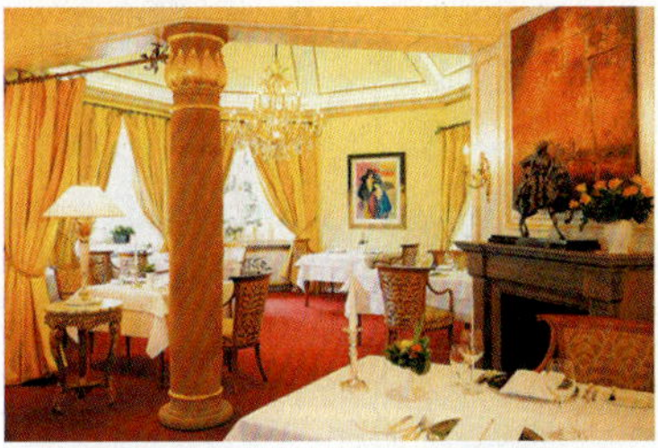

40 | Hauptger. 75–125 €, Menü 205–230 € | So Mi-So 28.12.20–17.2.21

Harmonisch, ausdrucksstark, kreativ: Die Küche kombiniert klassische und regionale Elemente und setzt auf höchste Produktqualität. Auf den Tellern von Clemens Rambichler ist klar die Handschrift des unvergessenen Helmut Thieltges zu erkennen - und das ist auch gut so! Dazu eine herausragende Weinauswahl, ein edles Ambiente und ein bestens geschulter Service.

DRENSTEINFURT 30 A www.drensteinfurt.de

Nordrhein-Westfalen | EW 15.239 | 64 m Hamm 19 km, Münster 22 km
T 02508 995135
Wasserburgen (Haus Steinfurt, Haus Borg, Haus Venne, Haus Bisping), ehem. Synagoge, Loretokapelle, Bienenmuseum, Mühlen- und Gerätemuseum, Bürgerhaus Alte Post.

Lohmann www.lohmann-hotel.de

★★★ garni

Albersloher Straße 25, PLZ 48317 (OT: Rinkerode), **T 02538 203,** F 952444
8 Zimmer | Ez ab 53 €, Dz ab 98 €

Das älteste Gasthaus im Ortsteil Rinkerode befindet sich bereits seit dem 18. Jhd. in Familienbesitz. Komfortabel und individuell eingerichtete Gästezimmer. Das Restaurant serviert westfälische und mediterrane Küche.

DRESDEN 36 C www.dresden.de/tourismus

Sachsen | EW 530.745 | 113 m Görlitz 98 km, Leipzig 111 km
T 0351 501501
Altstadt mit Frauenkirche und Albertinum, barocker Zwinger mit Gemäldegalerie, Mathematisch-Physikalischer Salon und Porzellansammlung, Theater- und Schlossplatz, Taschenbergpalais, Residenzschloss mit Grünem Gewölbe (Juwelensammlung), Semperoper, Hofkirche (Kathedrale) mit 78 Heiligenstatuen, Brühlsche Terrasse, Schloss Pillnitz in chinesischem Stil, Dresdner Elbtal.
Einen Cityplan finden Sie auf Seite 348.

Taschenbergpalais Kempinski www.kempinski.com/de

VARTA-TIPP Service

★★★★★S garni

Taschenberg 3 (B2), PLZ 01067, **T 0351 49120,** F 4912812
213 Zimmer | 32 Suiten | Ez ab 135 €, Dz ab 159 €, exkl. Frühstück, 33,00 € | 24 h

Die sächsische Luxusherberge mit ihrer einzigartigen barocken Architektur empfängt Sie mit elegant und stilvoll eingerichteten Zimmern. Wer es besonders exklusiv mag, bucht die luxuriöse, 360 qm große Kronprinzensuite mit Blick auf die barocken Ensembles des historischen Theaterplatzes. Zum Relaxen hat man einen Sauna- und Poolbereich. Dank der gastorientierten Mitarbeiter fühlt man sich in allen Bereichen des Hauses bestens umsorgt.

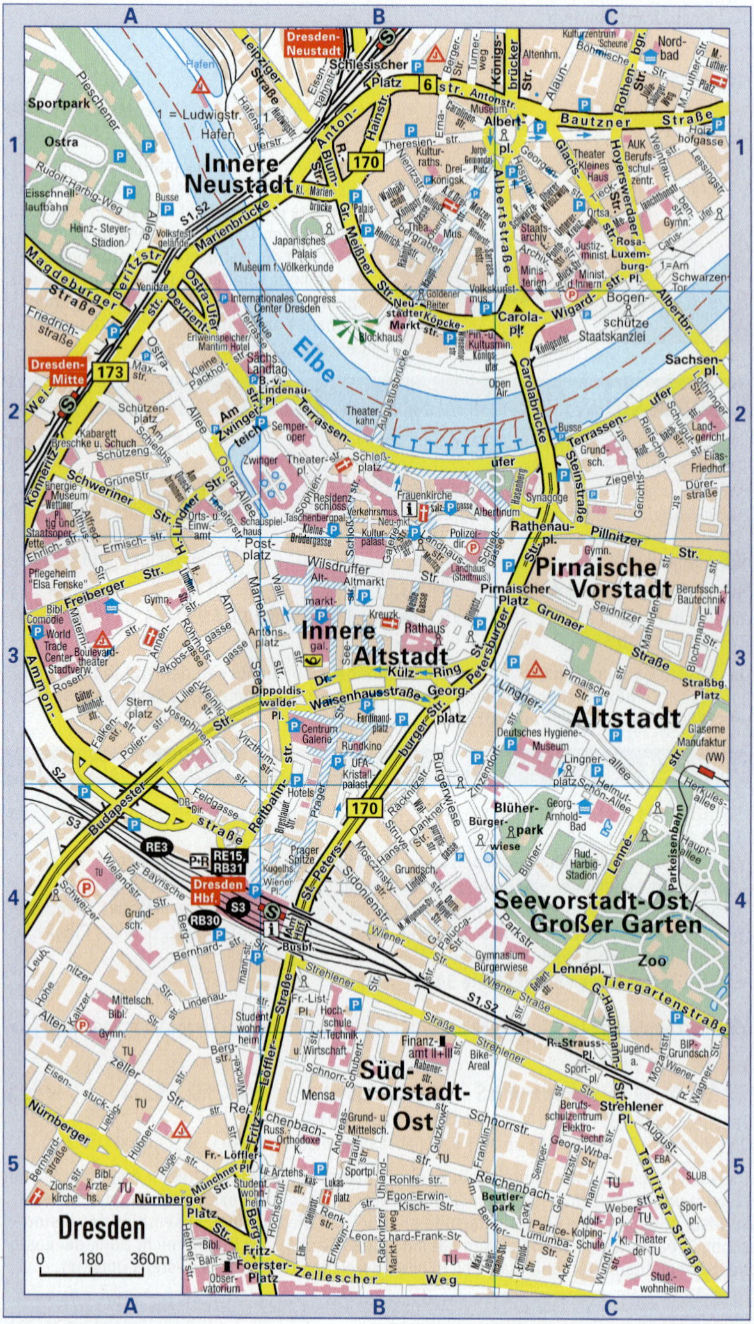
A
B
C
1
2
3
4
5
Dresden-Neustadt
Schlesischer Platz
Sportpark
Ostra
Pieschener
Hafen
1 = Ludwigstr.
Leipziger Straße
Eisenbahnstr.
Hafenstr.
Uferstr.
Anton-
Hainstr.
Antonstr.
Königsbrücker Str.
Bergerstr.
Turnerweg
Altenhm.
Kulturzentrum 'Scheune'
Böhmische Str.
Alaunstr.
Rothenbgr. Str.
Nordbad
M.-Luther-Str.
M.-Luther-Platz
Bautzner Straße
Holzhofgasse
Albert-pl.
Theresienstr.
Kulturraths.
Dreikönigsk.
Innere Neustadt
Rudolf-Harbig-Weg
Eisschnelllaufbahn
Heinz-Steyer-Stadion
Busse
S1, S2
Marienbrücke
Volksfestgelände
Japanisches Palais
Museum f. Völkerkunde
Gr. Meißner Str.
Kl. Marienbrücke
Hauptstr.
Obergraben
Mus.
Albertstraße
Hospitalstr.
Georgenstr.
Glacisstr.
Theater Kleines Haus
Hoyerswerdaer Str.
Weintraubenstr.
AUK Berufsschulzentr.
Lessingstr.
Staatsarchiv
Archivstr.
Ministerien
Justizminist.
Minist. d. Innern
Ortsa.
Rosa-Luxemburg-Pl.
Gymn.
1 = Am Schwarzen Tor
Carusstr.
Albertbr.
Wigardstr.
Bogenschütze
Staatskanzlei
Magdeburger Straße
Beritzstr.
Yenidze
Devrientstr.
Ostra-Ufer
Friedrichstraße
Internationales Congress Center Dresden
Goldener Reiter
Volkskunst-mus.
Neustädter Markt
Köpckestr.
Carolapl.
Königsufer
Blockhaus
Fin.-u. Kultusmin.
Erlweinspeicher Maritim Hotel
Kleine Packhof-str.
Neue Terrasse
Sächs. Landtag
Elbe
Augustusbrücke
Carolabrücke
Open Air
Sachsenpl.
Dresden-Mitte
173
Maxstr.
Ostra-Allee
B.-v.-Lindenau-Pl.
Terrassenufer
Theaterkahn
Semperoper
Busse
Terrassenufer
Landgericht
Rietschelstr.
Schützenplatz
Am Zwingerteich
Zwinger
Theaterpl.
Schloßplatz
Steinstraße
Grundsch.
Ziegelstr.
Eliasfriedhof
Dürerstraße
Kabarett Breschke u. Schuch
Schützengasse
Könneritzstr.
Schweriner Str.
Grüne Str.
Energie-Museum
Residenzschloss
Frauenkirche
Verkehrsmus.
Neumarkt
Albertinum
Synagoge
Rathenau-pl.
Pillnitzer Str.
Ehrlich-str.
Ermischstr.
Orts-u. Einw.-amt
Schauspielhaus
Taschenbergpal.
Kleine Brüdergasse
Kulturpalast
Polizeidir.
Landhaus (Stadtmus.)
Gymn.
Postplatz
Wilsdrufffer Str.
Altmarkt
Pirnaische Vorstadt
Pirnaischer Platz
Grunaer Straße
Berufssch. f. Bautechnik I. u. II
Pflegeheim "Elsa Fenske"
Freiberger Str.
Bibl.
Comödie
World Trade Center
Boulevardtheater
Stadtverw.
Marienstr.
Wallstr.
Altmarkt
Kreuzk.
Rathaus
Antonsplatz
Innere Altstadt
Dr.-Külz-Ring
Seestr.
Petersburger Str.
Ammonstr.
Rosenstr.
Güterbahnhofstr.
Sternplatz
Josephinenstr.
Dippoldiswalder Pl.
Waisenhausstraße
Georgplatz
Lingnerallee
Pirnaische Str.
Straßbg. Platz
Altstadt
Centrum Galerie
Ferdinandplatz
Deutsches Hygiene-Museum
Gläserne Manufaktur (VW)
Falkenstr.
Polierstr.
Rundkino
UFA-Kristallpalast
Bürgerwiese
Zinzendorfstr.
Lingnerplatz
Herkulesallee
S2
Feldgasse
Hotels
Reitbahnstr.
170
Räcknitzstr.
Blüher-park
Georg-Arnhold-Bad
Budapester Straße
S3
RE3
P+R
RE15, RB31
Prager Str.
Prager Spitze
Wiener Pl.
Struvestr.
Grundsch.
Bürgerwiese
Rud.-Harbig-Stadion
Parkeisenbahn
Hauptallee
Wielandstr.
Bayrische Str.
Dresden Hbf.
S3
RB30
Am Hbf.
Busbf.
St. Petersburger Str.
Sidonienstr.
Mosczinskystr.
Seevorstadt-Ost/ Großer Garten
Parkstr.
Schweizer Str.
Grundsch.
Bernhardstr.
Wiener Str.
Gymnasium Bürgerwiese
Lennépl.
Zoo
Tiergartenstraße
Leubnitzer Str.
Lindenaustr.
Strehlener Str.
Fr.-List-Pl.
Hochschule f. Technik u. Wirtschaft
Wiener Straße
S1, S2
Mittelsch.
Bibl.
Gymn.
Studentenwohnheim
Löfflerstr.
Finanzamt II+III
Bike-Areal
R.-Strauss-Pl.
Jugend-a.
Mozartstr.
BIP-Grundsch.
Bergstr.
Schnorrstr.
Südvorstadt-Ost
Sport-pl.
Zellescher Str.
Mensa
Rabenerstr.
Strehlener Pl.
Berufsschulzentrum Elektrotechn.
Eisenstuckstr.
Nürnberger Str.
Reichenbachstr.
Russ. Orthodoxe K.
Andreasstr.
Grund- u. Mittelsch.
Schnorrstr.
Georg-Wrba-Str.
Augustsstr.
Teplitzer Straße
Fr.-Löffler-Pl.
Hübnerstr.
Liebigstr.
Sportpl.
Rohlfsstr.
Egon-Erwin-Kisch-Str.
Beutlerpark
Münchner Str.
Lukasplatz
Bernhardstraße
Zionskirche
Bibl. Ärztehs.
Nürnberger Platz
Hochschulstr.
Renkstr.
Leon-hard-Frank-Str.
Patrice-Lumumba-Str.
Adolf-Kolping-Schule
Weberpl.
Kl. Theater der TU
Sportpl.
Dresden
0 180 360m
Fritz-Foerster-Platz
Zellescher Weg
Bibl.
Obser-vatorium
Stud.-wohnheim
Hettnerstr.
TU

Kastenmeiers
www.kastenmeiers.de

T 0351 48484801
140 | Hauptgericht 22–37 €, Menü 49 € | Mo-So

Auch nach dem Umzug vom Kurländer Palais in die neuen Räumlichkeiten im Taschenbergpalais bleibt das Kastenmeiers die Top-Adresse für Seafood in Dresden. Aus der offenen Live-Küche kommen leckere Fischspezialitäten sowie andere regionale Köstlichkeiten. Separate Austern- und Sushibar. Raucherlounge.

Bilderberg Bellevue Hotel
www.bilderberg-bellevue-dresden.de

garni

Große Meißner Straße 15 (B1), PLZ 01097, **T 0351 8050,** F 8051609
340 Zimmer | 21 Suiten | Ez 89–300 €, Dz 99–300 €, exkl. Frühstück, 21,00 € | 24 h

Eingebettet in die malerischen Bellevuegärten liegt dieses komfortable Haus. Noble, frisch renovierte Zimmer mit stilvollem Charme und tollem Blick auf das unvergleichliche Altstadt-Ensemble. Zum gastronomischen Angebot zählen ein elegantes mediterranes Restaurant, eine Bar, ein Café und ein Biergarten am Ufer der Elbe.

Bülow Palais
www.buelow-palais.de

VARTA-TIPP Ambiente **VARTA-TIPP** Service

★★★★★S garni

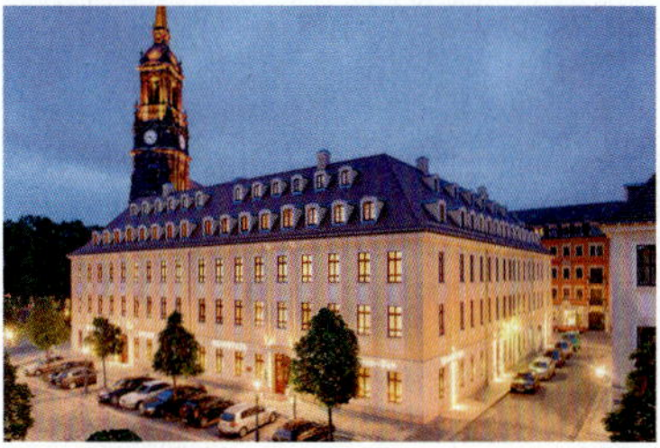

Königstraße 14 (B1), PLZ 01097 (OT: Barockviertel), **T 0351 80030,** F 8003100
58 Zimmer | 11 Suiten
Ez ab 135 €, Dz ab 135 €, exkl. Frühstück, 30,00 € | 24 h

Nobles Hotel mit barock anmutender Fassade. Das Haus überzeugt durch seine exklusive Ausstattung mit edlen Stoffen, warmen Farben und hochwertigen Accessoires. Karibisches Flair versprüht der „Palais SPA".

Caroussel

VARTA-TIPP Küche **VARTA-TIPP** Service

T 0351 8003140
35 | Hauptgericht 34–48 €, Menü 120–150 € | Mi-Sa Mo, Di, So

In diesem exklusiven Fine-Dining-Restaurant erwarten Sie elegantes Interieur mit ausgewählter Malerei des 20. Jahrhunderts, geschulter Service und nicht zuletzt eine innovative Feinschmeckerküche - von Benjamin Biedlingmaier kreiert und perfekt in Szene gesetzt. Alle Gerichte werden auf Meißener Porzellan serviert. **Achtung: Bei Redaktionsschluss für diese Buchausgabe war das Restaurant auf Grund der COVID-19-Pandemie noch geschlossen.**

Gewandhaus Dresden
www.gewandhaus-hotel.de

★★★★★S garni

Ringstraße 1 (B3), PLZ 01067, **T 0351 49490,** F 4949490
97 Zimmer | 3 Suiten | Ez 129–339 €, Dz 139–369 €, exkl. Frühstück, 17,50–25,00 € | 24 h

»

Nach umfangreichen Renovierungsarbeiten wurde das Boutique-Hotel 2015 im neuen Design wiedereröffnet. Das geschichtsträchtige, von 1768 bis 1770 als Tuchmacherhaus errichtete Barockgebäude bietet wohnlich eingerichtete Zimmer und Suiten, die durch exklusive Stoffe sowie edle Designermöbel geprägt sind. Zum Haus gehören auch eine Bibliothek, ein SPA-Bereich sowie fünf modern ausgestattete Tagungsräume.

[m]eatery
www.meatery.de/meatery-dresden

T 0351 494980
60 | Hauptgericht 14–29 €, Menü 45 € | Di-Sa Mo, So

Das etablierte [m]eatery-Konzept ist nun auch in Dresden beheimatet. Hier speisen Sie in einer stylish-edlen Atmosphäre. Serviert werden hauseigene gereifte Steaks (dry aged beef), frische Fischspezialitäten vom Grill sowie selbstgemachte und qualitativ hochwertige Burger.

Hyperion Hotel
www.h-hotels.com

garni

Schlossstr. 16 (B2), PLZ 01067 (OT: Altstadt), **T 0351 501200,** F 50120555
235 Zimmer | 5 Suiten | 24 h

Dieses Hotel befindet sich vis-à-vis dem Residenzschloss und verfügt über geschmackvoll eingerichtete Zimmer und Suiten mit unterschiedlichen Raumschnitten. Hübscher SPA-Bereich im hist. Felsenkeller. Das Restaurant „Wohnstube“ empfängt Sie mit gehobener internationaler Küche.

Maritim
www.maritim.de

garni

Devrientstraße 10-12 (A2), PLZ 01067 (OT: Wilsdruffer Vorstadt/Seevorstadt-West), **T 0351 2160,** F 2161000
328 Zimmer | 31 Suiten | 24 h

Komfortables Geschäftshotel am Elbufer mit unterirdischer Verbindung zum Kongresszentrum. Hier erwarten Sie großzügige und moderne Gästezimmer. Exklusiver Wellnessbereich mit Pool und Saunalandschaft. Im hoteleigenen Restaurant mit Wintergarten und Terrasse wird international gekocht.

Steigenberger Hotel de Saxe
www.desaxe-dresden.steigenberger.de

garni

Neumarkt 9 (B3), PLZ 01067, **T 0351 43860,** F 4386888
185 Zimmer | 8 Suiten | Ez 109–352 €, Dz 129–372 €, exkl. Frühstück, 25,00 € | 24 h

Im hist. Zentrum - vis-à-vis der Frauenkirche - liegt dieses Hotel, das 2019 umfangreich renoviert wurde. Hier übernachten Sie in modernen und komfortabel eingerichteten Zimmern mit Ausblick auf die barocke Pracht Dresdens. Das Restaurant im 1. Stock bietet regionale und internationale Spezialitäten.

Elbflorenz
www.hotel-elbflorenz.de

garni

Rosenstr. 36 (A3), PLZ 01067, **T 0351 86400,** F 8640100
214 Zimmer | 21 Suiten | Ez ab 71 €, Dz ab 71 €, exkl. Frühstück, 15,00 € | 24 h

Im toskanischen Stil präsentiert sich dieses privat geführte Business- und Familienhotel. Es bietet seinen Gästen verschiedene Zimmerkategorien, ein italienisches Restaurant, eine großzügige Lobbybar sowie eine separate Tagungsetage.

Hilton
www.hiltonhotels.de

An der Frauenkirche 5 (B2), PLZ 01067, **T 0351 86420,** F 8642725
333 Zimmer | 12 Suiten | Ez 90–249 €, Dz 90–249 €, 12,00 € | 24 h

Das Hotel liegt direkt an der Frauenkirche. Es bietet moderne Gästezimmer mit großem Schreibtisch und guter technischer Ausstattung. Zum Haus gehören ein 1.100 qm großer Wellnessbereich sowie mehrere Restaurants und Bars.

Innside by Meliá
www.melia.com

★★★★S

Salzgasse 4 (B2), PLZ 01067, **T 0351 795150,** F 795154099
180 Zimmer | 17 Suiten | 24 h

Schlichter Hotelbau mit moderner Atrium-Lobby. Helle, stylishe Gästezimmer mit bequemen Kingsize-Betten und innovativ gestalteten Bädern. Ansprechender Wellnessbereich mit Sauna und Dampfbad. Bei schönem Wetter kann man auch auf der Terrasse frühstücken.

VEN Restaurant
www.ven-dresden.de

Rampische Straße 9 (B2), PLZ 01067, **T 0351 795151021**
120 | Hauptgericht 20–24 €, Menü 36–48 € | Mo-Sa

Schauen Sie sich das Restaurant am besten selbst an, denn die urbane Atmosphäre, die bemerkenswerte Raumhöhe und das stylishe Interieur sind wirklich beeindruckend! In diesem stimmungsvollen Rahmen serviert man Ihnen eine international beeinflusste Fusionsküche. Nette Innenhofterrasse.

NH Dresden Altmarkt
www.nh-hotels.de

★★★★S

An der Kreuzkirche 2 (B3), PLZ 01067, **T 0351 501550,** F 50155100
240 Zimmer | 11 Suiten

Die Lage ist ideal: direkt am Altmarkt! Und man wohnt richtig schön, dafür sorgen die modern und schnörkellos eingerichteten Zimmer sowie der zuvorkommende Service. Nett sind das Restaurant in der ersten Etage sowie die Bar mit Zigarrenlounge. Gute Tagungsmöglichkeiten.

Pullman Dresden Newa
www.pullman-hotel-dresden.de

Prager Straße 2c (B4), PLZ 01069, **T 0351 4814109,** F 4955137
319 Zimmer | 6 Suiten | 24 h

Hotel in bester Citylage am bekannten Shoppingboulevard Prager Straße. Zimmer mit zeitgemäßer Ausstattung und raumhohen Panoramafenstern. Kleiner SPA-Bereich.

QF Dresden
www.viennahouse.com

Neumarkt 1 (B2), PLZ 01067, **T 0351 5633090,** F 563309911
95 Zimmer | 3 Suiten | Ez ab 119 €, Dz ab 139 €

Das neuzeitliche Boutique-Hotel in unmittelbarer Nähe der Frauenkirche wurde vom italienischen Designer Lorenzo Bellini eingerichtet. Geräumige Zimmer mit schönen Natursteinbädern. Abends lockt die gemütliche Dachbar.

Schloss Eckberg
www.schloss-eckberg.de

★★★★S garni

Bautzner Straße 134, PLZ 01099, **T 0351 80990,** F 8099199
84 Zimmer | 5 Suiten | Ez 70–165 €, Dz 90–230 €, exkl. Frühstück, 18,00 € | 24 h

Traditionsreicher Herrensitz mit großem Parkgelände. Im neugot. Schloss sowie im Kavaliershaus stehen Zimmer unterschiedlicher Kategorien zur Verfügung. Stilvolles Restaurant mit hohen Decken und Kristallleuchtern. Elbterrasse mit Blick auf die Dresdner Altstadt.

Suitess
www.suitess-hotel.com

VARTA-TIPP Ambiente **VARTA-TIPP** Service

★★★★★S garni

An der Frauenkirche 13 (B2), PLZ 01067 (OT: Altstadt), **T 0351 417270,** F 41727160
25 Zimmer | 14 Suiten | 4 Apartments | Ez 109–260 €, Dz 129–260 €, exkl. Frühstück, 23,00 € | 24 h

Das exklusive Hotel befindet sich inmitten der original wiedererrichteten Altstadt. Hinter einer barocken Fassade erwarten Sie komfortable Zimmer und extravagante Suiten, die im Biedermeierstil und mit erlesenen Accessoires eingerichtet sind. Dazu schöne Badezimmer aus italienischem Marmor. Chauffeur- und Shuttle-Dienst.

Moritz an der Frauenkirche **Neu!**
www.moritz-dresden.de

24 | Hauptgericht 24–42 €, Menü 39–65 € | Mo-Fr Mo-So

Das moderne, lichtdurchflutete Restaurant eignet sich sowohl für einen schnellen Business Lunch als auch für ein abendliches Dinner zu zweit oder mit Freunden. Serviert wird regionale und saisonale Küche mit internationalem Einfluss. Vom Wintergarten hat man einen herrlichen Blick auf die Kuppel der Frauenkirche.

Amedia Plaza
www.amediahotels.com

★★★★S garni

Jüdenhof 9 (B2), PLZ 01067, **T 0351 213120,** F 21312999
105 Zimmer | 2 Suiten | Ez 74–250 €, Dz 84–300 €, exkl. Frühstück, 15,00 € | 24 h

Das Hotel hat man wunderbar in das rekonstruierte Barockensemble Dinglingerhaus-Jüdenhof am Dresdner Neumarkt integriert. Blickfang in der Lobby ist eine 1,80 Meter hohe und 2,30 Meter lange Tierskulptur der Künstlerin Simone Gutsche-Sikora. Die modernen, farbenfrohen Zimmer schmücken unterschiedliche großformatige Schwarz-Weiß-Aufnahmen von Dresdner Sehenswürdigkeiten.

Hotel Indigo Dresden
www.hotelindigo.com/dresden

★★★★★S garni

Wettiner Platz 1 (A2), PLZ 01067, **T 0351 3155290,** F 315529100
132 Zimmer

Direkt am Wettiner Platz liegt dieses zunächst unscheinbar wirkende Gebäude. Das Interieur: Ein Mix aus modernem Industriedesign und historischer Barockarchitektur – stylish, trendy und hochwertig. Die Zimmer sind zwar nicht allzu groß, dafür aber bestens ausgestattet. Hauseigener Fitnessbereich.

Leonardo Dresden Altstadt
www.leonardo-hotels.com

★★★★★S garni

Magdeburger Straße 1a (A2), PLZ 01067 (OT: Altstadt), **T 0351 486700,** F 48670100
162 Zimmer | Ez 49–249 €, Dz 59–259 €, exkl. Frühstück, 12,00 € | 24 h

Modernes siebenstöckiges Geschäfts- und Stadthotel in Altstadtnähe. Komfortabel eingerichtete Zimmer mit zeitgemäßer Ausstattung. Restaurant mit regionaler und mediterraner Küche.

Schloss Hotel www.schlosshotel-pillnitz.de

★★★★ S garni

August-Böckstiegel-Straße 10, PLZ 01326 (OT: Hosterwitz/Pillnitz), **T 0351 26140,** F 2614400
45 Zimmer | 3 Suiten | Ez 90–115 €, Dz 120–170 € | 24 h

Das privat geführte Schlosshotel befindet sich auf dem Gelände der Sommerresidenz, welche einst dem König von Sachsen gehörte. Hier wohnen Sie in romantischen Zimmern mit dezentem, mediterranem Touch. Reizvolle Parkanlage. Ein Bootsanleger liegt nur 150 m vom Hotel entfernt.

Kaminrestaurant

56 | Hauptgericht 29–31 €, Menü 42–58 € | Mi-So Mo, Di

In dem stilvollen Abendrestaurant verbindet man sächsische Tradition mit internationaler Kochkunst. Dazu gibt es eine schöne Auswahl regionaler und europäischer Weine. Auf der herrlichen Terrasse können Sie in den Sommermonaten die barocke Kulisse von Schloss und Park Pillnitz genießen.

Wyndham Garden www.wyndhamgardendresden.com

★★★★ S garni

Wilhelm-Franke-Straße 90, PLZ 01219, **T 0351 47820,** F 4782550
262 Zimmer | 11 Apartments | 24 h

Das moderne Tagungs- und Konferenzhotel verfügt über variable Seminarräume, freundliche Zimmer mit sehr guter Ausstattung sowie einen Wellnessbereich mit Fitnessraum. Im Restaurant werden sächsische Speisen und internationale Gerichte serviert.

Hotel Privat www.das-nichtraucher-hotel.de

★★★ S garni

Forststraße 22 (↗ C1), PLZ 01099 (OT: Radeberger Vorstadt), **T 0351 811770,** F 8013953
29 Zimmer | 1 Apartment | Ez ab 65 €, Dz ab 83 € | 24 h

Im Stil der Gründerzeit erbautes Nichtraucherhotel in grüner, ruhiger Villenlage. Die behaglich eingerichteten Zimmer verfügen teilweise über einen Balkon. Restaurant „Maron" im hist. Tonnengewölbeweinkeller.

Martha www.hotel-martha-dresden.de

★★★ S garni

Nieritzstraße 11 (B1), PLZ 01097, **T 0351 81760,** F 8176222
52 Zimmer | 2 Apartments | Ez ab 82 €, Dz ab 117 € | 24 h

In ruhiger zentraler Lage auf der Neustädter Elbseite bietet man hier zweckmäßige Zimmer in unterschiedlichen Stilrichtungen. Das reichhaltige Frühstücksbuffet wird im Biedermeier-Restaurant serviert. Netter begrünter Wintergarten.

Elements Restaurant www.restaurant-elements.de

VARTA-TIPP Küche VARTA-TIPP Service

Königsbrücker Str. 96, PLZ 01099 (OT: Neustadt), **T 0351 2721696**
34 | Hauptgericht 35 €, Menü ab 77 € | Mo-Sa So »

Stylishes Restaurant mit Loft-Ambiente und reichlich Industriecharme auf dem Areal einer ehem. Maschinenfabrik. Stephan Mießner bietet eine gehobene internationale Küche - wahlweise à la carte oder in Menüform. Seine modernen Gerichte sind pfiffig, aufwendig und aromenintensiv. Dazu gibt es eine attraktive Weinauswahl. Nach dem Essen kann man es sich in der hübschen Zigarrenlounge noch gemütlich machen.

Elements Deli

Königsbrücker Str. 96, PLZ 01099 (OT: Neustadt), **T 0351 2721696**
Hauptgericht 16–22 € | Mo-Sa So

Rustikale Holzmöbel, liebevoll arrangierte Deko, pfiffiges Geschirr... Im Deli ist das Ambiente legerer und die Küche überwiegend regional. Serviert wird Schmackhaftes wie z.B. „Maishähnchenbrust, Pfifferlinge, Sauce Béarnaise und Ravioli". Im Sommer sitzt man sehr schön auf der angeschlossenen Terrasse.

Genuss-Atelier www.genuss-atelier.net

VARTA-TIPP Küche

Bautzner Straße 149, PLZ 01099, **T 0351 25028337**
45 | Hauptgericht 15–31 €, Menü 49–89 € | Sa Di-Sa Mo, So 18.–26.10.20, 1.–25.1.21

Mit dem Mix aus Restaurant, Bar, Separé und Lounge trifft man den Nerv der Zeit. Warmes Licht, Sandstein und viele liebevoll in Szene gesetzte Details sorgen im Gewölbekeller der historischen Villa für eine stimmungsvolle Atmosphäre. Marcus Blonkowski und seine Crew bieten hier eine regionale Küche mit europäischen Einflüssen. Die servierten Gerichte sind ausdrucksstark, unkompliziert und aufs Wesentliche konzentriert. Freundlich-charmanter Service.

Alte Meister www.altemeister.net

Theaterplatz 1a (B2), PLZ 01067 (OT: Altstadt), **T 0351 4810426**
80 | Hauptgericht 13–27 €, Menü 30–45 € | Mi-So Mo-Di

Das gepflegte Restaurant-Café der weltberühmten gleichnamigen Galerie befindet sich in den Räumen des ehemaligen Braun'schen Ateliers. Hier serviert man Ihnen eine kreative Jahreszeitenküche. Bezaubernder Blick auf Theaterplatz und Semperoper.

e-Vitrum by Mario Pattis www.vitrum-dresden.de

Lennéstraße 1 (C3), PLZ 01069 (OT: Seevorstadt-Ost/Großer Garten), **T 0351 4204250**
80 | Hauptgericht 8–30 € | Mo-So

Das über zwei Ebenen großzügig angelegte Restaurant in der Gläsernen Manufaktur von Volkswagen bietet ein ansprechendes Gastronomiekonzept für Manufakturbesucher und Genießer. Die jahreszeitlich wechselnde Karte offeriert sowohl heimische als auch internationale Spezialitäten. An Sommerabenden ist die Terrasse besonders zu empfehlen.

Hirsch 32 www.hirsch-32.de

Bautzner Landstr. 32, PLZ 01324 (OT: Weißer Hirsch), **T 0351 44008800**
30 | Hauptgericht 9–24 € | Di-Sa

Lebendig, leger und trendy - so die Atmosphäre. Gutes Essen und guter Wein gehen hier Hand in Hand. Die Küche: modern-saisonal ("Reh aus der Dresdner Heide", „Zander auf jungem Lauch"...), das Weinangebot stimmig mit deutschen und europäischen Tropfen.

Schmidt's Restaurant www.schmidts-dresden.de

Moritzburger Weg 67, PLZ 01109 (OT: Hellerau), **T 0351 8044883**
48 | Hauptgericht 13–28 €, Menü 42–52 € | Mo-Sa So

Modernes, mediterran angehauchtes Restaurant mit großer Fensterfront und schönem Innenhof auf dem Gelände der Hellerauer Werkstätten. Die wöchentlich wechselnde Speisekarte bietet jahreszeitlich inspirierte, marktfrische Gerichte.

Twist Bar www.melia.com

Salzgasse 4 (B2, im Innside by Meliá), PLZ 01067, **T 0351 795150**
50 | Mo-So

Die Bar befindet sich in der sechsten Etage des Innside by Meliá. Von hier hat man eine spektakuläre Aussicht auf die Frauenkirche. Übliche Standards findet man auf der Karte kaum, stattdessen ausgefallene Cocktailkreationen, beispielsweise den hauseigenen „Twist Gin".

DRIBURG, BAD 31 A www.bad-driburg.com

Nordrhein-Westfalen | EW 19.100 | 220 m Paderborn 20 km, Detmold 28 km
T 05253 98940

Gräflicher Park Hotel & Spa www.graeflicher-park.de

★★★★S garni

Brunnenallee 1, PLZ 33014, **T 05253 95230,** F 9523205
135 Zimmer | 14 Suiten | Ez ab 124 €, Dz 134–214 € | 24 h

Das hübsche Domizil mit seiner hist. Fassade liegt eingebettet in eine 64 Hektar große Parkanlage. Repräsentative Empfangs- und Aufenthaltsräume, ein SPA-Bereich mit historischen Badehäusern sowie die mit italienischen Stilmöbeln eingerichteten Gästezimmer sorgen für Wohlbefinden.

Caspar's Restaurant

140 | Hauptgericht 17–33 € | Mo-So

Behagliches Restaurant mit hellen Möbeln und raumhohen Bücherregalen. Hier wird eine innovative Frischeküche serviert. Alternativ gibt es im „Pferdestall" regional-bodenständige Küche und im „Café im Park" frische Kuchen aus der hauseigenen Konditorei.

Landhotel Schwallenhof www.schwallenhof.de

★★★S garni

Brunnenstraße 34, PLZ 33014, **T 05253 981300,** F 981388
39 Zimmer | 4 Suiten | Ez 82–92 €, Dz 112–142 €

Ruhig und idyllisch gelegener ehem. Bauernhof mit Zimmern im Landhausstil. Hist. Kaminrestaurant mit kreativer Frischeküche und Sommerterrasse.

DROLSHAGEN 30 C www.drolshagen.de

Nordrhein-Westfalen | EW 11.848 | 340 m Olpe 8 km, Bergneustadt 12 km
T 02761 9700

Zur Brücke
www.hotelzurbruecke.de

★★★ garni

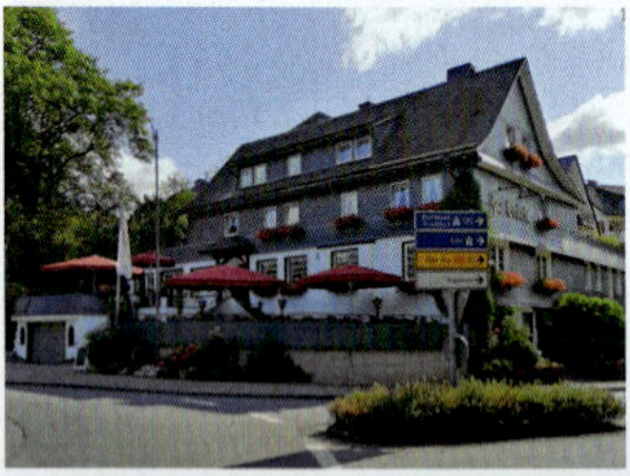

Hagener Straße 12, PLZ 57489, **T 02761 7548,** F 7540
18 Zimmer
Ez 62–76 €, Dz 99–109 €, 4,50 €

Ein traditionsreicher Familienbetrieb am Rande des Südsauerlandes, der über zweckmäßige Gästezimmer mit funktionaler Ausstattung verfügt. Rustikal-gemütliches Restaurant mit internationaler Küche und Sonnenterrasse.

DÜBEN, BAD 35 A
www.bad-dueben.de

Sachsen | EW 7.999 | 98 m
Bitterfeld 15 km, Halle 30 km
T 034243 52886

Heide Spa
www.heidespa.de

★★★★S garni

Bitterfelder Str. 42, PLZ 04849, **T 034243 33660,** F 33666
98 Zimmer | Ez ab 83 €, Dz ab 142 € | 24 h

Das kürzlich erweiterte Wellnesshotel steht für Erholung und Lifestyle. Hier erwarten Sie helle, freundliche Wohlfühlzimmer und -suiten sowie eine großzügige Bade- und Saunalandschaft, die Hausgäste kostenfrei nutzen können. Im Restaurant wird regional gekocht.

DUDELDORF 49 A
www.eifel-direkt.de

Rheinland-Pfalz | EW 1.190 | 290 m
Bitburg 11 km, Wittlich 25 km
T 06561 94340

Torschänke Neu!
www.torschaenke-dudeldorf.de

Philippsheimer Straße 1, PLZ 54647, **T 06565 2024**
70 | Hauptgericht 12–23 €, Menü 26–30 € | Di-Sa Mo, So

Das Angebot an frischen schmackhaften Speisen reicht hier von regionalen Klassikern wie „Entrecôte vom Weiderind" oder „Filet vom Saibling" bis hin zu saisonalen Wildgerichten. Dazu ein ländliches Ambiente sowie ausgesprochen freundliche Gastgeber.

DUDERSTADT 32 B-D
www.duderstadt.de

Niedersachsen | EW 21.129 | 180 m
Göttingen 29 km, Osterode 33 km
T 05527 841200
Mittelalterl. Stadtbild mit mehr als 600 Fachwerkhäusern, hist. Rathaus, got. Kirchen, Heimatmuseum, Westerturm-Ensemble, Stadtmauer, vollständig erhaltener Ringwall.

Der Kronprinz
www.der-kronprinz.de

★★★★★S garni

Fuhrbacher Str. 31-33, PLZ 37115 (OT: Fuhrbach), **T 05527 9100,** F 910250
50 Zimmer | 2 Suiten | Ez 75–95 €, Dz 99–119 €

In dem ländlichen Hotel kümmert man sich engagiert und persönlich um die Gäste. Sie übernachten in wohnlich gestalteten Zimmern, die sich durch Größe und Lage unterscheiden. Gute, ehrliche Speisen serviert man im gemütlichen Dorfgasthaus.

DUGGENDORF 54 C www.vg-kallmuenz.de

Bayern | EW 1.630 | 338 m Regensburg 24 km, Neumarkt i.d.Oberpfalz 52 km
T 09473 94010

Gasthaus Hummel www.gasthaushummel.de

Heitzenhofener Straße 16, PLZ 93182 (OT: Wischenhofen), **T 09473 324**
27 | Hauptgericht 10–19 €, Menü 55–75 € | Do-So ⃠ Mo, Di, Mi ⃠ 26.10.–10.11.20

Eine wirklich nette Adresse! Der ländliche Charme passt schön zur langen Tradition des Gasthauses. Hier ist für jeden Geschmack etwas dabei: Während man im modern eingerichteten Restaurant eine junge, gehobene Küche serviert, wird im Saal klassische bayerische Landküche aufgetischt. Im Sommer lockt die lauschige Terrasse.

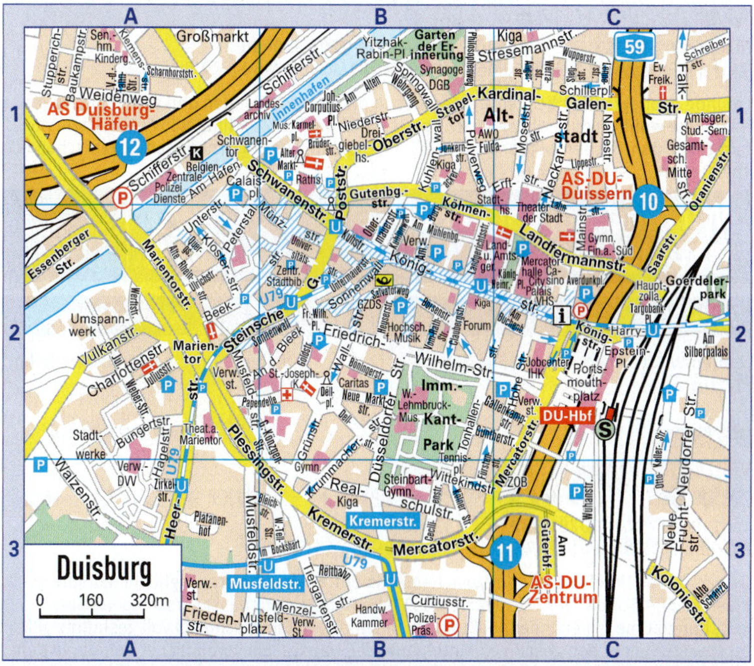

DUISBURG 29 C www.duisburg.de/tourismus

Nordrhein-Westfalen | EW 486.855 | 33 m Essen 24 km, Krefeld 25 km
T 0203 285440
Duisburg-Ruhrorter Häfen (größter Binnenhafen Europas), Museum der Deutschen Binnenschifffahrt, Landschaftspark Duisburg-Nord, Wilhelm-Lehmbruck-Museum, Zoo mit Deutschlands größtem Delfinarium, Stadttheater, spätgot. Salvatorkirche.

Landhaus Milser www.landhausmilser.de

★★★★ garni

Zur Sandmühle, PLZ 47259 (OT: Huckingen), **T 0203 75800**, F 7580199
56 Zimmer | 2 Suiten | Ez ab 75 €, Dz ab 89 € | 24 h ››

Eine ansprechende Übernachtungsadresse mit mediterraner Note. Die wohnlichen Zimmer und Suiten sind in hellen, dezenten Tönen gehalten. Im behaglichen „Ristorante Da Vinci" mit Gewölbedecke und Blick auf den See reicht man traditionelle italienische Speisen.

Küppersmühle
www.kueppersmuehle-restaurant.de

Philosophenweg 49 (↗ C1), PLZ 47051 (OT: Innenhafen), **T 0203 5188880**
65 | Menü 49–69 € | Di-So ⊘ Mo ⊘ 27.12.20–11.1.21

Das Restaurant befindet sich in einem ehem. Mühlenspeicher am Innenhafen, der zu einem modernen Büro-, Gastronomie- und Museumsgebäude umgebaut wurde. Hier erwartet Sie eine frische saisonale Küche - ehrlich und leidenschaftlich zubereitet. Das Ambiente: klare Linien, dezente Stahltöne, elegante Möbel und ein grandioser Blick auf das Hafenbecken.

Villa Patrizia
www.villa-patrizia.de

Mülheimer Str. 213, PLZ 47058 (OT: Duissern), **T 0203 330480**
34 | Hauptgericht 12–38 €, Menü 40–92 € | Mo-Fr Mo-Sa ⊘ So

Freunde gepflegter Gastlichkeit werden sich in diesem einladenden und stimmungsvollen Ristorante wohlfühlen. Lieblingsplatz der Gäste ist der lichtdurchflutete Wintergarten. An fein gedeckten Tischen werden schmackhafte Gerichte aus der gehobenen italienischen Küche serviert.

DURBACH 57 C
www.durbach.de

Baden-Württemberg | EW 3.824 | 208 m
Offenburg 9 km, Baden-Baden 54 km
T 0781 42153

Ritter
www.ritter-durbach.de

VARTA-TIPP Service

★★★★S gami

Tal 1, PLZ 77770, **T 0781 93230,** F 9323100
87 Zimmer | 7 Suiten | Ez 145–265 €, Dz 160–280 € | 24 h

Gewachsenes Hotel mit modern gestylten Zimmern. Ein besonderes Highlight sind die exklusiven SPA-Suiten. Der 1.200 qm große Wellnessbereich umfasst verschiedene Saunen, Ruheräume, einen Innenpool und einen Whirlpool. Die geschmackvoll gestaltete „Ritter Lounge" bildet den geselligen Mittelpunkt des Hauses. Ein vorbildlicher Betrieb, in dem Herzlichkeit und Persönlichkeit groß geschrieben werden.

[maki:'dan] im Ritter

VARTA-TIPP Küche

60 | Hauptgericht 16–25 € | Di-Sa ⊘ Mo, So

Bei diesem innovativen Food-Konzept wird die Spitzenküche legerer, greifbarer und erlebbarer. Für die bunte kulinarische Mischung an Köstlichkeiten, die Chefkoch André Tienelt und seine Crew hier für Sie zubereiten, gibt es keine vorgegebene Reihenfolge. Der Gast entscheidet, mischt und probiert nach Lust und Laune. Für den perfekten Weingenuss sorgt Sommelier Marco Feger. Tischreservierung empfehlenswert.

Rebstock www.rebstock-durbach.de

VARTA-TIPP Service

★★★★ S garni

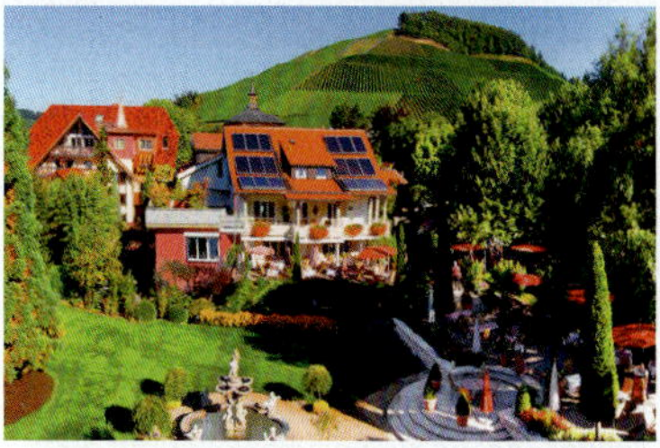

Halbgütle 30, PLZ 77770 (OT: Halbgütle), **T 0781 4820,** F 482160
44 Zimmer | 8 Suiten | 16 Apartments
Ez 91–138 €, Dz 156–174 €

Ein herrliches Feriendomizil in reizvoller Landschaft! Der Gast merkt, dass hier sehr gut harmonierende und erfahrene Gastgeber wirken, die sich liebevoll um seine Wünsche kümmern. Sie wohnen in geschmackvoll ausgestatteten Zimmern und Suiten. Hübscher Wellnessbereich.

Rebstock

VARTA-TIPP Küche

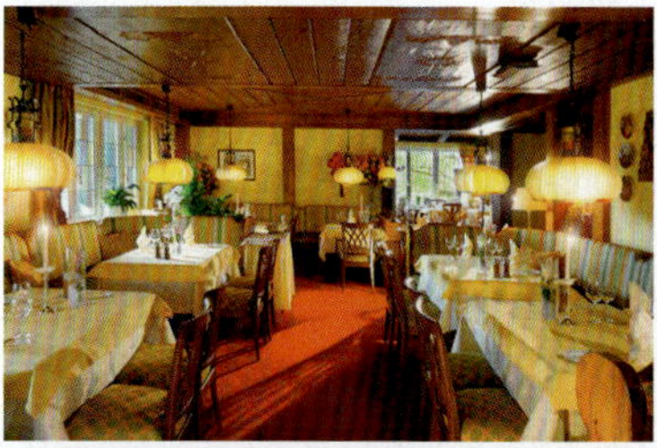

60 | Hauptger. 18–32 €, Menü 33–78 € |
Di-So Mo

Hier vereinen sich traditionelle Küche und regionaltypisches Schwarzwaldambiente in hervorragender Weise. Die abwechslungsreiche Speisekarte von Chefkoch Stephan Wendler bietet Regionales mit internationalen Einflüssen. Regelmäßig veranstaltet man saisonale Themenwochen. Wunderschöne Terrasse.

DÜREN 39 A www.dueren.de

Nordrhein-Westfalen | EW 88.953 | 125 m Aachen 32 km, Köln 37 km
T 02421 250
Kath. St.-Anna-Kirche, ev. Christuskirche, Schloss Burgau, Leopold-Hoesch-Museum, Papiermuseum, Haus der Stadt.

Dorint Hotel Düren Neu! hotel-dueren.dorint.com

★★★★ S garni

Moltkestr. 35, PLZ 52351, **T 0221 48567401**
120 Zimmer

Der schlichte, neuzeitliche Hotelneubau neben dem Theodor-Heuss-Park beherbergt zeitgemäß und wohnlich ausgestattete Zimmer mit offenem Badezimmerkonzept. Im Restaurant „DURON Bar | Grill" gibt es u.a. Steaks, Burger und Flammkuchen.

Mariaweiler Hof www.mariaweilerhof.de

★★★ S garni

An Gut Nazareth 45, PLZ 52353 (OT: Mariaweiler), **T 02421 6943100,** F 6943103
25 Zimmer | 3 Suiten | Ez 57–87 €, Dz 67–112 €, exkl. Frühstück, 7,00 €

Individuelles Familien- und Tagungshotel in verkehrsgünstiger Lage an der A4. Modern und zeitlos ausgestattete Gästezimmer im rustikalen Stil. Restaurant mit bodenständiger Küche.

DÜRKHEIM, BAD 50 D www.bad-duerkheim.com

Rheinland-Pfalz | EW 20.209 | 132 m Grünstadt 11 km, Mannheim 24 km
T 06322 935140
Klosterruine Limburg, Burgruine Hardenburg, Dürkheimer Riesenfass, Gradierbau, Spielbank, röm. Weingut Weilberg, Pfalzmuseum für Naturkunde, Heimatmuseum, Schlosskirche.

Kurpark-Hotel www.kurpark-hotel.de

★★★★S garni

Schlossplatz 1-4, PLZ 67098, **T 06322 7970,** F 797158
113 Zimmer | Ez ab 97 €, Dz ab 159 €, 15,00 € | 24 h

Modernes Business- und Urlaubshotel direkt am mediterranen Kurpark. Gemütlich eingerichtete Zimmer mit sehr gutem Wohnkomfort. Direkter Zugang zur Spielbank (Eintritt für Hotelgäste gratis) und zum Wellnesszentrum Vitalis.

Annaberg www.halbersbacher-hotel-annaberg.de

Annabergstraße 1, PLZ 67098, **T 06322 94000,** F 940090
35 Zimmer | 8 Suiten | Ez ab 69 €, Dz ab 109 €, exkl. Frühstück, ab 15,00 €

Kernsaniertes historisches Weingut in exklusiver Lage zwischen Wald und Reben. Individuell eingerichtete Zimmer und Suiten. Restaurant mit angrenzendem Wintergarten und Terrasse. Hübsche Veranstaltungsräume im Erd- und Untergeschoss.

Weingarten www.hotelweingarten.de

★★★★ garni

Triftweg 11a-13, PLZ 67098, **T 06322 94010,** F 940155
18 Zimmer | 2 Suiten | Ez 70–110 €, Dz 99–140 €

Solide geführtes Haus mit angeschlossenem Weingut sowie gepflegten Gästezimmern, größtenteils mit Balkon. Großer Garten zwischen Weinreben mit exotischen Blumen. Freundliche Gastgeber, gute Tagungsmöglichkeiten, kleiner Saunabereich.

An den Salinen www.hotel-an-den-salinen.de

★★★S garni

Salinenstraße 40, PLZ 67098, **T 06322 94040,** F 940434
16 Zimmer | Ez 65–85 €, Dz 85–100 €, 12,50 €

Ein kleines, gepflegtes Privathotel mit behaglicher Atmosphäre. Sie wohnen in funktionellen Zimmern, die teils mit französischen Balkonen ausgestattet sind. Morgens erwartet Sie ein gutes Frühstück in Buffetform.

Restaurant Savarin www.savarin.restaurant

VARTA-TIPP Service

Weinstraße Nord 12, PLZ 67098 (OT: Am Schlossplatz), **T 06322 7908925**
30 | Hauptgericht 20–40 €, Menü 30–70 € | Mo-So 24.12.20–28.2.21

Es empfiehlt sich, rechtzeitig zu reservieren, wenn Sie die schmackhafte Bio-Küche genießen möchten! Aus wirklich guten, natürlichen Produkten entstehen ayurvedische, basische und energetische Gerichte. Neben Bio-Fleisch, Fisch und Meeresfrüchten aus Wildfang stehen auch vegane und vegetarische Speisen auf der Karte. Vom Serviceteam werden Sie mit Charme und Persönlichkeit umsorgt.

Restaurant und Weinstube Käsbüro www.kaesbuero.de

Dorfplatz 1, PLZ 67098 (OT: Seebach), **T 06322 680963**
120 | Hauptgericht 14–21 € | So Mo, Mi-So Di

Das historische Haus wird bereits seit dem 17. Jhd. als Gaststätte genutzt. In mehreren gemütlichen Stuben wird eine regional-mediterrane Küche aufgetischt. Im Sommer wird auch im hübsch begrünten Innenhof serviert.

Weinstube Bach-Mayer www.bach-mayer.de

Gerberstraße 13, PLZ 67098, **T 06322 92120**
50 | Hauptgericht 8–27 €, Menü 39–63 € | Sa-So Mo, Do-So Di, Mi

Traditionsreiche und gepflegte Weinstube im Alten Fürstlichen Jagdhaus mit gemütlichen Gaststuben. Geboten wird eine feine saisonale Landküche mit Pfälzer Spezialitäten wie Saumagen, Leberknödel oder Bratwurst. Bei schönem Wetter lockt der idyllische Garten.

DÜRRHEIM, BAD 65 A www.badduerrheim.de

Baden-Württemberg | EW 12.634 | 703 m Schwenningen 5 km, Villingen 8 km
T 07726 666266

Parkhotel Waldeck Schrenk www.hotel-waldeck.com

Waldstraße 18, PLZ 78073, **T 07726 663100,** F 8001
36 Zimmer | 2 Suiten | 2 Apartments | Ez 99–271 €, Dz 152–282 € | 24 h

Kur- und Wellnesshotel mit guten Tagungsmöglichkeiten in ruhiger Lage. Schöner SPA-Bereich auf 500 qm mit mehreren Saunen, Sole-Schwimmbad und Fitnesscenter. Restaurants mit regionaler und internationaler Küche.

Salinensee Neu! www.hotel-salinensee.de

Am Salinensee 1, PLZ 78073, **T 07726 37050,** F 3705255
27 Zimmer | Ez 72–99 €, Dz 132–176 €, 13,00–18,00 €

Inmitten einer bezaubernden Naturkulisse, direkt am Salinensee, empfängt Sie dieses gepflegte Haus. Es bietet seinen Gästen moderne Zimmer und Suiten, ein SPA mit Indoor-Pool und Saunen sowie ein behagliches Restaurant nebst großzügig angelegter Terrasse.

DÜSSELDORF 29 C www.duesseldorf-tourismus.de

Nordrhein-Westfalen | EW 640.000 | 36 m Krefeld 31 km, Wuppertal 35 km
T 0211 17202844
Altstadt mit Geburtshaus Heinrich Heines und Reiterstandbild Jan Wellems, Königsallee mit Tritonengruppe, Rheinuferpromenade, Kunstsammlung NRW, Heinrich-Heine-Institut, MedienHafen und Rheinpark Bilk mit Rheinturm, Gehry-Bauten und Landtag, Deutsche Oper am Rhein im Hofgarten, NRW Forum im Ehrenhof, Schloss und Park Benrath, Kaiserswerth mit Kaiserpfalz, Carlstadt mit Carlsplatz.
Weitere Empfehlungen unter Mettmann.
Einen Cityplan finden Sie auf Seite 362–363.

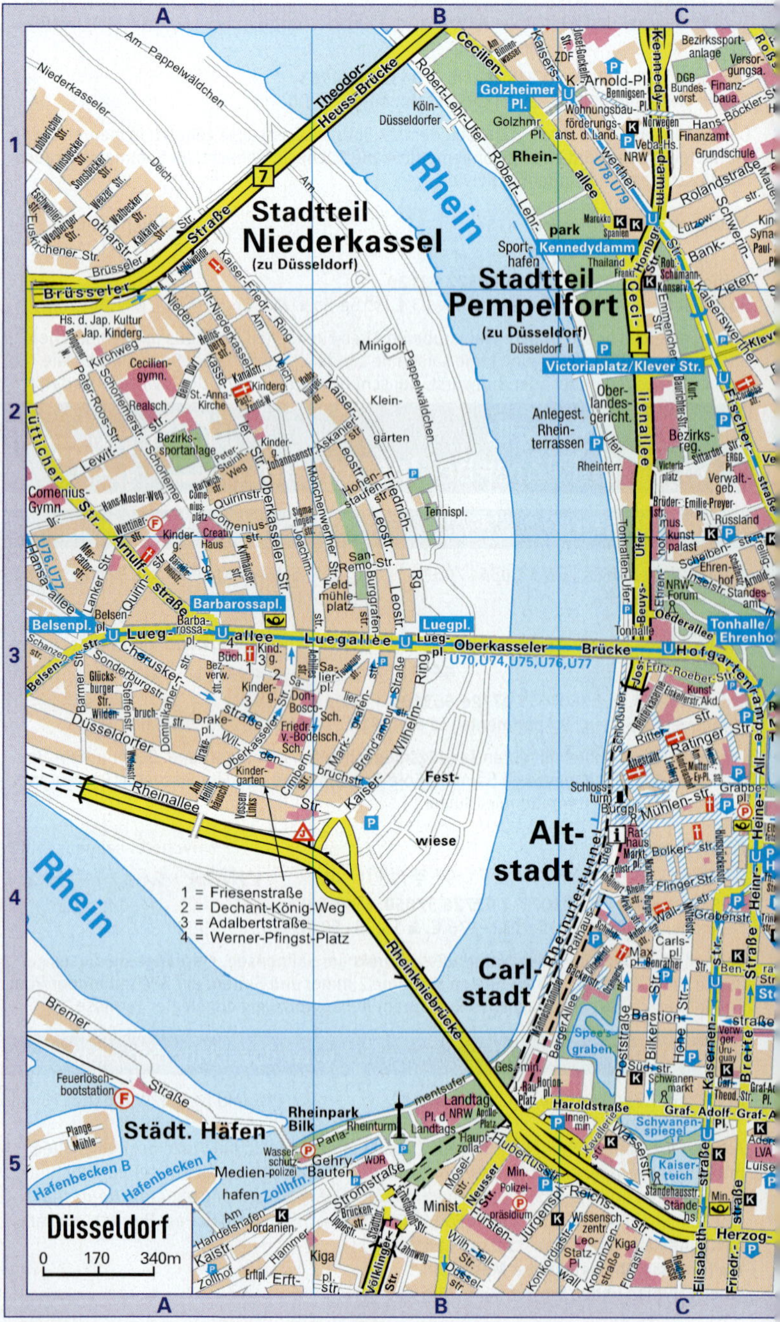
A
B
C
1
2
3
4
5
Stadtteil Niederkassel
(zu Düsseldorf)
Stadtteil Pempelfort
(zu Düsseldorf)
Altstadt
Carlstadt
Städt. Häfen
Rhein
Rhein
Theodor-Heuss-Brücke
Rheinkniebrücke
Oberkasseler Brücke
Luegallee
Luegpl.
Belsenpl.
Barbarossapl.
Golzheimer Pl.
Kennedydamm
Victoriaplatz/Klever Str.
Tonhalle/Ehrenhof
U70,U74,U75,U76,U77
U78,U79
U76,U77
Rheinpark Bilk
Rheinturm
Landtag NRW
Medienhafen
Zollhfn.
Hafenbecken A
Hafenbecken B
Festwiese
Kleingärten
Minigolf
Tennispl.
Rheinterrassen
Oberlandesgericht
Bezirksreg.
Schwanenspiegel
Kaiserteich
Spee's graben
Königsallee
1 = Friesenstraße
2 = Dechant-König-Weg
3 = Adalbertstraße
4 = Werner-Pfingst-Platz
Düsseldorf
0
170
340m

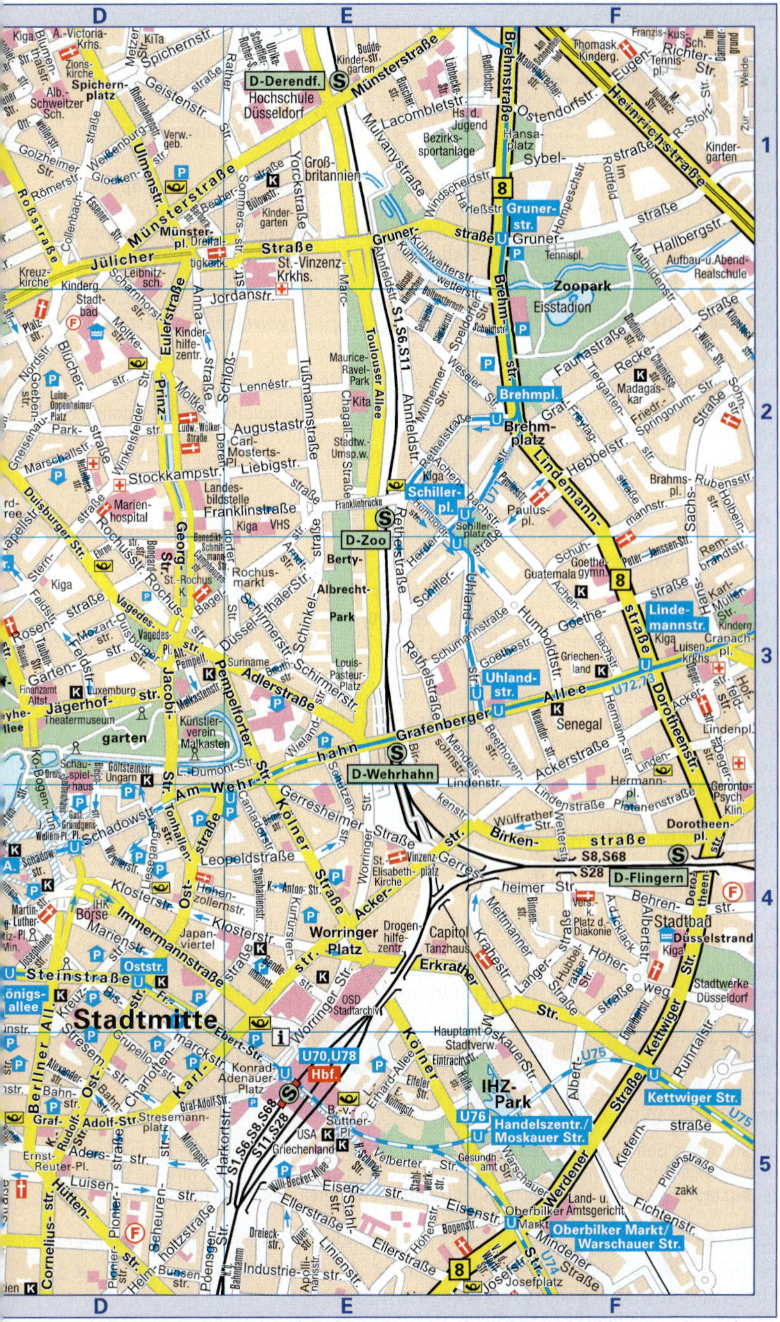
D
E
F
1
2
3
4
5
D-Derendf.
Hochschule Düsseldorf
Münsterstraße
Lacombletstr.
Ostendorfstr.
Heinrichstraße
Spichern-platz
Ulmenstr.
Groß-britannien
Jülicher Straße
St.-Vinzenz-Krkhs.
Grunerstraße
Gruner-str.
Zoopark
Eisstadion
Brehmpl.
Brehm-platz
Lindemann-straße
Toulouser Allee
Prinz-Georg-Str.
Eulerstraße
Augustastr.
Liebigstr.
Franklinstraße
Schiller-pl.
D-Zoo
Stockkampstr.
Marien-hospital
Berty-Albrecht-Park
Rochusstr.
Lindemannstr.
Uhland-str.
Grafenberger Allee
Senegal
Adlerstraße
Jägerhof-str.
Jacobi-str.
Pempelforter Str.
Künstler-verein Malkasten
D-Wehrhahn
Am Wehrhahn
Schadowstr.
Birkenstraße
Dorotheenstr.
D-Flingern
Kölner Straße
Leopoldstraße
Klosterstr.
Immermannstraße
Worringer Platz
Stadtbad
Düsselstrand
Oststr.
Steinstraße
Stadtmitte
Erkrather Str.
Kettwiger Str.
U70,U78
Hbf.
Konrad-Adenauer-Platz
IHZ-Park
Handelszentr./Moskauer Str.
Graf-Adolf-Str.
Berliner Allee
Ellerstraße
Oberbilker Markt/Warschauer Str.
Werdener Straße
Josefplatz
Corneliusstr.
Hüttenstr.

Breidenbacher Hof www.breidenbacherhofcapella.com

VARTA★TIPP Service

★★★★★S garni

Königsallee 11 (C4), PLZ 40212, **T 0211 160900,** F 16090111
106 Zimmer | 21 Suiten | Ez 345–1000 €, Dz 345–1000 €, exkl. Frühstück, 19,00–42,00 € | 24 h

Das im klassischen Stil eingerichtete Grandhotel gehört zweifelsohne zu den Top-Adressen im Land. Hier fühlt man sich rundum wohl - angefangen bei der persönlichen Atmosphäre und dem diskreten Service über die hochwertigen und gleichermaßen geschmackvollen Zimmer sowie dem attraktiven Wellnessbereich bis hin zum exklusiven Frühstück. Ein besonderer Blickfang ist die geschwungene Marmortreppe in der Lobby.

The Duchy www.theduchy-restaurant.com

60 | Hauptgericht 20–49 €, Menü 32–155 € | Mo-Sa

Inspiriert von klassischen Pariser Brasserien begeistert das elegante Hotelrestaurant seine Gäste mit einer schmackhaften französischen Cuisine mit regionalem Bezug. Eine stilvolle Komposition aus Holzelementen, Spiegeln und Kunst, warmen Farben und feinen Stoffen definiert das Interieur.

Derag Livinghotel De Medici www.deraghotels.de

VARTA-TIPP Ambiente

★★★★★S garni

Mühlenstraße 31 (C4), PLZ 40213, **T 0211 160920**
170 Zimmer | 58 Apartments | Ez ab 198 €, Dz ab 218 €, exkl. Frühstück, 26,00 € | 24 h

In einem historischen, denkmalgeschützten Gebäude empfängt Sie dieses luxuriöse Aparthotel. In den Durchgängen und Fluren gilt es eine schöne Sammlung von Kunstwerken zu entdecken. Ein einmaliges Wohnerlebnis versprechen die edel ausgestatteten Zimmer und Serviced Apartments. Ein ganz besonderes Highlight ist dabei die eindrucksvolle Fürstensuite im ehem. Wappensaal.

Brasserie Stadthaus www.brasserie-stadthaus.de

120 | Hauptgericht 16–35 € | Di-Sa Mo, So

Eine gefragte Adresse! Das großzügige Restaurant mit seiner markanten Kassettendecke und dem hübschen Innenhof bietet eine frische französische Küche. Von Foie gras und Austern über Steak Tartare sowie gegrilltem Hummer bis hin zu Bœuf bourguignon bleibt fast kein Wunsch unerfüllt. Dazu werden natürlich erlesene Weine aus Frankreich serviert.

Hyatt Regency www.dusseldorf.regency.hyatt.com

★★★★★S garni

Speditionstraße 19 (A5), PLZ 40221 (OT: Hafen), **T 0211 91341234,** F 91341235
303 Zimmer | 13 Suiten | 24 h

19-stöckiges Gebäude auf einer Landzunge direkt am Rheinufer. Moderne Zimmer in zeitgenössischem Design mit teils spektakulärem Blick auf den Medienhafen und die Düsseldorfer Altstadt. Feine Regionalgerichte und traditonell zubereitetes Sushi im Restaurant „DOX".

InterContinental www.duesseldorf.intercontinental.com

★★★★★S garni

Königsallee 59 (C5), PLZ 40215, **T 0211 82850,** F 82851111
287 Zimmer | 34 Suiten | Ez 259–599 €, Dz 279–629 €, exkl. Frühstück, 31,00 € | 24 h

Internationales Business- und Lifestyle-Hotel in bester Citylage. Vom Superior Room bis zur Executive Suite präsentieren sich die Zimmer und Suiten in frischen Farben, modernem Design und mit sehr gutem Komfort. Die Lobby Lounge, die sich im atemberaubenden Stein- und Glasatrium des Hotels befindet, ist der ideale Ort für einen Afternoon Tea oder einen Aperifif am Abend.

Kö59 Neu!

180 | Hauptgericht 14–55 €, Menü 39–51 € | Mo-So

Das Hotelrestaurant zeigt sich nach seiner umfangreiche Renovierung und Umgestaltung offen, modern und kosmopolitisch. Auch am Food-Konzept wurde gefeilt: Die innovative Speisekarte - Masterminded by Björn Freitag - legt den Fokus auf lokal-saisonale Produkte und offeriert eine frische, rheinische Küche mit internationalen Einflüssen.

Maritim www.maritim.de

garni

Maritim-Platz 1, PLZ 40474 (OT: Lohausen), **T 0211 52090,** F 52091000
533 Zimmer | 38 Suiten | 24 h

Großzügiges Konferenzhotel in der Nähe des Messegeländes mit elegant eingerichteten Zimmern und Suiten. Exklusiver Wellnessbereich mit Pool, Sauna, Dampfbad, Fitness und Massage. Mehrere Restaurants mit internationalen und regionalen Spezialitäten.

Radisson Blu Media Harbour Hotel www.radissonhotels.com

★★★★S garni

Hammer Straße 23 (A5), PLZ 40219 (OT: Hafen), **T 0211 3111910,** F 31119110
135 Zimmer | 3 Suiten | 24 h

Das moderne, internationale Geschäftshotel mit seiner originellen v-förmigen Fassade aus brasilianischem Schiefer ist der Blickfang im Düsseldorfer Medienhafen. Sämtliche Gästezimmer wurden von dem namhaften italienischen Gastro-Designer Matteo Thun entworfen. Italienisches Restaurant mit mediterraner Küche und verglastem, begehbarem Weinkeller.

Steigenberger Parkhotel www.duesseldorf.steigenberger.de

★★★★★S garni

Königsallee 1a (C4), PLZ 40212, **T 0211 13810,** F 1381592
130 Zimmer | 11 Suiten | Ez 175–835 €, Dz 215–875 €, exkl. Frühstück, ab 32,00 € | 24 h

Klassisch-elegantes Haus mit prunkvoller Fassade. Exponierte Lage am Anfang der Prachtmeile „Kö". Zimmer und Suiten mit sehr gutem Wohnkomfort. Elegant und stilvoll eingerichtetes Restaurant mit klassisch geprägtem Angebot und vorbildlichem Service.

Courtyard by Marriott Düsseldorf Hafen www.marriott.de/dushf

garni

Speditionstraße 11 (A5), PLZ 40221 (OT: Hafen), **T 0211 49390,** F 49392000
139 Zimmer | 6 Suiten | 24 h

Modernes Geschäfts- und Urlaubshotel in exponierter Lage am Jachthafen. Gemütlich eingerichtete Gästezimmer mit zeitgemäßer Ausstattung und Aussicht auf das Hafenviertel. Internationale Küche im Restaurant „Julian's".

Hilton www.hiltonhotels.de

garni

Georg-Glock-Straße 20 (↗ C1), PLZ 40474 (OT: Golzheim), **T 0211 43770,** F 43772519
366 Zimmer | 9 Suiten | 24 h

»

Großzügiges Tagungshotel in zentraler Lage. Executive Lounge mit Rheinblick, zahlreiche Meetingräume. Fitness Club mit rund um die Uhr geöffnetem Fitnessraum. Crossover-Küche mit regionalen Einflüssen im Restaurant „MAX".

Indigo
www.indigoduesseldorf.com

★★★★ S garni

Kaiserswerther Straße 20 (C2), PLZ 40477 (OT: Pempelfort), **T 0211 49990,** F 4999100
126 Zimmer | 2 Suiten | 24 h

Dieses Boutique-Hotel steht für einen sichtbaren Design- und Modeschwerpunkt. Jede Etage ist eine Hommage an ein Modejahrzehnt – von den 1950ern bis zu den 2000er-Jahren. Die Gästezimmer sind individuell mit Stoffen und Mustern in leuchtenden Farben gestaltet. Darüber hinaus verfügt das Haus über eine Gartenterrasse, eine Cocktail-Lounge und ein stylishes Restaurant.

Innside Düsseldorf Hafen
www.melia.com

★★★★ S garni

Speditionstr. 9 (A5), PLZ 40221, **T 0211 447170,** F 447178009
134 Zimmer | 9 Suiten | Ez 99–600 €, Dz 134–600 €, 20,00–22,00 € | 24 h

Modernes Designhotel im Düsseldorfer Medienhafen. Zurückhaltende Farben, edle Materialien und ein puristisches Ambiente prägen die Gästezimmer. Schmuckstück des Hauses ist die ringsum verglaste Skylounge mit Bar und Restaurant im 16. Stock mit atemberaubendem 360-Grad-Blick auf den Hafen. Zum Haus gehört auch ein kleiner Wellfitbereich mit finnischer Sauna und Ruhebereich.

Leonardo
www.leonardo-hotels.com

★★★★ S garni

Ludwig-Erhard-Allee 3 (E5), PLZ 40227, **T 0211 77710,** F 7771777
134 Zimmer | 5 Suiten | 3 Apartments | 24 h

Das komfortable Hotel am Düsseldorfer Hauptbahnhof bietet modern-funktionelles Ambiente, komfortbale Zimmer mit zeitgemäßer Technik, einen zeitgemäßen Wellnessbereich und gute Tagungsmöglichkeiten. Im Restaurant „Ludwig's" wird regional gekocht.

Lindner Congress Hotel
www.lindner.de

★★★★ S garni

Lütticher Straße 130 (↖ A1), PLZ 40547 (OT: Lörick), **T 0211 59970,** F 5997339
215 Zimmer | 24 h

Komfortables Hotel in verkehrsgünstiger Lage gegenüber den Rheinauen. Elegante, teils im Bootsstil designte Zimmer unterschiedlicher Kategorien. Modernes „Wellfit-Center" mit Sauna und Fitnessraum. Restaurant mit internationaler Küche.

me and all hotel
www.duesseldorf.meandallhotels.com

★★★★ S garni

Immermannstraße 23 (D4), PLZ 40210, **T 0211 542590**
177 Zimmer | 24 h

Das lifestyle-orientierte Boutique-Hotel empfängt Sie im berühmten japanischen Viertel im Zentrum der Stadt. Die Zimmer punkten mit funktionaler Eleganz und geradlinig-hochwertigem Design. Herzstück des Hauses ist die „working area" in der Lobby. Hübsch die Lounge mit Aussicht in der 11. Etage.

Meliá
www.melia.com

★★★★ S garni

Inselstraße 2 (C3), PLZ 40479 (OT: Pempelfort), **T 0211 522840,** F 522842299
201 Zimmer | 11 Suiten | 24 h

Gegenüber dem Hofgarten gelegenes Stadt- und Businesshotel mit guter Verkehrsanbindung. Klimatisierte, modern und komfortabel ausgestattete Zimmer und Suiten. Restaurant mit modern-mediterraner Küche.

Radisson Blu Scandinavia Hotel www.radissonhotels.com

S garni

Karl-Arnold-Platz 5 (C1), PLZ 40474 (OT: Golzheim), **T 0211 45530,** F 4553110
314 Zimmer | 1 Suite | Ez 95–500 €, Dz 105–500 €, exkl. Frühstück, 24,00 € | 24 h

Tagungshotel am Rheinufer mit komfortabel ausgestatteten Zimmern. Moderner Lobbybereich mit Kaminlounge. Umfangreiche Veranstaltungsmöglichkeiten. SPA mit Innenpool. Restaurant mit regionaler und internationaler Küche.

Sheraton Düsseldorf Airport Hotel www.sheraton.de/duesseldorf

S garni

Im Flughafen, PLZ 40474 (OT: Lohausen), **T 0211 41730,** F 4173707
198 Zimmer | 2 Suiten | Ez 110–510 €, Dz 110–510 € | 24 h

Modern renoviertes, direkt auf dem Dach des Parkhauses P3 gelegenes Hotel im Penthouse-Stil. Die schalldichten und komfortabel ausgestatteten Zimmer bieten behagliche Atmosphäre in warmen Farben. International speist man im Restaurant „Otto“.

Van der Valk Airporthotel Düsseldorf www.airporthotelduesseldorf.com

S garni

Am Hülserhof 57, PLZ 40472 (OT: Rath), **T 0211 200630,** F 20063200
194 Zimmer | 22 Suiten | Ez ab 89 €, Dz ab 89 €, 18,00 €

Geradlinig-modern gestaltetes Hotel in verkehrsgünstiger Lage. Großzügig geschnittene Zimmer und Themensuiten. Fitness- und Wellnessbereich in der 15. Etage mit Blick auf die Düsseldorfer Skyline. Zwei Restaurants mit regionaler und internationaler Küche.

25hours Hotel Düsseldorf Das Tour www.25hours-hotels.com

S garni

Louis-Pasteur-Platz 1 (E3), PLZ 40210, **T 0211 900910**
198 Zimmer

Leitthema des 2018 eröffneten Hotels sind die Gegensätze zwischen deutscher Ingenieurskunst und französischem Künstlerflair. Die Zimmer gibt es in verschiedenen Kategorien - teils mit verträumt-künstlerischem Charme und warmen Tönen, teils mit geradlinigem Design und klaren Farben. Restaurant mit Rooftop-Bar auf der 16. und 17. Etage.

Burns Art www.hotel-burns.de

S garni

Bahnstraße 76 (D5), PLZ 40210, **T 0211 7792910,** F 77929177
61 Zimmer | 4 Suiten | 26 Apartments | 24 h

Hotel mit Stuckfassade aus der Gründerzeit, beliebt bei Design-Aficionados und jüngerem Publikum. Moderne und geräumige Zimmer, die vollständig mit Naturstein ausgelegt sind. Das reichhaltige Frühstücksbuffet wird im hist. Gewölbekeller serviert.

Burns Art & Culture www.hotel-burns.de

S garni

Stephanienstr. 6 (E4), PLZ 40211, **T 0211 5504070,** F 55040777
33 Zimmer | 33 Suiten | Ez ab 98 €, Dz ab 108 €, exkl. Frühstück, 15,00 € | 24 h

Lifestyle-Hotel im alten Künstlerviertel mit einem Mix aus barockem und modernem Stil. Ansprechend eingerichtete Suiten mit mediterraner Atmosphäre, edlen Hölzern, Natursteinböden und ausbalancierter Farbgestaltung. Südländisch anmutender Innenhof mit Palmen.

HENRI Hotel
www.henri-hotels.com/duesseldorf

garni

Am Wehrhahn 86 (E3), PLZ 40211, **T 0211 44767700,** F 44767776
79 Zimmer | 79 Apartments | 24 h

Die Studios und öffentlichen Bereiche dieses 2018 eröffneten Themenhotels sind im Stil der 1960er- und 1970er-Jahre eingerichtet. Darüber hinaus bietet das Haus einen großzügigen Empfangsbereich mit Wohnlounge sowie einen kleinen Wellness- und Fitnessbereich im ersten Stock.

Innside Düsseldorf Derendorf
www.melia.com

★★★★ garni

Derendorfer Allee 8 (↗ D1), PLZ 40476 (OT: Derendorf), **T 0211 175460,** F 17546175
160 Zimmer | 40 Suiten | Ez 99–519 €, Dz 118–568 € | 24 h

Modernes Lifestyle-Hotel im Gewerbepark nahe der Königsallee. Großzügige Designerstudios und -suiten mit futuristisch gestalteten Badezimmern. Stylishes Restaurant mit internationaler Küche.

Ruby Coco Hotel
www.ruby-hotels.com

garni

Steinstraße 13 (D4), PLZ 40212, **T 0211 54766260**
92 Zimmer

Das schicke Themenhotel befindet sich im Gebäude der Kö-Galerie und ist eine Hommage an die französische Mode-Legende Coco Chanel. Ausgesprochen hochwertig zeigen sich die Gästezimmer: Echtholzdielenboden, Kirschbaumwandvertäfelung, edle Textilien, luxuriöse Betten mit überlangen Taschenfederkernmatratzen. In jedem Zimmer stehen kostenfrei ein Tablet sowie ein Smartphone mit unbegrenztem Datenvolumen bereit.

The Fritz
www.thefritzhotel.de

VARTA-TIPP Ambiente

garni

Adersstr. 8 (C5), PLZ 40215 (OT: Friedrichstadt), **T 0211 370750**
31 Zimmer | 2 Suiten | Ez 141–472 €, Dz 141–472 €, exkl. Frühstück, ab 18,00 €

Designfans aufgepasst! Das Interieur des stylishen Boutique-Hotels besticht durch spannende Gegensätze: Wertvoller Marmor und luxuriöse Farben treffen auf zurückhaltendes, warmes Holz. Die Zimmer überzeugen durch urbane Modernität und zeitgemäße Technik. WLAN und Minibar sind im Zimmerpreis inkludiert.

Fritz's Frau Franzi
www.fritzsfraufranzi.de

VARTA-TIPP Küche

45 | Hauptgericht 19–27 €, Menü 84–119 € | Di-Sa ⊘ Mo, So ⊘ 1.–17.1.21

Ein durchdachtes Lichtkonzept sowie die dominierenden Farben Gold, Schwarz und Weiß sorgen hier für warme Atmosphäre und lässige Extravaganz. Benjamin Kriegel und seine junge Küchencrew bieten dazu eine kreative, moderne Küche, die in punkto Optik, Geschmack und Produktqualität absolut den Zeitgeist trifft.

Auszeit Hotel
www.auszeit-hotel.de

★★★★ garni

Auf'm Hennekamp 71, PLZ 40225 (OT: Bilk), **T 0211 3020590,** F 30205999
54 Zimmer | Ez ab 52 €, Dz ab 63 €, exkl. Frühstück, 18,00 € | 24 h

Nur wenige Gehminuten vom Volksgarten entfernt ist dieses freundlich geführte Stadthotel. Die Zimmer sind zeitgemäß und in edler Holzoptik (allergiefreundlich) ausgestattet. Bekannt ist das Haus für sein großes und ausgewogenes Frühstücksbuffet.

Berens am Kai
www.berensamkai.de

VARTA-TIPP Küche

Kaistraße 16 (A5), PLZ 40221 (OT: Hafen), **T 0211 3006750**
60 | Hauptgericht 34–45 €, Menü 74–110 € | ◔ Mo, Mi-Fr ◕ Mo, Mi-Sa ⦸ Di, So

Modernes Gourmetbistro mit gläserner Architektur und Blick auf die Industrieromantik des Medienhafens. Die französisch-mediterrane Küche von Holger Berens überzeugt auf ganzer Linie: Kreativität gepaart mit hohem Eigenanspruch und absoluter Frische der verwendeten Viktualien. Um sein ganzes Spektrum kennenzulernen, sollten Sie sich für ein Menü entscheiden! Gut sortierte Weinkarte mit über 300 Positionen.

Nagaya
www.nagaya.de

VARTA-TIPP Küche **VARTA-TIPP** Service

Klosterstr. 42 (D4), PLZ 40211, **T 0211 8639636**
35 | Hauptgericht 42–138 €, Menü 158–198 € | ◔◕ Di-Sa ⦸ Mo, So

Auch in diesem Jahr gehört das „Nagaya“ für uns zu den japanischen Top-Adressen in Deutschland. Wer das Besondere liebt, kommt an diesem Restaurant nicht vorbei! Die modern-puristische Einrichtung überzeugt ebenso wie die kunstvollen, aromenreichen Kreationen von Yoshizumi Nagaya. Im Weinkeller lagern mehr als 150 hochwertige Weine. Ein großes Lob verdient der zuvorkommende und äußerst eloquente Service.

1876 Daniel Dal-Ben
www.tafelspitz1876.de

VARTA★TIPP Küche **VARTA-TIPP** Service

Grunerstraße 42a (E1), PLZ 40239 (OT: Mörsenbroich), **T 0211 1717361**
18 | Hauptgericht 28–55 €, Menü 58–160 € | ◕ Di-Sa ⦸ Mo, So

Man betritt dieses kleine, gemütliche Gourmetrestaurant stets mit Wiedersehensfreude. Nicht allein des herzlichen Service wegen, auch die frisch und kreativ zubereitete Küche erfreut das Feinschmeckerherz jedes Mal aufs Neue. Chefkoch Daniel Dal-Ben verwöhnt Sie mit erlesenen Tafelspitzen, die Sie sowohl à la carte als auch in Menüform genießen können. Gutes Weinangebot.

20° Restobar
www.20grad.com

Mutter-Ey-Platz 3 (C3), PLZ 40213, **T 0172 8902320**
Hauptgericht 14–38 € | ◔ Do-Sa ◕ Mo-Sa

Im geschmackvollen Ambiente des Düsseldorfer Andreasquartiers vereint man Bar und Restaurant zu einem gelungenen Gastronomiekonzept. Zum Dinner dürfen Sie sich auf moderne Gerichte der mallorquinischen Bistroküche freuen. Im mediterran anmutenden Bistro kann man unkompliziert zu Mittag essen. Zusätzlich lädt die große Terrasse im Amphitheater-Stil in der warmen Jahreszeit zum Genuss im Freien ein.

Agata's
www.agatas.de

VARTA-TIPP Küche

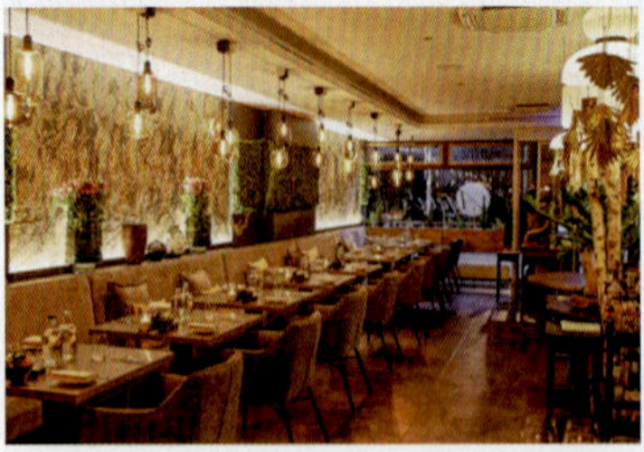

Kirchfeldstr. 59 (D2), PLZ 40477 (OT: Unterbilk), **T 0211 20030616**
40 | Hauptger. 32–42 €, Menü 79–132 €
Di-Sa

In unaufdringlich-zeitlosem, aber dennoch modernem Ambiente überrascht Philipp Lange mit einer raffinierten Crossover-Küche, die Spaß macht und bei der ausschließlich frische Produkte Verwendung finden. Vom Service werden Sie freundlich und kompetent betreut.

DR.KOSCH
www.dr-kosch.de

VARTA-TIPP Küche

Roßstraße 39 (E4, Ecke Römerstraße), PLZ 40476, **T 0176 80487779**
28 | Hauptgericht 11–22 €, Menü 66–88 € | Mo, Do-Sa Di, Mi, So

Diese angenehm unprätentiöse Gastro-Bar mit ihrer lebendigen Atmosphäre steht nach wie vor auf der Beliebtheitsskala der Düsseldorfer ganz weit oben. Aus der Küche von Volker Drkosch kommen moderne, finessenreiche Gerichte wie „Umami-Bolognese vom Roten Höhenvieh | gereifter Parmesan | Wasabisalat | Anischampignons". Das Preis-Leistungs-Verhältnis ist kaum zu toppen. Unbedingt reservieren.

Im Schiffchen
www.im-schiffchen.com

VARTA-TIPP Küche VARTA-TIPP Service

Kaiserswerther Markt 9, PLZ 40489 (OT: Kaiserswerth), **T 0211 401050**
45 | Hauptgericht 18–36 €, Menü 126 € | Di-Sa Mo, So

Noch immer ist diese traditionsreiche Adresse am Kaiserswerther Markt ein absoluter Gästemagnet. Serviert werden beliebte Klassiker der französischen Küche sowie italienisch inspirierte saisonale Gerichte - natürlich stets unter der Leitung des Patrons Jean-Claude Bourgueil. Charmant und unaufgeregt agiert der Service.

Le Flair
www.restaurant-leflair.de

VARTA-TIPP Küche

Marc-Chagall-Straße 108 (E2), PLZ 40477 (OT: Pempelfort), **T 0211 51455688**
Menü 85–105 € | So Mi-So Mo, Di

Flair, Charme und erlesene Gaumenfreuden erwarten Sie in diesem gemütlichen Restaurant im Düsseldorfer Quartier Central. Ganz im Stil der Pariser Bistronomie offeriert Küchenchef Dany Cerf elegante französische Kompositionen in Form eines festen Menüs - auf Wunsch mit Weinbegleitung. Tischreservierung empfehlenswert.

Phoenix
www.phoenix-restaurant.de

Dreischeibenhaus (D4), PLZ 40211, **T 0211 30206030**
50 | Hauptgericht 37–46 €, Menü 75–95 € | Mo-Fr Mi-Sa

In der einstigen Telefonzentrale der Thyssen-Hauptverwaltung setzt man auf Kunst, Design und zeitgemäßes Fine Dining. Maßgeschneiderte Sitzmöbel, ein dunkelgrüner Natursteinboden und polierter Edelstahl an den Wänden sorgen für Eleganz. Serviert wird eine frische internationale Küche. Montag bis Freitag: Quicklunch & Quickdinner.

Prinzinger by Saittavini Neu! www.prinzinger-saittavini.de

Leostr. 1a (B3), PLZ 40545 (OT: Oberkassel), **T 0211 50670801**
Hauptgericht 22–36 € | Mo-Sa So

Freunde schnörkelloser italienischer Küche schätzen dieses helle, mit eleganter Note gestaltete Ristorante, in dem man sehr gut bedient wird. Die vielen Klassiker wie Trüffelpasta, Ossobucco alla milanese oder Steak nach Florentiner Art kommen ebenso an wie die saisonale Tageskarte und die entsprechenden Weine.

Restaurant Setzkasten Neu! www.setzkasten-duesseldorf.de

VARTA-TIPP Küche

Berliner Allee 52 (D5, Zugang über Einkaufsmarkt im UG), PLZ 40212 (OT: Stadtmitte), **T 0211 2005716**
58 | Mo-Sa So

Im „Zurheide Center im Crown" befindet sich das modern-elegant gestylte Restaurant. Egal ob Sie die modernen, kreativen Gerichte à la carte oder in Menüform mit kulinarischen Kleinigkeiten im sogenannten Setzkasten wählen - ein Besuch hier lohnt sich. Die Weinkarte offeriert eine umfangreiche Auswahl erlesener Tropfen, darunter auch seltene Champagner. Regelmäßig Gourmetabende mit hochdekorierten Spitzenköchen.

Rossini www.rossini-gruppe.de

Kaiserstraße 5 (C3), PLZ 40479 (OT: Pempelfort), **T 0211 494994**
45 | Hauptgericht 27–33 €, Menü 47–68 € | Mo-Sa So

Elegantes Restaurant mit klassichem Ambiente und aufmerksamem Service. Serviert wird eine gehobene italienische Küche nach Rezepten der „Alta Cucina". Preiswerte Gerichte bietet die „Osteria La Piazzetta".

Stappen in Oberkassel www.stappen-oberkassel.de

Luegallee 50 (A3), PLZ 40545 (OT: Oberkassel), **T 0211 93077600**
70 | Hauptgericht 18–28 €, Menü 41–65 € | Mi-So Mo, Di

Ein gemütlich-modernes Restaurant mit ungezwungener Atmosphäre. Gekocht wird regional und saisonal mit frischen Produkten. Auf der Karte locken u.a. der traditionelle Düsseldorfer Senfrostbraten, aber auch spannende Gerichte wie „Knusprig gebackene Spanferkelkoteletts, dazu Artischocken, Parmesan und Polenta".

Zweierlei www.zweierlei-restaurant.de

Schwerinstraße 40 (C2), PLZ 40477 (OT: Pempelfort), **T 0211 9894587**
28 | Hauptgericht 19–32 € | Mo-Sa So

Schick das modern-elegante Restaurant mit seinen bequemen Lederbänken und -stühlen, den braunen Holztischen und edlen Vorhängen. Neben Klassikern wie Forelle „Müllerin" oder Wiener Backhendl finden Sie auf der Karte auch vegetarische Gerichte. Dazu gibt es tolle Weine, vorwiegend aus Deutschland und Österreich.

Bistro Fatal
www.bistro-fatal.com

VARTA-TIPP Küche

Hermannstraße 29 (F3), PLZ 40233 (OT: Flingern), **T 0211 36183023**
45 | Hauptgericht 15–20 € | Di-Sa Mo, So

Das Lokal von Alexandre und Sarah Bourgeuil ist immer gut besucht. In hellem Ambiente und lockerer Atmosphäre lässt man sich feine regional und südeuropäisch beeinflusste Gerichte schmecken. Probieren Sie z.B. „Rebhuhn mit Schwarzwurzeln, Rosenkohl und Foie gras". Kleine Weinauswahl mit Schwerpunkt Frankreich. Es gibt auch ein paar Sitzplätze im Freien.

Brasserie Hülsmann
www.brasserie-huelsmann.de

Belsenplatz 1 (A3), PLZ 40545 (OT: Oberkassel), **T 0211 86399330**
130 | Hauptgericht 8–28 € | Di-Sa Mo, So

Wer es gerne gesellig mag und dabei gut speisen möchte, ist hier genau richtig. Toll die unkomplizierte, aber überaus leckere Brasserieküche! Genussgarantie versprechen „Geschmorte Kalbsbäckchen", „Kabeljau in Dijon-Senfsauce" oder „Hirschwurst mit Apfel und Püree". Dazu leckere Weine und ein freundlich-sympathischer Service.

EssBar **Neu!**
www.hm-essbar.de

Kaiserstraße 27 (C3), PLZ 40479 (OT: Pempelfort), **T 0211 91193905**
Di-Fr Di-Sa Mo, So

Ein großer, gemütlicher Gastraum, in dem dunkle Farben dominieren, dazu ein freundlich-herzlicher Service sowie eine schmackhafte französisch-deutsche Küche mit asiatischen Einflüssen. Letztere gibt es z.B. als „Marinierte Lachstranche mit gebratener Riesengarnele, Miso-Schaum, Chinakohl & Rettich".

Fleher Hof
www.fleherhof.de

Fleher Straße 254, PLZ 40223 (OT: Flehe), **T 0211 31195711**
Hauptgericht 15–24 € | So Mi-So Mo, Di

Was hinter der schönen Backsteinfassade auf den Teller kommt, ist deftige, rheinisch-westfälische Küche - modern interpretiert. Schmackhaft z.B. „Coq au Riesling (Französisches Maishähnchen | sanft gegarte Brust | Ragout von der Keule | Pfifferlinge | Kartoffelstampf)". Das Ambiente ist urig und der Service ausgesprochen nett.

L'arte in Cucina
www.arteincucina.de

Gerricusplatz 6, PLZ 40625 (OT: Gerresheim), **T 0211 52039590**
40 | Hauptgericht 26–75 €, Menü 56–84 € | Mo-Di, Fr-So Mi, Do

In dem gemütlich-sympathischen Ristorante gegenüber der Basilika St. Margareta gibt es Typisches aus der Toskana. Neben Antipasti und Pasta zählen auch die schmackhaften Fleischgerichte (z.B. „Il Filetto di Maiale - Schweinefilet | rote Zwiebeln ‚Tropea' | Taggiasca-Oliven | grüner Apfel | Balsamico") zu den Spezialitäten.

Münstermanns Kontor
www.muenstermann-kontor.de

Hohe Straße 11 (C4), PLZ 40213 (OT: Carlstadt), **T 0211 1300416**
45 | Hauptgericht 7–30 € | Di-Fr

Charmantes Bistro mit Feinkostgeschäft. Regionale und internationale Küche. Wechselnde Mittags- und Tageskarte. Hausgemachte Kuchen, Tartes und Petits Fours.

Parlin www.parlin-weinbar.de

Altestadt 12-14 (C3), PLZ 40213, **T 0211 87744595**
Di-So Mo

Längst kein Geheimtipp mehr! In der lebendigen Brasserie mit schöner Stuckdecke wird die deutsch-französische Küche gepflegt. Auf der Karte steht Leckeres wie „Oktopus mit Fenchelcreme und Salat" oder „Perlhuhnbrust mit Orangen-Chicorée und Süßkartoffel". Tischreservierung empfehlenswert.

Qomo www.qomo-restaurant.com

Stromstraße 20, PLZ 40221, **T 0211 86320018**
180 | Hauptgericht 24–68 € | Mo-So

In diesem Restaurant sollte man schwindelfrei sein! In 172,50 Metern Höhe begeistert nicht nur die geniale Aussicht auf das Rheinland, das Ruhrgebiet und das Bergische Land, sondern auch die japanische Fusionsküche, die hier serviert wird. Die Weinkarte bietet eine schöne Auswahl sowohl an europäischen Weinen als auch an Sakes.

Rob's Kitchen www.robs-kitchen.de

Lorettostr. 23 (B5), PLZ 40219 (OT: Unterbilk), **T 0211 54357428**
50 | Hauptgericht 16–29 € | Sa Mo-Sa

In diesem trendig-modernen und lebendigen Restaurant in Unterbilk hat man sich eine saisonale Frischeküche mit besten Zutaten aus der Region auf die Fahnen geschrieben. So liest man auf der Karte z.B. „Thunfisch mit Grillgemüse und Kichererbsen" oder „Geschmorter Nacken vom Iberico-Schwein mit Süßkartoffelpüree und Pflaumen".

Robert. Neu! www.restaurantrobert.de

Rathausufer 10 (C4), PLZ 40213, **T 0211 15207834**
Hauptgericht 10–25 € | Mi-So Mo, Di

Hell und ohne viel Schnickschnack zeigt sich das Lokal an der Rheinuferpromenade. Hier serviert man authentische französische Speisen - auf der Karte z.B. Wild-Lachs-Terrine (natürlich hausgemacht!), original provenzalische Lammkeule oder Kalbsbries-Nüsschen. Tipp: Von der Terrasse hat man einen wunderbaren Rheinblick.

Rocaille www.rocaille.de

Weißenburgstr. 19, PLZ 40476 (OT: Pempelfort), **T 0211 97711737**
Hauptgericht 14–36 € | Mo-Sa So

Das Ecklokal ist Café, Bistro und Weinbar in einem. Morgens gibt es leckere Frühstücksvariationen, ab mittags serviert man marktfrische internationale Gerichte, die durch regionale Klassiker ergänzt werden. Grandios die Weinkarte mit weit über 1.000 ausgewählten Weinen aus aller Welt. Sehr zu empfehlen ist die original französische Patisserie aus der hauseigenen Backstube.

Rubens Neu! www.rubens-restaurant.de

Kaiserstr 5 (C3), PLZ 40479 (OT: Pempelfort), **T 0211 15859800**
80 | Hauptgericht 20–26 €, Menü 45–65 € | Di-Sa Mo, So »

Hier kommt all das, was die österreichische Küche kulinarisch zu bieten hat, auf den Teller. Da dürfen Klassiker wie Wiener Schnitzel vom Kalb, Tafelspitz, Kaiserschmarren oder Apfelstrudel natürlich nicht fehlen. Die Heimat der beiden Gastgeber zeigt sich aber nicht nur beim Essen: auch das Mineralwasser, das Bier und selbstverständlich die Weine kommen aus der Alpenrepublik.

Sansibar by Breuninger www.sansibarbybreuninger.de

Königsallee 2 (D4), PLZ 40212 (OT: Stadtmitte), **T 0211 566414650**
140 | Hauptgericht 12–98 €, Menü ab 39 € | Mo-Sa ⃠ So

Im ersten Obergeschoss des Kaufhauses Breuninger sorgt der Ableger des Insel-Originals für einen Hauch Sylt-Feeling im Kö-Bogen. Die umfangreiche Speisekarte bietet sowohl regionale als auch internationale Spezialitäten. Dazu ein helles, freundliches Ambiente mit tollem Blick auf den Hofgarten.

YOSHI by Nagaya www.nagaya.de

VARTA-TIPP Küche

Kreuzstr. 17, PLZ 40211, **T 0211 86043060**
35 | Hauptgericht 32–68 €, Menü 128 € | Di-Sa ⃠ Mo, So

Ein Ableger von Yoshizumi Nagayas Stammhaus in der Klosterstraße. Außen eher unscheinbar, im Innern zeigt sich das schlauchförmige Restaurant schlicht-elegant mit dunklen Wänden und geradlinigem Mobiliar. Aus der offenen Showküche kommen klassische japanische Gerichte, die durch ein ausgeklügeltes Zusammenspiel von Aromen, Klarheit und Innovation brillieren. Auch der Service „glänzt" mit asiatischer Freundlichkeit.

Bar fifty nine www.duesseldorf.intercontinental.com

Königsallee 59 (C5, im InterContinental), PLZ 40215, **T 0211 82851210**
80 | Hauptgericht 14–24 € | Mo-So

Eine der beliebtesten Cocktailbars der Stadt. Für jeden Wodkafreund ein Muss: mehr als 100 „Wässerchen" sind im Angebot. Die Atmosphäre eignet sich sowohl für eine entspannte Pause während der Shopping-Tour als auch für einen stimmungsvollen Party-Abend. Samstagabends erwartet Nachtschwärmer Live-Entertainment mit lokalen DJs und Bands.

Capella Bar www.capellahotels.com/dusseldorf

Königsallee 11 (C4, im Hotel Breidenbacher Hof), PLZ 40212, **T 0211 160900**
40 | Hauptgericht 13–69 € | Di-So ⃠ Mo

Elegante Bar & Cigar-Lounge, extravagant designt mit edlem Holz und illuminiertem schwarzen Marmor. Umfangreiche Auswahl an exquisiten Spirituosen und Cocktails. 124 verschiedene Zigarrensorten. Angenehm legerer Service.

Zum Schiffchen www.brauerei-zum-schiffchen.de

Hafenstraße 5 (C4), PLZ 40213, **T 0211 132421**
420 | Hauptgericht 9–29 €, Menü 14–40 € | Mo-So

Im Herzen der Altstadt gelegenes Restaurant mit gemütlichen Räumlichkeiten, das erstmals 1628 erwähnt wurde. Auf der Speisekarte stehen überwiegend Düsseldorfer und rheinische Gerichte.

EBENSFELD 43 D www.ebensfeld.de

Bayern | EW 5.682 | 255 m — Lichtenfels 11 km, Bamberg 20 km
T 09573 960811

Veitsberg www.pension-veitsberg.de

€ Gut & Günstig garni
Prächtinger Straße 14-16, PLZ 96250, **T 09573 6400,** F 31430
18 Zimmer | 6 Apartments | Ez 32–40 €, Dz 58–70 €, ab 7,00 €

Das persönlich geführte Haus mit Pensionscharakter liegt am Fuße des Veitsbergs. Hier übernachten Sie in hell und freundlich eingerichteten Zimmern. Entspannen kann man im gemütlichen Kaminzimmer. Die große Sonnenterrasse lädt zum Verweilen ein.

EBSDORFERGRUND 41 B www.ebsdorfergrund.de

Hessen | EW 8.934 | 250 m — Marburg 7 km, Fronhausen 11 km
T 06424 3040

Zum Stern www.zumstern.de

Zimmerplatz 4, PLZ 35085 (OT: Rauischholzhausen), **T 06424 92670,** F 926767
16 Zimmer | Ez 60 €, Dz 105 € | 24 h

Gepflegte Übernachtungsadresse mit zweckmäßig eingerichteten Zimmern und bürgerlichen Gasträumen. Hübsche Terrasse. Festsaal mit Wintergarten.

ECHING (LANDKREIS FREISING) 60 D www.eching.de

Bayern | EW 13.415 | 469 m — Freising 17 km, München 21 km
T 089 3190000

Olymp www.olympmunich.com

Wielandstraße 3, PLZ 85386, **T 089 327100,** F 32710112
136 Zimmer | 1 Suite | 27 Apartments | Ez 83–435 €, Dz 83–435 € | 24 h

Modernes Businesshotel in einem über 160 Jahre alten Gebäude. Komfortable Zimmer im mediterranen Landhausstil. Auch Apartments für Langzeitgäste sind vorhanden. Elegantes Restaurant mit internationaler Küche. Zeitgemäßer Wellnessbereich.

ECKELSHEIM 50 B www.eckelsheim.de

Rheinland-Pfalz | EW 503 | 140 m — Bad Kreuznach 12 km, Alzey 14 km
T 06703 3020

Kulturhof www.kulturhof-eckelsheim.de

Kirchstr. 5, PLZ 55599, **T 06703 301458**
150 | Hauptgericht 15–23 € | So Mi-So Mo, Di

Das Restaurant befindet sich in einer regionaltypischen alten Hofreite. Frisch und jahreszeitlich orientiert zeigt sich die Küche. Probieren Sie z.B. „Filetwürfel Stroganoff mit Serviettenknödeln und Salat". Dazu gibt es heimische Weine aus Rheinhessen, von der benachbarten Nahe, aus dem Rheingau und der Pfalz.

EDENKOBEN 50 D www.edenkoben.de

Rheinland-Pfalz | EW 6.613 | 149 m Landau 10 km, Speyer 23 km
T 06323 959222

Das Prinzregent www.dasprinzregent.de

★★★★

Unter dem Kloster 1, PLZ 67480, **T 06323 9520,** F 952222
60 Zimmer | Ez 80–110 €, Dz 130–190 €

Umrahmt vom üppigen Grün der Weinberge empfängt Sie das renovierte Urlaubs- und Tagungshotel als Oase der Ruhe. Die Gästezimmer sind wohnlich und individuell designt. Für Entspannung sorgt ein zeitgemäßer Schwimmbad- und Saunabereich. Im Restaurant erwartet Sie eine zeitgemäße Trend-Küche mit mediterranen Einflüssen.

Pfälzer Hof www.pfaelzerhof-edenkoben.de

★★★★

Weinstraße 85, PLZ 67480, **T 06323 938910,** F 9389111
30 Zimmer | 7 Suiten | Ez 69–105 €, Dz 108–169 €, 4,80 €

Familienbetrieb mit wohnlichen, klassisch oder modern eingerichteten Gästezimmern. Behagliches Restaurant mit regionaler und mediterraner Küche. Im romantischen Gewölbekeller finden Weinproben statt.

EDESHEIM 50 D www.edesheim.de

Rheinland-Pfalz | EW 2.231 | 151 m Landau 6 km, Karlsruhe 46 km
T 06323 959222

Schloss Edesheim www.schloss-edesheim.de

★★★★

Luitpoldstraße 9, PLZ 67483, **T 06323 94240,** F 942411
41 Zimmer | 14 Suiten | Ez 90–127 €, Dz 143–176 € | 24 h

Das hist. Haus ist eingebettet in einen über 5 Hektar großen Park mit Weinbergen und Wasseranlagen. Sie logieren in individuell eingerichteten Zimmern, die mit modernen Annehmlichkeiten ausgestattet sind.

Gourmetrestaurant

32 | Hauptgericht 18–32 €, Menü 35–67 € | Mo-So

Ausgestattet mit ausgefallenen Wandmalereien, Empire-Kronleuchtern und einem offenen Kamin eröffnet sich dem Gast ein herrschaftliches Ambiente. Serviert wird eine marktfrische Küche mit mediterranen Einflüssen.

EFRINGEN-KIRCHEN 64 A www.efringen-kirchen.de

Baden-Württemberg | EW 8.682 | 258 m Lörrach 9 km, Müllheim 23 km
T 07628 8060

Traube Neu! www.traube-blansingen.de

VARTA-TIPP Küche VARTA-TIPP Service

Alemannenstraße 19, PLZ 79588 (OT: Blansingen), **T 07628 9423780**
20 | Menü 79–109 € | Mi-So Mo, Di

Das historische Landhaus hat man sorgfältig und liebevoll renoviert. Brian Wawryk sorgt für Spitzenkulinarik auf den Tellern. Bei seinen Gerichten verbindet sich Tradition mit innovativer und provokanter Küche. Daniela Hasse kredenzt dazu erlesene Tropfen aus dem Weinkeller. In der ersten und zweiten Etage stehen auch einige Hotelzimmer zur Verfügung.

Walsers
www.walsers-hotel.de

Bahnhofstraße 34, PLZ 79588, **T 07628 8055244**
80 | Hauptgericht 17–35 € | Mo-Di, Fr-So Do Mi

Ob im gemütlichen Restaurant, im lichtdurchfluteten Wintergarten oder im schattigen Kastaniengarten - hier lässt es sich wunderbar speisen. Serviert werden abwechslungsreiche, marktfrische Speisen aus heimischen Produkten, so z.B. „Kalbsrücken | Waldpilze à la crème | Blattspinat | Spätzle".

EGESTORF 15 C
www.egestorf.de

Niedersachsen | EW 2.372 | 83 m
T 04175 1516
Lüneburg 30 km, Soltau 31 km

Acht Linden
www.hotel-acht-linden.de

★★★★S garni

Alte Dorfstr. 1, PLZ 21272, **T 04175 84333,** F 843359
35 Zimmer | 5 Suiten | Ez ab 70 €, Dz ab 105 € | 24 h

Charmanter, inhabergeführter Gasthof im niedersächsischen Bauernhausstil. Hier wohnen Sie in geschmackvollen und gut ausgestatteten Zimmern. Im Restaurant mit Gartenterrasse wird regionale und internationale Küche serviert.

EGGENSTEIN-LEOPOLDSHAFEN 50 D
www.egg-leo.de

Baden-Württemberg | EW 16.000 | 112 m
T 0721 978860
Karlsruhe 12 km, Mannheim 63 km

Das garbo im Löwen
www.garbo-loewen.de

VARTA-TIPP Küche

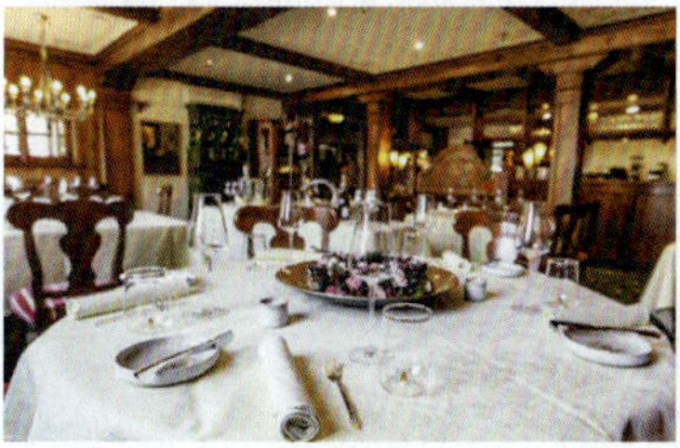

Hauptstraße 51, PLZ 76344 (OT: Eggenstein), **T 0721 780070**
50 | Hauptger. 26–39 €, Menü 65–105 €
Do-Sa Di-Sa Mo, So

Reduziert, ausdrucksstark, kreativ. Das Team um Marcel Kazda kombiniert badische und mediterrane Elemente und setzt auf beste Produktqualität. Mittags gibt es ein preisgünstiges Business-Menü. Dazu ländlich-elegantes Ambiente und ein charmanter Service. Liebenswerte Gästezimmer.

Zum Goldenen Anker
www.hotel-anker-eggenstein.de

Hauptstr. 16-20, PLZ 76344 (OT: Eggenstein), **T 0721 706029**
55 | Hauptgericht 15–22 € | Mo-Fr, So Sa

»

In diesem familiär geführten Landgasthof kann man nicht nur angenehm übernachten, sondern auch vorzüglich speisen. Ob im modernen Restaurant oder im lauschigen Innenhof - Armin Radtke und seine Crew überraschen mit einer jungen badischen Kreativküche. Appetit macht z.B. „Filet vom Rheinzander auf der Haut gebraten | Speck | Zwiebeln | Salbei | Schmandkraut | Petersilienkartoffeln".

EGLING 68 A www.egling.de

Bayern | EW 5.400 | 609 m Wolfratshausen 7 km, Bad Tölz 21 km
T 08176 93120

Hanfstingl www.hotel-hanfstingl.de

€ Gut & Günstig ★★★ garni

Kirchstraße 7, PLZ 82544 (OT: Neufahrn), **T 08171 34670,** F 346729
27 Zimmer | 4 Apartments | Ez ab 54 €, Dz ab 83 €, ab 4,80 €

Familiär geführtes Haus mit bayerischer Gastlichkeit und hellen, zweckmäßig ausgestatteten Zimmern. Nachmittags werden auf der hübschen Sonnenterrasse Kaffeespezialitäten und hausgemachte Kuchen serviert.

EHINGEN 58 D www.ehingen.de

Baden-Württemberg | EW 24.786 | 515 m Ulm 28 km, Ravensburg 70 km
T 07391 5030

Adler www.adlerehingen.de

★★★★

Hauptstraße 116, PLZ 89584, **T 07391 500460,** F 50046500
57 Zimmer | 1 Suite | Ez ab 79 €, Dz ab 79 €

Freundlich geführtes Haus, ruhig und doch zentral in der Ehinger Altstadt gelegen. Warme Farben und moderne Wohnaccessoires bestimmen die Einrichtung der behaglichen Gästezimmer. Das hauseigene Restaurant bietet regionale und internationale Küche.

BierKulturHotel Schwanen www.bierkulturhotel.de

★★★★

Schwanengasse 18-20, PLZ 89584, **T 07391 770850,** F 7708577
50 Zimmer | 9 Suiten | Ez 65–115 €, Dz 80–140 €, exkl. Frühstück, 10,00 € | ⦸ 24.–1.12.21

In diesem geschmackvollen Themenhotel logieren Sie in zeitgemäß ausgestatteten Gästezimmern mit unterschiedlichen Designkonzepten. Besonders originell sind die sogenannten Bierkistenzimmer mit einer Möbelkombination aus Bett, Schrank und Sitzgruppe. Bierspezialitäten und moderne schwäbische Küche bietet man im neu designten Brauhaus.

Zum Hirsch www.hirsch-ehingen.de

★★★S

Osterstraße 3, PLZ 89584 (OT: Kirchen), **T 07393 95010,** F 9501699
25 Zimmer | Ez 70–88 €, Dz 98–125 €

Heimeliges Haus in einem Fachwerkgebäude aus dem 13. Jhd. mit traditionellem Flair. Freundlich und modern eingerichtete Zimmer mit guter Ausstattung. Im Restaurant werden regionale und internationale Spezialitäten aufgetischt.

EHNINGEN 57 B www.ehningen.de

Baden-Württemberg | EW 8.451 | 444 m Stuttgart 25 km, Freudenstadt 65 km
T 07034 1210

Feckls Apart
www.feckls-apart.com

garni

Altdorfer Weg 2, PLZ 71139, **T 07034 23770,** F 2377277
28 Zimmer | 19 Suiten | 28 Apartments | Ez 119–139 €, Dz 129–159 €, exkl. Frühstück, 15,00 €

Neuzeitliche Übernachtungsadresse mit hell und freundlich eingerichteten Zimmern. Check in/out und Frühstück im 700 m entfernten Landhaus Feckl (kostenloser Shuttle-Service).

Landhaus Feckl
www.landhausfeckl.de

★★★★ garni

Keltenweg 1, PLZ 71139, **T 07034 23770,** F 2377277
21 Zimmer | Ez 119–259 €, Dz 129–289 €, 15,00 €

Engagiert geführtes Haus mit behaglicher Atmosphäre und wohnlichen Zimmern im Landhausstil, zum Teil mit Balkon.

Landhaus Feckl

VARTA★TIPP Küche VARTA-TIPP Service

90 | Hauptgericht 32–42 €, Menü 74–106 € | Di-Sa Mo, So

Liebevoll inszeniertes Landhausambiente gepaart mit erstklassiger Kulinarik. In der Küche sorgt Patron Franz Feckl für einen interessanten Mix aus Moderne und Klassik, geschmacklich intensiv und handwerklich perfekt. Dazu kommen die tolle Qualität der Produkte und ein richtig gutes Preis-Leistungs-Verhältnis! Auch die charmante und gut eingespielte Servicecrew trägt dazu bei, dass man dieses Restaurant immer wieder gerne besucht.

EIBELSTADT 52 B
www.eibelstadt.de

Bayern | EW 2.808 | 180 m
T 09303 90610
Würzburg 10 km, Wertheim 45 km

Kapellenberg
www.hotel-kapellenberg.de

★★★ garni

Am Kapellenberg 2, PLZ 97246, **T 09303 980070**
83 Zimmer | 3 Suiten | Ez ab 92 €, Dz ab 119 €

Moderner Hotelbau am Ortsrand. Wohnliche Zimmereinrichtung mit warmen Farbtönen und schlichten Formen. Im Restaurant werden sowohl fränkische als auch internationale Gerichte serviert.

Weinforum Franken
www.weinforum-franken.de

garni

Hauptstraße 37, PLZ 97246, **T 09303 9845090,** F 98450911
15 Zimmer | 3 Suiten | Ez ab 65 €, Dz 97–126 € | 24 h

Kleines Designhotel im Herzen von Eibelstadt mit außergewöhnlichem Ambiente. Geschmackvoll möblierte Nichtraucherzimmer unterschiedlicher Größe. Hauseigene Vinothek.

Gambero Rosso Da Domenico
www.gambero-rosso.eu

VARTA-TIPP Küche

Mühle 2, PLZ 97246, **T 09303 9843782**
40 | Hauptgericht 20–27 €, Menü 37–55 € | So Mi-So Mo, Di

»

Unaufdringliches Ambiente, entspannte Atmosphäre und italienische Küche auf höchstem Niveau bietet das Lokal im Jachthafen Eibelstadt. Bei Familie Cannizzaro erwarten Sie herzliche Gastfreundschaft und eine ausgewogene Karte mit Pasta-, Fisch- und Fleischgerichten. Das gute Preis-Leistungs-Verhältnis erlaubt es jedem Gast, sich entsprechend auszuleben. Tolles Weinangebot.

EICHSTÄTT 60 A www.eichstaett.de

Bayern | EW 13.070 | 391 m Weißenburg 24 km, Ingolstadt 27 km
T 08421 6001400
Dom, ehem. fürstbischöfliche Residenz, Hofgarten, Willibaldsburg mit Ur- und Frühgeschichtl. Museum, Juramuseum und Bastionsgarten, Diözesanmuseum, Kloster St. Walburg, Kapuzinerkirche mit Hl. Grab, Figurenfeld.

Hotel Schönblick www.schoenblick-hotel.net

★★★★S garni

Hohes Kreuz 11, PLZ 85072, **T 08421 936080,** F 936086
22 Zimmer | 1 Suite | Ez 89–105 €, Dz 155–194 € | 24 h

Ein zeitlos-elegantes Hideaway mit atemberaubender Aussicht auf die Altstadt von Eichstätt. Die wohnlichen Zimmer sind mit Balkon oder Terrasse ausgestattet. Moderner Wellnessbereich mit Innenpool und Saunalandschaft. Im eleganten Restaurant mit Terrasse werden regionale und internationale Spezialitäten serviert.

Adler www.adler-eichstaett.de

★★★S garni

Marktplatz 22, PLZ 85072, **T 08421 6767,** F 8283
27 Zimmer | Ez 58–67 €, Dz 84–114 €, 5,00 €

In dem kürzlich renovierten Altstadthotel am Marktplatz verbindet sich historische Bausubstanz mit modernem Komfort. Hier wohnt man in zeitgemäßen Zimmern und Studios, die mit moderner Technik ausgestattet sind. Italienische Küche bietet das Restaurant „Tartufo“ im Erdgeschoss.

Hotel garni Fuchs www.hotel-fuchs.de

€ Gut & Günstig ★★★ garni

Ostenstraße 8, PLZ 85072, **T 08421 6789,** F 80117
19 Zimmer | 2 Apartments | Ez 45–75 €, Dz 75–90 €

Familiengeführtes Garnihotel mit zweckmäßigen Gästezimmern in zentraler Lage. Behagliches Konditorei-Café mit großer Auswahl hausgebackener Kuchen und Torten.

Domherrnhof www.domherrnhof.de

Domplatz 5, PLZ 85072, **T 08421 6126**
35 | Hauptgericht 19–29 €, Menü 25–85 € | Di-So Mo

Restauriertes Rokoko-Stadthaus, in dem ein stilvolles Restaurant beheimatet ist. Serviert werden feine, klassisch geprägte Gerichte. Eine Alternative ist die rustikal-gemütliche Schänke.

Dom Café www.domcafe.info

Marktplatz 5, PLZ 85072, **T 08421 2698**
120 | Hauptgericht 5–9 € | Mo,Mi–Sa 7:00–18:00 Uhr, So 8:00–18:00 Uhr

Im Stadtzentrum zwischen Dom und Rathaus gelegen. Torten, Kuchen, Gebäck, Pralinen und Eis aus eigener Herstellung. Schöne Sonnenterrasse.

EILSEN, BAD 22 D www.bad-eilsen.de

Niedersachsen | EW 2.394 | 133 m Bückeburg 8 km, Hameln 27 km
T 05722 88650

Landhaus Lahmann www.landhaus-lahmann.de

€ Gut & Günstig ★★★ garni

Harrlallee 3, PLZ 31707, **T 05722 8333,** F 81132
12 Zimmer | 2 Apartments | Ez 64–68 €, Dz 90–95 €, 9,00 €

Freundlich geführter Familienbetrieb in ruhiger Lage am Südhang des Harrls. Liebevoll im Landhausstil eingerichtete Zimmer. Großzügiges Grundstück mit Liegewiese und kleinem Kinderspielplatz.

EINBECK 32 A www.einbeck-marketing.de

Niedersachsen | EW 33.385 | 112 m Northeim 17 km, Alfeld 24 km
T 05561 3131910
Hist. Altstadt mit über 120 spätgot. Bürgerhäusern, lebendige Biergeschichte, StadtMuseum mit RadHaus (Fahrradmuseum).

Freigeist www.freigeist-einbeck.de

★★★★

Tiedexer Tor 5, PLZ 37574, **T 05561 3199970,** F 319997999
63 Zimmer | Ez ab 101 €, Dz ab 128 €, exkl. Frühstück, 16,00 € | 24 h

Das Hotel befindet sich in unmittelbarer Nachbarschaft zum Automobil- und Motorrad-Museum PS.SPEICHER. Hier sorgen Designelemente wie roter Klinker, Sichtbeton, geölte Eichenböden, Stahl und Glas, Industrielampen und Fatboy-Sitzsäcke für eine extravagante Atmosphäre. Die 24 und 40 qm großen Zimmer sind zurückhaltend und mit moderner Technik eingerichtet.

Der Schwan www.schwan-einbeck.de

Tiedexer Straße 1, PLZ 37574, **T 05561 4609**
25 | Hauptgericht 15–26 €, Menü 25–69 € | Mi-Sa Mo, Di

Um 1900 erbautes Gebäude im hist. Stadtkern. Nostalgischer Gastraum mit Antiksammlungen. Serviert werden anspruchsvolle Gerichte der internationalen Küche. Schöne Terrasse im grünen Innenhof.

Genusswerkstatt www.genusswerkstatt-einbeck.de

Tiedexer Straße 3b (im PS. Speicher), PLZ 37574
Hauptgericht 20–32 € | Di-So Mo

Das moderne Restaurant mit offener Showküche ist nicht nur für die Besucher des PS.SPEICHERS interessant. Auf der Speisekarte, dem sogenannten „Werkstattbuch", findet man überwiegend Gegrilltes wie Dry-Aged-Steaks oder norwegisches Fjordlachsfilet. Dazu gibt es frische Salate, die nach Jahreszeit wechseln. Die Mittagskarte ist etwas kleiner gehalten.

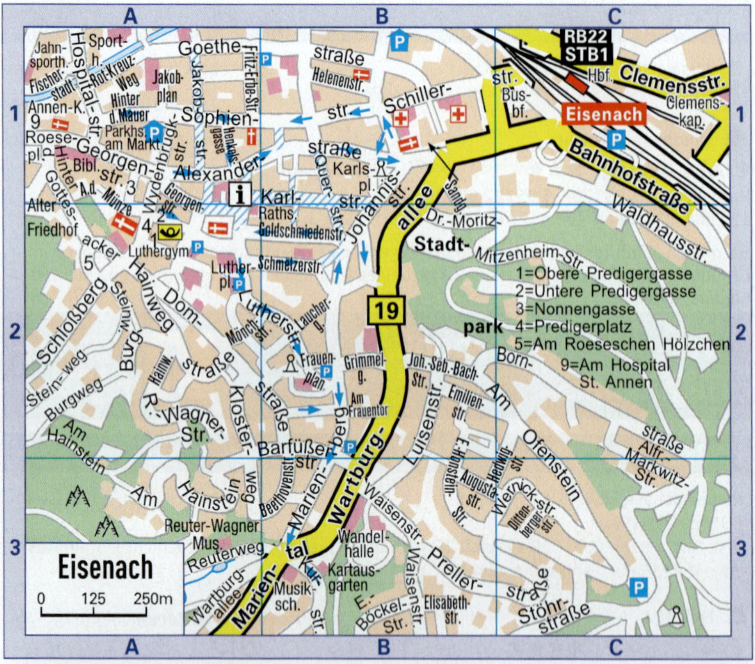

EISENACH 43 A

www.eisenach.info

Thüringen | EW 42.847 | 220 m — Erfurt 58 km, Kassel 76 km
T 03691 79230
Wartburg (UNESCO-Weltkulturerbe), Lutherhaus, Bachhaus, Georgenkirche, Stadtschloss, Nikolaikirche und -tor, Annenkirche, Predigerkirche, Landestheater, Creutznacher Haus, Schmales Haus, Wandelhalle, Goldener Löwe, Reutervilla, Burschenschaftsdenkmal, Residenzhaus, Stadtmauer, Kreuzkirche, Kartausgarten, Hellgrevenhof, Alte Mälzerei, Clemenskapelle, Jakobsplan, Automobile Welt Eisenach, Elisabethkirche, Lutherdenkmal, Alter Friedhof.

Auf der Wartburg

www.wartburghotel.de

VARTA-TIPP Service

★★★★★ garni

Auf der Wartburg 2, PLZ 99817 (OT: Wartburg), **T 03691 7970,** F 797100
37 Zimmer | 1 Suite | Ez 129–209 €, Dz 179–399 €, exkl. Frühstück, 19,50–23,50 € | 24 h

Das stilvoll renovierte Gebäude wartet mit angenehmem Landhausambiente, geschmackvoll und individuell eingerichteten Zimmern sowie einer tollen Aussicht auf den Thüringer Wald auf. Die persönliche Atmosphäre, das tolle Burgfrühstück und der zuvorkommende Service motivieren zum Besuch dieses traditionsreichen Hauses.

Landgrafenstube

80 | Hauptgericht 10–35 €, Menü 38–65 € | Mo-So

Originelles nostalgisches Ambiente und atemberaubender Ausblick über den Thüringer Wald. Serviert wird eine aromenreiche Landküche unter Verwendung saisonaler und regionaler Produkte. Einfachere Mittagskarte für Businessgäste.

Vienna House Thüringer Hof www.viennahouse.com

★★★★ garni

Karlsplatz 11 (B1), PLZ 99817, **T 03691 280,** F 28190
127 Zimmer | 1 Suite | Ez 109–169 €, Dz 129–189 € | 24 h

Ein traditionsreiches Hotel mit hist. Fassade vis-à-vis dem mittelalterlichen Stadttor. Geräumig und mit schlichter Eleganz zeigen sich die Gästezimmer. Internationale Speisen erwarten Sie im Restaurant „Leander".

Boutiquehotel Villa Anna www.hotel-villa-anna.de

garni

Fritz-Koch-Straße 12, PLZ 99817, **T 03691 23950,** F 239530
15 Zimmer | Ez 80–100 €, Dz 90–160 €, ab 15,00 €

Hist. Villenbau mit dem Charme der Gründerzeit. Ansprechend eingerichtete Zimmer in verschiedenen Kategorien. Frühstück im lichtdurchfluteten Frühstücksraum - im Sommer auch im Garten.

Göbel's Sophien Hotel www.sophienhotel.de

★★★★ garni

Sophienstraße 41 (B1), PLZ 99817, **T 03691 2510,** F 25111
73 Zimmer | 4 Apartments | Ez 69–99 €, Dz 99–150 €, ab 14,00 € | 24 h

Ein gepflegtes Stadthotel in Altstadtnähe. Neuzeitliche Gästezimmer in vier Kategorien. Beauty- und Wellnesslounge mit Sauna und Fitnessraum. Restaurant mit klaren Linien und warmen Farbtönen, in dem Thüringer Küche angeboten wird.

Berghotel Eisenach www.berghotel-eisenach.de

★★★★ garni

An der Göpelskuppe 1 (C3), PLZ 99817, **T 03691 22660,** F 226644
16 Zimmer | 2 Suiten | Ez ab 66 €, Dz ab 109 € | 24 h

Neben dem Burschenschaftsdenkmal errichtetes Natursteinhaus mit hochwertig eingerichteten Zimmern. Restaurant mit regionaler und internationaler Küche. Terrasse mit schöner Aussicht.

Weinrestaurant Turmschänke www.turmschaenke-eisenach.de

VARTA-TIPP Küche

Karlsplatz 28 (B1), PLZ 99817, **T 03691 213533**
80 | Hauptgericht 21–32 €, Menü 37–49 € | Mo-Sa

Im mittelalterlichen Turmverlies empfängt Sie dieses Restaurant. Schöne Details wie Bleiglasfenster, alte Gobelins und historisches Gestühl sorgen für ein originelles Ambiente. Patron Ulrich Rösch kredenzt eine schmackhafte, klassisch gehaltene Küche mit regionalen und euro-asiatischen Einflüssen. Sehr beliebt sind die mehrmals im Jahr stattfindenden Weinabende.

EISENSCHMITT 39 D www.gesundland-vulkaneifel.de

Rheinland-Pfalz | EW 291 | 350 m Wittlich 18 km, Bitburg 21 km
T 06572 951370

Molitors Mühle
www.molitors-muehle.de

Eichelhütte 15, PLZ 54533 (OT: Eichelhütte), **T 06567 9660,** F 966100
40 Zimmer | 2 Suiten | 2 Apartments | Ez 75–95 €, Dz 126–210 €

Ein Geheimtipp für Individualisten! Die ehem. Kornmühle von 1870 liegt idyllisch im Salmtal. Hier erwarten Sie ruhige Aussichtszimmer, die mit Antiquitäten und Stilmöbeln eingerichtet sind. Für Entspannung sorgt die hübsche Wellnessoase mit ihren vielfältigen Möglichkeiten.

EISLINGEN/FILS 58 B
www.eislingen.de

Baden-Württemberg | EW 19.840 | 336 m — Göppingen 5 km, Schwäbisch Gmünd 11 km
T 07161 8040

Eislinger Tor
www.hotel-eislinger-tor.de

Gutenbergstraße 1, PLZ 73054, **T 07161 945000**
31 Zimmer | Ez ab 74 €, Dz ab 104 €, exkl. Frühstück, 12,00 €

Gefragt ist dieses Hotel wegen seiner gepflegten, funktionalen und modernen Einrichtung. Das Haus bietet wohnliche Zimmer in unterschiedlichen Kategorien und ist sowohl für Individualreisende als auch für Businessgäste bestens geeignet. Im Restaurant „Sandy's No.1" werden schwäbische und mediterrane Speisen serviert.

ELLWANGEN (JAGST) 59 A
www.ellwangen.de

Baden-Württemberg | EW 24.749 | 440 m — Aalen 18 km, Dinkelsbühl 22 km
T 07961 84303
Basilika, ev. Kirche, Wallfahrtskirche, Schloss mit Museum, Römerkastell (8 km S), Sieger-Köder-Museum, Alamannenmuseum, Marktplatz mit Stiftsherrenhäusern.

Hirsch
www.hirsch-landgasthof.de

Maierstr. 2, PLZ 73479 (OT: Neunheim), **T 07961 91980,** F 919870
38 Zimmer | 1 Suite | Ez 59–95 €, Dz 75–115 €

Das familiär geführte Traditionshaus hat man um einen modernen Hotel-Neubau erweitert. Hier erwarten Sie zeitgemäß und komfortabel ausgestattete Zimmer in unterschiedlichen Kategorien. Für Veranstaltungen und Events gibt es variable Veranstaltungsräume.

Hirsch Neu!

Mo-Di, Do-So ⃠ Mi

Charmant die unterschiedlichen, gemütlichen Gaststuben, die hübsche Deko und die fast familiäre Atmosphäre. Hier gibt es eine bodenständige, aber dennoch moderne Wirtshausküche. Die Preise sind fair. Während der warmen Jahreszeit lockt die überdachte Sonnenterrasse.

Klozbücher
www.klozbuecher.com

★★★ garni

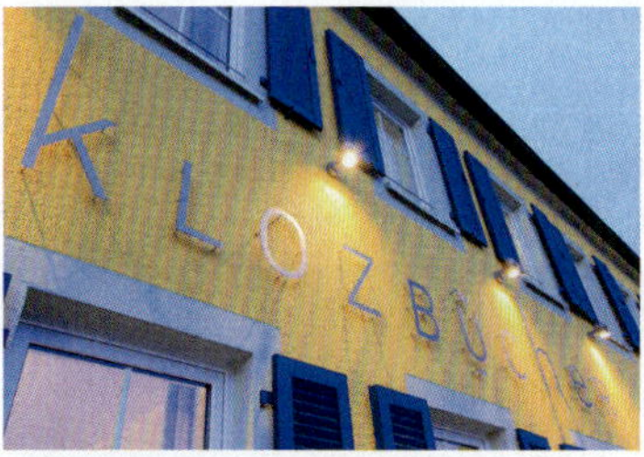

Rosenberger Str. 47, PLZ 73479 (OT: Eggenrot), **T 07961 9249190,** F 924919100
13 Zimmer
Ez 72–82 €, Dz 95–102 €

Ein charmantes Landhotel mit angeschlossener Feinkostmetzgerei und Cateringservice. Die zeitlos-modern eingerichteten Zimmer schmücken individuelle Wandsprüche. Kleine Loungekarte für Hausgäste. Sehr gutes Frühstück.

Brauereigasthof Roter Ochsen
www.roter-ochsen-ellwangen.de

★★★ garni

Schmiedstraße 16, PLZ 73479, **T 07961 9697170,** F 53613
30 Zimmer | Ez ab 47 €, Dz ab 88 € | 24 h

Sie finden das traditionsreiche Hotel mit Brauereigasthof in der Innenstadt. Im Haupt- und Gästehaus stehen Zimmer unterschiedlicher Kategorien zur Verfügung. Gemütliches Restaurant mit mehreren Stuben, in denen gutbürgerliche und regionale Küche aufgetischt wird.

ELMSHORN 15 A
www.vbv-elmshorn.de

Schleswig-Holstein | EW 52.264 | 3 m — Itzehoe 23 km, Hamburg 41 km
T 04121 268832
Industriemuseum, Heimatmuseum im Konrad-Strüve-Haus, St.-Nikolai-Kirche.

Sette Feinbistro
www.sette-feinbistro.de

Marktstraße 7, PLZ 25335 (OT: Elmshorn), **T 04121 262939**
Hauptgericht 12–28 € | Di-Sa Fr

Ein schlicht-modernes Tagesbistro mit angeschlossenem kleinen Feinkostladen. Die wechselnde Karte offeriert italienisch-mediterrane Köstlichkeiten zu fairen Preisen. Besonders empfehlenswert sind die exzellenten Pastagerichte. Man bietet natürlich auch Liefer- und Partyservice an.

ELSTER, BAD 45 C
www.badelster.de

Sachsen | EW 3.690 | 546 m — Schönberg 33 km, Plauen 35 km
T 037437 53900

Hotel König Albert
www.hotelkoenigalbert.de

★★★★S garni

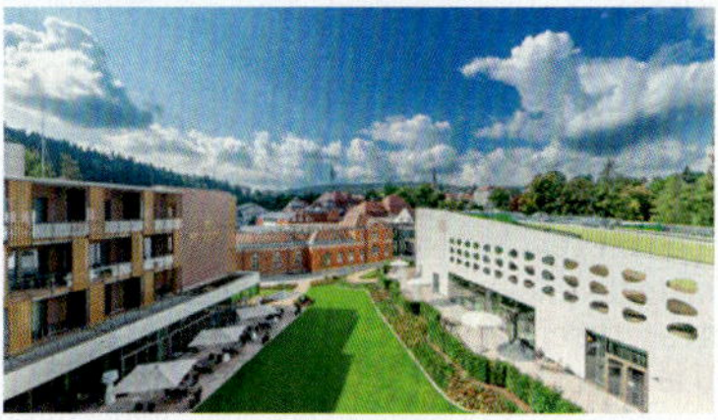

Carl-August-Klingner-Straße 1, PLZ 08645, **T 037437 5400**
108 Zimmer | 12 Suiten
Ez 118–176 €, Dz 168–278 € | 24 h

Dieses Hotel überzeugt mit großzügig geschnittenen Zimmern, die in warmen Farbtönen gestaltet sind. Hoteleigener Bademantelgang zur Soletherme mit Saunawelt und zum historischen Albert Bad.

Parkhotel Helene
www.parkhotel-helene.de

★★★S garni

Parkstraße 33, PLZ 08645, **T 037437 500,** F 5099
25 Zimmer | Ez 52–79 €, Dz 84–138 € | 24 h

Wellnesshotel in einer Villa von 1889 unmittelbar am Albert-Park. Funktionale Komfortzimmer unterschiedlicher Größe. Entspannung bietet ein kleiner Saunabereich. Regionale und internationale Spezialitäten erwarten Sie in „Albert's Parkrestaurant".

ELTVILLE 41 C
www.eltville.de

Hessen | EW 17.667 | 90 m — Wiesbaden 14 km, Rüdesheim 15 km
T 06123 90980
Hist. Altstadt mit Adelshöfen, kath. Kirche St. Peter und Paul, Kurfürstl. Burg (14. Jhd.) und romantische Rheinpromenade mit Rosenanlagen, Fachwerkensemble in den Stadtteilen, Kloster Eberbach.

Kronenschlösschen
www.kronenschloesschen.de

★★★★★S garni

Rheinallee, PLZ 65347 (OT: Hattenheim), **T 06723 640,** F 7663
18 Zimmer | 10 Suiten | Ez 130–150 €, Dz 150–180 €, exkl. Frühstück, 18,00 €

Liebevoll restauriertes Landhotel aus dem 19. Jhd. mit modernem Komfort. Die individuell gestalteten Zimmer und Suiten verfügen alle über ein Marmorbad. Hübsch der Garten mit seinem alten Baumbestand.

Kronenschlösschen

VARTA-TIPP Küche

40 | Hauptgericht 38–45 €, Menü 95–112 € | Di-Sa Mo, So

Die warmen Farben und die verspielte Eleganz dieses exklusiven Gourmetrestaurants lassen den Gast sofort in einen Zustand der Entspannung eintauchen. Saisonal, handwerklich perfekt und mit viel Finesse zeigt sich die leichte, moderne Küche von Simon Stirnal und Roland Gorgosilich. Ein aufmerksamer Service und eine gute Weinberatung runden das Genusserlebnis ab.

Eltvinum
www.eltvinum.de

★★★★★S garni

Schmittstraße 2, PLZ 65343, **T 06123 601780**
7 Zimmer | 1 Suite | Ez ab 95 €, Dz ab 145 €

Charmantes kleines Hotel in einem schmucken Fachwerkhaus aus dem Jahre 1513. Hochwertige Zimmerausstattung mit Eichenholzparkett, modernen Designmöbeln und Antiquitäten. Für Veranstaltungen und individuelle Weinproben steht der renovierte Gewölbekeller zur Verfügung.

Eltvinum

60 | Hauptgericht 17–38 €, Menü 33–89 € | Di-Sa Mo, So

Ein geschmackvolles Restaurant mit minimalistisch eingerichtetem Gastraum und ungezwungener Atmosphäre. Serviert wird eine frische regionale Landhausküche zu fairen Preisen. Neben À-la-carte-Gerichten wie „Geschmortes Ochsenbäckchen mit Brokkoli, Kartoffelpüree und Burgundersauce" wird auch ein Menü angeboten. Dazu gibt es gute Rheingauer Weine. Schöner Innenhof.

Frankenbach

www.hotel-frankenbach.de

★★★S garni

Wilhelmstraße 13, PLZ 65343, **T 06123 9040,** F 63602
37 Zimmer | Ez 85–110 €, Dz 115–160 €

Solide führt Familie Frankenbach dieses Haus im hist. Zentrum der Stadt. Gut ausgestattete Gästezimmer, teilweise mit Balkon und direktem Zugang zur mediterranen Dachterrasse. Weitere Unterkünfte stehen im Gästehaus „Gutenberg Hof" zur Verfügung.

Jean

VARTA-TIPP Küche

45 | Hauptgericht 20–39 €, Menü 45–99 € | Sa-So Fr-So Mo, Di, Mi, Do

Einen Hauch von Nostalgie vermittelt das behagliche Restaurant. Johannes Frankenbach erfreut mit einer modernen deutschen Küche auf klassisch französischer Basis, bei der ausschließlich heimische Produkte Verwendung finden. Gut sortierte Weinkarte mit Gewächsen aus dem Rheingau, aus Deutschland sowie aus internationalen Anbaugebieten.

Die Adler Wirtschaft

www.franzkeller.de

Hauptstraße 31, PLZ 65347 (OT: Hattenheim), **T 06723 7982**
60 | Hauptgericht 12–44 €, Menü 36–76 € | Mi-Sa Mo, Di, So

In der reizenden Gaststube sorgen runde Eichenholztische und liebevoll arrangierte Accessoires für ein behagliches Ambiente. Die kleine, aber feine Speisenauswahl mit einem Mix aus klassischer Küche mit deftiger Hausmannskost wird regelmäßig neu zusammengestellt. Dazu gibt es edle Tropfen aus dem Rheingau, aus Baden und Rheinhessen. Im Sommer empfiehlt sich die großzügige Weinterrasse.

Im Baiken

www.baiken.de

Wiesweg 86, PLZ 65343, **T 06123 900345**
80 | Hauptgericht 18–25 € | Sa-So Mi-Fr Mo, Di

Auf einer Anhöhe hoch über Eltville liegt dieser idyllische Gutshof. Unter Verwendung hochwertiger Zutaten bietet man hier eine frische, unprätentiöse Regionalküche. Dazu werden leckere Weine aus dem Rheingau serviert. Hübsche Terrasse.

Zum Krug

www.zum-krug-rheingau.de

Hauptstraße 34, PLZ 65347 (OT: Hattenheim), **T 06723 99680**
60 | Hauptgericht 24–32 €, Menü 55–85 € | Mi-So Di-Sa Mo 21.12.20–18.1.21

In einem alten Fachwerkhaus im Hattenheimer Ortskern befindet sich das behagliche Restaurant. Für die gefällige saisonale Frischeküche (z.B. „Rumpsteak vom Bio-Weiderind mit knusprig gerösteten Zwiebeln, Bratkartoffeln und Salat") verwendet man überwiegend heimische Produkte. Es gibt auch liebevoll eingerichtete Gästezimmer.

ELZACH 57 C

www.zweitaelerland.de

Baden-Württemberg | EW 7.002 | 361 m — Waldkirch 14 km, Haslach 15 km
T 07682 19433

Elzland Hotel 9 Linden Neu! www.elzland-hotel-neunlinden.de

Neunlindenstraße 5, PLZ 79215, **T 07682 947930**
33 Zimmer | 6 Apartments | Ez 71–150 €, Dz 76–180 €, bis 18,00 €

Das Partnerhotel des ElzLand Hotel Pfauen beeindruckt bereits von außen mit seiner geradlinigen Holzfassade. Auch im Innern sorgen klare Linien, natürliche Materialien, sanfte Beige- und Mokkatöne sowie ein ausgeklügeltes Lichtkonzept für echte Wohlfühlatmosphäre. Sie wohnen in großzügigen, lichtdurchfluteten Zimmern und Apartments mit gläsernen Bädern. Für Langzeitgäste hat man auch Ferienwohnungen.

ElzLand Hotel Pfauen Neu! www.elzland-hotel-pfauen.de

★★★★

Pfauenstraße 6, PLZ 79215 (OT: Oberprechtal), **T 07682 947910,** F 9479213
63 Zimmer | 9 Suiten | Ez 118–234 €, Dz 141–320 €, inkl. Halbpension, bis 20,00 €

Das umfassend erneuerte Haus richtet seinen Fokus auf Wellness und Gesundheit. Hier begeistert nicht nur die wunderbare Aussicht auf das Elztal, sondern auch die freundlich-modernen Zimmer sowie das vielfältige Angebot im „Vital Spa“. Schöne Adresse für Erholungssuchende, Genussliebhaber und Aktivurlauber.

Gasthaus Rössle Neu! www.roessleelzach.de

Hauptstr. 19, PLZ 79215, **T 07682 212**
11 Zimmer | Ez ab 60 €, Dz ab 120 €

Bereits in der 4. Generation führen Kristin und Manuel Häringer dieses charmante Gasthaus im Ortszentrum. Die gemütlichen und sehr geschmackvoll eingerichteten Zimmer zeigen einen gelungenen Mix aus ländlichem Flair und Moderne. Morgens wartet ein tolles Frühstück auf Sie.

Gasthaus Rössle

VARTA-TIPP Küche

120 | Hauptgericht 7–25 €, Menü 19–45 € | Mo-So

Behagliches Ambiente, herzliche Gastfreundschaft und zwangloser Genuss erwarten Sie im Restaurant. Serviert wird schmackhafte badische Küche zu gastfreundlichen Preisen. Der Chef kocht bevorzugt Gerichte mit Produkten regionaler Herkunft aus dem Elztal und dem Breisgau. So finden sich auf der Karte z.B. „Schwarzwaldforelle aus Oberprechtäler Aufzucht“ oder „Hausgemachte Kalbfleischküchle“. Hübsch die kleine Terrasse vor dem Haus.

Schäck's Adler www.schaecks-adler.de

Waldkircher Straße 2, PLZ 79215 (OT: Oberprechtal), **T 07682 1291**
100 | Hauptgericht 18–35 €, Menü 25–42 € | Do-So Mi-So Mo, Di

Viel altes Holz, ein heimeliger Kachelofen, liebevolle Deko - da kommt Gemütlichkeit auf. Dazu eine sehr gute Küche, bei der man auf Frische, Qualität und regionale Produkte großen Wert legt. Für Übernachtungsgäste gibt es behagliche Gästezimmer.

EMDEN 12 D www.emden-touristik.de

Niedersachsen | EW 51.292 | 1 m Aurich 23 km, Leer 29 km
T 04921 97400
Kunsthalle Emden, Ostfriesisches Landesmuseum, Dat Otto Huus, Bunkermuseum, Johannes a Lasco Bibliothek, Emder Stadtwall, Kesselschleuse, Museumsschiffe, Maritimes Museum.

Hotel am Delft www.hotel-am-delft.de

★★★★ garni

Am Delft 27, PLZ 26721, **T 04921 39190,** F 3919190
120 Zimmer | 24 h

Eine schöne Adresse am Alten Binnenhafen: geradliniges Design, wertige Materialien, warme Töne, gutes Platzangebot und moderne Technik. Die Zimmer sind in den Kategorien Classic, Superior und Deluxe buchbar. Zum Haus gehören auch ein Restaurant mit Außenterrasse sowie ein Fitness- und Saunabereich.

Heerens-Hotel www.heerenshotel.de

★★★ garni

Friedrich-Ebert-Str. 67, PLZ 26725, **T 04921 23740,** F 23158
20 Zimmer | 1 Suite | Ez 79–82 €, Dz 98–105 €

Individuelles, zentral gelegenes Stadthotel mit modernem Ambiente in denkmalgeschütztem Gemäuer. Stilvoll eingerichtete Gästezimmer mit kostenlosem WLAN. Fahrrad-, Motorroller- und Bollerwagenverleih.

EMMELSHAUSEN 40 D www.emmelshausen.de

Rheinland-Pfalz | EW 4.737 | 450 m Boppard 13 km, St. Goar 16 km
T 06747 93220

Münster www.hotel-muenster.de

€ Gut & Günstig ★★★ garni

Waldstraße 3a, PLZ 56281, **T 06747 93940,** F 939413
18 Zimmer | Ez 48–59 €, Dz 85–89 €, bis 5,00 € | 24 h

Gepflegter Familienbetrieb in einer ruhigen Seitenstraße. Es erwarten Sie zweckmäßig und funktional eingerichtete Zimmer. Das Frühstück ist frisch und die Preise sind fair. Die Inhaberin kümmert sich wirklich um ihre Gäste.

EMMENDINGEN 56 D www.emmendingen.de

Baden-Württemberg | EW 26.287 | 201 m Waldkirch 12 km, Freiburg 15 km
T 07641 19433
Wohnhaus und Grab der Goethe-Schwester Cornelia Schlosser, Burgruine Hochburg (5 km O), Dt. Tagebucharchiv, Eichbergturm.

Taome Feng Shui Stadthotel www.taome.de

★★★S garni

Karl-Friedrich-Str. 63/1, PLZ 79312, **T 07641 9686288,** F 9686299
40 Zimmer | 3 Suiten | 2 Apartments | Ez 69–115 €, Dz 95–139 €

In attraktiver Citylage finden Sie dieses moderne Nichtraucherhotel, das nach den Prinzipien des Feng Shui ausgestattet wurde. Wohnliche Zimmer mit Balkon. Internetzugang (LAN) und Getränke aus der Minibar sind im Zimmerpreis inklusive. Panorama-Frühstücksrestaurant mit kleiner Dachterrasse.

EMMERICH AM RHEIN 28 B www.emmerich.de

Nordrhein-Westfalen | EW 29.652 | 18 m Arnheim 34 km, Wesel 40 km
T 02822 931040
St.-Aldegundis-Kirche, Christuskirche, St. Martini mit Schatzkammer, Heilig-Geist-Kirche, Rheinmuseum, PAN Kunstforum Niederrhein, Eltenberg mit St.-Vitus-Kirche u. Drususbrunnen, Schlösschen Borghees.

Landhaus Zu den 3 Linden www.zu-den-3-linden.de

Reeser Straße 545, PLZ 46446 (OT: Praest), **T 02822 8800**
25 | Hauptgericht 20–28 €, Menü 30–49 € | So Mo, Do-So Di, Mi

Der ländlich gelegene Familienbetrieb bietet seit Jahren eine wohlschmeckende, zeitgemäße Küche mit französischer Ausrichtung - z.B. „Rosa gebratene Entenbrust mit Spitzkohl und Thymiankrapfen". Vom liebenswerten Service wird man bestens betreut.

EMMINGEN-LIPTINGEN 65 A www.emmingen-liptingen.de

Baden-Württemberg | EW 4.480 | 750 m Tuttlingen 8 km, Stockach 20 km
T 07465 92680

Schenkenberger Hof www.schenkenberger-hof.com

VARTA-TIPP Küche

Schenkenbergerhof 22, PLZ 78576, **T 07465 9202950**
45 | Hauptgericht 14–24 € | Mi-So Mo, Di

Ein Landgasthaus wie im Bilderbuch: herzliche Gastgeber, urgemütliche Räumlichkeiten und dazu eine frische, ehrliche Regionalküche. Traditionelle Gerichte wie Gaisburger Marsch, Zwiebelrostbraten, Kalbsrahmschnitzel oder Königsberger Klopse stehen auf der Speisekarte. Sehr einladende Terrasse. Feine Schmankerl für Zuhause kann man im angeschlossenen Hofladen erwerben.

EMS, BAD 40 D www.bad-ems.info

Rheinland-Pfalz | EW 9.179 | 85 m Koblenz 18 km, Montabaur 20 km
T 02603 94150

Häcker's Grand Hotel www.haeckers-hotels.com

S garni

Römerstraße 1-3, PLZ 56130, **T 02603 7990,** F 799252
106 Zimmer | 7 Suiten | Ez ab 107 €, Dz ab 192 € | 24 h

Direkt an der Lahn liegt dieser historische Barockbau von 1711. Das traditionsreiche Haus wartet mit einer repräsentativen Empfangshalle, eleganten Balkonzimmern und einem schönen Wellnessbereich auf. Das klassisch gehaltene Restaurant „Benedetti" serviert internationale Küche.

Bad Emser Hof www.bad-emser-hof.de

★★★S garni

Lahnstr. 6-7, PLZ 56130, **T 02603 91810,** F 918110
29 Zimmer | 1 Suite | Ez 79–89 €, Dz 104–140 €

Gute Übernachtungsadresse, gelegen im verkehrsberuhigten Teil der Kurpromenade. Das Haus verfügt über helle und modern eingerichtete Komfortzimmer mit Balkon. Das Hotel ist bei Geschäftsreisenden und Kurzurlaubern gleichermaßen beliebt.

Estragon

T 02603 3424
120 | Hauptgericht 18–25 € | Di-So

Das Restaurant befindet sich im Erdgeschoss des Hotels. Die Küche überzeugt mit feinen und bodenständigen Gerichten wie z.B. „Gebratenes Kabeljaufilet mit Macadamia-Kruste auf Blattspinat und Würfelkartoffeln". Wöchentlich wechselnde Mittagskarte. Belebte Boulevardterrasse, auf der man nachmittags hausgemachte Kuchen probieren kann.

EMSDETTEN 21 C www.emsdetten.de

Nordrhein-Westfalen | EW 35.447 | 45 m Rheine 14 km, Münster 30 km
T 02572 93070

Lindenhof www.lindenhof-emsdetten.de

★★★★ garni

Alte Emsstraße 7, PLZ 48282, **T 02572 9260,** F 926200
45 Zimmer | 1 Suite | 5 Apartments | Ez 75–95 €, Dz 99–109 €

Aus verschiedenen Gebäuden bestehendes, privat geführtes Hotel mit gemütlich, individuell und neuzeitlich eingerichteten Gästezimmern. Im „Alten Wiegehaus" Apartments für Langzeitgäste. Gute Tagungsmöglichkeiten.

Lindenhof

80 | Hauptgericht 15–30 €, Menü 21–59 € |

Altdeutsch eingerichtetes Restaurant, das mit zahlreichen Antiquitäten versehen ist. Im Angebot: klassisch-regionale Speisen mit mediterranem Einfluss. Herzlicher Service, ansprechende Weinauswahl.

ENDINGEN 56 D www.endingen.de

Baden-Württemberg | EW 10.000 | 186 m Freiburg im Breisgau 28 km, Offenburg 47 km
T 07642 689990
Hist. Altstadt, St.-Peters-Kirche, Altes Rathaus, Kornhalle, Vorderösterreichmuseum, Käserei-, Heimat- und Kirschenmuseum.

Zollhaus www.zollhaus-endingen.de

Hauptstr. 3, PLZ 79346, **T 07642 9202343,** F 9202348
4 Zimmer | Ez 108–138 €, Dz 115–160 €

Das kleine, individuelle Hotel befindet sich in einem denkmalgeschützen, von Grund auf restaurierten Gebäude aus der Barockzeit. Klares Design, schlichte Formen, sinnliche Farben und hochwertige, natürliche Materialien bestimmen die Zimmereinrichtung. Hübsche Weinlounge.

Merkles Restaurant www.merkles-restaurant.de

VARTA-TIPP Küche **VARTA-TIPP** Service

Hauptstraße 2, PLZ 79346, **T 07642 7900**
20 | Menü 75–134 € | Mi-Sa Mo, Di, So ››

Ein besonders wertvolles Mosaiksteinchen unter den Kaiserstühler Feinschmeckerrestaurants. Wunderschön, hier zu tafeln, es stimmt einfach alles: Ambiente, Küchenleistung und auch der professionelle Service! Thomas Merkle nennt sein Menü „Einfach Merkle". In 4 bis 7 Gängen überrascht er immer wieder mit spannenden Gerichten - fantasievoll, kreativ und fein gewürzt.

Pfarrwirtschaft und Garten **Neu!** www.pfarrwirtschaft.de

Hauptstraße 2, PLZ 79346, **T 07642 924311**
66 | Hauptgericht 13–36 €, Menü 32–35 € | Mi-So Mo, Di

Das Zweitrestaurant, das sich im gleichen Gebäude wie das Gourmetrestaurant befindet, ist modern, aber zugleich gemütlich eingerichtet. Serviert werden leckere Gerichte für jeden Tag, so z.B. „Dry Aged-Rinderfilet mit Pfeffersauce und Pommes Frites". Dazu gibt es gute Kaiserstühler Tropfen und frisch gezapftes Bier vom Fass.

Dutters Stube www.dutters-stube.de

VARTA-TIPP Küche

Winterstraße 28, PLZ 79346 (OT: Kiechlinsbergen), **T 07642 1786**
45 | Hauptgericht 19–32 €, Menü 28–58 € | Mi-Sa Mo, Di, So

Ambientiger Tafelgenuss in einem gut geführten, authentischen Traditionsgasthaus. Hier offeriert Arthur Dutter eine feine saisonale Frischmarktküche auf stabilem Niveau mit überwiegend badischer Ausrichtung. Rustikal und bodenständig präsentiert sich die „Dorfwirtschaft" (auch sonntags geöffnet) im historischen Gewölbekeller. Hier werden z.B. ofenfrische Flammkuchen, kleine Gerichte und deftige Vesper serviert.

ENGE-SANDE 6 B www.enge-sande.de

Schleswig-Holstein | EW 1.127 | 7 m Niebüll 10 km, Flensburg 30 km
T 04661 6010

Berger's Landgasthof www.bergers-landgasthof.de

Dorfstraße 28, PLZ 25917 (OT: Enge), **T 04662 3190**
35 | Hauptgericht 14–36 € |

Ein netter Landgasthof mit familiärer Atmosphäre. In verschiedenen Gasträumen und auf der Terrasse werden regionaltypische Speisen serviert. Übernachten können Sie in einem der behaglich eingerichteten Gästezimmer.

ENGELTHAL 53 D www.engelthal.de

Bayern | EW 1.140 | 371 m Hersbruck 6 km, Nürnberg 30 km
T 09158 380

Weißes Lamm www.hotel-weisseslamm.de

€ Gut & Günstig ★★★ garni

Hauptstraße 24, PLZ 91238, **T 09158 929990,** F 9299992
35 Zimmer | 5 Suiten | Ez 54–84 €, Dz 72–100 €

Liebevoll renovierter Landgasthof mit familiärer Atmosphäre und behaglichen Gästezimmern. Im urig-rustikalen Restaurant wird eine schmackhafte fränkische Küche aus regionalen Zutaten angeboten. Reizvoller Biergarten.

Grüner Baum www.gruener-baum-engelthal.de

Hauptstraße 9, PLZ 91238, **T 09158 262**
100 | Hauptgericht 10–22 € | Mi-So Mo, Di

Stattlicher fränkischer Gasthof in ländlichem Ambiente mit saisonorientierter Regionalküche, in der überwiegend Produkte aus dem Umland Verwendung finden. Für Übernachtungsgäste stehen einfache, aber gepflegte Doppelzimmer bereit. Hübscher Biergarten.

ENKENBACH-ALSENBORN 50 C www.enkenbach-alsenborn.de

Rheinland-Pfalz | EW 7.124 | 399 m Kaiserslautern 10 km, Grünstadt 26 km
T 06303 913133

Kölbl www.hotel-restaurant-koelbl.de

Hauptstraße 3, PLZ 67677 (OT: Enkenbach), **T 06303 3071**
85 | Hauptgericht 19–27 € | Di-Fr, So Di-So Mo

In diesem sympathischen Restaurant mit modernem Pfälzer Gaststubenambiente erwartet Sie eine saisonal ausgerichtete regionale Küche auf klassischer Basis. Sehr beliebt ist das wöchentlich wechselnde Business-Lunch-Menü. Zum Übernachten stehen zweckmäßige Gästezimmer bereit.

ENZKLÖSTERLE 57 A www.enzkloesterle.de

Baden-Württemberg | EW 1.204 | 538 m Wildbad 12 km, Freudenstadt 29 km
T 07085 7516

Enztalhotel www.enztalhotel.de

★★★★ S garni

Freudenstädter Str. 67, PLZ 75337, **T 07085 180,** F 1818
47 Zimmer | 2 Suiten | 5 Apartments | Ez 119–133 €, Dz 238–300 €, inkl. Halbpension | 24 h

Gediegenes und charmant geführtes Traditionshotel mit gemütlichen Gästezimmern und großzügigem Wellnessbereich. Elegantes Restaurant im traditionellen Schwarzwälder Stil mit marktfrischen Spezialitäten aus der Region. Schöne Gartenterrasse.

EPPELBORN 49 C www.eppelborn.de

Saarland | EW 17.894 | 240 m St. Wendel 9 km, Saarlouis 22 km
T 06881 969100

Eppelborner Hof www.eppelborner-hof.de

★★★ S garni

Rathausstraße 1-3, PLZ 66571, **T 06881 8950,** F 895200
33 Zimmer | 3 Suiten | Ez 74 €, Dz 104 €, 4,50 €

Familiengeführtes Haus mit gepflegten Zimmern und freundlicher Atmosphäre im Ortszentrum. Kleiner Wellnessbereich mit Sauna, Solarium und Fitnessraum. Im Restaurant mit großem Wintergarten und Terrasse wird schmackhafte deutsche Küche mit internationalen Einflüssen serviert.

EPPENBRUNN 50 C

www.pirmasens-land.de

Rheinland-Pfalz | EW 1.427 | 285 m
T 06331 8720

Pirmasens 13 km, Saarbrücken 76 km

Kupper

www.hotelkupper.de

€ Gut & Günstig ★★★ garni

Himbaumstraße 22, PLZ 66957, **T 06335 9130,** F 913113
22 Zimmer | Ez 55–75 €, Dz 90–110 €, 5,00–10,00 €

Familiär geführter Feriengasthof nahe der deutsch-französischen Grenze mit Wanderwegen vor der Haustür. Zweckmäßig eingerichtete Zimmer unterschiedlicher Kategorien. Kleiner Wellnessbereich mit Erlebnisbad und Sauna.

EPPINGEN 51 C

www.eppingen.de

Baden-Württemberg | EW 20.919 | 199 m
T 07262 9201116

Bretten 20 km, Heilbronn 26 km

Villa Waldeck

www.villa-waldeck.de

★★★★ garni

Waldstraße 80, PLZ 75031, **T 07262 61800,** F 3366
45 Zimmer | 1 Suite | Ez 78–82 €, Dz 115 €, 7,50 €

Familiär geführtes Haus in ruhiger Waldrandlage. Komfortabel ausgestattete Gästezimmer unterschiedlicher Kategorien. Garten mit Angel- und Schwimmteich. Im lichtdurchfluteten Restaurant wird regionale und saisonale Küche serviert.

Altstadthotel Wilde Rose

www.altstadthotel-wilde-rose.de

★★★ garni

Kirchgasse 29-31, PLZ 75031, **T 07262 91400,** F 914090
10 Zimmer | Ez 79–89 €, Dz 110–145 €

Hübsches Fachwerkhaus inmitten der Eppinger Altstadt mit herrlichem Innenhof. Wohnlich eingerichtete Zimmer mit zweckmäßiger Ausstattung. Gutes Frühstück.

ERDING 60 D

www.erding.de

Bayern | EW 36.000 | 463 m
T 08122 4080

Freising 17 km, München 37 km

Hotel Victory Therme Erding

www.victory-hotel.de

garni

Thermenallee 1a, PLZ 85435, **T 08122 5503000,** F 5503559
128 Zimmer | Ez ab 145 €, Dz ab 255 €, ab 19,50 € | 24 h

Das „etwas andere" Hotel ist eine Rekonstruktion der HMS Victory und eines venezianischen Palastes. Das Thema Wasser zieht sich durch alle Bereiche des Hauses. Die individuell thematisierten Zimmer überzeugen durch geschmackvolles Interieur, moderne Kommunikationstechnik und raffinierte Lichtsysteme. Das Wellenparadies bietet Badespaß für die ganze Familie.

Restaurant Empire

www.restaurant-empire.de

64 | Hauptgericht 19–29 € | Mo-So

Ein freundliches Restaurant mit hohen Decken, Palmen und hellem, cremefarbenem Ambiente. Es gibt Internationales wie „Norwegische Fjordforelle mit Kartoffelmousseline, Blattspinat und Trüffelschaum“ oder „Französische Maispoulardenbrust in Aromaten gebraten“.

Henry www.hotel-henry.de

★★★★ garni

Dachauer Straße 1, PLZ 85435, **T 08122 909930,** F 90993500
50 Zimmer | 1 Suite | Ez ab 83 €, Dz ab 112 €

Gut geführtes Cityhotel mit stilvoll und wohnlich eingerichteten Zimmern, die nach Städten aus aller Welt benannt sind. Kostenfreies WLAN im gesamten Haus. Feinschmeckerbistro mit internationalen und regionalen Spezialitäten.

ERFTSTADT 39 B www.erftstadt.de

Nordrhein-Westfalen | EW 51.576 | 100 m Euskirchen 17 km, Düren 20 km
T 02235 409328
Landesburg Lechenich, Schloss Gracht in Liblar, Wasserschloss Gymnich (ehem. Gästehaus der Bundesregierung), Burgen.

Haus Bosen www.hausbosen.de

Herriger Str. 2, PLZ 50374 (OT: Lechenich), **T 02235 691618**
50 | Hauptgericht 15–22 €, Menü 32–34 € | Di-So Mo

Direkt in Sichtweite des Rathauses liegt dieses hübsche Fachwerkhaus. In den ländlichen Gaststuben und auf der lauschigen Sommerterrasse wird deutsche und internationale Küche aufgetischt. Die Preise sind maßvoll kalkuliert. Der Service ist freundlich und aufmerksam.

ERFURT 44 A www.erfurt-tourismus.de

Thüringen | EW 214.000 | 200 m Erfurt-Bindersleben (Flughafen) 7 km, Eisenach 58 km
T 0361 66400
Mariendom und Severikirche auf dem Domberg, Zitadelle auf dem Petersberg, Fischmarkt mit neugot. Rathaus, Kunsthalle im Haus zum Roten Ochsen, Krämerbrücke, Prachtstraße Anger mit Ursulinenkloster und Angermuseum, Augustinerkloster und -kirche, Alte Synagoge, Predigerkirche und-kloster, egapark mit Gartenbaumuseum, Staatskanzlei, Schloss Molsdorf, Museum für Thüringer Volkskunde, Kaisersaal, Michaeliskirche.
Einen Cityplan finden Sie auf Seite 396.

Dorint Hotel am Dom www.hotel-erfurt.dorint.com

★★★★★ garni

Theaterplatz 2 (A2), PLZ 99084, **T 0361 64450,** F 6445100
160 Zimmer | 16 Suiten | 24 h

Das Hauptmerkmal dieses anspruchsvollen Businesshotels ist die imposante, quer durch das Gebäude reichende Atriumhalle. Das Haus bietet zudem geschmackvoll eingerichtete Zimmer in warmen Farbtönen, eine moderne Hotelbar, einen Wellnessbereich sowie zahlreiche Tagungs- und Veranstaltungsräume. Regionale und internationale Küche im Restaurant „Gloriosa“.

Victor's Residenz-Hotel www.victors.de/de/hotels/erfurt

★★★★ garni

Häßlerstraße 17, PLZ 99096 (OT: Daberstedt), **T 0361 65330,** F 6533599
68 Zimmer | 9 Suiten | 24 h »

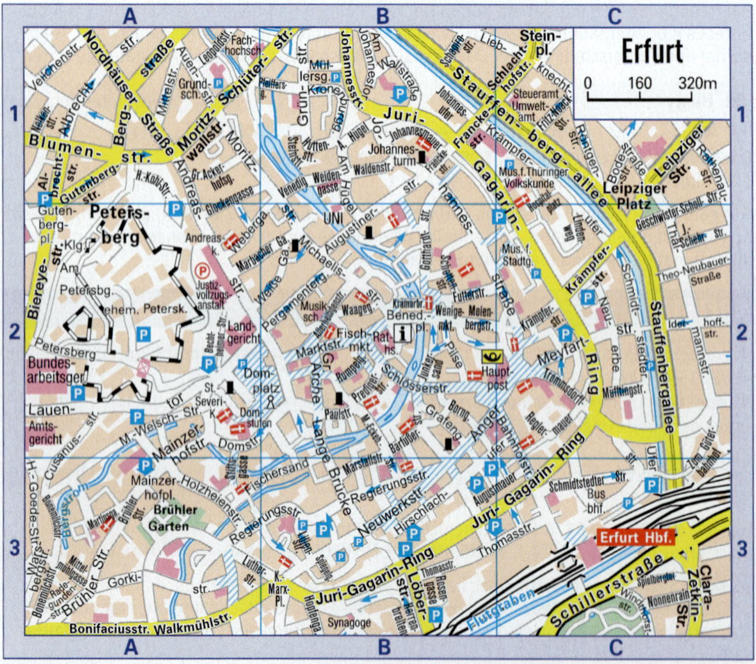

Komfortables Tagungs- und Stadthotel im südlichen Zentrum von Erfurt gelegen. Großzügig geschnittene Zimmer im Laura-Ashley-Stil. Begrünter Innenhof, gediegenes Restaurant.

Airport Hotel

www.airport-hotel-erfurt.de

★★★S garni

Binderslebener Landstraße 100, PLZ 99092, **T 0361 658880,** F 658881060
70 Zimmer | Ez ab 74 €, Dz ab 94 € | 24 h

Travel- und Tagungshotel neben dem Flughafenterminal. Einheitlich eingerichtete Zimmer mit neuzeitlichem Komfort. Restaurant mit Wintergarten.

Excelsior

www.excelsior.bestwestern.de

★★★★S garni

Bahnhofstraße 35 (C3), PLZ 99084, **T 0361 56700,** F 5670100
92 Zimmer | Ez 100–160 €, Dz 125–180 €, 12,00 € | 24 h

Zentral gelegenes Hotel in einem eleganten Jugendstilgebäude - ideal für Städte- und Geschäftsreisende. Sie logieren in individuellen und wohnlich eingerichteten Zimmern. Erst 2018 wurde das Haus um einen Neubau erweitert.

Hotel Krämerbrücke

www.hotel-kraemerbruecke.de

★★★★S garni

Gotthardtstraße 27 (B2), PLZ 99084, **T 0361 67400,** F 6740444
91 Zimmer | 9 Suiten | 1 Apartment | Ez ab 96 €, Dz ab 126 € | 24 h

Neuzeitliches Geschäftshotel in einem hist. Gebäude, direkt an der Krämerbrücke gelegen. Schlichte, modern gehaltene Zimmer. Im Restaurant „Zum Alten Schwan“ wird regional und international gekocht.

Zumnorde
www.hotel-zumnorde.de

★★★★S garni

Anger 50-51 (B2, Eingang Weitergasse 26), PLZ 99084, **T 0361 56800,** F 5680400
54 Zimmer | 7 Suiten | 1 Apartment | Ez ab 99 €, Dz ab 129 € | 24 h

Etagenhotel an der Hauptgeschäftsstraße mit geräumigen und geschmackvoll eingerichteten Zimmern. Gemütliches Restaurant mit regionaler Küche. Zufahrt über Barfüßerstraße.

Domizil
www.hotel-domizil-erfurt.de

VARTA-TIPP Service

★★★★S garni

Andreasstr. 36 (B2), PLZ 99084, **T 0361 38033100,** F 38033101
8 Zimmer | Ez 105–135 €, Dz 135–185 €

Schon ein bemerkenswertes Haus: bemerkenswert klein, bemerkenswert individuell und dazu noch bemerkenswert herzlich geführt! In dem sorgsam sanierten Hotel verbinden sich historisches Ambiente und die Annehmlichkeiten der Moderne. Egal ob mit Garten- oder Stadtblick, in den sehr geschmackvoll eingerichteten Zimmern muss man sich einfach wohlfühlen. Das leckere Frühstück am Morgen sollten Sie nicht versäumen.

Clara - Restaurant im Kaisersaal
www.restaurant-clara.de

VARTA-TIPP Küche

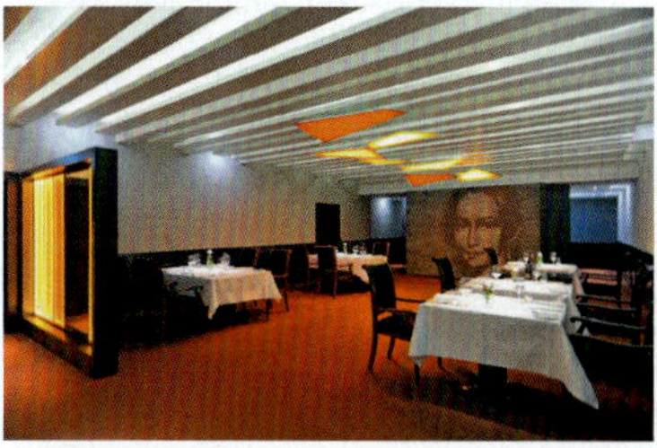

Futterstraße 15-16 (B2), PLZ 99084,
T 0361 5688207
22 | Hauptger. 34–38 €, Menü 72–130 €
Di-Sa

Elegantes Design, klare Raumaufteilung, durchdachtes Lichtkonzept und dazu eine hervorragende Kulinarik! Bei Redaktionsschluss für diese Buchausgabe wurde bekannt, dass Chefkoch Arne Linke das Restaurant verlässt. Aber auch unter seinem Nachfolger wird man hier eine gehobene Gourmetküche anbieten.

Das Ballenberger
www.das-ballenberger.de

Gotthardtstraße 25/26 (B2), PLZ 99084, **T 0361 64456088**
60 | Hauptgericht 22–26 €, Menü 36–46 € | Mo-Sa So

Beliebtes Restaurant mit Feinkosttheke im Herzen der Altstadt. Die kreativen, mediterran angehauchten Gerichte klingen z.B. so: „Entenbrust | Linsen | Grüner Spargel | Estragon | Senf“ oder „Zander | Caponata | Sellerie | Pinie“. Auch Frühstück wird angeboten.

ERHARTING 61 D
www.erharting.de

Bayern | EW 910 | 400 m
T 08635 69860

Eggenfelden 20 km, Bodenkirchen 20 km

Pauliwirt
www.pauliwirt.de

★★★S garni

Neuhäusl 1, PLZ 84513 (OT: Neuhäusl), **T 08631 37820,** F 378230
33 Zimmer | 3 Apartments | Ez 45–100 €, Dz 90–130 €, 4,80–12,00 € ››

Freundlich geführter Landgasthof an der B 299 mit guten Tagungs- und Freizeitmöglichkeiten. Unterschiedlich von gediegen bis modern und teils mit Wasserbett eingerichtete Zimmer. Im Restaurant wird gutbürgerliche Küche serviert.

ERKELENZ 28 D www.erkelenz.de

Nordrhein-Westfalen | EW 45.942 | 92 m Mönchengladbach 15 km, Aachen 38 km
T 02431 850
Kath. Pfarrkirche St. Lambertus, Burg Erkelenz, Altes Rathaus, Haus Spiess, Ehem. Kreuzherrenkloster Haus Hohenbusch, Leonhardskapelle, Blanken-Mühle, Immerather Windmühle, Rheinisches Feuerwehrmuseum Lövenich.

Lindenhof www.erkelenz-hotel.de

★★★★ garni

Konrad-Adenauer-Platz 1, PLZ 41812, **T 02431 99911000,** F 9991190
21 Zimmer | 1 Suite | Ez ab 80 €, Dz ab 90 €, exkl. Frühstück, 6,50 €

Eine persönlich geführte Adresse mit modernen, klimatisierten Zimmern, die in warmen Brauntönen gehalten sind. Regionale Gerichte und saisonale Spezialitäten werden im Restaurant „Anton's" serviert. WLAN und Parken sind kostenfrei. Kleine hoteleigene Fitnessoase.

ERKHEIM 59 C www.erkheim.de

Bayern | EW 2.951 | 595 m Memmingen 14 km, Mindelheim 14 km
T 08336 8053570

Erkheimer Landhaus www.erkheimer-landhaus.de

€ Gut & Günstig ★★★★★S garni

Färberstr. 37, PLZ 87746, **T 08336 813970,** F 8139720
10 Zimmer | 2 Suiten | Ez 68–88 €, Dz 88–105 €

Ruhig gelegene Unterkunft mit einfachen, aber gepflegten Gästezimmern - teilweise mit Balkon. Für Entspannung sorgt ein kleiner Saunabereich. Im Restaurant und auf der Terrasse zum Garten werden bayerisch-regionale Gerichte serviert.

ERKRATH 29 C www.erkrath.de

Nordrhein-Westfalen | EW 43.639 | 60 m Düsseldorf 10 km, Wuppertal 26 km
T 0211 24070
Wasserburg Haus Brück, Wasserburg Haus Unterbach (2 km S), Naturschutzmuseum Neandertal mit Neandertalmuseum.

Wahnenmühle www.wahnenmuehle.de

VARTA-TIPP Ambiente

★★★★★S garni

Wahnenmühle 1, PLZ 40699 (OT: Hochdahl), **T 02104 1399332,** F 1418727
4 Zimmer | Ez 110–140 €, Dz 140–160 €

Die idyllisch gelegene Leinölmühle aus dem 18. Jhd. beherbergt heute ein reizendes kleines Gästehaus. Die individuell eingerichteten Zimmer, die nach Städten und Regionen benannt sind, bieten einen Mix aus Tradition und Moderne. Hübscher Hotelgarten. Herzliche, familiäre Atmosphäre mit hoher Aufenthaltsqualität.

🍴 Hopmanns Olive
www.hopmannsolive.de

Ziegeleiweg 1-3, PLZ 40699 (OT: Hochdahl), **T 02104 803632**
40 | Hauptgericht 26–36 €, Menü 38–74 € | So Mo, Do-So Di, Mi

Ein helles, modernes Restaurant mit ansprechendem Ambiente und gepflegter Tischkultur. Serviert wird leichte mediterrane und regional beeinflusste Küche. An warmen Tagen lässt es sich hervorragend im grünen Sommergarten speisen. In unmittelbarer Nähe liegt der hist. Lokschuppen, der sich ideal als Eventlocation eignet.

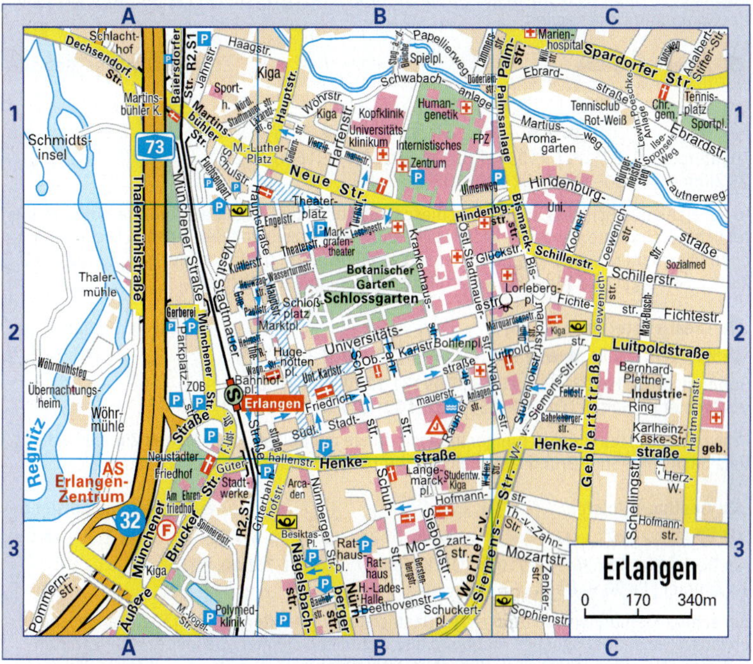

ERLANGEN 53 A
www.erlangen.info

Bayern | EW 113.796 | 280 m — Nürnberg 18 km, Bamberg 40 km
T 09131 89510
Schloss und Schlossgarten mit Orangerie, Hugenottenbrunnen und Reiterstandbild des Markgrafen Christian Ernst, Neustädter Universitätskirche, Altstädter Dreifaltigkeits-Kirche, Hugenottenkirche am Hugenottenplatz, Kunstpalais im Palais Stutterheim, Markgrafentheater, Martin-Luther-Platz, Botanischer Garten, Heinrich-Kirchner-Skulpturengarten.
Weitere Empfehlungen unter Heßdorf.

Bayerischer Hof
www.bayerischer-hof-erlangen.de

★★★★ garni

Schuhstraße 31 (B3), PLZ 91052, **T 09131 7850,** F 25800
159 Zimmer | 5 Suiten | 1 Apartment | 24 h

››

In der hist. Altstadt gelegenes Business- und Urlaubshotel mit persönlichem Charme und ansprechendem Ambiente. Sie wohnen in stil- und geschmackvoll eingerichteten Zimmern, die über einen kostenlosen Internetzugang verfügen.

Rosmarin

40 | Hauptgericht 11–29 €, Menü 29–85 € | Mo-Fr Mo-Sa So

Die wechselnde Karte des sympathischen Restaurants bietet neben einer zeitgemäß interpretierten Regionalküche auch mediterran beeinflusste Gerichte aus der neuen deutschen Küche. Edle Tropfen lagern im gut sortierten Weinkeller. Bei schönem Wetter wird auch auf der Sonnenterrasse serviert.

Altmann's Stube
www.altmanns-stube.de

VARTA-TIPP Service

★★★ garni

Theaterplatz 9 (B2), PLZ 91054, **T 09131 89160,** F 891666
23 Zimmer | Ez 80–113 €, Dz 109–138 €

In der Nähe des Schlossgartens liegt dieses freundlich und engagiert geführte Hotel. Es bietet lichtdurchflutete, moderne Nichtraucherzimmer mit zeitgemäßer Technik. Die freundlichen Mitarbeiterinnen und Mitarbeiter setzen alles daran, um Ihnen hier ein „Zuhause auf Zeit" zu ermöglichen. Morgens erwartet Sie ein sehr gutes Frühstück.

Creativhotel Luise
www.hotel-luise.de

★★★S garni

Sophienstraße 10 (C3), PLZ 91052, **T 09131 1220,** F 122100
94 Zimmer | 2 Suiten | Ez 100–159 €, Dz 109–189 € | 24 h

Umweltbewusstes Hotel in ruhiger Innenstadtlage mit hellen, freundlichen Zimmern, die teils nach Feng-Shui-Grundsätzen eingerichtet sind. Hübsche Wellnessoase.

Gasthaus Polster
www.gasthaus-polster.de

Am Deckersweiher 26, PLZ 91056 (OT: Kosbach), **T 09131 75540,** F 755445
13 Zimmer | Ez 90 €, Dz 120–130 €

Ein echtes Kleinod typisch fränkischer Gastlichkeit. Hinter der schönen Fachwerkfassade erwarten Sie ein behagliches Ambiente und wohnliche Zimmer, die im dezent-eleganten Landhausstil eingerichtet sind. Hübscher Hotelgarten.

Gasthaus Polster

VARTA-TIPP Küche

20 | Menü 43–74 € | Mo-So

Ob im klassisch-eleganten Restaurant oder etwas bodenständiger in der gemütlichen Polsterstube, in der Küche haben Qualität und Frische der Produkte oberste Priorität – das sieht und schmeckt man. Die Preise sind fair, der Service freundlich und versiert. Im Sommer können Sie auch auf der hübsch begrünten Hofterrasse speisen.

Art Hotel
www.art-hotel-erlangen.de

Äußere Brucker Straße 90 (↙ A3), PLZ 91052, **T 09131 71400,** F 714013
36 Zimmer | 5 Suiten | Ez 65–89 €, Dz 85–110 €, ab 9,00 €

Verkehrsgünstig gelegenes Haus für Businessgäste und Städtereisende. Gemütlich ausgestattete Nichtraucherzimmer, teils mit Balkon. Kleiner Fitnessbereich mit Sauna und Dampfbad. Restaurant mit italienischer Küche.

Rotes Ross
www.hotelrotesross.de

garni

Eltersdorfer Straße 15a, PLZ 91058 (OT: Eltersdorf), **T 09131 690810,** F 6908157
20 Zimmer | Ez 76–91 €, Dz 91–106 €, 5,00 € | 24 h 20.12.20–6.1.21

Familiär geführtes Businesshotel in ruhig-ländlicher Lage mit hellen, funktional eingerichteten Zimmern. Kleiner Poolbereich hinter dem Haus.

ERLENSEE 41 D
www.erlensee.de

Hessen | EW 12.450 | 130 m — Hanau 8 km, Fulda 81 km
T 06183 91510
Wasserburg, Römerkastell.

Weinstuben am Fallbach
www.weinstubenamfallbach.de

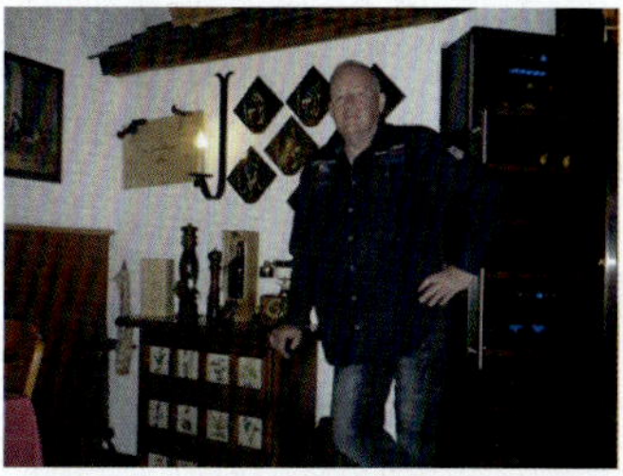

Eugen-Kaiser-Str. 22, PLZ 63526 (OT: Langendiebach), **T 06183 8991744**
32 | Hauptger. 16–29 €, Menü 16–29 € | So
Di-So Mo

So stellt man sich einen ländlich-gemütlichen Gasthof vor: In dem Familienbetrieb herrscht eine ungezwungene Atmosphäre, der Service ist liebenswert und gekocht wird schmackhaft mit regionalen Produkten. Wie wäre es z.B. mit „Geschmorter Lammkeule mit Thymianjus, Speckböhnchen, Trüffel-Hollandaise und Bratkartoffeln“? Lauschige Terrasse.

ESCHEDE 23 B
www.eschede.de

Niedersachsen | EW 6.054 | 87 m — Lachendorf 13 km, Hankensbüttel 25 km
T 05142 836

Deutsches Haus
www.hotel-eschede.de

€ Gut & Günstig

Albert-König-Straße 8, PLZ 29348, **T 05142 2236,** F 2505
10 Zimmer | Ez 60 €, Dz 90 €, 6,00–15,00 € | 16.2.–16.3.21

Familiär geführter Gasthof mit Sommergarten und hauseigener Kegelbahn. Wohnlich eingerichtete Gästezimmer mit zweckmäßiger Ausstattung. Behagliches Restaurant mit klassisch-moderner Küche.

ESCHENBACH I.D.OPF. 54 A
www.eschenbach-opf.de

Bayern | EW 3.877 | 440 m — Bayreuth 24 km, Weiden 25 km
T 09645 920015

Glutschaufel
www.glutschaufel.de

Obersee 1, PLZ 92676, **T 09645 602900,** F 60290295
14 Zimmer | 1 Suite | 1 Apartment | Ez 86–99 €, Dz 125–175 € ››

Liebevoll saniertes Haus in idyllischer Lage im Landschaftsschutzgebiet „Großer Rußweiher". Modern und individuell eingerichtete Zimmer und Apartments, teils mit Terrasse oder Balkon.

Am See www.hotelamsee.de

garni

Kirchenthumbacher Straße 36, PLZ 92676, **T 09645 8444,** F 8499
22 Zimmer | Ez ab 110 €, Dz ab 140 € | 24 h

Hübsch gelegenes Feriendomizil unter familiärer Führung inmitten einer gepflegten Grünanlage mit gemütlichen Gästezimmern zu gastfreundlichen Preisen. Restaurant mit regionaler und internationaler Küche.

ESENS 13 A www.bensersiel.de

Niedersachsen | EW 6.941 | 3 m Neuharlingersiel 9 km, Wittmund 14 km
T 04971 9170

Störtebeker www.bensersiel-stoertebeker.de

€ Gut & Günstig garni

Am Wattenmeer 4, PLZ 26427 (OT: Bensersiel), **T 04971 91900,** F 91901
32 Zimmer | Ez ab 45 €, Dz ab 74 €

Freundliches Haus nahe der Nordseetherme und dem Kurpark. Komfortable, allergikerfreundliche Nichtraucherzimmer mit zeitgemäßer Ausstattung, die teils über Balkon oder Terrasse verfügen.

ESLOHE 30 D www.eslohe.de

Nordrhein-Westfalen | EW 8.892 | 310 m Meschede 19 km, Schmallenberg 20 km
T 02973 800380

Hennemann www.hotel-hennemann.de

★★★★ garni

Olper Straße 28, PLZ 59889 (OT: Cobbenrode), **T 02973 97510,** F 975149
22 Zimmer | 3 Suiten | 2 Apartments | Ez ab 72 €, Dz ab 130 €, ab 14,00 €

Familiengeführtes Wohlfühlhotel mit zeitgemäß ausgestatteten Zimmern im ländlichen Stil. Kleiner Wellness- und Beautybereich. Hauseigenes Tenniscenter mit 3 Hallenplätzen und 2 Außenplätzen. Restaurant mit bürgerlicher Küche.

Haus Hochstein www.haus-hochstein.de

★★★ garni

Südstraße 6, PLZ 59889 (OT: Wenholthausen), **T 02973 97110,** F 971111
14 Zimmer | Ez 64–86 €, Dz 88–138 €

Seit 140 Jahren familiär geführtes Landhotel mitten im Sauerland. Die wohnlich eingerichteten Gästezimmer sind mit Echtholzmöbeln und hochwertigen Stoffen ausgestattet. Kleine Wellnesslounge mit Sauna und Tiefenwärmekabine. Im modern gestalteten Restaurant wird regionale Küche aufgetischt.

ESSEL 23 A www.schwarmstedt.de

Niedersachsen | EW 1.080 | 26 m Walsrode 25 km, Celle 33 km
T 05071 8688

Heide Kröpke
www.heide-kroepke.de

★★★★S garni

Esseler Damm 1, PLZ 29690 (OT: Ostenholzer Moor), **T 05167 9790,** F 979291
60 Zimmer | 4 Suiten | 4 Apartments | Ez 90–119 €, Dz 120–159 € | 24 h

Ein familiär geführtes Hotel in attraktiver Einzellage. Hier erwarten Sie wohnliche und großzügig geschnittene Zimmer, ein geschmackvoller Wellness- und Beautybereich sowie gute Tagungsmöglichkeiten. Direkt neben dem Hotelgrundstück befinden sich auch zwei romantische Ferienhäuser.

Heide Kröpke

125 | Hauptgericht 16–45 €, Menü 34–60 € | Mo-So

Hell und freundlich gestaltetes Restaurant mit regionaler und internationaler Küche (Spezialität: Heidschnuckengerichte, z.B. „Geschmorter Heidschnuckenbraten an Wacholderjus mit Wirsingsäckchen, Möhrenbündchen und Buchweizen-Dauphine-Kartoffeln“). Im Sommer lockt die behagliche Gartenterrasse.

ESSEN 29 C
www.visitessen.de

Nordrhein-Westfalen | EW 569.884 | 116 m — Duisburg 24 km, Wuppertal 36 km
T 0201 8872333
Zeche Zollverein (UNESCO-Weltkulturerbe), Museum Folkwang, Ruhr Museum, Aalto-Musiktheater, Hist. Stadtteil Kettwig, Baldeneysee, Villa Hügel, Grugapark, Abteikirche St. Ludgerus in Werden.
Einen Cityplan finden Sie auf Seite 404.

Schlosshotel Hugenpoet
www.hugenpoet.de

VARTA-TIPP Ambiente **VARTA-TIPP** Service

★★★★★S garni

August-Thyssen-Str. 51, PLZ 45219 (OT: Kettwig), **T 02054 12040,** F 120450
36 Zimmer | 8 Suiten | 1 Apartment | Ez ab 160 €, Dz ab 160 €, exkl. Frühstück, 25,00 € | 24 h

Das über 300-jährige hist. Wasserschloss ist ein echtes Schmuckstück. Es bietet bequeme und geräumige Gästezimmer, die teils mit edlen Antiquitäten ausgestattet sind. Besonders exklusiv wohnt man in der hochwertig eingerichteten Villa „Türmchen“. Für kleinere Veranstaltungen stehen verschiedene Räumlichkeiten zur Verfügung.

HUGENpöttchen

VARTA-TIPP Küche

50 | Hauptgericht 18–22 €, Menü 33–56 € | Mo-So

Erika Bergheim sorgt seit über 20 Jahren für den hervorragenden kulinarischen Ruf des Hauses. Ihre Gäste verwöhnt Sie mit einer kreativen Landhausküche 'par excellence'! Auf der Karte stehen solch pfiffige Gerichte wie „Argentinisches Rumpsteak mit Rucola-Tomatensalat und Salbeignocchi“. Dazu kredenzt die Servicecrew erlesene Weine aus Deutschland, Europa und Übersee.

Atlantic Congress Hotel
www.atlantic-essen.de

★★★★S garni

Messeplatz 3 (A5), PLZ 45131 (OT: Rüttenscheid), **T 0201 946280,** F 94628818
248 Zimmer

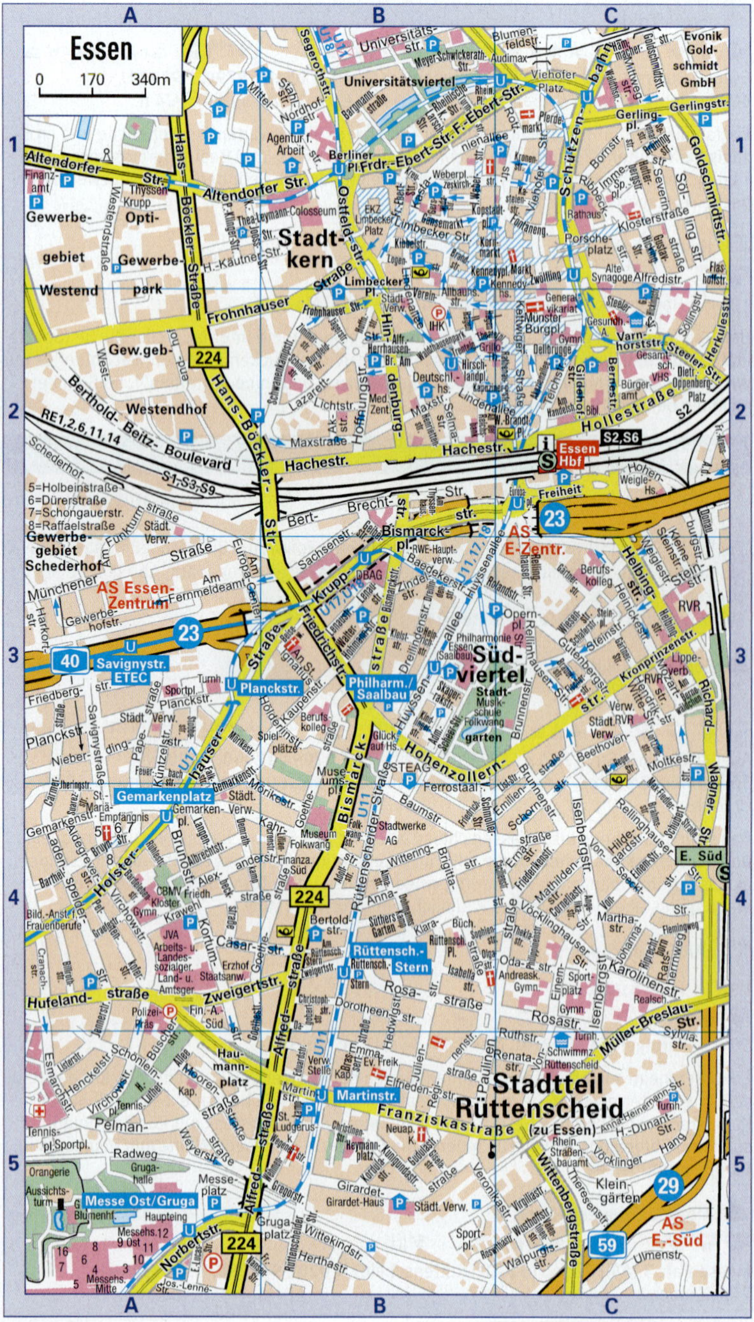
Essen
0 170 340m
A
B
C
1
2
3
4
5
Universitätsviertel
Universitätsstr.
Segerothstr.
Viehofer Platz
Evonik Goldschmidt GmbH
Gerlingstr.
Goldschmidtstr.
Altendorfer Str.
Finanzamt
Gewerbegebiet Westend
Gewerbepark
Thyssen Krupp
Hans-Böckler-Straße
Berliner Pl.
Friedrich-Ebert-Str.
Stadtkern
Limbecker Pl.
Frohnhauser Straße
Kennedypl.
Rathaus
Porscheplatz
Alte Synagoge
Alfredistr.
Steeler Str.
Münster Burgpl.
Hollestraße
Gew.geb.
Westendhof
Berthold-Beitz-Boulevard
RE1,2,6,11,14
S1,S3,S9
Hachestr.
Essen Hbf
S2,S6
Freiheit
23
Bismarckpl.
AS E-Zentr.
5=Holbeinstraße
6=Dürerstraße
7=Schongauerstr.
8=Raffaelstraße
Gewerbegebiet Schederhof
AS Essen-Zentrum
Münchener Straße
40
Savignystr. ETEC
Planckstr.
Philharm./Saalbau
Südviertel
Stadtgarten
Kronprinzenstr.
Huyssenallee
Hohenzollernstr.
Gemarkenplatz
Holsterhauser Str.
Bismarckstraße
Rüttenscheider Str.
Museum Folkwang
224
Rüttensch.-Stern
Zweigertstr.
Hufelandstraße
Haumannplatz
Martinstr.
Franziskastraße
Stadtteil Rüttenscheid (zu Essen)
Müller-Breslau-Str.
E. Süd
Richard-Wagner-Str.
Messe Ost/Gruga
Grugahalle
Messeplatz
Norbertstr.
Alfredstraße
Wittenbergstraße
29
59
AS E.-Süd
Kleingärten
Orangerie
Aussichtsturm

Direkt neben der Messe, der Grugahalle und dem Grugapark befindet sich dieses moderne Businesshotel. Das Haus bietet seinen Gästen zeitgemäße und designorientierte Deluxezimmer und Suiten sowie eine 1.200 qm große Eventfläche mit neun multifunktionalen Tagungsräumen. Im obersten Stockwerk mit Zugang zur Dachterrasse gibt es zudem einen hübschen Fitness- und Wellnessbereich.

Mercure Plaza www.mercure.com

★★★★ garni

Bismarckstraße 48-50 (B3), PLZ 45128 (OT: Südviertel), **T 0201 878580,** F 87858700
132 Zimmer | 11 Suiten | 24 h

Im südlichen Stadtzentrum gelegenes Haus mit zeitgemäßer Einrichtung und klimatisierten Gästezimmern. Bei schönem Wetter wird das Frühstück auch auf der Terrasse serviert.

Mintrops Land Hotel Burgaltendorf www.mintrops-landhotel.de

★★★★

Schwarzensteinweg 81, PLZ 45289 (OT: Burgaltendorf), **T 0201 571710,** F 5717147
53 Zimmer | 3 Suiten | Ez 55–150 €, Dz 85–190 €, exkl. Frühstück, ab 14,00 €

Freizeit- und Businesshotel am Stadtrand von Essen. Der Gast hat die Wahl zwischen komfortablen Galeriezimmern und Designer-Cottagezimmern. Im Restaurant „Mumm" setzt man vorwiegend auf saisonale Küche, bevorzugt aus organisch-biologischem Anbau. Moderne Tagungsetage.

Mintrops Stadt Hotel Margarethenhöhe www.mintrops-stadthotel.de

★★★★

Steile Straße 46, PLZ 45149 (OT: Margarethenhöhe), **T 0201 43860,** F 4386100
41 Zimmer | 1 Suite | 2 Apartments | Ez 60–220 €, Dz 80–250 €, exkl. Frühstück, 14,00 €

Individuelles Land- und Tagungshotel in der historischen Krupp-Siedlung mit besonderem Flair und modernen Designer- und Landhauszimmern, teils mit Balkon oder Terrasse mit Blick auf den historischen Marktplatz. Im Restaurant „M" wird deftig regional sowie international gekocht.

Essener Hof www.essener-hof.com

★★★★

Am Handelshof 5 (C2), PLZ 45127, **T 0201 24250,** F 2425751
114 Zimmer | 1 Suite | 3 Apartments | Ez 65–150 €, Dz 80–225 €, exkl. Frühstück, 15,90 € | 24 h

Seit 1883 ist das traditionsreiche Haus direkt gegenüber dem Hauptbahnhof bereits in den Händen der Familie Bosse. Das Hotel bietet wohnliche Allergikerzimmer, gut ausgestattete Wellnesszimmer sowie geräumige Apartments für Langzeitgäste.

Hotel an der Gruga www.hotelgruga.de

★★★S

Eduard-Lucas-Straße 17 (A5), PLZ 45131 (OT: Rüttenscheid), **T 0201 12345678,** F 12345678
| 24 h

Privat geführtes Boutique-Hotel in ruhiger Seitenstraße in unmittelbarer Nähe zum Grugapark. Moderne und stilvolle Gästezimmer. Gutes Frühstück.

Maximilians www.wbw-hotels.de

★★★S garni

Manfredstraße 10 (B5), PLZ 45131 (OT: Rüttenscheid), **T 0201 450170,** F 4501799
31 Zimmer | Ez 80–215 €, Dz 103–250 €, 13,00 € | 24 h

»

Moderne Businessadresse in der Nähe der Messe. Helle, geradlinig eingerichtete Zimmer unterschiedlicher Kategorien. Gutes Frühstück.

NH Essen
www.nh-hotels.com

★★★★S garni

Am Porscheplatz 9 (C1), PLZ 45127, **T 0201 37921140,** F 37921600
182 Zimmer | 24 h

Direkt am Porscheplatz erwartet Sie schönes modernes Design in warmen Farben und klaren Formen, von der Lobby bis in die hell und freundlich gestalteten Zimmer (ab 22,5 qm). Am Sonntag besteht die Option, spät zu frühstücken und auszuchecken.

Webers Hotel im Ruhrturm
www.webershotel.de

★★★S garni

Huttropstraße 60 (C3), PLZ 45138 (OT: Huttrop), **T 0201 17003300,** F 17003333
137 Zimmer | 8 Apartments | 24 h

Ein markantes Hochhaus, in dem einst die Zentrale der Firma EON-Ruhrgas beheimatet war. Modern und zweckmäßig ist die Ausstattung dieses auf Geschäftsleute zugeschnittenen Hotels. Großer Konferenzbereich. Restaurant mit regionaler und internationaler Küche.

Sengelmannshof
www.sengelmannshof.de

★★★S garni

Sengelmannsweg 35, PLZ 45219 (OT: Kettwig), **T 02054 95970,** F 83200
27 Zimmer | Ez ab 79 €, Dz ab 103 €

Gut geführtes kleines Hotel mit individuell gestalteten Gästezimmern. Rustikales Restaurant mit regionaler und internationaler Küche. Schöne Sommerterrasse.

Hannappel
www.restaurant-hannappel.de

VARTA-TIPP Küche **VARTA-TIPP** Service

Dahlhauser Straße 173, PLZ 45279 (OT: Horst), **T 0201 534506**
60 | Hauptgericht 23–35 €, Menü 35–99 € | So Mi-So Mo, Di

Seit vielen Jahren ein beliebter Anlaufpunkt für Feinschmecker aus nah und fern. Nur zu gerne nimmt man hier in gemütlich-eleganter Atmosphäre Platz. Die modern interpretierte klassische Küche von Patron Kurt Hannapel und seinem Chefkoch Tobias Weyers überzeugt durch Können, Finesse und den Einsatz topfrischer Produkte. Kompetent und ausgesprochen freundlich agiert der Service. Die vorgeschlagenen Weine ergänzen eindrucksvoll die Menüfolge.

La Grappa
www.la-grappa.de

Rellinghauser Straße 4 (C3), PLZ 45128, **T 0201 231766**
60 | Hauptgericht 24–35 €, Menü 38–255 € | Mo-Fr Mo-Sa So

Stimmungsvolles Restaurant hinter dem Hauptbahnhof mit südländischer Gastlichkeit und italienischen Tafelfreuden. Sehr gute Grappa-Auswahl. **Achtung: Bei Redaktionsschluss für diese Buchausgabe war das Restaurant auf Grund der COVID-19-Pandemie noch geschlossen.**

Müllers auf der Rü & Restaurant Schote
www.das-muellers.de

VARTA-TIPP Küche

Rüttenscheider Str. 62 (B4), PLZ 45130 (OT: Rüttenscheid), **T 0201 79937701**
50 | Hauptgericht 7–39 €, Menü 124–199 € | Mo-Sa So

Seit 2019 hat Nelson Müller seine beiden Restaurants unter einem Dach vereint. Modern, gemütlich und hochwertig zeigt sich diese Location. Während in der Brasserie eine bodenständige Hausmannskost zu bezahlbaren Preisen aufgetischt wird, offeriert der Spitzenkoch im Restaurant Schote (Di-Sa nur abends geöffnet) ein innovatives Feinschmeckermenü. In der offenen Küche können Sie den Köchen auf die Finger schauen.

Oase Due www.oase-due.de

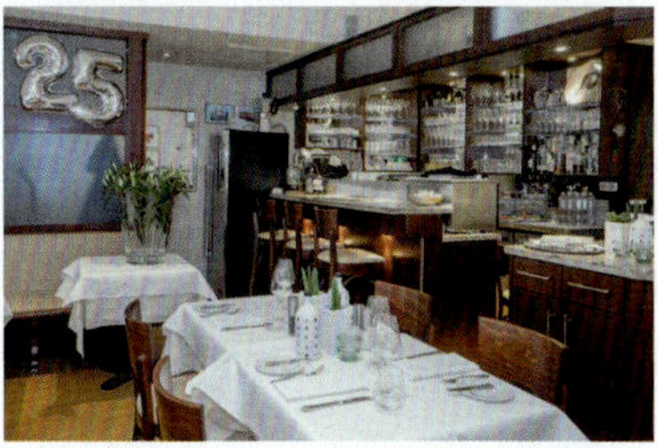

Rüttenscheider Straße 189 (B5), PLZ 45131 (OT: Rüttenscheid), **T 0201 790640**
42 | Hauptger. 8–39 €, Menü 22–56 € | Mo-Sa So

Beliebtes Ristorante an Essens bekannter Flaniermeile mit sympathischen Gastgebern. Hier wird die leichte italienische Küche aus frischen, hochwertigen Produkten gepflegt. Zur Spezialität des Hauses gehören Fisch- und Wildgerichte in verschiedenen Variationen sowie hausgemachte Pasta.

Parkhaus Hügel www.parkhaus-huegel.de

Freiherr-vom-Stein-Straße 209, PLZ 45133 (OT: Bredeney), **T 0201 471091**
30 | Hauptgericht 19–30 €, Menü 55–75 € |

Traditionsadresse in sehr schöner Seelage mit großer Gartenterrasse. Geboten wird eine moderne Küche auf klassischer Basis mit mediterranen und euro-asiatischen Einflüssen. Internationale Weinkarte. Zahlreiche Veranstaltungsmöglichkeiten. Neuzeitlich-funktionelle Gästezimmer.

Anneliese Neu! www.restaurant-anneliese.de

Petzelsberg 10, PLZ 45259 (OT: Heisingen), **T 0201 61795081**
20 | Hauptgericht 26–32 €, Menü 49–76 € | Do-Sa Mo, Di, Mi, So

In diesem intimen, wirklich liebenswerten kleinen Restaurant wird eine moderne und kreative Küche mit regionalen Einflüssen aufgetischt. Auf der Karte locken kulinarische Leckereien wie „Steinbutt | Fenchel | Tomate | Safranvelouté | Rosa Beeren". Dazu eine erlesene Auswahl an Weinen und ein ungezwungener, persönlicher Service.

Casino Zollverein www.casino-zollverein.de

Gelsenkirchener Straße 181, PLZ 45309 (OT: Katernberg), **T 0201 830240**
150 | Hauptgericht 16–44 €, Menü 38–69 € | Sa-So Di-So Mo

Ein nicht alltägliches Restaurant mit reichlich Industriecharme. Die einstige Kompressorenhalle der Zeche Zollverein mit ihren 6 Meter hohen Betonsäulen und den zahlreichen Stahlträgern zeigt sich heute als moderne Gastronomie mit Restaurant und Lounge auf zwei Ebenen. Gekocht wird regional und saisonal. Sonntags: Lunchbuffet.

Chefs & Butchers Neu! www.chefsandbutchers.de

Im Löwental 64, PLZ 45239 (OT: Werden), **T 0201 40870000**
80 | Hauptgericht 12–39 € | Mi-So Mo, Di

»

Dunkle Grautöne und dezente Industrie-Ästhetik bestimmen das Interior Design in diesem À-la-carte-Restaurant. Die Küche ist bodenständig-regional und saisonal ausgerichtet – sie bietet Leckeres wie „Kalbsschnitzel mit Petersilien-Kartoffelstampf, Kopfsalat und Zitronen-Dill-Vinaigrette". Im Sommer kann man hier auch im Freien speisen.

Jagdhaus Schellenberg — www.jagdhaus-schellenberg.de

Heisinger Straße 170a, PLZ 45134 (OT: Heisingen), **T 0201 437870**
260 | Hauptgericht 22–37 € | Di-So

Was man hier auf der Karte liest, sind moderne Crossover-Gerichte wie „Kalbsbrust Sous Vide | Pak Choi | Purple Yams" oder „Seared Thunfisch | Shimeji | Pimentos | Gin". Genießen können Sie das entweder im historischen Fachwerkbereich, im lichtdurchfluteten Wintergarten oder auf der traumhaften Terrasse mit einzigartigem Weitblick auf den Baldeneysee und das Ruhrtal. **Achtung: Bei Redaktionsschluss für diese Buchausgabe war das Restaurant auf Grund der COVID-19-Pandemie noch geschlossen.**

Paul's Brasserie Neu! — www.pauls-brasserie.de

Huyssenallee 7 (B3), PLZ 45128 (OT: Südviertel), **T 0201 26675976**
60 | Hauptgericht 12–35 €, Menü 40–55 € | Di-Fr Di-Sa Mo, So

Ein Hauch von französischem Lebensgefühl im Herzen von Essen! Die frische und schmackhafte Küche gibt es hier z.B. als „Bouillabaisse mit Croûtons & Sauce Rouille" oder als „Geschmorte Milchferkelschulter mit Senfkohl, Aprikosen und confierten Kartoffeln". Freundlich der Service. Dienstag bis Freitag: günstiger Lunch.

Rotisserie du Sommelier — www.rotisserie-ruettenscheid.de

Wegenerstraße 3 (B5), PLZ 45131 (OT: Rüttenscheid), **T 0201 9596930**
25 | Hauptgericht 24–36 €, Menü 46–64 € | Di-Sa Mo, So

Kleines Restaurant im klassischen Bistro-Stil. Mix aus moderner Ruhrgebietsküche und raffinierter Cuisine du marché. Gute deutsche und französische Weine.

Schiffers im alten Löwen — www.schiffers-restaurant.de

Brückstraße 20, PLZ 45239, **T 0201 84850597**
50 | Hauptgericht 14–25 € | Di-Sa Do-Sa Mo, So

Hier geht man gerne essen! Ehrliche Küche ohne viel Schnickschnack. Die regelmäßig wechselnde Karte bietet internationale Gerichte wie z.B. „Argentinisches Entrecôte mit provenzalischem Gemüse, Rosmarinkartoffeln und Kräuterbutter". Dienstags bis freitags preisgünstiger Mittagstisch. Kleiner Biergarten.

ESSEN, BAD 21 D — www.badessen.info

Niedersachsen | EW 15.648 | 62 m — Osnabrück 25 km, Diepholz 40 km
T 05472 94920
SoleArena, Historischer Kirchplatz, Schloss Ippenburg, Schloss Hünnefeld, Alte Wassermühle, Saurierspuren, Familienpark, Himmelsterrasse, Marina.

Höger's — www.hoegers.de

★★★S garni

Kirchplatz 25, PLZ 49152, **T 05472 94640,** F 946434
35 Zimmer | 1 Suite | Ez 80–105 €, Dz 120–135 €, ab 10,50 €

Ein gewachsenes Stadthotel mit überzeugender familiärer Leitung. Hier erwarten Sie wohnliche Zimmer und Suiten. Sie zeugen von Stil und Geschmack, sind technisch gut ausgestattet und in unterschiedlichen Kategorien buchbar. Für Entspannung sorgt ein kleiner Saunabereich.

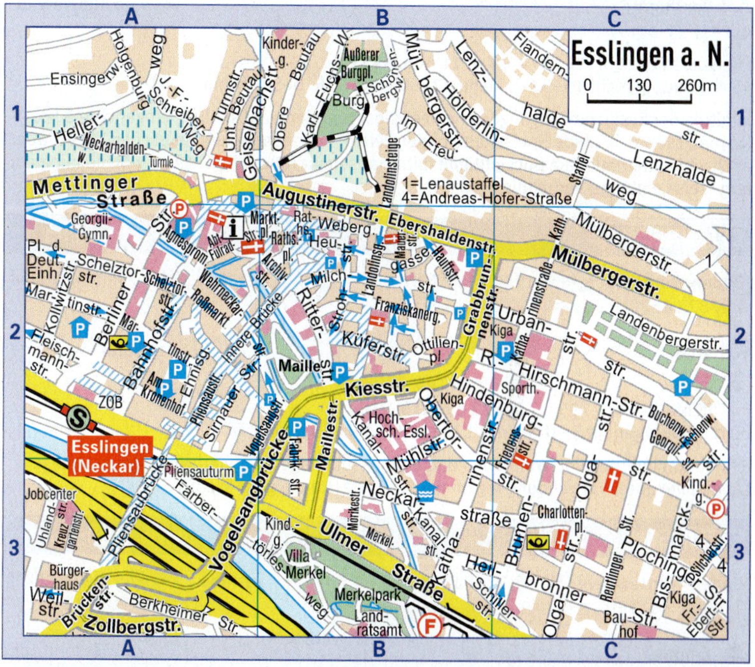

ESSLINGEN AM NECKAR 58 A www.esslingen-marketing.de

Baden-Württemberg | EW 89.242 | 241 m Stuttgart 14 km, Göppingen 28 km
T 0711 39693969
Stadtkirche St. Dionys (Glasmalereien), Frauenkirche, Münster St. Paul, Altes Rathaus, Burg, Tore und Türme der ehem. Stadtbefestigung, mittelalterl. Stadtkern, Stadtmuseum, Archäolog. Museum, Mittelalter- und Weihnachtsmarkt.

Hotel Park Consul www.brendal-esslingen.com

Grabbrunnenstraße 19, PLZ 73728, **T 0711 411110,** F 41111699
150 Zimmer | 4 Suiten | 3 Apartments | Ez ab 107 €, Dz ab 138 €, ab 21,00 € | 24 h

Modernes Businesshotel am angrenzenden Neckar Forum. Großzügig geschnittene Zimmer, Suiten und Apartments mit hochwertigem Mobiliar und zeitgemäßer Technik. Internationale Küche im Restaurant „Brasserie Saison". Atrium Bar, Lobby Lounge und Dachterrasse in der 5. Etage.

Hotel am Berg **Neu!** www.hotel-am-berg-esslingen.de

garni

Im Gehren 6, PLZ 73732 (OT: Liebersbronn), **T 0711 31059960,** F 310599643
57 Zimmer | Ez 95–110 €, Dz 140–160 €, 10,00–15,00 €

››

In diesem freundlich geführten Hotel lässt es sich sehr gut wohnen. Alles ist durchdacht, modern und überaus wertig. Die Gästezimmer sind wohnlich und technisch gut ausgestattet. Morgens erwartet den Gast ein reichhaltiges, mit viel Liebe zubereitetes Frühstücksangebot.

Posthörnle www.posthoernle.de

Pliensaustraße 56, PLZ 73728, **T 0711 50629131**
45 | Hauptgericht 15–32 €, Menü 42–60 € | So Di-So Mo

Inmitten der Esslinger Fußgängerzone liegt dieses modern und schlicht eingerichtete Restaurant. Die wechselnde Speisekarte bietet Gerichte der gehobenen deutschen Küche, aber auch viele internationale Spezialitäten mit asiatischem Touch. Tipp: 4-Gang-Menü mit gutem Preis-Leistungs-Verhältnis.

ETTENHEIM 56 D www.ettenheim.de

Baden-Württemberg | EW 12.382 | 193 m Offenburg 33 km, Freiburg 40 km
T 07822 4320

Weber www.restaurant-weber.de

Im Offental 1, PLZ 77955, **T 07822 894813**
80 | Hauptgericht 8–30 €, Menü 26–70 € | Mi-So Mo, Di

Restaurant inmitten von Weinreben und Walnussplantagen. Serviert wird bodenständige Landküche unter Verwendung regionaler Produkte. Hauseigene Weine.

ETTLINGEN 57 A www.ettlingen.de

Baden-Württemberg | EW 38.819 | 133 m Karlsruhe 7 km, Pforzheim 30 km
T 07243 101380

Erbprinz www.erbprinz.de

VARTA-TIPP Service

★★★★★S garni

Rheinstraße 1, PLZ 76275, **T 07243 3220,** F 322322
122 Zimmer | 7 Suiten | 5 Apartments | Ez ab 119 €, Dz ab 169 € | 24 h

Das kontinuierlich gewachsene Traditionshaus bietet seinen Gästen wohnliche Zimmer, die mal mit italienischen Stil- und mal mit Designermöbeln ausgestattet sind. Ein tolles Sekt-Frühstücksbuffet, Highspeed-Internet, Shuttle-Service sowie die kostenfreie Nutzung des Erbprinz SPA sind nur einige der Annehmlichkeiten, die Sie hier erwarten. Dass dieses Haus engagiert geführt wird, spürt man nicht zuletzt am freundlichen Gästeumgang.

Gourmetrestaurant

VARTA-TIPP Küche

60 | Hauptgericht 44–49 €, Menü 95–125 € | Mi-Sa Mo, Di, So

Die exklusive Einrichtung samt feiner Tafelkultur und effektvoller Beleuchtung sowie die französisch-mediterran geprägte Gourmetküche von Ralph Knebel verwöhnen Augen und Gaumen. Dazu kredenzt der aufmerksame Service hochkarätige Weine. Vor oder nach dem Essen empfiehlt sich die gemütliche Aperitif- und Digestif-Lounge und an warmen Sommertagen die lauschige Terrasse.

Sibylla Weinstuben

65 | Hauptgericht 15–23 €, Menü 33–35 € | Mo-So

Elegant-rustikal eingerichtetes Restaurant. Regional geprägte Küche mit sehr gutem Preis-Leistungs-Verhältnis. Auf der Karte stehen Klassiker wie Schwarzwaldforelle „Müllerin", Maultaschen oder Wiener Schnitzel. Täglich wechselndes Business-Menü.

Radisson Blu

www.radissonhotels.com

★★★★ garni

Am Hardtwald 10, PLZ 76275, **T 07243 3800,** F 380666
199 Zimmer | 4 Suiten | Ez 99–250 €, Dz 99–250 €, exkl. Frühstück, 19,00 € | 24 h

Tagungs- und Businesshotel am Industriegebiet. Komfortable und technisch gut ausgestattete Zimmer im skandinavischen Stil. Umfangreiches Tagungsangebot. Sehr gute Anbindung zu den Autobahnen A5 und A8. Restaurant „Rhapsody" mit internationaler und regionaler Küche.

Watthalden

www.hotel-watthalden.de

garni

Pforzheimer Straße 67a (am Watthaldenpark), PLZ 76275, **T 07243 7140,** F 7143333
83 Zimmer | 4 Apartments | Ez 91–121 €, Dz 111–141 € | 24 h

Am Stadtrand gelegenes Nichtraucherhotel, ideal für Tagungs- und Geschäftsreisende. Sachlich eingerichtete, moderne Gästezimmer. Restaurant mit regionaler und mediterraner Küche.

Stadthotel Engel

www.stadthotel-engel.de

garni

Kronenstraße 13, PLZ 76275, **T 07243 3300,** F 330199
89 Zimmer | 3 Suiten | 2 Apartments | Ez 75–115 €, Dz 89–150 €, 8,00–15,00 € | 24 h
23.12.20–3.1.21

Das Hotel in der Altstadt verfügt über solide und funktionell eingerichtete Zimmer mit moderner Technik, die sich auf Haupt- und Gästehaus verteilen. Kleiner Wellnessbereich mit finnischer Sauna und türkischem Dampfbad.

Hartmaier's Villa

www.hartmaiers.de

Pforzheimer Straße 67, PLZ 76275, **T 07243 761720**
64 | Hauptgericht 22–39 €, Menü 57–67 € | Mo, Mi-So Di

In einer klassizistischen Villa von 1818 befindet sich dieses schlicht-elegante Restaurant. Hier bietet man eine feine saisonale Küche, z.B. „Mignon vom Rinderfilet mit Ochsenbackenravioli und Rahmwirsing". Dazu kredenzt Ihnen der nette Service Spitzengewächse namhafter Winzer.

EUSKIRCHEN 39 B

www.euskirchen.de

Nordrhein-Westfalen | EW 58.938 | 160 m — Bonn 26 km, Düren 30 km
T 02251 14226
Kath. Martinskirche, hist. Stadtbefestigung mit 3 erhaltenen Türmen, Stadtmuseum im Kulturhof, Burg Veynau, Hardtburg, Burg Ringsheim, Waldfreibad, Steinbachtalsperre, LVR-Industriemuseum.

Welcome Parkhotel Euskirchen
www.welcome-hotels.com/hotels/euskirchen

★★★★S garni

Alleestraße 1, PLZ 53879, **T 02251 7750**
92 Zimmer | 26 Suiten | Ez ab 89 €, Dz ab 109 € | 24 h

Stilvolles Businesshotel mit bequemen und edel eingerichteten Gästezimmern sowie luxuriösen Bädern in braunem Marmor. Im Restaurant „cantinetta" wird moderne italienische Küche serviert. Entspannung bietet der Vitality SPA mit drei verschiedenen Saunen und Fitnesscenter.

Design Hotel Eifel
www.design-hotel-eifel.de

★★★★S garni

Frauenberger Straße 181, PLZ 53879, **T 02251 3311,** F 73847
26 Zimmer | 3 Suiten | Ez ab 90 €, Dz ab 100 € | 24 h

Extravagantes Haus unweit vom Stadtzentrum. Interessante Zimmergestaltung mit Hilfe von Farben, Bildern, Wandmalereien und Dekomaterial.

Bembergs Häuschen
www.burgflamersheim.de

VARTA-TIPP Küche

Burg Flamersheim , PLZ 53881 (OT: Flamersheim), **T 02255 945752**
30 | Menü 90–165 € | Mi-Sa Mo, Di, So

Zweigeteiltes Konzept auf Burg Flamersheim: Im edel-gediegenen Restaurant verwöhnt Sie Oliver Röder mit spannenden Gourmetkreationen aus besten regionalen Produkten und im rustikal-gemütlichen Gasthaus „Eiflers Zeiten" werden bodenständige Gerichte aufgetischt. Die Gastronomie ist in den ehem. Wirtschaftsgebäuden der geschmackvoll restaurierten Burganlage untergebracht. Im ehem. Gutshof, dem sogenannten „Nachtquartier", gibt es auch ein paar Gästezimmer.

Stadtwaldvinum
www.stadtwaldvinum.de

Münstereifeler Straße 148, PLZ 53879, **T 02251 63313**
75 | Hauptgericht 15–32 €, Menü 39–69 € | Mi-Fr, So Mi-So

Restaurant mit stilvoll-ländlichem Charme. Serviert wird eine marktorientierte und abwechslungsreiche Frischeküche mit mediterraner Note. Umfangreiche Auswahl an italienischen und deutschen Spitzenweinen. Mediterrane Gartenterrasse unter Palmen und Zitronen.

EUTIN 8 D
www.eutin.de

Schleswig-Holstein | EW 16.769 | 33 m — Lübeck 37 km, Kiel 52 km
T 04521 70970
Hist. Altstadt, Neugotischer Wasserturm, Jagdschlösschen am Ukleisee, Eutiner Schloss mit Park, Alte Mühle, Festspiele & Schlosskonzerte.

Eut-in-Hotel
www.eut-in-hotel.de

★★★S garni

Lübecker Landstraße 53-55, PLZ 23701, **T 04521 778810,** F 778820
14 Zimmer | 1 Suite | Ez ab 79 €, Dz ab 99 €, exkl. Frühstück, 14,00 €

Ein geeignetes Domizil für einen Zwischenstopp oder einen Urlaub in der Holsteinischen Schweiz. Im historischen Rahmen einer alten Straßenmeisterei erwarten Sie klassisch-elegante Zimmer mit zeitgemäßem Komfort. Hübsche Gartenanlage. Im Restaurant wird regional und saisonal gekocht.

Schlossküche

www.schlosskueche-eutin.de

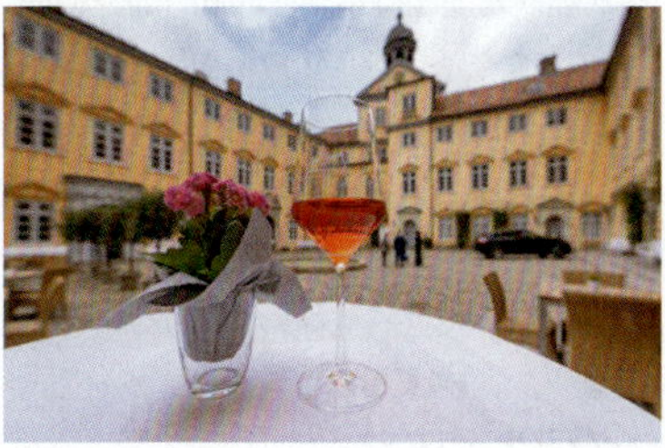

Schlossplatz 5, PLZ 23701,
T 04521 8308790
100 | Hauptger. 15–36 €, Menü 35–54 € | Di-So Mo 12.1.–14.2.21, 4.–16.10.21

Noch reizvoller werden die drei ohnehin schon attraktiven und repräsentativen Räume aus dem 18. Jhd. durch den Ausblick auf den Großen Eutiner See. Und es gibt auch etwas für den Gaumen: Die gehobene Regionalküche überzeugt in punkto Frische, Qualität und Optik.

FARCHANT 67 B

www.farchant.de

Bayern | EW 3.655 | 672 m — Garmisch-Partenkirchen 4 km, Eschenlohe 9 km
T 08821 961696

Alter Wirt

www.hotel-alterwirt.de

Bahnhofstraße 1-3, PLZ 82490, **T 08821 9670070,** F 967007113
26 Zimmer | Ez ab 70 €, Dz ab 84 €

Ideale Adresse für Freizeitreisende, die eine Wanderung oder Radtour durch das Werdenfelser Land in Oberbayern planen. Das traditionsreiche Hotel hat gepflegte Zimmer im alpenländischen Stil, teils mit schöner Aussicht auf die Bayerischen Alpen. In den behaglichen Restaurantstuben wird frische, bodenständige Küche aufgetischt.

FASSBERG 23 B

www.fassberg.de

Niedersachsen | EW 6.149 | 71 m — Hermannsburg 11 km, Munster 13 km
T 05053 989222

Niemeyer's Posthotel

www.niemeyers-posthotel.de

Hauptstraße 7, PLZ 29328 (OT: Müden), **T 05053 98900,** F 989064
30 Zimmer | 2 Suiten | 1 Apartment | Ez 90–105 €, Dz 145–175 €

Dieses alteingesessene Hotel ist seit über 140 Jahren in Familienbesitz. Hinter seiner schönen Fachwerkfassade verbindet das Haus ländliche Tradition mit zeitgemäßem Komfort. Sie wohnen in individuell und stilvoll eingerichteten Zimmern. Schöner Wellnessbereich.

Schäferstuben

34 | Hauptgericht 14–38 €, Menü 27–98 € | Fr-So Mi-So Mo, Di

„Carpaccio vom Heidschnuckenrücken", „Pastinakensüppchen mit Flusskrebsschwänzen", „Medaillon vom weißen Heilbutt mit Paprika-Fenchelgemüse"... Bekommen Sie Appetit? Leckere Gerichte wie diese gibt es in dem ländlichen Restaurant mit seinen gemütlichen Nischen. An lauen Sommerabenden lockt die nette Gartenterrasse.

FEHMARN (INSEL) 9 C www.fehmarn.de

Schleswig-Holstein Großenbrode 11 km, Heiligenhafen 16 km
T 04371 506300
Nikolaikirche, Hafen Burgstaaken, Burgruine Glambeck, Meereszentrum, U-Boot-Museum, Heimatmuseum, Mühlenmuseum Lemkenhafen, Wasservogelreservat.

FEHMARN

Strandhotel Bene www.bene-fehmarn.de

★★★★ garni

Am Südstrand 17, PLZ 23769 (OT: Burgtiefe), **T 04371 8653,** F 3765
43 Zimmer | Ez 120–215 €, Dz 130–235 € | 24 h

Das moderne Ferienhotel liegt direkt am langen, feinsandigen Südstrand. Es bietet geschmackvoll und wohnlich eingerichtete Zimmer - wahlweise mit Blick auf Meer oder Dünen. In der kalten Jahreszeit empfehlen sich die sogenannten Wellnesszimmer mit eigener Sauna. Das der Ostsee zugewandte Restaurant bietet eine Auswahl an deutschen und mediterranen Gerichten.

Burg-Klause www.burg-klause.de

★★★★ garni

Blieschendorfer Weg 1, PLZ 23769 (OT: Burg), **T 04371 50020,** F 1735
39 Zimmer | 1 Suite | Ez 110–144 €, Dz 130–185 €, 8,50–16,50 € | 24 h

Ein modernes, familiengeführtes Hotel in der Nähe des historischen Marktplatzes. Die charmant und individuell eingerichteten Zimmer verteilen sich auf das Stammhaus und den Neubau. Im behaglichen Restaurant wird regionale und überregionale Saisonküche serviert. Gepflegter SPA-Bereich mit drei verschiedenen Saunen.

Schützenhof www.hotel-restaurant-schuetzenhof.de

★★★ garni

Menzelweg 2 (Burgstaaken), PLZ 23769 (OT: Burgstaaken), **T 04371 50080,** F 500814
30 Zimmer | 1 Suite | Ez ab 50 €, Dz ab 70 €

Solide Übernachtungsadresse unter familiärer Führung mit zweckmäßig ausgestatteten Zimmern. Bürgerliches Restaurant mit idyllischem Biergarten.

Strandhotel www.strandhotel-fehmarn.de

€ Gut & Günstig garni

An der Möweninsel 1-2 (Neue Tiefe), PLZ 23769 (OT: Burg), **T 04371 3142,** F 6950
28 Zimmer | 1 Suite | 3 Apartments | Ez 55 €, Dz 110 € | 24 h

Individuell geführtes Haus ca. 600 m vom Südstrand entfernt. Gepflegte und praktisch eingerichtete Gästezimmer. Hübsche Lage mit direktem Blick aufs Wasser.

Margaretenhof www.restaurant-margaretenhof.com

Dorfstraße 7, PLZ 23769 (OT: Neujellingsdorf), **T 04371 87670**
49 | Hauptgericht 14–31 €, Menü 39–49 € | So Mi Mo, Di

Behagliches Landhausrestaurant in einem ehem. Bauernhaus aus dem Jahre 1810. Die frische regionale Küche mit asiatischen Einflüssen klingt beispielsweise so: „Lachs Label Rouge | Zitronengras | Koriander | Ingwer-Wokgemüse | Rotes Thaicurry | Shrimpsnudeln".

FEHRBELLIN 26 A

www.amt-fehrbellin.de

Brandenburg | EW 8.670 | 40 m
T 033932 70255

Walchow 3 km, Langen b. Neuruppin 4 km

Theodors

www.theodors.de

garni

Am Bollwerk 1, PLZ 16818 (OT: Wustrau-Altfriesack), **T 033925 8803,** F 88055
11 Zimmer | Ez ab 80 €, Dz ab 100 €

Stilvoll restaurierte Villa am Ufer des Ruppiner Sees. Die Zimmer mit mediterranem Flair sind hell und freundlich eingerichtet. Regionale Landküche wird in den behaglichen Gasträumen und auf der Seeterrasse serviert.

FELDBERG 64 B

www.feldberg-schwarzwald.de

Baden-Württemberg | EW 1.854 | 1.277 m
T 07652 12068300

Todtnau 11 km, Freiburg 37 km

Burg Hotel

www.burg-feldberg.de

garni

Grafenmattweg 2, PLZ 79868, **T 07676 9399280,** F 939928828
33 Zimmer | Ez 99–262 €, Dz 130–342 €, inkl. Halbpension

Hier ist erholsamer Schwarzwaldurlaub garantiert! In sonniger und ruhiger Lage empfängt Sie dieses Hotel. Weitere Vorzüge: persönliche Atmosphäre, wohnliche Zimmer und ein gutes Frühstück. Für Entspannung sorgt ein kleiner, aber exklusiver Saunabereich. Das Haus verfügt über einen direkten Zugang zur Skipiste.

Schlehdorn

www.schlehdorn.de

★★★★S garni

Am Sommerberg 1 (an der B 500), PLZ 79868 (OT: Altglashütten), **T 07655 91050,** F 910543
35 Zimmer | 6 Suiten | 1 Apartment | Ez 112–199 €, Dz 125–246 € | ⃠ 22.–23.11.20

Ein familiär geführtes Haus mit komfortablen Zimmern und hellen Landhauswohnungen. Viel Holz, wohnliche Stoffe und liebevoll arrangierte Einrichtungsdetails sorgen für eine behagliche Atmosphäre. Hübsch gestalteter Wellnessbereich.

Adler Bärental

www.adler-feldberg.de

★★★ garni

Feldbergstraße 4, PLZ 79868 (OT: Bärental), **T 07655 933933,** F 930521
16 Zimmer | 7 Apartments | Ez ab 80 €, Dz ab 110 € | ⏲ 24 h

Ein hübscher hist. Gasthof im regionaltypischen Stil. Die Apartments und Zimmer im Landhausstil sind hell und wohnlich eingerichtet. Idealer Ausgangspunkt für Wanderungen und sportliche Aktivitäten.

Adler Bärental

110 | Hauptgericht 10–26 €, Menü 21–40 € | Mo, Do-So ⃠ Di, Mi ⃠ 9.–25.11.20

In den liebevoll eingerichteten Schwarzwaldstuben wird eine badisch-regionale Küche angeboten. Appetit machen z.B. „Schwarzwälder Salzhöhlencoppa mit knackigen Blattsalaten“ oder „Lauchringer Saiblingsfilet mit geräucherter Paprikabutter, knackigigem Spitzkohl und Kartoffel-Chiliplätzchen“. Gut zusammengestellte Weinkarte mit heimischen und ausländischen Gewächsen.

Tannhof www.tannhof-feldberg.de

Im Dobel 1, PLZ 79868 (OT: Bärental), **T 07655 93320,** F 933222
20 Zimmer

Kleines Wellnesshotel in ruhiger Lage am Fuße des Feldbergs speziell für Paare. Gemütliche, helle Gästezimmer mit individueller Einrichtung. Ansprechender Wellnessbereich mit Schwimmbad, Sauna und Beauty-Anwendungen.

Peterle www.hotel-peterle.de

€ Gut & Günstig ★★★

Schuppenhörnlestraße 18, PLZ 79868 (OT: Falkau), **T 07655 677,** F 1771
14 Zimmer | Ez 49–71 €, Dz 98–127 €

Familiär geführtes Landgasthaus mit individuell eingerichteten Zimmern, teilweise mit Balkon oder Terrasse. Im Restaurant wird bodenständige Küche aufgetischt. Freundliche Gastgeber.

Florian'S www.hotelwaldeck.com

VARTA-TIPP Service

Windgfällstraße 19, PLZ 79868 (OT: Altglashütten), **T 07655 91030**
70 | Hauptgericht 15–31 €, Menü 29–69 € | Mo-Di, Do-So ⊘ Mi

Gehobene Kulinarik am Fuße des Feldbergs. Hier hat Gastfreundschaft einen ebenso hohen Stellenwert wie die schmackhafte, mediterran geprägte Küche des Patrons. Auf der Karte liest man z.B. „Gebratene Kartoffelterrine mit Bergkäse gratiniert, Blattspinat und Spiegelei", aber auch „Geschmortes Kalbskopfbäckle mit glasierten Kaiserschoten und Safranrisotto". Im angeschlossenen Hotel hat man freundliche, moderne Zimmer.

FELDBERGER SEENLANDSCHAFT 18 D feldberger-seenlandschaft.de

Mecklenburg-Vorpommern | EW 4.651 | 100 m Neubrandenburg 34 km, Schwerin 171 km
T 039831 2700

Alte Schule **Neu!** www.hotelalteschule.de

Zur Alten Schule 5, PLZ 17258 (OT: Fürstenhagen), **T 039831 22023,** F 22031
18 Zimmer | Ez 65–75 €, Dz 94–115 €, ab 5,00 €

Ruhe, ländliche Idylle und erstklassige Kulinarik erwarten Sie in diesem schmucken Domizil. Die einstige Schule bildet das heutige Haupthaus des kleinen Landhotels. Schöne Zimmer, die wertig, stimmig und wohnlich gestaltet sind. Im neu erbauten Gästehaus gibt es großzügige Maisonettewohnungen.

Klassenzimmer

VARTA-TIPP Küche **VARTA-TIPP** Service

25 | Menü 100–130 € | Mi-So ⊘ Mo, Di

Im geschmackvoll eingerichteten Gourmetrestaurant und auf der eleganten Sommerterrasse erwarten Sie nicht nur ein herzlicher, professioneller Service, sondern auch exquisite Speisen. Daniel Schmidthaler setzt konsequent und mit Respekt vor der Natur auf eine moderne Landküche. Das Ergebnis: ein kreatives Überraschungsmenü (wahlweise 6-9 Gänge). Großer Beliebtheit erfreuen sich die Kochkurse des Patrons.

FELDKIRCHEN 60 D
www.feldkirchen.de

Bayern | EW 7.435 | 523 m
T 089 9099740
München 13 km, Markt Schwaben 13 km

Bauer
www.bauerhotel.de

garni

Münchner Straße 6, PLZ 85622, **T 089 90980,** F 9098414
102 Zimmer | 1 Suite | 2 Apartments | Ez ab 86 €, Dz ab 122 € | 24 h

Ein persönlich geführtes Haus - seit Jahren in Familienbesitz. Wohnlich und individuell gestaltete Zimmer. In den elegant-modern eingerichteten Gasträumen wird eine verfeinerte Regionalküche aus sorgfältig ausgewählten Produkten serviert.

FELDKIRCHEN-WESTERHAM 68 A
www.feldkirchen-westerham.de

Bayern | EW 10.468 | 551 m
T 08063 97030
Glonn 10 km, Bad Aibling 13 km

Aschbacher Hof
www.aschbacher-hof.de

garni

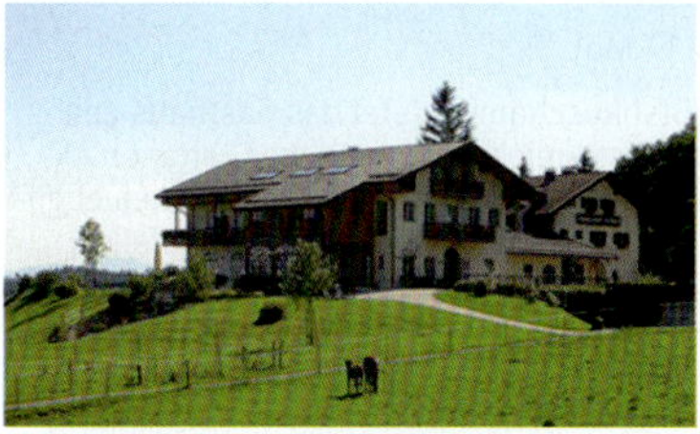

Aschbach 3, PLZ 83620 (OT: Aschbach),
T 08063 80660, F 806620
20 Zimmer
Ez 65–115 €, Dz 90–140 €, 5,50 €

In diesem familiengeführten Haus wohnen Sie in komfortablen Balkonzimmern, die liebevoll mit geschreinerten Naturholzmöbeln eingerichtet sind. Bei guter Sicht hat man einen tollen Ausblick auf die bayerischen und österreichischen Alpen.

Restaurant im Aschbacher Hof

VARTA-TIPP Küche **VARTA-TIPP** Service

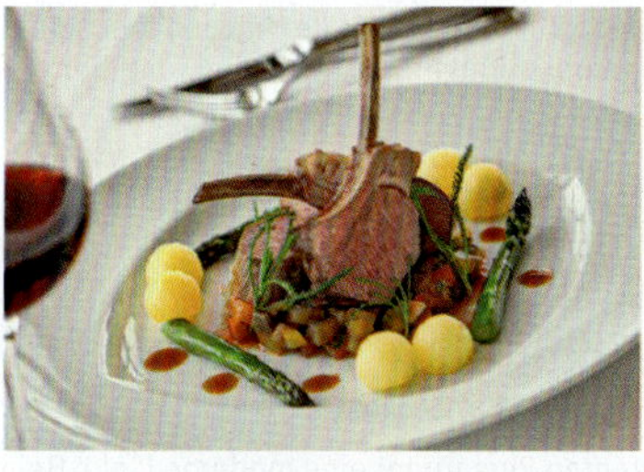

120 | Hauptger. 15–30 €, Menü 23–38 € | Mo-Sa

Mit Engagement und sichtbarer Freude kümmert man sich hier um das Wohl der Gäste. In den behaglichen Gaststuben wird eine modern-regionale Saisonküche aufgetischt. Macht Ihnen z.B. „Saftig geschmortes Hirschgulasch mit gebratenen Serviettenknödeln, Wildpreiselbeeren und glasierter Brokkoli" Appetit? Nachmittags gibt's Kuchen und Torten aus der eigenen Konditorei. Herrliche Panoramaterrasse.

FELLBACH 58 A
www.stadtmarketing-fellbach.de

Baden-Württemberg | EW 44.354 | 287 m
T 0711 580058
Waiblingen 3 km, Stuttgart 8 km

Avui
www.zumhirschen-fellbach.de

VARTA-TIPP Küche VARTA-TIPP Service

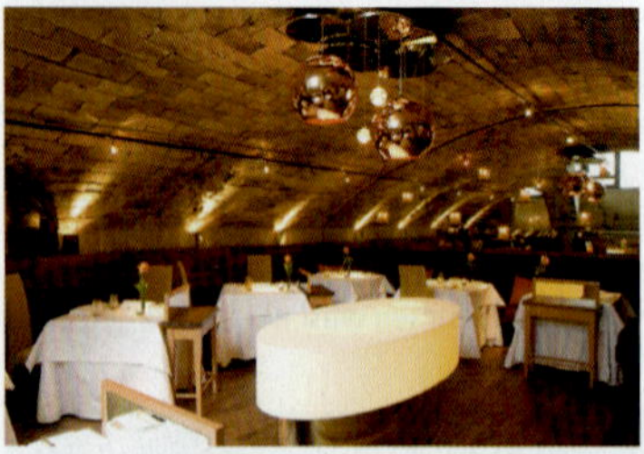

Hirschstraße 1, PLZ 70734, **T 0711 9579370**
25 | Hauptger. 34–48 €, Menü 100–140 € | Mi-Sa Mo, Di, So 1.–6.1.21

Das kulinarische Herzstück des „Hirschen" ist das stimmungsvolle Natursteingewölbe. Hier verbinden sich natürliche Elemente wie Holz und Stein stilvoll mit modernem Design. Armin Karrers Fantasie ist unerschöpflich. Er bietet ein zeitgemäß inspiriertes Menü, das aufwendig, kreativ und fein ausbalanciert daherkommt. Dazu gibt es tolle Weine aus nah und fern.

Gasthaus Zum Hirschen

VARTA-TIPP Küche

Hirschstraße 1, PLZ 70734, **T 0711 9579370**
70 | Hauptgericht 17–40 € | Mi-So Di-Sa Mo

Mit seinem warmen Ambiente und modernen Wirtshauscharme bietet das Gasthaus den passenden Rahmen für die feine Heimatküche mit österreichischen und mediterranen Akzenten. Klassiker wie „Wiener Schnitzel vom Kalb" oder „Zwiebelrostbraten" machen ebenso Appetit wie „Rehkeule mit Honig und Salbei". Gut übernachten kann man ebenfalls.

Goldberg
www.goldberg-restaurant.de

VARTA-TIPP Küche

Guntram-Palm-Platz 1 (in der Schwabenlandhalle), PLZ 70734, **T 0711 57561666**
40 | Hauptgericht 39–42 €, Menü 89–129 € | Di-Sa Mo, So

Die Einrichtung des in Gold- und Erdfarben gehaltenen Restaurants wirkt hochwertig, modern und urban. Philipp Kovacs zaubert aus marktfrischen Zutaten eine gefällige Cross-Culture-Küche auf die Teller. „Abenteuer", „Zeitlos" und „Zukunft" nennt der Küchenchef seine drei Abendmenüs. Die perfekt abgestimmten Weinempfehlungen kommen vom routinierten Sommelier Josip Stjepandic.

Oettinger's Restaurant
www.hirsch-fellbach.de

VARTA-TIPP Küche VARTA-TIPP Service

Fellbacher Straße 2-6 (im Hotel Hirsch), PLZ 70736 (OT: Schmiden), **T 0711 95130**
30 | Hauptgericht 24–35 €, Menü 45–85 € | Sa Mi-Sa Mo, Di, So

Michael Oettinger verfolgt in seinem ländlich-eleganten Restaurant eine moderne Linie. Bei seinen französisch inspirierten Kreationen werden tolle Produkte perfekt in Szene gesetzt. Aber auch der persönliche und angenehm lockere Service trägt maßgeblich dazu bei, dass man sich hier rundum wohlfühlt - ganz zu schweigen von der exzellenten Weinauswahl mit vielen heimischen Gewächsen. Zum Übernachten hat man gepflegte Zimmer.

Aldingers Restaurant www.aldingers-restaurant.de

Schmerstraße 6, PLZ 70734, **T 0711 582037**
45 | Hauptgericht 18–37 €, Menü 37–56 € | Di-Sa Mo, So

Hier werden Sie seit Jahren mit einer bodenständigen saisonalen Küche verwöhnt. Auf der Speisekarte finden Sie neben schwäbischen Klassikern auch mediterrane und asiatische Gerichte. Ein Kachelofen und Holzvertäfelungen sorgen für ein gemütliches Ambiente.

FELSBERG 31 D www.felsberg.de

Hessen | EW 11.283 | 160 m Kassel 25 km, Bad Hersfeld 45 km
T 05662 5020
Felsberg, die 3-Burgen-Stadt im Edertal mit den Burgen Felsburg, Burg Heiligenberg und Altenburg, Bienenkundezentrum, Kunstpfad Ars natura, nördlichster Weinberg Hessens Böddiger Berg, Museen in Gensungen, Wolfershausen und Heßlar.

Zum Rosenhof www.zumrosenhof.de

★★★★★S garni

Rockshäuser Straße 9, PLZ 34587 (OT: Hesserode), **T 05662 2774,** F 6422
9 Zimmer | Ez 78 €, Dz 136 €, exkl. Frühstück, 12,00 €

Kleines, privat geführtes Landhotel. Das hübsche Gebäude mit seiner charakteristischen Fassade zählt zu den ältesten Fachwerkhäusern im Ort. Individuell und stilvoll gestaltete Zimmer mit zeitgemäßem Komfort. Behagliches Restaurant mit mediterran beeinflusster Küche.

FEUCHTWANGEN 52 D www.feuchtwangen.de

Bayern | EW 12.200 | 452 m Dinkelsbühl 12 km, Crailsheim 21 km
T 09852 90455
Fränkisches Museum, Sängermuseum, Handwerkerstuben, Kreuzgang.

Greifen-Post www.hotel-greifen.de

★★★★★S garni

Marktplatz 8, PLZ 91555, **T 09852 6800,** F 68068
35 Zimmer | 3 Apartments | Ez ab 73 €, Dz ab 119 €, 10,00–14,00 €

Ob Landhaus-, Romantik- oder Biedermeierzimmer - in diesem über 600 Jahre alten Haus stehen Ihnen Zimmer verschiedenster Epochen zur Verfügung. Es gibt auch eine Bibliothek sowie ein Badehaus im romanischen Stil mit Hallenbad, Sauna, Dampfbad und Tepidarium.

Greifen-Post

100 | Hauptgericht 10–36 €, Menü 31–85 € | Di-So Di-Sa Mo

Restaurant mit verschiedenen gemütlichen Stuben. Serviert wird eine leichte, regional beeinflusste Aromaküche aus heimischen Produkten. Regelmäßig Kochkurse.

FICHTENAU 52 D www.fichtenau.de

Baden-Württemberg | EW 4.530 | 517 m Dinkelsbühl 5 km, Feuchtwangen 16 km
T 07962 89219

Vital-Hotel Meiser
www.vitalhotel-meiser.de

VARTA-TIPP Service

★★★★S garni

Grenzstraße 43, PLZ 74579 (OT: Neustädtlein), **T 07962 711940,** F 71194888
67 Zimmer | 5 Suiten | Ez 99–199 €, Dz 149–249 €

Das perfekte Domizil für Erholung und Entspannung. Familiärer Charakter, gastorientierte Mitarbeiter sowie liebevoll und hochwertig eingerichtete Romantikzimmer machen das Haus zu einer Oase der Harmonie. Im Restaurant wird regional und mediterran gekocht. Toll der 1.000 qm große SPA-Bereich.

FILDERSTADT 58 A
www.filderstadt.de

Baden-Württemberg | EW 44.326 | 371 m — Nürtingen 12 km, Stuttgart 16 km
T 0711 7089394
Wellness- und SPA-Bad Fildorado, Kultur- und Kongresszentrum Filharmonie, Heimatmuseum, Uhlandturm.

Schwanen Stuttgart-Airport/Messe
www.hotelschwanen.de

★★★★★S garni

Obere Bachstraße 1, PLZ 70794 (OT: Bernhausen), **T 0711 7878250,** F 787825411
121 Zimmer | 2 Suiten | 22 Apartments | Ez ab 128 €, Dz ab 168 €

Ein praktisches Geschäftshotel mit modernen, wohnlichen Zimmern im Neubau und funktional-sachlichen Zimmern im Altbau. Kulinarisch hat man die Wahl zwischen dem Ristorante „La Fortuna" (Pizza, Pasta...) oder dem rustikalen Wirtshaus Schwanenbräu (bürgerlich-regionale Speisen) mit Biergarten.

FINCKEN 18 C
www.amt-roebel-mueritz.de

Mecklenburg-Vorpommern | EW 540 | 84 m — Röbel 12 km, Malchow 15 km
T 039922 2332

Kavaliershaus Suitehotel am Finckener See
www.kavaliershaus-finckenersee.de

★★★★★S garni

Hofstraße 12, PLZ 17209, **T 039922 82700,** F 827029
12 Zimmer | 11 Suiten | Ez 103–208 €, Dz 115–220 €, 12,00 €

Denkmalgeschützes, klassizistisches Kavaliershaus aus dem 18. Jhd. Es bietet individuell gestaltete Suiten zwischen 50 und 120 qm. Zum Haus gehören auch eine Veranstaltungsscheune, ein Saunagarten, ein Kinderspielhaus sowie ein kleiner Badestrand.

FINNING 60 C
www.ammersee-region.de/finning

Bayern | EW 1.570 | 560 m — Landsberg am Lech 10 km, Dießen 12 km
T 08806 7579

Zum Staudenwirt **Neu!**
www.staudenwirt.de

Staudenweg 6, PLZ 86923 (OT: Oberfinning), **T 08806 92000**
300 | Hauptgericht 12–30 € | Mo-Di, Do-So Mi

Bereits in der dritten Generation steht man hier für gepflegte Gastlichkeit und eine frische bodenständige Heimatküche. Im modern gehaltenen Fine-Dining-Restaurant „Kaminzimmer" wird freitags und samstags ein international inspiriertes Feinschmeckermenü serviert. Wer länger bleiben möchte, man verfügt auch über wohnliche Gästezimmer im gepflegten Landhausstil .

FINSTERWALDE 36 A www.finsterwalde-touristinfo.de

Brandenburg | EW 16.561 | 107 m Lübbenau 55 km, Cottbus 55 km
T 03531 717830

Goldener Hahn www.goldenerhahn.com

VARTA-TIPP Küche

Bahnhofstraße 3, PLZ 03238, **T 03531 2214**
30 | Hauptgericht 18–32 €, Menü 42–110 € | Di-Sa Mo, So

Aus marktfrischen, erstklassigen Produkten bietet Frank Schreiber eine kreative, feine Regionalküche an. Harmonie der einzelnen Speisen, Ästhetik auf dem Teller und eine leichte wie auch schonende Zubereitung der Speisen gehören zu seinen Prioritäten. Der Service agiert souverän, die Weine sind fair kalkuliert. Regelmäßig finden kulinarische Lesungen statt.

FISCHBACHAU 68 A www.fischbachau.de

Bayern | EW 6.000 | 800 m Miesbach 18 km, München 72 km
T 08028 876

Landgasthof Alter Wirt www.rubins-alterwirt.de

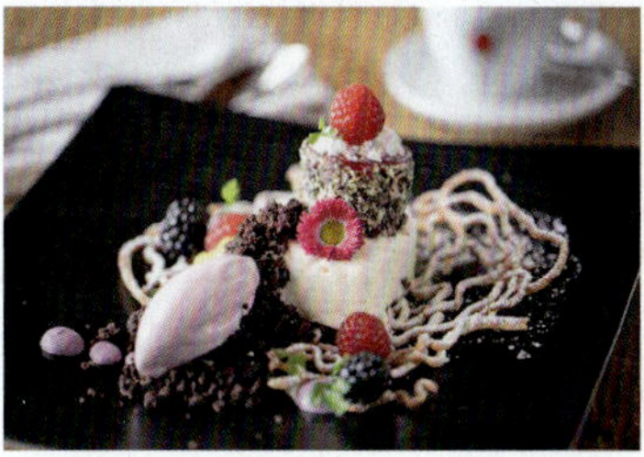

Leitzachtalstr. 209, PLZ 83730 (OT: Hundham), **T 08028 9053610**
200 | Hauptger. 15–29 €, Menü 110–140 € | Di-So

Ein traditionsreiches Wirtshaus mit urigen Gaststuben und lauschigem Biergarten. In der Küche setzt man auf Regionalität und Nachhaltigkeit. Auf der Karte stehen schmackhafte Gerichte wie „Gegrilltes Filet vom See-Saibling auf feinem Zitronenpüree und mediterranem Gemüse“. Man hat auch wohnlich eingerichtete Zimmer.

FISCHEN 66 D www.fischen.de

Bayern | EW 2.994 | 761 m Oberstdorf 6 km, Sonthofen 7 km
T 08326 36460

Parkhotel Burgmühle www.parkhotel-burgmuehle.de

VARTA-TIPP Service

★★★★S garni

Auf der Insel 2-4, PLZ 87538, **T 08326 9950,** F 7352
68 Zimmer | 14 Suiten | 13 Apartments | Ez 129–187 €, Dz 268–358 €, inkl. Vollpension | 24 h

Seit vielen Jahren genießt das familiär geführte Ferienhotel im Ortszentrum einen erstklassigen Ruf. Das liegt einerseits an der vorzüglichen Gästebetreuung, aber auch an geräumigen und wohnlich eingerichteten Zimmern. Für Entspannung sorgt ein hübscher Wellness- und Vitalbereich. Im Restaurant wird eine feine Allgäuer Küche mit regionalen Zutaten serviert.

Tanneck
www.hotel-tanneck.de

Maderhalm 20, PLZ 87538 (OT: Maderhalm), **T 08326 9990,** F 999133
62 Zimmer | 6 Suiten | 3 Apartments | Ez 120–160 €, Dz 240–268 €, inkl. Vollpension

Geschmackvoll gestaltetes Ferienhotel mit unterschiedlich geschnittenen und eingerichteten Zimmern, teils mit schöner Aussicht auf die Berge. Im Restaurant erwarten Sie gediegen-elegantes Ambiente sowie alpin-mediterrane Küche.

FISCHERBACH 57 C
www.fischerbach.de

Baden-Württemberg | EW 1.680 | 276 m
T 07832 91900
Haslach 5 km, Offenburg 32 km

Wirtschaft Hotel Fuxxbau
www.fuxxbau-fischerbach.de

€ Gut & Günstig

Vordertalstraße 17, PLZ 77716 (OT: Vordertal), **T 07832 2997,** F 5575
19 Zimmer | Ez ab 57 €, Dz ab 88 €

Idyllisch gelegener Schwarzwaldgasthof mit wohnlichen Gästezimmern, teils mit Balkon und Blick auf das Fischerbachtal. Schöner Hotelgarten mit kleiner Kneipp-Anlage. Im Restaurant werden regionale und saisonale Spezialitäten serviert.

FLADUNGEN 43 A
www.fladungen-rhoen.de

Bayern | EW 2.185 | 414 m
T 09778 919111
Mellrichstadt 18 km, Kaltennordheim 20 km

Sonnentau
www.sonnentau.com

★★★★

Wurmbergstraße 1-3, PLZ 97650, **T 09778 91220**
49 Zimmer | 2 Suiten | 2 Apartments | Ez ab 57 €, Dz ab 94 € | 24 h

Gewachsenes Wohlfühlhotel mit mehreren Gästehäusern und ansprechendem Freizeitbereich an einem Südhang oberhalb Fladungens. Helle, großzügig geschnittene Zimmer. Panoramarestaurant mit regionaler Küche.

FLEIN 51 D
www.flein.de

Baden-Württemberg | EW 6.684 | 210 m
T 07131 50070
Heilbronn 6 km, Weinsberg 7 km

Wo der Hahn kräht
www.wo-der-hahn-kraeht.de

Altenbergweg 11, PLZ 74223, **T 07131 50810,** F 508166
41 Zimmer | 3 Suiten | Ez ab 89 €, Dz ab 125 €

Modernes Ferienhotel in landschaftlich reizvoller Lage. Zweckmäßig eingerichtete Zimmer mit herrlichem Blick über die Weinberge. Zahlreiche Wanderwege und gut ausgebautes Fahrradwegenetz in unmittelbarer Umgebung.

Wo der Hahn kräht

90 | Hauptgericht 17–26 €, Menü 25–60 € | Mo-So

Lichtdurchflutetes Restaurant mit gediegen-rustikalem Ambiente. Auf der umfangreichen Speisekarte findet sich eine unkonventionelle regionale Auswahl an gehobenen Speisen wie z.B. „Kalbsrahmbraten mit geschwenkten Steinchampignons" oder „Filet von der Lachsforelle mit Thymian-Kartoffelragout". Idyllische Weinlaube.

FLENSBURG 7 A www.taff.sh

Schleswig-Holstein | EW 88.502 | 12 m Schleswig 36 km, Husum 44 km
T 0461 9090920
Nordertor, hist. Altstadt, Kirchen, Marineschule Mürwik, hist. Kaufmannshöfe, Museumsberg, Schifffahrtsmuseum, Science Center Phänomenta, hist. Hafen.
Weitere Empfehlungen unter Harrislee, Glücksburg.

Hafen Flensburg www.hotel-hafen-flensburg.de

★★★★ garni

Schiffbrücke 33, PLZ 24939, **T 0461 160680,** F 16068480
69 Zimmer | 1 Suite | 6 Apartments | Ez 109–209 €, Dz 149–249 €, exkl. Frühstück, 16,00–19,00 € | 24 h

In geschichtsträchtiger Kulisse direkt an der Förde und nur wenige Kilometer von der dänischen Grenze liegt dieses Designhotel. Das Hotelensemble besteht aus mehreren, zum Teil denkmalgeschützten Gebäuden. Einladend, stilvoll und maritim - so zeigen sich die geräumigen Gästezimmer, die in unterschiedlichen Kategorien buchbar sind.

Hotel Alte Post www.ap-hotel.de

garni

Rathausstr. 2, PLZ 24937, **T 0461 8070810**
75 Zimmer | Ez 85–145 €, Dz 115–195 €, exkl. Frühstück, 14,00 € | 24 h

Das Hotel am Rande der Flensburger Innenstadt ist im hist. Gebäude der früheren Zentralpost beheimatet. Das Einrichtungskonzept des Hauses ist geprägt vom skandinavischen Lebensstil. Hier erwarten Sie künstlerisch gestaltete Design- und Themenzimmer. Moderne Küche und geschmackvolles Ambiente bietet das Restaurant „1871 – Grill & Buns".

Piet Henningsen www.restaurant-piet-henningsen.de

Schiffbrücke 20, PLZ 24939, **T 0461 24576**
45 | Hauptgericht 15–49 €, Menü 35–59 € | Mo-So

Traditionsreiches, seit 1886 bestehendes Restaurant am Flensburger Hafen. Serviert werden Fischspezialitäten, regionale Klassiker sowie eine gute Auswahl an Steak- und Fleischgerichten.

FLINTSBACH A.INN 68 B www.flintsbach.de

Bayern | EW 3.076 | 479 m Rosenheim 18 km, Kufstein 19 km
T 08034 30660

Dannerwirt
www.dannerwirt.de

VARTA-TIPP Ambiente

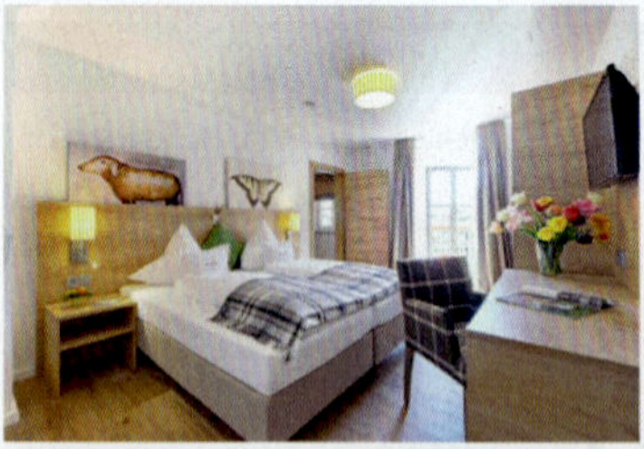

Kirchplatz 4, PLZ 83126, **T 08034 90600,** F 906050
27 Zimmer | 1 Suite
Ez ab 65 €, Dz 90–120 €

Am Fuße des Wendelsteins liegt dieser traditionsreiche Gasthof. Familie Schweinsteiger ist mit viel Herzblut bei der Sache. Die behaglich mit viel Holz eingerichteten Zimmer versprühen ländlichen Charme. In den typisch bayerischen Stuben wird regionale Wirtshausküche aufgetischt.

FLONHEIM 50 B
www.alzey-land.de

Rheinland-Pfalz | EW 2.696 | 145 m
T 06731 4090
Alzey 11 km, Bad Kreuznach 21 km

Espenhof
www.espenhof.de

Poststr. 1, PLZ 55237 (OT: Uffhofen), **T 06734 962730,** F 940450
17 Zimmer | 2 Suiten | 3 Apartments | Ez ab 74 €, Dz ab 102 €

Rheinhessische Gemütlichkeit gepaart mit mediterranem Flair - das trifft den Charakter dieses kleinen, familiär geführten Landhotels mit angeschlossenem Weingut und Gästehaus. Hier stehen Ihnen beschaulich eingerichtete Nichtraucherzimmer zur Verfügung.

Espenhof

55 | Hauptgericht 13–25 €, Menü 34–69 € | Fr Di-Fr

Das angeschlossene Weinrestaurant bietet eine frische, mediterran angehauchte Landhausküche und gutseigene Weine. Hübsche, südländisch anmutende Hofterrasse.

Zum Goldenen Engel
www.zum-goldenen-engel.com

Marktplatz 3, PLZ 55237, **T 06734 913930**
30 | Hauptgericht 16–32 €, Menü 48–75 € | Fr-So Mo-Di, Fr-So Mi, Do

Stimmungsvoller Gastraum in hist. Ambiente. Geboten wird eine marktfrische Saisonküche mit mediterranen Einflüssen. Gepflegter Service, gute Weine. Tischreservierung ratsam.

FOCKBEK 7 C
www.fockbek.de

Schleswig-Holstein | EW 6.280 | 16 m
T 04331 66770
Rendsburg 3 km, Schleswig 25 km

Weinbek
www.weinbek.de

Rendsburger Str. 34, PLZ 24787, **T 04331 61230**
24 Zimmer | Ez 69–89 €, Dz 99–129 €

Das Traditionshotel, das sich selbst als nördlichstes Weinhotel Deutschlands bezeichnet, empfängt Sie hinter seinen historischen Mauern mit renovierten, individuell gestalteten Zimmern. Zum Haus gehören auch ein gemütliches Restaurant, ein kleiner Saunabereich sowie ein Weinkaufsladen.

FÖHR (INSEL) 6 B www.foehr.de

Schleswig-Holstein Niebüll 15 km, Flensburg 57 km
T 04681 300
Nationalpark Wattenmeer (UNESCO-Weltnaturerbe), Ringwall Lembecksburg bei Borgsum, Kirche St. Johannis mit denkmalgeschütztem Friedhof in Nieblum, Kirche St. Laurentii in Süderende, Kirche St. Nicolai in Wyk-Boldixum, Friesenmuseum mit Bockwindmühle, Nationalparkzentrum und Seepromenade in Wyk.

NIEBLUM

NAMINE WITT www.naminewitt.de

Alkersumer Stieg 4, PLZ 25938, **T 04681 9643523**
50 | Hauptgericht 29–36 €, Menü 49–65 € | Mi-So ⊘ Mo, Di

In freundlich-lockerer Atmosphäre mit Blick auf den wunderschön angelegten Garten erwartet Sie im Fine-Dining-Restaurant eine traditionsbewusste Fusionsküche mit regionalen, aber auch internationalen Einflüssen. Im angeschlossenen Bistro mit Terrasse und Feinkostladen gibt es frische Tagesgerichte sowie leckere Produkte aus der hauseigenen Manufaktur.

OEVENUM

Sternhagens Landhaus www.sternhagens-landhaus.de

Buurnstrat 49, PLZ 25938, **T 04681 59790**
14 Zimmer | 4 Suiten | Ez 75–120 €, Dz 140–170 €

Reetgedecktes Friesenhaus mit Antikmöbeln und behaglicher Atmosphäre. Individuell eingerichtete Zimmer und Suiten. Das Restaurant befindet sich im Stall des hist. Anwesens. Serviert wird eine feine bodenständige Küche. Beschaulicher Innenhof.

WYK AUF FÖHR

Upstalsboom Wellness Resort Südstrand www.resort-suedstrand-foehr.de

Gmelinstraße 7-13, PLZ 25938, **T 04681 7481620**
144 Zimmer

Das 2018 eröffnete Ferienresort liegt direkt am weißen Sandstrand der Insel. Es bietet moderne Zimmer im skandinavischen Stil - größtenteils mit Blick auf das Wattenmeer. Großzügige Wellnessanlage mit Innen- und Außenpool, Dampfbad und mehreren Saunen. Zum Haus gehören auch 23 exklusive Residenzen für Langzeitgäste.

Kurhaus Hotel www.kurhaushotel-wyk.de

garni

Sandwall 40, PLZ 25938, **T 04681 792,** F 1591
36 Zimmer | 1 Suite | Ez 55–150 €, Dz 95–170 € | ⊘ 8.11.20–19.3.21 ››

Traditionsreicher Villenbau mit angenehmer Atmosphäre direkt an der Strandpromenade. Großzügige, komfortabel eingerichtete Zimmer, überwiegend mit Meerblick. Im Haus befinden sich auch ein Eiscafé und ein Kino.

Duus-Hotel
www.duus-hotel.de

garni

Hafenstraße 40, PLZ 25938, **T 04681 59810,** F 598140
20 Zimmer | Ez 70–95 €, Dz 110–160 €

In der Altstadt am Hafen gelegenes Haus mit freundlichen und hellen Zimmern, teilweise mit Blick auf den Hafen. Reichhaltiges Frühstücksbuffet.

Alt Wyk
www.alt-wyk.de

VARTA-TIPP Küche **VARTA-TIPP** Service

Große Straße 4, PLZ 25938, **T 04681 3212**
45 | Hauptgericht 26–36 €, Menü ab 79 € | Do-Sa Di-Sa Mo, So 15.11.–16.12.20, 17.1.–18.2.21, 4.–19.10.21

Beliebte Feinschmeckeradresse direkt in der Fußgängerzone. Wohltuend sind nicht nur das friesische Landhausambiente und der überaus herzliche Service, sondern auch die hervorragende Kulinarik. Die Küche des Patrons ist authentisch, weltoffen und schnörkellos, die Produkte immer saisonal und frisch. Übrigens: Für Übernachtungsgäste hat man schöne Ferienwohnungen.

FORCHHEIM 53 B
www.forchheim.de

Bayern | EW 31.000 | 265 m — Bamberg 25 km, Nürnberg 38 km
T 09191 714338
Festungsanlage, Rathausensemble, Kaiserpfalz, Osterbrunnenfahrten.

Am Kronengarten
www.hotel-am-kronengarten.de

garni

Bamberger Straße 6a, PLZ 91301, **T 09191 72500,** F 66331
24 Zimmer | Ez ab 79 €, Dz ab 96 €, ab 7,00 €

Zentral gelegenes Altstadthotel mit angeschlossenem öffentlichen Parkhaus. Hell und funktional eingerichtete Zimmer. Das privat geführte Haus ist vor allem bei Geschäftsreisenden sehr beliebt.

Zöllner's Weinstube
www.zoellners-weinstube.de

VARTA-TIPP Küche

Sigritzau 1, PLZ 91301 (OT: Sigritzau), **T 09191 13886**
60 | Hauptgericht 19–29 €, Menü 50–75 € | Mi-So Mo, Di

Das hübsche Kreuzgewölbe sorgt für eine ganz besondere Atmosphäre, ebenso die gemütliche Einrichtung und die elegante Tafelkultur. Johannes Zöllner steht selbst am Herd und bietet eine moderne Küche mit saisonalen Produkten. Dazu gibt es edle Weine von renommierten Winzern. Die Preise sind fair, der Service sympathisch. Die urige „Stube" eignet sich bestens für kleine Feierlichkeiten.

Zum Alten Zollhaus
www.zollhaus-forchheim.de

Hauptstraße 4, PLZ 91301, **T 09191 970990**
70 | Hauptgericht 10–24 €, Menü 29–45 € | So Mi-So Mo, Di

Hist. Haus in der Innenstadt mit modernem Bistroambiente und nettem Biergarten. Marktfrisch, saisonal und schmackhaft ist die traditionelle fränkische Küche mit Einflüssen aus der ganzen Welt.

FORST (BADEN) 51 C www.forst-baden.de

Baden-Württemberg | EW 7.830 | 113 m Bruchsal 5 km, Karlsruhe 21 km
T 07251 7800

Gasthaus zum Löwen www.loewen-forst.de

Kirchstraße 8, PLZ 76694, **T 07251 300896**
30 | Hauptgericht 18–29 €, Menü 19–27 € | So Mi-Sa Mo, Di

Ein persönlich geführtes Restaurant mit mehr als 100-jähriger Wirtshaustradition. Die wechselnde Speisekarte offeriert frische bürgerliche Gerichte und einige Schweizer Spezialitäten. Gemütlicher Biergarten.

FORST AN DER WEINSTRASSE 50 D www.vg-deidesheim.rlp.de

Rheinland-Pfalz | EW 838 | 120 m Deidesheim 2 km, Bad Dürkheim 5 km
T 06326 9770

Lucashof www.lucashof.de

garni

Wiesenweg 1a, PLZ 67147, **T 06326 336,** F 5794
7 Zimmer | Ez 65–75 €, Dz 105–110 €

Das kleine Landhotel befindet sich auf einem Weingut inmitten der umliegenden Weinberge. Hier erwarten Sie gemütliche Zimmer mit mediterraner Note und gehobener Ausstattung - teils mit Terrasse oder Balkon. Hübsch das helle Frühstückszimmer mit Blick auf das Haardtgebirge.

Gutsausschank Spindler www.gutsausschank-spindler.de

Weinstraße 44, PLZ 67147, **T 06326 5850**
120 | Hauptgericht 11–28 € | Di-Sa Mo, So

Bei Familie Spindler gibt es eine authentische Pfälzer Küche und Weine aus dem eigenen Weingut. Die Preise sind fair, das Ambiente gemütlich und der Service freundlich. Romantische Terrasse unter Reblauben und altem Baumbestand.

FORSTINNING 60 D www.forstinning.de

Bayern | EW 3.646 | 512 m München 26 km, Wasserburg am Inn 36 km
T 08121 93090

Zum Vaas www.zum-vaas.de

Münchener Str. 88, PLZ 85661, **T 08121 43091**
Hauptgericht 10–19 € | Mi-So Mo, Di

Am Nordrand des Ebersberger Forstes erwartet Sie dieser gemütliche Landgasthof. Lebensfreude und Spaß am Beruf - das ist es, was Küche und Service ihren Gästen hier vermitteln. Man kocht frisch, unkompliziert und saisonal. Natürlich stehen auch regionale Klassiker wie Tafelspitz oder Schweinebraten auf der Karte.

FRAMMERSBACH 42 D

www.frammersbach.de

Bayern | EW 4.507 | 246 m
T 09355 97120

Lohr 12 km, Bad Orb 30 km

Schwarzkopf

www.schwarzkopf-spessart.de

VARTA-TIPP Küche

Lohrer Straße 80, PLZ 97833, **T 09355 307**
60 | Hauptgericht 10–25 €, Menü 25–58 € | So Do-So Mo, Di

Im gemütlich-ländlichen Restaurant verwendet Stefan Pumm für seine feine klassische Küche fast ausschließlich saisonale Lebensmittel aus der Region. Was halten Sie z.B. von „Gebratenen Filets von der Frammersbacher Forelle mit knusprigem Speck und Spargel-Bärlauch-Gröstl"? Für Übernachtungsgäste hat man gepflegte Zimmer.

FRANKENAU 31 C

www.frankenau.de

Hessen | EW 2.988 | 430 m
T 06455 7990

Korbach 26 km, Marburg 47 km

Landhaus Bärenmühle

www.baerenmuehle.de

garni

Bärenmühle, PLZ 35110 (OT: Ellershausen), **T 06455 759040,** F 7590422
15 Zimmer | 3 Suiten | 6 Apartments | Ez 118–179 €, Dz 159–247 €, exkl. Frühstück,
14,50–19,50 €

Stilvolles Refugium in idyllischer, naturnaher Lage. Hier erwarten Sie liebevoll eingerichtete Zimmer, Suiten und Wohnungen, die sich auf drei Gebäude verteilen. Für Entspannung sorgt ein Saunahaus mit gemütlichem Ruheraum. Kleines, aber feines Restaurant mit heimeligem Wohlfühlambiente.

FRANKENBERG (EDER) 31 C

www.frankenberg.de

Hessen | EW 18.894 | 296 m
T 06451 717672
10-türmiges Rathaus, Liebfrauenkirche, ehem. Zisterzienserkloster.

Korbach 31 km, Marburg 39 km

Die Sonne Frankenberg

www.sonne-frankenberg.de

VARTA-TIPP Service

garni

Marktplatz 2-4, PLZ 35066, **T 06451 7500,** F 750500
60 Zimmer | 4 Suiten | Ez 139–179 €, Dz 189–269 € | 24 h

Mehrere behutsam restaurierte Gebäude vereinen sich zu diesem Altstadthotel. Das Interieur der Zimmer und Suiten besticht durch seine hellen, freundlichen Farben und die ausgesprochen wohnliche Atmosphäre. In allen Bereichen des Hauses wirken engagierte Mitarbeiter. Ansprechend gestalteter Wellness- und SPA-Bereich.

Philipp Soldan

VARTA-TIPP Küche VARTA★TIPP Service

40 | Hauptgericht 32–48 €, Menü 75–110 € | So Do-Sa Mo, Di, Mi

Leichtigkeit, Offenheit und Transparenz versprechen nicht nur das Raumkonzept, sondern auch die exzellente Kulinarik von Erik Arnecke. Er verbindet moderne Kreationen mit klassischen Elementen. Das Ergebnis: eine leichte Gourmetküche, bei der die Natur in den Mittelpunkt rückt. Ergänzt werden seine edlen Menüs durch ein erlesenes Weinangebot sowie eine gut motivierte Servicecrew.

FRANKENTHAL (PFALZ) 50 B — www.frankenthal.de

Rheinland-Pfalz | EW 47.793 | 96 m — Ludwigshafen 10 km, Worms 12 km
T 06233 89395
Ruine des Chorherrenstifts (12. Jhd.), Dreifaltigkeitskirche (18. Jhd.), Stadttore (18. Jhd.), Sammlung Frankenthaler Porzellan, Erkenbertmuseum.
Weitere Empfehlungen unter Heßheim.

Central — www.hotel-central.de

★★★★ garni

Karolinenstraße 6, PLZ 67227, **T 06233 8780,** F 878300
75 Zimmer | Ez 69–109 €, Dz 79–129 €, 5,00–19,90 € | 24 h

Zentral gelegenes Hotel in der Fußgängerzone mit guten Tagungsmöglichkeiten. Geschmackvoll eingerichtete, unterschiedlich gestaltete Zimmer. WLAN ist im ganzen Haus kostenfrei.

Victor's Residenz-Hotel — www.victors.de

★★★S garni

Mina-Karcher-Platz 9, PLZ 67227, **T 06233 3430,** F 343434
104 Zimmer | 8 Suiten | Ez ab 82 €, Dz ab 112 € | 24 h

Architektonisch reizvoller Rundbau mit gläserner Turmspitze. Das Haus bietet auf acht Stockwerken helle, im klassischen Stil eingerichtete Zimmer. Frühstück gibt es im Panorama-Café mit tollem Blick über die Dächer der Stadt und das Pfälzer Umland.

FRANKFURT AM MAIN 41 D — www.frankfurt-tourismus.de

Hessen | EW 746.878 | 98 m — Wiesbaden 38 km, Heidelberg 90 km
T 069 21238800
Maintower, Rathaus Römer mit Kaisersaal, Europäische Zentralbank, Römerberg mit Gerechtigkeitsbrunnen, Hist. Museum, Schirn Kunsthalle, got. Dom, Museum für Moderne Kunst, Senckenberg-Museum, Paulskirche, Jüdisches Museum, Alte Oper, Goethehaus, Museumsufer mit dem Städelschen Kunstinstitut und dem Museum für Angewandte Kunst, Palmengarten, Zoo, Neue Altstadt.
Weitere Empfehlungen unter Neu-Isenburg.
Einen Cityplan finden Sie auf Seite 430–431.

Jumeirah — www.jumeirah.com/frankfurt

garni

Thurn-und-Taxis-Platz 2 (D3), PLZ 60313, **T 069 2972370,** F 297237317
218 Zimmer | 49 Suiten | Ez 199–799 €, Dz 199–799 €, exkl. Frühstück, 42,00 € | 24 h

Luxushotel mit innovativer Architektur und klassisch-modernem Interieur. Die großzügigen Zimmer und Suiten verteilen sich auf 25 Stockwerke. Hauseigene Massage- und Beautyabteilung. Im Restaurant „Max on One Grillroom" gibt es zeitgemäße Gerichte vom offenen Grill.

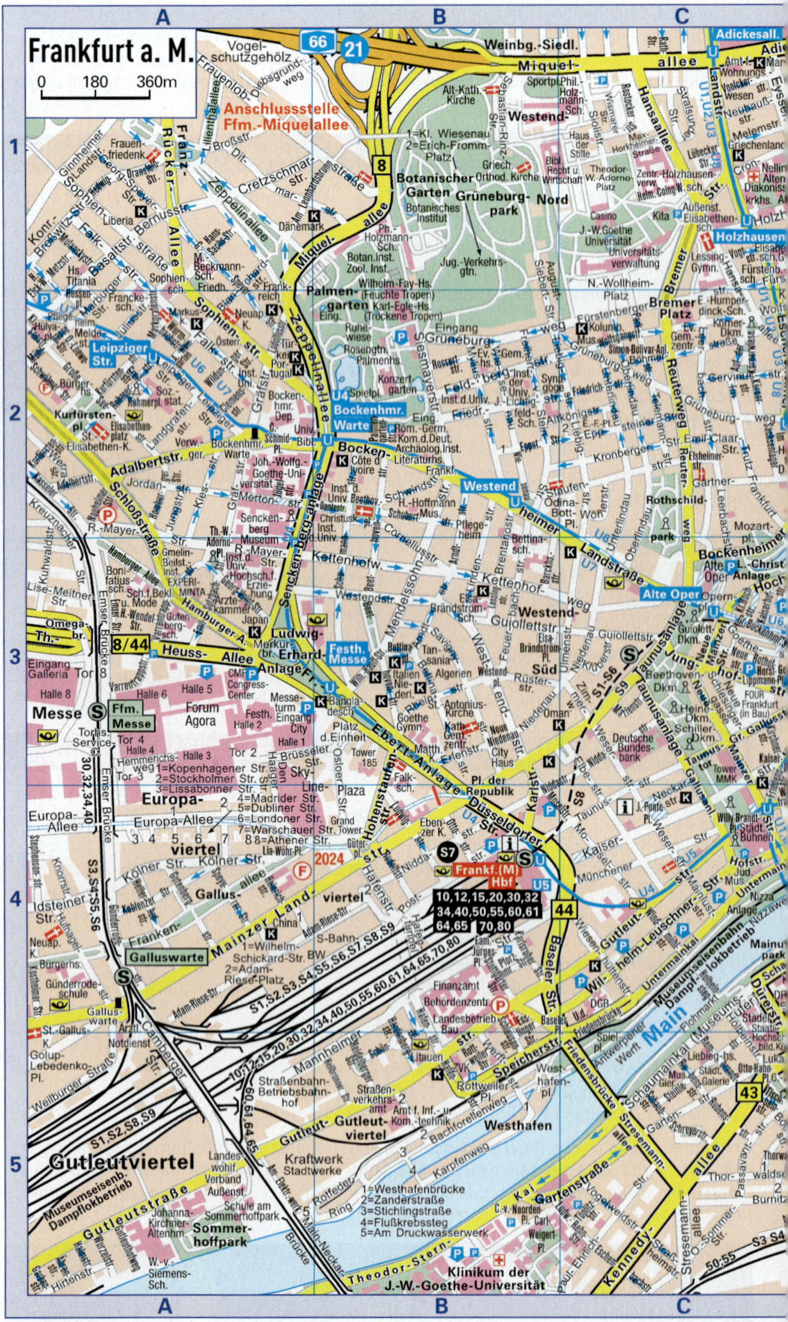

Frankfurt a. M.
0 180 360m
A
B
C
1
2
3
4
5
Anschlussstelle Ffm.-Miquelallee
Botanischer Garten
Grüneburg-park
Nord
Westend-
Palmen-garten
Bockenhmr. Warte
Bocken-
Westend
Leipziger Str.
Kurfürsten-pl.
Adalbertstr.
Schloßstraße
Hamburger A.
Heuss-Allee
Ludwig-Erhard-Anlage
Festh. Messe
Messe
Ffm. Messe
Forum Agora
Europa-viertel
Europa-Allee
Gallus-viertel
Galluswarte
Mainzer Landstr.
Westend-Süd
Alte Oper
Taunusanlage
Frankf.(M) Hbf
Düsseldorfer Str.
Baseler Str.
Gutleut-viertel
Gutleutviertel
Westhafen
Main
Sommer-hoffpark
Klinikum der J.-W.-Goethe-Universität
Kennedy-allee
Stresemann-allee
Friedensbrücke
Holzhausen
Adickesall.
Bockenheimer Anlage
Miquel-allee
Zeppelinallee
Senckenberg-anlage
Hansaallee
Reuterweg
Bremer Platz
Rothschild-park
Untermainkai
Museumseisenbahn Dampflokbetrieb
1=Westhafenbrücke
2=Zanderstraße
3=Stichlingstraße
4=Flußkrebssteg
5=Am Druckwasserwerk
1=Kopenhagener Str.
2=Stockholmer Str.
3=Lissabonner Str.
4=Madrider Str.
5=Dubliner Str.
6=Londoner Str.
7=Warschauer Str.
8=Athener Str.
1=Wilhelm-Schickard-Str.
2=Adam-Riese-Platz
1=Kl. Wiesenau
2=Erich-Fromm-Platz

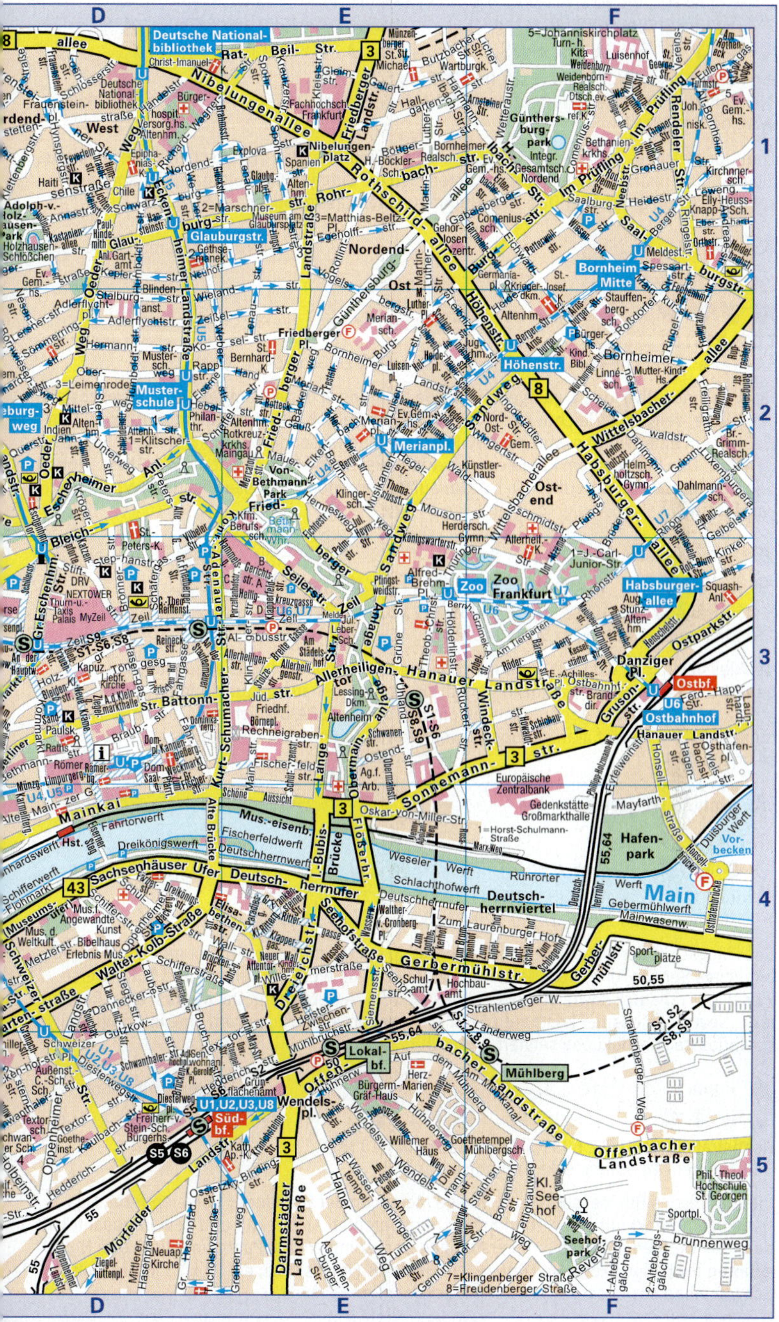
D
E
F
1
2
3
4
5
Deutsche Nationalbibliothek
Nibelungenallee
Rothschildallee
Glauburgstr.
Nordend-Ost
Bornheim Mitte
Höhenstr.
Musterschule
Merianpl.
Habsburgerallee
Ostend
Zoo
Zoo Frankfurt
Konstablerwache
Zeil
Ostbf.
Ostbahnhof
Hanauer Landstr.
Sonnemannstr.
Europäische Zentralbank
Hafenpark
Main
Mainkai
Alte Brücke
Sachsenhäuser Ufer
Deutschherrnufer
Deutschherrnviertel
Walter-Kolb-Straße
Gerbermühlstr.
Lokalbf.
Mühlberg
Offenbacher Landstraße
Südbf.
U1,U2,U3,U8
Darmstädter Landstraße
Seehofpark
7=Klingenberger Straße
8=Freudenberger Straße
5=Johanniskirchplatz

Steigenberger Frankfurter Hof
www.frankfurter-hof.steigenberger.de

★★★★★S garni

Am Kaiserplatz (C3), PLZ 60311, **T 069 21502,** F 215900
303 Zimmer | 42 Suiten | 1 Apartment | Ez 249–699 €, Dz 249–699 €, exkl. Frühstück, 38,00 € | 24 h

Traditionsreiches, stilvoll renoviertes Grandhotel inmitten des historischen Bankenviertels. Elegant und luxuriös zugleich präsentieren sich die Zimmer und Suiten. Für Entspannung sorgt ein 1.000 qm großer Day-Spa. Umfangreiches gastronomisches Angebot.

Français
www.restaurant-francais.de

VARTA★TIPP Küche VARTA★TIPP Service

T 069 215118
50 | Hauptgericht 38–44 €, Menü 119–162 € | Di-Do Di-Sa Mo, So

Herrlich innovative Ideen, gastgeberisch wie kulinarisch perfekt umgesetzt. Die französisch inspirierte, zeitgemäß leichte Küche von Chefkoch Patrick Bittner ist kaum zu toppen. Den Liebhabern edler Tropfen wird die 500 Positionen umfassende Weinkarte großes Vergnügen bereiten. Das Serviceteam kümmert sich aufmerksam und kompetent um die Gäste. Tipp für den Sommer: Business Lunch (Di bis Do) auf der reizenden Terrasse. Tischreservierung wird empfohlen.

Villa Kennedy
www.villakennedy.com

★★★★★S garni

Kennedyallee 70 (C5), PLZ 60596, **T 069 717120,** F 717122000
163 Zimmer | 36 Suiten | Ez 245–945 €, Dz 245–945 € | 24 h

Neoklassizistische Villa mit harmonisch integrierten Anbauten. Das exquisite Luxushotel beherbergt komfortable Gästezimmer mit Designer-Innenausstattung und eleganten Marmorbädern. Zum Haus gehört auch ein eindrucksvoller SPA-Bereich auf 1.000 qm. Im Restaurant „Gusto“ tischt man gehobene mediterrane Gaumenfreuden auf. Malerische Terrasse im Innenhof.

Grandhotel Hessischer Hof
www.grandhotel-hessischerhof.com

VARTA★TIPP Service

★★★★★S garni

Friedrich-Ebert-Anlage 40 (B3), PLZ 60325, **T 069 75400,** F 75402924
121 Zimmer | Ez ab 229 €, Dz ab 229 €, exkl. Frühstück, 37,00 € | 24 h

Das Flaggschiff der klassischen Grandhotellerie in Frankfurt. Hier stimmt nahezu alles: vorbildliches Service- und Dienstleistungsniveau, zeitlos-elegante Zimmer und Suiten, erstklassiges Frühstück sowie ein toller Fitness- und SPA-Bereich mit Dachterrasse. Im Restaurant „Sèvres“ mit seiner kostbaren Feuillet-Porzellan-Ausstellung wird eine international beeinflusste Frischeküche serviert.

Hilton
www.hiltonhotels.de

★★★★★S garni

Hochstraße 4 (D3), PLZ 60313, **T 069 133800,** F 133820
342 Zimmer | 14 Suiten, exkl. Frühstück | 24 h

Internationales Businesshotel nur wenige Meter von der Frankfurter Börse entfernt. Das Haus beeindruckt mit seiner markanten, transparenten Architektur und dem imposanten Atrium. Sie wohnen in hellen und geräumigen Gästezimmern mit Panoramablick. Zum Hotel gehören auch eine Executive Lounge, ein Health & Fitness Club, ein 25 x 15 Meter großes Schwimmbad sowie ein Restaurant mit schöner Parkterrasse.

Hilton Frankfurt Airport www.frankfurtairport.hilton.com

THE SQUAIRE, Am Flughafen, PLZ 60549, **T 069 26012000,** F 26012006020
249 Zimmer | 17 Suiten | 24 h

Das internationale Geschäftshotel befindet sich im futuristischen Gebäude „The Squaire" am Frankfurter Flughafen mit direkter Anbindung an das Terminal 1. Modern und anspruchsvoll gestaltete Zimmer und Suiten. Trendige Lounge & Bar im Atrium des Hotels. 24-Stunden-Fitness-Center. Im Restaurant „RISE" reicht das Angebot von internationalen Spezialitäten bis zu regionalen Klassikern.

Lindner Main Plaza www.lindner.de

★★★★S

Walther-von-Cronberg-Platz 1 (E4), PLZ 60594 (OT: Sachsenhausen), **T 069 664010,** F 664014004
118 Zimmer | 7 Suiten | 70 Apartments | 24 h

Spektakulärer Turmbau in fantastischer Lage am Sachsenhausener Mainufer. Stilvoll-elegante Zimmer - teils klassisch-edel, teils modern-elegant. Imposanter Ausblick auf die Stadt. 450 qm großer Wellnessbereich. Amerikanische Küche im „New Brick Restaurant".

Marriott www.frankfurt-marriott.de

Hamburger Allee 2 (A3), PLZ 60486 (OT: Westend-Süd), **T 069 79550,** F 79552432
588 Zimmer | 23 Suiten | 24 h

Das internationale Businesshotel befindet sich direkt gegenüber der Frankfurter Messe. Es bietet ab der 26. Etage moderne, schallisolierte Zimmer mit Panoramablick. Das Haus verfügt zudem über den größten Ballsaal in Frankfurt mit einer Meetingfläche von 774 qm. Mehrere Restaurants.

Radisson Blu www.radissonhotels.com

★★★★S

Franklinstraße 65 (A2), PLZ 60486, **T 069 7701550,** F 77015510
434 Zimmer | 14 Suiten | Ez 99–550 €, Dz 99–550 €, exkl. Frühstück, 28,00 € | 24 h

Das dominante, exklusive Hotel mit seiner besonderen kreisförmigen Architektur bietet frisch renovierte Zimmer im zurückgenommenen skandinavischen Schick. Von hier genießen Sie entweder den Blick auf die belebte Stadt oder den nahegelegenen Taunus. Pool- und Fitnessbereich in der 18. Etage.

Sofitel Frankfurt Opera www.sofitel-frankfurt.com

VARTA-TIPP Ambiente

★★★★★S

Opernplatz 16 (C3), PLZ 60313, **T 069 2566950,** F 256695802
150 Zimmer | 31 Suiten | Ez ab 204 €, Dz ab 204 €, exkl. Frühstück, 37,00 € | 24 h

Im Stil eines französischen Stadtpalais empfängt Sie diese Luxusherberge an der Frankfurter Oper. Die 30-45 qm großen Zimmer und Suiten bieten exklusives Design, edlen Schlafkomfort sowie Wohlfühlbäder mit Regenduschen. Für Entspannung sorgt ein kleiner SPA-Bereich. Im Restaurant „Schönemann" werden Klassiker der französischen Küche neu interpretiert. Toll der Belvedere Sky Garden auf dem Dach des Hotels.

The Westin Grand Frankfurt www.westingrandfrankfurt.com

Konrad-Adenauer-Str. 7 (D3), PLZ 60313, **T 069 29810,** F 2981810
371 Zimmer | 18 Suiten | Ez 129–499 €, Dz 149–559 €, exkl. Frühstück, 33,00 € | 24 h
»

Großzügiges Businesshotel mit modern gestalteten Zimmern und Suiten, die teils über elegante Marmorbäder mit Fußbodenheizung verfügen. Umfangreicher Tagungsbereich, mehrere Restaurants.

Sushimoto
www.sushimoto.eu

T 069 1310057
80 | Hauptgericht 21–64 €, Menü 45–120 € | Di-Sa Di-So Mo

In diesem japanischen Spezialitäten-Restaurant können Sie den Köchen auf die Finger schauen. Ob Sushi, Sashimi oder Teppanyaki-Speisen - das Angebot ist authentisch, frisch und von sehr guter Qualität. Schöne Auswahl an Sake-Weinen.

AMERON Boutique Hotel Neckarvillen
www.ameronhotels.com

VARTA-TIPP Ambiente

garni

Neckarstr. 7-13 (C4), PLZ 60329, **T 069 756660**
133 Zimmer | 4 Suiten | Ez 109–699 €, Dz 129–719 €, exkl. Frühstück, 26,00 € | 24 h

Das moderne Boutique-Hotel besteht aus mehreren denkmalgeschützten Gründerzeitvillen. Außen eine eindrucksvolle historische Fassade, innen Luxus pur: repräsentative Lobby mit glänzendem Marmor, gediegenes Eichenparkett im Salon und in den Zimmern, ausladende Lüster und großflächige Glasarbeiten in den öffentlichen Bereichen. Das Interior stammt vom italienischen Designer Luigi Fragola.

Le Petit Royal Neu!
www.lepetitroyal-frankfurt.de

T 069 75666250
80 | Hauptgericht 20–60 € | Di-Sa Mo, So

Das kulinarische Augenmerk liegt auf Grill- und fangfrischen Meeres-Spezialitäten. Dazu gibt es eine französisch orientierte Weinkarte. Für den kleinen Hunger oder ein After-Work-Drink empfiehlt sich die French Bento Bar. **Achtung: Bei Redaktionsschluss für diese Buchausgabe war das Restaurant auf Grund der COVID-19-Pandemie noch geschlossen.**

Dormero
www.dormero.de

garni

Lissabonner Str. 2 (A4), PLZ 60329 (OT: Gallusviertel), **T 069 76807110,** F 7680711999
148 Zimmer | 3 Suiten | 24 h

Neuzeitliches Geschäftshotel direkt am Frankfurter Messegelände. Minimalistisch eingerichtete Designerzimmer mit gutem Schlafkomfort und modernster Technik. Minibar und WLAN kostenfrei. Fitnessraum im 6. OG.

Element
www.elementfrankfurtairport.com

garni

De-Saint-Exupéry-Str. 6, PLZ 60549 (OT: Flughafen), **T 069 365065400,** F 365065429
133 Zimmer | 14 Suiten | 24 h

Das ökologisch ausgerichtete Hotel befindet sich in einem Büroviertel in Flughafennähe. Das Haus ist nicht nur für Langzeitgäste interessant. Sämtliche Studios und Apartments sind mit raumhohen Fenstern, einer Nespresso-Kaffeemaschine und einer Küchenzeile ausgestattet. Im Restaurant „Limones" werden mediterrane Gerichte serviert. Modernes Fitnesscenter.

Innside Frankfurt Eurotheum
www.innside.com

garni

Neue Mainzer Straße 66-68 (C3), PLZ 60311, **T 069 210880,** F 21088222
74 Zimmer | 74 Apartments | Ez 140–200 €, Dz 150–220 €, exkl. Frühstück, 29,00 € | 24 h

Lichtdurchflutete, klimatisierte Wohnwelt-Suiten zwischen der 22. und 29. Etage des Eurotheum-Hochhauses. Wellnessbereich mit Fitnessgeräten, Ruhebereich und Sauna. „22nd Lounge & Bar“ mit atemberaubendem Blick über die Frankfurter Skyline.

Innside Frankfurt Niederrad
www.innside.com

Herriotstraße 2, PLZ 60528 (OT: Niederrad), **T 069 677320,** F 67732222
146 Zimmer | 5 Suiten | 24 h

Modernes Design- und Businesshotel im Frankfurter Geschäftsviertel. Zeitgemäß ausgestattete, klimatisierte Zimmer mit Queen- oder Kingsize-Betten sowie offener Regendusche. Restaurant mit internationaler Küche.

Mövenpick Hotel Frankfurt City
www.movenpick.com/frankfurt-city

★★★★

Den Haager Straße 5 (A4), PLZ 60327 (OT: Europaviertel), **T 069 7880750,** F 788075888
288 Zimmer | 5 Suiten | Ez 85–465 €, Dz 105–485 €, exkl. Frühstück, 12,00–25,00 € | 24 h

Urlaubs- und Geschäftshotel im Stadtzentrum mit guten Tagungsmöglichkeiten. Schallisolierte Zimmer mit moderner Ausstattung. Umfangreiches kulinarisches Angebot mit internationaler Küche.

Roomers
www.roomers-frankfurt.com

Gutleutstraße 85 (C4), PLZ 60329 (OT: Gutleutviertel), **T 069 2713420,** F 27134299
116 Zimmer | 11 Suiten | 24 h

Was von außen eher nüchtern daherkommt, entpuppt sich im Innern als luxuriöses Designhotel. Das Haus liegt nur wenige Minuten vom Main entfernt und überzeugt durch seine minimalistisch und sinnlich gestylten Zimmer. Sehr elegant sind die verglasten Natursteinbäder; in den Deluxe-Suiten stehen Rundbadewannen frei im Raum. Exklusive SPA-Landschaft mit angrenzender Skylounge.

25hours Hotel The Trip
www.25hours-hotels.com

Niddastraße 56-58 (B4), PLZ 60329, **T 069 2566770,** F 256677288
152 Zimmer | 2 Suiten | 24 h

Inspiriert von der schillernden und oft rauen Wirklichkeit des Frankfurter Bahnhofsviertels präsentiert sich dieses Designhotel. Jede Etage widmet sich einer anderen Themenwelt. In der Zimmereinrichtung spiegeln sich Afrika und Asien, Ozeanien und die Arktis, die Tropen und die Berge als Leitmotive wider. Das Restaurant im Erdgeschoss bietet internationale und orientalische Küche.

Cult
www.hotelcult.de

garni

Offenbacher Landstraße 56 (E5), PLZ 60599 (OT: Sachsenhausen), **T 069 9624460,**
F 962446666
69 Zimmer | 24 h

»

Neuzeitliches Businesshotel mit komfortablen Zimmern. Zahlreiche Inklusivleistungen wie Frühstück, Sky-TV, Tagespresse oder kostenfreier WLAN-Zugang. Stylishe Bar im Erdgeschoss.

Fleming's Hotel
www.flemings-hotels.com

garni

Hamburger Allee 47-53 (A3), PLZ 60486 (OT: Bockenheim), **T 069 2017410,** F 201741499
45 Zimmer | 2 Suiten | 14 Apartments | 24 h

Modernes Business- und Stadthotel im Stadtteil Bockenheim, nur 10 Gehminuten von der Messe entfernt. Geräumige Zimmer mit schlichter Eleganz und vollverglastem Bad. Restaurant mit internationaler Küche. Einen kleinen Wellnessbereich gibt es auch.

Gerbermühle
www.gerbermuehle.de

garni

Gerbermühlstraße 105 (E4), PLZ 60594 (OT: Sachsenhausen), **T 069 68977790,** F 689777966
19 Zimmer | 6 Suiten | Ez 90–310 €, Dz 110–330 €, exkl. Frühstück, 8,00–18,00 € | 24 h

Ehem. Mühle, die zum Designhotel umgebaut wurde. Moderne Gästezimmer mit extravaganter Ausstattung und luxuriösen Bädern. Im Restaurant internationale Gerichte und Frankfurter Spezialitäten zu gastfreundlichen Preisen. Tolle Sommerterrasse.

Goldman 25hours
www.25hours-hotels.com

garni

Hanauer Landstr. 127 (F3), PLZ 60314 (OT: Ostend), **T 069 40586890,** F 4058689890
97 Zimmer | 24 h

Designgags und verspielte Accessoires prägen die Ausstattung des Hotels im Frankfurter Ostend. Außergewöhnlich gestaltete Themenzimmer, die teils von Frankfurter Persönlichkeiten, teils vom UN-Hauptquartier in New York inspiriert wurden.

Goldman Restaurant
www.goldman-restaurant.com

68 | Hauptgericht 26–32 €, Menü 54–64 € | Mo-Fr Mo-Sa So

Stylish-ungezwungenes Hotelrestaurant mit buntem Ambiente und maritimen Akzenten. Geboten wird eine frische französisch-mediterrane Küche auf hohem Niveau. Auf der Karte locken z.B. Entrecote vom Black Angus, Kotelett vom Iberico-Schwein oder gebratener Heilbutt. Flink und charmant agiert die Servicecrew.

Libertine Lindenberg
www.thelindenberg.com

garni

Frankensteiner Straße 20 (E4), PLZ 60594 (OT: Sachsenhausen), **T 069 66161550,** F 66161552
27 Zimmer | 1 Suite | 10 Apartments | Ez ab 89 €, Dz ab 109 €, exkl. Frühstück, 6,00–19,00 €

Hübsch sanierte Gründerzeitvilla mitten im Apfelweinviertel. Den Gästen stehen individuell gestaltete Suiten zur Verfügung. Zum Hotel gehören auch ein hauseigenes Tonstudio, eine Agenturfläche, ein Tante-Emma-Lädchen sowie ein öffentliches Wohnzimmercafé. Außerdem werden Fahrräder und Vespas verliehen.

Lindner Hotel & Sports Academy
www.lindner.de

S garni

Otto-Fleck-Schneise 8, PLZ 60528 (OT: Niederrad), **T 069 3399680,** F 339968333
111 Zimmer | 2 Suiten | 24 h

Ein extravagantes Themenhotel im Frankfurter Stadtwald mit sportivem Zimmerdesign und direkter Anbindung an die Aus- und Weiterbildungsstätte des DTB. Modern gestyltes Restaurant mit regionaler und internationaler Küche. Schöner Bar- und Loungebereich.

Premier Inn Frankfurt Messe
www.premierinn.de

garni

Europa-Allee 44 (A4), PLZ 60327, **T 069 8500690**
210 Zimmer | Ez 50–250 €, Dz 50–250 €, exkl. Frühstück, 9,90 € | 24 h

Ein zeitgemäßes Budgethotel in direkter Nachbarschaft zum Messegelände, zur Festhalle und zum Kongresshaus. Die modernen Gästezimmer sind mit komfortablen Hypnos-Betten sowie professionellen Arbeitsplätzen ausgestattet. Im angeschlossenen Costa Coffee Shop gibt es Kaffeespezialitäten sowie süße und herzhafte Snacks.

SAKS Urban Design Hotel Frankfurt
www.saksfrankfurt.com

★★★★S garni

Mendelssohnstraße 79 (B2), PLZ 60325, **T 069 78988490,** F 7898849199
39 Zimmer | Ez 85–599 €, Dz 95–619 €, exkl. Frühstück, bis 18,00 € | 24 h

Mit seiner sehr guten, zeitgemäß-funktionalen Ausstattung ist dieses Designhotel die ideale Adresse für Geschäftsreisende. Die Zimmer bieten u.a. ein komfortables Boxspringbett mit hochwertiger Matratze, High-Speed-WLAN sowie ein transparentes, zum Zimmer komplett verglastes Bad mit Regendusche. Kleiner SPA-Bereich in der 6. Etage.

The Pure
www.the-pure.de

VARTA-TIPP Ambiente

garni

Niddastraße 86 (B4), PLZ 60329, **T 069 7104570,** F 710457177
50 Zimmer | Ez 150–350 €, Dz 180–400 €, 19,00 € | 24 h

Modernes Designhotel in einem 5-stöckigen Gebäude aus dem 19. Jahrhundert. Hier erwarten Sie top gestylte Zimmer, die im sachlich-minimalistischen Stil eingerichtet sind. Helligkeit, klare Linien und Leichtigkeit prägen das gesamte Ambiente des Hauses. Kleiner SPA-Bereich. Trendige Bar.

Villa Orange
www.villa-orange.de

garni

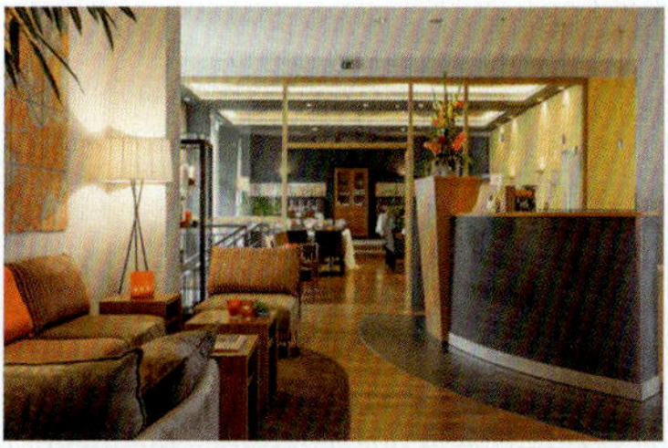

Hebelstraße 1 (E2), PLZ 60318,
T 069 405840, F 40584100
38 Zimmer
Ez ab 105 €, Dz 129–170 € | 24 h

Privat geführtes Haus mit Wohlfühlatmosphäre. Individuell mit viel Holz eingerichtete, helle Zimmer, teils mit Himmelbetten und freistehenden Nostalgie-Badewannen. Entspannung bietet eine kleine Bibliothek. In der warmen Jahreszeit kann man auf der Terrasse frühstücken.

Hamburger Hof
www.hamburgerhof.com

★★★S garni

Poststraße 10 (B4), PLZ 60329, **T 069 27139690,** F 235802
62 Zimmer | 24 h

Attraktive Businessadresse in bester Citylage. Modern gehaltene Gästezimmer mit designorientierter Einrichtung. Lichtdurchfluteter Frühstücksraum.

Manhattan
www.manhattan-hotel.com

garni

Düsseldorfer Straße 10 (B4), PLZ 60329, **T 069 2695970,** F 269597777
55 Zimmer | Ez 55–700 €, Dz 65–900 €, 7,50 € | 24 h

Modernes City-Hotel in unmittelbarer Nähe zum Hauptbahnhof. Die zeitgemäß und ansprechend gestalteten Zimmer verfügen teilweise über Holzparkettfußboden. Kostenloses WLAN im ganzen Haus.

Lafleur
www.restaurant-lafleur.de

VARTA★TIPP Küche VARTA-TIPP Service

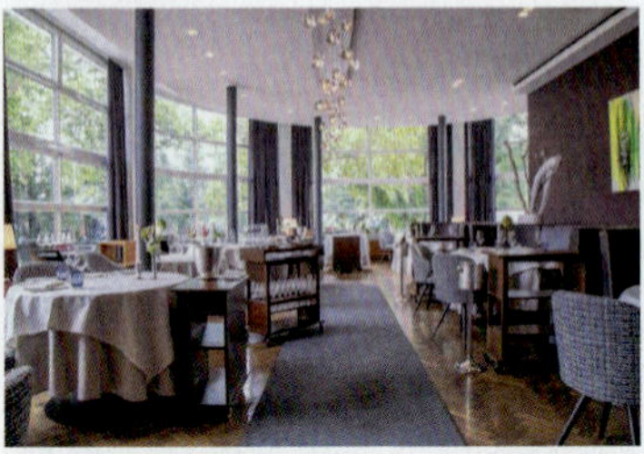

Palmengartenstraße 11 (B2), PLZ 60325 (OT: Westend-Süd), **T 069 90029100**
40 | Hauptger. 50–72 €, Menü 152–208 €
Fr-Sa Mo, Di, Mi, Do, So 21.12.20–8.1.21

Andreas Krolik hält mit seiner Gourmetküche erfolgreich Kurs und offeriert modern-klassische Gerichte mit mediterranen Einflüssen. Seine besondere Affinität zu Fisch und Meeresfrüchten spiegelt sich in seinen kreativen, klaren und geschmacksintensiven Gerichten wider. Im Weinkeller lagern edelste Tropfen.

Aureus Neu!
www.aureus-restaurant-im-goldmuseum.de

VARTA-TIPP Küche

Kettenhofweg 27 (im Goldmuseum), PLZ 60325 (OT: Westend), **T 069 79533979**
50 | Hauptgericht 18–36 €, Menü 49–121 € | Mo-Fr Do-Sa

Im Mittelpunkt steht hier ganz klar die aromenreiche, moderne Küche von Christian Senff und Matthew Dedman. Aber auch das Drumherum stimmt: Eine Stadtvilla aus der Gründerzeit kontrastiert mit modernen Einflüssen eleganter Materialien und sorgt ebenso wie der freundliche und aufmerksame Service für eine Atmosphäre zum Wohlfühlen. Nicht zu vergessen die fair kalkulierte Lunchkarte am Mittag.

Gustav
www.restaurant-gustav.de

VARTA★TIPP Küche VARTA-TIPP Service

Reuterweg 57 (C2), PLZ 60323 (OT: Westend-Süd), **T 069 74745252**
45 | Menü 60–80 € | Fr Di-Sa Mo, So

Eine Bereicherung für die deutsche Gourmetlandschaft! In dem kunstvoll und schnörkellos gestalteten Lokal darf sich der Genießer auf die einfallsreiche und handwerklich perfekte Küche von Jochim Busch freuen. Besonders seine vegetarischen Speisen zeigen Kombinationsfreude in Perfektion. Aus den Gerichten der Abendkarte stellt sich der Gast sein Menü zusammen. Die Weinkarte umfasst rund 200 Positionen, darunter viele naturnah ausgebaute Erzeugnisse. Freundlicher, akkurater Service.

Kameha Restaurant
www.kamehasuite.de

Taunusanlage 20 (C3, in der Kameha Suite), PLZ 60325 (OT: Westend-Süd), **T 069 4800370**
150 Menü bis 72 € | Mo-Fr Mo-Sa So

Das moderne Gourmetrestaurant ist in einer beeindruckenden Sandsteinvilla im Herzen von Frankfurt beheimatet und besticht mit einer stilvoll-eleganten Ausstattung, einer innovativen Feinschmeckerküche mit ausgefallenen Kompositionen sowie einem herzlichen, kompetenten Serviceteam.

Restaurant Villa Merton
www.restaurant-villa-merton.de

VARTA-TIPP Küche **VARTA-TIPP** Service

Am Leonhardsbrunn 12 (A1), PLZ 60487 (OT: Bockenheim), **T 069 703033**
70 | Hauptgericht 26–46 €, Menü 85–115 € | Mo-Sa So

Ein kulinarisches Juwel ist die aus der Gründerzeit stammende Villa im „Diplomatenviertel". Im edlen Fine-Dining-Restaurant zelebrieren André Großfeld und Philippe Giar eine gehobene Frischeküche, die auf klassisch französischen Wurzeln basiert. Das Serviceteam passt sich hervorragend dem hohen kulinarischen Niveau an. Im Bistro setzt man auf Regionales und Bodenständiges zu moderaten Preisen. Dazu gibt es wöchentlich variierende Lunchmenüs.

Tiger-Gourmetrestaurant
www.tigerpalast.de/de/gastronomie

VARTA-TIPP Küche **VARTA-TIPP** Service

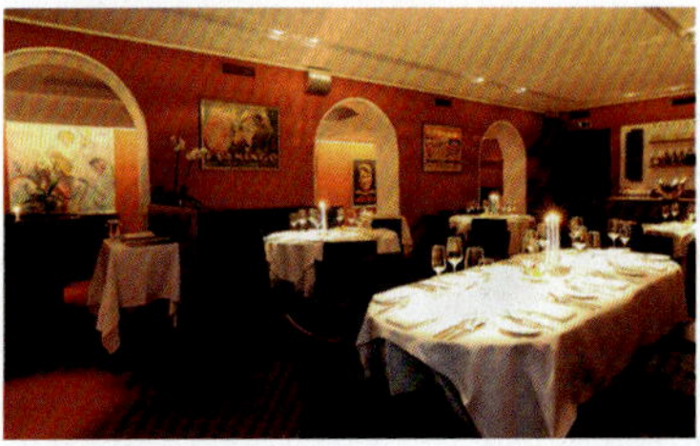

Heiligkreuzgasse 16-20 (E3), PLZ 60313, **T 069 9200220**
48 | Hauptger. 34–57 €, Menü 98–145 €
Mi-So Mo, Di

Hier können Sie sich so richtig verwöhnen lassen! Historische Plakate erinnern an die große Zeit des Varietés. Coskun Yurdakuls Küchenstil ist abwechslungsreich, kreativ und weltoffen. Dazu eine großartige Weinauswahl sowie ein freundlicher Service.

Weinsinn
www.weinsinn.de

VARTA-TIPP Küche **VARTA-TIPP** Service

Weserstr. 4 (C4), PLZ 60329, **T 069 56998080**
Menü 70–100 € | Di-Sa Mo, So

Anspruchsvolle Küche, schickes Design und eine entspannte Atmosphäre erwarten Sie in diesem Restaurant im Frankfurter Bahnhofsviertel. Regional, weltgewandt und offen zeigt sich die Küche des talentierten Daniel Pietsch. Das Menü wird aus tagesfrischen Zutaten zusammengestellt. Dazu ein sehr guter Service und eine top Weinberatung.

Biancalani
www.biancalani.de

VARTA-TIPP Küche

Walther-von-Cronberg-Platz 9 (E4), PLZ 60594 (OT: Sachsenhausen), **T 069 68977615**
50 | Menü 45–70 € | Do-Sa Mo, Di, Mi, So

Das originelle Lokal im Florentiner Viertel besteht aus offener Wohnküche, Wein-Bar, mehreren Chef's Tables und einer Eventlocation. Die Speisekarte setzt auf neu interpretierte traditionelle Gerichte aus der Toskana und der Emilia Romagna. Dazu serviert die freundliche Crew Spitzenweine aus Norditalien, ausgesuchten Regionen Frankreichs und Deutschland.

Carmelo Greco
www.carmelo-greco.de

VARTA★TIPP Küche

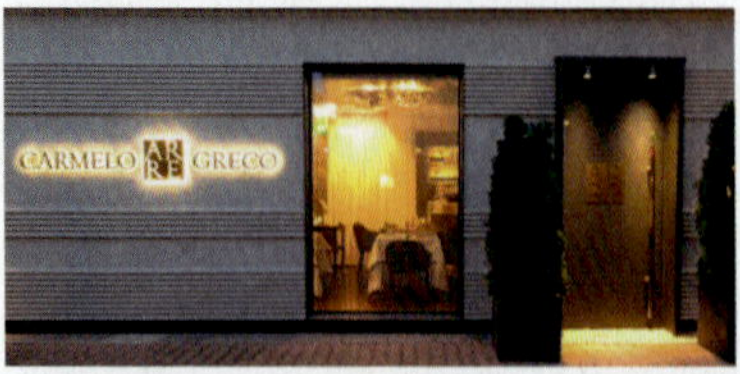

Ziegelhüttenweg 1-3 (D5), PLZ 60598 (OT: Sachsenhausen), **T 069 60608967**
50 | Hauptger. 29–44 €, Menü 88–109 €
Mo-Fr Mo-Sa So

Eine elegant-modern gestylte Genießeroase. Carmelo Greco steht für kreative und unverfälschte italienische Spitzenküche. Seine schnörkellosen, aromenreichen Gerichte sind von Top-Qualität.

Cron am Hafen
www.cron-am-hafen.de

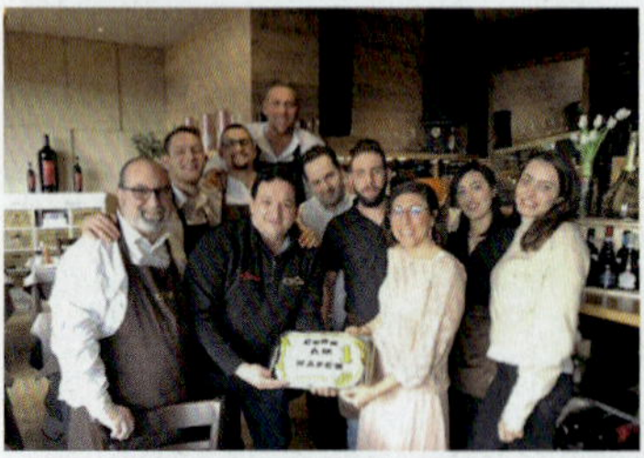

Speicherstraße 39-45 (B5), PLZ 60327 (OT: Gutleutviertel), **T 069 24009933**
100 | Hauptger. 14–36 €, Menü 39–79 € |
Mo-So

In direkter Nähe zum Westhafen sitzt man hier wahlweise im modern-eleganten Restaurant oder auf der großen Sommerterrasse am Main und lässt sich kreative mediterrane Küche schmecken. Am Wochenende und an ausgewählten Feiertagen Brunch.

Estragon
www.estragon-frankfurt.de

Jahnstraße 49 (D2), PLZ 60318, **T 069 5978038**
30 | Hauptgericht 22–32 €, Menü 34–50 € | Mo-Sa So

Gemütlich eingerichtetes Lokal mit Wohnzimmeratmosphäre. Geboten wird klassisch und mediterran orientierte Küche, die überwiegend in Menüform serviert wird. Schöner Sommergarten, gutes Preis-Leistungs-Verhältnis.

Franziska Neu!
www.mook-group.de/franziska

Hainer Weg 72 (39. Etage im Henninger Turm), PLZ 60599 (OT: Sachsenhausen), **T 069 66377640**
100 | Hauptgericht 24–40 € | Mo-Fr Sa So

Das Rooftop-Restaurant hat sich zum Hotspot in Frankfurts Gastro-Szene entwickelt. Bodentief verglaste Panoramafenster ermöglichen einen herrlichen 360-Grad-Ausblick auf die Frankfurter Skyline und das Umland. Aus der offenen Show-Küche kommen moderne Gerichte wie „Knuspriges Tonkatsu vom Borgmeier Kikok-Hähnchen | Jasmin-Früchte-Reis | Curry-Schaum". Terrasse eine Etage tiefer.

Heimat
www.restaurant-heimat.de

Berliner Straße 70 (D3), PLZ 60311, **T 069 29725994**
40 | Hauptgericht 28–35 € | Mo-So

Kleines, sympathisches Restaurant in einem restaurierten 1950er-Jahre-Oval. Zeitgemäß, mit saisonalen Einflüssen und produktbezogen - so zeigt sich die Küche. Dazu eine sehr gute, europäisch ausgerichtete Weinauswahl und ein angenehm unkomplizierter Service.

Holbein's
www.meyer-frankfurt.de

Holbeinstraße 1 (C4), PLZ 60596, **T 069 66056666**
100 | Hauptgericht 20–37 €, Menü 44–72 € | Di-So Mo

Gut frequentiertes Szenelokal im Städel-Museum. Stimmungsvolles Bistroambiente mit großer Glasfront und elegantem Interieur. Aus der kleinen Showküche kommen leichte, euro-asiatische Gerichte. Mittags preisgünstiges Lunch-Menü.

Krazy Kraken Neu!
www.krazy-kraken.de

Grüneburgweg 95, PLZ 60323 (OT: Westend-Süd), **T 069 722122**
Hauptgericht 25–55 € | Mo-Fr Mo-Sa So

In diesem Fine-Dining-Fischrestaurant fühlt man sich ein wenig wie auf dem Traumschiff: der glamouröse Maison-Blanche-Stil und das Servicepersonal in ihren blütenweißen Stewardjacken mit güldenen Epauletten sorgen für die perfekte Inszenierung. Dazu passt das maritime Angebot der Küche. Dabei liegt der Fokus auf exquisiten Seafood-Gerichten, fernab vom Mainstream.

La Scuderia
www.la-scuderia.de

Feuerbachstraße 23 (B3), PLZ 60325 (OT: Westend), **T 069 725480**
75 | Hauptgericht 32–39 €, Menü 55–70 € | Mo-Sa So

Der beliebte Italiener im Westend offeriert bewährte Standards der traditionellen Küche. Die frisch und liebevoll zubereiteten Gerichte aus hochwertigen Produkten serviert man Ihnen im elegant-mediterranen Gastraum und im Sommer auch auf der hübschen Gartenterrasse.

Leon Restaurant

Feuerbachstr. 5 (B3), PLZ 60325 (OT: Westend-Süd), **T 069 15344850**
40 | Hauptgericht 21–31 €, Menü 38–60 € | Mo-Fr Mo-Sa

Nettes Restaurant in einem Kellergewölbe mit zurückhaltender, puristischer Einrichtung. Gute mediterrane Küche, z.B. „Gebratenes Rotbarbenfilet mit Risotto 'à la Milanese'“ oder „Lammlachse mit mediterranem Gemüse und Rosmarinsoße“. Wöchentlich wechselndes Business-Lunch-Menü.

Lohninger
www.lohninger.de

Schweizer Straße 1 (D4), PLZ 60594 (OT: Sachsenhausen), **T 069 247557860**
48 | Hauptgericht 18–49 € | Mo-So

Elegantes Restaurant in einem schönen Altbau mit hohen Stuckdecken und Jugendstilelementen. Serviert wird moderne und leichte österreichische Küche mit mediterranen, asiatischen und amerikanischen Elementen. Mittags kleines Lunchangebot.

Main Tower
www.maintower-restaurant.de

Neue Mainzer Straße 52-58 (C3), PLZ 60311, **T 069 36504777**
78 | Menü 79–105 € | Di-Fr Di-Sa

Panoramarestaurant mit zeitlos-elegantem Interieur in der 53. Etage des Main Towers. Mittags (Dienstag bis Freitag) Business Lunch, abends saisonal wechselnde Menüempfehlungen. Reservierung empfohlen; ohne bestätigte Tischreservierung wird eine Aufzugsgebühr in Höhe von 7.50 € fällig.

Medici
www.restaurantmedici.de

Weißadlergasse 2 (D3), PLZ 60311, **T 069 21990794**
70 | Hauptgericht 18–36 €, Menü 58 € | Mo-Sa So

Feinschmecker- und Fischrestaurant in der Innenstadt. Frische moderne Küche zu angemessenen Preisen. Schöne Außenterrasse.

Stanley Diamond
www.stanleydiamond.com

Ottostraße 16-18 (B4), PLZ 60329, **T 069 26942892**
74 | Hauptgericht 19–38 €, Menü 52–72 € | Di-Sa Mo, So

Gut essen und trinken in legerer Atmosphäre. Das Innendesign überzeugt mit einer langen Natursteinwand aus grünem indischen Marmor, einem rosa eingefärbten Estrich-Betonboden, verschiedenen Holzelementen sowie einer messingfarbenen Deckeninstallation. Geboten wird eine frische, ambitionierte Küche. Dazu eine kosmopolitisch ausgerichtete Weinkarte.

SVEA Frankfurt Neu!
www.svea-frankfurt.com

VARTA-TIPP Küche

Brückenstraße 42 (D4), PLZ 60594 (OT: Sachsenhausen), **T 069 20025857**
45 | Mo-Sa

Wer authentische nordische Küche mag, ist hier goldrichtig! Gekocht wird nach schwedischen Originalrezepten, naturbelassen und modern interpretiert. Auf der Karte findet man Fisch- und Fleischgerichte, aber auch vegetarische und vegane Speisen. Das Ambiente: skandinavisch minimalistisch mit schlichten Holztischen und teils freiem Ziegel-Mauerwerk.

TNT
www.tntpalais.com

Große Eschenheimer Str. 10 (D3), PLZ 60313, **T 069 21939430**
Hauptgericht 20–39 € | Mo-Sa

In dem barocken Stadtschloss des Palais Thurn und Taxis im Herzen der City erwartet Sie ein Mix aus Fine Dining, Bistro und Bar. Geboten werden gutbürgerliche deutsche Gerichte, Steakspezialitäten vom Lavagrill sowie feine Kuchen aus der gläsernen Patisserie. In punkto Ambiente verschmelzen Nostalgie sowie zeitgemäßes Interieurdesign. Bei gutem Wetter lockt die Terrasse im prachtvollen Innenhof.

Zenzakan
www.mook-group.de/zenzakan

Taunusanlage 15 (C3), PLZ 60325 (OT: Westend-Süd), **T 069 97086908**
250 | Hauptgericht 19–60 €, Menü bis 150 € | Mo-Sa

Ganz in schwarz gehaltenes Restaurant in Frankfurts exklusivem Pan-Asian Supperclub. Außergewöhnliches Ambiente mit raffiniertem Lichtkonzept und fernöstlicher Atmosphäre. Serviert werden authentische Gerichte aus China, Thailand, Vietnam und Japan in moderner Interpretation.

Coq au Vin
www.coq-au-vin.de

Wallstraße 19 (D/E4), PLZ 60594 (OT: Sachsenhausen), **T 069 96200338**
35 | Hauptgericht 14–30 €, Menü 29–42 € | Di-So Mo

Französische Küche, typisches Pariser Bistro-Flair und ein reizender Service - dieses Lokal muss man mögen! Die aufgetischten Gerichte sind nicht überambitioniert, aber frisch und schmackhaft zubereitet. Nette Sommerterrasse.

Druckwasserwerk
www.restaurant-druckwasserwerk.de

Rotfeder-Ring 16 (B5), PLZ 60327 (OT: Gutleutviertel), **T 069 256287700**
190 | Hauptgericht 17–29 € | Mo-Sa

In der einstigen Maschinenhalle des denkmalgeschützten Druckwasserwerks im Frankfurter Westhafen hat man Industriearchitektur mit moderner Loftatmosphäre kombiniert. Serviert wird eine gehobene deutsche Küche. Die Location wird auch gerne für private und geschäftliche Veranstaltungen genutzt. Tipp: günstiger Mittagstisch.

Emma Metzler Neu!
www.emmametzler.de

Schaumainkai 17 (im Museum Angewandte Kunst), PLZ 60594 (OT: Sachsenhausen), **T 069 83040094**
60 | Hauptgericht 10–16 €, Menü 27–39 € | Di-So ⊘ Mo

Einladende Museumsgastronomie im markanten, weißen Bau des amerikanischen Stararchitekten Richard Meyer. Hier dürfen Sie sich auf eine frische, alltagstaugliche Bistroküche aus saisonalen und regionalen Zutaten freuen. Großzügige Terrasse im Grünen mit Blick auf den Museumspark. Preiswerter Mittagstisch.

Erno's Bistro
www.ernosbistro.de

VARTA-TIPP Küche

Liebigstraße 15 (C2), PLZ 60323, **T 069 721997**
35 | Hauptgericht 55–69 €, Menü 115–145 € | Mo-Fr ⊘ Sa, So ⊘ 23.12.20–12.1.20

Seit mittlerweile 45 Jahren ein beständiger Klassiker in Frankfurts Gastroszene! Charmantes Bistroambiente, dazu eine klassische „Cuisine Française“ auf erstklassigem Niveau. Wie wäre es z.B. mit „Entrecôte mit grünem Spargel, Caesar Salad und Bulgur“? Die Weinkarte umfasst mehr als 600 Positionen. Locker-souveräner Service. Tischreservierung empfehlenswert.

Frankfurter Botschaft
www.frankfurterbotschaft.de

Westhafenplatz 6-8 (B5), PLZ 60327, **T 069 24004899**
80 | Hauptgericht 19–38 €, Menü 39–74 € | Mo-Fr ⊘ Sa, So

Fine Dining am Frankfurter Westhafen. Puristisch-modernes Restaurant mit großer Glasfront und Blick auf den Main. Serviert wird eine internationale Küche mit regional inspirierten Gerichten. Auf der Karte findet man z.B. „Irischen Lammrücken mit Gewürztomaten, Zitronen-Confit, lila Karotten und Knoblauch-Kroketten“. Valet Parking ab 18 Uhr.

Speisekammer
www.speisekammer-frankfurt.de

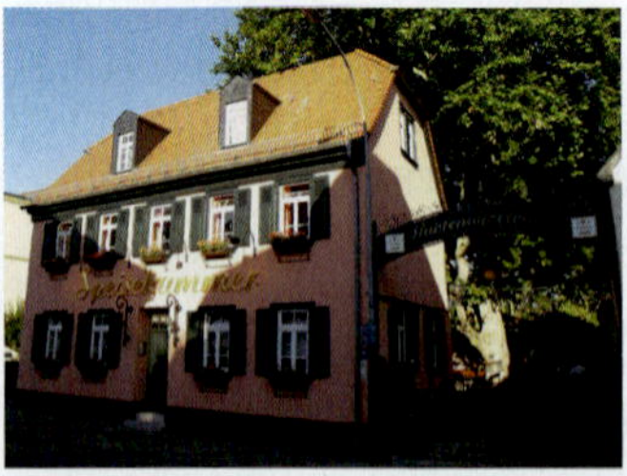

Alt-Heddernheim 41 (A1), PLZ 60439 (OT: Heddernheim), **T 069 573888**
65 | Hauptger. 12–32 € | Di-So Mo

Ob in der adretten Gaststube oder im schönen Sommergarten - hier fühlt man sich einfach wohl! Freuen Sie sich auf eine raffinierte regionale Küche von Paniertem aus der Pfanne über frischen Fisch bis hin zur knusprig gebratenen Gans. Freundlicher Service. Tischreservierung empfehlenswert.

JFK's Bar
www.roccofortehotels.com

Kennedyallee 70 (C5, im Hotel Villa Kennedy), PLZ 60596, **T 069 7171210**
80 | Mo-So

Benannt nach dem ehem. US-Präsidenten John F. Kennedy bietet die Bar neben 120 spannenden Cocktails feine Premium Cognacs, ausgesuchte Malt Whiskys und edle Weine. Dazu gibt es eine Auswahl an klassischen Snacks. Im Sommer kann man auch im begrünten Innenhof sitzen.

Jimmy's Bar
www.grandhotel-hessischerhof.com

Friedrich-Ebert-Anlage 40 (B3, im Hotel Hessischer Hof), PLZ 60325, **T 069 75400**
30 | Hauptgericht 14–29 € | Di-Sa

Die edle Bar mit klassischer Club-Atmosphäre ist eine Legende in Frankfurt. Gedämpftes Licht, einladende Ledersessel, dunkle Wandvertäfelungen und Live-Pianomusik sorgen für Wohlfühlatmosphäre. Die umfangreiche Barkarte offeriert leckere Cocktailkreationen. Sehr gut bestückter Humidor. Kleine Speisekarte.

Zum Eichkatzerl
www.eichkatzerl.de

Dreieichstraße 29 (E4), PLZ 60594 (OT: Sachsenhausen), **T 069 617480**
140 | Hauptgericht 9–20 €, Menü 15–30 € | Mo-So

Eines der ältesten Apfelweinlokale in Sachsenhausen - erste Erwähnung im Jahr 1880. Serviert wird gutbürgerliche Küche, z.B. „Frankfurter Schnitzel mit Grüner Soße und Bratkartoffeln". Auch Apfelwein zum Mitnehmen. Netter Sommergarten.

Zum Gemalten Haus
www.zumgemaltenhaus.de

Schweizer Straße 67 (D5), PLZ 60594 (OT: Sachsenhausen), **T 069 614559**
240 | Hauptgericht 5–13 € | Di-So Mo

Für Alteingesessene und Frankfurtbesucher ein „Muss": Traditionsreiches Lokal im Apfelweinviertel Sachsenhausen, Wände mit weitläufigen Fresken, schmackhafte Hausmannskost.

Zur Buchscheer
www.buchscheer.de

Schwarzsteinkautweg 17 (D5), PLZ 60598 (OT: Sachsenhausen), **T 069 635121**
90 | Hauptgericht 8–22 €, Menü 15–32 € | Sa-So Mo-So 31.12.20–11.1.21

Eine der ältesten Apfelweinwirtschaften Frankfurts - seit 1876 familiengeführt. Auf der Speisekarte stehen Frankfurter Spezialitäten und traditionelle Gerichte mit saisonalem Bezug.

FRANKWEILER 50 D www.ferienregion-landau-land.de

Rheinland-Pfalz | EW 880 | 243 m Landau i.d. Pfalz 11 km, Pirmasens 42 km
T 06345 3531

Robichon www.restaurant-robichon.de

Orensfelsstraße 31, PLZ 76833, **T 06345 3268**
40 | Hauptgericht 15–23 €, Menü 20–48 € | Mi-Do, Sa-So Fr-Sa Mo, Di

Ein charmantes Lokal mit mediterranem Ambiente und klassisch französischer Küche. Mittags preiswertes Business-Lunch-Menü. Regelmäßig Spezialitätenwochen mit Gerichten aus der Provence, der Bretagne oder dem Périgord.

FRASDORF 68 B www.frasdorf.de

Bayern | EW 2.995 | 598 m Aschau 5 km, Prien am Chiemsee 12 km
T 08052 179625

Karner www.landgasthof-karner.com

Nussbaumstraße 6, PLZ 83112, **T 08052 17970,** F 179754
35 Zimmer | 4 Suiten | Ez 99–119 €, Dz 119–139 €

Ein Mix aus stilvollem Ambiente und bayerischer Gemütlichkeit erwartet Sie in diesem traditionsreichen Landgasthof. Wohnlich und komfortabel hat man die Zimmer und Suiten gestaltet. Dazu ein netter Wellnessbereich mit verschiedenen Saunen und orientalischem Dampfbad. Im Restaurant „Westerndorfer Stube" werden regionale und saisonale Spezialitäten aufgetischt.

Michael's Leitenberg www.michaels-leitenberg.de

Weiherweg 3, PLZ 83112, **T 08052 2224**
100 | Hauptgericht 17–29 €, Menü 59–72 € | So Mo-Di, Fr-So Mi, Do

Hier ist man gerne zu Gast! Der junge Patron sorgt mit seinen modernen und raffinierten Gerichten für außergewöhnliche Geschmackserlebnisse. Das schicke Ambiente und der zuvorkommende Service schaffen einen angenehm ungezwungenen Rahmen. Schöne Weinauswahl mit Schwerpunkt Deutschland, Österreich und Italien.

FRAUENAU 55 D www.frauenau.de

Bayern | EW 2.683 | 616 m Zwiesel 8 km, Grafenau 21 km
T 09926 94100

Eibl-Brunner www.eibl-brunner.de

Hauptstraße 18, PLZ 94258, **T 09926 9510,** F 951160
52 Zimmer | 1 Suite | 1 Apartment | Ez ab 109 €, Dz ab 216 €, inkl. Halbpension

Ein gewachsenes Wellnesshotel mit hell und behaglich ausgestatteten Zimmern in verschiedenen Größen. Rustikale Gaststuben, in denen bodenständige Hausmannskost serviert wird. Hübscher Wellnessbereich auf 2.500 qm mit Saunalandschaft und Wasserwelt.

St. Florian
www.st-florian.de

★★★★

Althüttenstraße 22, PLZ 94258, **T 09926 9520,** F 8266
39 Zimmer | Ez 74–113 €, Dz 86–125 € | 24 h

Behaglich eingerichtetes Ferienhotel mit familiärer Atmosphäre. Komfortabel ausgestattete Zimmer, Apartments und Suiten. Gutes Wellnessangebot mit Schwimmbad, Saunen und Beauty-Anwendungen. Restaurant mit regionaler Küche.

FREIAMT 56 D
www.freiamt.de

Baden-Württemberg | EW 4.219 | 305 m — Emmendingen 10 km, Freiburg 21 km
T 07645 91030

Ludinmühle
www.ludinmuehle.de

VARTA TIPP Service

★★★★ S

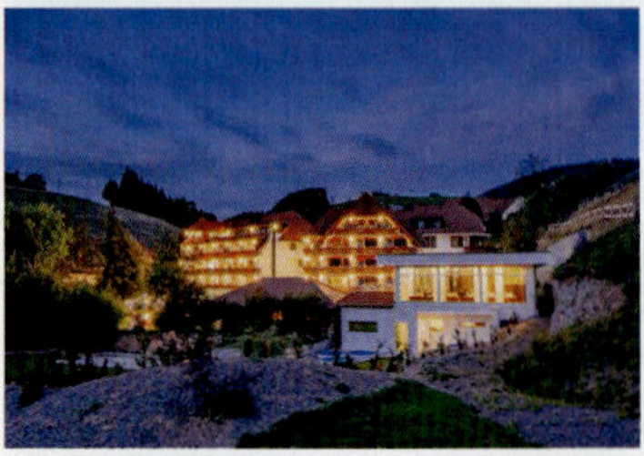

Brettental 31, PLZ 79348 (OT: Brettental), **T 07645 91190,** F 911999
62 Zimmer | 5 Suiten
Ez 91–160 €, Dz 182–258 €, bis 30,00 €

Natur pur - so weit das Auge reicht! Das persönlich geführte Ferienhotel bietet seinen Gästen ein umfangreiches Freizeit- und Wellnessangebot. Der SPA-Bereich erstreckt sich über 2.000 qm. Die Zimmer sind gemütlich, bequem und komfortabel eingerichtet.

Ludinmühle

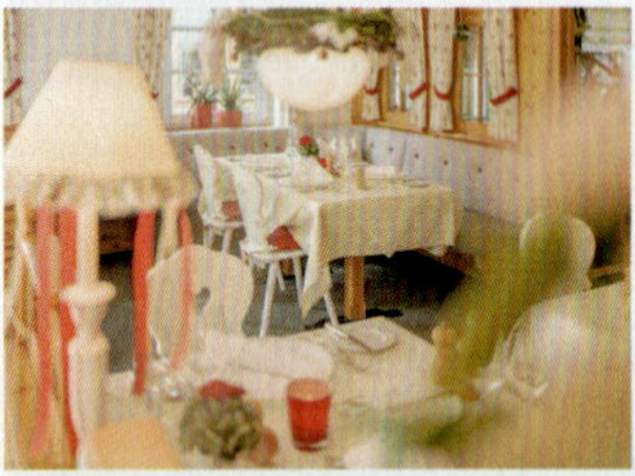

140 | Hauptger. 19–34 €, Menü 42–56 € |
Mo-So

Im stilvollen Restaurant mit seinen verschiedenen gemütlichen Gasträumen herrscht authentische Schwarzwälder Gastlichkeit. Bodenständig und zugleich weltoffen präsentiert sich die Küche. Auf der Karte locken Gerichte wie „Gebratenes Zanderfilet mit Speckschaum, Bohnen und Birnenrisotto".

Zur Krone
www.krone-freiamt.de

Mussbach 6, PLZ 79348 (OT: Mussbach), **T 07645 227**
40 | Hauptgericht 15–35 €, Menü 24–42 € | Sa-So Mo-Di, Fr-So Mi, Do 18.1.–3.2.21

Ein sympathisches Gasthaus mit ländlicher Atmosphäre. Aus der Küche kommt ein breit gefächertes Angebot an regionalen und internationalen Gerichten. Es stehen auch acht Gästezimmer zum Übernachten zur Verfügung.

FREIBERG/SACHSEN 46 A www.freiberg-service.de

Sachsen | EW 41.701 | 410 m Chemnitz 35 km, Dresden 49 km
T 03731 273664
Dom St. Marien, Goldene Pforte (1230), Silbermann-Orgel, Mineralienshow terra mineralia, Stadt- und Bergbaumuseum, hist. Silberbergwerk (Unter- und Übertagebau).

Genussbar Freiberg www.genussbar-freiberg.de

Mönchsstr. 1, PLZ 09599, **T 03731 2188290**
60 | Hauptgericht 17–30 €, Menü 33–59 € | Mi-So Mo, Di

Im stimmungsvollen Gewölberestaurant des Freiberger Kunsthandwerkerhofs wird europäisch-saisonal gekocht. Auf der Karte locken Gerichte wie „Saltimbocca vom Kalb mit gefüllten Gnocchi, Fenchel, Feige und Möhre“ oder „Gebratenes Zanderfilet im Garnelenschaum mit Blumenkohl, buntem Paprika und blauen Kartoffeln“. Dazu empfiehlt Gastgeber Ronny Löser fachkundig die passenden Weine.

Vinothek und Weinbar Herder Zehn Neu! www.herder10.com

Untergasse 4, PLZ 09599, **T 03731 23013**
25 | Hauptgericht 15–25 € | Sa Mi-Sa Mo, Di, So

Ein Eldorado für Weinliebhaber: Die umfangreiche Weinkarte umfasst mehr als 1.500 Positionen, dazu gibt es leckere Food-Klassiker und ein wechselndes Tagesmenü. Regelmäßig finden interessante Weinverkostungen statt.

FREIBURG IM BREISGAU 56 D www.freiburg.de

Baden-Württemberg | EW 244.994 | 278 m Titisee 30 km, Basel (Schweiz) 65 km
T 0761 3881880
Got. Münster und hist. Kaufhaus am Münsterplatz, Museum für Stadtgeschichte, Martinstor, Schwabentor, Augustinermuseum, Altes und Neues Rathaus, Haus zum Walfisch, Colombischlössle mit Museum für Ur- und Frühgeschichte, Schlossberg, Fasnetmuseum, Alte Wache.
Einen Cityplan finden Sie auf Seite 449.

Colombi Hotel www.colombi.de

VARTA★TIPP Service

★★★★★S garni

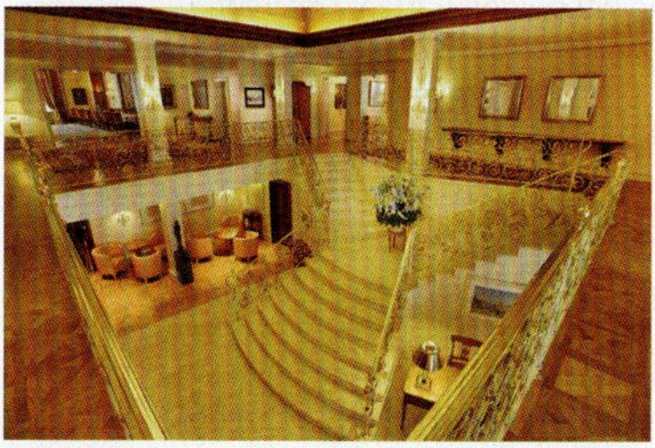

Rotteckring 16 (B2), PLZ 79098,
T 0761 21060, F 2106620
112 Zimmer
Ez 189–265 €, Dz 275–299 €, exkl. Frühstück, ab 24,00 € | 24 h

Das geschichtsträchtige Stadthotel steht für exklusiven Wohnkomfort und großzügige Gastlichkeit. Sie logieren in individuellen Zimmern, die partiell mit edlen Antiquitäten ausgestattet sind.

Zirbelstube

VARTA-TIPP Küche VARTA★TIPP Service

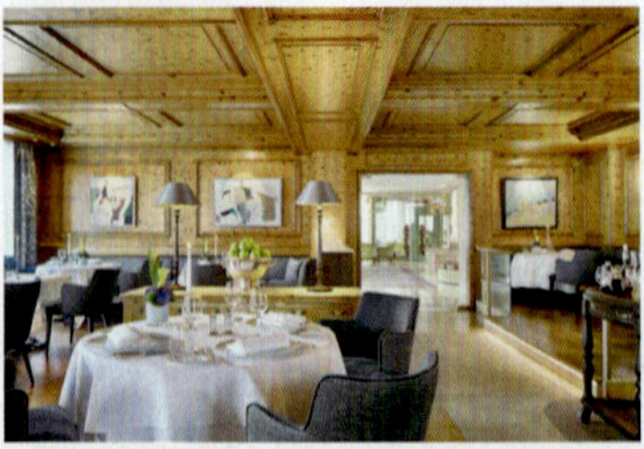

117 | Hauptger. 45–59 €, Menü 68–125 €
Di-Sa Mo, So

Hier erwarten Sie kulinarische Höchstleistungen, gehobene Tafelkultur und ein bestens geschulter Service. Helles, edles Zirbelholz ziert Wände und Decken des edel und liebevoll ausgestatteten Gourmetrestaurants. Die hohe Kunst der feinen klassisch-französischen Küche zeigt sich in den überaus gelungenen Gerichten von Harald Derfuß. Glänzen kann auch die fachmännisch zusammengestellte Weinkarte.

Dorint Resort An den Thermen

www.dorint.com/freiburg

★★★★ garni

An den Heilquellen 8, PLZ 79111 (OT: St. Georgen), **T 0761 49080,** F 4908100
121 Zimmer | 5 Suiten, Dz ab 109 €, exkl. Frühstück | 24 h

Ein ansprechendes Nichtraucherhotel inmitten des Landschaftsschutzgebietes Mooswald. Zur Verfügung stehen elegante, komfortable Zimmer in unterschiedlichen Kategorien. Direkter Zugang zum Keidel Mineral-Thermalbad.

Hirschen in Lehen

www.hirschen-freiburg.de

★★★★ garni

Breisgauer Str. 47, PLZ 79110 (OT: Lehen), **T 0761 8977690,** F 87994
70 Zimmer | 3 Suiten | Ez 113–146 €, Dz 157–177 €, exkl. Frühstück | 24 h

Gepflegt wohnen lässt es sich in diesem persönlich geführten Hotel im Stadtteil Lehen. Das Haus bietet seinen Gästen individuell eingerichtete Zimmer, modern ausgestattete Konferenzräume sowie einen charmanten Wellnessbereich mit Außenpool.

Restaurant im Hotel Hirschen in Lehen

VARTA-TIPP Küche

T 0761 897769681
70 | Hauptgericht 16–32 €, Menü 30–78 € | Mo-So

Badische Gastlichkeit wie man sie sich wünscht! Gelungen hat man dem traditionellen Haus eine modern-elegante Note gegeben. Tiefe Decken, dunkles Holz und Nischen-Tische sorgen für eine gemütliche Atmosphäre. Gekocht wird richtig gut mit regionalem und saisonalem Bezug - auf der Karte z.B. „Filet vom Simmentaler Rind an einer Morchelrahmsauce mit Brokkoli und Spätzle“. Tipp: schöne Plätze in der grünen Gartenwirtschaft.

Hotel Stadt Freiburg

www.hotel-stadt-freiburg.de

★★★★ garni

Breisacher Str. 84, PLZ 79110 (OT: Mooswald), **T 0761 89680,** F 8095030
200 Zimmer | 10 Suiten | 36 Apartments | Ez 155–175 €, Dz 175–195 € | 24 h

Das Haus liegt verkehrsgünstig in unmittelbarer Nähe zur Universitätsklinik und zur Messe. Geräumige, modern eingerichtete und klimatisierte Zimmer. Zu den Highlights gehören die lichtdurchflutete Lobby mit offenem Kamin sowie die schicke Hotelbar. Im Restaurant wird regional und international gekocht.

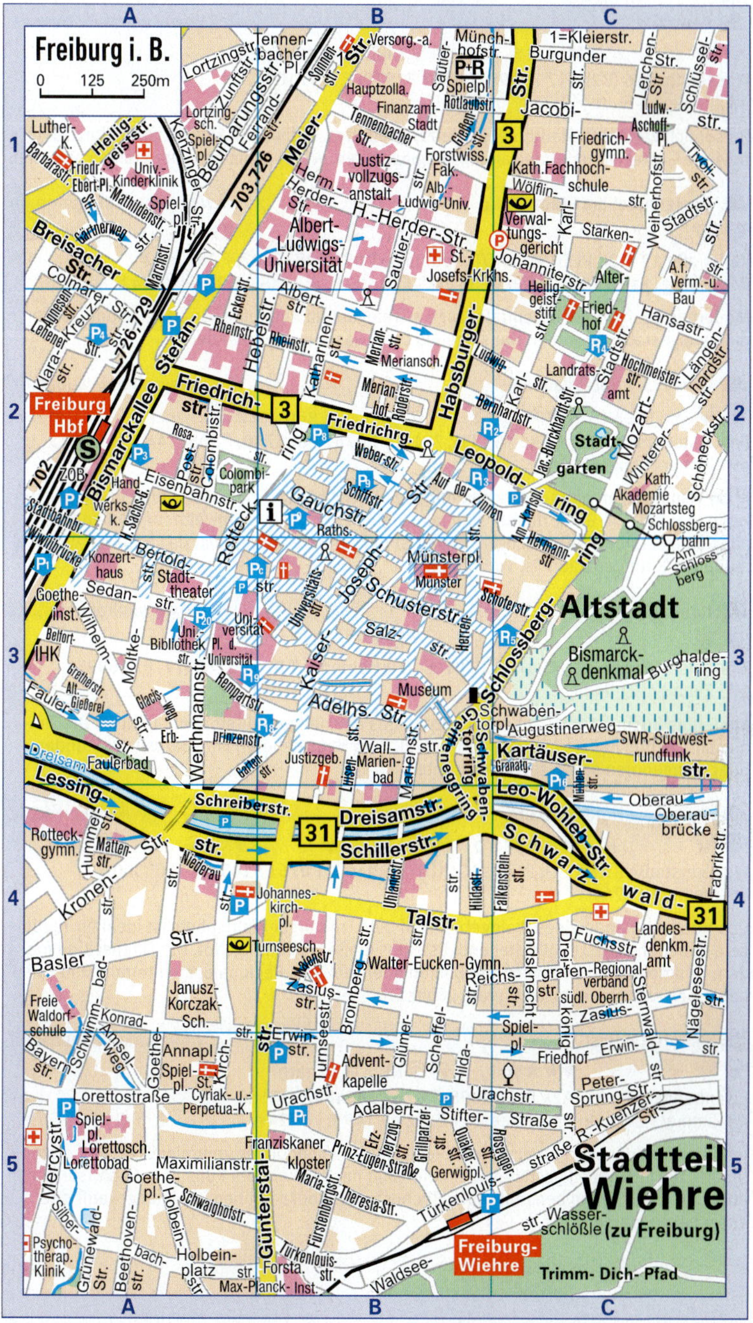
Freiburg i. B.
0 125 250m
A
B
C
1
2
3
4
5
Lortzingstr.
Tennenbacher Pl.
Versorg.-a.
Münchhofstr.
1=Kleierstr.
Burgunder Str.
Lerchenstr.
Schlüsselstr.
P+R
Spielpl.
Rotlaubstr.
Hauptzolla.
Finanzamt-Stadt
Tennenbacher Str.
Jacobistr.
Ludw.-Aschoff-Pl.
Zunftstr.
Lortzing-sch.
Spielpl.
Kenzinger Str.
Beurbarungsstr.
Ferrandstr.
703,726
Meierstr.
Sonnenstr.
Justizvollzugsanstalt
Forstwiss. Fak.
Alb.-Ludwig-Univ.
Gießenstr.
Friedrich-gymn.
Kath. Fachhochschule
Wölflinstr.
Tivolistr.
Weiherhofstr.
Stadtstr.
Luther-K.
Barbarastr.
Heiliggeiststr.
Friedr.-Ebert-Pl.
Univ.-Kinderklinik
Mathildenstr.
Spielpl.
Herm.-Herder-Str.
H.-Herder-Str.
Albert-Ludwigs-Universität
Sautierstr.
St.-Josefs-Krkhs.
Verwaltungsgericht
Karlstr.
Starkenstr.
Johanniterstr.
Alter-Fried-hof
A.f. Verm.-u. Bau
Breisacher Str.
Gärtnerweg
Marchstr.
Colmarer Str.
Kreuzstr.
Anwesenstr.
Lehener Str.
Klarastr.
726,729
Stefanstr.
Eckerstr.
Rheinstr.
Hebelstr.
Albertstr.
Katharinenstr.
Meriansch.
Merianstr.
Merianhof
Rödersstr.
Habsburgerstr.
Ludwigstr.
Heiliggeiststift
Hansastr.
Hochmeisterstr.
Längenhardstr.
Landratsamt
Karlstr.
Jac.-Burckhardt-Str.
Freiburg Hbf
Bismarckallee
Friedrichstr.
Friedrichring
Friedrichrg.
Bernhardstr.
Stadtgarten
Mozartstr.
Schöneckstr.
702
ZOB
Stadtbahnbr.
Wiwilibrücke
Rosastr.
Colombistr.
Handwerks-k.
H.-Sachs-G.
Eisenbahnstr.
Postk.
Colombipark
Weberstr.
Schiffstr.
Auf der Zinnen
Leopoldring
Wintererstr.
Kath. Akademie
Mozartsteg
Schlossbergbahn
Am Schlossberg
Rotteckring
Gauchstr.
Raths.
Am Karlspl.
Am Hermannstr.
Schlossbergring
Konzerthaus
Bertoldstr.
Stadttheater
Münsterpl.
Münster
Schoferstr.
Goethe-inst.
Sedanstr.
Wilhelmstr.
Universitätsstr.
Joseph-Schusterstr.
Altstadt
Belfortstr.
Moltkestr.
Uni.-Bibliothek
Pl. d. Universität
Universität
Salzstr.
Herrenstr.
Bismarck-denkmal
Burghaldering
IHK
Grethersstr.
Alt. Gießerei
Glacisweg
Wertmannstr.
Rempartstr.
Kaiser
Museum
Schlossbergstr.
Fauler Str.
Adelhs. Str.
Schwabentorpl.
Augustinerweg
SWR-Südwestrundfunk
Dreisam
Faulerbad
Erbstr.
Prinzenstr.
Gartenstr.
Justizgeb.
Luisenstr.
Wall-Marienbad
Marienstr.
Greiffeneggring
Schwabentorring
Kartäuserstr.
Granatg.
Mühlenstr.
Lessingstr.
Schreiberstr.
Dreisamstr.
Leo-Wohleb-Str.
Oberau
Oberaubrücke
Rotteck-gymn.
Hummelstr.
Mattenstr.
31
Schillerstr.
Schwarzwaldstr.
Fabrikstr.
Kronenstr.
Niederau
Johanneskirch-pl.
Uhlandstr.
Hildastr.
Falkensteinstr.
Talstr.
Basler Str.
Turnseesch.
Landesdenkm.-amt
Fuchsstr.
Nägeleseestr.
Walter-Eucken-Gymn.
Dreikönigstr.
Sternwaldstr.
Reichsgrafenstr.
Regionalverband südl. Oberrh.
Zasiusstr.
Landsknechtstr.
Freie Waldorfschule
Schwimmbadstr.
Konradstr.
Janusz-Korczak-Sch.
Brombergstr.
Scheffelstr.
Glümerstr.
Spielpl.
Erwinstr.
Bayernstr.
Amselweg
Goethestr.
Annapl.
Spielpl.
Kirchstr.
St. Cyriak- u.-Perpetua-K.
Turnseestr.
Adventkapelle
Friedhof
Peter-Sprung-Str.
Lorettostraße
Spielpl.
Lorettosch.
Urachstr.
Adalbert-Stifter-Straße
R.-Kuenzer-Str.
Lorettobad
Mercystr.
Maximilianstr.
Goethe-pl.
Franziskaner kloster
Prinz-Eugen-Straße
Erzherzogstr.
Grillparzerstr.
Quäkerstr.
Roseggerstr.
Gerwigpl.
Stadtteil Wiehre
Schwaighofstr.
Maria-Theresia-Str.
Türkenlouisstraße
Wasserschlößle (zu Freiburg)
Silberstr.
Grünewaldstr.
Beethovenstr.
Holbeinstr.
Holbeinplatz
Günterstalstr.
Fürstenbergstr.
Türkenlouisstr.
Forsta.
Psycho-therap. Klinik
Max-Planck-Inst.
Waldseestr.
Freiburg-Wiehre
Trimm-Dich-Pfad

Central
www.central-freiburg.de

★★★★ garni

Wasserstraße 6 (B2), PLZ 79098, **T 0761 31970,** F 3197100
48 Zimmer | 1 Suite | 24 h

Persönlich geführtes Stadthotel im Herzen Freiburgs. Individuell eingerichtete, kürzlich renovierte Gästezimmer. Gute Tagungsmöglichkeiten. WLAN ist im gesamten Haus kostenfrei.

Designhotel am Stadtgarten
www.hotelamstadtgarten.de

Karlstraße 12 (C2), PLZ 79104 (OT: Neuburg), **T 0761 2829002,** F 2829022
34 Zimmer | Ez ab 79 €, Dz ab 99 €, exkl. Frühstück, 8,00–14,00 € | 24 h

Modernes Designhotel in zentraler Lage mit elegantem Ambiente. Großzügige und zeitgemäß ausgestattete Zimmer. Hauseigenes Café. Gästehaus vorhanden.

Green City Hotel Vauban
www.hotel-vauban.de

★★★ S garni

Paula-Modersohn-Platz 3 (↙ A5), PLZ 79100, **T 0761 8885740,** F 88857444
49 Zimmer | 24 h

In diesem Hotel arbeiten Menschen mit und ohne Handicap gleichberechtigt und engagiert Hand in Hand. Die Gästezimmer sind allesamt mit regionalen, umweltfreundlichen Materialien ausgestattet. Die großzügige Lobby ist der zentrale Mittelpunkt des Hauses. Auch ein moderner Konferenzraum ist vorhanden.

Hampton by Hilton
www.hiltonhotels.de

Zita-Kaiser-Straße 32 (↗ B1), PLZ 79106 (OT: Herdern), **T 0761 2168977,** F 2168971
175 Zimmer | 24 h

Modernes Businesshotel auf dem Gelände des ehemaligen Güterbahnhofs Nord. Die Zimmer sind schön hell und geradlinig-modern. Zum Haus gehören eine Bar mit 24-Stunden-Snack-Angeboten sowie ein Fitnesscenter.

Panorama Hotel Mercure
www.chez-eric.de

★★★★ S

Wintererstraße 89 (↗ C1), PLZ 79104 (OT: Herdern), **T 0761 51030,** F 5103300
86 Zimmer | 24 h

Das Hotel am Rande eines Waldgebiets auf dem Freiburger Waltersberg ist ideal für Tagungen, daneben schätzen Wochenendgäste das große Freizeitangebot. Die Zimmer sind modern-funktional und verfügen über Balkon oder Terrasse. Regionale, mediterrane und saisonale Speisen werden im Restaurant „Chez Eric" serviert.

Park Hotel Post
www.park-hotel-post.de

★★★★ garni

Eisenbahnstraße 35 (A2), PLZ 79098, **T 0761 385480,** F 31680
45 Zimmer | 1 Apartment | Ez ab 109 €, Dz ab 149 € | 24 h

Inspiriert von der Literatur empfängt Sie dieses Themenhotel in zentraler Lage am Colombipark. Die individuell gestalteten Zimmer sind nach bekannten Künstlern, Schriftstellern oder Literaturkritikern benannt. Auch Bücher und E-Books können im Hotel gekauft oder ausgeliehen werden.

The Alex
www.the-alex-hotel.de

garni

Rheinstraße 29 (A2), PLZ 79104, **T 0761 296970,** F 2969779
39 Zimmer | Ez 85–157 €, Dz 94–169 €, exkl. Frühstück, 9,50 € | 24 h 23.12.20–10.1.21

Schön wohnlich hat man es in dem kleinen, privat geführten Hotel in der Freiburger Innenstadt mit seinen zeitgemäßen Zimmern und dem freundlichen, modernen Frühstücksraum. Zum Haus gehören auch eine Weinbar mit Außenterrasse und eine gemütliche Kaminlounge.

Victoria
www.hotel-victoria.de

★★★★ garni

Eisenbahnstraße 54 (A2), PLZ 79098, **T 0761 207340,** F 20734444
64 Zimmer | 3 Suiten | Ez 90–165 €, Dz 117–210 €, exkl. Frühstück, 18,00 € | 24 h

Umweltfreundliches Haus, das mit regenerativen Energien betrieben wird. Stuckverzierte Zimmer in modernem Design mit edlen Parkettböden und teilweise Ausblick zum Colombipark. Cocktailbar und Smoker Lounge.

Zum Roten Bären
www.roter-baeren.de

Oberlinden 12 (B3), PLZ 79098, **T 0761 387870,** F 3878717
25 Zimmer | 3 Suiten | Ez ab 69 €, Dz ab 110 € | 24 h

Traditionsreiches Hotel mit 700-jähriger Geschichte im Quartier Oberlinden in der oberen Altstadt. Unterschiedlich ausgestattete Gästezimmer, die teilweise am ruhigen Innengarten gelegen sind. Gute Tagungsmöglichkeiten. Im Restaurant wird kreative badische Küche serviert.

Zum Schiff
www.hotel-zumschiff.de

★★★★

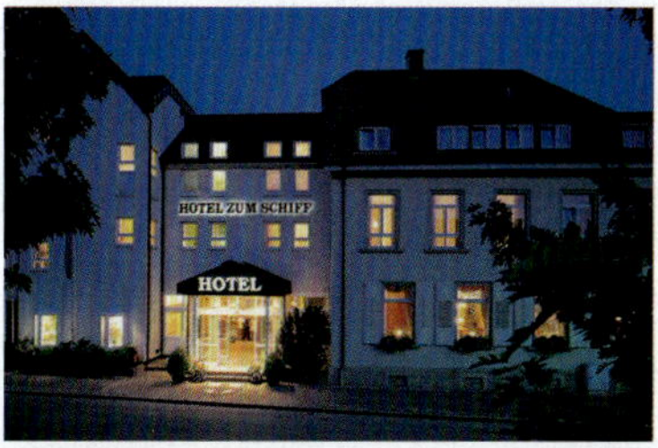

Basler Landstraße 35-37, PLZ 79111 (OT: St. Georgen), **T 0761 400750,** F 40075555
80 Zimmer | 2 Suiten
Ez 102–120 €, Dz 125–150 € | 24 h

Gepflegtes Hotel mit Familientradition seit 1821. Freundlich eingerichtete Zimmer, teils mit herrlicher Aussicht auf die naheliegenden Weinberge. Gediegenes Restaurant, in dem internationale und badische Küche serviert wird.

Bierhäusle
www.bierhaeusle.de

★★★

Breisgauer Straße 41, PLZ 79110 (OT: Lehen), **T 0761 88300,** F 8830133
48 Zimmer | Ez 79–98 €, Dz 136–155 €

Familiengeführtes Haus mit gastfreundlicher Atmosphäre. Geschmackvoll eingerichtete Zimmer mit kostenlosem WLAN. Restaurant mit badisch-mediterraner Küche und schöner Gartenterrasse.

Oberkirch's Weinstuben
www.hotel-oberkirch.de

Münsterplatz 22 (B3, Hotelzugang über Schusterstrasse 11), PLZ 79098, **T 0761 2026868,** F 2026869
27 Zimmer | 3 Suiten | 1 Apartment | Ez 90–120 €, Dz 160–220 €, 17,00 € | 24 h »

Hist. Haus in zentraler Altstadtlage. Individuell mit viel Holz eingerichtete Gästezimmer. Regionale Spezialitäten werden in den behaglichen Stuben oder auf der Münsterplatzterrasse serviert.

Eichhalde www.eichhalde-freiburg.de

Stadtstraße 91 (↗ C1), PLZ 79104 (OT: Herdern), **T 0761 58992920**
60 | Hauptgericht 15–33 € | Mo-Di, Fr-Fr, So Mo-Di, Do-So Mi

Dem traditionsreichen Lokal hat man neues Leben eingehaucht! Ansprechend ist hier nicht nur die modern-puristische Einrichtung, sondern auch die produktbezogene italienische Hochküche. Auf der Karte locken Klassiker wie „Risotto alla Milanese" oder „Rinderfilet al Barolo mit Feigen und Tropea-Zwiebeln". Tolle Weine aus den verschiedenen Anbaugebieten Italiens.

Kühler Krug www.kuehlerkrug.de

Torplatz 1, PLZ 79100 (OT: Günterstal), **T 0761 29103**
80 | Hauptgericht 12–39 €, Menü 25–75 € | Mo-Di, Fr-So Mi, Do

Hier steht frische saisonale Küche im Mittelpunkt. In gemütlichem Ambiente isst man z.B. Zucchinischnitzel, Wildwürste oder Lammrücken. Hübsch die Terrasse. Die Gästezimmer sind geschmackvoll, wohnlich und mit persönlicher Note gestaltet.

Kuro.Mori Neu! www.kuro-mori.de

VARTA-TIPP Küche

Grünwälder Straße 2, PLZ 79098, **T 0761 38848226**
70 | Hauptgericht 12–19 €, Menü 56 € | Mo-Sa So

„Schwarzwald trifft Asien" in diesem neuen Hotspot in der Freiburger Altstadt. Die Location in dem zum Teil denkmalgeschützten Gebäude direkt neben der Markthalle ist eine Mischung aus Restaurant, Lounge und Bar. Hier werden raffinierte, aber einfache asiatische Speisen durch regionale Zutaten neu interpretiert. Das Ambiente: ein denkmalgeschützter Altbau mit hohen Decken und großer Lichtkuppel, dazu schlichtes Design und eine offene Küche. Tipp: Business Lunch am Mittag.

Wolfshöhle www.wolfshoehle-freiburg.de

VARTA-TIPP Küche

Konviktstraße 8 (B3), PLZ 79098, **T 0761 30303**
80 | Hauptgericht 26–50 €, Menü 60–130 € | Di-Sa Mo, So

Warme Farben, viel Holz und eine geradlinig-moderne Einrichtung prägen das Ambiente dieses netten Altstadtlokals. Chefkoch Sascha Weiß steht für eine leichte, saisonale Küche. Was auf den Teller kommt, ist nicht nur toll anzuschauen, alle Speisen sind harmonisch und fein, zeugen von sehr gutem Handwerk und ebensolcher Produktqualität. Mittags ist das Angebot etwas einfacher. Breite Auswahl an badischen Weinen.

Drexlers www.drexlers-restaurant.de

Rosastraße 9 (A2), PLZ 79098, **T 0761 5957203**
50 | Hauptgericht 30–36 €, Menü 42–52 € | Mo-Fr Mo-Sa So

Modern eingerichtetes Lokal mit ungezwungener Atmosphäre. Gekocht wird zeitgemäß und saisonal. Auf der täglich wechselnden Mittagskarte kann der Gast zwischen zwei preiswerten Gerichten wählen. Erlesene Weinauswahl mit rund 350 Positionen.

Kreuzblume
www.kreuzblume-freiburg.de

Konviktstraße 31 (C3), PLZ 79098, **T 0761 31194**
40 | Hauptgericht 22–28 €, Menü 33–60 € | Mi-So Mo, Di

Das kürzlich renovierte Restaurant befindet sich direkt in der Altstadt. Hier wird richtig gut gekocht - frisch, zeitgemäß und international. Der Service ist freundlich und unkompliziert. Für Übernachtungsgäste stehen gepflegte Gästezimmer zur Verfügung.

Café Graf Anton
www.colombi.de

Rotteckring 16 (B2, im Colombi-Hotel), PLZ 79098, **T 0761 2106213**
50 | Hauptgericht 13–28 €, Menü ab 25 € | Mo–Sa 9:00–18:00 Uhr, So 10:00–18:00 Uhr

Café und Bistro mit eleganter Ausstattung und südlich anmutendem Flair. Angeboten werden erstklassige Kuchen, Torten, Pralinen und Petits Fours, aber auch kleine pikante und regionale Speisen. Schöne Terrasse mit Blick auf den Park und das Colombischlössle.

FREIENWALDE, BAD 27 A
www.bad-freienwalde.de

Brandenburg | EW 12.403 | 10 m — Eberswalde 28 km, Frankfurt (Oder) 65 km
T 03344 150890
Schloss Freienwalde, Pfarrkirche St. Nikolai, Oderlandmuseum.

Zur Fährbuhne
www.hotel-faehrbuhne.de

€ Gut & Günstig garni

Fährweg 17, PLZ 16259 (OT: Hohenwutzen), **T 033368 5050,** F 50511
18 Zimmer | Ez 50–55 €, Dz 84–90 €

Das Haus besticht mit seiner einmaligen Lage direkt an der Oder in idyllischer Natur. Komfortabel und freundlich eingerichtete Zimmer mit Blick auf den Fluss. Im Restaurant werden heimische Fisch- und Wildgerichte serviert.

FREILASSING 69 A
www.freilassing.de

Bayern | EW 16.074 | 422 m — Salzburg (Österreich) 7 km, Bad Reichenhall 19 km
T 08654 7788414
Lokwelt Freilassing, Marienkirche, Stadtmuseum.

Moosleitner
www.moosleitner.com

★★★★ garni

Wasserburger Straße 52, PLZ 83395 (OT: Brodhausen), **T 08654 63060**
60 Zimmer | 2 Apartments | Ez 70–98 €, Dz 115–145 €, 8,00–15,00 € | 24 h

Hist. Gasthof mit Gästehaus in zeitgemäßer Landhausausstattung. Die Zimmer sind wohnlich und funktionell. Behagliches Restaurant mit bayerischer Gastlichkeit und einer marktorientierten Küche.

FREINSHEIM 50 B
www.freinsheim.de

Rheinland-Pfalz | EW 4.994 | 100 m — Bad Dürkheim 7 km, Ludwigshafen am Rhein 22 km
T 06353 989294

1514 Boutique Hotel
www.1514-freinsheim.com

garni

Hauptstraße 29, PLZ 67251, **T 06353 5058410,** F 5058411
20 Zimmer | 6 Suiten | Ez 60–90 €, Dz 70–99 €, exkl. Frühstück, 12,00 € ››

Ein Haus, das man gerne weiterempfiehlt! Alles ist tipptopp gepflegt und die Mitarbeiter sind freundlich. Die Zimmer und Suiten sind liebevoll im klassisch-modernen Stil eingerichtet. Zum Haus gehört auch ein stilvolles À-la-carte-Restaurant mit Gartenterrasse.

Altstadthof
www.altstadthof-freinsheim.de

garni

Hauptstr. 27, PLZ 67251, **T 06353 932250,** F 9322550
15 Zimmer | 1 Apartment | Ez 72–92 €, Dz 111–131 €

Ein restauriertes Weingut in der Ortsmitte. Geradlinig eingerichtete Hotelzimmer mit individuell gefertigten Möbeln und modernen Bädern. Hübscher Innenhof, in dem auch gefrühstückt werden kann. Nette Weinbar.

Landhotel Altes Wasserwerk
www.landhotel-altes-wasserwerk.de

★★★★ garni

Burgstraße 9, PLZ 67251, **T 06353 932520,** F 9325252
35 Zimmer | 2 Apartments | Ez 69–79 €, Dz 102–119 €

Stilvoll renoviertes Fachwerkhaus mit zwei Anbauten und einem mittelalterlichen Turm aus dem 15. Jahrhundert. Moderne, ansprechend eingerichtete Zimmer und Tagungsräume. Idyllischer Garten.

Von-Busch-Hof
www.von-busch-hof.de

Von-Busch-Hof 5, PLZ 67251, **T 06353 7705**
24 | Hauptgericht 19–26 €, Menü 42–58 € | So Mi-So Mo, Di

Liebevoll mit Antiquitäten eingerichtetes Restaurant auf einem ehem. Klostergrund. Serviert werden regionale und mediterrane Speisen. Hist. Weinkeller. Schöne Innenhofterrasse.

WEINreich
www.weinstube-weinreich.de

Hauptstraße 25, PLZ 67251, **T 06353 9598640**
80 | Hauptgericht 16–25 €, Menü 30–45 € | Mi-Sa Di-Sa Mo, So

Ein charmantes Restaurant mit geradlinigem Interieur. Hier bietet man eine schmackhafte Regionalküche zu fairen Preisen. Dazu gibt es exzellente Weine renommierter Winzer aus der Pfalz. Mediterran anmutender Innenhof umgeben von Weinreben und Zypressen. Fünf individuell geschnittene Gästezimmer.

FREISING 60 D
www.freising.de

Bayern | EW 45.900 | 448 m — München 34 km, Landshut 35 km
T 08161 5444111
Domberg (Mariendom, Dombibliothek, Diözesanmuseum), Brauerei Weihenstephan, hist. Bürgerstadt, wiss. Schaugärten.

Marriott
www.muenchen-airport-marriott.de

Alois-Steinecker-Straße 20, PLZ 85354, **T 08161 9660,** F 9666281
252 Zimmer | 2 Suiten | 24 h

Modernes Hotel in Flughafennähe mit sehr guten Tagungsmöglichkeiten. Die einladenden Zimmer bieten kostenloses WLAN und Klimaanlage. Restaurants mit regionaler Küche.

FREUDENSTADT 57 C www.freudenstadt.de

Baden-Württemberg | EW 22.282 | 732 m
T 07441 864711
Baden-Baden 60 km, Stuttgart 86 km

Fritz Lauterbad
www.fritz-lauterbad.de

★★★★S garni

Am Zollernblick 1, PLZ 72250 (OT: Lauterbad), **T 07441 950990,** F 9509910
68 Zimmer | 6 Suiten | Ez 77 €, Dz 140–180 €, inkl. Halbpension, 9,00–12,00 €

Nach Erweiterung und Renovierung zeigt sich dieses familiär geführte Haus als modernes Designhotel mit regionalem Schwarzwald-Flair. Die geräumigen Gästezimmer, die sich auf das Stammhaus und den Neubau verteilen, sind in unterschiedlichen Kategorien buchbar. Für Wellnessvergnügen sorgt ein 1.000 qm großer SPA-Bereich mit Infinity Pool.

Grüner Wald
www.gruener-wald.de

★★★★S garni

Kinzigtalstraße 23, PLZ 72250 (OT: Lauterbad), **T 07441 860540,** F 8605425
42 Zimmer | 1 Suite | Ez 86–106 €, Dz 162–218 €

Familiengeführtes Wellnesshotel am südlichen Stadtrand von Freudenstadt mit eleganten Zimmern im Landhausstil. Schöner SPA- und Beautybereich mit Schwimmbad, Sauna und Dampfbad.

Grüner Wald

160 | Hauptgericht 18–33 €, Menü 28–59 € | Mo-Di, Do-So ⃠ Mi

Gepflegtes Hotelrestaurant mit Terrasse und Wintergarten. Serviert wird heimische und internationale Saisonküche aus marktfrischen Produkten.

Lauterbad
www.lauterbad-wellnesshotel.de

★★★★S garni

Amselweg 5, PLZ 72250 (OT: Lauterbad), **T 07441 860170,** F 8601710
43 Zimmer | 4 Suiten | Ez 100–105 €, Dz 200–254 €, 22,00 €

Auffällig designtes Wellnesshotel in ruhiger Lage. Geschmackvoll eingerichtete Zimmer mit moderner Ausstattung. Ansprechender Wellnessbereich auf 1.800 qm mit Saunalandschaft, Indoor- und Outdoorpool sowie Fitnesspark.

Stüble im Lauterbad

80 | Hauptgericht 16–28 €, Menü 33–46 € | Mo-So

Freundliches, mit viel Holz ausgestattetes Restaurant mit urigem Wirtshausflair und aufmerksamem Service. Serviert wird feine deutsche und internationale Küche. Gut sortierte Weinkarte.

Waldblick
www.waldblick-kniebis.de

★★★★S garni

Eichelbachstraße 47, PLZ 72250 (OT: Kniebis), **T 07442 8340,** F 83415
31 Zimmer | 11 Suiten | Ez 106–157 €, Dz 204–278 €, 7,20 €

Kleines Wellnesshotel in idyllischer ruhiger Lage. Individuell mit Liebe zum Detail eingerichtete Gästezimmer. 1.500 qm großer Wellnessbereich mit Indoor-Pool und vier Saunen. Das Restaurant serviert kreative Regionalküche.

Adler **Neu!** www.adler-fds.de

★★★ garni

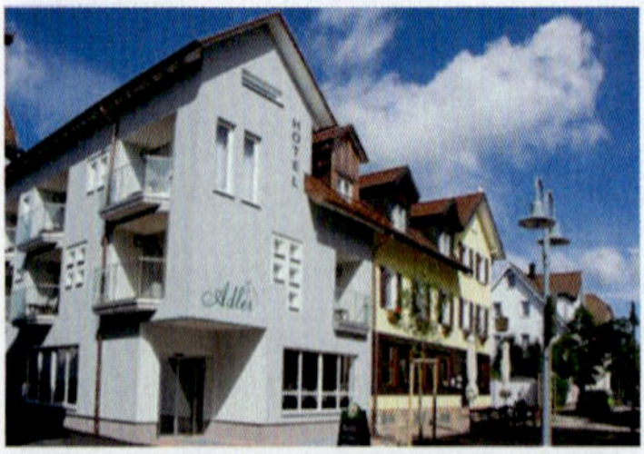

Forststraße 15-17, PLZ 72250,
T 07441 91520, F 915252
21 Zimmer | 2 Suiten
Ez 79–100 €, Dz 114–146 €

Angenehm persönlich wird das traditionsreiche Haus geführt. Hier erwarten Sie wohnlich eingerichtete Zimmer, freundlicher Service und ein gutes Frühstück. Im Restaurant können Sie regionale Spezialitäten genießen.

Warteck **Neu!** www.warteck-freudenstadt.de

★★★ garni

Stuttgarter Straße 14, PLZ 72250, **T 07441 91920,** F 919293
13 Zimmer | Ez 68–80 €, Dz 98–110 €

Hier fühlen sich Business- und Feriengäste gleichermaßen wohl! Das kleine, familiengeführte Hotel ist nur wenige Schritte vom Marktplatz entfernt. Die klassisch eingerichteten Zimmer sind modern und wohnlich. Morgens erwartet Sie ein vielseitiges Frühstücksbuffet.

Warteck

30 | Hauptgericht 18–35 €, Menü 36–69 € | Mo, Do-So ⃠ Di, Mi

Im behaglich-eleganten Restaurant setzt der Küchenchef überwiegend auf regionale Speisen, aber auch Liebhaber mediterraner und vegetarischer Gerichte kommen hier auf ihre Kosten. Schöne Auswahl erlesener Weine.

FREYBURG 34 C www.freyburg-info.de

Sachsen-Anhalt | EW 4.832 | 110 m — Naumburg 8 km, Weißenfels 17 km
T 034464 30010

Unstruttal www.unstruttal.info

garni

Markt 11, PLZ 06632, **T 034464 7070,** F 70741
17 Zimmer | Ez ab 70 €, Dz ab 85 €

Eine ehem. Posthalterei mit urigem Gewölbekeller von 1653. Man bietet behagliche Landhauszimmer mit individuellem Touch sowie ein bürgerliches Restaurant mit idyllischem Gartenlokal.

FREYUNG 62 B www.freyungurlaub.de

Bayern | EW 6.955 | 655 m — Grafenau 15 km, Passau 36 km
T 08551 588150

Zur Post www.posthotel-freyung.de

★★★★★S garni

Stadtplatz 2, PLZ 94078, **T 08551 57960,** F 579620
30 Zimmer | 4 Suiten | Ez 60–80 €, Dz 108–116 €, 5,60 €

Familiär geführter Gasthof in der Ortsmitte mit gemütlicher Atmosphäre. Komfortabel eingerichtete Zimmer unterschiedlicher Kategorien. In der rustikalen Gaststube wird bayerisch gekocht.

Landgasthaus Schuster
www.landgasthaus-schuster.de

VARTA-TIPP Service

Ort 19, PLZ 94078 (OT: Ort), **T 08551 7184**
30 | Hauptgericht 23–35 €, Menü 38–84 € | Mi-So Di-Sa Mo

In diesem behaglichen, im eleganten Landhausstil eingerichteten Restaurant lebt ein schönes Stück bayerische Gastfreundschaft. Die traditionelle Küche ist saisonfrisch und bietet Leckeres wie Sauerbraten vom Höhenrind oder Wiener Schnitzel vom Strohschwein. Chefin Bärbel Schuster ist die gute Seele im Service und sorgt für einen reibungslosen Ablauf an der Gästefront. Hauseigene Kochschule.

FRICKENHAUSEN A.MAIN 52 B
www.frickenhausen-main.de

Bayern | EW 1.325 | 180 m
T 09331 2726
Ochsenfurt 3 km, Kitzingen 13 km

Meintzinger
www.hotel-meintzinger.de

★★★★★S garni

Babenbergplatz 2-4, PLZ 97252, **T 09331 87110**, F 7578
29 Zimmer | 3 Suiten | 1 Apartment | Ez 89–165 €, Dz 135–145 €

Freundlich geführtes Hotel und Weingut mit mittelalterlicher Anmutung. Hübsche Gästezimmer mit modernem Wohnkomfort und individueller Einrichtung. Ansprechender Wellnessbereich mit Sauna, Dampfbad und Sebastian-Kneipp-Fußbecken.

Ehrbar Fränkische Weinstube
www.ehrbar-weinstube.de

Hauptstraße 17, PLZ 97252, **T 09331 651**
110 | Hauptgericht 9–25 € | Sa-So Mi-So Mo, Di 12.–18.10.20

In dem gemütlichen Restaurant sitzt man in rustikalen Gaststuben mit historischem Flair oder im idyllischen Weingarten. Es gibt regionale Küche und fränkische Weine.

FRICKINGEN 65 B
www.frickingen.de

Baden-Württemberg | EW 2.990 | 500 m
T 07554 98300
Überlingen 11 km, Pfullendorf 23 km

Löwen
www.loewen-altheim.de

Hauptstraße 41, PLZ 88699 (OT: Altheim), **T 07554 8631**
60 | Hauptgericht 15–26 €, Menü 31–36 € | So Di-Sa Mo

Am Fuße der Dorfkirche im kleinen Örtchen Altheim liegt diese traditionsreiche Adresse. Im Sommer lockt die lauschige Terrasse unter Kastanienbäumen, im Winter der gemütliche Gastraum mit viel Holz und Kachelofen. Die Küche, die sich durch Frische und Natürlichkeit auszeichnet, bietet Regionales und Saisonales wie z.B. „Lammfilet in Portweinsauce mit Blattspinat und Kartoffelgratin".

FRIEDBERG (BAYERN) 59 D
www.friedberg.de

Bayern | EW 28.894 | 514 m
T 0821 6002451
Augsburg 7 km, München 75 km

Goldener Stern **Neu!** www.gasthaus-goldenerstern.de

Dorfstraße 1, PLZ 86316 (OT: Rohrbach), **T 08208 407**
80 | Hauptgericht 11–23 € | Mi-So Mi-Sa Mo, Di

In diesem schmucken, lebendigen Gasthaus sorgt ein leidenschaftliches Team für regional gehaltene moderne Küche. Bei Stefan Fuß steht Leckeres wie „Ofenfrischer Schweinebraten vom Steinacher Stroh-Wellness-Schwein" oder „Gegrilltes Bachsaiblingsfilet" auf der Karte. Sehr begehrt sind die Kochkurse des Patrons.

FRIEDBERG (HESSEN) 41 D www.friedberg-hessen.de

Hessen | EW 27.758 | 140 m Frankfurt am Main 29 km, Gießen 33 km
T 06031 881

Dorheimer Hof www.dorheimerhof.de

€ Gut & Günstig garni

Wetteraustraße 70, PLZ 61169 (OT: Dorheim), **T 06031 73700,** F 737040
18 Zimmer | Ez 68–77 €, Dz 95–102 €

Freundliches Stadthotel in ruhiger, verkehrsgünstiger Lage. Wohnlich eingerichtete Zimmer mit zweckmäßiger Ausstattung. Restaurant mit regionaler und internationaler Küche.

Bastian's Restaurant www.bastians-restaurant.de

Erbsengasse 16, PLZ 61169 (OT: Dorheim), **T 06031 6726551**
50 | Hauptgericht 19–33 €, Menü 49–89 € | Di-Sa Mo, So

Hell, modern und gemütlich - so präsentiert sich dieses sympathische Restaurant. Serviert wird eine modern interpretierte französisch-deutsche Küche. Aus dem Wasser gibt es z.B. „Steinbutt | Risotto | Grüner Spargel" und von der Weide „Maispoularde | Spinat | Kartoffel | Portwein". Die Preise sind fair, die Weinauswahl gelungen.

FRIEDEWALD 42 B www.gemeinde-friedewald.de

Hessen | EW 2.424 | 387 m Bad Hersfeld 13 km, Kassel 87 km
T 06674 92100

Göbel's Schlosshotel Prinz von Hessen www.goebels-schlosshotel.de

garni

Schlossplatz 1, PLZ 36289, **T 06674 92240,** F 9224250
92 Zimmer | 14 Suiten | Ez ab 130 €, Dz ab 230 €, inkl. Halbpension | 24 h

Elegantes Haus mit Blick auf das Wasserschloss. Großzügige Zimmer und Themensuiten. Lichtdurchflutetes Restaurant im verglasten Pavillon (internationale und regionale Küche).

FRIEDLAND 32 C www.friedland.de

Niedersachsen | EW 8.008 | 181 m Göttingen 15 km, Münden 24 km
T 05504 80238

Landhaus Biewald **Neu!** www.biewald-friedland.de

garni

Weghausstraße 20, PLZ 37133, **T 05504 93500,** F 935040
21 Zimmer | Ez 75–95 €, Dz 95–115 €, exkl. Frühstück, ab 15,00 €

Ein engagiert geführter Familienbetrieb im alten Ortskern, idyllisch zwischen Leine und Mühlgraben gelegen. Die Ursprünge des hübschen Landhauses reichen bis in das 17. Jahrhundert zurück. Hier haben Sie die Wahl zwischen liebevoll im Landhausstil eingerichteten Zimmern im historischen Fachwerkhaus oder den modernen Zimmern im Hotelneubau.

Genießer Stube

VARTA-TIPP Küche

24 | Hauptgericht ab 45 €, Menü 80–145 € | Mo-Sa ⃠ So

Das elegant eingerichtete Gourmetrestaurant vermittelt Wohlbefinden in punkto Ambiente, Küche und Service. Chef de Cuisine Daniel Raub verwöhnt Sie mit einem wechselnden, saisonal ausgerichteten Feinschmeckermenü (4, 6 oder 8 Gänge). Dazu bietet man sehr gute Weine. Im Restaurant „Zur Tränke“ werden frische regionale und mediterrane Spezialitäten angeboten. Einen großen Festsaal für Veranstaltungen gibt es auch.

Schillingshof
www.schillingshof.de

VARTA-TIPP Küche **VARTA-TIPP** Service

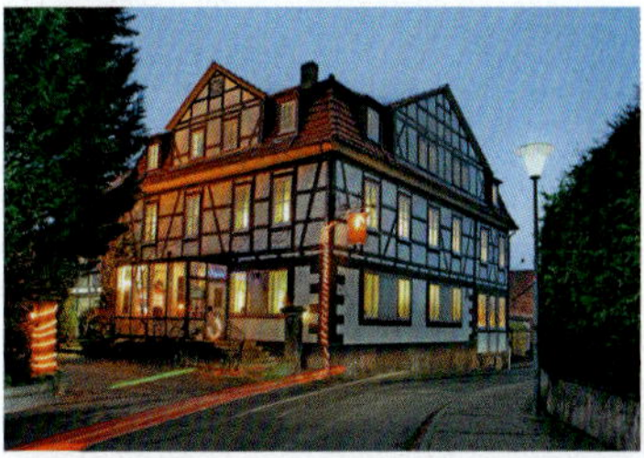

Lappstraße 14, PLZ 37133 (OT: Groß Schneen), **T 05504 228**
45 | Hauptger. 25–45 €, Menü 38–125 € | So Mi-So ⃠ Mo, Di

Elegant-rustikal sind die Gaststuben in diesem hübschen Fachwerkhaus von 1648. Für seine kreativen Speisen verwendet Chefkoch Timo Zutz neben regionalen Produkten auch Zutaten aus aller Welt. Freundlicher, sympathisch gelassener Service nebst guter Weinberatung.

FRIEDRICHRODA 43 A
www.friedrichroda.de

Thüringen | EW 7.620 | 430 m
T 03623 33200
Eisenach 27 km, Erfurt 54 km

H+ Hotel & Spa
www.h-hotels.com

garni

Burchardtsweg 1, PLZ 99894, **T 03623 3520,** F 352500
154 Zimmer | 12 Apartments | 24 h

Denkmalgschütztes Haus in ruhiger Lage im Thüringer Wald. Behaglich eingerichtete Gästezimmer mit komfortabler Ausstattung. Gute Tagungsmöglichkeiten.

Hüllrod
www.huellrod.de

Am Hüllrod 11, PLZ 99894 (OT: Finsterbergen), **T 03623 306175**
60 | Hauptgericht 15–30 €, Menü 35–40 € | Sa-So Mi-So ⃠ Mo, Di ⃠ 1.–14.2.21, 26.–30.7.21, 25.10.–7.11.21

Ob im behaglichen Restaurant oder auf der herrlichen Sonnenterrasse, hier speist man gesellig mit breitem Angebot an internationalen Gerichten und Thüringer Spezialitäten. Nachmittags gibt es hausgebackenen Kuchen.

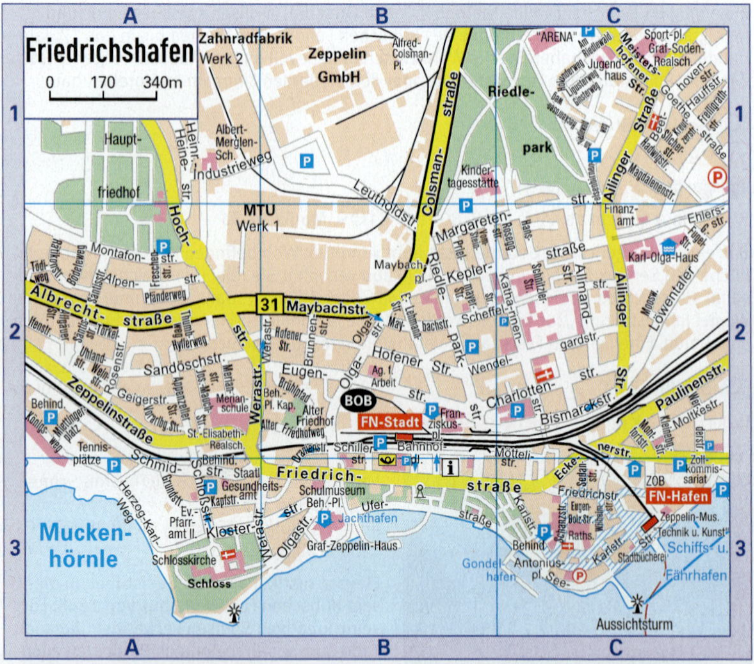

FRIEDRICHSHAFEN 65 B

www.friedrichshafen.de

Baden-Württemberg | EW 59.000 | 400 m Ravensburg 20 km, Konstanz 31 km
T 07541 20355444
Zeppelin Museum, Schulmuseum, Schlosskirche, Aussichtsturm an der Hafenmole (22m), Zeppelin-Rundflüge, Dornier Museum.

Krone

www.ringhotel-krone.de

★★★★S garni

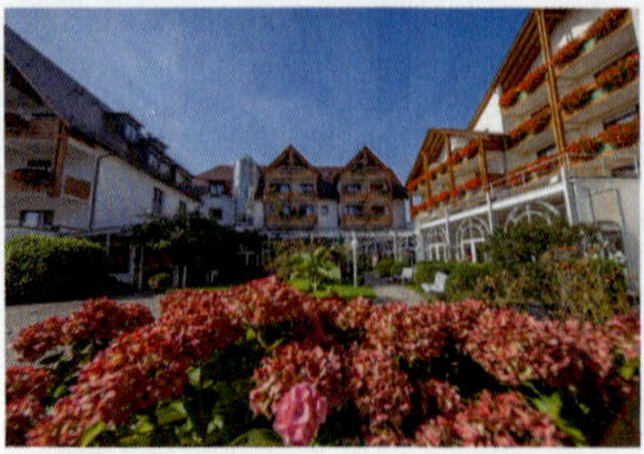

Untere Mühlbachstraße 1, PLZ 88045 (OT: Schnetzenhausen), **T 07541 4080,** F 43601
140 Zimmer | 10 Suiten
Ez 99–163 €, Dz 166–256 € | 24 h

Traditionsreiches Wellness- und Tagungshotel inmitten von Obstbaumwiesen im ländlichen Ortsteil Schnetzenhausen. Die gemütlichen Zimmer sind mit heimischen Hölzern und warmen Farben eingerichtet. Ansprechender Wellnessbereich mit beheiztem Freibad und verschiedenen Saunen.

Traube am See
www.traubeamsee.de

VARTA-TIPP Service

★★★★

Meersburger Straße 11, PLZ 88048 (OT: Fischbach), **T 07541 9580,** F 958888
91 Zimmer | 2 Suiten | Ez 84–208 €, Dz 109–226 € | 24 h

Ein gut geführtes Wellness- und Geschäftshotel unweit des Bodenseeufers. Die individuell und hochwertig eingerichteten Zimmer, die sich auf zwei unterirdisch verbundene Gebäude verteilen, verfügen teils über Seeblick. Für Wohlbefinden sorgt ein großzügiger Wellnessbereich mit Hallenbad, Saunen und Dampfbad. Morgens erwartet Sie ein exzellentes Frühstück. Dazu freundliches, gastorientiertes Personal in allen Bereichen des Hauses.

Traube am See

240 | Hauptgericht 12–30 €, Menü 19–50 € | Mo-So

Gemütliches Restaurant mit verschiedenen, einladend gestalteten Gasträumen. Serviert werden schmackhafte, liebevoll zubereitete regionale Gerichte. Schöne Außenterrasse.

City Krone
www.hotel-city-krone.de

★★★★

Schanzstraße 7 (C3), PLZ 88045, **T 07541 7050,** F 705100
111 Zimmer | 8 Suiten | 2 Apartments | Ez 79–239 €, Dz 99–299 €, 6,00–14,00 € | 24 h

Stadthotel in zentraler Lage - nur wenige Meter vom Bodensee und der Uferpromenade entfernt. Helle, individuell gestaltete Gästezimmer. Kleiner Wellnessbereich mit Dachterrasse und Hallenbad.

Comfort Hotel
www.comfort-hotel-friedrichshafen.de

★★★ S

Ailinger Straße 128 (↗ C1), PLZ 88046, **T 07541 36000,** F 3600175
142 Zimmer | Ez ab 95 €, Dz ab 115 €, exkl. Frühstück, 14,00 € | 24 h

Das moderne Nichtraucherhotel eignet sich sowohl für Touristen als auch für Businessgäste. Es bietet komfortable Zimmer, flexible Tagungsräume sowie einen lichtdurchfluteten Frühstücksbereich. Hausgäste parken kostenfrei in der angeschlossenen Tiefgarage.

Buffalo Steakhouse
www.buffalo-steakhouse-fn.de

Allmannsweiler Str. 134, PLZ 88046, **T 07541 7005868**
Hauptgericht 17–40 € | Mo-Sa So

Lust auf Steak? Hier gibt es richtig gutes Dry Aged Beef, das auf dem Holzkohle-Show-Grill zubereitet wird. Das Steakhouse verfügt über eigene Fleischreifeschränke, in denen das Färsenfleisch einheimischer Rinder auf den idealen Reifegrad wartet. Wer lieber Fisch mag, entscheidet sich z.B. für „Yellow-Fin-Thunfischsteak mit Wakame-Algensalat und Spinatrisotto".

FRIEDRICHSHALL, BAD 51 D
www.friedrichshall.de

Baden-Württemberg | EW 18.305 | 178 m
T 07136 8320
Heilbronn 10 km, Mosbach 24 km

Schloss Lehen www.welcome-hotels.com

Hauptstraße 2, PLZ 74177 (OT: Kochendorf), **T 07136 98970,** F 989720
21 Zimmer | 2 Suiten | 1 Apartment | Ez ab 69 €, Dz ab 89 €

In diesem umgebauten, von einem kleinen Park umgebenen Wasserschloss erwarten Sie individuell eingerichtete Zimmer in verschiedenen Kategorien. Authentische Landhausküche wird im Restaurant „Greckenzimmer" serviert. Cigar-Lounge. Sonnige Terrasse.

Zur Sonne www.sonne-badfriedrichshall.de

★★★ garni

Deutschordenstraße 6, PLZ 74177 (OT: Jagstfeld), **T 07136 95610,** F 956111
19 Zimmer | 1 Suite | Ez 65–80 €, Dz 90–110 €, 5,00–8,00 €

Kleines, familiär geführtes Haus mit zweckmäßigen Gästezimmern, teilweise mit Neckarblick. Fahrradfahrer sind willkommen (überdachter Fahrradparkplatz). Ländliches Restaurant mit saisonorientierter, fränkisch-schwäbischer Küche.

FRIESENHEIM 56 D www.friesenheim.de

Baden-Württemberg | EW 13.218 | 161 m Lahr 5 km, Offenburg 14 km
T 07821 6337202
Klosterkirche und Museum Schuttern, Römersiedlung, Rathaus, Heimatmuseum Oberweier.

Mühlenhof www.landhotel-muehlenhof.de

€ Gut & Günstig

Hauptstraße 33, PLZ 77948 (OT: Oberweier), **T 07821 6320,** F 632153
32 Zimmer | Ez 43–60 €, Dz 69–98 €

Ideales Domizil für Kurzurlauber oder Geschäftsreisende. In dem familiär geführten Haus finden Sie gemütliche, teils im gehobenen Landhausstil eingerichtete Zimmer zu vergleichsweise günstigen Preisen. Restaurant mit alpinem Ambiente und regionaler Küche.

FRÖNDENBERG/RUHR 30 C www.froendenberg.de

Nordrhein-Westfalen | EW 23.000 | 120 m Wickede 10 km, Dortmund 29 km
T 02373 976238
Stiftskirche mit got. Flügelaltar des Malers Conrad von Soest, Äbtissinnengebäude, Kettenschmiedemuseum.

Golf Hotel Gut Neuenhof www.golfhotel-gut-neuenhof.de

Eulenstraße 58, PLZ 58730, **T 02373 917770,** F 70046
16 Zimmer | Ez 115–120 €, Dz 130–135 €, exkl. Frühstück, 14,90 €

Das 2012 eröffnete Hotel liegt direkt neben dem Clubhaus des Golfclub Gut Neuenhof. Zeitlos eingerichtete, modern ausgestattete Nichtraucherzimmer mit Balkon oder Gartenterrasse. Im Restaurant „Il Campo" mit Sonnenterrasse wird regional und international gekocht.

FULDA 42 B www.tourismus-fulda.de

Hessen | EW 64.854 | 257 m Kassel 110 km, Würzburg 110 km
T 0661 1021814
Barockviertel, Altstadt, Dom, Stadtschloss, Orangerie, Michaelskirche, Dom-, Feuerwehr- und Vonderaumuseum, Museum Schloss Fasanerie.

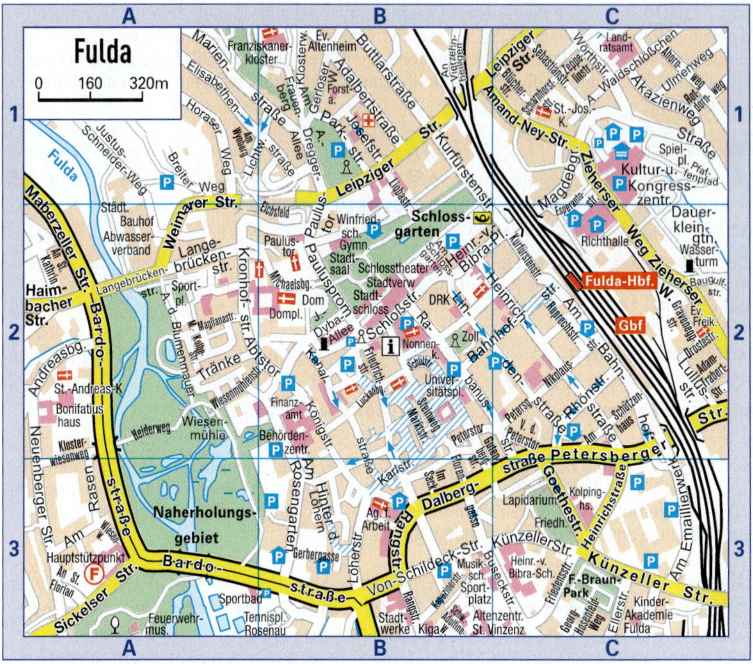

Hotel Esperanto

www.hotel-esperanto.de

★★★★

Esperantoplatz (C1), PLZ 36037, **T 0661 242910,** F 24291151
326 Zimmer | 14 Suiten | Ez 104–144 €, Dz 131–184 € | 24 h

Großzügiges Hotel im Kongress- und Kulturzentrum Fulda. Die komfortablen und technisch gut ausgestatteten Zimmer sind in warmen Rottönen gehalten. Das Haus bietet einen attraktiven Wellness- und Beautybereich auf 4.000 qm sowie umfangreiche Tagungsmöglichkeiten. Zum gastronomischen Angebot gehört u.a. das Grill-Restaurant „Toro Negro" im 6. Stock, in dem Liebhaber der brasilianischen Küche auf ihre Kosten kommen.

Goldener Karpfen

www.hotel-goldener-karpfen.de

Simpliziusbrunnen 1 (B3), PLZ 36037, **T 0661 86800,** F 8680100
50 Zimmer | 4 Suiten | Ez 115–195 €, Dz 145–295 € | 24 h

Komfortables Stadthotel mit über 300-jähriger Fassade für Geschäfts- und Städtereisende. Reizvolle Zimmereinrichtung von traditionell-gediegen bis schick-modern. Gute Tagungsmöglichkeiten.

Goldener Karpfen

VARTA-TIPP Küche

80 | Hauptgericht 15–50 €, Menü 45–75 € | Mo-So

››

Das nostalgisch-elegant eingerichtete Restaurant ist bekannt für sein feines saisonales Speisenangebot. Heimische Erzeugnisse und ausgewählte internationale Gewürze und Produkte werden zu exzellenten Gerichten kombiniert. Kostprobe gefällig? „Kabeljaufilet auf Basilikum-Kirschtomaten-Risotto mit Noilly-Prat-Sauce". Tipp: wöchentlich wechselnder Light Lunch.

Maritim
www.maritim.de

garni

Pauluspromenade 2 (B2), PLZ 36037, **T 0661 2820,** F 282499
112 Zimmer | 1 Suite | Ez 107–205 €, Dz 125–275 €, 18,00 € | 24 h

Gepflegte Businessadresse am Schlossgarten mit großer Atrium-Lobby. Zeitgemäß ausgestattete Zimmer. Rustikales Restaurant „Dianakeller" in der barocken Orangerie aus dem Jahre 1725.

Hotel Platzhirsch
www.platzhirsch-fulda.de

S garni

Unterm Heilig Kreuz 3-5 (B2), PLZ 36037, **T 0661 9015000,** F 90150099
105 Zimmer | 7 Suiten | Ez ab 92 €, Dz ab 105 €, exkl. Frühstück, 4,70–15,00 € | 24 h

Das geschmackvolle Hotel befindet sich inmitten der Fuldaer Innenstadt. Dank zeitgemäßer Technik sowie farblich aufeinander abgestimmter Wohnaccessoires werden die Zimmer und Suiten zu gemütlichen Bleiben. Zum Haus gehören auch ein Fitnessraum, eine gemütliche Bar & Lounge sowie drei Veranstaltungsräume.

ParkHotel
www.parkhotel-fulda.de

S garni

Goethestr. 13 (C3), PLZ 36043, **T 0661 86500,** F 8650111
83 Zimmer | Ez 70–89 €, Dz 108–124 €, 9,00–13,00 € | 24 h 21.12.20–4.1.21

Solide Businessadresse am Rande der Fuldaer Innenstadt. Die funktionell eingerichteten Gästezimmer verteilen sich auf zwei Gebäudeteile. Großzügiges Restaurant mit internationaler Küche.

Peterchens Mondfahrt
www.hotel-peterchens-mondfahrt.de

S garni

Rabanusstr. 7 (B2), PLZ 36037, **T 0661 902350,** F 90235799
49 Zimmer | Ez ab 79 €, Dz ab 101 €

Familiär geführtes Etagenhotel unweit vom Zentrum mit kleinen, aber hübsch eingerichteten Gästezimmern für Städte- und Geschäftsreisende. Schöner Frühstücksraum mit Blick auf das Stadtschloss. Rezeption in der 4. Etage.

Christian&Friends Tastekitchen **Neu!**
www.christianandfriends.de

VARTA-TIPP Service

Nonnengasse 5 (B2), PLZ 36037, **T 0162 4139588**
17 | Hauptgericht 13–25 €, Menü 75 € | Di-Sa Fr-Sa Mo, So

Hier speisen Sie wie im eigenen Wohnzimmer! Beim sympathischen Gastgeber Jens Diegelmann sind Sie in den besten Händen. Angeboten werden wechselnde Menüs mit raffinierten, teils gewagten Kreationen aus besten Zutaten. Neugierige Gäste können Chefkoch Christian Steska jederzeit über die Schulter schauen - dies ist Teil des außergewöhnlichen Gastronomiekonzepts. Regional inspirierte Weinkarte mit nahezu 300 Positionen.

Dachsbau www.dachsbau-fulda.de

Pfandhausstraße 8 (B2), PLZ 36037, **T 0661 74112**
30 | Hauptgericht 18–34 €, Menü 52–62 € | Mi-So Mo, Di 26.7.–8.8.21

Nicht ohne Grund kehren immer wieder viele Gäste gerne bei Familie Stubert ein! Das kleine, aber feine Gasthaus befindet sich mitten in der Altstadt. Serviert werden schmackhafte Gerichte der klassischen und neuen Küche - und das bei einem sehr guten Preis-Leistungs-Verhältnis und herzlichem Service. Schön die Terrasse im Sommer.

Café Thiele www.cafe-thiele.de

Mittelstraße 2 (B2), PLZ 36037, **T 0661 72774**
150 | Di–Sa 9:00–18:00 Uhr, So 10:00–18:00 Uhr

Ältestes Café Fuldas (gegründet 1892). Täglich bis zu 50 verschiedene Torten- und Kuchensorten. Hausspezialität: Crème Giovanni. Schöne Sonnenterrasse unterhalb der Stadtpfarrkirche.

FÜRSTENFELDBRUCK 60 C www.fuerstenfeldbruck.de

Bayern | EW 38.000 | 517 m München 26 km, Landsberg 38 km
T 08141 2811413
Ehemaliges Zisterzienserkloster Fürstenfeld mit barocker Kirche von Giovanni Ciscardi und den Asambrüdern, historische Altstadt mit Geburtshaus von Ferdinand von Miller.

Fürstenfelder www.fuerstenfelder.com

★★★★ garni

Mühlanger 5, PLZ 82256, **T 08141 88875500,** F 88875505
98 Zimmer | 1 Suite | Ez ab 85 €, Dz ab 130 € | 24 h

Bio-Hotel mit schlicht-moderner Architektur gegenüber dem Zisterzienserkloster Fürstenfeld. Schnörkellose Zimmer mit natürlichen Farben und guter technischer Ausstattung.

Fürstenfelder

T 08141 888750
150 | Hauptgericht 14–31 €, Menü 26–55 € | Mo-Sa

Im ehem. Stall des Klosters Fürstenfeld bietet man ein naturnahes Küchenkonzept mit bodenständigen Bio-Zutaten direkt vom Erzeuger. Mögen Sie z.B. „Gesottenen Tafelspitz vom Rind mit Marktgemüse, Petersilienkartoffeln und Meerrettichschaum“? Es gibt auch eine Terrasse sowie einen Selbstbedienungsbiergarten mit Blick auf die Barockkirche.

Zur Post www.hotelpost-ffb.de

★★★★ garni

Hauptstraße 7, PLZ 82256, **T 08141 31420,** F 16755
40 Zimmer | Ez 95–110 €, Dz 105–135 €, 12,50–16,50 € | 23.12.20–6.1.21

Traditionsreiches Haus mit persönlichem Service, dessen Geschichte bis ins Jahr 1620 zurückreicht. Individuelle Zimmer, die teils im englischen Landhausstil und teils im Biedermeierstil eingerichtet sind. Gemütliches Restaurant mit regionaler und internationaler Küche.

Drexler www.landhotel-gasthof-drexler.de

garni

Dorfstraße 4, PLZ 82256 (OT: Aich), **T 08141 888990,** F 346102
26 Zimmer | 1 Apartment | Ez ab 68 €, Dz ab 95 €

Persönlich geführtes Landhotel mit über 100-jähriger Tradition. Die ruhigen Gästezimmer verfügen alle über einen Balkon und kostenloses WLAN. Im rustikalen Gasthof wird gutbürgerliche Küche serviert.

Marthabräu **Neu!** www.marthabraeu.de

€ Gut & Günstig

Augsburger Str. 41, PLZ 82256, **T 08141 8884868**
120 | Hauptgericht 13–26 € | Mo-Di, Do-So Mi

Ein urig-gemütliches Wirtshaus mit schönem Biergarten und großer Festhalle. Hier kommen bayrische Klassiker auf den Teller. Wie wäre es z.B. mit „Backhendl vom Landhuhn mit Kartoffelsalat"? Oder doch lieber „Ofenfrischer Schweinebraten mit Dunkelbiersauce, Kartoffel-Butterknödel und Krautsalat"? Dazu gibt es regionaltypische Biere und ausgesuchte Weine.

FÜRSTENZELL 62 A www.fuerstenzell.de

Bayern | EW 7.826 | 358 m Passau 15 km, Linz (Österreich) 92 km
T 08502 8020

Zur Platte www.gasthaus-zur-platte.de

€ Gut & Günstig garni

Altenmarkt 10, PLZ 94081 (OT: Altenmarkt), **T 08502 200,** F 5200
12 Zimmer | Ez 45–55 €, Dz 80–85 €, 7,50 €

Nettes kleines Hotel am Ortsrand, direkt am Wald gelegen. Geschmackvoll eingerichtete, gepflegte Zimmer zu fairen Preisen. Im „Waldrestaurant" mit Panoramaterrasse wird bodenständige Regionalküche serviert.

FÜRTH 53 C www.fuerth.de

Bayern | EW 119.808 | 295 m Nürnberg 7 km, München 172 km
T 0911 2395870
Altstadtviertel und St.-Michael-Kirche, Rathaus, Schloss Burgfarrnbach, Stadtpark, Stadttheater, Jüdisches Museum, Rundfunk- und Kriminalmuseum, Hornschuchpromenade und Königswarterstraße, Berolzheimerianum.

NH Hotel www.nh-hotels.de

garni

Königstr. 140 (C3), PLZ 90762, **T 0911 74040,** F 7404400
118 Zimmer | 118 Suiten | 24 h

Neuzeitliches Business- und Stadthotel in zentraler Lage neben dem Stadtpark. Anspruchsvoll eingerichtete Zimmer mit separierbarem Wohn- und Schlafbereich und kleiner Kitchenette. Schöner Frühstücksraum.

Ambient Hotel am Europakanal www.ambienthotel.de

garni

Unterfarrnbacher Straße 222, PLZ 90766 (OT: Unterfarrnbach), **T 0911 973720,** F 9737215
40 Zimmer | 3 Suiten | 3 Apartments | Ez 79–115 €, Dz 99–135 €, ab 8,50 €

Persönlich geführtes Hotel in verkehrsgünstiger, ruhiger Lage. Hell und funktional eingerichtete Zimmer sowie individuell gestaltete Themenzimmer im Gästehaus.

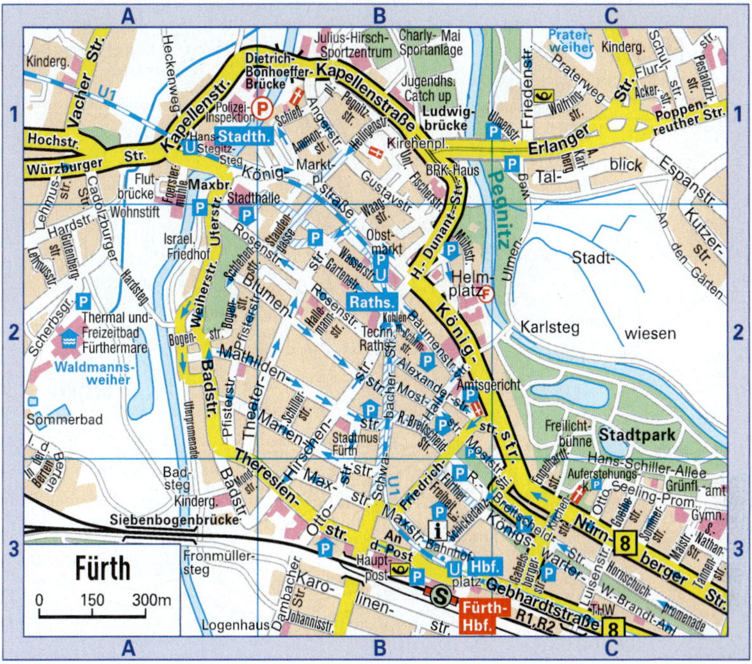

Kupferpfanne

www.ew-kupferpfanne.de

Königstraße 85 (B2), PLZ 90762, **T 0911 771277**
40 | Hauptgericht 28–42 €, Menü 78 € | Mo-Sa

Heimeliges Restaurant mit Fachwerk und holzvertäfelten Wänden auf zwei Ebenen. Handgeschriebene Karte mit saisonorientierten klassischen Gerichten.

La Palma

www.minneci.de

Karlstraße 22-24 (↘ B3), PLZ 90763, **T 0911 747500**
45 | Hauptgericht 16–24 €, Menü 29–46 € | Di-So ⃠ Mo

Dauerbrenner in der Fürther Gastronomieszene. Gediegen eingerichtetes Restaurant mit mediterranem Flair. Frische italienische Küche. Familiärer, südländisch-temperamentvoller Service.

FÜSSEN 67 A

www.fuessen.de

Bayern | EW 14.500 | 808 m — Hohenschwangau 4 km, Kempten (Allgäu) 44 km
T 08362 93850
Hist. Altstadt, Museum der Stadt Füssen im ehem. Kloster St. Mang, Filialgalerie bayer. Staatsgemäldesammlung im Hohen Schloss, Königsschlösser Neuschwanstein und Hohenschwangau, Lechfall, Forggenseeschifffahrt.
Einen Cityplan finden Sie auf Seite 468.

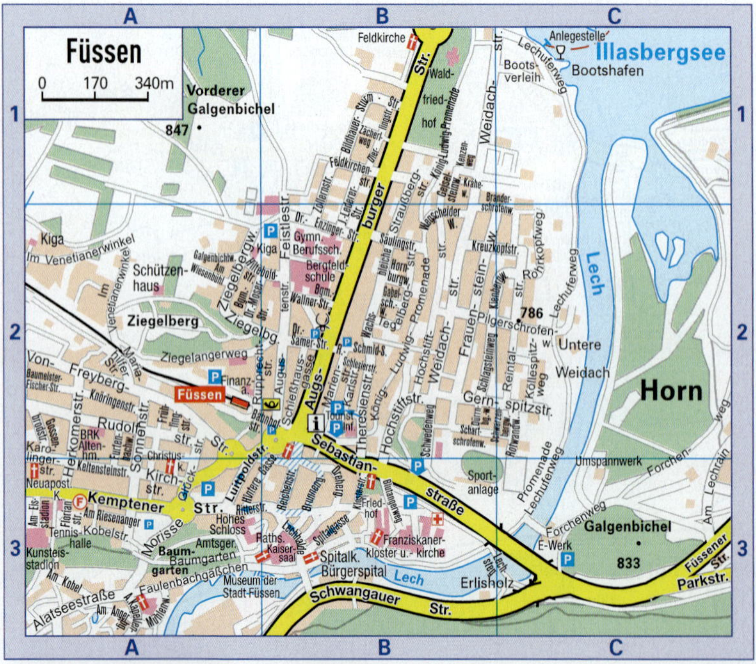

Biohotel Eggensberger

www.eggensberger.de

Enzensbergstr. 5, PLZ 87629 (OT: Hopfen am See), **T 08362 91030,** F 9103478
42 Zimmer | 3 Suiten | 3 Apartments | Ez 117–161 €, Dz 164–342 €

Bio- und Wellnesshotel mit komfortabel eingerichteten Zimmern und angeschlossenem Therapiezentrum. Einzigartige Panoramalage mit freiem Blick über den See.

Hirsch

www.hotelfuessen.de

Kaiser-Maximilian-Platz 7 (B2), PLZ 87629, **T 08362 93980,** F 939877
71 Zimmer | Ez 80–98 €, Dz 120–165 €, 15,00 €

Das familiengeführte Hotel ist ein im Jugendstil erbautes Gebäude mit wunderhübscher Fassade. Hier erwarten Sie wohnliche Zimmer mit individueller Note. Fragen Sie nach den Motivzimmern, die einem Thema aus der Umgebung oder Geschichte gewidmet sind! Das hauseigene Restaurant bietet gehobene bayerische Küche.

Luitpoldpark-Hotel

www.luitpoldpark-hotel.de

Bahnhofstr. 1-3 (B2), PLZ 87629, **T 08362 9040,** F 904678
131 Zimmer | 7 Suiten | Ez 92–132 €, Dz 134–214 € | 24 h

Neuzeitliches Hotel mit großzügiger Lobby und hellen, geräumigen Zimmern. Ansprechende Sauna- und Wellnesslandschaft auf drei Ebenen. Verschiedene Restaurants, in denen regionale und saisonale Spezialitäten serviert werden.

Am Hopfensee
www.hotel-am-hopfensee.de

★★★★ garni

Uferstraße 10, PLZ 87629 (OT: Hopfen am See), **T 08362 50570,** F 505773
45 Zimmer | 4 Suiten | 1 Apartment | Ez 130 €, Dz 142–176 €

Ferienanlage mit Aparthotel am Ufer des Hopfensees. Schöner Blick auf die Allgäuer und Tiroler Alpen. Gediegen und zeitgemäß eingerichtete Zimmer. Restaurant mit Wintergarten und internationalem Speisenangebot.

Schlosskrone
www.schlosskrone.de

★★★★S garni

Prinzregentenplatz 2-4 (B2), PLZ 87629, **T 08362 930180,** F 9301850
62 Zimmer | 4 Suiten | 5 Apartments | Ez ab 79 €, Dz ab 99 €, 13,90 €

Gepflegtes Haus in zentraler Lage neben der Fußgängerzone. Geschmackvoll eingerichtete Landhauszimmer, ansprechender Wellnessbereich. Mehrere Restaurants und hauseigene Konditorei mit täglich frischen Kuchen und Torten.

Wellness-Hotel Sommer
www.hotel-sommer.de

★★★★S garni

Weidachstraße 74 (C1), PLZ 87629, **T 08362 91470,** F 914714
70 Zimmer | 10 Suiten | 24 h

Familiengeführtes Wellnesshotel, ruhig gelegen mit Blick auf Schloss Neuschwanstein und die Alpen. Liebevoll eingerichtete Zimmer und Suiten mit Balkon oder Terrasse. Großzügiger SPA-Bereich.

Hotel Filser
www.hotel-filser.de

★★★S garni

Säulingstraße 3 (B2), PLZ 87629, **T 08362 91250,** F 912573
31 Zimmer | 1 Apartment | Ez 59–94 €, Dz 99–165 €

Privat geführtes Kurhotel in ruhiger, zentraler Lage - nur 5 Gehminuten vom Forggensee entfernt. Nett eingerichtete Landhauszimmer mit zeitgemäßer Ausstattung, überwiegend mit Balkon. Netter Wellnessbereich mit Sauna, Massagen und Anwendungen.

FÜSSING, BAD 62 C
www.badfuessing.de

Bayern | EW 6.869 | 324 m
T 08531 975580

Passau 31 km, Salzburg (Österreich) 110 km

Das Mühlbach
www.muehlbach.de

★★★★S garni

Bachstr. 15, PLZ 94072 (OT: Safferstetten), **T 08531 2780,** F 278427
61 Zimmer | 5 Suiten | Ez 129–158 €, Dz 230–302 €, inkl. Vollpension | 24 h

In diesem Thermenhotel verbinden sich Tradition und moderner Komfort harmonisch miteinander. Wohnliche Zimmer, eine hübsche Lounge sowie der attraktive Beauty- und Wellnessbereich sorgen für einen entspannten und erholsamen Aufenthalt.

Holzapfel
www.hotel-holzapfel.de

VARTA-TIPP Service

S garni

Thermalbadstraße 4+5, PLZ 94072, **T 08531 9570,** F 957280
105 Zimmer | 12 Suiten | Ez 123–127 €, Dz 214–276 €, inkl. Vollpension, ab 14,00 € | 24 h

»

Liebenswert, heimelig und ausgesprochen familiär präsentiert sich dieses gut geführte Kur- und Ferienhotel. Das Stammhaus verfügt über bequeme Zimmer mit traditionellem Flair, im Neubau stehen besonders exklusive Zimmer und Suiten zur Verfügung. Toll auch das umfangreiche Beauty- und SPA-Angebot.

Glockenturm

VARTA-TIPP Küche

21 | Hauptgericht 17–30 €, Menü 49–68 € | So Mi-Sa Mo, Di

In dem vom Hausgastbereich separierten À-la-carte-Restaurant sorgen feine Tischkultur, hochwertige Materialien und gemütliche Sessel für perfektes Wohlfühlambiente. Hier kredenzt man Ihnen ein regional und international beeinflusstes Feinschmeckermenü. Der Service versteht es ebenso zu begeistern wie die gut sortierte Weinkarte.

Parkhotel

www.parkhotel.stopp.de

VARTA-TIPP Ambiente

★★★★S garni

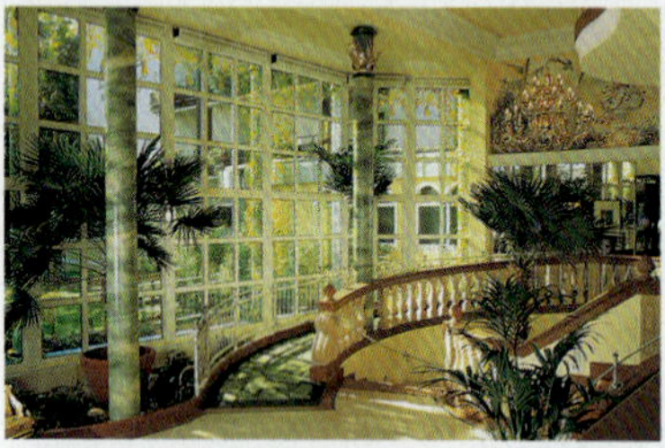

Waldstraße 16, PLZ 94072, **T 08531 9280**, F 2061
99 Zimmer | 3 Suiten
Ez 94–109 €, Dz 184–222 €

Ausgesprochen schön wohnt man in diesem familiengeführten Hotel in der Nähe des Kurparks. Das Haus verfügt über geräumige, mit Liebe zum Detail ausgestattete Zimmer und überzeugt mit sehr gutem Wellnessangebot sowie vorbildlicher Servicekultur.

Toskana

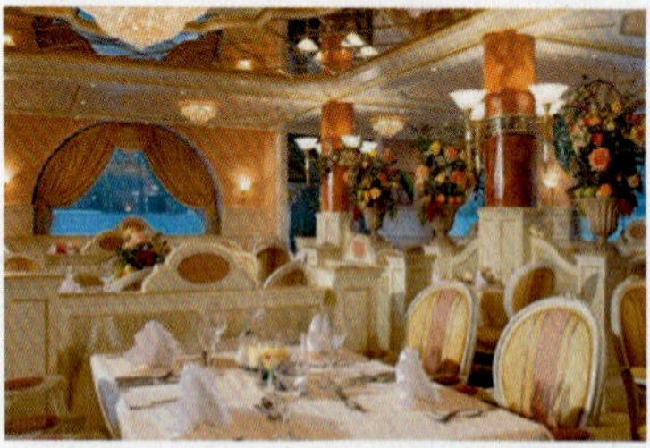

60 | Hauptger. 10–22 €, Menü 18–35 € | Mo-So

Mediterranes Ambiente und eine frische Cucina Italiana erwarten Sie in diesem Hotelrestaurant. Auf der Speisekarte finden sich Gerichte wie „Gebratenes Seeteufelfilet an Prosecco-Estragon-Senfsauce mit Blattspinat und Parmakartoffeln“ oder „Tagliatelle an Limonen-Pinienkernsauce mit Shrimps, Räucherlachs und Brokkoliröschen“.

Bio-Thermalhotel Falkenhof Neu!

www.hotel-falkenhof.de

★★★★S garni

Paracelsusstraße 4, PLZ 94072, **T 08531 9743**, F 974400
40 Zimmer | 6 Suiten | Ez ab 133 €, Dz ab 222 €, inkl. Halbpension

Das Biohotel mit hauseigenem Thermalbad empfängt Sie mit wohnlichen Gästezimmern, die baubiologisch und hochwertig ausgestattet sind. Für Erholung und Regeneration sorgen u.a. ein Panoramapool, ein Saunabereich sowie Physio- und Massageanwendungen. Im Restaurant werden feine Bio-Köstlichkeiten serviert.

Kurhotel Sonnenhof www.kurhotelsonnenhof.de

★★★★ garni

Schillerstraße 4, PLZ 94072, **T 08531 22640,** F 2264207
80 Zimmer | 18 Suiten | Ez 102–111 €, Dz 196–224 €, inkl. Halbpension

Kur- und Wellnesshotel im Herzen von Bad Füssing. Großzügige Gästezimmer mit Balkon oder Terrasse. Umfangreicher Wellnessbereich mit Thermalbadelandschaft, Sauna und Fitnessraum.

Mürz www.muerz.de

★★★★ garni

Birkenallee 7-9, PLZ 94072, **T 08531 9580,** F 29876
47 Zimmer | 4 Suiten | Ez 75–110 €, Dz 130–260 €

Behagliches Wellness- und Kurhotel im regionalen Baustil. Gepflegte, wohnlich eingerichtete Zimmer und Suiten. Schöner Wellnessbereich mit hauseigener Therme und Saunalandschaft.

GAIENHOFEN 65 A www.gaienhofen.de

Baden-Württemberg | EW 3.207 | 425 m Öhningen 8 km, Radolfzell 12 km
T 07735 81823

Hirschen www.hotelhirschen-bodensee.de

garni

Kirchgasse 3, PLZ 78343 (OT: Horn), **T 07735 93380,** F 933859
55 Zimmer | 8 Suiten | 5 Apartments | Ez ab 76 €, Dz ab 138 €

Ein traditionsreiches Haus in malerischer Lage, direkt im Anschluss an das Bodenseeufer-Naturschutzgebiet. Hohen Wohnkomfort und gemütliche Atmosphäre bieten die Zimmer und Suiten. Zum Hotel gehören auch ein behagliches Restaurant, eine große Gartenanlage mit Liegewiese und beheiztem Außenpool sowie ein neues Boardinghouse mit Apartments und Ferienwohnungen.

Hoeri am Bodensee www.hoeri-am-bodensee.de

★★★★ garni

Uferstraße 20-23, PLZ 78343 (OT: Hemmenhofen), **T 07735 8110,** F 811222
80 Zimmer | 3 Suiten | Ez 89–150 €, Dz 125–205 € | 24 h

In relativ ruhiger Lage am Bodenseeufer empfängt Sie dieses charmante Wellnesshotel. Das Haus bietet individuell eingerichtete Zimmer in unterschiedlichen Kategorien, teilweise mit Seeblick und Balkon. Pure Entspannung bietet das SEE SPA. Von der hauseigenen Liegewiese gelangen Sie direkt ans Wasser.

Seensucht Neu!

70 | Hauptgericht 15–26 €, Menü 28–58 € | Mo-So

So speist man gerne: helles, freundliches Ambiente, schönes Interieur, tolle Terrasse, Blick zum See. Gekocht wird regional mit internationalen Einflüssen, so z.B. „Rumpsteak mit Pfeffersauce und Bratkartoffeln“ oder „Lachsmedaillon mit Rieslingsauce und Nudeln“.

GAILINGEN AM HOCHRHEIN 65 A www.gailingen.de

Baden-Württemberg | EW 2.850 | 469 m Singen 20 km, Konstanz 46 km
T 07734 930320

Rheingold
www.hotelrheingold.de

Hauptstr. 21-23, PLZ 78262, **T 07734 306010,** F 3060199
36 Zimmer | Ez 69–85 €, Dz 110–125 €

Der moderne Hotelneubau, bei dem man die ehemals denkmalgeschützte Fassade erhalten konnte, bietet ansprechende, wohnlich gestaltete Zimmer. Einen besonderen Blickfang bieten die großformatigen Kunstwerke der Betreiberin Sandra Dobler. Das gesamte Haus ist barrierefrei.

GANDERKESEE 14 C
www.ganderkesee.de

Niedersachsen | EW 31.988 | 27 m — Delmenhorst 6 km, Wildeshausen 19 km
T 04222 44207
Gaukirche (1052), Wallfahrtskirche (1324), Galerie Holländer Windmühlen, Wassermühle, Großsteingräber, Urwaldgebiet.

Backenköhler's Hotel und Akademie
www.hotel-backenkoehler.de

★★★ S

Dorfring 40, PLZ 27777 (OT: Stenum), **T 04223 730,** F 73399
50 Zimmer | 3 Suiten | 1 Apartment | Ez 74–84 €, Dz 118–131 €

Gewachsenes Land- und Tagungshotel in idyllischer Umgebung direkt am Wald. Die Vorteile dieses Hauses? Wohnliche Landhauszimmer, ein ansprechender Wellnessbereich und last but not least gepflegte Restauranträume.

GARBSEN 23 C
www.garbsen.de

Niedersachsen | EW 61.818 | 54 m — Hannover 12 km, Wunstorf 14 km
T 05131 7070
Barockkirche im Schloss Ricklingen (1694).

Bullerdieck
www.bullerdieck.de

★★★★

Bürgermeister-Wehrmann-Straße 21, PLZ 30826 (OT: Frielingen), **T 05131 4580,** F 458222
48 Zimmer | 4 Apartments | Ez ab 79 €, Dz ab 99 €

Toll die Lage, herzlich die Gastgeber, richtig geschmackvoll und wohnlich die Zimmer (auch geräumige Familienzimmer und Apartments), dazu ein idyllischer, saisonal geöffneter Biergarten sowie ein großzügiger Tagungs- und Veranstaltungsbereich.

Landhaus am See
www.landhausamsee.de

★★★★

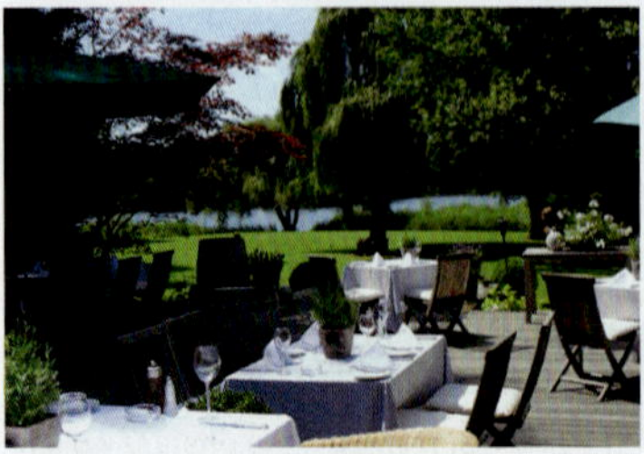

Seeweg 27-29, PLZ 30827 (OT: Berenbostel), **T 05131 46860,** F 468666
49 Zimmer | 2 Suiten
Ez 80–150 €, Dz 130–200 € | 24 h

Direkte Lage am Ufer des Berenbosteler Sees. Moderne, hell gestaltete Hotelzimmer, teils mit Blick auf den See und den Garten. Entspannung pur bietet der Wellnessbereich mit Pool und Saunen. Sehr gutes Frühstücksbuffet.

Landhaus am See

60 | Hauptgericht 14–30 €, Menü 45–80 € | Mo-Sa So

In elegantem Landhausambiente bietet man eine frische, saisonale Küche mit wechselnden Tagesangeboten. Dazu gibt es erlesene Weine jenseits des Mainstreams. Hübsche Seeterrasse.

Globotel Business
www.globotel.de

★★★ S garni

Porschestr. 8, PLZ 30827 (OT: Berenbostel), **T 05131 4920,** F 492233
45 Zimmer | 6 Apartments | Ez 65–79 €, Dz 88–99 €, ab 7,50 €

Verkehrsgünstig im Gewerbegebiet gelegenes Hotel für Geschäftsreisende mit unterschiedlich eingerichteten Zimmern und Apartments. Gutes Frühstück, freundlicher Service.

GARMISCH-PARTENKIRCHEN 67 D
www.gapa.de

Bayern | EW 27.752 | 708 m
Oberammergau 20 km, Mittenwald 25 km
T 08821 180700
Hist. Ludwigstraße, Partnachklamm, Schloss Schachen, Olympia-Skistadion mit Skisprungschanze, Richard-Strauss-Institut, Ruine Werdenfels, Spielbank, Aussichtsplattform AlpspiX, Zugspitze.
Einen Cityplan finden Sie auf Seite 474.

HYPERION Hotel Neu!
www.h-hotels.com

Alpspitzstraße 12 (B4), PLZ 82467 (OT: Garmisch), **T 08821 7830,** F 71374
65 Zimmer | 24 h

Inmitten der malerischen Altstadt vor einer wunderschönen Naturkulisse empfängt Sie dieses Hotel, das kürzlich umfangreich modernisiert wurde. Die Zimmer sind großzügig geschnitten, die Einrichtung ist eine Mischung aus Modernem und Regionalem - hochwertig und wohnlich. Hübsch auch der Schwimmpavillon mit hoteleigenem Hallenbad.

Obermühle Neu!
www.hotel-obermuehle.de

★★★★ S

Mühlstraße 22, PLZ 82467 (OT: Garmisch), **T 08821 7040,** F 704112
88 Zimmer | 5 Suiten | Ez 79–199 €, Dz 99–299 € | 24 h

Das familiengeführte Haus am Fuß der Zugspitze wurde erst kürzlich umfangreich renoviert. Die individuell gestalteten Zimmer und Suiten bestechen durch modernen Komfort und alpinen Lifestyle. Sie sind mit Balkon oder Terrasse ausgestattet. Ein ansprechendes gastronomisches Angebot, sehr gute SPA-Anwendungen und die herzliche Atmosphäre machen das Hotel zu einer hervorragenden Ferienadresse.

Reindl's Partenkirchner Hof
www.reindls.de

★★★★ S

Bahnhofstraße 15 (B2), PLZ 82467 (OT: Partenkirchen), **T 08821 943870,** F 94387250
61 Zimmer | 11 Suiten | Ez 105–190 €, Dz 156–380 € | 24 h

Traditionsreicher Familienbetrieb im Ortszentrum mit geschmackvoll im Landhausstil eingerichteten Zimmern und modernisiertem Wellnessbereich.

Reindl's Partenkirchner Hof

130 | Hauptgericht 16–34 €, Menü 32–90 € | Mo-So

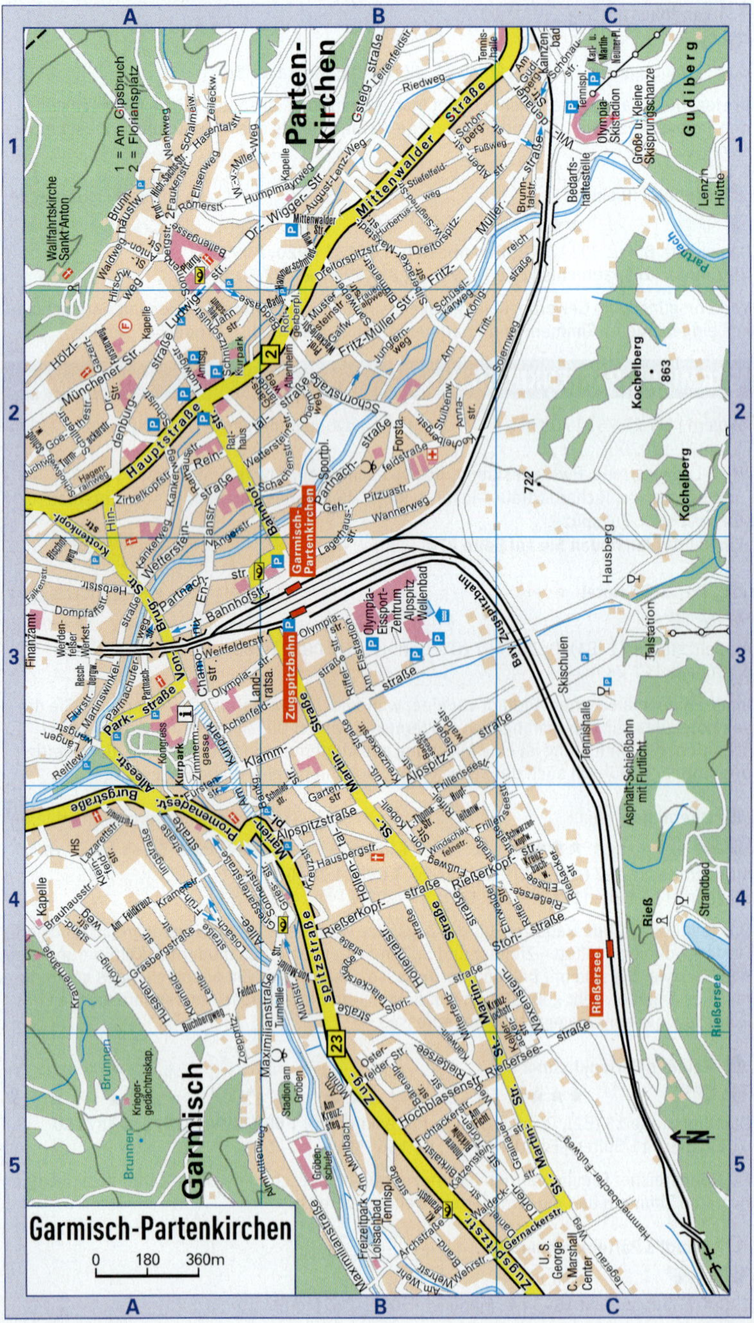
Garmisch-Partenkirchen
0 180 360m
A
B
C
1
2
3
4
5
Partenkirchen
Garmisch
Wallfahrtskirche Sankt Anton
1 = Am Gipsbruch
2 = Floriansplatz
Mittenwalder Straße
Hauptstraße
Ludwigstraße
Bahnhofstr.
Garmisch-Partenkirchen
Zugspitzbahn
Bayr. Zugspitzbahn
Olympia-Eissport-Zentrum
Alpspitz Wellenbad
Kurpark
Kongress
Finanzamt
Olympia-Skistadion
Große u. Kleine Skisprungschanze
Gudiberg
Lenzn Hütte
Partnach
Kochelberg
863
722
Hausberg
Talstation
Skischulen
Tennishalle
Asphalt-Schießbahn mit Flutlicht
Rieß
Strandbad
Rießersee
Kriegergedächtniskap.
Brunnen
Stadion am Gröben
Gröbenschule
Freizeitpark Loisachbad
Tennispl.
U.S. George C. Marshall Center
Hammersbacher Fußweg
St.-Martin-Str.
Zugspitzstraße
Rießerkopfstraße
Alpspitzstraße
Promenadestr.
Burgstraße
Parkstraße
Von-Brug-Str.
Sonnenbergstr.
Dreitorspitzstr.
Fritz-Müller-Str.
Schnitzschulstr.
Münchener Str.
Klamm-str.
Hochblassenstr.
Maximilianstraße
Loisach
Bedarfshaltestelle

Gediegen-elegante Räumlichkeiten von alpenländisch bis mediterran. Serviert wird moderne, regional und international geprägte Küche. Schau-Vinothek.

Riessersee Hotel
www.riessersee-hotel.de

Rieß 5 (C4), PLZ 82467 (OT: Rieß), **T 08821 7580,** F 758123
166 Zimmer | 62 Suiten | 24 h

Wellnesshotel in malerischer Lage mit herrlichem Blick zur Zugspitze. Geräumige und komfortabel ausgestattete Zimmer. Separates Seehaus mit luxuriösen Suiten und herrlicher Sonnenterrasse. Zahlreiche Sportmöglichkeiten in unmittelbarer Nähe.

Werdenfelserei
www.werdenfelserei.de

VARTA-TIPP Ambiente

Alleestraße 28 (A3), PLZ 82467, **T 08821 57558,** F 81603
51 Zimmer | 8 Suiten | Ez 163–220 €, Dz 226–340 €

Das Interior Design des 2018 eröffneten Boutique-Hotels ist eine liebenswerte Hommage an die Heimat. Die Zimmer, Studios und Suiten sind unterschiedlich groß, flexibel und wandelbar. Sie wurden in Vollholzbauweise errichtet und bestechen durch ihre exzellente Ausstattung. Highlight ist ein Infinity Pool auf dem Dach des Hauses. Im Restaurant „Wurzelwerk" werden am Abend raffinierte Menüs und heimische Klassiker serviert.

Zugspitze
www.hotel-zugspitze.de

★★★★S

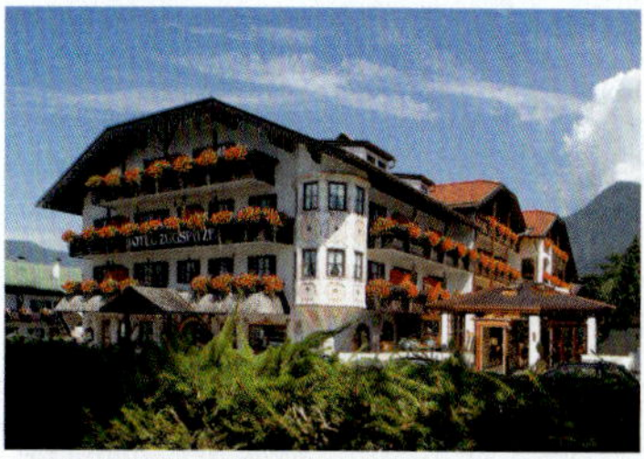

Klammstraße 19 (B3), PLZ 82467 (OT: Garmisch), **T 08821 9010,** F 901333
48 Zimmer | 7 Suiten
Ez 87–282 €, Dz 302–342 € | 24 h

Urlaubshotel im alpenländischen Stil mit behaglichen Zimmern und großzügigen Apartments. Ansprechender Wellnessbereich mit Schwimmbad, Sauna und Liegewiese. Im Restaurant werden regionale und saisonale Spezialitäten serviert.

Leiners Familienhotel
www.leiners.de

Wildenauer Straße 20 (C1), PLZ 82467 (OT: Partenkirchen), **T 08821 95280,** F 9528100
47 Zimmer | 2 Apartments

Ein freundlich geführtes Haus in direkter Lage am Olympia-Skistadion. Wunderschöne, wertige Zimmer im modernen Landhausstil mit tollem Blick auf die umliegende Bergwelt. Das Hotel ist auf Familien mit Kindern spezialisiert. Für die kleinen Gäste bietet man Kinderbetreuung an. Im Restaurant gibt es ofenfrischen Kuchen und typisch bayerische Küche.

Quartier
www.quartier-gapa.de

Sankt-Martin-Straße 26 (B3), PLZ 82467 (OT: Garmisch), **T 08821 9646482**
19 Zimmer | 19 Suiten | Ez 105–155 €, Dz 160–230 €, ab 15,00 €

Das moderne Bio-Hotel besticht durch seinen schnörkellosen, klaren und schlichten Stil. In den schicken Naturholz-Lodges trifft unaufdringlicher Luxus auf skandinavisches Design. Das Restaurant bietet hausgemachte Kuchen und delikate Gerichte aus regionalen Zutaten. Von der großzügigen Dachterrasse hat man einen tollen Blick auf die Berge.

Rheinischer Hof www.rheinischerhof-garmisch.de

★★★★

Zugspitzstraße 76 (B5), PLZ 82467 (OT: Garmisch), **T 08821 9120**
39 Zimmer | 6 Suiten | 4 Apartments | Ez 69–115 €, Dz 98–145 €, 6,50 € | 8.10.–17.12.20

Traditionsreiches, familiengeführtes Hotel im Ortsteil Garmisch. Helle, rustikal eingerichtete Zimmer mit komfortabler Ausstattung. Das Restaurant serviert internationale Küche.

Staudacherhof www.staudacherhof.de

★★★★S

Höllentalstraße 48 (B4), PLZ 82467 (OT: Garmisch), **T 08821 9290,** F 929333
51 Zimmer | 3 Suiten | 3 Apartments | Ez 120–235 €, Dz 290–370 €

Das privat geführte Haus bietet Gästezimmer unterschiedlicher Größe, teilweise mit schönem Ausblick auf die Berge. Mediterran anmutender Wellnessbereich. Für Entspannung sorgen auch eine Lounge mit offenem Kamin, ein Pavillon und die Terrasse des Hauses.

Husar www.restauranthusar.de

VARTA-TIPP Service

Fürstenstraße 25 (A4), PLZ 82467, **T 08821 9677922**
80 | Hauptgericht 15–35 € | So Mi-So Mo, Di

Das Lokal empfängt Sie in einem geschichtsträchtigen Gebäude mit hist. Fassade. Sehr freundlicher Service, nette Atmosphäre und eine frische deutsch-alpenländische Küche mit internationalem Einfluss machen dieses Restaurant aus. Die lauschige Terrasse mit schöner Aussicht auf die Werdenfelser Bergwelt ist im Sommer der absolute Renner.

GARREL 21 A www.garrel.de

Niedersachsen | EW 14.658 | 20 m Cloppenburg 13 km, Bremen 73 km
T 04474 8990
Kath. Kirche St. Peter und Paul, Burnmuseum Nikolausdorf, Friedenskirche der ev.-luth. Kirchengemeinde, Dorfpark Garrel, Thülsfelder Talsperre.

Auehof www.der-auehof.de

Nikolausdorfer Straße 21, PLZ 49681 (OT: Hinter dem Forde), **T 04474 94840,** F 948430
20 Zimmer | 1 Suite | Ez ab 59 €, Dz ab 89 €

Gute Adresse für Urlauber und Geschäftsreisende in ruhiger Lage am Ortsrand. Moderne, geräumige Balkonzimmer, teils mit Kirschholzmöbeln. Gemütliches Restaurant mit regionaler und saisonaler Küche.

Heidegrund www.hotel-heidegrund.de

★★★★

Drei-Brücken-Weg 10, PLZ 49681 (OT: Petersfeld), **T 04495 890,** F 89100
58 Zimmer | Ez 78–118 €, Dz 108–138 € | 24 h

In herrlich ruhiger Lage unmittelbar an der Thülsfelder Talsperre befindet sich diese gepflegte Übernachtungsadresse. Komfortabel ausgestattete Gästezimmer. Wellnessbereich mit Dampfbad, Pool und Whirlpool. Restaurant mit internationaler Küche.

Zur Post
www.hotelpost-garrel.de

★★★★ garni

Hauptstraße 34, PLZ 49681, **T 04474 8000,** F 7847
35 Zimmer | Ez ab 65 €, Dz ab 85 €

Hotel im Herzen des Oldenburger Münsterlandes. Neu eingerichtete Gästezimmer mit modernen Bädern und komfortabler Ausstattung. Im Restaurant werden internationale Küche und Steaks serviert.

Bürgerklause Tapken
www.buergerklause-tapken.de

€ Gut & Günstig ★★★★ garni

Hauptstraße 8, PLZ 49681, **T 04474 8092,** F 919403
21 Zimmer | Ez ab 65 €, Dz ab 89 €

Familienbetrieb mit gemütlicher Atmosphäre. Wohnliche, im Landhausstil eingerichtete Zimmer im Haupt- und Nebenhaus, teilweise mit Balkon. Restaurant mit regionaler und internationaler Küche.

GÄRTRINGEN 57 B
www.gaertringen.de

Baden-Württemberg | EW 11.758 | 476 m
T 07034 9230
Böblingen 8 km, Stuttgart 31 km

Kerzenstüble
www.kerzenstueble.de

garni

Böblinger Straße 2-4, PLZ 71116, **T 07034 92400,** F 924040
28 Zimmer | 1 Apartment | Ez 72–84 €, Dz 94–106 €, exkl. Frühstück, 10,00–12,00 €

In dem familiengeführten Hotel hält man komfortabel eingerichtete Zimmer für Sie bereit. Im Restaurant bietet man regionale und überregionale Küche. Im Sommer lädt die Terrasse zum Verweilen ein.

GAU-BISCHOFSHEIM 50 B
www.gau-bischofsheim.de

Rheinland-Pfalz | EW 1.823 | 123 m
T 06135 80369
Mainz 13 km, Pirmasens 93 km

Das Nack
www.restaurant-nack.de

Pfarrstraße 13, PLZ 55296, **T 06135 3043**
110 | Hauptgericht 12–29 €, Menü 35–68 € | Sa-So Mi-So Mo, Di

Hist. Weingut mit gemütlicher Gaststube, Gewölbekeller und verschiedenen Salons. Serviert werden gehobene Gerichte der regionalen, internationalen und mediterranen Küche sowie heimische Weine.

GÄUFELDEN 57 B
www.gaeufelden.de

Baden-Württemberg | EW 9.358 | 470 m
T 07032 78020
Herrenberg 6 km, Tübingen 15 km

Aramis
www.aramis.de

★★★★S garni

Siedlerstraße 40-44, PLZ 71126 (OT: Nebringen), **T 07032 7810,** F 781555
91 Zimmer | 1 Apartment | 24 h

»

Tagungs- und Sporthotel mit angeschlossenem Gästehaus und idyllischem Naturbadesee. Helle, freundliche Zimmer mit zeitgemäßer Kommunikationstechnik. Fragen Sie nach den großzügigen Business-Komfort-Zimmern! 1.200 qm großes Fitness-Studio. Schöner SPA-Bereich.

GEESTHACHT 15 D www.geesthacht.de

Schleswig-Holstein | EW 29.338 | 27 m Lauenburg 15 km, Hamburg 29 km
T 04152 836258
St.-Salvatoris-Kirche, Krügersches Haus (Museum), Elbe-Staustufe mit Schleusenanlagen und Wehr, bronzezeitliches Totenhaus in Tesperhude, Kapelle auf dem Alten Friedhof, Fischaufstieg, Museumseisenbahn, Pumpspeicherkraftwerk.

Elbblick www.hotel-geesthacht.com

Elbuferstr. 102, PLZ 21502 (OT: Tesperhude), **T 04152 2835,** F 848883
23 Zimmer | Ez 70–81 €, Dz 89–112 €

Ein kleines, inhabergeführtes Hotel in wunderschöner Lage - direkt an der Elbe. Modern und wohnlich eingerichtete Zimmer, die teils über einen kleinen Balkon oder eine Terrasse verfügen. Den Gästen steht ein 40 qm großer Fahrradkeller zur Verfügung.

GEESTLAND 14 A www.geestland.eu

Niedersachsen | EW 30.411 | 10 m Bremerhaven 29 km, Cuxhaven 40 km
T 04743 9371111

Bösehof www.boesehof.de

★★★★ S

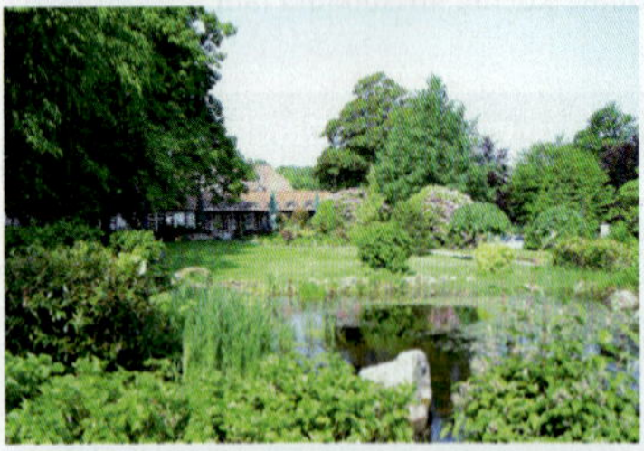

Hauptmann-Böse-Straße 19, PLZ 27624 (OT: Bad Bederkesa), **T 04745 9480,** F 948200
47 Zimmer | 14 Suiten
Ez 62–82 €, Dz ab 139 €

Exklusives Hotel mit Gästehäusern in parkähnlicher Anlage. Stilvoll gestaltete Zimmer und Suiten unterschiedlicher Kategorien. Im Restaurant werden anspruchsvolle saisonale Gerichte angeboten. Schöne Sommerterrasse mit Blick über den See.

GEHRDEN 23 C www.gehrden.de

Niedersachsen | EW 14.418 | 76 m Hannover 12 km, Bad Nenndorf 16 km
T 05108 64040

Berggasthaus Niedersachsen www.berggasthaus-niedersachsen.de

VARTA-TIPP Küche

Köthnerberg 4, PLZ 30989, **T 05108 3101**
90 | Hauptgericht 17–28 €, Menü 37–79 € |

Ausgesprochen herzlich umsorgt man Sie in diesem behaglichen Gasthaus am Gehrdener Berg. Serviert wird eine schmackhafte saisonale Küche mit mediterranen Einflüssen. Probieren Sie z.B. „Maispoularde mit Tomaten, Oliven und Polenta“ oder „Safranrisotto mit Calamaretti“. Im Sommer ein Muss: die großzügige Terrasse.

GEISENHEIM 50 B www.geisenheim.de

Hessen | EW 11.704 | 88 m Rüdesheim 3 km, Wiesbaden 23 km
T 06722 7010
Rheingauer Dom, Schloss Johannisberg, Rheinanlagen, Schloss Schönborn, Lindenplatz.

Burg Schwarzenstein www.burg-schwarzenstein.de

VARTA-TIPP Service

garni

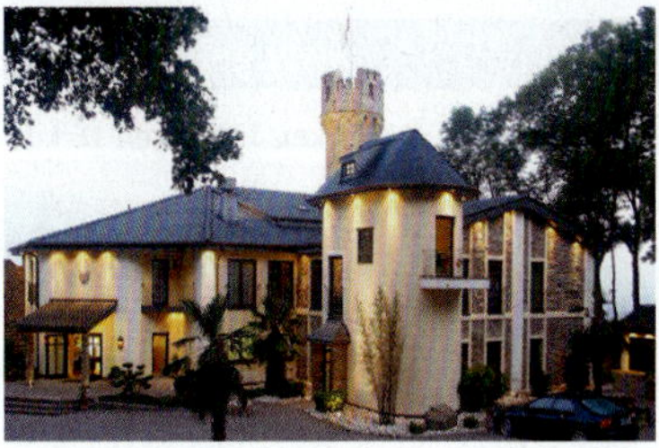

Rosengasse 32, PLZ 65366 (OT: Johannisberg), **T 06722 99500,** F 995099
51 Zimmer | 11 Suiten
Ez 195–225 €, Dz 290–320 €, exkl. Frühstück, 28,00 € | 24 h

Inmitten der Weinberge liegt dieses hübsche Refugium. Dass man Historie und Moderne geschmackvoll miteinander vereinen kann, zeigt das gelungene Ensemble aus historischem Burggebäude, moderner Parkresidenz, lichtdurchflutetem Pavillon und charmantem Gästehaus. Unter Leitung der engagierten Gastgeber Michael und Stephanie Teigelkamp wird das Hotel ständig verschönert und erweitert.

Müllers auf der Burg by Nelson Müller Neu!

VARTA-TIPP Küche

40 | Hauptgericht 12–48 € | So Mi-So Mo, Di

Als erste Dependance des MÜLLERS auf der Rü wurde das erfolgreiche Essener Brasseriekonzept von Spitzenkoch Nelson Müller nun in den Rheingau adaptiert. Eine Meeresfrüchte-Bar aus poliertem Marmor mit edlen Schalentieren und Austern bildet den Blickfang des modernen Pavillons mit seinen weitläufigen Terrassen. In ungezwungener Atmosphäre können Sie sich schmackhafte französische Hausmannskost schmecken lassen.

Waldhotel Rheingau www.waldhotel-rheingau.de

★★★★ garni

Marienthaler Straße 20, PLZ 65366, **T 06722 99600,** F 9960106
55 Zimmer | 1 Suite | Ez 98–125 €, Dz 137–187 €

Stilvoll-modernes Wellnesshotel in idyllischer Lage. Traditionell im Landhausstil eingerichtete Zimmer, teils mit Balkon. Kleiner Wellnessbereich mit Schwimmbad, Sole-Caldarium und Panorama-Gartensauna.

Neugebauer www.hotel-neugebauer.de

★★★ garni

Haus Neugebauer 1, PLZ 65366 (OT: Johannisberg), **T 06722 96050,** F 9605144
22 Zimmer | Ez 84–109 €, Dz 119–149 €

Familiär geleitetes Hotel in idyllischer Lage direkt am Wald. Die gemütlichen Gästezimmer sind modern bis rustikal eingerichtet. Küchenchef Simon Neugebauer serviert innovative hessische Küche aus frischen saisonalen Produkten.

Schlossschänke Schloss Johannisberg
www.schloss-johannisberg.de

PLZ 65366 (OT: Johannisberg), **T 06722 96090**
200 | Hauptgericht 11–23 €, Menü 35–58 € | Mo-So

„Geschmorte Lammhaxe auf Bohnen-Paprikagemüse" oder „Seesaibling im Kartoffelsud mit Steinchampignons und Kopfsalat"? In der gemütlichen Schlossschänke gibt es ambitioniert-klassische Küche. Herrliche Sonnenterrasse mit dem vielleicht schönsten Blick über den Rheingau. In der Vinothek können die hauseigenen Weine verkostet und käuflich erworben werden.

GEISINGEN 65 A
www.geisingen.de

Baden-Württemberg | EW 6.300 | 667 m — Donaueschingen 13 km, Tuttlingen 16 km
T 07704 8070

Zum Hecht
www.zumhecht.de

VARTA-TIPP Küche

Hauptstraße 41, PLZ 78187, **T 07704 281**
45 | Hauptgericht 19–29 €, Menü 48–62 € | So Mi-So Mo, Di

Individualität in punkto Küche, Ambiente und Service - das zeichnet diesen Gasthof aus. Es erwarten Sie geschmackvolle Räumlichkeiten in eleganter und sehr warmer Atmosphäre. Auf der Karte stehen aromenreiche, internationale Gerichte zu fairen Preisen. Probieren Sie doch mal das Überraschungsmenü in 3, 4 oder 5 Gängen! Gepflegt übernachten kann man hier ebenfalls.

GEISLINGEN 58 B
www.geislingen.de

Baden-Württemberg | EW 28.397 | 464 m — Göppingen 18 km, Ulm 31 km
T 07331 24279
Burgruine Helfenstein, Ödenturm, Museum im Alten Bau, Schatztruhen- und Rot-Kreuz-Museum, Südmähr. Landschaftsmuseum, Ghibertis Paradiestür in der WMF (Rekonstruktion).

Burghotel
www.burghotel-schiehle.de

garni

Schalkstetter Str. 1, PLZ 73312, **T 07331 93260,** F 932636
23 Zimmer | 1 Suite | Ez 69–89 €, Dz 109–129 €, 5,00–7,00 € | 24.12.20–6.1.21

Freundliches, familiengeführtes Haus in ruhiger Lage. Gepflegte Gästezimmer mit klassischer Einrichtung, teils mit eigenem Balkon. Beheiztes Hallenbad. Große Liegewiese. Bei schönem Wetter kann auch auf der Terrasse gefrühstückt werden.

GELDERN 28 B
www.geldern.de

Nordrhein-Westfalen | EW 33.725 | 25 m — Wesel 28 km, Krefeld 30 km
T 02831 3980

See Park Janssen
www.seepark.de

★★★★ S

Danziger Str. 5, PLZ 47608, **T 02831 9290,** F 929299
88 Zimmer | Ez 88–166 €, Dz 128–194 € | 24 h

Modernes, familiengeführtes Geschäfts- und Tagungshotel mit schöner Pool- und Saunalandschaft. Wohnliche Gästezimmer. Restaurant mit neuzeitlichem Ambiente und schöner Terrasse mit Seeblick.

GELNHAUSEN 42 C www.gelnhausen.de

Hessen | EW 22.104 | 159 m Wächtersbach 11 km, Hanau 21 km
T 06051 830300
Weitere Empfehlungen unter Linsengericht.

Grimmelshausen-Hotel www.grimmelshausen-hotel.de

€ Gut & Günstig garni
Schmidtgasse 12, PLZ 63571, **T 06051 92420,** F 924242
22 Zimmer | Ez ab 62 €, Dz ab 94 €

Familiär geführtes Hotel im Geburtshaus des Barockschriftstellers Grimmelshausen in der Altstadt. Geschmackvoll eingerichtete Zimmer mit zweckmäßiger Ausstattung. Gutes Frühstück.

Bergschlösschen www.restaurant-bergschloesschen.de

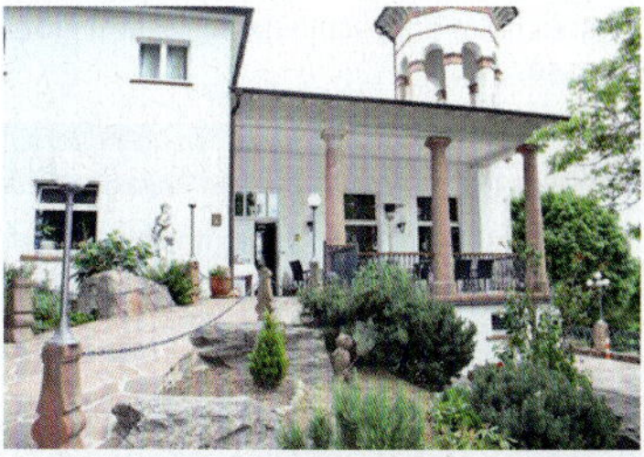

Am Schlösschen 4, PLZ 63571,
T 06051 472647
75 | Hauptger. 22–32 €, Menü 39–48 € |
Mo, Mi-Fr, So Mo, Mi-So Di

Elegantes Ambiente, gepflegte Tischkultur und eine schmackhafte italienische Küche erwarten Sie in diesem sympathischen Restaurant. Im Sommer lockt die großzügige Terrasse mit tollem Ausblick über die Stadt.

GELSENKIRCHEN 29 B www.gelsenkirchen.de

Nordrhein-Westfalen | EW 265.000 | 52 m Essen 9 km, Bochum 11 km
T 0209 1693968
Altstadt, Hans-Sachs-Haus, Bleckkirche, Schloss Berge, Schloss Horst, Wissenschaftspark Rheinelbe, Musiktheater im Revier, Veltins-Arena mit Schalkemuseum, Halde Rungenberg, Hafen Graf Bismarck.

Courtyard by Marriott www.courtyardgelsenkirchen.de

★★★★ S
Parkallee 3, PLZ 45891, **T 0209 8600,** F 860111
198 Zimmer | 5 Suiten | 24 h

Verkehrsgünstig gelegenes Tagungshotel mit gut ausgestatteten Nichtraucherzimmern. Schöner Sauna- und Fitnessbereich in der 11. Etage. Die Veltins-Arena und das Gesundheitszentrum „medicos.AufSchalke" sind nur wenige Schritte entfernt.

Heiner's Parkhotel www.heiners.info

★★★★
Am Bugapark 1d, PLZ 45899 (OT: Horst), **T 0209 1772222**
36 Zimmer | 4 Suiten | Ez ab 85 €, Dz ab 129 €, 14,00 € | 24 h ››

Das Hotel ist im ehem. Magazin der Zeche Nordstern beheimatet – vis-à-vis zum Förderturm mit der Herkules-Skulptur des Künstlers Markus Lüpertz. Es bietet seinen Gästen freundliche und gut ausgestattete Zimmer mit kostenlosem WLAN. Auf Wandbildern wird die Bergbaugeschichte des Ruhrgebietes erzählt. Im Restaurant setzt man auf traditionelle, regionsbezogene Küche.

Ambient Hotel Zum Schwan — www.schwanhotel.de

★★★ S garni

Urbanusstraße 40, PLZ 45894 (OT: Buer), **T 0209 318330,** F 3183310
18 Zimmer | 1 Suite | Ez ab 75 €, Dz ab 99 €

Ruhig gelegenes, familiengeführtes Stadthotel mit hist. Fassade und modernem Interieur. Gemütlich eingerichtete Gästezimmer mit zeitgemäßer Ausstattung. Schöner Frühstücksraum.

Unverhofft — www.unverhofft.de

Middelicher Str. 72, PLZ 45891 (OT: Erle), **T 0209 77390**
80 | Hauptgericht 18–25 € | Mo-So

Passend zum ruhigen und sehr gepflegten Golfclub Haus Leythe hat man die Gastronomie geschickt in den Komplex eingebunden. Die Küche im geschmackvoll eingerichteten Restaurant ist unkompliziert, modern und abwechslungsreich. Im angeschlossenen Bistro gibt es wechselnde Tagesgerichte. Herrliche Sommerterrasse.

GEMÜNDEN A. MAIN 42 D — www.stadt-gemuenden.info

Bayern | EW 10.290 | 160 m — Lohr 13 km, Karlstadt 16 km
T 09351 800170
Ruine Scherenburg, Ronkarzgarten, Kloster Schönau, Burgruine Schönrain.

Imhof — www.hotel-imhof.de

€ Gut & Günstig ★★★ S garni

Frankenstraße 1, PLZ 97737 (OT: Langenprozelten), **T 09351 97110,** F 971133
32 Zimmer | Ez ab 59 €, Dz ab 88 €

Familiär geführtes Haus mit Liegewiese, Kegelbahn und Biergarten. Neben funktionalen Zimmern im Stammhaus stehen moderne Landhauszimmer im Anbau zur Verfügung. Das Restaurant serviert fränkische und internationale Gerichte.

GENGENBACH 57 C — www.gengenbach.info

Baden-Württemberg | EW 11.130 | 175 m — Offenburg 10 km, Lahr 25 km
T 07803 930143
Hist. Altstadt mit Toren, Türmen und Gassen, Fachwerkhäuser, ehem. Benediktinerkloster, Stadtkirche St. Marien, Narren-, Flößer- und wehrgeschichtl. Museum, Haus Löwenberg, Gengenbacher Adventskalender (30.11.- 06.01.), Kultursommer, Konzertreihen.
Weitere Empfehlungen unter Berghaupten.

Die Reichsstadt — www.die-reichsstadt.de

VARTA-TIPP Service

★★★★ S garni

Engelgasse 33, PLZ 77723 (OT: Kinzigtal), **T 07803 96630,** F 966310
22 Zimmer | 8 Suiten | Ez ab 120 €, Dz ab 150 €

Ein aufwendig restauriertes Gebäude aus dem 18. Jhd. mitten in der Altstadt. In diesem reizenden Boutique-Hotel hat man Design und Tradition perfekt miteinander vereint. Die unterschiedlich großen Zimmer zeichnen sich durch klare Linien, warme Erdtöne, Altholzböden und bequeme Boxspringbetten aus. Zum Haus gehören auch ein kleines stilvolles SPA und ein schöner Loungebereich mit Kamin. Dazu ein freundlicher Gästeumgang und ein sehr gutes Frühstück.

Die Reichsstadt

VARTA-TIPP Küche

75 | Hauptgericht 11–30 €, Menü 21–79 € | Di-So

Neben einer ambitionierten Gourmetkarte werden auch saisonal-badische Gerichte (z.B. „Gengenbacher Forellenröllchen auf Risotto von Pfifferlingen") offeriert. Gerhard Hummel kocht mit Geschick, Raffinesse und gutem Gespür für beste Produkte. Dazu ein freundlicher Service und eine gepflegte Tischkultur. Lauschige Eleganz mit mediterranem Flair versprüht das gemütliche Gartenrestaurant.

Pfeffer & Salz
www.pfefferundsalz-gengenbach.de

★★★ garni

Mattenhofweg 3, PLZ 77723, **T 07803 93480,** F 934840
24 Zimmer | Ez 60–80 €, Dz 90–120 €, 8,00 €

Genuss, Entspannung und Natur verspricht dieses familienfreundliche Weinhotel am Rande der Stadt. Die komfortabel eingerichteten Zimmer sind in natürlichen Farben gehalten und mit Naturmaterialien ausgestattet. Im Restaurant wird regional und international gekocht. Für kleine Gäste hat man einen attraktiven Spielplatz.

Schwarzwaldhotel Gengenbach
www.schwarzwaldhotel-gengenbach.de

★★★★ garni

In der Börsiglache 4, PLZ 77723, **T 07803 93900,** F 939099
59 Zimmer | 3 Suiten | 4 Apartments | Ez 95–115 €, Dz 126–147 €, ab 13,00 €

Zeitgemäßes Hotel in unmittelbarer Nähe zum Flussufer der Kinzig. Funktional ausgestattete Gästezimmer. Wellnessbereich mit Hallenbad, Sauna, Dampfbad und Fitnessraum. Gute Verkehrsanbindung zur Messe Offenburg.

Pfeffermühle
www.pfeffermuehle-gengenbach.de

€ Gut & Günstig ★★★ garni

Oberdorfstraße 24, PLZ 77723, **T 07803 93350,** F 6628
25 Zimmer | 1 Suite | Ez 60–68 €, Dz 92–98 €, 7,50–10,50 €

Familiär geführtes Haus unweit der hist. Altstadt. Zweckmäßig eingerichtete Zimmer zu vergleichsweise günstigen Preisen. Im gemütlichen Restaurant regionale Küche mit mediterranem Einfluss sowie hausgemachte Kuchen.

Ponyhof
www.ponyhof.co

VARTA-TIPP Küche

Mattenhofweg 6, PLZ 77723 (OT: Schwaibach), **T 07803 1469**
Hauptgericht 13–39 € | Sa-So Di-So

Ein Familienbetrieb, wie er im Buche steht! Mit dem Vater und seinen Söhnen Tobias und Marco stehen zwei Generationen am Herd, die Sie mit einer neu interpretierten badischen Wirtshausküche verwöhnen. In den Gasträumen liebenswertes, historisch-rustikales Flair. Versiert, flink und gut gelaunt agiert der Service. Es gibt auch vier moderne Kegelbahnen.

GEORGSMARIENHÜTTE 21 C www.georgsmarienhuette.de

Niedersachsen | EW 34.000 | 100 m Osnabrück 10 km, Münster 51 km
T 05401 8500
Romanische Klosterkirche, Klosterpforte, Gedenkstein Hohe Linde, Museum Villa Stahmer, Waldbühne Kloster Oesede, Varusturm & Hermannsturm, Rittergut Osthoff, Kasinopark, Krypta der Heilig-Geist-Kirche.

Rittergut Osthoff www.hotel-rittergut-osthoff.de

garni

Rittergut Osthoff 3a, PLZ 49124 (OT: Kloster Oesede), **T 05401 880890**
30 Zimmer | Ez 97–125 €, Dz 130–150 €

Südlich von Osnabrück, in den Wäldern um Georgsmarienhütte, empfängt Sie dieses charmante Landhotel mit herrschaftlichem Herrenhaus, Gestüt und Reitanlage. Das herrschaftliche Anwesen bietet behagliche, mit Liebe zum Detail eingerichtete Zimmer in unterschiedlichen Kategorien. Im Restaurant kocht man international mit regionalen Einflüssen.

GERA 45 A www.tourismus.gera.de

Thüringen | EW 99.987 | 203 m Zwickau 45 km, Jena 45 km
T 0365 8381111
Rathaus und Simsonbrunnen am Marktplatz, Salvatorkirche mit Jugendstilausstattung, Otto-Dix-Haus, Ferbersches Haus, Theater mit separatem Konzertsaal, Höhler, Schloss Osterstein, Tierpark mit Parkeisenbahn, Villa Schulenburg.

Pentahotel www.pentahotels.com

garni

Gutenbergstraße 2a, PLZ 07548, **T 0365 29090,** F 2909100
165 Zimmer | 1 Suite | Ez ab 59 €, Dz ab 73 €, exkl. Frühstück, 14,00 € | 24 h

Neuzeitliches Businesshotel im hist. Stadtkern gelegen. Modern eingerichtete, vollklimatisierte Zimmer. Restaurant mit internationaler Küche.

Servicehotel Gewürzmühle www.hotel-gewuerzmuehle-gera.de

★★★ S garni

Clara-Viebig-Str. 4, PLZ 07545, **T 0365 824330,** F 8243344
28 Zimmer | Ez 53–64 €, Dz 66–74 €, exkl. Frühstück, 5,00–10,00 €

Gepflegtes Hotel in einem traditionsreichen Gebäude in einer ruhigen Seitenstraße in der Innenstadt, nur wenige Gehminuten vom Einkaufszentrum Gera Arcaden entfernt. Solide möblierte Gästezimmer.

GERETSRIED 67 B www.geretsried.de

Bayern | EW 23.610 | 605 m Wolfratshausen 8 km, Bad Tölz 15 km
T 08041 505206

Neu Wirt www.neuwirt-gelting.de

garni

Wolfratshauser Straße 24, PLZ 82538 (OT: Gelting), **T 08171 42520,** F 4252152
29 Zimmer | Ez 89–99 €, Dz 120 €

Familiengeführter Landgasthof mit ansprechendem Ambiente in zentraler, aber ländlich ruhiger Lage. Gepflegte Zimmer im gemütlichen Landhausstil mit modernem Komfort. Behagliches Restaurant mit Biergarten. Hauseigene Sauna.

GERLINGEN 58 A www.gerlingen.de

Baden-Württemberg | EW 19.068 | 336 m Leonberg 4 km, Stuttgart 14 km
T 07156 2050

Krone www.krone-gerlingen.de

★★★★ garni

Hauptstraße 28, PLZ 70839, **T 07156 43110,** F 4311100
56 Zimmer | 2 Suiten | 2 Apartments | Ez 84–190 €, Dz 90–250 €, exkl. Frühstück,
12,00 €

Persönlich geführtes Traditionshaus im Zentrum mit Gästehaus. Geschmackvoll und gediegen eingerichtete Zimmer und Apartments für Langzeitgäste. Deutsch-italienisches Restaurant mit Gartenterrasse.

GERNSBACH 57 A www.gernsbach.de

Baden-Württemberg | EW 14.000 | 174 m Gaggenau 5 km, Baden-Baden 11 km
T 07224 64444
Hist. Altstadt mit Stadtmauer, Kirchen, Barock- und Skulpturengarten, Kurpark, Sagenweg, Schloss Eberstein, Arboretum, Naturschutzgebiet Kaltenbronn.

Schloss Eberstein www.schlosseberstein.com

VARTA★TIPP Service

★★★★S garni

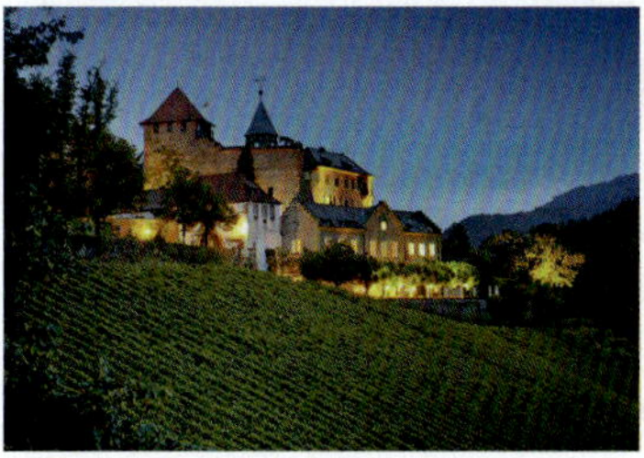

Schloss Eberstein 1 (über Schloßstraße),
PLZ 76593, **T 07224 995950,** F 9959550
14 Zimmer | 5 Suiten
Ez 115–195 €, Dz 158–248 €

Ein Hideaway für Kulinariker und Individualisten. Die hist. Burg mit königlichem Flair verfügt über luxuriöse Zimmer und Suiten, die individuell mit edlen Naturmaterialien und stilvollen Details gestaltet sind. Entspannung bieten die hauseigene Bibliothek und der ruhige Garten. Sehr gutes Frühstück.

Werners Restaurant

VARTA-TIPP Küche VARTA-TIPP Service

40 | Hauptgericht 28–55 €, Menü 87–105 € | So Mi-So Mo, Di

Ein durch und durch stimmiges Bild: herrschaftlich der Rahmen, stilvoll-elegant das Interieur, fein die leichte, moderne und weltoffene Küche von Bernd Werner und Andreas Laux. Zusammen mit dem professionell geführten Service und der exzellenten Weinauswahl kann der Besuch dieses Gourmetrestaurants nur zu einem genussreichen Vergnügen werden. Herrliche Panoramaterrasse mit überwältigendem Blick auf Murg- und Rheintal.

Schloss-Schänke

70 | Hauptgericht 16–22 €, Menü 34–42 € | Mo-So

Gemütlich-rustikale Einrichtung hinter historischen Mauern. Aus der Küche kommen badisch-regionale Spezialitäten. Dazu wechselnde Mittagsgerichte zum kleinen Preis. Im Sommer lockt die lauschige Platanenterrasse.

Hazienda Apartmenthotel
www.romantiklandhaus.de

Pflasteräcker 26, PLZ 76593, **T 07224 989304,** F 651359
10 Apartments | 24 h

Kleines, charmantes Landhaus mit südländischer Atmosphäre, eingebettet in einen 1.400 qm großen mediterranen Garten. Sie wohnen in individuell und liebevoll eingerichteten Juniorsuiten. Zum Haus gehören auch eine Tapasbar und eine gemütliche Frühstücksterrasse.

GEROLSBACH 60 C
www.gerolsbach.de

Bayern | EW 3.349 | 459 m
T 08445 92890
Schrobenhausen 10 km, München 65 km

Zur Post
www.gasthauspost.de

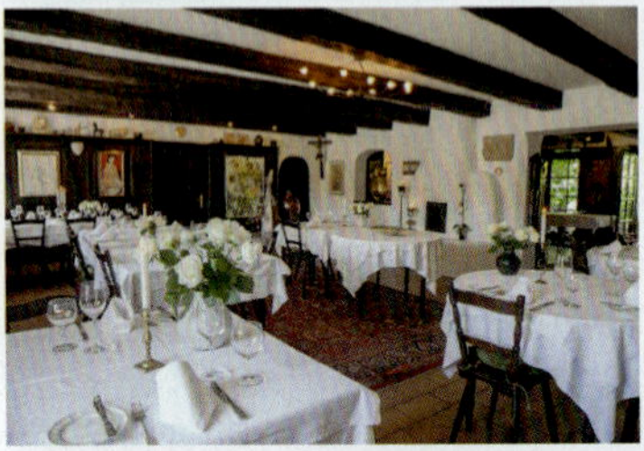

Sankt-Andreas-Straße 3, PLZ 85302,
T 08445 502
25 | Hauptger. 21–36 €, Menü 38–52 € |
So Mi-So

Ob im urgemütlichen Gasthaus oder auf der kleinen, lauschigen Terrasse, bei Snjezana und Julian Zmarsly lässt es sich einfach gut schlemmen. Serviert werden gehobene internationale Küche und frische Spezialitäten aus der Region.

GEROLSTEIN 39 D
www.gerolsteiner-land.de

Rheinland-Pfalz | EW 7.492 | 358 m
T 06591 133000
Prüm 20 km, Daun 21 km

Löwenstein
www.loewenstein-hotel.de

★★★S

Zur Büschkapelle 5, PLZ 54568, **T 06591 819390,** F 81939777
35 Zimmer | 1 Suite | Ez 55–75 €, Dz 80–170 €

Helle, tipptopp gepflegte Zimmer (teils mit tollem Weitblick in die Eifeler Natur), freundliche Gästebetreuung, schöner Saunabereich... ein Hotel zum Wohlfühlen! Im Restaurant und auf der herrlichen Gartenterrasse serviert man regionale und saisonale Speisen.

GERSFELD (RHÖN) 42 D
www.gersfeld.de

Hessen | EW 5.968 | 486 m
T 06654 1780
Bad Brückenau 25 km, Fulda 27 km

Gersfelder Hof
www.gersfelder-hof.de

Auf der Wacht 14, PLZ 36129, **T 06654 1890,** F 189888
80 Zimmer | 19 Apartments | Ez 75 €, Dz 120 € | 24 h

Weitläufiges Seminar- und Ferienhotel unweit der Wasserkuppe. Individuelle Gästezimmer mit Balkon, geräumige Apartments im Gästehaus. Rustikal gestaltetes Restaurant mit moderner deutscher Küche.

Sonne www.sonniges.de

€ Gut & Günstig

Amelungstraße 1, PLZ 36129, **T 06654 96270,** F 7649
30 Zimmer | 12 Apartments | Ez 45–50 €, Dz 69–78 €, 8,00–9,50 €

Kleines, in der 3. Generation famliengeführtes Haus. Komfortabel und individuell eingerichtete Zimmer mit kostenlosem WLAN. Leichte Küche und Rhöner Hausmannskost werden im behaglichen Restaurant serviert.

GESEKE 31 A www.geseke.de

Nordrhein-Westfalen | EW 21.447 | 104 m Paderborn 18 km, Soest 30 km
T 02942 5000

Feldschlösschen www.hotel-feldschloesschen.de

Salzkotter Straße 42 (an der B 1), PLZ 59590, **T 02942 9890,** F 989399
62 Zimmer | 2 Suiten | Ez 60 €, Dz 100 €, 5,00 €

Urlaubs- und Tagungshotel in einem markanten Jugendstilgebäude aus dem Jahre 1909. Lichtdurchflutete, gemütlich mit warmen Farben eingerichtete Gästezimmer. Das Restaurant serviert regionale und internationale Küche.

GIENGEN 59 A www.giengen.de

Baden-Württemberg | EW 19.828 | 464 m Heidenheim 12 km, Ulm 33 km
T 07322 9522920
HöhlenErlebnisWelt Giengen-Hürben mit Charlottenhöhle, Steiffmuseum, Hist. Stadtkirche, Jakobswegle, Alte Mühle Burgberg.

Lobinger Parkhotel www.lobinger-hotels.de

★★★★

Steigstraße 110, PLZ 89537, **T 07322 9530,** F 953111
72 Zimmer | 9 Suiten | Ez ab 85 €, Dz ab 95 € | 24 h

Persönlich geführtes Seminar- und Tagungshaus mit freundlicher Atmosphäre. Geschmackvoll eingerichtete Zimmer mit moderner Ausstattung. Gemütliches Restaurant mit schwäbisch-internationaler Küche.

GIESEN 23 C www.giesen.de

Niedersachsen | EW 10.020 | 90 m Hildesheim 8 km, Hannover 23 km
T 05121 93100
Gräberfelder im Giesener Forst.

Park Hotel Ahrbergen www.parkhotel-ahrbergen.de

★★★★

Liebigstr. 35, PLZ 31180 (OT: Ahrbergen), **T 05066 70550,** F 705579
90 Zimmer | Ez ab 79 €, Dz ab 99 €

Was dieses Hotel ausmacht? Es liegt relativ ruhig und dennoch nur etwa 12 Autominuten vom Messegelände in Hannover entfernt, die Preise sind fair und die Zimmer zweckmäßig eingerichtet. Das Restaurant serviert regionale und internationale Küche.

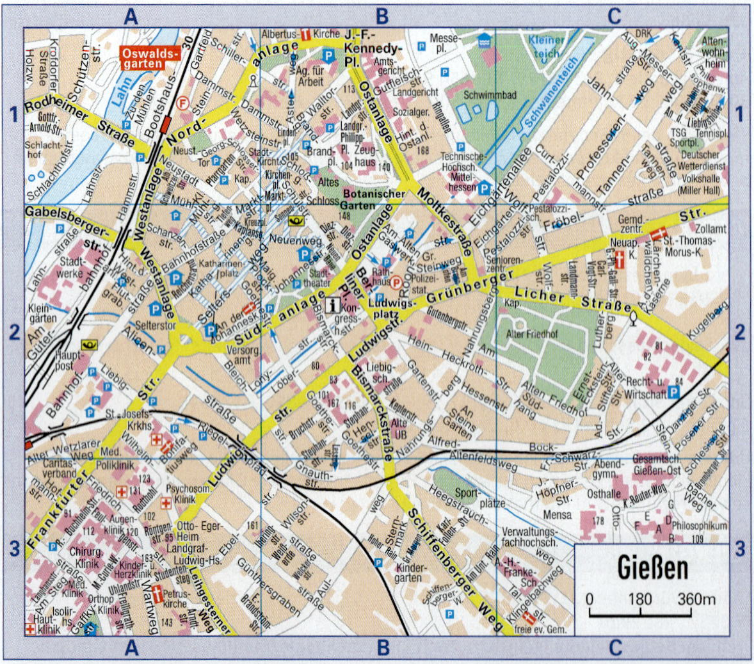

GIESSEN 41 B www.giessen-entdecken.de

Hessen | EW 88.507 | 159 m Wetzlar 15 km, Marburg 30 km
T 0641 3061890
Mathematikum, Liebig-Museum, Oberhess. Museum, Botan. Garten, Alter Friedhof, Gießener Kunstweg, Kloster Schiffenberg, Badenburg, Lahnfenster, Gießkannenmuseum, Stadttheater, Kunsthalle im Kulturrathaus.

Tandreas www.tandreas.de

★★★★

Licher Str. 55 (C2), PLZ 35394, **T 0641 94070,** F 9407499
34 Zimmer | 1 Suite | 1 Apartment | Ez 109–130 €, Dz 139–159 €, ab 12,00 € | 24 h

Stilvolles Ambiente, wohnliche Zimmer im eleganten Landhausstil und eine fürsorgliche Gästebetreuung erwarten Sie in diesem familiengeführten Haus.

Tandreas

80 | Hauptgericht 16–38 €, Menü 28–79 € | Di-Fr Mo-Sa So

Im Hotelrestaurant vereinen sich das moderne Ambiente, der freundliche Service und die gefällige Frischmarktküche zu einer angenehmen Symbiose. Mittags werden variable Lunch-Menüs angeboten, und am Abend locken regionale und mediterrane Gerichte sowie ausgewählte Tapas-Spezialitäten.

Heyligenstaedt www.restaurant-heyligenstaedt.de

VARTA-TIPP Ambiente

garni

Aulweg 41 (B3), PLZ 35392, **T 0641 4609650,** F 46096599
20 Zimmer | 1 Suite | Ez 80–140 €, Dz 120–170 €, exkl. Frühstück, 16,00 € | 24 h

Bereits äußerlich beeindruckt dieses Boutique-Hotel mit seiner denkmalgeschützten Industriefassade aus dem Jahre 1876. Im Inneren trifft Fachwerk auf modernes Interieur. Die Gästezimmer sind in unterschiedlichen Farbstilen möbliert und mit allem technischen Komfort ausgestattet. Kein Zimmer gleicht dem anderen. Hausgästen steht eine Sauna mit Dachterrasse zur Verfügung.

Heyligenstaedt

60 | Hauptgericht 19–37 €, Menü 24–76 € | Do-Fr Mo-Sa So

Äußerst geschmackvoll hat man das hist. Fabrikgebäude aus dem 18. Jhd. eingerichtet. Hier verbinden sich neue und alte Architektur harmonisch miteinander. Serviert wird eine klassisch inspirierte Küche mit mediterranen Einflüssen. Mittags kommt man gerne zum preisgünstigen Quick Lunch.

Altes Eishaus www.hotel-giessen.de

garni

Wißmarer Weg 45, PLZ 35396, **T 0641 389080,** F 3013528
35 Zimmer | Ez 60–83 €, Dz 95–106 €, exkl. Frühstück, 8,00 €

Ein familiär geführtes Haus unmittelbar an der Lahn. Geschmackvoll eingerichtete Zimmer, überwiegend mit Balkon oder Terrasse. Im historischen Restaurant setzt man auf eine gutbürgerliche regionale Küche.

Residenz www.residenz-hotel-giessen.de

garni

Wiesecker Weg 12 (↗ C1), PLZ 35396, **T 0641 39980,** F 399888
33 Zimmer | 2 Suiten | 31 Apartments | Ez 80 €, Dz 99 €

Inhabergeführtes Stadthotel in ruhiger Lage mit guter Verkehrsanbindung. Helle, freundlich eingerichtete Zimmer, überwiegend mit Balkon oder Terrasse. Reichhaltiges Frühstücksbuffet.

GILCHING 60 C www.gilching.de

Bayern | EW 20.000 | 553 m München 20 km, Augsburg 49 km
T 08105 38660
Pfarrkirche St. Vitus mit Arnoldusglocke, Naturschutzgebiet Görbelmoos, Landschaftsschutzgebiet Wildmoos.

Courtyard by Marriott www.marriott.de/mucms

garni

Friedrichshafener Str. 3a, PLZ 82205, **T 089 614260,** F 61426099
174 Zimmer | 20 Suiten | Ez 69–299 €, Dz 79–309 €, 10,00 € | 24 h

Der Hotelneubau befindet sich im Technologie-Park der Stadt. Das Leitmotiv „Fliegen" als Hommage an die legendären Dornier-Flugzeuge zieht sich gestalterisch bis in den Zimmerbereich. Moderne Konferenzeinrichtungen. Restaurant mit offener Showküche.

GLASHÜTTEN 41 C www.gemeinde-glashuetten.de

Hessen | EW 5.304 | 510 m Königstein im Taunus 7 km, Idstein 16 km
T 06174 2920

Glashüttener Hof www.glashuettenerhof.com

Limburger Straße 86, PLZ 61479, **T 06174 6922**
120 | Hauptgericht 18–38 €, Menü 35–82 € | Mi-So Mo, Di

Hübsch eingerichtetes Restaurant mit schmackhafter internationaler Frischeküche und jahreszeitlich orientierten Spezialitäten. Preiswerter Mittagstisch. Neun Gästezimmer vorhanden.

Schützenhof www.schuetzenhof-mohr.de

Langstraße 13, PLZ 61479 (OT: Schloßborn), **T 06174 61074**
30 | Hauptgericht 28–36 €, Menü 55–83 € | Fr-Sa Mi-So Mo, Di

Restaurant auf zwei Ebenen in einem hist. Fachwerkhaus von 1341. Klassisch nach französischem Vorbild gehaltene Küche mit kreativen Elementen. Umsichtiger Service. Schöne Terrasse.

GLEES 40 C www.brohltal-tourismus.de

Rheinland-Pfalz | EW 604 | 284 m Mendig 7 km, Andernach 15 km
T 02636 19433

Seehotel Maria Laach www.seehotel-maria-laach.de

★★★★S garni

Am Laacher See 1, PLZ 56653 (OT: Maria Laach), **T 02652 5840,** F 584522
69 Zimmer | 1 Apartment | Ez 87–120 €, Dz 142–220 €, exkl. Frühstück, ab 19,50 € | 24 h

Gut geführtes Hotel direkt neben dem Laacher See und dem über 900-jährigen Benediktinerkloster Maria Laach. Funktionale Zimmer mit kostenfreiem WLAN. Neuzeitliches Restaurant mit nationalen und internationalen Speisen.

GLEISWEILER 50 D www.gleisweiler.de

Rheinland-Pfalz | EW 609 | 285 m Landau in der Pfalz 8 km, Haßloch (Holiday Park) 29 km
T 06323 959222

Herrenhaus Barthelemy www.herrenhaus-barthelemy.de

★★★★★S garni

Bergstraße 4, PLZ 76835, **T 06345 953022,** F 953023
7 Zimmer | 2 Suiten | Ez 124–134 €, Dz 139–149 € | 9.–30.11.20, 10.1.–14.3.21

Unter Denkmalschutz stehendes, hübsch restauriertes Anwesen mit individuell gestalteten Zimmern und Suiten. Einrichtung mit edlen Stoffen, geschmackvollen Accessoires und teils antiken Möbelstücken. Romantischer Garten. In der Remise gibt es zusätzlich noch drei hübsche Ferienwohnungen.

GLINDE 15 B www.glinde.de

Schleswig-Holstein | EW 17.074 | 24 m Reinbek 3 km, Hamburg 10 km
T 040 710020

Ristorante San Lorenzo
www.san-lorenzo-glinde.de

Kupfermühlenweg 2, PLZ 21509, **T 040 7112424**
80 | Hauptgericht 19–35 €, Menü 46–71 € | Di-So Mo

Italienisches Restaurant in den Salons einer romantischen Gründerzeitvilla. Hier erwarten Sie eine gehobene Küche, ein attraktives Weinangebot und ein charmanter Service. Nette Sommerveranda mit Blick auf den Mühlenteich.

GLONN 68 A
www.markt-glonn.de

Bayern | EW 4.890 | 536 m
T 08093 909740
Feldkirchen-Westerham 11 km, München 28 km

Steirer Eck
www.biorestaurant-steirereck.de

Herrmannsdorf 7, PLZ 85625 (OT: Herrmannsdorf), **T 08093 909445**
Hauptgericht 18–30 € | Mi-Sa

Frisch, saisonal und mit natürlichen Produkten aus der Region kocht man in diesem sympathischen Bio-Restaurant. Auf der handgeschriebenen Speisekarte stehen zeitgemäße österreichische Gerichte. Lust auf „Steirisches Backhendl" oder lieber „Kärntner Kasnudeln"? Lauschiger Biergarten.

GLOTTERTAL 56 D
www.glottertal.de

Baden-Württemberg | EW 3.038 | 320 m
T 07684 91040
Waldkirch 12 km, Freiburg 14 km

Hirschen
www.hirschen-glottertal.de

★★★★ garni

Rathausweg 2, PLZ 79286, **T 07684 810,** F 1713
49 Zimmer | Ez 83–102 €, Dz 156–196 €, 5,00–14,00 €

Das traditionsreiche Haus ist seit Generationen im Familienbesitz. Es verfügt über wohnliche Gästezimmer in unterschiedlichen Kategorien. Zum Hotel gehören eine Saunalandschaft, ein Panoramapool mit Gegenstromanlage sowie ein weitläufiger Park.

Hirschen

45 | Hauptgericht 15–32 €, Menü 35–72 € | Di-So Mo

Verschiedene geschmackvoll eingerichtete Gaststuben. Aus der Küche kommen schmackhafte regional und saisonal beeinflusste Gerichte. Probieren Sie z.B. „Skrei Kabeljau | Rosmarinsauce | Blattspinat | Calamaretti-Tomatengnocchi" oder „Rinderspitzen an Pfefferrahmsauce | saisonales Gemüse | Wirsingspätzle".

Schwarzenberg's Traube
www.schwarzenbergs-traube.de

Kirchstraße 25, PLZ 79286, **T 07684 1313,** F 738
12 Zimmer | Ez 65–95 €, Dz 108–140 €

Familiäre Führung und Schwarzwälder Gastlichkeit. Helle, freundliche Landhauszimmer. Rustikales Restaurant mit badischen und internationalen Spezialitäten.

Zum Kreuz
www.zum-kreuz.de

★★★S garni

Landstraße 14, PLZ 79286, **T 07684 80080,** F 800839
36 Zimmer | 1 Suite | Ez ab 59 €, Dz ab 114 €

Ein Haus mit langer Familientradition - seit 11 Generationen werden hier Gäste begrüßt. Helle, im Landhausstil gestaltete Zimmer in unterschiedlichen Kategorien. Gemütliches Hotelrestaurant im ländlichen Stil, in dem badische Küche unter Verwendung frischer saisonaler Produkte serviert wird.

Zum goldenen Engel
www.goldener-engel-glottertal.de

€ Gut & Günstig ★★★★★S garni

Friedhofweg 2, PLZ 79286, **T 07684 250,** F 267
14 Zimmer | 3 Suiten | Ez ab 63 €, Dz ab 90 €

Hier pflegt man seit mehr als 500 Jahren echte Gasthoftradition. Gemütliche Zimmer (teils modern, teils im typischen Schwarzwaldstil), ein ausgesprochen freundlicher Service und das tolle Frühstück am Morgen zeichnen dieses Haus aus.

Zum goldenen Engel

VARTA-TIPP Küche

120 | Hauptgericht 10–30 €, Menü 20–55 € | Mo-Di, Do-So ⃠ Mi

Hier speisen Sie in gemütlichen Gaststuben mit regionaltypischem Ambiente. Michael Mannel steht für eine leichte, ideenreiche und ehrliche Küche, bei der er überwiegend heimische Produkte verwendet. Was halten Sie z.B. von „Glottertäler Rinderrücken mit jungen Zwiebeln gratiniert auf Meerrettichspitzkohl und Kartoffel-Steinpilztörtchen"? Tipp: Preisgünstiger Mittagstisch.

Gasthaus Adler
www.adler-glottertal.de

Talstraße 11, PLZ 79286, **T 07684 90870**
160 | Hauptgericht 13–36 €, Menü 32–56 € | Mo, Mi-So ⃠ Di

Hier muss man sich einfach wohlfühlen: hist. Gasthof mit original erhaltenen Schwarzwaldstuben. Dazu eine wohlschmeckende regionale und saisonale Küche. Behagliche Gästezimmer - teilweise mit Balkon.

GLÜCKSBURG 7 A
www.gluecksburg-urlaub.de

Schleswig-Holstein | EW 5.834 | 17 m — Flensburg 11 km, Kappeln/Schlei 43 km
T 04631 40770

Alter Meierhof Vitalhotel
www.alter-meierhof.de

VARTA★TIPP Service

★★★★★S garni

Uferstraße 1, PLZ 24960, **T 04631 61990,** F 619999
54 Zimmer | 2 Suiten | Ez 140–390 €, Dz 210–510 € | 24 h

Das privat geführte Hotel unweit der Flensburger Förde überzeugt seit Jahren mit einem vorbildlichen Service- und Dienstleistungsniveau. Die Zimmer und Suiten bestechen durch hohen Komfort und zeitlose Eleganz. Sie sind mit ausgesuchten Antiquitäten, Eichenparkett und stilvollen Accessoires ausgestattet. Orientalisch anmutender Wellnessbereich mit Pool und Hamam.

Meierei Dirk Luther

VARTA★TIPP Küche VARTA-TIPP Service

26 | Menü 178–198 € | Di-Sa Mo, So 6.–17.10.20, 22.12.20–9.1.21

Das Gourmetrestaurant besticht nicht nur durch den tollen Ausblick auf die Förde, sondern auch durch sein elegantes Innendesign. Stilvolle Tischkultur sowie feine Grau- und Schlammtöne bilden den Rahmen für die kulinarischen Feuerwerke von Dirk Luther. Dieser setzt auf erstklassige Produkte, handwerkliche Perfektion und klassisch französische Kochkunst mit modernen Akzenten. Dazu kredenzt der herzlich zuvorkommende Service edle Tropfen aus dem Weinkeller.

Brasserie

70 | Hauptgericht 19–39 €, Menü 50–66 € | Mo-So

Wer es etwas einfacher mag, darf sich in diesem stimmungsvollen Restaurant mit offener Showküche auf marktfrische Gerichte mit mediterranen Kräutern freuen. Lauschige Strandterrasse.

Strandhotel www.strandhotel-gluecksburg.de

★★★★S garni

Kirstenstr. 6, PLZ 24960 (OT: Sandwig), **T 04631 61410,** F 614111
45 Zimmer | 3 Suiten | 9 Apartments | Ez 89–189 €, Dz 149–289 € | 24 h

Direkt am Strand der Flensburger Förde liegt dieses Ferienhotel. Das Haus bietet seinen Gästen individuell geschnittene, liebevoll dekorierte Zimmer und einem kleinen, aber feinen Wellnessbereich. Wer länger bleiben möchte: im Nebengebäude (nur 2 Gehminuten vom Haupthaus entfernt) gibt es auch Ferienwohnungen.

Felix

100 | Hauptgericht 20–37 €, Menü 54–89 € | Mo-So

Liebevoll eingerichtetes Restaurant im modernen skandinavischen Stil. Kombination aus leichter Bistroküche und gehobenen Feinschmeckermenüs, dazu tagesaktuelle Empfehlungen. Motivierte Servicecrew.

Ostsee-Strandhaus www.ostsee-strandhaus-holnis.de

★★★★★S garni

An der Promenade 1, PLZ 24960, **T 04631 622071,** F 622072
29 Zimmer | Ez 99–209 €, Dz 109–219 €, 13,50 €

Modern, jung und mit nordischem Flair zeigt sich dieses Designhotel in einzigartiger Strandlage. Die Zimmer und Suiten (alle mit Balkon oder Terrasse) sind lichtdurchflutet und sehr geschmackvoll eingerichtet. Toll der Blick über die Flensburger Förde. Das hauseigene Strandcafé und die Rezeption sind 100 m vom Hotelgebäude entfernt.

Smucke Steed Neu! www.smucke-steed.de

★★★★★S garni

Paulinenallee 5, PLZ 24960, **T 04631 4445161**
16 Zimmer

Wenn Sie eine Auszeit brauchen, empfiehlt sich dieses kleine feine Landhotel. Hinter historischen Mauern erwarten Sie moderne, licht gestaltete Zimmer. Im Sommer können Sie das hausgemachte Frühstück (mit vielen Bio-Produkten) auf der Terrasse mit Blick auf das Schwennautal und die Flensburger Förde genießen. Hübsch die finnische Gartensauna.

GMUND A.TEGERNSEE 68 A www.gmund.de

Bayern | EW 5.890 | 740 m Miesbach 11 km, Bad Tölz 14 km
T 08022 7060350

Gasthaus Jennerwein www.gasthaus-jennerwein.de

Münchner Straße 127, PLZ 83703 (OT: Dürnbach), **T 08022 706050**
65 | Hauptgericht 12–25 €, Menü 30–35 € | Mo, Do-So Di, Mi

Traditionsreiches Gasthaus mit familiärem Charme. Alte Wandvertäfelungen, knarrende Holzdielen, blank gescheuerte Tische und ein prächtiger alter Kachelofen sorgen für eine heimelige Atmosphäre. Das Speisenrepertoire reicht von zünftigen bayerischen Gerichten bis hin zu feinen Schmankerln aus Österreich und Südtirol. Hübscher Biergarten.

Ostiner Stub'n www.ostiner-stubn.de

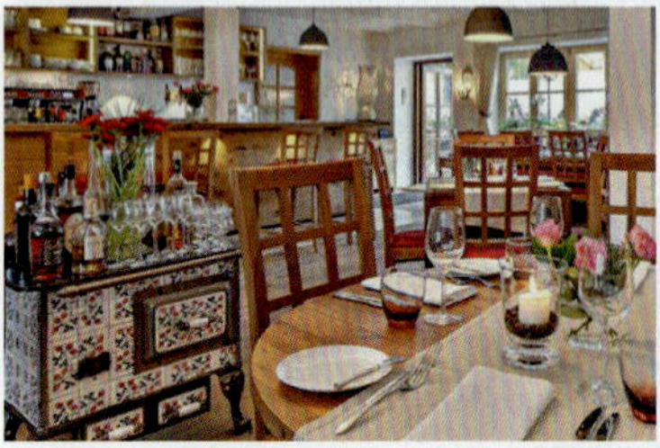

Schlierseer Str. 60, PLZ 83703 (OT: Ostin), **T 08022 7059810**
48 | Hauptger. 15–38 €, Menü 25–68 € | Mo, Mi-So Di

In erster Linie kommt man natürlich wegen des guten Essens hierher, aber auch die Atmosphäre stimmt: behaglich-moderne Gaststuben mit zeitgemäßem Landhausambiente. Serviert werden Gerichte wie „Gebratenes Wolfsbarschfilet, Zwiebelpüree, Gnocchi, Honig-Kapernvinaigrette", aber auch eine deftige Brotzeit kann man bestellen.

GNOTZHEIM 53 C www.gnotzheim.de

Bayern | EW 813 | 473 m Gunzenhausen 10 km, Dinkelsbühl 34 km
T 09833 981330

Gasthof Gentner www.gasthof-gentner.de

Spielberg 1, PLZ 91728 (OT: Spielberg), **T 09833 988930**
60 | Hauptgericht 18–21 €, Menü 35–42 € | So Mi-Fr, So Mo, Di

Fränkischer Gasthof mit drei unterschiedlich gestalteten, gemütlichen Gaststuben. Moderne Küche unter Verwendung frischer, regionaler Produkte. Sieben individuell eingerichtete Gästezimmer vorhanden.

GÖHREN-LEBBIN 18 C www.goehren-lebbin.de

Mecklenburg-Vorpommern | EW 577 | 74 m Malchow 7 km, Röbel 15 km
T 039932 48939

Hotel Schloss Fleesensee www.schlosshotel-fleesensee.com

garni

Schlossstraße 1, PLZ 17213, **T 039932 80100**, F 80103590
177 Zimmer | 20 Suiten | Ez 175–235 €, Dz 195–255 € | 24 h

Großzügiges Urlaubsresort, das vor allem bei Golfern sehr beliebt ist. Die klassisch-elegant eingerichteten Zimmer verteilen sich auf das Schloss und die Dependancen. Geschmackvolle Hotelbar mit Smokers Lounge. Für Entspannung sorgt der neue SPA-Bereich. Shuttle-Service zum See.

TUI BLUE Fleesensee www.tui-blue.com

★★★★S garni

Seeblick 30, PLZ 17213, **T 039932 4700,** F 470910
156 Zimmer | 12 Suiten | Ez 90–220 €, Dz 110–240 €, 22,00 € | 24 h

Das Haus glänzt nicht nur durch seine idyllische Lage am Fleesensee, sondern auch durch seine modern ausgestatteten Gästezimmer und den 950 qm großen Wellnessbereich. Auch ein kleiner Bootsanlegeplatz sowie eine hoteleigene Badeplattform am See sind vorhanden.

Zur Schmiede Landhotel & Gasthof www.schmiede-roez.de

€ Gut & Günstig ★★★S garni

Malchower Straße 6a, PLZ 17213 (OT: Roez), **T 039932 47880,** F 478829
21 Zimmer | Ez 49–63 €, Dz 62–82 €

In U-Form angelegter Klinkerbau mit Café und Biergarten im Innenhof. Ländliches Restaurant. Freundlich eingerichtete Zimmer und Apartments. Garten mit Liegewiese.

GÖNNHEIM 50 D www.goennheim.de

Rheinland-Pfalz | EW 1.488 | 109 m Haßloch 13 km, Mannheim 21 km
T 06322 981644

Grenningloh www.hofgut-goennheim.de

VARTA-TIPP Service

Ludwigstraße 52, PLZ 67161, **T 06322 9886720**
80 | Hauptgericht 15–70 €, Menü 30–75 € | Sa-So Mo-Di, Do-So Mi

Restaurant mit angeschlossenem Weingut im Hofgut Gönnheim. Der Einkauf für die modern interpretierte Küche basiert vorwiegend auf Produkten aus dem Umland. Das Genuss- und Wohlfühlerlebnis optimiert der zuvorkommende, herzliche Service. Im reizenden Gästehaus können Sie stilvoll übernachten.

GÖPPINGEN 58 B www.goeppingen.de

Baden-Württemberg | EW 57.422 | 323 m Geislingen 20 km, Schwäbisch Gmünd 22 km
T 07161 6504444
Ev. Stadtkirche, Oberhofenkirche, Renaissanceschloss mit „Rebenstiege", Staufer-Ausstellung am Hohenstaufen, Naturkundliches und Städt. Museum im Storchen, Märklin Erlebniswelt, Stiftskirche in Faurndau, Burgruine Hohenstaufen, Jüdisches Museum.

Arthotel ANA Momentum www.ana-hotels.com/momentum-goeppingen

Pfarrstr. 2, PLZ 73033, **T 07161 965000,** F 96500999
84 Zimmer | Ez ab 59 €, Dz ab 69 € | 24 h

Das außergewöhnliche Stadthotel am Kornhausplatz folgt den Stiltrends der 1950er und 1960er Jahre. In den hellen, freundlichen Zimmern treffen Tradition auf moderne Technik und Design auf Wohlfühlatmosphäre. Gratis-WLAN im gesamten Hotelbereich sowie auf der Terrasse. Leihfahrräder.

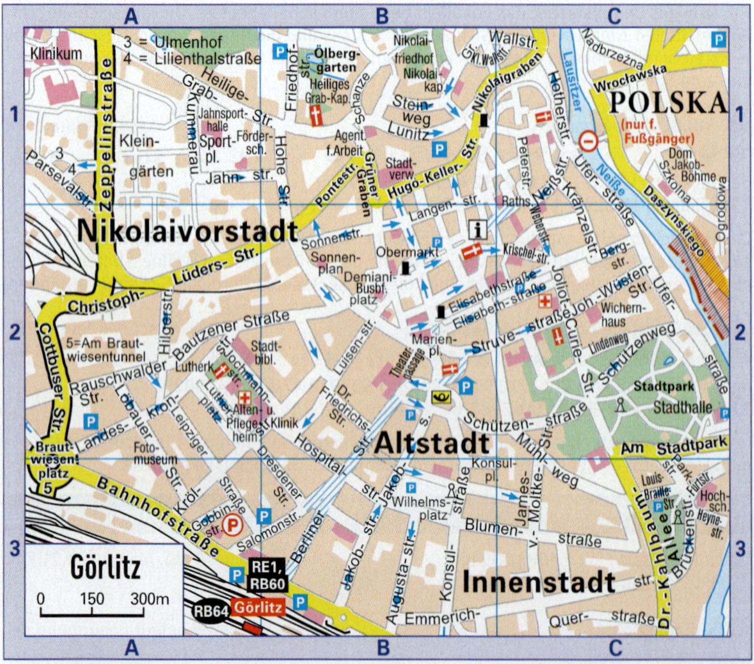

GÖRLITZ 37 C www.goerlitz.de

Sachsen | EW 56.878 | 208 m Bautzen 43 km, Cottbus 90 km
T 03581 47570
Kaisertrutz, Dicker Turm, Flüsterbogen, Barockhaus Neißstraße, Biblisches Haus, Peterskirche mit Sonnenorgel, Dreifaltigkeitskirche, Landeskrone, Heiliges Grab, Tuchmacher Hallenhäuser, Synagoge, Rathaus mit Rathausturm.

Insel der Sinne www.inseldersinne.de

★★★★

Am See 33, PLZ 02827, **T 035822 5540**
46 Zimmer | Ez ab 120 €, Dz ab 135 €, exkl. Frühstück, 20,00 €

Direkt am Ufer des Berzdorfer Sees liegt dieses 2018 eröffnete Wohlfühlhotel. Zeitgemäß, naturnah und maritim präsentieren sich die Zimmer. Großzügige Glasfronten ermöglichen einen uneingeschränkten Blick ins Grüne oder auf den See. Hübscher Wellness- und Anwendungsbereich. Hauseigener Strandzugang.

Tuchmacher www.tuchmacher.de

★★★★

Peterstraße 8 (C1), PLZ 02826, **T 03581 47310,** F 4731111
60 Zimmer | 7 Suiten | Ez ab 93 €, Dz ab 113 €, exkl. Frühstück

Die liebevoll restaurierten Renaissance-Bürgerhäuser im hist. Stadtzentrum beherbergen individuell und stilgetreu eingerichtete Zimmer unterschiedlicher Größe. Zum Hotel gehört auch eine kleine Wellnessoase mit Fitnessbereich.

Schneider Stube

50 | Hauptgericht 13–27 €, Menü 29–72 € | Di-So Mo-So

Behagliche holzgetäfelte Restaurantstuben. Serviert werden Spezialitäten aus Sachsen und Schlesien sowie internationale Kreationen aus besten regionalen Produkten. Dazu werden gute sächsische Weine kredenzt.

Börse
www.boerse-goerlitz.de

garni

Untermarkt 16 (C1, in der Alten Börse), PLZ 02826, **T 03581 76420,** F 764279
27 Zimmer | Ez 80 €, Dz 119–139 €

Wunderschönes Barockhaus im Herzen der Altstadt. Die stilvoll und komfortabel eingerichteten Zimmer tragen die Namen von großen europäischen Städten. Zum Hotel gehört das „Gästehaus im Flüsterbogen", das ebenfalls am Untermarkt steht.

Emmerich Hotel
www.emmerich-hotel.net

VARTA-TIPP Ambiente

Untermarkt 1 (C2), PLZ 02826, **T 03581 766600,** F 7666029
15 Zimmer | 3 Suiten | Ez 100–150 €, Dz 115–165 €, exkl. Frühstück, ab 16,50 €

Ein charmantes Boutique-Hotel im Herzen der Altstadt. Wer das Besondere mag, ist hier genau richtig! Hinter der schmucken Fassade verbergen sich wohnliche Zimmer und Suiten. Edler Naturstein, warmes Eichenholz und liebevoll ausgesuchtes Interieur verleihen den Gästezimmern ihren individuellen Charme. Benannt ist das Haus nach Bürgermeister Georg Emmerich, einem einflussreichen Görlitzer, der die Stadt in seiner Blüte mitgestaltete.

Via Regia
www.bestwestern.de/hotels/goerlitz

★★★★

Jauernicker Str. 15/16 (B2), PLZ 02826, **T 03581 7644330,** F 76443322
40 Zimmer | 3 Apartments | Ez 71–105 €, Dz 85–119 €, exkl. Frühstück, 11,90 € | 24 h

Baudenkmal inmitten des hübschen Gründerzeitviertels. Bei der Gestaltung der Gästezimmer hat man auf die Verbindung von zeitgenössischem Design und hist. Architektur großen Wert gelegt. Das Restaurant „Q-Linar" bietet sächsische und mediterrane Küche. Fahrradverleih möglich.

Europa
www.hotel-europa-goerlitz.de

★★★ garni

Berliner Straße 2 (B2, Zufahrt über Jakobstraße), PLZ 02826, **T 03581 42350,** F 423530
34 Zimmer | 2 Suiten | Ez ab 69 €, Dz ab 89 €

Familiär geführtes Stadt- und Urlaubshotel inmitten der Görlitzer Fußgängerzone. Einfache, aber gepflegte Zimmer mit zweckmäßiger Ausstattung zu fairen Preisen. Im Sommer wird das Frühstück auf der Sonnenterrasse serviert.

GOSLAR 32 B
www.goslar.de

Niedersachsen | EW 50.125 | 255 m — Hildesheim 50 km, Braunschweig 50 km
T 05321 78060
Hist. Altstadt mit Kaiserpfalz und Rathaus mit Huldigungssaal sowie Erzbergwerk Rammelsberg mit Museum und Besucherbergwerk (UNESCO-Weltkulturerbe).

Njord Hotel www.hotelnjord.com

★★★★

Parkstraße 2, PLZ 38644 (OT: Hahnenklee), **T 05325 5289370,** F 52893799
25 Zimmer | 2 Suiten | 1 Apartment | Ez 70–85 €, Dz 105–135 €

Charmantes Hotel mit modernen, hellen Zimmern direkt am idyllischen Kranichsee gelegen. Bibliothek mit Blick über den See. Hübscher kleiner Wellnessbereich. Sehr gutes Frühstück mit Bio-Produkten und Viktualien aus dem Umland. Nordische Küche wird im Restaurant „Madhus" serviert.

Alte Münze www.hotel-muenze.de

★★★★

Münzstraße 10-11, PLZ 38640, **T 05321 22546,** F 18416
18 Zimmer | Ez ab 69 €, Dz ab 89 €

Das ansprechende Hotel empfängt Sie in zwei historischen Gebäuden in der Altstadt. Die Gästezimmer verbinden moderne Elemente mit nostalgischem Charme. Zum Haus gehören noch eine gemütliche Lounge, eine Bibliothek und ein reizvoller Innenhof.

Haus am Hochwald www.hausamhochwald.de

€ Gut & Günstig ★★★ S garni

Langeliethstraße 14c, PLZ 38644 (OT: Hahnenklee), **T 05325 51620**
16 Zimmer | 1 Suite | 2 Apartments | Ez 60–85 €, Dz 90–112 €, 5,00–8,00 €

Familiär geführtes Hotel in ruhiger Lage mit gemütlichen Zimmern. Attraktives Wellness- und Freizeitangebot mit Sauna, Schwimmbad und Whirlwanne. Sehr gutes Preis-Leistungs-Verhältnis.

GÖSSWEINSTEIN 53 B www.goessweinstein.de

Bayern | EW 4.059 | 457 m — Ebermannstadt 16 km, Pegnitz 22 km
T 09242 456

Zur Post www.zur-post-goessweinstein.de

€ Gut & Günstig

Balthasar-Neumann-Straße 10, PLZ 91327, **T 09242 278,** F 578
12 Zimmer | 2 Apartments | Ez 40–43 €, Dz 74–82 €, ab 8,50 € | 9.–26.11.20

Sympathisch geführter Gasthof mit Familientradition und persönlicher Atmosphäre. Wohnlich eingerichtete Nichtraucherzimmer mit moderner Ausstattung. In den behaglichen Restaurantstuben und auf der Gartenterrasse serviert man eine feine fränkische Küche, bei der überwiegend heimische Produkte Verwendung finden.

GOTHA 43 B www.gotha-adelt.de

Thüringen | EW 46.653 | 310 m — Erfurt 24 km, Eisenach 32 km
T 03621 510450
Barockes Universum Gotha mit Schloss Friedenstein und Herzoglichem Museum, Herzoglicher Garten mit Orangerie und Englischem Garten, Kasematten, KunstForum Gotha, Historisches Rathaus, Luthergedenkort Augustinerkloster, Margarethenkirche, Deutsches Versicherungsmuseum E.W. Arnoldi, Tierpark Gotha, Tivoli.

Am Schlosspark www.hotel-am-schlosspark.de

★★★★ S

Lindenauallee 20-24, PLZ 99867, **T 03621 4420,** F 442452
94 Zimmer | 16 Suiten | Ez ab 88 €, Dz ab 115 € | 24 h

Das Hotel liegt nur wenige Schritte von Park und Schloss Friedenstein entfernt. Es erwarten Sie geräumige Zimmer im klassischen Stil. Ansprechender Wellnessbereich mit Saunalandschaft. Lichtdurchflutetes Restaurant mit Wintergartencharakter.

Der Lindenhof — www.der-lindenhof-gotha.de

★★★★S

Schöne Aussicht 5, PLZ 99867, **T 03621 7720,** F 772410
90 Zimmer | 1 Suite | 5 Apartments | Ez 92–110 €, Dz 112–146 € | 24 h

Stadthotel in einem ehem. Kasernengebäude. Elegante, mit italienischen Designermöbeln eingerichtete Lobby. Helle, gemütliche Gästezimmer. Großzügiger Wellnessbereich mit Sauna, Sanarium und Dampfbad. Restaurant mit Sommerterrasse.

Landhaus & Burg Hotel Romantik — www.landhaus-hotel-romantik.de

★★★★S

Salzgitterstraße 76, PLZ 99867 (OT: Siebleben), **T 03621 36490,** F 364949
23 Zimmer | 10 Suiten | Ez 78–99 €, Dz 99–109 €, ab 4,80 € | 24 h

Das familiengeführte Haus liegt ein wenig versteckt im Ortsteil Siebleben. Hier haben Sie die Wahl zwischen behaglichen, individuell eingerichteten Landhauszimmern und verspielt-romantischen Burgzimmern mit Blick ins Grüne. Der parkähnliche Garten sowie die kleine Saunaoase im 2. OG laden zum Entspannen ein.

GOTTENHEIM 56 D — www.gottenheim.de

Baden-Württemberg | EW 2.580 | 194 m — Freiburg 15 km, Lahr/Schwarzwald 55 km
T 07665 98110

Zur Krone — www.krone-gottenheim.de

Hauptstr. 57, PLZ 79288, **T 07665 6712**
35 | Hauptgericht 17–30 €, Menü 37–60 € | Di-Sa Mo, So

Nicht nur übernachten kann man in dem traditionsreichen, familiengeführten Haus, das mit viel Herzblut und Leidenschaft geführt wird. Im Restaurant kocht man saisonal und regional, dabei stehen frische, heimische Produkte im Fokus.

GÖTTINGEN 32 B — www.goettingen-tourismus.de

Niedersachsen | EW 135.299 | 150 m — Northeim 22 km, Duderstadt 31 km
T 0551 4998030
Altes Rathaus und Gänselieselbrunnen am Markt, Fachwerkhaus Junkernschänke, Johanniskirche, Marienkirche, Alte Universitätsbibliothek, Bismarckhäuschen, Renaissance-Adelspalais Hardenberger Hof, Theaterplatz, Auditorium Maximum mit Kunstsammlung.
Einen Cityplan finden Sie auf Seite 500.

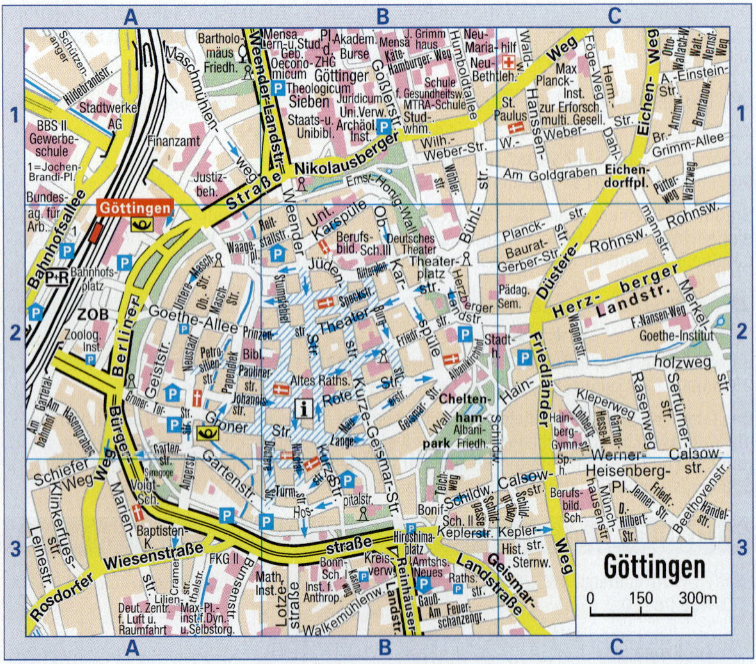

Eden

www.eden-hotel.de

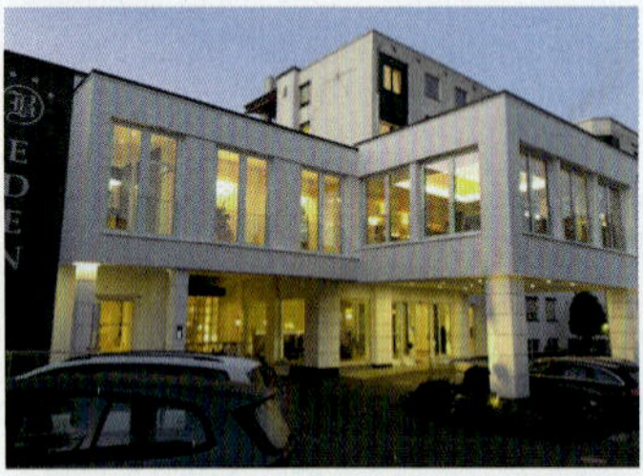

Reinhäuser Landstr. 22a (B3), PLZ 37083,
T 0551 507200, F 5072111
100 Zimmer
Ez 79–169 €, Dz 106–205 € | 24 h

Ein modernes, traditionsreiches Hotel in absolut ruhiger Zentrumslage. Das Haus bietet seinen Gästen komfortable Zimmer, zwei Partnerrestaurants und einen neuzeitlichen Veranstaltungsbereich. Für weiteren Komfort sorgt ein großzügiger Wellnessbereich mit Saunen-Vielfalt, beheiztem Hallenbad und Fitnessraum.

Freigeist

www.freigeist-goettingen.de

Berliner Str. 30 (A2), PLZ 37073, **T 0551 999530**
118 Zimmer | 2 Suiten | Ez ab 109 €, Dz ab 119 €, exkl. Frühstück, ab 19,00 € | 24 h

Hinter der Klinkerfassade des modernen Hotelneubaus verbergen sich schicke Zimmer, die mit zeitgemäßer Technik, bodentiefen Fenstern und ausgesuchten Designmöbeln ausgestattet sind. Das hauseigene Restaurant präsentiert eine moderne Nikkei-Küche - also das Beste aus Japan und Südamerika. Komplettiert wird das Angebot durch eine Bar, einen SPA- und Fitnessbereich sowie diverse Veranstaltungsräume.

Freizeit In
www.freizeit-in.de

★★★★S garni

Dransfelder Straße 3, PLZ 37079 (OT: Groß Ellershausen), **T 0551 90010,** F 9001100
212 Zimmer | 2 Suiten | Ez 79–149 €, Dz 89–189 € | 24 h

Beliebtes Tagungs- und Eventhotel mit zeitgemäß ausgestatteten Zimmern. Das VITAL SPA auf 9.500 qm mit Sauna und Fitnessbereich sorgt für Entspannung. Abwechslungsreiches Gastronomieangebot mit Schlemmerfrühstück, Sonntagsbrunch und kulinarischen Veranstaltungen.

Gebhards
www.gebhardshotel.de

garni

Goetheallee 22-23 (A2), PLZ 37073, **T 0551 49680,** F 4968110
50 Zimmer | 5 Suiten | Ez ab 110 €, Dz ab 190 € | 24 h

1854 erbautes Traditionshotel am alten Stadtwall. Die Zimmer sind zweckmäßig, behaglich und mit dem nötigen Gespür für Individualität eingerichtet. Zum Haus gehören auch Tagungs- und Veranstaltungsräume.

Georgia-Augusta Stuben

68 | Hauptgericht 21–49 €, Menü 24–73 € | Di-So Mo-So

Das im Jugendstil gehaltene Restaurant mit seiner dunklen Holztäfelung, den schönen Art-déco-Lampen und dem alten Dielenboden offeriert deutsche und internationale Küche. Die Speisekarte wechselt regelmäßig und orientiert sich am Marktangebot.

Park Inn by Radisson
www.parkinn-hotel-goettingen.de

★★★★S garni

Kasseler Landstraße 25c, PLZ 37081 (OT: Grone), **T 0551 2707070,** F 2707070555
114 Zimmer | 23 Suiten | 24 h

Ein modernes Geschäftshotel, das nur 2 km vom Bahnhof und 3 km von der Autobahn entfernt ist. Das Haus verfügt über neuzeitliche und freundliche Zimmer. Die Family- und Business-Suiten bieten kleine Extras. Fitness- und Saunabereich mit Dachterrasse.

Stadt Hannover
www.hotelstadthannover.de

★★★S garni

Goetheallee 21 (A2), PLZ 37073, **T 0551 547960,** F 45470
32 Zimmer | Ez 87–110 €, Dz 122–136 € | 24 h

Geschichtsträchtiges, in 4. Generation familiengeführtes Haus direkt am Beginn der Fußgängerzone der hist. Altstadt, das einst als Professorenvilla diente. Stilvoll eingerichtete Zimmer mit zeitgemäßer Ausstattung.

Rennschuh
www.rennschuh.de

€ Gut & Günstig ★★★★S garni

Kasseler Landstr. 93 (im Gewerbegebiet), PLZ 37081 (OT: Grone), **T 0551 90090,** F 9009199
104 Zimmer | 1 Suite | 4 Apartments | Ez 46–70 €, Dz 71–90 € | 24 h 24.12.20–3.1.21

Modernes Geschäftshotel mit verkehrsgünstiger Anbindung an die Autobahn A 7. Freundlich eingerichtete Zimmer mit zweckmäßiger Ausstattung. Kleiner Wellnessbereich mit Schwimmbad und Sauna.

Café Cron und Lanz
www.cronundlanz.de

Weender Straße 25 (B2), PLZ 37073, **T 0551 50088710**
250 | Mo–Sa 8:30–18:30 Uhr, So 13:00–18:30 Uhr

»

Traditionsreiches Haus im Herzen Göttingens mit elegantem Kaffeehausambiente. Außerordentlich reiches Angebot an erlesener Confiserie. Tipp: Konditor-Frühstück.

GRAAL-MÜRITZ 10 C www.graal-mueritz.de

Mecklenburg-Vorpommern | EW 4.262 | 5 m Ribnitz-Damgarten 14 km, Rostock 28 km
T 038206 7030

IFA Hotel www.ifa-graal-mueritz-hotel.com

★★★★S garni

Waldstr. 1, PLZ 18181, **T 038206 730,** F 734444
150 Zimmer | 8 Suiten | 7 Apartments | Ez ab 110 €, Dz ab 156 € | 24 h

Am Strand gelegenes Ferienhotel im Landhausstil mit einem 1.500 qm großen Wellnessbereich und modern eingerichteten Gästezimmern.

Haus am Meer www.ham-ostsee.de

€ Gut & Günstig ★★★S garni

Zur Seebrücke 36, PLZ 18181, **T 038206 7390,** F 73939
34 Zimmer | 7 Apartments | Ez 48–90 €, Dz 79–137 €, 12,00 € | 18.–25.12.20

Persönlich geführtes Haus in Strandnähe auf einem großzügigen Grundstück mit altem Baumbestand. Unterschiedlich möblierte Zimmer mit Garten-, Park- oder Meerblick, teilweise mit Balkon. Restaurant mit typisch mecklenburgischer Küche.

GRAFENAU 62 A www.grafenau.de

Bayern | EW 8.607 | 609 m Freyung 16 km, Regen 31 km
T 08552 962343

Das Reiners www.dasreiners.de

★★★★★S garni

Grüb 20, PLZ 94481 (OT: Grüb), **T 08552 96490,** F 964944
33 Zimmer | 3 Suiten | Ez ab 57 €, Dz ab 99 €

Sympathisches Urlaubsdomizil im Bayerischen Wald mit familiärem Charakter. Sie wohnen in ruhigen, rustikal ausgestatteten Zimmern mit Balkon und inspirierender Aussicht.

GRÄFENTHAL 44 A www.graefenthal.de

Thüringen | EW 2.102 | 400 m Saalfeld 30 km, Erfurt 50 km
T 036703 8890

Steiger www.hotel-steiger.de

€ Gut & Günstig ★★★S garni

Gebersdorf 70, PLZ 98743 (OT: Gebersdorf), **T 036703 82890,** F 82892
20 Zimmer | 1 Suite | 2 Apartments | Ez 42–52 €, Dz 63–72 €, 7,00 €

Einfacher Dorfgasthof mit Gästehaus, das sich seit 1881 in Familienbesitz befindet. Behagliche Zimmer unterschiedlicher Größe mit Kiefermöbeln im Tiroler Landhausstil. Restaurant mit traditioneller Küche.

GRAFENWIESEN 55 C www.grafenwiesen.de

Bayern | EW 1.519 | 439 m Kötzting 4 km, Lam 13 km
T 09941 940317

Birkenhof
www.hotel-birkenhof.de

Auf der Rast 7, PLZ 93479, **T 09941 40040,** F 4004250
75 Zimmer | 12 Suiten | Ez ab 117 €, Dz ab 234 €, inkl. Vollpension

Ferien- und Wellnesshotel in ruhiger Ortsrandlage mit gutem Freizeitangebot und geschmackvoll eingerichteten Zimmern. Ansprechende, mehrstöckige Bade- und Saunalandschaft auf 3.500 qm mit Dachpool.

GRAINAU 67 C
www.grainau.de

Bayern | EW 3.700 | 758 m
T 08821 981850
Garmisch-Partenkirchen 7 km, Mittenwald 25 km

Alpenhof Grainau
www.alpenhof-grainau.de

Alpspitzstraße 34, PLZ 82491, **T 08821 9870,** F 98777
39 Zimmer | 1 Apartment | Ez 65–111 €, Dz 151–225 €

Wohnliche, im modernen Landhausstil eingerichtete Zimmer mit Balkon oder Terrasse und schöner Aussicht auf die Bergwelt bietet dieses Ferien- und Wellnesshotel am Fuß der Zugspitze. Bayerische Spezialitäten und internationale Gerichte werden im Restaurant serviert. Kostenlose Leihfahrräder.

Alpenhotel Waxenstein
www.waxenstein.de

S

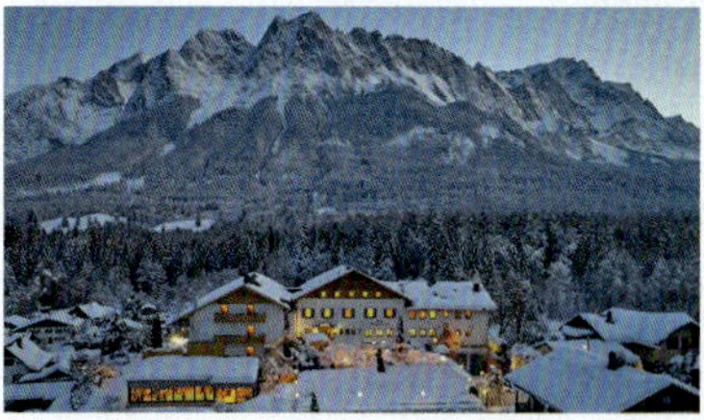

Höhenrainweg 3, PLZ 82491 (OT: Untergrainau), **T 08821 9840,** F 8401
41 Zimmer | 3 Suiten | 1 Apartment
Ez 95–245 €, Dz 140–380 €, inkl. Halbpension, ab 15,00 €

In einer malerischen Bilderbuchlandschaft direkt am Fuße der Zugspitze ist das Hotel zu jeder Jahreszeit ein alpines Urlaubserlebnis. Die Atmosphäre der individuell gestalteten Zimmer und Suiten ist geprägt von französischer Wohnkultur. Stimmungsvoller Wellnessbereich.

Henri-Philippe Neu!

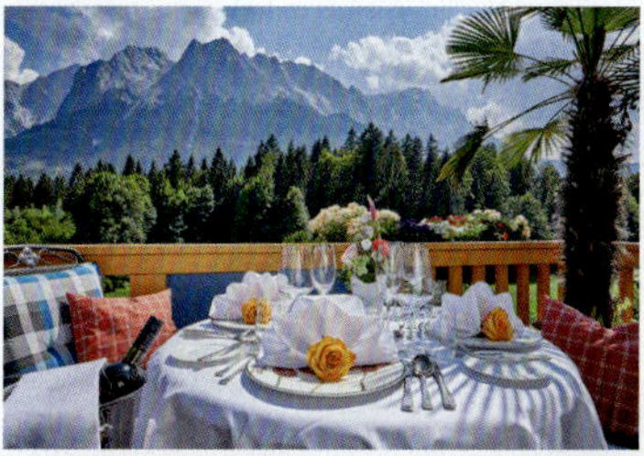

80 | Hauptger. 16–42 €, Menü 37–89 € | Mo-So

Das stimmige und behagliche Ambiente des attraktiven Ferienhotels zieht sich bis ins Restaurant. Da passt die frische, abwechslungsreiche Küche schön ins Bild. Beliebt sind die wechselnden Gourmetmenüs an den Wochenenden. Toll die Panorama-Terrasse mit herrlicher Aussicht auf eine grandiose Bergkulisse.

Am Badersee
www.hotelambadersee.de

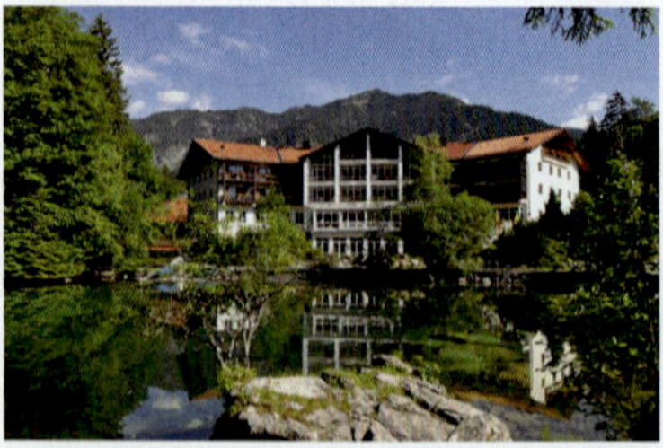

Am Badersee 1-5, PLZ 82491,
T 08821 8210, F 821292
135 Zimmer | 1 Suite
Ez 128–220 €, Dz 144–246 € | 24 h

Das Freizeit- und Ferienhotel am Fuße des Zugspitzmassivs schafft eine Verbindung aus Tradition und Moderne. Hier wohnt man in liebevoll renovierten Landhauszimmern. Vom Wintergarten haben Sie einen herrlichen Blick auf den Badersee und die Bergwelt.

Eibsee-Hotel
www.eibsee-hotel.de

Am Eibsee 1-3, PLZ 82491 (OT: Eibsee), **T 08821 98810,** F 82585
119 Zimmer | 12 Suiten | Ez ab 131 €, Dz ab 170 € | 24 h

Komfortables Ferien- und Tagungshotel in exponierter Lage am Ufer des Eibsees. Zeitgemäß ausgestattete Zimmer, wahlweise mit See- oder Bergblick. Zwei Restaurants mit unterschiedlichen Konzepten, See- und Gartenterrasse, Kamin-Bar.

Bergland
www.hotel-bergland.de

Alpspitzstraße 14, PLZ 82491, **T 08821 98890,** F 988999
13 Zimmer | 5 Suiten | Ez 75–120 €, Dz 85–140 € | 24 h

Ein charmantes Privathotel mit persönlicher Atmosphäre. Hier erwarten Sie gepflegte Zimmer mit modernem Komfort, handbemalten Bauernmöbeln und heimeligem Ambiente. Hausgemachter Kuchen am Nachmittag in der gebuchten Halbpension inklusive. Kleines Wellnessangebot.

Gasthaus am Zierwald
www.zierwald.de

Zierwaldweg 2, PLZ 82491, **T 08821 98280**
50 | Hauptgericht 14–24 €, Menü 21–32 € | Mo-Di, Do-So Mi 27.10.–16.11.21

In dem herzlichen und urgemütlichen Restaurant wird frisch, schmackhaft und regional gekocht - auf der Karte locken z.B. „Duett vom Wolfsbarsch und Garnele" oder „Medaillons vom Kalbsrücken mit Steinpilzkruste". Von der Café-Terrasse hat man einen herrlichen Panoramablick auf Waxenstein und Zugspitze.

GRAINET 62 B
www.grainet.de

Bayern | EW 2.433 | 679 m
T 08585 96000
Freyung 10 km, Passau 40 km

Hüttenhof
www.hotel-huettenhof.de

Hobelsberg 23, PLZ 94143 (OT: Hobelsberg), **T 08585 96050,** F 960550
54 Zimmer | 24 Suiten | 1 Apartment | Ez 105–151 €, Dz 192–524 €, inkl. Halbpension

Das familiär geführte Ferienhotel an den südlichen Ausläufern des Nationalparks Bayerischer Wald hat man in den letzten Jahren umfangreich erweitert. Es bietet behaglich mit warmen Farben und viel Holz eingerichtete Zimmer und Suiten, einen 3.000 qm großen Wellnessbereich mit In- und Outdoor-Infinity-Pool sowie gemütliche Gaststuben.

GRASELLENBACH 51 A www.gemeinde-grasellenbach.de

Hessen | EW 3.954 | 389 m Wald-Michelbach 6 km, Fürth/Odw. 12 km
T 06207 2554

Siegfriedbrunnen www.siegfriedbrunnen.com

★★★★ S garni

Hammelbacher Straße 7, PLZ 64689 (OT: Gras-Ellenbach), **T 06207 6080,** F 1577
61 Zimmer | 1 Suite | 2 Apartments | Ez 76–125 €, Dz 158 €, 15,00 €

Ruhig gelegenes Ferien- und Kurhotel mit rustikalem Charme und unterschiedlichen Zimmerkategorien. Kleine Wellness- und Beautywelt mit Pool, Caldarium, Dampfbad und Saunalandschaft. Restaurant mit regionaler und internationaler Küche.

GRASSAU 68 B www.grassau.de

Bayern | EW 6.943 | 538 m Prien 14 km, Reit im Winkl 18 km
T 08641 697960

Golf Resort Achental www.golf-resort-achental.com

★★★★ S garni

Mietenkamer Straße 65, PLZ 83224, **T 08641 4010,** F 1758
210 Zimmer | 2 Suiten | Ez 159–219 €, Dz 188–248 € | 24 h

Ruhig gelegenes Haus umgeben von einem 2.000 qm großen Garten. Gemütliche Zimmer im „alpenländischen Schick“. Umfangreiches Tagungs-, Fitness- und Wellnessangebot. Parken, WLAN, Sky-TV und Minibarverzehr aller alkoholfreien Getränke sind für Hausgäste kostenfrei.

GREIFSWALD 11 C www.greifswald.info

Mecklenburg-Vorpommern | EW 57.899 | 7 m Stralsund 31 km, Anklam 37 km
T 03834 85361383
Universitätsgebäude (Barock), Dom St. Nikolai, St.-Jacobi-Kirche, St.-Marienkirche, Fischer- und Kapitänshäuser, Museumshafen, Pommersches Landesmuseum, Klosterruine Eldena, Hist. Holzklappbrücke, Caspar-David-Friedrich-Zentrum (Geburtshaus).
Weitere Empfehlungen unter Neuenkirchen bei Greifswald.

Galerie www.hotelgalerie.de

★★★★★ S garni

Mühlenstr. 10, PLZ 17489, **T 03834 7737830,** F 7737831
14 Zimmer | 3 Apartments | Ez 75–80 €, Dz 95–110 €

Ansprechendes Haus in der Altstadt von Greifswald. Liebevoll gestaltete, teils recht geräumige Zimmer. Ausstellungen von moderner und zeitgenössischer Kunst in den Zimmern und in den öffentlichen Bereichen.

Büttner's www.buettners-restaurant.de

Am Hafen 1a, PLZ 17493 (OT: Wieck), **T 03834 8870737**
40 | Hauptgericht 23–37 €, Menü 36–85 € | Fr-So Di-So Mo

Direkt am hist. Marktplatz gelegen und mit Blick auf die alte Klappbrücke pflegt man in diesem hell und freundlich ausgestatteten Restaurant einen naturverbundenen, zeitgemäßen Küchenstil. Sehr gutes Preis-Leistungs-Verhältnis bei aufmerksamem Service.

Tischlerei

Salinenstr. 22, PLZ 17489, **T 03834 884848**
80 | Hauptgericht 19–35 €, Menü 35–50 € | Mo-Sa So

Ein ansprechendes Restaurant mit ungezwungener Atmosphäre direkt am Hafen. Gekocht wird teils regional, teils international - aber immer topfrisch. Kleines, aber feines Weinangebot. Schöne Terrasse.

GRENZACH-WYHLEN 64 A www.grenzach-wyhlen.de

Baden-Württemberg | EW 15.000 | 280 m Basel (Schweiz) 6 km, Lörrach 12 km
T 07624 32218
Altrhein Wyhlen, Römervilla Grenzach, Aussichtspunkt Hornfelsen, Zehnthaus Wyhlen.

Eckert www.eckert-grenzach.de

★★★★S garni

Basler Straße 20, PLZ 79639 (OT: Grenzach), **T 07624 91720,** F 2414
46 Zimmer | 2 Suiten | Ez 72–98 €, Dz 95–118 €, exkl. Frühstück, 10,00 €

Das familiär geführte Hotel ist nur 2 Kilometer von der Schweizer Grenze entfernt. Großen Wert hat man hier auf die Qualität der Einrichtung gelegt. Moderne Designmöbel - stylish, trendig und wirklich toll - zeichnen das Haus von den farbenfroh eingerichteten Zimmern (Tipp: Suite mit kleinem Wohnzimmer und freistehender Badewanne) bis zur loungigen Lobby aus.

Eckert

VARTA-TIPP Küche

100 | Hauptgericht 25–39 €, Menü 84–115 € | Mi-So Mo, Di

Noch reizvoller wird das ohnehin schon attraktive, modern-elegante Restaurant durch den freundlichen und fachkundigen Service. Und es gibt noch etwas für Augen und Gaumen: die junge, innovative Küche mit frischen regionalen Produkten. Der junge Nicolai Wiedmer verarbeitet sehr gute Produkte zu ausdrucksstarken, stimmigen Gerichten mit schönen Kontrasten. Dazu ein gut bestückter Weinkeller mit erlesenen Tropfen.

Rührberger Hof www.ruehrbergerhof.com

★★★S garni

Inzlinger Straße 1, PLZ 79639 (OT: Rührberg), **T 07624 91610,** F 916161
19 Zimmer | Ez ab 75 €, Dz ab 110 €

Unweit der Schweizer Grenze erwartet Sie dieses ruhige Hotel, das bereits über 100 Jahre in Familienbesitz ist. Das Haus bietet große, helle Zimmer mit zurückhaltend-eleganter Einrichtung und modernen Bädern. Von den obersten Stockwerken bietet sich ein toller Ausblick, der weit über das Dreiländereck reicht.

Rührberger Hof

180 | Hauptgericht 19–34 € | Mi-So Mo-So

Hier sitzen Sie in ländlich-modern gestalteten Gaststuben und lassen sich klassische, saisonale Spezialitäten (z.B. „Rinderfilet an Burgunder-Jus mit Karottengemüse und Kartoffel-Thymian-Taler") schmecken. Dazu gibt es preislich fair kalkulierte Weine aus nah und fern. Wechselndes Mittagsmenü.

Villetta
www.hotel-villetta.de

★★★ garni

Basler Strasse 10, PLZ 79639 (OT: Grenzach), **T 07624 2091701,** F 2093389
10 Zimmer | Ez ab 69 €, Dz ab 89 €, exkl. Frühstück, 12,80 €

Dieses freundlich geführte Hotel befindet sich in einem attraktiven Jugendstilgebäude aus dem Jahre 1911 direkt an der Schweizer Grenze zu Basel. Moderne Farben und elegantes Design prägen die gut ausgestatteten Nichtraucherzimmer. Gratis WLAN für Hausgäste.

GREVEN 21 C
www.greven-tourismus.de

Nordrhein-Westfalen | EW 35.887 | 45 m — Münster 15 km, Rheine 31 km
T 02571 1300

Altdeutsche Schänke
www.altdeutsche-schaenke.de

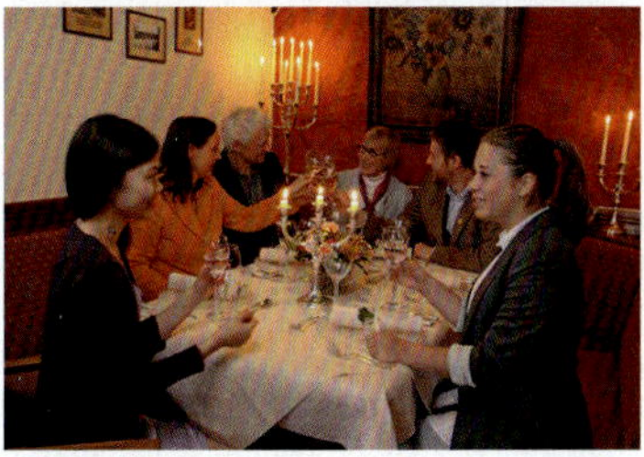

Dorfstraße 18, PLZ 48268 (OT: Gimbte), **T 02571 2261**
80 | Hauptger. 12–43 € | Mi-So ⃠ Mo, Di

Hist. Haus mit urgemütlichem Ambiente und altem, offenem Kamin. Abwechslungsreiche Speisekarte mit regional betonten Gerichten wie „Rindfleisch in Zwiebelsauce“ oder „Geschnetzeltes Salbeihähnchen“. Hübsch sitzt man während der warmen Jahreszeit auf der Gartenterrasse im Grünen.

Ristorante Etna
www.ristorante-etna.de

Grevener Landstr. 4, PLZ 48268 (OT: Reckenfeld), **T 02575 1791**
105 | Hauptgericht 10–25 €, Menü 25–35 € | Mi-Fr Mi-So ⃠ Mo, Di

Genussvoll und entspannt geht es in diesem freundlich geführten Familienbetrieb zu. In modernem Ambiente können Sie sich auf die ganze Vielfalt der italienisch-mediterranen Küche freuen. Von klassischen Antipasti über leckere Pastaspezialitäten bis zu feinen Fleischgerichten und Pizza ist für jeden etwas dabei.

GREVENBROICH 29 C
www.grevenbroich.de

Nordrhein-Westfalen | EW 61.891 | 50 m — Neuss 16 km, Düsseldorf 28 km
T 02181 6080
Museum Villa Erckens, Schloss Hülchrath (8 km NO), Altes Schloss, Wildfreigehege.

Drei Könige
www.drei-koenige.net

Neusser Straße 49, PLZ 41516 (OT: Kapellen), **T 02182 812153**
45 | Hauptgericht 19–25 €, Menü ab 39 € | Sa-So Di-So ⃠ Mo

Ehem. Postrelaisstation aus dem 18. Jhd. Gepflegte Gaststuben mit eleganter Einrichtung. Saisonal und international geprägte Speisen. Auch Gästezimmer vorhanden.

GRIESBACH I.ROTTAL, BAD 62 C
www.badgriesbach.de

Bayern | EW 8.448 | 453 m — Pfarrkirchen 19 km, Passau 38 km
T 08532 79240

Maximilian Quellness- und Golfhotel
www.quellness-golf.com/maximilian

★★★★★

Kurallee 1, PLZ 94086 (OT: Bad Griesbach-Therme), **T 08532 7950,** F 795151
205 Zimmer | 20 Suiten | Ez ab 142 €, Dz ab 244 € | 24 h

Aufwendig gestaltetes Hotel mit einem 2.500 qm großen Wellnessbereich. Die noblen Landhauszimmer wurden mit hellen, freundlichen Farben eingerichtet. Mehrere Restaurants. Beliebtes Haus bei Golfern mit direkter Verbindung zu allen 18-Loch-Meisterschaftsplätzen und zur Golfschule.

4 Moods
www.4moods-hotel.de

★★★★

Aunhamer Weg 48, PLZ 94086, **T 08532 9234280**
83 Zimmer | Ez ab 129 €, Dz ab 145 € | 24 h

„Adults only" heißt es in diesem schmucken Themenhotel, das sich exklusiv an erwachsene Gäste richtet. Das Haus empfängt Sie mit individuell eingerichteten Zimmern und Suiten sowie zahlreichen SPA-Möglichkeiten. Am Abend lockt die gemütliche Lobbybar am offenen Kamin.

DAS LUDWIG
www.quellness-golf.com

★★★★S

Am Kurwald 2, PLZ 94086 (OT: Bad Griesbach-Therme), **T 08532 7990,** F 799799
168 Zimmer | 13 Suiten | Ez 112–122 €, Dz 184–204 € | 24 h

Ein auf Familien, Wellnessgäste und Golfer zugeschnittenes Ferien- und Familienhotel in idyllischer Lage hoch über dem Rottal. Behaglich ausgestattete Zimmer, teilweise mit Balkon oder Loggia. Hauseigene Thermal-Badelandschaft auf rund 1.800 qm. Professionelle Kinderbetreuung. Golfer-Service.

Fürstenhof
www.quellness-golf.com

★★★★S

Thermalbadstraße 28, PLZ 94086 (OT: Bad Griesbach-Therme), **T 08532 9810,** F 981135
148 Zimmer | 8 Suiten | Ez 111–128 €, Dz 210–238 € | 24 h

Die hervorragende Lage mit Panoramablick auf das Rottal ist längst nicht alles: Geschmackvolle Zimmer in harmonischen Beerentönen, ein 4.400 qm großer Health- und Quellnessbereich sowie eine großzügige Thermen-Oase machen das Hotel aus. Dazu ein umfangreiches gastronomisches Angebot mit mehreren Restaurants.

Parkhotel
www.parkhotel-badgriesbach.de

★★★★S

Am Kurwald 10, PLZ 94086 (OT: Bad Griesbach-Therme), **T 08532 280,** F 28204
150 Zimmer | 5 Suiten | 1 Apartment | Ez ab 99 €, Dz 108–118 €, ab 15,00 € | 24 h

Auf einer Anhöhe über dem Rottal liegt dieses Thermal-Wellnesshotel. Erst kürzlich hat man das Haus umfangreich renoviert. Sie haben die Wahl zwischen traditionellen oder modern eingerichteten Zimmern. Ein besonderes Highlight ist zweifellos die 3.600 qm große SPA-Landschaft nebst Beauty-Bereich.

Thermenhotel Viktoria
www.viktoria-badgriesbach.de

★★★★

Passauer Straße 39a, PLZ 94086, **T 08532 3090,** F 309154
65 Zimmer | 7 Suiten | Ez ab 69 €, Dz ab 128 € | 24 h

Großzügiges SPA- und Golf-Resort mit herrlichem Weitblick in die reizende Landschaft der „Bayerischen Toskana“. Die Zimmer und Suiten sind von erlesener Behaglichkeit und verfügen fast alle über einen Balkon oder eine Terrasse. Vielfältiges Sport- und Freizeitangebot. Auch ein hoteleigener Kinosaal ist vorhanden.

Gutshof Sagmühle Neu! www.gutshof-sagmuehle.de

garni

Golfplatz Sagmühle 1, PLZ 94086, **T 08532 96140**
24 Zimmer | 2 Suiten | Ez 59–74 €, Dz 99–134 €

Das familiengeführte Hotel empfängt Sie in ruhiger Lage, direkt am Golfplatz Sagmühle. Die unterschiedlich geschnittenen Zimmer überzeugen durch hochwertige Ausstattung und farbenfrohes Design. Im Restaurant und auf der Sonnenterrasse serviert man moderne europäische Küche.

GRIESHEIM 51 A www.griesheim.de

Hessen | EW 27.275 | 96 m Darmstadt 6 km, Groß-Gerau 8 km
T 06155 7010

Nothnagel www.hotel-nothnagel.de

★★★ S garni

Wilhelm-Leuschner-Straße 67, PLZ 64347, **T 06155 83700,** F 837077
31 Zimmer | Ez 80–95 €, Dz 105–120 € | 24 h

Angenehmes Urlaubshotel mit Bäckerei und Café in der Stadtmitte unter familiärer Leitung. Komfortabel ausgestattete Gästezimmer von unterschiedlicher Größe und Ausstattung. Gutes Frühstück.

GRIMMA 35 C www.grimma.de

Sachsen | EW 30.000 | 128 m Leipzig 36 km, Dresden 84 km
T 03437 9858285
Renaissancerathaus, Hängebrücke, Göschenhaus, Wasser- und Schiffmühle Höfgen, Klosterruine Nimbschen, ehem. Landes- und Fürstenschule St. Augustin.

Kloster Nimbschen www.kloster-nimbschen.de

★★★★ S garni

Nimbschener Landstraße 1, PLZ 04668, **T 03437 9950,** F 995299
86 Zimmer | 6 Suiten | 3 Apartments | Ez 69–99 €, Dz 89–119 €

Aufwendig restaurierte Klosteranlage mit hist. Flair in schöner grüner Lage. Stilvoll eingerichtete Zimmer im Haupthaus und einfachere Zimmer im Nebenhaus. Im Restaurant werden feine Gerichte der deutschen und internationalen Küche serviert.

GRÖDITZ 35 D www.groeditz.de

Sachsen | EW 7.524 | 97 m Dresden 52 km, Cottbus 89 km
T 035263 3280

Spanischer Hof www.spanischer-hof.de

★★★★ S garni

Hauptstraße 15a, PLZ 01609, **T 035263 440,** F 44444
45 Zimmer | 6 Suiten | 1 Apartment

Mediterran anmutendes Gebäude - angelehnt an die maurisch-andalusische Bauart. Zur Verfügung stehen verschiedene Zimmerkategorien. Im Restaurant spanisches Landhausambiente und deftige Küche.

GRÖMITZ, OSTSEEBAD 8 D

www.groemitz.de

Schleswig-Holstein | EW 6.913 | 14 m
Lübeck 54 km, Kiel 74 km
T 04562 2560

aja Grömitz

www.ajaresorts.de

Am Strande 35, PLZ 23743, **T 0800 252737678,** F 696352589
222 Zimmer | Ez ab 78 €, Dz ab 141 € | 24 h

Direkt in der ersten Strandreihe liegt dieses Haus. Trendig-moderne Gästezimmer mit Komfort-Kingsize-Betten und großzügiger Regendusche. Nach dem Baukastensystem kann der Gast verschiedene Leistungen hinzubuchen. Restaurant „PIAZZA Sky" mit Panoramablick.

Strandidyll

www.strandidyll.de

Uferstraße 26, PLZ 23743, **T 04562 1890,** F 18989
26 Zimmer | 13 Suiten | Ez ab 74 €, Dz ab 107 €

Gepflegtes und gut geführtes Haus direkt an der Ostsee. Individuell eingerichtete, lichtdurchflutete Zimmer und Suiten in zeitgenössischem Design. Cafébetrieb mit Sonnenterrasse. Auch Ferienwohnungen vorhanden.

Villa am Meer

www.villa-am-meer.de

Seeweg 6, PLZ 23743, **T 04562 2550,** F 255299
30 Zimmer | Ez 69–144 €, Dz 110–164 € | 1.11.20–31.3.21

Familiär geführtes Haus mit persönlicher Note, nur 100 Meter vom Strand entfernt. Traditionelle, behagliche Zimmereinrichtung. In den gemütlichen Restaurationsräumen werden norddeutsche und internationale Gerichte serviert.

GRONAU 20 D

www.gronau.de

Nordrhein-Westfalen | EW 46.549 | 38 m
holländische Grenze 3 km, Ahaus 10 km
T 02562 120
Rock- und Popmuseum, Dinkelauen und Inselpark, Stadtkirchen, Wasserturm, Feriengebiet Dreiländersee, Amtsvenn, Gildehauser Venn.

Schepers

www.hotel-schepers.de

Ahauser Straße 1, PLZ 48599 (OT: Epe), **T 02565 93320,** F 93325
42 Zimmer | 2 Suiten | Ez 73–82 €, Dz 106–151 €

Inmitten einer schönen Parkanlage mit historischer Mühle empfängt Sie dieser Familienbetrieb. Sie haben die Wahl zwischen modernen Designzimmern und klassisch-eleganten Landhauszimmern. Im Penthouse steht den Gästen ein Wellnessbereich mit verschiedenen Saunen kostenfrei zur Verfügung. Restaurant mit Frühstücksterrasse direkt am Fluss.

GRÖNENBACH, BAD 66 B

www.bad-groenenbach.de

Bayern | EW 5.281 | 718 m
Memmingen 15 km, Kempten (Allgäu) 25 km
T 08334 60531

allgäu resort
www.allgaeu-resort.de

★★★★S garni

Sebastian-Kneipp-Allee 7, PLZ 87730, **T 08334 5346500,** F 53468555
121 Zimmer | 5 Suiten | Ez ab 99 €, Dz ab 149 € | 24 h

Ruhig gelegenes Medical- und Wellnesshotel im Herzen der Allgäuer Voralpen. Wohnliche und geräumige Gästezimmer, größtenteils mit Balkon oder Terrasse. Umfassendes SPA-Angebot. Ambitionierte Küche im Restaurant „Weitblick".

Landhotel Grönenbach
www.landhotel-groenenbach.de

★★★S garni

Ziegelbergerstr. 3, PLZ 87730, **T 08334 98480,** F 984858
24 Zimmer | 2 Suiten | 2 Apartments | Ez 83–90 €, Dz 110–120 €, 8,50–15,00 €

Freundliches Landhotel in ruhiger Ortsrandlage. Geschmackvoll eingerichtete Zimmer mit zeitgemäßer Ausstattung. Kleiner Saunabereich mit Beauty-Anwendungen.

Charlys Topf-Gucker
www.topf-gucker.com

VARTA-TIPP Küche

Marktplatz 8, PLZ 87730, **T 08334 259725**
60 | Hauptgericht 10–38 € | Sa-So Mi-So Mo, Di

Wohlige Atmosphäre, herzlicher Service und eine schmackhaft zubereitete Küche sind die Vorzüge dieses Traditionswirtshauses am Marktplatz. Das kulinarische Spektrum reicht von der Allgäuer Brotzeit über traditionelle Regionalgerichte wie Käsespätzle oder Maultaschen bis hin zu mediterranen Köstlichkeiten. Zur warmen Jahreszeit sitzt man sehr schön auf der Terrasse.

GROSS MECKELSEN 14 D
www.gross-meckelsen.de

Niedersachsen | EW 511 | 35 m
Hamburg 64 km, Bremen 71 km
T 04282 93001601

Zur Kloster-Mühle
www.kloster-muehle.de

S garni

Kuhmühler Weg 7, PLZ 27419 (OT: Kuhmühlen), **T 04282 594190,** F 5941919
14 Zimmer | Ez ab 90 €, Dz ab 130 €

Romantisches Mühlenanwesen mit mediterranem Flair in traumhafter Lage. Geschmackvoll und komfortabel eingerichtete Landhauszimmer. Ein ganz besonderes Highlight ist das Wellnesszimmer mit eigener Sauna, Whirlwanne und Massagedusche.

Zur Kloster-Mühle

65 | Hauptgericht 20–27 €, Menü 32–46 € | So Di-Sa Mo

Landgasthaus mit südländischem Ambiente und idyllischem Gartenrestaurant. Auf der saisonal wechselnden Speisekarte finden sich kreative internationale Gerichte mit mediterranen Akzenten.

Schröder
www.hotel-schroeder.de

★★★S garni

Am Kuhbach 1, PLZ 27419, **T 04282 50880,** F 3535
38 Zimmer | Ez 67–87 €, Dz 90–110 €

»

Einladender Familienbetrieb in ruhiger Lage. Großzügige, individuell eingerichtete Gästezimmer. In den modernen Restauranträumen wird eine frische saisonale Küche serviert.

GROSS NEMEROW 18 D www.burg-stargard.de

Mecklenburg-Vorpommern | EW 1.147 | 75 m Neubrandenburg 12 km, Berlin 130 km
T 039603 25355

Bornmühle www.bornmuehle.de

★★★★ garni

Bornmühle 35, PLZ 17094, **T 039605 600,** F 60399
97 Zimmer | 8 Suiten | 4 Apartments | Ez 90–109 €, Dz 130–150 €, 22,00 €

Dieses familiär geführte Hotel ist für Businessgäste und Freizeitreisende gleichermaßen interessant. Die kontinuierlichen Investitionen zeigen sich im kürzlich eröffneten Neubau, in den wohnlich-eleganten Zimmern, tollen Veranstaltungsräumlichkeiten sowie in der großzügigen SPA-Landschaft mit Saunen und Indoor-Salzwasser-Schwimmbad.

Räthro

VARTA-TIPP Küche

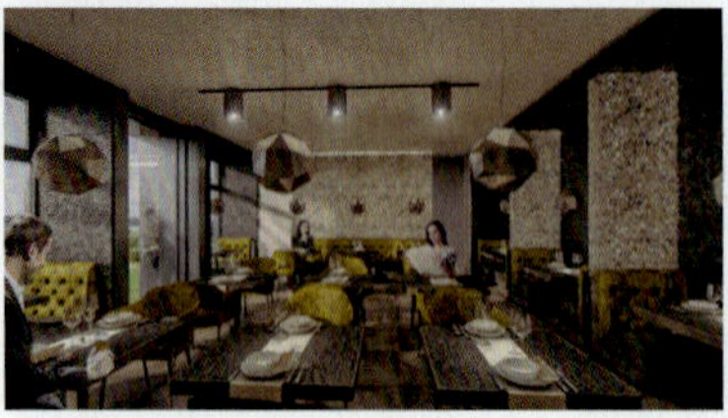

T 039605 60359
120 | Menü 69–119 € | Mi-Sa

Im neuen, durchgestylten Restaurant mit zauberhafter Aussicht auf die Seelandschaft verfolgt Küchendirektor Torsten Räth das kulinarische Konzept „Zurück zum Ursprung". In den vier- bis achtgängigen Räthro-Menüs stehen modern interpretierte Klassiker aus regionalen und saisonalen Bio-Produkten im Vordergrund. Dazu kredenzt der freundliche Service ausgesuchte Spitzenweine namhafter Winzer.

GROSS-UMSTADT 51 A www.gross-umstadt.de

Hessen | EW 21.823 | 160 m Dieburg 7 km, Darmstadt 22 km
T 06078 781261
Hist. Stadtkern, Renaissance-Rathaus, Fachwerkhäuser.

Farmerhaus-Lodge www.farmerhaus-lodge.de

VARTA-TIPP Ambiente

garni

Carlo-Mierendorff-Str. 5, PLZ 64823, **T 06078 9307570,** F 9407579
8 Zimmer | 2 Suiten | Ez 95–200 €, Dz 110–215 €, exkl. Frühstück, 10,00–18,00 €

Kleines Boutique-Hotel in einer ehem. Hofreite. Das gesamte Haus präsentiert sich in afrikanischem Lodge-Ambiente. Die sechs Doppelzimmer und zwei Suiten sind allesamt Unikate. Kostenfreies WLAN, Minibar, Nespresso-Kaffeemaschine sowie gratis Mineralwasser sind Annehmlichkeiten, auf die sich die Gäste hier freuen dürfen. Hübscher Innenhof.

Farmerhaus www.farmerhaus.de

Am Farmerhaus 1, PLZ 64823, **T 06078 911191**
85 | Hauptgericht 28–38 €, Menü 65–102 € | Di-Sa 1.–17.1.21

Hier erwartet Sie eine Erlebnisgastronomie der besonderen Art. Das exotische Lokal im authentischen Afrika-Look bietet eine aromenreiche Würzküche mit afrikanischen Spezialitäten wie z.B. Zebra, Namibia Black Angus oder Springbock. Tipp: Im Sommer lohnt es sich, einen exotischen Drink auf der lauschigen Terrasse zu genießen.

GROSSEFEHN 13 C www.grossefehn.de

Niedersachsen | EW 13.646 | 5 m Aurich 13 km, Emden 35 km
T 04943 9200

Holtroper Krug Neu!

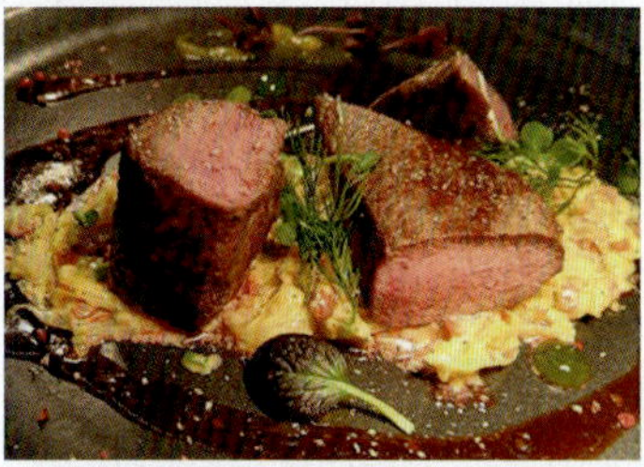

Mühlenweg 6, PLZ 26629, **T 04943 1525**
230 | Hauptger. 14–32 €, Menü 18–26 € |
Mi-So Mo, Di

Der traditionsbewusst geführte Familienbetrieb von Rainer Preuß gehört zweifelsohne zu den Top-Adressen der Region, denn hier gibt es in gemütlicher Atmosphäre schmackhafte regionale Gerichte wie „Waldpilzrisotto mit Rehleber und Rote Bete“. Tipp: Regelmäßig finden Steakabende statt.

GROSSHEUBACH 51 B www.info-grossheubach.de

Bayern | EW 5.046 | 132 m Wertheim 29 km, Aschaffenburg 40 km
T 09371 6500470

Rosenbusch www.hotel-rosenbusch.de

€ Gut & Günstig ★★★ garni
Engelbergweg 6, PLZ 63920, **T 09371 650400,** F 6504029
20 Zimmer | Ez 58 €, Dz 75–103 € | 24 h

Familiär geführtes Hotel in schöner ruhiger Lage. Die zeitgemäß ausgestatteten Nichtraucherzimmer verfügen größtenteils über einen Balkon. Im Restaurant werden regionale und gutbürgerliche Gerichte serviert.

Zur Krone www.gasthauskrone.de

Miltenberger Straße 1, PLZ 63920, **T 09371 2663**
80 | Hauptgericht 13–35 €, Menü 43–53 € | Di-Do, Sa-So Di-So Mo

Besonders angenehm sitzt man hier im tollen Biergarten, aber auch drinnen hat man es sehr schön dank dekorativer Elemente und zugleich gemütlichem Interieur. Die ambitionierte internationale Küche bietet z.B. „Kalbsbäckchen geschmort in Rotweinsauce auf breiten Nudeln und buntem Gemüse“.

GROSSKARLBACH 50 B www.grosskarlbach.de

Rheinland-Pfalz | EW 1.126 | 118 m Bad Dürkheim 14 km, Ludwigshafen am Rhein 22 km
T 06238 926414

Karlbacher Restaurant www.karlbacher.info

Hauptstraße 57, PLZ 67229, **T 06238 3737**
100 | Hauptgericht 19–26 €, Menü 32–85 € | Mi-So Mo, Di

»

Ein hübsch restauriertes Winzerhaus aus dem 17. Jhd. mit liebevoll gestalteten Gasträumen auf zwei Ebenen. Hier kredenzt man Ihnen eine schmackhafte Frischeküche mit erlesenen saisonalen Zutaten. Wöchentlich wechselnde Mittagskarte.

GROSSOSTHEIM 51 B www.grossostheim.de

Bayern | EW 16.560 | 137 m Aschaffenburg 9 km, Darmstadt 33 km
T 06026 50045610
Hist. Marktplatz, kath. Pfarrkirche mit Tilman-Riemenschneider-Altar, Kreuzkapelle, Nöthigsgut mit Bachgaumuseum.

Das Weinhaus Becker Neu! www.das-weinhaus-becker.de

Breite Straße 5, PLZ 63762, **T 06026 4954**
100 | Hauptgericht 8–21 € | Mo-Mi, Fr-So Do

Im zauberhaften historischen Ortskern befindet sich das traditionelle, rustikale Gasthaus. Drinnen gemütliche Atmosphäre, draußen ein lauschiger Sommergarten. Gekocht wird gutbürgerlich und fränkisch unter Verwendung regionaler Zutaten. Dazu gibt es ausgewählte Weine heimischer Winzer.

GROSSRÄSCHEN 36 B www.grossraeschen.de

Brandenburg | EW 8.863 | 115 m Senftenberg 15 km, Finsterwalde 23 km
T 035753 270

Seehotel Großräschen www.seehotel-grossraeschen.de

★★★★ garni

Seestraße 88, PLZ 01983, **T 035753 690660,** F 690669
60 Zimmer | 4 Suiten | Ez 85–134 €, Dz 99–144 € | 24 h

Ruhig gelegenes Hotel direkt am entstehenden Großräschener See. Hier erwarten Sie großzügig gestaltete Gästezimmer in verschiedenen Stilrichtungen. Weltberühmte Gemälde - meisterhaft reproduziert - kann man im hauseigenen Fälschermuseum besichtigen. Das Restaurant mit Sommerterrasse bietet schmackhafte Lausitzer Küche mit internationalen Einflüssen.

GROSSSCHÖNAU 47 B www.grossschoenau.de

Sachsen | EW 5.767 | 350 m Görlitz 57 km, Dresden 124 km
T 035847 2146

Landhotel Quirle-Häusl www.quirle.de

★★★★ garni

Hauptstraße 51/52, PLZ 02799 (OT: Waltersdorf), **T 035841 606060,** F 606066
24 Zimmer | 1 Suite | Ez 55–79 €, Dz 89–119 €

Freundlich geführter Hotelbetrieb in einem Oberlausitzer Fachwerkhaus von 1839. Hier erwarten Sie wohnliche Landhauszimmer, ein kleiner Wellnessbereich mit Sauna und Salzoase sowie ein behagliches Restaurant mit Biergarten.

GRÜNBERG 41 B www.gruenberg.de

Hessen | EW 14.320 | 273 m Gießen 22 km, Alsfeld 30 km
T 06401 804118
Schloss, Diebsturm, mittelalterl. Stadtbild, Marktplatz, Luftkurort.

Sporthotel Neu!
www.sporthotel-gruenberg.de

★★★★S garni

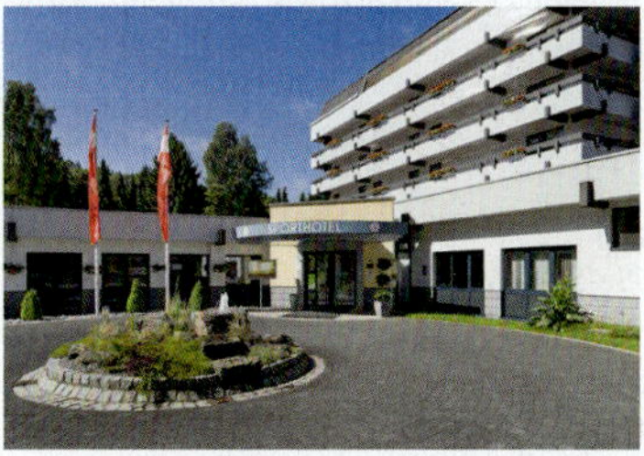

Am Tannenkopf 1, PLZ 35305, **T 06401 8020,** F 802166
44 Zimmer | 1 Suite
Ez 75–88 €, Dz 98–112 €, 8,00 € | 24 h

In schöner Lage am Fuße des Vogelsbergs empfängt Sie dieses Hotel mit angeschlossener Sportschule. Das Haus bietet zeitgemäße Gästezimmer, gut ausgestattete Tagungsräume sowie einen Sauna- und Fitnessbereich. Sehr gut essen kann man im hauseigenen Restaurant nebst Sonnenterrasse.

GRÜNHAIN-BEIERFELD 45 B
www.gruenhain-beierfeld.de

Sachsen | EW 6.022 | 550 m — Zwickau 40 km, Chemnitz 45 km
T 03774 6625996

Köhlerhütte
www.koehlerhuette.com

Am Fürstenberg 7, PLZ 08344 (OT: Waschleithe), **T 03774 15980,** F 1598100
18 Zimmer | 3 Suiten | 2 Apartments | Ez 63–80 €, Dz 99–134 €, 5,00–12,00 €

Familiengeführtes Haus mit über 150-jähriger Tradition in ruhiger Waldrandlage. Geschmackvoll im Landhausstil eingerichtete Gästezimmer. Im Restaurant wird regional und international gekocht.

GRÜNWALD 60 D
www.gemeinde-gruenwald.de

Bayern | EW 11.139 | 581 m — München 14 km, Wolfratshausen 18 km
T 089 641620
BAVARIA Filmstadt, Burg Grünwald mit Museum, Walderlebniszentrum mit Waldlehrpfad und Schwarzwildgatter.

Schlosshotel Grünwald
www.schlosshotelgruenwald.de

Zeillerstraße 1, PLZ 82031, **T 089 6496260,** F 64962635
19 Zimmer | 4 Suiten | Ez 90–110 €, Dz 90–160 € | 24 h

Geschichtsträchtiges Haus auf dem Isar-Hochufer. Zimmer und Suiten im eleganten Landhausstil mit toller Aussicht auf das Isartal. Das Restaurant bietet delikate Gerichte aus der italienischen Küche. Schöne Terrasse.

Alter Wirt
www.alterwirt.de

★★★S garni

Marktplatz 1, PLZ 82031, **T 089 6419340,** F 64193499
50 Zimmer | Ez 89–139 €, Dz 139–229 €, 17,00 €

Umweltbewusst renoviertes Traditionshotel. Zimmer mit Böden aus geölter Kastanie, Möbeln aus heimischen Hölzern und metallfreien Naturbetten. Restaurant mit moderner und traditionell bayerischer Küche.

GSCHWEND 58 B www.gschwend.de

Baden-Württemberg | EW 5.000 | 500 m Schwäbisch Gmünd 19 km, Stuttgart 59 km
T 07972 6810

Herrengass www.herrengass-gschwend.de

Welzheimer Straße 11, PLZ 74417, **T 07972 912520**
40 | Hauptgericht 14–28 €, Menü 29–66 € | Sa-So Mi-So

Eine schöne Adresse ist dieses Restaurant hinter denkmalgeschützten Mauern: modern-kunstvolles Ambiente, freundliche Gastgeber und eine zeitgemäß zubereitete, klassische Küche aus regionalen Produkten. Im Bistro „Schublad", dem ehem. Kolonialwarenladen, werden regionale Leckereien (Maultaschen, Wurstsalat, Rostbraten...) serviert.

GUMMERSBACH 30 C www.gummersbach.de

Nordrhein-Westfalen | EW 49.665 | 250 m Olpe 29 km, Remscheid 39 km
T 02261 87404
Oberbergische Talsperre, Aggertalsperre mit Liegewiese, Aggertalhöhle, Tropfsteinhöhle Wiehl, Eisenbahnmuseum, Brauereibesichtigung, Affen- und Vogelpark (in Eckenhagen).

Stremme www.hotel-stremme.de

★★★S garni

Beckestraße 55, PLZ 51647 (OT: Becke), **T 02261 92640,** F 29521
17 Zimmer | Ez ab 68 €, Dz ab 88 €

Bergischer Landgasthof in ruhiger Lage. Großzügige, gemütlich eingerichtete Gästezimmer mit kostenlosem WLAN. Im Restaurant wird gutbürgerliche Küche serviert.

Die Mühlenhelle www.muehlenhelle.de

VARTA-TIPP Küche

Hohler Straße 1, PLZ 51645 (OT: Dieringhausen), **T 02261 290000**
40 | Hauptgericht 26–56 €, Menü 70–119 € | So Do-So Mo, Di, Mi

In dieser denkmalgeschützten Villa bietet Michael Quendler eine moderne europäische Küche, die in Menüform kredenzt wird. Die einzelnen Speisen können selbstverständlich auch à la carte bestellt werden. Gastgeberin und Sommelière Birgitta Quendler hat die passenden Weinempfehlungen. Saisonale und regionale Speisen stehen im mediterran gehaltenen Bistro auf der Karte. Man hat auch wohnlich eingerichtete Hotelzimmer.

GUNDELFINGEN 64 A www.gundelfingen.de

Baden-Württemberg | EW 11.160 | 266 m Freiburg i. Br. 6 km, Titisee-Neustadt 39 km
T 0761 59110

Sonne Wildtal www.sonnewildtal.com

Talstraße 80, PLZ 79194 (OT: Wildtal), **T 0761 61257060**
150 | Hauptgericht 16–47 €, Menü 49–75 € | Sa-So Mi-So Mo, Di

Hinter der hübschen Fachwerkfassade sitzt man in zeitgemäßem Ambiente bei regionaler Küche mit Bezug zur Saison. Auch Klassiker wie Wiener Schnitzel oder Zwiebelrostbraten finden sich auf der Karte. Dazu gibt es schöne badische Weine. Lauschige Terrasse am Wildtaler Dorfplatz.

Bahnhöfle
www.bahnhoeflegundelfingen.de

Bahnhofstraße 16, PLZ 79194, **T 0761 5899949**
60 | Hauptgericht 19–42 €, Menü 25–100 € | So Mo-Di, Do-So Mi

Das gemütliche Restaurant wird von Elisabeth und Thierry Falconnier freundlich und engagiert geführt. Fischsuppe, Austern, Ochsenschwanz, Kalbszüngle... Gekocht wird klassisch französisch - und das mit viel Geschmack! Dazu gibt es erlesene Tropfen aus nah und fern.

GUNDELFINGEN A. D. DONAU 59 A
www.gundelfingen-donau.de

Bayern | EW 7.715 | 438 m
Dillingen a. d. Donau 10 km, Giengen a. d. Brenz 15 km
T 09073 9990

Neuhof am See
www.neuhof.de

VARTA-TIPP Küche

Äußere Günzburger Str. 1 (Zufahrt über Haldenweg), PLZ 89423, **T 09073 958690**
40 | Hauptgericht 19–38 €, Menü 54–101 € | Sa-So Mi-So Mo, Di

Das liebevoll renovierte Wirtshaus präsentiert sich in stilvollem Landhausambiente. Küchenchef Hendrik Ketter verwendet überwiegend regionale Erzeugnisse und kredenzt frische bodenständige Gerichte. Im Sommer lockt der urige Biergarten direkt am See unter herrlich gewachsenen Kastanien. Der Seehaus-Event-Pavillon bietet zudem den perfekten Rahmen für Veranstaltungen jeder Art.

GÜNZBURG 59 C
www.guenzburg.de

Bayern | EW 19.676 | 490 m
Ulm 25 km, Krumbach 26 km
T 08221 200444
Unteres Tor (Wahrzeichen der Stadt), Frauenkirche (Rokoko), Nassauer Denkmal.

Zettler
www.hotel-zettler.de

★★★★ garni

Ichenhauser Straße 26a, PLZ 89312, **T 08221 36480,** F 6714
49 Zimmer | Ez ab 89 €, Dz ab 129 €

Gut geführtes Stadt- und Geschäftshotel mit familiärer Atmosphäre und guten Tagungsmöglichkeiten. Das Haus bietet funktional eingerichtete Nichtraucherzimmer mit kostenlosem WLAN. Kleiner Relaxbereich. Modernes Restaurant mit Wintergarten und sonniger Gartenterrasse.

Römer
www.hotel-roemer.de

★★★ garni

Ulmer Straße 26, PLZ 89312, **T 08221 367380,** F 3673877
24 Zimmer | 1 Suite | Ez 68–83 €, Dz 93–125 €, 5,00–12,00 €

Hotelneubau auf einem römischen Gussfundament aus dem 3. Jahrhundert. Das familienfreundliche Haus liegt nur wenige Minuten vom hist. Marktplatz entfernt. Modern eingerichtete Zimmer mit kostenlosem WLAN. Weitere Übernachtungsmöglichkeiten im Gästehaus.

GUNZENHAUSEN 53 C
www.gunzenhausen.de

Bayern | EW 16.176 | 416 m
Weißenburg 22 km, Ansbach 28 km
T 09831 508300

Parkhotel Altmühltal www.aktiv-parkhotel.de

★★★★ S

Zum Schießwasen 15, PLZ 91710, **T 09831 5040,** F 89422
67 Zimmer | 17 Suiten | 2 Apartments | Ez 94–109 €, Dz 150–176 € | 24 h

Neuzeitliches Stadt- und Tagungshotel mit komfortabel eingerichteten Zimmern im Landhausstil, die auch für Allergiker geeignet sind. Den Gästen steht eine 400 qm große Bade- und Saunalandschaft zur Verfügung. Im Restaurant und auf der Terrasse werden jahreszeitlich abgestimmte fränkische Spezialitäten serviert.

GÜSTROW 17 B www.guestrow-tourismus.de

Mecklenburg-Vorpommern | EW 28.540 | 28 m Teterow 25 km, Schwerin 63 km
T 03843 681023
Ernst Barlach Museen, Dom, Norddeutsches Krippenmuseum, Schloss, hist. Altstadt, Wildpark M-V, Borwinbrunnen, Galerie Wollhalle.

Kurhaus am Inselsee www.kurhaus-guestrow.de

VARTA-TIPP Service

★★★★ S

Heidberg 1, PLZ 18273, **T 03843 8500,** F 850100
48 Zimmer | 3 Suiten | 1 Apartment | Ez 79–109 €, Dz 129–159 € | 24 h

Ein gut geführtes, traditionsreiches Haus mit familiärer Atmosphäre, wohnlichen Zimmern und sehr gutem Frühstück. Die Gästezimmer zur Seeseite verfügen über einen Balkon. Für Entspannung und Wohlbefinden sorgt ein kleiner Wellnessbereich. Im gediegen-elegant eingerichteten Restaurant und auf der Gartenterrasse wird Mecklenburger Küche serviert.

Weinberg

Bölkower Straße 8, PLZ 18273, **T 03843 83330,** F 833344
24 Zimmer | 1 Apartment | Ez 55–74 €, Dz 94–124 €

Familiär geführtes Hotel in zentraler Lage mit stilvoller Atmosphäre. Gemütliche Zimmer mit zeitgemäßem Komfort und kostenlosem WLAN. Restaurant mit mecklenburgischer Küche.

GUTENZELL-HÜRBEL 58 D www.gutenzell-huerbel.de

Baden-Württemberg | EW 1.837 | 549 m Biberach 20 km, Ulm 40 km
T 07352 92350

Klosterhof www.klosterhof-gutenzell.de

€ Gut & Günstig ★★★

Schlossbezirk 2, PLZ 88484 (OT: Gutenzell), **T 07352 92330,** F 923346
18 Zimmer | Ez 76 €, Dz 99–108 €

Das Haus - eine ehemalige Torwache - bietet schlichte, aber gepflegte Zimmer im ländlichen Stil. Stammgäste schätzen die familiäre Atmosphäre. Gemütlich-rustikale Restauranträume, in denen regionale Spezialitäten serviert werden.

GÜTERSLOH 30 B www.guetersloh-marketing.de

Nordrhein-Westfalen | EW 97.700 | 75 m Rheda-Wiedenbrück 9 km, Bielefeld 17 km
T 05241 211360
Stadtpark, Botan. Garten, Mohns Park, Fabelpfad, Stadtbibliothek, Veerhoffhaus, Freilichtbühne, Stadtmuseum, alter Kirchplatz, Stadttheater.

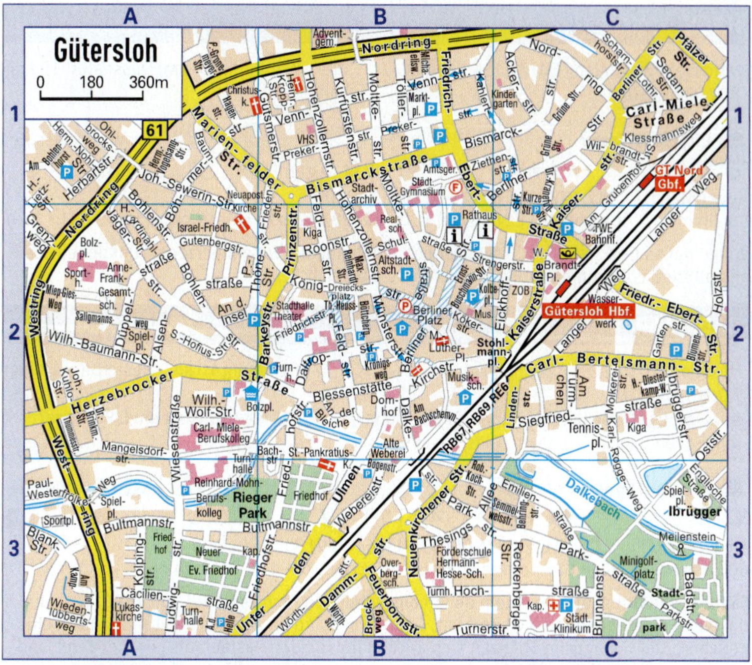

Parkhotel

www.parkhotel-gt.de

VARTA-TIPP Service

★★★★ S garni

Kirchstr. 27 (B2), PLZ 33330, **T 05241 8770,** F 877400

103 Zimmer | 4 Suiten | Ez 99–214 €, Dz 99–214 €, exkl. Frühstück, 18,00 € | 24 h

Das im Zentrum gelegene Haus bietet geräumige Zimmer in unterschiedlichen Kategorien mit schönem Blick auf Park und Naturteich, einen kleinen Wellnessbereich mit Sauna und Dampfbad sowie zwei Restaurants mit regionaler und italienischer Küche. Nicht zu vergessen: das frische Frühstück am Morgen und die vorbildliche Gästebetreuung.

Appelbaum

www.hotel-appelbaum.de

★★★★ S garni

Neuenkirchener Str. 59 (B3), PLZ 33332, **T 05241 95510,** F 955123

65 Zimmer | 6 Apartments | Ez ab 75 €, Dz ab 80 €

Ein privat geführtes Stadthotel in direkter Nähe zum Stadtpark mit aufmerksamer und persönlicher Gästebetreuung. Die unterschiedlich eingerichteten Zimmer sind solide ausgestattet. Wellnessbereich mit Sauna, Dampfbad und kleiner Dachterrasse.

Isselhorster Landhaus

www.isselhorster-landhaus.com

★★★ S garni

Haller Straße 139 (↗ C1), PLZ 33334 (OT: Isselhorst), **T 05241 96680,** F 966849

14 Zimmer | Ez 69–79 €, Dz 94–119 €

Idyllisches Landhausflair umgibt Sie in diesem familiengeführten Hotel. Neben unterschiedlich geschnittenen Zimmern gibt es einen kleinen Tagungsbereich sowie ein behagliches Restaurant mit regionaler und internationaler Küche.

HAAN 29 C www.haan.de

Nordrhein-Westfalen | EW 29.156 | 160 m Wuppertal 14 km, Düsseldorf 19 km
T 02129 9110

CityClass Savoy www.cityclass.de

★★★★ garni

Neuer Markt 23, PLZ 42781, **T 02129 9220,** F 922100
88 Zimmer | 2 Apartments | Ez 63–278 €, Dz 81–283 €, exkl. Frühstück, 11,00 € | 24 h

Zeitgemäßes Geschäfts- und Tagungshotel am Rande der Fußgängerzone. Funktionell ausgestattete Gästezimmer. Großzügiger Wellnessbereich.

HADAMAR 41 C www.hadamar.de

Hessen | EW 12.729 | 130 m Limburg 10 km, Westerburg 18 km
T 06433 89128
Spätgot. Liebfrauenkirche, Renaissanceschloss, Herzenbergkapelle mit engl. Rosengarten, Scherenschnittmuseum, Glasmuseum.

Nassau-Oranien www.nassau-oranien.de

★★★★

Am Elbbachufer 12, PLZ 65589, **T 06433 9190,** F 919100
60 Zimmer | 5 Suiten | 1 Apartment | Ez 69–95 €, Dz 100–129 € | 24 h

Familiär geführtes Hotel in einem denkmalgeschützten Fachwerkhaus von 1690, das man um einen neueren Anbau erweitert hat. Die Zimmer sind im gemütlichen Landhausstil eingerichtet. Der behagliche Stil setzt sich auch in den beiden Restaurants „Grand Mère“ und „Gud Stubb“ fort. Netter SPA-Bereich mit Schwimmbad, Dampfbad und Sauna.

HAGEN 30 C www.hagenagentur.de

Nordrhein-Westfalen | EW 185.996 | 106 m Dortmund 17 km, Wuppertal 23 km
T 02331 8099980
Schloss Hohenlimburg, Jugendstilarchitektur, Alte Synagoge, Stadtmuseum Hagen, Hohenhof, Museum für Ur- und Frühgeschichte, Wasserschloss Werdringen, Planetenmodell, Volkssternwarte, Westfälisches Freilichtmuseum für Handwerk und Technik.

Arcadeon www.arcadeon.de

★★★★

Lennestraße 91, PLZ 58093 (OT: Halden), **T 02331 35750,** F 3575200
78 Zimmer | 2 Suiten | Ez ab 149 €, Dz ab 159 € | 24 h

Modernes Seminar- und Tagungshotel, dessen Bauweise an ein mittelalterliches Kloster erinnert. 20.000 qm großer Park mit altem Baumbestand und Naturteich. Helle, freundliche Gästezimmer mit Eichenholzparkett.

Dresel www.hotel-dresel.de

Rummenohler Straße 31, PLZ 58091 (OT: Rummenohl), **T 02337 482710,** F 482710150
23 Zimmer | 1 Suite | 1 Apartment | Ez 55–72 €, Dz 101–108 €

Freundlich geführter Familienbetrieb in einer ehem. Poststation. Die individuellen Gästezimmer wurden mit Naturstoffen, Echtholzmöbeln und zeitgemäßer Technik ausgestattet. Gute Tagungsmöglichkeiten. Restaurant mit internationaler Küche.

HAGNAU AM BODENSEE 65 B

www.hagnau.de

Baden-Württemberg | EW 1.447 | 393 m
T 07532 430043

Meersburg 4 km, Friedrichshafen 14 km

Alpina

www.alpina-hagnau.de

garni

Höhenweg 10, PLZ 88709, **T 07532 45090,** F 450945
18 Zimmer | 2 Suiten | 3 Apartments | Ez 65–80 €, Dz 106–140 €

Kleines Ferienhotel mit privater Atmosphäre, nur wenige Gehminuten vom See entfernt. Behaglich eingerichtete Zimmer in elegant-alpenländischem Stil mit Balkon oder Terrasse. Gutes Frühstück.

Burgunderhof

www.burgunderhof.de

garni

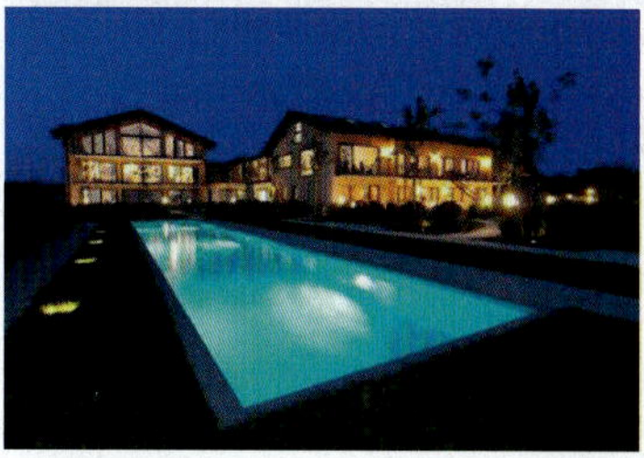

Am Sonnenbühl 70, PLZ 88709,
T 07532 807680, F 8076855
8 Zimmer | 2 Suiten
Dz ab 235 €

Kleines Wohlfühlhotel in wunderschöner Lage - umgeben von Weinbergen und Obstwiesen. Liebevoll eingerichtete Zimmer mit Balkon oder Terrasse. Sehr gutes Frühstück. Angeschlossenes Weingut und Destillerie. **Achtung: Bei Redaktionsschluss für diese Buchausgabe war das Hotel auf Grund der COVID-19-Pandemie noch geschlossen.**

Der Löwen

www.loewen-hagnau.de

Hansjakobstraße 2, PLZ 88709, **T 07532 433980,** F 43398300
14 Zimmer | 2 Suiten | 1 Apartment | Ez 90–120 €, Dz 110–180 € | 24 h

Hist. Gasthaus mit neuerem Anbau und modernen Zimmern unterschiedlicher Größe, das sich seit 1906 in Familienbesitz befindet. Hauseigener Privatstrand. Hübsch angelegter japanischer Teichgarten. Restaurant mit Kreuzgewölbe und regional-bürgerlichen Speisen.

Villa am See

www.villa-am-see.de

VARTA-TIPP Ambiente

★★★★ garni

Meersburger Straße 4, PLZ 88709, **T 07532 43130,** F 431310
7 Zimmer | 1 Apartment | Ez 110–220 €, Dz 160–360 € | 24 h

Die geschmackvoll rekonstruierte Jugendstilvilla bietet wohnliche, mit italienischen Landhausmöbeln eingerichtete Nichtraucherzimmer. Stammgäste schätzen die persönliche Note des Hauses ebenso wie das abwechslungsreiche Frühstück und die hübsche, ruhige Seelage.

Zur Winzerstube

www.zur-winzerstube.de

★★★S

Seestr. 1, PLZ 88709, **T 07532 494860,** F 2999
17 Zimmer | 2 Suiten | Ez 89–210 €, Dz 99–285 €, 17,50 €

››

Was dieses Haus so interessant macht? Es liegt schön ruhig am kleinen Fischerhafen direkt am Bodensee, hat gepflegte und zeitgemäß eingerichtete Gästezimmer überwiegend mit Balkon und einen schönen Garten mit Badezugang zum See. Fragen Sie nach den neugestalteten Zimmern der Kategorien „Belle Etage“ und „Superior“! Im Restaurant werden saisonale Gerichte und frische Fischspezialitäten serviert.

Rebstöckle — www.hotel-rebstoeckle.de

Seestraße 10, PLZ 88709, **T 07532 43190**
45 | Hauptgericht 15–29 € | Mo, Mi-Mi, Fr-Fr Mo, Mi-Mi, Fr-Sa

Das Restaurant hat nicht nur eine nette Atmosphäre, man isst auch gut, nämlich regionale Gerichte wie „Gegrillter Rinderrücken vom Allgäuer Rind“ oder „Schnitzel vom regionalen Landschwein“. Und gepflegt übernachten kann man hier ebenfalls.

HAIGER 41 A — www.haiger.de

Hessen | EW 18.813 | 289 m — Dillenburg 7 km, Siegen 23 km
T 02773 8110
Pfarrkirche mit 600 Jahre alte Fresken, Leinen- und Spitzenmuseum.

Villa Busch — www.villabusch.com

Westerwaldstr. 4, PLZ 35708, **T 02773 9189031**
150 | Hauptgericht 18–38 € | Mi-Do, Sa-So Di-So Mo

In der schmucken Villa wird kreativ und weltoffen gekocht. Das Angebot reicht von gutbürgerlichen Speisen bis hin zur gehobenen Gourmetküche. Mögen Sie z.B. „Spieß von Jumbo-Gambas und Oktopus mit mediterranem Gemüse und Rosmarinkartoffeln“? Mittags preiswerter Business Lunch. Hauseigene Kochschule.

HAIGERLOCH 57 D — www.haigerloch.de

Baden-Württemberg | EW 10.886 | 492 m — Hechingen 15 km, Balingen 16 km
T 07474 69727
Wallfahrtskirche St. Anna, Schloss, Schlosskirche, Atomkellermuseum, Kunstmuseum Hurm und Schüz, ehemalige Synagoge, Evangelische Abendmahlskirche.

Schloss Haigerloch — www.schloss-haigerloch.de

★★★★ garni

Schloss 4, PLZ 72401, **T 07474 6930,** F 69382
30 Zimmer | Ez 95–129 €, Dz 165–205 € | 24 h

Modernisierte hist. Schlossanlage hoch über dem Ort mit Gutsanwesen, die vor allem als Tagungshotel sehr beliebt ist. Individuell und geschmackvoll eingerichtete Zimmer mit moderner Ausstattung. Hochwertig ausgestatteter Fitnessraum.

Schloss Haigerloch

60 | Hauptgericht 20–35 €, Menü 56–75 € | Mo-So Mo-Sa

Moderner Komfort gepaart mit historischem Ambiente. Dazu eine Speisekarte mit wechselnden saisonalen Angeboten aus der regionalen und internationalen Küche. Sonntags gibt es eine kleine schwäbische Karte, wechselnde Tagesessen sowie Kaffee und Kuchen.

HAINSPITZ 44 B www.hainspitz.de

Thüringen | EW 663 | 270 m Jena 20 km, Gera 26 km
T 036691 51398

Gasthaus am See www.gasthaus-am-see-hainspitz.de

Seedamm 3, PLZ 07607, **T 036691 52140**
120 | Hauptgericht 10–23 € | Mo-So Mo-Sa

Familie Lemnitzer/Kaiser bietet in den hellen, freundlichen Gasträumen - oder auf der schönen Gartenterrasse - einen Mix aus regionalen Speisen und internationalen Gerichten: Geschmorte Rinderroulade, Zanderfilet in Kartoffelkruste, Hirschgulasch... Behaglich übernachten kann man auch.

HALBERSTADT 33 A www.halberstadt-tourismus.de

Sachsen-Anhalt | EW 40.256 | 122 m Magdeburg 53 km, Braunschweig 62 km
T 03941 551815
Dom St. Stephanus mit Domschatz, rom. Liebfrauenkirche, Martinikirche, Städt. Museum, Vogelkundemuseum, Literaturmuseum, Museum für jüdische Geschichte und Kultur, John-Cage-Orgelprojekt, Tiergarten, Landschaftspark Spiegelsberge mit Riesenweinfass.

Villa Heine www.hotel-heine.de

Kehrstraße 1, PLZ 38820, **T 03941 31400,** F 31500
61 Zimmer | 1 Suite | Ez 89–109 €, Dz 159–169 € | 24 h

In der ehem. Fabrikantenvilla sowie im neueren Parkflügel stehen großzügige, klassisch eingerichtete Zimmer zur Verfügung. Schöner SPA-Bereich mit Pool, Sauna und Beauty-Angebot. Mit „Frida's Bistro" und „Das Heine" stehen gleich zwei Restaurants zur Verfügung.

Am Grudenberg www.hotel-grudenberg.de

★★★ garni

Grudenberg 10, PLZ 38820, **T 03941 69120,** F 691269
18 Zimmer | Ez ab 60 €, Dz ab 95 €, exkl. Frühstück, 7,00 €

Das hübsche Fachwerkhaus beherbergt charmante Gästezimmer mit individueller Note. Sehr ansprechend sind die sogenannten Wellnesszimmer im Seitenflügel mit eigener Sauna. Im Sommer kann man auch im ruhigen Innenhof frühstücken.

HALLBERGMOOS 60 D www.hallbergmoos.de

Bayern | EW 10.084 | 460 m Freising 9 km, München 18 km
T 0811 55220

Daniel's www.hotel-daniels.de

garni

Hauptstraße 11, PLZ 85399 (OT: Goldach), **T 0811 55120,** F 551213
38 Zimmer | 13 Apartments | Ez 79–199 €, Dz 99–229 €, 5,00–15,00 €

Neuzeitliche Hotelanlage mit niveauvollem Ambiente und persönlichem Service. Das Haus bietet wohnliche Zimmer, die mit italienischen Stilmöbeln eingerichtet sind. Für Langzeitgäste stehen 1- und 2-Zimmer-Apartments zur Verfügung.

Alter Wirt
www.alterwirt-hallbergmoos.de

Hauptstraße 66, PLZ 85399 (OT: Goldach), **T 0811 55140,** F 551499
14 Zimmer | Ez 59–140 €, Dz 79–160 €, exkl. Frühstück, 5,95–10,00 €

Gepflegter, familiär geführter Landgasthof in ruhiger, aber verkehrsgünstiger Lage. Die Gästezimmer sind klassisch mit Naturholzmöbeln ausgestattet. Restaurant mit frischer regionaler Küche.

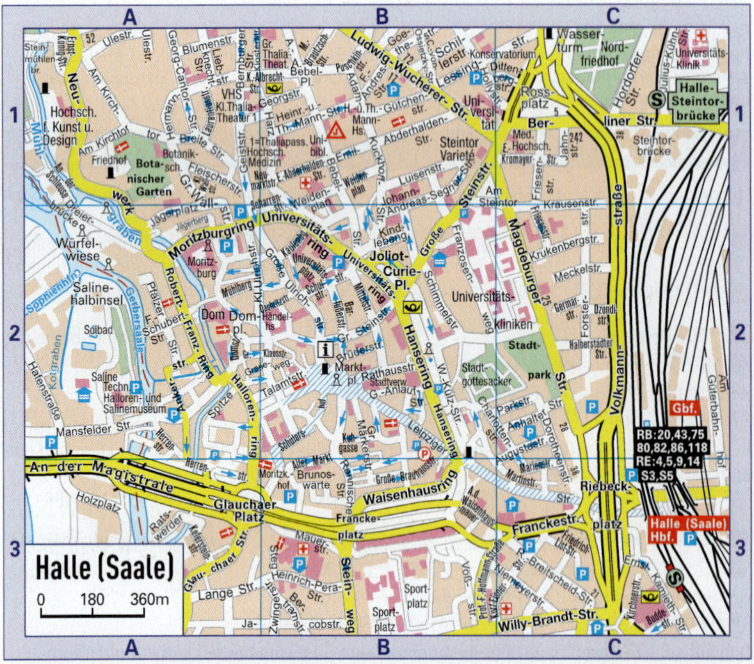

HALLE (SAALE) 34 D
www.stadtmarketing-halle.de

Sachsen-Anhalt | EW 231.565 | 88 m Leipzig 42 km, Gera 74 km
T 0345 1229984
Marktplatz mit Händeldenkmal, Roter Turm mit dem größten Glockenspiel Deutschlands, Dom, Alter Markt mit Eselsbrunnen, Hallmarkt, Franckesche Stiftungen, Stiftung Moritzburg, Stadtgottesacker, Burg Giebichenstein, Leipziger Turm.

Dorint Charlottenhof
www.dorint.com/halle

★★★★ S

Dorotheenstraße 12 (C3), PLZ 06108, **T 0345 29230,** F 2923100
166 Zimmer | 4 Suiten | Ez 61–120 €, Dz 71–130 €, exkl. Frühstück, 18,00 € | 24 h

Modernes Stadthotel mit verspielter Architektur und Jugendstil-Interieur. Klassisch ausgestattete Zimmer in zarten Pastelltönen. Vital Club in der obersten Etage mit Fitnessraum, Sauna und Sonnenterrasse. Großzügiger Tagungsbereich. Im hauseigenen À-la-carte-Restaurant „Charlott" regionale und internationale Küche.

Dormero Rotes Ross
www.dormero.de/hotel-halle

★★★★S garni

Leipziger Straße 76 (C3), PLZ 06108, **T 0345 233430,** F 23343699
89 Zimmer | 15 Suiten | ⏲ 24 h

Repräsentatives Hotel in einem ehem. Ausspannhof. Die Gästezimmer sind im klassisch-eleganten Stil eingerichtet. Im Restaurant RED GRILL genießen Sie eine moderne amerikanische Küche im Mix mit deutschen Klassikern. Ein besonderes Highlight ist das riesige Salzwasseraquarium in der „Sonderbar" mit zahlreichen Korallenfischen.

HALLE (WESTF.) 21 D
www.hallewestfalen.de

Nordrhein-Westfalen | EW 22.400 | 125 m
Bielefeld 16 km, Gütersloh 18 km
T 05201 1830

Court Hotel
www.courthotel.de

★★★★S garni

Roger-Federer-Allee 6, PLZ 33790, **T 05201 8990,** F 899440
106 Zimmer | 5 Suiten | Ez 95–139 €, Dz 120–164 €, 20,00 € | ⏲ 24 h

Sport- und Tagungshotel mit ansprechender Wohnkultur. Die recht geräumigen Zimmer wurden mit hochwertigen Materialien (z.B. Tempur-Matratzen) ausgestattet. Zum Haus gehören auch ein großzügiger Wellnessbereich auf 1.000 qm sowie ein Restaurant mit internationaler Küche und Seeterrasse.

HALLENBERG 31 C
www.stadt-hallenberg.de

Nordrhein-Westfalen | EW 4.380 | 420 m
Winterberg 15 km, Frankenberg/Eder 23 km
T 02984 3030

Diedrich
www.hotel-diedrich.de

★★★★S garni

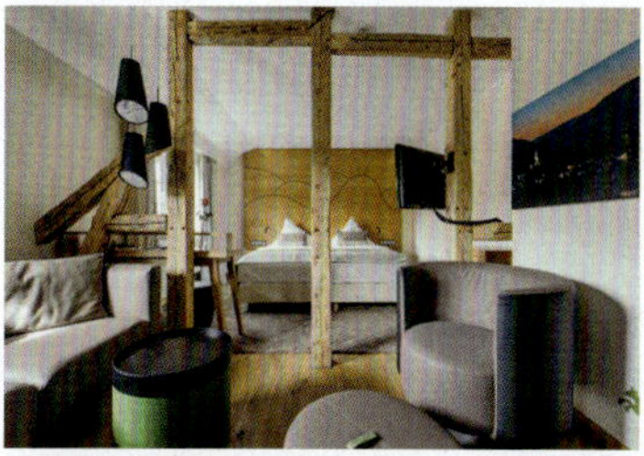

Nuhnestraße 2, PLZ 59969, **T 02984 9330,** F 933244
59 Zimmer | 7 Suiten | 3 Apartments
Ez 89–119 €, Dz 140–238 €

Familie Diedrich hat hier ein echtes Schmuckstück: wertig und geschmackvoll die wohnlich-eleganten Zimmer, schön der großzügige SPA- und Wellnessbereich mit Schwimmbad und Saunalandschaft. Weiterer Wohlfühlfaktor: die angenehm persönliche Atmosphäre.

Sauerländer Hof
www.sauerlaender-hof.de

★★★★S garni

Merklinghauser Straße 27 (B 236), PLZ 59969, **T 02984 92370,** F 923720
31 Zimmer | Ez 70–115 €, Dz 100–180 € | ⏲ 24 h

Freundlich geführtes Hotel mit Zimmern unterschiedlicher Größe und Ausstattung. Einrichtung mit mediterranen Farben und alpinem Charme. Kleiner Wellnessbereich mit finnischer Sauna und Dampfbad. Ländliches Restaurant mit Terrasse.

HALTERN AM SEE 29 B www.haltern-am-see.de

Nordrhein-Westfalen | EW 37.651 | 40 m Dülmen 12 km, Recklinghausen 13 km
T 02364 933366
Kath. Pfarrkirche mit Schnitzaltar, LWL-Römermuseum, Siebenteufelsturm, Wallfahrtskapelle und Pilgerkirche St. Anna, Alte Mühle Sythen, Schloss Sythen, Halterner Stausee, Westruper Heide.

Am Turm www.hotel-amturm.de

garni

Turmstraße 4, PLZ 45721, **T 02364 96010,** F 960122
14 Zimmer | 1 Suite | Ez ab 89 €, Dz ab 109 €

Familiengeführtes kleines Hotel, das für Geschäftsreisende und Urlauber gleichermaßen geeignet ist. Die Zimmer sind zeitgemäß ausgestattet. Das Restaurant bietet internationale Küche.

Ratsstuben www.hotel-haltern.de

VARTA-TIPP Küche

Mühlenstr. 3, PLZ 45721 (OT: Haltern), **T 02364 3465**
70 | Hauptgericht 23–39 €, Menü 59–119 € | Di-Sa Mo, So

Dezent-reduziert, stylish und modern zeigt sich dieses Restaurant. Hier verwöhnt Sie Daniel Georgiev mit einer schmackhaften, international inspirierten Haute Cuisine in Form eines monatlich wechselnden Menüs. Dazu ein gastorientierter, sehr angenehmer Service und ein ausgewogenes Weinsortiment mit mehr als 250 Positionen. Im angeschlossenen Ratshotel hat man 12 wohnliche Zimmer.

HAMBERGE 16 A www.amt-nordstormarn.de

Schleswig-Holstein | EW 1.490 | 13 m Reinfeld 5 km, Lübeck 10 km
T 04533 20090

Restaurant Hauck www.restaurant-hauck.de

Stormarnstraße 14, PLZ 23619, **T 0451 8997100**
40 | Hauptgericht 16–34 €, Menü 34–50 € | Fr-So So Mo, Di, Mi

Im hell und freundlich gestalteten Restaurant werden marktorientierte und saisonale Gerichte aufgetischt. Lust auf „Wiener Schnitzel mit Bratkartoffeln und Gurkensalat" oder „Maispoulardenbrust mit Kartoffelstampf und Saisongemüse"? Erlesene Auswahl internationaler Weine.

HAMBURG 15 A www.hamburg-tourism.de

Hamburg | EW 1.746.342 | 6 m Lübeck 65 km, Kiel 93 km
T 040 30051701
Alster, Hafen, Hafenpromenade, Museumsschiff Cap San Diego, Fischmarkt, Speicherstadt und Kontorhausviertel mit Chilehaus (UNESCO-Weltkulturerbe), Dt. Zollmuseum, Köhlbrandbrücke, Barockkirche St. Michaelis, Rathaus, Kunsthalle, Park Planten un Blomen, Stadtteil St. Pauli mit Vergnügungsstraße Reeperbahn, Wattenmeer (UNESCO-Weltnaturerbe).
Einen Cityplan finden Sie auf Seite 528–529.

Fairmont Hotel Vier Jahreszeiten
www.fairmont-hvj.de

VARTA★TIPP Ambiente VARTA★TIPP Service

★★★★★S garni

Neuer Jungfernstieg 9-14 (C3), PLZ 20354 (OT: Neustadt), **T 040 34940,** F 34942600
156 Zimmer | 33 Suiten | Ez 295–395 €, Dz 395–495 €, 39,00 € | 24 h

Luxuriöses Grandhotel mit prachtvoller Gründerzeitfassade und einmaliger Lage an der Binnenalster. Das Haus vereint exklusiven Wohnkomfort sowie erstklassiges Service- und Dienstleistungsniveau. Die Zimmer zeichnen sich durch stilvolles Mobiliar, zeitlose Eleganz und hanseatische Zurückhaltung aus. Zum Entspannen empfiehlt sich der großzügig konzipierte SPA-Bereich.

Haerlin
www.restaurant-haerlin.de

VARTA★TIPP Küche VARTA-TIPP Service

T 040 34943310
50 | Menü 115–290 € | Di-Sa Mo, So

Das Gourmetrestaurant trägt den Namen des Vier-Jahreszeiten-Gründers. Hier entfalten ein opulenter Kristallleuchter und handbemalte chinesische Seidentapeten ihre volle Wirkung. Mit optischen Reizen präsentieren sich aber auch die hervorragenden, überwiegend französisch-mediterranen Kreationen von Kochvirtuose Christoph Rüffer. Dazu ein formidabler Service und ein mehr als beeindruckendes Weinangebot.

Jahreszeiten Grill

T 040 34943312
80 | Hauptgericht 26–98 € | Mo-So

Das auf zwei Ebenen angelegte Hotelrestaurant empfängt Sie im originalen Art-déco-Stil und serviert neben Grill-Spezialitäten auch regionale Klassiker mit internationalen Akzenten. Sehr beliebt ist das wechselnde Mittagsmenü. Beachtenswertes Weinangebot.

Nikkei Nine

T 040 34943399
104 | Hauptgericht 5–129 €, Menü ab 79 € | Di-Sa

Restaurant im Souterrain des Hotels mit Bar und offener Küche. Behagliche Einrichtung im fernöstlichen Stil mit einem Hauch Exotik. Serviert werden frische euro-asiatische Speisen, die auf einem traditionellen japanischen Holzkohlegrill erhitzt werden. Dazu gibt es erlesene Weine aus der Neuen Welt.

Hotel Atlantic Kempinski
www.kempinski.com

★★★★★S garni

An der Alster 72-79 (E3), PLZ 20099 (OT: St. Georg), **T 040 28880,** F 247129
221 Zimmer | 33 Suiten | Ez ab 229 €, Dz 259–459 €, exkl. Frühstück, 35,00 € | 24 h

Das klassische Grandhotel mit seiner prunkvollen weißen Außenfassade liegt malerisch an Hamburgs Außenalster. Hier wohnen Sie in erlesen und hochwertig ausgestatteten Zimmern. Besonders beeindruckend ist die 245 qm große Präsidentensuite. Im Sommer lädt der schöne säulenumrahmte Innenhof zum Verweilen ein.

Atlantic-Restaurant

54 | Hauptgericht 26–65 €, Menü 59–122 € | Mo-Sa So

»

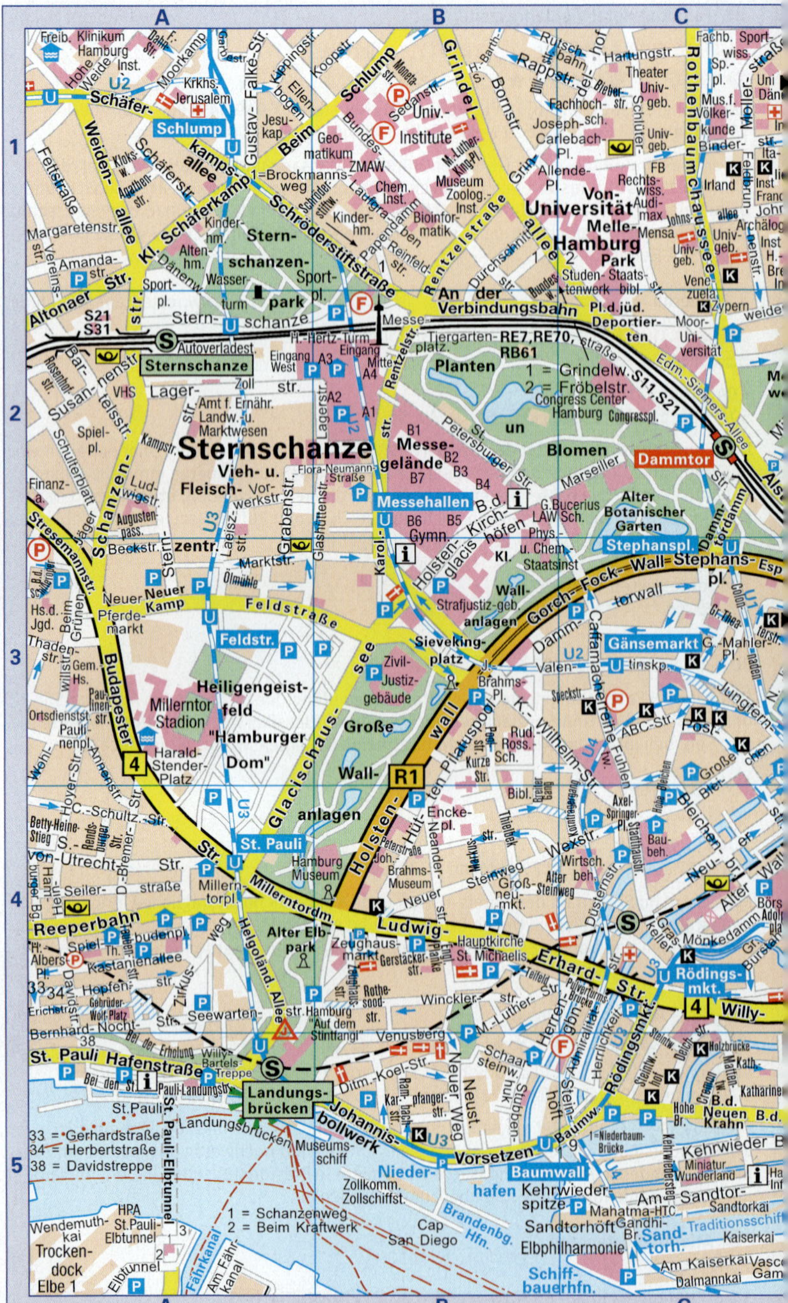
A
B
C
1
2
3
4
5
Schlump
Sternschanze
Universität Hamburg
Planten un Blomen
Congress Center Hamburg
Dammtor
Messehallen
Messegelände
Sternschanze
Stephanspl.
Gänsemarkt
Feldstr.
Heiligengeistfeld
Millerntor Stadion
"Hamburger Dom"
Große Wall-anlagen
St. Pauli
Hamburg Museum
Alter Elbpark
Reeperbahn
St. Pauli Hafenstraße
Landungsbrücken
Rödingsmkt.
Baumwall
Niederhafen
Kehrwiederspitze
Sandtorhöft
Elbphilharmonie
Schiffbauerhfn.
Brandenbg. Hfn.
Cap San Diego
Miniatur Wunderland
Hauptkirche St. Michaelis
Holstenwall
Gorch-Fock-Wall
Stresemannstr.
Budapester Str.
Ludwig-Erhard-Str.
Willy-Brandt-Str.
Johannisbollwerk
Vorsetzen
Glacischaussee
Helgoländ. Allee
Schröderstiftstraße
Rothenbaumchaussee
Grindelallee
Schäferkampsallee
Altonaer Str.
Feldstraße
Alter Botanischer Garten
Zivil-Justiz-gebäude
Sievekingplatz
Wallanlagen
33 = Gerhardstraße
34 = Herbertstraße
38 = Davidstreppe
1 = Schanzenweg
2 = Beim Kraftwerk
1 = Grindelw.
2 = Fröbelstr.
1 = Brockmannsweg
Trockendock Elbe 1
St. Pauli-Elbtunnel
Fährkanal

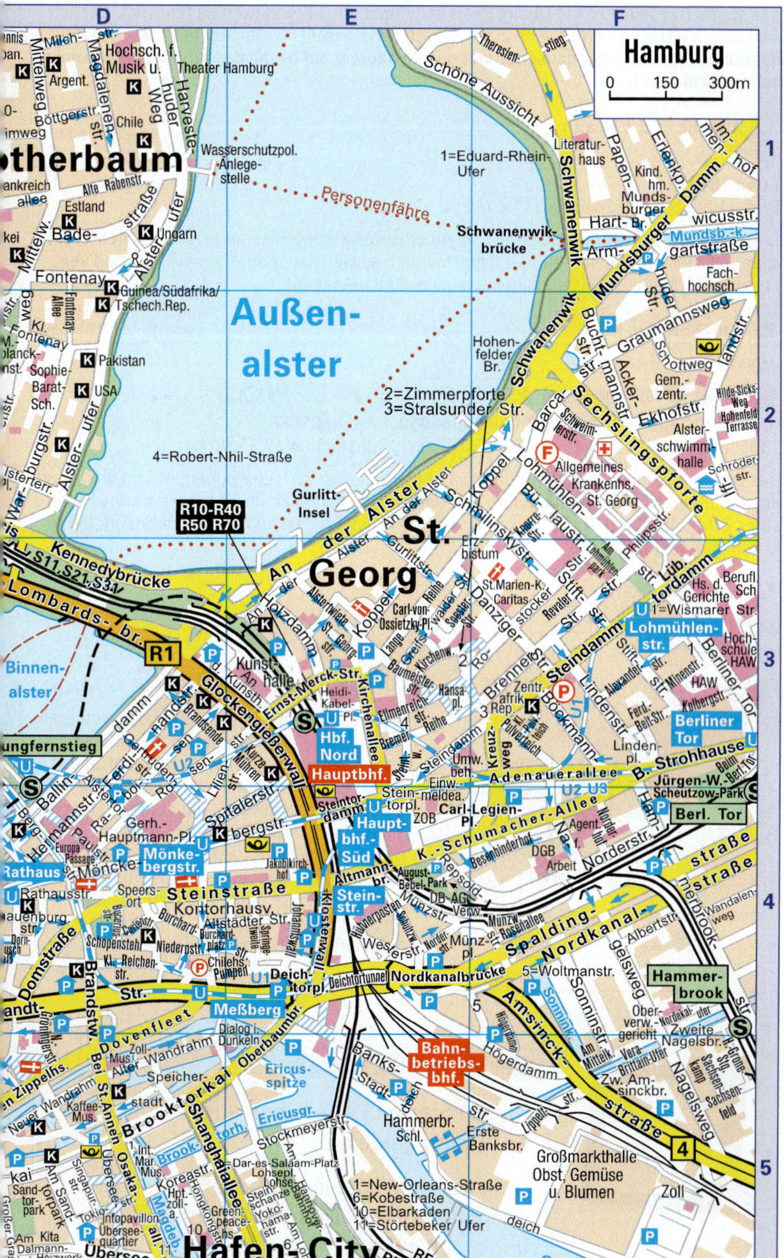
Hamburg
0 150 300m
D
E
F
1
2
3
4
5
Außen-
alster
Binnen-
alster
St.
Georg
Hafen City
Rotherbaum
Hochsch. f. Musik u. Theater Hamburg
Wasserschutzpol. Anlege-stelle
Personenfähre
Schwanenwik-brücke
1=Eduard-Rhein-Ufer
Schöne Aussicht
Literatur-haus
Schwanenwik
Mundsburger Damm
Kind. hm. Munds-burger
Fach-hochsch.
Hohen-felder Br.
Sechslingspforte
Allgemeines Krankenhs. St. Georg
Alster-schwimm-halle
2=Zimmerpforte
3=Stralsunder Str.
4=Robert-Nhil-Straße
Gurlitt-Insel
R10-R40
R50 R70
An der Alster
Kennedybrücke
S11,S21,S31
Lombardsbr.
R1
Kunst-halle
Ernst-Merck-Str.
Glockengießerwall
Hbf. Nord
Hauptbhf.
Haupt-bhf.-Süd
Steintordamm
Stein-torpl.
ZOB
Carl-Legien-Pl.
Adenauerallee
Steindamm
Lohmühlen-str.
Berliner Tor
B. Strohhause
Jürgen-W.-Scheutzow-Park
Berl. Tor
K.-Schumacher-Allee
Nordkanalbrücke
Spaldingstraße
Nordkanal-straße
Hammer-brook
Amsinckstraße
Jungfernstieg
Rathaus
Mönke-bergstr.
Steinstraße
Kontorhausv.
Meßberg
Deichtorpl.
Deichtortunnel
Domstraße
Brandstw.
Dovenfleet
Ericus-spitze
Ericusgr.
Brooktorkai
Oberbaumbr.
Bahn-betriebs-bhf.
Hammerbr. Schl.
Erste Banksbr.
Großmarkthalle Obst, Gemüse u. Blumen
Zoll
Oberhafen
Stockmeyerstr.
Shanghaiallee
Dar-es-Salaam-Platz
1=New-Orleans-Straße
6=Kobestraße
10=Elbarkaden
11=Störtebeker Ufer
Übersee-Magdeburger allee
RE3,RE4,RE5,
RB31,RB41
5=Woltmanstr.
Högerdamm
Sonninstr.
Nagelsweg
DGB
Arbeit
Norderstr.
Lübeckertordamm
Koppel
Lohmühlenstr.
Danziger Str.
Bremer Reihe
Kirchenallee
St.Marien-K.
Caritas
Erz-bistum
Guinea/Südafrika/
Tschech.Rep.
Pakistan
USA
Ungarn
Estland
Argent.
Fontenay
Alster-ufer
Harvestehuder Weg
Magdalenenstr.
Mittelweg
Böttgerstr.
Chile
Alte Rabenstr.
Speicher-stadt
Kaffee-Mus.
Zoll-Mus.
Dialog i. Dunkeln
Infopavillon Übersee-quartier
Am Sandtorpark
Sand-tor-park
Großer Grasbrook
Ökumen. Forum
Heizwerk
Dalmann-kai

Das elegant-gediegene Fine-Dining-Restaurant hat man 2020 aufwendig renoviert. Serviert wird eine moderne Fusion-Küche auf klassisch französischer Basis. **Achtung: Bei Redaktionsschluss für diese Buchausgabe war das Restaurant auf Grund der COVID-19-Pandemie noch geschlossen.**

Atlantic Grill & Health

T 040 288813
60 | Hauptgericht 24–37 € | Mo-So

Casual Dining als legere Ergänzung zum Atlantic-Restaurant. Hier serviert man Ihnen in entspannter Atmosphäre moderne Grillspezialitäten sowie spannende vegetarische und vegane Gerichte. Mittags preisgünstiges Business-Lunch-Angebot.

The Fontenay

www.thefontenay.de

VARTA-TIPP Service

★★★★★S garni

Fontenay 10 (D2), PLZ 20354, **T 040 60566050,** F 6056605888
130 Zimmer | Ez ab 320 €, Dz 355–550 €, exkl. Frühstück, ab 35,00 €

Das Luxushotel mit seiner skulpturalen Architektur nebst 27 Meter hohem Atrium überzeugt durch außergewöhnliches Ambiente und top Service. In den Zimmern sorgen warme Farben, edles Echtholzparkett, hohe Decken und große Fenster für exklusiven Wohnkomfort. Infinity Pool auf dem Dach.

Lakeside

VARTA-TIPP Küche VARTA-TIPP Service

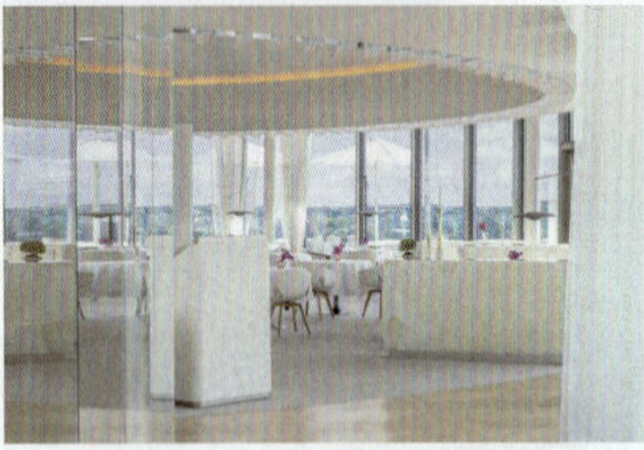

40 | Menü 130–165 € | Di-Sa Mo, So

Äußerst elegant und modern, dazu lichtdurchflutet und mit spektakulärem Panoramablick über Hamburg zeigt sich das kulinarische „Herzstück" des Hauses. Auch die Küche ist modern und zeitgemäß, hat aber eine klassische Basis. Julian Strowasser, zuvor bereits Chefkoch im Restaurant „Weinsinn" in Frankfurt am Main, stellt in seinem Menü ausgesuchte Produkte geschmacklich überaus intensiv in den Mittelpunkt. Und dann ist da noch der wirklich ambitionierte Service...

Fraser Suites Hamburg Neu!
hamburg.frasershospitality.com/de

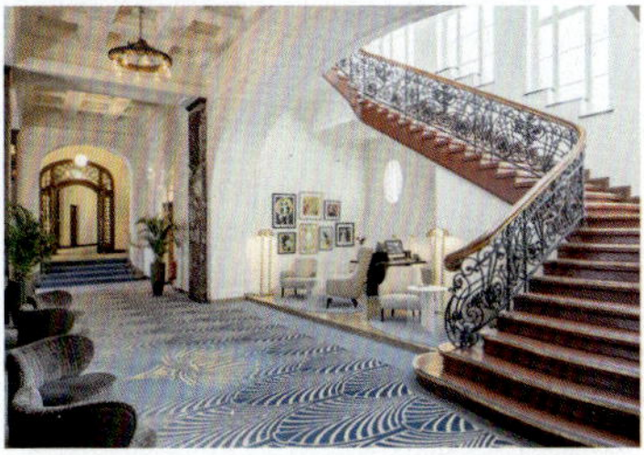

Rödingsmarkt 2 (C4), PLZ 20459 (OT: Altstadt), **T 040 3808636888**
154 Zimmer | 44 Suiten | 86 Apartments | 24 h

Die 2019 eröffnete Luxusherberge befindet sich im denkmalgeschützten Gebäude der ehem. Oberfinanzdirektion direkt am Alsterfleet. Die Zimmer und Suiten (in verschiedenen Kategorien) zeichnen sich durch moderne Technik, wohnliche Eleganz und ein gutes Platzangebot aus. Zum Haus gehören auch eine Bibliothek, eine Bar, eine Sauna sowie ein Fitnessraum.

The Dining Room Neu!
www.thediningroom.de

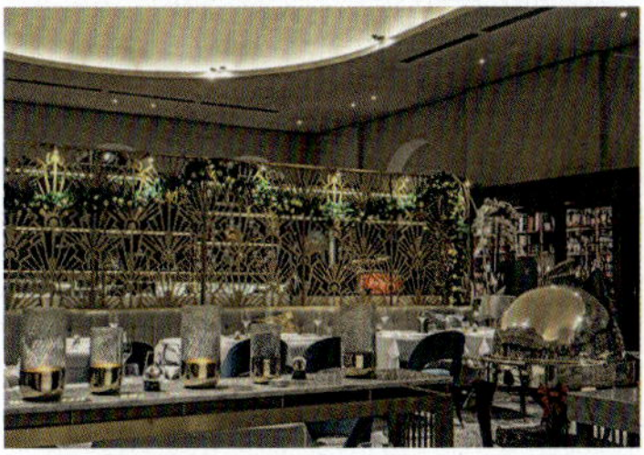

T 040 3808636401
Hauptgericht 19–40 € | Mo-So

Ein Stück New York in Hamburg! In der Bibliothek der ehem. Oberfinanzdirektion residiert dieses elegante Restaurant. Es ist eingerichtet im Stil der 1920er „The Great Gatsby"-Jahre und eine Hommage an diese Zeit. Serviert werden internationale Spezialitäten sowie neu interpretierte Klassiker, wie zum Beispiel Lobster Thermidor oder Filet Wellington. In der der „O.V.A.L. Bar" gibt es passende Cocktails.

Grand Elysée
www.grand-elysee.com

★★★★★S garni

Rothenbaumchaussee 10 (C2), PLZ 20148 (OT: Rotherbaum), **T 040 414120,** F 41412733
510 Zimmer | 15 Suiten | Ez 180–250 €, Dz 200–270 €, exkl. Frühstück, 28,00 € | 24 h

In unmittelbarer Nähe zur City liegt das größte Privathotel Deutschlands mit seiner großzügigen, eleganten Halle sowie den geräumigen und komfortabel ausgestatteten Zimmern. Schöner Wellness- und SPA-Bereich mit Pool, Saunalandschaft und Fitnessraum. Toll die Rooftop-Bar in der 7. Etage.

THEO's Prime Beef Restaurant
www.theos-hamburg.de

T 040 41412855
78 | Hauptgericht 29–49 € | Mo-Sa So

Hier kommt echtes New Yorker Steakhouse-Gefühl auf. Dafür sorgen bequeme beigefarbene Ledersessel und -bänke sowie alte Schwarz-Weiß-Fotografien an den Wänden. Aus der Küche kommt allerbestes Prime Beef aus den USA, Australien und Deutschland. In der Oyster Bar können Sie vorweg einen klassischen Aperitif genießen.

Le Méridien Hamburg
www.lemeridienhamburg.com

An der Alster 52-56 (E3), PLZ 20099 (OT: St. Georg), **T 040 21000,** F 21001111
275 Zimmer | 14 Suiten | 24 h »

Zentraler Mittelpunkt des Hotels ist der Eingangsbereich. Hier verschmelzen Rezeption und Lobby in den sogenannten Le Méridien Hub, einen interaktiven Aufenthaltsort. Die hell möblierten Gästezimmer präsentieren sich im Art-Tech-Design. Die Deluxe-Zimmer bieten einen schönen Alsterblick. Umfangreiches Tagungsangebot.

Heritage

T 040 21001070
90 | Hauptgericht 19–29 €, Menü 59–69 € | Mo-So

Das elegante, in Braun- und Goldtönen gehaltene Restaurant befindet sich auf der 9. Etage des Hotels. In frischem, modernem Ambiente mit einmaligem Blick über die Außenalster serviert man eine französisch inspirierte Küche mit asiatischem Touch. Der verglaste Wine-Tasting-Raum ist die perfekte Location für Weinliebhaber.

Louis C. Jacob — www.hotel-jacob.de

VARTA-TIPP Service

★★★★★S garni

Elbchaussee 401-403, PLZ 22609 (OT: Nienstedten), **T 040 822550,** F 82255444
85 Zimmer | 19 Suiten | Ez 174–364 €, Dz 214–404 €, exkl. Frühstück, 35,00 € | 24 h

Wenn Sie ein besonderes Haus mit Charme suchen, dann sind Sie hier genau richtig! Das prächtige Gebäude an der Elbe ist eine hanseatische Institution. Die Zimmer und Suiten sind stilvoll und individuell eingerichtet, in den Bädern dominieren Marmor und Granit. Der persönliche Service und das ausgezeichnete Frühstück sorgen für einen rundum perfekten Aufenthalt.

Jacobs Restaurant — www.jacobs-restaurant.de

VARTA★TIPP Küche VARTA-TIPP Service

T 040 82255407
45 | Hauptgericht 29–58 €, Menü 92–138 € | Sa-So Mi-So Mo, Di

Unter dem Motto „Einfachheit auf höchstem Niveau“ glänzt Thomas Martin mit seiner ursprünglichen französischen Hochküche. Das Ergebnis: unverfälschte, selbsterklärende Gerichte mit absolutem Fokus auf den Geschmack. Chef-Sommelier Sebastian Russold empfiehlt dazu die passenden Weine. Wunderschöne Terrasse mit Elbblick.

Weinwirtschaft Kleines Jacob — www.kleines-jacob.de

VARTA-TIPP Küche

Elbchaussee 404, PLZ 22609 (OT: Nienstedten), **T 040 82255510**
80 | Hauptgericht 11–26 €, Menü 36 € | So Mo-So

Das behagliche Weinlokal mit seiner offenen Küche und den blank gescheuerten Holztischen muss man einfach mögen. Im Mittelpunkt stehen heimische Weine von jungen Winzern aus Deutschland. Die Küchencrew kreiert dazu die passenden Speisen - von der Brotzeit über regionale Klassiker bis hin zu Flammkuchen. Im Sommer lockt der lauschige Weinwirtschaftsgarten.

Marriott — www.marriott.com/hamdt

★★★★★S garni

ABC-Straße 52 (C3), PLZ 20354 (OT: Neustadt), **T 040 35050,** F 35051777
278 Zimmer | 9 Suiten | 24 h

Neuzeitlicher Hotelkomplex mit großzügigen Zimmern in unterschiedlichen Kategorien. Ansprechender Wellness- und Beautybereich. Kreative nordische Küche serviert das Restaurant „Speicher 52".

Park Hyatt

www.hyatt.com

Bugenhagenstr. 8 (E4), PLZ 20095 (OT: Altstadt), **T 040 33321234,** F 33321235
216 Zimmer | 36 Suiten | 30 Apartments | 24 h

Ein zeitgemäßes Hotel, das maritimes Flair und hanseatische Eleganz bestens miteinander vereint. Komfortabel und zeitlos ausgestattete Gästezimmer mit moderner Kommunikationstechnik. Breites Erholungs- und Fitness-Angebot im Club Olympus Spa. Restaurant „Apples" mit offenem Live-Küche-Konzept.

Side

www.side-hamburg.de

Drehbahn 49 (C3), PLZ 20354 (OT: Neustadt), **T 040 309990,** F 30999399
178 Zimmer | 10 Suiten | Ez 190–350 €, Dz 190–350 € | 24 h

Hochwertig eingerichtetes Designhotel, das 2018 umfangreich renoviert wurde. Highlight ist die 30 Meter hohe Lobby mit einem Lichtkonzept von Robert Wilson. Das Interieur der Zimmer und der öffentlichen Bereiche trägt die Handschrift des italienischen Architekten Matteo Thun. Geschmackvoll gestalteter SPA-Bereich mit großzügigem Pool, Sauna, Dampfbad und Cardiobereich.

[m]eatery

www.meatery.de

T 040 30999595
110 | Hauptgericht 18–75 € |

Trendiges Restaurant mit modernem Steakhouse-Charakter und einsehbarem Fleischreifeschrank. Im Angebot: Steaks aus Argentinien, den USA und Europa, frische Fische vom Grill sowie schmackhafte Tatar- und Burgerspezialitäten. Mittags wechselndes Lunch-Angebot.

Sofitel Alter Wall

www.sofitel.com

★★★★★

Alter Wall 40 (C4), PLZ 20457 (OT: Steinwerder), **T 040 369500,** F 369501000
241 Zimmer | 18 Suiten | 24 h

Modernes Businesshotel am Alsterfleet mit opulent-puristischem Design. Geräumige Zimmer und Suiten mit prächtigen Marmorbädern, teils mit Aussicht auf das Fleet. Großes Tagungsangebot. Restaurant mit internationaler Küche.

Steigenberger

www.hamburg.steigenberger.de

★★★★★S

Heiligengeistbrücke 4 (C4), PLZ 20459 (OT: Neustadt), **T 040 368060,** F 36806777
233 Zimmer | 12 Suiten | 24 h

Internationales Geschäftshotel in Schiffsform. Schöne Lage am Alsterfleet. Zeitgemäß-elegante Zimmer, großer Tagungsbereich, Day-Spa im 5. Stock mit Blick auf den Hafen. Wintergarten-Bistro mit leichter regionaler Küche.

The Westin

www.westinhamburg.com

Platz der Deutschen Einheit 2 (C5), PLZ 20457 (OT: Hafencity), **T 040 8000101010**
244 Zimmer | 39 Suiten | Ez 220–500 €, Dz 220–500 € | 24 h »

Das Luxushotel hat man in das Gebäude der Elbphilharmonie integriert. Von den Zimmern und Suiten hat man eine grandiose Aussicht auf die Dächer der Hafencity, auf die Elbe und auf die Alster. Für Entspannung sorgt eine 1.300 qm große Wellness- und Fitnesslandschaft. Das Restaurant „The Saffron" befindet sich im Sockel des Komplexes, dem einstigen Kaispeicher A.

Arcotel Onyx onyx.arcotel.com/de

★★★★S garni

Reeperbahn 1A (A4), PLZ 20359 (OT: St. Pauli), **T 040 2094090,** F 2094092550
215 Zimmer | 2 Suiten | 2 Apartments | 24 h

Stylishes Business- und Stadthotel direkt an der Reeperbahn. Hochwertige Materialien und funktionales Design prägen die pfiffig eingerichteten Zimmer. Zum Relaxen steht im Erdgeschoss ein kleiner Wellness- und Fitnessbereich zur Verfügung. Gefrühstückt wird in der Lobby-Bar.

Arcotel Rubin www.arcotelhotels.com/rubin

★★★★S garni

Steindamm 63 (F3), PLZ 20099 (OT: St. Georg), **T 040 2419290**
217 Zimmer | 6 Suiten | 24 h

Schickes Designhotel im Kulturviertel St. Georg. Außergewöhnliche Innenausstattung mit Glaselementen, hellen Hölzern und rubinrot leuchtenden Details. Zwei Themenzimmer vorhanden. Restaurant mit österreichischer, norddeutscher und veganer Küche.

Aspria www.aspria.com

★★★★★S garni

Hofweg 40 (↗ F1), PLZ 22085 (OT: Uhlenhorst), **T 040 8995500**
48 Zimmer | 24 h

Das Hotel ist Teil eines exklusiven Member-Clubs für Sport, SPA und Wellness. Zu den Einrichtungen gehören diverse Pools, mehrere Saunen sowie ein Fitnessstudio. Helle, mit klassischen Holzmöbeln ausgestattete Zimmer, teils mit Terrasse und Poolblick.

Barceló www.barcelo.com/de-de/barcelo-hamburg

★★★★S garni

Ferdinandstr. 15 (D3), PLZ 20095, **T 040 2263620,** F 226362999
193 Zimmer | 14 Suiten | 24 h

Neuzeitliches Businesshotel, das sich durch ein innovatives, avantgardistisches Design auszeichnet. Sie wohnen in puristisch eingerichteten Gästezimmern mit deckenhohen Fenstern, kostenfreiem WLAN und iPod-Dockingstation. Elegantes Restaurant, stylishe Lobbybar.

Böttcherhof www.boettcherhof.com

★★★★S garni

Wöhlerstr. 2, PLZ 22113 (OT: Billbrook), **T 040 731870,** F 73187899
164 Zimmer | 7 Suiten | 8 Apartments | Ez 98–380 €, Dz 108–390 €, exkl. Frühstück, 18,00–19,00 € | 24 h

Modernes Geschäftshotel mit komfortabel und wohnlich eingerichteten Zimmern. Schöner Wellnessbereich auf 520 qm mit mehreren Saunen, Dampfbad und Kneippbecken. Im Restaurant wird regional und international gekocht. Trendige Smokers Bar.

Courtyard by Marriott www.courtyardhamburgairport.de

★★★★S garni

Flughafenstraße 47, PLZ 22415 (OT: Fuhlsbüttel/Flughafen), **T 040 531020,** F 53102222
159 Zimmer | 12 Suiten | Ez 99–289 €, Dz 99–289 €, exkl. Frühstück, 19,00 € | 24 h

Unweit der Innenstadt am Flughafen gelegenes Domizil für Geschäfts- und Privatgäste, das im charmanten Landhausstil erbaut wurde. Geschmackvoll eingerichtete Zimmer mit moderner Ausstattung. Restaurant mit regionaler und mediterraner Küche.

Courtyard by Marriott Hamburg City Neu! www.marriott.com/hamhc

garni

Adenauerallee 52 (F3), PLZ 20097 (OT: St. Georg), **T 040 29842040**
277 Zimmer | 5 Suiten | 24 h

Das 2019 eröffnete Businesshotel bietet seinen Gästen modern ausgestattete Zimmer, eine multifunktionale Lounge sowie großzügige Seminar- und Veranstaltungsflächen. Blick über die Dächer der Stadt ermöglicht der Wellnessbereich mit finnischer Sauna, Ruheraum und Außenterrasse im fünften Stock. Das Gastronomiekonzept des Restaurant „Böckmann's Daily Food Market" im EG ist angelehnt an eine Markthalle.

Dorint Hotel Hamburg-Eppendorf www.dorint.com/hamburg

★★★★ garni

Martinistraße 72, PLZ 20251 (OT: Eppendorf), **T 040 5701500,** F 570150100
195 Zimmer | 14 Suiten | 24 h

2011 eröffnetes Haus auf dem Gelände des Universitätsklinikums Hamburg-Eppendorf. Schallisolierte Zimmer mit schnörkellos-modernem Einrichtungsstil. Großer Tagungs- und Veranstaltungsbereich. Regionale und internationale Küche im Restaurant „EPPO".

east www.east-hamburg.de

★★★★S garni

Simon-von-Utrecht-Straße 31 (A4), PLZ 20359 (OT: St. Pauli), **T 040 309930,** F 30993200
128 Zimmer | 8 Suiten | 2 Apartments | 24 h

Das zeitgemäße Designhotel in direkter Nachbarschaft zur Hamburger Reeperbahn ist ein Haus für Individualisten. In einer reizvollen Mischung aus Alt und Neu erzählt es die Geschichte der ehem. Eisengießerei. Einige der Zimmer verfügen über bequeme Wasserbetten. Einladender Wellnessbereich mit Saunen und Dachterrasse.

east

230 | Hauptgericht 17–32 €, Menü 41–69 € | Mo-Fr Mo-So

Hier speisen Sie mit Blick auf den Innenhof des Hotels. Eine großzügige Fensterfront und gemütliches Gewölbe zeichnen dieses Restaurant aus. Serviert wird eine moderne East-Meets-West-Küche in ungezwungener, lockerer Atmosphäre. Freundliche Servicecrew.

Empire Riverside Hotel www.empire-riverside.de

garni

Bernhard-Nocht-Str. 97 (A4), PLZ 20359 (OT: St. Pauli), **T 040 311190,** F 3111970601
327 Zimmer | 12 Suiten | Ez 129–179 €, Dz 129–179 €, 23,00 € | 24 h

Imposanter, bronzeverkleideter Hotelturm auf dem Gelände der ehemaligen Bavaria-Brauerei. Gästezimmer mit zeitloser Eleganz und atemberaubendem Blick über Hafen, Elbe oder Stadt. Cocktailbar im 20. Stock.

Henri www.henri-hotels.com/de/hamburg

garni

Bugenhagenstr. 21 (D4), PLZ 20095, **T 040 5543570**
65 Zimmer | 7 Suiten | Ez ab 98 €, Dz ab 118 €, exkl. Frühstück, 4,50–16,00 € | 24 h »

Ein neuzeitliches Hotel mit betont lässiger Atmosphäre in einem ehem. Handelshaus im Hamburger Kontorhausviertel. Auf sieben Stockwerken stehen funktionale und sehr wohnlich eingerichtete Zimmer in drei Kategorien zur Verfügung. Das Frühstück wird in der behaglichen Kontor Lounge serviert. Im kleinen SPA-Bereich relaxen Sie mit Blick über die Dächer der Altstadt.

HYPERION Hotel www.h-hotels.com

Amsinckstraße 39 (F4), PLZ 20097, **T 040 72595453,** F 72595499
254 Zimmer | 24 h

Das 2015 eröffnete Stadthotel ist sowohl für Privat- als auch für Geschäftsreisende gleichermaßen geeignet. Hier heißt es komfortabel wohnen in direkter Nachbarschaft zum ADAC und zur Hafencity: wohnlich-elegante und recht moderne Zimmer mit sehr guter Technik sowie ein 250 qm großer Wellness- und Fitnessbereich. Dazu eine Skybar in der elften Etage.

Lindner Hotel Am Michel www.lindner.de

Neanderstr. 20 (B4), PLZ 20459 (OT: Neustadt), **T 040 3070670,** F 307067777
259 Zimmer | 8 Suiten | Ez 129–509 €, Dz 149–529 €, exkl. Frühstück, 25,00 € | 24 h

Nur einen Steinwurf von Michel und Reeperbahn wohnt man in diesem Geschäftshotel in großzügigen, multimedial ausgestatteten Gästezimmern. Wellfit-Center auf der 7. Etage. Im Restaurant „Hamburger Stube" wird regional gekocht.

Lindner Park-Hotel Hagenbeck www.lindner.de

Hagenbeckstraße 150, PLZ 22527 (OT: Stellingen), **T 040 800808100,** F 800808188
134 Zimmer | 7 Suiten | 24 h

Dieses familienfreundliche Hotel liegt direkt an Hamburgs berühmtem Tierpark und Tropen-Aquarium Hagenbeck. Die themenorientierten Zimmer spiegeln den afrikanischen und asiatischen Stil des 19. Jahrhunderts eindrucksvoll wider. Das Restaurant „Augila" bietet internationale Küche mit regionalen Akzenten.

Mövenpick www.movenpick.com/hamburg

Sternschanze 6 (A2), PLZ 20357 (OT: Eimsbüttel), **T 040 3344110,** F 3344113333
226 Zimmer | 10 Suiten | 24 h

Im umgebauten Wasserturm im angesagten Sternschanzenpark empfängt Sie dieses Hotel, das für Individualtouristen und Businessgäste gleichermaßen geeignet ist. Auf 16 Etagen stehen moderne Nichtraucherzimmer zur Verfügung. Aus den oberen Stockwerken hat man einen traumhaften Ausblick über die Stadt. Das Restaurant bietet sowohl regionale als auch typische Schweizer Gerichte.

Radisson Blu www.radissonblu.de

Flughafenstraße 1-3, PLZ 22335 (OT: Fuhlsbüttel/Flughafen), **T 040 3003000,** F 30030010
266 Zimmer | 5 Suiten | 24 h

Das zeitgemäße Businesshotel befindet sich direkt gegenüber dem Flughafenterminal. Die klimatisierten Gästezimmer sind in den Stilrichtungen „Ocean" oder „Urban" gestaltet und bestechen durch modernes Design sowie hochwertige Ausstattung. Im hauseigenen Restaurant „Filini" wird italienische Küche serviert.

Reichshof Hamburg
www.reichshof-hotel-hamburg.de

Kirchenallee 34-36 (E3), PLZ 20099 (OT: St. Georg), **T 040 3702590**
278 Zimmer | 9 Suiten | 24 h

Das frühere Grandhotel zeigt sich heute als einzigartige Verbindung von Historie und Moderne. Die im Art-déco-Stil gestalteten Zimmer und Suiten sind mit ausgesuchten Möbeln und zeitgemäßen Annehmlichkeiten wie Kaffeemaschine, SuitePads oder Regendusche ausgestattet. Zum Haus gehört auch ein 250 qm großer Entspannungs- und Fitnessbereich. Speisen kann man in dem unter Denkmalschutz stehenden Restaurant „slowman".

Renaissance
www.renaissance-hamburg.com

Grosse Bleichen (C4), PLZ 20354 (OT: Neustadt), **T 040 349180,** F 34918969
205 Zimmer | 21 Suiten | 24 h

Beliebtes Hotel mit Klinkerfassade in zentraler Innenstadtlage. Großzügig geschnittene Zimmer mit nordisch inspiriertem Dekor und moderner Ausstattung. Im stilvollen Restaurant wird regionale Küche mit französischen Einflüssen serviert.

Scandic Hamburg Emporio
www.scandichotels.de/hamburg

Dammtorwall 19 (B3), PLZ 20355 (OT: Neustadt), **T 040 4321870,** F 432187499
340 Zimmer | 24 h

Das Design-Thema „Wasser" zieht sich durch alle Etagen des modernen Hotels im Emporiokomplex am Hamburger Gänsemarkt. Die individuellen Zimmer sind mit bodentiefen Fenstern und Echtholzböden aus Eiche ausgestattet. Das Restaurant „H2O" mit Live-Cooking-Station bietet eine schmackhafte Crossover-Küche.

Sir Nikolai Hotel
www.sirnikolaihotel.com

Katharinenstr. 29 (C5), PLZ 20457, **T 040 29996660**
94 Zimmer

2017 eröffnete Luxusherberge am Nikolaifleet. Die Räume im Erdgeschoss gehen fließend ineinander über und reichen von der Bibliothek über den glasüberdachten Innenhof mit offenem Kamin bis hinaus auf zwei Sonnenterrassen. Die Zimmer und Suiten sind elegante, persönliche Refugien, ausgestattet mit Queen- und King-Size-Betten sowie antikem Mobiliar. Moderne japanische Küche serviert man im Restaurant „IZAKAYA".

Steigenberger Hotel Treudelberg Neu!
www.treudelberg.com

Lemsahler Landstraße 45, PLZ 22397 (OT: Lemsahl-Mellingstedt), **T 040 608220,**
F 608228888
131 Zimmer | 4 Suiten | Ez 129–299 €, Dz 129–299 €, exkl. Frühstück, ab 25,00 € | 24 h

Nach umfangreicher Renovierung präsentiert sich das Hamburger Traditionshaus in neuem Look. Das Hotel befindet sich inmitten des Alstertaler Naturschutzgebietes. In den Gästezimmern trifft eleganter Landhausstil auf modernes Ambiente. Für das kulinarische Wohl sorgt das Gutsrestaurant Lemsahler. Hoteleigene 27-Loch-Golfanlage. Großzügiger Veranstaltungsbereich.

Süllberg
www.karlheinzhauser.de

VARTA★TIPP Ambiente

★★★★★ garni

Süllbergsterrasse 12, PLZ 22587 (OT: Blankenese), **T 040 8662520,** F 86625213
11 Zimmer | 2 Suiten | Ez 189 €, Dz 209 €, exkl. Frühstück, 19,50 € | 24 h

Außergewöhnliche Lage mit Blick auf den Elbstrom. In der denkmalgeschützten Remise neben dem Hauptgebäude stehen individuelle Zimmer und Suiten zur Verfügung. Liebevolle Einrichtung, warme Farbtöne und modernster Komfort lassen ein luxuriöses „Zuhause-Gefühl" entstehen.

Seven Seas

VARTA★TIPP Küche VARTA-TIPP Service

35 | Hauptgericht 36–55 €, Menü 90–190 € | Mi-So Mo, Di

Ein Besuch in Karlheinz Hausers wunderschönem Gourmettempel hoch über der Elbe wird zum unvergesslichen Erlebnis für jeden Feinschmecker! Elegantes Interieur, feine Tischkultur, ein tadelloser Service und nicht zuletzt der wunderbare Panoramablick begleiten die exzellenten französischen Kreationen des Patrons. **Achtung: Bei Redaktionsschluss für diese Buchausgabe war das Restaurant auf Grund der COVID-19-Pandemie noch geschlossen.**

Deck 7

T 040 86625277
120 | Hauptgericht 16–44 €, Menü 18–38 € | Mo-So

Klare Linien, warme Erdtöne und eine dezente Beleuchtung sorgen hier für ein modernes, entspanntes Ambiente. Serviert werden marktfrische, innovative Gerichte aus der internationalen Küche. Darüber hinaus gibt es köstliche Kuchen und Torten aus der Süllberg-Patisserie. Herrliche Terrassenlandschaft.

The Rilano Hotel
www.rilano-hotel-hamburg.de

garni

Hein-Saß-Weg 40, PLZ 21129 (OT: Finkenwerder), **T 040 3008490,** F 300849900
170 Zimmer | 5 Suiten | Ez 129–249 €, Dz 169–309 €, exkl. Frühstück, 20,00 € | 24 h

Unmittelbar am Elbufer liegt dieses Businesshotel. Das Haus bietet technisch sehr gut ausgestattete Zimmer und Suiten. Modern-eleganter Einrichtungsstil mit warmen Farbtönen und edlen Stoffen. Die Panoramafenster ermöglichen einen tollen Blick auf die Elbe. Im Restaurant „River View" serviert man einen Mix aus nationaler und internationaler Küche.

Tortue Hamburg
www.tortue.de

garni

Stadthausbrücke 10, PLZ 20355, **T 040 33441400**
126 Zimmer | 8 Suiten | 4 Apartments, Dz ab 167 €, exkl. Frühstück, ab 35,00 € | 24 h

Das Designhotel befindet sich im neuen Hamburger Stadthof-Quartier. Der Interiorstil im denkmalgeschützten Gebäude vermittelt französisches Flair. Die vorwiegend in dunklen Farben eingerichteten Zimmer bestechen durch exklusiv angefertigte Tapeten, XXL-Boxspringbetten und edle Accessoires aus verschiedenen Designepochen. Kulinarisch hat man die Wahl zwischen einer französischen Brasserie und dem Asia-Food-Restaurant „Jin Gui".

Zollenspieker Fährhaus
www.zollenspieker-faehrhaus.de

★★★★ garni

Zollenspieker Hauptdeich 143, PLZ 21037 (OT: Kirchwerder), **T 040 7931330,** F 79313388
62 Zimmer | 4 Suiten | Ez 85–190 €, Dz 98–210 €, exkl. Frühstück, 19,50 € | 24 h

Traditionshaus am Elbestrom. Rustikal-behagliche Zimmer im hist. Stammhaus sowie großzügige, moderne Zimmer im neuen Hotelkomplex. Restaurant mit regionaler und internationaler Küche, Sonnenterrasse, Kaminbar, Wellnessbereich.

25hours Altes Hafenamt www.25hours-hotels.com

Osakaallee 12 (D5), PLZ 20457, **T 040 5555750**
49 Zimmer

Das 2016 eröffnete Designhotel befindet sich im ältesten Haus der Hafencity. Keines der 49 Zimmer gleicht dem anderen. Überall sind Elemente aus der Welt des alten Hafenmeisters und Bezüge zum denkmalgeschützten Haus platziert. Das Restaurant bietet orientalisch-mediterrane Küche.

25hours Hafencity www.25hours-hotels.com

Überseeallee 5 (E5), PLZ 20457 (OT: HafenCity), **T 040 2577770,** F 257777888
170 Zimmer | 9 Suiten | 24 h

Außergewöhnliches Lifestyle-Hotel in der Hafencity, das im Stil eines Seemannsheimes eingerichtet wurde. Die Gästezimmer (Kojen) sind in verschiedenen Kategorien buchbar. Für Entspannung sorgt die Hafensauna auf der obersten Etage. Deutsche Küche serviert das Restaurant „Die neue Heimat".

25hours Hotel Number One www.25hours-hotels.com

Paul-Dessau-Straße 2, PLZ 22761 (OT: Bahrenfeld), **T 040 855070**
128 Zimmer | 24 h

Designhotel mit individueller Atmosphäre. Unterschiedlich ausgestattete Gästezimmer im Retro-Stil oder im verspielten Romantik-Schick. Das Restaurant „Speisebar" präsentiert sich im neu inszenierten Vintage Look. Zum Haus gehört auch ein Tagungs- und Eventbereich.

Ameron Hamburg Speicherstadt www.hotel-speicherstadt.de

Am Sandtorkai 4 (D5), PLZ 20457 (OT: HafenCity), **T 040 6385890,** F 638589888
192 Zimmer | 8 Suiten | 24 h

Der Charme der 50er und 60er Jahre ist in diesem Haus allgegenwärtig: von der Lobby über das Restaurant bis hin zu liebenswert arrangierten Farben, Mustern und klassischen Möbeln in den Gästezimmern. Besonders großzügig geschnitten sind die Juniorsuiten der 7. Etage mit einzigartigem Blick auf die Hafencity oder auf die Speicherstadt.

Boston www.boston-hamburg.de

★★★★S

Missundestraße 2 (↙ A2), PLZ 22769 (OT: Altona), **T 040 589666700,** F 589666777
46 Zimmer | 13 Suiten | 10 Apartments | 24 h

Designhotel am Rande des trendigen Schanzenviertels. Unterschiedlich geschnittene Zimmer mit Kingsizebetten und kostenfreiem WLAN. Restaurant mit offener Showküche und saisonalen Grillspezialitäten.

Europäischer Hof www.europaeischer-hof.de

★★★★

Kirchenallee 45 (E3), PLZ 20099 (OT: St. Georg), **T 040 248248,** F 24824799
275 Zimmer | Ez ab 105 €, Dz ab 141 € | 24 h

»

Privat geführtes Traditionshotel nahe dem Hauptbahnhof mit sehr gut ausgestatteten Zimmern. Wellnessbereich „EURO-Therme“ mit Schwimmbad, Spaßbad und Saunaetage. Rustikal-legeres Restaurant mit bayerischer und regionaler Küche.

Hotel du Nord — www.hotel-dunord.de

Im Alten Dorfe 40, PLZ 22359 (OT: Volksdorf), **T 040 63856960,** F 6038754
25 Zimmer | 4 Suiten

Kleines Designhotel für Businessgäste und Individualreisende. Geräumige Gästezimmer mit schlicht-moderner Ausstattung. Gemütliche Frühstückslounge mit schöner Sonnenterrasse. Im modernen Restaurant „Villaggio“ wird italienische und internationale Küche serviert.

INNSIDE Hamburg Hafen — www.melia.com

Högerdamm 30 (F5), PLZ 20097, **T 040 6119900,** F 6119902905
207 Zimmer | 24 h

Avantgardistisch, stylish und urban präsentiert sich das 2017 eröffnete Businesshotel am Mittelkanal. Die Zimmer bestechen durch ihr modernes Design mit monochromer Schwarz-Weiß-Optik und indirekten Lichteffekten. Zum Haus gehören auch ein Restaurant mit Außenterrasse und Waterfront-Deck sowie ein eigener Bootsanleger.

Landhaus Flottbek — www.landhaus-flottbek.de

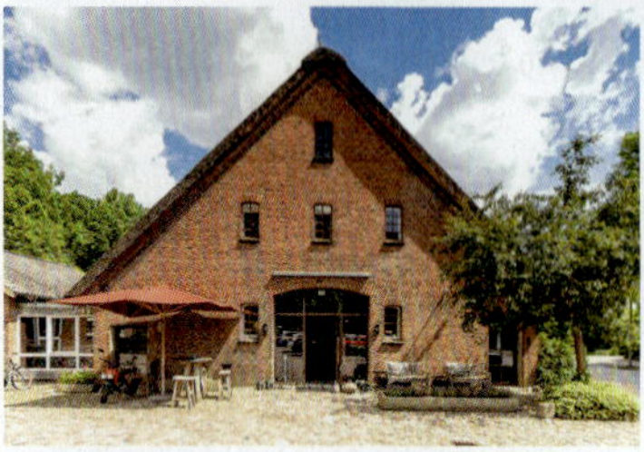

Baron-Voght-Straße 179, PLZ 22607 (OT: Groß-Flottbek), **T 040 8227410**
25 Zimmer | 2 Suiten
Ez 120–170 €, Dz 150–190 €, exkl. Frühstück, 21,00 € | 24 h

Sie suchen Ruhe und einen Ort, der die Seele beflügelt? Der wunderschöne Bauernhof ist ein wahres Kleinod. Sie logieren in liebevoll eingerichteten Landhauszimmern, dazu ein großzügig angelegter Garten mit altem Baumbestand.

Hygge-Brasserie & Bar — www.hygge-hamburg.de

VARTA-TIPP Küche

T 040 82274160
84 | Hauptgericht 13–39 €, Menü 36–48 € |

Das hist. Stallgebäude mit seinen 200 Jahre alten Deckenbalken zeigt sich gemütlich und heimelig, aber dennoch trendig in skandinavischem Design. Von sehr guter Qualität ist die moderne, leichte Landhausküche, die man Ihnen hier serviert. Schön auch der Lounge-Bereich mit Bar.

Premier Inn Hamburg City — www.premierinn.de

Willy-Brandt-Str. 20 (D4), PLZ 20457, **T 040 30393790**
182 Zimmer | Ez 50–250 €, Dz 50–250 €, exkl. Frühstück, 9,90 € | 24 h

Das 2019 eröffnete Hotel auf dem ehemaligen Spiegel-Gelände hat eine gute Anbindung an Altstadt, Hauptbahnhof und Messe. Schön und angenehm komfortabel wohnen Sie in den modernen Gästezimmern. Für beste Schlafqualität sorgen spezielle Hochqualitätsfederkernbetten.

Raphael Hotel Wälderhaus
www.raphaelhotelwaelderhaus.de

★★★S garni

Am Inselpark 19, PLZ 21129 (OT: Finkenwerder), **T 040 302156100,** F 302156103
82 Zimmer, Dz ab 89 €, exkl. Frühstück, 14,00 € | 24 h

Ein ökologisch ausgerichtetes Nichtraucherhotel in einem einzigartigen Multifunktionsgebäude, das im Rahmen der Internationalen Bauausstellung und der Internationalen Gartenschau entstanden ist. Hier wohnen Sie in geräumigen Zimmern mit heller Holzausstattung und neuzeitlichen Bädern. Tipp: Im Haus gibt es eine Dauerausstellung zum Thema Wald und Nachhaltigkeit.

The George
www.thegeorge-hotel.de

VARTA-TIPP Ambiente

★★★★S garni

Barcastraße 3 (F2), PLZ 22087 (OT: Uhlenhorst), **T 040 2800300,** F 28003030
125 Zimmer | 7 Suiten | Ez 145–185 €, Dz 165–205 € | 24 h

Hier können Sie zurückhaltenden Luxus mit Niveau genießen. Das Haus erinnert an die britische Tradition und ist geprägt von klassischen Stilelementen mit multikulturellen Einflüssen aus Kolonialtagen. Die Dachterrasse im 7. Stock bietet einen wunderbaren Blick auf die Alster. Hübscher SPA-Bereich im Marrakesch-Style. Im Restaurant „DaCaio“ trifft mediterrane Sonnenküche auf italienische Spitzenweine.

Ausspann
www.hotel-ausspann.de

★★★S garni

Holsteiner Chaussee 428, PLZ 22457 (OT: Schnelsen), **T 040 5598700,** F 55987060
30 Zimmer | Ez 78 €, Dz 106 €

Ehem. Pferdewechselstation aus dem Jahre 1894, heute familiär geführtes Geschäfts- und Tagungshotel. Freundlich und individuell eingerichtete Zimmer mit zweckmäßiger Ausstattung. Restaurant mit saisonaler Küche.

Fritz im Pyjama
www.fritz-im-pyjama.de

★★★★★S garni

Schanzenstr. 101-103 (A2), PLZ 20357 (OT: Eimsbüttel), **T 040 82222830,** F 822228322
17 Zimmer

Ein kleines Boutique-Hotel für Business-Traveller, Designfreaks und Individualisten. Die Zimmer wurden sehr geschmackvoll im Vintage-Stil der 1950er bis 1970er Jahre eingerichtet. Gratis-WLAN, Flat Screens, Sky-TV sowie Kaffee- und Teeecke sind einige der Annehmlichkeiten, die den Gast hier erwarten. Das Hamburger Messeviertel ist fußläufig zu erreichen.

St. Annen
www.hotelstannen.de

★★★S garni

Annenstraße 5 (A3), PLZ 20359 (OT: St. Pauli), **T 040 3177130,** F 31771313
34 Zimmer | Ez ab 99 €, Dz ab 119 € | 24 h

Kleines Stadthotel mit schöner Gartenterrasse in ruhiger Seitenstraße zwischen St. Pauli und Schanzenviertel. Geschmackvoll eingerichtete Nichtraucherzimmer mit ansprechendem Design und moderner Ausstattung. Gutes Frühstück.

The Table Kevin Fehling www.the-table-hamburg.de

VARTA★TIPP Küche VARTA-TIPP Service

Shanghaiallee 15 (E5), PLZ 20457, **T 040 22867422**
22 | Menü 230 € | Di-Sa Mo, So 20.12.20–4.1.21, 5.–11.4.21, 5.–25.7.21

Ein Restaurant, ein Tisch, ein Menü! Diese reizvolle Location besteht nur aus einer großen offenen Küche und einem langen, geschwungenen Kirschholztisch, an dem bis zu 20 Gäste Platz finden. Spitzenkoch Kevin Fehling bietet hier eine weltoffene, raffinierte Küche, die er optisch reizvoll in Szene setzt. Ein kulinarisches Feuerwerk für Augen und Gaumen! Für Gäste gibt es zwei mögliche Reservierungszeiten: 19 Uhr und 20 Uhr.

bianc www.bianc.de

VARTA-TIPP Küche VARTA-TIPP Service

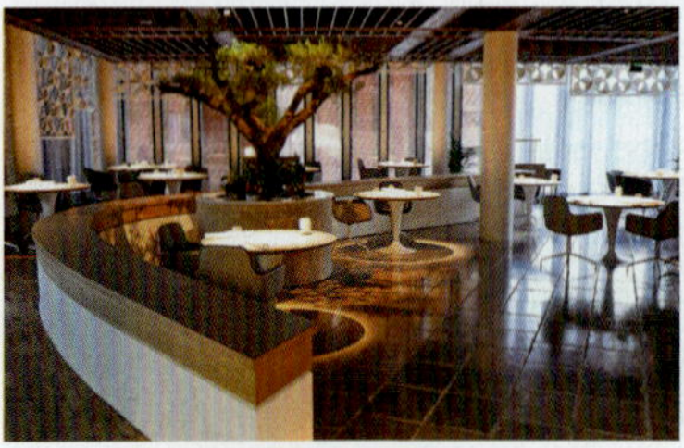

Am Sandtorkai 50 (D5), PLZ 20457 (OT: HafenCity), **T 040 18119797**
40 | Menü 125–160 € | Di-Sa Mo, So

Ein wunderbarer Platz zum Genießen ist dieses schicke Restaurant. Es verbindet italienische Leichtigkeit und moderne Eleganz. Dafür sorgt das wertige Interieur mit apulischem Naturstein, Olivenparkett und Holzlamellen. In diesem exklusiven Rahmen verwöhnt Sie Matteo Ferrantino mit seiner modern-mediterranen Kreativküche.

Fischereihafen Restaurant www.fischereihafenrestaurant.de

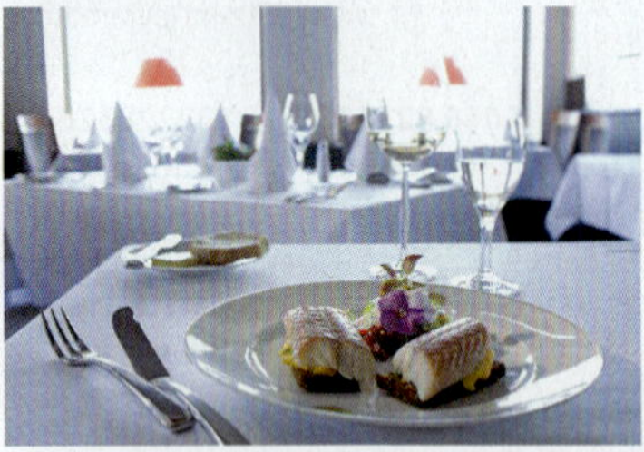

Große Elbstraße 143, PLZ 22767 (OT: Altona), **T 040 381816**
180 | Hauptger. 17–55 €, Menü ab 58 € | Mo-So

Eine der Topadressen für Krustentier- und Fischgerichte in Hamburg. Mix aus klassisch gehobenem Ambiente und hanseatischer Gemütlichkeit. Toller Blick auf die Hafenkulisse. Kowalkes Mittagstisch mit wechselndem Angebot von 11.30 bis 15.00 Uhr.

Landhaus Scherrer www.landhausscherrer.de

VARTA-TIPP Küche VARTA-TIPP Service

Elbchaussee 130, PLZ 22763 (OT: Ottensen), **T 040 883070030**
48 | Hauptgericht 30–54 €, Menü 89–119 € | Mo-Sa So

Was wäre Hamburg ohne dieses Kult-Lokal? Seit fast vier Jahrzehnten mischt Heinz O. Wehmann in der gehobenen Gastro-Szene der Hansestadt mit. Seine norddeutsche Hochküche verbindet traditionelle Rezepte kreativ mit klassisch-französischen Elementen. Im Service beobachtet man die Wünsche der Gäste mit vorbildlicher Aufmerksamkeit. Gut bestückte Weinkarte mit namhaften nationalen und internationalen Gewächsen.

Le Canard Nouveau
www.lecanard-hamburg.de

Elbchaussee 139, PLZ 22763 (OT: Ottensen), **T 040 88129531**
56 | Menü 89–119 € | Di-Sa ⃠ Mo, So

Fine Dining direkt an der Elbe. Klar und puristisch sind hier nicht nur Ambiente und Tischkultur, sondern auch die kulinarischen Kreationen, die Ihnen hier serviert werden. Aus hochwertigen, möglichst regionalen Produkten entsteht eine international beeinflusste Küche. Im Sommer bietet die Terrasse am Elbhang einen ausgezeichneten Blick auf das Hafengeschehen.

Petit Amour
www.petitamour-hh.com

VARTA-TIPP Küche

Spritzenplatz 11, PLZ 22765 (OT: Ottensen), **T 040 30746556**
28 | Menü ab 149 € | Di-Sa ⃠ Mo, So

Das puristisch-moderne Restaurant ist eine gastronomische Perle. Den gehobenen Anspruch spürt man an der schönen gemütlichen Atmosphäre, am versierten Service samt fachkundiger Weinberatung und nicht zuletzt an der sehr guten Küche von Boris Kasprik - klassisch französisch, mit geschickt eingebundenen deutschen und internationalen Einflüssen. Achtung: Von Ende März bis Ende September nur Do-Sa 18 bis 23 Uhr geöffnet.

Piment
www.restaurant-piment.de

VARTA-TIPP Küche **VARTA-TIPP** Service

Lehmweg 29, PLZ 20251 (OT: Hoheluft-Ost), **T 040 42937788**
28 | Hauptgericht 28–38 €, Menü 78–114 € | Mo-Di, Do-Sa ⃠ Mi, So

Das kleine, intime Lokal mit seinen stuckverzierten Decken ist seit Jahren ein beliebter Treffpunkt für Gourmets. Wahabi Nouri kocht mit großer Sorgfalt und Kreativität. Seine klassische französische Küche verfeinert er mit den heimatlichen marokkanischen Einflüssen. Sie können zwischen zwei Abendmenüs wählen. Vom fachkundigen und freundlichen Service gibt es die passenden Weinempfehlungen. Tischreservierung empfehlenswert.

100/200
www.100200.kitchen

VARTA-TIPP Küche

Brandshofer Deich 68 (↘ F5), PLZ 20539, **T 040 328901450**
Menü 95–119 € | Di-Sa ⃠ Mo, So

Industriecharme direkt an den Elbbrücken in einem ehem. Speicher am Brandshofer Deich. Ein Raum, ein Herd, ein Gedanke: Die Küche als Ort der Begegnung - das ist das Konzept dieses außergewöhnlichen Restaurants. Eine Speisekarte gibt es nicht. Stattdessen kreiert Thomas Imbusch exzellente Soulfood-Überraschungsmenüs. Die Platzreservierung erfolgt vorab über ein Online-Ticketsystem.

Am Kai
www.amkai.hamburg

Große Elbstraße 145b-d, PLZ 22767 (OT: Altona), **T 040 38037730**
200 | Hauptgericht 13–35 €, Menü 35 € | Di-Fr Sa ⃠ Mo, So

Beliebtes Seafood-Restaurant mit modern designter Einrichtung und lichtdurchflutetem Wintergarten. Große Fensterfronten ermöglichen einen herrlichen Blick auf den Hamburger Hafen. Im Sommer lockt die wind- und regengeschützte Terrasse.

Anna Sgroi
www.annasgroi.de

VARTA-TIPP Küche

Milchstr. 7 (D1), PLZ 20148 (OT: Harvestehude), **T 040 28003930**
50 | Hauptgericht 19–39 €, Menü 77–89 € | Mi-Fr Mi-So Mo, Di

Im modernen Ambiente des 1897 erbauten und behutsam renovierten Fachwerkhauses beglückt Anna Sgroi ihre Gäste mit ambitionierten und schnörkellos zubereiteten Speisen aus der italienischen Küche, die man im Sommer auch auf der herrlichen Terrasse genießen kann. Die Weinkarte konzentriert sich auf die Vielfalt der italienischen Gewächse. Preisgünstiger Mittagstisch.

Bootshaus Grill & Bar Neu!
www.bootshaus-hafencity.de

VARTA-TIPP Service

Am Kaiserkai 19 (C5), PLZ 20457 (OT: Hafencity), **T 040 33473744**
Hauptgericht 26–54 € | Di-Sa Mo, So

Puristisch im Design, aber dennoch einladend ist dieses lebhafte Grill- & Bar-Restaurant oberhalb des Grasbrookhafens. Herzstück der offenen Küche ist der 300 Grad heiße Josper Grill, der mit Holzkohle befeuert wird. Neben exzellenten Steaks (Rib Eye, New York Strip, Ladies Cut Filet...) liegt der Fokus vor allem auf spannenden Drinks und erlesenen Weinen. Toll der Service: freundlich, ungezwungen und kompetent.

Brook
www.restaurant-brook.de

Bei den Mühren 91 (D5), PLZ 20457 (OT: Hafencity), **T 040 37503128**
80 | Hauptgericht 17–32 €, Menü 17–44 € | Di-Sa Mo, So

Gegenüber der hist. Speicherstadt erwartet Sie dieses moderne, mit klaren Linien gestaltete Lokal. Hier genießen Sie den schönen Blick auf die alte Hafen- und Lagerhauskulisse. Die mediterrane Küche mit euro-asiatischen Einflüssen klingt z.B. so: „Doradenfilet auf Erbsen-Zitronengraspüree mit Ingwer-Yuzuschaum". Auch „Business Luncher" kommen auf ihre Kosten.

Carls
www.carls-brasserie.de

Am Kaiserkai 69 (C5), PLZ 20457 (OT: Hafencity), **T 040 300322400**
120 | Hauptgericht 16–50 €, Menü 42 € | Mo-So

Das zeitgemäße Konzept kommt an: Ensemble aus Brasserie, Bistro und Bar. Serviert wird eine schmackhafte norddeutsche Küche mit französischen Akzenten. Im Sommer lockt die Terrasse mit Blick auf die Elbphilharmonie. Für besondere Anlässe: der schöne Salon Privé mit direktem Zugang zur Promenade.

Clouds
www.clouds-hamburg.de

Reeperbahn 1 (A4), PLZ 20359, **T 040 30993280**
120 | Hauptgericht 19–65 € | Mo-Fr Mo-So

Das Restaurant mit Bar befindet sich im 23. Stock der „Tanzenden Türme". Dunkle Tischplatten aus Eichenholz und gegerbtes Leder im „used look" sorgen für eine trendig-noble Atmosphäre. Hoch über der Elbe wird eine frische, geradlinige Küche mit leichten französischen Einflüssen serviert.

Cox
www.restaurant-cox.de

Lange Reihe 68 (E3), PLZ 20099 (OT: St. Georg), **T 040 249422**
110 | Hauptgericht 15–23 € | Mo-Fr Mo-So

Neuzeitliches Restaurant in bester Innenstadtlage. Serviert werden regionale Speisen modern interpretiert. Täglich wechselnder Mittagstisch, charmanter Service.

Die Bank
www.diebank-brasserie.de

Hohe Bleichen 17 (C3), PLZ 20354 (OT: Neustadt), **T 040 2380030**
140 | Hauptgericht 21–36 €, Menü 23–69 € | Mo-Sa

Kosmopolitisches Flair vermittelt die trendige Brasserie mit Bar in der eindrucksvollen Schalterhalle einer ehem. Hypothekenbank. Die Küche zeigt sich mal klassisch, mal mediterran, mal asiatisch, aber stets frisch und kreativ. Mittags werden fair kalkulierte Tagesgerichte angeboten. Auch in punkto Catering-Service hat sich das Restaurant einen Namen gemacht.

Finkenwerder Elbblick
www.finkenwerder-elbblick.de

Focksweg 42, PLZ 21129 (OT: Finkenwerder), **T 040 7425191**
130 | Hauptgericht 13–25 €, Menü 23–48 € | Mo-So

Fischspezialitätenrestaurant mit Aussicht auf den Schiffsverkehr von der Elbterrasse. Auf der Karte stehen klassische Fischgerichte wie Matjes, Maischolle oder Rotbarschfilet, aber auch Spezialitäten wie Hamburger Pannfisch oder Labskaus.

Gallo Nero
www.gallo-nero.net

Sierichstraße 46, PLZ 22301 (OT: Winterhude), **T 040 27092229**
100 | Hauptgericht 14–29 €, Menü 29–59 € | Mo-So

Behaglich eingerichtetes Ristorante. Serviert wird klassische sizilianische Küche mit wöchentlich wechselnder Mittagskarte. Ansprechendes Weinangebot mit mehr als 150 Positionen edler Tropfen aus verschiedenen Regionen Italiens. Geschulter Service.

Gastronomia Cornelia Poletto
www.cornelia-poletto.de

Eppendorfer Landstr. 80, PLZ 20249 (OT: Eppendorf), **T 040 4802159**
35 | Hauptgericht 20–49 €, Menü 59–98 € | Di-Sa ⃠ Mo, So

Im mediterranen Feinkostgeschäft mit Restaurant beeindrucken sowohl die ungezwungene Atmosphäre als auch die feinen Speisen der sympathischen TV-Köchin. Die Antipasti à la Poletto sind ein „Muss“! Tolle Weinauswahl. Tischbestellung empfehlenswert.

Heldenplatz
www.heldenplatz-restaurant.de

Brandstwiete 46 (D4), PLZ 20457 (OT: Altstadt), **T 040 30372250**
55 | Hauptgericht 28–35 €, Menü 65–79 € | Mi-So

Genussfreudige Nachtschwärmer können hier bis 2:00 Uhr morgens dinieren und sich an den frischen, saisonalen und kreativen Speisen erfreuen. Wie wäre es es z.B. mit „Ibérico-Schwein | Aubergine | rote Zwiebel | Baumtomate“? Lust macht auch die Weinkarte. Sie ist nach Stimmungslagen strukturiert.

Jellyfish Neu! www.jellyfish-restaurant.de

VARTA-TIPP Küche

Weidenallee 12 (A1), PLZ 20357 (OT: Eimsbüttel), **T 040 4105414**
30 | Menü 139–169 € | Do-So Mo, Mi-So Di

Im Mittelpunkt steht hier ganz klar die aromenreiche, kreative Fisch- und Seafood-Küche von Stefan Fäth, die in Form eines 7-Gang-Menüs serviert wird. Aber auch das Drumherum stimmt: Das moderne, stimmungsvolle Ambiente sorgt ebenso wie der charmante Service für eine Atmosphäre zum Wohlfühlen. Tischreservierung empfehlenswert.

Lenz www.restaurant-lenz.de

VARTA-TIPP Küche

Poppenbütteler Chaussee 3, PLZ 22397 (OT: Duvenstedt), **T 040 60558887**
120 | Hauptgericht 12–33 €, Menü 28–52 € | Mo, Mi-So Di

Das moderne Landhaus wird gerne als „Duvenstedts Wohnzimmer“ bezeichnet. Kein Wunder, denn die Atmosphäre ist ausgesprochen gemütlich. Dazu eine gelungene Kombination aus feiner Regionalküche und leichter Nouvelle Cuisine. Dabei legt man auf die Verwendung frischer Produkte ganz besonderen Wert. Werktags preiswerter Mittagstisch.

Mash www.mashsteak.de

Große Elbstraße 148-150, PLZ 22767, **T 040 809008111**
150 | Hauptgericht 18–130 €, Menü 58–95 € | Mo-Fr Mo-So

Stylishes Premium-Steakhouse mit gehobenem, stilvollem Ambiente und höchsten Ansprüchen an Qualität und Service. Vom Uruguay-Rib Eye bis hin zum Kobe Beef Prime Cut - hier kommen Fleischliebhaber voll und ganz auf ihre Kosten. Dazu gibt es exquisite Weine aus Deutschland, Europa und Übersee.

Memory www.memory.metro.bar

Sülldorfer Landstraße 222, PLZ 22589 (OT: Blankenese), **T 040 86626938**
40 | Hauptgericht 19–49 €, Menü 39–79 € | Di-Fr Di-Sa

Kleines Restaurant mit eleganter Tischkultur und ambitionierter Feinschmeckerküche, bei der überwiegend Produkte aus der Region Verwendung finden. Mittags Business Lunch. Gute Weinauswahl. Hübsche Terrasse.

Nil www.restaurant-nil.de

Neuer Pferdemarkt 5 (↙ A3), PLZ 20359 (OT: St. Pauli), **T 040 4397823**
90 | Hauptgericht 15–26 €, Menü 32–42 € | Mo-So

Ein sympathisches Lokal auf drei Ebenen (Parterre, Souterrain und Galerie). Originelle Mischung aus Industrieromantik und 50er-Jahre-Nostalgie. Die Atmosphäre ist ungezwungen, die niveauvolle Küche vereint deutsche Esskultur mit mediterraner Leichtigkeit. Kompetenter, individueller Service. Regelmäßig Kochkurse.

Portomarin www.portomarin.de

Dorotheenstraße 180, PLZ 22299 (OT: Winterhude), **T 040 46961547**
40 | Hauptgericht 24–35 €, Menü 50–57 € | Di-Sa

Elegantes, in Rottönen gemütlich eingerichtetes Lokal. Serviert wird eine klassich-innovative spanische Küche mit regionalen Akzenten. Hervorragendes spanisches Weinsortiment.

Seven Oceans www.se7en-oceans.de

VARTA-TIPP Küche

Ballindamm 40 (D4), PLZ 20095 (OT: Altstadt), **T 040 32507944**
70 | Hauptgericht 14–44 €, Menü 69–129 € | Di-Sa Mo, So

Im 2. OG der Europapassage sorgen Stefan Beiter und seine Crew für genussvolle Stunden. Die moderne, internationale Küche wird in einem angenehm großzügigen Raum mit bodentiefen Fenstern und tollem Blick auf die Binnenalster serviert. Dazu eine exklusive Weinkarte mit einigen Raritäten. Neben dem Gourmetrestaurant gibt es auch ein Bistro, eine Sushi-Bar sowie eine gemütliche Cigar Lounge.

Stock's Restaurant www.stocks.de

VARTA-TIPP Küche

An der Alsterschleife 3, PLZ 22399 (OT: Poppenbüttel), **T 040 6113620**
130 | Hauptgericht 10–39 €, Menü 36–52 € | Di-So Mo

In einem hübschen Fachwerkhaus mit Reetdach direkt an der Alsterschleife begeistert das Restaurant seine Gäste mit einer feinen norddeutschen und internationalen Küche. Fisch- und Seafood-Fans dürfen sich z.B. auf „Hamburger Pannfisch mit Bratkartoffeln und Pommerysenf-Sauce“ oder „Krosser Oktopus mit Parmesan-Tagliatelle und Hummersauce“ freuen. Auch Sushi und Sashimi findet man auf der Karte.

Strauchs Falco www.falco-hamburg.de

Koreastraße 2 (D5, in den Elbarkaden), PLZ 20457, **T 040 226161511**
115 | Hauptgericht 21–57 € | Mo-So

Das im Lounge-Stil gestaltete Restaurant in den Elbarkaden bietet eine mediterran-hanseatische Küche, die kompromisslos auf frische Produkte setzt. Dazu ein sehr gutes Business-Lunch-Konzept mit täglich wechselnden Gerichten. Großzügige Sonnenterrasse.

Tarantella www.tarantella.cc

Stephansplatz 10 (C3), PLZ 20354 (OT: Neustadt), **T 040 65067790**
120 | Hauptgericht 17–60 €, Menü 40–80 € | Mo-Fr Mo-Sa

Schickes Bistro-Restaurant im Erdgeschoss des Spielbankgebäudes am Stephansplatz. Moderne internationale Gerichte prägen die Speisekarte. Nette Terrasse mit Blick auf den Park.

Trüffelschwein www.trueffelschwein-restaurant.de

Mühlenkamp 54 (↗ E1), PLZ 22303 (OT: Winterhude), **T 040 69656450**
32 | Hauptgericht 39–49 €, Menü 89–139 € | Di-Sa Mo, So

Das Ecklokal im Herzen von Winterhude ist einen Besuch wert. Der freundliche Service kredenzt eine niveauvolle französisch-internationale Küche. Dazu gibt es eine schöne Auswahl an deutschen und internationalen Weinen. Das Ambiente: modern-zurückhaltend, aber nicht kühl.

Tschebull
www.tschebull.de

VARTA-TIPP Küche

Mönckebergstraße 7 (E4), PLZ 20095 (OT: Altstadt), **T 040 32964796**
160 | Hauptgericht 16–37 €, Menü 69 € | Mo-Sa So

Im 1. Stock des Levantehauses haben Sie die Wahl zwischen dem gemütlich-unkomplizierten Beisl, dem schlicht-eleganten Glockenraum oder dem klassischen Gourmetbereich im Edelweißraum. Hier bietet Alexander Tschebull eine kreative österreichische Küche mit internationalen Einflüssen. Auf der abwechslungsreichen Speisekarte findet man Leckeres wie „Milchkalbsleber mit geschmorten Pfeffermarillen, knusprigem Speck und Petersilienpüree", aber auch Klassiker wie Wiener Schnitzel, Tafelspitz oder Kaiserschmarrn.

WITTHÜS
www.witthues.de

Elbchaussee 499a, PLZ 22587 (OT: Blankenese), **T 040 860173**
100 | Hauptgericht 17–32 €, Menü 30–39 € | So Di-So Mo

Ausgesprochen charmant hat man es in dem kleinen hist. Reetdachhaus mit regionaltypischer Einrichtung. Familiäre Atmosphäre und eine gute internationale Küche zeichnen dieses Restaurant aus. Nachmittags Kaffee und Kuchen (aus der hauseigenen Bäckerei). Reizende Terrasse.

YOSHI im Alsterhaus
www.yoshi-hamburg.de

Jungfernstieg 16-20 (C3), PLZ 20354 (OT: Neustadt), **T 040 36099999**
Hauptgericht 8–50 € | Mo-Sa

Großzügig, hell und puristisch zeigt sich das japanische Restaurant in der vierten Etage des Alsterhauses. Im Angebot Sushi und Sashimi, aber auch diverse Fisch- und Fleischgerichte stehen auf der Karte. Im Sommer empfiehlt sich ein Platz auf der 70 qm großen, umlaufenden Terrasse.

Zeik
www.zeik.de

VARTA-TIPP Küche

Sierichstraße 112, PLZ 22299 (OT: Winterhude), **T 040 46653531**
24 | Hauptgericht 24–42 €, Menü 75–85 € | Di-So Mo

Das intime, gemütliche Lokal hat zahlreiche Stammgäste! Der Grund: Hier wird ehrlich, schmackhaft und frisch gekocht. Inspiriert von der Vielfalt der norddeutschen Küche kreiert Chefkoch Maurizio Oster seine Speisen. Neben dem regelmäßig wechselnden Menü „ZEIK MAHL" hat er auch ein anspruchsvolles vegetarisches Menü im Repertoire. Dazu ein geschulter, aber angenehm ungezwungener Service und eine schöne Weinauswahl.

Alt Helgoländer Fischerstube
www.althelgolaenderfischerstube.de

Fischmarkt 4a-c (↙ A5), PLZ 22767 (OT: Altona), **T 040 3194696**
120 | Hauptgericht 13–27 €, Menü 25–40 € | Mo-So

Traditionelles Fischrestaurant im Herzen St. Paulis mit maritimem Flair und persönlicher Atmosphäre. Zu den Spezialitäten des Hauses gehören Hamburger Pannfisch, Helgoländer Matjesteller und Seemannslabskaus.

Brechtmanns Bistro
www.brechtmann-bistro.de

VARTA-TIPP Küche

Erikastraße 43, PLZ 20251 (OT: Eppendorf), **T 040 41305888**
Hauptgericht 15–33 € | ◔ Mo-Fr ◑ Mo-So

Locker-rustikal und angenehm entspannt zeigt sich das Restaurant von Ann-Kathrin und Sven Brechtmann. Die engagierten Gastgeber legen sehr viel Wert auf exzellenten Service in einer gemütlich-familiären Umgebung. Dazu eine modern inspirierte Regionalküche mit asiatischen Einflüssen. Sehr beliebt ist der preisgünstige Mittagstisch.

Butcher's Steakhouse
www.butchers-steakhouse.de

Milchstraße 19 (D1), PLZ 20148 (OT: Rotherbaum), **T 040 446082**
Hauptgericht 35–69 € | ◔ Mo-Fr ◑ Mo-Sa ⦸ So

Ein gemütliches Lokal mit locker-entspannter Atmosphäre. Hier haben Sie die Wahl zwischen verschiedenen Steak-Varianten. Die Palette reicht vom Prime-Cut-Filet-Steak über Rib Eye bis zum Porterhouse-Steak für zwei Personen. Ansprechendes Wein- und Whisky-Sortiment.

Coast by east
www.coast-hamburg.de

Großer Grasbrook 14 (D5), PLZ 20459 (OT: HafenCity), **T 040 30993230**
160 | Hauptgericht 24–40 € | ◔◑ Mo-So

Hippes Gourmet-Bistro an den Marco-Polo-Terrassen in der Hamburger HafenCity. Bunter Küchenmix - das Spektrum reicht von Sushi-Kreationen über asiatische und landestypische Gerichte bis hin zu Gegrilltem vom Robata-Grill.

Das Dorf Neu!
www.restaurant-dorf.de

Lange Reihe 39 (E3), PLZ 20099 (OT: St. Georg), **T 040 245614**
65 | Hauptgericht 15–22 €, Menü 27–33 € | ◑ Mo-So

Etwas versteckt in einem gewölbeartigen und denkmalgeschützten Souterrain befindet sich dieses urige Lokal. Sie sitzen auf bequem gepolsterten Kirchenbänken und sind umgeben von Kachelöfen, Antiquitäten, Fotos, Skizzen und Aquarellen. Serviert wird eine gehobene deutsche Küche zu fairen Preisen. Dazu eine kleine, aber feine Weinauswahl mit Schwerpunkt Deutschland und Österreich.

Die Gute Botschaft Neu!
www.dgb.hamburg

VARTA-TIPP Küche

Alsterufer 3, PLZ 20354, **T 040 28410014**
52 | Hauptgericht 11–20 € | ◔ Di-Fr ◑ Di-Do, Sa-Sa ⦸ Mo, So

Am beschaulichen Alsterufer unweit der Kennedybrücke befindet sich das helle, großzügige Restaurant mit offener Küche. Die Speisekarte trägt die Handschrift von einem modernen Wirtshaus und offeriert pfiffige euro-asiatische Gerichte wie z.B. „Knuspriger japanischer Pfannkuchen mit Spitzkohl, rotem Ingwer und Aonori". Es gibt auch eine extra Grillkarte. Die Preise sind fair, der Service flink und fröhlich.

HACO
www.restaurant-haco.com

Clemens-Schultz-Straße 18 (A4), PLZ 20359 (OT: St. Pauli), **T 040 74203939**
38 | Hauptgericht ab 20 €, Menü 56–96 € | Di-Sa Mo, So

Hier orientiert sich nicht nur die Karte, sondern auch das Ambiente an den nordischen Geschmackswelten. Kühle Wände, cleane Holztische auf Dielenparkett und unverkleidete Designerglühbirnen sorgen für ein lässig-legeres Ambiente. Das wechselnde Speisenangebot richtet sich nach der Marktlage. Da gibt es natürlich viel Fisch, saisonales Gemüse und regionale Spezialitäten von Hamburg bis Island.

haebel
www.haebel.hamburg/#restaurant

Paul-Roosen-Straße 31 (A4), PLZ 22767 (OT: St. Pauli), **T 0151 72423046**
20 | Menü ab 77 € | Sa Di-Sa

Charmant und ungezwungen präsentiert sich das kleine Restaurant mit seinen Vintage-Möbeln und der offenen Küche. Die kreative „Nordic French Cuisine" des Patrons wird in Form eines Überraschungsmenüs serviert. **Achtung: Bei Redaktionsschluss für diese Buchausgabe war das Restaurant auf Grund der COVID-19-Pandemie noch geschlossen.**

Henssler & Henssler
www.hensslerhenssler.de

Große Elbstraße 160 (A5), PLZ 22767 (OT: Altona), **T 040 38699000**
120 | Hauptgericht 19–36 €, Menü 25–65 € | Mo-Sa So

Lebhaftes, puristisch eingerichtetes Lokal in einer alten Lagerhalle am Hafen. Aus der offenen Küche von TV-Koch und Kochbuchautor Steffen Henssler kommen interessante japanische Speisen wie „Gegrillte Riesengarnele mit Pancetta, Granatapfel-Gurkensalsa und Mentsuyu-Beurre Blanc". Aber auch Sushi- und Grillspezialitäten findet man auf der Karte.

Kinfelts Kitchen & Wine
www.kinfelts.de

Am Kaiserkai 56 (C5), PLZ 20457 (OT: HafenCity), **T 040 30068369**
70 | Hauptgericht 25–39 €, Menü 49–69 € | So Di-Sa Mo

Ausgesprochen einladend der hohe Gastraum mit großer Fensterfront und Blick auf den Museumshafen. Serviert wird eine gehobene Bistroküche zu fairen Preisen. Sehr gutes Weinangebot. Wöchentlich wechselnde Lunch-Gerichte.

Matsumi
www.matsumi.de

Colonnaden 96 (C3), PLZ 20354 (OT: Neustadt), **T 040 343125**
50 | Hauptgericht 20–35 €, Menü 28–89 € | Di-Fr Di-Sa

Original japanisches Restaurant mit authentischer Küche: Sushi, Sashimi, Gegrilltes oder am Tisch zubereitete Spezialitäten wie Sukiyaki oder Shabu Shabu.

Ono by Steffen Henssler
www.onobysh.de

Lehmweg 17, PLZ 20251 (OT: Hoheluft-Ost), **T 040 88171842**
80 | Hauptgericht 14–22 € | Mo-Sa So

Modernes Restaurant mit Bistro-Flair und großer Sommerterrasse. Aus der Küche kommen asiatische Sushi-Kreationen und internationale Spezialitäten zu fairen Preisen. Junges, freundliches Serviceteam.

Philipps Restaurant
www.philipps-restaurant.de

VARTA-TIPP Küche

Turnerstraße 9 (A3), PLZ 20357 (OT: St. Pauli), **T 040 63735108**
70 | Hauptgericht 12–34 €, Menü ab 40 € | ◐ Di-Sa ⊘ Mo, So

Egal ob geschäftlich oder privat: Das freundliche Lokal mitten im Karoviertel eignet sich für jeden Anlass. Die Atmosphäre ist angenehm unprätentiös, ebenso der freundlich-legere Service. Da passt auch das kulinarische Konzept gut in das moderne Bild: frische internationale Küche, z.B. „Filet vom kanadischen Black-Angus-Rind | Champagner-Risotto | Pfifferlinge | Grüner Spargel". Nett sitzt man auf der kleinen Terrasse.

Restaurant Wattkorn
www.wattkorn.de

Tangstedter Landstraße 230 (↗ F1), PLZ 22417 (OT: Langenhorn), **T 040 5203797**
80 | Hauptgericht 9–26 €, Menü ab 25 € | ◔◐ Mo-So

Regionaltypisches Reetdachhaus mit gemütlich-nostalgischen Gaststuben und herrlichem Sommergarten. Das kulinarische Spektrum reicht von norddeutschen Klassikern über Fisch- und Wildspezialitäten bis hin zu Sushi. Es gibt auch ein paar Hotelzimmer.

RIVE Fisch & Faible
www.rive.de

Van-der-Smissen-Straße 1, PLZ 22767 (OT: Altona), **T 040 3805919**
150 | Hauptgericht 18–33 €, Menü 45–56 € | ◐ Di-So

Stimmungsvolles Designerbistro unmittelbar am Hafen mit tollem Elbblick und ungezwungener, lockerer Atmosphäre. Die attraktive Karte offeriert überwiegend Fisch- und Seafoodgerichte, aber auch Vegetarier und Fleischliebhaber kommen auf ihre Kosten. Immer wieder faszinierend: die herrliche Sommerterrasse.

Stüffel
www.restaurantstueffel.de

VARTA-TIPP Küche

Isekai 1, PLZ 22395 (OT: Eppendorf), **T 040 60902050**
65 | Hauptgericht 18–30 €, Menü 37–49 € | ◔ Di-Fr, So ◐ Di-So ⊘ Mo

Direkt am Alsterkanal gelegen mit modernen Räumlichkeiten, offener Küche und herrlicher Außenterrasse empfängt man Sie mit bodenständigen, leckeren Gerichten und ausgesuchten Weinen. In der Küche legt man höchsten Wert auf gute Produkte, die mit Leidenschaft verarbeitet werden. Über den zum Restaurant gehörenden Bootsverleih kann man Kanus, Tretboote und Stand-Up-Paddles ausleihen.

VLET am Jungfernstieg

www.vlet-jungfernstieg.de

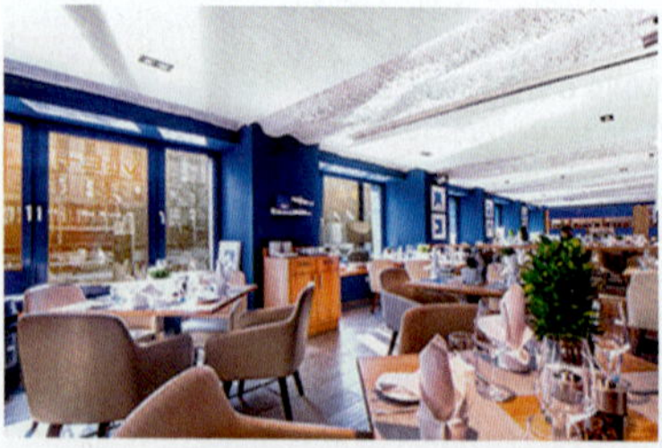

Jungfernstieg 7 (D3), PLZ 20354,
T 040 35018990
130 | Hauptger. 18–28 €, Menü 48–56 €
Mo-So

Ableger des gleichnamigen Restaurants in der Hamburger Speicherstadt, direkt am Wasser unter den Alsterarkaden gelegen. In maritim-modernem Ambiente mit Blick auf die Alster und das Hamburger Rathaus kann man feine bodenständige Gerichte wie Pannfisch oder Original Labskaus probieren. Preiswertes Mittagsangebot.

VLET in der Speicherstadt

www.vlet-speicherstadt.de

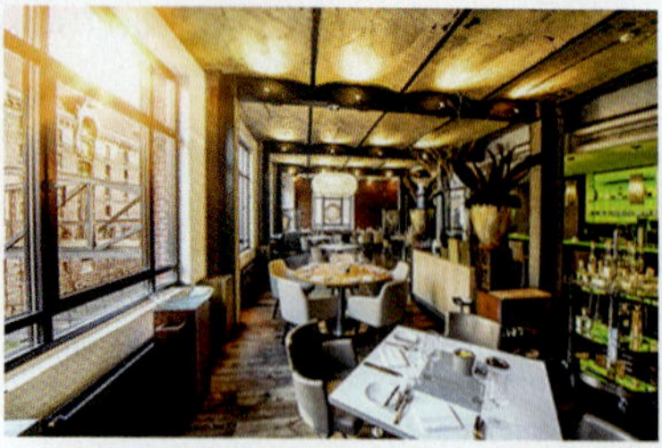

Am Sandtorkai 23/24 (D5), PLZ 20457 (OT: HafenCity), **T 040 334753750**
90 | Hauptger. 16–39 €, Menü 54–89 € |
Mo-Fr Mo-Sa So

In einem restaurierten Speicher vis-à-vis der HafenCity empfängt Sie dieses trendige Restaurant. Hier werden norddeutsche Traditionsgerichte neu interpretiert. Probieren Sie beispielsweise „Gelacktes Stubenküken, Brotfüllung, Knollenziest, Ofenkarotten und Liebstöckel".

Witwenball

www.witwenball.com

Weidenallee 20 (A1), PLZ 20357 (OT: Eimbüttel), **T 040 53630085**
Hauptgericht 17–29 € | Di-Sa Mo

Das junge Weinlokal mit massivem Marmortresen und opulenten Deckenleuchten zeigt sich im schicken Art-déco-Stil und offeriert schmackhafte Gerichte mit frischen und saisonalen Zutaten aus der Region. Das Weinangebot kann sich ebenfalls sehen lassen - rund 30 Weine gibt es auch glasweise! Übrigens: Der Name erinnert an das einstige Tanzlokal, das hier einmal beheimatet war.

Wolfs Junge

www.wolfs-junge.de

Zimmerstraße 30 (↗ F1), PLZ 22085 (OT: Uhlenhorst), **T 040 20965157**
35 | Hauptgericht 42–49 €, Menü 50–85 € | Di-Fr Di-Sa Mo, So

Ob preiswerter Mittagstisch oder feines Menü am Abend - hier kehrt man gerne ein! Ungezwungen-modern die Atmosphäre, in der Küche fokussiert man sich auf regionale, nachhaltige Produkte. Zahlreiche Gemüsesorten baut der Inhaber selbst an, und auch die Kräuter kommen größtenteils aus dem eigenen kleinen Garten direkt neben dem Restaurant. Unbedingt probieren: Hausgemachte Würste.

Zipang
www.zipang.de

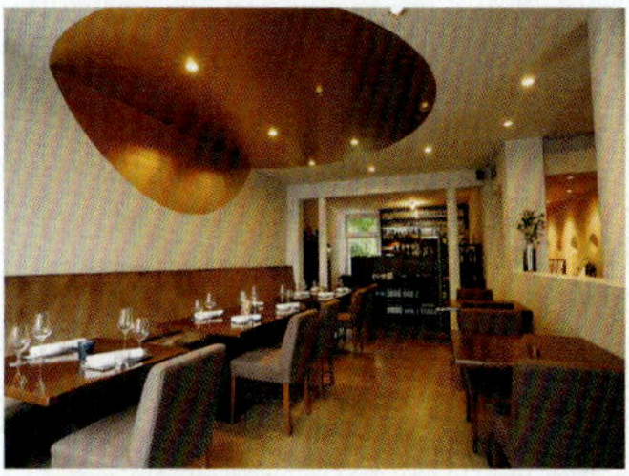

Eppendorfer Weg 171, PLZ 20253 (OT: Hoheluft), **T 040 43280032**
Hauptger. 17–24 €, Menü ab 72 € | Di-Sa
Mo, So

In diesem schmucken Jugendstilhaus treffen klassische japanische Speisen auf kreative, innovative Kochkunst. Neben klassischen Gerichten wie Sushi, Miso-Suppe und Tempura gibt es wechselnde Eigenkreationen im Fusionstyle. Das Interieur ist stilvoll, puristisch und edel.

Atlantic Bar
www.kempinski.com

An der Alster 72-79 (E3, im Kempinski Hotel Atlantic), PLZ 20099 (OT: St. Georg), **T 040 2888862**
75 | Hauptgericht 14–35 € | Mo, Di, Mi, Do, Fr, Sa, So mittags+abends

Gepflegte Pianomusik, schickes Ambiente, ausgezeichnete Drinks. Exklusive Smokers' Lounge. Klassiker des Hauses: Atlantic Dream (Bacardi, Peachtree, Blue Curaçao, Limettensaft, Champagner).

HAMELN 22 D
www.hameln.de

Niedersachsen | EW 57.906 | 67 m — Minden 40 km, Hannover 46 km
T 05151 957823
Rattenfänger-Freilichtspiel, Musical Rats, Osterstraße mit Hochzeitshaus, Rattenfängerfiguren und Glockenspiel, Rattenfängerhaus und -brunnen, Stiftsherrenhaus, Dempterhaus, Museum mit Rattenfängertheater, Schauglasbläserei.
Einen Cityplan finden Sie auf Seite 554.

Bellevue
www.hotel-bellevue-hameln.de

★★★ garni

Klütstr. 34, PLZ 31787 (OT: Klütviertel), **T 05151 98910,** F 989199
18 Zimmer | Ez 78–120 €, Dz 98–145 €

Mit viel Liebe zum Detail renoviertes Hotel in einer Jugendstilvilla von 1910. Familiäre Atmosphäre, komfortable Zimmer, schöner Frühstücksraum.

HAMM (SIEG) 40 B
www.hamm-sieg.de

Rheinland-Pfalz | EW 3.500 | 220 m — Siegen 48 km, Siegburg 55 km
T 02682 969789

Alte Vogtei
www.altevogtei.de

★★★S

Lindenallee 3, PLZ 57577, **T 02682 259,** F 8956
15 Zimmer | 2 Suiten | Ez 61–88 €, Dz 93–122 €, exkl. Frühstück, 11,00 €

Hübsches Fachwerkhaus aus dem Jahr 1753. Die gemütlichen, komfortabel ausgestatteten Zimmer lassen dank antiquarischen Accessoires Tradition und Moderne miteinander verschmelzen. In mehreren gemütlichen Gasträumen wird frische regionale Küche aufgetischt.

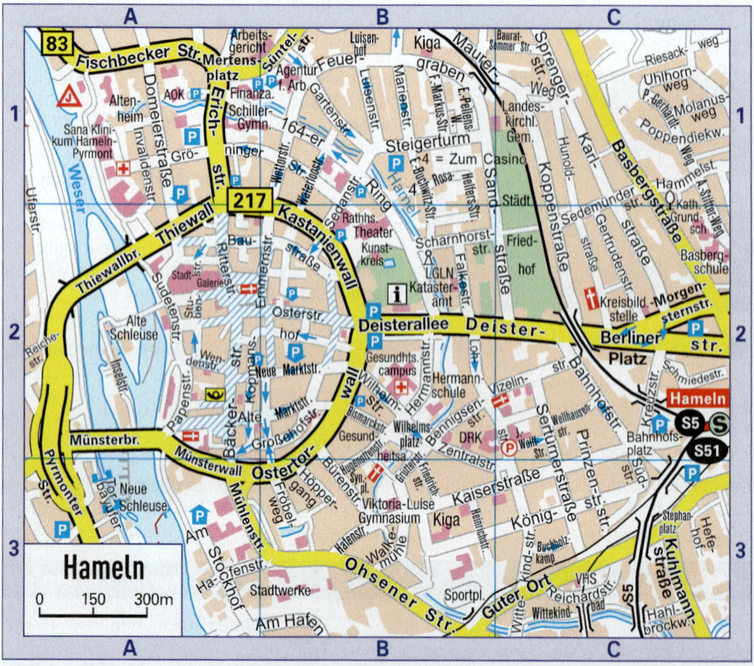

HAMM (WESTFALEN) 30 A

www.hamm.de

Nordrhein-Westfalen | EW 176.048 | 63 m — Soest 32 km, Münster 37 km
T 02381 23400
Schloss Heessen, Wasserschloss Oberwerries, Glaselefant im Maximilianpark, Hindu-Tempel, Haus Reck, Haus Vorschulze, Hauptbahnhof, Marktplatz, Pfarrkirche St. Pankratius, Pauluskirche, Alfred-Fischer-Halle, Wassertürme Bergen, Zeche Radbod.

Gut Kump

www.gut-kump.de

VARTA-TIPP Ambiente

Kumper Landstr. 5, PLZ 59069 (OT: Kump), **T 02385 921260,** F 9212699
35 Zimmer | 4 Suiten | 1 Apartment | Ez ab 99 €, Dz ab 129 €

Inmitten einer 40.000 qm großen Parkanlage befindet sich dieses hübsche Kleinod. Die Zimmer, die sich auf das gemütliche Fachwerkwohnhaus und das repräsentative Herrenhaus verteilen, sind mit einem leicht englischen Touch gestaltet. Im dezent-elegant eingerichteten Restaurant und auf der großzügigen Terrasse wird eine frische Regionalküche serviert. Zum Haus gehören auch fünf repräsentative Fest- und Tagungsräume.

Gut Sternholz

www.gut-sternholz.de

Im Giesendahl, PLZ 59071 (OT: Bad Hamm), **T 02388 3010990**
8 Zimmer | 4 Suiten, Dz ab 209 €

Kleines SPA-Hotel mit umfassendem Sauna- und Wellnessangebot. Im Nordflügel des ehem. Gutshofes stehen hochwertige Zimmer und Suiten zur Verfügung. Diese sind mit gemütlichen Betten, edlen Eichenholzböden sowie Balkon oder Terrasse ausgestattet. Die Anlage ist umgeben von einem 50.000 qm großen Park. **Achtung: Bei Redaktionsschluss für diese Buchausgabe war das Hotel auf Grund der COVID-19-Pandemie noch geschlossen.**

WielandStuben — www.wielandstuben.de

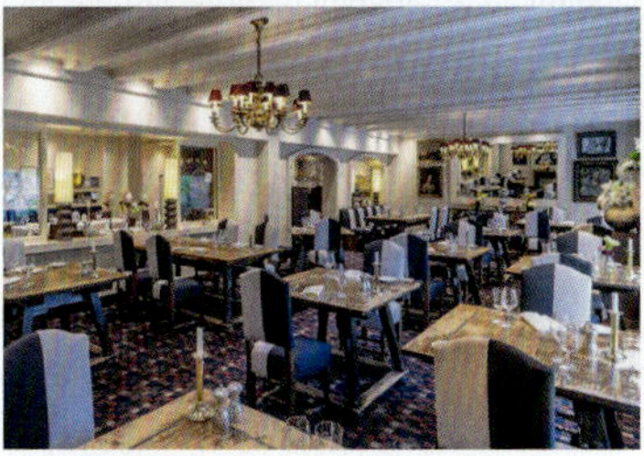

Wielandstraße 84, PLZ 59077 (OT: Wiescherhöfen), **T 02381 401217**
110 | Hauptger. 21–40 €, Menü 42–119 € | Mi-Fr, So Mi-So Mo, Di 1.–17.1.21

Die elegant-rustikalen Gasträume sind geschmackvoll mit vielen Antiquitäten und Kunstwerken ausgestattet. Die Küche ist klassisch-französisch geprägt auf Basis frischer, hochwertiger Produkte. Schöne Hofterrasse.

Denkma(h)l — www.denkmahl-hamm.de

Ostenallee 73, PLZ 59063, **T 02381 3053211**
Hauptgericht 19–28 €, Menü 36–59 € | Mo-Fr Mo-Sa So

Malteser Lehr- und Trainingsgastronomie. Hier wird junge und kreative deutsche Küche serviert. Wie wäre es z.B. mit „Gebratenem Saibling mit Limettensoße, Polenta und grünem Spargel“? Mittags locken günstige und schmackhafte Tagesgerichte.

HAMMELBURG 42 D — www.hammelburg.de

Bayern | EW 11.520 | 182 m — Gemünden am Main 20 km, Schweinfurt 30 km
T 09732 902430
Kath. Pfarrkirche, Kellereischloss, Franziskanerkloster Altstadt, Stadtmuseum Herrenmühle, Schloss Saaleck, Weinlehrpfad, Hammelburger Altstadtrunde.

Schloss Saaleck — www.burgsaaleck.de

Saaleckstraße 1, PLZ 97762, **T 09732 2020,** F 2023
14 Zimmer | Ez 72–77 €, Dz 119–125 €

Hinter den hist. Mauern der im 11./12. Jhd. erbauten Burg verbergen sich zweckmäßige, teils hist. eingerichtete Zimmer. Restaurant mit gediegen-rustikaler Einrichtung und marktorientierter Frischeküche. Ausblick ins Saaletal und auf die Rhön.

Zum Stern — www.landgasthof-stern.com

€ Gut & Günstig ★★★

Obererthaler Straße 23, PLZ 97762 (OT: Obererthal), **T 09732 4707,** F 5400
19 Zimmer | 2 Apartments | Ez 46 €, Dz 80–85 €

Fränkisches Flair und eine familiäre Atmosphäre erwarten Sie hier. Die modern eingerichteten Zimmer verfügen teilweise über einen Balkon. In der gemütlichen Gaststube wird gutbürgerliche regionale Küche serviert.

HANAU 41 D

www.hanau.de

Hessen | EW 93.613 | 104 m Frankfurt am Main 20 km, Aschaffenburg 28 km
T 06181 295950
Dt. Goldschmiedehaus (ehemals Altstädter Rathaus), Marienkirche, Schlossgarten, Wallonisch-Niederländische Kirche, Brüder-Grimm-Märchenfestspiele, Schloss Philippsruhe mit Schlosspark und Papiertheatermuseum, hist. Kuranlage Wilhelmsbad mit Puppenmuseum und Comoedienhaus, Wildpark, Altstadt von Steinheim, Dt. Märchenstraße und Fachwerkstraße, Apfelwein- und Limesstraße.

Villa Stokkum

www.villastokkum.de

★★★★ garni

Steinheimer Vorstadt 70, PLZ 63456 (OT: Steinheim), **T 06181 6640,** F 661580
135 Zimmer | 2 Suiten | Ez 95–159 €, Dz 125–180 €, exkl. Frühstück, 19,00 € | 24 h

Große Villa in ruhiger Lage an der Altstadtmauer von Steinheim. Komfortable Zimmer mit Kingsizebetten und Echtholzmöbeln. Im Restaurant wird regionale und internationale Küche serviert.

Birkenhof

www.hotelbirkenhof.de

garni

Von-Eiff-Straße 37, PLZ 63456 (OT: Steinheim), **T 06181 64880,** F 648839
48 Zimmer | 4 Suiten | 1 Apartment | Ez 89–129 €, Dz 99–159 €, 5,50–19,50 € | 27.12.20–3.1.21

Gewachsenes Hotel in einem kleinen Park am Ortsrand mit familiärer Atmosphäre. Wohnlich eingerichtete Zimmer und Suiten mit moderner Ausstattung. Restaurant mit wechselnder saisonaler Küche.

Ristorante Mediterraneo

www.golfo-mediterraneo.de

VARTA-TIPP Küche

Willy-Brandt-Straße 24, PLZ 63454, **T 06181 99550**
90 | Hauptgericht 22–36 €, Menü 30–50 € | Di-Fr, So Di-So Mo

In dem traditionsreichen Ristorante im Herzen der Stadt mit seinem stilvollen und modern-gemütlichen Ambiente wird kreativ, authentisch und marktfrisch gekocht. Die Speisekarte bietet mediterrane Gerichte wie z.B. „Lammkarree mit Kräuterkruste, Rosmarinkartoffeln und Caponata" oder „Kalbsleber mit Salbeibutter, Kartoffelpüree und Blattspinat". Im Sommer lockt die hübsche Terrasse am Teich.

HANDORF 15 D

www.samtgemeinde-bardowick.de

Niedersachsen | EW 1.970 | 6 m Seevetal 30 km, Hamburg 51 km
T 04131 120127

Schwabenstüble

www.schwabenstueble-handorf.de

Cluesweg 22 A, PLZ 21447, **T 04133 210251**
30 | Hauptgericht 11–23 €, Menü 17–35 € | Sa-So Mi-So Mo, Di

Das ländliche Restaurant von Familie Stoll bietet schwäbische Spezialitäten wie Zwiebelrostbraten, Maultaschen oder Käsespätzle. Dazu werden badische und württembergische Weine serviert. Gemütliche Terrasse und Biergarten.

HANN. MÜNDEN 32 C www.hann.muenden-tourismus.de

Niedersachsen | EW 24.505 | 127 m Kassel 23 km, Göttingen 34 km
T 05541 75313
Mittelalterl. Fachwerkstadt (ca. 700 Fachwerkhäuser) mit Türmen, Bauten und Welfenschloss ganz im Stil der Weserrenaissance.

Alter Packhof www.packhof.com

★★★★ garni

Bremer Schlagd 10-14, PLZ 34346, **T 05541 98890,** F 988999
25 Zimmer | 5 Suiten | Ez 80–115 €, Dz 130–145 €, 11,00 € | 24 h

Freundlich geführtes Hotel mit traditionellem Charakter in hist. Altstadtlage. Ländliche, mit massiven Holzmöbeln und schönen Bädern ausgestattete Zimmer. Restaurant mit saisonaler Küche und schöner Sommerterrasse.

Flux - Biohotel im Werratal www.flux-biohotel.de

garni

Buschweg 40, PLZ 34346 (OT: Laubach), **T 05541 9980,** F 998140
40 Zimmer | Ez 89–99 €, Dz 110–130 €

Aus drei Häusern bestehende Hotelanlage mit hellen, neuzeitlichen Gästezimmern und guten Tagungsmöglichkeiten. Den natürlichen „Wohlfühlfaktor" des familiengeführten Domizils schätzen aber nicht nur Geschäftsreisende, sondern auch Individualreisende wie Radfahrer und Wanderer.

Biorestaurant

VARTA-TIPP Küche

60 | Hauptgericht 10–29 €, Menü 28–49 € | Di-Sa Mo, So

Modern eingerichtetes Restaurant mit tollem Blick auf das Werratal. Für die klassisch gehaltene Küche mit mediterranem Einschlag werden ausschließlich Bio-Produkte aus überwachtem Anbau verarbeitet. Das Preis-Leistungs-Verhältnis begeistert ebenso wie die gut zusammengestellte Weinauswahl und der nette, zuvorkommende Service.

HANNOVER 23 C www.hannover.de

Niedersachsen | EW 518.386 | 55 m Bremen 110 km, Hamburg 170 km
T 0511 12345111
Herrenhäuser Gärten, Erlebnis-Zoo, Neues Rathaus, Maschsee, Marktkirche und Altes Rathaus in norddeutscher Backsteingotik, Steinhuder Meer, Schloss Marienburg, Sprengel-Museum, August-Kästner-Museum, Niedersächsisches Landesmuseum, Opernhaus.
Einen Cityplan finden Sie auf Seite 558–559.

Kastens Hotel Luisenhof www.kastens-luisenhof.de

★★★★★S garni

Luisenstraße 1-3 (D3), PLZ 30159, **T 0511 30440,** F 3044807
149 Zimmer | 11 Suiten | 7 Apartments | Ez 129–449 €, Dz 139–459 €, exkl. Frühstück, ab 24,00 € | 24 h

Dieses familiengeführte Traditionshotel gehört zweifellos zu den Top-Häusern der Stadt. Die individuellen, elegant ausgestatteten Zimmer sind in unterschiedlichen Kategorien buchbar. Schöner Fitness- und Wellnessbereich über den Dächern der Stadt. Sehr gutes Frühstück.

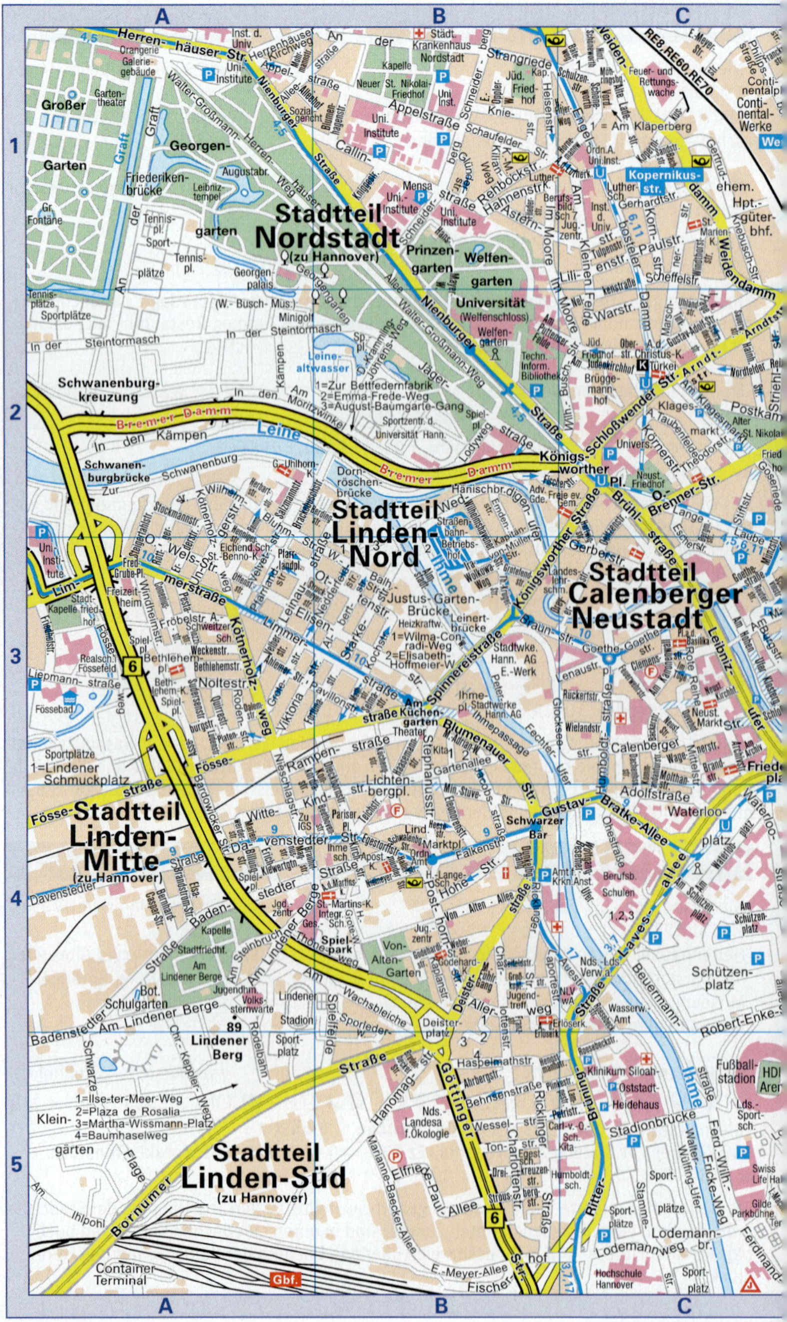
A
B
C
1
2
3
4
5
Stadtteil Nordstadt
(zu Hannover)
Stadtteil Linden-Nord
Stadtteil Calenberger Neustadt
Stadtteil Linden-Mitte
(zu Hannover)
Stadtteil Linden-Süd
(zu Hannover)
Großer Garten
Georgen-garten
Welfen-garten
Prinzen-garten
Universität
(Welfenschloss)
Herrenhäuser Str.
Nienburger Straße
Bremer Damm
Leine
Ihme
Schwanenburg-kreuzung
Königsworther Pl.
Königsworther Straße
Brühlstraße
Limmerstraße
Fössestraße
Spinnereistraße
Blumenauer Str.
Gustav-Bratke-Allee
Waterlooplatz
Göttinger Str.
Deisterplatz
Bornumer Straße
Lindener Berg
Von-Alten-Garten
Schützenplatz
Fußball-stadion
Stadionbrücke
Weidendamm
Kopernikus-str.
Schloßwender Str.
Lange Laube
Calenberger Str.
Adolfstraße
Leibnizufer
Container Terminal
Gbf.
1=Ilse-ter-Meer-Weg
2=Plaza de Rosalia
3=Martha-Wissmann-Platz
4=Baumhaselweg
1=Zur Bettfedernfabrik
2=Emma-Frede-Weg
3=August-Baumgarte-Gang
1=Wilma-Conradi-Weg
2=Elisabeth-Hoffmeier-W.
1=Lindener Schmuckplatz
1 = Am Kläperberg
Hochschule Hannover

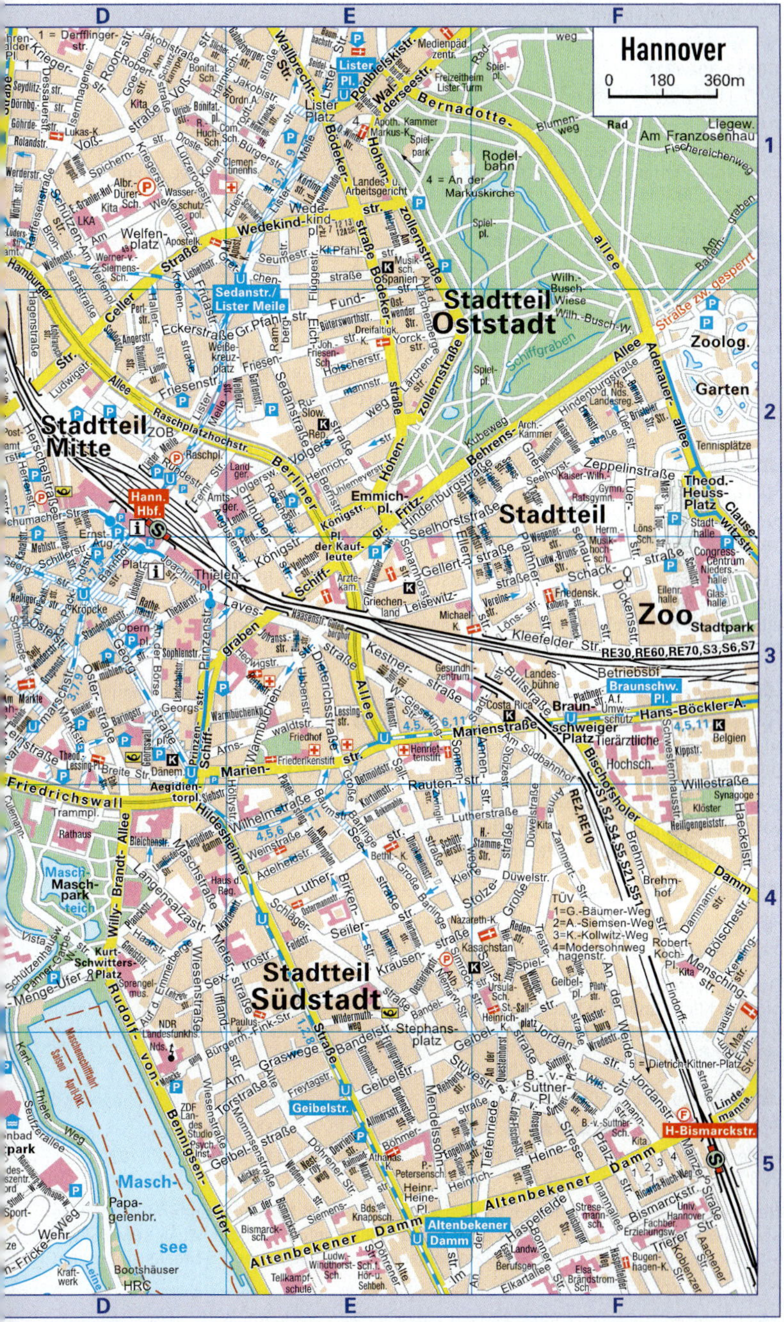
Hannover
0 180 360m
D
E
F
1
2
3
4
5
Stadtteil Mitte
Stadtteil Oststadt
Stadtteil
Stadtteil Südstadt
Zoo
Stadtpark
Zoolog. Garten
Tennisplätze
Masch-park teich
Masch-see
Hann. Hbf.
Lister Pl.
Sedanstr./ Lister Meile
Braunschw. Pl.
Geibelstr.
Altenbekener Damm
H-Bismarckstr.
Rathaus
Trammpl.
Friedrichswall
Willy-Brandt-Allee
Rudolf-von-Bennigsen-Ufer
Hildesheimer Str.
Marienstraße
Hans-Böckler-A.
Kleefelder Str.
RE30,RE60,RE70,S3,S6,S7
RE2,RE10
S1,S2,S4,S5,S21,S51
Bischofsholer Damm
Adenauer-allee
Bernadotte-allee
Hohenzollernstraße
Berliner Allee
Celler Str.
Hamburger Allee
Raschplatzhochstr.
Emmich-pl.
Königstr.
Podbielskistr.
Wedekindstr.
Eilenriede
Schiffgraben
Kurt-Schwitters-Platz
Aegidien-torpl.
Georgs-pl.
Kröpcke
Opern-pl.
Welfen-platz
Stephans-platz
Theod.-Heuss-Platz
Congress-Centrum
Tierärztliche Hochsch.
TÜV
Landesbühne
Betriebsbf.
Friedhof
Synagoge
Lister Platz
Rodel-bahn
Spiel-pl.
Bootshäuser
HRC
Kraft-werk
Papa-geienbr.
Maschseeschifffahrt Saison April-Okt.

Mary's Restaurant
www.marys-hannover.de

T 0511 3044816
40 | Hauptgericht 18–47 €, Menü 35–56 € | Mo-So

Das Restaurant trägt den Namen der Tochter des Hotelgründers. Sie sitzen in klassisch-elegantem Ambiente an schön gedeckten Tischen und wählen z.B. „Ziegenkäse-Wirsing-Säckchen, rosa Pfeffer, Walnuss-Dattelsalat" und anschließend „Rücken und Keule von der Heidschnucke, Antipasticreme, Artischocken und Kichererbsen-Churros".

Maritim Airport Hotel Hannover
www.maritim.de

garni

Flughafenstraße 5, PLZ 30669 (OT: Flughafen), **T 0511 97370,** F 9737590
527 Zimmer | 40 Suiten | 24 h

Ein imposantes Businesshotel mit großer Atrium-Lobby und komfortablen Gästezimmern in unterschiedlichen Kategorien. Von großem Vorteil sind die direkte Anbindung an den Airport sowie die Nähe zur S-Bahn-Station Hannover-Flughafen. Große Kapazität an Konferenzräumen. Im Restaurant „Bistro Bottaccio" wird mediterran und international gekocht.

Courtyard by Marriott
www.courtyardhannover.com

★★★★ garni

Arthur-Menge-Ufer 3 (D4), PLZ 30169, **T 0511 366000,** F 36600555
149 Zimmer | 5 Suiten | Ez 99–514 €, Dz 99–514 €, exkl. Frühstück, 19,00 € | 24 h

Geschäftshotel in unmittelbarer Nachbarschaft zur HDI-Arena. Hier stehen komfortable Zimmer in unterschiedlicher Größe zur Verfügung. Zum Haus gehören ein 24-Stunden-Shop, eine kleine Bibliothek, ein Fitnessraum sowie ein Businesscenter mit komplett ausgestatteten Arbeitsplätzen. Gastronomie: „Julian's Bar" mit schöner Terrasse.

Crowne Plaza
www.schweizerhof-hannover.de

★★★★ S garni

Hinüberstraße 6 (E2), PLZ 30175, **T 0511 34950,** F 3495123
200 Zimmer | 4 Suiten | Ez 100–600 €, Dz 120–650 €, exkl. Frühstück, 22,00 € | 24 h

Das zeitgemäße Atriumhotel wird überwiegend von Tagungs- und Geschäftsreisenden bevorzugt. Stilvoll, geräumig und modern präsentieren sich die Zimmer. Wellnessbereich mit Sauna und Fitnessraum sowie großem Massage- und Beautyangebot.

Bistro Schweizerhof

75 | Hauptgericht 15–32 €, Menü 29–55 € | Di-Sa Mo, So

Das gepflegte Restaurant bietet den perfekten Rahmen für genussvolle Momente. Aus der offenen Küche kommen frische internationale Gerichte, bei denen überwiegend erstklassige Zutaten aus der Region Verwendung finden. Im Sommer lockt die wunderschöne Terrasse unter Bäumen.

Dormero
www.dormero-hotel-hannover.de

★★★★ S garni

Hildesheimer Str. 34-38 (E4), PLZ 30169 (OT: Südstadt), **T 0511 544200,** F 544202020
293 Zimmer | 4 Suiten | 24 h

Neuzeitliches Businesshotel - nur wenige Gehminuten vom Maschsee entfernt. Modern gestylte Gästezimmer mit sehr gutem Schlaf- und Wohnkomfort. Minibar, WLAN sowie Sky-TV sind im Zimmerpreis enthalten. Moderne amerikanische Küche und US-Steaks gibt es im „Red Grill – Das Restaurant".

Grand Hotel Mussmann
www.grandhotel.de

garni

Ernst-August-Platz 7 (D3), PLZ 30159, **T 0511 36560,** F 3656145
104 Zimmer | 10 Suiten | 1 Apartment | Ez 129–349 €, Dz 159–399 € | 24 h

Gegenüber dem Bahnhof liegt dieses traditionsreiche Familienhotel. Komfortable Gästezimmer mit Eichenparkett, Naturstein und geschmackvollen Einrichtungsdetails. Das Haus verfügt über eine Ladestation für Elektrofahrzeuge, eine Sauna und eine Garage.

Grand Palace
www.grand-palace-hannover.de

★★★★

Lavesstraße 77 (E3), PLZ 30159, **T 0511 543600,** F 54360777
94 Zimmer | 3 Suiten | Ez 69–129 €, Dz 99–159 €, 9,00–14,50 € | 24 h

Modernes Stadthotel in einem ehem. Reichsbahnverwaltungsgebäude. Stilvoll-elegante Zimmer in vier unterschiedlichen Kategorien. LAN-Internetzugang und Minibarinhalt sind für Hausgäste kostenfrei. Restaurant im Souterrain mit saisonaler Küche.

Leonardo
www.leonardo-hotels.com

★★★★

Tiergartenstraße 117, PLZ 30559 (OT: Kirchrode), **T 0511 51030,** F 5103510
178 Zimmer | 3 Suiten | Ez 59–199 €, Dz 69–219 €, 12,00–14,00 € | 24 h

Tagungshotel neben dem Tiergarten mit optimaler Verkehrsanbindung. Das Haus bietet modern eingerichtete Gästezimmer mit eigenem Balkon sowie ein Restaurant mit wechselnden Buffets und internationaler Küche.

Novotel
www.novotel.com

★★★★

Podbielskistraße 21-23 (E1), PLZ 30163 (OT: List), **T 0511 39040,** F 3904100
205 Zimmer | 4 Suiten | Ez 79–152 €, Dz 91–185 €, exkl. Frühstück, 19,00–22,00 € | 24 h

Das rundum renovierte Businesshotel ist eingebettet in die hist. Fabrikkulisse der Firma Bahlsen und verfügt über helle, geräumige Zimmer mit zeitgemäßer Technik. Betten mit gepolstertem Kopfteil und integriertem Licht sorgen für sehr guten Schlafkomfort.

Parkhotel Kronsberg
www.parkhotel-kronsberg.de

★★★★S

Gut Kronsberg 1, PLZ 30539 (OT: Bemerode), **T 0511 87400,** F 867112
200 Zimmer | 2 Suiten | Ez ab 117 €, Dz ab 191 € | 24 h

Das Businesshotel am Rande des Stadtzentrums verfügt über neuzeitlich ausgestattete Gästezimmer mit Wohlfühlatmosphäre sowie einen großzügigen Tagungsbereich. Auch gastronomisch ist man gut aufgestellt. Hier haben Sie die Wahl zwischen der Bierstube „Witwe Bolte", dem Restaurant „Hofgarten" oder dem Restaurant „Gutsherrenstube".

Radisson Blu
www.radissonhotels.com

★★★★S

Expo Plaza 5, PLZ 30539 (OT: Mittelfeld), **T 0511 383830,** F 383838000
250 Zimmer | 13 Suiten | 24 h

Modernes Business- und Tagungshotel, das direkt mit dem Messegelände verbunden ist. Elegante Zimmer und Suiten in verschiedenen Einrichtungsstilen. Restaurant mit internationaler und regionaler Küche.

Sheraton Pelikan Hotel
www.sheratonpelikanhannover.com

Pelikanplatz 31, PLZ 30177 (OT: List), **T 0511 90930,** F 9093555
147 Zimmer | 16 Suiten | 24 h

Das einstige Fabrikgebäude am Stadtwald Eilenriede beherbergt heute schlicht designte Zimmer mit hohen Decken und geschmackvollen Einrichtungsdetails. Sportbegeisterte werden über das 3.000 qm große Fitnesscenter erfreut sein. Internationale Küche serviert das Restaurant „5th Avenue".

Central-Hotel Kaiserhof
www.centralhotel.de

Ernst-August-Platz 4 (D2), PLZ 30159, **T 0511 36830,** F 3683114
78 Zimmer | 3 Suiten | Ez ab 99 €, Dz ab 129 €, exkl. Frühstück, 19,00 € | 24 h

Familiär geführtes Traditionshaus mit elegantem Flair im Herzen von Hannover. Schallisolierte Zimmer im klassischen Stil mit kostenfreier Minibar. Gehobene deutsche Küche im Restaurant „Brunnenhof" mit großer Terrasse.

Der Föhrenhof
www.hotel-foehrenhof-hannover.de

Kirchhorster Straße 22, PLZ 30659 (OT: Lahe), **T 0511 61540,** F 619719
78 Zimmer | 1 Suite | Ez ab 103 €, Dz ab 163 € | 24 h

Im niedersächsischen Landhausstil erbautes Tagungshotel mit familiärer Atmosphäre. Die Zimmer sind in warmen Farben gehalten und gemütlich eingerichtet. Internationale Küche wird im Restaurant „Estragon" aufgetischt.

Loftstyle Hotel Neu!
www.loftstylehotels.de

Gradestraße 22, PLZ 30163, **T 0511 2002960**

Aus dem alten Postgebäude am Mittellandkanal ist ein schickes Designhotel entstanden. Die Zimmer sind modern sowie thematisch verschieden gestaltet und verbinden zweckmäßige Ausstattung mit aufregendem „Loftstyle"-Design. Zum Haus gehören Tagungsräume, ein Business-Center und ein Fitnessbereich.

Viva Creativo
www.viva-creativo.de

Im Heidkampe 80, PLZ 30659 (OT: Bothfeld), **T 0511 647550,** F 6475515
61 Zimmer | Ez 69–89 €, Dz 92–119 €

Angenehmes Hotel im ruhigen Stadtviertel Bothfeld. Geschmackvoll und originell eingerichtete Themenzimmer, die sich z.B. „Paris", „Comic" oder „Kräuterkammer" nennen. Gutes Frühstück, sehr gute Tagungsmöglichkeiten.

Savoy
www.hotel-savoy.de

Schlosswender Straße 10 (C2), PLZ 30159, **T 0511 1674870,** F 167487159
22 Zimmer | 4 Suiten | 4 Apartments | Ez 129–299 €, Dz 159–359 €, ab 16,50 €

Kleines, freundlich geführtes Hotel im Stadtzentrum. Die Gästezimmer sind von zurückhaltender Eleganz geprägt und in warmen Farben eingerichtet. Sehr gutes Frühstück.

Jante
www.jante-restaurant.de

VARTA★TIPP Küche

Marienstraße 116 (F3), PLZ 30171 (OT: Südstadt), **T 0511 54555606**
30 | Menü 125–140 € | Di-Sa Mo, So

Ein echtes Highlight, kulinarisch und atmosphärisch! In dem modernen, nordisch angehauchten Restaurant am Braunschweiger Platz dominieren ein rauchiges Blau und helle Holztöne. Auf gepolsterten Sesseln und an massiven blanken Holztischen kann man sich ein exklusives Sieben-Gang-Menü schmecken lassen. Tony Hohlfelds Küche ist innovativ, ausdrucksstark und von einer wunderbaren Aromenvielfalt geprägt. Tolle Weinauswahl jenseits des Mainstreams.

Die Insel
www.dieinsel.com

VARTA-TIPP Küche

Rudolf-von-Bennigsen-Ufer 81, PLZ 30519 (OT: Südstadt), **T 0511 831214**
60 | Hauptgericht 32–42 €, Menü 39–120 € | Di-So Di-Sa Mo

Seit mehr als zwei Jahrzehnten gehört das langgestreckte Restaurant am Südufer des Maschsees zu den Hotspots der Stadt. Chefkoch Benjamin Meusel offeriert eine klassisch französische Küche mit multikulturellen Einflüssen und überzeugt durch die perfekte Zubereitung seiner Frischprodukte. Bei der fulminanten Weinkarte geraten Kenner ins Schwärmen. Herrliche Terrasse mit wunderbarer Sicht auf den See.

Gallo Nero
www.gallo-nero-hannover.com

Groß Buchholzer Kirchweg 72b, PLZ 30655 (OT: Groß Buchholz), **T 0511 5463434**
100 | Hauptgericht 12–33 €, Menü 35–59 € | Mo, Mi-Fr, So Mo, Mi-So Di

Freundlich und familiär geht es hier zu. Schmackhaft und frisch die italienische Küche, ansprechend das Ambiente mit Kamin, Holzbalken und wechselnden Ausstellungen anerkannter Künstler. Und zum Essen gibt es tolle Weine aus den unterschiedlichen Regionen Italiens. Mediterran anmutende Sommerterrasse.

Titus
www.restaurant-titus.com

Wiehbergstraße 98 (C2), PLZ 30519 (OT: Südstadt), **T 0511 835524**
18 | Hauptgericht 32 €, Menü 59–89 € | Di-Sa Mo, So

Modern gestaltetes Restaurant mit stilvollem Ambiente. Serviert wird eine internationale Küche auf sehr gutem Niveau. Das wechselnde Speisenangebot ist aufgeteilt in zwei Menüs, deren Gänge untereinander ausgetauscht werden können.

Tropeano Di-Vino
www.restaurant-tropeano.de

Kleiner Hillen 4, PLZ 30559 (OT: Kirchrode), **T 0511 3533138**
90 | Hauptgericht 13–25 €, Menü 26–35 € | Di-So Mo

Restaurant und Weinbar in einem denkmalgeschützten Fachwerkhaus. Auf der Karte finden sich moderne und traditionelle italienische Gerichte wie „Doradenfilet auf Ofenpaprika", „Lammschulter aus dem Ofen" oder „Hirschrücken auf Brombeerrisotto". Weinkarte mit mehr als 300 Positionen. Sehr fachkundiger Service.

WeinBasis — www.wein-basis.de

Lärchenstraße 2 (E2), PLZ 30161 (OT: List), **T 0511 89711735**
55 | Hauptgericht 17–30 €, Menü 49–69 € | Di-So

In diesem lebendigen Lokal mit stilvoll-trendigem Ambiente bietet man Ihnen für vergleichsweise wenig Geld erstaunlich viel Genuss! Freuen Sie sich auf eine feine, unkomplizierte Küche mit regionalen und saisonalen Einflüssen. Die Weinkarte bietet sowohl Traditionelles als auch spannende Tropfen junger, noch unbekannter Winzer.

boca Neu! — www.boca-gastrobar.de

Kriegerstr. 43a (D1), PLZ 30163 (OT: List), **T 0511 64209778**
38 | Hauptgericht 22–30 €, Menü 40–80 € | Di-Sa Mo, So

Ein modernes, durchdesigntes Restaurant mit einem Hauch Industriecharme und leger-ungezwungener Atmosphäre. Aus der offenen Küche kommen originelle Gerichte, die insbesondere Vegetarier begeistern werden. Die Preise sind fair kalkuliert, der Service ist freundlich und aufmerksam.

Handwerk — www.handwerk-hannover.com

Altenbekener Damm 17 (F5), PLZ 30173 (OT: Südstadt), **T 0511 26267588**
40 | Menü 75–95 € | Mi-So Mo, Di

Hier ist der Name Programm! In dem modernen Lokal bietet man ein unaufgeregt-frisches Konzept. Es gibt keine feste Speisekarte. Die regelmäßig wechselnden Gerichte werden aus regionalen und saisonalen Produkten frisch zubereitet. Durch die offene Küche kann man den Köchen bei ihrer Arbeit zusehen.

Pelikan Bar — www.sheratonpelikanhannover.com

Pelikanplatz 31 (im Sheraton Pelikan Hotel), PLZ 30177 (OT: List), **T 0511 90930**
60 | Hauptgericht 5–20 €, Menü 28–33 € | Mo-Sa

Der Ableger der Pariser Barlegende serviert rund 220 Cocktails und 120 verschiedene Whiskeys. In dem fast acht Meter hohen und 20 Meter breiten Raum erstreckt sich auf voller Länge ein imposant geformter Tresen. Imposant ist auch die riesige Spiegelwand hinter der Bar. Monatlich wechselnde Live-Musik. Für Zigarrenliebhaber steht die angrenzende Bowmore Cigar Lounge zur Verfügung.

HANSTEDT 15 C — www.hanstedt-nordheide.de

Niedersachsen | EW 5.055 | 40 m — Harburg 32 km, Lüneburg 32 km
T 04184 525

Sellhorn — www.hotel-sellhorn.de

★★★★S garni

Winsener Straße 23, PLZ 21271, **T 04184 8010,** F 801333
50 Zimmer | 6 Suiten | Ez ab 96 €, Dz ab 134 €

Traditionsreiches Familien- und Wellnesshotel mit attraktiven Landhaus- und Classic-Zimmern. Großzügige Bade- und Saunalandschaft. In den behaglichen Restauranträumen wird eine ansprechende regionale Küche serviert. Idyllische Gartenterrasse.

HARDERT 40 B www.hardert.de

Rheinland-Pfalz | EW 870 | 330 m Neuwied 13 km, Koblenz 28 km
T 02634 610

Corona www.restaurantcorona.de

Mittelstraße 13 (im Hotel zur Post), PLZ 56579, **T 02634 2727**
60 | Hauptgericht 12–30 €, Menü 30–45 € | Mi-So Mo, Di

In diesem hist. Gebäude wirkt ein engagiertes Team. Kerstin und Sergio Corona führen das Haus bereits in der vierten Generation. Aus marktfrischen, sehr guten Produkten wird eine schmackhafte mediterrane Küche zubereitet. Dazu gibt es erlesene Weine. Einfache, aber gepflegte Gästezimmer.

HARDHEIM 51 B www.hardheim.de

Baden-Württemberg | EW 6.856 | 250 m Miltenberg 23 km, Würzburg 50 km
T 06283 580

Wohlfahrtsmühle www.wohlfahrtsmuehle.com

Wohlfahrtsmühle 1, PLZ 74736, **T 06283 22220**
35 | Hauptgericht 14–26 €, Menü 28–39 € | Mi-So Mo, Di

Schon die lauschige Terrasse am See ist einen Besuch wert, aber auch drinnen ist es sehr gemütlich - eine Symbiose aus historisch und modern! Im Angebot: regionale Odenwaldküche unter Verwendung saisonaler Produkte. Spezialität: fangfrische Forellenspezialitäten sowie Wild aus eigener Jagd. Es stehen auch geräumige, mit Naturholzmöbeln eingerichtete Gästezimmer bereit.

HAREN (EMS) 20 B www.haren.de

Niedersachsen | EW 23.090 | 9 m Meppen 14 km, Papenburg 50 km
T 05932 71313

Golfpark Gut Düneburg www.golf-emsland.de

garni

Düneburg 1, PLZ 49733, **T 05932 72740**, F 6686
31 Zimmer | Ez 79–109 €, Dz 113–135 €

Ehem. Herrensitz inmitten eines landschaftlich reizvollen Golfplatzes. Gepflegte Gästezimmer mit zeitgemäßem Komfort. Stimmungsvolle Gastronomie in der hist. Torfscheune (internationales Speisenangebot).

Greive www.hotel-greive.de

€ Gut & Günstig garni

Mittelstrasse 9, PLZ 49733, **T 05932 72770**, F 7277100
44 Zimmer | 3 Apartments | Ez 55–62 €, Dz 86–95 €

Ein gepflegtes Stadthotel mit optimaler Verkehrsanbindung. Wohnliche Gästezimmer zu moderaten Preisen. Zum Haus gehören auch ein Restaurant mit moderner regionaler Küche, zwei Kegelbahnen sowie eine Sauna mit Ruheraum.

Zur Ems
www.zur-ems.de

Emmelnerstraße 2, PLZ 49733, **T 05932 6403**
50 | Hauptgericht 15–39 €, Menü 23–65 € | Mi-Fr, So Mi-Sa Mo, Di

Direkt am Ufer der Ems befindet sich das freundlich geführte Haus, in dem regional-saisonal gekocht wird. Im Keller des Chefs lagern mehr als 1.000 verschiedene Weine. Nette Sonnenterrasse mit Blick auf die Flusslandschaft.

HARRISLEE 7 A
www.harrislee.de

Schleswig-Holstein | EW 11.830 | 43 m Dänische Grenze 2 km, Flensburg 4 km
T 0461 7060
Hist. Kupfermühle mit Industriemuseum, Steingräber, Alte Zollstraße, Versöhnungskirche, Wanderweg Krummer Weg von Niehuus nach Bov/DK (ehem. Fernweg im Mittelalter).

Das Wassersleben
www.hotel-wassersleben.de

★★★ garni

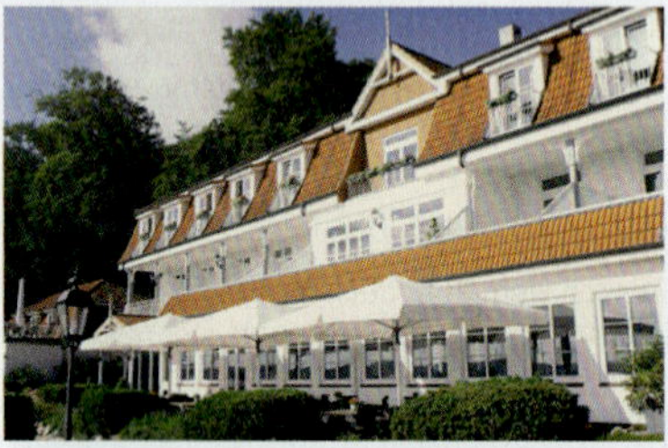

Wassersleben 4, PLZ 24955 (OT: Wassersleben), **T 0461 77420**, F 7742133
25 Zimmer
Ez ab 69 €, Dz ab 145 €, ab 18,00 €

Das familiengeführte Haus liegt direkt an der Förde. Sie übernachten in geschmackvollen Zimmern mit Landhausambiente. Im Restaurant speist man gehoben-regional. Schöne Café-Terrasse - hier gibt es u.a. Kuchen aus der hauseigenen Konditorei.

HARSEWINKEL 30 B
www.harsewinkel.de

Nordrhein-Westfalen | EW 24.101 | 65 m Gütersloh 13 km, Warendorf 19 km
T 05247 9350

Klosterpforte
www.klosterpforte.de

★★★★ S garni

Klosterhof 2-3, PLZ 33428 (OT: Marienfeld), **T 05247 7080**, F 80484
152 Zimmer | 6 Suiten | Ez ab 119 €, Dz ab 144 € | 24 h

Weitläufige Hotelanlage mit mehreren Gästehäusern direkt neben einem 800 Jahre alten Kloster gelegen. Breites Zimmer-Repertoire von klassisch-elegant bis modern. Wellness mit Sauna- und Poolbereich. Im Restaurant „Klosterstübchen" wird regionale und nationale Küche aufgetischt.

Poppenborg
www.poppenborg.com

Brockhäger Straße 9, PLZ 33428, **T 05247 2241**
26 | Hauptgericht 29–42 €, Menü 64–99 € | Mo, Do-So Mo-Di, Do-So Mi

Heinz Poppenborg und sein Traditionsbetrieb... Was ihn zu einer Gourmetinstitution in Harsewinkel macht, ist schnell erklärt: höchste Kontinuität. Zusammen mit seiner Crew setzt der Patron auf eine unverfälschte klassisch-französische Küche. Das Ambiente: sehr gediegen, mit zahlreichen Art-déco-Elementen. Auch Hotelzimmer vorhanden.

Poppenborg's Stübchen

VARTA-TIPP Küche

Brockhäger Straße 9, PLZ 33428, **T 05247 2241**
36 | Hauptgericht 7–34 € | ◔ Mo, Do-So ◐ Mo-Di, Do-So ⊘ Mi

Wer es etwas einfacher mag, ist hier genau richtig. In gemütlich-legerer Atmosphäre können Sie sich leckere, zeitgemäße Regionalgerichte schmecken lassen. Probieren Sie z.B. Klassiker wie Boeuf Bourguignon, Rindertafelspitz oder Wiener Schnitzel. Im Sommer lockt der romantische „Farn“-Garten.

HARTENSTEIN 45 B — www.stadt-hartenstein.de

Sachsen | EW 4.721 | 360 m — Chemnitz 32 km, Gera 66 km
T 037605 7640

Jagdhaus Waldidyll — www.romantikhotel-waldidyll.de

★★★★S

Talstraße 1, PLZ 08118, **T 037605 840,** F 84444
28 Zimmer | 4 Suiten | Ez 89–109 €, Dz 135–155 €

Das hübsche Erzgebirgshaus, ruhig in einem Waldpark gelegen, ist geprägt von romantischem Flair, rustikaler Eleganz und liebenswerten Details. Die Zimmer sind geschmackvoll und wohnlich im edlen Landhausstil eingerichtet. Im holzgetäfelten Restaurant und auf der idyllischen Sommerterrasse wird regionale und internationale Küche serviert.

HARTMANNSDORF 45 B — www.hartmannsdorfer.de

Sachsen | EW 4.850 | 300 m — Burgstädt 5 km, Chemnitz 9 km
T 03722 93045

Restaurant Laurus — www.restaurant-laurus.de

Limbacher Str. 19, PLZ 09232, **T 03722 505210**
35 | Hauptgericht 12–35 €, Menü 32–65 € | ◐ Di-Sa ⊘ Mo, So

In diesem geschmackvollen Restaurant unweit von Chemnitz wird frisch und regional gekocht. Auch vegane und vegetarische Gerichte stehen auf der Speisekarte. In der offenen Küche oder am Chef's Table können die Gäste den Köchen bei der Arbeit zuschauen. Regelmäßig Kochkurse und sogenannte Genussabende.

HARZBURG, BAD 33 A — www.bad-harzburg.de

Niedersachsen | EW 22.000 | 261 m — Goslar 10 km, Braunschweig 46 km
T 05322 75330
Sole-Therme, Großer Burgberg (Seilbahn) mit Ruine der Harzburg, Jungbrunnen Stadtmitte, Wandelhalle, Kurpark, Baumwipfelpfad, Lachsgehege an den Rabenklippen.

Braunschweiger Hof

www.hotel-braunschweiger-hof.de

★★★★ S

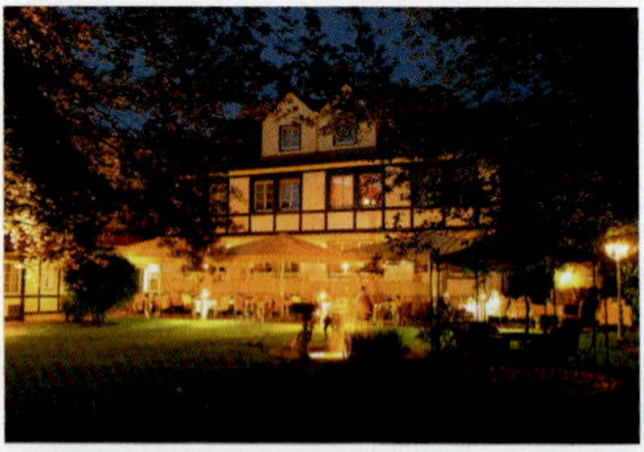

Herzog-Wilhelm-Straße 54, PLZ 38667,
T 05322 7880, F 788499
80 Zimmer | 12 Suiten
Ez 85–110 €, Dz 125–165 €, 18,50 € | 24 h

Seit 1894 in Familienbesitz. Komfortabel im Landhausstil eingerichtete Zimmer und Suiten. Großzügiger Wellnessbereich mit Saunalandschaft, Schwimmbad und Beautyfarm.

Behnecke

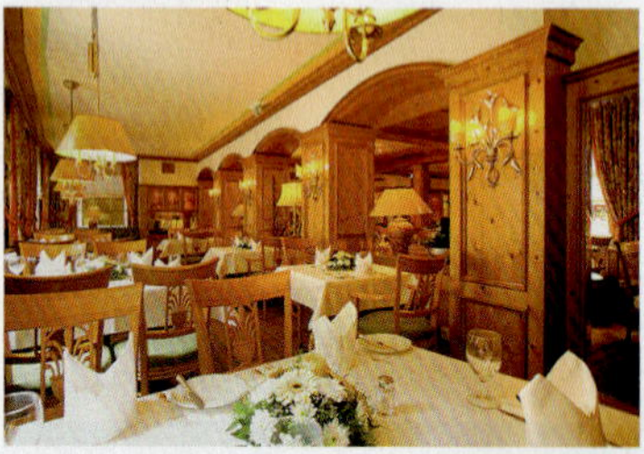

120 | Hauptger. 11–39 €, Menü 24–39 € | Mo-So

Gemütlich-rustikale Restaurantstuben mit gediegen-elegantem Ambiente. Auf den Tisch kommen frische saisonale Gerichte, z.B. „Scholle - im Ganzen gebraten - mit Speckwürfeln, Salzkartoffeln und Eisbergsalat". Gut sortierter Weinkeller. Schöne Parkterrasse.

Sonnenresort Ettershaus Neu!

www.sonnenhotels.de

Nordhäuser Straße 1, PLZ 38667, **T 05321 6855440**
67 Zimmer

Inmitten eines liebevoll angelegten, parkähnlichen Geländes empfängt Sie dieses schmucke Resort. Übernachten können Sie wahlweise im modernen Apartmentgebäude, in den faszinierenden Baumhäusern oder in der historischen Villa. Schöner Wellnessbereich mit Schwimmbad und Saunalandschaft. Im Restaurant „Hexenwerk" serviert man typische Harz-Klassiker.

Solehotel Tannenhof

www.solehotels.de

★★★ S

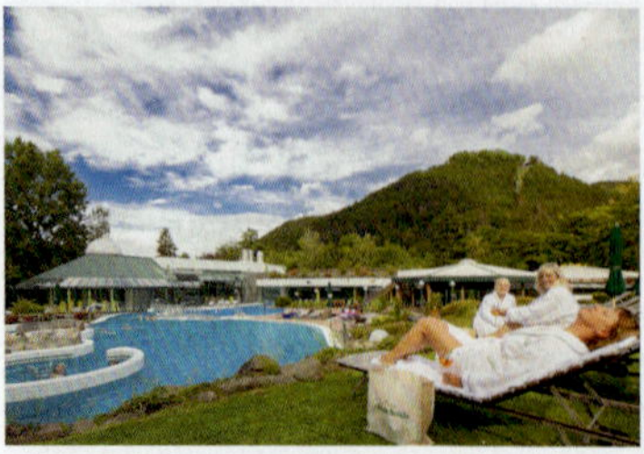

Nordhäuser Straße 6 (an der B 4), PLZ 38667,
T 05322 96880, F 968899
27 Zimmer | 3 Suiten
Ez 86–109 €, Dz 144–170 €, 13,50 €

Ein inhabergeführtes Hotel mit familiärer Atmosphäre. Das Haus bietet wohnliche Zimmer, ein Panoramacafé mit Terrasse und einen hoteleigenen Zugang zur Sole-Therme.

Vitalhotel am Stadtpark

www.vitalhotel-am-stadtpark.de

Am Stadtpark 2, PLZ 38667, **T 05322 78090,** F 780989
30 Zimmer | 2 Suiten | Ez 74–79 €, Dz 88–118 €, 9,50 € | 13.–21.12.20

Liebevoll renovierte Jugendstilvilla mit historisch-stilvollem Ambiente in zentraler Lage direkt am Stadtpark. Helle, freundlich eingerichtete Zimmer mit kostenlosem WLAN. Diverse Wellness- und Gesundheitsangebote.

HASELÜNNE 20 B www.haseluenne.de

Niedersachsen | EW 12.448 | 21 m Meppen 14 km, Cloppenburg 47 km
T 05961 509320
Kath. St. Vincentius Pfarrkirche, Hist. Dampfzug, Bückelter Kapelle, Westerholtscher Burgmannshof, Brennereimuseum, Klosterkirche.

Burghotel Haselünne www.burghotel-haseluenne.de

garni

Steintorstraße 7, PLZ 49740, **T 05961 94330,** F 943340
42 Zimmer | 3 Apartments | Ez 69–99 €, Dz 79–119 €, ab 7,50 € | 21.–27.12.20

Sorgsam restaurierte Adelshäuser, die zweckmäßige Businesszimmer mit einem romantischen Boutique-Hotel im Jugendstil unter einem Dach verbinden. Kleiner SPA-Bereich mit Sauna, Dampfbad und Whirlpool.

HASLACH IM KINZIGTAL 57 C www.haslach.de

Baden-Württemberg | EW 6.992 | 220 m Offenburg 27 km, Freiburg 44 km
T 07832 706172

Mosers Blume www.mosers-blume.de

Schnellinger Str. 56, PLZ 77716 (OT: Schnellingen), **T 07832 91250,** F 912599
25 Zimmer | 2 Suiten | Ez ab 85 €, Dz ab 80 €

Familiär geführtes Haus mit kleinem Saunabereich, Außenpool, Kinderspielplatz und Streichelzoo. Die Zimmer im Stammhaus sind elegant im geschmackvollen Landhausstil eingerichtet. Die hellen, modernen Zimmer im Neubau beeindrucken durch ihre großflächige Gestaltung und ihre zeitgemäße Ausstattung. In den behaglichen Gaststuben wird regional gekocht.

HATTEN 13 D www.hatten-touristik.de

Niedersachsen | EW 14.000 | 35 m Oldenburg 15 km, Delmenhorst 25 km
T 04482 9220
St.-Ansgari-Kirche, Willersches Haus (Deckenmalerei), Russ. Dorf, Hünengrab, Thingstätte Dingstede (Nachbildung).

Zum Deutschen Hause www.zum-deutschen-hause.de

€ Gut & Günstig ★★★

Marktplatz 2, PLZ 26209 (OT: Kirchhatten), **T 04482 322,** F 8791
18 Zimmer | 2 Suiten | Ez 70–83 €, Dz 91–108 €

Dorfgasthof mit wohnlichen und modern eingerichteten Zimmern im Hotelanbau. Im Restaurant wird eine gutbürgerliche Küche aufgetischt. Ein großer Saal bietet Platz für Veranstaltungen für bis zu 200 Personen.

HATTERSHEIM AM MAIN 41 C www.hattersheim.de

Hessen | EW 28.824 | 103 m Wiesbaden 20 km, Mainz 20 km
T 06190 9700
Alter Posthof, Rosarium, Wasserwerkchaussee, Kleintiergehege, Schwarzbachweg mit Lehrpfad des Sonnensystems (Planetenweg), Regionalpark Rhein-Main, Nassauer Hof, Route der Industriekultur RheinMain, Mainanlagen.

Am Schwimmbad www.hotel-am-schwimmbad.de

★★★ garni

Staufenstraße 35, PLZ 65795, **T 06190 99050,** F 9905155
23 Zimmer | 1 Apartment | Ez 78–155 €, Dz 95–175 €, 10,00 € | 24 h

Freundlich geführtes Haus in einem Wohngebiet gelegen. Unterschiedlich eingerichtete Gästezimmer in zwei verschiedenen Kategorien. Gutes Frühstück. Kleiner Saunabereich mit Bio-Sauna im römischen Stil.

HATTINGEN 29 D www.hattingen-marketing.de

Nordrhein-Westfalen | EW 55.817 | 90 m Bochum 10 km, Essen 21 km
T 02324 951395

Diergardts Kühler Grund www.diergardt.com

Am Büchsenschütz 15, PLZ 45527 (OT: Welper), **T 02324 96030**
120 | Hauptgericht 12–35 €, Menü 25–45 € | Mi-So Mo, Di

In den stimmungsvoll gestalteten Gasträumen werden anspruchsvolle bürgerliche Gerichte aufgetischt. Wie wär's z.B. mit „Roulade vom Charolais-Rind | Perlzwiebelsauce | Gemüsejulienne | Kartoffelpüree"? Internationales Weinangebot. Im Sommer lockt die hübsche Gartenterrasse.

Wegermann's BIO-Landhaus www.wegermanns-bio-landhaus.de

Wodantal 62, PLZ 45529 (OT: Bredenscheid-Stüter), **T 02324 395010**
60 | Hauptgericht 15–30 €, Menü 22–32 € | So Mo-Di, Fr-So

Behaglich speist man in den hellen, freundlichen Gasträumen. Serviert wird eine ideenreiche und schmackhaft zubereitete Bio-Küche. Lauschiger Biergarten direkt vor dem Haus. Individuelle, im italienischen Landhausstil eingerichtete Hotelzimmer.

HAUSEN B. WÜRZBURG 52 B www.hausen-wzbg.de

Bayern | EW 2.406 | 272 m Waigolshausen 9 km, Würzburg 21 km
T 09367 90670

Am Wiesenweg www.hotel-am-wiesenweg.de

€ Gut & Günstig garni

Am Wiesenweg 9, PLZ 97262 (OT: Erbshausen), **T 09367 98370,** F 983719
22 Zimmer | Ez 54 €, Dz 69 €, exkl. Frühstück, 7,00 € | 24 h

Familiär geführtes kleines Nichtraucherhotel in verkehrsgünstiger Lage an der Autobahnabfahrt Gramschatzer Wald mit technisch gut ausgestatteten Zimmern.

HAUSEN OB VERENA 57 D www.hausen-ob-verena.de

Baden-Württemberg | EW 780 | 807 m Spaichingen 5 km, Trossingen 15 km
T 07424 9400080

Hofgut Hohenkarpfen www.hohenkarpfen.de

garni

Hohenkarpfen 1, PLZ 78595, **T 07424 9450,** F 945245
21 Zimmer | Ez ab 98 €, Dz ab 126 €, 10,00 €

Denkmalgeschütztes Anwesen in landschaftlich reizvoller Lage. In der ehem. Scheune des Hofguts stehen geschmackvoll ausgestattete Gästezimmer zur Verfügung. Ein Museum im Hause zeigt Kunst aus dem 19. Jahrhundert. Attraktiver Veranstaltungsort für Tagungen und Hochzeiten.

Hofgut Hohenkarpfen

60 | Hauptgericht 18–36 €, Menü 41–79 € | Mo-So

Elegant-modern eingerichtetes Hotelrestaurant mit großzügiger Aussichtsterrasse. Hier serviert man Ihnen schmackhafte regionale und internationale Gerichte wie z.B. „Rinderbäckle | Lembergersauce | Kohlrabigemüse | Kartoffelblinis". Großer Beliebtheit erfreuen sich die saisonalen Überraschungsmenüs des Küchenchefs.

HÄUSERN 64 B www.haeusern.de

Baden-Württemberg | EW 1.265 | 889 m Waldshut 21 km, Freiburg 58 km
T 07652 12068560

Adler www.adler-schwarzwald.de

VARTA-TIPP Service

★★★★S garni

Sankt-Fridolin-Straße 15, PLZ 79837, **T 07672 4170,** F 417150
43 Zimmer | 8 Suiten | Ez ab 139 €, Dz ab 258 €, inkl. Halbpension

Eine tolle Urlaubsadresse! Das prächtige, traditionsreiche Schwarzwaldhaus wird mit persönlicher Note geführt und vereint Wellness, Genuss und Romantik. Hier erwarten Sie edle, im Landhausstil eingerichtete Nichtraucherzimmer. Schöner Wellnessbereich auf 800 qm. Dazu ein freundlicher Service samt ausgezeichnetem Frühstück.

Gourmet Restaurant

VARTA-TIPP Küche

80 | Hauptgericht 29–46 €, Menü 85–125 € | Mo-So Mi-So

Angenehmes und konsequent behagliches Ambiente in den rustikal-elegant eingerichteten Gaststuben. Bei Florian Zumkeller kommen sowohl Feinschmecker als auch Liebhaber der echten Schwarzwaldküche voll auf ihre Kosten. Der Patron kocht leidenschaftlich, kreativ und handwerklich perfekt. Auch einzelne vegane Speisen stehen auf der Karte. **Achtung: Bei Redaktionsschluss für diese Buchausgabe war das Restaurant auf Grund der COVID-19-Pandemie ausschließlich für Hausgäste geöffnet.**

Kamino www.restaurant-kamino.de

St.-Fridolin-Straße 1, PLZ 79837, **T 07672 4819970**
100 | Hauptgericht 17–32 € | Mo-Di, Fr-So

»

Im rustikal-behaglichen Schwarzwald-Ambiente erwarten Sie eine badisch-mediterrane Genussküche sowie leckere Tapas-Spezialitäten. Dazu ein gutes Weinangebot mit Schwerpunkt Baden und Spanien. In der warmen Jahreszeit lockt die lauschige Sonnenterrasse. Man hat auch wohnliche Gästezimmer.

HAUZENBERG 62 B — www.hauzenberg.de

Bayern | EW 11.608 | 546 m — Thyrnau 10 km, Passau 18 km
T 08586 300
Flügelaltar (1490), Barocker Marienbrunnen (1667), Säule des Königs, Burg Freudensee, Tiermuseum, Schnaps- und Dinkelbiermuseum.

Gidibauer Hof — www.gidibauer.de

garni

Grub 7, PLZ 94051, **T 08586 96440,** F 964444
19 Zimmer | 3 Suiten | 3 Apartments | Ez 51–65 €, Dz 82–106 €

Unter Denkmalschutz stehender Vierseithof in herrlicher Einzellage. Die gelungene Verbindung von Alt und Neu wird vor allem in den Gästezimmern spürbar. Sie haben die Auswahl zwischen hellen Hotelzimmern mit naturbelassener Einrichtung oder modern gestalteten Businesszimmern.

Landgasthof Anetseder **Neu!** — www.anetseder-wirtshauskultur.de

VARTA-TIPP Küche

Lindenstr. 15, PLZ 94051 (OT: Haag), **T 08586 1314**
Hauptgericht 11–22 € | ◔ Fr-So ◐ Mi-So ⃠ Mo, Di

Hier wird traditionelle Wirtshauskultur modern gelebt. Gemütlich sitzt man im geschmackvoll renovierten Restaurant oder auf der lauschigen Terrasse. Gekocht wird ambitioniert mit regionalen und internationalen Einflüssen. Wie wäre es z.B. mit „Marinierter Tafelspitz vom Bio-Ochsen" und danach „Doradenfilet mit Tomatenrisotto, Zucchinigemüse und Gazpachoschaum"? Das Preis-Leistungs-Verhältnis ist hervorragend! Tipp: Jeden Sonntag ofenfrischer Braten.

HAVELBERG 25 A — www.havelberg.de

Sachsen-Anhalt | EW 6.729 | 29 m — Wittenberge 37 km, Rathenow 43 km
T 039387 79091

Arthotel Kiebitzberg — www.arthotel-kiebitzberg.de

garni

Schönberger Weg 6, PLZ 39539, **T 039387 595151,** F 595152
31 Zimmer | 8 Suiten | Ez 80–124 €, Dz 100–150 €

Stilvolles Design und künstlerische Akzente stehen bei diesem Hotel im Vordergrund. Es befindet sich inmitten einer reizvollen Parkanlage. Helle, wohnliche Zimmer sorgen für einen entspannten Aufenthalt. Einen kleinen Saunabereich gibt es auch. Ideale Adresse für Freizeitaktivitäten wie Wandern, Radfahren oder Bootsfahrten auf der Havel.

HAYINGEN 58 D — www.hayingen.de

Baden-Württemberg | EW 2.150 | 661 m — Riedlingen 18 km, Münsingen 21 km
T 07386 975246

Rose Neu!
www.biohotel-rose.de

★★★ garni

Aichelauerstraße 6, PLZ 72534 (OT: Ehestetten), **T 07383 94980,** F 949822
12 Zimmer | 2 Apartments | Ez ab 42 €, Dz ab 78 €

Gönnen Sie sich eine Auszeit mitten im Biosphärengebiet der Schwäbischen Alb, es lohnt sich! Hier übernachten Sie im ersten zertifizierten Bio-Hotel Baden-Württembergs. Es wurde nach baubiologischen Kriterien gebaut und eingerichtet. Das Mobiliar der hübschen Themenzimmer hat man sorgfältig ausgewählt und zusammengestellt. Morgens erwartet Sie ein vitales, biologisches Vollwert-Frühstück.

Rose
www.tress-gastronomie.de

VARTA-TIPP Küche

60 | Hauptgericht 8–20 €, Menü 20–30 € | Di-So Mo

Bereits seit 1950 werden hier biologische Lebensmittel verarbeitet. Im Laufe der Jahre hat sich der kleine Gasthof mit Bauernhof zu einem renommierten Bio-Restaurant entwickelt. Serviert werden kreative Fleischgerichte, aber auch moderne vegetarische Speisen. Darüber hinaus bietet das neue Bio-Fine-Dining-Restaurant 1950 (Eröffnung nach Redaktionsschluss) ein CO2-Menü© in fünf vegetarischen Gängen. Im Hofladen gibt es selbstgemachte Spezialitäten für Zuhause.

HEIDELAND 34 D
www.heideland-elstertal.de

Thüringen | EW 1.942 | 302 m — Zeitz 20 km, Leipzig 70 km
T 036693 4700

Naturhotel Etzdorfer Hof
www.naturhotel-etzdorf.de

garni

Crossener Straße 16, PLZ 07613 (OT: Etzdorf), **T 036691 5748113,** F 574826
14 Zimmer | 2 Apartments | Ez 45–50 €, Dz 70–80 €

Das nette Haus im ländlichen Stil ist in einem 1860 erbauten Vierseithof untergebracht. Hier stehen behagliche, mit hellen Fichtenmöbeln eingerichtete Gästezimmer zur Verfügung. In der Hofschenke werden typische Speisen der Thüringer Küche angeboten. Hauseigene Kegelbahn. Angeschlossene Reitanlage.

HEIDELBERG 51 C
www.heidelberg-tourismus.de

Baden-Württemberg | EW 152.113 | 114 m — Mannheim 20 km, Eberbach 33 km
T 06221 5844444
Heidelberger Schloss, Karl-Theodor-Brücke mit zweitürmigem Brückentor, Zoo, Bergbahnen, Königsstuhl (568 m), Philosophenweg, Tiefburg, Jesuitenkirche, Peterskirche, Heiliggeistkirche am Marktplatz, Klosterruinen, Thingstätte auf dem Heiligenberg, Universitätsmuseum, Dt. Apothekenmuseum, Kurpfälzisches Museum, Völkerkundemuseum.
Einen Cityplan finden Sie auf Seite 575.

Europäischer Hof
www.europaeischerhof.com

VARTA-TIPP Ambiente **VARTA-TIPP** Service

★★★★★S garni

Friedrich-Ebert-Anlage 1 (B3), PLZ 69117, **T 06221 5150,** F 515506
118 Zimmer | 14 Suiten | 4 Apartments | Ez 189–309 €, Dz 228–384 €, exkl. Frühstück, 32,00 € | 24 h

Das opulente Grandhotel - von Caroline von Kretschmann bereits in der 4. Generation geführt - ist das Flaggschiff der Rhein-Neckar-Metropole und vereint so einiges unter einem Dach: luxuriös ausgestattete Zimmer und Suiten, SPA mit Pool und Sonnenterrasse, mehrere Restaurants, Veranstaltungsräume und last but not least eine hervorragende Servicekultur.

Die Kurfürstenstube

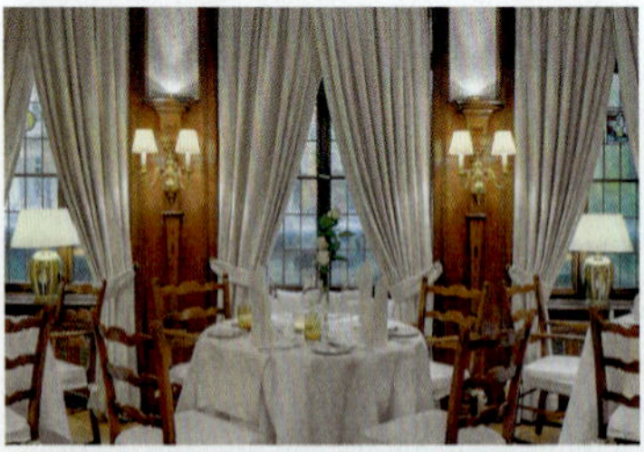

60 | Hauptger. 33–41 €, Menü 70–125 € | Sa-So Mo-So

Mit aufwendigen Holzarbeiten und Wandmalereien verziertes Restaurant. Kulinarisch erwarten den Gast moderne europäische Interpretationen mit klassisch französischen Einflüssen. Umfangreiche Weinkarte mit ca. 300 verschiedenen Positionen überwiegend aus Deutschland und Frankreich.

Heidelberg Suites
www.heidelbergsuites.com

VARTA-TIPP Ambiente

garni

Neuenheimer Landstr. 12 (A2), PLZ 69120 (OT: Neuenheim), **T 06221 655650,** F 6556513
26 Zimmer | 21 Suiten | 5 Apartments | Ez ab 208 €, Dz ab 228 €, ab 10,00 €

Direkt am Neckar und an der Alten Brücke liegt dieses luxuriöse Boutique-Hotel. Die hochwertig restaurierten Villen mit ihrer klassizistischen Fassade beherbergen exklusiv eingerichtete Suiten und einen geschmackvoll gestalteten Private SPA mit Gartenjacuzzi. Minibar mit Softdrinks sowie Snacks sind für Hausgäste inklusive - und den Schloss- bzw. Altstadtblick gibt's auch noch gratis dazu! Auf Wunsch: Shuttleservice.

Marriott
www.heidelberg-marriott.de

Vangerowstraße 16 (B5), PLZ 69115 (OT: Bergheim), **T 06221 9080,** F 908660
248 Zimmer | 14 Suiten | Ez 109–269 €, Dz 109–269 €, exkl. Frühstück, 24,00 € | 24 h

Modernes Businessdomizil in unmittelbarer Flussnähe. Ansprechend eingerichtete Zimmer mit gutem technischen Komfort. Restaurant mit Blick auf den Neckar.

Arthotel
www.arthotel.de

Grabengasse 7 (B2), PLZ 69117, **T 06221 650060,** F 65006100
24 Zimmer | 1 Suite | Ez 109–172 €, Dz 125–198 €, exkl. Frühstück, 14,90 € | 24 h

Architektonisch einzigartiges Tagungs- und Cityhotel hinter hist. Fassade in zentraler Lage unterhalb des Schlosses. Individuell eingerichtete Designerzimmer mit sehr guter technischer Ausstattung. Gute Tagungsmöglichkeiten.

Romer
www.restaurant-romer.de

80 | Hauptgericht 15–39 €, Menü 35–69 € | Di-Do

Einladendes Restaurant mit schöner Innenhofterrasse. Auf der Speisekarte stehen regionale Gerichte und leichte internationale Kreationen.

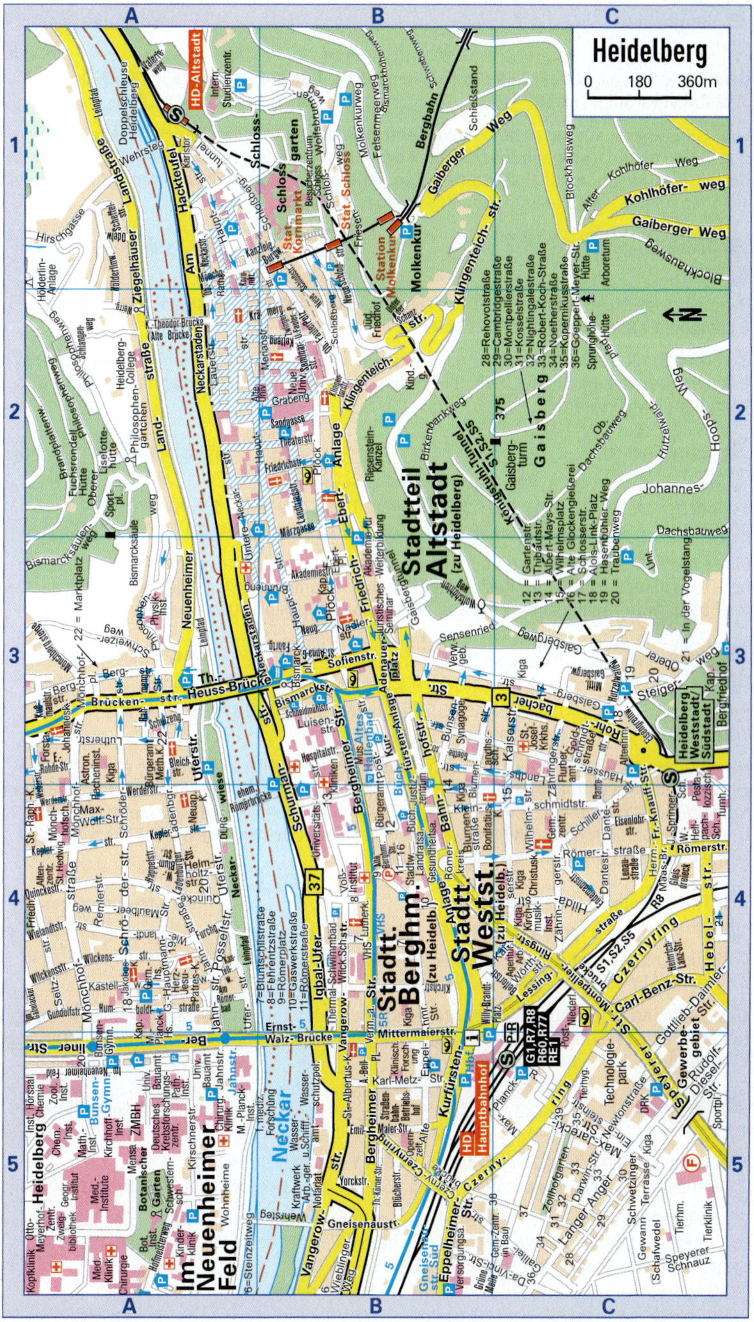

Heidelberg
0 180 360m
A
B
C
1
2
3
4
5
Stadtteil Altstadt (zu Heidelberg)
Stadtt. Berghm. (zu Heidelb.)
Stadtt. Weststt. (zu Heidelb.)
Im Neuenheimer Feld
Neckar
Gaisberg
Molkenkur
Station Molkenkur
Stat. Schloss
Stat. Kornmarkt
HD-Altstadt
Hauptbahnhof
Heidelberg Weststadt/Südstadt
Schlossgarten
Bergbahn
Theodor-Heuss-Brücke
Karl-Theodor-Brücke (Alte Brücke)
Ernst-Walz-Brücke
Gewerbegebiet
Technologiepark
Czernyring
Kurfürsten-Anlage
Friedrich-Ebert-Anlage
Neckarstaden
Ziegelhäuser Landstraße
Neuenheimer Landstraße
Bergheimer Str.
Mittermaierstr.
Rohrbacher Str.
Speyerer Str.
Carl-Benz-Str.
Gaiberger Weg
Kohlhöfer-weg
Klingenteich-str.
Philosophenweg
7=Bluntschlistraße
8=Fehrentzstraße
9=Römerplatz
10=Gaswerkstraße
11=Römerstraße
12 = Gartenstr.
13 = Thibautstr.
14 = Albert-Mays-Str.
15 = Wilhelmsplatz
16 = Alte Glockengießerei
17 = Schlosserstr.
18 = Alois-Link-Platz
19 = Hasenbühler Weg
20 = Traubenweg
21 = In der Vogelstang
22 = Marktplatz
28=Rehovotstraße
29=Cambridgestraße
30=Montpellierstraße
31=Kosselstraße
32=Nightingalestraße
33=Robert-Koch-Straße
34=Noetherstraße
35=Goeppert-Mayer-Str.
36=Kopernikusstraße

Bergheim41
www.bergheim41.de

Bergheimer Str. 41 (B3), PLZ 69115 (OT: Bergheim), **T 06221 750040,** F 75004100
32 Zimmer | 1 Suite | Ez 109–198 €, Dz 119–218 €, exkl. Frühstück, 14,90 €

Eine gute Adresse für Geschäftsreisende und Heidelbergbesucher. Das Hotel ist eingebunden in den historischen Gebäudekomplex des Alten Hallenbades und bietet seinen Gästen designorientierte und gut ausgestattete Zimmer. Vom begrünten Dachgarten hat man einen schönen Ausblick auf die Stadt und das Schloss.

Heidelberg Astoria
www.heidelberg-astoria.de

Rahmengasse 30 (A3), PLZ 69120 (OT: Neuenheim), **T 06221 7290350,** F 7290359
6 Zimmer | Ez 85–135 €, Dz 130–170 €

Exklusive Stadtvilla mit privater Atmosphäre. Die individuellen Gästezimmer wurden liebevoll und modern eingerichtet. Stilvoller Frühstücksbereich. Das Haus kann auf Anfrage auch komplett gemietet werden.

Hotel Chester
www.chester-heidelberg.de

★★★★S

Bonhoefferstr. 10, PLZ 69123 (OT: Wieblingen), **T 06221 9983700,** F 9983704
96 Zimmer | 2 Suiten | Ez 109–199 €, Dz 109–199 €, exkl. Frühstück, 16,00 € | 24 h

Ein zeitgemäßes Stadthotel auf dem Campus der SRH. Die Zimmer bestechen durch modernes Design und anspruchsvolles Interieur. Kleiner Sauna- und Fitnessbereich auf der sechsten Etage. Gute Tagungsmöglichkeiten (11 Räume für bis zu 150 Personen).

Qube
www.qube-heidelberg.de

★★★★

Bergheimer Str. 74 (B4), PLZ 69115 (OT: Bergheim), **T 06221 187990,** F 187999
70 Zimmer | 2 Suiten | 6 Apartments

Ein modernes Boutique-Hotel im Zentrum von Heidelberg. Hier erwarten Sie elegante, allergikergeeignete Nichtraucherzimmer mit Eichenvollholzparkett und schicken Bädern aus Naturstein. Die Gästezimmer verteilen sich auf das Haupthaus sowie die 60 Meter entfernte Qube-Villa. Darüber hinaus bietet das Hotel eine nette Dachterrasse mit schönem Ausblick sowie ein Restaurant im modernen Brasseriestil.

The Heidelberg Exzellenz Hotel
www.the-heidelberg.de

★★★S garni

Rohrbacher Straße 29 (B3), PLZ 69115, **T 06221 9150,** F 164272
47 Zimmer | Ez 79–169 €, Dz 99–199 €, exkl. Frühstück, 12,50 € | 24 h

Das charmante, individuell eingerichtete Nichtraucherhotel befindet sich in einem renovierten Jugendstilgebäude. Die Zimmer zeigen sich in modernem, geradlinigem Design. Die Studios verfügen über eine Kitchenette.

Weißer Bock
www.weisserbock.de

Große Mantelgasse 24 (A2), PLZ 69117, **T 06221 90000,** F 900099
23 Zimmer | 2 Suiten | 1 Apartment | Ez ab 75 €, Dz ab 125 €, exkl. Frühstück, 15,00 €

Hinter den traditionsreichen Mauern dieses netten Altstadthotels erwarten Sie individuelle Zimmer und Suiten mit wohnlicher Einrichtung. Restaurant mit französischer Bistro-Atmosphäre und saisonal ausgerichteter Küche.

Zum Ritter St. Georg
www.hotel-ritter-heidelberg.com

garni

Hauptstraße 178 (A2), PLZ 69117, **T 06221 705050,** F 70505150
37 Zimmer | Ez ab 79 €, Dz ab 109 €, exkl. Frühstück, 15,00 € | 24 h

Das prachtvolle Gebäude von 1592 liegt inmitten der Altstadt und beherbergt hinter seiner schmucken Renaissancefassade unterschiedlich eingerichtete Zimmer, die kürzlich frisch renoviert wurden. Im À-la-carte-Restaurant „Ritterstube" werden traditionelle und saisonal geprägte Gerichte serviert.

Panorama
www.panorama-heidelberg.de

★★★S garni

Bismarckstraße 19 (B3), PLZ 69115 (OT: Bergheim), **T 06221 1852100,** F 1852110
32 Zimmer | Ez ab 100 €, Dz ab 145 € | 24 h

Modernes Stadthotel in zentraler Lage direkt am Neckarstrand. Freundlich-modern eingerichtete Gästezimmer mit kostenlosem WLAN. Gutes Frühstück.

Zur alten Brücke
www.hotel-zur-alten-bruecke.de

★★★ garni

Oberer Neckarstraße 2 (A1), PLZ 69117, **T 06221 739130,** F 7391320
16 Zimmer | 4 Suiten | Ez ab 129 €, Dz 139–169 €, exkl. Frühstück

Kleines, familiäres Stadthotel in einem ehem. Bürgerhaus aus dem 18. Jahrhundert. Modern ausgestattete Zimmer, darunter großzügige Dach- und Maisonettesuiten. Restaurant mit regionaler Wirtshausküche.

Le Gourmet
www.hirschgasse.de

VARTA TIPP Küche

Hirschgasse 3 (A1, im Hotel Die Hirschgasse), PLZ 69120 (OT: Neuenheim), **T 06221 4540**
25 | Hauptgericht 30–32 €, Menü 83–152 € | Di-Sa Mo, So

Eindrückliches Ambiente mit jahrhundertealten Sandsteinwänden, hist. Fachwerkdecke, urigem Kachelofen und edlen Accessoires. Das Speisenangebot von Mario Sauer ist vielseitig und zeigt eine gelungene Harmonie zwischen französischen Klassikern und moderner Haute Cuisine. Seine exzellenten Gerichte werden in Menüform serviert, auf Wunsch mit Weinbegleitung.

959
www.959heidelberg.com

Friedrich-Ebert-Anlage 2 (B3), PLZ 69117, **T 06221 6742959**
130 | Hauptgericht 12–48 €, Menü 105–125 € | Mo-So

Trendig, edel und mit einem Hauch von Glamour kommt das Restaurant am Heidelberger Stadtgarten daher. Während Sie am Mittag wechselnde, frisch zubereitete Lunch-Gerichte genießen können, verwöhnt Sie die Crew am Abend mit modernen Interpretationen einer klassischen Produktküche. Außergewöhnliche Auswahl an französischen Weinen und Champagner.

NEO - Bar & Restaurant
www.neo-heidelberg.de

Zollhofgarten 2 (C5), PLZ 69115, **T 06221 6525870**
104 | Hauptgericht 15–65 € | Di-Sa

»

Noch reizvoller wird das ohnehin schon attraktive Szenelokal durch die offene Küche und den industriellen Charme. Die Speisekarte lockt mit hochwertigen Steaks, kalifornischen Sushi-Kreationen sowie saisonal-regionalen Gerichten. Das Weinangebot reicht von regionalen Winzern bis zu erlesenen Tropfen aus Südamerika.

Restaurant Oben www.restaurant-oben.de

VARTA-TIPP Küche **VARTA-TIPP** Service

Kohlhof 5, PLZ 69117, **T 0172 9171744**
90 | Menü ab 130 € | Mi-Sa Mo, Di, So

Ein frisches, zeitgemäßes Konzept, das ankommt. Im historischen „Kohlhof" mit seinem ländlichen Charme sitzt man in einem hellen, intimen Gastraum an wertig eingedeckten Tischen. Hier erwartet Sie an vier Abenden in der Woche ein exklusives Feinschmeckermenü in 13 unverwechselbaren Kombinationen - alle präzise aufeinander abgestimmt. Robert Rädel kocht kreativ und angenehm reduziert. Dazu ein kompetenter Service samt sehr guter Weinberatung.

Scharffs Schlossweinstube www.heidelberger-schloss-gastronomie.de

VARTA-TIPP Küche **VARTA-TIPP** Service

Schlosshof 1 (B1), PLZ 69117, **T 06221 8727010**
70 | Hauptgericht 40–45 €, Menü 79–99 € | Do-Sa Mo, Di, Mi, So

Hoch oben über den Dächern der Stadt bietet Spitzenkoch Martin Scharff 'Casual Fine Dining' in historischer Kulisse. In den ehrwürdigen Räumen des Heidelberger Schlosses wird eine unkomplizierte, aber dennoch finessenreiche und ausdrucksstarke Geschmacksküche serviert. Das Ambiente: modern-elegant mit pastellfarbenen Wänden und edel eingedeckten Tischen. Der Service: freundlich und ausgesprochen charmant.

Zur Herrenmühle www.herrenmuehle.net

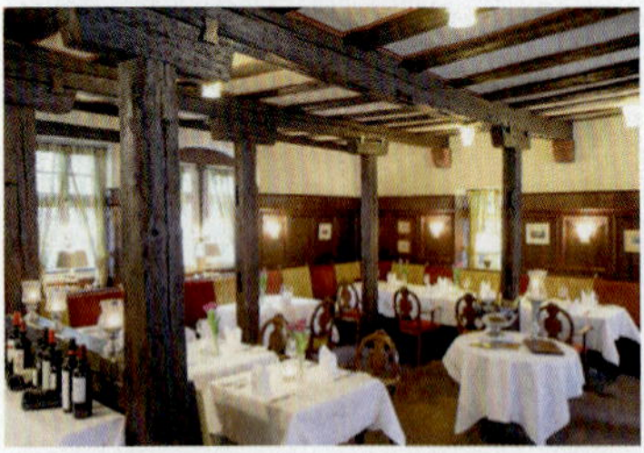

Hauptstraße 239 (A1), PLZ 69117,
T 06221 602909
65 | Hauptger. 30–38 €, Menü 66–98 € |
So Mo-So

Sehr gute Küche, angenehme Atmosphäre, ein Hauch von Nostalgie und ein hervorragender Service erwarten Sie in diesem hist. Haus. Die frisch zubereiteten Kreationen nach klassischem Vorbild klingen z.B. so: „Zanderfilet auf süßsaurem schwarzen Reis Ananas-Mango-Butter und Gemüse".

Backmulde www.gasthaus-backmulde-hotel.de

Schiffgasse 11 (A2), PLZ 69117, **T 06221 53660**
50 | Hauptgericht 20–26 €, Menü 35–44 € | Di-Sa Mo, So

Renoviertes hist. Haus aus dem Jahre 1689 in einer ruhigen Seitenstraße von Heidelberg gelegen. Man kocht regional, marktorientiert und zeitgemäß auf klassischer Basis - ganz konkret könnte das „Rinderrückensteak mit Rotweinschalotten, rahmigen Schwarzwurzeln und Risoléekartoffeln" heißen.

Chambao Neu! www.chambao-heidelberg.com

Dreikönigstraße 1-3 (A2), PLZ 69117, **T 06221 7258271**
Hauptgericht 30–55 €, Menü 37–65 € | So Di-So Mo

Rustikal und doch modern zeigt sich das sympathische Restaurant direkt an der Neckarpromenade. Serviert wird eine hochwertige mediterrane Küche im Tapas-Stil. Dabei liegt der Fokus auf frischen und qualitativ hochwertigen Produkten. Gute Weinauswahl mit Schwerpunkt Deutschland und Europa.

Mensurstube www.hirschgasse.de

Hirschgasse 3 (A1), PLZ 69120 (OT: Neuenheim), **T 06221 4540**
25 | Hauptgericht 19–29 €, Menü 39–58 € | Di-Sa Mo, So

Hier herrschen authentische Atmosphäre und urige Gastlichkeit. Es gibt leckere Regionalküche mit traditionellen Wurzeln und besten Produkten. Wie wäre es z.B. mit „Sautierten Kalbsfiletwürfeln mit rahmigem Lauch-Pilzgemüse und Spätzle"? Beliebt ist das CHEF'S CHOICE MENÜ, ein vom Küchenchef speziell zusammengestelltes Menü.

Traube Rohrbach www.traube-heidelberg.de

VARTA-TIPP Küche

Rathausstr. 75, PLZ 69126 (OT: Rohrbach), **T 06221 6737222**
50 | Hauptgericht 10–36 €, Menü ab 30 € | Mo-So

Das traditionsreiche Gasthaus im alten Ortskern von Rohrbach wird von Inhaber und Küchenchef Ole Hake freundlich und engagiert geführt. Unter europäischen Einflüssen entstehen aus gutbürgerlichen deutschen Klassikern moderne Kreationen wie z.B. „Saiblingsfilet mit Selleriepüree, Babyspinat und Beurre blanc" oder „Brust von der französischen Maispoularde auf Erbsenmarmelade und Ananas-Mango-Chutney".

HEIDENHEIM 59 A www.heidenheim.de

Baden-Württemberg | EW 49.587 | 504 m Aalen 23 km, Nördlingen 40 km
T 07321 3274910
Michaelskirche, Schloss Hellenstein mit Museum für Kutschen, Chaisen und Karren, Museum im Römerbad, Kunstmuseum Hermann Voith Galerie (Picasso-Plakatsammlung), Naturtheater mit Freilichtbühne, Opernfestspiele, 1.FC Heidenheim 1846.
Weitere Empfehlungen unter Steinheim am Albuch.

Schlosshotel Park Consul www.brendal-heidenheim.com

★★★★S garni

Hugo-Rupf-Platz 2, PLZ 89522, **T 07321 30530,** F 3053100
115 Zimmer | 8 Suiten | Ez 99–109 €, Dz 119–139 € | 24 h

Tagungshotel mit moderner Architektur und direkter Anbindung zum Congress Centrum. Zimmer mit wohnlicher Atmosphäre und sehr guter technischer Ausstattung. Wellnessbereich mit finnischer Sauna, Dampfbad und Whirlwanne.

HEIGENBRÜCKEN 51 B www.heigenbruecken.de

Bayern | EW 2.300 | 274 m Lohr 21 km, Aschaffenburg 26 km
T 06020 97100

Villa Marburg www.villa-marburg.de

★★★★S

Werner-Wenzel-Straße 1, PLZ 63869, **T 06020 979990,** F 97999999
39 Zimmer | 23 Suiten | 1 Apartment | Ez 85–99 €, Dz 99–115 € | 24 h

Gepflegte Villa aus dem 19. Jhd. in schöner grüner Lage. Große, wohnlich eingerichtete Zimmer mit hervorragender Ausstattung. Ansprechender Wellnessbereich mit Saunalandschaft und Trainingsraum.

Villa Marburg im Park

60 | Hauptgericht 17–30 €, Menü 32–79 € | Mo-Sa

Wie alles im Hause ist auch das Restaurant stimmig mit hübschen Stoffen, eleganter Tischkultur und dekorativen Accessoires ausstaffiert, dazu der tolle Blick auf den Garten und die umliegenden Wälder. Serviert werden internationale, klassisch-gehobene Speisen. An warmen Sommertagen ist auch die lauschige Parkterrasse geöffnet.

Hotel Hochspessart www.hochspessart.de

€ Gut & Günstig ★★★S

Lindenallee 40-42, PLZ 63869, **T 06020 97200,** F 972070
38 Zimmer | 1 Suite | Ez 59–85 €, Dz 100–150 €, 8,00–12,50 €

Gut und persönlich geführtes Haus im Hochspessart. Gepflegte Zimmer zu vergleichsweise günstigen Preisen. Behagliches Restaurant mit regionaler Küche.

HEIKENDORF 8 C www.heikendorf.de

Schleswig-Holstein | EW 8.300 | 19 m Wendtorf 10 km, Kiel 150 km
T 0431 24090

StrandHotel Seeblick Neu! www.strandhotel-seeblick.de

Uferweg 2, PLZ 24226, **T 0431 5332180,** F 53321820
13 Zimmer | Ez 110–185 €, Dz 150–225 €

Richtig nett übernachtet man in diesem kleinen, aber feinen Boutique-Hotel am Ostufer der Kieler Förde. Die Zimmer sind stilvoll mit edlen Eichenholzböden und Möbeln von Rivièra Maison ausgestattet. Im gemütlichen Restaurant wird regionale Küche aufgetischt.

HEILBRONN 51 D www.heilbronn.de/tourismus

Baden-Württemberg | EW 125.000 | 157 m Neckarsulm 7 km, Stuttgart 50 km
T 07131 562270
Kilianskirche mit geschnitztem Hochaltar, Rathaus mit astronomischer Kunstuhr, Siebenröhrenbrunnen, Käthchenhaus, Robert-Mayer-Denkmal, Kulturzentrum Deutschhof mit Deutschordensmünster St. Peter und Paul, Hafenmarkt-, Götzen- und Bollwerksturm, Trappenseeschlösschen, Wartberg.
Weitere Empfehlungen unter Flein.

Insel-Hotel www.insel-hotel.de

★★★★S

Willy-Mayer-Brücke (B2, Anfahrt über Kranenstr.), PLZ 74072, **T 07131 6300,** F 626060
125 Zimmer | 4 Suiten | Ez 119–209 €, Dz 149–249 €, 10,00–19,50 € | 24 h

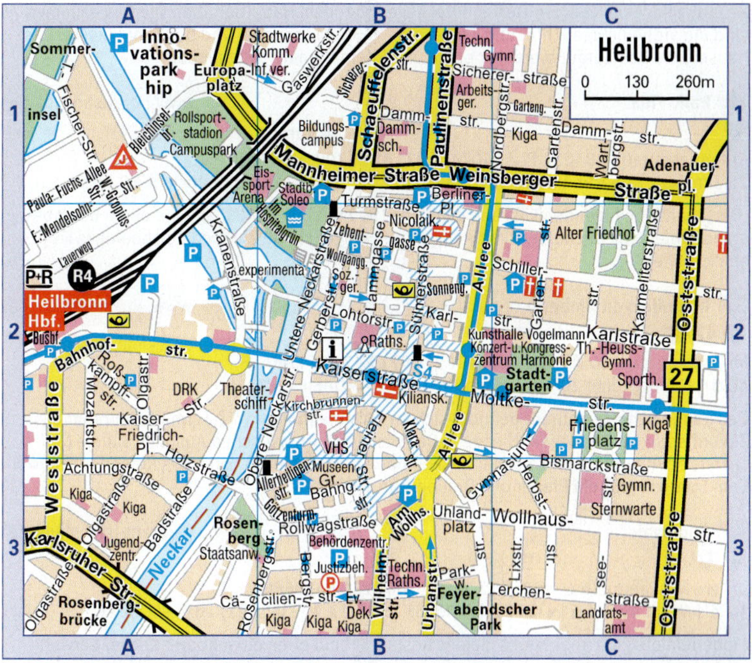

Komfortables Stadt- und Tagungshotel, umgeben von Parkanlagen auf einer kleinen Flussinsel in zentraler Citylage. Freundlich gestaltete Gästezimmer zur Neckar- oder Parkseite gelegen. Schwäbisches Restaurant mit regionaler und internationaler Küche.

Mercure Hotel Heilbronn — www.mercure.com

★★★★

Platz Am Bollwerksturm 2 (B1), PLZ 74072, **T 07131 749950,** F 74995166
136 Zimmer | Ez 99–165 €, Dz 109–185 €, exkl. Frühstück, 18,00 € | 24 h

Ein zeitgemäß-funktionales Nichtraucherhotel in der Innenstadt. Lobby, Zimmer, Restaurant - alles ist trendig und modern! Hausgästen bietet man 24h kostenloses Wi-Fi. Praktisch: Zentrum und Neckar sind nur einen Spaziergang vom Haus entfernt.

Parkhotel Heilbronn **Neu!** — www.parkhotel-heilbronn.de

Gartenstr. 1 (C2), PLZ 74072, **T 07131 382200**
170 Zimmer | 24 h

Das Businesshotel mit seiner schlicht-modernen Fassade ist direkt an das Konzert- und Kongresszentrum Harmonie angebunden. Wertig-zeitgemäße Einrichtung von der Lobby über die Zimmer und Suiten bis zu den Tagungsräumen. Alle Gästezimmer verfügen über einen französischen Balkon mit Ausblick in den Heilbronner Stadtgarten. Skybar im zehnten Stock.

TraumRaum — www.hotel-traumraum.de

Bahnhofstraße 31 (A2), PLZ 74072, **T 07131 5919240,** F 59192411
21 Zimmer | 4 Suiten | Ez 85–159 €, Dz 115–189 € ››

Zentral gelegenes Themen-Designhotel gegenüber dem Hauptbahnhof. Die Gästezimmer sind individuell eingerichtet und erinnern an große Metropolen und berühmte Inseln. Das hauseigene Restaurant bietet regionale und internationale Spezialitäten.

Park-Villa www.hotel-parkvilla.de

garni

Gutenbergstraße 30 (C3), PLZ 74074, **T 07131 95700,** F 957020
25 Zimmer | 1 Apartment | Ez 98–108 €, Dz 119–145 €, exkl. Frühstück, 10,00 €

Herrschaftliche Jugendstilvilla aus dem Jahr 1912 in einer Parkanlage mit altem Baumbestand. Unterschiedliche, teils mit Antiquitäten eingerichtete Zimmer. Reichhaltiges Frühstücksbuffet.

Magnifico da Umberto www.wtz-magnifico.de

Im Zukunftspark 10 (A1), PLZ 74072, **T 07131 74564140**
40 | Hauptgericht 20–38 €, Menü 75–95 € | Di-Sa Mo, So

Das italienische Restaurant befindet sich im 60 Meter hohen WTZ-Turm im Heilbronner Zukunftspark Wohlgelegen. Hier genießen Sie einen fantastischen Ausblick auf die Neckarstadt. Auf der Karte: saisonal wechselnde Speisen wie z.B. „Irisches Rinderfilet mit weißem Spargel, grünem Pfeffer und Drillingskartoffeln".

Bachmaier www.restaurant-bachmaier.de

Untere Neckarstraße 40 (B2), PLZ 74072, **T 07131 6420560**
16 | Menü 49–74 € | Di-Sa Mo, So 24.12.20–14.1.21, 10.9.–5.10.21

Modern in olivgrün gehaltenes kleines Restaurant mit offen einsehbarer Küche. Serviert wird klassische und italienische Küche in Menüform. Mediterran anmutende Holzterrasse mit Blick auf den Neckar.

Beichtstuhl **Neu!** www.beichtstuhl-hn.de

VARTA-TIPP Küche

Fischergasse 9 (B2), PLZ 74072, **T 07131 2758985**
40 | Hauptgericht 18–27 €, Menü 39–54 € | Do-Fr Mo-Sa So

Mit diesem modernen Restaurant in einer ruhigen Seitenstraße hat Heilbronn eine wirklich interessante kulinarische Adresse. Serviert wird eine moderne Cross-Over-Küche in Form eines Menüs, bei dem der Gast die Anzahl der Gänge selbst bestimmen kann. Eine Besonderheit sind Fabian Lidaks Sharing-Gerichte für zwei oder mehr Personen. Kleine, aber feine Weinauswahl. Tipp: Donnerstag und Freitag günstiger Business Lunch.

Rebstock la petite provence www.rebstock-provence.de

Eppinger Straße 43, PLZ 74080 (OT: Böckingen), **T 07131 4054351**
20 | Hauptgericht 20–28 €, Menü 37–72 € | Mi-Sa Mo, Di, So

In dem kleinen, südländisch angehauchten Restaurant erwartet Sie eine authentische provenzialische Küche. Dass die Gastgeber früher an der Côte d'Azur gearbeitet haben, erkennt man bei Gerichten wie „Lamm | Aubergine | Thymian | Polenta | Sommertrüffel". Beliebt sind die Kochkurse des Patrons.

Trattoria da Umberto www.da-umberto.com

Schellengasse 16 (B2), PLZ 74072, **T 07131 7247655**
58 | Hauptgericht 12–24 € | Di-So Mo

Stilvoll und zwanglos sitzt man im stimmungsvoll gestalteten Restaurant. Die wöchentlich wechselnde Tageskarte bietet frische Gerichte quer durch die verschiedenen Regionen Italiens. Tolle Weine. Zurückhaltender, charmanter Service.

HEILIGENBERG 65 B www.heiligenberg.de

Baden-Württemberg | EW 2.959 | 726 m Pfullendorf 15 km, Überlingen 20 km
T 07554 998312

Bayerischer Hof Neu! www.bayerischerhof-heiligenberg.de

Röhrenbacher Straße 1, PLZ 88633, **T 07554 217**
Hauptgericht 11–22 € | Mo, Mi-So Di

Ein regionaltypischer Gasthof mit freundlich-familiärer Atmosphäre. Man isst richtig gut hier, es gibt schmackhafte regionale und saisonale Küche, dazu gehört z.B. „Zanderfilet auf Rieslingsoße mit frischen Pfifferlingen und feinen Nudeln" oder „Zwiebelrostbraten mit Schmelzzwiebeln, hausgemachte Spätzle und Salat". Zum Übernachten hat man zeitgemäß eingerichtete Gästezimmer.

HEILIGENHAFEN 8 D www.heiligenhafen-touristik.de

Schleswig-Holstein | EW 9.300 | 7 m Burg a. Fehmarn 21 km, Kiel 67 km
T 04362 90720

Hafenhotel Meereszeiten www.hafenhotel-meereszeiten.de

★★★★ garni

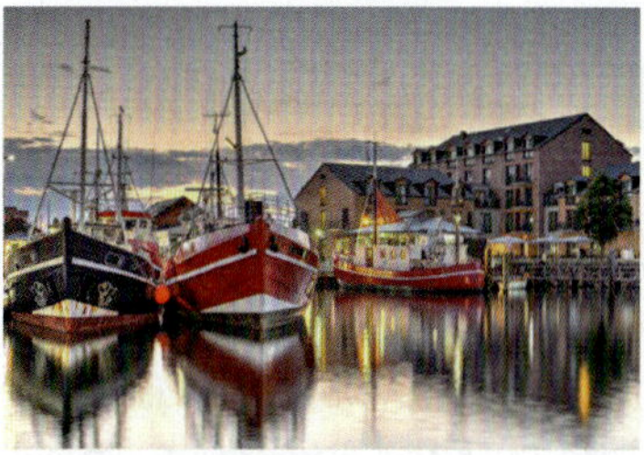

Am Yachthafen 2-4, PLZ 23774,
T 04362 500500, F 50050555
86 Zimmer | 4 Suiten | 5 Apartments
Ez ab 89 €, Dz ab 94 € | 24 h

Mit moderner Innenarchitektur, hochwertiger Ausstattung und durchdachten Details präsentiert sich das schicke Hafenhotel. Die hellen, luftigen Zimmer und Suiten lassen dem Gast die Wahl zwischen unterschiedlichen Größen und Einrichtungslinien. Schöner Wellness- und Fitnessbereich.

HEILIGENHAUS 29 C www.heiligenhaus.de

Nordrhein-Westfalen | EW 25.419 | 190 m Düsseldorf 18 km, Mülheim 19 km
T 02056 130

Waldhotel Heiligenhaus
www.wald-hotel.de

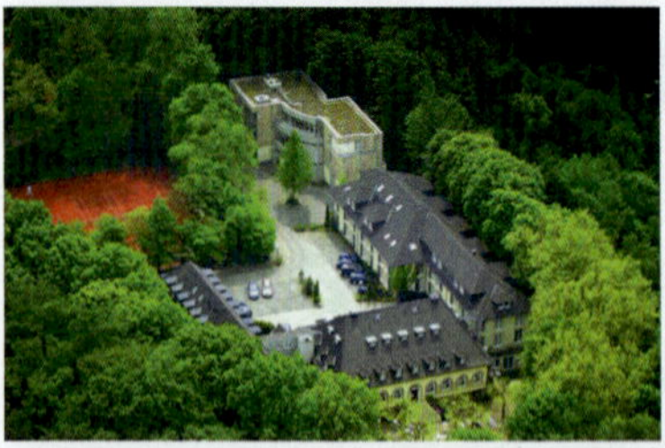

Parkstraße 38, PLZ 42579, **T 02056 5970,** F 597260
86 Zimmer | 3 Suiten | 6 Apartments
Ez 127–187 €, Dz 155–247 €, exkl. Frühstück, 16,00 € | 24 h

Stattliches Herrenhaus mit außergewöhnlicher Architektur. Ruhige, geschmackvoll eingerichtete Zimmer. Moderne Tagungsräume. Lichtdurchflutetes Restaurant mit Blick auf den Gartenbereich und hübsch integriertem Wintergarten.

HEILIGENSTADT I.OFR. 53 B
www.markt-heiligenstadt.de

Bayern | EW 3.688 | 304 m
T 09198 929932
Ebermannstadt 12 km, Bamberg 26 km

Landhaus Sponsel-Regus
www.sponsel-regus.de

Veilbronn 9, PLZ 91332 (OT: Veilbronn), **T 09198 222,** F 1483
73 Zimmer | 23 Suiten | Ez 64–120 €, Dz 180–230 €

Erweitertes, familiär geführtes Landhotel mit großzügigen und liebevoll eingerichteten Gästezimmern. Kleiner Wellnessbereich mit Schwimmbad und finnischer Sauna. Im gemütlichen Restaurant wird fränkische Küche serviert.

HEILIGENSTADT, HEILBAD 32 D
www.heilbad-heiligenstadt.de

Thüringen | EW 16.522 | 260 m
T 03606 677141
Göttingen 38 km, Bad Hersfeld 93 km
Schloss, Literaturmuseum „Theodor Storm“, Kirchen, Rathaus, Herrnmühle mit Kornspeicher, Barockgarten, Eichsfelder Heimatmuseum, Märchenpark.

Am Vitalpark
www.hotel-am-vitalpark.de

In der Leineaue 2, PLZ 37308, **T 03606 66370,** F 6637999
130 Zimmer | 4 Suiten | Ez ab 99 €, Dz ab 130 € | 24 h

Das neuzeitliche Hotel ist die perfekte Adresse für einen entspannten Wellness-, Kur- oder Gesundheitsurlaub. Die hell und freundlich eingerichteten Zimmer verfügen alle über eine kleine Terrasse oder einen französischen Balkon. Schöne Bade- und Saunalandschaft. Der Hotelgarten mit Wasserspielen lädt zum Verweilen ein.

HEIMBUCHENTHAL 51 B
www.heimbuchenthal.de

Bayern | EW 2.154 | 234 m
T 06092 9420
Aschaffenburg 20 km, Obernburg 20 km

Heimathenhof
www.heimathenhof.com

Heimathenhof 2, PLZ 63872 (OT: Heimathen), **T 06092 97150,** F 5683
45 Zimmer | Ez ab 82 €, Dz ab 130 €

Nettes Domizil in ruhiger Lage, ideal für Wellnessurlauber und Wanderfreunde. Hier erwarten Sie angenehme, teils großräumige Zimmer. Gute Landhausgastronomie mit rustikalem Charme und schöner Terrasse. Ein beliebter Anziehungspunkt ist das moderne Schwimmbad.

Lamm www.hotel-lamm.de

★★★★

Sankt-Martinus-Straße 1, PLZ 63872, **T 06092 9440,** F 944100
75 Zimmer | 3 Suiten | Ez 89–109 €, Dz 122–158 € | 24 h

Gut geführtes Landdomizil unter familiärer Leitung mit mehreren Gästehäusern. Verschieden ausgestattete Zimmer von rustikal bis modern. Großzügiger Wellnessbereich mit Sauna- und Badelandschaft.

Panorama Hotel Heimbuchenthal www.panoramahotel.de

★★★ S

Am Eichenberg 1, PLZ 63872, **T 06092 6070,** F 6802
43 Zimmer | 8 Apartments | Ez 74–104 €, Dz 119–159 €

Familiengeführtes Tagungs- und Urlaubshotel in reizvoller Berglage. Unterschiedlich geschnittene, teils ruhige Aussichtszimmer mit moderner Ausstattung. Kleiner Wellnessbereich mit Hallenbad und Saunalandschaft.

Zum Wiesengrund www.hotel-zum-wiesengrund.eu

Elsavastraße 9, PLZ 63872, **T 06092 1564,** F 6977
25 Zimmer | Ez ab 58 €, Dz 116–130 € | 24 h

Der vorbildlich geführte und ruhig gelegene Landgasthof bietet seinen Übernachtungsgästen freundliche Zimmer zu moderaten Preisen. Rustikale Gaststube mit bürgerlicher Küche. Zum Haus gehören auch eine Sauna, eine Terrasse und eine Liegewiese.

HEIMSHEIM 57 B www.heimsheim.de

Baden-Württemberg | EW 5.160 | 415 m — Weil der Stadt 11 km, Pforzheim 21 km
T 07033 53570

Hirsch www.hirsch-heimsheim.de

★★★ S

Hirschgasse 1, PLZ 71296, **T 07033 53990,** F 539929
43 Zimmer | 3 Apartments | Ez 65–98 €, Dz 85–135 €

In den letzten Jahren wurde das familiengeführte Hotel deutlich vergrößert und komfortabler gestaltet - schön z.B. die großzügigen und geschmackvoll ausgestatteten Business-Wohlfühlzimmer. Nicht zu vergessen das gemütliche Restaurant, in dem traditionelle schwäbische Köstlichkeiten und internationale Speisen serviert werden.

HEINSBERG 28 D www.heinsberger-land.de

Nordrhein-Westfalen | EW 40.908 | 76 m — Geilenkirchen 11 km, Erkelenz 20 km
T 02452 131415
Burgruine und Reste der Stadtbefestigung auf dem Burgberg, Got. Selfkantdom mit Krypta und Hochgrab der Herren von Heinsberg auf dem Kirchberg, Hist. Windmühle Clarissa.

Hensens Residenz
www.rainerhensen.de

Feldstraße 48-50, PLZ 52525 (OT: Randerath), **T 02453 802**
6 Zimmer | 1 Suite | Ez 125–145 €, Dz 140–160 €, exkl. Frühstück, 15,00–30,00 €

Exquisit nächtigen Sie in diesem charmanten Domizil. Das kleine, aber feine Hotel verfügt nur über fünf Doppelzimmer und eine Suite. Die großzügig geschnittenen Räume sind komfortabel eingerichtet und barrierefrei über einen Aufzug erreichbar. Kostenfreie Leihfahrräder.

Burgstuben Residenz
www.burgstuben-residenz.de

VARTA★TIPP Küche VARTA-TIPP Service

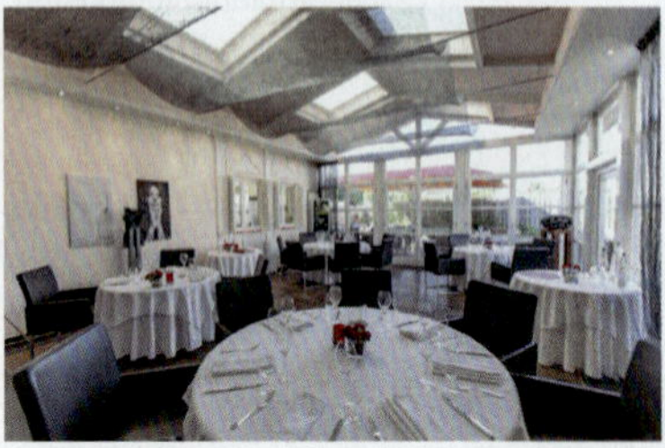

Feldstraße 50, PLZ 52525 (OT: Randerath), **T 02453 306980**
20 | Menü 69–139 € | Di-Sa

Mehr als ein Erlebnis. Küche wie Aura sind für bleibende Erinnerungen konzipiert. Alexander Wulf und Marcel Kokot kreieren erstklassige französische Gerichte mit Einflüssen aus der ganzen Welt. Sommelier Ronny Schreiber kredenzt dazu erlesene Weine. **Achtung: Das Restaurant schließt zum 28. Februar 2021. Geplant ist ein Umzug nach Erkelenz-Immerath.**

Altes Brauhaus
www.altesbrauhaus-heinsberg.de

Wurmstraße 4, PLZ 52525 (OT: Unterbruch), **T 02452 61035**
120 | Hauptgericht 20–30 €, Menü 35–49 € | Mi-Fr Mi-Sa

Hier schaffen schöne historische Details wie originale Gemälde und aufwendige Wandvertäfelungen eine rustikal-elegante Atmosphäre zur mediterranen Küche mit italienischen und französischen Einflüssen. Ausgewogene Weinkarte mit Schwerpunkt Deutschland.

HEITERSHEIM 64 A
www.heitersheim.de

Baden-Württemberg | EW 5.968 | 254 m
T 07634 40220
Müllheim 9 km, Freiburg 20 km

Landhotel Krone
www.landhotel-krone.de

VARTA-TIPP Ambiente

★★★★S garni

Hauptstraße 12, PLZ 79423, **T 07634 51070,** F 510766
36 Zimmer | 3 Suiten | Ez 89–120 €, Dz 125–159 € | 24 h

Das gewachsene und familiär geführte Landhotel im Markgräflerland ist eine Oase der Harmonie, Ruhe und Entspannung. Es überrascht mit liebevoll eingerichteten, wohnlichen Gästezimmern, die sich im Stamm- und im Turmhaus befinden. Toll das Wellnesshaus mit Wintergarten, Fichtenholzsauna, Granit-Kräuterbad, Erlebnisgrotte und Ruhegarten.

Restaurant im Landhotel Krone

65 | Hauptgericht 13–32 €, Menü 20–52 € | Mo, Fr-So Mo, Mi-Mi, Fr-So

Klassisch französische Küche mit mediterranen und asiatischen Einflüssen - das bedeutet hier z.B. „Sashimi vom Thunfisch mariniert mit Ingwer, Wasabi und Sojasauce“ gefolgt von „Duo vom heimischen Wild“ oder „US-Ribeye vom Grill“. Alles, was hier auf den Tisch kommt, ist sehr schmackhaft und topfrisch! Einen schönen Gewölbekeller für Festlichkeiten gibt es auch.

Löwen — www.loewen-heitersheim.de

Hauptstraße 3, PLZ 79423, **T 07634 550490,** F 5504949
18 Zimmer | 1 Apartment | Ez 68–75 €, Dz 85–100 €, 5,00–14,50 €

In 7. Generation familiengeführtes Haus mit heimeliger Atmosphäre und gemütlich eingerichteten Zimmern. Im Restaurant wird saisonale Küche serviert. Schöne mediterrane Gartenterrasse.

OX Hotel — www.oxhotel.de

Im Stühlinger 10, PLZ 79423, **T 07634 695580**
16 Zimmer | Ez ab 79 €, Dz ab 105 €

Traditionshaus am Ochsenplatz. Moderne Nichtraucherzimmer in schnörkellosem Design - als Twin- oder Doppelzimmer buchbar. Saisonale Küche im bistro-artigen Restaurant.

HELGOLAND (INSEL) 6 C — www.helgoland.de

Schleswig-Holstein | EW 1.400 | 40 m — Wangerooge 43 km, Borkum 95 km
T 04725 81370

Rickmers Insulaner — www.insulaner.de

Am Südstrand 2, PLZ 27498 (OT: Unterland), **T 04725 81410,** F 814181
49 Zimmer | 7 Suiten | Ez 99–144 €, Dz 119–249 € | 24 h

Ansprechendes Haus an der Südstrand-Promenade mit modern eingerichteten Zimmern und Suiten und einem hübschen Hotelgarten. Restaurant mit internationaler Hafenküche und einer Ausstellung originaler Helgoland-Gemälde.

Strandhotel Helgoland — www.strandhotel-helgoland.de

garni

Am Südstrand 16-17, PLZ 27498 (OT: Unterland), **T 04725 81530,** F 815355
34 Zimmer | 5 Suiten | 5 Apartments | Ez 78–130 €, Dz 118–160 €, 15,00 €

Familiengeführtes Haus in bester Lage - direkt an der Promenade. Zimmer mit geschmackvoll zusammengestellten Designermöbeln, überwiegend mit Balkon mit Blick zur Nordsee. Große seeseitige Sonnenterrasse.

HENGERSBERG 62 A — www.hengersberg.de

Bayern | EW 7.583 | 311 m — Deggendorf 11 km, Vilshofen 22 km
T 09901 93070

Hotel am Ohewehr — www.hotel-am-ohewehr.de

€ Gut & Günstig

Am Ohewehr 13, PLZ 94491, **T 09901 93510,** F 6762
21 Zimmer | Ez 57 €, Dz 83–90 € ››

Am Ortsrand gelegenes, gut geführtes Haus mit direkter Autobahnanbindung. Gepflegte, solide ausgestattete Zimmer zu günstigen Preisen. Restaurant mit regionalem Speisenangebot.

HENNEF (SIEG) 40 A www.hennef.de

Nordrhein-Westfalen | EW 45.806 | 67 m Bonn 18 km, Altenkirchen 32 km
T 02242 19433

Sängerheim - Das Restaurant www.das-saengerheim.de

Teichstr. 9, PLZ 53773 (OT: Heisterschoß), **T 02242 3480**
120 | Hauptgericht 8–30 €, Menü 28–55 € | So Mo, Do-So Di, Mi

Helles, freundliches Restaurant mit klaren Linien und großer Sonnenterrasse. Die Küche überrascht mit bodenständig-kreativen Gerichten wie etwa „Kleines Flanksteak vom iberischen Duroc-Schwein auf lauwarmem Ananas-Sauerkrautsalat" und „Gebackener Ziegenfrischkäse an Kerbelrübenpüree und rotem Spitzkohlgemüse".

HEPPENHEIM 51 A www.heppenheim.de

Hessen | EW 25.876 | 106 m Bensheim 5 km, Weinheim 11 km
T 06252 131172
Starkenburg, Historische Altstadt, Pfarrkirche St. Peter.

Michel Hotel Heppenheim www.michelhotel-heppenheim.de

★★★★ garni

Siegfriedstraße 1, PLZ 64646, **T 06252 9390,** F 939555
111 Zimmer | Ez ab 59 €, Dz ab 74 € | 24 h

Modernes Businesshotel in zentraler und verkehrsgünstiger Lage am Rande der Heppenheimer Altstadt. Klimatisierte und zeitgemäß eingerichtete Gästezimmer in vier Kategorien.

Villa Boddin www.villa-boddin.de

garni

Großer Markt 3, PLZ 64646, **T 06252 68970,** F 689711
10 Zimmer | 2 Apartments | Ez ab 75 €, Dz ab 115 €

Am hist. Marktplatz gelegenes, stilvoll renoviertes Fachwerkhaus. Romantisch eingerichtete Zimmer mit mediterranem Dekor und Marmorbädern. Südländisch anmutender Frühstücksraum.

HERBORN 41 A www.herborn-erleben.de

Hessen | EW 20.813 | 223 m Dillenburg 7 km, Wetzlar 24 km
T 02772 7081900
Hist. Altstadt (Fachwerk) mit Marktplatz, Museum in der hist. Hohen Schule, 1000-jährige ev. Stadtkirche, Schloss, Tierpark im OT Uckersdorf, Wildgehege Kallenbachtal.

Gutshof www.gutshof-herborn.de

★★★★ garni

Im Gutshof 1, PLZ 35745, **T 02772 5755740,** F 5755741
72 Zimmer | Ez 79–89 €, Dz 109–169 €, 12,00 €

In dem einstigen Bauernhof übernachten Sie heute in wohnlichen Gästezimmern, die im modernen Landhausstil gestaltet sind. Zum Entspannen steht ein kleiner Well-Fit-Bereich zur Verfügung. Dieser ist 7 Tage in der Woche 24 Stunden für Hotelgäste geöffnet.

HERBRECHTINGEN 59 A www.herbrechtingen.de

Baden-Württemberg | EW 12.869 | 471 m Heidenheim a.d. Brenz 7 km, Ulm 33 km
T 07324 9550

Grüner Baum www.gruener-baum-gigler.de

★★★ garni

Lange Straße 46, PLZ 89542, **T 07324 9540,** F 954400
40 Zimmer | Ez ab 60 €, Dz ab 93 € | 24 h

Traditionsreicher Gasthof mit ländlichem Charme. Wohnlich eingerichtete Zimmer mit zweckmäßiger Ausstattung. Gutes Frühstück.

Hoffmann www.hotel-hoffmann.de

€ Gut & Günstig ★★ garni

Ostpreußenstraße 1, PLZ 89542, **T 07324 96120,** F 9612230
14 Zimmer | Ez 49–59 €, Dz 72–82 € | 24 h

Persönlich geführtes Haus am Rande der Schwäbischen Alb. Die neuzeitlichen Hotelzimmer sind in klarem Design gestaltet und komfortabel ausgestattet. Im behaglichen Restaurant wird regionale Küche aus Produkten der Umgebung serviert.

HERFORD 22 C www.herford.de

Nordrhein-Westfalen | EW 65.938 | 65 m Bielefeld 15 km, Detmold 25 km
T 05221 1891526
Museum für moderne Kunst und Design, Fachwerk- und Steinhäuser (16.-17. Jhd.), Münster, Renaissancebrunnen, Wittekind-Denkmal.

Am Osterfeuer www.am-osterfeuer.de

Hellerweg 35, PLZ 32052, **T 05221 70210**
55 | Hauptgericht 15–28 €, Menü 30–34 € | So Mi-So Mo, Di

Gemütliches Restaurant mit stilvollem Ambiente. Auf der Speisekarte stehen regionale und internationale Gerichte wie z.B. „Zarter Tafelspitz mit Schlosskartoffeln, Marktgemüse und Meerrettichschaum“ oder „Rumpsteak vom Neuseeland-Rind mit feiner Jus, Kräuterbutter, Röstkartoffeln und Salat“.

Die Alte Schule www.diealteschule.com

Holland 39, PLZ 32052, **T 05221 51558**
75 | Hauptgericht 17–30 €, Menü 28–65 € | Di-Sa Mo, So

In dem über mehrere Ebenen verteilten Restaurant speisen Sie in einem gemütlich-warmen Fachwerkambiente. Serviert wird eine frische saisonale Küche zu fairen Preisen.

HERLESHAUSEN 32 D www.herleshausen.de

Hessen | EW 2.828 | 263 m Bad Hersfeld 45 km, Kassel 74 km
T 05654 98950

Hotel Hohenhaus

www.hohenhaus.de

VARTA-TIPP Ambiente **VARTA-TIPP** Service

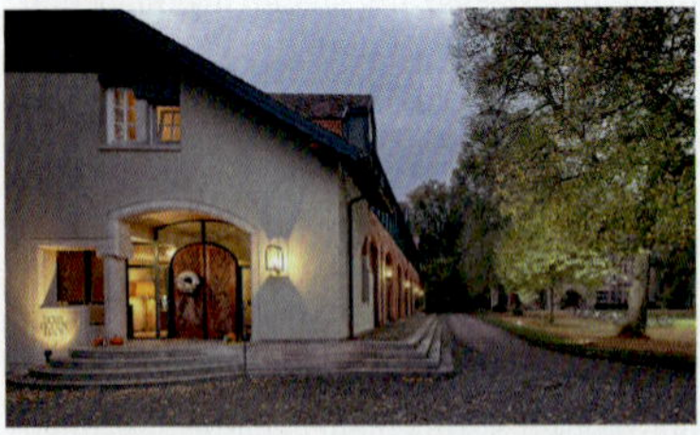

Hohenhaus 1, PLZ 37293 (OT: Holzhausen), **T 05654 9870,** F 1303
28 Zimmer
Ez 120–190 €, Dz 220–460 €, exkl. Frühstück, 20,00 €

Individuell mit edlen Stoffen und ausgesuchten Antiquitäten eingerichtet sind die Zimmer dieses einst als Rittergut gegründeten Hauses. Die herrlich idyllische Lage ist ideal für Romantiker und Ruhesuchende.

La Vallée Verte

VARTA-TIPP Küche **VARTA-TIPP** Service

15 | Hauptgericht 38–64 €, Menü 94–148 € | Mi–Sa Mo, Di, So

Im intimen, elegant-gediegenen Fine-Dining-Restaurant werden Sie ausgezeichnet bekocht und freundlich umsorgt! Es erwartet Sie eine deutsch-bretonische Gourmetküche unter Verwendung von nachhaltig selbst erzeugten Zutaten. Kreativ und akkurat setzt Küchenchef Peter Niemann die raffinierten Gaumenfreuden in Szene. Sie können zwischen zwei Menüs wählen. Dazu gibt es erlesene Weine aus nah und fern.

HERNE 29 B www.herne-tourismus.de

Nordrhein-Westfalen | EW 158.240 | 61 m Bochum 7 km, Recklinghausen 8 km
T 02323 919050
Schlosskapelle, Wasserschloss Strünkede, Zechensiedlung Teutoburgia, Westfälisches Museum für Archäologie, Akademie Mont-Cenis, Rhein-Herne-Kanal, Mondpalast von Wanne-Eickel.

Parkhotel www.parkhotel-herne.de

★★★★ garni

Schaeferstraße 109, PLZ 44623, **T 02323 9550,** F 955222
71 Zimmer | 1 Suite | Ez 63–88 €, Dz 75–106 €, exkl. Frühstück, 12,00 € | 24 h

Ruhige Lage im Stadtgarten mit Blick ins Grüne. Den Gast erwarten modern gestaltete Gästezimmer in unterschiedlichen Kategorien sowie gute Tagungsmöglichkeiten. Für Entspannung sorgt eine kleine Saunalandschaft. Leihfahrräder gegen Gebühr.

Gute Stube

65 | Hauptgericht 23–28 €, Menü 50–69 € | Di-So Mo

Nicht nur zum Übernachten eine schöne Adresse, auch zum Essen kommt man gerne, denn in dem licht-eleganten Restaurant serviert man eine moderne und raffinierte Küche. Dazu ein hervorragend sortierter Weinkeller und eine kompetente Crew an der Gästefront.

HEROLDSBERG 53 B www.heroldsberg.de

Bayern | EW 8.365 | 362 m Nürnberg 12 km, Erlangen 15 km
T 0911 518570

Sosein. www.sosein-restaurant.de

VARTA★TIPP Küche VARTA-TIPP Service

Haupstr. 19, PLZ 90562, **T 0911 95699680**
32 | Menü 195 € | Mi-Sa Mo, Di, So

In dem aufwendig sanierten Fachwerkhäuschen sorgen dicke Mauern, niedrige Decken, Gebälk, dunkle Tische und Designstühle für einen gelungen Stilmix aus Tradition und Moderne. Die feinsinnige Küche von Felix Schneider demonstriert kompromisslos und eindrucksvoll, wie man saisonal ausgesuchte Produkte präzise und analytisch in ihre wesentlichen Elemente zerlegt. Das Ergebnis ist ein kreatives Themenmenü (auf Wunsch mit begleitenden Weinen). Der Service ist freundlich und geschult.

Freihardt www.freihardt.com

VARTA-TIPP Küche

Hauptstraße 81, PLZ 90562, **T 0911 5180805**
70 | Hauptgericht 17–30 €, Menü 30–60 € | Fr-So Mi-So Mo, Di

Hell und elegant gestyltes Restaurant mit Wintergartenanbau. Hier wird saisonale Heimatküche modern interpretiert. Die Produkte stammen überwiegend von regionalen Erzeugern. Das Fleisch von bayerischen Färsen reift in der hauseigenen Metzgerei nach „Dry aged"-Verfahren. Schönes Weinangebot mit erlesenen Tropfen aus Deutschland und Österreich.

HERRENALB, BAD 57 A www.badherrenalb.de

Baden-Württemberg | EW 7.389 | 365 m Baden-Baden 22 km, Karlsruhe 26 km
T 07083 500555

Lamm www.lamm-rotensol.de

★★★S garni

Mönchstraße 31, PLZ 76332 (OT: Rotensol), **T 07083 92440,** F 924444
30 Zimmer | 5 Suiten | Ez ab 82 €, Dz ab 116 €, exkl. Frühstück, 8,00 €

Landhotel mit langer Familientradition und herzlicher Atmosphäre. Gemütliche, mit Stil- oder Landhausmöbeln eingerichtete Gästezimmer. Gute Tagungsmöglichkeiten.

Lamm

65 | Hauptgericht 15–30 €, Menü 24–65 € | Di-So Mo

Gemütliche Stuben mit für den Schwarzwald typischen Holzelementen und heimeligem Ambiente. Auf der Speisekarte stehen badisch-schwäbische und saisonale Spezialitäten wie „Zwiebelrostbraten vom Albtäler Weiderind mit hausgemachten Spätzle“ oder „Hausgemachte Maultaschen mit frischen Waldpilzen und Gemüse“.

Parkhotel Luise www.parkhotel-luise.de

★★★★★S garni

Dobler Straße 26, PLZ 76332, **T 07083 7420,** F 4071
136 Zimmer | Ez ab 89 €, Dz ab 109 € | 24 h

Das im typischen Schwarzwald-Stil erbaute Haus bietet renovierte Gästezimmer mit modernen Designelementen. Für den regionalen Bezug sorgen die Materialien ebenso wie die guten Produkte zum Frühstück! Schön der Wellnessbereich mit Innenpool, Sauna und Dampfbad.

HERRENBERG 57 B www.herrenberg.de

Baden-Württemberg | EW 31.324 | 460 m Calw 20 km, Tübingen 20 km
T 07032 924320
Mittelalterlicher Marktplatz mit Brunnen, Fachwerk- & Skulpturenpfad, Stiftskirche auf dem Schlossberg, Glocken- und Heimatmuseum, Naturpark Schönbuch.

Gasthof Hasen www.hasen.de

★★★★S garni

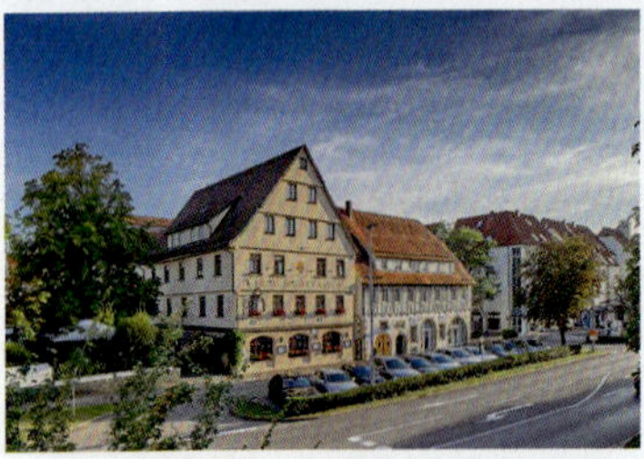

Hasenplatz 6, PLZ 71083, **T 07032 2040,** F 204100
66 Zimmer | 4 Suiten | 8 Apartments
Ez 69–127 €, Dz 93–154 €, exkl. Frühstück, 9,00 €

Traditionsreiches Haus mit großzügigem Hotelanbau und wohnlich eingerichteten Gästezimmern. Viele Zimmer sind mit WMS-Wellness-Schlafsystem ausgestattet. Gute Tagungsmöglichkeiten. Gemütliches Restaurant mit regionaler und saisonaler Küche.

noVa
www.nova-gourmet.de

VARTA-TIPP Küche

Rigipsstraße 1, PLZ 71083 (OT: Gültstein), **T 07032 71837**
18 | Hauptgericht 27–42 €, Menü 95–132 € | Di-Sa ⃠ Mo, So

Gehobene Kulinarik bietet das kleine, puristisch-elegante Gourmetrestaurant im bürgerlichen Ambiente des Hotel Römerhof. Hier kredenzt Ihnen der junge David Höller ein exklusives Menü (4 bis 7 Gänge, auf Wunsch mit Weinbegleitung) aus sehr guten Produkten. Dazu ein unkonventioneller, geschulter Service. Tischbestellung empfehlenswert.

HERRIEDEN 52 D
www.herrieden.de

Bayern | EW 7.550 | 423 m
Ansbach 11 km, Feuchtwangen 20 km
T 09825 8080

Bergwirt
www.hotel-bergwirt.de

Schernberg 1, PLZ 91567 (OT: Schernberg), **T 09825 20390,** F 2039299
65 Zimmer | 2 Suiten | Ez ab 64 €, Dz ab 84 €

Fränkischer Traditionslandgasthof, der sich seit 1880 in Familienbesitz befindet. Funktionelle Zimmer in unterschiedlichen Kategorien. Schöne Saunalandschaft in asiatischem Stil.

HERRSCHING A. AMMERSEE 60 C
www.herrsching.de

Bayern | EW 10.213 | 568 m
Starnberg 18 km, Weilheim 18 km
T 08152 5227
Pfarrkirche St. Martin, Klosterkirche Andechs (5 km S), Archäolog. Park mit rekonstruierter Adelskirche (7. Jhd.), Ammersee, Uferpromenade.

Chalet am Kiental
www.gourmetchalet.de

VARTA-TIPP Ambiente

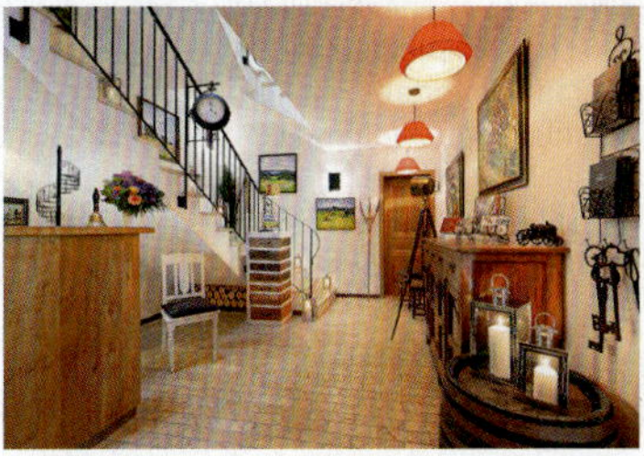

Andechsstr. 4, PLZ 82211, **T 08152 982570,** F 9825725
9 Zimmer
Ez 110–165 €, Dz 155–220 €, exkl. Frühstück, 12,50–28,50 €

Liebevoll renoviertes Refugium am alten Pilgerweg zum heiligen Berg von Andechs. Hinter der denkmalgeschützten Fassade erwarten Sie mit natürlichen Materialien und warmen Farben eingerichtete Designzimmer. Ein Ort zum Genießen und Wohlfühlen.

Chalet am Kiental

VARTA-TIPP Küche VARTA-TIPP Service

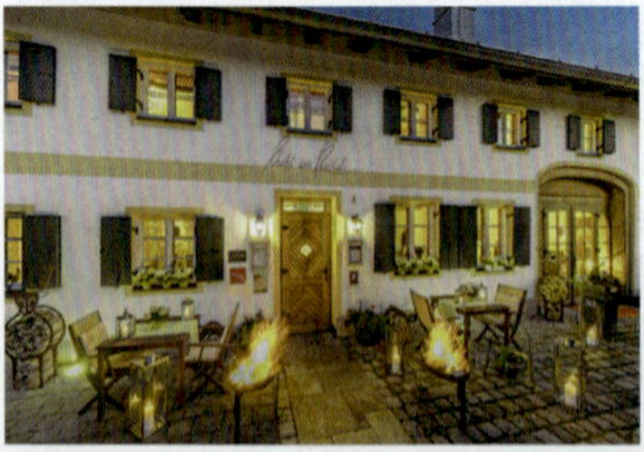

24 | Hauptger. 24–42 €, Menü 45–125 € | So Mo-Di, Do-So Mi

Hier trifft ländlich-moderne Atmosphäre auf ambitionierte Kulinarik und herzlichen Service. In den schlicht, aber sehr liebevoll dekorierten Räumlichkeiten wird eine regional und international beeinflusste Landhausküche serviert. Sie entscheiden, ob Sie diese lieber à la carte oder in Form eines gehobenen Feinschmeckermenüs genießen möchten. Dazu reicht man eine gut sortierte Weinkarte.

HERSBRUCK 53 B www.hersbruck.de

Bayern | EW 12.500 | 336 m Sulzbach-Rosenberg 23 km, Nürnberg 35 km
T 09151 735401
Fackelmann Therme Hersbruck, Deutsches Hirtenmuseum, Kunstmuseum, Dauphin Speed Event, Dokumentationsstätte KZ Hersbruck, Stadtkirche mit spätgot. Flügelaltar und Palmesel, Spitalkirche, Stadtmauer mit Wehrgang, Tortürme, Schloss.

Grüner Baum www.gruener-baum-kuehnhofen.de

★★★S garni

Kühnhofen 3, PLZ 91217 (OT: Kühnhofen), **T 09151 609560**, F 60956151
28 Zimmer | 1 Suite | Ez 70–78 €, Dz 98–105 €

Familiär geführtes Haus im Herzen der fränkischen Alb. Behaglich eingerichtete Gästezimmer mit moderner Ausstattung. Panoramarestaurant mit fränkisch-kreativer Kräuterküche.

HERSCHBERG 49 D www.vgtw.de

Rheinland-Pfalz | EW 814 | 367 m Primasens 19 km, Zweibrücken 20 km
T 06334 4410

Landhotel Weihermühle www.landhotel-weihermuehle.de

garni

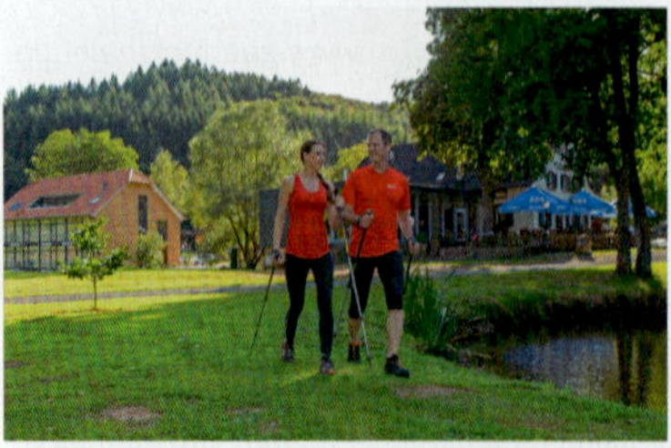

Weihermühle 1, PLZ 66919 (OT: Weihermühle), **T 06334 5584**
20 Zimmer | 1 Suite | 1 Apartment
Ez 78–108 €, Dz 98–138 €

Ein tipptopp gepflegtes Hotel - ruhig und idyllisch im Grünen gelegen. Die Gästezimmer sind komfortabel im modernen Landhausstil eingerichtet und verteilen sich auf das alte Mühlengebäude und das Gästehaus „Kornkammer". Im Restaurant serviert man regionale und internationale Spezialitäten.

HERSFELD, BAD 42 B www.bad-hersfeld.de

Hessen | EW 28.867 | 212 m Alsfeld 37 km, Fulda 45 km
T 06621 201274

Zum Stern
www.zumsternhersfeld.de

★★★★S garni

Linggplatz 11, PLZ 36251, **T 06621 1890,** F 189260
45 Zimmer | Ez 63–168 €, Dz 127–192 € | 24 h

Gut geführtes Altstadthotel mit hist. Ambiente. Unterschiedlich im Landhausstil eingerichtete Zimmer, wahlweise modern-elegant oder romantisch-verspielt. 300 qm großer Wellnessbereich mit Saunalandschaft.

L'étable

VARTA-TIPP Küche **VARTA-TIPP** Service

28 | Hauptgericht 38–42 €, Menü 79–119 € | So Mi-So Mo, Di

Die zurückhaltend elegante Gourmetstube ist in den ehem. Stallbereichen der früheren Postkutschenstation untergebracht. Küchenchef Henrik Weiser verwöhnt Sie mit hervorragenden klassischen Gerichten, die er zeitgemäß interpretiert. Unter der Restaurantleiterin Lena Walck wirkt ein dynamisches und professionelles Gastgeberteam, das den Namen auch wirklich verdient.

Stern*s Restaurant

80 | Hauptgericht 14–39 €, Menü 35–58 € | Mo-So

Gemütlich-rustikales Restaurant mit Holzvertäfelung, Kaminofen und bequemen Sitzbänken. Auf der Karte stehen sowohl saisonale Gerichte mit regionalem Akzent als auch internationale Köstlichkeiten. Terrasse am idyllischen Linggplatz.

HERXHEIM 50 D
www.herxheim.de

Rheinland-Pfalz | EW 10.519 | 129 m — Landau 12 km, Speyer 31 km
T 07276 501107

Zur Krone
www.hotelkrone.de

VARTA-TIPP Service

★★★★S garni

Hauptstraße 62-64, PLZ 76863 (OT: Hayna), **T 07276 5080,** F 50814
66 Zimmer | 13 Suiten | Ez 105–195 €, Dz 180–315 €

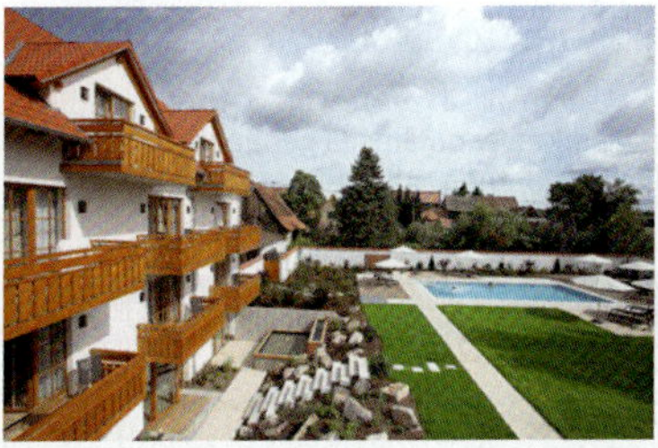

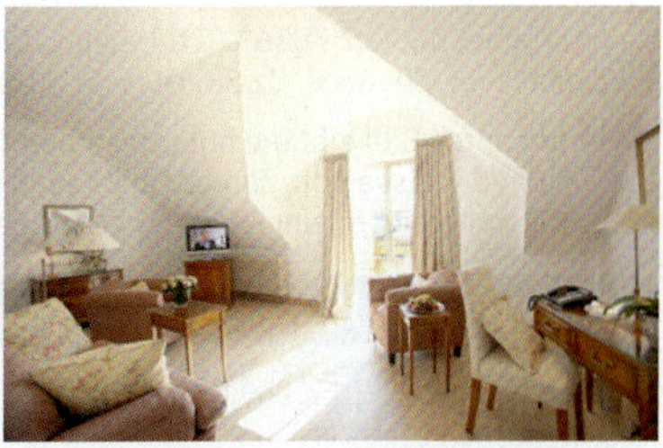

Sie sollten nicht nur zum Essen zu Familie Kunz kommen, denn man kann hier auch richtig geschmackvoll übernachten. Das traditionsreiche Haus im romantischen Ortskern bietet charmante, individuelle Gästezimmer, die sich auf zwei miteinander verbundene Hotelgebäude verteilen. Wohltuend auch die vorbildliche Gästebetreuung, der hübsche Wellnessbereich und das frische Landfrühstück am Morgen.

Kronen-Restaurant

VARTA-TIPP Küche VARTA-TIPP Service

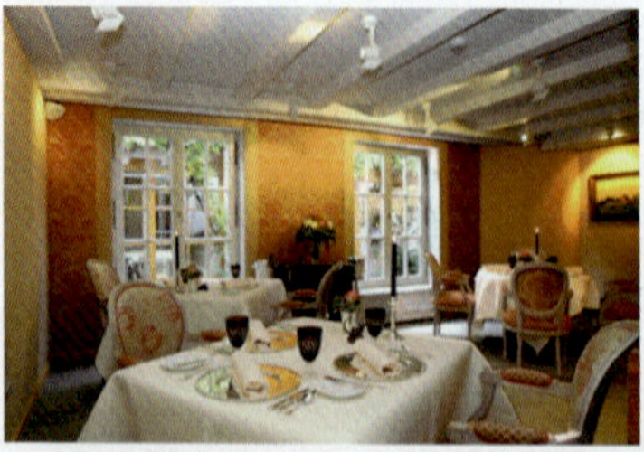

25 | Menü 100–119 € | Mi-Sa Mo, Di, So

Der Generationswechsel am Herd hat der Krone keinesfalls geschadet. Unter Karl-Emil Kuntz' Nachfolger Fabio Daneluzzi wird im elegant-gediegenen Gourmetrestaurant weiterhin kreativ und ambitioniert gekocht. Die klassisch geprägte Küche basiert auf Regionalität und Top-Produkten. Dazu ein freundlich-professioneller Service.

Pfälzer Stuben

VARTA-TIPP Küche

40 | Hauptgericht 17–36 €, Menü 50–70 € | Mo-So

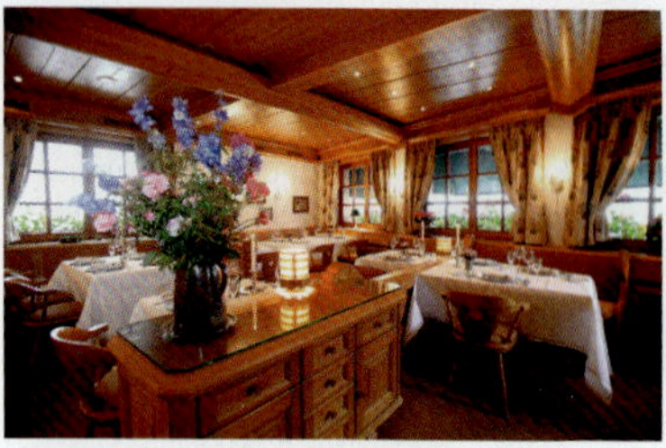

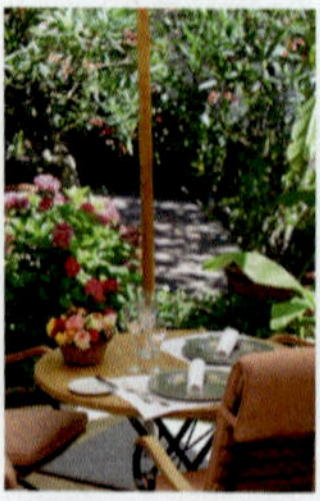

Richtig reizend und urig-heimelig ist es hier, jede Menge rustikales Holz und liebenswerte Deko! Serviert wird eine wohlschmeckende regionale Frischeküche. Natürlich dürfen auch Klassiker wie Rinderroulade, Rumpsteak oder Pfälzer Saumagen auf der Karte nicht fehlen. Der Service agiert aufmerksam und angenehm locker. An warmen Sommerabenden lockt die begrünte Gartenterrasse.

Duwakschopp

www.hotel-duwakschopp.de

garni

Hauptstraße 103, PLZ 76863 (OT: Hayna), **T 07276 9872220,** F 98722226
12 Zimmer | Ez 70–85 €, Dz 85–95 €, 8,00 €

Ein charmantes Bild gibt die hübsch sanierte Fachwerkfassade dieses gepflegten kleinen Hotels ab - da passen die Zimmer in ihrem ländlich-modernen Stil schön dazu, von denen eines rollstuhlgerecht eingerichtet ist. Auch eine Ferienwohnung ist vorhanden.

HERZBERG AM HARZ 32 B

www.herzberg.de

Niedersachsen | EW 13.140 | 240 m
T 05521 852111

Osterode 11 km, Duderstadt 20 km

Landhaus Schulze

www.landhaus-schulze.de

garni

Osteroder Straße 7, PLZ 37412, **T 05521 89940,** F 899438
20 Zimmer | Ez ab 53 €, Dz ab 105 €

Hotel mit gemütlicher Landhausatmosphäre. Heimelige Zimmer mit handbemalten Bauernmöbeln. Regionales wird im Restaurant serviert. Netter Biergarten im Innenhof.

Harzer Hof
www.hotel-harzerhof.de

€ Gut & Günstig garni

Harzstraße 79, PLZ 37412 (OT: Scharzfeld), **T 05521 994700,** F 994740
16 Zimmer | 2 Apartments | Ez ab 65 €, Dz ab 99 €

Kleines, familiengeführtes Haus mit geräumigen Zimmern, einer Kegelbahn, Garten und Theaterraum. Beliebt bei Wanderern und Motorradfahrern. Gehobene Regionalküche wird im Restaurant serviert.

HERZLAKE 21 A
www.herzlake.de

Niedersachsen | EW 4.057 | 22 m — Lingen (Ems) 34 km, Cloppenburg 38 km
T 05962 880

Aselager Mühle
www.aselager-muehle.de

★★★★ S garni

Zur alten Mühle 12, PLZ 49770 (OT: Aselage), **T 05962 93480,** F 9348160
50 Zimmer | 5 Suiten | 1 Apartment | Ez ab 91 €, Dz ab 151 € | 24 h

Mitten im grünen Emsland empfängt Sie dieses herzlich und individuell geführte Privathotel. Hier erwarten Sie geräumige Zimmer sowie eine schöne Wellness- und Saunalandschaft. Mit einer Tennisanlage, einem FIFA-genormten Fußballplatz sowie nahegelegenen Golfplätzen bieten sich für Sportler zahlreiche Möglichkeiten.

Mühlenrestaurant

150 | Hauptgericht 17–25 €, Menü 29–36 € | Mo-So

Das mit hellem Eichenholz verkleidete Restaurant eignet sich sowohl für den mittäglichen Business Lunch als auch für das gediegene Candle-Light-Dinner am Abend. Serviert werden frische internationale Spezialitäten sowie regionale und überregionale Weine. Übrigens: schön sitzt man auch in der rustikal angehauchten Jagdstube.

HERZOGENAURACH 53 A
www.herzogenaurach.de

Bayern | EW 23.050 | 296 m — Erlangen 12 km, Nürnberg 23 km
T 09132 901127
Mittelalterliche Altstadt, Pfarrkirche St. Magdalena, Factory-Outlets.

HerzogsPark
www.herzogspark.de

★★★★ S garni

Beethovenstraße 6, PLZ 91074, **T 09132 7780,** F 778778
97 Zimmer | 3 Suiten | 22 Apartments | Ez ab 150 €, Dz ab 175 €, exkl. Frühstück, 16,00 €
| 24 h

Großzügiges Tagungs- und Sporthotel am Rande von Herzogenaurach mit unterschiedlich eingerichteten Zimmern und Apartments. Schöner SPA-Bereich mit individuell abgestimmten Wellness-, Beauty- und Gesundheitsprogrammen. Im Restaurant Stüberl wird eine moderne regionale Küche serviert.

Abendmahl www.restaurant-abendmahl.de

VARTA-TIPP Service

Zweifelsheimer Str. 34a, PLZ 91074 (OT: Zweifelsheim), **T 09132 797707**
60 | Hauptgericht 18–28 €, Menü 35–49 € | So Mi-So Mo, Di

Ein außergewöhnliches Kleinod mit heimeligem Flair. Hier hat die Gastfreundschaft einen ebenso hohen Stellenwert wie die Qualität der Küche. Dass die servierten Speisen international beeinflusst sind, zeigen Gerichte wie „Filet vom Red Snapper mit Schmorgemüse an Spinatnudeln“ oder „Perlhuhnsûpreme an Kürbis-Omelette mit leichtem roten Curryschaum“.

HESSDORF 53 A www.hessdorf.de

Bayern | EW 3.615 | 290 m Erlangen 8 km, Höchstadt a. d. Aisch 15 km
T 09135 737390

Wirtschaft von Johann Gerner www.wvjg.de

Dannberg 3, PLZ 91093 (OT: Dannberg), **T 09135 8182**
88 | Hauptgericht 19–29 €, Menü 54–58 € | Sa-So Mi-So Mo, Di

Hübsch restaurierter Gasthof in ländlicher Umgebung. Behagliche Räume und ein liebevoll gestalteter Außenbereich bieten beste Voraussetzungen für eine frische und unkomplizierte Küche, die sowohl regional als auch international geprägt ist.

HESSHEIM 50 B www.vghessheim.de

Rheinland-Pfalz | EW 2.956 | 100 m Frankenthal 4 km, Worms 12 km
T 06233 51090

Ellenbergs Restaurant www.ellenbergs-restaurant.de

Hauptstraße 46a, PLZ 67258, **T 06233 61716**
50 | Hauptgericht 16–24 €, Menü 25–44 € | So Mo-Sa

Ländlich gestaltetes Restaurant. Serviert werden traditionelle und regionale Speisen mit saisonalem Bezug - wie wär's z.B. mit „Gebratenen Medaillons vom Schweinefilet unter der Kräuterkruste auf gegrilltem Gemüse und Kartoffelwürfel“? Ruhig gelegene Terrasse. Vier Gästezimmer gibt es auch.

HESSIGHEIM 51 D www.hessigheim.de

Baden-Württemberg | EW 2.384 | 189 m Ludwigsburg 17 km, Heilbronn 23 km
T 07143 81430

Landhaus Müller www.landhaus-mueller-hessigheim.de

garni

Rathausstraße 2, PLZ 74394, **T 07143 9626850**
5 Zimmer | 1 Apartment | Ez 80 €, Dz 100–110 €, 10,00 €

Eine charmante Adresse. Überall bestimmt wertiges, geradlinig-modernes Design das Bild. In den Zimmern ruhige Farben, hübsche Stoffe und warmer Holzboden. Ebenso schick und gemütlich sind der Frühstücksraum und die Vinothek im Erdgeschoss. **Achtung: Bei Redaktionsschluss für diese Buchausgabe war das Hotel auf Grund der COVID-19-Pandemie noch geschlossen.**

HILCHENBACH 30 D www.hilchenbach.de

Nordrhein-Westfalen | EW 15.569 | 360 m Kirchhundem 12 km, Siegen 16 km
T 02733 288133
Barocke Stiftskirche Keppel, Wilhelmsburg mit Stadtmuseum, -archiv und -bücherei, Breitenbach-Talsperre, Schaubergwerk, Bergbaumuseum und Ausgrabungsstätte Altenberg, Ruine Ginsburg.

HOF31 Hotel www.hof31.de

garni

Bruchstraße 31, PLZ 57271, **T 02733 1248590,** F 124859590
21 Zimmer | Ez ab 65 €, Dz ab 85 €, ab 9,50 €

Hier stimmen Lage und Ausstattung: Mitten im hist. Ortskern liegt dieses mit sehr viel Liebe zum Detail eingerichtete Hotel. Das Haus verfügt über hell und zeitgemäß möblierte Gästezimmer. Das WLAN-Netz nutzen Hausgäste kostenfrei.

Haus am Sonnenhang www.hotel-am-sonnenhang.de

★★★

Wilhelm-Münker-Straße 21, PLZ 57271, **T 02733 7004,** F 4260
19 Zimmer | 2 Suiten | Ez 66–88 €, Dz 90–125 €, 7,00 €

Modernes Haus in herrlicher Einzellage am Waldrand. Behagliche Zimmer mit Blick auf das Rothaargebirge. Tagungsmöglichkeiten vorhanden. Im Restaurant wird regionale und internationale Küche serviert.

HILDEN 29 C www.stadtmarketing-hilden.de

Nordrhein-Westfalen | EW 54.737 | 50 m Solingen 12 km, Düsseldorf 14 km
T 02103 910344
Hist. Ortskern mit Fachwerkhäusern, Kornbrennerei Fabry-Museum, Ringwallanlage.

Am Stadtpark www.hotel-stadtpark.de

Klotzstraße 22, PLZ 40721, **T 02103 5790,** F 579102
105 Zimmer | 2 Apartments | Ez 75–99 €, Dz 95–159 €, ab 13,00 € | 24 h

Ehem. traditionsreiches Kontorgebäude nahe der Fußgängerzone, heute persönlich geführtes Businesshotel mit neuzeitlicher Zimmerausstattung. Restaurant „La Scala“ mit italienischer Küche.

HILDESHEIM 23 C www.hildesheim.de/tourismus

Niedersachsen | EW 102.903 | 93 m Hannover 35 km, Seesen 41 km
T 05121 17980
Dom mit Tausendjährigem Rosenstock und ottonische Michaeliskirche mit bemalter Holzdecke (UNESCO-Weltkulturerbe), Marktplatz mit Knochenhaueramtshaus, Rathaus und Rolandbrunnen, Mahnmal am Lappenberg, Diözesanmuseum mit Domschatz, Roemer-Pelizaeus-Museum mit ägyptologischer Sammlung.
Einen Cityplan finden Sie auf Seite 600.

Novotel www.novotel.com

★★★★

Bahnhofsallee 38 (C1), PLZ 31134, **T 05121 17170,** F 1717100
120 Zimmer | 2 Suiten, exkl. Frühstück | 24 h »

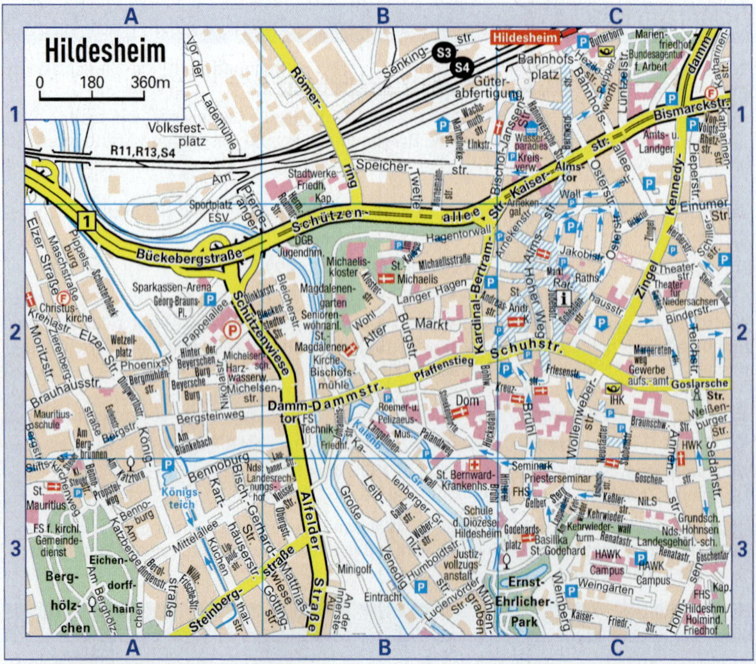

Geschäftshotel in einem denkmalgeschützten, hist. Gebäude. Moderne, in warmen Farben eingerichtete Zimmer. Neuzeitliches Restaurant mit mediterraner Küche. Ruhiger Innenhof.

Van der Valk
www.hildesheim.vandervalk.de

★★★★

Markt 4 (C2, GPS: Jakobistraße), PLZ 31134, **T 05121 3000,** F 300444
110 Zimmer | 2 Suiten | 1 Apartment | Ez 89–339 €, Dz 109–359 €, exkl. Frühstück, 15,50 € | 24 h

Nach hist. Vorbild wiederaufgebautes Gebäudeensemble am Hildesheimer Marktplatz. Die geschmackvoll eingerichteten Gästezimmer verfügen über Klimaanlage, Kaffee- und Teezubehör sowie kostenfreies WLAN. Restaurant mit Terrasse und internationaler Küche. Navi/GPS: Jakobistraße.

Parkhotel Berghölzchen
www.berghoelzchen.de

★★★★

Am Berghölzchen 1 (A3), PLZ 31139 (OT: Moritzberg), **T 05121 9790,** F 979400
78 Zimmer | 1 Suite | Ez ab 99 €, Dz ab 129 € | 24 h

Privat geführtes, ruhig gelegenes Haus mit einzigartigem Blick über die Stadt, dessen Geschichte bis ins Jahr 1790 zurückreicht. Großzügige Gästezimmer in zwei Kategorien. Moderne Tagungsräume. Gemütliches Restaurant mit internationaler Küche.

Stadtresidenz
www.hotel-stadtresidenz.de

★★★★ garni

Steingrube 4 (C2), PLZ 31141, **T 05121 6979892,** F 6972140
20 Zimmer | 5 Suiten | Ez ab 85 €, Dz ab 95 €, exkl. Frühstück

Das kleine, inhabergeführte Apartment- und Suitehotel empfängt Sie mit individuell und liebevoll eingerichteten Zimmern sowie eleganten Bädern. Mediterran gestalteter Innenhof.

HILLESHEIM 39 D www.hillesheim.de

Rheinland-Pfalz | EW 3.139 | 440 m Daun 22 km, Blankenheim 24 km
T 06593 809200

Augustiner Kloster www.hotel-augustiner-kloster.de

★★★★

Augustinerstraße 2, PLZ 54576, **T 06593 980890,** F 98089900
57 Zimmer | Ez 89–139 €, Dz 129–179 € | 24 h

Geschäfts- und Ferienhotel hinter geschichtsträchtigen Mauern. Behagliche Gästezimmer mit moderner Technik. Schönes Kloster-SPA. Im Restaurant „Klostergarten" Eifel-typische Gerichte mit französischen Einflüssen.

Krimihotel www.krimihotel.de

€ Gut & Günstig

Am Markt 14, PLZ 54576, **T 06593 98089600,** F 98089900
24 Zimmer | 4 Suiten | 2 Apartments | Ez ab 69 €, Dz ab 89 €, 15,00 € | 24 h

Originelles Haus mit individuellen Themenzimmern mit Namen wie „Alfred Hitchcock", „Miss Marple", „Eifelkrimi" oder „Edgar Wallace". Gemütlicher Clubraum mit originalen Chesterfield-Möbeln und großformatigen Porträts von bekannten Kriminalschriftstellern.

HILPOLTSTEIN 53 D www.hilpoltstein.de

Bayern | EW 14.268 | 380 m Nürnberg 40 km, Ansbach 54 km
T 09174 978505
Hist. Altstadt mit Fachwerkhäusern und Stadtmauerresten, Burgruine, ehem. Residenz, Museum Schwarzes Roß.

Sindersdorfer Hof www.sindersdorferhof.de

€ Gut & Günstig ★★★

Sindersdorf 26, PLZ 91161 (OT: Sindersdorf), **T 09179 6256,** F 6549
18 Zimmer | Ez 56–65 €, Dz 82–100 €, 5,00 €

Familiengeführter Landgasthof mit unterschiedlich eingerichteten Zimmern - von Naturholzmöbeln im Tiroler Landhausstil bis zur gediegenen Eicheneinrichtung. Gemütlich-rustikales Restaurant mit regionaler und internationaler Küche.

HINDELANG, BAD 66 D www.badhindelang.de

Bayern | EW 4.837 | 825 m Sonthofen 8 km, Oberstdorf 21 km
T 08324 8920

Panoramahotel Oberjoch www.panoramahotel-oberjoch.de

★★★★S

Passstraße 41, PLZ 87541 (OT: Oberjoch), **T 08324 93330,** F 9333499
114 Zimmer | 22 Suiten | Ez 205–235 €, Dz 350–410 € | 24 h

Großzügig, modern und hochwertig ausgestattet ist das Hotel inmitten einer atemberaubenden Kulisse für Urlauber und Geschäftsreisende gleichermaßen ideal! Nach einem langen Tag ruft das 3.000 qm große „Alpin Spa" mit beheiztem Außenpool und weitläufiger Saunalandschaft. Mehrere Restaurants bieten eine große Auswahl an internationalen und regionalen Gerichten.

Lanig
www.lanig.de

garni

Ornachstraße 11, PLZ 87541 (OT: Oberjoch), **T 08324 7080,** F 708200
40 Zimmer | 6 Suiten | Ez ab 160 €, Dz ab 210 €, inkl. Halbpension

Hüttenromantik pur verspricht das erweiterte und modernisierte Ferienhotel, dessen Geschichte bis in die 1930er Jahre zurückgeht. Die charmanten Zimmer im alpenländischen Stil bieten eine herrliche Aussicht auf die Bergwelt. Vielfältiges Wellnessangebot.

Alpengasthof Löwen
www.loewen-oberjoch.de

★★★ S garni

Paßstraße 17, PLZ 87541 (OT: Oberjoch), **T 08324 9730,** F 7515
37 Zimmer | 2 Suiten | Ez 59–97 €, Dz 104–214 €

Der gut geführte Familienbetrieb verfügt über besonders wohnlich eingerichtete Zimmer in unterschiedlichen Kategorien und ein behagliches Restaurant mit Sommerterrasse. Heimelige Atmosphäre versprüht die Hotelhalle.

Heckelmiller
www.heckelmiller.de

★★★ garni

Ornachstraße 8, PLZ 87541 (OT: Oberjoch), **T 08324 982030,** F 9820330
18 Zimmer | 2 Suiten | Ez 62–87 €, Dz 106–188 €, 12,00 €

Gepflegtes kleines Ferienhotel im alpenländischen Stil mit geräumigen, komfortabel eingerichteten Zimmern und Apartments. Hübscher Wellnessbereich mit Whirlpool, Sauna und Panoramablick. Restaurant mit regionaler Küche und Panoramaterrasse.

HINTERZARTEN 64 B
www.hochschwarzwald.de

Baden-Württemberg | EW 2.619 | 893 m — Löffingen 24 km, Freiburg 25 km
T 07652 12060

Parkhotel Adler
www.parkhoteladler.de

★★★★★ garni

Adlerplatz 3, PLZ 79856, **T 07652 1270,** F 127717
56 Zimmer | 22 Suiten | Ez 199–219 €, Dz 358–418 € | 24 h

Großzügiges Hotelareal am Ortsrand mit verschiedenen Gebäuden aus unterschiedlichen Epochen. Zimmer gibt es von gemütlich-rustikal über modern bis elegant-gediegen, dazu SPA-Vielfalt samt Wellnessanwendungen und Pool im schönen großen Garten. Tipp: Wandern, Nordic Walking und Mountainbiken direkt ab Hotel.

Adler Stuben

110 | Hauptgericht 17–59 € | Mo-So

Das stimmige und einladende Ambiente des historischen Schwarzwaldhauses zieht sich bis ins Restaurant. In den behaglichen Gaststuben serviert man eine feine Regionalküche mit internationalen Einflüssen. Im Sommer können Sie auch auf der modern gestalteten Restauranterrasse direkt unter dem historischen Holzbalkon speisen.

Erfurths Bergfried

www.bergfried.de

VARTA-TIPP Service

★★★★S garni

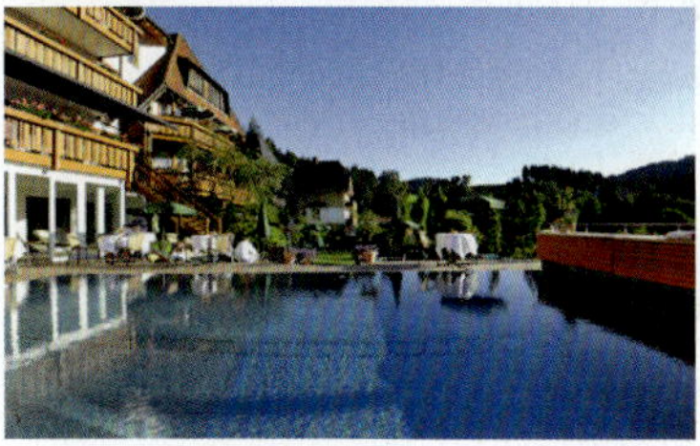

Sickingerstraße 28, PLZ 79856,
T 07652 1280, F 12888
40 Zimmer | 2 Suiten | 2 Apartments
Ez 113–159 €, Dz 228–308 €, inkl. Halbpension, 10,00 €

Eine ausgesprochen wohnliche Adresse mit aufmerksamem Service und farbenfrohen, im regionaltypischen Stil eingerichteten Nichtraucherzimmern. Entspannung bietet der großzügige SPA-Bereich. Gemütliche Lobby mit offenem Kamin.

Kesslermühle

www.kesslermuehle.de

VARTA-TIPP Service

★★★★S garni

Erlenbrucker Straße 45, PLZ 79856, **T 07652 1290,** F 129159
48 Zimmer | 6 Suiten | Ez 124–149 €, Dz 234–326 €, inkl. Halbpension, bis 18,00 € | 24 h

So wünscht man sich sein Ferienhotel: angenehm ruhig, schöne Lage, wohnliche Zimmer und reichlich Wellnessmöglichkeiten. Wenn man dann noch von der charmanten Besitzerfamilie und dem freundlichen Personal so liebevoll verwöhnt wird, ist die Urlaubsidylle perfekt. Auch kulinarisch fehlt es den Hausgästen an nichts angesichts des üppigen Frühstücks und der schmackhaften Menüs am Abend.

Reppert

www.reppert.de

VARTA-TIPP Service

★★★★S garni

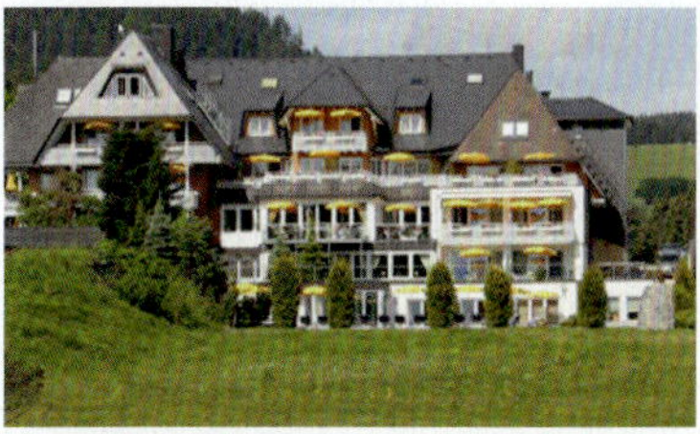

Adlerweg 21-23, PLZ 79856,
T 07652 12080, F 120811
42 Zimmer | 8 Suiten
Ez 115–170 €, Dz 254–304 €, inkl. Halbpension | 24 h

Das vorbildlich geführte Ferienhotel verfügt über komfortable, im klassischen Stil eingerichtete Gästezimmer sowie einen 1.000 qm großen SPA-Bereich auf 3 Etagen. Mit freundlichem Charme sorgen gastorientierte Mitarbeiter für ein individuelles Urlaubserlebnis.

Thomahof

www.thomahof.de

★★★★S garni

Erlenbrucker Straße 16, PLZ 79856, **T 07652 1230,** F 123239
49 Zimmer | 5 Suiten | 10 Apartments | Ez ab 109 €, Dz ab 228 €, inkl. Halbpension

Gemütliches, traditionsreiches Ferienhotel mit eleganter Note und gediegenen Landhauszimmern. Großzügiger Bade- und Wellnessbereich mit verschiedenen Pools und Sole-Therme sowie Saunen und Ruhebereich.

Alemannenhof
www.hotel-alemannenhof.de

★★★★S garni

Bruderhalde 21, PLZ 79856 (OT: Bruderhalde), **T 07652 91180,** F 705
32 Zimmer | 1 Suite | 11 Apartments | Ez ab 98 €, Dz ab 139 €

Regionaltypisches Haus oberhalb des Titisees gelegen. Gemütliche Landhauszimmer überwiegend mit Balkon und Seeblick. Im Restaurant wird authentische Schwarzwälder Küche aufgetischt. Hoteleigener Badestrand.

Sonnenberg
www.hotel-sonnenberg.com

★★★★★S garni

Am Kesslerberg 9, PLZ 79856, **T 07652 12070,** F 120791
19 Zimmer | 1 Suite | Ez 90–100 €, Dz 150–180 € | 24 h

Privat geführtes Ferienhotel am Ortsrand mit schönem Ausblick. Individuell gestaltete, geräumige Zimmer mit moderner Ausstattung. Ansprechender Wellnessbereich auf 375 qm mit Pool, Sauna und Sanarium.

Waldhotel Fehrenbach
www.waldhotel-fehrenbach.de

★★★★★S garni

Alpersbach 9, PLZ 79856 (OT: Alpersbach), **T 07652 91940,** F 919410
14 Zimmer | Ez 118–142 €, Dz 188 €, inkl. Halbpension | 24 h

Sehr idyllisch auf 1.000 m Höhe liegt dieses privat geführte Haus. Sie wohnen in geräumigen, liebevoll eingerichteten Zimmern mit tollem Ausblick. Von der herrlichen Lage im Grünen profitieren Naturliebhaber.

Zur Esche

70 | Hauptgericht 23–32 €, Menü 42–78 € | Mi-So Mo, Di

Traditionelles, heimelig eingerichtetes Restaurant. Hier brillieren kulinarische wie gastgeberische Leistungen. Die feine Schwarzwälder Kräuterküche des Patrons klingt z.B. so: „Filet vom Schwarzwälder Weiderind mit Rosmarin-Sauce, Brennnessel-Flan und Ofenkartoffeln". Herzlicher Service. Regelmäßig Kochseminare (auch für Kinder).

Schwarzwaldhof
www.schwarzwaldhof.com

€ Gut & Günstig ★★★★★S garni

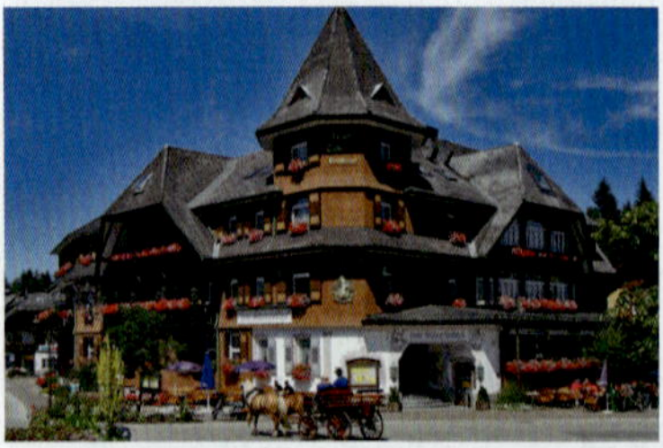

Freiburger Straße 2, PLZ 79856,
T 07652 12030, F 120322
28 Zimmer
Ez ab 62 €, Dz ab 102 €

Ein traditionelles Familienhotel im regionaltypischen Schwarzwaldstil. Etwas unterschiedlich in Größe und Ausstattung sind die Gästezimmer. Kleiner Wellnessbereich mit Sauna und Dampfbad. Rustikales Restaurant mit regionaler Küche.

HIRSCHBERG A. D. BERGSTR. 51 C
www.hirschberg-bergstrasse.de

Baden-Württemberg | EW 9.900 | 120 m — Weinheim 5 km, Heidelberg 12 km
T 06201 59890

Krone
www.krone-grosssachsen.de

Landstraße 9, PLZ 69493 (OT: Großsachsen), **T 06201 5050**
250 | Hauptgericht 17–37 €, Menü 17–39 € | Mo-So

Hier speisen Sie in der charmanten Bauernstube, im Jägerzimmer, im modern gestalteten Restaurant oder auf der lauschigen Terrasse. Die saisonal wechselnde Karte bietet raffiniert interpretierte Spezialitäten aus der Region und dem Rest der Welt. Für Übernachtungsgäste hat man behagliche Gästezimmer.

HITZACKER/ELBE 16 D
www.hitzacker.de

Niedersachsen | EW 4.904 | 12 m
T 05862 96970
Dannenberg/Elbe 8 km, Uelzen 45 km

Hafen Hitzacker
www.hotel-hafen-hitzacker-elbe.de

★★★★ garni

Am Weinberg 2, PLZ 29456, **T 05862 98780,** F 987818
35 Zimmer | 6 Suiten | 24 h

Neuzeitliches Hotel am Fuße des Weinbergs. Großzügig geschnittene Komfortzimmer mit hochwertiger Ausstattung und teilverglasten Balkonen. Im Café-Restaurant „Dierks" am gegenüberliegenden Ufer wird Frühstück sowie regionale Küche serviert.

HÖCHENSCHWAND 64 B
www.hoechenschwand.de

Baden-Württemberg | EW 2.566 | 1.008 m
T 07672 48180
St. Blasien 7 km, Waldshut 18 km

Alpenblick
www.alpenblick-hotel.de

★★★★ garni

Sankt-Georg-Straße 9, PLZ 79862, **T 07672 4180,** F 418444
37 Zimmer | 13 Suiten | Ez 100–145 €, Dz 200–300 €

Zertifiziertes Bio-Hotel mit sehr schöner Fitness- und Wellnesslandschaft. Die wohnlichen Zimmer sind in warmen Farben mit viel hellem Holz gestaltet. Für Hausgäste bietet das Restaurant im Rahmen der Verwöhnpension eine glutenfreie Bio-Küche.

Nägele
www.hotel-naegele.de

★★★★ garni

Bürgermeister-Huber-Straße 11, PLZ 79862, **T 07672 93030,** F 9303154
41 Zimmer | 3 Suiten | Ez ab 83 €, Dz ab 166 €, ab 14,80 €

Ein gepflegtes Ferienhotel mit Haupt- und Gästehaus in ruhiger Lage. Die Zimmer sind im Landhausstil eingerichtet und in unterschiedlichen Größen und Komfortstufen buchbar. Behaglich speist man im freundlichen Restaurant sowie auf der schönen Sonnenterrasse. Hübsche Wellnessoase mit großer Liegewiese.

Portens Hotel Fernblick
www.porten.de

★★★S garni

Im Grün 15, PLZ 79862, **T 07672 93020,** F 4382
40 Zimmer | 2 Suiten | Ez 54–57 €, Dz 104–110 €

Das Hotel ist ruhig am südlichen Ortsrand gelegen. Die gepflegten und funktionellen Zimmer sind größtenteils mit einem Balkon ausgestattet. Entspannung bietet die Vital- und Saunalandschaft „Bergland" mit Biosauna, Dampfhüsli und Schwarzwälder Sprudelwanne.

Hubertusstuben

Kurhaussplatz 1, PLZ 79862, **T 07672 411601**
60 | Hauptgericht 18–36 €, Menü 27–36 € | Sa-So Mo, Mi-So Di

Das rustikal-elegant gestaltete Restaurant ist bekannt für seine sehr guten Fisch- und Wildspezialitäten. Wie wäre es z.B. mit „Gebratenem Zanderfilet auf Zucchini-Tomatengemüse an Champagnersauce"? Dazu werden überwiegend Weine aus der Region kredenzt. **Achtung: Bei Redaktionsschluss für diese Buchausgabe war das Restaurant auf Grund der COVID-19-Pandemie noch geschlossen.**

Cortina Neu!

www.hotel-cortina.info

€ Gut & Günstig garni

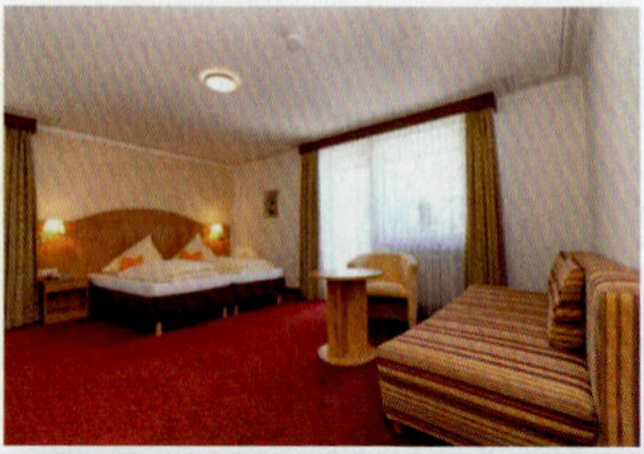

Hauptstraße 9, PLZ 79862, **T 07672 341070,** F 341069
9 Zimmer
Ez 44 €, Dz 75–85 €

Ein gemütliches und gut geführtes Haus mit regionaltypischem Flair. Hier gibt es zweckmäßige, gepflegte Gästezimmer zu gastfreundlichen Preisen. Restaurant mit Terrasse und italienischer Küche.

HOCHHEIM 41 C

www.hochheim-tourismus.de

Hessen | EW 17.702 | 129 m
Mainz 6 km, Wiesbaden 11 km
T 06146 900333
Altstadt, Kath. Kirche St. Peter und Paul, Madonnenstandbild am Plan, Königin-Victoria-Denkmal in den Weinbergen, Hochheimer Weinbaumuseum, Hochheimer Kunstsammlung, Otto-Schwabe-Heimatmuseum.

Zielonka

www.zielonka-privathotel.de

garni

Hajo-Rüter-Straße 15, PLZ 65239, **T 06146 90670,** F 906713
24 Zimmer | Ez ab 94 €, Dz 107–150 €

Dieses gut geführte Privathotel eignet sich zum Wohnen, Arbeiten und sportiven Entspannen. Hier erwarten Sie wohnlich eingerichtete Komfort- und Businesszimmer. Zu den weiteren Annehmlichkeiten zählen eine Kaminlounge und eine hübsche Terrasse mit Garten. Sehr gutes Frühstück.

Kleine Residenz am Schloss

www.residenz-am-schloss.de

garni

Schlossgasse 2, PLZ 65239 (OT: Massenheim), **T 06145 5496990,** F 5496991
10 Zimmer | Ez ab 85 €, Dz ab 105 €

Kleines Stadthotel in einer 300 Jahre alten, denkmalgeschützten Fachwerkvilla. Hier erwarten Sie individuell gestaltete Nichtraucherzimmer. Es werden auch Weinseminare angeboten.

HÖCHST I. ODW. 51 A

www.hoechst-i-odw.de

Hessen | EW 10.000 | 157 m
Obernburg 15 km, Erbach/Odenwald 17 km
T 06163 7080
Ausgrabungsstätte: röm. Villa Haselburg, ehem. Augustinerinnenkloster, Obrunnschlucht.

Krone www.krone-hetschbach.de

garni

Rondellstraße 20, PLZ 64739 (OT: Hetschbach), **T 06163 931000,** F 81572
20 Zimmer | Ez 68 €, Dz 120 €

Der von Familie Wölfelschneider vorbildlich geführte Betrieb bietet wohnliche, mit warmem Naturholz ausgestattete Zimmer. Für Entspannung sorgen die hauseigene Sauna sowie der idyllische Garten.

Krone

VARTA-TIPP Küche

35 | Hauptgericht 32–36 €, Menü 50–112 € | Fr-So Di-Mi, Fr-So Mo, Do

Ein sehr freundlich aufgestelltes Team verwöhnt Sie in modern-elegantem Landhausambiente mit der kreativen, französisch und mediterran inspirierten Küche des Hausherrn. Das kulinarische Angebot basiert auf heimischem Einkauf und zeigt eine erfreuliche saisonale Abwechslung. Auch das Weinangebot kann sich in punkto Umfang und Qualität sehen lassen. Bürgerlich bodenständig speist man in der gemütlichen Gaststube.

HÖCHSTÄDT A. D. DONAU 59 B www.hoechstaedt.de

Bayern | EW 6.565 | 416 m Dillingen a.d. Donau 6 km, Binswangen 7 km
T 09074 4412

Zur Glocke www.glocke.one

VARTA-TIPP Küche

Friedrich-von-Teck-Str. 12, PLZ 89420, **T 09074 957885**
40 | Hauptgericht 19–32 €, Menü 45–60 € | Sa Di-Sa Mo, So

Der modern-geradlinige Stil samt schöner Einrichtungsdetails mit natürlichen Materialien wie Holz, Sichtbeton, Glas oder Filz steht dem historischen Gebäude gut zu Gesicht. Aber nicht nur hier speist es sich überaus angenehm, sondern auch im gemütlichen Hofgarten. Daniel Stoiber kocht saisonal, zeitgemäß und topfrisch. Behaglich übernachten kann man hier auch.

HOF 44 D www.hof.de

Bayern | EW 44.522 | 500 m Plauen 27 km, Bayreuth 55 km
T 09281 8157777
Bismarckturm, Michaeliskirche (1380), Hospitalkirche (1511), Naherholungsgebiet Untreusee, Bürgerpark Theresienstein, Botanischer Garten.

Central www.hotel-central-hof.de

★★★★S garni

Kulmbacher Straße 2, PLZ 95030 (OT: Neuhof), **T 09281 6050,** F 62440
100 Zimmer | 2 Suiten | Ez 95–125 €, Dz 125–155 € | 24 h

Modernes Wellness- und Tagungshotel mit entspannter Atmosphäre. Individuell mit warmen Farben eingerichtete Zimmer. Großzügiger Wellness- und SPA-Bereich mit Whirlpool und finnischer Sauna.

Burghof www.hotel-burghof.com

garni

Bahnhofstraße 53, PLZ 95028, **T 09281 819350,** F 81935555
22 Zimmer | Ez 79–89 €, Dz 99–109 € | 24 h

Zentral gelegenes Stadthotel mit hist. Fassade. Geschmackvolle Zimmer mit Laminatböden, hellen Möbeln sowie handbemalten Wänden und Decken. Gutes Frühstück.

HOFBIEBER 42 B www.hofbieber-tourismus.de

Hessen | EW 6.054 | 390 m Fulda 14 km, Bad Hersfeld 40 km
T 06657 9870

Fohlenweide www.seminarhotel-fohlenweide.de

Fohlenweide 1, PLZ 36145, **T 06657 9880,** F 988100
27 Zimmer | 1 Suite | Ez ab 75 €, Dz ab 122 €

Ein familienfreundliches Ferienhotel inmitten der idyllischen Rhönlandschaft. Geschmackvoll eingerichtete Landhauszimmer und Maisonettes stehen zur Verfügung. Sehr gute Tagungsmöglichkeiten.

Lothar-Mai-Haus www.lothar-mai-haus.de

★★★★

Lothar-Mai-Straße 1, PLZ 36145 (OT: Steens), **T 06657 96080,** F 9608300
30 Zimmer | 1 Suite | Ez ab 68 €, Dz ab 128 €

Umgeben von einer herrlichen Landschaft auf fast 700 Metern Höhe empfängt Sie das privat geführte Familienhotel. Neben der ruhigen Lage und der ländlichen Atmosphäre schätzen die Gäste die liebevoll mit echten Holzmöbeln und farbenfrohen Stoffen eingerichteten Zimmer (teilweise mit Balkon).

HOFHEIM AM TAUNUS 41 C www.hofheim.de

Hessen | EW 38.556 | 136 m Frankfurt am Main 18 km, Wiesbaden 20 km
T 06192 2020
Hist. Altstadt, Bahai-Tempel (7 km NW), Burggrabenzeile mit Türmchen.

Vital Hotel Frankfurt www.vital-hotel-frankfurt.de

★★★★S

Niederhofheimer Straße 67, PLZ 65719, **T 06192 97779800,** F 97779899
97 Zimmer | 4 Suiten | Ez 99–319 €, Dz 149–369 € | 24 h

Die direkte Lage an der Rhein-Main-Therme und die gute Anbindung an die Frankfurter City machen das Hotel zu einem perfekten Mix aus Business- und Wellnessdomizil. Neben freundlich und zeitgemäß eingerichteten Gästezimmern verfügt das Haus auch über ein Restaurant sowie eine sich drehende Panoramabar.

Dreispitz www.hotel-dreispitz.de

garni

In der Dreispitz 6, PLZ 65719, **T 06192 96520,** F 26910
24 Zimmer | Ez 80–89 €, Dz 100 €

Dieser gepflegte Familienbetrieb liegt verkehrsgünstig nahe der Autobahn A66. Das Haus bietet funktionelle und ansprechend eingerichtete Zimmer. Gaststube mit gutbürgerlicher Küche.

Die Scheuer
www.die-scheuer.de

Burgstraße 12, PLZ 65719, **T 06192 27774**
70 | Hauptgericht 22–36 €, Menü 40–68 € | Mi-So Mo, Di

Ein charmantes, geschmackvoll eingerichtetes Restaurant im historischen Stadtkern. Geboten wird eine frische saisonale Landhausküche unter Verwendung regionaler Zutaten. Im Sommer lockt das behagliche Gartenlokal.

L'Opera
www.opera-hofheim.de

Langgasse 3, PLZ 65719, **T 06192 5580**
35 | Hauptgericht 18–35 €, Menü 29–69 € | Mo-So

Modernes, geschmackvolles Ambiente und dazu feine sardische Spezialitäten und Weine - hier muss man sich einfach wohlfühlen! Die Speisekarte ist saisonal geprägt und lockt mit einer kreativen und unverfälschten Mittelmeerküche. Die Preise sind fair, der Service freundlich.

Romano
www.restaurant-romano.de

Casteller Straße 68, PLZ 65719 (OT: Diedenbergen), **T 06192 37108**
48 | Hauptgericht 10–35 €, Menü 30–70 € | Di-Fr, So Di-So

Kleines, gemütlich eingerichtetes Lokal - familiär und fürsorglich geführt. Auf der handgeschriebenen Schiefertafel locken Gerichte wie „Kalbsleber alla veneziana" oder „Seeteufel auf Spinatbett mit Hummersauce". Gute italienische Weine.

HOHEN DEMZIN 18 A
www.teterow.m-vp.de

Mecklenburg-Vorpommern | EW 453 | 70 m — Teterow 6 km, Langhagen 9 km
T 03996 172028

Schlosshotel Burg Schlitz
www.burg-schlitz.de

VARTA TIPP Ambiente

garni

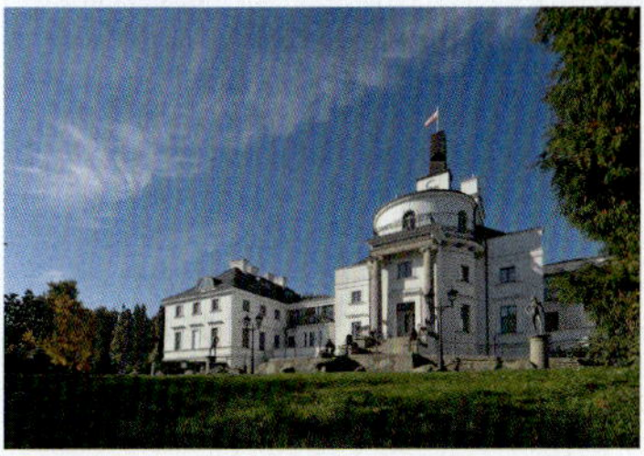

Burg Schlitz 2, PLZ 17166 (OT: Burg Schlitz), **T 03996 12700,** F 127070
21 Zimmer | 9 Suiten
Ez 175–205 €, Dz 215–275 €, exkl. Frühstück, 25,00–30,00 € | 24 h

Das klassizistische Anwesen von 1823 wird von Manuela und Armin Hoeck mit viel Engagement und Herzblut geführt. Individuell und mit feinem Gespür für's Detail hat man die Zimmer und Suiten eingerichtet. Einen kleinen SPA-Bereich gibt es auch.

Gourmetrestaurant im Wappen-Saal

24 | Hauptgericht 22–38 €, Menü 45–115 € | Di-Sa Mo, So

Edles Restaurant mit ehrwürdig-eleganter Atmosphäre im imposanten neoklassizistischen Wappensaal. Serviert werden saisonale Menüs - inspiriert von der klassischen französischen Küche. Etwas einfacher und preisgünstiger speist man übrigens in der Café-Brasserie „Louise". Romantische Gartenterrasse.

HOHENKAMMER 60 D www.hohenkammer.de

Bayern | EW 2.375 | 471 m Pfaffenhofen 13 km, München 34 km
T 08137 93850

Schloss Hohenkammer www.schlosshohenkammer.de

★★★★★S garni

Schlossstraße 18-25, PLZ 85411, **T 08137 9340,** F 934390
168 Zimmer | Ez 69–227 €, Dz 89–287 €, 12,00 € | 24 h 19.12.20–6.1.21

Die Komposition von hist. Schlossteilen und moderner Architektur inmitten der Natur machen dieses Haus zu einer einzigartigen Übernachtungsadresse. Ausgesprochen einladend zeigen sich die modern und funktional ausgestatteten Zimmer. Geschmackvoller Wellnessbereich.

Camers Schlossrestaurant www.camers.de

VARTA-TIPP Küche VARTA-TIPP Service

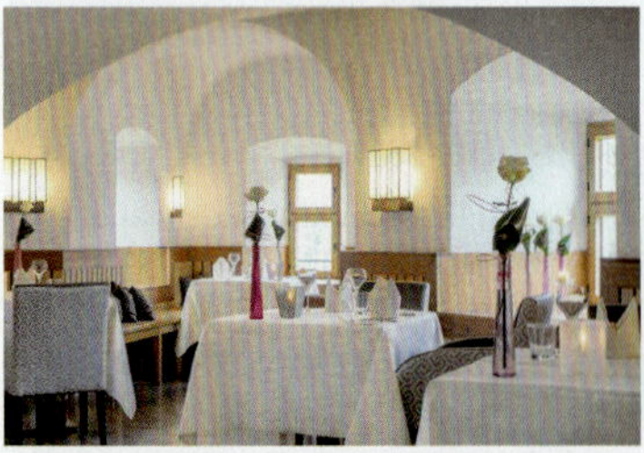

T 08137 934443
30 | Hauptger. 42–49 €, Menü 110–130 € | Di-Sa Mo, So 27.12.20–14.1.21, 2.–5.4.21, 24.–31.5.21, 16.8.–7.9.21

Der wunderschöne Gewölberaum im Schloss bietet beste Voraussetzungen für ein genussreiches Vergnügen. Florian Vogel strotzt nur so vor Ideen. Seine variantenreiche, saisonale Küche ist leicht und bekömmlich. Er lässt Aromen spielen und sorgt für echte Geschmackserlebnisse. Der Service ist souverän, charmant und kompetent.

HOHENSTEIN 41 C www.hohenstein-hessen.de

Hessen | EW 5.961 | 334 m Bad Schwalbach 10 km, Wiesbaden 15 km
T 06120 290

Hofgut Georgenthal www.hofgut-georgenthal.de

★★★★★S garni

Georgenthal 1 (Richtung Strinz - Margarethä), PLZ 65329 (OT: Steckenroth), **T 06128 9430,** F 943333
40 Zimmer | 1 Suite | Ez ab 141 €, Dz ab 187 € | 24 h

In ruhiger Einzellage umgeben von Wald und Wiesen empfängt dieses ansprechende Landhotel seine Gäste. Hier erwarten Sie komfortable Wohlfühlzimmer mit zeitgemäßer technischer Ausstattung sowie ein beachtenswertes Wellnessangebot. Mediterrane und regionale Küche im Restaurant „Giorgios".

HOHENSTEIN 58 C www.gemeinde-hohenstein.de

Baden-Württemberg | EW 3.660 | 737 m Trochtelfingen 8 km, Reutlingen 27 km
T 07387 98700

Speidels BrauManufaktur www.speidels-braumanufaktur.de

Im Dorf 5, PLZ 72531 (OT: Ödenwaldstetten), **T 07387 98900,** F 989099
40 Zimmer | Ez 92–115 €, Dz 128–158 €, ab 9,00 €

Das jüngste Gebäude im traditionsreichen Häuserensemble beherbergt wohnlich gestaltete Zimmer mit viel Holz und moderner Formensprache. Etwas einfacher sind die Zimmer im Gasthof Lamm. Im Restaurant wird traditionell schwäbisch gekocht, dazu gibt es frisch gebraute Speidel-Bierspezialitäten.

HOHENTENGEN 65 B www.hohentengen.de

Baden-Württemberg | EW 3.680 | 378 m Baden (Schweiz) 33 km, Zürich (Schweiz) 37 km
T 07742 85350

Landgasthof Hirschen Neu! www.hirschen-lienheim.de

Rheintalstr. 13, PLZ 79801 (OT: Lienheim), **T 07742 7635**
Hauptgericht 15–30 € | Mo-Fr Sa, So

Ländlich und richtig schön gemütlich sind die mehr als 400 Jahre alten Gasträume. Ein perfekter Rahmen für die bodenständige, marktfrische Regionalküche, die Ihnen hier aufgetischt wird. Für Übernachtungsgäste hat man im Haupt- und Gästehaus gut ausgestattete Zimmer und Apartments.

HÖHN 40 B www.westerburger-land.de

Rheinland-Pfalz | EW 3.400 | 500 m Stockhausen-Illfurth 3 km, Halbs 3 km
T 02663 291494

Millé www.restaurant-mille.de

Rheinstraße 2, PLZ 56462, **T 02661 8448**
50 | Hauptgericht 15–35 €, Menü 40–60 € | So Mi-So Mo, Di

Ein bürgerlich-ländliches Gasthaus mit herzlicher Atmosphäre. Die Speisekarte wechselt regelmäßig und bietet sowohl regionale als auch internationale Spezialitäten. Wie wäre es z.B. mit „Poulardenbrust mit Sesam auf Curry-Karotten"? Mediterran anmutende Sommerterrasse.

HÖHR-GRENZHAUSEN 40 D www.kannenbaeckerland.de

Rheinland-Pfalz | EW 10.000 | 250 m Montabaur 17 km, Neuwied 18 km
T 02624 1040
Keramikmuseum, Burg Grenzau, Limesturm, Römerkastell.

Silicium www.hotel-silicium.de

Schillerstraße 2-4, PLZ 56203, **T 02624 941680,** F 9416812
54 Zimmer | Ez ab 70 €, Dz ab 96 € | 24 h

In diesem Hotel verbinden sich klare, moderne Architektur und industrieller Charme. Die ehem. Glasfabrik beherbergt heute stylishe Gästezimmer mit zeitgemäßer Technik, lichtdurchflutete Tagungsräume, ein großzügiges Front-Cooking-Restaurant sowie eine hauseigene Kochschule.

Zugbrücke Grenzau
www.zugbruecke.de

Brexbachstraße 11-17, PLZ 56203 (OT: Grenzau), **T 02624 1050,** F 105462
138 Zimmer | Ez 79–104 €, Dz 109–159 € | 24 h

Stattliches Sport- und Tagungshotel unter familiärer Führung mit großer Wellness-, Fitness- und Freizeitanlage. Zeitlos-elegant bis trendig präsentieren sich die Gästezimmer. Mehrere Restaurants, Sky-Sportsbar-Lounge, Bowlingbahnen.

HOLZKIRCHEN 68 A
www.holzkirchen.de

Bayern | EW 15.804 | 691 m — Bad Tölz 19 km, München 35 km
T 08024 6420

Alte Post
www.alte-post-holzkirchen.de

Marktplatz 10a, PLZ 83607, **T 08024 30050,** F 3005555
43 Zimmer | 2 Apartments | Ez 95–135 €, Dz 135–155 €

Ehem. königlich-bayerische Posthalterei mit Lüftlmalerei - seit 1867 in Familienbesitz. Behagliche Gästezimmer in einer stimmigen Symbiose aus Alt und Neu. Alle Zimmer sind Nichtraucherzimmer.

HOLZMINDEN 31 B
www.stadtmarketing-holzminden.de

Niedersachsen | EW 20.210 | 89 m — Höxter 10 km, Einbeck 36 km
T 05531 992960

Weserhotel Schwager
www.weserhotel-schwager.de

Steinhof 2, PLZ 37603, **T 05531 701700**
35 Zimmer | Ez 69–79 €, Dz 109–149 € | 24 h

Das Hotel, das aus einer ehem. Jugendherberge entstanden ist, liegt unmittelbar am Weser-Radweg und am hist. Hafen von Holzminden. Es bietet zeitgemäße Nichtraucherzimmer und familiengerechte Apartments. Im Restaurant mit Flussblick genießen Sie regionale Gerichte. E-Bike- und Fahrradverleih.

HOMBURG 49 D
www.homburg.de

Saarland | EW 43.569 | 233 m — Zweibrücken 10 km, Saarbrücken 33 km
T 06841 101820
Schlossberghöhlen, Buntsandsteinhöhlen, Vauban-Festung Homburg, Römermuseum Homburg-Schwarzenacker, Klosterruine Wörschweiler, Schloss Karlsberg, Beeder Biotop, WaldPark.

Peters Hotel & Spa
www.peters-jaegersburg.de

Kleinottweilerstraße 112, PLZ 66424 (OT: Jägersburg), **T 06841 189330,** F 1893399
31 Zimmer | 3 Suiten | Ez 96–121 €, Dz 148–173 € | 24 h

Das sympathische Hotel befindet sich am Ufer des Brückweihers im Naherholungsgebiet Jägersburg. Die Zimmer und Suiten - wahlweise mit See-, Garten- oder Waldblick - sind hell und modern eingerichtet. Im Restaurant werden Gerichte und Spezialitäten aus der Region serviert. Hübsch die Panoramabar mit gemütlicher Kaminlounge.

La Petite Maison www.lapetitemaison.saarland

Simonstraße 1, PLZ 66424 (OT: Erbach), **T 06841 15211**
20 | Hauptgericht 22–36 €, Menü 39–75 € | Di-Fr Di-Sa Mo, So 31.12.20–8.1.21

Die beiden freundlichen Gastgeber haben hier ein gemütliches kleines Restaurant mit Wohnzimmeratmosphäre nebst hübscher Gartenterrasse. Aus der Küche kommen überwiegend klassische, französisch beeinflusste Speisen. Unter dem Motto „Kochen mit der Chefin“ werden auch Kochkurse angeboten.

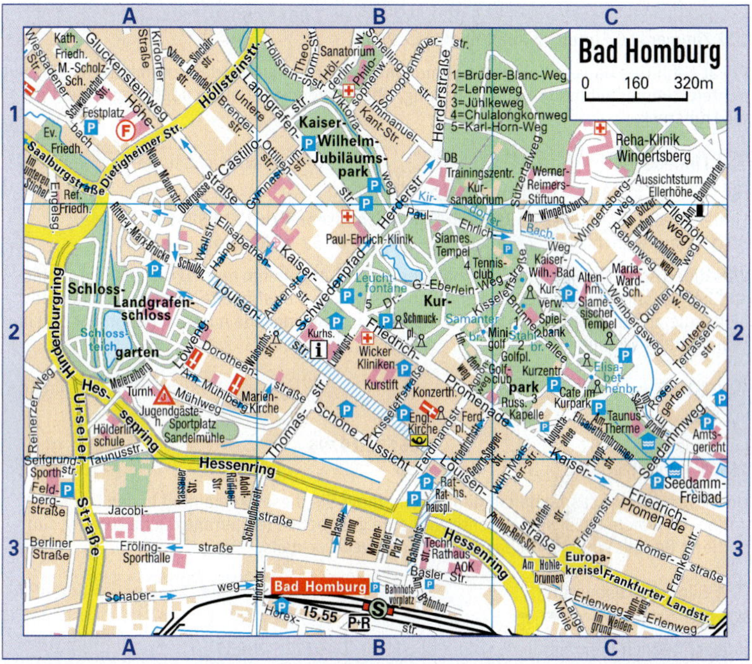

HOMBURG V. D. HÖHE, BAD 41 D

www.bad-homburg.de

Hessen | EW 52.000 | 197 m Frankfurt am Main 18 km, Wiesbaden 35 km
T 06172 1783710
Russische Kirche, Sala Thai, Kaiser-Wilhelms-Bad, Landgrafenschloss, Saalburg Museum.

Steigenberger www.bad-homburg.steigenberger.de

Kaiser-Friedrich-Promenade 69-75 (B2), PLZ 61348, **T 06172 1810**, F 181630
169 Zimmer | 21 Suiten | 24 h

Das renovierte Traditionshaus am Kurpark ist eine hervorragende Übernachtungsadresse für Privat- und Geschäftsreisende. Edle Materialien, fein abgestimmte Farben und moderne Technik prägen die Zimmereinrichtung. Das „All-day-dining“-Konzept im Restaurant offeriert internationale Speisen sowie eine große Steak- und Weinauswahl.

Maritim www.maritim.de

Ludwigstraße 3 (B2), PLZ 61348, **T 06172 6600,** F 660100
148 Zimmer | 10 Suiten | Ez 99–180 €, Dz 119–200 € | 24 h

Das direkt am Kurpark gelegene Hotel wurde 2013 komplett renoviert. Die Zimmer präsentieren sich in modernen beige- und champagnerfarbenen Tönen. Internationale Küche bietet das Parkrestaurant mit Sonnenterrasse und Blick auf den Kurpark.

Parkhotel www.parkhotel-bad-homburg.de

Kaiser-Friedrich-Promenade 53-55 (B2), PLZ 61348, **T 06172 8010,** F 801400
122 Zimmer | 10 Suiten | 2 Apartments | 24 h

Privat geführtes Haus mit eleganter Atmosphäre in bester Kurparklage. Komfortabel eingerichtete Zimmer mit moderner Ausstattung, überwiegend mit Balkon oder Loggia. Sehr gutes Frühstück.

Lindenallee www.restaurant-lindenallee.de

Lindenallee 2 (↖ A1), PLZ 61350 (OT: Dornholzhausen), **T 06172 8506601**
30 | Hauptgericht 17–32 €, Menü 42–52 € | Di-Sa Mo, So

Was diese Adresse im Stadtteil Dornholzhausen so angenehm macht? Die gepflegte Atmosphäre, die stimmige Einrichtung mit Sinn fürs Detail, die raffinierte deutsche Küche und nicht zuletzt der liebenswerte Service. Schön auch die erlesene Auswahl nationaler und internationaler Weine.

LOUIS www.louis-dining.de

Louisenstraße 80-82 (B2), PLZ 61348, **T 06172 29795**
190 | Hauptgericht 10–30 € | Mo-So

Unter dem Motto „casual italian dining" empfängt Sie dieses Restaurant in den Louisen-Arkaden. In coolem Lifestyle-Ambiente wird eine gehobene mediterrane Küche serviert. Gut sortierte Bar mit Wein, Champagner und kreativen Cocktails.

Sängers Restaurant www.saengers-restaurant.de

Kaiser-Friedrich-Promenade 85 (B2), PLZ 61348, **T 06172 928839**
30 | Hauptgericht 25–40 €, Menü 36–105 € | Di-Fr Di-Sa Mo, So

Stilvolles Restaurant in einem klassizistischen Bürgerhaus am Stadtpark. Die Gasträume wurden mit viel Liebe zum Detail dekoriert. Hier erwarten Sie eine klassische Nouvelle Cuisine, gehobener Service und eine große Weinauswahl. Lauschige Gartenterrasse.

HONNEF, BAD 40 A www.badhonnef.de

Nordrhein-Westfalen | EW 24.845 | 75 m Bonn 17 km, Neuwied 34 km
T 02224 184181

Hotel am Markt www.hotel-bad-honnef.de

★★★S garni

Aegidiusplatz 1, PLZ 53604, **T 02224 8843,** F 96011295
30 Zimmer | 1 Suite | 2 Apartments | Ez ab 63 €, Dz ab 96 €

Nahe der Autobahn A3 liegt dieses modern und funktionell ausgestattete Nichtraucherhotel. Freundliche Gästezimmer mit gutem Wohnkomfort. Im Restaurant „Markt Eins“ wird regional gekocht. Gemütlicher Biergarten.

Caesareo
www.caesareo.de

Rhöndorfer Straße 39, PLZ 53604 (OT: Rhöndorf), **T 02224 75639**
50 | Hauptgericht 22–36 €, Menü ab 65 € | Mi-So Mo, Di

In den hellen, schnörkellos-schlicht gestalteten Räumen werden gehobene, italienisch-mediterrane Gerichte angeboten. Die Speisekarte wechselt je nach Saison. Hübsch begrünte Terrasse.

HOPFERAU 67 A
www.hopferau.de

Bayern | EW 1.112 | 811 m — Füssen 8 km, Markt Oberdorf 25 km
T 08364 8548

Schloss zu Hopferau
www.schloss-hopferau.com

garni

Schloßstraße 9-11, PLZ 87659, **T 08364 984890,** F 9848944
15 Zimmer | Ez 86–164 €, Dz 125–203 €, ab 15,00 €

Hist. Schloss im spätgot. Stil. Erbaut wurde es von Ritter Siegmund-Friedrich von Freyberg-Eisenberg im Jahre 1468. Das Refugium verfügt über gemütlich eingerichtete Nichtraucherzimmer in unterschiedlichen Kategorien. Das Restaurant im Seitenflügel des Schlosses serviert saisonale Küche sowie internationale Spezialitäten.

HOPPEGARTEN 27 A
www.gemeinde-hoppegarten.de

Brandenburg | EW 16.920 | 54 m — Berlin 18 km, Zossen 46 km
T 03342 393100

Landhaus Hönow
www.hoenow.de

€ Gut & Günstig garni

Dorfstr. 23, PLZ 15366 (OT: Hönow), **T 03342 83216,** F 300938
19 Zimmer | Ez ab 53 €, Dz ab 76 €, 5,00–12,00 €

Gemütliches Hotel in einem alten märkischen Bauernhof am Berliner Ortsrand. Harmonisch eingerichtete Zimmer mit Jugendstilelementen. Stilvolles Restaurant mit regionaler Küche.

HORB AM NECKAR 57 D
www.horb.de

Baden-Württemberg | EW 25.721 | 437 m — Nagold 19 km, Freudenstadt 24 km
T 07451 901200
Fachwerkhäuser, Bilderbuch am Rathaus, Stiftskirche, Burggarten, Schütteturm, Weißer Garten, Kakteengarten.

Quartier 77
www.quartier77.de

Am Garnisonsplatz 4, PLZ 72160, **T 07451 6230977**
60 | Hauptgericht 14–31 €, Menü 31–49 € | Mo-Fr

Diese Adresse auf dem Gelände der ehem. Hohenbergkaserne ist À-la-carte-Restaurant und Eventlocation in einem. Gemütliches, unkonventionelles Ambiente im trendigen Industrie-Schick. Gekocht wird deutsch und regional mit mediterranen Einflüssen. Zur Mittagszeit werden preisgünstige Tagesgerichte angeboten. Für Feiern, Tagungen und Veranstaltungen aller Art hat man großzügig geschnittene Räumlichkeiten.

HORBEN 64 A www.horben.de

Baden-Württemberg | EW 1.168 | 607 m Pfaffenweiler 7 km, Freiburg 10 km
T 0761 2116980

Gasthaus zum Raben www.raben-horben.de

VARTA-TIPP Küche

Dorfstraße 8, PLZ 79289, **T 0761 556520**
50 | Hauptgericht 17–42 €, Menü 85–108 € | Sa-So Mi-So Mo, Di

Stilvoll und gemütlich geht es zu in diesem traditionsreichen Schwarzwaldhaus aus dem Jahr 1805. Steffen Disch offeriert seinen Gästen eine regional inspirierte Spitzenküche mit internationalen Akzenten. Er kocht geradlinig, produktbezogen und ohne Chichi. Toll die Weinkarte mit ausgesuchten Gewächsen renommierter badischer Winzer. Großer Beliebtheit erfreuen sich die Kochkurse des Patrons. Zum Übernachten stehen individuelle Zimmer zur Verfügung.

HORGAU 59 D www.horgau.de

Bayern | EW 2.539 | 465 m Bonstetten 6 km, Aystetten 7 km
T 08294 80400

Zum Schwarzen Reiter www.flairhotel-platzer.de

★★★ S garni

Hauptstraße 1, PLZ 86497, **T 08294 86080,** F 860877
48 Zimmer | 3 Suiten | 1 Apartment | Ez 74–120 €, Dz 95–135 €, 5,50–10,50 €

Land- und Tagungshotel mit freundlichen Zimmern, die sich auf das Stammhaus, den Hotelanbau und das Gästehaus verteilen. Zum Haus gehört auch ein hübscher Saunabereich.

HORN-BAD MEINBERG 31 A www.hornbadmeinberg.de

Nordrhein-Westfalen | EW 17.795 | 207 m Detmold 10 km, Bielefeld 37 km
T 05234 98903

Waldhotel Bärenstein www.hotel-baerenstein.de

★★★★ S garni

Am Bärenstein 44, PLZ 32805 (OT: Holzhausen-Externsteine), **T 05234 2090,** F 209269
73 Zimmer | 5 Apartments | Ez ab 75 €, Dz ab 89 €, exkl. Frühstück, 10,50 €

Das Hotel liegt mitten im Grünen und bietet helle, stilvoll eingerichtete Gästezimmer mit zeitgemäßer Ausstattung. Schöner Wellnessbereich mit medizinischer Badeabteilung. Das Restaurant mit Wintergarten verwöhnt Sie mit regionaler Küche.

Die Windmühle www.diewindmuehle.de

Windmühlenweg 10, PLZ 32805 (OT: Fissenknick), **T 05234 919602**
80 | Hauptgericht 15–25 €, Menü 35–54 € | Fr-So Mi-So Mo, Di 11.1.–8.2.21

Das stilvolle Restaurant befindet sich in einer historischen Mühle aus dem 14. Jahrhundert. In der runden Mühlenstube, im Kaminzimmer und auf der Terrasse wird eine frische deutsche Küche mit internationalen Einflüssen serviert. Auch einige vegetarische Gerichte stehen auf der Karte.

HORNBACH 49 D www.klosterstadt-hornbach.de

Rheinland-Pfalz | EW 1.465 | 233 m Zweibrücken 11 km, Saarbrücken 48 km
T 06338 809153

Kloster Hornbach www.kloster-hornbach.de

VARTA-TIPP Ambiente

garni

Im Klosterbezirk, PLZ 66500, **T 06338 910100,** F 9101099
48 Zimmer | 15 Suiten | Ez 99–139 €, Dz 139–214 € | 24 h

Die geschichtsträchtigen Mauern des ehem. Benediktinerklosters aus dem 8. Jhd. beherbergen heute ein komfortables Wohlfühlhotel mit Gästehaus und einem hübsch begrünten Klosterhof. Sie wohnen in geschmackvoll mit edlen Materialien ausgestatteten Zimmern und Suiten. Mit einem üppigen und ausgewogenen Frühstück starten Sie perfekt in den Tag.

Refugium

30 | Hauptgericht 24–39 €, Menü 62–125 € | Do-So Mo, Di, Mi

Das kulinarische Erlebnis im Gourmetrestaurant prägt ein stilvolles Interieur unter dem hist. Kreuzgewölbe. Lebendig, kreativ, ambitioniert - diese Attribute gelten für die zwei saisonal orientierten Menüs, deren Gerichte auch à la carte bestellt werden können. Regelmäßig Kochkurse.

Lösch für Freunde www.loesch-fuer-freunde.de

VARTA-TIPP Ambiente

garni

Hauptstr. 19-21, PLZ 66500, **T 06338 91010200,** F 9101099
15 Zimmer | 10 Suiten | 1 Apartment | Ez ab 149 €, Dz ab 235 € | 24 h

Der Name ist Programm in diesem schmucken Wohlfühlparadies! Das hübsche Landhaus grenzt unmittelbar an das Gelände des Klosters Hornbach. Hier erwarten Sie unterschiedlich und liebevoll eingerichtete Themenzimmer. Die Rezeption gleicht einem Wohnzimmer. Hier können die Gäste in lockerer und offener Atmosphäre gemeinsam kochen, essen und plaudern. Moderner, kuscheliger Wellnessbereich.

HÖRSTEL 21 C www.hoerstel.de

Nordrhein-Westfalen | EW 19.491 | 45 m Rheine 10 km, Ibbenbüren 12 km
T 05454 911112
Reinings Mühle, St. Marien, Kunsthaus Kloster Gravenhorst, Klostermühle Gravenhorst, Schloss Surenburg, Landmaschinenmuseum Riesenbeck, Knollmanns Mühle, Erholungsgebiet Torfmoorsee.

Parkhotel Surenburg Neu!
www.parkhotel-surenburg.net

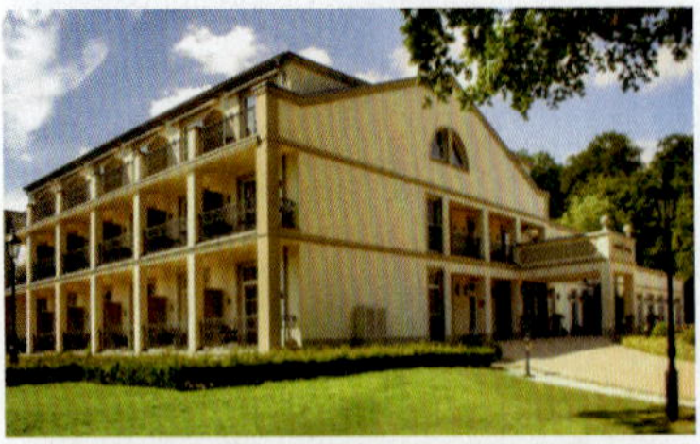

Surenburg 13, PLZ 48477 (OT: Riesenbeck), **T 05454 93380,** F 933845
30 Zimmer | 4 Suiten
Ez ab 99 €, Dz ab 169 €, 8,00–17,00 € | 24 h

Das komfortable Hotel liegt ruhig inmitten einer gepflegten Parkanlage und ist beliebt bei Individual-, Wellness- und Businessgästen. Die Zimmer sind wohnlich-modern, entspannen kann man bei Massage, Beautypflege und Health-Spa-Programmen. Im Restaurant wird regionale und internationale Küche serviert.

HORSTMAR 20 D
www.horstmar.de

Nordrhein-Westfalen | EW 6.711 | 100 m
T 02558 790
Steinfurt 7 km, Metelen 9 km

Holskenbänd
www.holskenbaend.de

Schulstraße 12-14, PLZ 48612, **T 02558 997970,** F 1430
12 Zimmer | 1 Apartment | Ez ab 66 €, Dz ab 89 €, ab 6,00 €

Charmantes, familiengeführtes Landhaus mit wohnlichen Gästezimmern und behaglichem Ambiente. Im hauseigenen Restaurant erwartet Sie eine leichte und abwechslungsreiche Küche mit regionalen und typisch münsterländischen Gerichten.

HÖSBACH 51 B
www.hoesbach.de

Bayern | EW 13.051 | 144 m
T 06021 50030
St.-Michaels-Kirche, Klosterkirche Schmerlenbach.
Aschaffenburg 5 km, Lohr 28 km

Landhotel Klingerhof
www.hotel-klingerhof.de

Am Hügel 7, PLZ 63768 (OT: Winzenhohl), **T 06021 6460,** F 646180
82 Zimmer | 3 Apartments | Ez ab 54 €, Dz ab 80 € | 24 h

Modernes Urlaubs- und Geschäftshotel in ruhiger, naturnaher Lage. Helle, freundlich eingerichtete Zimmer mit zweckmäßiger Ausstattung. 400 qm großer Wellnessbereich mit Hallenbad, Sauna und Liegewiese.

Zum Specht
www.gasthaus-specht.de

€ Gut & Günstig

Aschaffenburger Straße 22, PLZ 63768, **T 06021 59600,** F 596060
36 Zimmer | Ez ab 55 €, Dz ab 85 €

Traditionsreicher, familiengeführter Gasthof von 1886 mit Stamm- und Gästehaus. Freundlich eingerichtete Zimmer mit zeitgemäßer Ausstattung. Das Restaurant ist bekannt für seine gutbürgerliche Küche.

HÖVELHOF 31 A

www.hoevelhof.de

Nordrhein-Westfalen | EW 16.092 | 107 m Paderborn 14 km, Gütersloh 23 km
T 05257 5009860
Jagdschloss, Alte Rieger Schule, Heidschnuckenschäferei, Naturschutzgebiet Moosheide mit Emsquellen, Berliner „Mauer-Denk-Mal“, Ems-Infozentrum, Furlmühle, Friedenseiche.

Victoria

www.hv-hoevelhof.de

S garni

Bahnhofstraße 35, PLZ 33161, **T 05257 93770,** F 9377900
42 Zimmer | Ez 57–104 €, Dz 88–128 € | 24 h

Neuzeitliches, familiengeführtes Businesshotel gegenüber dem Bahnhof mit wohnlichen, modernen Gästezimmern. Bürgerliches Restaurant mit regionaler Küche.

Hotel Hegemann

www.hotel-hegemann-hoevelhof.de

S garni

Schmiedeteich 3, PLZ 33161, **T 05257 9367387,** F 9367388
13 Zimmer | Ez 55 €, Dz 80 €, exkl. Frühstück, 8,00 €

Das zentral gelegene Hotel überzeugt mit schnörkellos und zweckmäßig eingerichteten Nichtraucherzimmern. Fahrradfahrer freuen sich über eine geräumige Tiefgarage für ihre Räder.

Gasthaus Spieker

www.gasthaus-spieker.de

Detmolder Str. 86, PLZ 33161 (OT: Riege), **T 05257 2222**
100 | Hauptgericht 12–29 €, Menü 20–45 € | So Mi-So Mo, Di

Familiengeführtes Restaurant mit Wintergarten, Terrasse und Festsaal. Serviert wird eine verfeinerte Regionalküche mit mediterranen Einflüssen. Ausgezeichnet schlafen können Sie in einem der wohnlich eingerichteten Nichtraucherzimmer.

Gasthof Brink

Allee 38, PLZ 33161, **T 05257 3223**
30 | Hauptgericht 15–29 € | Mi-So Mo, Di

Ein traditionsreiches Gasthaus mit gediegener Atmosphäre. Hier serviert man Ihnen eine gehobene deutsch-französische Küche - und das zu einem sehr guten Preis-Leistungs-Verhältnis. Charmant-freundlicher Service. Es gibt auch neun Gästezimmer.

HÖXTER 31 B

www.hoexter-tourismus.de

Nordrhein-Westfalen | EW 29.523 | 95 m Detmold 53 km, Hameln 55 km
T 05271 9634242
Schloss Corvey mit Abteikirche (UNESCO-Weltkulturerbe), hist. Altstadt mit Fachwerkbauten, Weserrenaissance Porzellanmanufaktur Fürstenberg.

Niedersachsen

www.hotelniedersachsen.de

S garni

Grubestraße 3-7, PLZ 37671, **T 05271 6880,** F 688444
80 Zimmer | 1 Suite | Ez 89–120 €, Dz 124–196 € | 24 h

Ein gepflegtes Haus mit schöner Fachwerkfassade, das vor allem bei Businessgästen sehr beliebt ist. Die Zimmer sind mit Holzmöbeln und modernen Bädern ausgestattet. Zeitgemäßer Tagungsbereich. Hauseigene, täglich geöffnete Badelandschaft.

Café Pammel www.cafepammel.de

Marktstraße 10, PLZ 37671, **T 05271 7930**
140 | Hauptgericht 4–10 € | Mo–Fr 9:00–18:30 Uhr, Sa 9:00–18:00 Uhr, So 10:00–18:00 Uhr

Alteingesessenes Café in der Fußgängerzone mit gutem Angebot an Schokoladen- und Confiserieprodukten. Spezialität: Topfenstrudel mit Vanillesauce. Größte Kaffeemühlensammlung der Region.

HOYERSWERDA 36 D www.lausitzerseenland.de

Sachsen | EW 37.000 | 116 m Bautzen 44 km, Dresden 65 km
T 03573 7253000
Marktplatz, Rathaus, Postmeilensäule, Schloss mit Stadtmuseum, Computermuseum, Brigitte-Reimann-Begegnungsstätte, Energiefabrik, Lange Straße, Krabatmühle, Zoo.

Westphalenhof www.westphalenhof.de

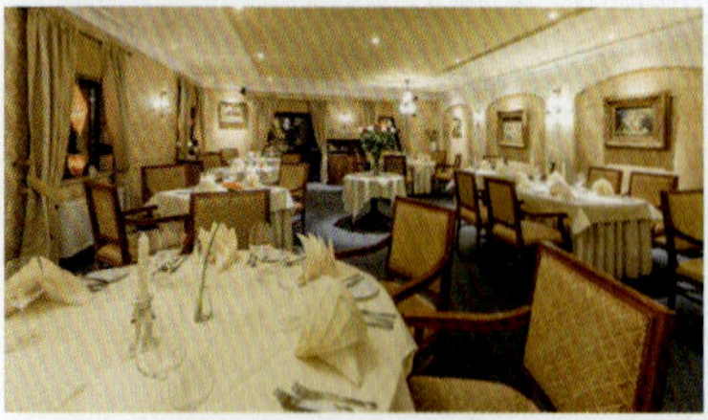

Dorfaue 43, PLZ 02977 (OT: Zeißig), **T 03571 913944**
Hauptger. 19–35 € | Mi-So Mo, Di

In diesem sehr stilvoll ausgestatteten Restaurant serviert man sorgfältig zubereitete regionale und internationale Gerichte. Auch ein vegetarisches Menü steht auf der Karte. Draußen wartet eine schöne Terrasse. Großer Beliebtheit erfreuen sich die kulinarischen Events.

HÜCKESWAGEN 29 D www.hueckeswagen.de

Nordrhein-Westfalen | EW 16.000 | 260 m Remscheid 15 km, Lüdenscheid 23 km
T 02192 88806

Haus Kleineichen www.haus-kleineichen.de

Bevertalstraße 44, PLZ 42499 (OT: Kleineichen), **T 02192 4375**
80 | Hauptgericht 14–24 €, Menü bis 33 € | Mi-So Mo, Di

Behagliches Restaurant im regionaltypischen Landhausstil mit familiärer Atmosphäre. Serviert wird klassische und alpenländische Küche. Sehr gutes Preis-Leistungs-Verhältnis.

HÜFINGEN 64 B www.huefingen.de

Baden-Württemberg | EW 7.530 | 684 m Donaueschingen 4 km, Blumberg 14 km
T 0771 600924

Hirschen www.hirschen-mundelfingen.de

Wutachstraße 19, PLZ 78183 (OT: Mundelfingen), **T 07707 99050**
130 | Hauptgericht 13–26 €, Menü 35–68 € | Mo-Di, Fr-So Mi, Do

Badischer Landgasthof mit familiärer Atmosphäre und lauschiger Gartenterrasse. Freuen Sie sich auf eine saisonal ausgerichtete Regionalküche mit mediterranen Akzenten. Man arbeitet mit vielen lokalen Erzeugern zusammen, das Brot kommt z.B. aus der heimischen Blattert-Mühle.

HÜNFELD 42 B www.hessischeskegelspiel.de

Hessen | EW 16.047 | 261 m Fulda 20 km, Bad Hersfeld 27 km
T 06652 180195
Museum Modern Art im alten Gaswerk, Konrad-Zuse-Museum, St.-Bonifatius-Kloster, Bahnmuseum, Via Regia Aussichtsturm, „Das offene Buch", Stiftsbezirk mit Stiftsgewölbe, Sargenzeller Früchteteppich, Kegelspiel-Radweg.

Best Western Plus Konrad Zuse Hotel www.konrad-zuse-hotel.de

garni

Josefstraße 1, PLZ 36088, **T 06652 74750,** F 7475255
100 Zimmer | 1 Suite | Ez ab 82 €, Dz ab 92 €, exkl. Frühstück, 12,50 € | 24 h

Modernes Tagungs- und Seminarhotel mit komfortablen und technisch gut ausgestatteten Zimmern. 650 qm großer Sauna- und Fitnessbereich mit Blick über die Dächer von Hünfeld. Ansprechendes Restaurant mit internationalen Gerichten.

HUNGEN 41 D www.hungen.de

Hessen | EW 12.864 | 144 m Gießen 21 km, Wetzlar 37 km
T 06402 850
Limes-Informationszentrum, Schloss Hungen, Hungener Käsescheune mit Erlebnisraum „Schaf & Natur".

Hungener Käsescheune www.kaesescheune.de

Brauhofstr. 3-5, PLZ 35410, **T 06402 5188572**
Hauptgericht 12–19 € | Mi-So Di-Sa Mo

Bistro mit Vinothek, Käseladen und Schaukäserei. Hier trifft historisches Fachwerkambiente auf modernes Interieur. In entspannter Atmosphäre können Sie sich mit saisonal inspirierten Speisen und Menüs aus der regionalen Küche verwöhnen lassen. Regelmäßig Themenevents wie Racletteabende, Brunch oder Käsefondue. Sehenswert: Erlebnisraum „Schaf und Natur" in der 1. Etage.

HUSUM 7 C www.husum-tourismus.de

Schleswig-Holstein | EW 22.216 | 14 m Schleswig 35 km, Flensburg 42 km
T 04841 89870
Theodor-Storm-Haus, Schifffahrtsmuseum, Schloss, Hafen, Marktplatz, Ostenfelder Bauernhaus, Husumer Dockkoog, Wattenmeer, Krokusblüte.
Weitere Empfehlungen unter Simonsberg.

Altes Gymnasium www.altes-gymnasium.de

garni

Süderstr. 2-10, PLZ 25813, **T 04841 8330,** F 83312
53 Zimmer | 5 Suiten | Ez 119–169 €, Dz 195–239 € | 24 h

Hier übernachten Sie in einem denkmalgeschützten, neugot. Schulgebäude von 1867. Die Gästezimmer sind mit italienischen Möbeln und englischen Stoffen ausgestattet. Einige Zimmer verfügen über einen Balkon. Für Entspannung sorgt ein 1.900 qm großer Bade- und Fitnessbereich. Hoteleigener Shuttle-Service.

Das Eucken

40 | Hauptgericht 29–34 €, Menü 58–97 € | Mo-So

Schöne Gewölberäume in den ehem. Klassenzimmern. Serviert wird eine klassische Feinschmeckerküche mit modernen und regionalen Einflüssen. Dazu gibt es erlesene Tropfen, überwiegend aus deutschen und europäischen Weinregionen.

Am Schlosspark
www.hotel-am-schlosspark-husum.de

★★★★ garni

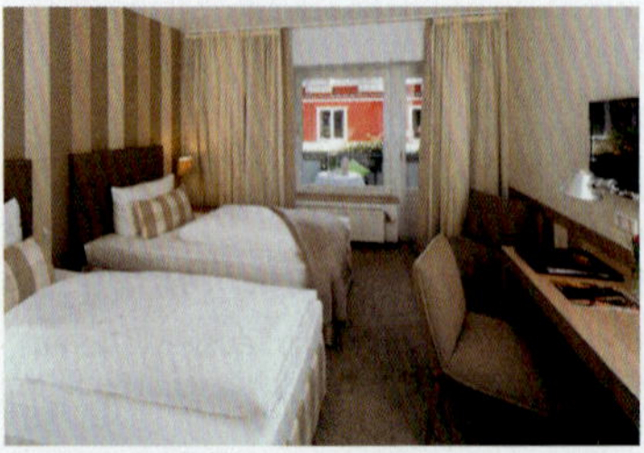

Hinter der Neustadt 76-86, PLZ 25813, **T 04841 66110,** F 62062
64 Zimmer | 6 Suiten | 2 Apartments
Ez 85–105 €, Dz 99–139 €, ab 10,00 € | 24 h 22.–26.12.20

Stilvolles Haus im Herzen der Innenstadt mit nordisch-traditioneller Atmosphäre. Modern eingerichtete Zimmer unterschiedlicher Kategorien. Vielfältiges Frühstücksbuffet mit internationalen Teespezialitäten.

Thomas Hotel
www.thomas-hotel.de

★★★★ garni

Zingel 7-9, PLZ 25813, **T 04841 66200,** F 6620439
56 Zimmer | 4 Suiten | Ez 79–169 €, Dz 99–179 €, ab 10,00 € | 24 h

Familiengeführtes Lifestyle-Hotel am malerischen Hafen von Husum. Individuell, stylish und modern akzentuiert zeigen sich die unterschiedlich eingerichteten Zimmer. Entspannung bietet der hauseigene SPA-Bereich.

Altes Zollamt
www.hotel-altes-zollamt.de

Kleikuhle 1-2, PLZ 25813 (OT: Hockensbüll), **T 04841 2033**
26 Zimmer | Ez 89–150 €, Dz 89–150 €

Keine alltägliche Adresse! Ein architektonisches Schmuckstück, denkmalgeschützt und voller lebendiger Erinnerungen: alte Tresore, Tafeln und Schilder erzählen spannende Geschichten von früher. Hier wohnen Sie in gemütlichen und individuellen Zimmern, die in unterschiedlichen Kategorien buchbar sind. Tolles Frühstück mit saisonalen Produkten.

HUY 33 A
www.gemeindehuy.de

Sachsen-Anhalt | EW 7.500 | 122 m
T 039425 960
Goslar 45 km, Nordhausen 75 km

Wasserschloss Westerburg
www.hotel-westerburg.de

★★★★

Westerburg 34, PLZ 38836 (OT: Dedeleben), **T 039422 9550,** F 95566
57 Zimmer | 2 Suiten | Ez 90–130 €, Dz 140–198 €

Liebevoll saniertes Anwesen umgeben von einem 5 ha großen Park mit altem Baumbestand. Behagliche Zimmer (darunter Themenzimmer) im gehobenen Landhausstil. Attraktiver Galerie-SPA-Bereich. Romantisches Gewölberestaurant mit breit gefächertem Speisenangebot. Großzügiger Bankettbereich. Beliebte Adresse bei Hochzeiten.

IBBENBÜREN 21 C www.tourismus-ibbenbueren.de

Nordrhein-Westfalen | EW 50.438 | 70 m Tecklenburg 8 km, Greven 22 km
T 05451 5454540
Dörenther Klippen, Sommerrodelbahn und Märchenwald, Botan. Garten, Erlebnispark Dörenthe, Kletterwald.

Hotel Hubertushof www.hotelhubertushof.de

★★★★ garni

Münsterstraße 222, PLZ 49479 (OT: Lehen), **T 05451 94100,** F 941090
25 Zimmer | 3 Suiten | Ez 63–100 €, Dz 96–134 €, 5,00–14,00 €

Gewachsenes Landhotel am Rande des Teutoburger Waldes, umgeben von einer westfälischen Parklandschaft. Die zeitgemäßen und wohnlichen Gästezimmer sind mit Natursteinbädern ausgestattet.

Leugermann www.hotel-leugermann.de

★★★★

Osnabrücker Straße 33, PLZ 49477, **T 05451 9350,** F 935935
57 Zimmer | 2 Suiten | 7 Apartments | Ez 82–89 €, Dz 118–128 €, ab 5,00 €

Schön wohnlich hat man es in diesem gut geführten Familienbetrieb. Zur Verfügung stehen ansprechend gestaltete Nichtraucherzimmer. Entspannung bietet die Freizeit- und Beautyoase „Sonnenblick".

IBURG, BAD 21 C www.badiburg.de

Niedersachsen | EW 11.519 | 119 m Osnabrück 16 km, Warendorf 26 km
T 05403 40466
Schloss Iburg mit hist. Rittersaal, ev. Schlosskirche, kath. Klosterkirche, Fleckenskirche, Uhren-, Schloss- und Heimatmuseum, Charlottensee, Kneipp-Erlebnispark.

Zum Freden www.hotel-freden.de

★★★★

Zum Freden 41, PLZ 49186, **T 05403 4050,** F 1706
39 Zimmer | 2 Suiten | Ez ab 78 €, Dz ab 117 €

Traditionsreiches Ferien- und Tagungshotel am Rand eines ruhigen Wohngebietes. Unterschiedlich eingerichtete Gästezimmer. Im Restaurant Spezialitäten aus frischen Produkten der Region. Schöne Gartenterrasse.

Gasthaus zum Dörenberg www.zum-doerenberg.de

Osnabrücker Straße 145, PLZ 49186, **T 05403 73240**
80 | Hauptgericht 12–29 €, Menü 28–58 € | So Mo-So

In diesem vorbildlich geführten Gasthaus verwöhnt Sie Patron Holger Bäumker sowohl mit ländlich-rustikalen Gerichten als auch mit feinen französisch-mediterranen Kreationen. Im Sommer lockt die hübsche Terrasse. Zum Übernachten stehen zeitgemäß ausgestattete Nichtraucherzimmer zur Verfügung.

ICHENHAUSEN 59 C www.ichenhausen.de

Bayern | EW 9.560 | 470 m Günzburg 10 km, Krumbach 15 km
T 08223 40050

Brauereigasthof Autenried
www.brauereigasthof-autenried.de

★★★★

Hopfengartenweg 2, PLZ 89335 (OT: Autenried), **T 08223 968440,** F 968480
36 Zimmer | 2 Suiten | 2 Apartments | Ez 85–108 €, Dz 144–160 €, ab 15,00 €

Familienfreundliches kleines Hotel mit behaglich und komfortabel eingerichteten Gästezimmern. Restaurant mit Terrasse und Biergarten, netter Wellnessbereich. Weitere Zimmer und Ferienwohnungen in der Dependance.

IDAR-OBERSTEIN 49 B
www.edelsteinland.de

Rheinland-Pfalz | EW 30.759 | 300 m — Kirn 17 km, Birkenfeld 20 km
T 06781 64871
Dt. Edelsteinmuseum, Edelsteinerlebniswelt sowie Minen und Schleifereien, hist. Weiherschleife, Felsenkirche, Schloss Oberstein, Industriedenkmal Jakob Bengel, Dt. Mineralienmuseum, Sternenland.

Parkhotel
www.parkhotel-idaroberstein.de

★★★★

Hauptstraße 185, PLZ 55743 (OT: Idar), **T 06781 50900,** F 5090500
35 Zimmer | 3 Suiten | Ez 90–150 €, Dz 130–190 €

Das schmucke Domizil, das nur 500 Meter vom Wanderweg Saar-Hunsrück-Steig entfernt ist, erwartet Sie mit klassisch-eleganten Gästezimmern, einem gediegenen Restaurant und dem legeren Bistro „Classico“.

IDSTEIN 41 C
www.idstein.de

Hessen | EW 23.076 | 266 m — Wiesbaden 18 km, Limburg an der Lahn 28 km
T 06126 78620
Ev. Unionskirche mit Wand- und Deckengemälden der Rubensschule, Hexenturm, Stadtmuseum, Residenzschloss, Fachwerk-Ensemble aus 5 Jahrhunderten.

Höerhof
www.hoerhof.de

★★★★

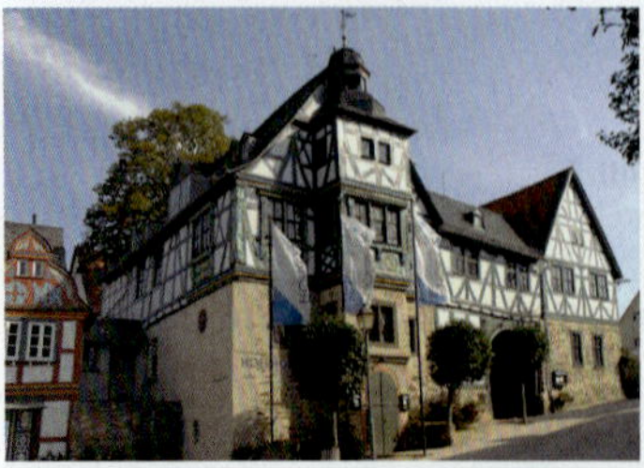

Obergasse 26, PLZ 65510, **T 06126 50026,** F 500226
14 Zimmer | 7 Suiten
Ez 98–128 €, Dz 126–156 €, exkl. Frühstück, 5,00 € | 24 h

Ein aufwendig restauriertes Anwesen mit 400-jähriger Vergangenheit. Hinter der liebevoll gepflegten Fachwerkfassade mit kunstvollen Schnitzereien erwarten den Gast unterschiedlich große und sehr individuell gestaltete Hotelzimmer.

Henrich Höer's Speisezimmer

VARTA-TIPP Küche

45 | Hauptgericht 23–31 €, Menü 43–56 € | Mo-Sa So

Hier erobert man die Gunst der Gäste sofort beim Betreten der gemütlich und edel eingerichteten Gaststuben. Traditionelle Atmosphäre mit Kaminofen, Fachwerk und Gewölbe. Sebastian Straub kocht frisch und zeitgemäß unter Verwendung heimischer Produkte. Mittags preisgünstiges Lunch-Angebot. Schöne Weinauswahl mit Schwerpunkt Deutschland. Im Sommer sitzt man wunderschön auf der idyllischen Innenhofterrasse.

Felsenkeller — www.hotel-felsenkeller-idstein.de

★★★ garni

Schulgasse 1, PLZ 65510, **T 06126 93110,** F 9311193
28 Zimmer | Ez 65–80 €, Dz 95–110 €

Sympathischer Familienbetrieb in ruhiger Lage am Eingang zur Fußgängerzone. Wohnlich eingerichtete Gästezimmer mit zweckmäßiger Ausstattung.

IFFELDORF 67 B — www.iffeldorf.de

Bayern | EW 2.704 | 603 m — Penzberg 4 km, Weilheim 22 km
T 08856 9019920

Landgasthof Osterseen — www.landgasthof-osterseen.de

★★★S garni

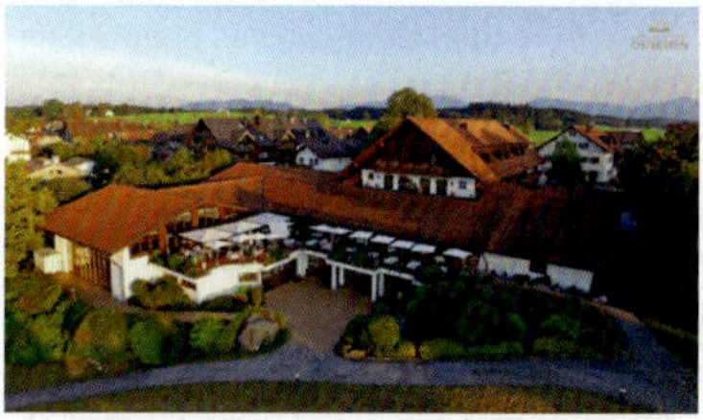

Hofmark 9, PLZ 82393, **T 08856 92860,** F 928645
24 Zimmer
Ez ab 84 €, Dz 98–119 € | 24 h

Im alpenländischen Stil erbauter Gasthof inmitten des Naturschutzgebietes Osterseen. Wohnlich eingerichtete Zimmer, teilweise mit Seeblick und Balkon. Ländliches Restaurant mit schöner Sonnenterrasse.

IHRINGEN 56 D — www.ihringen.de

Baden-Württemberg | EW 5.884 | 204 m — Breisach 6 km, Freiburg im Breisgau 28 km
T 07668 9343

Bräutigam — www.braeutigam-hotel.de

★★★ garni

Bahnhofstraße 1, PLZ 79241, **T 07668 90350,** F 903569
21 Zimmer | Ez ab 70 €, Dz ab 103 €

Ein familiengeführtes Hotel mit Gästehaus in zentraler Lage. Wohnlich und individuell eingerichtete Zimmer, teils mit Balkon. Frische Regionalgerichte und Weinspezialitäten werden im Restaurant aufgetischt.

Winzerstube Ihringen — www.winzerstube-ihringen.de

★★★★★S garni

Wasenweiler Straße 36, PLZ 79241, **T 07668 970910,** F 9709199
32 Zimmer | 4 Suiten | Ez ab 85 €, Dz ab 110 €, exkl. Frühstück, ab 9,90 €

Sie mögen es persönlich und familiär? Dann sind Sie in diesem Traditionshaus genau richtig! Es bietet wohnlich eingerichtete Zimmer und Suiten mit exklusiven Stoffen, Klimaanlage und großzügigen Balkonen. Im Restaurant wird eine leichte Winzerküche mit französischem Einfluss angeboten.

ILBESHEIM 50 D www.ilbesheim.de

Rheinland-Pfalz | EW 1.188 | 202 m Landau 7 km, Bad Bergzabern 13 km
T 06345 3531

Hubertushof www.restaurant-hubertushof-ilbesheim.de

Arzheimer Straße 5, PLZ 76831, **T 06341 930239**
60 | Hauptgericht 19–35 €, Menü 25–60 € | Di-Sa Mo, So

Wer in diesen denkmalgeschützten Gasthof einkehrt, sitzt in gemütlich-rustikalen Gasträumen oder auf der Hofterrasse im stimmungsvollen Innenhof. Der freundliche Service kredenzt schmackhaft zubereitete Pfälzer Spezialitäten sowie pfiffige Gerichte aus der neuen deutschen Küche.

ILLERTISSEN 59 C www.illertissen.de

Bayern | EW 16.775 | 513 m Ulm 22 km, Memmingen 30 km
T 07303 1720
Vöhlinschloss (12./13. Jhd.) mit Barocksaal und Kapelle, Stadtpfarrkirche St. Martin mit Hochaltar von Chr. Roth (1604).

Dornweiler Hof www.dornweilerhof.de

★★★S

Dietenheimer Straße 93, PLZ 89257 (OT: Dornweiler), **T 07303 959140,** F 9591459
18 Zimmer | Ez 85 €, Dz 110 €, ab 7,00 €

Kleines Landhotel am westlichen Stadtrand mitten im Grünen. Helle, im Landhausstil eingerichtete Zimmer, die teils über einen Balkon verfügen. Gute Tagungsmöglichkeiten.

Dornweiler Hof

75 | Hauptgericht 10–28 €, Menü 22–42 € | Mo-Mi, Sa-So Mo-Mi, Fr-So Do

Teils rustikal, teils elegant eingerichtete Räumlichkeiten. Serviert wird eine leichte, marktfrische Regionalküche. Schöne Terrasse hinter dem Haus.

Vier Jahreszeiten www.vier-jahreszeiten-illertissen.de

VARTA-TIPP Küche

Dietenheimer Straße 63, PLZ 89257, **T 07303 9059600**
50 | Hauptgericht 14–33 €, Menü 39 € | Mo-Di, Do-Fr, So Mo-Di, Do-So Mi

In stilvoll-modernem Ambiente genießen Sie eine saisonal ausgerichtete Küche, in der sowohl internationale als auch regionale Produkte aus nachhaltigem Anbau Verwendung finden. Preisgünstiges Mittagsangebot mit wechselnden Tagesgerichten. Im Sommer lockt der herrliche Biergarten unter einer großen Linde.

ILLSCHWANG 54 C www.illschwang.de

Bayern | EW 2.025 | 540 m Sulzbach-Rosenberg 9 km, Amberg 16 km
T 09666 91310

Weißes Roß
www.weisses-ross.de

Am Kirchberg 1, PLZ 92278, **T 09666 188050,** F 18805284
37 Zimmer | Ez 89–360 €, Dz 164–420 €

Familiär geführtes Landhotel in einem hist. Gebäude aus dem 15. Jahrhundert. Behaglich eingerichtete Gästezimmer von romantisch bis klassisch-modern. Entspannung bietet der hauseigene Wellness- und Beautybereich.

Cheval Blanc

VARTA-TIPP Küche

19 | Hauptgericht 32–38 €, Menü ab 109 € | Mi-Sa ⦸ Mo, Di, So ⦸ 20.12.20–19.1.21

Das kleine, schlicht gehaltene Gourmetrestaurant ist das charmante Schmuckstück des Hauses. Hier kann der hochbegabte Christian Fleischmann an vier Abenden in der Woche seine Kreativität voll und ganz ausleben. Seine exzellenten Gaumenfreuden können Sie als Menü oder à la carte bestellen. Dazu gibt es edle Weine ausgesuchter Winzer. Und wenn Ihnen mal nicht nach einem Gourmetmenü ist, dann finden Sie in der gemütlichen Gaststube eine legere Alternative.

ILMENAU 43 B
www.ilmenau.de

Thüringen | EW 40.000 | 480 m — Erfurt 40 km, Eisenach 65 km
T 03677 600300
Amtshaus mit Goethe-Stadt-Museum, Stadtkirche, Museum Jagdhaus Gabelbach, Goethehäuschen auf dem Kickelhahn (861 m).

Berg- und Jagdhotel Gabelbach
www.hotel-gabelbach.de

Am Gabelbach 1, PLZ 98693, **T 03677 8600,** F 860222
80 Zimmer | 16 Suiten | Ez ab 85 €, Dz ab 129 € | 24 h

Ein ruhig gelegenes Traditionshaus umgeben von einem 7 ha großen Park. Romantisch gestaltete Zimmer mit schönem Panoramablick auf Ilmenau und den Thüringer Wald. Neu gestalteter Wellnessbereich mit Schwimmbad und Saunalandschaft. Die Restaurants bieten einen kreativen Mix aus internationaler und gutbürgerlicher Küche.

ILSENBURG 33 A
www.ilsenburg.de

Sachsen-Anhalt | EW 9.785 | 250 m — Wernigerode 8 km, Bad Harzburg 14 km
T 039452 19433

Landhaus Zu den Rothen Forellen
www.rotheforelle.de

VARTA-TIPP Service

Marktplatz 2, PLZ 38871, **T 039452 9393,** F 9399
76 Zimmer | 5 Suiten | Ez 115–145 €, Dz 190–250 € | 24 h

Erholung pur! Das am Forellensee gelegene Landhaushotel wurde mit viel Liebe zum Detail eingerichtet. Das wohlige Ambiente beginnt in der einladenden Lobby mit Kaminfeuer und setzt sich in den individuellen Zimmern und Suiten fort. Dazu eine exzellente Gästebetreuung, ein tolles Frühstück und ein schöner Wellnessbereich mit ganzheitlichen Verwöhnprogrammen.

Forellenstube

20 | Hauptgericht 31–45 €, Menü 89–139 € | Mi-Sa Mo, Di, So

Das kleine Gourmetrestaurant ist mit warmen Farben, feinen Stoffen und edlem Mobiliar ausgestattet. Die Küchencrew verwöhnt Sie mit innovativen Geschmackskreationen in Menüform. Sehr gute Weinauswahl. Aufmerksamer Service.

Landhaus Restaurant

120 | Hauptgericht 19–28 €, Menü 35–55 € | Mo-So

Lichtdurchflutetes Restaurant mit großer Terrasse am Forellensee. Serviert wird eine leichte, feine Küche mit frischen saisonalen Produkten. Nachmittags gibt es hausgemachte Kuchen aus der hauseigenen Patisserie.

Berghotel Ilsenburg

www.berghotel-ilsenburg.de

★★★★ gami

Suental 5, PLZ 38871, **T 05322 950210,** F 950139
36 Zimmer | 3 Suiten | Ez 85–100 €, Dz 130–155 € | 24 h

Tagungs- und Wellnesshotel ruhig am Waldrand gelegen mit komfortablen Nichtraucherzimmern. Wellnessbereich mit Schwimmbad, Sauna und Sanarium. Drei Restaurants mit regionaler und internationaler Küche.

ILSFELD 51 D

www.ilsfeld.de

Baden-Württemberg | EW 8.862 | 240 m — Heilbronn 13 km, Ludwigsburg 25 km
T 07062 90420

Häußermann's Ochsen

www.ochsen-ilsfeld.de

König-Wilhelm-Straße 31, PLZ 74360, **T 07062 67900**
130 | Hauptgericht 9–26 €, Menü 20–39 € | Mo-Mi, Sa-So Mo-Mi, Fr-So Do

Hist. Fachwerkhaus mit neuerem Anbau - seit Generationen in Familienbesitz. In der gemütlichen Gaststube tischt der liebenswürdige Service neben Klassikern der schwäbischen Küche auch schmackhafte internationale Gerichte auf. Hotelangebot mit relativ einfachen, aber gepflegten Gästezimmern.

IMMENSTAAD 65 B

www.immenstaad.de

Baden-Württemberg | EW 6.200 | 407 m — Friedrichshafen 9 km, Meersburg 9 km
T 07545 2013700

Heinzler am See

www.heinzleramsee.de

★★★★★S garni

Strandbadstr. 3, PLZ 88090, **T 07545 93190,** F 3261
32 Zimmer | 9 Suiten | 2 Apartments | Ez ab 79 €, Dz 118–248 €

Gut geführtes Hotel an der Seepromenade mit eigenem Bootsverleih. Gemütlich eingerichtete Gästezimmer, überwiegend mit Blick auf den See und die Schweizer Alpen. Netter Wellnessbereich mit Sauna und Massageangebot.

Heinzler am See

250 | Hauptgericht 13–28 €, Menü 24–46 € | Mo-So

Im lichtdurchfluteten Panoramarestaurant mit uriger Stube und schöner Seeterrasse darf man sich auf ein vielfältiges Speisenangebot freuen. Auf der Karte locken u.a. frischer Bodenseefisch, regionale Spezialitäten und Wild aus den umliegenden Wäldern.

Seehof www.seehof-hotel.de

★★★ garni

Bachstraße 15, PLZ 88090 (OT: Am Yachthafen), **T 07545 9360,** F 936133
45 Zimmer | 9 Apartments | Ez 80–111 €, Dz 130–225 €

Familie Hallerbach hat das Hotel am Jachthafen in den letzten Jahren zu einem sehr komfortablen und modernen Haus gemacht: angenehm persönlich die Atmosphäre, schön wohnlich die Zimmer, überwiegend mit Balkon und toller Aussicht auf See und Alpen. Hoteleigene Liegewiese.

Seehof

VARTA-TIPP Küche

90 | Hauptgericht 14–36 €, Menü 30–65 € | Mo-So

Hier können Sie in unterschiedlichen Räumlichkeiten hervorragend speisen. Die originelle Speisekarte von Jürgen Hallerbach offeriert heimische Gerichte in verschiedenen Variationen. Wie wäre es z.B. mit „Bodensee-Hechtfilet mit Salzzitrone gebraten auf mediterranem Graupenrisotto“? Das Mittagsangebot wechselt täglich. An lauen Sommerabenden empfiehlt sich die malerische Seeterrasse.

IMMENSTADT I. ALLGÄU 66 B www.immenstadt.de

Bayern | EW 14.040 | 729 m Sonthofen 7 km, Oberstaufen 16 km
T 08323 998877
Großer Alpsee (3 km NW), Stadtschloss am Marienplatz, Kapuzinerkirche St. Josef, Burgruine Laubenbergerstein, Museum Hofmühle, Allgäuer Bergbauernmuseum.

Krone www.hotel-krone-stein.de

garni

Rottachbergstraße 1, PLZ 87509 (OT: Stein), **T 08323 96610,** F 966150
53 Zimmer | 1 Suite | Ez ab 51 €, Dz ab 104 €

Wenn Sie im Urlaub auf eine tolle Aussicht, eine persönliche Atmosphäre und ein behagliches Ambiente Wert legen, sind Sie bei Familie Schafroth genau richtig! Das in 4. Generation geführte und kontinuierlich erweiterte Hotel bietet wohnliche Gästezimmer in unterschiedlichen Kategorien. Im traditionellen Restaurant wird gutbürgerlich und international gekocht.

INGELFINGEN 52 C www.ingelfingen.de

Baden-Württemberg | EW 5.575 | 217 m Künzelsau 4 km, Bad Mergentheim 32 km
T 07940 13090

Schlosshotel www.schloss-hotel-ingelfingen.de

★★★ S garni

Schlossstraße 14, PLZ 74653, **T 07940 91650,** F 916550
34 Zimmer | 2 Suiten | Ez 77–85 €, Dz 107–115 €

Das Hotel ist Teil des Hohenlohe-Schlosses aus dem 18. Jahrhundert. Sie wohnen in funktional ausgestatteten Zimmern. Restaurant mit idyllischer Gartenterrasse.

Weinstüble Haus Nicklass
www.haus-nicklass.de

Mariannenstraße 47, PLZ 74653, **T 07940 91010**
80 | Hauptgericht 7–21 €, Menü 15–33 € | Sa-So Mo-Do, Sa-Sa

Kleine Gaststuben mit gemütlich-rustikaler Atmosphäre. Auf den Teller kommen akkurat zubereitete regionale Speisen wie z.B. Schollenfilet, Rehbraten oder Wiener Schnitzel. Es gibt auch einige vegetarische Gerichte. Gutes Preis-Leistungs-Verhältnis.

INGELHEIM AM RHEIN 50 B
www.ingelheim.de

Rheinland-Pfalz | EW 24.050 | 110 m
Bingen 14 km, Mainz 18 km
T 06132 782216
Weitere Empfehlungen unter Schwabenheim.

IBB Hotel Ingelheim
www.ibbhotelingelheim.de

★★★★S garni

Binger Str. 76, PLZ 55218 (OT: Neue Mitte), **T 06132 44130**
109 Zimmer | 24 h

Das Freizeit- und Businesshotel bietet einen modernen Eingangsbereich, farbenfroh und technisch gut ausgestattete Zimmer und Studios sowie zwei Tagungsräume für bis zu zwölf Personen. Restaurant und Hotelbar im vierten Stock mit Blick über die Stadt.

Landhotel Fetzer
www.landhotel-fetzer.de

★★★★S garni

Gaulsheimer Str. 19, PLZ 55218 (OT: Sporkenheim), **T 06725 30130,** F 301326
14 Zimmer | Ez ab 94 €, Dz ab 129 €

Inhabergeführtes Haus mit gepflegten Zimmern im Landhausstil. Im angeschlossenen Restaurant „Lindenhof" werden Sie mit Gerichten aus der regionalen und internationalen Küche verwöhnt.

Sandhof Dirk Maus - Gourmetrestaurant
www.dirk-maus.de

VARTA★TIPP Küche VARTA-TIPP Service

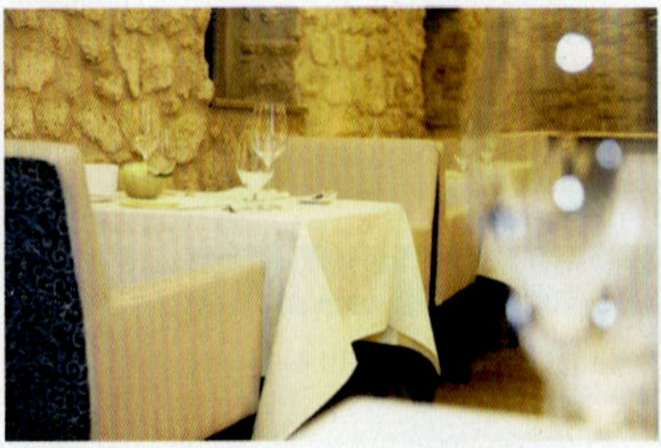

Sandhof 7, PLZ 55262 (OT: Heidesheim am Rhein), **T 06132 4368333**
16 | Hauptger. 85–120 €, Menü 85–120 € | Mi-So Mo, Di

Ein bezaubernder Ort: Da ist der denkmalgeschützte Sandhof mit seinen hist. Räumen, die lauschige Aussichtsterrasse und die fantastische Küche von Dirk Maus. Der Patron kredenzt Ihnen ein Gourmetmenü, das sich ebenso durch Finesse und Harmonie auszeichnet wie durch Top-Produkte und die niveauvolle Präsentation.

Sandhof Dirk Maus - Landgasthaus

Sandhof 7, PLZ 55262 (OT: Heidesheim am Rhein), **T 06132 4368333**
45 | Hauptgericht 14–39 €, Menü 29–49 € | Sa-So Mi-So Mo, Di

Die frische regionale Küche passt zur unkomplizierten Atmosphäre des Landgasthauses. Probieren Sie z.B. „Geschmorte Schweinebäckchen mit Wirsing und Apfel-Kartoffel-Stampf" oder „Zander mit Blutwurst auf Linsen und Jus". Für Veranstaltungen steht mit der „Scheune" eine schöne Räumlichkeit zur Verfügung.

Wasem Kloster Engelthal — www.wasem.de

Edelgasse 15, PLZ 55218, **T 06132 2304**
70 | Hauptgericht 13–27 € | So | Mo-Di, Do-So | Mi | 27.12.20–8.1.21

Das stimmungsvolle Restaurant mit seinem alten Kreuzgewölbe ist ein beliebter Treffpunkt für Weinfreunde. Serviert werden regionale und internationale Gerichte wie z.B. „Lammrücken mit Gewürz-Couscous und Süßkartoffelstampf". In einem der wohnlich eingerichteten Gästezimmer in unmittelbarer Nähe zum Kloster bleibt man auch gerne über Nacht.

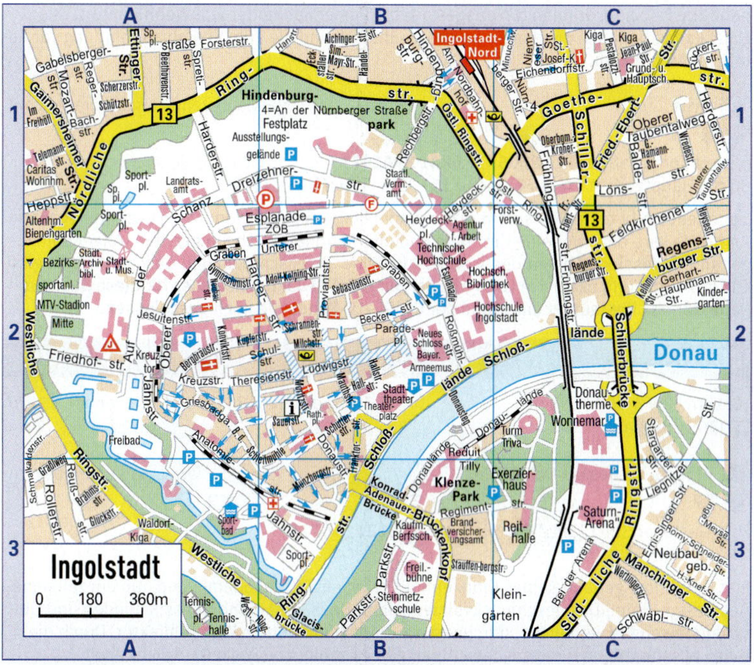

INGOLSTADT 60 A — www.ingolstadt-tourismus.de

Bayern | EW 131.740 | 374 m — Donauwörth 57 km, Regensburg 73 km
T 0841 3053030
Spitalkirche, Altes und Neues Rathaus, Neues Schloss mit Armeemuseum, Kreuztor mit sieben Türmen, klassizistische Festungsanlagen mit Reduit Tilly, Liebfrauenmünster, St.-Maria-Victoria-Kirche, Medizinhistorisches Museum, Stadtmuseum, Spielzeugmuseum, Museum für Konkrete Kunst, Alf-Lechner-Museum, Audi museum mobile.

NH Hotel Ingolstadt
www.nh-hotels.de

★★★★ garni

Goethestr. 153 (↗ C1), PLZ 85055, **T 0841 5030,** F 5037
119 Zimmer | 2 Suiten | 24 h

Modernes Business- und Tagungshotel in der Nähe der Autobahnabfahrt Nord. Klimatisierte, wohnliche Zimmer mit hohem technischen Komfort. Restaurant mit bayerischer Küche und Sommerterrasse.

Hotel am Campus
www.hotel-am-campus.de

★★★S garni

Kälberschüttstraße 1, PLZ 85053, **T 0841 1380270,** F 13802727
79 Zimmer | Ez 80–125 €, Dz 95–150 € | 24 h

Im Süden der Stadt empfängt Sie dieses neuzeitliche Businesshotel. Außen hübsche, farbenfrohe Fassade, drinnen top ausgestattete Zimmer mit modernem Wohnkomfort. Das Haus kann aber auch durch sein frisches Frühstück und die gute Verkehrsanbindung zur Autobahn A9 punkten.

Avus
www.moevenpick-restaurants.com

Auto-Union-Straße 1, PLZ 85057, **T 0841 8941071**
80 | Hauptgericht 24–44 €, Menü 25–99 € | Mo-Sa So

Gehobenes À-la-carte-Restaurant in der ersten Etage des Audi Forums. In dezent-elegantem Ambiente wird eine moderne deutsche und internationale Küche angeboten. Angenehm leger und professionell agiert der Service. Für kleine Gesellschaften und Geschäftsessen gibt es Clubräume und exklusive Lounges. **Achtung: Bei Redaktionsschluss für diese Buchausgabe war das Restaurant auf Grund der COVID-19-Pandemie noch geschlossen.**

INZELL 69 A
www.inzell.de

Bayern | EW 4.483 | 693 m — Traunstein 18 km, Bad Reichenhall 19 km
T 08665 98850

Alpenliebe Design Hotel Neu!
www.alpenliebe.bayern

Fritz-Gastager-Str. 12, PLZ 83334, **T 08665 6720,** F 67225
21 Zimmer

Erst Operationsgebäude eines Krankenhauses, dann Sportakademie und nun ein zeitgemäßes Design-Hotel! Das geschmackvoll renovierte Haus bietet Erholungssuchenden und Geschäftsreisenden wohnliche, durchgestylte Zimmer mit hohem Wohlfühlfaktor. Durch die tolle Lage inmitten der bayerischen Alpen gibt es zahlreiche Freizeitmöglichkeiten.

Heißenhof
www.heissenhof.de

Windgrat 10, PLZ 83334 (OT: Windgrat), **T 08665 6730,** F 67379
40 Zimmer | 2 Suiten | Ez 82–92 €, Dz 140–158 €, ab 15,00 €

Sympathisches Tagungs- und Seminarhotel in ruhiger Lage. Komfortable Gästezimmer mit rustikalen Möbeln, dekorativen Teppichen und ausgesuchten Wohnaccessoires. Kleiner Wellnessbereich mit Hallenbad und Saunalandschaft.

INZLINGEN 64 A
www.inzlingen.de

Baden-Württemberg | EW 2.403 | 377 m — Lörrach 4 km, Breisach 65 km
T 07621 40550

Krone
www.krone-inzlingen.de

★★★S garni

Riehenstraße 92, PLZ 79594, **T 07621 2226,** F 2245
24 Zimmer | 1 Apartment | Ez 65–79 €, Dz 90–105 €, exkl. Frühstück, 9,00 €

Familiär geführter Gasthof nebst Gästehaus mit zeitlos-modern und praktisch eingerichteten Zimmern. Idealer Ausgangspunkt für Ausflüge in den Schwarzwald und die Schweiz.

Krone

100 | Hauptgericht 20–39 €, Menü 56–72 € | Mo-Mi, Sa-So Mo-Mi, Fr-So Do

Das freundlich eingerichtete Restaurant ist schon längst kein Geheimtipp mehr! Die Küche lässt sich von den Jahreszeiten inspirieren, arbeitet präzise und aromenreich. Regionales und Internationales wird behutsam verfeinert, zum Beispiel zu „Rücken vom regionalen Weidelamm, Bohnen-Artischocken-Gemüse, Kartoffelgratin" oder „Steinbutt, Belugalinsen, Risotto Venere".

Inzlinger Wasserschloss
www.inzlinger-wasserschloss.de

Riehenstr. 5, PLZ 79594, **T 07621 47057**
50 | Hauptgericht 24–42 €, Menü 37–98 € | Fr-So Mo, Do-So Di, Mi

In dem von Wasser umgebenen Schlösschen aus dem 14. Jhd. begeistern die klassische Küche und das hist. Ambiente der behaglichen Räume gleichermaßen. Im rund 100 Meter entfernten Gästehaus stehen zeitgemäß eingerichtete Zimmer zur Verfügung.

IPHOFEN 52 B
www.iphofen.de

Bayern | EW 4.500 | 250 m
T 09323 870306
Kitzingen 8 km, Würzburg 28 km

Zehntkeller
www.zehntkeller.de

S garni

Bahnhofstraße 12, PLZ 97346, **T 09323 8440,** F 844123
59 Zimmer | 5 Suiten | Ez 96–118 €, Dz 138–176 € | 24 h 23.–25.12.20

Gewachsener Hotel- und Weinbaubetrieb mit mehreren Gebäuden. Die Gästezimmer und Suiten wurden geschmackvoll teils mit Antiquitäten und hochwertigen Möbeln ausgestattet. Attraktive Kurzurlauber-Arrangements.

Zehntkeller

140 | Hauptgericht 20–55 €, Menü 34–90 € | Di-So Mo 23.–25.12.20

Behagliche Gaststuben mit ländlichem Charme. Hier finden Sie typische regionale Spezialitäten, aber auch raffinierte internationale Gerichte - alles frisch und schmackhaft zubereitet. Probieren Sie z.B. „Seeteufelfilet auf Koriander-Pappardelle mit Karotten und Passionsfruchtschaum".

Bausewein
www.biobausewein.de

S garni

Breite Gasse 1, PLZ 97346, **T 09323 5210,** F 804090
10 Zimmer | Ez 74–92 €, Dz 106–130 €, 5,00–12,00 €

Kleines Hotel mit gepflegten, hell und freundlich ausgestatteten Nichtraucherzimmern. Für Hausgäste steht ein Aufenthaltsraum mit gemütlicher Sitzecke zur Verfügung. In der Weinstube wird fränkisch-regionale Küche serviert. Auch Weinproben sind möglich.

Goldene Krone
www.gasthof-krone-iphofen.de

€ Gut & Günstig

Marktplatz 2, PLZ 97346, **T 09323 87240,** F 872424
20 Zimmer | Ez 40–65 €, Dz 85–115 €

Traditionsreicher Gasthof am Marktplatz. Hier erwarten Sie gepflegte, unterschiedlich möblierte Zimmer. Das Restaurant verwöhnt mit regionalen Speisen und Wildgerichten aus eigener Jagd.

Zur Iphöfer Kammer
www.kammer-iphofen.de

Marktplatz 24, PLZ 97346, **T 09323 8772677**
26 | Hauptgericht 22–27 €, Menü 35–60 € | So Mi-Sa Mo, Di

Authentisch, schmackhaft und frisch ist die saisonbezogene Regionalküche in diesem hübschen kleinen Restaurant am Marktplatz. Dazu gibt es feine Weine aus dem Weingut Hans Wirsching. Schön auch die lauschige Terrasse.

99er Kulinarium
www.99er-kulinarium.de

Pfarrgasse 18, PLZ 97346, **T 09323 804488**
80 | Hauptgericht 8–28 €, Menü 20–40 € | Di-So Mo

Das hist. Gebäude mitten in der Altstadt beherbergt drei kleine gemütliche Gaststuben. Die Karte bietet regionale und internationale Küche mit frischen Produkten aus dem Umland. Schöne Auswahl an Weinen von heimischen Winzern.

Augustiner am See
www.augustiner-am-see.de

€ Gut & Günstig

Klostergasse 8, PLZ 97346 (OT: Birklingen), **T 09326 978950**
140 | Hauptgericht 9–25 €, Menü 20–50 € | Mo-Di, Fr-So

Liebevoll restauriertes Kleinod neben der hist. Klosterkapelle aus dem 15. Jahrhundert. Geboten wird eine saisonal ausgerichtete regionale und deutsche Küche zu gastfreundlichen Preisen. Sonnige Gartenterrasse.

ISERLOHN 30 C
www.iserlohn.de

Nordrhein-Westfalen | EW 93.119 | 247 m — Menden 12 km, Hagen 19 km
T 02371 2171820
Hist. Fabrikanlage Maste-Barendorf mit Nadel- und Haarnadelmuseum, Dechenhöhle (Tropfsteinhöhle), Museum für Höhlenkunde, Bismarckturm, Danzturm, Seilersee, Museum für Handwerk und Postgeschichte, Hist. Kornbrennerei Bimberg, Johanneskirche Hennen, Pfarrkirche St. Kilian in Letmathe, Oberste Stadtkirche.

Vier Jahreszeiten
www.vierjahreszeiten-iserlohn.de

★★★★S

Seilerwaldstraße 10, PLZ 58636, **T 02371 9720,** F 972111
69 Zimmer | 4 Suiten | Ez 89–125 €, Dz 169–199 € | 24 h

Direkt am Seilersee gelegenes, sehr stilvolles Haus. Mit warmen Farben, edlen Materialien und moderner Technik ausgestattete Gästezimmer. Elegantes Hotelrestaurant mit gehobener Küche und gut sortiertem Weinangebot.

Neuhaus www.hotel-neuhaus.de

★★★★S garni

Lösseler Straße 149, PLZ 58644 (OT: Lössel), **T 02374 97800,** F 7664
33 Zimmer | 3 Suiten | Ez 80–130 €, Dz 140–170 €

In diesem von einem Skulpturengarten umgebenen Haus verbinden sich Kunst, Kultur und Kreativität mit gehobener Lebensart und anspruchsvoller Gastlichkeit. Die Hotelzimmer und Suiten hat man liebevoll und komfortabel eingerichtet. Entspannung bietet der hauseigene Day Spa in einem Fachwerkhaus aus dem Jahr 1753.

Neuhaus

60 | Hauptgericht 18–40 €, Menü 24–50 € | Sa Mo-So

Behaglich eingerichtete Restaurantstuben. Serviert wird eine kreativ-vielseitige Küche mit saisonalen Spezialitäten, klassischen Sauerländer Gerichten sowie internationalen Kreationen. Umfangreiches Weinangebot.

ISERNHAGEN 23 C www.isernhagen.de

Niedersachsen | EW 22.882 | 58 m Langenhagen 6 km, Hannover 12 km
T 0511 61531040
Bauernhausmuseum, Kirchen St. Marien und St. Nikolai.

Heinrichs www.restaurant-heinrichs.de

Hauptstr. 1, PLZ 30916, **T 05139 87310**
160 | Hauptgericht 9–25 €, Menü ab 29 € | Mi-So Mo, Di

Deutsche Küche mit Pfiff erwartet Sie in diesem regionaltypischen Backsteinhaus aus dem Jahre 1868. Auf der Speisekarte locken Gerichte wie „Zanderfilet auf der Haut gebraten | Petersilienrisotto | lila Karotte“ oder „Oldenburger Bauernente | Apfel-Sellerie-Gemüse | Kartoffeln“.

ISMANING 60 D www.ismaning.de

Bayern | EW 17.591 | 490 m München 14 km, Erding 20 km
T 089 9609000

Zur Mühle www.hotel-muehle.de

★★★S garni

Kirchplatz 5, PLZ 85737, **T 089 960930,** F 96093110
99 Zimmer | Ez 110–160 €, Dz 150–200 € | 24 h

Seit 1857 von der Familie geführtes Hotel mit gediegen rustikalen Zimmern in unterschiedlichen Kategorien. Heimelige Gaststuben, in denen regionale und internationale Küche serviert wird. Hübscher Biergarten unter alten Kastanien.

ISNY IM ALLGÄU 66 B www.isny.de

Baden-Württemberg | EW 14.443 | 704 m Leutkirch 18 km, Wangen 24 km
T 07562 975630
Mittelalterl. Oval mit Stadtmauer und Wehrgang, Kirche St. Georg & Jakobus, Nikolaikirche, Predigerbibliothek, Kunsthalle und Städtische Galerie im Schloss (ehem. Benediktinerkloster), Wassertor-Museum, Adelegg mit Schwarzem Grat (1118m), Eistobelschlucht, Naturschutzgebiete Bodenmöser und Taufach-Fetzach-Moos.

Berghotel Jägerhof
www.berghotel-jaegerhof.de

★★★★S garni

Jägerhof 1, PLZ 88316, **T 07562 770,** F 77202
88 Zimmer | 9 Suiten | Ez ab 99 €, Dz ab 198 €

Solides Allgäuer Traditionshaus in ruhiger Lage mit Sonnenterrasse. Zimmer und Gasträume im Landhausstil. Netter Wellnessbereich mit Schwimmbad, Saunalandschaft und Fitnessraum.

Hohe Linde
www.hohe-linde.de

★★★S garni

Lindauer Straße 75, PLZ 88316, **T 07562 97597,** F 975969
29 Zimmer | 3 Suiten | 2 Apartments | Ez 80–85 €, Dz 130–140 € | 24 h

Familiär geführtes Haus am Stadtrand von Isny. Solide und gepflegt zeigen sich die geschmackvoll eingerichteten Gästezimmer. Fragen Sie nach den renovierten Superior-Zimmern! Schöner Hotelgarten. Hauseigene Kochschule Susanne Rimmele.

Allgäu Stuben

50 | Hauptgericht 13–28 €, Menü 28–45 € | Mo-Sa

Eleganter Stil gepaart mit einer ländlichen Note. Das schmucke Abendrestaurant bietet eine frische saisonale Küche unter Verwendung heimischer Produkte. An den sogenannten „Kaminabenden“ grillt man Fleisch- und Fischspezialitäten über der Glut am offenen Kamin.

Schloss Neutrauchburg
www.schloss-neutrauchburg.de

★★★★S garni

Schlossstraße 11, PLZ 88316 (OT: Neutrauchburg), **T 07562 9756460,** F 9756466
13 Zimmer | 1 Suite | Ez ab 109 €, Dz ab 159 €

Das hübsche Anwesen aus dem 18. Jhd. fungiert heute als modernes Seminar- und Tagungszentrum. Sie wohnen in liebevoll und individuell ausgestatteten Gästezimmern. Im Restaurant wird eine leichte, zeitgemäße Küche mit regionalem Einfluss serviert. Schöne Terrasse mit Blick auf den weitläufigen Garten.

ISSELBURG 28 B
www.isselburg.de

Nordrhein-Westfalen | EW 11.236 | 17 m — Rees 10 km, Bocholt 15 km
T 02874 942344
Wasserburg Anholt, Biotop Wildpark Anholter Schweiz, Turmwindmühle, Wehrturm.

Parkhotel Wasserburg Anholt
www.schloss-anholt.de

VARTA-TIPP Service

★★★★S garni

Schloss 1, PLZ 46419 (OT: Anholt), **T 02874 4590,** F 45999
31 Zimmer | 3 Suiten | Ez 109–235 €, Dz 169–240 €, 19,00 € | 24 h

Reizvolle Hotelanlage inmitten einer großzügigen Park- und Gartenlandschaft. Neben individuell und stilvoll eingerichteten Zimmern besticht das Haus auch durch sein vorbildliches Service- und Dienstleistungsniveau. Im Restaurant „Wasserpavillon“, das sich mitten im Schlossteich befindet, wird eine feine regionale Küche mit mediterranem Einfluss serviert. **Achtung: Bei Redaktionsschluss für diese Buchausgabe war das Hotel auf Grund der COVID-19-Pandemie noch geschlossen.**

Landhaus zur Issel
www.hotel-restaurant-isselburg.de

€ Gut & Günstig

Minervastraße 26-28, PLZ 46419, **T 02874 770,** F 45673
12 Zimmer | Ez 58–65 €, Dz 80 €

Unweit der niederländischen Grenze und der Autobahn A3 liegt dieses familiengeführte Hotel. Hier erwarten Sie einfache, aber gepflegte Gästezimmer. Hübsches Gartenrestaurant.

JAMELN 16 D
www.elbtalaue.de

Niedersachsen | EW 1.043 | 10 m — Küsten 7 km, Gusborn 11 km
T 05861 8080

Das Alte Haus
www.jameln.de

Bahnhofstraße 1, PLZ 29479, **T 05864 608**
50 | Hauptgericht 15–24 € | Do-So Mo, Di, Mi

Das hübsche Reetdachhaus liegt mitten im idyllischen Rundlingsdorf. Stammgäste kommen nicht nur wegen der urig-gemütlichen Atmosphäre, sondern auch wegen der leckeren Grillgerichte. Dazu werden gute Weine aus Frankreich und Italien serviert.

JENA 44 B
www.visit-jena.de

Thüringen | EW 107.679 | 148 m — Gera 39 km, Erfurt 45 km
T 03641 498050
Schillerkirche, Stadtkirche St. Michael, Spätgot. Rathaus und Hanfried-Denkmal am denkmalgeschützten Marktplatz, Zeiss-Planetarium, JenTower mit Aussichtsplattform, Goethe-Gedenkstätte, Schillers Gartenhaus, Deutsches Optisches Museum, Botanischer Garten.
Einen Cityplan finden Sie auf Seite 638.

Steigenberger Esplanade
www.jena.steigenberger.de

Carl-Zeiß-Platz 4 (A2), PLZ 07743, **T 03641 8000,** F 800150
140 Zimmer | 13 Suiten | 5 Apartments | Ez 99–149 €, Dz 99–149 €, exkl. Frühstück, 17,00–20,00 € | 24 h

Eine lichtdurchflutete, sechsstöckige Atriumhalle mit Glaskuppel, gläserne Aufzüge und die originelle Architektur prägen das Ambiente des Hotels, das sich neben der Friedrich-Schiller-Universität befindet. Feine Hölzer und warme Farben verleihen den Zimmern eine edle, zurückhaltende Eleganz. Im Restaurant „Kardamom“ erwartet Sie eine kreative eurabische Küche.

SCALA Turm Hotel
www.scala-jena.de

★★★★

Leutragraben 1 (B2), PLZ 07743, **T 03641 3113888,** F 3113889
17 Zimmer | 1 Suite | Ez ab 96 €, Dz ab 109 €, exkl. Frühstück, 20,00 €

In der 27. Etage des JenTowers, etwa 120 m hoch über der Stadt, erwartet Sie hier ein atemberaubender Panoramablick auf die Saalestadt. Die designorientierten Aussichtszimmer überzeugen mit sehr gutem Schlafkomfort, gläsernen Bädern und einer ausgefeilten Lichtgestaltung.

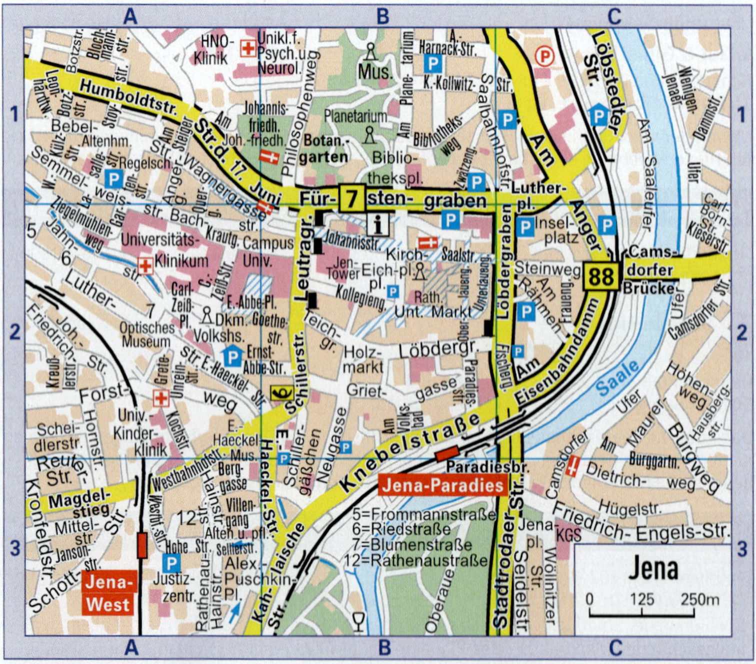

SCALA Turm Restaurant

VARTA-TIPP Küche

64 | Hauptgericht 17–35 €, Menü 39–101 € | Mo-Sa

Das helle, freundliche Restaurant mit seinen raumhohen Fenstern ist zweifelsfrei die beste kulinarische Adresse der Stadt - und das nicht nur wegen der fantastischen Aussicht. Hier erwarten Sie ein freundlicher Service und eine schmackhafte internationale Küche mit fantasievollen Gerichten wie „Forellenfilet | Gurke | Kartoffelcreme | Röstzwiebel | Dijonsenfschaum“. Tischreservierung empfehlenswert.

Landgrafen

www.landgrafen.com

Landgrafenstieg 25 (↗ B1), PLZ 07743, **T 03641 507071**
80 | Hauptgericht 14–32 €, Menü 29–55 € |

Panoramarestaurant in reizvoller Lage, auch „Balkon Jenas“ genannt. Im Angebot: internationale Küche und selbstgebackene Thüringer Kuchen. Nette Sonnenterrasse am Fuße des Aussichtsturms. Es stehen auch drei Gästezimmer zur Verfügung.

JETTINGEN-SCHEPPACH 59 C

www.jettingen-scheppach.de

Bayern | EW 6.739 | 470 m
T 08225 3060

Ulm 33 km, Augsburg 41 km

Best Hotel Mindeltal www.besthotel.de

★★★S garni

Robert Bosch Straße 3 (an der A 8, im Gewerbegebiet), PLZ 89343, **T 08225 9970**, F 997100
74 Zimmer | 4 Apartments | Ez 59–119 €, Dz 79–129 €

Verkehrsgünstig an der Autobahnausfahrt gelegenes Tagungs- und Urlaubshotel. Großzügig geschnittene, behaglich eingerichtete Zimmer mit zeitgemäßem Komfort. Gutes Frühstück.

JEVER 13 A www.stadt-jever.de

Niedersachsen | EW 13.904 | 9 m Wilhelmshaven 18 km, Oldenburg 59 km
T 04461 71010
Schloss, Friesisches Brauhaus mit Brauereimuseum, Friesische Blaudruckerei, Museen, Stadt der Brunnen.

Greenline Hotel im Schützenhof www.schuetzenhof-jever.de

★★★S

Schützenhofstr. 47, PLZ 26441, **T 04461 9370**, F 937299
103 Zimmer | 2 Suiten | Ez 72 €, Dz 95–103 €

Etwas außerhalb liegt dieses gepflegte Hotel mit seinen liebevoll ausgestatteten Zimmern, die wahlweise in den Kategorien „friesisch-landart“ oder „friesisch-premium“ buchbar sind. Für Entspannung sorgt ein kleiner Wellnessbereich.

Friesen Hotel www.jever-hotel.de

★★★ garni

Harlinger Weg 1, PLZ 26441, **T 04461 9340**, F 934111
32 Zimmer | Ez 59–69 €, Dz 89–99 €

Freundlich geführter Familienbetrieb mit persönlicher Note in Innenstadtnähe. Helle, funktional ausgestattete Gästezimmer mit gehobenem Komfort und kostenlosem WLAN. Gutes Frühstück, idyllischer Garten.

JOHANNESBERG 42 C www.johannesberg.de

Bayern | EW 3.894 | 372 m Mömbris 6 km, Aschaffenburg 8 km
T 06021 34850

Auberge de Temple - Helbigs Gasthaus www.auberge-de-temple.de

VARTA-TIPP Küche

Hauptstraße 2, PLZ 63867, **T 06021 4548300**
40 | Hauptgericht 15–25 €, Menü 91–127 € | Di-Sa Mo, So

Mitten in der herrlichen Natur des Vorspessarts liegt diese hervorragende Adresse. Im freundlich-modernen Landhaus-Ambiente kredenzt Chef de Cuisine Ludger Helbig seine kreative Gewürzküche. Das Angebot reicht vom exklusiven Genussmenü (4 bis 6 Gänge) bis hin zu frischen bodenständigen Gerichten, die Sie auch á la carte genießen können. Für Übernachtungsgäste stehen großzügig geschnittene Suiten zur Verfügung.

JONSDORF, KURORT 47 B www.jonsdorf-kurort.de

Sachsen | EW 1.627 | 440 m Zittau 12 km, Löbau 33 km
T 035844 70616

Gondelfahrt www.hotel-gondelfahrt.de

Großschönauer Straße 38, PLZ 02796, **T 035844 7360,** F 73659
35 Zimmer | 3 Apartments | Ez 48–60 €, Dz 70–94 € | ⃠ 4.–29.1.21

Familiengeführtes Haus in ruhiger Lage am Ortsrand. Zweckmäßig und funktional eingerichtete Gästezimmer. In der behaglichen Bauernstube mit hist. Kachelofen werden regionale und saisonale Spezialitäten serviert. Idyllisches Gartenlokal.

JORK 15 A www.tourismus-altesland.de

Niedersachsen | EW 11.691 | 1 m Buxtehude 9 km, Stade 21 km
T 04162 914755
Reetgedeckte Fachwerkhäuser, Museum Altes Land, Windmühle Aurora.

Die Mühle Jork www.diemuehlejork.de

Am Elbdeich 1, PLZ 21635 (OT: Borstel), **T 04162 6395**
28 | Hauptgericht 26–32 €, Menü 64–114 € | Sa-So Mi-So ⃠ 1.–31.1.21

Beeindruckende denkmalgeschützte Holländermühle aus dem Jahr 1856. Die mediterran orientierte Küche des Patrons basiert überwiegend auf frischen Saisonprodukten aus der Umgebung. Große Sommerterrasse. Veranstaltungsraum im Obergeschoss.

JUGENHEIM 50 B www.jugenheim-rheinhessen.de

Rheinland-Pfalz | EW 1.670 | 155 m Mainz 19 km, Hockenheim 98 km
T 06130 1488

Weedenhof www.weedenhof.de

Mainzer Straße 6, PLZ 55270, **T 06130 941337**
45 | Hauptgericht 16–29 €, Menü 32–49 € | So Mi-So ⃠ Mo, Di

Ländliche Gaststuben mit gemütlicher Atmosphäre. Auf der Karte stehen regionale und internationale Gerichte wie z.B. „Lammhüfte mit Mittelmeergemüse und cremiger Rosmarin-Polenta". Zum Übernachten hat man zeitgemäße Gästezimmer.

JUIST (INSEL) 12 B www.juist.de

Niedersachsen | EW 1.540 | 3 m Aurich (Ostfriesland) 31 km, Emden 37 km
T 04935 8090

Achterdiek www.hotel-achterdiek.de

VARTA TIPP Service

S garni

Wilhelmstraße 36, PLZ 26571, **T 04935 8040,** F 1754
49 Zimmer | 14 Suiten | Ez 101–201 €, Dz 182–372 €

Ein Ferienhotel wie aus dem Bilderbuch! Hier erwarten Sie ostfriesisches Flair und familiäre Gastlichkeit, die von Herzen kommt. Sie logieren in wohnlichen, klassisch-modern eingerichteten Zimmern, teilweise mit Blick aufs Wattenmeer. An warmen Tagen können Sie Ihr Frühstück auch auf der Sonnenterrasse genießen.

Danzers feines Achtern Diek

120 | Hauptgericht 22–30 €, Menü 42–75 € | Mo-So

Hotelrestaurant mit elegant-lässigem Ambiente und zuvorkommendem Service. Auf der Speisekarte finden sich erlesene Slow-Food-Gerichte. Mittags kleineres Lunch-Angebot.

Hotel Pabst — www.hotelpabst.de

★★★★S garni

Strandstraße 15-16, PLZ 26571, **T 04935 8050,** F 805155
56 Zimmer | 14 Suiten | 6 Apartments | Ez 110–205 €, Dz 210–370 €

Traditonsreiches, familiär geführtes Ferien- und Wellnesshotel. Die hellen, freundlichen Gästezimmer verfügen über eine zeitgemäße Ausstattung. Schöner Wellnessbereich mit Schwimmbad, Sauna und Tecaldarium. Netter Hotelgarten.

Rüdiger's

50 | Hauptgericht 15–55 €, Menü 30–75 € | Mi-So Mo, Di

Kleines, feines Restaurant mit schöner Seeterrasse. Im Angebot: fangfrische Fische und regionale Spezialitäten. Feste „Classics" auf der Karte sind z.B. Salzwiesen-Rind, Lamm oder Kabeljau. Netter Service.

Westfalenhof — www.hotel-westfalenhof.de

garni

Friesenstraße 24, PLZ 26571, **T 04935 91220,** F 912250
20 Zimmer | 8 Suiten | 3 Apartments | Ez 74–89 €, Dz 104–144 €

Top gepflegte Adresse, seit mehr als 100 Jahren im Familienbesitz. Traditionell eingerichtete Zimmer, teils mit Balkon. Hübsche Lounge mit Kamin.

KAARST 29 C — www.kaarst.de

Nordrhein-Westfalen | EW 41.841 | 40 m — Neuss 6 km, Mönchengladbach 15 km
T 02131 987302
Tuppenhof in Vorst, Braunsmühle in Büttgen, Kaarster See, rom. Pfarrkirchen St. Martinus und St. Aldegundis.

Landhaus Michels — www.landhaus-michels.de

garni

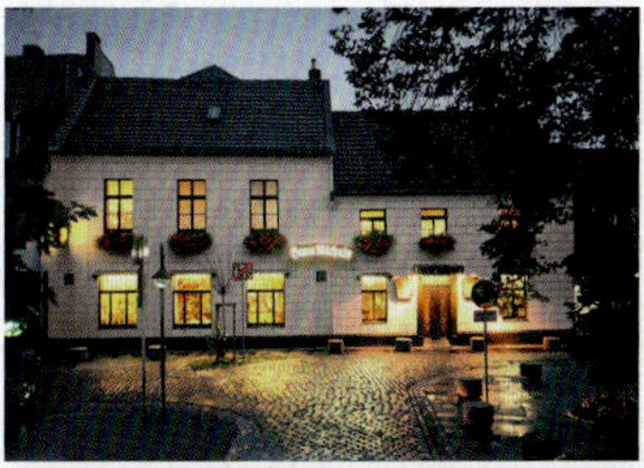

Kaiser-Karl-Straße 10, PLZ 41564,
T 02131 76780, F 767819
15 Zimmer
Ez ab 70 €, Dz ab 90 € | 9.7.–1.8.21

Ehemaliger Landgasthof im alten Ortskern, der sich seit 1723 in Familienbesitz befindet. Komfortable Zimmer mit kostenlosem WLAN in teils unter Denkmalschutz stehenden Gebäuden. Sehr freundlicher Service.

KAHL A. MAIN 42 C — www.kahl-main.de

Bayern | EW 7.285 | 110 m — Hanau 10 km, Aschaffenburg 16 km
T 06188 9440

Zeller www.hotel-zeller.de

★★★★

Aschaffenburger Straße 2, PLZ 63796, **T 06188 9180,** F 918100
82 Zimmer | 1 Suite | Ez ab 104 €, Dz ab 178 € | 24 h

Sehr gut geführtes Traditionshaus im Ortszentrum. Individuelle Zimmer mit geschmackvoller, harmonischer Einrichtung. Im Nebengebäude gibt es einige Apartments für Langzeitgäste. Entspannen kann man im hauseigenen Garten sowie im neuen Zeller GardenSPA.

Zeller

VARTA-TIPP Küche

80 | Hauptgericht 17–40 €, Menü 54–64 € | Mo-So

Bodenständig und ehrlich - aber auch so richtig trendig. Sowohl im schicken Hotelrestaurant an apart-modern eingedeckten Tischen als auch auf der eleganten Lounge-Terrasse unter alten, hochgewachsenen Bäumen wird eine verfeinerte Regionalküche aufgetischt. Dazu ein gastorientierter, sehr angenehmer Service. Mittags Business-Lunch.

Am Leinritt www.hotel-amleinritt.de

garni

Am Leinritt 2, PLZ 63796 (OT: Mainfeld), **T 06188 911880,** F 9118888
32 Zimmer | Ez 87–95 €, Dz 105–115 €

Das ruhig gelegene, familiär geführte Hotel verfügt über zweckmäßig eingerichtete Zimmer im Haupthaus und moderne Zimmer im Neubau. Gute Verkehrsanbindung an die umliegenden Autobahnen. Netter Frühstücksraum.

KAISERSESCH 40 C www.vg.kaisersesch.de

Rheinland-Pfalz | EW 3.034 | 410 m Mayen 15 km, Cochem 17 km
T 02653 9996503

Waldhotel-Kurfürst www.waldhotel-kurfuerst.de

★★★ S

Auf der Wacht 21, PLZ 56759, **T 02653 98910,** F 989119
23 Zimmer | Ez 58–92 €, Dz 82–112 €, exkl. Frühstück, 5,00–11,50 €

Das Haus ist bei Bikern beliebt und der ideale Ausgangspunkt für Ausflüge in die Eifel. Die gemütlichen Zimmer verfügen über Balkon oder Terrasse. Im Restaurant wird regional gekocht.

KAISERSLAUTERN 50 C www.kaiserslautern.de

Rheinland-Pfalz | EW 102.542 | 251 m Ludwigshafen 58 km, Saarbrücken 70 km
T 0631 3652317
Ev. Stiftskirche, kath. Kirche St. Martin, Fruchthalle, Burgruine Hohenecken, Kaiserbrunnen, Pfalzgrafensaal und unterirdische Gänge aus der Stauferzeit, Japan. Garten, Gartenschau, Fritz-Walter-Stadion.

SAKS Urban Design Hotel www.sakskaiserslautern.com

★★★★ S

Stiftsplatz 11 (B2), PLZ 67655, **T 0631 361250,** F 36125222
92 Zimmer | 24 h

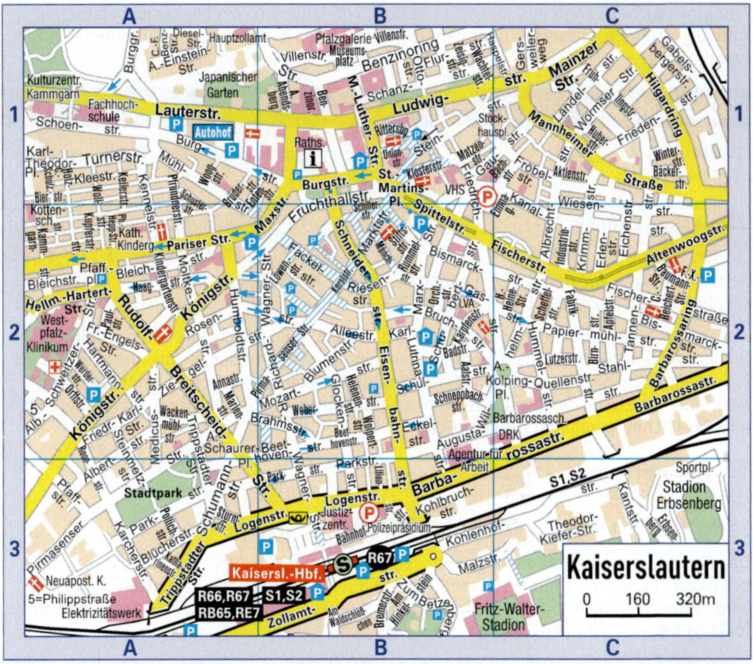

2011 eröffnetes Business- und Tagungshotel. Geschmackvoll gestylte und hochwertig ausgestattete Zimmer und Suiten mit modernster Multimedia-Ausstattung. Kostenfreier Shuttle-Service für Hausgäste.

Zollamt
www.hotel-zollamt.de

★★★★ S garni

Buchenlochstraße 1 (↙ A3), PLZ 67663, **T 0631 3166600,** F 3166666
33 Zimmer | Ez 99–120 €, Dz 130–149 €, 14,00 €

Ungestörte Business-Atmosphäre und klares, schnörkelloses Design erwarten Sie in diesem familiär geführten Stadthotel. Hier wohnen Sie in hellen Gästezimmern mit puristischer Einrichtung und ästhetischem Farbkonzept. Auffallend das freundliche und serviceorientierte Personal.

Art Hotel Lauterbach
www.art-hotel-kl.de

★★★ S garni

Fruchthallstraße 15 (B1), PLZ 67655, **T 0631 362400,** F 3624012
23 Zimmer | 1 Suite | Ez 79–89 €, Dz 119 €

Modernes, gut geführtes Privathotel hinter historischer Fassade im Stadtzentrum. Sachlich eingerichtete Gästezimmer mit edlem Nussbaumparkett. Freundliche Gastgeberin.

Fröhlich
www.hotel-froehlich.de

★★★ S garni

Dansenberger Straße 10, PLZ 67661 (OT: Dansenberg), **T 0631 357160,** F 3571666
30 Zimmer | 4 Suiten | Ez 70–100 €, Dz 98–138 € | 24 h

››

Traditionsreiches Landhotel, das sich seit über 145 Jahren in Familienbesitz befindet. Im Anbau geräumige, moderne Komfortzimmer. Gepflegtes Restaurant mit Biergarten und Felswandterrasse.

KAISHEIM 59 B www.kaisheim.de

Bayern | EW 3.817 | 470 m Donauwörth 7 km, Nördlingen 29 km
T 09099 96600

Schloss Leitheim www.schloss-leitheim.de

★★★★S garni

Schlossstraße 1, PLZ 86687 (OT: Leitheim), **T 09097 485980,** F 48598999
49 Zimmer | 2 Suiten | Ez ab 135 €, Dz ab 210 €

Ausgesprochen schön hat man das Hotel in das Rokoko-Ensemble von Schloss Leitheim integriert. In den stilvollen Gästezimmern sorgen polierte Holzböden, ausgesuchte Stoffe, edles Mobiliar und harmonische Farben für Wohlfühlambiente par excellence! Und die Weitsicht über die Ebene der Donauauen gibt es gratis dazu. Schön auch der Wellnessbereich mit klassischer Sauna und Outdoor-Pool.

Weingärtnerhaus

70 | Hauptgericht 20–24 €, Menü 35–65 € | Sa-So Mo-So

Das Restaurant verdankt seinen Namen den Weinbergen, die direkt unterhalb des Schlosses liegen. In den geschmackvoll renovierten Räumlichkeiten mit Kachelofen und Kamin wird Ihnen eine mediterran inspirierte, bodenständige Küche serviert. An sonnigen Tagen lockt das wunderschöne Terrassencafé.

KALKAR 28 B www.kalkar.de

Nordrhein-Westfalen | EW 13.670 | 15 m Rees 9 km, Goch 12 km
T 02824 13120

Meier's Restaurant www.meiers-restaurant.de

Markt 14, PLZ 47546, **T 02824 3277**
45 | Hauptgericht 17–25 €, Menü 32–49 € | Mo-Di, Do-So Mi

Ob im mediterran angehauchten Restaurant, im hellen Wintergarten oder auf der idyllischen Innenhofterrasse - die kreative und marktorientierte Küche wird Sie begeistern! Die Weinkarte bietet eine schöne Auswahl an edlen Tropfen aus der Pfalz und Rheinhessen. Kleine Gerichte und österreichische Mehlspeisen werden im Bistro „Mango" serviert.

KALKHORST 16 B www.kluetzer-winkel.de

Mecklenburg-Vorpommern | EW 1.760 | 30 m Dassow 6 km, Pötenitz 7 km
T 038825 3930

Schlossgut Gross Schwansee www.schwansee.de

VARTA-TIPP Ambiente

★★★★★S garni

Am Park 1, PLZ 23942 (OT: Gross Schwansee), **T 038827 88480,** F 884848
63 Zimmer | 13 Suiten | Ez 98–168 €, Dz 108–198 €

Prächtiges Schlossgut von 1745 mit See und großzügigem Park. Sie haben die Wahl zwischen klassischen Zimmern im Schloss und modern ausgestatteten Zimmern in den stylishen Parkgebäuden. Unterschiedliche Wellnessangebote bietet der Sauna- und Erholungsbereich. Auch als Tagungs- und Veranstaltungshotel hat sich das Haus inzwischen einen Namen gemacht.

Schlossrestaurant 1745

60 | Hauptgericht 12–32 € | Do-Sa

Unter dem historischen Kreuzgewölbe im eleganten Schlossrestaurant serviert man eine raffinierte, produktbezogene Küche. Wie wäre es z.B. mit „Forellenfilet | Gurke | Dill | Kartoffelstampf" oder „Entenbrust | Mango | Pak Choi | Jasminreis"? Für den kleinen Hunger zwischendurch empfiehlt sich die ganztags geöffnete Brasserie.

KALLMÜNZ 54 D

www.kallmuenz.de

Bayern | EW 2.787 | 344 m
T 09473 94010

Regensburg 29 km, Amberg 37 km

Zum Goldenen Löwen

www.zum-goldenenloewen.de

Alte Regensburger Straße 18, PLZ 93183, **T 09473 380**
45 | Hauptgericht 12–29 €, Menü 39–79 € | So Di-So Mo

Hist. Gasthaus mit kleiner Brauerei. Serviert werden schmackhaft zubereitete regionale Gerichte zu angemessenen Preisen. Aus der Hausbrauerei kommen nicht nur Bierspezialitäten, sondern auch Whisky.

KALLSTADT 50 D

www.freinsheim.de

Rheinland-Pfalz | EW 1.205 | 152 m
T 06322 667838

Bad Dürkheim 4 km, Grünstadt 9 km

Weinhaus Henninger

www.weinhaus-henninger.de

★★★★S garni

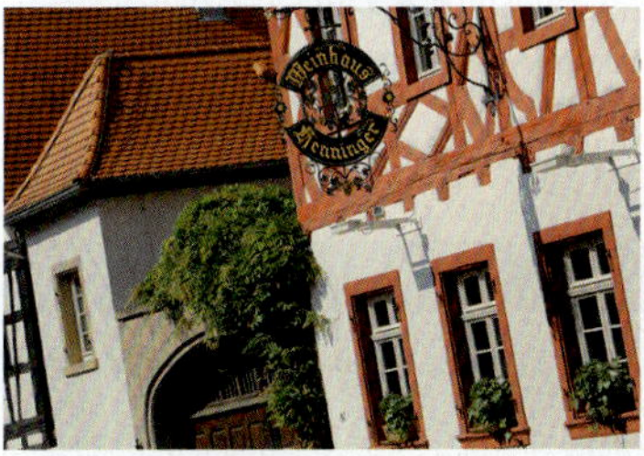

Weinstraße 93, PLZ 67169, **T 06322 2277**, F 62861
13 Zimmer | 6 Suiten
Ez 90–160 €, Dz 115–180 €, exkl. Frühstück,
16,00 €

Die Zimmer und Suiten des Hotelneubaus überzeugen mit ihrer durch und durch wohnlich-geschmackvollen Einrichtung. Modernes Landhausdesign, natürlich-warme Farben und eine klare, reduzierte Formensprache sorgen für Wohlfühlatmosphäre - der Ausblick in die Weinberge ist inklusive.

Weinhaus Henninger

117 | Hauptgericht 18–35 €, Menü 33–48 € | Di-So Mo-So

Auch nach der Renovierung des 1688 erbauten Fachwerkgehöfts haben die hist. Räume nichts von ihrem Charme eingebüßt. In der rustikalen Weinstube und im behaglichen Kaminzimmer wird eine authentische Pfälzer Küche serviert. Für Veranstaltungen empfiehlt sich der hist. Barriquekeller.

Vinothek im Weingut am Nil
www.weingutamnil.de

Neugasse 21, PLZ 67169, **T 06322 9563160**
90 | Hauptgericht 14–36 € | 28.12.20–3.1.21, 15.2.–7.3.21

Die geschmackvoll eingerichtete Vinothek mit ihren historischen Felsmauerwänden, den hohen Decken und der hübschen Innenhofterrasse ist wirklich sehenswert! Die Karte bietet neben kleinen Gerichten wie Flammkuchen und Tapas auch traditionelle Spezialitäten aus der klassischen Küche. Im Gästehaus stehen sieben individuell und komfortabel eingerichtete Zimmer zur Verfügung.

KALTENKIRCHEN 15 A
www.kaltenkirchen.de

Schleswig-Holstein | EW 20.080 | 31 m — Bad Bramstedt 12 km, Hamburg 42 km
T 04191 9390

Dreiklang
www.hotel-dreiklang.de

garni

Norderstr. 6, PLZ 24568, **T 04191 9210,** F 921100
61 Zimmer | 2 Suiten | Ez bis 114 €, Dz 145–165 €, ab 17,50 €

Verkehrsgünstig gelegenes Tagungshotel. Wohnlich-mediterrane Landhauszimmer mit maßgefertigten Pinienmöbeln und hochwertigen Stoffen. Hausgäste haben Zugang zur benachbarten Holsten-Therme. Zwei Restaurants mit regionaler und internationaler Küche.

KAMEN 30 A
www.stadt-kamen.de

Nordrhein-Westfalen | EW 43.177 | 67 m — Unna 8 km, Lünen 12 km
T 02307 1481302
Ev. Margaretenkirche in Methler (4 km W), Pauluskirche (Schiefer Turm), Fünf-Bogen-Brücke.

Designhotel Im Südfeld
www.imsuedfeld.com

garni

Südfeld 9a, PLZ 59174 (OT: Heeren-Werve), **T 02307 964670**
21 Zimmer | 4 Suiten | Ez ab 80 €, Dz ab 100 €, exkl. Frühstück, 9,50 € | 24 h

Modern und komfortabel ausgestattetes Hotel in verkehrsgünstiger Lage. Man bietet gepflegte und zeitgemäße Zimmer mit hochwertigen Marmorbädern. Hausgäste profitieren von besonderen Inklusivleistungen wie kostenfreiem WLAN-Zugang oder kostenlosem Telefonieren ins deutsche Festnetz.

KAMENZ 36 D
www.kamenz.de

Sachsen | EW 15.301 | 170 m — Bautzen 24 km, Hoyerswerda 25 km
T 03578 379205
Hist. Stadtkern, Hauptkirche St. Marien, Klosterkirche St. Annen, Lessing-Museum, Museum der Westlausitz, Steinbruchmuseum, Hutberg.

Goldner Hirsch
www.hotel-kamenz.de

garni

Markt 10, PLZ 01917, **T 03578 78350,** F 7835599
30 Zimmer | 2 Suiten | Ez 87–97 €, Dz 107–117 €, 10,00 €

Über 450 Jahre altes Haus am Kamenzer Markt mit wohnlich eingerichteten Zimmern in zwei Kategorien. Restaurant mit regionaler und internationaler Küche.

Villa Weiße
www.villa-weisse.de

Poststraße 17, PLZ 01917, **T 03578 378470,** F 3784730
14 Zimmer | Ez ab 74 €, Dz ab 89 €

In ruhiger Lage direkt am Volkspark befindet sich dieses charmante kleine Hotel. Hier erwarten Sie gepflegte Zimmer zu gastfreundlichen Preisen. Im angeschlossenen Restaurant mit Gartenlokal wird regional und international gekocht.

KAMP-LINTFORT 29 C
www.kamp-lintfort.de

Nordrhein-Westfalen | EW 36.973 | 33 m — Duisburg 24 km, Wesel 27 km
T 02842 9120
Zisterzienser- und Karmeliterkloster Kamp mit rekonstruiertem Barockgarten.

Wellings Parkhotel
www.wellings-parkhotel.de

Neuendickstr. 96, PLZ 47475, **T 02842 21040,** F 2109
144 Zimmer | 9 Suiten | Ez 101–221 €, Dz 121–241 €, exkl. Frühstück, 14,00–16,50 €

Privat geführtes Hotel in einem Klinkergebäude mit neuerem Anbau und großem Tagungsbereich. Individuell eingerichtete Zimmer unterschiedlicher Kategorien. Gediegenes Restaurant mit moderner internationaler Küche. Schöne Terrasse am See.

KANDEL 50 D
www.suedpfalz-tourismus-kandel.de

Rheinland-Pfalz | EW 9.103 | 123 m — Karlsruhe 16 km, Landau in der Pfalz 17 km
T 07275 619945

Zum Riesen
www.hotelzumriesen.de

Rheinstraße 54, PLZ 76870, **T 07275 3437,** F 61395
20 Zimmer | 2 Apartments | Ez 40–70 €, Dz 50–90 €

Ein traditionsreicher Familienbetrieb - 1696 erstmals als Gasthaus erwähnt. In den geschmackvoll sanierten Fachwerkhäusern stehen unterschiedlich geschnittene Gästezimmer zur Verfügung. Die Einrichtung reicht von rustikal und preiswert bis zu individuell gestalteten Themenzimmern.

Zum Riesen

VARTA-TIPP Küche

40 | Hauptgericht 19–32 €, Menü 30–65 € | Di-Sa Mo, So

Schick, trendig, gemütlich - so lässt sich dieses Restaurant recht treffend beschreiben! Neben Pfälzer Spezialitäten verwöhnt man Sie hier auch mit kreativen und zeitgemäß interpretierten Gerichten aus der klassischen Küche. Die Weinkarte listet viele regionale Spitzenweine. Das Kaminzimmer und die Weinstube können für kleine Feierlichkeiten gebucht werden. Hübsch begrüntes Gartenlokal.

Zur Pfalz
www.hotelzurpfalz.de

Marktstraße 57, PLZ 76870, **T 07275 98550,** F 9855496
48 Zimmer | Ez ab 50 €, Dz ab 76 € ››

Freundliches Haus unter familiärer Leitung. Gepflegte Zimmer unterschiedlicher Kategorien. Kleiner Wellnessbereich mit Aroma-Dampfbad, Sauna, Whirlpool, Sonnenwiese und Solarium. Gemütliches Restaurant mit Pfälzer Spezialitäten. Hübsche Innenhofterrasse.

KANDERN 64 A www.kandern.de

Baden-Württemberg | EW 8.130 | 352 m Lörrach 11 km, Müllheim 15 km
T 07626 972356

Pfaffenkeller www.pfaffenkeller.de

VARTA-TIPP Ambiente VARTA-TIPP Service

★★★S garni

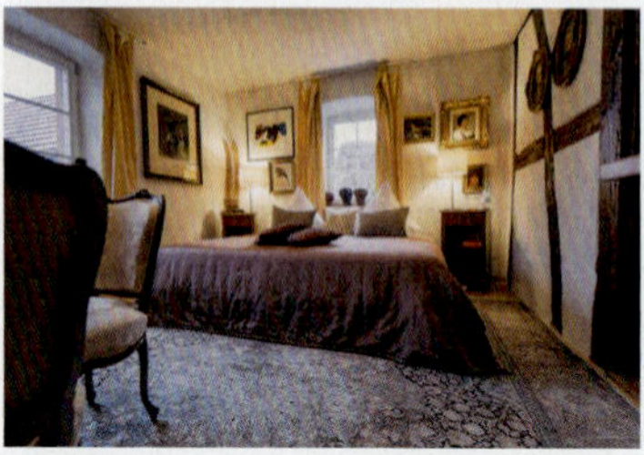

Rathausstraße 9, PLZ 79400 (OT: Wollbach), **T 07626 9774290**, F 97742999
9 Zimmer | 4 Suiten
Ez 90–150 €, Dz 130–180 €, 10,00 €

Wenn Sie etwas Besonderes suchen, sind Sie hier genau richtig! Das ehem. Pfarr- und Domänenhaus von 1618 ist heute ein kleines, gut geführtes Hotel mit reizvollen Zimmern, die mit charmanten Accessoires und allerlei Antiquitäten ein nicht alltägliches Ambiente bieten.

Pfaffenkeller

VARTA-TIPP Küche

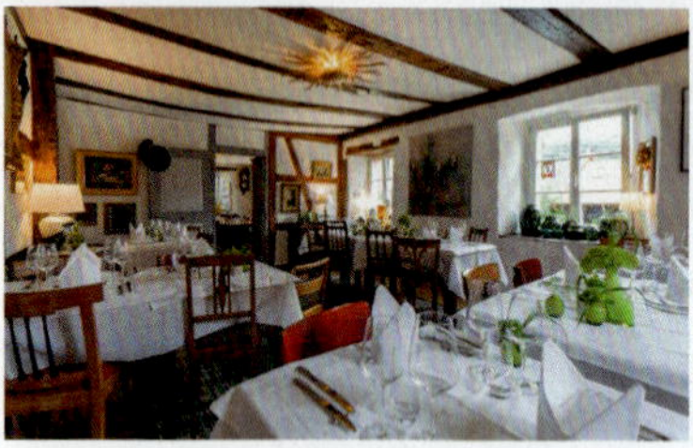

45 | Hauptger. 20–45 €, Menü 37–75 € |
So Mi-So Mo, Di

Gemütliche Gaststuben mit rustikalem Charme. Hier muss man sich einfach wohlfühlen! Dazu die feine regional und saisonal orientierte Küche. Patron Claude F. Gysin beherrscht sein Handwerk, hat Talent und verwendet fast ausschließlich Bio-Produkte. Im angeschlossenen Hofladen kann man die Erzeugnisse aus der hauseigenen Manufaktur auch käuflich erwerben.

Jägerhaus www.restaurant-jaegerhaus.de

Wollbacherstraße 28, PLZ 79400 (OT: Egerten), **T 07626 8715**
40 | So Do-Sa Mo, Di, Mi

Sympathische Gastronomie am Waldrand mit schmackhafter australischer und internationaler Küche. Gute Weine aus dem Markgräflerland. Hübsche Terrasse. Kunstfreunde sollten einen Besuch im angeschlossenen Max-Böhlen-Museum einplanen.

KAPPELRODECK 57 A www.kappelrodeck.de

Baden-Württemberg | EW 5.944 | 220 m Achern 6 km, Offenburg 21 km
T 07842 80210

Rebstock
www.rebstock-waldulm.de

Kutzendorf 1, PLZ 77876 (OT: Waldulm), **T 07842 9480**
40 | Hauptgericht 16–30 €, Menü 36–64 € |

Geschichtsträchtiger Landgasthof mit behaglichem Interieur und familiär-freundlicher Führung. Hier dürfen Sie sich auf eine frische, modern interpretierte Regionalküche freuen. Im hauseigenen Weinkeller lagern über 500 verschiedene Weine. Für Übernachtungsgäste stehen wohnliche Zimmer bereit.

KARBEN 41 D
www.karben.de

Hessen | EW 21.756 | 125 m — Friedberg 14 km, Frankfurt am Main 18 km
T 06039 4810

Neidharts Küche
www.neidharts-kueche.de

Robert-Bosch-Straße 48, PLZ 61184, **T 06039 934443**
60 | Hauptgericht 15–24 €, Menü 29–49 € | So Mi-So Mo, Di

Geschmackvoll eingerichtetes Restaurant in einem Gewerbegebiet. Schmackhafte bodenständige Küche. Wie wäre es z.B. mit „Perlhuhnroulade auf glacierten Schalotten, Kräuterseitling und Rosmarinpolenta“? Das Lokal zeichnet sich auch durch das sehr gute Preis-Leistungs-Verhältnis und den überaus herzlichen Service aus.

KARLSRUHE 57 A
www.karlsruhe-tourismus.de

Baden-Württemberg | EW 309.000 | 115 m — Stuttgart 80 km, Frankfurt/Main 140 km
T 0721 602997580
Pyramide am Marktplatz, Schloss mit Badischem Landesmuseum, Botanischer Garten, Staatliche Kunsthalle und Orangerie, Museum beim Markt, Kaiserstraße, Naturkundemuseum und Stephanskirche am Friedrichsplatz, Festplatz und Stadtgarten, Zentrum für Kunst und Medientechnologie, Sitz von Bundesverfassungsgericht und Bundesgerichtshof.
Einen Cityplan finden Sie auf Seite 650.

Der Blaue Reiter
www.hotelderblauereiter.de

★★★★S garni

Amalienbadstraße 16, PLZ 76227 (OT: Durlach), **T 0721 942660,** F 9426642
88 Zimmer | 3 Suiten | Ez 99–139 €, Dz 119–159 € | 24 h

Dieses geschmackvolle Stadthotel überzeugt durch seine freundlich-familiäre Führung, sein originelles Design und seine wohnlichen Gästezimmer. Es ist nach der berühmten deutschen Kunstbewegung benannt. Fantastische Farbkompositionen begleiten den Gast durch alle Zimmer und Hotelbereiche. Für Tagungen stehen multifunktionale Konferenzräume zur Verfügung.

Novotel
www.novotel.com

★★★★S garni

Festplatz 2 (B4), PLZ 76137, **T 0721 35260,** F 3526100
246 Zimmer | 2 Suiten | Ez 119–399 €, Dz 144–424 €, exkl. Frühstück, 19,00 € | 24 h

Business- und Tagungshotel mit direktem Anschluss zum Kongresszentrum. Modern eingerichtete, klimatisierte Zimmer mit gutem technischen Komfort. Elegantes Restaurant mit regionaler Küche.

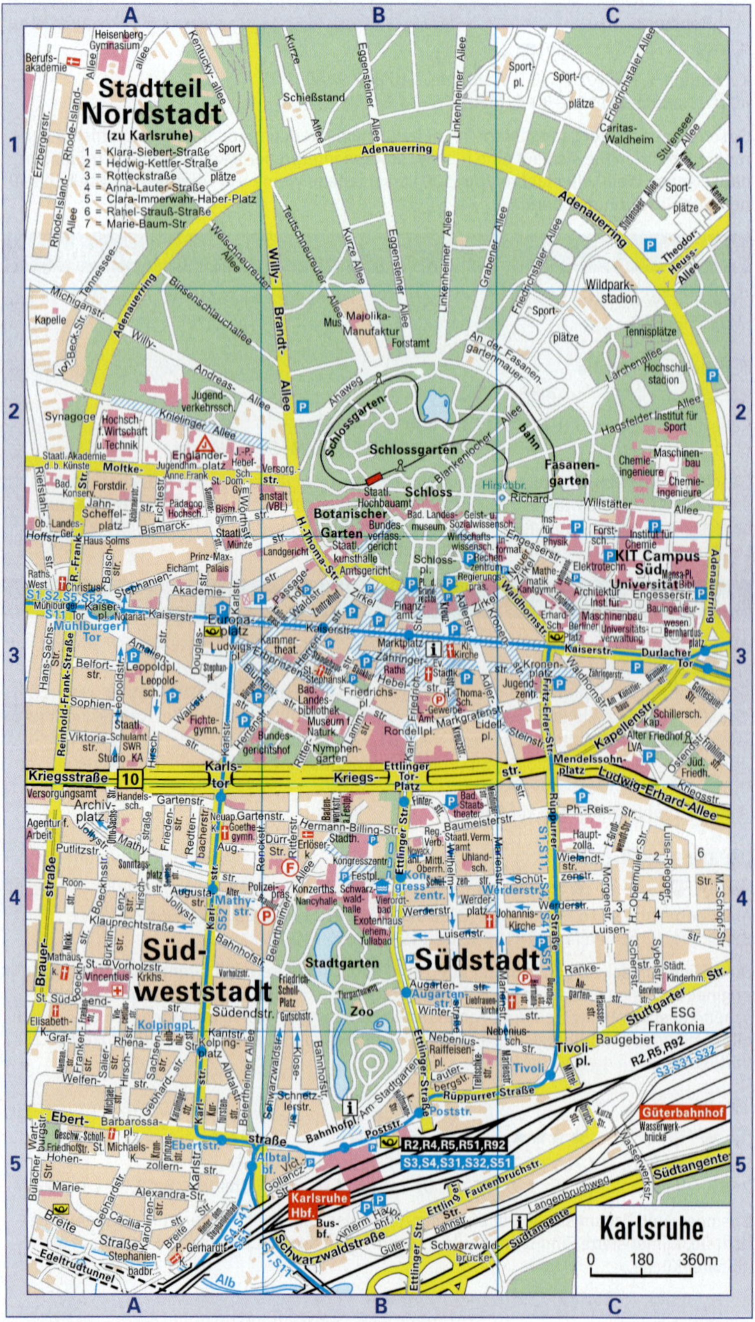
Stadtteil Nordstadt
(zu Karlsruhe)
1 = Klara-Siebert-Straße
2 = Hedwig-Kettler-Straße
3 = Rotteckstraße
4 = Anna-Lauter-Straße
5 = Clara-Immerwahr-Haber-Platz
6 = Rahel-Strauß-Straße
7 = Marie-Baum-Str.
Adenauerring
Schlossgarten
Schloss
Botanischer Garten
Fasanengarten
Wildparkstadion
KIT Campus Süd
Universität
Kaiserstr.
Europaplatz
Marktplatz
Rondellpl.
Kriegsstraße
Ettlinger Tor-Platz
Mendelssohnplatz
Ludwig-Erhard-Allee
Durlacher Tor
Mühlburger Tor
Stadtgarten
Zoo
Südweststadt
Südstadt
Tivolipl.
Kongresszentr.
Karlsruhe Hbf.
Güterbahnhof
Südtangente
Schwarzwaldstraße
Ebertstr.
Albtalbf.
Edeltrudtunnel
Alb
R2,R4,R5,R51,R92
S3,S4,S31,S32,S51
Karlsruhe
0 180 360m
A B C
1 2 3 4 5

Schlosshotel
www.schlosshotelkarlsruhe.de

Bahnhofplatz 2 (B5), PLZ 76137, **T 0721 38320,** F 3832333
96 Zimmer | 3 Suiten | Ez ab 79 €, Dz ab 99 € | 24 h

Traditionsreiches Konferenz- und Businesshotel direkt am Hauptbahnhof. Beeindruckend ist der hist. Fahrstuhl von 1914. Zur Verfügung stehen komfortable Zimmer und großzügige Suiten, die erst kürzlich renoviert wurden. Zum Haus gehören auch ein Sauna- und Fitnessbereich, ein badisches Restaurant sowie eine Cocktailbar.

Kaiserhof
www.hotelkaiserhof-ka.de

Karl-Friedrich-Straße 12 (B3), PLZ 76133, **T 0721 91700,** F 9170150
57 Zimmer | 8 Suiten | 5 Apartments | Ez ab 94 €, Dz ab 128 € | 24 h

Zentral am Karlsruher Marktplatz gelegen. Helle Zimmer mit neuzeitlicher Ausstattung. Kleiner Wellnessbereich mit Sauna, Dampfbad und Tee-Bar. Kostenlose Leihfahrräder.

Maison-Suisse
www.maison-suisse.de

VARTA-TIPP Ambiente VARTA-TIPP Service

garni

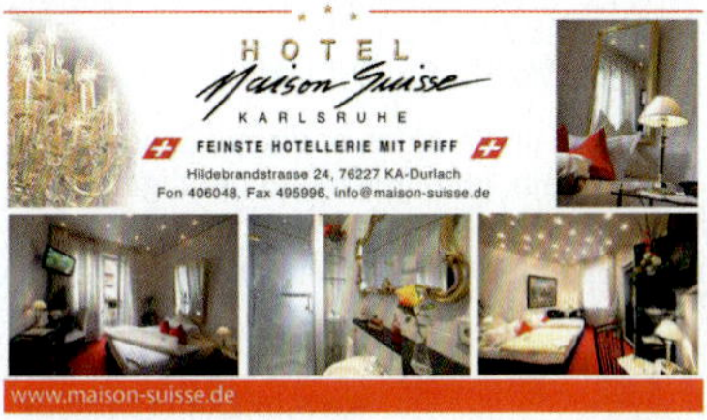

Hildebrandstraße 24, PLZ 76227 (OT: Durlach), **T 0721 406048,** F 495996
14 Zimmer | 1 Suite
Ez 98–156 €, Dz 135–186 €, 18,00 €

Ein liebevoll dekoriertes Haus mit freundlichen Gastgebern. Die Zimmer sind wohnlich und mit geschmackvollem Interieur ausgestattet. Hausgäste genießen zahlreiche Annehmlichkeiten, z.B. kostenlose Obstauswahl, großes Zeitschriftenangebot, Tee- und Kaffeestation uvm.

Rio
www.hotel-rio.de

Hans-Sachs-Straße 2 (A3), PLZ 76133, **T 0721 84080,** F 8408100
117 Zimmer | Ez ab 78 €, Dz ab 86 €, 9,00 € | 24 h

Familiär geführtes Haus direkt am Mühlburger Tor, nur wenige Gehminuten vom Stadtzentrum entfernt. Zeitgemäß ausgestattete Zimmer in zwei Kategorien. Kostenloses WLAN im gesamten Hotel.

Steuermann
www.hotel-steuermann.de

Hansastraße 13, PLZ 76189 (OT: Daxlanden), **T 0721 950900,** F 9509050
31 Zimmer | Ez ab 70 €, Dz ab 92 €

Gepflegtes, inhabergeführtes Haus für Städte- und Geschäftsreisende mit zeitgemäß und funktionell ausgestatteten Zimmern. Bürgerlich-gediegenes Restaurant mit saisonaler Küche.

Oberländer Weinstube
www.oberlaender-weinstube.de

Akademiestraße 7 (B3), PLZ 76133, **T 0721 25066**
50 | Hauptgericht 18–28 €, Menü 35–69 € | Di-Sa Mo, So »

Das Restaurant hat Charme - das liegt an der gemütlichen Einrichtung und an den liebevoll eingedeckten Tischen. Der uralte Kachelofen und die restaurierte Holzdecke von 1918 unterstreichen die romantische Atmosphäre des historisch erhaltenen Lokals. Aus der Küche kommen bodenständige Gerichte mit modernen Einflüssen wie z.B. „Getrüffelte Brust vom Schwarzfederhuhn mit Kerbelwurzel“.

Anders auf dem Turmberg — www.anders-turmberg.de

VARTA-TIPP Küche

Reichardtstraße 22, PLZ 76227 (OT: Durlach), **T 0721 41459**
55 | Hauptgericht 20–40 €, Menü 52–120 € | ◔ So ◐ Mo, Do-So ⊘ Di, Mi

In schönster Lage mit fantastischem Blick über Karlsruhe und auf das badische Land fasziniert Sören Anders mit einer variantenreichen Küche - fein, ideenreich und detailgenau. Aber auch der liebenswürdige Service, das modern-puristische Ambiente und das erlesene Weinangebot garantieren ein großartiges Gesamtgenusserlebnis. Im Sommer ein Muss: die tolle Aussichtsterrasse.

BRICK + BONE Steakhouse Neu! — www.brickandbone.de

Waldstraße 79 (A3), PLZ 76133, **T 0721 205000**
60 | Hauptgericht 16–78 € | ◐ Mo-Sa ⊘ So

In diesem Steakhouse mit seinem lässig-eleganten Ambiente kommen Fleischliebhaber auf ihre Kosten. Ob T-Bone, Rib-Eye, Porterhouse oder Filet Mignon – die Auswahl ist vielfältig und hochwertig. Dazu gibt es eine große Auswahl an nationalen und internationalen Weinen.

Das Scheibenhardt — www.das-scheibenhardt.de

Scheibenhardt 1, PLZ 76135 (OT: Beiertheim-Bulach), **T 0721 95296420**
85 | Hauptgericht 18–66 € | ◔◐ Mo-So

Aufwendig renoviert und mit viel Liebe zum Detail gestaltet zeigt sich dieses moderne Restaurant, das sich in einem denkmalgeschützten Gebäude am südwestlichen Stadtrand befindet. In gemütlicher und entspannter Atmosphäre genießen Sie eine frische und schmackhafte Multi-Cuisine. Gute Weinkarte mit regionalem Schwerpunkt.

DOM - Grill Kitchen Bar
www.dom-grill.com

Hirschhof 5 (A3), PLZ 76133, **T 0721 47050173**
70 | Hauptgericht 20–50 € | Mo-Fr Mo-Sa

Junges, hippes Steakhaus in einer ehem. Kirche im Hirschhof. In lässiger Atmosphäre werden verschiedene Steak-Cuts, aber auch leichte und vegetarische Alternativen serviert. Große und gut sortierte Weinkarte. Eine echte Oase ist die Terrasse im Sommer.

Nagel's Kranz
www.nagels-kranz.de

Neureuter Hauptstraße 210, PLZ 76149 (OT: Neureut), **T 0721 705742**
32 | Hauptgericht 22–39 €, Menü 56–67 € | Mi-Fr Di-Sa Mo, So

Ein gemütliches kleines Restaurant im nördlichen Teil von Karlsruhe. Serviert wird eine feine französische Landküche mit badischen Akzenten. Dazu werden erlesene lokale und internationale Weine kredenzt. Nette Gartenterrasse. Liebenswerter Service.

restaurant sein
www.restaurant-sein.de

VARTA-TIPP Küche **VARTA-TIPP** Service

Scheffelstr. 57 (A3), PLZ 76135, **T 0721 40244776**
Hauptgericht 18–42 €, Menü 100–120 € | Mi-Fr Mi-So Mo, Di

Eine wirklich nette Adresse ist das kleine, trendige Restaurant. Die Küche ist kreativ, modern und weltoffen. Am Abend können Sie zwischen einem kleinen und einem großen Menü (wahlweise mit oder ohne Weinbegleitung) wählen. Mittags wird ein preisgünstiges Lunch-Menü (2 bis 4 Gänge) angeboten. Schöne Weinauswahl. Charmanter Service.

EigenArt
www.eigenart-karlsruhe.de

Hebelstraße 17 (B3), PLZ 76133, **T 0721 5703443**
Hauptgericht 17–26 €, Menü 39–48 € | Mo-Sa So

Sympathisches Restaurant in der Innenstadt. Die angebotenen saisonalen Speisen werden frisch und originell zubereitet. Auch vegane und vegetarische Gerichte findet man auf der Speisekarte. Dazu gibt es eine schöne Auswahl an regionalen Weinen. Regelmäßig Vernissagen, Konzerte oder Live-Jazz.

Kesselhaus
www.kesselhaus-ka.de

Griesbachstr. 10c, PLZ 76185 , **T 0721 6699269**
120 | Hauptgericht 14–49 €, Menü 35–37 € | Di-Fr Di-Sa Mo, So

Das denkmalgeschützte Gebäude aus dem Jahr 1910 hat man behutsam und aufwendig restauriert. Stilgerechte Industriearchitektur und modernes Interieur verleihen dieser Location ihre einzigartige Atmosphäre. Die Karte bietet neben preiswerten Lunch-Gerichten eine moderat gehobene internationale Küche.

La Prima by Jörg Hammer
www.laprima-ka.de

€ Gut & Günstig

Hans-Thoma-Str. 3 (B2), PLZ 76133, **T 0721 66983472**
45 | Hauptgericht 9–13 €, Menü bis 18 € | Mo-Fr Sa, So

Das Ambiente hier ist zwar recht einfach und schlicht, die Küche allerdings frisch, schmackhaft und preislich fair. Auf der Karte stehen leckere Antipasti und sehr gute Pasta-Gerichte wie z.B. „Penne alla Norma mit frischen Tomaten, Auberginen, Mozzarella und Basilikum“. Ideale Adresse für den kleinen Hunger zwischendurch.

KASSEL 31 D www.kassel-marketing.de

Hessen | EW 194.087 | 167 m Erfurt 150 km, Hannover 164 km
T 0561 707707
Bergpark Wilhelmshöhe mit Wasserspielen und Herkules (UNESCO-Weltkulturerbe), Treppenstraße (erste Fußgängerzone der BRD), Ottoneum, Barocke Parkanlage Karlsaue, Gegenwartskunst im Museum Fridericianum, Gemäldegalerie Alte Meister im Museum Schloss Wilhelmshöhe.

Gude www.hotel-gude.de

Frankfurter Str. 299, PLZ 34134 (OT: Niederzwehren), **T 0561 48050,** F 4805101
89 Zimmer | 1 Suite | 24 h

Ansprechende Tagungsadresse in einem Gebäude aus dem Jahr 1876. Das familiengeführte Hotel beherbergt helle, geräumige Zimmer, die teilweise über einen Balkon verfügen. Regionale und internationale Gerichte im Restaurant „Pfeffermühle“.

Schlosshotel Bad Wilhelmshöhe www.schlosshotel-kassel.de

Schloßpark 8, PLZ 34131 (OT: Bad Wilhelmshöhe), **T 0561 30880,** F 3088428
130 Zimmer | 10 Suiten | Ez ab 100 €, Dz ab 120 € | 24 h

Ein elegantes Zuhause auf Zeit mit traumhaftem Blick über Kassel. Das Schlosshotel bietet exquisit ausgestattete Zimmer und Suiten sowie einen wunderschönen Wellnessbereich. Das Haus ist der perfekte Ort für Hochzeiten, Events und Tagungen.

Reiss www.hotelreiss.de

Werner-Hilpert-Straße 24 (B2), PLZ 34117, **T 0561 521400,** F 52140499
97 Zimmer | 8 Suiten | Ez ab 85 €, Dz ab 85 €, exkl. Frühstück, 12,00 € | 24 h

Siebenstöckiges Hotelgebäude gegenüber dem Hauptbahnhof. Außergewöhnlicher Stilmix: Architektur der 1950er und 1970er Jahre kombiniert mit modernem Innendesign. Wohnliche Zimmer mit kostenfreiem WLAN.

Renthof www.renthof-kassel.de

VARTA-TIPP Ambiente

Renthof 3 (C3), PLZ 34117, **T 0561 506680**
55 Zimmer | 2 Suiten | Ez ab 89 €, Dz ab 129 €

Das denkmalgeschützte, sanierte Boutique-Hotel befindet sich in einem ehem. Kloster aus dem 13. Jahrhundert. Die Zimmer des ehrwürdigen Baus verteilen sich auf drei Flügel und sind stilvoll und individuell eingerichtet. Jedes der Gästezimmer ist für sich ein Unikat in Zuschnitt und Gestaltung. Im Restaurant werden regionale und internationale Speisen aufgetischt. Die angrenzende einstige Brüderkirche dient als Eventlocation.

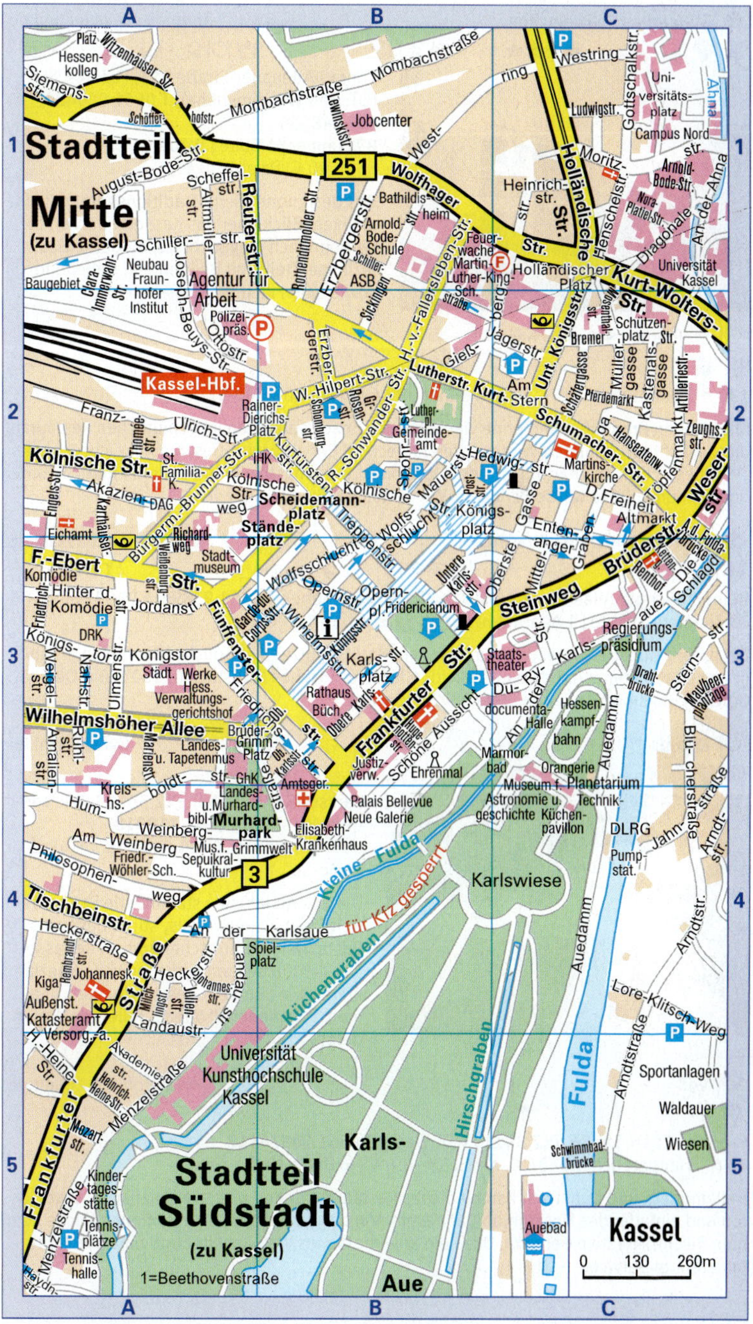
A
B
C
1
2
3
4
5
Stadtteil Mitte (zu Kassel)
Platz
Hessenkolleg
Wizenhäuser Str.
Siemens-str.
Schöffer-hofstr.
Mombachstraße
Lewinskistr.
Jobcenter
West-ring
Westring
Uni-versitäts-platz
Gottschalkstr.
Ludwigstr.
Campus Nord
Moritz-str.
Arnold-Bode-Str.
Nora-Platiel-Str.
Henschelstr.
An der Ahna
Ahna
Diagonale
Universität Kassel
Kurt-Wolters-Str.
Holländische Str.
Holländischer Platz
Heinrich-str.
251
Wolfhager Str.
August-Bode-Str.
Scheffel-str.
Altmüller-str.
Reuterstr.
Rothenditmolder Str.
Erzbergerstr.
Bathildisheim
Arnold-Bode-Schule
ASB
Schiller-str.
Neubau Fraunhofer Institut
Baugebiet
Clara-Immerwahr-Str.
Joseph-Beuys-Str.
Agentur für Arbeit
Polizei-präs.
Ottostr.
Erzbergerstr.
Sickingenstr.
H.-v.-Fallersleben-Str.
Feuerwache
Martin-Luther-King-Sch.
Feuerbach-straße
Jägerstr.
Unt. Königsstr.
Bremer str.
Schützenplatz
Müllergasse
Kastenalsgasse
Artilleriestr.
Gieß-berg
Lutherstr.
Kurt-Schumacher-Str.
Am Stern
Schäfergasse
Pferdemarkt
Hanseatenw.
Zeughs.-str.
Weser-str.
Kassel-Hbf.
W.-Hilpert-Str.
Rosenstr.
Gr. Rosenstr.
Schomburgstr.
Rainer-Dierichs-Platz
Franz-Ulrich-Str.
Thomas-str.
R.-Schwander-Str.
Spohrstr.
Lutherpl.
Gemeindeamt
Hedwigstr.
Martinskirche
D.-Freiheit
Altmarkt
Kölnische Str.
St. Familia-K.
Akazienweg
DAG
IHK
Kurfürstenstr.
Kölnische Str.
Scheidemannplatz
Mauerstr.
Poststr.
Königsplatz
Entenanger
Graben
Brüderstr.
Ständeplatz
Treppenstr.
Wolfsschlucht
Engels-str.
Karthäuserstr.
Eichamt
Bürgerm.-Brunner-Str.
Richard-weg
Weißenburgstr.
Stadtmuseum
F.-Ebert-Str.
Komödie
Hinter d. Komödie
Jordanstr.
Friedrich-str.
Fünffensterstr.
Garde-du-Corps-Str.
Wilhelmsstr.
Königsstr.
Opernstr.
Opernpl.
Fridericianum
Untere Karlsstr.
Oberste Gasse
Mittelgasse
Steinweg
Regierungspräsidium
Stern-str.
Königs-tor
DRK
Königstor
Weigelstr.
Nahlstr.
Ulmenstr.
Städt. Werke
Hess. Verwaltungsgerichtshof
Karlsplatz
Rathaus
Büch.
Obere Karlsstr.
Frankfurter Str.
Staatstheater
Du-Ry-Str.
An der Karlsaue
Drahtbrücke
Maulbeerplantage
Wilhelmshöher Allee
Amalienstr.
Rühlstr.
Mariemstr.
Landes- u. Tapetenmus.
Brüder-Grimm-Platz
Friedrichstr.
Karlsstr.
Schöne Aussicht
documenta-Halle
Hessenkampfbahn
Auedamm
Bürgerstraße
Kreishs.
Humboldtstr.
GhK
Landesbibl.
Murhardpark
Amtsger.
Justizverw.
Ehrenmal
Marmorbad
Orangerie
Planetarium
Museum f. Astronomie u. Technikgeschichte
Küchenpavillon
Palais Bellevue
Neue Galerie
Elisabeth-Krankenhaus
DLRG
Jahnstraße
Arndtstr.
Pumpstat.
Am Weinberg
Weinberg-
Philosophenweg
Friedr.-Wöhler-Sch.
Mus. f. Sepulkralkultur
Grimmwelt
3
Kleine Fulda
für Kfz gesperrt
Karlswiese
Tischbeinstr.
Heckerstraße
An der Karlsaue
Spielplatz
Landaustr.
Auedamm
Arndtstr.
Rembrandtstr.
Johannesk.
Kiga
Außenst. Katasteramt
Versorg.-a.
Heckerstr.
Johannesstr.
Julienstr.
Lore-Klitsch-Weg
Küchengraben
H.-Heine-Str.
Akademiestr.
Heinrich-Heine-Str.
Menzelstraße
Universität Kunsthochschule Kassel
Hirschgraben
Fulda
Arndtstraße
Sportanlagen
Waldauer Wiesen
Frankfurter Str.
Mozartstr.
Karlsaue
Stadtteil Südstadt (zu Kassel)
Kindertagesstätte
Tennisplätze
Tennishalle
Schwimmbadbrücke
Auebad
Menzelstraße
Haydnstr.
1=Beethovenstraße
Aue
Kassel
0
130
260m

Steinernes Schweinchen
www.steinernes-schweinchen.de

★★★★ garni

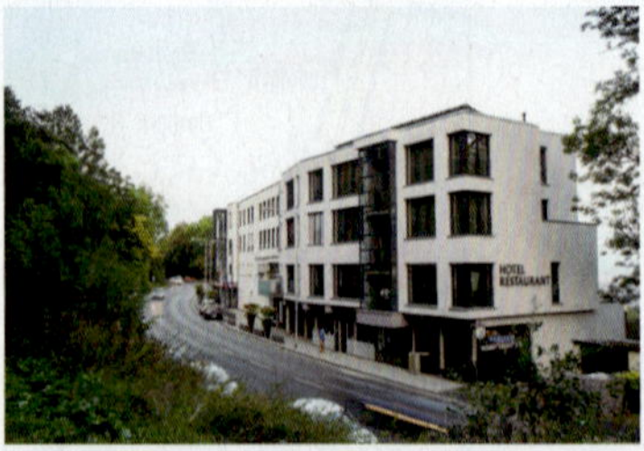

Konrad-Adenauer-Straße 117, PLZ 34132 (OT: Bad Wilhelmshöhe), **T 0561 940480,** F 94048555
83 Zimmer | 1 Suite | 9 Apartments
Ez ab 90 €, Dz ab 130 €

Das designorientierte Traditionshotel mit einmaligem Blick über das Kasseler Becken bietet freundlich eingerichtete, moderne Gästezimmer (teils mit Balkon), ein Hallenbad sowie einen kleinen Saunabereich.

Steinernes Schweinchen

130 | Hauptgericht 15–29 €, Menü 26–99 € | Mo-So Mo-Sa

Mit frischen Produkten und ohne viel Schnickschnack sorgt man im gemütlichen Restaurant und im lichtdurchfluteten Wintergarten für leckere Gerichte wie „Geschmorte Ochsenbacke | Vanillesteckrüben | Kartoffelstrudel | Jus“ oder „Saiblingsfilet | Blumenkohl | Rettich | Süßholzschaum“. Dazu werden erlesene Weine aus nah und fern kredenzt.

Biohotel Wilhelmshöher Tor
www.biohotel-kassel.de

garni

Heinrich-Schütz-Allee 24, PLZ 34131 (OT: Wilhelmshöhe), **T 0561 93890,** F 9389111
33 Zimmer | 1 Suite | 1 Apartment | Ez ab 81 €, Dz ab 110 €

Ein ruhig gelegenes Hotel direkt neben dem Naturschutzgebiet Dönche. Die hellen, freundlichen Gästezimmer haben eine individuelle Note. Frisches Frühstück in 100% Bio-Qualität. Gute Tagungsmöglichkeiten, persönlicher Service.

El Erni
www.el-erni.de

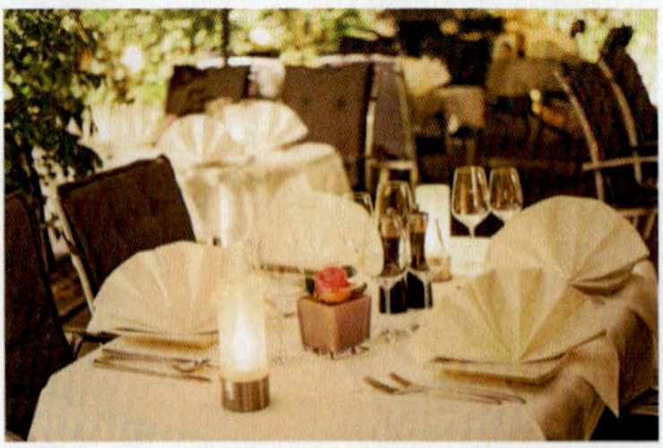

Parkstraße 42 (A2), PLZ 34119 (OT: Vorderer Westen), **T 0561 710018**
80 | Hauptger. 9–36 €, Menü 33–49 € | Mo-So

Der aus Andalusien stammende Patron betreibt hier ein modernes, stimmungsvolles Restaurant mit hübscher Sommerterrasse. Aus der Küche kommen spanische Spezialitäten wie „Boquerones en vinagre“, „Salmon al la plancha“ oder „Chuletitas de cordero“.

Voit
www.voit-restaurant.de

Friedrich-Ebert-Str. 86, PLZ 34119 (OT: West), **T 0561 50376612**
45 | Hauptgericht 26–34 €, Menü 38–110 € | Di-Sa Mo, So

Hell, modern und puristisch kommt dieses Restaurant daher. Massive Holztische, Stahl, Beton und einladendes Designmobiliar bestimmen das Ambiente. Aus der offenen Küche kommen frische, kreative Gerichte. Dazu ein angemessenes Weinangebot und eine aufmerksame Crew im Service.

Gutshof
www.restaurant-gutshof.de

Wilhelmshöher Allee 347a, PLZ 34131 (OT: Bad Wilhelmshöhe), **T 0561 32525**
84 | Hauptgericht 14–26 €, Menü 23–46 € | Mo-So

Rustikal im Landhausstil eingerichtete Räumlichkeiten hinter hist. Mauern. Die Küche ist bodenständig und serviert deutsche und internationale Spezialitäten, z.B. „Medaillons von der Truthahnbrust mit Sauce Hollandaise, Rahmpilzen und duftendem Basmatireis". Großer Biergarten.

Café Nenninger
www.conditorei-nenninger.de

Friedrichsplatz 8 (B3), PLZ 34117, **T 0561 7661690**
100 | Hauptgericht 5–12 € | Mo–Fr 9:00–18:00 Uhr, Sa, So 10:00–18:00 Uhr

Traditionsreicher Familienbetrieb in der Nähe des Karlsplatzes. Große Kuchentheke mit traditionellen und frisch-fruchtigen Torten sowie feinsten Confiserie-Produkten. Spezialität: Nenninger Baumkuchenpräsente.

KASTELLAUN 40 D
www.kastellaun.de

Rheinland-Pfalz | EW 5.114 | 430 m
T 06762 401873
Simmern 13 km, Zell 28 km

Burgstadt-Hotel
www.burgstadt.de

★★★★S garni

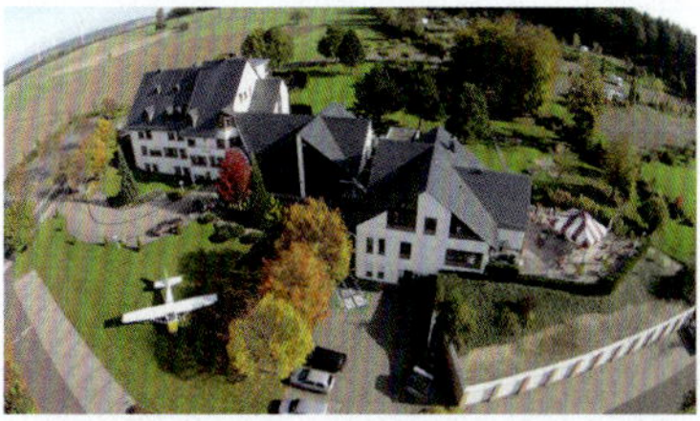

Südstraße 34, PLZ 56288, **T 06762 40800**, F 4080100
59 Zimmer | 4 Suiten
Ez 79–89 €, Dz 125–139 € | 24 h

Am südlichen Ortsrand inmitten einer parkähnlichen Anlage liegt dieses Hotel. Es verfügt über hell und freundlich eingerichtete Zimmer sowie moderne Seminarräume. Sehenswert: Erlebniswelt „iTAKEOFF" rund um die Themen Fliegerei und Flugsimulation.

KAUB 40 D
www.kaub.welterbe-mittelrhein.de

Rheinland-Pfalz | EW 836 | 74 m
T 06774 222
St. Goarshausen 10 km, Rüdesheim 19 km

Zum Turm
www.rhein-hotel-turm.de

Zollstraße 50, PLZ 56349, **T 06774 92200**
35 | Hauptgericht 10–33 €, Menü 39–80 € | So Mo, Mi-So Di 1.–30.11.20

In diesem über 300 Jahre alten Gebäude erwartet Sie ein gemütlich-rustikal eingerichtetes Restaurant. Gekocht wird mit marktfrischen Produkten - das Ergebnis: eine schmachafte Regionalküche. Probieren Sie z.B. „Frisch geräuchertes Salmfilet auf Rieslingkraut" oder „Medaillon vom Milchkalb im Walnussmantel". Schöne Terrasse mit Rheinblick.

KEHL 56 B www.marketing.kehl.de

Baden-Württemberg | EW 34.657 | 139 m Straßburg 6 km, Offenburg 19 km
T 07851 881555
Fachwerkdorf Kork mit Handwerkermuseum, Landesgartenschaugelände, Passerelle des Deux Rives, Weißtannenturm, St.-Johannes-Nepomuk-Kirche, Rhein.

Calamus www.hotel-calamus.de

★★★★ garni

Boschstraße 6, PLZ 77694 (OT: Sundheim), **T 07851 6430100**
99 Zimmer | 6 Suiten | Ez ab 95 €, Dz ab 95 €, exkl. Frühstück, 12,50 € | 24 h

Eingebettet in das CALAMUS-AREAL bietet dieses neuzeitliche Konferenz- und Familien-Hotel modern und wohnlich eingerichtete Gästezimmer in drei verschiedenen Kategorien. Im „Chattanooga Grillrestaurant" kommen leckere Spezialitäten vom Grill auf den Tisch.

Grieshaber's Rebstock www.rebstock-kehl.de

VARTA-TIPP Ambiente

garni

Hauptstraße 183, PLZ 77694, **T 07851 91040,** F 78568
49 Zimmer | 3 Suiten | Ez 70–145 €, Dz 98–154 €, 15,00 € | 24 h

Neben klassischen Gästezimmern verfügt das zu einem reizenden Boutique-Hotel gewachsene Haus auch über liebevoll gestaltete Designerzimmer, in denen sich Künstler wie Friedrich Geiler, Sylvie Lander oder Otmar Alt wiederfinden. Morgens frühstücken Sie mit Blick in den hübschen Kastaniengarten.

Grieshaber's Rebstock

90 | Hauptgericht 20–35 €, Menü 27–55 € | Di-Sa Mo, So

Sorgfältig ausgewählte Stoffe und Eichenholz sorgen in diesem Wirtshaus für eine behagliche, traditionelle Atmosphäre. Der Patron steht selbst am Herd und bietet eine authentische badische und mediterrane Küche, z.B. „Medaillons vom Kalbsfilet, rahmige Pfifferlinge, Kräuterknöpfle und Sommergemüse" oder „Gebratenes Doradenfilet, hausgemachte Knoblauchspaghetti und Ofengemüse".

Landgasthof Schwanen www.schwanen-kork.de

★★★ garni

Landstraße 3, PLZ 77694 (OT: Kork), **T 07851 7960,** F 796222
41 Zimmer | Ez 65–86 €, Dz 93–117 €

Traditionsgasthof in hist. Gebäude von 1750 unter familiärer Führung. Geschmackvoll eingerichtete Nichtraucherzimmer mit kostenlosem WLAN. In den gemütlich-rustikalen Gaststuben wird badisch-elsässische Küche serviert.

Hirsch **Neu!** www.hirsch-kork.de

Gerbereistraße 20, PLZ 77694 (OT: Kork), **T 07851 99160**
70 | Hauptgericht 10–30 €, Menü 20–82 € | Mo-Fr Mo-Sa

Viele Stammgäste mögen dieses Gasthaus, und das liegt nicht nur an der liebenswerten Gastfreundschaft, sondern auch an der schmackhaften Küche, die hier serviert wird. Das Angebot reicht von Käsespätzle über Wiener Schnitzel bis Variation von Edelfischen. An Sommerabenden sitzt man wunderschön auf der begrünten Terrasse. Für Übernachtungsgäste hat man modern und individuell eingerichtete Hotelzimmer.

KELHEIM 60 B www.kelheim.de

Bayern | EW 15.580 | 343 m Regensburg 31 km, Ingolstadt 56 km
T 09441 701234
Hist. Altstadt, Archäolog. Museum, Orgelmuseum, Befreiungshalle, Donaudurchbruch (4 km W), Kloster Weltenburg (5 km W), Tropfsteinhöhle Schulerloch (4 km W).

Stockhammer www.gasthof-stockhammer.com

€ Gut & Günstig
Am Oberen Zweck 2, PLZ 93309, **T 09441 70040,** F 700431
14 Zimmer | Ez 60–87 €, Dz 98–116 €, 5,00 €

Freundlich geführter Gasthof an der Fußgängerbrücke zur Altstadt. Unterschiedlich eingerichtete, teils geräumige Gästezimmer. Ländliches Restaurant mit bayerischer und deutscher Küche.

Weißes Brauhaus zu Kelheim www.weisses-brauhaus-kelheim.de

Emil-Ott-Straße 3, PLZ 93309, **T 09441 3480**
200 | Hauptgericht 7–25 €, Menü 15–32 € | Mo-So

Älteste Weißbierbrauerei Bayerns (seit 1607). Originell-rustikaler Gasthof mit urigem Flair und schönem Biergarten. Serviert werden bayerische Schmankerl und regionale Klassiker.

KELKHEIM (TAUNUS) 41 C www.kelkheim.de

Hessen | EW 29.000 | 193 m Höchst/Main 7 km, Frankfurt am Main 18 km
T 06195 8030
Altes Rathaus Münster, Alte Kirche Hornau, Kloster, Rettershof, Gagernanlage, Zauberberg, Atzelbergturm.

Schloss Rettershof www.schlosshotel-rettershof.de

Rettershof 5, PLZ 65779, **T 06174 29090,** F 25352
35 Zimmer | Ez 99–129 €, Dz 149–183 €

Dieses wunderschöne, familiengeführte Hotel befindet sich auf dem Gelände eines Klosters aus dem 12. Jahrhundert. Hier verbinden sich Tradition und Moderne. Die klassisch gestalteten Zimmer, die sich auf das Schloss und den Anbau verteilen, sind wohnlich und mit zeitgemäßer Technik ausgestattet.

Retter's

50 | Hauptgericht ab 19 €, Menü ab 41 € | Mi-Fr, So Mi-So Mo, Di

Lust auf „Kalbsfilet im Kräutermantel mit roter Schalottenmarmelade, gebratenen Pfifferlingen und Kartoffelmousseline“? Hier kocht man frisch und regional mit internationalen Einflüssen. Der Service ist freundlich, das Ambiente gemütlich und dennoch elegant. In den Sommermonaten kann man lauschige Abende auf der Schlossterrasse genießen.

KELL AM SEE 49 A www.hochwald-ferienland.de

Rheinland-Pfalz | EW 1.918 | 441 m Hermeskeil 11 km, Saarburg 27 km
T 06589 1044

Fronhof
www.hotel-fronhof.de

★★★S garni

Fronhof 1, PLZ 54427, **T 06589 1641,** F 2162
11 Zimmer | Ez 68 €, Dz 100–110 €, 12,00 € | 9.11.–1.12.20

Ein familienfreundliches Haus direkt am Stausee. Die Zimmer sind im modernen Landhausstil eingerichtet. Es gibt auch eine Ferienwohnung. Ein schönes Plätzchen ist die malerische Terrasse, auf der Sie nachmittags hausgebackenen Kuchen probieren können. Direkt neben dem Hotel befindet sich ein Pferdegestüt.

KELLENHUSEN 9 C
www.kellenhusen.de

Schleswig-Holstein | EW 1.172 | 4 m
Grömitz 11 km, Oldenburg in Holstein 17 km
T 04364 49750

Erholung
www.hotel-erholung.de

★★★S garni

Strandstraße 1, PLZ 23746, **T 04364 470960,** F 4709670
33 Zimmer | 5 Suiten | 3 Apartments | Ez ab 59 €, Dz ab 94 €

Familiär geführtes Ferienhotel, nur wenige Gehminuten vom Strand entfernt. Das Haus verfügt über solide und zeitgemäß eingerichtete Zimmer. Ansprechende Saunalandschaft mit Strandlounge und Terrasse. Auch Ferienwohnungen vorhanden.

KELSTERBACH 41 C
www.kelsterbach.de

Hessen | EW 17.576 | 107 m
Rüsselsheim 11 km, Frankfurt am Main 12 km
T 06107 7731

Ambiente Italiano
www.ambienteitaliano.de

Staufenstraße 16, PLZ 65451, **T 06107 9896840**
50 | Hauptgericht 18–38 €, Menü 37–99 € | Mo-Fr Mo-Sa So

Im hellen, elegant eingerichteten Wintergarten wird eine gehobene italienische Küche serviert, während die angeschlossene Trattoria auch verschiedene Pizza- und Pastagerichte bietet. Hübsche Sommerterrasse. Im Sommer auch sonntags geöffnet.

KEMPTEN 66 B
www.kempten.de

Bayern | EW 66.037 | 674 m
Marktoberdorf 25 km, Isny 28 km
T 0831 2525237
Weitere Empfehlungen unter Weitnau.

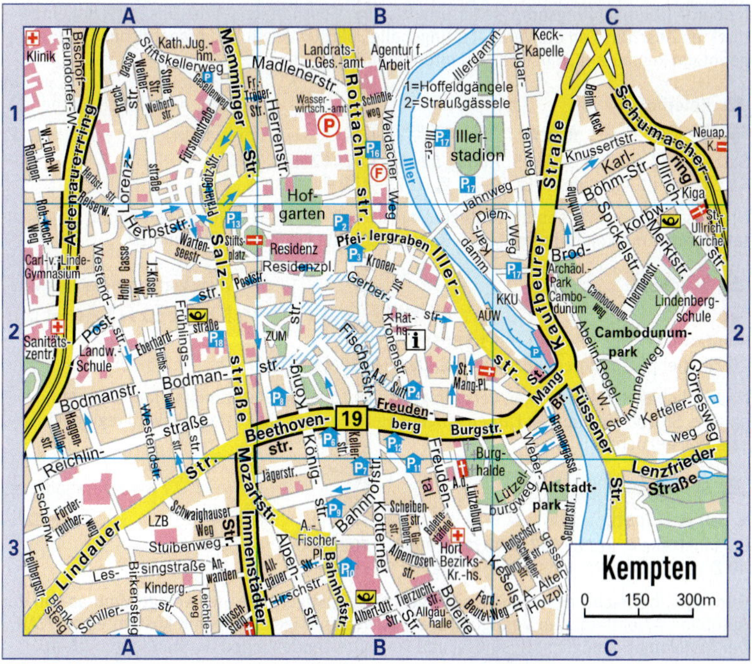

Bayerischer Hof

www.bayerischerhof-kempten.de

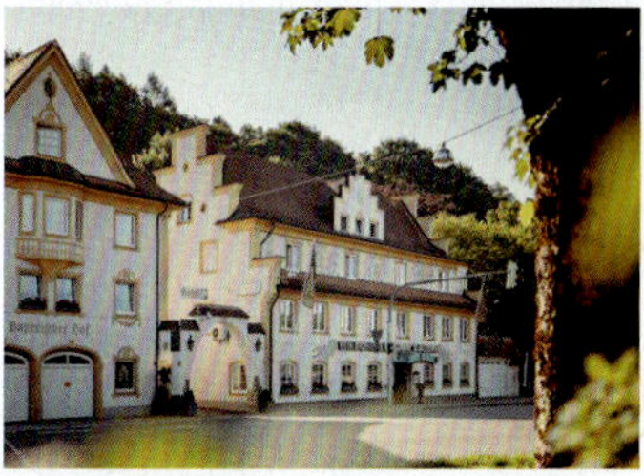

Füssener Straße 96 (C2), PLZ 87437,
T 0831 57180, F 5718100
50 Zimmer | 1 Suite | 2 Apartments
Ez 64–99 €, Dz 116–149 €, 6,90 €

Die lange Tradition und Geschichte des historischen Hauses ist bis heute sichtbar. Das hübsch restaurierte Boutique-Hotel bietet elegante, individuell eingerichtete Zimmer in verschiedenen Kategorien. Mediterraner Fit- und Relax-Bereich. Behagliches Restaurant mit romantischer Gartenwirtschaft.

Allgäu Art Hotel

www.allgaeuarthotel.de

Alpenstraße 9 (B3), PLZ 87435, **T 0831 5408600,** F 54086099
56 Zimmer | Ez ab 87 €, Dz ab 137 € | 24 h

Barrierefreies Hotel für Menschen mit und ohne Handicap. Das Design in den öffentlichen Bereichen, im Restaurant und in den Zimmern greift die Themen Entschleunigung und Allgäuer Natur auf. Zum Haus gehören auch ein Fitnessbereich und ein Wellnesscenter.

bigBOX ALLGÄU Hotel

www.bigboxallgaeu.de/hotel

Kotterner Straße 62-64 (B3), PLZ 87435, **T 0831 570552000,** F 512882001
124 Zimmer | 1 Suite | Ez ab 99 €, Dz ab 109 € | 24 h

››

Moderne Übernachtungsadresse für Urlaubs- und Geschäftsreisende. Das Hotel hat einen direkten Anschluss an die Veranstaltungshalle „bigBOX Allgäu“. Umfangreiches Tagungsangebot. Im Restaurant „musics“ wird international gekocht.

Peterhof www.hotelpeterhof.de

★★★S garni

Salzstraße 1 (A2), PLZ 87435, **T 0831 52440,** F 5244200
44 Zimmer | 1 Apartment | Ez 60–89 €, Dz 79–130 € | 24 h

Urlaubs- und Geschäftshotel in ruhiger Lage unweit des Ortszentrums. Farbenfroh eingerichtete Zimmer mit komfortabler Ausstattung. Reichhaltiges Frühstücksbuffet.

Waldhorn www.waldhorn-kempten.de

★★★★★S garni

Steufzgen 80, PLZ 87435, **T 0831 580580,** F 5805899
70 Zimmer | 1 Apartment | Ez 68–95 €, Dz 98–130 € | 24 h

Neuzeitliches Hotel in ruhiger, verkehrsgünstiger Lage am Stadtrand mit familiärer Atmosphäre. Stilvoll mit warmen Farben eingerichtete Zimmer. Im Restaurant wird regional und saisonal gekocht.

Smart Motel www.smartmotel.de

€ Gut & Günstig ★★★★★S garni

Edisonstraße 4, PLZ 87437, **T 0831 200600,** F 2006060
49 Zimmer | 3 Apartments | Ez 65–79 €, Dz 96–106 €

Günstige Übernachtungsmöglichkeit in verkehrsgünstiger Lage, nur wenige Minuten von der Autobahn A7 entfernt. Zur Verfügung stehen zweckmäßige Zimmer mit kostenfreiem WLAN. Der Motelomat ermöglicht Business- und Freizeitreisenden einen 24-Stunden-Check-in.

KENZINGEN 56 D www.kenzingen.de

Baden-Württemberg | EW 9.196 | 174 m Lahr 23 km, Freiburg im Breisgau 29 km
T 07644 900132

Schieble www.hotel-schieble.de

★★★★★S garni

Offenburger Straße 6, PLZ 79341, **T 07644 9269990,** F 92699955
27 Zimmer | 1 Suite | Ez 60–85 €, Dz 90–140 €, 5,00–12,00 €

Der traditionsreiche Familienbetrieb bietet wohnliche, im Landhausstil eingerichtete Zimmer. Im hauseigenen Restaurant werden frische, bürgerliche Speisen serviert.

Scheidels Restaurant zum Kranz www.scheidels-kranz.de

Offenburger Straße 18 (an der B 3), PLZ 79341, **T 07644 6855**
50 | Hauptgericht 17–29 €, Menü 34–59 € | Mi-So Mo, Di

Ein familiär geführtes Landgasthaus mit gepflegten, einladenden Räumlichkeiten. Serviert werden schmackhafte, frisch zubereitete Speisen regionaler und internationaler Art. Hübsch der lauschige Biergarten mit altem Baumbestand. Man hat auch vier schöne Gästezimmer.

KERNEN IM REMSTAL 58 A www.kernen.de

Baden-Württemberg | EW 14.936 | 292 m Fellbach 4 km, Waiblingen 6 km
T 07151 40140
Villa Rustica in Rommelshausen, Altes Schloss und Ruine Y-Burg in Stetten, Stettener Weinweg, Glockenkeller in Stetten.

Malathounis
www.malathounis.de

VARTA-TIPP Küche

Gartenstraße 5, PLZ 71394 (OT: Stetten), **T 07151 45252**
26 | Hauptgericht 19–42 €, Menü 39–79 € | Di-Sa Mo, So

Inmitten der schwäbischen Remstal-Idylle, etwas versteckt in einem Wohngebiet, liegt dieses Restaurant von Joannis Malathounis. Hier verwöhnt der Patron seine Gäste mit einer exzellenten „modern greek cuisine". Seine Kreativität und Experimentierfreude spiegelt sich in seinen außergewöhnlichen Gerichten wider. Der Weinkeller besticht mit einer fulminanten Auswahl an deutschen und internationalen Gewächsen.

Gasthof Zum Ochsen
www.ochsen-kernen.de

Kirchstraße 15, PLZ 71394 (OT: Stetten), **T 07151 94360**
180 | Hauptgericht 15–32 €, Menü 35–76 € | Mo, Do-Sa

Familiengeführtes Restaurant mit angeschlossener Landmetzgerei. Auf der Karte finden Sie traditionelle schwäbische Spezialitäten sowie schmackhafte Gerichte aus der internationalen Küche. Dazu gibt es Weine von lokalen Winzern.

KERPEN 39 B
www.stadt-kerpen.de

Nordrhein-Westfalen | EW 64.669 | 95 m — Düren 17 km, Köln 26 km
T 02273 58343
Rennsportmuseum, Michael-Schumacher-Kartbahn, Kolpingmuseum (Geburtshaus), Burgen und Schlösser.

Wilkens 1835
www.wilkens1835.de

★★★★S garni

Zum Breitmaar 1, PLZ 50170 (OT: Sindorf), **T 02273 60660,** F 54011
22 Zimmer | Ez 80–90 €, Dz 120–135 €

Das Hotel ist sowohl für den Businessgast als auch für den privat reisenden Urlauber interessant. Die Zimmer sind modern, funktional und wohnlich. Gastronomisch hat man die Qual der Wahl zwischen dem exklusiven Restaurant, dem stylishen Gastroraum namens „Gastwerk" und der traditionell-urigen Schänke.

Park-Hotel
www.parkhotel-kerpen.de

★★★S garni

Kerpener Straße 183, PLZ 50170 (OT: Sindorf), **T 02273 98580,** F 54985
46 Zimmer | 1 Apartment | Ez 75–81 €, Dz 89–99 €

Familiengeführtes Business- und Ferienhotel unweit des Autobahnkreuzes Kerpen. Hell und wohnlich eingerichtete, zweckmäßige Zimmer. Das reichhaltige Frühstücksbuffet wird in einem lichtduchfluteten Frühstücksraum serviert. Diverse Spezialangebote in Verbindung mit einem Besuch im Phantasialand in Brühl.

Schloss Loersfeld
www.schlossloersfeld.de

VARTA-TIPP Service

Schloss Loersfeld 1, PLZ 50171, **T 02273 57755**
40 | Hauptgericht 38–45 €, Menü 92–139 € | Di-Sa Mo, So

››

Geschichtsträchtiges Anwesen mit großzügig angelegtem Landschaftspark und stilvoll mit antiken Möbeln ausgestatteten, hohen Räumen. Hier verwöhnt man Sie mit leichten, frischen Gerichten - mal französisch, mal österreichisch inspiriert. Dazu werden Sie vom aufmerksamen und liebenswürdigen Service bestens betreut. Für Übernachtungsgäste stehen drei hübsche Apartments im Nebenhaus zur Verfügung.

KETSCH 51 C www.ketsch.de

Baden-Württemberg | EW 12.576 | 101 m Schwetzingen 4 km, Speyer 10 km
T 06202 6060

Seehotel www.seehotel.de

★★★★ garni

Kreuzwiesenweg 5, PLZ 68775, **T 06202 6970,** F 697199
70 Zimmer | 1 Suite | Ez 94–169 €, Dz 149–199 €

Barrierefreies Haus in ruhiger Einzellage am See - modern und geschmackvoll eingerichtet. Die stilvoll mit Naturmaterialien und Designermöbeln gestalteten Zimmer verfügen über zeitgemäße Technik und teilweise über begehbare Kleiderschränke.

Die Ente www.restaurant-die-ente.de

50 | Hauptgericht 35–49 € | Mo-Sa

Stilvoll eingerichtetes Restaurant mit Wintergarten, Bar und lauschiger Terrasse. Serviert wird klassische Küche - modern interpretiert. Anspruchsvolle Weinkarte mit guten deutschen und französischen Gewächsen.

Adler www.adler-ketsch.de

Schwetzinger Straße 21, PLZ 68775, **T 06202 609004**
75 | Hauptgericht 10–32 €, Menü 25–85 € | Di-So Di-Sa Mo

Engagiert und familiär geführtes Restaurant in modernem Landhausambiente. Schmackhafte regionale und französisch inspirierte Küche.

KEVELAER 28 B www.kevelaer.de

Nordrhein-Westfalen | EW 29.000 | 22 m Holländ. Grenze 8 km, Geldern 10 km
T 02832 122151
Marienbasilika, Gnadenkapelle, Niederrhein. Museum, Motorradfahrer-Wallfahrt, Kevelaerer Heißluftballon-Festival.

Klostergarten www.hotel-klostergarten.eu

★★★ S garni

Klostergarten 1, PLZ 47623, **T 02832 9250100,** F 9250167
29 Zimmer | Ez ab 82 €, Dz ab 115 €, exkl. Frühstück, 11,90 €

Ein Integrationsbetrieb, in dem Menschen mit Behinderung gemeinsam mit nicht beeinträchtigten Kollegen arbeiten. Die Gästezimmer sind modern, wohnlich und farbenfroh gestaltet. Sämtliche Räume im Hotel sind komplett barrierefrei. Zum Haus gehören auch ein Kaminzimmer, eine private Kapelle und ein schöner Klostergarten.

Zur Brücke www.hotel-restaurant-zur-bruecke.de

Bahnstraße 44, PLZ 47623, **T 02832 2389**
40 | Hauptgericht 13–40 €, Menü 30–75 € | Mo-Mi, Fr-So Do 26.3.–3.4.21

Die ehem. Ölmühle beherbergt ein gemütliches Restaurant mit altdeutscher Einrichtung. Serviert wird eine deutsch-französische Küche mit regionalen Spezialitäten. Hübsche Gartenterrasse, gepflegte Gästezimmer.

KIEDRICH 41 C www.kiedrich.de

Hessen | EW 3.905 | 165 m Eltville 3 km, Wiesbaden 15 km
T 06123 905010

Nassauer Hof www.hotel-nassauerhof.de

garni

Bingerpfortenstraße 17, PLZ 65399, **T 06123 999360,** F 99936100
21 Zimmer | 2 Suiten | Ez 82–91 €, Dz 145–149 €, 6,00–15,00 €

Saniertes Traditionshaus mit moderner Innenausstattung. Für Übernachtungsgäste stehen wohnliche, mit Teakholzmöbeln eingerichtete Zimmer zur Verfügung. Kleiner Wellnessbereich mit Sauna und Ruheraum. Ideale Adresse für Geschäftsreisende und Individualtouristen.

Weinschänke Schloss Groenesteyn www.weinschaenke-schlossgroenesteyn.de

VARTA-TIPP Küche **VARTA-TIPP** Service

Oberstraße 36/37, PLZ 65399, **T 06123 1533**
70 | Hauptgericht 28–46 €, Menü 85–125 € | So Mo, Do-So Di, Mi

Mit ganz viel Herzblut setzen Dirk Schröer und seine Lebensgefährtin Amila Begic in der renommierten Gutsschänke ihr ambitioniertes Konzept um. Charmant das Interieur im alpenländischen Stil, der Service herzlich und professionell, die Küche klassisch, modern und kreativ. Dazu gibt es tolle Weine und Sekte aus dem Rheingau. Schöne Aussichtsterrasse.

KIEL 8 C www.kiel.de

Schleswig-Holstein | EW 241.533 | 5 m Lübeck 75 km, Flensburg 83 km
T 0431 679100
Schönberger Strand, Museumsbahn Schönberger Strand, Aquarium Geomar, Alter Botanischer Garten, Schifffahrtsmuseum mit Museumshafen, Altes Schloss mit Schlossgarten, Leuchtturm, Zoologisches Museum, Marineehrenmal Laboe, Freilichtmuseum Schleswig-Holstein in Molfsee, Kiel-Hörn, Institut für Meereskunde, Nikolaikirche am Alten Markt, Rathaus und Opernhaus am Kleinen Kiel.
Weitere Empfehlungen unter Molfsee.
Einen Cityplan finden Sie auf Seite 666.

Kieler Kaufmann www.kieler-kaufmann.de

★★★★ S garni

Niemannsweg 102 (C1), PLZ 24105, **T 0431 88110,** F 8811222
58 Zimmer | 1 Suite | Ez 139–215 €, Dz 185–300 € | 24 h

Die ehem. Bankiersvilla von 1911 beherbergt heute ein stilvolles Hotel. Die Gästezimmer sind geräumig, komfortabel und mit hochwertigen Accessoires ausgestattet. Wohnlich, modern und klar präsentieren sich die neueren Zimmer im Parkflügel.

Ahlmanns

VARTA-TIPP Küche

24 | Menü 99–139 € | Mi-Sa Mo, Di, So

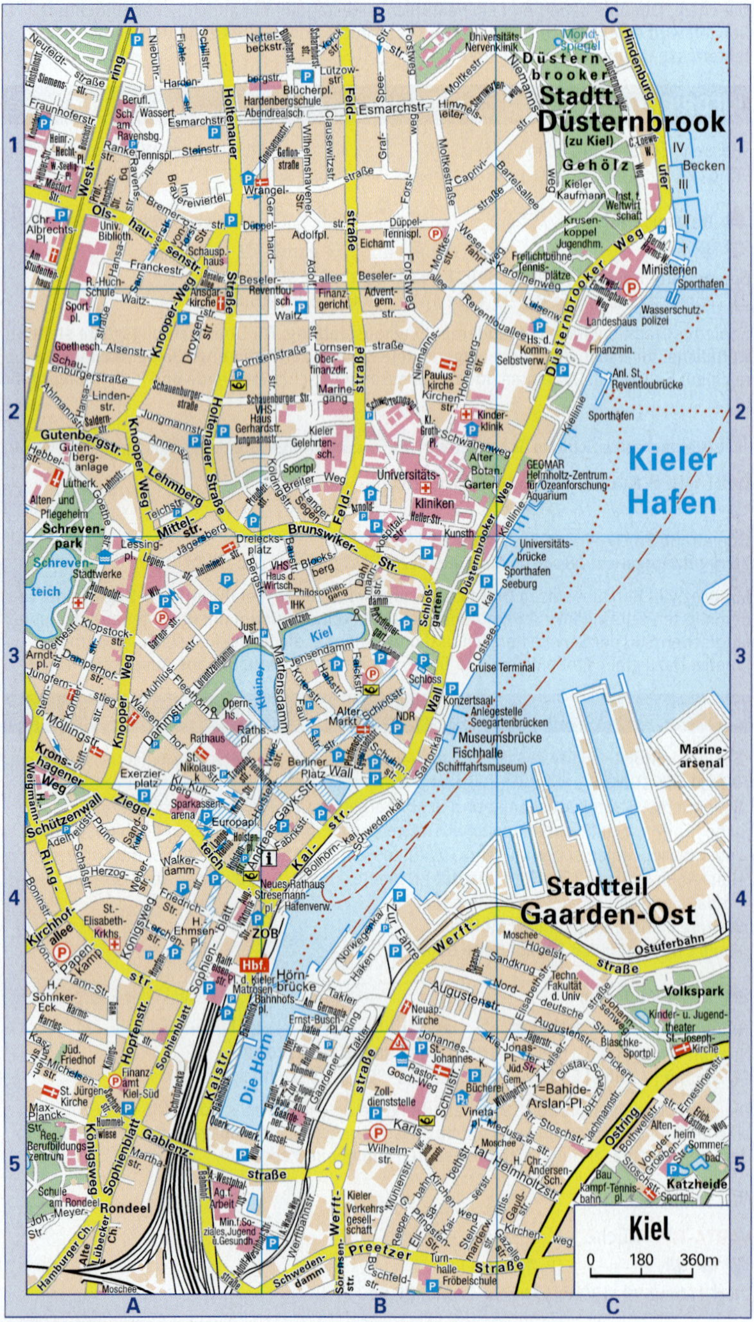
A
B
C
1
2
3
4
5
Stadtt. Düsternbrook
(zu Kiel)
Düsternbrooker Gehölz
Kieler Hafen
Stadtteil Gaarden-Ost
Die Hörn
Kiel
Kleiner Kiel
Schreventeich
Schrevenpark
Holtenauer Straße
Feldstraße
Knooper Weg
Westring
Olshausenstr.
Brunswiker Str.
Düsternbrooker Weg
Hindenburgufer
Kaistr.
Werftstraße
Preetzer Straße
Gablenzstraße
Ostring
Ostuferbahn
Universitätskliniken
Landeshaus
Ministerien
Sporthafen
Wasserschutzpolizei
Finanzmin.
GEOMAR Helmholtz-Zentrum für Ozeanforschung Aquarium
Universitätsbrücke
Sporthafen Seeburg
Cruise Terminal
Schloss
Konzertsaal
Anlegestelle Seegartenbrücken
Museumsbrücke
Fischhalle (Schifffahrtsmuseum)
Marinearsenal
Alter Markt
Rathaus
Exerzierplatz
Europapl.
Sparkassen-arena
Neues Rathaus
Stresemannpl.
Hafenverw.
ZOB
Hbf.
Hörnbrücke
Volkspark
Katzheide
Rondeel
Kiel
0
180
360m

Dass stilvoll-historischer Rahmen und entspannt-legere Atmosphäre zusammenpassen, beweist dieses Fine-Dining-Restaurant. Chefkoch Mathias Apelt steht für eine aufwendige und ausdrucksstarke moderne Küche, die in Form eines wechselnden Menüs (wahlweise 4 bis 6 Gänge) serviert wird. Sehr gute Weinauswahl. Der Service ist kompetent und freundlich. Tischreservierung ratsam.

Kieler Yacht-Club www.hotel-kyc.de

Kiellinie 70 (C1), PLZ 24105 (OT: Düsternbrook), **T 0431 88130,** F 8813444
21 Zimmer | 2 Suiten | Ez 149–319 € | 24 h

In diesem modern-maritim gestalteten Hotel werden Eleganz und Funktionalität groß geschrieben. Direkt am Jachthafen wohnt man in hochwertig eingerichteten Zimmern und Suiten. Hauseigenes Restaurant mit Terrasse und eleganter Bar/Lounge.

Hotel Birke www.hotel-birke.de

★★★★S garni

Martenshofweg 2-8, PLZ 24109 (OT: Hasseldieksdamm), **T 0431 53310,** F 5331333
94 Zimmer | 11 Suiten | 4 Apartments | Ez 84–238 €, Dz 144–310 €, 12,00 € | 24 h

Beliebtes Wellness- und Businesshotel. Die recht wohnlichen Zimmer sind in dezenten Farben gehalten und mit schönen Holzmöbeln ausgestattet. Im Restaurant „Fischers Fritz“ wird regional, saisonal und frisch gekocht. Netter Innenhofgarten mit Strandkörben zum Entspannen.

Sporthotel Avantage www.avantagesporthotel.de

Braunstraße 40, PLZ 24145 (OT: Wellsee), **T 0431 717980,** F 7179820
35 Zimmer | Ez 79–110 €, Dz 99–160 €, exkl. Frühstück, 9,50 €

Am südlichen Stadtrand liegt dieses Haus. Neben komfortablen Zimmern stehen den Gästen attraktive Indoor- und Outdoor-Sportanlagen zur Verfügung. Restaurant mit schöner Gartenterrasse.

Berliner Hof www.berlinerhof-kiel.de

★★★S garni

Ringstr. 6 (A4), PLZ 24103, **T 0431 66340,** F 6634345
95 Zimmer | 3 Apartments | Ez 75–105 €, Dz 115–135 € | 24 h

Ein gepflegtes, privat geführtes Nichtraucherhotel. Stammgäste schätzen die familiäre Atmosphäre und die zentrale Lage. Aber auch die modern und hell eingerichteten Gästezimmer machen das Haus zu einer empfehlenswerten Übernachtungsadresse.

Waffenschmiede www.hotel-waffenschmiede.de

Friedrich-Voß-Ufer 4, PLZ 24159 (OT: Holtenau), **T 0431 369690,** F 363994
13 Zimmer | Ez 75–100 €, Dz 100–140 €

Regionaltypisches Haus mit freundlichen Gastgebern. Funktionale Zimmer mit Aussicht auf den Nord-Ostsee-Kanal. Restaurant mit regionaler Küche.

Das neue WeinStein www.weinstein-kiel.com

Holtenauer Straße 200 (A1), PLZ 24105 (OT: Blücherplatz), **T 0431 555577**
32 | Hauptgericht 16–40 €, Menü 39–110 € | Di-Sa Mo, So ››

Im stilvoll-ungezwungenen Restaurant sowie auf der schön gestalteten Gartenterrasse bietet man eine saisonal ausgerichtete Frischmarktküche zu fairen Preisen. Auf der Speisekarte finden Sie Klassiker wie Kutterscholle oder Wildfang-Zander, aber auch Fleischgerichte wie Karree vom Deichlamm oder Susländer Schweinefilet.

Pastis
www.pastis-grill-restaurant.de

Knorrstraße 28 (A1), PLZ 24106, **T 0431 26097000**
55 | Hauptgericht 19–37 €, Menü 45–70 € | Mo-Sa So

Mischung aus Bistro und Restaurant mit modern-trendigem Ambiente, gutem Essen und freundlichem Service. Die kleine Speisekarte lockt mit Tatarspezialitäten und Steaks vom Lavagrill. Dazu gibt es wechselnde Tagesangebote. Gutes Preis-Leistungs-Verhältnis.

KIPFENBERG 60 A
www.kipfenberg.de

Bayern | EW 5.855 | 378 m
T 08465 941041
Beilngries 16 km, Eichstätt 25 km

Landhotel Geyer
www.landhotel-geyer.de

★★★★ garni

Alte Hauptstraße 10, PLZ 85110 (OT: Pfahldorf), **T 08465 1730630,** F 17306364
49 Zimmer | 2 Suiten | 3 Apartments | Ez 75–99 €, Dz 110–140 €, 12,50 € | 11.–24.12.20, 2.–10.1.21

Familiär geführter Feriengasthof in schöner Lage mitten im Naturpark Altmühltal. Wohnlich und individuell eingerichtete Zimmer mit zeitgemäßer Ausstattung. Schöner Bade- und Saunabereich.

Zur Linde
www.linde-altmuehltal.de

★★★ garni

Bachweg 2, PLZ 85110 (OT: Schambach), **T 08465 94150,** F 941540
25 Zimmer | 2 Suiten | Ez 66–101 €, Dz 112–120 €, 5,00 € | 1.–18.11.20

Bodenständige, bayerische Gastfreundschaft und die herrliche Lage mitten im Grünen zeichnen das Haus aus. Ansprechender Wellnessbereich mit Naturstein-Panoramasauna. Das Restaurant mit Terrasse besticht durch echte Altmühltaler Küche.

KIRCHDORF 61 C
www.kirchdorf-online.de

Bayern | EW 1.339 | 551 m
T 08072 592
Mühldorf a. Inn 31 km, München 50 km

Wirth z'Moosham
www.wirth-z-moosham.de

garni

Isener Straße 4 (an der B 15), PLZ 83527 (OT: Moosham), **T 08072 95820,** F 371024
36 Zimmer | Ez ab 64 €, Dz ab 94 €

Heimeliges Landhotel mit familiärer Atmosphäre. Modern und geschmackvoll eingerichtete Zimmer mit guter Ausstattung. Bayerisch bodenständig geht es im Restaurant zu.

Christians Restaurant
www.christians-restaurant.de

VARTA-TIPP Küche **VARTA-TIPP** Service

Dorfstraße 1, PLZ 83527, **T 08072 8510**
28 | Hauptgericht 27–48 €, Menü 65–115 € | Mi-Sa

Seit über 30 Jahren führt Christian F. Grainer den elterlichen Traditionsgasthof, dessen Geschichte bis ins 16. Jahrhundert zurückreicht. Die einzigartige Mischung aus persönlicher Atmosphäre, exzellenter Küche und behaglichem Ambiente begeistert uns jedes Mal aufs Neue. Anstatt einer klassischen Speisekarte offeriert der Patron ein kreatives Überraschungsmenü (wahlweise in 3-6 Gängen). Zuvorkommend und fachkundig der Service samt der herzlichen Christiane Grainer - fundierte Weinberatung inklusive.

KIRCHDORF A.D.AMPER 60 D — www.kirchdorf-amper.de

Bayern | EW 3.082 | 440 m — Freising 11 km, Dachau 33 km
T 08166 676933

Gasthof Zum Cafewirt — www.cafewirt.de

€ Gut & Günstig

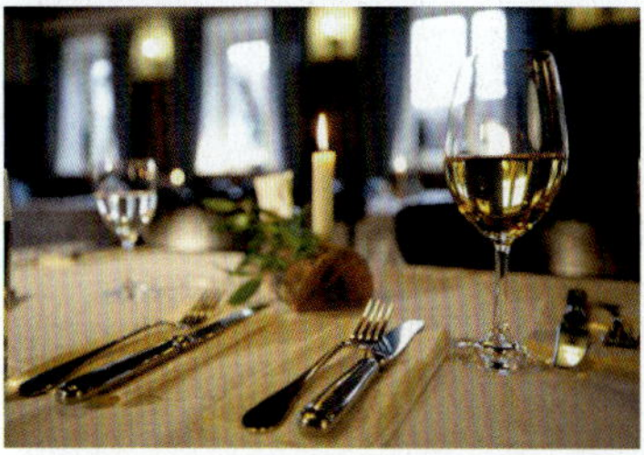

Hirschbachstr. 9, PLZ 85414,
T 08166 9987222
80 | Hauptger. 9–23 €, Menü 28–35 € |
Di, So Di, Do-So Mo, Mi

Im musikantenfreundlichen Gasthaus speist man regional-saisonal. Auf der Karte lockt Bodenständiges wie Kalbsrahmgulasch, Schnitzel „Wiener Art“ oder ofenfrischer Schweinebraten. Bei schönem Wetter wird auch im Garten serviert.

KIRCHDORF AN DER ILLER 59 C — www.kirchdorf-iller.de

Baden-Württemberg | EW 3.477 | 551 m — Memmingen 14 km, Biberach an der Riß 30 km
T 07354 93320

Landgasthof Löwen — www.loewen-oberopfingen.de

VARTA-TIPP Küche

Kirchdorfer Str. 8, PLZ 88457 (OT: Oberopfingen), **T 08395 667**
30 | Hauptgericht 14–39 €, Menü 38–85 € | So Mi-So Mo, Di

Dieser gepflegte Landgasthof steht seit vier Generationen für familiäre Atmosphäre, beste Küche und herzlichen Service. Ob im gemütlichen Restaurant mit Stüble oder auf der hübschen Terrasse - der junge Küchenchef Alexander Ruhland offeriert eine feine regionale Küche, die er gekonnt mit internationalen und klassisch-französischen Einflüssen kombiniert. Für Übernachtungsgäste hat man liebevoll eingerichtete Gästezimmer.

KIRCHENSITTENBACH 53 B — www.kirchensittenbach.de

Bayern | EW 2.035 | 386 m — Hersbruck 7 km, Pegnitz 26 km
T 09151 86400

Zum Alten Schloss — www.zum-alten-schloss.de

★★★S garni

Kleedorf 5, PLZ 91241 (OT: Kleedorf), **T 09151 8600,** F 860146
58 Zimmer | 1 Suite | 1 Apartment | Ez ab 68 €, Dz ab 89 €

Fränkische Gastlichkeit und eine herrliche Lage mitten im Grünen erwarten Sie hier. Helle, geschmackvoll eingerichtete Gästezimmer. Gute Tagungsmöglichkeiten. Kleiner Saunabereich.

Postwirt www.post-wirt.de

garni

Hauptstraße 10, PLZ 91241, **T 09151 830040,** F 8300419
21 Zimmer | 2 Suiten | 4 Apartments | Ez ab 69 €, Dz ab 95 €

Neuzeitliches Gästehaus mit modern und wohnlich eingerichteten Zimmern. Kleiner Wellnessbereich mit Panoramasauna und römischem Dampfbad. Deftige Regionalküche im gegenüberliegenden Gasthof.

KIRCHHEIM A. D. WEINSTR. 50 B www.kirchheim-weinstrasse.de

Rheinland-Pfalz | EW 1.905 | 145 m Bad Dürkheim 12 km, Mannheim 30 km
T 06359 80010

Schwarz Gourmet www.schwarz-restaurant.de

VARTA-TIPP Küche

Weinstraße Süd 1, PLZ 67281, **T 06359 9241702**
12 | Hauptgericht 24–50 €, Menü 110–125 € | Do-So Mo, Di, Mi

Nicht nur Manfred Schwarz ist mit der Region verwurzelt, auch seine trendbewusste, gehobene Küche, die aber nie abgehoben ist. In punkto Spitzenkulinarik hält er nach wie vor die Fahne hoch! Im eleganten kleinen Gourmetbereich des aufwendig renovierten Sandsteinhauses offeriert er an vier Abenden in der Woche ein kreatives Menü mit Ausdruck und Tiefgang. Reservierung erforderlich.

Schwarz Restaurant

Weinstraße Süd 1, PLZ 67281, **T 06359 9241702**
28 | Hauptgericht 20–40 €, Menü 25–69 € | So Mo, Do-So Di, Mi

Schick, stylish und entspannt ist es in dem edel in grau und weiß gehaltenen Restaurant. Serviert wird eine verfeinerte Pfälzer Küche mit Gerichten wie „Gebratener Lammrücken mit Thymianjus“ oder „Zart gegartes Ochsenbäckchen (Sous Vide) mit Kartoffel-Trüffelstampf“. Dazu gibt es leckere Weine aus der Region.

KIRCHHEIM B. MÜNCHEN 60 D www.kirchheim-heimstetten.de

Bayern | EW 13.788 | 511 m Vaterstetten 4 km, München 19 km
T 089 909098900
Bajuwarenhof Kirchheim, Heimstettner See, Heldenverlies, Maxx Arena, SportTraum, Higheast Kletterhalle.

Beim Schrey www.beim-schrey.de

garni

Dorfstraße 14, PLZ 85551, **T 089 9077480,** F 907748222
34 Zimmer | 8 Apartments | Ez 88–190 €, Dz 118–230 €, 5,00 €

Ruhig gelegenes, privat geführtes Business- und Messehotel mit Boardinghaus für Langzeitgäste. Helle, freundlich eingerichtete Zimmer mit zeitgemäßer Ausstattung. Schöner Garten mit Swimmingpool.

KIRCHHEIM UNTER TECK 58 B www.kirchheim-teck.de

Baden-Württemberg | EW 39.786 | 311 m Göppingen 18 km, Reutlingen 30 km
T 07021 502555
Renaissanceschloss, Stadtmauer mit Bastei, got. Martinskirche, Kornhaus mit Museum und Galerie, Literaturmuseum, hist. Innenstadt, Fachwerkrathaus.

Weisser Ochse www.weisser-ochse.de

Alleenstraße 102, PLZ 73230, **T 07021 8046616**
Hauptgericht 18–30 €, Menü 49–79 € | Mo, Do-So Di, Mi

Ausgesprochen niveauvoll kommt das Restaurant in dem schmucken alten Fachwerkhaus am Alleenring daher - sowohl in punkto Ambiente (heimelig-elegante Atmosphäre) als auch kulinarisch. Finessenreich mischen sich hier Klassik und Moderne. Dazu ein professionell zusammengestelltes Weinangebot und ein freundlicher Service.

KIRCHHEIMBOLANDEN 50 B www.kirchheimbolanden.de

Rheinland-Pfalz | EW 7.726 | 340 m Alzey 13 km, Worms 32 km
T 06352 4004115

ART-Hotel Braun www.hotelbraun.de

★★★S garni

Uhlandstr. 1, PLZ 67292, **T 06352 40060,** F 400699
40 Zimmer | 1 Apartment | Ez 66–99 €, Dz 99–124 €, exkl. Frühstück, 6,00 € | 24 h

Modernes Tagungshotel in zentraler, verkehrsgünstiger Lage unweit des hist. Stadtkerns. Geschmackvoll eingerichtete Zimmer mit zeitgemäßer Ausstattung. Gemütliche Cocktail-Lounge.

KIRCHLAUTER 53 A www.kirchlauter.de

Bayern | EW 1.347 | 344 m Bamberg 28 km, Nürnberg 87 km
T 09522 7250

Gutshof Andres www.gutshof-andres.de

Pettstadt 1, PLZ 96166 (OT: Pettstadt), **T 09536 221**
100 | Hauptgericht 14–30 €, Menü 35–60 € | Sa-So Mi-So Mo, Di

Bilderbuch-Gasthof mit Familientradition. Auf den Tisch kommt fränkische Küche, teils mit Produkten aus eigenem Anbau. Nachmittags hausgemachte Kuchen. Zum Haus gehören auch eine Gutshofbrennerei sowie zwei Ferienwohnungen.

KIRCHZARTEN 64 A www.kirchzarten.de

Baden-Württemberg | EW 9.691 | 392 m Freiburg 9 km, Titisee-Neustadt 23 km
T 07661 3930

Schlegelhof www.schlegelhof.de

VARTA-TIPP Ambiente

Höfener Straße 92, PLZ 79199 (OT: Burg-Höfen), **T 07661 5051,** F 62312
11 Zimmer | Ez ab 96 €, Dz ab 132 € ››

Mit Freude und Engagement führt Familie Schlegel das charmante kleine Anwesen im Dreisam-Tal. Das Hotel verfügt über hochwertig eingerichtete Gästezimmer mit modern-ländlichem Flair. Für Entspannung und Wohlbefinden sorgen der gut ausgestattete SPA-Bereich sowie die mediterran anmutende Terrasse. Auch das Frühstück kann in punkto Angebot und Qualität überzeugen.

Schlegelhof

VARTA-TIPP Küche

75 | Hauptgericht 15–33 €, Menü 35–68 € | So Mo-Di, Do-So Mi

Ausgezeichnet speisen Sie in diesem hell, modern und luftig eingerichteten Restaurant. Auf den Tisch kommen überwiegend bodenständige Traditionsgerichte wie „Knusprig gebratene Perlhuhnbrust | Pfifferlingrisotto | grüne Gemüse | Parmesan-Beurre-Blanc". Sehr gutes Preis-Leistungs-Verhältnis. Hübsche Terrasse im Grünen.

Sonne — www.sonne-kirchzarten.de

★★★S garni

Hauptstraße 28, PLZ 79199, **T 07661 901990,** F 7535
24 Zimmer | 3 Suiten | 1 Apartment | Ez ab 65 €, Dz ab 89 €

Heimeliges Schwarzwaldhotel mit familiärer Atmosphäre. Hier stehen Ihnen gepflegte Zimmer im Landhausstil zur Verfügung. Kleiner, aber feiner Wellnessbereich.

Sonne

120 | Hauptgericht 12–26 €, Menü 24–48 € | Mo-Do, So Mo-So

Hier speisen Sie in gemütlichen holzvertäfelten Gaststuben. Die freundliche Crew serviert feine regionale Spezialitäten wie „Elsässer Perlhuhnbrust an Parmesanschaum auf Spargel-Risotto" oder „Filets von der Schwarzwaldforelle an weißem Tomatenschaum mit Safranblumenkohl und cremigen Buchholzer Nudeln".

rainhof scheune — www.rainhof-hotel.de

VARTA-TIPP Ambiente

★★★★★S garni

Höllentalstraße 96, PLZ 79199, **T 07661 9886110,** F 9886146
16 Zimmer | 2 Suiten | Ez 79–119 €, Dz 99–139 €

Das Hotel befindet sich in einem denkmalgeschützten Haus aus dem Jahr 1790, das komplett restauriert und modernisiert wurde. Die geräumigen, im Landhausstil dekorierten Themenzimmer überzeugen mit einem gelungenen Mix aus Tradition und Innovation. Es gibt auch einen Wellnessbereich mit Dampfbad und Sauna sowie eine Gastronomie mit Terrasse und Gartenwirtschaft.

KIRKEL 49 D — www.kirkel.de

Saarland | EW 10.081 | 240 m — Homburg 10 km, Saarbrücken 17 km
T 06841 80980
Burgruine (11. Jhd.), Felsenpfad, ev. Kirche (13. Jhd.), Glockenturm (1859).

Ressmann's Residence — www.ressmanns-residence.de

★★★★★S garni

Kaiserstraße 87, PLZ 66459 (OT: Neuhäusel), **T 06849 90000,** F 900012
21 Zimmer | 1 Suite | Ez 71 €, Dz 85 €, exkl. Frühstück, 5,00 €

Geschäftshotel in der Ortsmitte mit funktionellen Zimmern. Gediegen-elegantes Restaurant mit frischer, klassischer Küche und schönem Garten.

KIRN 50 A www.kirn.de

Rheinland-Pfalz | EW 8.770 | 250 m Idar-Oberstein 16 km, Bad Kreuznach 27 km
T 06752 1350

Kyrburg www.kyrburg.de

Auf der Kyrburg 1, PLZ 55606, **T 06752 91190**
70 | Hauptgericht 18–28 € | Mi-So Mo, Di

Die fast 900 Jahre alte Burgruine Kyrburg beherbergt ein urig-rustikales Restaurant, in dem frisch zubereitete Gerichte mit französischem Einfluss serviert werden. Im Sommer sitzt man besonders schön auf der Terrasse mit herrlichem Blick auf das Nahetal. Vor oder nach dem Essen lohnt sich ein Besuch im Whiskymuseum, das sich 15 m unter dem Wachhaus in zwei parallelen Kellergewölben befindet.

KISSING 59 D www.kissing.de

Bayern | EW 11.640 | 523 m Merching 7 km, Königsbrunn 8 km
T 08233 79070

Kühners Landhaus www.kuehners-landhaus.de

Gewerbering 3, PLZ 86438, **T 08233 20005**
120 | Hauptgericht 9–25 €, Menü 25–40 € | Mi-So Mo, Di

Neuzeitlicher Gasthof mit verschiedenen rustikalen Stuben und überdachter Terrasse. Viel warmes Holz und behagliche Nischen sorgen für Wohlfühlambiente. Auf der Speisekarte stehen überwiegend bayerische und saisonale Spezialitäten. Die Preise sind fair, der Service charmant.

KISSINGEN, BAD 43 C www.badkissingen.de

Bayern | EW 20.791 | 220 m Hammelburg 18 km, Schweinfurt 25 km
T 0971 8048444
Regentenbau, Arkadenbau, Kurtheater, Wandelhalle, Bismarck-Museum, Spielbank, Saaledampfer, Tierpark, Kneipplandschaft, Barfußpfad, Klanggarten, Burgruine Botenlauben, Salzweg, KissSalis Therme.
Einen Cityplan finden Sie auf Seite 674.

Kaiserhof Victoria www.kaiserhof-victoria.de

★★★★ S garni

Am Kurgarten 5, PLZ 97688, **T 0971 7010,** F 701197
165 Zimmer | 2 Suiten | Ez 79–134 €, Dz 134–239 € | 24 h

Das direkt am Kurgarten gelegene Traditionshaus bietet einen Mix aus historischen Jugendstilelementen und zeitgemäßem Komfort. Klassik und Moderne vermitteln auch in den geräumigen und wohnlichen Gästezimmer. Für Erholung sorgt der vitalisierende Kaiserhof-SPA. Im denkmalgeschützten Restaurant „Kaisersaal" in der Belle Etage wird regionale Küche serviert.

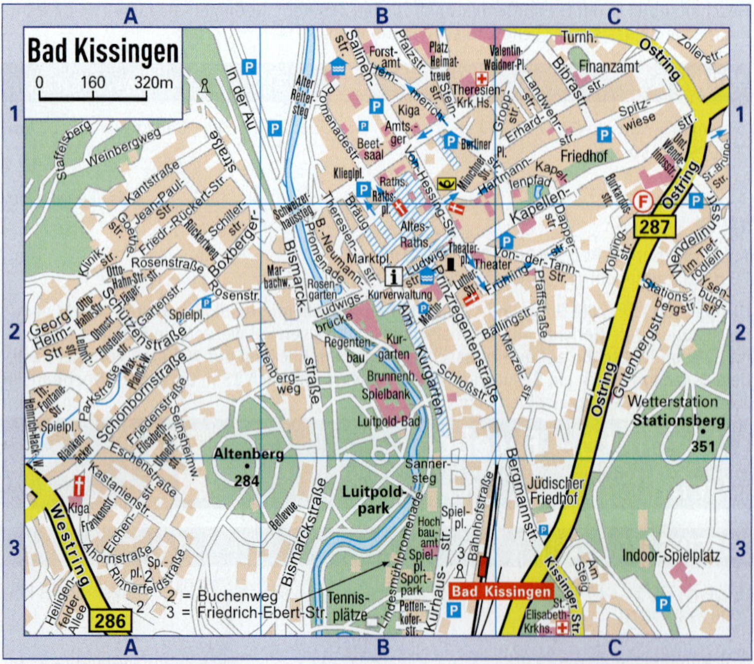

Laudensacks Parkhotel

www.laudensacks-parkhotel.de

VARTA★TIPP Service

garni

Kurhausstraße 28 (B3), PLZ 97688, **T 0971 72240,** F 722444
21 Zimmer | 1 Suite | Ez 95–106 €, Dz 160–190 €, 9,00 € | 24 h

Tradition verpflichtet. Hier verbinden sich Romantik, ländlicher Charme und gepflegte Gastlichkeit. Die hübsche Gründerzeitvilla liegt in einem verträumten Park mit Seerosenteich. Die Zimmer zeichnen sich durch ihre stilvolle Inneneinrichtung mit ausgesuchten Stoffen und angenehmen Farben aus. Sehr zu empfehlen ist der exklusiv ausgestattete Wellnessbereich.

Laudensacks Gourmetrestaurant

VARTA-TIPP Küche **VARTA-TIPP** Service

25 | Hauptgericht 29–41 €, Menü 84–108 € | Di-Sa Mo, So

Feinste Gaumenfreude für Kenner und Genießer! Ankommen, Platz nehmen, glücklich sein. Die moderne, klassische Küche zeigt sich seit Jahren auf beständig hohem Niveau. Der Service kümmert sich mit Leidenschaft und Engagement um das Wohl der Gäste. Bei schönem Wetter sitzt man idyllisch auf der romantischen Parkterrasse. Hier zu tafeln ist immer ein ganz besonderes Erlebnis...

Residence von Dapper

www.residence-dapper.de

★★★★ S garni

Menzelstraße 21 (C2), PLZ 97688, **T 0971 785480,** F 78548150
27 Zimmer | 7 Suiten | Ez ab 69 €, Dz ab 138 €

Das historische Jugendstilhotel mit familiärem Charakter ist von Parks umgeben und bietet Ihnen wohnlich eingerichtete 1- und 2-Raumzimmer sowie einen schönen Wellness- und Beautybereich. Im behaglichen Restaurant wird saisonal gekocht.

Schuberts Wein & Wirtschaft www.weinstube-schubert.de

Kirchgasse 2 (B2), PLZ 97688, **T 0971 2624**
90 | Hauptgericht 16–36 €, Menü 35–54 € | Sa-So Mi-So

Von der bayerisch-modernen Wirtsstube bis zur denkmalgeschützten Weinstube - richtig gemütlich ist es hier. Dazu eine schmackhafte bodenständige Küche unter Verwendung frischer, regionaler Produkte, gute Franken-Weine und ein sympathischer Service.

KISSLEGG 66 A www.kisslegg.de

Baden-Württemberg | EW 8.530 | 648 m Leutkirch 13 km, Wangen 14 km
T 07563 936142

Hofgut Farny www.hofgut-farny.de

★★★★ garni

Dürren 1, PLZ 88353, **T 07522 972880,** F 97288610
32 Zimmer

Diese Adresse ist ein idyllischer Rückzugsort mitten im Grünen. Die individuell gestalteten Gästezimmer verteilen sich auf den eindrucksvollen denkmalgeschützten Altbau und das neu errichtete Hotel. In der angeschlossenen Brauereiwirtschaft mit Biergarten serviert man Allgäuer Spezialitäten sowie Gerichte vom heimischen Wild.

KLEINES WIESENTAL 64 A www.kleines-wiesental.eu

Baden-Württemberg | EW 2.843 | 440 m Lörrach 20 km, Freiburg im Breisgau 67 km
T 07629 91100

Sennhütte www.sennhuette.com

Schwand 14, PLZ 79692 (OT: Schwand), **T 07629 91020**
120 | Hauptgericht 11–32 € | Mo, Mi-So 1.–28.2.21

Genuss und Gastlichkeit verspricht dieser engagiert geführte Familienbetrieb. Im ländlichen, lichtdurchfluteten Restaurant werden bürgerlich-regionale Spezialitäten serviert. Für Familienfeiern und geschäftliche Anlässe hat man passende Räumlichkeiten. Schön übernachten kann man ebenfalls.

KLEINWALLSTADT 51 B www.kleinwallstadt.de

Bayern | EW 5.700 | 120 m Großwallstadt 3 km, Elsenfeld 5 km
T 06022 22060

Landgasthof zum Hasen www.kleinwallstadt-zumhasen.de

Marktstraße 3, PLZ 63839, **T 06022 7106590**
270 | Mi-So Mo, Di

Ein liebevoll restauriertes Haus in der Altstadt, in dem moderne Elemente und historische Bausubstanz ausgewogen miteinander harmonieren. Die Karte bietet eine saisonal orientierte Regionalküche zu fairen Preisen. Man hat auch ein paar Gästezimmer zum Übernachten.

KLETTGAU 64 B — www.klettgau.de

Baden-Württemberg | EW 7.600 | 424 m — Schluchsee 50 km, Freiburg 83 km
T 07742 9350

Landgasthof Mange — www.mange-griessen.de

Kirchstraße 2, PLZ 79771 (OT: Grießen), **T 07742 5417**
38 | Hauptgericht 11–32 €, Menü 24–56 € | Sa Mi-Sa Mo, Di, So

Hier erwarten Sie hübsche, mit hellem Zirbelholz eingerichtete Gaststuben. Serviert werden typische Spezialitäten der badischen Küche, die sich am Marktangebot orientieren. Gutes Preis-Leistungs-Verhältnis. Charmanter Service.

KLEVE 28 B — www.kleve.de

Nordrhein-Westfalen | EW 49.392 | 40 m — Emmerich 9 km, Kalkar 12 km
T 02821 895090
Schwanenburg, B.C. Koekkoek-Haus, Forstgarten, hist. Parkanlagen, Museum, Stiftskirche, Tierpark, Mühle.

The Rilano Hotel — www.rilano-hotel-kleve.de

Bensdorpstr. 3, PLZ 47533, **T 02821 71180,** F 7118100
110 Zimmer | 24 h

Direkt am Spoykanal in Kleve empfängt Sie dieses neuzeitliche Businesshotel. Mit minimalistischer Einrichtung und extravaganter Raumaufteilung präsentieren sich die modernen Gästezimmer. Die exklusive Wellness-Suite bietet einen privaten Whirlpool und eine Sauna. Während im Restaurant „Vitello“ mit Showküche Grill- und Seafood-Spezialitäten serviert werden, kann man im Restaurant „mamma minuti“ frisch zubereitete Pasta und Kaffeespezialitäten probieren.

KLOSTER LEHNIN 26 C — www.kloster-lehnin.net

Brandenburg | EW 11.200 | 70 m — Groß Kreutz 10 km, Beelitz/Mark 18 km
T 03382 2363899
Erste märk. Zisterzienserklosteranlage mit Klosterkirche, Galerie und Skulpturenpark am Klostersee, Strandbad, Natur- und Landschaftsschutzgebiet, Seen.

Markgraf — www.hotel-markgraf.de

★★★S

Friedensstraße 13, PLZ 14797 (OT: Lehnin), **T 03382 7650,** F 765430
56 Zimmer | 1 Suite | Ez 68–73 €, Dz 92–102 €, 6,00 €

Familiär geführtes Haus für Urlaubsgäste und Geschäftsreisende. Zeitgemäße Zimmer mit zweckmäßiger Ausstattung. Kleine Vital-Oase. Restaurant mit regionaler und österreichischer Küche.

KLOTTEN 40 C — www.klotten.de

Rheinland-Pfalz | EW 1.245 | 110 m — Cochem 3 km, Boppard 34 km
T 02671 5199

Zur Post www.hotelzurpost-klotten.de

€ Gut & Günstig ★★★

Bahnhofstraße 24, PLZ 56818, **T 02671 7116,** F 1311
14 Zimmer | Ez ab 50 €, Dz ab 79 €

Beliebtes Motorradhotel im Moseltal mit großer Sonnenterrasse. Helle, modern eingerichtete Zimmer mit guter Ausstattung. Reichhaltiges Frühstücksbuffet.

Zur Post

45 | Hauptgericht 8–30 €, Menü 19–75 € | Mi-So Mo, Di

In den stillvollen Restauranträumen wird regionale Frischeküche mit saisonalen Spezialitäten und mediterranen Einflüssen serviert. Vinothek mit zahlreichen Spitzengewächsen der Mosel sowie internationalen Spezialitäten. Degustationen und wechselnde Events finden im urigen Gewölbekeller statt.

KNITTELSHEIM 50 D www.suedpfalz-tourismus-vg-bellheim.de

Rheinland-Pfalz | EW 1.124 | 121 m Landau 12 km, Karlsruhe 24 km
T 07272 70080

Steverding's Isenhof www.isenhof.de

Hauptstraße 15a, PLZ 76879, **T 06348 5700**
30 | Hauptgericht 28–36 €, Menü 69–98 € | Do-Sa

Fast ein halbes Jahrtausend hat das schmucke Fachwerkhaus bereits hinter sich. Patron Peter Steverding offeriert Ihnen hier ein wechselndes Menü. Die Produkte kommen vorzugsweise von lokalen Erzeugern und geben den saisonal-klassischen Gerichten Frische und Geschmack. Das Ambiente urig-rustikal, der Service ausgesprochen herzlich.

KNÜLLWALD 32 C www.knuelltouristik.de

Hessen | EW 4.661 | 260 m Bad Hersfeld 27 km, Kassel 49 km
T 05681 930808

Sonneck www.hotel-sonneck.com

★★★S

Zu den einzelnen Bäumen 13, PLZ 34593 (OT: Rengshausen), **T 05685 99957,** F 9995601
60 Zimmer | 1 Suite | Ez 75–102 €, Dz 106–139 €

In herrlich ruhiger Lage stehen Ihnen hier neuzeitliche Zimmer und ein hübscher Vitalbereich mit Schwimmbad, finnischer Sauna, Sanarium und Fitnessraum zur Verfügung. Deftige Kost und ausgefallene Menüs werden im Restaurant „Sonnenblatt“ serviert.

KOBERN-GONDORF 40 D www.kobern-gondorf.de

Rheinland-Pfalz | EW 3.156 | 82 m Koblenz 16 km, Mayen 22 km
T 02607 1055

Alte Mühle www.thomashoereth.de

Mühlental 17, PLZ 56330, **T 02607 6474**
160 | Hauptgericht 16–30 €, Menü 35–65 € | Sa-So Mo-So »

Privat geführtes Haus in einer hist. Mühle aus dem 11. Jhd. mit schönem Innenhof. Serviert werden saisonale und regionale Gerichte, z.B. „Moselländische Winzerpfanne aus dem Ofen“ oder „Fränkische Bratwürstl mit Mühlenrahmsauerkraut und Bratkartoffeln“. Liebevoll eingerichtete Gästezimmer mit behaglichem Ambiente.

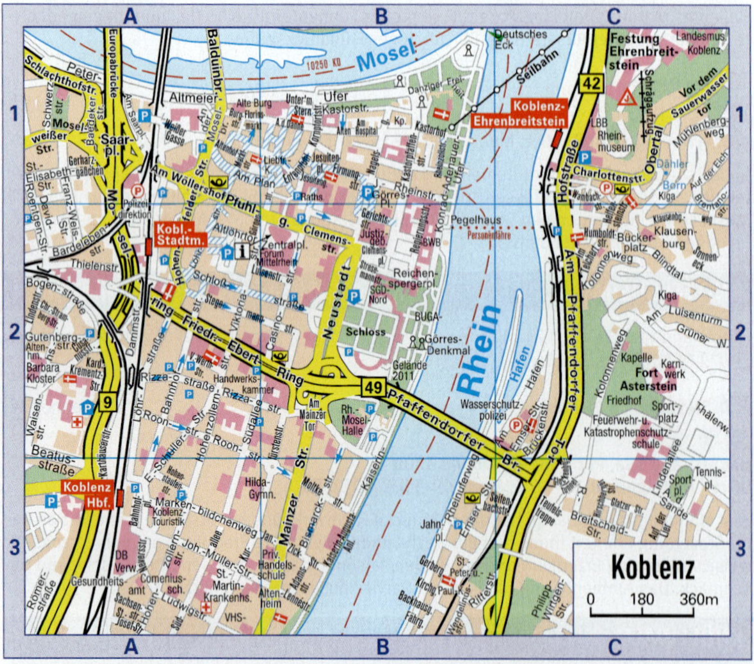

KOBLENZ 40 D

www.koblenz-touristik.de

Rheinland-Pfalz | EW 110.643 | 73 m
Montabaur 25 km, Nürburgring 53 km
T 0261 19433

Deutsches Eck mit Kaiser-Wilhelm-Denkmal, Kurfürstliches Schloss, Uferpromenade, Schloss Stolzenfels, Festung Ehrenbreitstein, Seilbahn Koblenz, Mittelrhein-Museum, Ludwig-Museum im Deutschherrenhaus, DB Museum Koblenz, Basilika St. Kastor, Liebfrauenkirche, Haus Metternich am Münzplatz, Schängelbrunnen und Rathaus am Jesuitenplatz, Balduinbrücke.

Fährhaus

www.faehr.haus

An der Fähre 3, PLZ 56072 (OT: Metternich), **T 0261 201710**
47 Zimmer | 10 Suiten | Ez 150–280 €, Dz 150–280 €, exkl. Frühstück, ab 20,00 € | 24 h

Direkt am Moselstausee liegt dieses Schmuckstück. Wertiges, modernes Design von den öffentlichen Bereichen über die Zimmer bis zum Restaurant! Besonders exklusiv logieren Sie im Penthouse mit 180-Grad-Aussicht und weitläufiger Dachterrasse. Großzügiger Fitness-, SPA- und Wellnessbereich auf zwei Etagen.

Landgang - das Restaurant im Fährhaus Neu!

70 | Hauptgericht 14–36 €, Menü 32–86 € | Mo-So

Im modern designten Hotelrestaurant in der 1. Etage wird ambitioniert gekocht. Das Angebot ist ein Mix aus französischer, mediterraner und regionaler Küche und reicht von „Gebratene Thymianpolenta mit Gemüse-Cassoulet" bis „Weißer Heilbutt mit Zitronenrisotto und Lauchzwiebeln". Tipp: wechselndes Mittagsmenü zum kleinen Preis.

GHOTEL Hotel & Living
www.ghotel.de/hotels/koblenz

★★★ garni

Neversstraße 15 (A3), PLZ 56068, **T 0261 2002450,** F 200245555
120 Zimmer | Ez ab 85 €, Dz ab 105 €, 12,00 € | 24 h

Ideale Businessadresse - direkt am Bahnhofsvorplatz gelegen. Das Ambiente des Hauses überzeugt mit schlichtem, geradlinigem Design. Hell und freundlich eingerichtete Gästezimmer. Sky-TV und WLAN für Hausgäste gratis.

Da Vinci
www.davinci-koblenz.de

VARTA-TIPP Küche

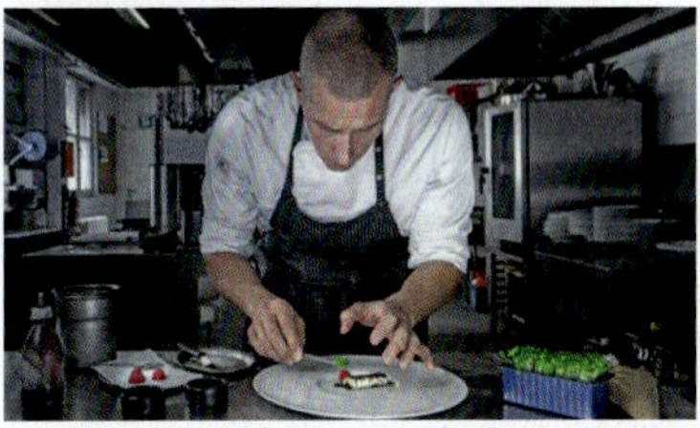

Deinhardplatz 3 (B1), PLZ 56068,
T 0261 9215444
35 | Hauptger. 24–40 €, Menü 85–155 €
So Mi-So Mo, Di

Die modern-puristische Inneneinrichtung bildet einen gelungenen Kontrast zum alten Stammhaus der Sektkellerei Deinhard. Daniel Pape pflegt einen zeitgemäßen, modernen Küchenstil mit französischem Ursprung. Der Gast kann zwischen zwei Menüvarianten wählen.

Gerhards Genussgesellschaft
www.gerhards-genussgesellschaft.de

VARTA-TIPP Küche

Danziger Freiheit 3 (B1, im Blumenhof), PLZ 56068, **T 0261 91499133**
120 | Hauptgericht 16–30 €, Menü 40–57 € | Fr-So Di-So Mo

Schmuckes Gewölberestaurant mit modernem Interieur direkt neben dem Ludwig-Museum. Hier dürfen Sie sich auf eine frische, ideenreiche Landhausküche freuen, bei der fast ausschließlich regionale Produkte Verwendung finden. Die Speisekarte wechselt regelmäßig. Im Sommer wird auch auf der idyllischen Terrasse serviert. Sehr zu empfehlen ist der Sonntagsbraten (z.B. „Rheinischer Sauerbraten mit Rosinen, Mandeln, Apfelrotkohl und Kartoffelklößen").

Schiller's Manufaktur
www.hotel-stein.de

VARTA-TIPP Küche

Mayener Straße 126, PLZ 56070 (OT: Lützel), **T 0261 963530**
70 | Hauptgericht 28–33 €, Menü 39–80 € | Di-Sa Mo, So

››

Helles, freundliches Restaurant mit ansprechender Innengestaltung und feiner Tischkultur. Hier kredenzt man Ihnen in ungezwungener Atmosphäre eine anspruchsvolle Gourmetküche mit saisonalen Spezialitäten - ganz ohne Menüzwang. Sehr beliebt sind die Kochkurs-Termine mit Mâitre Mike Schiller. Viele hausgemachte Leckereien aus seiner „Kreativwerkstatt" gibt es auch zum Mitnehmen für Zuhause.

Verbene
www.restaurant-verbene.de

Florinspfaffengasse 7, PLZ 56068, **T 0261 10046221**
22 | Hauptgericht 24–32 €, Menü 48–107 € | Di-Sa Mo, So

Das kleine Restaurant im Herzen der Koblenzer Altstadt kommt an mit seiner persönlichen Note, der schlicht-modernen Atmosphäre und dem unkomplizierten Service. Und dann ist da noch die schmackhafte deutsche Küche mit internationalem Einschlag.

Café Baumann
www.cafe-baumann.de

Obere Löhr 93 (A2), PLZ 56068, **T 0261 31433**
140 | Hauptgericht 4–12 € | Mo–Sa 9:00–18:00 Uhr, So 10:00–18:00 Uhr

Einladendes Café mit erlesener Auswahl an Trüffel- und Pralinenspezialitäten sowie sehr guten Blechkuchen. Frühstücks- und Mittagskarte. Herzlicher Service.

KOHLGRUB, BAD 67 B
www.bad-kohlgrub.de

Bayern | EW 2.556 | 828 m
T 08845 74220
Murnau 13 km, Schongau 25 km

Das Johannesbad
www.johannesbad-schober.de

★★★★ garni

Saulgruber Str. 6, PLZ 82433, **T 08845 840,** F 84187
41 Zimmer | 3 Suiten | Ez 74–92 €, Dz 156–210 €

In diesem familiär geführten Haus übernachten Sie in farbenfroh eingerichteten Zimmern mit alpinem Landhauscharme. Schöne Rückzugsorte zum Entspannen sind die Kaminbibliothek oder der SPA-Bereich mit Pool und Beauty Lounge. Behagliches Restaurant mit leichter, regionaler Küche.

Schillingshof
www.hotel-schillingshof.com

★★★★ garni

Fallerstraße 11, PLZ 82433, **T 08845 7010,** F 8349
131 Zimmer | Ez ab 64 €, Dz ab 90 € | 24 h

Das Ferienhotel auf 900 m Höhe bietet neben seinen gemütlichen Zimmern mit Balkon oder Terrasse auch einen ansprechenden Beauty- und Freizeitbereich. Ruhige Lage, herrlicher Ausblick über das Tal und den Staffelsee.

Moor & Mehr Bio-Kurhotel
www.bio-kurhotel.de

★★★S garni

Spengelstraße 6, PLZ 82433, **T 08845 7020,** F 702190
28 Zimmer | 2 Suiten | Ez 52–74 €, Dz 110–156 €, 15,00 €

Gepflegtes, familiengeführtes Bio-Hotel mit liebevoll eingerichteten Zimmern. Umfangreiches Wellness- und Gesundheitsangebot mit Bad Kohlgruber Bergkiefern-Hochmoor, Schwimmbad, Sauna, Tepidarium, römischem Kräuter-Dampfbad und Feng-Shui-Ruhebereich.

KÖLN 39 B www.koelntourismus.de

Nordrhein-Westfalen | EW 1.027.500 | 53 m Bonn 30 km, Düsseldorf 50 km
T 0221 221346430
Dom (UNESCO-Weltkulturerbe), Domschatzkammer, Altstadt, Rathaus, Rheinpromenade, Rheinseilbahn, Gürzenich, Opernhaus am Offenbachplatz, rom. Groß-St.-Martin-Kirche, Duftmuseum im Farina-Haus, Römisch-Germanisches Museum, Museum Ludwig, Wallraf-Richartz-Museum, Museum für Angewandte Kunst, Schnütgen-Museum, Schokoladenmuseum, Zoo, Römerturm, Eigelsteintorburg, Archäolog. Zone, Kolumba, NS-Dokumentationszentrum, Rautenstrauch-Joest-Museum.
Weitere Empfehlungen unter Bergisch Gladbach, Niederkassel.
Einen Cityplan finden Sie auf Seite 684–685.

Excelsior Hotel Ernst www.excelsiorhotelernst.com

VARTA-TIPP Ambiente VARTA★TIPP Service

★★★★★S garni

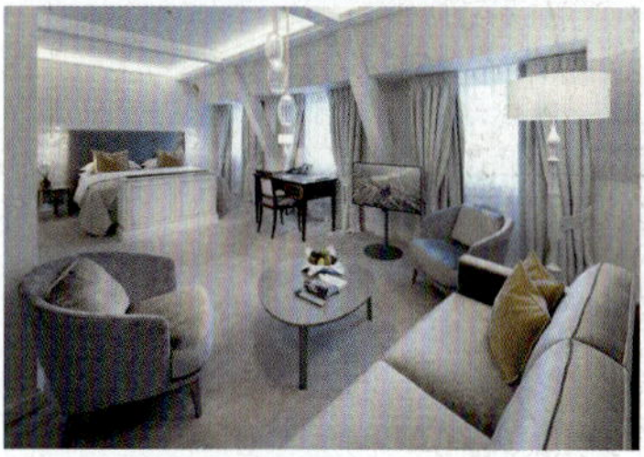

Trankgasse 1-5 (C2), PLZ 50667, **T 0221 2701,** F 2703333
137 Zimmer | 26 Suiten
Ez ab 230 €, Dz ab 250 €, exkl. Frühstück, ab 34,00 € | 24 h

Ein Grandhotel par excellence, in dem schon viele weltberühmte Persönlichkeiten gastierten. Gediegene Eleganz, Tradition und eine erstklassige Servicekultur zeichnen dieses Haus aus. Sie logieren in individuellen, mit edlen Materialien und Antiquitäten eingerichteten Zimmern und Suiten.

Taku

VARTA-TIPP Küche VARTA-TIPP Service

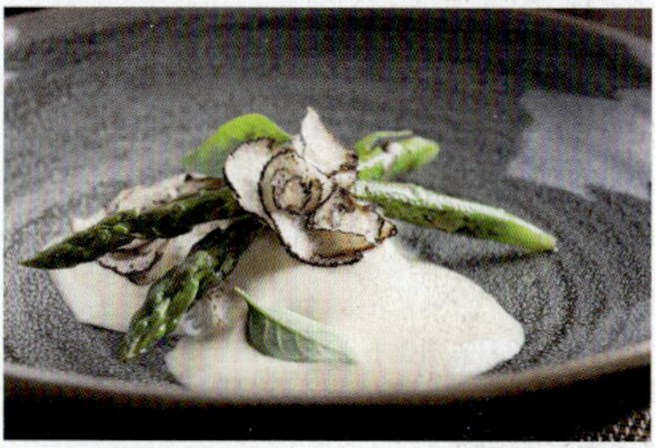

45 | Hauptger. 18–32 €, Menü 95–130 €
Di-Sa Mo, So

Zeitlos-elegantes Gourmetrestaurant im Souterrain des Hotels. Service und Ambiente spiegeln die Feng-Shui-Philosophie wider. Serviert werden anspruchsvolle fernöstliche Gerichte - von Küchenchef Mirko Gaul kreativ und europäisch interpretiert. Dazu kredenzt man exzellente Weine. Kochkurse und Sushi-Workshops.

Hanse Stube

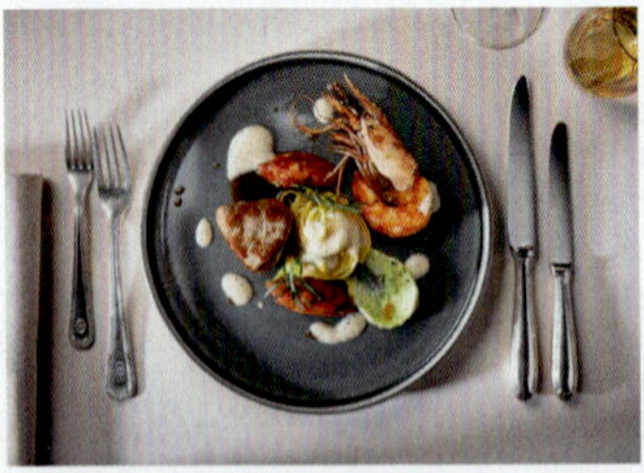

90 | Hauptger. 27–42 €, Menü 85–106 € | Mo-So

Stilvoll und gediegen zeigt sich das zweite Restaurant in diesem Haus. Hier erwartet Sie eine innovative französische Küche mit regionalen Einflüssen. Wie wäre es z.B. mit „Filet und Bauch vom Duroc-Schwein mit Sommertrüffel, Apfel, Frühlingslauch und Pommery-Senf-Kartoffelpüree“? Dazu eine bemerkenswerte Weinauswahl. Tipp: täglich wechselndes Mittagsmenü zur Lunchtime.

Dorint Hotel am Heumarkt

www.dorint.com/koeln-city

garni

Pipinstraße 1 (C3), PLZ 50667, **T 0221 28060,** F 28061111
262 Zimmer | 17 Suiten | 24 h

Neuzeitliches Businesshotel in der Nähe des Heumarkts. Wohnliche und geräumige Zimmer mit klaren Linien. Gläserner Panorama-Aufzug mit Domblick. Entspannung bietet ein Wellnesscenter mit großem Innenpool. Die passende Location für den optimalen Tagesausklang ist die „Harry's New-York Bar“.

Hyatt Regency

www.cologne.regency.hyatt.com

garni

Kennedy-Ufer 2a (E2), PLZ 50679 (OT: Deutz), **T 0221 8281234,** F 8281370
306 Zimmer | 17 Suiten | 1 Apartment | 24 h

Am Rheinufer gelegenes Luxushotel für Geschäfts- und Freizeitreisende. Geräumige Gästezimmer mit ansprechendem Komfort und moderner Farbgestaltung. Großzügiger Wellnessbereich. Regionale und internationale Küche im Restaurant „Glashaus“.

Marriott

www.koelnmarriott.de

garni

Johannisstraße 76-80 (D2), PLZ 50668, **T 0221 942220,** F 94222777
365 Zimmer | 20 Suiten | 24 h

Internationales First-Class-Hotel unweit von Rhein und Dom, ideal für Tagungen und Konferenzen. Anspruchsvoll eingerichtete Zimmer mit komfortabler Ausstattung. Die „Brasserie Fou“ bietet asiatisch-französische Küche.

Pullman

www.pullmanhotels.com

★★★★S garni

Helenenstr. 14 (B3), PLZ 50667 (OT: Altstadt-Nord), **T 0221 2750,** F 2751301
275 Zimmer | 10 Suiten | Ez 138–408 €, Dz 138–428 €, exkl. Frühstück, 27,00 € | 24 h

Kongresshotel mit moderner Architektur und zurückhaltender Eleganz. Geräumige Zimmer in zeitgenössischem Design. Kleiner SPA-Bereich mit Sauna und Dampfbad. Nettes Frühstücksrestaurant.

Radisson Blu
www.radissonhotels.com

★★★★ S garni

Messe-Kreisel 3 (F2), PLZ 50679 (OT: Deutz), **T 0221 277200,** F 2772010
393 Zimmer | 8 Suiten | 24 h

Das Businesshotel liegt gleich neben dem Gelände der Koelnmesse und unweit der LANXESS arena. Die Zimmer und Suiten zeigen sich im urbanen Look mit sehr gutem Wohn- und Arbeitskomfort. Im Ellipse Restaurant inmitten des imposanten, 15m hohen gläsernen Atriums wird regionale und internationale Küche angeboten. Großzügige Meeting- und Eventflächen.

art'otel Cologne
www.artotelcologne.de

★★★★★S garni

Holzmarkt 4 (D4), PLZ 50676, **T 0221 801030,** F 80103666
218 Zimmer | 1 Suite | 24 h

Stylishes Kunsthotel am Rheinauhafen, das der koreanischen Künstlerin Seo gewidmet ist. Deren Werke sind in der gesamten Hotelgalerie ausgestellt und geben dem Haus seine unverwechselbare Note. Die moderne Innenarchitektur setzt sich in den Zimmern fort, sie sind hell, minimalistisch und mit deckenhohen Fenstern ausgestattet. Zum Haus gehören auch ein Saunabereich und eine Bibliothek.

Courtyard by Marriott
www.koelncourtyard.de

★★★★★S garni

Dagobertstr. 23 (D1), PLZ 50668, **T 0221 846330,** F 846337777
236 Zimmer | 24 h

Funktionelles Geschäftshotel in einem anthrazitfarbenen, fünfstöckigen Klinkerbau. Die Zimmer sind in wohnlich-zeitgemäßen Tönen gehalten und mit klassischen Kingsize-Betten ausgestattet. Im Erdgeschoss des Hauses befinden sich ein rund um die Uhr geöffneter Shop sowie das Bistro „Eat.Drink.Connect".

Dorint An der Messe
www.dorint.com/koeln

★★★★★S garni

Deutz-Mülheimer-Straße 22-24 (F2), PLZ 50679 (OT: Deutz), **T 0221 801900,** F 80190800
313 Zimmer | 47 Suiten | 24 h

In hellem Holz, Glas und Metall gestylter Atriumbau. Freundliche Zimmer in verschiedenen Kategorien. Hübscher „Vital-Spa" mit Pool. Restaurant mit regionaler und internationaler Küche.

Hilton
www.hiltonhotels.de

★★★★★S garni

Marzellenstraße 13-17 (C2), PLZ 50668, **T 0221 130710,** F 130720
296 Zimmer | 19 Suiten | Ez 109–349 €, Dz 109–369 €, exkl. Frühstück, 27,00 € | 24 h

Businesshotel im ehem. Postscheckamt. Freundliche Zimmer mit Parkettböden und hellen Holzmöbeln. Exklusiver SPA mit 24-Stunden-Fitnessstudio. Im Restaurant „Konrad" werden regionale und internationale Speisen serviert.

Hotel Mondial am Dom - MGallery
www.accorhotels.com/1306

★★★★ S garni

Kurt-Hackenberg-Platz 1 (D3), PLZ 50667, **T 0221 20630,** F 2063527
203 Zimmer | 6 Suiten | Ez 119–599 €, Dz 129–619 €, exkl. Frühstück, 27,00 € | 24 h»

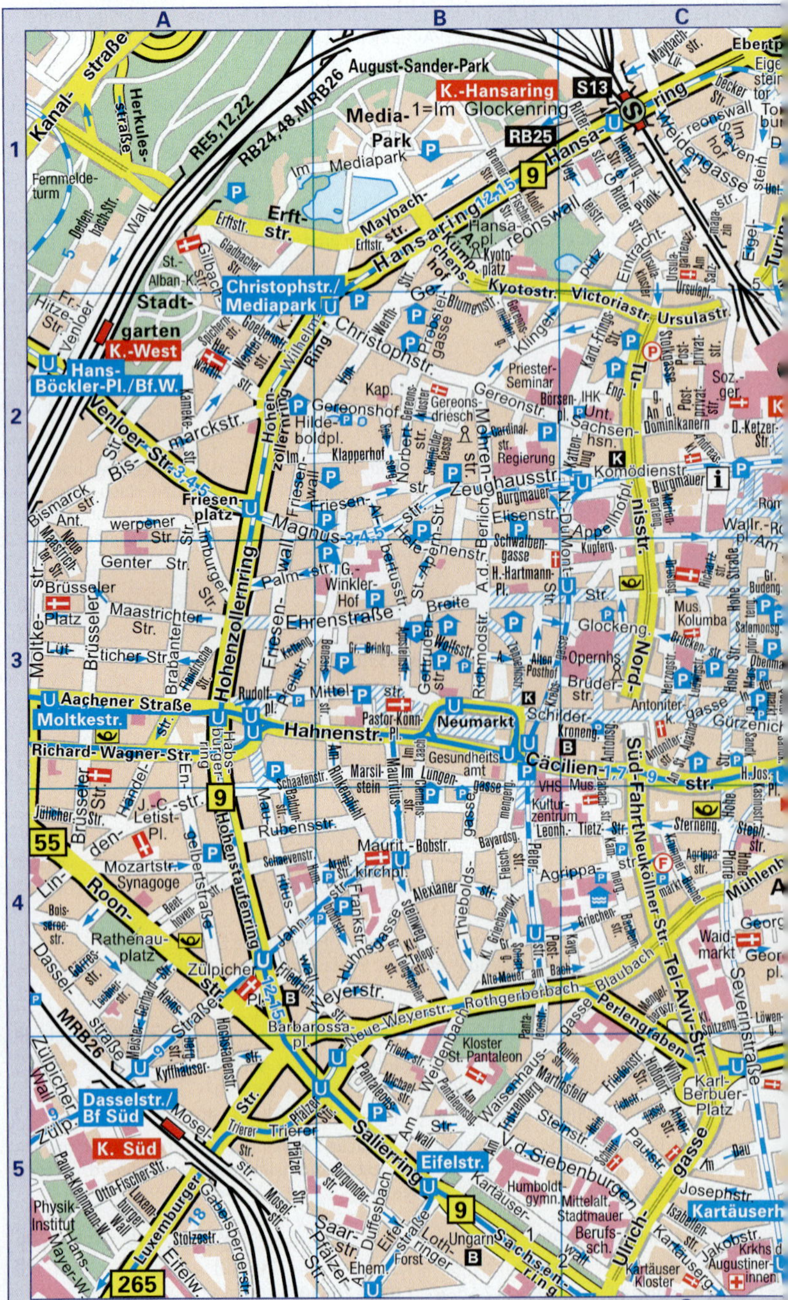
A
B
C
1
2
3
4
5
August-Sander-Park
K.-Hansaring
S13
RB25
Media-
Park
1=Im Glockenring
Im Mediapark
Kanal-
straße
Herkules-
straße
RE5,12,22
RB24,48,MRB26
Fernmelde-
turm
Erftstr.
Erft-
str.
Maybach-
str.
Hansaring
Hansa-
pl.
Kyotoplatz
Kyotostr.
Victoriastr.
Ursulastr.
Gilbach-
str.
St.-
Alban-K.
Christophstr./
Mediapark
Stadt-
garten
K.-West
Hans-
Böckler-Pl./Bf.W.
Venloer
Venloer Str.
Christophstr.
Gereonshof
Hilde-
boldpl.
Klapperhof
Gereonstr.
Gereons-
driesch
Priester-
Seminar
Börsen-
pl.
IHK
Unt.
Sachsen-
hsn.
Regierung
Komödienstr.
Zeughausstr.
Burgmauer
Elisenstr.
Friesen-
platz
Friesenwall
Magnus-
str.
Ehrenstraße
Breite
Glockeng.
Opernhs.
Brüder-
str.
Hohenzollernring
Hohenstaufenring
Bismarck-
str.
Genter Str.
Brüsseler
Platz
Maastrichter
Str.
Lütticher Str.
Aachener Straße
Moltkestr.
Richard-Wagner-Str.
Hahnenstr.
Neumarkt
Cäcilienstr.
Schilder-
gasse
Antoniter-
gasse
Gürzenich
Nord-Süd-Fahrt
Tunisstr.
Mus.
Kolumba
Hohe Str.
Rubensstr.
Mauritiuskirchpl.
Alexianer
str.
Agrippa-
str.
Kultur-
zentrum
Leonh.-Tietz-Str.
Neuköllner Str.
Sterneng.
Mühlenb.
Waid-
markt
Rathenau-
platz
Roon-
str.
Zülpicher
Straße
Zülpicher Pl.
Mozartstr.
Synagoge
Weyerstr.
Barbarossa-
pl.
Neue Weyerstr.
Rothgerberbach
Blaubach
Perlengraben
Kloster
St. Pantaleon
Tel-Aviv-Str.
Karl-
Berbuer-
Platz
Severinstraße
Dasselstr./
Bf Süd
K. Süd
MRB26
Salierring
Eifelstr.
Trierer
Luxemburger
Physik-
Institut
Kartäuser-
wall
Humboldt-
gymn.
Mittelalt.
Stadtmauer
Berufs-
sch.
Ulrich-
gasse
Josephstr.
Kartäuserhof
Kartäuser
Kloster
Augustiner-
innen
Sachsenring
Ungarn
55
265
9

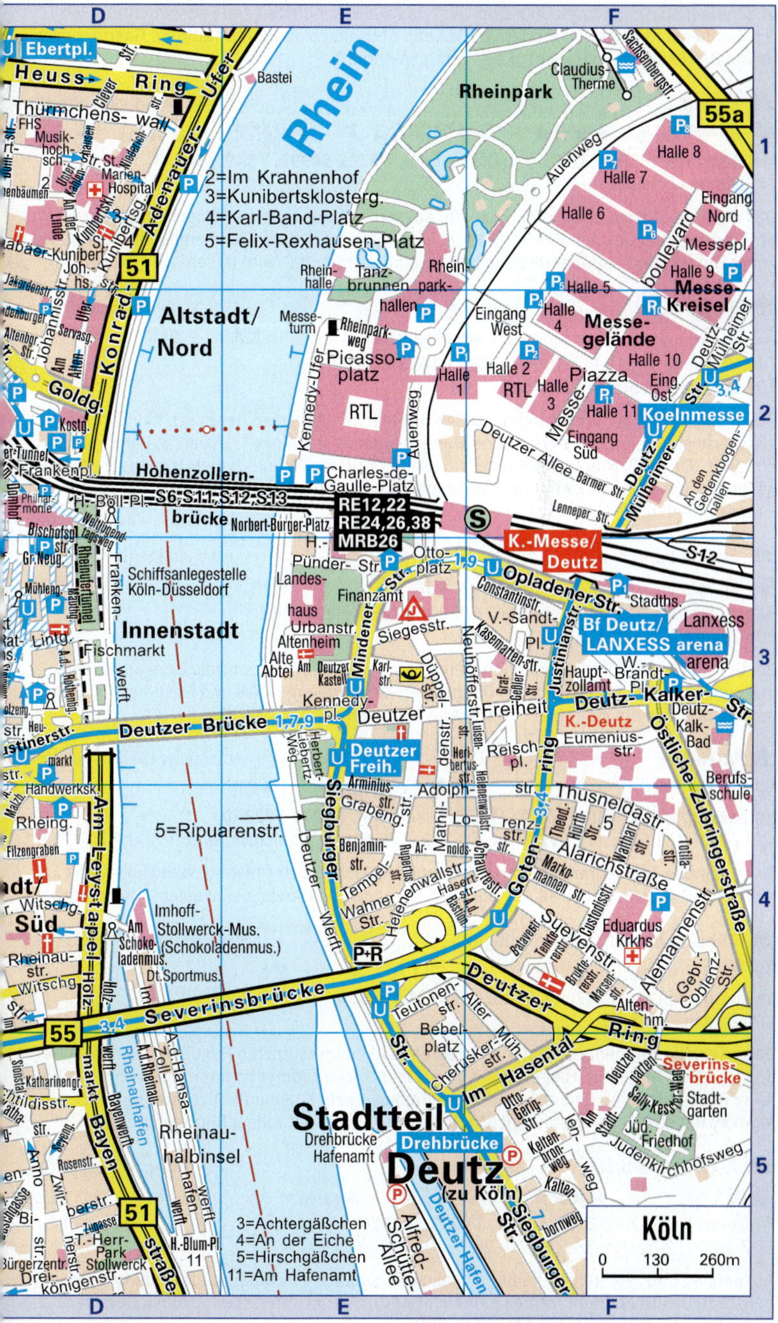
D
E
F
1
2
3
4
5
Rhein
Rheinpark
Claudius-Therme
Sachsenbergstr.
55a
Ebertpl.
Heuss-Ring
Thürmchens-wall
Konrad-Adenauer-Ufer
Bastei
2=Im Krahnenhof
3=Kunibertsklosterg.
4=Karl-Band-Platz
5=Felix-Rexhausen-Platz
Marien-Hospital
St. Kunibert
51
Auenweg
Halle 8
Halle 7
Halle 6
Eingang Nord
Messepl.
Halle 9
Messe-Kreisel
Halle 5
Halle 4
Messegelände
Halle 10
Halle 2
Halle 1
RTL
Piazza
Halle 3
Halle 11
Eingang Ost
Eingang West
Eingang Süd
Koelnmesse
Rheinhalle
Tanzbrunnen
Rheinparkhallen
Messeturm
Rheinparkweg
Picassoplatz
Kennedy-Ufer
Altstadt/Nord
Goldg.
Deutzer Allee
Barmer Str.
Deutz-Mülheimer-Str.
An den Gedenkbogenhallen
Hohenzollernbrücke
S6,S11,S12,S13
Charles-de-Gaulle-Platz
RE12,22
RE24,26,38
MRB26
Norbert-Burger-Platz
H.-Böll-Pl.
Philharmonie
Lenneper Str.
K.-Messe/Deutz
S12
Schiffsanlegestelle Köln-Düsseldorf
Frankenwerft
Innenstadt
Fischmarkt
Landeshaus
Finanzamt
Ottoplatz
Pünder-Str.
Mindener Str.
Siegesstr.
Urbanstr.
Altenheim
Alte Abtei
Deutzer Kastell
Kennedy-pl.
Deutzer Freih.
Opladener Str.
Constantinstr.
Stadths.
V.-Sandt-Pl.
Kasematten-str.
Bf Deutz/LANXESS arena
Lanxess arena
Justinianstr.
Neuhöfferstr.
Düppelstr.
Haupt-zollamt
W.-Brandt-Pl.
Deutz-Kalker-Str.
Freiheit
K.-Deutz
Eumeniusstr.
Deutz-Kalk-Bad
Berufsschule
Östliche Zubringerstraße
Deutzer Brücke
Reischpl.
Adolphstr.
Thusneldastr.
Alarichstraße
Gotenring
Siegburger Str.
Arminiusstr.
Grabeng.
Benjaminstr.
Tempelstr.
Wahner Str.
Helenenwallstr.
Hasertstr.
Markomannenstr.
Suevenstr.
Eduardus Krkhs
Alemannenstr.
Gebr.-Coblenz-Str.
5=Ripuarenstr.
Deutzer Werft
Am Leystapel
Imhoff-Stollwerck-Mus. (Schokoladenmus.)
Dt.Sportmus.
Severinsbrücke
55
P+R
Teutonenstr.
Bebelplatz
Alter Mühlenweg
Cheruskerstr.
Deutzer Ring
Hasental
Severinsbrücke
Stadtgarten
Jüd. Friedhof
Judenkirchhofsweg
Rheinauhafen
Rheinau-halbinsel
Stadtteil Deutz (zu Köln)
Drehbrücke
Hafenamt
Deutzer Hafen
Alfred-Schütte-Allee
Katharinengr.
Bayenstraße
Holzmarkt
Stollwerck
3=Achtergäßchen
4=An der Eiche
5=Hirschgäßchen
11=Am Hafenamt
H.-Blum-Pl.
Köln
0
130
260m

In der Innenstadt nicht weit vom Dom liegt das auf Geschäftsreisende ausgerichtete Hotel. Die Zimmer sind klassisch-modern im Stil und neuzeitlich in der Ausstattung. Gastronomie: regionale Küche im Restaurant „Reissdorf im Mondial".

Regent
www.hotelregent.de

★★★★ garni

Melatengürtel 15, PLZ 50933 (OT: Braunsfeld), **T 0221 54990,** F 5499998
178 Zimmer | 24 h

Das moderne Design und die funktionelle Ausstattung des Hotels erfüllen höchste Business-Ansprüche. Geschmackvolle und technisch anspruchsvolle Zimmergestaltung. Hauseigener Fitness- und Saunabereich. Im Restaurant „Cantinetta" wird italienisch gekocht.

Savoy
www.savoy.de

★★★★★S garni

Turiner Straße 9 (C1), PLZ 50668, **T 0221 16230,** F 1623200
102 Zimmer | 28 Suiten | 24 h

Das Design-Hotel gehört zweifellos zu den populärsten Adressen der Stadt. Kein Zimmer gleicht dem anderen. Sehr gelungene Themensuiten (z.B. „Afrika", „Asien", „Paris", „Italien" oder „Orient"). Hier trifft stylisher Luxus auf Opulenz. Wellnessvergnügen bietet der 650 qm große SPA-Bereich. Eine traditionelle englische Tea Time können Gäste in der Kaminlounge genießen.

Steigenberger
www.steigenberger.com

★★★★★S garni

Habsburgerring 9-13 (A3), PLZ 50674, **T 0221 2280,** F 251206
305 Zimmer | 1 Suite | 24 h

Bei Geschäfts- und Städtereisenden gleichermaßen beliebt: die zentrale Lage am Rudolfplatz, stylishe Zimmer mit großem Doppelbett, kostenfreiem WLAN und Nespresso-Kaffeemaschine sowie ein moderner Fitness- und Saunabereich.

V8 Hotel
www.v8hotel.koeln

★★★★★S garni

Butzweilerstraße 35-39, PLZ 50829 (OT: Ossendorf), **T 0221 572760**
112 Zimmer | 1 Suite | Ez 99–299 €, Dz 129–329 €, exkl. Frühstück, ab 19,00 € | 24 h

Das originelle Themenhotel befindet sich auf dem Gelände des historischen Flughafens Köln-Butzweilerhof, der zu seiner Zeit als ehemaliges „Luftkreuz des Westens" fungierte.

25hours Hotel The Circle Cologne
www.25hours-hotels.com

★★★★★S garni

Im Klapperhof 22-24 (B2), PLZ 50670, **T 0221 162530**
207 Zimmer | 24 h

Das originelle Themenhotel hat man in einen denkmalgeschützten Rundbau des Kölner Gerling Quartiers integriert. Hier erwarten den Gast schicke Zimmer im futuristischen Stil mit offener Raumaufteilung und unverkleideten Betondecken. Kommunikativer Treffpunkt ist die Monkey Bar sowie das Restaurant „NENI" in der 8. Etage mit tollem Blick auf die Stadt.

Astor & Aparthotel
www.hotelastor.de

★★★★ garni

Friesenwall 68-72 (A3), PLZ 50672, **T 0221 207120,** F 253106
50 Zimmer | 7 Apartments | Ez 70–285 €, Dz 105–315 € | 24 h

Ankommen und Wohlfühlen heißt es in dieser freundlich geführten Stadtresidenz in der Innenstadt. Das Hotel bietet zeitlos eingerichtete Zimmer in unterschiedlichen Kategorien. Heller Frühstücksraum im mediterranen Stil.

Burns Art Hotel
www.hotel-burns.de

★★★★ garni

Adam-Stegerwald-Straße 9 (↗ F1), PLZ 51063 (OT: Mülheim), **T 0221 6711690,** F 67116910
118 Zimmer | 2 Suiten | ⏲ 24 h

Das moderne Kunsthotel liegt recht ruhig in einem Wohngebiet und verfügt über minimalistisch eingerichtete Zimmer in klassischem und innovativem Design. Überall begegnen dem Gast in diesem Haus originelle Stahl-Skulpturen und Installationen aus den unterschiedlichsten Weltkulturen - mal realistisch, mal abstrakt. Das Frühstücksbuffet wird im stimmungsvollen Gewölbekeller aufgebaut.

Eden Hotel Früh am Dom
www.hotel-eden.de

★★★S

Sporergasse 1 (C3), PLZ 50667 (OT: Altstadt-Nord), **T 0221 272920,** F 2580495
78 Zimmer | Ez 90–270 €, Dz 115–295 € | ⏲ 24 h

Zentraler kann man in Köln kaum wohnen. Moderne, designorientierte Zimmer, teils mit Domblick. Kreative Gerichte bietet das Restaurant „HOF 18".

EuroNova arthotel
www.euronova-arthotel.de

Zollstockgürtel 65, PLZ 50969 (OT: Zollstock), **T 0221 9333300,** F 9333309
73 Zimmer | 4 Suiten | Ez 85–205 €, Dz 110–220 €, exkl. Frühstück, ☕ ab 17,00 € | ⏲ 24 h

Stylishes Designhotel im EuroNova Businesspark. Das Einrichtungskonzept der Gästezimmer verbindet funktionales Design mit moderner Kunst. Für Businessgäste stehen sogenannte „Bürotel-Räume" zur Verfügung. Stimmungsvolles Restaurant mit Bar und Terrasse.

Falderhof
www.falderhof.de

★★★S

Falderstraße 29, PLZ 50999 (OT: Sürth), **T 02236 966990,** F 966998
33 Zimmer | Ez 85–110 €, Dz 110–125 € | ⏲ 24 h

Der unter Denkmalschutz stehende historische Gutshof beherbergt individuell ausgestattete Zimmer. Sämtliche Räume wurden mit hochwertigen Möbeln und vielen Antiquitäten ausgestattet. Restaurant mit stilvoll-gemütlichem Ambiente und schöner Hofterrasse.

Hopper Hotel St. Antonius
www.hopper.de

Dagobertstraße 32 (D1), PLZ 50668, **T 0221 16600,** F 1660166
54 Zimmer | 16 Suiten | Ez ab 70 €, Dz ab 95 €, exkl. Frühstück, ☕ 13,00 € | ⏲ 24 h

Kombination aus hist. Bausubstanz und zeitgemäßer Hotelkultur in einem ehem. Gesellenhaus. Zimmer mit individueller Note. Wellnessbereich mit Sauna und Solarium im Gewölbekeller. Restaurant mit rustikal-französischer Küche.

Lindner Dom Residence
www.lindner.de

★★★★

An den Dominikanern 4a (C2, Stolkgasse), PLZ 50668, **T 0221 16440,** F 1644440
130 Zimmer | 2 Suiten | ⏲ 24 h

Modernes Businesshotel mit sehr individueller Note und Designer-Stilelementen. Behaglich eingerichtete Zimmer im maritimen Look, teils mit Balkon. Zeitgemäßes Restaurant mit mediterraner und internationaler Küche.

Santo www.hotelsanto.de

★★★★ garni

Dagobertstraße 22-26 (D1), PLZ 50668, **T 0221 9139770,** F 913977777
69 Zimmer | 24 h

Neuzeitliches Designhotel in der Altstadt. Die geradlinig-stylishen Zimmer sind mit Parkettboden ausgestattet und verfügen über Hochglanz-Möbel und Natursteinböden in den Bädern. An den Wochenenden Langschläferfrühstück bis 12:00 Uhr.

Stadtpalais www.hotelstadtpalais.de

★★★★

Deutz-Kalker Straße 52 (F3), PLZ 50679 (OT: Deutz), **T 0221 880420,** F 880424444
115 Zimmer | 2 Suiten | Ez ab 119 €, Dz ab 149 € | 24 h

Komfortables Stadthotel gegenüber der Kölner LANXESS arena. Das Ensemble der verschiedenen traditionellen Einzelgebäude, bestehend aus dem denkmalgeschützten Kaiser-Wilhelm-Bad mit früherer Bibliothek und der Stadtvilla, hat man aufwendig saniert und durch einen Hotelneubau ergänzt. Geräumige, elegant eingerichtete Zimmer. Kleine Saunalandschaft.

The Qvest www.qvest-hotel.com

Gereonskloster 12 (B2), PLZ 50670, **T 0221 2785780,** F 27857899
34 Zimmer | Ez 140–250 €, Dz ab 180 €, exkl. Frühstück, 20,00 € | 24 h

Das hist. Gebäude aus dem Jahre 1897 birgt unterschiedlich große Zimmer mit Designklassikern aus der Mitte des Jahrhunderts und bis zu vier Meter hohen Decken. Herzstück des Hotels ist die hauseigene Bar. Diese ist auch für Nicht-Hotelgäste geöffnet.

Hotel Stern am Rathaus www.stern-am-rathaus.de

★★★S

Bürgerstraße 6 (D3), PLZ 50667 (OT: Altstadt), **T 0221 22251750**
10 Zimmer | Ez ab 85 €, Dz ab 115 €

In einer ruhigen Seitenstraße in der Altstadt befindet sich dieses kleine Boutique-Hotel. Das Haus bietet renovierte, moderne und technisch gut ausgestattete Zimmer. Morgens erwartet Sie ein sehr gutes Frühstück mit teils selbstgemachten und regionalen Produkten.

Hotel zur Malzmühle www.muehlenkoelsch.de

★★★S

Heumarkt 6 (D4), PLZ 50667, **T 0221 92160611,** F 247701
37 Zimmer | 1 Suite | Ez ab 79 €, Dz ab 114 €, exkl. Frühstück, 15,00 € | 24 h

Am Traditionsstandort der Hausbrauerei im Herzen der Altstadt empfängt Sie dieses individuelle Hotel. Zur Heumarktseite haben alle Zimmer einen direkten Blick auf den Dom. Als besonderes Extra erwartet die Gäste in einigen Zimmern ein traditioneller Biersiphon mit hausgebrautem Mühlen Kölsch. Zum Haus gehören auch die Mühlen-Bar und die Event-Gastronomie Höhner-Stall.

Palais-Hotel Humboldt 1 www.humboldt1.de

VARTA-TIPP Ambiente

garni

Kupfergasse 10 (C2/3), PLZ 50667, **T 0221 27243387,** F 27263877
7 Zimmer | 1 Suite | Ez 119–129 €, Dz 159 €, 15,00–18,00 €

Das privat geführte Boutique-Hotel befindet sich in einem denkmalgeschützten Altstadthaus von 1890. Hier verbindet sich modernes Belle-Époque-Flair mit dem Charme eines Grandhotels. In den Zimmern dominieren handgeknüpfte Teppiche, funkelnde Art-déco-Tapeten und eigens angefertigte Designmöbel aus Portugal. Morgens erwartet den Gast ein frisches Bio-Frühstück in der gemütlichen Pianobar.

Uhu www.hotel-uhu.de

★★★ S garni

Dellbrücker Hauptstraße 201, PLZ 51069 (OT: Dellbrück), **T 0221 9681960,** F 96819681
35 Zimmer | 1 Suite | Ez 60–145 €, Dz 85–195 € | 24 h

Freundlich geführtes Haus am Stadtrand mit gepflegten und ansprechend ausgestatteten Zimmern. Gutes Frühstück, moderate Preise, optimale Verkehrsanbindung.

Alfredo www.ristorante-alfredo.com

VARTA-TIPP Küche

Tunisstraße 3 (C3), PLZ 50667, **T 0221 2577380**
38 | Hauptgericht 20–36 €, Menü 60–90 € | Mo-Fr Sa, So

Ein Königreich für Gourmets: Das Kult-Lokal neben der Kölner Oper trägt spürbar die Handschrift von Roberto Carturan. Der Padrone kocht geschmackssicher und abwechslungsreich auf gehobenem Niveau. Er achtet auf beste Qualität und produziert fast alles selbst. Den Service leitet seine charmante Frau Susanne. Tischreservierung ratsam.

astrein – essen und trinken **Neu!** www.astrein-restaurant.de

VARTA-TIPP Küche

Krefelder Straße 37 (↗ C1), PLZ 50670, **T 0221 95623990**
45 | Hauptgericht 24–39 €, Menü 99–129 € | Di-Sa Mo, So

Eric Werner hat sich in seiner neuen Location bestens etabliert. In unkompliziert-zwangloser Atmosphäre offeriert er eine klassische, aber dennoch weltoffene Küche. Seine Gerichte glänzen durch top Produkte, präzises Handwerk und Kreativität. Der Gast hat die Wahl zwischen einem Menü mit Fisch und Fleisch oder einem vegetarischen Menü. Dazu gibt es erlesene Weine, vornehmlich aus Deutschland.

Le Moissonnier www.lemoissonnier.de

VARTA★TIPP Küche **VARTA-TIPP** Service

Krefelder Straße 25 (C1), PLZ 50670, **T 0221 729479**
45 | Hauptgericht 44–54 €, Menü 94–142 € | Di-Sa Mo, So

Der Gourmet-Tempel mit seinem unvergleichlichen Brasserie-Charme hat sich längst zur Institution in der Domstadt gemausert. Die französische Küche von Eric Menchon ist zeitgenössisch, innovativ und spannend. Auch die authentische Herzlichkeit des Gastgeber-Ehepaars Moissonnier sowie das perfekt abgestimmte Weinangebot motivieren zum Besuch dieses Restaurants.

Maître im Landhaus Kuckuck www.landhaus-kuckuck.de

VARTA★TIPP Küche

Olympiaweg 2, PLZ 50933 (OT: Müngersdorf), **T 0221 485360**
24 | Hauptgericht 39 €, Menü 109–129 € | Mi-So Mo, Di ››

Mitten im Kölner Stadtwald empfängt Sie dieses exklusive kleine Gourmetrestaurant. Bodentiefe Fenster, cremefarbene Vorhänge und edel gedeckte Tische bilden die Kulisse für die extravagante, klassisch französische Küche von Erhard Schäfer. Geschultes, kompetentes Serviceteam, repräsentative Weinkarte. Tischreservierung empfehlenswert.

Landhaus Kuckuck

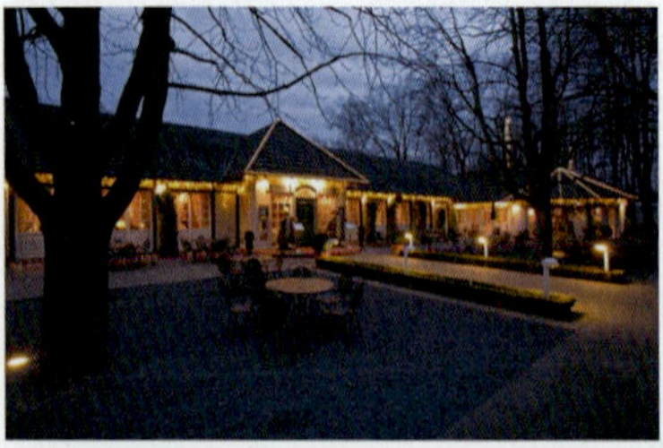

Olympiaweg 2, PLZ 50933 (OT: Müngersdorf), **T 0221 485360**
60 | Hauptger. 26–33 €, Menü 38 € |
Di-So ⦸ Mo

Im behaglich eingerichteten Restaurant wird eine frische saison- und marktorientierte Landhausküche aufgetischt. Wir wär's z.B. mit „Eifeler Wildschweinragout in Pfefferrahm mit Preiselbeerapfel und badischen Spätzle"? Großzügige Gartenterrasse.

Ox & Klee

www.oxundklee.de

VARTA★TIPP Küche

Im Zollhafen 18 (D5), PLZ 50678, **T 0221 16956603**
48 | Menü 135–175 € | Di-Sa

Das trendig-moderne Restaurant im ersten Stock des mittleren Kranhauses bietet eine traumhafte Aussicht auf Rhein und Kölner Dom. Wahlweise 6 oder 8 Gänge umfasst das kreative und perfekt inszenierte „Expierience Taste"-Menü von Daniel Gottschlich. Auf Vorbestellung kann man auch am Chef's Table direkt neben der Küche speisen. Ein Blick in die Weinkarte lohnt sich.

The Bayleaf Neu!

www.thebayleaf.de

VARTA-TIPP Küche

Im Zollhafen 18 (D5), PLZ 50678, **T 0221 16956603**
Menü 44–77 € | Di-Sa ⦸ Mo, So

„Food & Cocktail Pairing" lautet das Motto beim „kleinen Bruder" des „Ox & Klee" im Erdgeschoss. In urban-lockerem Ambiente wird zu dezenter Loungemusik ein niveauvolles Fine-Dining-Menü serviert. Begleitet werden die einzelnen Gänge wahlweise von eigens kreierten Cocktails, korrespondierenden Weinen oder alkoholfreien Getränken. Perfekte Adresse für jeden Anlass.

Restaurant Maximilian Lorenz
www.maximilianlorenz.de

VARTA-TIPP Küche

Johannisstraße 64 (D2), PLZ 50668, **T 0221 37999192**
42 | Hauptgericht 40–50 €, Menü 123–152 € | Di-Sa Mo, So

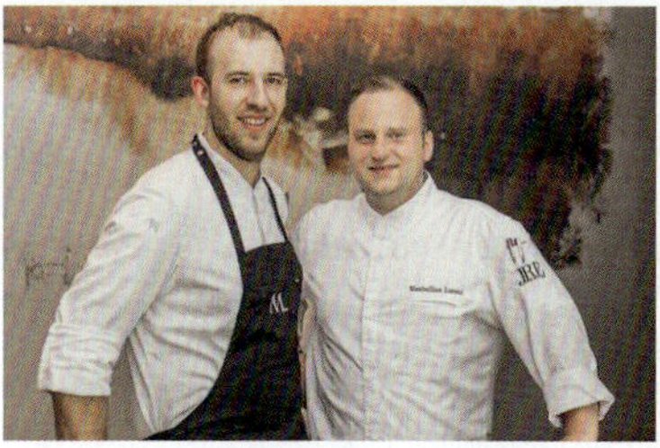

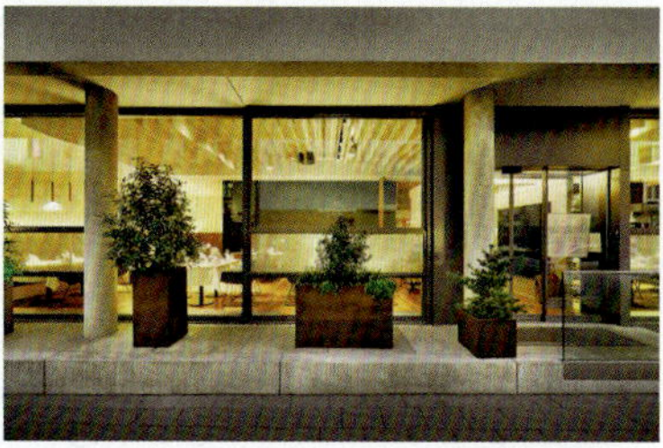

Im Kölner Kunibertsviertel bietet der junge Maximilian Lorenz exklusives Fine Dining. Gemeinsam mit seinem Küchenchef Enrico Hirschfeld setzt er voll und ganz auf heimische Gerichte und entwickelt diese zu kulinarischen Hochgenüssen. Ein ganz besonderes Highlight ist das Dinieren am Chef's Table mit Blick in die Küche.

Weinlokal heinzhermann
www.weinlokal-heinzhermann.de

Johannisstraße 64 (D2), PLZ 50668, **T 0221 37999193**
48 | Hauptgericht 16–29 € | Di-Fr Di-Sa Mo, So

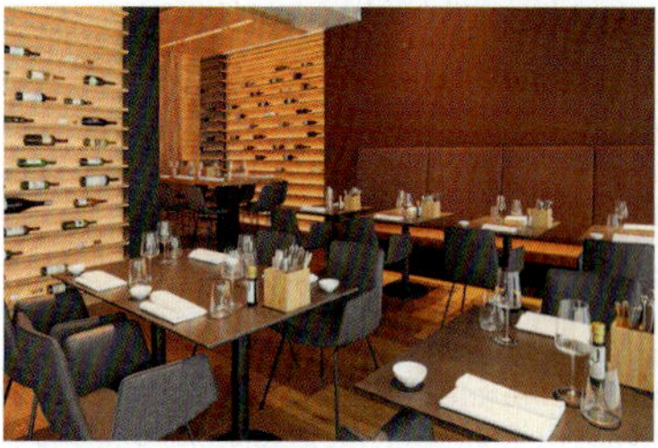

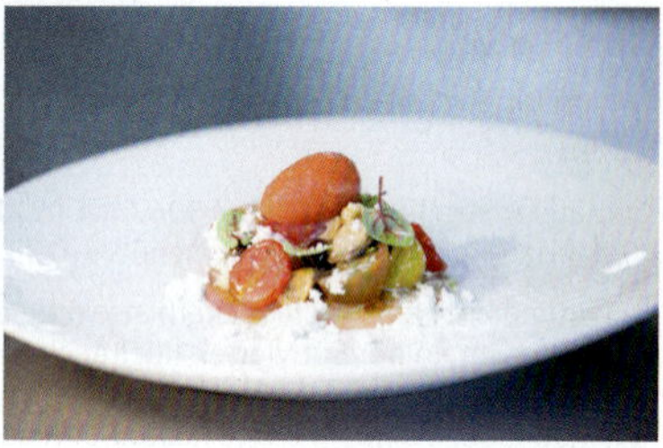

Eine schöne Alternative zum Gourmetrestaurant ist die angeschlossene Weinbar, die der Inhaber nach seinen beiden Großvätern benannt hat. Ein stimmiges, modernes Bild: trendig und hochwertig das Interieur, freundlich locker und zugleich professionell der Service, kreativ die Küche. Dazu eine spektakuläre Weinkarte mit mehr als 1.500 Positionen.

Zur Tant
www.zurtant.de

VARTA-TIPP Küche **VARTA-TIPP** Service

Rheinbergstraße 49, PLZ 51143 (OT: Porz-Langel), **T 02203 81883**
75 | Hauptgericht 33–38 €, Menü 75–95 € | Mo-Di, Fr-So Mi, Do

Nicht ohne Grund findet diese Gourmetadresse schon lange regen Zuspruch bei den Gästen: Es erwartet Sie eine junge und kreative deutsche Küche mit mediterranen Einflüssen. Die Speisekarte von Thomas Lösche und seinem Team wechselt saisonal. Dazu gibt es eine spannende Weinauswahl mit Schwerpunkt Deutschland und Österreich. Die guten „Geister" im Service sind freundlich und ausgesprochen kompetent.

Zur Tant - Piccolo

Rheinbergstraße 49, PLZ 51143 (OT: Porz-Langel), **T 02203 81883**
34 | Hauptgericht 20–23 €, Menü bis 37 € | Mo-Di, Fr-So Mi, Do

Wer es lieber etwas einfacher mag, reserviert einen Tisch im angeschlossenen Bistro. Man schmeckt, dass hier mit Freude gekocht wird. Es gibt Bodenständiges mit Bezug zur Region - probieren Sie z.B. „Scholle | Weißweinsauce | Blattspinat | Kartoffeln". Im Sommer serviert man auch auf der Rheinterrasse.

Der vierte König www.derviertekoenig.com

Gottesweg 165 (A5), PLZ 50939 (OT: Klettenberg), **T 0221 48481288**
40 | Hauptgericht 20–25 €, Menü 35–52 € | Mi-So Mo, Di

Einen Hauch Jugendstilcharme versprüht dieses Restaurant im Stadtteil Klettenberg. Der indische Chefkoch vereint die gehobene französische Küche mit den aromatischen Gewürzen seiner Heimat. Auf der Speisekarte klingt das dann z.B. so: „Marmoriertes Kalbsfilet und geschmorte Bäckchen mit Curry-Mandel-Möhren und weicher Polenta".

Gruber's www.grubersrestaurant.de

Clever Straße 32 (E1), PLZ 50668 (OT: Neustadt-Nord), **T 0221 7202670**
75 | Hauptgericht 20–35 €, Menü 52–99 € | Mo-Fr Mo-Sa So

Verspielt-rustikales Restaurant mit großer Veranda. Österreichische Küche mit mediterranen Akzenten. Beliebte Hausklassiker sind u.a. Backhenderl, Tafelspitz und Kaiserschmarrn. Hervorragend zusammengestellte Weinauswahl.

La Société www.restaurant-lasociete.de

VARTA-TIPP Küche

Kyffhäuser Straße 53 (A5), PLZ 50674, **T 0221 232464**
30 | Hauptgericht 35–45 €, Menü 99–135 € | Mo-So

Das intime kleine Feinschmeckerbistro mit seiner schrillen, überbordenden Dekoration befindet sich im Kölner Südviertel. Küchenchef Grischa Herbig überzeugt mit einer gehobenen deutsch-französischen Küche, bei der aber auch moderne internationale Einflüsse nicht zu kurz kommen. Der langjährige Restaurantchef Stefan Helfrich sorgt für gute Stimmung und einen reibungslosen Ablauf im Service.

Lokschuppen by Julia Komp Neu!

VARTA-TIPP Küche

Hafenstraße 7, PLZ 51063, **T 0221 9670039**
Hauptgericht 16–25 €, Menü 64–78 € | Sa-So Di-So Mo

Julia Komp ist zurück! Über ein Jahr ist die Spitzenköchin um die Welt gereist und hat in zahlreichen Ländern kulinarische Eindrücke und jede Menge Inspiration gesammelt. Im besonderen Ambiente des liebevoll sanierten Industriedenkmals Lokschuppen begeistert Sie ihre Gäste mit einer raffinierten Bistroküche. Bei schönem Wetter wird auch auf der Terrasse von Lindgens Hafengarten serviert. Im markanten Rotklinkerbau gleich nebenan entsteht bis vorauss. 2021 ein Gourmetrestaurant mit Lounge und Chef's Table.

Neobiota
www.baumscheff.de/neobiota

VARTA-TIPP Küche

Ehrenstr. 43c (B3), PLZ 50672 (OT: Altstadt-Nord), **T 0174 6228489**
30 | Menü 75–125 € | Di-Sa ⃠ Mo, So

Tagsüber leckere Frühstücksvariationen, abends gehobene Gourmetmenüs - mit diesem innovativen Restaurantkonzept treffen Sonja Baumann und Erik Scheffler durchaus den Nerv der Zeit! Bei ihrer modernen Wohlfühlküche stehen Kreativität und erstklassige Produkte im Fokus. Dazu ein cooles Ambiente, entspannte Atmosphäre und ein freundlicher, ungezwungener Service.

Poisson
www.poisson-restaurant.de

Wolfstraße 6-14 (B3), PLZ 50667, **T 0221 27736883**
48 | Hauptgericht 28–48 €, Menü 55–125 € | Di-Sa ⃠ Mo, So

Trendiges Ladenlokal in der Innenstadt mit offener Küche. Kreative, leichte Fischgerichte, die auf beständig hohem Niveau zubereitet werden. Tischreservierung empfehlenswert.

Carls Restaurant
www.carlsrestaurant.de

Eichendorffstraße 25, PLZ 50823 (OT: Neu-Ehrenfeld), **T 0221 58986656**
25 | Hauptgericht 13–24 € | Mi-So ⃠ Mo, Di

Schwarz, grau und bordeauxrot sind die dominierenden Farben in diesem geräumigen Restaurant. Dazu ein schöner Holzboden, blanke Tische und Fotokunst an den Wänden. Ein geschmackvoller Rahmen für die heimische Regionalküche mit französischen Einflüssen. Probieren sollte man z.B. die „hausgemachten Spinat-Ricottaravioli auf Spargel-Mangoldgemüse in Kräuterschaum".

HENNE. Weinbar
www.henne-weinbar.de

Pfeilstraße 31-35 (A3), PLZ 50672, **T 0221 34662647**
80 | Hauptgericht 4–13 € | Mo-Sa

Restaurant & Weinbar in bester Altstadtlage. Unter dem Motto „sharing is caring" werden hier pfiffige Tapas-Gerichte zum Teilen angeboten. Aber nicht nur das Essen, sondern auch die schöne Weinkarte und der lauschige Innenhof sind äußerst verlockend.

La Cuisine Rademacher **Neu!**
www.la-cuisine-koeln.de

VARTA-TIPP Küche

Dellbrücker Hauptstraße 176, PLZ 51069, **T 0221 96898898**
Menü 70–100 € | Mo-Fr Mo-So

Modern, schick und gemütlich kommt das Restaurant daher. Freundlich der Service, locker die Atmosphäre. Marlon Rademacher verbindet klassische französische Küche mit internationalen Einflüssen zu spannenden Geschmackserlebnissen. Mittags wird ein wechselndes Lunch-Menü angeboten. Schöne Weinauswahl mit deutschen, französischen und spanischen Gewächsen.

Maibeck
www.maibeck.de

Am Frankenturm 5 (D3), PLZ 50667, **T 0221 96267300**
120 | Hauptgericht 14–27 €, Menü 46 € | Di-So ⃠ Mo

››

Leger und unkompliziert geht es zu in diesem stylishen Restaurant am Rheinufer. Serviert wird eine frische, moderne Bistroküche zu bezahlbaren Preisen. Dazu passt das urbane Ambiente: blanke Tische, weiße Wände, unverkleidete Lüftungsrohre und ein geschmackvolles Beleuchtungskonzept.

Metzger & Marie www.metzgermarie.de

VARTA-TIPP Küche

Kasparstr. 19 (↗ C1), PLZ 50670, **T 0221 99879353**
Hauptgericht 18–30 €, Menü ab 45 € | Mo, Do-So ⦸ Di, Mi

Mitten im Herzen des Agnesviertels - direkt am Ebertplatz gelegen - empfängt Sie dieses originelle Lokal. Viel rustikales Weichholz, sanfte Minttöne sowie die gelungene Verbindung von alten Möbelstücken mit modernen Elementen sorgen für eine warme und legere Atmosphäre. Regionale Produkte bilden die Basis für die frische, traditionelle Küche von Marc Flogaus. Dazu gibt es sehr gute Weine aus Deutschland und Österreich.

Pottkind www.pottkind-restaurant.de

Darmstädter Str. 9, PLZ 50678 (OT: Neustadt-Süd), **T 0221 42318030**
Hauptgericht 18–28 € | Di-Sa ⦸ Mo, So

In der Kölner Südstadt trifft geradliniger Bistronomie-Stil auf kreative Küche. Aus der offenen Küche kommt Schmackhaftes wie z.B. „Paderborner Huhn im Blätterteig mit Artischocke“ oder „Seeteufelbäckchen mit Rettich und Passepierre“. Ungezwungener, netter Service. Deutsche und europäische Weine.

Pure White Restaurant www.pure-white-food.de

Brabanter Straße 48 (A2), PLZ 50672, **T 0221 29436507**
35 | Hauptgericht 13–69 € | Mo-Sa ⦸ So

In dem kleinen, schlichten Lokal sitzt man völlig ungezwungen auf Bistrostühlen mit Blick auf und in die offene Küche. Serviert werden feinste Fleisch-, Fisch- und Seafood-Gerichte, die alle auf einem speziellen Jospergrill zubereitet werden. Nur wenige Meter vom Restaurant entfernt gibt es mit dem 'Pure White Foodclub' eine Dependance.

Scherz www.scherzrestaurant.de

Luxemburgerstr. 256 (↙ A5), PLZ 50937 (OT: Sülz), **T 0221 16929440**
28 | Hauptgericht 16–19 € | Di-So ⦸ Mo

Der gebürtige Österreicher Michael Scherz hat ein Stück Alpenromantik nach Köln gebracht: Während in dem gemütlichen Ecklokal in Sülz mittags frische Gerichte aus regionalen Produkten serviert werden, stehen abends österreichische Klassiker und internationale Schmankerl auf der Speisekarte.

Zen www.restaurant-zen.de

Bachemer Str. 236, PLZ 50935 (OT: Lindenthal), **T 0221 28285755**
36 | Hauptgericht 8–32 € | Di-So ⦸ Mo

In exotischer Loungeatmosphäre erleben Sie traditionelle japanische Kochkunst - modern interpretiert. Neben Sashimi, Nigiri-Sushi und Ura-Maki gibt es auch leckere À-la-carte-Gerichte wie gegrilltes Lachsfilet mit Teriyakisauce oder Entrecôte vom Grill. Charmant-liebenswerter Service.

Zippiri Gourmetwerkstatt
www.zippiri.de

Riehlerstr. 73 (↗ D1), PLZ 50668, **T 0221 92299584**
Hauptgericht 27–43 €, Menü 60–120 € | So Mo, Mi-So Di

Charmant ist die Atmosphäre in dem etwas verwinkelten Souterrain-Restaurant. Serviert wird eine frische mediterrane Küche, bei der zum größten Teil Bio-Produkte Verwendung finden. Die Pasta ist selbstverständlich selbstgemacht. Das eigene Olivenöl aus Sardinien gibt es auch für Zuhause. **Achtung: Bei Redaktionsschluss für diese Buchausgabe war das Restaurant auf Grund der COVID-19-Pandemie noch geschlossen.**

Piano Bar
www.excelsior-hotel-ernst.de

Trankgasse 1-5 (C2, im Excelsior Hotel Ernst), PLZ 50667, **T 0221 2701**
30 | Hauptgericht 18–42 € | Mo-So

In der mahagonigetäfelten Bar, von Graf Pilati entworfen, genießen Sie tagsüber feine Kaffee- und Teespezialitäten sowie hausgemachte Pâtisserie und Kuchen, abends werden bei Pianomusik klassische Cocktails kreiert. Zudem gibt es Snacks und kleine Gerichte auch bis nach Mitternacht.

Brauhaus Früh am Dom
www.frueh-gastronomie.de

Am Hof 12-18 (C3), PLZ 50667 (OT: Altstadt-Nord), **T 0221 2613215**
600 | Hauptgericht 8–23 € | Mo-So

Das Brauhaus am Heinzelmännchenbrunnen ist bei Einheimischen und Touristen gleichermaßen beliebt. Typisch kölsche Gastlichkeit auf drei Etagen. Zum frisch gezapften Kölsch werden bodenständige deutsche Gerichte serviert.

Peters Brauhaus
www.peters-brauhaus.de

Mühlengasse 1 (D3), PLZ 50667, **T 0221 2573950**
200 | Hauptgericht 10–28 €, Menü 25–50 € | Mo-So

Urige Brauereigaststätte hinter klassizistischer Fassade, beliebt bei Touristen wie Einheimischen. Im Inneren rustikale Holzvertäfelungen sowie Wand- und Deckenmalereien. Serviert werden bürgerliche Gerichte und kölsche Spezialitäten zu moderaten Preisen. Legerer, freundlicher Service.

Café Eigel
www.cafe-eigel.de

Brückenstraße 1-3 (C3), PLZ 50667, **T 0221 2575858**
280 | Mo–Fr 9:00–19:00 Uhr, Sa 9:00–18:00 Uhr, So 14:00–18:00 Uhr

Großzügiges Café auf 400 qm mit moderner Kaffeehauskultur. Üppige Kuchentheke mit rund 40 verschiedenen Creme-, Sahne-, Käse- und Obsttorten (täglich frisch). Auch kleine Snacks im Angebot.

Café Fassbender
www.fassbender.de

Mittelstraße 12 (B3), PLZ 50672, **T 0221 9259990**
120 | Hauptgericht 5–9 €, Menü 9–20 € | Mo, Di, Mi, Do, Sa 9:00–18:30 Uhr, Fr 8:00–18:30 Uhr, So 10:00–18:00 Uhr

»

In exzellenter Lage - zwischen Neumarkt und Rudolfplatz - befindet sich diese Traditionsadresse. Im großzügigen Ladenlokal mit Café sowie auf der hübschen Terrasse serviert man erlesene Tee- und Kaffeespezialitäten. Unbedingt probieren sollten Sie die berühmten Fassbender-Pralinen. Torten und Gebäck gibt es selbstverständlich auch zum Mitnehmen.

KÖNGEN 58 A www.koengen.de

Baden-Württemberg | EW 9.648 | 281 m Plochingen 6 km, Nürtingen 7 km
T 07024 80070

Schwanen www.schwanen-koengen.de

★★★ S garni

Schwanenstraße 1, PLZ 73257, **T 07024 97250,** F 97256
63 Zimmer | 1 Suite | Ez 81–118 €, Dz 115–169 €, ab 15,00 €

Das alteingesessene Hotel in der Ortsmitte bietet zeitgemäß und funktional ausgestattete Businesszimmer in unterschiedlichen Kategorien. Die Gästezimmer verteilen sich auf das Stammhaus und den Erweiterungsbau.

Schwanen

85 | Hauptgericht 14–30 €, Menü ab 38 € | Di-So Mo-Sa

Behagliches Restaurant mit modernem Landhausflair. Serviert wird schwäbische Küche mit internationalen Einflüssen. Angeschlossenes Bistro, hübsche Gartenterrasse.

Tafelhaus www.hotel-neckartal.com

Bahnhofstraße 19, PLZ 73257, **T 07024 97220**
110 | Hauptgericht 14–29 €, Menü 50–60 € | Di-Fr, So Mo-So

Sympathisch geführtes Haus mit modernen Gaststuben. Auf der Speisekarte stehen sowohl bodenständige Klassiker als auch gehobene internationale Speisen. Ein Muss für Liebhaber der regionalen Küche: Nödingers Rostbraten! Charmanter Service. Gästezimmer bietet das Hotel Neckartal.

Alte Vogtei Neu! www.vogtei-koengen.de

Oberdorfstr. 15, PLZ 73257, **T 07024 5027474**
35 | Hauptgericht 10–26 € | Do-Fr, So Mo-Di, Do-So Mi

In dem historischen Fachwerkgebäude von 1540 erwartet Sie nicht nur eine charmante Atmosphäre, man kocht hier auch sehr gut. Auf der Speisekarte finden sich klassische schwäbische Gerichte wie Rostbraten, Maultaschen, Käsespätzle oder Ochsenbäckle in Trollingersoße. Tipp: Do und Fr preisgünstiger Mittagstisch.

KÖNGERNHEIM 50 B www.vg-rhein-selz.de

Rheinland-Pfalz | EW 1.310 | 138 m Oppenheim 8 km, Alzey 18 km
T 06133 49010

Jordan's Untermühle www.jordans-untermuehle.de

★★★★ S garni

Außerhalb 1, PLZ 55278, **T 06737 71000,** F 710099
48 Zimmer | 5 Suiten | Ez 99–124 €, Dz 156–224 €, 5,50 €

Idyllisch gelegenes historisches Mühlenanwesen mit guten Tagungsmöglichkeiten. Wohnliche Zimmer, mal heimelig-traditionell, mal modern-reduziert eingerichtet. Für Entspannung sorgt die großzügige Saunalandschaft.

Brot & Bouquet

60 | Hauptgericht 18–35 €, Menü 25–65 € | Mo-So

Im gemütlichen À-la-carte-Restaurant werden Sie mit einer frischen, regionalen Landküche verwöhnt. Probieren Sie z.B. „Fasanenbratwürstchen (hauseigene Herstellung) mit Rieslingkraut, Trüffelpüree und violettem Senf“! Dazu gibt es erlesene Weine aus nah und fern. Netter Innenhof.

KÖNIG, BAD 51 A — www.badkoenig-tourismus.de

Hessen | EW 9.434 | 183 m — Höchst 6 km, Erbach 8 km
T 06063 58562

Büchner — www.hotel-buechner.de

S garni

Frankfurter Straße 6, PLZ 64732, **T 06063 50050,** F 57101
25 Zimmer | 1 Suite | Ez 59–90 €, Dz 90–110 €, 6,00 €

Freundlich geführtes Hotel mit ländlich eingerichteten Zimmern. Gemütliche Lobby mit offenem Kamin. Kleiner Wellnessbereich mit Hallenbad und Sauna. Hübscher Parkgarten mit altem Baumbestand.

Zur Post — www.zurpost-momart.de

€ Gut & Günstig

Hauswiesenweg 16, PLZ 64732 (OT: Momart), **T 06063 1510,** F 3785
9 Zimmer | Ez 59–69 €, Dz 79–99 €

Gepflegtes, ruhig gelegenes Haus, das sich seit 6 Generationen im Familienbesitz befindet. Modern ausgestattete Gästezimmer mit kostenlosem WLAN. Restaurant mit regionaler und deutscher Küche.

KÖNIGSBRONN 59 A — www.koenigsbronn.de

Baden-Württemberg | EW 7.017 | 499 m — Heidenheim an der Brenz 9 km, Aalen 14 km
T 07328 96250

Widmann's Alb.Leben — www.loewen-zang.de

S

Struthstraße 17, PLZ 89551 (OT: Zang), **T 07328 96270,** F 962710
21 Zimmer | Ez 59–102 €, Dz 84–142 € | 24 h

Ein moderner Landgasthof mit freundlich und individuell eingerichteten Zimmern - wahlweise im modernen Alb-Lifestyle oder ganz heimelig im Landhausstil. Morgens erwartet Sie ein gutes Frühstück mit ausgesuchten Produkten und Lebensmitteln aus kontrolliertem Anbau. Besonderen Wohnkomfort bieten die beiden liebevoll eingerichteten Chalets.

ursprung - das Restaurant

VARTA-TIPP Küche

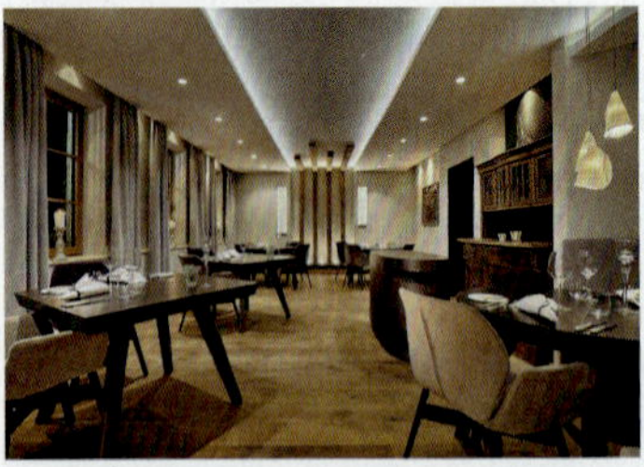

25 | Menü 98–120 € | Do-So Mo, Di, Mi

Schick und modern zeigt sich das Fine-Dining-Restaurant im ältesten Teil des Landgasthofs, in dem sich einst die Dorfmetzgerei und die erste Gaststube der Widmanns befanden. Beim Patron sprechen Produktqualität und Know-how eine deutliche Sprache. Inspiriert von den spannenden Produkten der Ostalb lässt er seiner Kreativität freien Lauf. Toll abgestimmt die Weinbegleitung zur Menüfolge.

Gasthaus Widmann's Löwen

VARTA-TIPP Küche

175 | Hauptgericht 7–26 €, Menü 75 € | Mo, Do-So Mo, Mi-So Di 22.–27.12.20

Freundlich geht es im gemütlich-ländlichen Gasthaus zu, und dazu lässt man sich die frische und geschmackvolle, traditionell geprägte Küche schmecken - die gibt es z.B. in Form von „Geschmorten Ochsenbäckle in Lembergersoße, dazu Selleriepüree und Serviettenknödel". In den warmen Sommermonaten kann man auch im lauschigen Löwengarten speisen.

KÖNIGSFELD 57 C — www.koenigsfeld.de

Baden-Württemberg | EW 6.000 | 761 m — Schramberg 12 km, Triberg 19 km
T 07725 800945

Rapp — www.cafe-rapp.de

Dörfle 22, PLZ 78126 (OT: Buchenberg), **T 07725 91510**
80 | Hauptgericht 18–35 €, Menü 34–50 € | Mi-So

Bei der Einrichtung des Hauses hat man den alten Charme der Räumlichkeiten bewahrt. Serviert werden marktfrische Regionalgerichte im Restaurant und hausgebackene Kuchen im Café. Es stehen auch sechs individuell eingerichtete Zimmer für Übernachtungsgäste zur Verfügung.

KÖNIGSLUTTER AM ELM 24 C — www.koenigslutter.de

Niedersachsen | EW 15.699 | 135 m — Hannover 86 km, Hamburg 219 km
T 05353 912129

Lindenhof — www.lindenhof-bornum.de

★★★ S garni

Im Winkel 23, PLZ 38154 (OT: Brunsleberfeld), **T 05353 9200,** F 92020
17 Zimmer | 1 Suite | Ez 70–78 €, Dz 90–99 €

Traditionsreicher, familiengeführter Landgasthof mit freundlichem Service und wohnlichen Gästezimmern. Hübsche, im ländlichen Stil eingerichtete Restaurantstuben mit gemütlicher Atmosphäre. Auf der Speisekarte stehen deftige deutsche Gerichte und internationale Spezialitäten.

KÖNIGSTEIN (OBERPFALZ) 54 A

www.markt-koenigstein.de

Bayern | EW 1.790 | 490 m
T 09665 913150
Sulzbach-Rosenberg 20 km, Pegnitz 24 km

Wilder Mann

www.wilder-mann.de

★★★S garni

Oberer Markt 1, PLZ 92281, **T 09665 91590,** F 9159100
31 Zimmer | 5 Suiten | Ez 45–88 €, Dz 72–125 €, 5,00–12,00 €

Persönlich geführter Gasthof von 1572 mit Standard- sowie hübschen Landhauszimmern mit südeuropäischem Flair. Kleiner Wellnessbereich mit Sauna. Im ländlich-eleganten Restaurant wird bürgerlich-regionale Küche serviert.

KÖNIGSTEIN IM TAUNUS 41 C

www.koenigstein.de

Hessen | EW 16.000 | 362 m
T 06174 202251
Frankfurt am Main 24 km, Wiesbaden 27 km
Heilklimat. Kurort, Altstadt, Heilklima-Park Hochtaunus, 2 Burgruinen, Kurbad.

Falkenstein Grand

www.brhhh.com/falkenstein-grand

★★★★★S garni

Debusweg 6-18, PLZ 61462 (OT: Falkenstein), **T 06174 900,** F 909090
108 Zimmer | 22 Suiten | 24 Apartments, exkl. Frühstück | 24 h

Neoklassizistischer Zentralbau mit repräsentativem Gebäude-Ensemble in einem 6 ha großen Park. Hier logieren Sie in stilvoll gestalteten Zimmern und Suiten. Für Entspannung sorgt der SPA-Bereich auf 1.200 qm. Klassische und regional inspirierte Küche erwartet Sie im Restaurant „Landgut Falkenstein".

Villa Rothschild

www.brhhh.com/villa-rothschild

VARTA★TIPP Ambiente

★★★★★S garni

Im Rothschildpark 1, PLZ 61462, **T 06174 29080,** F 2908888
22 Zimmer | Ez 169–239 €, Dz 199–299 € | 24 h

Eingebettet in einen 10 ha großen Park erstrahlt die einstige Bankiersvilla heute im altbekannten Glanz. Das noble Boutique-Hotel beherbergt exklusive Zimmer und Suiten in unterschiedlichen Kategorien. Elegantes Design, harmonische Farben und luxuriös ausgestattete Marmorbäder sorgen für ein komfortables Wohnerlebnis. Hausgäste können das Ascara Fitness & Spa im Falkenstein Grand nutzen (Shuttle-Service).

Restaurant Villa Rothschild Grill & Health

100 | Hauptgericht 24–44 € | So Mo-Sa

Unter dem Motto „Casual Fine Dining" erwartet Sie hier eine kreative, weltoffene Küche. Wie wäre es z.B. mit „Gratiniertem Rücken vom Lamm mit Kartoffel-Churro und Kräuterbutter-Gemüse"? Im Sommer locken hübsche Terrassenbereiche zum Grill-&-Health-Vergnügen unter freiem Himmel.

Miro's Ristorante

www.miros-ristorante.de

Falkensteiner Straße 28, PLZ 61462, **T 06174 998342**
170 | Hauptgericht 8–38 € | Mo-So

»

Modernes Gastro-Konzept mit Ristorante, Skyline-Terrasse, Trattoria, Vinothek und Smoker's Lounge. In den verschiedenen Genusszonen werden Klassiker aus der italienischen Küche sowie schmackhafte Fisch- und Fleischspezialitäten serviert. Der Betrieb wurde bereits mehrfach mit dem hessischen Gastronomiepreis ausgezeichnet.

KÖNIGSWINTER 40 A www.siebengebirge.de

Nordrhein-Westfalen | EW 39.976 | 80 m Bonn 10 km, Linz 17 km
T 02223 917711
Naturpark Siebengebirge, Ruine Drachenfels, Drachenfelsbahn, Schloss Drachenburg, Nibelungenhalle, Brückenhofmuseum, Klosterruine, Sea Life.

Steigenberger Grandhotel Petersberg www.grandhotel-petersberg.steigenberger.de

★★★★★S garni

Auf dem Petersberg, PLZ 53639, **T 02223 740,** F 74443
112 Zimmer | 9 Suiten | 1 Apartment | Ez 169–259 €, Dz 189–279 €, ab 28,00 € | 24 h

Gelebte Geschichte: Einst repräsentatives Gästehaus der Bundesregierung, heute ein renommiertes Grandhotel mit klassisch-elegant eingerichteten Zimmern und Suiten. 2019 wurde das noble Domizil, in dem schon zahlreiche hochrangige Politiker zu Gast waren, nach umfangreicher Renovierung wiedereröffnet. Zum Hotel gehören mehrere Restaurants, eine moderne Fitness- und Badelandschaft sowie ein umfangreiches Tagungsangebot.

Bill's Restaurant & Grill Neu!

T 02223 74780
138 | Hauptgericht 25–32 €, Menü 42–89 € | Mo-So

Im elegant eingerichteten Grillrestaurant werden schmackhafte Steak-, Fisch- und Krustentierspezialitäten serviert - wie wäre es z.B. mit „Lamm-Rillette | Farro | Silberzwiebeln | Sellerie" oder „Adlerfisch | Zucchini | Bulgur | Joghurt"? Von der Terrasse genießt man einen wunderbaren Blick auf das Rheintal und das umliegende Siebengebirge.

Petit Lion www.krone-koenigswinter.de

Hauptstraße 374, PLZ 53639, **T 02223 700970**
50 | Hauptgericht 16–35 €, Menü 50–79 € | Di-So Mo

Warmes Holz und fein gedeckte Tische schaffen in diesem Traditionshaus von 1641 ein freundliches Ambiente. Serviert werden anspruchsvolle und moderne Gerichte. Appetit machen z.B. „Seeteufel-Medaillons mit Portweinschaum an Safran-Tagliatelle" oder „Risotto Milanese mit Zuckerschoten und Karotte". Zum Übernachten hat man wohnliche Hotelzimmer. **Achtung: Bei Redaktionsschluss für diese Buchausgabe war das Restaurant auf Grund der COVID-19-Pandemie noch geschlossen.**

KONSTANZ 65 B www.konstanz-info.com

Baden-Württemberg | EW 86.190 | 405 m Singen 31 km, Schaffhausen 48 km
T 07531 133030
Hafen, Insel Mainau, historische Altstadt, Imperia-Statue, Münster, Konzil, LAGO-Shoppingcenter, Bodenseeforum, Philharmonie, Sea Life, Bodenseetherme, Städtehopping, Insel- und Vulkanhopping.

Hotel Halm www.hotel-halm.de

★★★★S garni

Bahnhofplatz 6 (B2), PLZ 78462, **T 07531 1210,** F 21803
101 Zimmer | 5 Suiten | Ez 87–157 €, Dz 124–194 €, exkl. Frühstück | 24 h

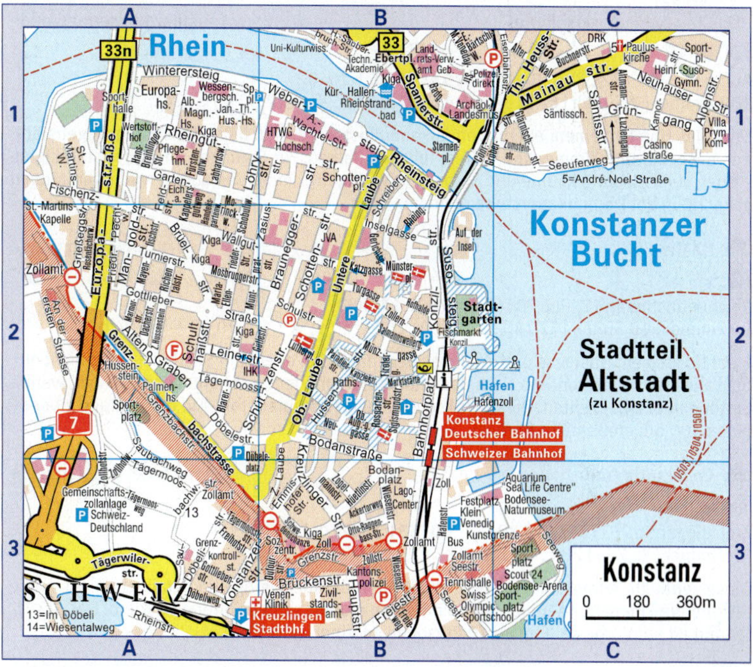

Denkmalgeschütztes Haus mit Gründerzeitcharme und zeitgemäßem Komfort. Modern-elegante Zimmer, teilweise mit Seeblick. Maurischer Saal aus dem Jahr 1887, in dem traditionelle maurische Gerichte sowie internationale und regionale Speisen serviert werden.

Riva

www.hotel-riva.de

VARTA-TIPP Service

★★★★★S garni

Seestr. 25 (C1, Zufahrt über Kamorstr.), PLZ 78464 (OT: Petershausen), **T 07531 363090,** F 3630999

46 Zimmer | 5 Suiten | Ez 140–308 €, Dz 208–516 € | 24 h

Das exklusive Boutique-Hotel liegt direkt an der von Platanen gesäumten Uferpromenade. Sein reduziertes Design und das hervorragende Service- und Dienstleistungsniveau sorgen für einen hohen Wohlfühlfaktor. Sie wohnen in hochwertig ausgestatteten Zimmern, teilweise mit Balkon und Seeblick. Ein ganz besonderes Highlight ist die Dachterrasse mit Pooldeck.

Ophelia

VARTA★TIPP Küche **VARTA-TIPP** Service

30 | Menü 130–195 € | Mo, Do-So Di, Mi

Das noble Abendrestaurant in der wunderschönen Jugendstilvilla des Hotels empfängt Sie mit raffiniert-elegantem Ambiente und gehobener Tischkultur. Dirk Hoberg glänzt mit einer modern interpretierten, klassisch französischen Küche. Seine Gemüsegerichte sind ein Wunder an Kreativität, Frische und Geschmackstiefe. Auch die Weinkarte mit 3.500 Flaschen und rund 400 verschiedenen Positionen kann sich sehen lassen.

Steigenberger Inselhotel
www.konstanz.steigenberger.de

Auf der Insel 1 (B2), PLZ 78462, **T 07531 1250,** F 26402
100 Zimmer | 2 Suiten | Ez 115–295 €, Dz 195–325 €, 32,00 € | 24 h

Stilvolles Hotel im einem ehem. Dominikanerkloster. Edel mit hist. Einrichtungsgegenständen ausgestattete Zimmer und Suiten, teils mit Balkon. Für Tagungen und Veranstaltungen stehen verschiedene Räume und Salons zur Verfügung. Im Seerestaurant wird international gekocht, in der Dominikanerstube regional.

47 Grad
www.47grad.de

Reichenaustrasse 17, PLZ 78467, **T 07531 127490**
99 Zimmer | 10 Suiten | Ez 140–220 €, Dz 160–280 €, 7,50–20,00 € | 24 h

Ideal für Freizeit, Business und Wellness liegt das Hotel direkt am Seerhein. Doch nicht nur die Lage kommt an, sondern auch das Interieur: topmodern, schnörkelloses Design, warme Erdtöne mit Farbakzenten. Dieser Stil setzt sich im Restaurant fort. Auf der 6. Etage gibt es einen 300 qm großen SPA-Bereich.

Constantia
www.hotel-constantia.de

Kreuzlinger Str. 13 (B3), PLZ 78462, **T 07531 363210,** F 36321321
37 Zimmer | Ez 75–128 €, Dz 110–188 €

Diese gepflegte Adresse liegt zentral in der Altstadt. Hochwertig und detailgetreu eingerichtet sind die Zimmer und Junior Suiten mit ihren modernen, teils offenen Bädern. Das Restaurant ist auf Vorbestellung ab 10 Personen geöffnet.

San Martino
www.san-martino.net

VARTA-TIPP Küche

Bruderturmgasse 3 (B2), PLZ 78462, **T 07531 2845678**
Hauptgericht 6–27 €, Menü 42–85 € | Di-Sa Mo, So

Ein elegantes, an der Konstanzer Stadtmauer gelegenes Restaurant. Im kleinen Gourmet-Separé mit nur wenigen Tischen verwöhnt Sie Jochen Fecht an vier Abenden in der Woche (Mi-Sa 18.00 – 22.00 Uhr) mit einer modernen, raffinierten Küche, die in Menüform serviert wird. Im Restaurant mit angeschlossener Lounge & Bar wird in lockerer Atmosphäre eine schmackhafte Crossover-Küche aufgetischt. Mittags kleine Lunch-Karte.

Ristorante Pinocchio
www.pinocchio-konstanz.de

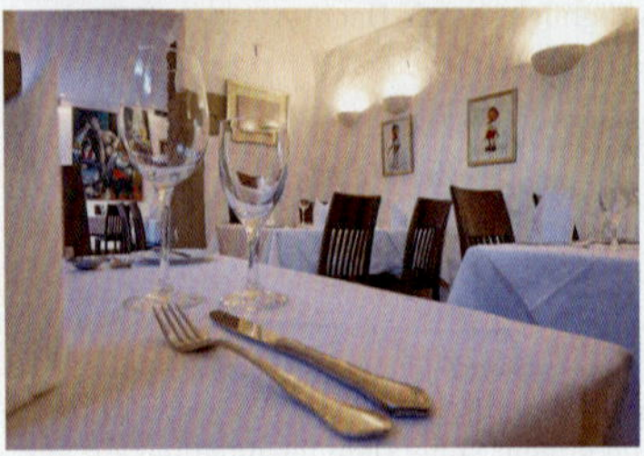

Untere Laube 47 (B2), PLZ 78462,
T 07531 15777
70 | Hauptger. 18–27 €, Menü 36–68 € |
Mo-Sa So

Traditioneller Familienbetrieb mit stilvoll-gemütlicher Atmosphäre. Die verwinkelten Gasträume mit Naturstein im mittelalterlichen Kellergewölbe vermitteln ein besonderes Flair. Die Speisekarte liest sich wie eine Reise durch die Regionen Italiens - mit Schwerpunkt Toskana und Piemont.

Colette Tim Raue
www.brasseriecolette.de/konstanz

Brotlaube 2A (B2), PLZ 78462, **T 07531 1285100**
100 | Hauptgericht 16–36 € | Mi-So Mo, Di

In den ehem. Räumlichkeiten des „Gasthaus Krone“ sorgen klassische Elemente wie Mosaikböden, Vintage-Stühle und Marmortische für eine ungezwungene, lockere Atmosphäre. Auf der Speisekarte stehen schmackhafte Brasserie-Gerichte. Tipp: Nachmittags gibt es leckere Kuchen und Törtchen aus der hauseigenen Patisserie.

Restaurant Schiff
www.hotel-schiff-konstanz.de

William-Graf-Platz 2 (↗ C1), PLZ 78464 (OT: Staad), **T 07531 31041**
100 | Hauptgericht 16–28 € | Mo-So

In den gemütlichen Gaststuben sowie auf der kleinen Terrasse serviert man Ihnen frische regionale Spezialitäten. An „Felchenfilet mit Mandelbutter und Petersilienkartoffeln“ kommen Fischliebhaber nicht vorbei. Aber auch „Wiener Schnitzel vom Kalbsrücken mit Kartoffelsalat, Preiselbeeren und Salat“ ist lecker.

KORBACH 31 C
www.korbach.de

Hessen | EW 23.900 | 379 m — Waldeck 26 km, Kassel 59 km
T 05631 53232
Got. Hallenkirchen, hist. Rathaus von 1377 mit Rolandsfigur, mittelalterl. Stadtbefestigung, Fossilienfundstätte, Deutschlands größte Goldlagerstätte Eisenberg mit Besucherbergwerk.

Goldflair am Rathaus
www.goldflair.de

★★★ S garni

Stechbahn 8, PLZ 34497, **T 05631 50090,** F 500959
28 Zimmer | 2 Suiten | 2 Apartments | Ez 65–77 €, Dz 91–101 €, exkl. Frühstück, 8,90 €

Ein modernes Hotel gepaart mit traditionellem Flair. Hier erwarten Sie originelle Gold-Themenzimmer, ein gemütliches Restaurant und ein schöner Biergarten.

KORNTAL-MÜNCHINGEN 58 A
www.korntal-muenchingen.de

Baden-Württemberg | EW 18.578 | 304 m — Stuttgart 11 km, Heilbronn 46 km
T 0711 83670

Abacco
www.abaccohotels.com

★★★ S garni

Stuttgarter Str. 121 (im Gewerbegebiet), PLZ 70825 (OT: Münchingen), **T 07150 130,** F 13266
213 Zimmer | 10 Suiten | Ez 119–179 €, Dz 129–199 €, exkl. Frühstück, 16,00 € | 24 h

Ein inhabergeführtes Businesshotel mit guter Autobahnanbindung zur A 81. Modern ausgestattete Zimmer und Suiten, die mit faszinierenden Bildern aus den Archiven von Porsche und Daimler dekoriert sind. Netter Wellnessbereich mit Pool, Sauna, Dampfbad und Fitnessraum. Im „ABACCO'S STEAKHOUSE“ gibt es US-Beef und Grilled Specials.

Landschloss Korntal
www.landschloss-korntal.de

★★★ S garni

Saalplatz 5, PLZ 70825 (OT: Korntal), **T 0711 8388800,** F 83888088
26 Zimmer | 3 Apartments | Ez ab 90 €, Dz ab 110 €, exkl. Frühstück, 11,00 € »

Das ehem. Hofgut im Ortszentrum bietet heute freundliche Gästezimmer mit zeitgemäßem Komfort. Besonderes Highlight ist der 6 Meter hohe historische Festsaal. Gute Tagungsmöglichkeiten.

KORSCHENBROICH 29 C www.korschenbroich.de

Nordrhein-Westfalen | EW 33.116 | 46 m Mönchengladbach 6 km, Neuss 13 km
T 02161 6130

Gasthaus Stappen www.gasthaus-stappen.de

VARTA-TIPP Service

Steinhausen 39, PLZ 41352 (OT: Liedberg-Steinhausen), **T 02166 88226**
70 | Hauptgericht 20–40 €, Menü 42–69 € | So Mi-So Mo, Di

Bereits in der 5. Generation führen Carmen und Frajo Stappen den elterlichen Betrieb. In gemütlich-modernem Ambiente und auf der Terrasse dürfen Sie sich auf eine kreative und saisonal ausgerichtete Küche freuen. Wie wäre es z.B. mit „Meerbarbe confiert mit Olivenptapenade und buntem Tomaten-Brot-Salat“? Der Service ist aufmerksam und charmant, die Weinkarte gut zusammengestellt. Man verfügt auch über fünf wohnliche Gästezimmer.

KÖTZTING, BAD 55 C www.bad-koetzting.de

Bayern | EW 7.143 | 409 m Cham 18 km, Regensburg 82 km
T 09941 6020

Bayerwaldhof www.bayerwaldhof.de

garni

Liebenstein 25, PLZ 93444 (OT: Liebenstein), **T 09941 94800,** F 9480800
94 Zimmer | 8 Suiten | Ez ab 142 €, Dz ab 272 €, inkl. Halbpension

Auf einem Wiesehügel über Bad Kötzting befindet sich dieses gewachsene Ferienhotel. Neben eleganten Zimmern und Suiten mit Balkon oder Terrasse verfügt das Haus über eine 7.000 qm große Wellness-Oase mit großer Wasser- und Saunawelt, Beautybereich, Fitness-Studio sowie mehreren Ruheräumen.

Leo's by Stephan Brandl

VARTA-TIPP Küche

20 | Hauptgericht 30–36 €, Menü 105–135 € | Mi-Sa Mo, Di, So

Das elegante Fine-Dining-Restaurant steckt voller Charme und Wärme - der besonderen Mischung aus Holz, Leder und Kupfer sei Dank! So gemütlich der Rahmen, so geschmackvoll und aromenintensiv die französische „Nouvelle Cuisine“, die Küchenchef Stephan Brandl hier für Sie kreiert. **Achtung: Bei Redaktionsschluss für diese Buchausgabe war das Restaurant auf Grund der COVID-19-Pandemie noch geschlossen.**

Amberger Hof www.amberger-hof.de

€ Gut & Günstig ★★★ S garni

Zeltendorfer Weg 4 (Anfahrt über Zeltendorfer Weg), PLZ 93444, **T 09941 9500,** F 950110
33 Zimmer | Ez 55–65 €, Dz 84–98 €

Zentral gelegenes, ehrwürdiges Haus mit eigener Kneippbadeabteilung. Wohnlich eingerichtete Zimmer mit kostenlosem WLAN. Restaurant mit regionaler Frischeküche.

KRAIBURG A. INN 61 C www.lra-mue.de

Bayern | EW 3.985 | 462 m Waldkraiburg 4 km, Mühldorf 8 km
T 08638 98380

Hardthaus www.hardthaus.de

Marktplatz 31, PLZ 84559, **T 08638 73067**
45 | Hauptgericht 17–42 €, Menü 24–98 € | So Di-So Mo

Im Entrée des denkmalgeschützten Hardthauses befindet sich dieses Restaurant. Raumhohe Holzregale eines ehem. Kolonialwarenhandels, die bis zur malereiverzierten Decke reichen, sorgen für ein originelles Ambiente. Serviert wird eine frische internationale Küche. Romantische Terrasse am Marktplatz.

KRAKOW AM SEE 17 B www.krakow-am-see.de

Mecklenburg-Vorpommern | EW 3.754 | 50 m Güstrow 12 km, Plau 22 km
T 038457 22258

Ich weiß ein Haus am See www.hausamsee.de

VARTA-TIPP Küche

Paradiesweg 3, PLZ 18292 (OT: Kuchelmis), **T 038457 23273**
24 | Hauptgericht 28–34 €, Menü 100 € | Di-Sa Mo, So

Ein ländliches Idyll mit Park, kleinem Badestrand und Bootssteg am Nordufer des Krakower Sees. Im lichten Restaurantrundbau offeriert Raik Zeigner eine hervorragende Frischmarkt- und Saisonküche, die in Menüform serviert wird. Der gebürtige Mecklenburger verbindet dabei gekonnt heimische Zutaten mit internationalen Top-Produkten. Himmlisch schläft man in den individuell eingerichteten Landhauszimmern (zur Seeseite mit Loggia).

KRANZBERG 60 D www.kranzberg.de

Bayern | EW 4.131 | 483 m Freising 4 km, Hallbergmoos 12 km
T 08166 68960

Hörger Biohotel www.hoerger-biohotel.de

gami

Hohenbercha 38, PLZ 85402 (OT: Hohenbercha), **T 08166 990980,** F 9909868
25 Zimmer | Ez 79–89 €, Dz 89–149 €, 4,50 €

Vollholzbau aus Zirbelholz - malerisch gelegen inmitten von Apfelgärten. Es stehen ausschließlich Nichtraucherzimmer zur Verfügung. Nette Tafernwirtschaft mit landestypischen Gerichten unter Verwendung biologisch erzeugter Lebensmittel.

KREFELD 29 C www.krefeld.de

Nordrhein-Westfalen | EW 235.414 | 38 m Duisburg 25 km, Düsseldorf 31 km
T 02151 36601515
Stadttheater, Haus Lange und Haus Esters (Museen), Burg Linn mit Jagdschlösschen, Deutsches Textilmuseum, Mennonitenkirche, Haus Sollbrüggen, Zoologischer und Botanischer Garten, Weinbrennerei Dujardin.
Einen Cityplan finden Sie auf Seite 706.

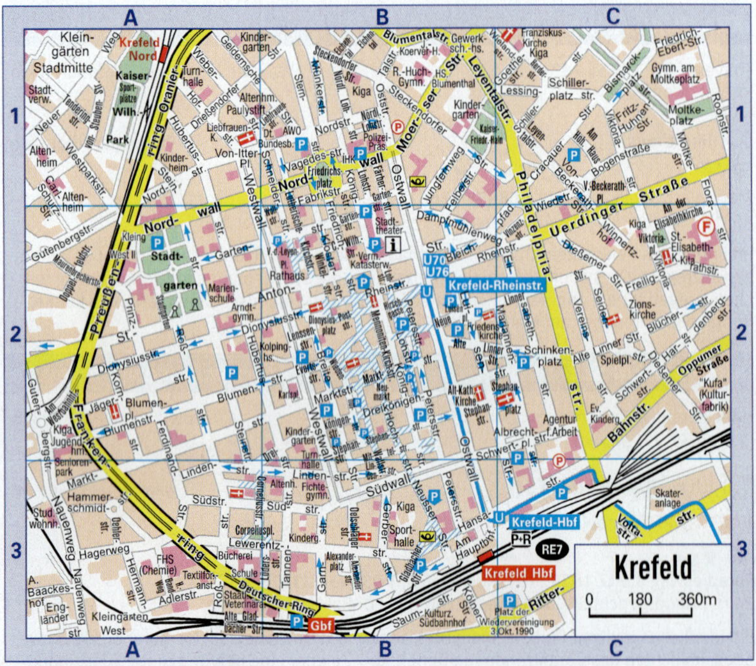

PUR Essen und Trinken **Neu!** www.pur-krefeld.de

VARTA-TIPP Küche

Roonstr. 1, PLZ 47799 (OT: Cracau), **T 02151 6223415**
39 | Hauptgericht 14–22 € | ◔ Mo-Fr ◕ Di-Sa ⊘ So

Ein schickes, puristisches Restaurant gegenüber dem Sprödentalplatz, in dem Ihnen ein sympathisches Team exquisite Speisen und edle Weine serviert. Neben einer kleinen Mittagskarte bietet man zwei Abendmenüs, aus denen sich die Gäste nach dem Baukastenprinzip die Anzahl der Gänge individuell zusammenstellen können. Ausgesprochen beliebt sind die Kochkurse mit Chef de Cuisine Günter Rönner.

Villa Medici www.villa-medici-krefeld.de

Schönwasserstraße 73, PLZ 47800, **T 02151 50660**
50 | Hauptgericht 19–39 €, Menü 36–95 € | ◔ Mo-Fr ◕ Mo-Sa ⊘ So

Restaurierte Villa mit schönem Garten und Terrasse. Kultivierte italienische Küche. Einige Gästezimmer, die mit Antiquitäten ausgestattet sind.

Elfrather Mühle www.elfrather-muehle.de

An der Elfrather Mühle 145, PLZ 47802 (OT: Traar), **T 02151 7899722**
50 | Hauptgericht 14–29 €, Menü 28–69 € | ◔◕ Mo-So

Das aparte Restaurant mit Terrasse und angeschlossenem Golfclub befindet sich in einer historischen Mühle. Moderne Stoffe, gediegene Farben und rustikale Holztische sorgen hier für eine charmante Atmosphäre. Auf der Karte stehen saisonale deutsche Gerichte mit mediterraner Note. Sehr beliebt ist die Location bei Hochzeiten.

KREISCHA 46 B www.kreischa.de

Sachsen | EW 4.542 | 220 m Dippoldiswalde 10 km, Dresden 15 km
T 035206 20990

Landhotel Rosenschänke www.landhotel-rosenschaenke.de

VARTA-TIPP Service

Baumschulenstraße 17, PLZ 01731 (OT: Gombsen), **T 035206 21870,** F 21858
10 Zimmer | Ez ab 69 €, Dz ab 79 €, exkl. Frühstück, 10,00 €

Das seit drei Generationen familiär geführte Landhotel ist ein echter Geheimtipp. Die renovierten Gästezimmer im modernen Cottage-Stil sind wohnlich und mit zeitgemäßer Technik ausgestattet. Von Familie Walther und ihrem Team werden Sie herzlich umsorgt. Das Restaurant bietet eine bodenständig-saisonale Landküche.

KREMMEN 26 B www.kremmen.de

Brandenburg | EW 7.110 | 39 m Oranienburg 16 km, Berlin 30 km
T 033055 21161

Sommerfeld www.hotelsommerfeld.de

★★★★S

Beetzer Straße 1a, PLZ 16766 (OT: Sommerfeld), **T 033055 970,** F 97445
85 Zimmer | 2 Suiten | 2 Apartments | Ez ab 99 €, Dz ab 160 € | 24 h

Modernes Tagungs- und Ferienhotel unmittelbar am Beetzer See gelegen. Sie übernachten in wohnlich eingerichteten Zimmern und Suiten. Ansprechender Wellness- und Fitnessbereich.

Schloss Ziethen www.schlossziethen.de

VARTA-TIPP Ambiente

Alte Dorfstraße 33, PLZ 16766 (OT: Groß Ziethen), **T 033055 950,** F 9559
44 Zimmer | 1 Suite | Ez ab 97 €, Dz ab 123 €, 11,00 €

Ein prachtvolles, liebevoll restauriertes Herrenhaus vor den Toren Berlins. Es bietet seinen Gästen geschmackvoll und ansprechend eingerichtete Zimmer mit historischem Flair. Ein Teil der Gästezimmer befindet sich im Schloss selbst, die restlichen im ehemaligen Kornspeicher. In der lichtdurchfluteten Orangerie wird regional und mediterran beeinflusste Küche serviert. Diverse Salons, eine kleine Bibliothek sowie ein großer Park mit Teich runden das Angebot ab.

KRESSBRONN 66 A www.kressbronn.de

Baden-Württemberg | EW 8.305 | 407 m Lindau 10 km, Friedrichshafen 12 km
T 07543 96650

Bodensee-Hotel Sonnenhof www.sonnenhof-bodensee.de

★★★★ garni

Sonnenhof 8, PLZ 88079 (OT: Retterschen), **T 07543 500220,** F 50022500
31 Zimmer | 8 Suiten | Ez ab 89 €, Dz ab 149 €

Ansprechendes Feriendomizil in einer 100 Jahre alten Villa, eingebettet in eine ruhige Wohn- und Parkanlage. Stilvolle Zimmer mit wohnlich-eleganter Note. Großzügiger Fitness-, Gesundheits- und SPA-Bereich mit Panorama-Schwimmbad.

Restaurant im Bodensee-Hotel Sonnenhof

100 | Hauptgericht 13–32 € |

Großzügiges Restaurant mit angeschlossener Hotelbar. Serviert wird heimische Küche mit mediterranem Einschlag. Kostprobe gefällig? „Saibling | Limonen-Tagliatelle | Krustentier-Basilikum-Fumée". Große Sonnenterrasse mit Blick über den Bodensee.

Boutique Hotel Friesinger www.boutique-hotel-friesinger.de

VARTA-TIPP Ambiente

★★★★ garni

Bahnhofstraße 5, PLZ 88079, **T 07543 9398787,** F 9398780
7 Zimmer | 4 Suiten | Ez 108–168 €, Dz 136–192 €, 8,00–28,00 €

Klein, aber fein! Individuell und mit viel Charme präsentieren sich die Räume dieser liebevoll sanierten Stadtvilla. Marmor, Naturstein und Stuck gepaart mit warmen Farben und modernem Interieur sorgen für den einzigartigen Charakter der Zimmer und Suiten. Die sehr gute Servicebereitschaft der Mitarbeiter trägt erheblich zum Wohlbefinden bei.

Meersalz

40 | Hauptgericht 20–34 €, Menü 56–85 € |

Kleines, modern gestaltetes Restaurant im Erdgeschoss. Serviert wird eine wohlschmeckende mediterrane Aromenküche. Auf der Karte stehen Gerichte wie „Mezzalune mit Spinat und Käse gefüllt an gebratenen Pilzen und Trüffelschaum" oder „Doradenfilets kross auf der Haut gebraten an Limetten-Chili-Butter mit Kräuterkartoffeln und Ofengemüse".

KREUZNACH, BAD 50 A www.bad-kreuznach-tourist.de

Rheinland-Pfalz | EW 48.229 | 104 m Bingen 15 km, Alzey 27 km
T 0671 8360050

Fürstenhof www.sympathie-hotel.de

★★★★ garni

Kurhausstr. 20, PLZ 55543, **T 0671 2984670,** F 9203022
76 Zimmer | 1 Suite | Ez ab 105 €, Dz ab 140 € | 24 h

Dieses Tagungshotel im Herzen des Kurgebietes bietet zeitgemäßen Komfort. Viele der recht geräumigen Zimmer verfügen über einen Balkon mit Blick auf den Fürstenplatz. Im Restaurant wird internationale Küche serviert.

Leonardo Hotel Bad Kreuznach www.leonardo-hotels.com

★★★★ garni

Otto-Meffert-Straße 1, PLZ 55543, **T 0671 970030,** F 97003222
91 Zimmer | 24 h

Das 2018 eröffnete Haus ist auf die Bedürfnisse von Businesskunden ausgerichtet. Der fünfgeschossige Neubau bietet moderne, freundliche Zimmer und Suiten sowie einen großzügigen Tagungs- und Seminarbereich. Im Restaurant „Thielemanns“ werden regionale und saisonale Gerichte serviert.

Im Gütchen
www.jan-treutle.de

Hüffelsheimer Straße 1, PLZ 55545, **T 0671 42626**
44 | Hauptgericht 22–36 €, Menü 60–90 € | So Mo, Do-So Di, Mi

Aufwendig saniertes Restaurant in einer ehem. Gutsanlage aus dem 18. Jahrhundert. In stilvollem und originellem Ambiente wird eine heimatverbundene Gourmetküche mit internationalen Einflüssen serviert.

Im Kittchen

Alte Poststr. 2, PLZ 55545 (OT: Neustadt), **T 0671 9200811**
20 | Hauptgericht 22–32 €, Menü 32–70 € | Di-Sa

Kleines, sehr gemütliches Restaurant in der Altstadt. Hier wird eine schmackhafte regionale und internationale Küche zu maßvoll kalkulierten Preisen angeboten. Tischreservierung empfehlenswert.

KREUZWERTHEIM 52 A
www.kreuzwertheim.de

Bayern | EW 3.783 | 144 m
T 06021 394271
Wertheim 1 km, Marktheidenfeld 12 km

Herrnwiesen
www.hotel-herrnwiesen.de

S garni

In den Herrnwiesen 4, PLZ 97892, **T 09342 93130**
23 Zimmer | 2 Apartments | Ez 81–95 €, Dz 111–139 €, 9,00 € | 24.12.20–4.1.21

Bei Radfahrern und Geschäftsreisenden beliebtes Hotel mit familiärer Atmosphäre direkt am Main-Radweg. Die gemütlichen Gästezimmer verfügen teils über Balkon mit Blick auf die Wertheimer Burg.

Lindenhof
www.weinhaus-lindenhof.de

Lindenstraße 41, PLZ 97892 (OT: Gemeindedinger), **T 09342 915940,** F 9159444
11 Zimmer | 2 Suiten | Ez 70–99 €, Dz 95–145 €, 5,00 €

Gepflegtes Familienhotel, das fränkische Gemütlichkeit ausstrahlt. Individuell eingerichtete Gästezimmer mit zweckmäßiger Ausstattung. Für Entspannung sorgt die hauseigene Salzgrotte.

KROMBACH 42 C
www.gemeinde-krombach.de

Bayern | EW 2.200 | 240 m
T 06024 67350
Aschaffenburg 20 km, Hanau 26 km

Landhotel Windlicht
www.landhotel-windlicht.de

S

Tannenstraße 1, PLZ 63829, **T 06024 690300,** F 6903036
16 Zimmer | 1 Suite | Ez 68–73 €, Dz 96–115 €, 11,00–15,00 € »

Das familiengeführte Hotel ist landschaftlich reizvoll gelegen. Umgeben von Wiesen und Wäldern sorgen helle, wohnliche Landhauszimmer für pure Entspannung. Die Zimmer zur Südseite sind mit Balkon oder Terrasse ausgestattet. Im hauseigenen Restaurant wird eine frische saisonale Küche aufgetischt.

KRONACH 44 C — www.kronach.de

Bayern | EW 16.882 | 320 m — Kulmbach 22 km, Coburg 33 km
T 09261 97236
Festung Rosenberg mit Fränkischer Galerie.

Die Kronacher Stadthotels — www.stadthotel-pfarrhof.de

VARTA-TIPP Ambiente

★★★★ garni

Amtsgerichtsstraße 12, PLZ 96317, **T 09261 5045990,** F 5045999
40 Zimmer | 4 Suiten | Ez 98–109 €, Dz 124–139 €, 12,00 €

Ein liebevoll restauriertes Haus von 1520 im Herzen der charmanten Altstadt. Die individuell eingerichteten Nostalgiezimmer verteilen sich auf die Dependancen „Pfarrhof", „Zum Floßherrn" und „Am Pförtchen". Man verfügt auch über einen kleinen, aber feinen SPA-Bereich. Im angeschlossenen Brauwirtshaus werden heimische Gerichte und fränkische Biere aufgetischt.

KRONBERG IM TAUNUS 41 C — www.kronberg.de

Hessen | EW 18.069 | 257 m — Königstein 3 km, Frankfurt am Main 17 km
T 06173 7030
Burg, Opelzoo (1,5 km W), Malermuseum, Fritz-Best-Museum, Johanniskirche, Altstadt, Viktoriapark.

Schlosshotel Kronberg — www.schlosshotel-kronberg.de

★★★★★S garni

Hainstraße 25, PLZ 61476, **T 06173 70101,** F 701267
61 Zimmer | 12 Suiten | Ez 195–535 €, Dz 225–575 €, exkl. Frühstück, 32,00 € | 24 h

Herrschaftlich logieren Sie in dem für Kaiserin Victoria erbauten Schloss vor den Toren Frankfurts. Kunstwerke und stilvolles Mobiliar verleihen den Zimmern ihren ganz besonderen Charakter. Für Tagungen stehen elegante Veranstaltungsräume zur Verfügung. Informativ sind die öffentlichen historischen Führungen (am 2. und 4. Sonntag eines Monats).

Schlossrestaurant

40 | Hauptgericht ab 26 €, Menü ab 54 € | Mo-So

Hier speisen Sie in einem prunkvollen Saal mit gediegen-eleganter Atmosphäre. Die Karte bietet eine saisonal ausgerichtete, klassische Küche. Gut sortiertes Weinangebot mit hauseigenen Weinen des Weinguts Prinz von Hessen sowie erlesenen Rebsorten aus aller Welt. Großzügige Terrasse - vis-à-vis dem Golfplatz - mit Blick in den prächtigen Schlosspark.

Vienna House MQ **Neu!** — www.viennahouse.com

★★★★★S garni

Bahnhofstr. 38, PLZ 61476, **T 06173 969940**
92 Zimmer | Ez 119–399 €, Dz 139–419 €, 18,00 €

Jung, gemütlich, stylish... So könnte man dieses moderne Businesshotel kurz und trefflich beschreiben. Schön der offen gestaltete Lobbybereich auf 2 Ebenen mit lässiger Kreativtreppe und Wohnzimmeratmosphäre. Viel warmes Holz, Leder, Messing und Samt sind die tonangebenden Materialien in den hübschen Gästezimmern. Den Frühstücksraum hat man als große, offene Küche gestaltet.

Grüne Gans
www.gruene-gans.com

Pferdstr. 20, PLZ 61476, **T 06173 783666**
Hauptgericht 23–25 € | So Mo-So

Gemütliches Restaurant mit nostalgischem Charme inmitten der hist. Altstadt. Französische und regional inspirierte Küche. Spezialität: Flammkuchen in verschiedenen Variationen. Dazu eine schöne Weinauswahl.

KROZINGEN, BAD 64 A
www.bad-krozingen.info

Baden-Württemberg | EW 16.728 | 234 m — Freiburg 15 km, Müllheim 15 km
T 07633 4008100
Schloss (1579), Litschgihaus, Glöcklehof-Kapelle (11. Jhd.) mit Fresken, Badepalast Vita Classica mit Therme, Saunaparadies und Wohlfühlhaus, Open Air Festival im Kurpark (im Sommer).

Hofmann Zur Mühle
www.hotel-hofmann.de

★★★ garni

Litschgistraße 6, PLZ 79189, **T 07633 9088590,** F 9088599
26 Zimmer | 1 Suite | 4 Apartments | Ez 53–69 €, Dz 113–122 €, ab 7,00 €

Ideales Domizil für Golfer, Radfahrer und Wanderer. Die freundlich eingerichteten Zimmer verfügen alle über einen Balkon oder eine Terrasse. Entspannung bietet ein hübscher Blumengarten mit Springbrunnenanlage und Liegewiese.

Storchen
www.storchen-schmidhofen.de

VARTA-TIPP Küche

Felix-Nabor-Straße 2, PLZ 79189 (OT: Schmidhofen), **T 07633 5329**
45 | Hauptgericht 24–48 €, Menü 68–98 € | Di-Sa Mo, So

Auf äußerst schmackhafte Weise werden in diesem heimeligen Landgasthof bevorzugt regionale Produkte zu wohlschmeckenden Speisen verarbeitet. Besonders die Fischgerichte von Fritz und Jochen Helfersrieder garantieren kulinarischen Hochgenuss. Hübsche Gartenterrasse am Teich. Zum Übernachten hat man modern und komfortabel ausgestattete Gästezimmer.

KRUMMHÖRN 12 D
www.greetsiel.de

Niedersachsen | EW 13.357 | 1 m — Emden 14 km, Norden 16 km
T 04926 91880
Leuchttürme, Krabbenkutterhafen, Landwirtschaftsmuseum, Greetsieler Museumshaus, Zwillingsmühlen, Nationalpark-Haus.

Der Romantik-Hof
www.romantik-hof.de

★★★★ garni

Ankerstr. 4, PLZ 26736 (OT: Greetsiel), **T 04926 912151,** F 912153
32 Zimmer | Ez ab 115 €, Dz ab 160 € »

Familiengeführtes Hotel mit wohnlichen Zimmern, wahlweise im romantischen Landhausstil oder mit modernem Flair. Hübsche Saunalandschaft mit finnischer Sauna, Aroma-Dampf- und Bio-Soft-Sauna. Schönes Frühstücksrestaurant mit rustikal-moderner Atmosphäre.

Landhaus Steinfeld
www.landhaus-steinfeld.de

★★★★ garni

Kleinbahnstraße 16, PLZ 26736 (OT: Greetsiel), **T 04926 91810,** F 918146
25 Zimmer | 1 Apartment | Ez ab 110 €, Dz ab 145 €

Über 160 Jahre alter Gutshof in idyllischer Parkanlage mit entspanntem Ambiente. Gepflegte, wohnlich eingerichtete Gästezimmer unterschiedlicher Kategorien. Wellnessbereich mit Sauna und beheiztem Schwimmbad.

Hohes Haus
www.hoheshaus.de

garni

Hohe Straße 1, PLZ 26736 (OT: Greetsiel), **T 04926 1810,** F 18199
33 Zimmer | Ez 67–106 €, Dz 105–143 €

Hist. Haus aus dem 17. Jhd. in zentraler Lage. Gemütliche Zimmer, die mit ausgewählten Antiquitäten eingerichtet sind. Das Restaurant serviert überwiegend frische Fischgerichte.

Landhaus Uttum
www.landhaus-uttum.de

★★★ garni

Cirkwehrumer Str. 1, PLZ 26736 (OT: Uttum), **T 04923 911090**
10 Zimmer | 4 Suiten | Ez ab 69 €, Dz ab 99 €

Auffallend persönlich und familiär ist die Führung in diesem charmanten Domizil - man kümmert sich herzlich um die Gäste und sorgt dafür, dass alles gepflegt ist. Neben individuell eingerichteten Zimmern und Suiten gibt es ein liebevoll arrangiertes Frühstück, das man bei schönem Wetter auch auf der Café-Terrasse einnehmen kann.

Witthus
www.witthus.de

garni

Katrepel 5-9, PLZ 26736 (OT: Greetsiel), **T 04926 92000,** F 920092
19 Zimmer | 4 Suiten | Ez 75–105 €, Dz 96–158 €

Freundlich geführtes Haus mit Teestube, Kunstgalerie und Gartencafé. Einfache, aber gepflegte Zimmer mit Ausblick auf das Siel, den Hafen, den Marktplatz oder die Kirche. Restaurant mit regionaler Küche.

Fischerhus
www.fischerhus-greetsiel.de

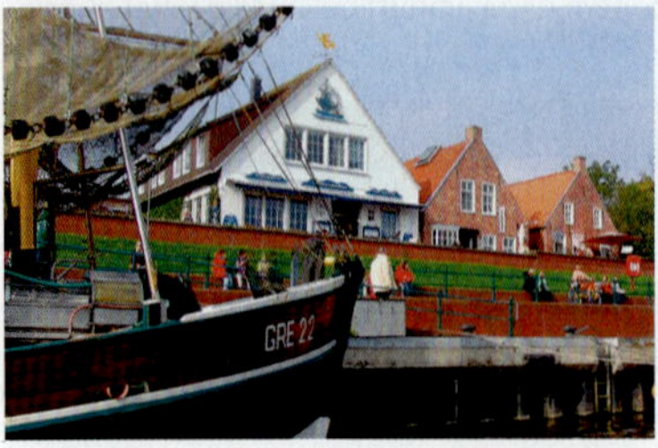

Sielstraße 5, PLZ 26736 (OT: Greetsiel), **T 04926 319**
36 | Hauptger. 11–28 €, Menü 17–30 € |
Mo, Mi-So

Beliebtes Fischrestaurant am Kutterhafen mit gemütlicher Atmosphäre. Die Speisekarte bietet eine große Auswahl an friesischen Küstenspezialitäten wie Greetsieler Krabben oder Matjes. Durchgehend warme Küche.

KRÜN 67 D www.kruen.de

Bayern | EW 1.937 | 875 m Mittenwald 8 km, Garmisch-Partenkirchen 17 km
T 08825 1094

Schloss Elmau www.schloss-elmau.de

VARTA★TIPP Ambiente VARTA-TIPP Service

★★★★★S garni

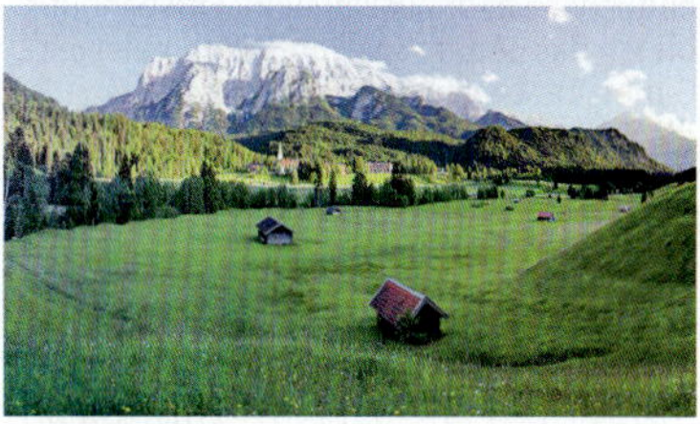

In Elmau 2, PLZ 82493 (OT: Elmau),
T 08823 180, F 18177
162 Zimmer | 127 Suiten
Ez 275–445 €, Dz 475–910 €, inkl. Halbpension | 24 h

Ein Hideaway der Extraklasse! Die Zimmer verfügen über allerhöchsten Wohnkomfort und bieten eine tolle Aussicht auf die Berge. Das exklusive SPA-Konzept sucht seinesgleichen. Weitere Zimmer im 'Luxury Spa Retreat'.

Luce d'Oro

VARTA★TIPP Küche VARTA-TIPP Service

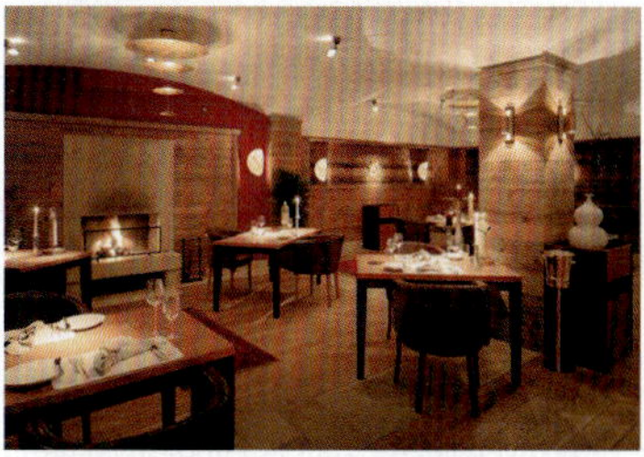

24 | Hauptger. 40–60 €, Menü 100–170 € |
Mi-Sa Mo, Di, So

Stimmungsvolles Gourmetrestaurant mit Kamin und direktem Zugang zum exquisiten Weinkeller. An minimalistisch eingedeckten Holztischen kredenzt der geschulte Service eine klassisch französische Küche - von Spitzenkoch Christoph Rainer durch fernöstliche Aromen leicht und zeitgemäß interpretiert. Verlässlich sind die kompetenten Weinempfehlungen von Marie-Helen Krebs.

Das Kranzbach www.daskranzbach.de

VARTA-TIPP Ambiente VARTA-TIPP Service

★★★★★S garni

Kranzbach 1, PLZ 82493 (OT: Klais), **T 08823 928000,** F 92800900
136 Zimmer | 8 Suiten | Ez 237–290 €, Dz 394–740 €, inkl. Halbpension | 24 h

Das märchenhafte Hideaway am Fuß der Zugspitze besteht aus dem im Stil eines schottischen Landsitzes erbauten „Mary Portman House“ und dem Gartenflügel. Hier genießen Sie Ruhe, SPA-Vielfalt und klassische Bergromantik. Individuelle Einrichtungsdetails sowie warme, natürliche Materialien prägen das Ambiente der exquisiten Zimmer und Suiten. Ein besonderer Rückzugsort ist das Baumhaus (100 m vom Hotel entfernt – mitten im Wald).

Alpenhof
www.alpenhof-kruen.de

★★★★S garni

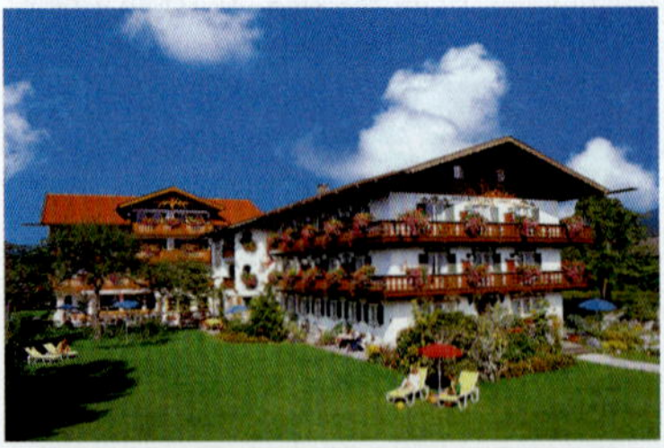

Edelweisstraße 11, PLZ 82494,
T 08825 1014, F 1016
24 Zimmer | 3 Suiten | 2 Apartments
Ez 70–80 €, Dz 140–160 €

Schmuckes Ferienhotel mit regional-alpenländischem Charme. Hier wohnen Sie in gemütlichen Landhauszimmern. Entspannung bieten das „Alpin-Spa“ und der hoteleigene Garten mit Liegewiese. Herrlicher Blick auf die Zugspitze.

Das Alpenglühn Restaurant Neu!
www.das-alpengluehn.de

Kranzbachstr. 10, PLZ 82494, **T 08825 2374**
28 | Hauptgericht 13–30 €, Menü 35–70 € | Mo-Mi, Sa-So Mo-Mi, Fr-So Do

Tradition und Moderne vereinen sich in den gepflegten Gaststuben des engagiert geführten Familienbetriebes. Die Küche ist ambitioniert und bekannt für ihre schmackhaften, gutbürgerlichen Gerichte, die zudem äußerst gastfreundlich kalkuliert sind. Man hat auch einige Gästezimmer.

KUCHELMISS 17 B
www.krakow-am-see.de

Mecklenburg-Vorpommern | EW 940 | 42 m — Rostock 50 km, Neubrandenburg 84 km
T 038456 22258

Martinus Neu!
www.serrahn.vandervalk.de

Dobbiner Weg 24 (im Golfhotel Serrahn), PLZ 18292 (OT: Serrahn), **T 038456 6692255**
80 | Hauptgericht 13–25 €, Menü 30–50 € | Mo-So

Feine Kulinarik direkt am Serrahner See. Hier wird frisch, schmackhaft und saisonal gekocht. Im modernen Restaurant mit Wintergarten oder auf der großzügigen Sonnenterrasse serviert man Ihnen eine international beeinflusste Crossover-Küche. Das Angebot reicht von Pommern-Rind über Müritz-Barsch bis Wiener Schnitzel.

KUDDEWÖRDE 15 B
www.kuddewoerde.de

Schleswig-Holstein | EW 1.339 | 28 m — Hamburg 30 km, Lübeck 52 km
T 04154 82667

Grander Mühle
www.grandermuehle.de

★★★★★S garni

Lauenburger Straße 1, PLZ 22958, **T 04154 81021,** F 842049
13 Zimmer | Ez 67 €, Dz 90–105 €, 11,00 €

Die bezaubernde Landherberge für Individualisten bietet geschmackvolle Romantik-Zimmer, die mit antiken Möbeln und netten Accessoires ausgestattet sind. Morgens erwartet Sie ein schmackhaftes Frühstücksbuffet nach Gutsherrenart. Restaurant mit frischer, mediterraner Küche.

KUHLEN-WENDORF 17 A
www.stadt-brueel.de

Mecklenburg-Vorpommern | EW 821 | 50 m
T 038483 444535
Schwerin 29 km, Parchim 34 km

Grand Hotel Schloss Wendorf
www.grand-hotel-wendorf.com

★★★★★ garni

Schlossallee 1, PLZ 19412 (OT: Wendorf), **T 038486 33660,** F 336610
21 Zimmer | 15 Suiten | Ez ab 95 €, Dz ab 180 € | 24 h

Dieses hübsche Herrenhaus inmitten eines weitläufigen Parks wurde zu einem exklusiven Luxusdomizil umgebaut. Sowohl im Schlosshotel als auch in der Residenz erwarten Sie individuell, teils mit antiken Möbeln eingerichtete Zimmer und Suiten. Im Fine-Dining-Restaurant „Cheval Blanc" wird regionale und internationale Küche serviert.

KÜHLUNGSBORN 9 D
www.kuehlungsborn.de

Mecklenburg-Vorpommern | EW 7.489 | 16 m
T 038293 8490
Rostock 31 km, Wismar 39 km

Upstalsboom Hotelresidenz & Spa
www.hotelresidenz-kuehlungsborn.de

★★★★★S garni

Ostseeallee 21, PLZ 18225, **T 038293 42990,** F 4299999
169 Zimmer | 19 Suiten | Ez 108–248 €, Dz 138–338 € | 24 h

Großzügiges Ferienhotel in exponierter Lage mit freier Sicht auf das Meer. Komfortable, im maritimen Stil ausgestattete Zimmer und Suiten. Highlight des Hauses ist der 1.300 qm große SPA-Bereich, zu dem verschiedene Saunen und ein Innenpool gehören. Im Restaurant werden überwiegend Fischgerichte serviert.

Morada Strandhotel
www.strandhotel-kuehlungsborn.de

★★★★S garni

Rudolf-Breitscheid-Straße 19, PLZ 18225, **T 038293 4310,** F 4312222
151 Zimmer | 30 Suiten | Ez ab 166 €, Dz ab 166 € | 24 h

Bäderarchitektonisch geprägtes Hotel in exquisiter Strandlage. Unterschiedliche Zimmertypen, die sich in Ausstattung, Lage und Größe unterscheiden. Ansprechender Wellnessbereich mit Meerwasserwelt und Saunalandschaft. Restaurant mit Ostseeblick. Gemütliche Raucherlounge.

Ostseehotel
www.travelcharme.com/ostseehotel

★★★★S garni

Zur Seebrücke 1, PLZ 18225, **T 038293 43882,** F 415555
110 Zimmer | 7 Suiten | Ez 103–197 €, Dz 148–426 €, ab 23,00 € | 24 h

Beliebtes Urlaubshotel mit südländischem Ambiente direkt an der Strandpromenade. Komfortabel eingerichtete Zimmer und Suiten, alle mit Balkon oder Terrasse. Großzügiger Wellnessbereich. Stilvolles Restaurant mit regionaler Küche.

Strandblick

www.ringhotel-strandblick.de

★★★★ garni

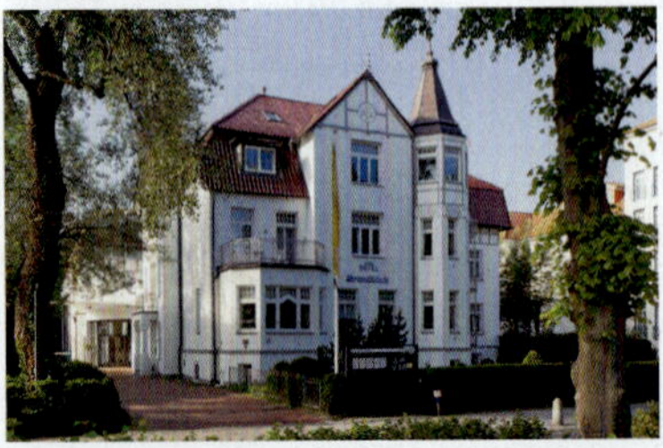

Ostseeallee 6, PLZ 18225, **T 038293 633,** F 63500
52 Zimmer | 5 Suiten
Ez 115–170 €, Dz 130–185 €

Denkmalgeschütztes, liebevoll restauriertes Jugendstilgebäude. Die tolle Lage, gediegener Komfort und persönlicher Service zeichnen das Hotel aus. Die freundlichen, individuell geschnittenen Zimmer sind teils mit Balkon oder Terrasse ausgestattet. Moderner Wellnessbereich.

Strandauster Neu!

90 | Hauptgericht 17–24 €, Menü 29–46 € | Mo-So

Das Restaurant gehört zweifelsohne zu den Top-Adressen des Ostseebads, denn hier gibt es in gediegen-eleganter Atmosphäre schmackhafte regionale und saisonale Gerichte wie „Gebratene Welsfilets | Möhren | Fenchel | Kartoffelflan". Während der warmen Jahreszeit empfiehlt sich die zur sonnigen Südseite gelegene Gartenterrasse.

Aquamarin

www.hotel-aquamarin.de

★★★★ garni

Hermannstr. 33, PLZ 18225 (OT: West), **T 038293 4020,** F 40277
99 Zimmer | Ez 77–161 €, Dz 110–195 €, ab 20,00 € | 24 h

Das Ferienhotel liegt nur einen Steinwurf von der Ostsee entfernt. Geschmackvoll eingerichtete Zimmer und Apartments, die auch für Langzeitgäste vermietet werden. Im lichtdurchfluteten Restaurant können Sie aus einem internationalen Speisenangebot wählen oder Sie gönnen sich ein Guinness im stilechten Irish Pub.

Edison

www.hotel-edison.de

★★★★ garni

Dünenstraße 15, PLZ 18225, **T 038293 420,** F 42111
60 Zimmer | 1 Suite | 4 Apartments | Ez 64–80 €, Dz 74–134 € | 24 h

Ein moderner Hotelbau, nur 300 m vom Strand entfernt. Wohnliche Zimmer mit hellem Mobiliar. Einige Zimmer verfügen über einen Balkon oder eine Terrasse. Schönes Wintergartenrestaurant mit gehobener regionaler Küche.

Max am Meer

www.hotel-max.de

★★★★ garni

Dünenstraße 13, PLZ 18225, **T 038293 820,** F 82222
31 Zimmer | Ez ab 88 €, Dz ab 125 €

Das renovierte Boutique-Hotel ist nur wenige Gehminuten vom Strand entfernt. Hier stehen ruhige, komplett renovierte Gästezimmer zur Verfügung. Im Restaurant „Wings & Drums" werden verschiedene Geflügelspezialitäten angeboten. Kleiner Saunabereich.

Neptun

www.neptun-hotel.de

★★★★ garni

Strandstraße 37, PLZ 18225, **T 038293 630,** F 63299
40 Zimmer | 1 Suite | Ez ab 80 €, Dz ab 100 € | 24 h

Freundlich geführtes Urlaubs- und Geschäftshotel mit hellen, zeitgemäß und praktisch ausgestatteten Gästezimmern - 300 m vom Strand entfernt. Einige Zimmer verfügen über einen Balkon. Behagliches Kaminzimmer.

Strandhotel Sonnenburg
www.strandhotelsonnenburg.de

★★★★S garni

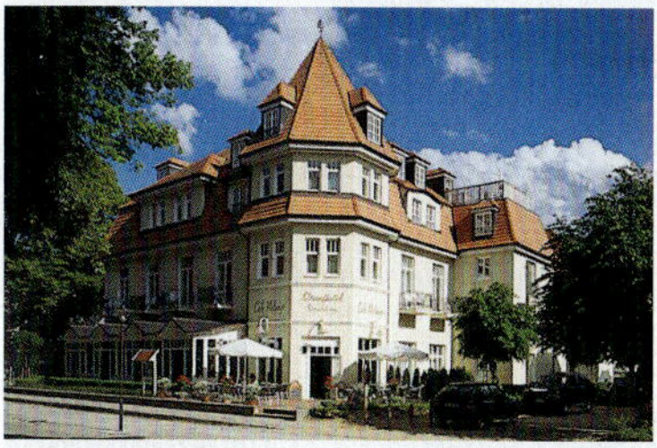

Ostseeallee 15, PLZ 18225, **T 038293 8390,** F 83913
28 Zimmer | 1 Suite | 11 Apartments
Ez 68–100 €, Dz 95–170 € | 24 h

Gemütliche Urlaubsadresse, nur wenige Schritte vom Strand entfernt. Helle, mit Naturholzmöbeln und mediterranen Farben eingerichtete Zimmer. Schönes Café-Restaurant.

Vier Jahreszeiten
www.4jahreszeiten-kuehlungsborn.de

★★★★S garni

Ostseeallee 10-12, PLZ 18225, **T 038293 81000,** F 81081
130 Zimmer | 79 Apartments | 24 h

Moderner Hotel- und SPA-Komfort im klassischen Ambiente der Bäderarchitektur. Das gepflegte Haus bietet hochwertig und individuell eingerichtete Gästezimmer, einen schönen Wellnessbereich sowie mehrere Restaurants.

Villa Astoria
www.villa-astoria.de

★★★★★S garni

Ostseeallee 2, PLZ 18225, **T 038293 410210,** F 410220
19 Zimmer | 19 Suiten, Dz 119–199 €

Was könnte man aus einer solch schönen Villa in strandnaher Lage Schöneres machen als ein niveauvolles Hotel? Vom Gartengeschoss bis zum exklusiven Mansardengeschoss wohnen Sie hier in komfortabel ausgestatteten Suiten. Ausgewählte Stoffe, warme Farben und hochwertige Materialien sorgen für Wohlfühlatmosphäre.

Tillmann Hahns GASTHAUS

80 | Hauptgericht 8–29 €, Menü 29–49 € | Mo-So Mi-So

Einladendes Restaurant im ländlich-skandinavischen Stil mit angeschlossenem Feinkost-Bistro. Die servierten Speisen sind schmackhaft und haben Slowfood-Charakter. Dazu gibt es tolle Weine renommierter deutscher Winzer. Terrasse mit Ostseeblick.

Westfalia
www.westfalia-kuehlungsborn.de

★★★★★S garni

Ostseeallee 17-17a, PLZ 18225 (OT: Ost), **T 038293 43490,** F 434949
15 Zimmer | 4 Suiten | Ez 85–120 €, Dz 120–160 €, 15,00 € | 24 h

Wunderschöne Jugendstilvilla, unmittelbar zwischen der Strandpromenade und dem Kühlungsborner Stadtwald gelegen. Geräumige und liebevoll eingerichtete Zimmer und Apartments.

KULMBACH 44 D www.kulmbach.de

Bayern | EW 26.842 | 325 m Bayreuth 22 km, Münchberg 28 km
T 09221 95880
Hohenzollernfeste Plassenburg, Dt. Zinnfigurenmuseum, Bayer. Brauerei- und Bäckereimuseum, hist. Altstadt mit wechselndem Führungsangebot (Nachtwächterrundgänge).

Dobrachtal www.hotel-dobrachtal.de

★★★ S garni

Höferänger 10, PLZ 95326 (OT: Höferänger), **T 09221 9420,** F 942355
56 Zimmer | Ez 48–84 €, Dz 78–118 €

Der gut geführte Gasthof bietet helle, freundliche Zimmer, teilweise mit Balkon oder Terrasse. Im gemütlichen Restaurant werden marktorientierte und saisonale Speisen sowie fränkische Spezialitäten angeboten.

KUNREUTH 53 B www.walberla.de

Bayern | EW 1.385 | 313 m Erlangen 18 km, Nürnberg 36 km
T 09191 95253

Berg-Gasthof Hötzelein www.berg-gasthof.de

★★★ S garni

Regensberg 10, PLZ 91358 (OT: Regensberg), **T 09199 8090,** F 80999
31 Zimmer | Ez 85–95 €, Dz 110–130 €

Modernes, idyllisch gelegenes Berghotel unter familiärer Führung. Zweckmäßige Gästezimmer mit Standardausstattung zu gastfreundlichen Preisen. Panoramarestaurant mit fränkischer Küche.

KÜNZELL 42 B www.kuenzell.de

Hessen | EW 15.953 | 336 m Fulda 2 km, Bad Brückenau 37 km
T 0661 3900

Bäder-Park-Hotel www.baeder-park-hotel.de

★★★★ S garni

Harbacher Weg 1, PLZ 36093, **T 0661 3970,** F 397151
142 Zimmer | 7 Suiten | Ez 109–119 €, Dz 139–189 € | 24 h

Elegantes Hotel im „Sieben Welten Therme & Spa Resort" am Fuldaer Stadtrand. Komfortabel eingerichtete Zimmer, teilweise mit Balkon oder Terrasse. Umfangreiches gastronomisches Angebot.

Der Florenberg www.derflorenberg.de

★★★★★S garni

Am Florenberg 2, PLZ 36093, **T 0661 9339565,** F 9339565
18 Zimmer | Ez 79–86 €, Dz 99–136 €

Angenehm sind hier nicht nur die tolle Lage auf 385 m Höhe sowie die familiäre Atmosphäre, sondern auch die modernen, wohnlichen Zimmer, die in dem neu errichteten Hoteltrakt entstanden sind. Einige der Gästezimmer verfügen über einen Balkon oder eine Terrasse. Stilvoll speisen können Sie im hauseigenen Restaurant. Im Sommer lockt der großzügige Biergarten.

KÜNZELSAU 52 C www.kuenzelsau.de

Baden-Württemberg | EW 14.877 | 218 m Schwäbisch Hall 23 km, Heilbronn 52 km
T 07940 1290
Kunsthalle Würth, Kirchen, Schlösser, Hirschwirtscheuer, Burg Nagelsberg, Hermann-Lenz-Haus, Würzburger Bau, Ruine Zarge, Wartturm.

Anne-Sophie www.hotel-anne-sophie.de

★★★S garni

Hauptstraße 22-28, PLZ 74653, **T 07940 93460,** F 934677
49 Zimmer | Ez 89–140 €, Dz 130–170 € | 24 h

In diesem Hotel verfolgt man ein besonderes Integrationskonzept: Menschen mit und ohne Handicap arbeiten Hand in Hand zusammen. Sowohl im denkmalgeschützten Stammhaus am Schlossplatz als auch im neu errichteten Haupthaus, in dem sich auch die Rezeption und der Frühstücksraum befinden, stehen wohnliche Gästezimmer unterschiedlicher Größen und Stilrichtungen zur Verfügung. Hübscher Fitness- und Wohlfühlbereich.

Handicap

28 | Hauptgericht 15–24 €, Menü 25–85 € | Mi-So Mi-Sa Mo, Di

Auch im Feinschmeckerrestaurant, das fraglos zu den Schmuckstücken des Hauses zählt, ist der Name Programm: im Service arbeiten Menschen mit und ohne Handicap. Die Decke des eleganten Restaurants ziert ein Himmelsgemälde des Künstlers Markus Schmidgall. Auf der Speisekarte stehen anspruchsvolle Gerichte, die auf Basis hochwertiger Zutaten zubereitet werden. Exzellente Weinauswahl.

Anne-Sophie

Schlossplatz 9, PLZ 74653
120 | Hauptgericht 10–27 €, Menü 25–50 € | Mo-So

Hier speisen Sie wahlweise im gemütlichen Restaurantbereich, im futuristischen Wintergarten (mit Schlossblick!) oder auf der netten Sommerterrasse. Serviert wird eine frische Hohenloher Küche mit internationalen Einflüssen. Tipp: Jeden Sonntag „Essen wie bei Oma".

KUPFERZELL 52 C www.kupferzell.de

Baden-Württemberg | EW 5.749 | 340 m Untermünkheim 6 km, Langenburg 13 km
T 07944 91110

Gasthof Krone www.krone-eschental.de

★★★S garni

Hauptstraße 40, PLZ 74635 (OT: Eschental), **T 07944 670,** F 6767
58 Zimmer | 2 Suiten | 2 Apartments | Ez 75–86 €, Dz 109–129 €, 7,00–9,00 €

Familiär geführtes Haus mit behaglichen Gästezimmern und großzügigem Erlebnisbad mit Saunabereich. Im Restaurant wird bodenständig gekocht.

KUPPENHEIM 57 A www.kuppenheim.de

Baden-Württemberg | EW 8.092 | 127 m Rastatt 5 km, Baden-Baden 10 km
T 07222 94620

Raubs Landgasthof www.raubs-landgasthof.de

Hauptstraße 41, PLZ 76456 (OT: Oberndorf), **T 07225 75623**
18 | Hauptgericht 12–42 €, Menü 29–124 € | Mi-Sa Di-Sa Mo, So

Nostalgischer Gasthaus-Charme mit eleganter Tischkultur und familiärer Führung. Auf der Karte stehen sowohl regionale Klassiker als auch kreative Gourmetgerichte. Hübsch begrünte Terrasse. Wer nicht gleich wieder losfahren möchte, übernachtet in einem der fünf gepflegten Zimmer.

KÜPS 44 C www.kueps.de

Bayern | EW 7.749 | 299 m Kronach 7 km, Lichtenfels 16 km
T 09264 680

Werner's Restaurant www.werners-restaurant.de

Griesring 16, PLZ 96328, **T 09264 6446**
34 | Hauptgericht 18–36 €, Menü 37–60 € | Mo-Sa So

Freundlich geführtes Restaurant mit Wohlfühlatmosphäre. Gehobene saisonale Gerichte wie „Gegrillter Oktopus mit Zucchini und Zitrus-Risotto" oder „Weidelammkarree, Rosmarin, Nero d'Avola-Jus und Kartoffelgratin".

KÜRTEN 29 D www.kuerten.de

Nordrhein-Westfalen | EW 20.000 | 245 m Köln 35 km, Lüdenscheid 47 km
T 02268 9390

Zur Mühle www.restaurant-zur-muehle.com

Wipperfürther Str. 391, PLZ 51515, **T 02268 6629**
70 | Hauptgericht 12–26 €, Menü 32–50 € | So Mo, Do-So

Rustikales Restaurant in einem gelungenen Stilmix aus Tradition und Moderne. Regional, mediterran und euro-asiatisch beeinflusste Küche mit regelmäßig wechselnder Speisekarte. Sehr gutes Weinangebot. Kleiner Biergarten.

KUSTERDINGEN 58 A www.kusterdingen.de

Baden-Württemberg | EW 8.200 | 410 m Tübingen 6 km, Reutlingen 8 km
T 07071 13080

Mayer's Waldhorn www.mayers-waldhorn.de

★★★S garni

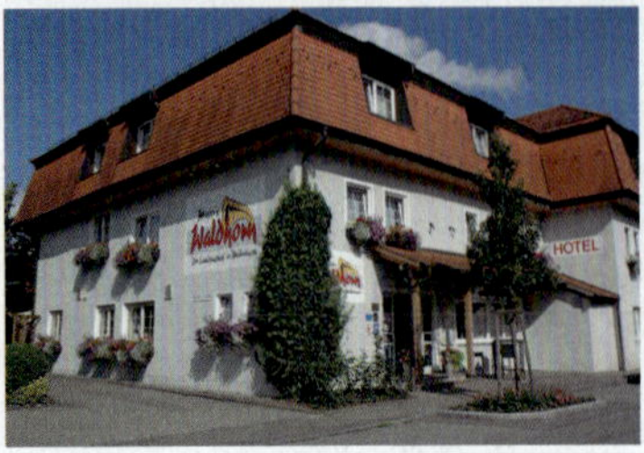

Neckar-Alb-Straße 47, PLZ 72127 (OT: Mähringen), **T 07071 13330,** F 133399
19 Zimmer | 1 Suite
Ez ab 69 €, Dz ab 99 €

Familiengeführter Landgasthof in ruhiger, aber verkehrsgünstiger Lage. Das Haus bietet gemütliche Gästezimmer mit zeitgemäßem Komfort. Im Restaurant serviert man überwiegend schwäbische Spezialitäten.

KYRITZ 25 B www.kyritz.de

Brandenburg | EW 9.152 | 42 m Pritzwalk 30 km, Potsdam 85 km
T 033971 608279

Waldschlösschen www.waldschloesschen-kyritz.de

€ Gut & Günstig ★★★ garni

Seestraße 110, PLZ 16866, **T 033971 30780,** F 307839
18 Zimmer | Ez 60–75 €, Dz 75–95 €

Nettes kleines Hotel in ruhiger Ortsrandlage mit über 100-jähriger Tradition. Gemütliche, individuell eingerichtete Zimmer. Helles Restaurant mit schmackhaften regionalen Speisen. Schöner Biergarten mit altem Baumbestand.

LAASPHE, BAD 41 A www.tourismus-badlaasphe.de

Nordrhein-Westfalen | EW 15.000 | 330 m Marburg 38 km, Siegen 41 km
T 02752 898
Hist. Altstadt, Pilzkunde- und Radiomuseum.

Jagdhof Glashütte www.jagdhof-glashuette.de

VARTA★TIPP Ambiente VARTA-TIPP Service

★★★★★ garni

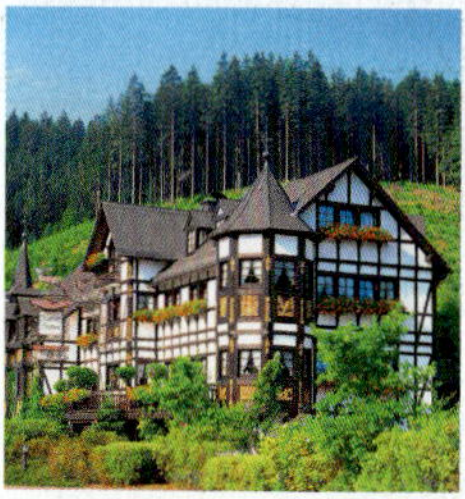

Glashütter Straße 20, PLZ 57334 (OT: Glashütte),
T 02754 3990, F 399222
29 Zimmer | 9 Suiten | 1 Apartment
Ez 148–175 €, Dz ab 296 € | 24 h

Das charmante Domizil ist seit Jahren ein Garant für Gastfreundschaft. Familie Dornhöfer ist omnipräsent und sorgt mit spürbarer Herzlichkeit für das Wohlbefinden ihrer Gäste. Die Zimmer zeigen sich in unterschiedlichen Stilrichtungen: von ländlich-rustikal bis verspielt-romantisch. Dazu die idyllische Ruhe mitten im Grünen sowie ein erstklassiges Frühstück.

Ars Vivendi

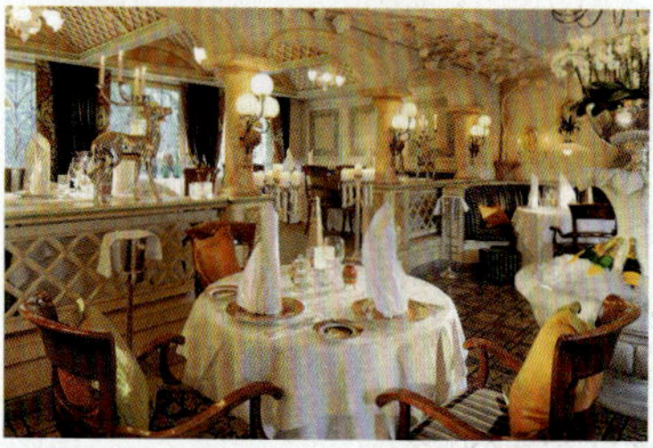

25 | Hauptger. 29–58 €, Menü 92–134 €
Mi-Sa Mo, Di, So

Auch wenn das Gourmetrestaurant nur an sogenannten „Gastkoch-Tagen“ geöffnet hat, hier legt man großen Wert auf Kulinarik - das verraten eleganter Stil und gehobene Tischkultur, vor allem aber die genussvollen Speisen, die Ihnen hier kredenzt werden. Im Sommer lockt die lauschige Hirschgartenterrasse.

Jagdhof Stuben - die Braterei

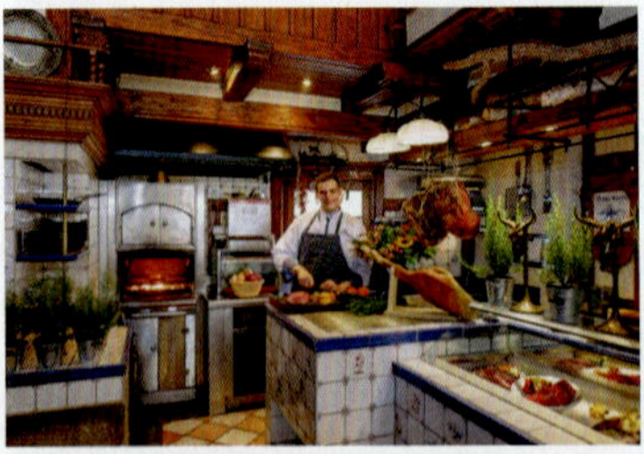

110 | Hauptger. 12–49 €, Menü 38–58 € | Sa-So Di-So Mo

Das liebevoll dekorierte Themen- und Grillrestaurant mit seiner gemütlich-ländlichen Atmosphäre offeriert ein abwechslungsreiches Speisenangebot, z.B. frisches Wild und Grillspezialitäten vom spanischen Josper Holzkohlengrill. Die Weinkarte listet bekannte und ausgefallene Gewächse.

Landhotel Doerr
www.landhotel-doerr.de

★★★★

Sieg-Lahn-Straße 8, PLZ 57334 (OT: Feudingen), **T 02754 3700,** F 370100
50 Zimmer | 1 Suite | Ez 76–93 €, Dz 156–186 €

Traditionsreiches Haus im Ortskern von Feudingen mit wohnlichen Gästezimmern im ländlich-eleganten Stil. Entspannung bietet ein schöner Wellnessbereich. Behagliches Restaurant mit vielen rustikalen Holzelementen, in dem eine marktfrische, mediterran beeinflusste Küche serviert wird.

Im Auerbachtal
www.auerbachtal.de

★★★S

Wiesenweg 5, PLZ 57334 (OT: Feudingen), **T 02754 375880,** F 3758888
16 Zimmer | 2 Apartments | Ez 64–79 €, Dz 90–108 € | 20.12.20–10.1.21

Ruhig am Ortsrand gelegenes Hotel mit hell und freundlich eingerichteten Gästezimmern. Spezielle Themenzimmer sind verschiedenen Künstlern aus der Region gewidmet. Zum Haus gehören auch ein hübscher Wintergarten mit Bibliothek und offenem Kamin sowie ein kleines Hallenbad, eine finnische Sauna und ein Dampfbad.

LABOE 8 C
www.laboe.de

Schleswig-Holstein | EW 5.252 | 21 m
T 04343 427553
Schönberg 13 km, Kiel 18 km

Seeterrassen
www.seeterrassen-laboe.de

Strandstraße 84-88, PLZ 24235, **T 04343 6070,** F 60770
44 Zimmer | 4 Apartments | Ez 51–80 €, Dz 95–110 € | 29.11.20–30.1.21

Zeitgemäßes Urlaubshotel in Strandnähe mit herrlichem Blick auf die Kieler Förde. Modern ausgestattete Zimmer, teils mit Meerblick. Regionale Küche wird im Restaurant und auf der Terrasse serviert.

LADENBURG 51 C
www.ladenburg.de

Baden-Württemberg | EW 11.506 | 106 m
T 06203 922603
Mannheim 7 km, Heidelberg 7 km

Backmulde
www.back-mul.de

Hauptstr. 61, PLZ 68526, **T 06203 404080**
45 | Hauptgericht 19–34 €, Menü 19–69 € | Sa-So Di-So

In den gemütlich-rustikalen Räumen des hübschen Fachwerkhauses bietet man eine schmackhafte regional-mediterrane Küche. Dazu gibt es täglich wechselnde Tagesempfehlungen. Rustikaler Weinkeller mit einem umfangreichen Angebot an internationalen Gewächsen. Liebenswerter Service.

Zum güldenen Stern
www.sternladenburg.de

Hauptstraße 65, PLZ 68526, **T 06203 15566**
40 | Hauptgericht 14–24 € | Mo, Fr-So Mo, Do-So Di, Mi

Hier kocht man schmackhaft, frisch und regional-modern. Da kommen in dem ausgesprochen netten, hübsch dekorierten Gasthaus z.B. Filet vom Wolfsbarsch, Veggie-Burger oder Steinpilz-Risotto auf den Tisch. Im Sommer kann man auch im lauschigen Hofgarten speisen.

LAER, BAD 21 C-D
www.bad-laer.de

Niedersachsen | EW 9.509 | 79 m — Bad Rothenfelde 6 km, Iburg 8 km
T 05424 291188

Becker
www.hotel-becker.de

★★★S garni

Thieplatz 13, PLZ 49196, **T 05424 22110,** F 9195
33 Zimmer | 3 Suiten | Ez 50–70 €, Dz 101–121 €

Kur- und Ferienhotel mit angenehmer Atmosphäre und großem Park. Wohnliche Zimmer mit moderner Ausstattung. Großzügiger Wellnessbereich mit Badelandschaft, Sauna und Teceldarium.

Haus Große Kettler
www.haus-grosse-kettler.de

★★★S garni

Bahnhofstraße 11, PLZ 49196, **T 05424 8070,** F 80777
34 Zimmer | Ez 55–68 €, Dz 84–96 €

Familiär geführter Gasthof in einem ehem. Bauernhaus nahe dem Kurpark. Praktische Zimmer mit zeitloser Einrichtung, viele mit Balkon. Rustikal eingerichtetes Restaurant mit regionaler Küche.

Storck
www.hotel-storck.de

★★★S garni

Paulbrink 4, PLZ 49196, **T 05424 9008,** F 7944
34 Zimmer | 3 Apartments | Ez ab 49 €, Dz ab 83 €

Der über 200 Jahre alter Fachwerkbau ist nur wenige Gehminuten vom Kurpark entfernt. Hier stehen individuelle und mit viel Liebe eingerichtete Zimmer zur Verfügung. Gemütliches Restaurant mit regionaler Küche und Sonnenterrasse.

LAGE 31 A
www.lage.de

Nordrhein-Westfalen | EW 34.671 | 102 m — Lemgo 9 km, Detmold 10 km
T 05232 8193
Johannissteine (Naturdenkmal), Karoling. Steinkirche, Kurpark, Marktkirche, Schloss Iggenhausen, Wehrkirche, Westfäl. Industriemuseum Ziegelei, Kulturzentrum.

Haus Berkenkamp
www.haus-berkenkamp.de

€ Gut & Günstig garni

Im Hesskamp 50 (Zufahrt über Im Hesskamp (nördl.)), PLZ 32791 (OT: Hörste),
T 05232 71178, F 961033
20 Zimmer | Ez ab 56 €, Dz ab 90 €

Familiengeführte Pension auf einem hist. Bauerngehöft in ländlicher Umgebung. In den neueren Gästehäusern stehen wohnliche Zimmer mit Terrasse zur Verfügung. Gepflegte Gartenanlage. Auf der Caféterrasse werden selbstgebackene Torten serviert.

LAHR 56 D
www.lahr.de

Baden-Württemberg | EW 43.728 | 170 m
T 07821 950210
Offenburg 18 km, Freiburg 53 km

Adler
www.adler-lahr.de

garni

Reichenbacher Hauptstraße 18, PLZ 77933 (OT: Reichenbach), **T 07821 906390,** F 9063933
22 Zimmer | 1 Suite | Ez 95–105 €, Dz 140–150 €

Ein Traditionsbetrieb mit ländlichem Erscheinungsbild. Die ruhigen, überwiegend zum Garten gelegenen Zimmer sind ausgesprochen wohnlich. Warme Hölzer, moderne Farbakzente und eine hochwertige Ausstattung laden zum Wohlfühlen ein. Zahlreiche Wanderwege in unmittelbarer Nähe.

Adler

VARTA-TIPP Küche

60 | Hauptgericht ab 48 €, Menü 63–154 € | So Mi-So

Das Haus wirkt bescheiden, doch hinter der Fassade überrascht die charmante Optik sowie die schnörkellose, schmackhafte Gourmetküche von Daniel Fehrenbacher - ehrlich, handwerklich solide und ohne Eskapaden. Und mit dem tollen regionalen Weinangebot sowie dem charmant-familiären Service kann das Restaurant ebenfalls punkten.

CityHotel
www.city-lahr.de

garni

Alte Bahnhofstraße 6, PLZ 77933, **T 07821 9150,** F 22674
31 Zimmer | 3 Suiten | 2 Apartments | Ez 65–72 €, Dz 89–135 €, exkl. Frühstück, 12,50 €

Zentral gelegenes Stadthotel unter sehr guter familiärer Leitung. Geschmackvoll eingerichtete Zimmer mit kostenlosem WLAN. Gutes Frühstück.

Fegers Grüner Baum
www.gruenerbaum-lahr.de

Burgheimerstraße 105, PLZ 77933, **T 07821 22282**
60 | Hauptgericht 9–32 €, Menü 45–55 € | Mo-So Mo-Sa

Gemütlich-ländliche Gaststube mit schöner Gartenwirtschaft. Die Speisekarte bietet Gerichte einer frischen, marktorientierten Küche mit mediterranen Akzenten. Dazu serviert man gute badische Weine.

LAICHINGEN 58 D
www.laichingen.de

Baden-Württemberg | EW 10.938 | 755 m
T 07333 850
Blaubeuren 14 km, Münsingen 23 km

Post www.hotel-post-laichingen.de

★★★ S garni

Langestraße 60 (an der B 28), PLZ 89150 (OT: Feldstetten), **T 07333 96350,** F 963520
64 Zimmer | Ez ab 75 €, Dz ab 100 €

Gewachsener Landgasthof von 1720 mit modernem Hotelanbau und Gästehaus. Helle, gemütlich eingerichtete Zimmer mit zeitgemäßer Ausstattung. Das Restaurant serviert schwäbische und deutsche Spezialitäten.

LAM 55 C www.lamer-winkel.bayern

Bayern | EW 2.700 | 550 m Kötzting 18 km, Furth i. W. 23 km
T 09943 777

Sonnenhof www.sonnenhof-lam.de

★★★★ S garni

Himmelreich 13, PLZ 93462, **T 09943 370,** F 8191
174 Zimmer | 4 Suiten | 5 Apartments | Ez ab 90 €, Dz ab 132 € | 24 h

Ein weitläufiges Anwesen, bestehend aus drei miteinander verbundenen Häusern. Die Zimmer und Suiten sind wohnlich eingerichtet und in diversen Kategorien buchbar. Toll die ruhige Hanglage mit reizvollem Landschaftsblick. Das Hotel bietet beste Bedingungen für einen Wander- oder Skiurlaub.

Das Bayerwald www.das-bayerwald.de

S garni

Arberstraße 73, PLZ 93462, **T 09943 9530,** F 8366
50 Zimmer | 5 Suiten | Ez 50–61 €, Dz 90–110 €

Regionaltypisches Kur- und Ferienhotel in hübscher Lage. Ländlich eingerichtete Zimmer in unterschiedlichen Kategorien. Großzügiger Wellnessbereich mit Hallenschwimmbad und Saunalandschaft. Gemütliches Restaurant mit international geprägter Küche.

LANDAU IN DER PFALZ 50 D www.landau-tourismus.de

Rheinland-Pfalz | EW 48.353 | 144 m Speyer 28 km, Karlsruhe 35 km
T 06341 138301

Hotel Soho www.soho-landau.de

S garni

Marie-Curie-Str. 9, PLZ 76829 (OT: Queichheim), **T 06341 141960,** F 1419655
69 Zimmer | Ez ab 84 €, Dz ab 125 €

Ein funktionales Business- und Tagungshotel in verkehrsgünstiger Lage nahe der Autobahnausfahrt. Die Gästezimmer sind modern und freundlich eingerichtet. Eine schöne Aussicht hat man von der Dachterrasse des Restaurants. Hauseigene Kochschule.

Maximilians www.maximilians-landau.de

S garni

Maximilianstraße 28, PLZ 76829, **T 06341 2692921,** F 2694193
50 Zimmer | 2 Suiten | Ez 83–103 €, Dz 103–123 €, exkl. Frühstück, 10,80 €

Das inhabergeführte Boutique-Hotel wurde 2016 eröffnet und ist für Businessgäste und Freizeit-Touristen gleichermaßen geeignet. Fünf Zimmerkategorien stehen zur Auswahl. In allen Zimmern designorientierte Einrichtung, bequeme Boxspringbetten, moderne Bäder mit Komfortdusche und kostenfreies WLAN. Am Abend bietet die Weinbar „Max28“ Drinks und kleine Snacks.

Parkhotel

www.parkhotel-landau.de

Mahlastraße 1, PLZ 76829, **T 06341 1450,** F 145444
78 Zimmer | 1 Suite | Ez 86–116 €, Dz 116–146 €, exkl. Frühstück, 14,50 € | 24 h

An der Festhalle gelegenes Tagungs- und Geschäftshotel mit moderner Ausstattung. Ansprechender Wellnessbereich mit Schwimmbad und drei Saunen. Restaurant mit internationaler Küche in der 1. Etage.

Weinstube Hahn

Arzheimer Hauptstr. 50, PLZ 76829 (OT: Arzheim), **T 06341 33144**
35 | Hauptgericht 9–17 € | Do-So Mo, Di, Mi 24.–31.12.20

Wirklich charmant ist diese heimelige Weinstube in der Ortsmitte von Arzheim. Aus der Küche kommen saisonale Schmankerln und einige typische Pfälzer Gerichte. Dazu gibt es leckere Tropfen renommierter Südpfälzer Winzer. Von der Chefin werden Sie gastfreundlich umsorgt.

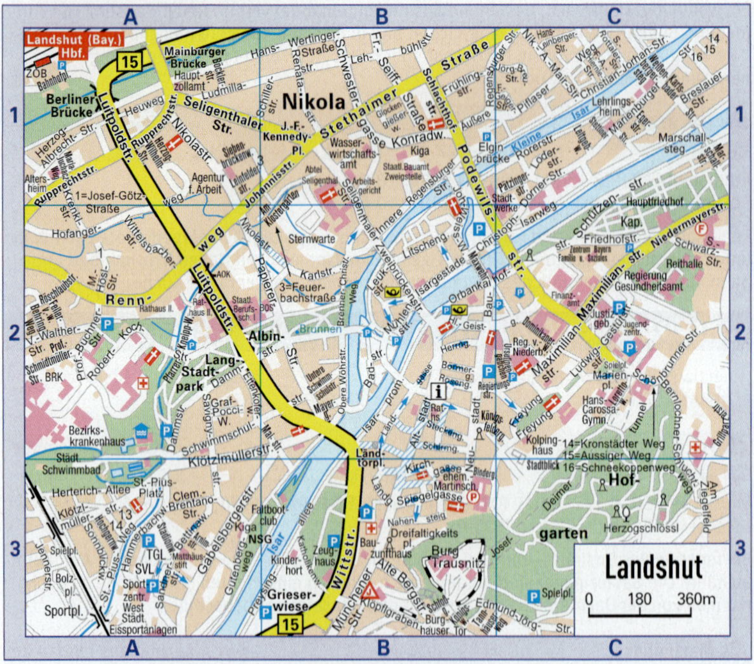

LANDSHUT 61 A

www.landshut.de

Bayern | EW 67.000 | 393 m — Regensburg 62 km, München 69 km
T 0871 922050
Stiftsbasilika St. Martin, Burg Trausnitz, Rathausprunksaal, Stadtresidenz (erster Renaissancepalazzo nördl. der Alpen), Kloster Seligenthal, Jesuitenkirche, Heiliggeistkirche.

Fürstenhof
www.fuerstenhof.la

★★★S garni

Stethaimer Straße 3 (B1), PLZ 84034 (OT: Nikola), **T 0871 92550,** F 925544
22 Zimmer | 1 Suite | Ez 98–110 €, Dz 125–140 €, ab 6,00 €

Gut geführtes Haus unweit der hist. Altstadt. Elegante, individuell und komfortabel ausgestattete Zimmer und Suiten mit nostalgischem Charme. Gute Tagungsmöglichkeiten.

Fürstenhof

50 | Hauptgericht 28–41 €, Menü 56–89 € | Di-Sa Mo, So

Im eleganten Fürstenzimmer, im bayerischen Herzogstüberl, im Wintergarten-Pavillon oder auf der idyllischen Gartenterrasse werden sowohl internationale als auch bayerisch-regionale Gerichte serviert.

Lifestyle
www.hotel-lifestyle.de

★★★S garni

Flurstraße 2, PLZ 84032 (OT: Landshut), **T 0871 97270,** F 972727
45 Zimmer | 8 Suiten | Ez 69–115 €, Dz 89–140 €, bis 6,00 € | 22.12.20–2.1.21

Modernes Business- und Tagungshotel am Stadtrand mit schöner Sommergartenterrasse. Funktional eingerichtete Designerzimmer mit französischen Betten. Reichhaltiges Frühstücksbuffet mit Schokoladenecke.

Ristorante Bellini
www.bellini-landshut.de

Papiererstr. 12 (B2), PLZ 84034, **T 0871 630303**
70 | Hauptgericht 9–20 €, Menü 50–60 € | Mo-Fr, So Mo-So

Hier fühlt man sich sofort wohl: Ein hell und freundlich gestaltetes Restaurant mit kleiner Hofterrasse. Neben Pizza und Pasta kommen auch gehobene italienische Speisen auf den Tisch. Die aktuelle Menüempfehlung wechselt regelmäßig.

Café Belstner
www.cafe-belstner.de

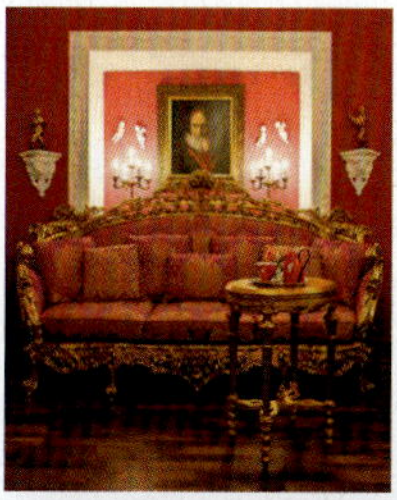

Altstadt 295, PLZ 84028, **T 0871 22190**
200 | Hauptger. 6–9 € | Mo–Sa 9:00–18:00 Uhr, So 11:00–18:00 Uhr

Ein alteingesessenes Café im Herzen der Altstadt. Reizvolle Einrichtung mit dominanten Farben, elegantem Mobiliar und stilvollen Accessoires. Umfangreiches Angebot an Kuchen, Torten und Gebäck aus eigener Herstellung. Spezialität des Hauses: Baumkuchen.

LANGEN 51 A
www.langen.de

Hessen | EW 39.316 | 144 m
T 06103 2030
Darmstadt 14 km, Frankfurt/Main 22 km

Mosbach's Restaurant
www.mosbachs.com

Vierhäusergasse 1, PLZ 63225, **T 06103 502713**
36 | Hauptgericht 21–32 € | Fr Di-Sa

››

Ein „Stück Elsass“ in Langen! In dem heimeligen kleinen Restaurant bietet man eine traditionelle französische Küche zu fairen Preisen. Das Repertoire reicht von Bouillabaisse über Austern und Schnecken bis hin zu Coq au vin oder Lachs auf Sauerkraut.

Merzenmühle

www.merzenmuehle.de

Koberstädterstraße 204, PLZ 63225, **T 06103 53533**
60 | Hauptgericht 22–34 €, Menü 48–85 € | Di-Fr, So Di-Sa

Hist. Wassermühle mit hübschem Fachwerk und rustikalem Charme. Geboten wird eine moderne leichte Küche. Eine Alternative zum Restaurant ist die sogenannte „Scheuer“ - eine Mischung aus Wiener Heurigen und Sachsenhäuser Apfelweinkneipe.

LANGENARGEN 66 A

www.langenargen.de

Baden-Württemberg | EW 7.728 | 398 m
Friedrichshafen 10 km, Lindau 15 km
T 07543 93300

Löwen

www.loewen-langenargen.de

★★★★ garni

Obere Seestraße 4, PLZ 88085, **T 07543 3010,** F 30151
27 Zimmer | 1 Apartment | Ez 69–165 €, Dz 99–199 €, ab 7,50 € | 24 h 24.–26.12.20, 3.1.–25.2.21

Direkt am Gondelhafen liegt dieses geschmackvolle Haus. Die Gästezimmer sind mit edlem Mahagoniholz eingerichtet. Restaurant mit großer Fensterfront und erhöhter Seeterrasse.

Schwedi

www.hotel-schwedi.de

Schwedi 1, PLZ 88085 (OT: Schwedi), **T 07543 934950,** F 93495100
30 Zimmer | 3 Suiten | 1 Apartment | Ez 73–112 €, Dz 112–178 €

Nur wenige Schritte vom Bodensee entfernt in herrlich ruhiger Lage befindet sich dieses familiär geführte Haus. Hier erwarten Sie helle, freundliche Gästezimmer, die teilweise mit Balkon oder Loggia ausgestattet sind. Hübscher See-SPA mit glasüberdachtem Panorama-Schwimmbad.

Schwedi Neu!

240 | Hauptgericht 14–41 €, Menü 30–99 € | Mo, Mi-So Di

Sie mögen es regional-saisonal? Auf der Speisekarte des gemütlichen Hotelrestaurants finden sich „Geschnetzeltes von der Putenbrust“, „Käsespätzle“ oder „Wiener Schnitzel“. Aber auch Spezialitäten aus dem eigenen Fischereibetrieb werden angeboten. Schön die Gartenterrasse mit herrlichem Blick auf den Bodensee.

Seehotel Litz

www.hotel-litz.de

★★★★ garni

Obere Seestraße 11-13, PLZ 88085, **T 07543 93110,** F 9311200
39 Zimmer | 6 Suiten | Ez 85–190 €, Dz 110–300 € | 20.–27.12.20

Urban, modern und stylish zeigt sich dieses Lifestyle-Hotel mit tollem Ausblick auf die Promenade, den Gondelhafen sowie die Orte am gegenüberliegenden Bodensee-Ufer. Das Haus bietet wohnliche Design- und Landhauszimmer, teils mit offen integrierten Bädern. Das Frühstück wird in der Brasserie serviert.

Seevital Hotel Schiff
www.seevital.de

garni

Marktplatz 1, PLZ 88085, **T 07543 93380,** F 9338111
47 Zimmer | 5 Suiten | Ez ab 94 €, Dz ab 165 € | 24 h

Exponierte Lage direkt am Ufer des Bodensees. Hier bietet man moderne, mit frischem Farbkonzept gestaltete Zimmer - teils mit Seeblick. Ansprechender SPA-Bereich mit schönem Blick auf den Bodensee.

SEO Küchenhandwerk
www.restaurant-seo.de

VARTA-TIPP Küche **VARTA-TIPP** Service

12 | Menü ab 144 € | Mi-Sa Mo, Di, So

Im eleganten Fine-Dining-Bereich serviert man viermal die Woche ein exzellentes, mehrgängiges Gourmetmenü. Küchenchef Roland Pieber legt größten Wert auf besondere Geschmackserlebnisse, perfekte handwerkliche Zubereitung und das Zusammenspiel von Aromen aus regionalen Produkten. Dazu kredenzt Sommelier Michael Ritter hervorragende Weine von Top-Winzern aus aller Welt.

Im Winkel
www.hotel-imwinkel.de

S garni

Im Winkel 9, PLZ 88085, **T 07543 934010,** F 9387093
10 Zimmer | 2 Suiten | 2 Apartments | Ez 69–120 €, Dz 99–170 €

Sympathische Übernachtungsadresse in der Ortsmitte mit modernen, gut ausgestatteten Zimmern. Kleiner Wohlfühlbereich mit finnischer Sauna, Infrarotkabine, Whirlpool und Solarium. Fahrradverleih.

Malereck
www.restaurantmalereck.de

Argenweg 60, PLZ 88085, **T 07543 912491**
80 | Hauptgericht 10–31 €, Menü 37–59 € | Mo, Mi-So Di

Im BMK-Jachthafen liegt dieses charmante, sehr liebevoll eingerichtete Restaurant. Neben frisch zubereiteten regionalen Gerichten werden hier auch Steak-Spezialitäten aufgetischt. Sehr idyllisch sitzt man in den Sommermonaten auf der malerischen Gartenterrasse. Täglich wechselnder Lunch an den Wochentagen.

Schuppen 13
www.schuppen13.de

Argenweg 60, PLZ 88085, **T 07543 1577**
180 | Hauptgericht 17–33 €, Menü 27–52 € | Di-So

Im BMK-Jachthafen lockt das charmante Restaurant mit mediterranem Flair und einer schmackhaften Küche. Auf der Karte finden Sie u.a. hausgemachte Pasta, sehr gute Fischgerichte und erlesene Weine.

LANGENAU 59 C
www.langenau.de

Baden-Württemberg | EW 14.358 | 461 m — Ulm 19 km, Günzburg 20 km
T 07345 96220
Ev. Martinskirche, ehem. Klosteranlage Pfleghof, Heimatmuseum, Museum für Vor- und Frühgeschichte, Ungarndeutsche Heimatstuben, Ostermühle, Wasserwerk mit Ausstellung Erlebniswelt Grundwasser, Lonetal mit Höhlen.

Gasthof Zum Bad
www.gasthof-zum-bad.de

VARTA-TIPP Service

★★★S garni

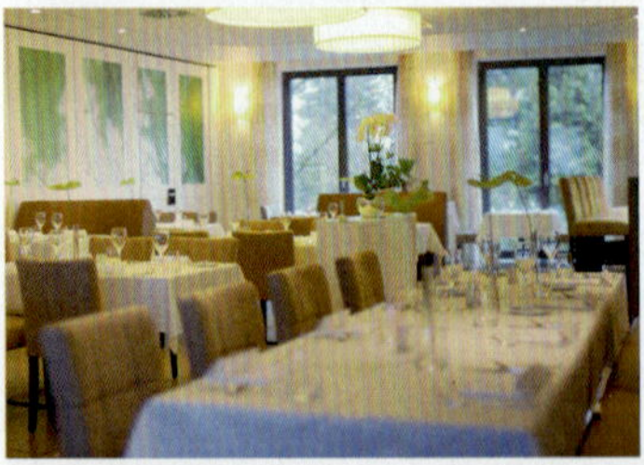

Burghof 11, PLZ 89129, **T 07345 96000,** F 960050
36 Zimmer | 1 Suite
Ez 72–90 €, Dz 105–130 €, 5,00 € |
24.12.20–8.1.21, 2.–20.8.21

Sehr engagiert führt Familie Hägele das gewachsene Traditionshaus in der Ortsmitte. Hier gibt es behaglich eingerichtete Zimmer im Haupthaus und moderne Businesszimmer im Haus „Badgarten". Tolles Frühstück.

Gasthof Zum Bad

VARTA-TIPP Küche

50 | Hauptgericht 18–40 €, Menü 45–128 € | Mi-So Di-Sa Mo 24.12.20–8.1.21, 2.–20.8.21, 24.12.21–10.1.22

Freundlich, zeitgemäß und modern zeigt sich dieses Restaurant. Dass man sich hier wirklich willkommen fühlt, liegt nicht nur am liebenswerten Service, sondern auch an der exzellenten Küche. Vater und Sohn stehen gemeinsam am Herd und verwöhnen Sie mit einer anspruchsvollen Haute Cuisine. Aber auch regionale Klassiker stehen auf der Speisekarte.

LANGENBURG 52 C
www.langenburg.de

Baden-Württemberg | EW 1.800 | 439 m — Schwäbisch Hall 25 km, Heilbronn 65 km
T 07905 91020

Mawell Resort
www.mawell-resort.de

★★★★★S garni

Roseneck 5, PLZ 74595, **T 07905 94140,** F 9414100
64 Zimmer | Ez ab 139 €, Dz ab 278 € | 24 h

Das ruhig gelegene Hotelresort setzt ganz auf eine unvergleichliche Atmosphäre, die durch natürliche Baumaterialien und den allgegenwärtigen Panoramablick auf die weitläufige Hohenloher Ebene erzeugt wird. Die großzügig geschnittenen Zimmer mit feinen Holzböden und Terrassen wählt man aus drei Kategorien. Erstklassiger SPA-Bereich - Highlight ist die 30 Meter hohe Turm-Sauna.

Zur Post
www.gasthofpostlangenburg.de

★★★★★S garni

Hauptstraße 55, PLZ 74595, **T 07905 5432,** F 5547
13 Zimmer | Ez 55–75 €, Dz 90–100 €, 7,50–15,00 €

In der Ortsmitte liegt dieser familiär geführte Gasthof. Man bietet moderne, geschmackvoll eingerichtete Zimmer sowie behagliche Gaststuben im ländlichen Stil, in denen frische Regionalküche zu fairen Preisen serviert wird.

LANGENLONSHEIM 50 A
www.langenlonsheim.de

Rheinland-Pfalz | EW 3.800 | 160 m — Alzey 30 km, Mainz 34 km
T 06704 92944

Jugendstil-Hof
www.jugendstil-hof.de

VARTA-TIPP Ambiente

Naheweinstr. 172, PLZ 55450, **T 06704 9638682,** F 9638684
3 Zimmer | Ez 178–199 €, Dz 198–219 €, ab 12,50 €

Dieses kleine, aber feine Boutique-Hotel verfügt nur über drei Zimmer. Diese sind geräumig und individuell mit extravaganten Möbeln und Accessoires eingerichtet. Stammgäste schätzen die persönliche Atmosphäre und die ehrliche Herzlichkeit der Gastgeber. Sehr gutes Frühstück - teils mit frischen Produkten aus dem eigenen Obst- und Gemüsegarten.

LANGENZENN 53 C
www.langenzenn.de

Bayern | EW 10.371 | 313 m
T 09101 703208
Wilhermsdorf 5 km, Puschendorf 6 km

Seerose
www.hotel-seerose.de

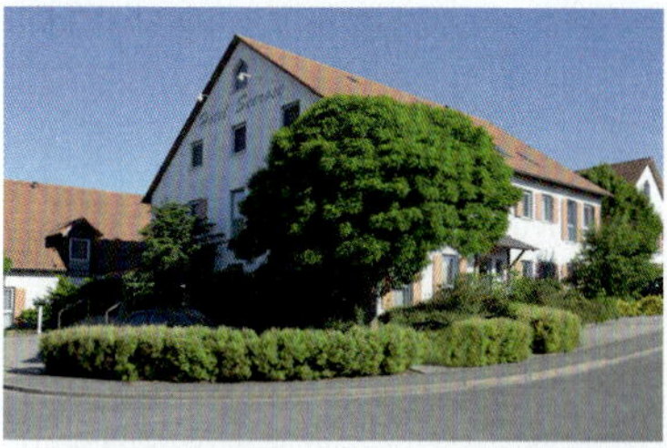

Gräfenweg 13, PLZ 90579 (OT: Horbach),
T 09101 90940, F 909497
35 Zimmer | 1 Suite
Ez 72–92 €, Dz 92–124 € | 24 h

Neuzeitliches Landhotel in ruhiger Ortsrandlage mit schick eingerichteten Zimmern und freundlich-familiärer Führung. Ansprechend gestalteter Sauna- und Wellnessbereich. Rustikales Restaurant mit regionaler Küche.

Keidenzeller Hof
www.keidenzeller-hof.de

VARTA-TIPP Küche **VARTA-TIPP** Service

Fürther Straße 11, PLZ 90579 (OT: Keidenzell), **T 09101 901226**
20 | Menü ab 100 € | Sa-So Do-So Mo, Di, Mi

Das geschmackvolle Wirtshaus präsentiert sich als gelungene Melange aus Tradition und Moderne. Authentisch, kreativ und abwechslungsreich sind die regionalen und internationalen Gerichte von Chefkoch Martin Grimmer. Für ihn gibt es keine Grenzen, wenn er neue Geschmackserlebnisse kreiert. Der Service ist freundlich und zuvorkommend. Wunderschöne Terrasse unter zwei gigantischen alten Linden.

LANGEOOG (INSEL) 12 B
www.langeoog.de

Niedersachsen | EW 1.741 | 5 m
T 04972 6930
Aurich 28 km, Leer 63 km

Logierhus
www.logierhus-langeoog.de

★★★★S

Mittelstraße 10, PLZ 26465, **T 04972 91190,** F 911933
36 Zimmer | Ez 149–232 €, Dz 166–258 € | 24 h

Klimaschonendes Hotel, das sich durch seine umweltschonende Bauweise auszeichnet. Hochwertige und elegante Zimmerausstattung mit Zirbenholzmöbeln und Eichendielenböden aus nachhaltiger Forstwirtschaft. Zum Haus gehören auch ein schöner Wellnessbereich sowie das Restaurant „Anno 1828“ (regionale und internationale Küche).

Flörke
www.hotel-floerke.de

★★★★ garni

Hauptstraße 17-19, PLZ 26465, **T 04972 92200,** F 1690
50 Zimmer | 4 Suiten | Ez 105–115 €, Dz 145–185 € | 24 h

Ruhig gelegenes Ferienhotel unter familiärer Leitung. In harmonischen Farbtönen gestaltete und mit nordisch interpretierten Möbeln eingerichtete Gästezimmer. Weitere Zimmer und Apartments im benachbarten Hotel „Langeooger Inselzeiten".

Kolb
www.hotel-kolb.de

★★★★

Barkhausenstraße 32, PLZ 26465, **T 04972 91040,** F 910490
37 Zimmer | 1 Suite | 4 Apartments | Ez ab 81 €, Dz ab 140 €

Ansprechendes Ferienhotel, das aus den Häusern „Classic", „Lifestyle" und „Inselchalets" besteht. Man bietet geschmackvoll und individuell eingerichtete Zimmer. Dazu ein schickes Wellnessareal im römischen Stil. Gemütliches Gourmetrestaurant mit dezent maritimem Ambiente.

Norderriff
www.hotel-norderriff.de

★★★★ garni

Willrath-Dreesen-Str. 25, PLZ 26465, **T 04972 96980,** F 969850
8 Zimmer | Ez 95–100 €, Dz 160–190 €

Das schmucke Boutique-Hotel ist nur wenige Gehminuten vom Strand der Nordküste Langeoogs entfernt. Die freundlichen Gästezimmer bestechen durch ihre gelungene Mischung aus modernem Interieur und Möbeln im Antikstil. Das Frühstück können Sie bei schönem Wetter auch auf der Terrasse genießen.

Retro Design Hotel
www.retrodesign-hotel.de

★★★S garni

Abke-Jansen-Weg 6, PLZ 26465, **T 04972 6829990,** F 68299200
21 Zimmer | 5 Suiten | Ez ab 77 €, Dz ab 112 €

Der Ableger des „Hotel Kolb" kombiniert den Retro-Look der 70er Jahre mit den Annehmlichkeiten von heute. Möbel in Cebrano-Holz und weißem Schleiflack sowie die kultigen Farben Pink, Türkis und Braun sorgen für ein Wohlfühl-Ambiente der ganz besonderen Art. Hausgäste können das Wellness-Angebot im Schwesterhotel (10 Gehminuten) kostenfrei nutzen.

Strandeck
www.biohotel-strandeck.de

★★★ garni

Kavalierpad 2, PLZ 26465, **T 04972 6880,** F 688222
36 Zimmer | 6 Suiten | Ez 85–165 €, Dz 150–186 €

Einziges Bio-Hotel auf Langeoog in herrlicher Lage hinter den Dünen. Klassisch eingerichtete Nichtraucherzimmer mit zweckmäßiger Ausstattung. Reichhaltiges Frühstücksbuffet mit regionalen Spezialitäten.

Seekrug
www.seekrug.de

Höhenpromenade 1, PLZ 26465, **T 04972 383**
160 | Hauptgericht 11–28 €, Menü 27–39 € | Di-So ⃠ Mo

Panoramarestaurant mit schönem Ausblick übers Meer und auf das Festland. Serviert werden ostfriesische Spezialitäten sowie täglich frischer Fisch. Gutes Preis-Leistungs-Verhältnis.

LANGERRINGEN 59 D www.langerringen.de

Bayern | EW 3.843 | 569 m Schwabmünchen 4 km, Buchloe 13 km
T 08232 96030

Untere Mühle www.unteremuehle.de

garni

Untere Mühle 1, PLZ 86853 (OT: Schwabmühlhausen), **T 08248 1210,** F 7279
35 Zimmer | Ez 59–75 €, Dz 87–112 €

Hist. Mühlenanwesen aus dem 11. Jhd. in ruhiger Ortsrandlage mit guten Tagungsmöglichkeiten. Unterschiedlich eingerichtete Gästezimmer im Landhausstil. Im Restaurant wird schwäbisch und international gekocht.

LANGERWEHE 39 A www.langerwehe.de

Nordrhein-Westfalen | EW 13.544 | 158 m Eschweiler 10 km, Düren 10 km
T 02423 4090
Töpferei-Museum.

Wettsteins Restaurant www.wettsteins-restaurant.de

Schlossstraße 66, PLZ 52379 (OT: Merode), **T 02423 2298**
Hauptgericht 20–28 € | Mi-So Mo, Di

Wirklich hübsch, das ländliche Restaurant, lauschig die Terrasse mit Blick in den Meroder Wald - beides ein idealer Rahmen für die frische regionale Küche, die z.B. in Form von „Medaillons vom Landschwein mit Chorizokruste und Kartoffel-Speck-Krapfen" daherkommt.

LANGWEILER 49 B www.langweiler.eu

Rheinland-Pfalz | EW 268 | 510 m Idar-Oberstein 19 km, Bad Sobernheim 44 km
T 06785 790

Kloster Marienhöh www.klosterhotel-marienhoeh.de

★★★★ garni

Marienhöh 2-10, PLZ 55758, **T 06786 292990,** F 2929999
66 Zimmer | 4 Suiten | Ez 99–129 €, Dz 119–149 €

Das einstige Kloster nahe dem Saar-Hunsrück-Wandersteig beherbergt heute ein schmuckes Lifestyle- und Familienhotel auf 550 m Höhe mit herrlichem Ausblick auf den Steinbachsee. Hier treffen Bruchsteinfassaden und antike Möbel auf modernes Ambiente und Design. Die Gästezimmer sind schick und zeitgemäß eingerichtet. Oberhalb vom Marienhöh gibt es seit 2019 sechs Chalets mit Wohn- und Schlafbereich.

LAUCHHEIM 59 A www.lauchheim.de

Baden-Württemberg | EW 4.716 | 492 m Bopfingen 6 km, Rainau 10 km
T 07363 8515

Roter Ochsen

www.roter-ochsen-lauchheim.de

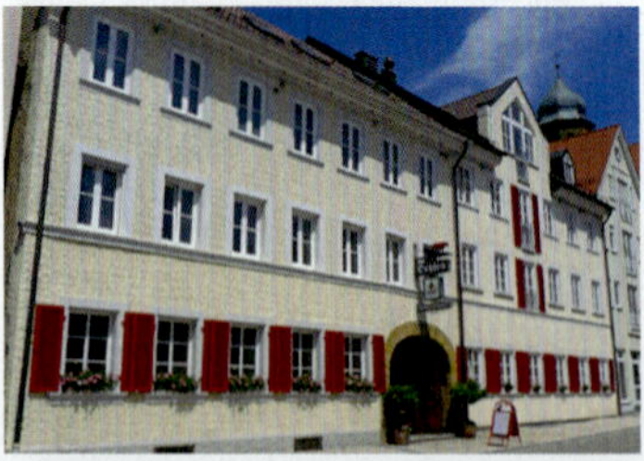

Hauptstraße 24, PLZ 73466, **T 07363 5329**
50 | Hauptger. 8–20 € | Di-So

In diesem kleinen, familiengeführten Hotel kann man nicht nur gut und günstig übernachten, sondern auch hervorragend speisen. Die breit gefächerte Speisekarte bietet frische saisonale und regionale Gerichte. Dienstag bis Freitag: preisgünstiger Mittagstisch.

LAUDA-KÖNIGSHOFEN 52 A

www.lauda-koenigshofen.de

Baden-Württemberg | EW 14.684 | 192 m — Boxberg 14 km, Würzburg 40 km
T 09343 5015332
Kath. Pfarrkirche Heilig Kreuz (18. Jhd.), Tauberbrücke, Oberes Tor, Pulverturm, Dampflokdenkmal, mittelalterl. „Goten“, Marstadter See.

Becksteiner Rebenhof

www.rebenhof.net

★★★★

Am Hummelacker 34-52, PLZ 97922 (OT: Beckstein), **T 09343 9809000,** F 9809999
25 Zimmer | 6 Suiten | 6 Apartments | Ez ab 115 €, Dz ab 178 €

Hübsches Domizil in ruhiger Lage umringt von Weinbergen und Streuobstwiesen. Sie wohnen in liebevoll eingerichteten Zimmern und Apartments im mediterranen Stil. Freundlich gestalteter SPA-Wellnessbereich. Restaurant mit regionaler und mediterraner Küche.

Weinhotel Benz

www.weinhotel-benz.de

garni

Am Nonnenberg 12, PLZ 97922 (OT: Beckstein), **T 09343 998,** F 58388
15 Zimmer | 1 Suite | Ez 75–95 €, Dz 110–150 €

Im kleinen Hotel des Weinguts Benz wohnt man nicht nur geschmackvoll und modern, sondern auch mit Panoramablick! Und es gibt noch mehr Annehmlichkeiten: WLAN, teils Betten in Überlänge, Lounge mit (Wein-) Bücherecke, kleine Vinothek mit Shop, auf Wunsch Leihfahrräder und E-Bikes.

Gastronomie Rebgut Lauda

www.rebgut.de

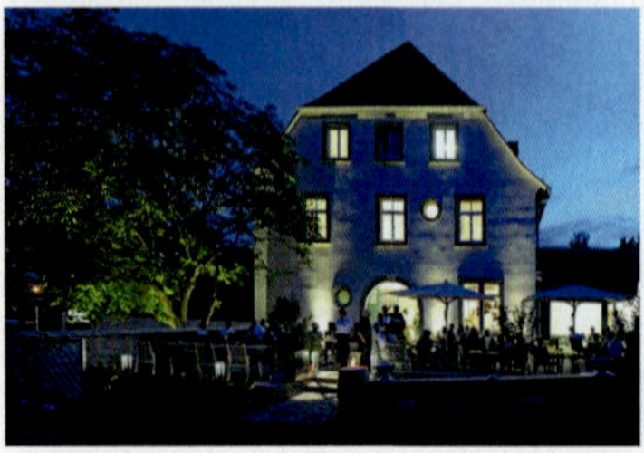

Rebgutstraße 80, PLZ 97922 (OT: Lauda), **T 09343 614700**
55 | Hauptger. 18–36 €, Menü 31–75 € | Di-Sa Mo, So

Wirklich schön, wie man das geschmackvoll-moderne Interieur in den historischen Rahmen des denkmalgeschützten ehemaligen Weinguts eingebunden hat. Das ist ebenso einladend wie die Küche - Region und Jahreszeit definieren hier das aktuelle Speisenangebot. Im Neubau gepflegte Gästezimmer.

LAUDENBACH 51 B www.laudenbach-am-main.de

Bayern | EW 1.417 | 127 m Miltenberg 6 km, Amorbach 14 km
T 09372 2496

Zur Krone www.krone-laudenbach.de

garni

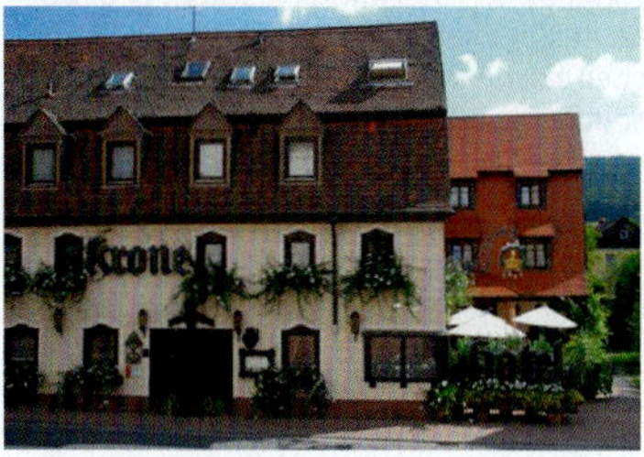

Obernburger Straße 4, PLZ 63925,
T 09372 2482, F 10112
12 Zimmer | 3 Suiten | 2 Apartments
Ez 58–95 €, Dz 98–125 €, 7,50–25,00 €

Schmuckes Traditionshaus mit charmanten Gastgebern. Hier wohnen Sie in ländlich-gediegenen Zimmern, Suiten und Apartments. Schöne Gartenterrasse am Laudenbach. Restaurant in der nahen Umgebung.

Goldner Engel www.goldner-engel.de

Miltenberger Straße 5, PLZ 63925, **T 09372 99930**
40 | Hauptgericht 15–31 €, Menü 35–59 € | Mo-So

Fränkischer Fachwerkbau von 1596 mit rustikalen Gaststuben und angeschlossener Landmetzgerei. Serviert werden schmackhafte regionale und internationale Speisen. Bemerkenswerte Weinkarte. Es gibt auch neun Gästezimmer.

LAUF A.D.PEGNITZ 53 B www.lauf.de

Bayern | EW 26.090 | 327 m Nürnberg 16 km, Amberg 47 km
T 09123 1840
Hist. Altstadt, Schleifmühle, Kaiserburg, Industriemuseum Lauf.

Waldgasthof Am Letten www.waldgasthof-am-letten.de

garni

Am Letten 13, PLZ 91207 (OT: Letten), **T 09123 9530,** F 2064
52 Zimmer | Ez 92 €, Dz 125 € | 24 h

Ruhiges Geschäfts- und Tagungshotel am Waldrand mit hellen, funktional eingerichteten Zimmern. Verkehrsgünstige Lage zur Autobahn A 9.

Waldgasthof Am Letten

200 | Hauptgericht 9–32 €, Menü 22–47 € | Mo-Sa So

Hübsch dekorierte Gaststuben mit gemütlichen Nischen und rustikalen Holzbalken. Serviert wird eine schmackhafte fränkische Frischeküche unter Verwendung regionaler Produkte. Freundlicher, fachkundiger Service.

Zur Post www.hotelzurpost-lauf.de

garni

Friedensplatz 8, PLZ 91207, **T 09123 9590,** F 959400
40 Zimmer | 1 Suite | Ez ab 78 €, Dz ab 98 €, 6,50 €

Gepflegter Familienbetrieb unweit des Marktplatzes mit zeitgemäß ausgestatteten Nichtraucherzimmern und guten Tagungsmöglichkeiten. Im rustikalen Restaurant werden regionale und saisonale Spezialitäten serviert.

Altes Rathaus www.altes-rathaus-lauf.de

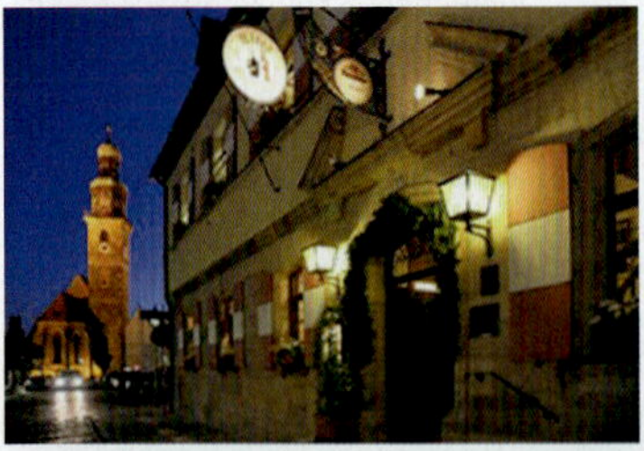

Marktplatz 1, PLZ 91207, **T 09123 2700**
60 | Hauptger. 8–28 €, Menü 14–33 € |
Di-So Mo

In dem hübschen Fachwerkhaus erwartet Sie eine gemütlich-rustikale Gaststube, in der Gerichte aus der regional-fränkischen und italienischen Küche aufgetischt werden. Dazu gibt es heimische Biere und Weine. Hübsche Sommerterrasse.

LAUFEN A.D. SALZACH 69 A www.stadtlaufen.de

Bayern | EW 6.839 | 412 m Waging am See 20 km, Salzburg (Österreich) 21 km
T 08682 898749

zum OXN Neu! www.zumoxn.de

Tittmoninger Straße 19 (an der B20), PLZ 83410, **T 08682 6953104**
37 Zimmer | 1 Apartment | Ez 125–160 €, Dz 185–240 € | 22.12.20–10.1.21

Auf dem Gelände des ehem. Traunsteiner Hofs ist ein moderner Hotelneubau entstanden. Geschmackvoll der klassisch-verrückte Stil der Gästezimmer, alles sehr wohnlich - fragen Sie nach dem Roof-Top-Zimmer mit Dachterrasse! Zum Haus gehören weiterhin ein schöner Wellnessbereich mit Naturbadeteich und Saunen sowie ein Grill-Restaurant.

LAUFENBURG 64 B www.laufenburg.de

Baden-Württemberg | EW 8.875 | 337 m Waldshut-Tiengen 15 km, Basel (Schweiz) 39 km
T 07763 80651

Brutsches Rebstock www.hotel-rebstock-laufenburg.de

€ Gut & Günstig garni

Hauptstraße 28, PLZ 79725, **T 07763 92170,** F 921792
27 Zimmer | 1 Apartment | Ez 55–90 €, Dz 90–120 €, 4,80–10,00 € | 23.12.20–7.1.21

Im Zentrum der Altstadt oberhalb des Rheins gelegenes Haus mit unterschiedlichen, von schlicht bis stilvoll und wohnlich elegant eingerichteten Zimmern. Traditionsreiche Gaststube mit regionalem Speisenangebot.

LAUFFEN AM NECKAR 51 D www.lauffen.de

Baden-Württemberg | EW 11.800 | 175 m Heilbronn 10 km, Stuttgart 49 km
T 07133 20770
Ev. Regiswindiskirche, Rathausburg auf Neckarinsel, Alte Neckarbrücke, Hölderlinhaus mit neuer Ausstellung zu Friedrich Hölderlin, Hölderlinkunstwerk von Peter Lenk, Ruine einer röm. Gutshofanlage.

Gästehaus Kraft www.gaestehaus-kraft.de

€ Gut & Günstig ★★★ garni

Nordheimer Straße 50, PLZ 74348, **T 07133 98250,** F 982523
34 Zimmer | 1 Suite | Ez 63 €, Dz 89 € | 24 h

In den Weinbergen gelegenes gepflegtes Haus mit schöner Aussicht, freundlichen Zimmern, Garten und Kinderspielplatz.

Elefanten
www.hotel-elefanten.de

VARTA-TIPP Küche

Bahnhofstraße 12, PLZ 74348, **T 07133 95080**
32 | Hauptgericht 14–29 €, Menü 23–65 € | So Mo-Do, Sa-So Fr

In dem gediegenen Fachwerkhaus sorgt sich die Gastgeberfamilie rührig um das Wohl der Gäste. Mike Glässing zeigt, dass er die heimische Küche ebenso schätzt und beherrscht wie die internationale. Seine Gerichte sind frisch, schmackhaft und preislich fair kalkuliert. Gutes Weinangebot - überwiegend von regionalen Winzern. Es gibt auch gepflegte Hotelzimmer.

Landturm Uwe Straub **Neu!**
www.uwe-straub.de

Landturm 1, PLZ 74348, **T 07133 2044464**
Hauptgericht 21–34 € | So Mi-So Mo, Di

Auch in Uwe Straubs neuem Domizil, dem ehem. Lauffener Wartturm, erwartet den Gast eine entspannte, herzliche Atmosphäre und die bekannt kreative Küche des Patrons. Fast schon legendär ist sein Gänsebraten - frisch aus dem Rohr - jährlich ab dem 11. November (Reservierung ratsam)! Regelmäßig finden Feinschmeckerabende statt.

LAUINGEN (DONAU) 59 A
www.lauingen.de

Bayern | EW 10.598 | 439 m — Dillingen 5 km, Günzburg 20 km
T 09072 9980
Kath. Kirche St. Martin, Marktplatz mit Rathaus und Schimmelturm, Herzogschloss, Augustinerkirche, Hicret-Moschee, Apollo-Grannus-Tempel.

Kannenkeller
www.kannenkeller.de

garni

Dillinger Straße 26, PLZ 89415, **T 09072 7070,** F 707707
28 Zimmer | 1 Suite | Ez ab 77 €, Dz ab 99 €, 12,00 €

Traditionsreiches Haus unter familiärer Führung am östlichen Ortsrand von Lauingen. Die Gäste wohnen in zeitgemäßen Zimmern. Panorama-Wintergarten mit direktem Blick auf die Donau, gemütliche Bierstube, Hotelbar, Gartenlokal.

Genießerrestaurant Lodner
www.hotel-lodner.de

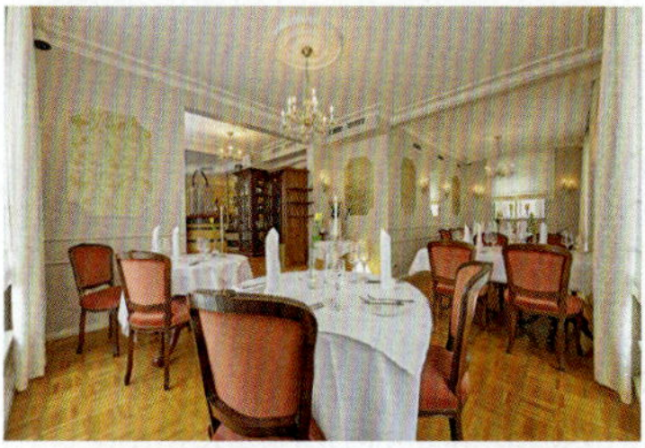

Imhofstr. 7, PLZ 89415, **T 09072 95890**
25 | Hauptger. 25–30 €, Menü 40–85 € | Di-Sa Mo, So

Appetit auf „Filetsteak vom Schwertfisch“ oder „Medaillons von Rehrücken“? Oder doch lieber das Überraschungsmenü? Das Repertoire ist vielfältig. Serviert wird die kreative Küche im behaglichen Restaurant oder auf der lauschigen Sommerterrasse.

LAUTENBACH 57 A www.renchtal-tourismus.de

Baden-Württemberg | EW 1.850 | 215 m Oberkirch 3 km, Oppenau 7 km
T 07802 92590

Sonnenhof www.sonnenhof-lautenbach.de

★★★★ garni

Hauptstr. 51, PLZ 77794, **T 07802 704090,** F 7040929
48 Zimmer | Ez 105–135 €, Dz 180–220 €

Ein gewachsenes Hotel in landschaftlich reizvoller Lage. Harmonische Verbindung zwischen Tradition und Moderne. Individuell eingerichtete Gästezimmer, die sich auf das Stammhaus und den Neubau verteilen. Für Entspannung sorgt ein zeitgemäßer SPA- und Fitnessbereich.

Restaurant Sonne

VARTA-TIPP Küche

70 | Hauptgericht 17–29 €, Menü 32–63 € | Fr-So Mo-So

Im gemütlichen, holzvertäfelten Restaurant darf man sich auf eine gehobene badische und internationale Küche freuen. Chefkoch Sven Kürschner offeriert z.B. „Brust von der französischen Maispoularde an Portwein-Pfefferjus mit Bohnen-Mangocassoulet und Kartoffelkrusteln". Sehr gutes Weinangebot mit Spitzengewächsen aus dem Bordeaux. Für eine Zigarre nach dem Essen oder einen Digestif empfiehlt sich die gemütliche Lounge.

LAUTERBACH (HESSEN) 42 A www.lauterbach-hessen.de

Hessen | EW 13.228 | 296 m Alsfeld 17 km, Fulda 25 km
T 06641 184112

Schubert www.hotel-schubert.de

★★★★ garni

Kanalstraße 12, PLZ 36341, **T 06641 96070,** F 960739
36 Zimmer | 3 Suiten | Ez 79–109 €, Dz 144–169 €, ab 10,00 €

Familiär geführtes Hotel in der Stadtmitte. Die Zimmer sind mit viel Liebe zum Detail eingerichtet. Besonders nett sind die extravaganten Themenzimmer „Toskana", „Rosen" und „Zen". Gute Tagungsmöglichkeiten.

schuberts

VARTA-TIPP Küche

50 | Hauptgericht 13–36 €, Menü 15–65 € | Mo-Sa So

Ein modernes Restaurant mit trendig-lebendiger Atmosphäre. Der herzliche Service verwöhnt Sie mit einer gehobenen, saisonal ausgerichteten Küche. Auf der Speisekarte von Chefkoch Stefan Schubert locken Gerichte wie „Kabeljaufilet auf der Haut gebraten mit Thymianbohnen und Speckbratkartoffeln". Wer es etwas uriger mag, reserviert einen Tisch im rustikal-gemütlichen „Entennest" im alten Fachwerkhäuschen direkt gegenüber.

LAUTERBERG, BAD 32 B www.badlauterberg.de

Niedersachsen | EW 11.257 | 296 m Braunlage 18 km, Osterode 23 km
T 05524 853190
Oderstausee (2 km NO), Besucherbergwerk, Heimat- und Eisenhüttenmuseum, Park mit hist. Kurhaus, Wiesenbeker Teich (Teil des UNESCO-Weltkultuerbes Bergwerk Rammelsberg/Oberharzer Wasserwirtschaft).

Mühl Vital Resort www.vitalresortmuehl.de

★★★★★S garni

Ritscherstraße 1-3, PLZ 37431, **T 05524 85080,** F 850834
87 Zimmer | 24 Suiten | Ez ab 65 €, Dz ab 130 € | 24 h

In dieser ruhigen Umgebung können Sie entspannt Ferien machen: bei Massage- und Beautyanwendungen, beim Essen im Restaurant „Die Genussschmiede", in einem der ländlich-elegant eingerichteten Zimmer... Das familiengeführte Wellnesshotel besticht durch seine harmonische Atmosphäre und das vorbildliche Dienstleistungsniveau.

revita- Wellness Hotel & Resort www.revita-hotel.de

★★★★★S garni

Sebastian-Kneipp-Promenade 56, PLZ 37431, **T 05524 831,** F 80412
260 Zimmer | 12 Suiten | Ez 154–173 €, Dz 258–296 €, inkl. Halbpension | 24 h

Familiär geführtes Ferienhotel in weitläufiger Parkanlage. Im Landhausstil eingerichtete Gästezimmer. Großzügiger Wellnessbereich auf 3.000 qm mit mediterraner Schwimmbadwelt, Saunalandschaft und Fitness-Club. Mehrere Restaurants.

LEBACH 49 C www.lebach.de

Saarland | EW 19.388 | 275 m Schmelz 8 km, Heusweiler 12 km
T 06881 590
Asiatischer Garten, Kapelle Höchsten.

Locanda Grappolo d'oro

Mottener Straße 94, PLZ 66822, **T 06881 3339**
45 | Hauptgericht 26–34 €, Menü 65–75 € | Di-Fr, So Di-Sa Mo

Kleines, etwas versteckt liegendes Restaurant mit behaglichem Ambiente und nettem Service. Serviert wird ein gehobenes italienisches Speisenangebot zu gastfreundlichen Preisen.

LECHBRUCK A. SEE 67 A www.auerbergland.de

Bayern | EW 2.672 | 737 m Füssen 20 km, Kempten 51 km
T 08862 987830

Auf der Gsteig www.aufdergsteig.de

★★★★★S garni

Gsteig 1, PLZ 86983 (OT: Gsteig), **T 08862 98770,** F 98777
42 Zimmer | 6 Suiten | Ez 83–199 €, Dz 145–259 € | 24 h

Das idyllisch auf einer Anhöhe gelegene Hotel, zu dem auch ein 18-Loch-Golfplatz gehört, verfügt über wohnliche Gästezimmer im Landhausstil. Schöner Wellnessbereich. Rustikal gestaltetes Restaurant mit bayerisch-mediterraner Küche, Panorama-Wintergarten und Sonnenterrasse.

LEER 12 D www.touristik-leer.de

Niedersachsen | EW 35.572 | 3 m Holländische Grenze 20 km, Papenburg 21 km
T 0491 91969670
Hist. Altstadt, Rathaus (1894), Buenting Teemuseum, Haus Samson, Freizeit- und Museumshafen, Schloss Evenburg, Heimatmuseum.

Hotel Hafenspeicher www.hotel-hafenspeicher.de

Ledastraße 23, PLZ 26789, **T 0491 9975300,** F 99753030
100 Zimmer | Ez ab 96 €, Dz ab 127 €, ab 12,00 € | 24 h

Das architektonisch sehr gelungene Stadthotel verbindet ein denkmalgeschütztes Hafenspeichergebäude mit einem modernen Anbau. Die schallisolierten Gästezimmer sind hell, freundlich und zeitgemäß eingerichtet. Das Haus bietet zudem einen Sauna- und Fitnessbereich, drei Tagungsräume sowie das Restaurant „Pier 23“ mit regionaltypischer Küche.

Frisia www.hotel-frisia.de

Bahnhofsring 16-20, PLZ 26789, **T 0491 92840,** F 9284400
82 Zimmer | Ez 84–114 €, Dz 119–149 € | 24 h

Modernes Geschäftshotel am Bahnhof. Klassisch eingerichtete Zimmer sowie geräumige Studios (mit Erker) und Apartments (mit Küchenzeile). WLAN ist im gesamten Haus kostenfrei.

Zur Waage und Börse www.restaurant-zur-waage.de

Neue Straße 1, PLZ 26789, **T 0491 62244**
42 | Hauptgericht 15–30 €, Menü 28–45 € | Mo, Mi-So Di

Gastronomische Institution in exponierter Altstadtlage. Gemütliche Gaststuben mit nostalgischem Charme. Frische Regionalküche mit asiatischen und mediterranen Einflüssen. Schöne Terrasse am Museumshafen.

LEHMKUHLEN 8 C www.amtpreetzland.de

Schleswig-Holstein | EW 1.461 | 36 m Kiel 23 km, Neumünster 47 km
T 04342 88666

Neeth www.neeth.de

Preetzer Str. 1-3, PLZ 24211 (OT: Dammdorf), **T 04342 82374,** F 84749
21 Zimmer | 2 Suiten | Ez 69–99 €, Dz 114–124 €, 8,00 €

Persönlich geführtes Haus in verkehrsgünstiger Lage. Im Stammhaus sowie in den Gästehäusern stehen behagliche Zimmer im ländlichen Stil zur Verfügung. Restaurant mit regionaler und deutscher Küche.

LEHRTE 23 C www.lehrte.de

Niedersachsen | EW 43.419 | 60 m Burgdorf 9 km, Hannover 16 km
T 05132 5050

Median
www.median-hotel.de

garni

Zum Blauen See 3, PLZ 31275, **T 05132 82900,** F 8290555
141 Zimmer | 5 Apartments | Ez ab 77 €, Dz ab 87 € | 24 h

Freundlich geführtes Geschäfts- und Tagungshotel in verkehrsgünstiger Lage zur A2 und A7. Modern eingerichtete Zimmer, teils in Designermanier. Wellnessbereich mit Saunalandschaft.

LEIMEN 51 C
www.leimen.de

Baden-Württemberg | EW 25.812 | 118 m
Heidelberg 7 km, Mannheim 25 km
T 06224 7040

Villa Toskana
www.hotel-villa-toskana.de

★★★★ garni

Hamburger Str. 4-10, PLZ 69181, **T 06224 82920,** F 829211
317 Zimmer | 12 Suiten | 10 Apartments | Ez 102–312 €, Dz 112–322 €, exkl. Frühstück, 18,00 € | 24 h

Modernes Hotel mit mediterranem Flair. Die hellen, freundlichen Zimmer und Apartments sind im toskanischen Stil eingerichtet. Zum Haus gehören auch ein Restaurant mit Terrasse, ein Kaminraum, ein Wintergarten sowie ein Wellnessbereich mit Sauna und hauseigenem Kosmetikinstitut.

Seipel
www.hotelseipel.de

★★★S garni

Bürgermeister-Weidemaier-Straße 26, PLZ 69181, **T 06224 9820,** F 982222
23 Zimmer | 1 Suite | Ez 75–88 €, Dz 109–119 € | 23.12.20–11.1.21

Das privat geführte Hotel mit mediterranem Ambiente unweit von Heidelberg bietet farbenfrohe Gästezimmer mit klassischer Einrichtung. Morgens erwartet den Gast ein reichhaltiges Frühstücksbuffet. Der Leimener Bäderpark ist nur 200 m vom Haus entfernt.

Weinstube Jägerlust
www.seegerweingut.de

Rohrbacher Straße 101, PLZ 69181, **T 06224 77207**
40 | Hauptgericht 14–25 €, Menü 27–39 € | Di-Fr

Rustikale Weinstube mit mediterraner Hinterhofterrasse. Hier darf man sich auf eine bodenständige, ehrliche Küche mit Produkten aus der Region freuen. Sehr netter und zuvorkommender Service. Natürlich gibt es zum Essen Weine aus eigenem Anbau. **Achtung: Bei Redaktionsschluss für diese Buchausgabe war das Restaurant auf Grund der COVID-19-Pandemie noch geschlossen.**

LEINFELDEN-ECHTERDINGEN 58 A
www.leinfelden-echterdingen.de

Baden-Württemberg | EW 38.500 | 432 m
Stuttgart 12 km, Tübingen 28 km
T 0711 16000
Dt. Spielkarten-Museum, hist. Ortskern mit Turmuhr von Philipp Matthäus Hahn, Siebenmühlental, Filderkrautfest am 3. Sonntag im Okt.

Parkhotel Stuttgart Messe-Airport
www.parkhotel-stuttgart.de

★★★★S garni

Filderbahnstraße 2, PLZ 70771 (OT: Echterdingen), **T 0711 633440,** F 63344100
220 Zimmer | 10 Suiten | 16 Apartments | Ez ab 99 €, Dz ab 99 €, exkl. Frühstück, 22,00 € | 24 h

››

Dieses Businesshotel ist für Tagungs-, Freizeit- und Messegäste bestens geeignet. Es verfügt über helle, designorientierte Gästezimmer in unterschiedlichen Kategorien und einen großzügigen Veranstaltungsbereich. Internationale Küche wird im Parkrestaurant serviert, frisch gebrautes Bier und lokale Spezialitäten gibt es im Echterdinger Brauhaus mit Biergarten.

Essential by Dorint Stuttgart-Airport www.hotel-stuttgart-airport.dorint.com

garni

Heilbronner Straße 15-17, PLZ 70771, **T 0711 320640,** F 32064100
155 Zimmer | 15 Suiten | Ez 89–299 €, Dz 89–299 €, exkl. Frühstück, 17,00 € | 24 h

Neuzeitliches Themenhotel mit ausgezeichneter Anbindung zum Flughafen und zur Messe Stuttgart. Moderne und klimatisierte Zimmer in drei Kategorien. Das Motto „Fliegerei & Flugverkehr" zieht sich gestalterisch durch alle Räume. Hauseigener Fitnessbereich.

Restaurant im Hotel Am Park www.hotelampark-leinfelden.de

VARTA-TIPP Küche

Lessingstraße 4-6, PLZ 70771 (OT: Leinfelden), **T 0711 903100**
80 | Hauptgericht 11–26 €, Menü 24–56 € | Mo-Fr Sa, So

Das klassisch gehaltene Hotelrestaurant bietet eine marktorientierte Küche mit regionalen und internationalen Gerichten. Hier kehrt man zum schnellen Business Lunch genauso gern ein wie zum romantischen Abendessen zu zweit. Im Sommer lockt die großzügige Gartenterrasse. Neben dem Restaurant verfügt man auch über gepflegte, zeitlos eingerichtete Gästezimmer.

LEINSWEILER 50 D www.landauland.de

Rheinland-Pfalz | EW 440 | 263 m Annweiler 10 km, Landau 10 km
T 06345 3531

Leinsweiler Hof www.leinsweilerhof.de

garni

Leinsweiler Hof 1, PLZ 76829, **T 06345 4090,** F 3614
61 Zimmer | 5 Suiten | 16 Apartments | Ez 94 €, Dz 159–179 €

Inmitten der Weinberge liegt dieses vorbildlich geführte Haus. Hier erwarten Sie wohnliche Zimmer und Suiten. Für Entspannung sorgt ein schöner Wellnessbereich mit großem Außenbecken (28°C) und traumhafter Liegewiese. Vielfältige Erholungs- und Freizeitmöglichkeiten in direkter Umgebung.

Leinsweiler Hof

100 | Hauptgericht 15–29 €, Menü 28–79 € | Mo-So

So richtig zum Wohlfühlen ist dieses helle, freundliche Restaurant mit tollem Blick über die Rheinebene und einer toskanisch anmutenden Gartenterrasse. Geboten wird eine leichte mediterrane Küche gepaart mit wechselnden regionalen Spezialitäten. Zuvorkommend und freundlich ist der Service.

Castell www.hotel-castell-leinsweiler.de

garni

Hauptstraße 32, PLZ 76829, **T 06345 94210,** F 9421200
16 Zimmer | Ez 70–89 €, Dz 105–139 €

Das gepflegte kleine Landhotel bietet funktionell ausgestattete Unterkünfte und ein neuzeitliches Restaurant. Gefrühstückt wird in der sonnendurchfluteten „guten Stubb“ oder auf der herrlichen Sommerterrasse. Wunderschöne Rundwanderwege in direkter Umgebung.

LEIPZIG 34 D

www.leipzig.travel

Sachsen | EW 531.582 | 112 m Schkeuditz 15 km, Dresden 111 km
T 0341 7104265
Gewandhaus, Opernhaus, Auerbachs Keller (aus Goethes Faust), Zoologischer Garten, Völkerschlachtdenkmal, Grassi Museum für Kunst und Musikinstrumente, Ägyptisches Museum, Mädler-Passage, Altes Rathaus mit Stadtgeschichtlichem Museum, Spätgot. Thomaskirche, Alte Börse, Nikolaikirche, Hauptbahnhof, Gohliser Schlösschen.
Weitere Empfehlungen unter Schkeuditz.
Einen Cityplan finden Sie auf Seite 744.

Fürstenhof

www.hotelfuerstenhof-leipzig.com

Tröndlinring 8 (A2), PLZ 04105, **T 0341 1400,** F 1403700
90 Zimmer | 10 Suiten | Ez 165–450 €, Dz 165–450 €, exkl. Frühstück, 31,00–34,00 € | 24 h

Neoklassizistischer Patrizierpalast am Innenstadtring, der 1889 zum Hotel umgebaut wurde. Exklusives Ambiente mit edlem Interieur, hohen Decken, Kronleuchtern und zahlreichen Marmorelementen. Schöner Wellnessbereich im Keller.

Villers

40 | Hauptgericht 25–39 €, Menü 74–104 € | Di-Sa Mo, So

Feudaler Rahmen eines Salons aus dem 18. Jhd. Elegante Tischkultur, klassischer Service. Mix aus experimenteller, bodenständiger und traditioneller Küche.

Marriott

www.leipzigmarriott.de

Am Hallischen Tor 1 (B2), PLZ 04109, **T 0341 96530,** F 9653998
231 Zimmer | 24 h

Modernes Businesshotel nahe dem Bahnhof. Wohnliche Gästezimmer mit zeitgemäßer Technik, gutem Schlafkomfort und Marmorbädern. Kleiner Wellnessbereich, zuvorkommender Service.

Radisson Blu

www.radisson-leipzig.com

Augustusplatz 5-6 (C3), PLZ 04109, **T 0341 21460,** F 2146815
214 Zimmer | 24 Suiten | Ez 99–220 €, Dz 99–220 €, exkl. Frühstück, 21,00 € | 24 h

Zeitgemäßes Businesshotel am Rande der Altstadt. Zimmer in schickem Design mit moderner Ausstattung. Restaurant „Spagos“ mit internationaler Küche.

Steigenberger Grandhotel Handelshof

www.leipzig.steigenberger.com

Salzgäßchen 6 (B3), PLZ 04109, **T 0341 3505810,** F 350581888
177 Zimmer | 14 Suiten | Ez ab 179 €, Dz ab 179 €, exkl. Frühstück, 29,00 € | 24 h

Repräsentatives Grandhotel in bester Citylage. Hinter der prunkvollen hist. Fassade des ehem. Handelshofes stehen elegant-moderne Zimmer zur Verfügung, die sich durch Lage und Größe unterscheiden. 350 qm große SPA-World auf zwei Etagen. Französisch und mediterran inspirierte Speisen werden in der „Brasserie Le Grand“ serviert.

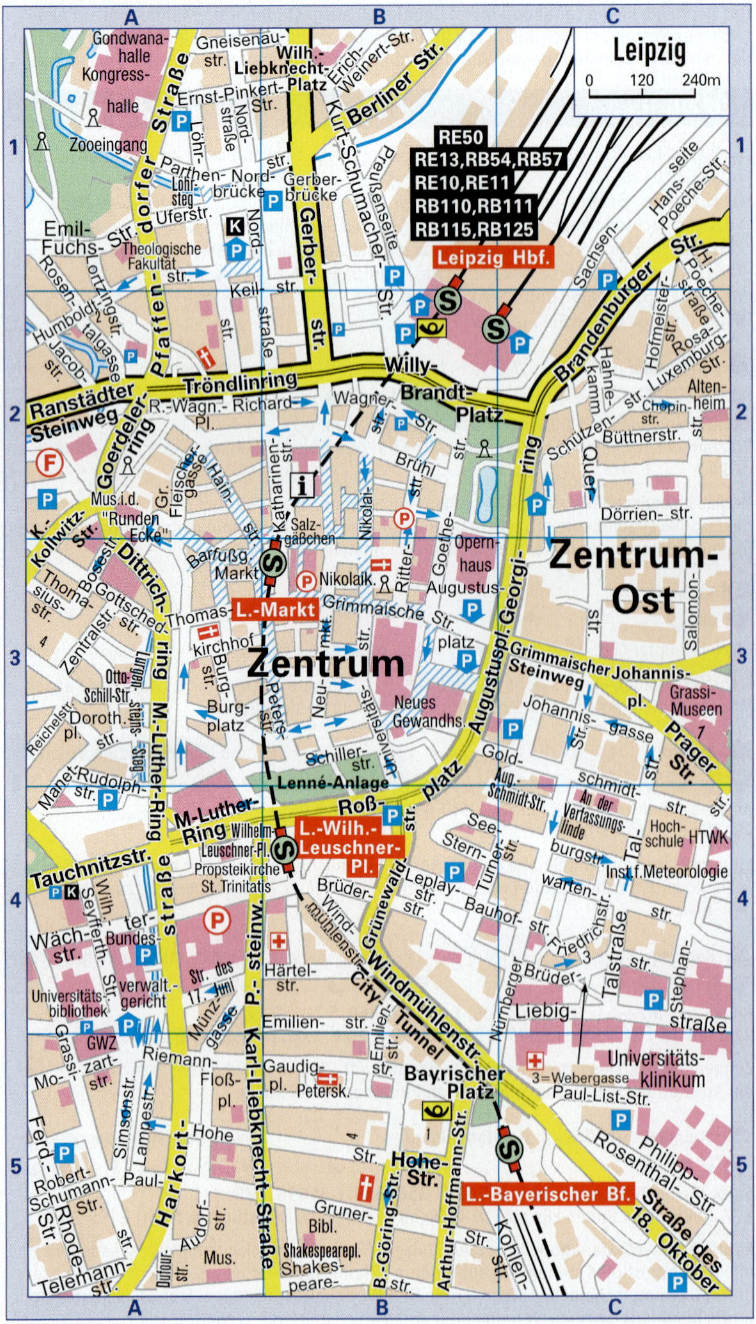

A
B
C
1
2
3
4
5
Leipzig
0
120
240m
Gondwana-
halle
Kongress-
halle
Zooeingang
Gneisenau-
str.
Wilh.-
Liebknecht-
Platz
Erich-
Weinert-Str.
Berliner Str.
Ernst-Pinkert-
Str.
Nord-
straße
Löhr-
str.
Kurt-Schumacher-
Preußenseite
Parthen-
Nord-
Löhr-
steg
brücke
Gerber-
brücke
Uferstr.
Gerber-
str.
RE50
RE13,RB54,RB57
RE10,RE11
RB110,RB111
RB115,RB125
Leipzig Hbf.
Emil-
Fuchs-
Str.
Theologische
Fakultät
Keil-
Rosen-
Humboldt-
Lortzingstr.
Jacob-
str.
talgasse
Pfaffen-
dorfer
Straße
Sachsen-
seite
Hans-
Poeche-Str.
Brandenburger Str.
H.-Poeche-
straße
Rosa-
Luxemburg-
Str.
Hofmeister-
str.
Hahne-
kamm
Alten-
heim
Chopin-
str.
Ranstädter
Steinweg
Tröndlinring
Willy-
Brandt-
Platz
Goerdeler-
ring
R.-Wagn.-
Pl.
Richard-
Wagner-
Str.
Brühl
Schützen-
str.
Büttnerstr.
Quer-
str.
Dörrien-
str.
Mus.i.d.
"Runden
Ecke"
Gr.
Fleischer-
gasse
Hain-
str.
Katharinen-
str.
Salz-
gäßchen
Nikolai-
str.
Ritter-
str.
Goethe-
str.
Opern-
haus
Augustus-
platz
Georgi-
ring
Zentrum-
Ost
K.-
Kollwitz-
Str.
Bosestr.
Dittrich-
ring
Thoma-
sius-
str.
Gottsched-
str.
Barfußg.
Markt
Nikolaik.
Thomas-
kirchhof
L.-Markt
Grimmaische
Str.
Salomon-
str.
Zentralstr.
Otto-
Schill-Str.
Burg-
str.
Zentrum
Grimmaischer
Steinweg
Johannis-
pl.
Grassi-
Museen
Reichelstr.
Doroth.
pl.
Lurgen-
steins-
Steg
M.-Luther-Ring
Burg-
platz
Peters-
str.
Neu-
markt
Universitäts-
str.
Neues
Gewandhs.
Augustuspl.
Johannis-
gasse
Prager
Str.
Manet-
Rudolph-
str.
Schiller-
str.
Lenné-Anlage
Gold-
schmidt-
str.
Aug.-
Schmidt-Str.
An der
Verfassungs-
linde
Tal-
str.
Hoch-
schule
HTWK
M.-Luther-
Ring
Wilhelm-
Leuschner-Pl.
Roß-
platz
L.-Wilh.-
Leuschner-
Pl.
See-
Stern-
burgstr.
Turner-
str.
Inst.f.Meteorologie
Tauchnitzstr.
Propsteikirche
St. Trinitatis
Brüder-
str.
Leplay-
str.
warten-
Bauhof-
str.
Wilh.-
Seyfferth-
Str.
Bundes-
verwalt.-
gericht
Wind-
mühlenstr.
Grünewald-
str.
Friedrichstr.
Talstraße
Stephan-
straße
Wächter-
str.
straße
Str. des
17. Juni
Härtel-
str.
City-
Tunnel
Windmühlenstr.
Brüder-
Liebig-
Nürnberger
Universitäts-
bibliothek
Münz-
gasse
P.-
steinw.
Emilien-
str.
Emilien-
str.
GWZ
Grassi-
Mo-
zart-
str.
Riemann-
Floß-
pl.
Gaudig-
pl.
Petersk.
Bayrischer
Platz
3=Webergasse
Universitäts-
klinikum
Paul-List-Str.
Hohe
Simsonstr.
Lampestr.
Harkort-
Karl-Liebknecht-Straße
Str.
Hohe-
Str.
Arthur-Hoffmann-Str.
Philipp-
Rosenthal-
Str.
Ferd.-
Rhode-
Str.
Robert-
Schumann-
Str.
Paul-
Gruner-
Bibl.
L.-Bayerischer Bf.
Straße des
18. Oktober
Audorf-
str.
Mus.
Shakespearepl.
Shakes-
peare-
B.-Göring-Str.
Kohlen-
str.
Telemann-
str.
Dufour-
str.

The Westin
www.westinleipzig.com

Gerberstraße 15 (B2), PLZ 04105, **T 0341 9880,** F 9881229
436 Zimmer | 32 Suiten | Ez ab 89 €, Dz ab 109 €, 21,00 € | 24 h

Kongress- und Tagungshotel in der Nähe des Hauptbahnhofs. Geschmackvoll und modern eingerichtete Gästezimmer, teils mit faszinierendem Blick über die Leipziger Innenstadt. Zum Haus gehören mehrere Restaurants, ein SPA-Bereich mit Swimmingpool sowie mehr als 50 Veranstaltungsräume für bis zu 700 Personen.

Falco
www.falco-leipzig.de

VARTA-TIPP Küche VARTA-TIPP Service

T 0341 9882727
40 | Hauptgericht 55–88 €, Menü 166–199 € | Di-Sa Mo, So

Das durchgestylte Interieur ist trendy und schick. Bei einem ausgezeichneten Blick auf die Skyline von Leipzig werden Sie vom jungen und unverkrampften Service bestens verwöhnt. Die Gourmetküche von Peter Maria Schnurr ist unprätentiös, modern und ausgesprochen ideenreich. Seine genialen Kompositionen werden sowohl à la carte als auch in Menüform kredenzt. Fulminante Weinkarte mit rund 1.000 Positionen.

Innside by Meliá
www.melia.com

★★★★S

Gottschedstraße 1 (A3), PLZ 04109, **T 0341 3937670,** F 393767999
177 Zimmer | 9 Suiten | 24 h

Hinter der imposanten neoklassizistischen Fassade verbirgt sich ein modernes und funktionelles Businesshotel. Das Haus bietet seinen Gästen zeitgemäß eingerichtete Zimmer und Lifestyle-Suiten. WLAN sowie Softgetränke aus der Minibar sind kostenfrei. Im À-la-carte-Restaurant „Syndeo“ wird internationale Crossover-Küche serviert. Eventlocation im 5. Stock.

Pentahotel
www.pentahotels.com

Großer Brockhaus 3 (C3), PLZ 04103, **T 0341 12920,** F 1292800
356 Zimmer | 61 Suiten | 24 h

Elegantes Lifestyle-Hotel in zentraler Lage mit geräumigen, modernen Zimmern im Matteo-Thun-Design. Zum Wellnessbereich gehören eine Sauna, ein Whirlpool und ein Fitnessraum. Im Restaurant wird international gekocht.

Seaside Park Hotel
www.parkhotelleipzig.de

★★★★

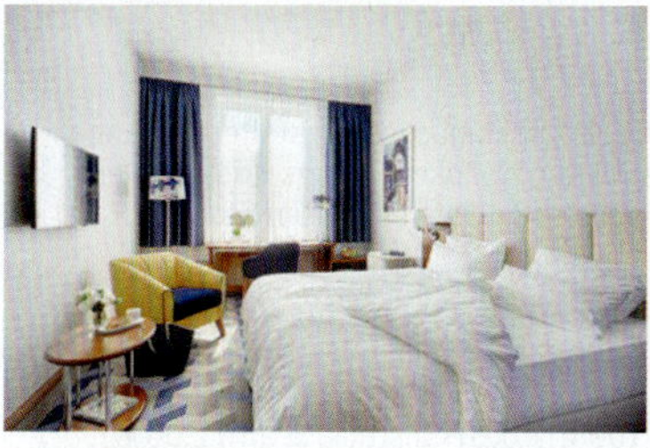

Richard-Wagner-Straße 7 (B2), PLZ 04109, **T 0341 98520,** F 9852750
288 Zimmer | 10 Suiten
Ez ab 95 €, Dz ab 115 €, exkl. Frühstück, ab 16,00 € | 24 h

Die Einrichtung des traditionsreichen Hotels ist eine gelungene Symbiose aus zeitgemäßen, klassischen Elementen und modernem Art-déco-Stil. Das Restaurant „STEAKTRAIN“ bietet hochwertige Steaks vom Lavagrill.

Victor's Residenz-Hotel
www.victors.de/de/hotels/leipzig

Georgiring 13 (C2), PLZ 04103, **T 0341 68660,** F 6866899
101 Zimmer | 10 Suiten | Ez 111–296 €, Dz 121–306 €, 19,50 € | 24 h

Elegantes Businesshotel mit Jugendstilfassade in der Leipziger Innenstadt. Individuell eingerichtete Zimmer und Suiten unterschiedlicher Kategorien. Restaurant mit internationaler Küche.

Hiemann
www.hotel-hiemann.de

Delitzscher Landstraße 75, PLZ 04158 (OT: Wiederitzsch), **T 0341 52530,** F 5253154
37 Zimmer | 1 Suite | Ez ab 69 €, Dz ab 89 €, ab 7,00 €

Familiär geführtes Hotel mit freundlicher Atmosphäre. Individuell und wohnlich gestaltete Zimmer mit zeitgemäßer Ausstattung. Das Restaurant serviert gutbürgerliche Küche.

Michaelis
www.michaelis-leipzig.de

Paul-Gruner-Straße 44 (B5), PLZ 04107 (OT: Südvorstadt), **T 0341 26780,** F 2678100
91 Zimmer | 2 Suiten | 28 Apartments | Ez ab 79 €, Dz ab 109 € | 24 h

Liebevoll restauriertes Gebäude von 1907. Behaglich und individuell gestaltete Zimmer, in denen kräftige Farben dominieren. WLAN nutzen Hausgäste gratis.

Michaelis Restaurant

34 | Hauptgericht 19–30 €, Menü 35–60 € | Mo-Sa So

Elegant eingerichtetes Restaurant. Serviert werden regionale Spezialitäten und saisonale Gerichte mit internationalen Einflüssen. Nette Terrasse hinter dem Haus.

Vienna Townhouse Bach
www.viennahouse.com

Thomaskirchhof 13/14 (A3), PLZ 04109, **T 0341 496140,** F 49614100
52 Zimmer | 1 Suite | Ez 89–179 €, Dz 99–189 €, exkl. Frühstück, 18,00 €

Ein charmantes Hotel und Boardinghaus im denkmalgeschützten Thomaskirchhof. Unterschiedlich geschnittene Apartments mit moderner Innengestaltung in einer Kombination aus Musik und Design. Zum Haus gehören auch ein Fitness- und Saunabereich sowie das Restaurant „Bull & Bonito" mit mediterraner Küche.

Arthotel Ana Symphonie
www.ana-hotels.com/symphonie-leipzig

garni

Hainstraße 21 (A2), PLZ 04109, **T 0341 21203100,** F 21203199
97 Zimmer | 24 h

Modernes Designhotel in bester Citylage. In den sehr geschmackvoll gestalteten Räumen verbinden sich klassische Stilelemente mit lebendigen, zeitlosen Farben. Kostenfreies WLAN steht im gesamten Haus zur Verfügung. Business-Lounge im vierten Stock.

Fregehaus
www.hotel-fregehaus.de

garni

Katharinenstraße 11 (B2), PLZ 04109, **T 0341 26393157,** F 26394184
20 Zimmer | 2 Apartments | Ez 80–90 €, Dz 90–100 €, exkl. Frühstück, ab 12,00 € |
21.–28.12.20, 21.–28.12.21

Ein charmantes, gut geführtes Boutique-Hotel gegenüber dem Museum der bildenden Künste. Die Zimmer sind wohnlich und individuell eingerichtet. In der 2. Etage befinden sich die Rezeption und ein historischer Salon, der sowohl als Frühstücks- als auch als Gesellschaftsraum dient.

Stadtpfeiffer
www.stadtpfeiffer.de

VARTA★TIPP Küche VARTA-TIPP Service

Augustusplatz 8 (B3, im Gewandhaus), PLZ 04109, **T 0341 2178920**
44 | Hauptgericht 38–44 €, Menü 44–118 € | Di-Sa Mo, So

Was schon das elegante und rundum verglaste Restaurant des Leipziger Gewandhauses ankündigt, setzt sich sowohl im geradlinigen Interieur als auch auf dem Teller fort: Hier präsentiert Detlef Schlegel eine geschmacklich und handwerklich exzellente Menüfolge, wobei die erstklassige Qualität der Produkte natürlich völlig außer Frage steht! Nicht zu vergessen: der charmante Service unter der Leitung von Petra Schlegel.

C'est la vie
www.cest-la-vie.restaurant

Zentralstr. 7 (A3), PLZ 04109, **T 0341 34197501210**
50 | Hauptgericht 25–39 €, Menü 55–115 € | Di-Sa Mo, So

Freundliche Farben, edles Mobiliar und gepflegte Tischkultur geben dem Restaurant einen attraktiven, eleganten Rahmen. Hier speist man saisonal-französisch, so z.B. „Lammrücken (sous-vide gegart) im Haselnuss-Kräuter-Mantel mit Burgunder-Thymian-Jus, weißer Bohnencreme, Zuckerschoten und Minze". Die passenden Weine gibt es selbstverständlich auch.

Campus
www.michaelis-leipzig.de

Schösschenweg 2, PLZ 04155 (OT: Gohlis-Süd), **T 0341 56296750**
34 | Hauptgericht 10–20 €, Menü 29–49 € | Mo-Sa So

Nettes Bistrorant auf dem Mediencampus Villa Ida mit ungezwungener Atmosphäre. Überwiegend junges Publikum. Serviert wird ambitionierte Frischeküche zu recht zivilen Preisen.

Max Enk
www.max-enk.de

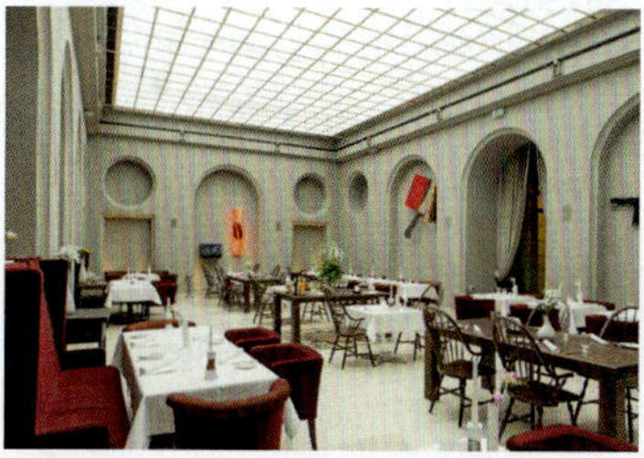

Neumarkt 9-19 (B3), PLZ 04109,
T 0341 99997638
64 | Hauptger. 22–49 €, Menü 46–69 € |
Mo-So Mo-Sa

Das schlicht und kunstvoll gestaltete Lichthof-Restaurant im historischen Speisesaal des Städtischen Kaufhauses serviert schmackhafte internationale Speisen, z.B. „Wolfsbarschfilet - kross gebraten - auf Rhabarberfenchel, Spinatgnocchi und 7-Kräuteröl". Mittags interessanter Lunch zu günstigem Preis.

Drogerie
www.drogerie-leipzig.net

Schillerweg 36 (Eingang Menckestraße), PLZ 04155 (OT: Gohlis), **T 0341 22286466**
50 | Hauptgericht 15–26 € | Mo-Sa So

»

Sympathisches kleines Lokal in einem hübsch sanierten Gebäude aus dem frühen 19. Jahrhundert. Gekocht wird klassisch mit internationalen Einflüssen. Wie wäre es z.B. mit „Kabeljau und Blutwurst | Kartoffel-Sauerkrautpüree | Pfefferschaum“? Dazu gibt es regionale und internationale Weine.

Frieda Restaurant

www.frieda-restaurant.de

Menckestraße 48-50, PLZ 04155 (OT: Gohlis), **T 0341 56108648**
30 | Hauptgericht 20–30 €, Menü 44–74 € | Di-Sa

Sie mögen moderne Bistro-Atmosphäre und eine ehrliche, authentische Küche? Dann sollten Sie dieses Lokal kennenlernen! Es wird persönlich und engagiert geführt, und das spiegelt sich auch in der produkt- und marktorientierten Küche wider, die in Menüform serviert wird.

Münsters

www.munsters.com

Platnerstraße 11-13, PLZ 04155 (OT: Gohlis-Süd), **T 0341 5906309**
45 | Hauptgericht 13–25 € | Mo-Sa So

Das Restaurant ist eine lebendige Adresse mit international beeinflusster Küche. Ein massiver Tresen, unverputztes Mauerwerk und rustikale Tische aus Eichenholz sorgen für behagliche und ungezwungene Atmosphäre. Der Service ist freundlich und leger. Reservierung empfehlenswert.

Planerts Restaurant

www.planerts.com

Ritterstraße 23 (B2), PLZ 04109, **T 0341 99999975**
35 | Hauptgericht 18–27 €, Menü ab 49 € | Di-Fr Di-Sa Mo, So

Das Restaurant im angesagten Industrie-Schick hat man in den historischen Gebäudekomplex „Oelßner's Hof“ integriert. Es dominieren Holz und Grautöne, die Tische und Stühle kommen im stylishen Retro-Look daher. Serviert wird eine leichte, frische Küche mit exotischem Touch.

Schaarschmidts

www.schaarschmidts.de

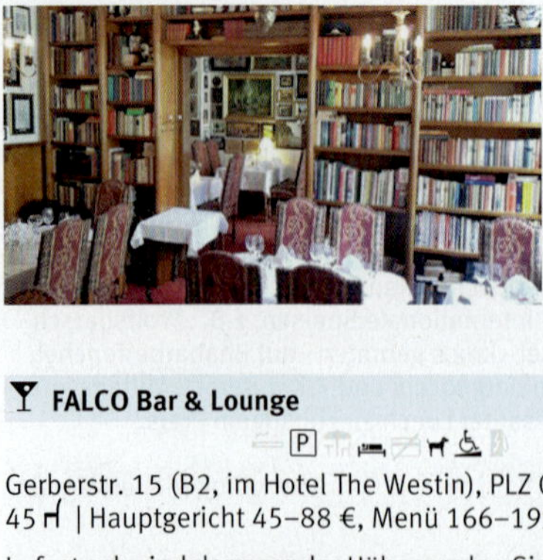

Coppistraße 32, PLZ 04157 (OT: Gohlis), **T 0341 9120517**
60 | Hauptger. 14–35 €, Menü 25–75 € | Di-Sa Mo, So

Leipzigs „Gute Stube“ ist schon längst kein Geheimtipp mehr. Hier fühlt man sich ein wenig wie in einem heimeligen Wohnzimmer. Auf der Karte finden sich sächsische Klassiker, aber auch Gerichte aus der internationalen Küche. Gutes Weinangebot.

FALCO Bar & Lounge

www.falco-leipzig.de

Gerberstr. 15 (B2, im Hotel The Westin), PLZ 04105, **T 0341 9882727**
45 | Hauptgericht 45–88 €, Menü 166–199 € | Di-Sa Mo, So

In fast schwindelerregender Höhe werden Sie mit einem grandiosen Blick auf die Leipziger City belohnt. Ob vor oder nach dem Besuch des mehrfach ausgezeichneten Gourmetrestaurants - ein Besuch lohnt sich auf jeden Fall. Die charmanten Barkeeper kredenzen hochwertige Spirituosen, edle Weine und leckere Cocktails.

LENGENFELD 45 A

www.stadt-lengenfeld.de

Sachsen | EW 7.667 | 390 m
Reichenbach 10 km, Plauen 23 km
T 037606 32178

1850 Restaurant

www.restaurant1850-schoenbrunn.de

Hauptstr. 4, PLZ 08485 (OT: Schönbrunn), **T 037606 2229**
Hauptgericht 16–28 € | Mo-Fr, So Mo-Sa

Nett die Atmosphäre, professionell der Service, gut die Küche! Was in diesem sympathischen Restaurant serviert wird, ist exakt zubereitet, kreativ und voller Geschmack - tolle saisonale Produkte inklusive.

LENGERICH 21 C

www.lengerich.de

Nordrhein-Westfalen | EW 23.227 | 80 m
Osnabrück 17 km, Münster (Westfalen) 39 km
T 05481 339110
Ehem. Kirchhoftor Römer, spätgot. Hallenkirche, 4000-jähriges Hünengrab, Gempt-Halle, Heimatmuseum, Alvaskulpturen, Generationenpark.

Hinterding

www.hinterding-lengerich.de

Bahnhofstraße 72, PLZ 49525, **T 05481 94240**
45 | Hauptgericht 25–38 €, Menü 59–72 € | So Di-Mi, Fr-So Mo, Do

Großzügig ausgestattete, restaurierte Stadtvilla aus dem Jahre 1904. Man bietet eine klassisch französische Küche sowie ausgesuchte Weine mit Schwerpunkt Deutschland, Italien und Spanien. Fünf wohnlich eingerichtete Gästezimmer vorhanden.

LENGGRIES 68 A

www.lenggries.de

Bayern | EW 9.771 | 679 m
Bad Tölz 9 km, München 60 km
T 08042 50180

Schweizer Wirt(in)

www.schweizer-wirt.de

VARTA-TIPP Küche

Schlegldorf 83, PLZ 83661 (OT: Schlegldorf), **T 08042 8902**
80 | Hauptgericht 10–25 €, Menü 24–49 € | Mi-So Mo, Di

Was als einfaches Ausflugslokal begann, ist heute eine beliebte Genussadresse. Ein wenig oberhalb der Straße, direkt am Höhenweg von Bad Tölz nach Lenggries, liegt das alte, hübsch renovierte Gasthaus. Hier erwarten Sie eine urgemütliche Gaststube, eine hübsch begrünte Sonnenterrasse sowie ein schattiger Biergarten. Die Chefin kocht selbst! Serviert werden überwiegend traditionell-bayerische Gerichte unter Verwendung regionaler Produkte.

LENNESTADT 30 D

www.lennestadt.de

Nordrhein-Westfalen | EW 25.908 | 280 m
Olpe 23 km, Werdohl 34 km
T 02723 608800

Haus Hilmeke
www.haus-hilmeke.de

★★★S garni

Haus Hilmeke 1, PLZ 57368 (OT: Saalhausen), **T 02723 91410,** F 80016
30 Zimmer | 6 Apartments | Ez ab 93 €, Dz 142–182 € | 24 h

Traditionsreiches Haus - seit drei Generationen familiengeführt. Behaglich eingerichtete Zimmer, hübsch gestaltete Badelandschaft. Helles, freundliches Restaurant mit bürgerlichem Speisenangebot.

Eickhoffs Landgasthof
www.eickhoff-halberbracht.de

Am Kickenberg 10, PLZ 57368 (OT: Halberbracht), **T 02721 81358**
40 | Hauptgericht 13–27 €, Menü 24–47 € | Mo-Di, Do-So Mo, Do-So Mi

Nicht nur zum Übernachten ist dieser Landgasthof eine gute Wahl: In dem ländlich-charmanten Restaurant und auf der idyllischen Terrasse genießt man den herrlichen Panoramablick über Berge und Wälder. Dazu eine neue deutsche Küche - bis ins Detail frisch und liebevoll zubereitet. Gut bestückter Weinkeller.

LENZKIRCH 64 B
www.hochschwarzwald.de

Baden-Württemberg | EW 5.074 | 808 m — Titisee-Neustadt 11 km, Bonndorf 16 km
T 07652 12068401

Saigerhöh
www.saigerhoeh.de

★★★★S garni

Saigerhöh 8-10, PLZ 79853 (OT: Saig), **T 07653 6850,** F 741
95 Zimmer | 15 Suiten | Ez ab 84 €, Dz ab 149 € | 24 h

Idyllisch auf einem 1.055 m hohen Plateau gelegen. Gemütliche Lobby mit Bar und Kamin. Nette Landhauszimmer (fast ausschließlich mit Balkon). Panoramarestaurant im reizvollen Schwarzwaldstil mit jahreszeitlich orientierter internationaler Küche.

Ochsen
www.ochsen-saig.de

★★★S garni

Dorfplatz 1, PLZ 79853 (OT: Saig), **T 07653 90010,** F 900170
35 Zimmer | Ez 76–94 €, Dz 132–180 €, 12,00 €

Familiengeführtes Haus mit urig-gediegenem Ambiente und typisch Schwarzwälder Gastlichkeit. Fragen Sie nach den großzügigen Zimmern mit Südbalkon. Traditionelles Restaurant mit badischer Frischeküche.

LEVERKUSEN 29 C
www.leverkusen.de

Nordrhein-Westfalen | EW 160.819 | 60 m — Köln 16 km, Düsseldorf 30 km
T 0214 4060
Bayer-Kreuz, Schloss Morsbroich mit Kunstsammlung, Japanischer Garten, Wasserturm Leverkusen-Bürrig, Kulturzentrum Forum, Doktorsburg, Burg Ophoven, Kolonie Museum, Villa Römer, Industriemuseum Freudenthaler Sensenhammer, Wildpark Reuschenberg, Bayer-Konzernzentrale und -Hochhaus.

Lindner Hotel BayArena
www.lindner.de

★★★★S garni

Bismarckstraße 118, PLZ 51373 (OT: Küppersteg), **T 0214 8663606,** F 8663882
121 Zimmer | 11 Suiten | 24 h

Hotel an der Nordkurve der BayArena mit komfortabel und neuzeitlich ausgestatteten Zimmern. Modern eingerichtetes Conference Center mit direktem Blick in das Stadion. Im sportlich-eleganten Restaurant „Winners' Place" wird internationale Küche serviert.

LICH 41 B www.lich.de

Hessen | EW 13.356 | 171 m Gießen 14 km, Bad Nauheim 28 km
T 06404 806245

Zum Heiligen Stein www.zum-heiligen-stein.de

Kirchberg 1A, PLZ 35423 (OT: Muschenheim), **T 06404 6680908**
45 | Hauptgericht 25–32 €, Menü 44–74 € | So Mi-So Mo, Di

Gute Adresse für Liebhaber einer ländlichen, naturbelassenen Küche. Es werden fast ausschließlich heimische Produkte verarbeitet. Spezialität: Lamm aus eigener Zucht. An Wochenenden gibt es eine reichhaltige Auswahl selbstgebackener Kuchen. Die Atmosphäre ist gemütlich, der Service freundlich.

LICHTENAU (BADEN) 57 A www.lichtenau-baden.de

Baden-Württemberg | EW 4.893 | 127 m Bühl 12 km, Achern 16 km
T 07227 95770

Landgsthof zur Blume www.blume-scherzheim.de

€ Gut & Günstig ★★★ garni

Landstraße 18, PLZ 77839 (OT: Scherzheim), **T 07227 979680,** F 9796868
28 Zimmer | Ez ab 59 €, Dz ab 72 €

Familiengeführter Landgasthof in hist. Fachwerkhaus mit langer Tradition. Gemütlich eingerichtete Zimmer mit zweckmäßiger Ausstattung. Restaurant mit badisch-regionaler Küche.

LICHTENBERG 44 D www.stadt-lichtenberg.de

Bayern | EW 1.120 | 564 m Naila 7 km, Lobenstein 10 km
T 09288 97370

Harmonie www.harmonie-lichtenberg.com

VARTA-TIPP Küche

Schlossberg 2, PLZ 95192, **T 09288 246**
60 | Hauptgericht 16–36 €, Menü 20–55 € | Do, Sa-So Mi-So Mo, Di

Die Geschichte dieses hist. Gasthofs geht bis in das Jahr 1823 zurück. In gemütlichen, holzvertäfelten Gaststuben verwöhnt Sie Iris Steiner mit einer frischen, regional und mediterran beeinflussten Küche. Dabei verwendet sie fast ausschließlich biologisch angebaute, hochwertige Produkte. Die Preise sind fair, die Atmosphäre angenehm familiär.

LICHTENSTEIN 58 C www.gemeinde-lichtenstein.de

Baden-Württemberg | EW 9.200 | 507 m Reutlingen 10 km, Tübingen 20 km
T 07129 69611

Forellenhof Rössle
www.forellenhof-roessle.de

★★★★ garni

Heerstraße 20, PLZ 72805 (OT: Honau), **T 07129 92970,** F 929750
32 Zimmer | 3 Suiten | Ez 82–115 €, Dz 117–159 € | ⃠ 11.–15.1.21

Traditionshotel - seit über 200 Jahren in Familienbesitz. Wohnliche Gästezimmer in unterschiedlichen Kategorien. Im OG gibt es einen hübschen Wohlfühlbereich. Das Restaurant ist bekannt für seine Forellen aus eigener Zucht.

LICHTENSTEIN 45 B
www.lichtenstein-sachsen.de

Sachsen | EW 12.817 | 305 m — Glauchau 13 km, Zwickau 14 km
T 037204 610
Schloss, Laurentiuskirche, Lutherkirche, Stadtmuseum, Puppen- und Spielzeugmuseum, Daetz-Centrum, Miniwelt.

Schönburger Palais
www.schoenburger-palais.de

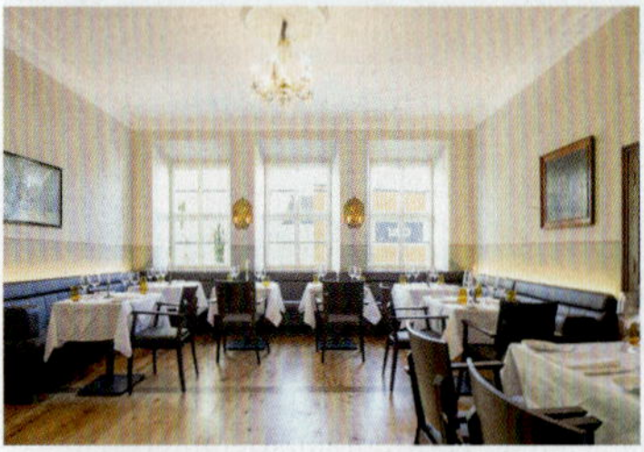

Schlossberg 19, PLZ 09350,
T 037204 601010
Hauptger. 17–29 € | Di-So ⃠ Mo

Ein wirklich charmantes Anwesen ist dieses 1706/07 erbaute Palais unterhalb der Schlossanlage. Im historischen Kreuzgewölbe, dem Salon und der Rauchfangküche können Sie Schmackhaftes aus der deutschen und internationalen Küche genießen. Erlesene Weinauswahl, u.a. sächsische Weine aus der Region Meißen. Hübsche Terrasse im historischen Innenhof.

LIEBENZELL, BAD 57 B
www.bad-liebenzell.de

Baden-Württemberg | EW 8.779 | 320 m — Calw 7 km, Pforzheim 19 km
T 07052 4080

Hirsch
www.hirsch-genusshandwerk.de

Monbachstraße 47, PLZ 75378 (OT: Monakam), **T 07052 2367**
35 | Hauptgericht 17–29 €, Menü 40–70 € | Sa-So Mo, Fr-Fr ⃠ Di, Mi

Das Gasthaus blickt auf eine jahrzehntelange Familientradition zurück. Junior Andreas Sondej kocht frisch und ambitioniert. Auf der Karte stehen solch raffinierte Gerichte wie „Rehbockrücken | hausgemachter Lardo | Pfifferlinge | Spargel | Tannenspitzöl". Spezialität: Hausgemachte Obstbrände und Liköre.

LIESER 49 A
www.lieser-mosel.de

Rheinland-Pfalz | EW 1.221 | 140 m — Bernkastel-Kues 6 km, Wittlich 15 km
T 06531 8746

Schloss Lieser Neu! www.schlosslieser.de

VARTA-TIPP Ambiente

garni

Moselstraße 33, PLZ 54470, **T 06531 986990**
50 Zimmer

Das historische Schloss aus dem 19. Jahrhundert - einst private Residenz des erfolgreichen Unternehmers Eduard Puricelli - hat man wunderschön restauriert und in ein Luxushotel umgewandelt. Die eleganten und exquisit gestalteten Gästezimmer bieten wahlweise Blick auf die Mosel oder auf die umliegenden Weinberge. Zum Haus gehören auch ein Wellnessbereich, eine Bibliothek und eine Kapelle.

Puricelli Neu!

VARTA-TIPP Küche

Hauptgericht 19–31 € | Mo-So

So einiges erwartet Sie in der Schlossgastronomie mit edlem Restaurant, großzügiger Sonnenterrasse, klassischer Schlossbar und typischem Weinkeller. Hochwertige Produkte, tolles Handwerk, Finesse und Ausdruck sind die Basis der zeitgemäßen Küche von Wolfgang Preßler. Der Service zeichnet sich durch Freundlichkeit und eine hohe Weinkompetenz aus. Tischreservierung ratsam.

Weinhaus Stettler www.weinhaus-stettler.de

€ Gut & Günstig garni

Moselstraße 41, PLZ 54470, **T 06531 7550,** F 7325
15 Zimmer | Ez ab 53 €, Dz ab 98 € | 24 h

Das gepflegte kleine Hotel und Weinhaus am Moselufer steht unter familiärer Führung und beherbergt behagliche Gästezimmer zu maßvollen Preisen. Natürlich können Sie auch feine Tropfen vom hauseigenen Weingut kaufen.

LIMBACH-OBERFROHNA 45 B www.limbach-oberfrohna.de

Sachsen | EW 24.257 | 349 m Chemnitz 15 km, Gera 64 km
T 03722 78451
Amerika Tierpark mit angrenzendem Stadtpark, Esche Museum, Schloss Wolkenburg, Freizeitbad, Stadthalle, Kino.

Lay-Haus www.lay-hotel.de

★★★ garni

Markt 3, PLZ 09212, **T 03722 73760,** F 737699
47 Zimmer | 2 Suiten | Ez 66–76 €, Dz 89 € | 24 h

Familiär geführtes, 450 Jahre altes Geschäftshotel in der Stadtmitte mit einladendem Ambiente. Hell und freundlich im Landhausstil eingerichtete Gästezimmer. Regionale und internationale Spezialitäten können Sie im Restaurant „Braumeisterstube“, im gemütlichen Felsenkeller oder auf der Terrasse genießen.

LIMBURG 41 C www.limburg.de

Hessen | EW 35.492 | 122 m Weilburg 23 km, Wiesbaden 40 km
T 06431 6166
Dom, ehem. Burg mit Stadtarchiv, hist. Altstadt mit Fachwerkhäusern, Diözesanmuseum und Kreuzreliquiar, kath. Franziskanerkirche, Alte Lahnbrücke.

Dom Hotel www.domhotellimburg.de

garni

Grabenstraße 57, PLZ 65549, **T 06431 9010,** F 6856
42 Zimmer | Ez 88–140 €, Dz 109–165 €, exkl. Frühstück, 12,50 € | 24 h

Das traditionsreiche Hotel mit seiner klassizistischen Fassade liegt schön verkehrsberuhigt am Rande der malerischen Altstadt. Die Zimmer sind wohnlich und individuell eingerichtet. Man verfügt auch über Seminarräume für Tagungen und Firmenevents.

Restaurant 360° www.restaurant360grad.de

VARTA-TIPP Küche

Bahnhofsplatz 1a, PLZ 65549, **T 06431 2113360**
35 | Hauptgericht 35–49 €, Menü 82–122 € | Mi-So Mi-Sa Mo, Di 1.–13.1.21

Helles, durchgängig verglastes Restaurant mit minimalistisch-modernem Ambiente und herrlichem Rundum-Blick auf die Stadt. Hier verwöhnt Sie Alexander Hohlwein mit einer geschmacksintensiven Aromen-Küche, die sich nach allen Richtungen offen zeigt: von regional bis international. Gastgeberin und Sommelière Rebekka Weickert hat die passenden Weinempfehlungen für Sie.

LINDAU (BODENSEE) 66 A www.lindau.de

Bayern | EW 24.681 | 401 m Bregenz 8 km, Friedrichshafen 21 km
T 08382 8899900
Hist. Inselstadt, Hafeneinfahrt mit Leuchtturm und Löwe, Altes Rathaus, Stadtmuseum „Haus zum Cavazzen", Mangturm, Diebsturm, Peterskirche, Stephanskirche und Münster, Villa Lindenhof, Lindenhofpark, ehem. Reichsstädtische Bibliothek, Maximilianstraße.

Bad Schachen www.badschachen.de

VARTA-TIPP Service

garni

Bad Schachen 1, PLZ 88131 (OT: Bad Schachen), **T 08382 2980,** F 25390
129 Zimmer | 20 Suiten | Ez 132–189 €, Dz 208–294 € | 24 h

Das altehrwürdige und nostalgisch anmutende Grandhotel ist bereits seit 1752 in Familienbesitz. Neben der wunderbaren Lage am Ufer des Bodensees und der wohnlich eingerichteten Gästezimmer liegt es nicht zuletzt an der herzlich-engagierten Führung, dass man sich hier richtig wohlfühlt. Toll auch die 1.000 qm große Wellnesslandschaft.

Bad Schachen

80 | Hauptgericht 22–38 €, Menü 36–63 € | Mo-So

Verschiedene Salons und Festsaal im Belle-Époque-Stil. Seeterrasse in exponierter Lage. Klassisch geschulter Service. Frische, international geprägte Küche mit regionalen Spezialitäten.

Bayerischer Hof www.bayerischerhof-lindau.de

★★★★★ garni

Bahnhofplatz 2 (B3), PLZ 88131 (OT: Auf der Insel / Seepromenade), **T 08382 9150,** F 915591
104 Zimmer | 3 Suiten | Ez 135–267 €, Dz 194–380 € | 24 h

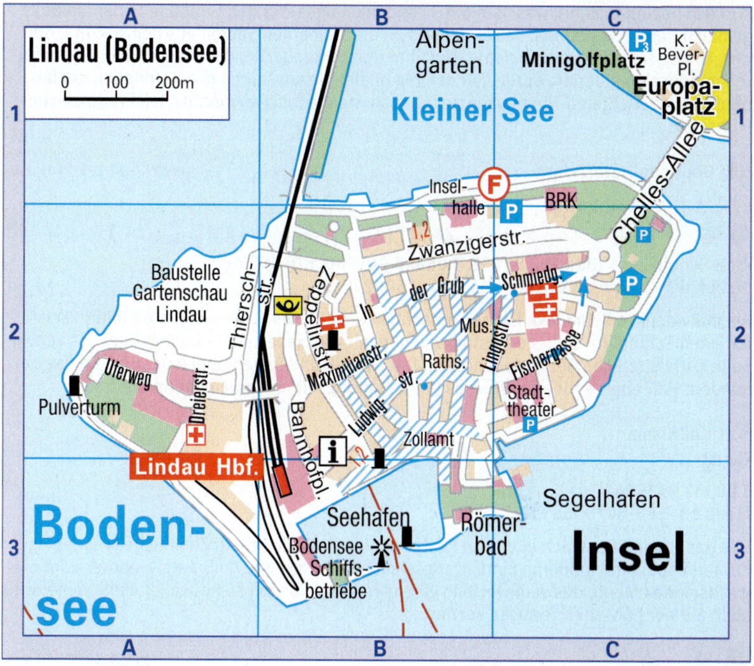

Familiengeführtes Haus mit 150-jähriger Tradition, direkt an der Lindauer Seepromenade gelegen. Großzügig und individuell gestaltete Nichtraucherzimmer, teilweise mit Balkon und tollem Blick über den Bodensee. Elegant und stilvoll eingerichtetes Restaurant mit Gartenterrasse.

Lindauer Hof
www.lindauerhof.de

★★★★ garni

An der Seepromenade/ Dammgasse 2 (B2), PLZ 88131 (OT: Auf der Insel), **T 08382 4064,** F 24203
36 Zimmer | 4 Suiten | Ez 89–174 €, Dz 159–299 €, 18,00 €

Ein persönlich geführtes Nichtraucherhotel mit Tradition und familiärer Atmosphäre. Schöne Lage direkt an der Lindauer Hafeneinfahrt. Hier erwarten Sie wohnlich und ansprechend eingerichtete Deluxe-Zimmer, teils mit Seeblick.

Lindauer Hof

90 | Hauptgericht 13–29 €, Menü 23–60 € | Mo-So

Lichtdurchflutetes Wintergartenrestaurant mit Panoramaterrasse und herrlicher Aussicht auf den Lindauer Hafen. Die Karte bietet regionale und internationale Spezialitäten. Besonders beliebt sind Gerichte mit frischen Bodenseefischen.

Alte Schule Lindau
www.hotelalteschule-lindau.de

VARTA-TIPP Service

garni

Alter Schulplatz 2 (B2), PLZ 88131, **T 08382 9114444**
15 Zimmer | 2 Suiten | Ez 75–95 €, Dz 140–220 €

››

Wirklich beeindruckend, was man aus dem denkmalgeschützten Gebäude in der Altstadt gemacht hat! Viele historische Elemente, z.B. die steinernen Säulen aus dem 16. Jhd. oder die „Lindauer Decke" - eine leichte gewölbte Holzbalkendecke, die in vielen Räumen erhalten und frisch restauriert wurde. Für den regionalen Bezug sorgen die Materialien der farbenfroh eingerichteten Themenzimmer ebenso wie die frischen heimischen Produkte zum Frühstück.

Boutique-Hotel Adara
www.adara-lindau.de

VARTA-TIPP Ambiente

garni

Alter Schulplatz 1 (B2), PLZ 88131, **T 08382 943500,** F 9435050
16 Zimmer | 2 Suiten | Ez 130–185 €, Dz 160–220 €

Als individuelles Schmuckkästchen präsentiert sich dieses kleine elegante Boutique-Hotel am Alten Schulplatz. Sehr geschmackvoll und mit viel Liebe zum Detail hat man das verwinkelte mittelalterliche Gebäude renoviert. Die Zimmer und Suiten überzeugen durch das besondere Flair eines sehr alten Hauses in Verbindung mit modernem Wohnkomfort.

KARRisma

T 08382 9435041
Menü 68–88 € | Di-Sa Mo, So

Wie das Hotel erfreut sich auch das Restaurant großer Beliebtheit. Zahlreiche Wandspiegel, Kupferlampen und moderne Einrichtungselemente prägen das Ambiente. Geboten wird ein wechselndes Menü, das wahlweise in vier oder sechs Gängen zu haben ist. Im Sommer wird auch auf der hübschen Terrasse serviert.

Seereich
www.seereich.de

garni

Bregenzer Straße 16/18 (↗ C1), PLZ 88131, **T 08382 3736,** F 26213
32 Zimmer | 1 Suite | Ez 69–99 €, Dz 89–179 €

Die Verwandlung der einstigen Pension Sommerland in ein zeitgemäßes Boutique-Hotel ist gelungen. Alles ist wertig und schick. Die Zimmer sind wohnlich und liebevoll eingerichtet und verfügen größtenteils über einen Balkon oder eine Terrasse. Morgens erwartet den Gast ein reichhaltiges Frühstücksbuffet.

VILLINO
www.villino.de

VARTA★TIPP Service

garni

Mittenbuch 6, PLZ 88131, **T 08382 93450,** F 934512
21 Zimmer | 6 Suiten | 8 Apartments | Ez 110–300 €, Dz 170–320 € | 10.–27.1.21

Eingebettet in eine märchenhaft schöne Gartenanlage empfängt Sie das vorbildlich geführte Hotel. Die wohnlichen und mit viel Liebe zum Detail eingerichteten Landhauszimmer versprühen südländischen Charme. Für Entspannung sorgt eine 400 qm große Wellness- und Beauty-Oase. Last but not least: Morgens werden Sie mit einem tollen Frühstück verwöhnt.

VILLINO

VARTA-TIPP Küche **VARTA-TIPP** Service

50 | Hauptgericht 48–58 €, Menü 89–158 € | Mo-So 10.–27.1.21

Erlesenes Porzellan, edle Stoffe, liebevoll dekorierte Tische... In diesem stilvollen Rahmen können Sie die exzellenten Speisen von Toni Neumann genießen. Was er auf die Teller zaubert, ist nicht „von der Stange“: Das Geschick und die Leichtigkeit, mit der aus besten Produkten, klassischer Zubereitung und mit mediterranen sowie euro-asiatischen Einflüssen raffinierte Speisen entstehen, sind wahrhaft beeindruckend. Der Service glänzt mit trefflicher Weinberatung.

YachtHotel Helvetia — www.hotel-helvetia.com

garni

Seepromenade (B2), PLZ 88131 (OT: Auf der Insel), **T 08382 9130,** F 4004
43 Zimmer | 7 Suiten | Ez 114–164 €, Dz 169–310 €

Das Wellness- und Tagungsdomizil liegt am Lindauer Hafen und verfügt über wohnliche Zimmer mit alpenländischem Charme sowie exklusiv ausgestattete Themensuiten, teils mit eigener Sonnenterrasse. Im stylishen „Swiss Lifestyle Restaurant“ werden frische Fischgerichte und ausgesuchte Bodenseeweine angeboten.

Restaurant Valentin **Neu!** — www.valentin-lindau.de

VARTA-TIPP Küche

In der Grub 28a (B2), PLZ 88131, **T 08382 5043740**
28 | Hauptgericht 17–35 €, Menü 44–99 € | Mo-Sa

Ausgesprochen gut speisen Sie in dem mit viel Weiß aufgehellten Gewölbekeller im Herzen der Altstadt. Die Küche ist frisch, innovativ und modern. Die aus guten Bioprodukten zubereiteten Gerichte gibt es à la carte oder als Menü. Man hat auch eine individuell zusammengestellte Weinkarte. Dazu ein freundlicher, geschulter Service.

Schachener Hof — www.schachenerhof-lindau.de

VARTA-TIPP Küche

Schachener Straße 76, PLZ 88131 (OT: Bad Schachen), **T 08382 3116**
60 | Hauptgericht 15–39 €, Menü 31–75 € | 2.1.–8.2.21

Der herzliche Charme und die familiäre Atmosphäre sind in diesem Haus allgegenwärtig. Thomas W. Kraus bietet eine schmackhafte Regionalküche mit mediterranem Einschlag, die bei einer breiten Genießerschaft großen Anklang findet. Auf der Karte locken Gerichte wie „Rinderfilet mit australischem Wintertrüffel und Kartoffel-Bergkäseravioli“. In den gepflegten Gästezimmern kann man sehr gut übernachten.

Alte Post — www.alte-post-lindau.de

Fischergasse 3 (C2), PLZ 88131 (OT: Auf der Insel), **T 08382 93460**
80 | Hauptgericht 9–21 €, Menü 18–57 € | Mo, Mi-So Di

Liebenswürdige Adresse mit herzlicher Gastfreundschaft. Hier isst man regional, saisonal und biologisch. Ob Steirischer Backhendl-Salat, Wiener Schnitzel vom Kalbsrücken oder fangfrisches Felchenfilet – wir können so ziemlich alles empfehlen! Übernachten können Sie in einem der zeitgemäß ausgestatteten Zimmer.

Eil.Gut.Halle — www.eilguthalle.li

Schützingerweg 2 (B3), PLZ 88131, **T 08382 9111229**
Hauptgericht 16–29 € | Sa-So Mo-So

»

Tages- und Eventgastronomie in direkter Seelage am Lindauer Hafen. Frische Zutaten von heimischen Produzenten und Lieferanten sind die Grundlage der regionalen und internationalen Gerichte, die hier serviert werden. Sehr zu empfehlen sind die Fleisch- und Fischspezialitäten vom Josper-Grill. Tipp: Preisgünstiges Mittagsmenü.

LINDENBERG I. ALLGÄU 66 A www.lindenberg.de

Bayern | EW 11.148 | 764 m Scheidegg 4 km, Hergatz 6 km
T 08381 9284310
Dt. Hutmuseum, neobarocke Stadtpfarrkirche, Waldsee (höchstgelegener Moorbadesee Deutschlands).

Lindenberger Hof www.hotel-lindenberger-hof.de

★★★ S garni

Hauptstraße 50, PLZ 88161, **T 08381 3040,** F 7498
31 Zimmer | Ez 54–77 €, Dz 92–127 €

Gepflegter Familienbetrieb mit zeitgemäß ausgestatteten Zimmern und verkehrsgünstiger Lage im Dreiländereck Deutschland - Österreich - Schweiz. Gemütliche Gaststuben im regionalen Stil. Die Speisekarte bietet bürgerliche Gerichte und internationale Klassiker.

Waldsee www.hotel-waldsee.de

★★★ S garni

Austraße 41, PLZ 88161, **T 08381 92610,** F 926144
17 Zimmer | 1 Suite | Ez 65–83 €, Dz 99–130 €, bis 7,00 €

Ausgesprochen idyllisch liegt dieses charmante kleine Hotel inmitten einer herrlichen Naturkulisse. Die Zimmer sind individuell im romantischen Stil eingerichtet. Wohlfühlatmosphäre bietet das Restaurant „Bacalau“ mit Seeblick. Hier gibt es fangfrischen Fisch und saisonale Spezialitäten.

LINGEN (EMS) 20 B www.lingen.de

Niedersachsen | EW 55.000 | 23 m Meppen 20 km, Nordhorn 20 km
T 0591 9144144
Marktplatz, hist. Rathaus mit Glocken- und Figurenspiel, Bürgerhäuser, Emslandmuseum, Kunsthalle, Wasserturm, Schloss Herzford.

Looken Inn www.looken-inn.de

★★★★ S garni

Bernd-Rosemeyer-Straße 21, PLZ 49808, **T 0591 807300,** F 80730499
99 Zimmer | 24 h

Historisch angehaucht und stylish zugleich präsentiert sich dieses zeitgemäße Businesshotel im Herzen der Stadt. Die Zimmer überzeugen durch ihren gelungenen Mix aus moderner Linienführung, hellen Farben und freundlichen Details. Südamerikanische Esskultur bietet das Steakhaus „Vaquero“.

Zum Märchenwald www.hotel-zum-maerchenwald.de

€ Gut & Günstig S garni

Vennestraße 25, PLZ 49809, **T 0591 912840,** F 9128450
48 Zimmer | Ez ab 59 €, Dz ab 59 €

Ein traditioneller Familienbetrieb mit gepflegten Gästezimmern. Zum Hotel gehören ein Wintergarten (Restaurant mit regionaler Küche), eine Lounge, eine Sonnenterrasse, eine urige Kneipe sowie ein gemütliches Kaminzimmer.

LINSENGERICHT 42 C www.linsengericht.de

Hessen | EW 9.891 | 145 m Gelnhausen 2 km, Hanau 22 km
T 06051 7090

Der Löwe www.derloewe.com

Dorfstr. 20, PLZ 63589 (OT: Eidengesäß), **T 06051 71343**
70 | Hauptgericht 19–30 €, Menü 36–62 € | Sa-So Mi-So Mo, Di 18.–31.1.21

Inhabergeführtes Haus mit gemütlichen Gaststuben im rustikalen Stil, das auf eine über 120-jährige bewegte Vergangenheit zurückblicken kann. Der freundliche Service offeriert regionale Gerichte von sehr guter Qualität. Bei Gästen sehr beliebt ist das sonntägliche Brunchbuffet.

LINTHE 26 C www.amt-brueck.de

Brandenburg | EW 873 | 50 m Luckenwalde 38 km, Potsdam 41 km
T 033844 62158

Linther Hof www.linther-hof.de

★★★ S garni

Chausseestraße 20, PLZ 14822, **T 033844 7670,** F 76722
17 Zimmer | Ez 83–125 €, Dz 120–165 €

Familiengeführtes Hotel mit langer Tradition und ländlich-gediegener Zimmerausstattung. Gemütliches Restaurant mit regionaler Küche. Hübsch begrünter Hofgarten.

LIPPSPRINGE, BAD 31 A www.bad-lippspringe.de

Nordrhein-Westfalen | EW 15.203 | 140 m Paderborn 9 km, Detmold 18 km
T 05252 97700

Park Hotel & Spa www.parkhotel-lippspringe.de

★★★★ S garni

Peter-Hartmann-Allee 4, PLZ 33175, **T 05252 9630,** F 963111
135 Zimmer | 4 Suiten | Ez 104–154 €, Dz 153–193 € | 24 h

Wellness- und Urlaubshotel mit modernen Zimmern und Juniorsuiten. Idyllische Gartenanlage mit Naturschwimmteich und Liegewiese. Im eleganten Restaurant „karl" direkt am Kaiser-Karls-Park wird regionale Küche mit mediterranen Einflüssen serviert.

LIPPSTADT 30 B www.lippstadt.de

Nordrhein-Westfalen | EW 70.885 | 75 m Rheda-Wiedenbrück 19 km, Paderborn 33 km
T 02941 58515
Stadtmuseum, Stiftsruine, ev. Marienkirche, Stiftskirche Cappel, Wasserschlösser Overhagen und Schwarzenraben, Burgruine Lipperode.

Lippischer Hof www.bestwestern.de

★★★ S garni

Cappelstraße 3, PLZ 59555, **T 02941 97220,** F 9722499
49 Zimmer | Ez 70–96 €, Dz 96–120 €, 7,50–13,00 € | 24 h

Gepflegtes Geschäfts- und Businesshotel in ruhiger Innenstadtlage. Zweckmäßige Zimmer mit zeitgemäßer Austattung. Rustikale Bier- und Weinbar.

Fellini
www.fellini-lippstadt.de

Cappelstraße 44a, PLZ 59555, **T 02941 924150**
38 | Hauptgericht 14–37 € | Mo-Sa ⊘ So

In einem schmucken Fachwerkhaus direkt im Altstadtkern befindet sich dieses italienische Ristorante. Hier trifft historisches Fachwerk auf helles, modernes Design. Die wechselnde Speisekarte offeriert schmackhafte Gerichte unter Verwendung frischer, saisonaler Produkte. Idyllische Terrasse im Hinterhof.

LÖBAU 37 C
www.loebau.de

Sachsen | EW 15.531 | 263 m
T 03585 4500
Bautzen 19 km, Görlitz 21 km

Berg-Gasthof Honigbrunnen
www.honigbrunnen.de

Löbauer Berg 4, PLZ 02708, **T 03585 4139130,** F 4139139
23 Zimmer | 2 Apartments | Ez 62 €, Dz 100 €, exkl. Frühstück, 8,00 € | ⊘ 24.12.20

Das im schweizerischen Baustil sanierte Haus ist ein architektonisches Glanzstück in herrlicher Panoramalage. Das Hotel beherbergt geschmackvolle Gästezimmer und ein behagliches Restaurant mit großzügig angelegter Terrasse.

LOHMAR 40 A
www.lohmar.de

Nordrhein-Westfalen | EW 29.679 | 64 m
T 02246 150
Siegburg 4 km, Bonn 16 km

Schloss Auel
www.schlossauel.de

VARTA-TIPP Ambiente

Haus Auel 1, PLZ 53797 (OT: Wahlscheid), **T 02206 60030,** F 6003222
30 Zimmer | 8 Suiten | 1 Apartment | Ez 80–115 €, Dz 130–150 €, exkl. Frühstück, 15,00 €

Die romantische Wasserburg von 1391 fungiert heute als Hotel mit angeschlossenem 27-Loch-Golfplatz. Sie logieren in individuell und stilgerecht gestalteten Zimmern, die mit wertvollen Antiquitäten und erlesenen Stoffen ausgestattet sind. Historische Restauranträume mit schöner Schlossterrasse. Golfer, die im Haus wohnen, erhalten einen Nachlass auf das Greenfee.

Gasthaus Scheiderhöhe Neu!
www.gasthaus-scheiderhoehe.de

Scheiderhöher Straße 49, PLZ 53797, **T 02246 18892**
Hauptgericht 17–37 € | Mo, Do-So ⊘ Di, Mi

Im behaglichen Fachwerkhaus mit Wintergarten und lauschigem Biergarten offeriert der Patron eine moderne Gasthausküche unter Verwendung nachhaltiger, regionaler Produkte. Auf der Speisekarte klingt das z.B. so: „Isländischer Heilbutt | eingelegte Wachsbohnen | Jalapeno-Beurre-Blanc | geräucherte Kartoffeln". Dazu gibt es frisch gezapftes Bier vom Fass oder einen heimischen Ahr-Wein.

LOHMEN 36 D
www.lohmen-sachsen.de

Sachsen | EW 3.200 | 204 m
T 03501 581024
Pirna 7 km, Sebnitz 10 km

Berghotel Bastei
www.berghotel-bastei.de

★★★★

PLZ 01847, **T 035024 7790,** F 779481
64 Zimmer | 1 Suite | Ez 70–105 €, Dz 100–152 € | 24 h

Haus in Einzellage mit herrlichem Blick auf Bastei und Elbtal. Zeitgemäße Zimmer unterschiedlicher Größe mit Naturholzmöbeln. Großzügiger Wellnessbereich mit Panorama-Saunalandschaft. Panoramarestaurant mit regionaler und internationaler Küche.

LÖHNE 22 C
www.loehne.de

Nordrhein-Westfalen | EW 40.000 | 65 m — Vlotho 10 km, Bielefeld 20 km
T 05732 100359
Wasserschloss Ulenburg, Mühlenhofanlage Rürupsmühle, Mühlen-Museum Kemena, hist. Bauernhäuser.

Wim's Bistro-Restaurant
www.hotel-schewe.de

Dickendorner Weg 48, PLZ 32584 (OT: Ort), **T 05732 98030**
50 | Hauptgericht 7–25 €, Menü 20–30 € | Mo-Sa So

Unkompliziert und familiär geht es zu in diesem liebevoll dekorierten Bistro-Restaurant. Geboten wird marktfrische deutsche und mediterrane Küche. Die schmeckt übrigens auch an schönen Sommertagen auf der kleinen Terrasse.

LOHR 52 A
www.lohr.de

Bayern | EW 16.000 | 161 m — Hammelburg 31 km, Aschaffenburg 38 km
T 09352 848465
Schloss mit Spessartmuseum, Schulmuseum, Isolatorenmuseum, Stadtturm, Fischerviertel, Wallfahrtskirche Maria Buchen, Hist. Altstadt.

Bundschuh
www.hotelbundschuh.de

★★★S

Am Kaibach 7, PLZ 97816, **T 09352 87610,** F 876139
38 Zimmer | Ez 57–89 €, Dz 89–136 €

Ruhiges, persönlich geführtes Haus mit familiärer Atmosphäre. Individuell eingerichtete Zimmer mit moderner Ausstattung und kostenlosem WLAN. Große Gartenanlage mit Liegewiese und Sonnenterrasse.

Spessarttor
www.hotel-spessarttor.de

Wombacher Straße 140, PLZ 97816 (OT: Wombach), **T 09352 87330,** F 873344
30 Zimmer | 3 Suiten | Ez 48–80 €, Dz 65–105 €

Persönlich geführtes Haus in ruhiger, grüner Lage am Rande des Spessarts. Komfortabel ausgestattete Zimmer im Haupt- und Nebenhaus mit kostenlosem WLAN und teils mit Balkon.

Spessarttor

80 | Hauptgericht 10–22 €, Menü 18–46 € | Mi-So

Ländlich-gemütlich eingerichtete Gaststuben mit behaglichem Ambiente. Auf der Speisekarte stehen bodenständige fränkische Gerichte mit internationalen Akzenten. Gute Weinauswahl.

LONGUICH 49 A
www.longuich-kirsch.de

Rheinland-Pfalz | EW 1.300 | 125 m Trier 10 km, Wittlich 25 km
T 06502 1716

WeinKulturgut Longen-Schlöder
www.longen-schloeder.de

garni

Kirchenweg 9, PLZ 54340 (OT: Kirsch), **T 06502 8345,** F 95166
20 Zimmer | Ez 75–110 €, Dz 100–160 €

Das nahe am Ufer der Mosel gelegene, familiengeführte Hotel bietet helle, funktional eingerichtete Zimmer in Form von kleinen Winzerhäuschen und eine stimmungsvolle Vinothek. Hauseigener Weinberg, dessen Erzeugnisse vor Ort probiert und gekauft werden können.

LÖNINGEN 21 A
www.loeningen.de

Niedersachsen | EW 12.932 | 22 m Haselünne 23 km, Cloppenburg 25 km
T 05432 80370
St.-Vitus-Kirche, Galerie, Brunnen, Windmühle, Skulpturengarten, Alte Wasserpumpe, Hist. Stadtpfad.
Weitere Empfehlungen unter Herzlake.

Rüwe
www.hotel-ruewe.de

★★★S garni

Parkstraße 15, PLZ 49624, **T 05432 94200,** F 942011
11 Zimmer | Ez ab 64 €, Dz ab 94 € | 24 h

Kleines, privat geführtes Hotel in der Stadtmitte von Löningen. Wohnliche, sehr gepflegte Gästezimmer, teils mit Balkon. Restaurant mit regionaler Küche und Sommerterrasse.

LORCH 40 D
www.lorch-rhein.de

Hessen | EW 3.800 | 80 m Rüdesheim 13 km, St. Goarshausen 16 km
T 06726 8399249

Hotel im Schulhaus
www.hotel-im-schulhaus.com

★★★S garni

Schwalbacher Str. 41, PLZ 65391, **T 06726 807160,** F 807162222
44 Zimmer | 1 Suite | Ez 79–135 €, Dz 95–155 € | 10.1.–5.2.21

Wie der Name bereits verrät, wohnen Sie hier in einer ehemaligen Schule, die zu einem Hotel umgebaut wurde. Neuzeitlich eingerichtete Gästezimmer - wahlweise mit Blick auf den Rhein, die Burgruine Nollig oder ins wildromantische Wispertal. Auch Wanderer und Radfahrer sind willkommen.

LÖRRACH 64 A
www.loerrach.de

Baden-Württemberg | EW 48.307 | 294 m Basel (Schweiz) 10 km, Zürich (Schweiz) 83 km
T 07621 9408965
Ev. Stadtkirche, Skulpturenweg durch die Innenstadt, Burgruine Rötteln (417 m, 4 km N), Burghof.
Weitere Empfehlungen unter Inzlingen.

Steigenberger Hotel Stadt Lörrach
www.hotel-stadt-loerrach.de

★★★★S garni

Belchenstraße 19a, PLZ 79539, **T 07621 592040,** F 5924111
223 Zimmer | 32 Suiten | 45 Apartments | Ez 109–179 €, Dz 119–199 €, 18,00–36,00 € | 24 h

In dem imposanten Hotelturm nahe dem Hauptbahnhof erwarten Sie modern eingerichtete Zimmer mit klaren Linien und dezenten Farben. Netter Sauna- und Fitnessbereich in der 20. Etage mit tollem Panoramablick weit über die Dächer der Stadt. **Achtung: Bei Redaktionsschluss für diese Buchausgabe war das Hotel auf Grund der COVID-19-Pandemie noch geschlossen.**

Drei König
www.hotel-dreikoenig.de

★★★★★S garni

Basler Straße 169, PLZ 79539, **T 07621 5504790**
17 Zimmer

In der Lörracher Fußgängerzone direkt am Marktplatz erwartet Sie dieses Hotel mit seinen neuzeitlich eingerichteten Zimmern. Rezeption und Frühstücksbereich im 2. Obergeschoss. Gutes Frühstück.

Villa Elben
www.villa-elben.de

★★★★★S garni

Hünerbergweg 26, PLZ 79539, **T 07621 577080,** F 5770877
34 Zimmer | Ez ab 91 €, Dz ab 99 €

Seit über 60 Jahren familiengeführte Jugendstilvilla mit modernem Anbau inmitten eines ruhigen Parks mit Sicht auf Lörrach und Basel. Elegante Zimmer mit eigenem Balkon und kostenfreiem WLAN. Herrliche Dachterrasse mit großer Chill-Out-Lounge und eigener Bar.

Maien
www.maien-loerrach.de

Dorfstr. 49, PLZ 79539 (OT: Tüllingen), **T 07621 2790**
60 | Hauptgericht 16–35 €, Menü 22–55 € | Mi-So Mo, Di

Das charmante Gasthaus in exponierter Panoramalage bietet individuell gestaltete Hotelzimmer und behagliche Gaststuben. Hier genießen Sie eine typische Markgräfler Küche mit internationalen Einflüssen. Im Sommer lockt die lauschige Gartenterrasse über den Dächern Lörrachs.

Villa Feer
www.villa-feer.com

Beim Haagensteg 1, PLZ 79541 (OT: Brombach), **T 07621 5791077**
Hauptgericht 22–34 € | Do-So Do-Sa Mo, Di, Mi

Lust auf sorgfältig gekochte, leichte internationale Küche? Dann wird es Ihnen in diesem sympathischen Restaurant schmecken. Ein kleiner erster Eindruck: „Gefüllte Zucchini mit Feta-Crumble, Thymiandonuts und Auberginencreme“ oder „Gerösteter Seeteufel mit Limetten-Couscous, Baby-Paprika, Mangold und Blumenkohl-Kurkumacreme“.

LOSHEIM AM SEE 49 A
www.losheim-saarschleifenland.de

Saarland | EW 15.821 | 300 m — Merzig 11 km, Wadern 14 km
T 06872 9018100

Hochwälder Wohlfühlhotel
www.hochwaelder-wohlfuehlhotel.de

★★★★S garni

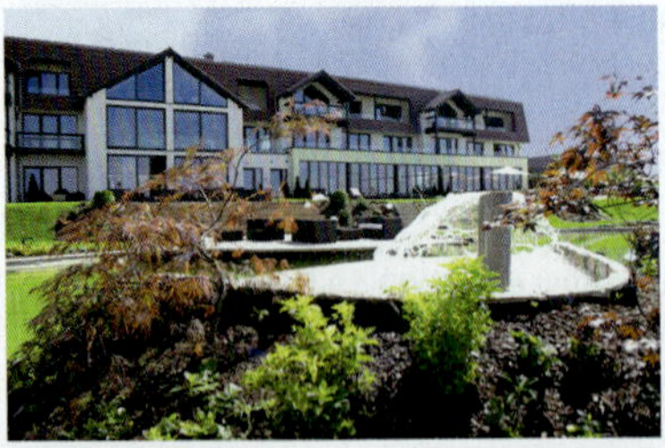

Zum Stausee 192, PLZ 66679,
T 06872 96920, F 9692200
62 Zimmer | 6 Suiten
Ez 84–92 €, Dz 128–138 € | 24 h

Dieses gepflegte Hotel bietet moderne, lichtdurchflutete Zimmer mit herrlicher Aussicht auf den See oder Blick zum Hochwald. Kleiner Wellnessbereich mit Saunawelt und verschiedenen Kosmetikangeboten. Hübsches Restaurant. Kaminbar.

La Küsine
www.lakuesine.de

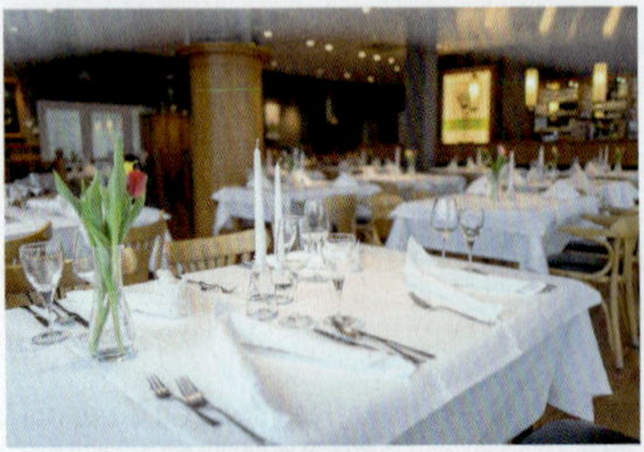

Zur Küs 1, PLZ 66679, **T 06872 505505**
82 | Hauptger. 13–31 € | Di-Fr, So Di-So Mo

In der Bundeszentrale der „KÜS" befindet sich dieses Restaurant - einladend das helle, mediterran angehauchte Ambiente des Raumes, ebenso die Terrasse! Serviert werden leckere Gerichte aus frischen und naturbelassenen Produkten, so z.B. „Kotelett vom Landschwein mit Schalottenjus, karamellisierten Möhren und Süßkartoffel-Pommes".

LOSSBURG 57 C
www.lossburg.de

Baden-Württemberg | EW 7.450 | 666 m
T 07446 950460
Freudenstadt 8 km, Karlsruhe 86 km

Landgasthof Hirsch
www.hirsch-lossburg.de

★★★S garni

Hauptstraße 5, PLZ 72290, **T 07446 95050,** F 950555
43 Zimmer | Ez 59–109 €, Dz 89–149 €, 6,50–13,00 €

Familienbetrieb mit über 400-jähriger Tradition. Die freundlichen Landhauszimmer verfügen über zeitgemäßen Komfort. Behagliches Restaurant mit regional-saisonaler Küche. Lauschiger Sommergarten.

LOTTSTETTEN 65 A
www.lottstetten.de

Baden-Württemberg | EW 2.278 | 442 m
T 07745 920121
Schaffhausen (Schweiz) 11 km, Waldshut 36 km

Gasthof Zum Kranz
www.gasthof-zum-kranz.de

Dorfstraße 23, PLZ 79807 (OT: Nack), **T 07745 7302**
50 | Hauptgericht 26–38 €, Menü 45–90 € | Mo, Do-So

Behagliches Ambiente, gepflegte Tischkultur und gute Küche, die einen schmackhaften Mix aus Regionalem und Internationalem bietet. Dazu ein ansprechendes Weinangebot sowie eine gute Digestifauswahl mit feinen Destillaten aus der eigenen Brennerei.

LÖWENBERGER LAND 26 B www.loewenberger-land.de

Brandenburg | EW 7.975 | 51 m
T 033094 6980
Neuruppin 20 km, Oranienburg 20 km

Schloss & Gut Liebenberg www.schloss-liebenberg.de

Parkweg 1a, PLZ 16775 (OT: Liebenberg), **T 033094 7000,** F 700599
63 Zimmer | 1 Suite | Ez ab 109 €, Dz ab 169 € | 24 h

Originalgetreu und liebevoll restauriertes Schloss inmitten einer weitläufigen Grünanlage. Individuell, stilvoll und wohnlich eingerichtete Zimmer mit kostenlosem WLAN. Restaurant mit saisonal ausgerichteter Regionalküche.

LÜBBEN (SPREEWALD) 27 C www.luebben.de

Brandenburg | EW 14.144 | 50 m
T 03546 3090
Cottbus 53 km, Frankfurt/Oder 68 km
Schlossinsel Lübben mit Museum, Postmeilensäule, Paul-Gerhardt-Kirche, Spree Lagune, Wasserspielplatz, Paul-Gerhardt-Zentrum, Hain mit LIUBA-Stein.

Strandhaus www.strandhaus-spreewald.de

★★★★S

Ernst-von-Houwald-Damm 16, PLZ 15907, **T 03546 7364,** F 226399
20 Zimmer | 4 Suiten | Ez 108–168 €, Dz 148–228 €

Das Haus ist ansprechend in behaglich-modernem Stil gehalten: klare Linien kombiniert mit warmen Farbtönen und viel Holz. Die geräumigen Nichtraucherzimmer verfügen entweder über einen Balkon oder eine Terrasse. Für Entspannung sorgt ein kleiner SPA-Bereich. Regionale und deutsche Küche wird im Restaurant serviert.

LÜBBENAU/SPREEWALD 36 B www.luebbenau-spreewald.com

Brandenburg | EW 16.086 | 52 m
T 03542 887040
Lübben 13 km, Cottbus 35 km
Hist. Stadtkern, Barocke Kirche, Schlossbezirk, Torhaus, Gurken- und Bauernhausmuseum, Freilandmuseum, Haus für Mensch und Natur.

Schloss Lübbenau www.schloss-luebbenau.de

★★★★

Schlossbezirk 6, PLZ 03222, **T 03542 8730,** F 873666
64 Zimmer | 12 Suiten | 3 Apartments | Ez ab 90 €, Dz ab 140 € | 24 h

Ruhige Lage im Landschaftspark. Stilvolle, individuell gestaltete Gästezimmer, die sich auf das Schloss und den Marstall verteilen. Im Schloss-Restaurant „Linari" mit schöner Schlossterrasse werden regionale und internationale Spezialitäten serviert.

Hotel Spreewelten Neu! www.spreewelten.de

★★★★

Alte Huttung 13, PLZ 03222, **T 03542 894160,** F 894166
60 Zimmer

Das Familien- und Themenhotel wurde im Stil eines Dreiseitenhofs mit Gutshaus und Speicher errichtet. Es bietet geräumige Zimmer und Apartments mit zeitgemäßem Komfort. Typische Blaudruckmotive des Spreewaldes ziehen sich durchs ganze Haus. Der Eintritt in das benachbarte Freizeitbad Spreewelten (über einen Bademantelgang erreichbar) ist für Hotelgäste kostenfrei.

Ebusch
www.hotel-ebusch.de

★★★★ garni

Topfmarkt 4, PLZ 03222, **T 03542 3670,** F 2706
9 Zimmer | Ez ab 140 €, Dz ab 140 €

In dem denkmalgeschützten Gebäude direkt am Topfmarkt verbindet sich barockes Retro-Ambiente mit modernem technischen Komfort. Die extravaganten Zimmer sind unterschiedlich geschnitten und individuell eingerichtet. Morgens erwartet Sie ein sehr gutes Frühstück mit frischen, heimischen Produkten. E-Bike-Verleih.

Hotel Nordic Spreewald
www.nordic-spreewald.de

★★★

Hauptstr. 33, PLZ 03222 (OT: Zerkwitz), **T 03542 42441,** F 1297691
11 Zimmer | 1 Suite | 1 Apartment | Ez 52–78 €, Dz 75–109 €

Ein inhabergeführtes Haus in ruhiger Stadtrandlage. Sie übernachten in gepflegten Zimmern und Apartments. Eine schöne Rückzugsmöglichkeit für Gäste ist der große Hotelgarten mit verschiedenen Obstbäumen.

Spreewaldeck
www.spreewaldeck.de

★★★

Dammstraße 31, PLZ 03222, **T 03542 89010,** F 890110
27 Zimmer | 1 Suite | 24 h

Kleines, familiengeführtes Hotel - nur 300 Meter vom Kahnfährhafen entfernt. Gepflegte Gästezimmer, Restaurant mit Spreewald-typischer Küche und Biergarten. Das Ausleihen von Fahrrädern und Paddelbooten ist möglich.

LÜBECK 16 A
www.luebecker-verkehrsverein.de

Schleswig-Holstein | EW 209.818 | 13 m — Hamburg 65 km, Kiel 75 km
T 0451 72300
UNESCO-Weltkulturerbe: Mittelalterlicher Stadtkern mit Rathaus, Holstentor, Burgkloster, Jakobikirche, St.-Petri-Kirche (Aussichtsturm) und Heiligen-Geist-Hospital, Marienkirche, Buddenbrookhaus mit Barockfassade, Dom, St.-Annen-Museum und Kunsthalle, Günter-Grass-Haus, Museum für Puppentheater, Stadtteil Travemünde.

A-ROSA Travemünde
www.a-rosa-resorts.de

VARTA-TIPP Ambiente

Außenallee 10, PLZ 23570 (OT: Travemünde), **T 04502 30700,** F 3070700
191 Zimmer | 39 Suiten | Ez 158–278 €, Dz 235–358 € | 24 h

Das denkmalgeschützte ehem. Kurhaus und heutige Grandhotel gehört zweifellos zu den schönsten Wellness-Domizilen an der Ostsee. Die komfortabel ausgestatteten Gästezimmer, das sehr gute Frühstück sowie der exklusive, 4.500 qm große SPA-Bereich lassen die Herzen von anspruchsvollen Feriengästen höher schlagen.

Weinwirtschaft
www.weinwirtschaft-travemuende.de

T 04502 3070847
48 | Hauptgericht 14–27 €, Menü ab 35 € | Sa-So Mo, Mi-So Di

Im À-la-carte-Restaurant des Hotels geht es locker und ungezwungen zu. Hier kommt das Beste aus den deutschsprachigen Weinanbaugebieten ins Glas und auf den Teller. Wie wäre es z.B. mit „Geschmortem Lammhäxle in Bergwiesenheu-Sauce mit Tomaten-Bohnen-Spinatgemüse"? Sehr beliebt sind die sogenannten Winzerabende.

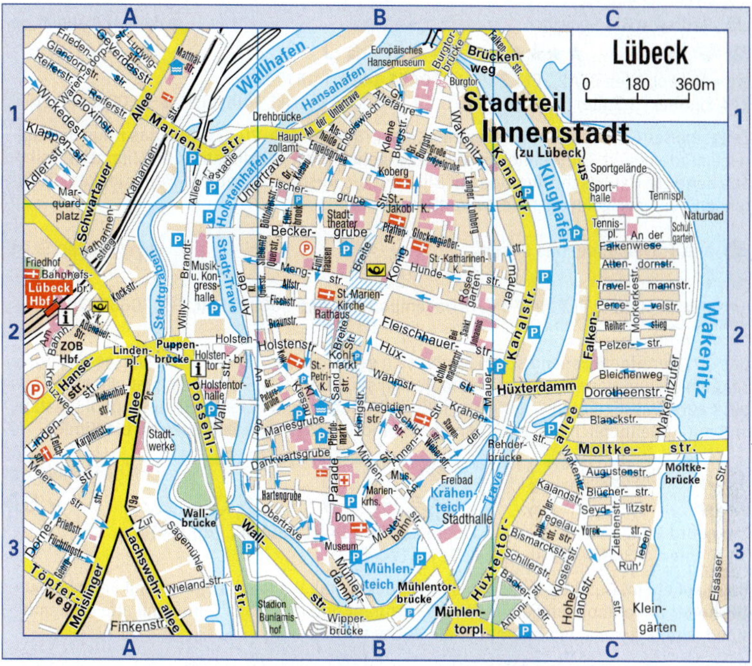

Atlantic Grand Hotel Travemünde

www.atlantic-hotels.de

Kaiserallee 2, PLZ 23570 (OT: Travemünde), **T 04502 3080,** F 308500
73 Zimmer | 15 Suiten | Ez 129–269 €, Dz 199–409 €, ab 26,00 € | 24 h

Direkt an der Strandpromenade empfängt Sie dieses modernisierte Traditionshaus. Es bietet stilvoll ausgestattete Zimmer und Suiten mit modernen Annehmlichkeiten. Das denkmalgeschützte Kaminzimmer steht exklusiv für private oder geschäftliche Anlässe zur Verfügung. Im Restaurant „Holstein's" werden norddeutsche und internationale Gerichte serviert.

Atlantic

www.atlantic-hotels.de/luebeck

Schmiedestraße 9-15 (B2), PLZ 23552 (OT: Altstadt), **T 0451 384790,** F 38479500
135 Zimmer | Ez 139–209 €, Dz 149–219 €, 18,00 € | 24 h

Business- und Stadthotel im Herzen der hist. Altstadt. Moderne Gästezimmer mit geschmackvollem Interieur-Design. Umfangreiches Tagungs- und Veranstaltungsangebot. Das Restaurant „SALIS" serviert Fischgerichte und Steak-Spezialitäten vom Lavasteingrill.

Park Inn

www.parkinn.de/hotel-luebeck

Willy-Brandt-Allee 1-5 (A2), PLZ 23554, **T 0451 15040,** F 1504111
156 Zimmer | 3 Suiten | Ez 98–170 €, Dz 98–170 €, exkl. Frühstück, 18,00 € | 24 h

Modernes Businesshotel gegenüber der Musik- und Kongresshalle mit geräumigen und neuzeitlich ausgestatteten Zimmern. Im Restaurant „La Baracca" mit außergewöhnlichem sechseckigen Grundriss wird italienische Küche serviert.

Radisson Blu Senator
www.senatorhotel.de

★★★★★

Willy-Brandt-Allee 6 (A2), PLZ 23554, **T 0451 1420,** F 1422222
224 Zimmer | 3 Suiten | Ez 138–186 €, Dz 138–186 €, exkl. Frühstück, 22,00 € | 24 h

Zeitgemäßes Geschäftshotel in zentraler, aber ruhiger Lage. 2020 wurde das Haus umfangreich modernisiert. Sie wohnen in stilvoll eingerichteten, vollklimatisierten Zimmern. Toll das beheizte Hallenschwimmbad mit Blick auf die Altstadt. Bei gutem Wetter locken die direkt an der Trave gelegenen Restaurantterrassen.

a-ja Travemünde. Das Resort.
www.ajaresorts.de

Am Leuchtenfeld 7, PLZ 23570 (OT: Travemünde), **T 040 300322220,** F 3070662220
242 Zimmer

Das 2018 eröffnete Ferienresort befindet sich genau an der Mündung von Ostsee und Trave. Zeitgemäß, funktional und schlicht im Design sind die Gästezimmer, die fast alle einen Ausblick aufs Wasser bieten. 2.000 qm großer SPA-Bereich mit Innen- und Außenpool. Restaurant mit Außenbereich und extra Familienbereich mit Spielmöglichkeiten für die Kinder.

Friederikenhof
www.friederikenhof.de

Langjohrd 15-19, PLZ 23560 (OT: Oberbüssau), **T 0451 800880,** F 80088100
30 Zimmer | 3 Suiten | Ez ab 100 €, Dz ab 120 €

Hotel auf ehem. Gutshof direkt am Elbe-Lübeck-Kanal. Wohnliche Zimmer mit liebevoll ausgewählter Dekoration. Im gemütlichen Restaurant und im großen Garten mit altem Baumbestand wird regionale und internationale Küche serviert.

Hanseatischer Hof
www.hanseatischerhof.de

★★★★

Wisbystraße 7-9 (↙ A2), PLZ 23558, **T 0451 300200,** F 4791955
205 Zimmer | 2 Suiten | Ez ab 79 €, Dz ab 99 €, exkl. Frühstück, 15,00 € | 24 h

Das ansprechende Stadthotel ist bei Geschäftsreisenden und Kurzurlaubern gleichermaßen beliebt. Edle Kirschbaummöbel und warme Farben bestimmen den Einrichtungsstil der Zimmer und Suiten. Entspannung bietet eine 1.500 qm große Beauty- und Wellnessoase mit Schwimmbad und Saunalandschaft.

Jensen
www.hotel-jensen-luebeck.de

★★★

An der Obertrave 4-5 (B2), PLZ 23552 (OT: Altstadt), **T 0451 702490,** F 73386
42 Zimmer | 1 Suite | Ez 79–93 €, Dz 117–134 € | 24 h

Im hist. Dreieck Lübecks zwischen Trave, Holstentor und den alten Salzspeichern gelegen. Angenehme, wohnliche Atmosphäre in zwei hist. Patrizierhäusern. Maritim gestaltetes Restaurant mit regionaler und internationaler Küche.

Strandschlösschen
www.hotel-strandschloesschen.de

★★★

Strandpromenade 7, PLZ 23570 (OT: Travemünde), **T 04502 75035,** F 75822
31 Zimmer

Eine wohnlich-charmante Ferienadresse direkt an der Strandpromenade. Die maritim angehauchten Zimmer sind individuell und geschmackvoll eingerichtet. Teilweise bieten sie einen unvergleichlichen Blick auf Strand und Meer.

Wullenwever
www.wullenwever.de

VARTA-TIPP Küche

Beckergrube 71 (B2), PLZ 23552, **T 0451 704333**
60 | Hauptgericht 18–35 €, Menü 78–145 € | Di-Sa ⃠ Mo, So

Mitten in der Altstadt in einem Patrizierhaus von 1585 pflegen Roy und Manuela Petermann eine authentische Gastgeberkultur, und das geschieht in kulinarischer Harmonie zu den aktuellen Jahreszeiten. In edel angehauchter, aber trotzdem lässiger Atmosphäre offeriert der Patron ein anspruchsvolles Menü, dessen Gänge kreativ, harmonisch und geschmacklich schön abgestimmt sind. Toll der idyllische Innenhof.

VAI
www.restaurant-vai.de

Hüxstraße 42 (B2), PLZ 23552, **T 0451 4008083**
42 | Hauptgericht 14–36 €, Menü 15–62 € | Mo-Sa ⃠ So

Gehobene internationale Küche in stylish-modernem Ambiente. Das „Panierte Kalbsschnitzel mit Bratkartoffeln und VAI-Mayo" mundet ebenso wie die „Tagliatelle mit Scampi und Venusmuscheln". Unkomplizierter Service. Gutes Weinangebot.

Die Zimberei
www.zimberei.de

Königstr. 5-7 (B2), PLZ 23552, **T 0451 73812**
40 | Hauptgericht 18–35 €, Menü 41–54 € | Di-Sa ⃠ Mo, So

Ein Kaufmannshaus aus dem 13. Jahrhundert beherbergt das modern-elegante Restaurant. Serviert wird eine frische deutsche Küche. Wie wäre es z.B. mit „Rinderfilet mit Brombeer-Chili-Chutney auf Schwenkgemüse, dazu Trüffel-Kartoffelnocken"? Für Veranstaltungen stehen mehrere hist. Festsäle zur Verfügung.

Café Niederegger
www.niederegger.de

Breite Straße 89 (B2), PLZ 23552, **T 0451 5301126**
380 | Hauptgericht 5–13 € | Mo–Fr 9:00–19:00 Uhr, Sa 9:00–18:00 Uhr, So 10:00–18:00 Uhr

Lübecker Institution - bekannt für höchste Konditorenkunst. Außergewöhnliches Torten- und Kuchenbuffet. Klassiker des Hauses: Niederegger Nusstorte sowie feinste Nougat- und Marzipanspezialitäten.

LÜCHOW 24 B
www.luechow-wendland.de

Niedersachsen | EW 9.337 | 16 m
T 05841 1200
Dannenberg 19 km, Schnackenburg 33 km

Katerberg
www.hotel-katerberg.de

★★★★

Bergstr. 6, PLZ 29439, **T 05841 97760,** F 977660
39 Zimmer | Ez 56–99 €, Dz 89–99 €, exkl. Frühstück, 9,50 €

Ein modernes, persönlich geführtes Businesshotel in ruhiger Ortsrandlage. Den Gast erwarten komfortabel eingerichtete Zimmer mit kostenlosem WLAN und ein gutes Frühstück am Morgen.

Field

30 | Menü 75–115 € | Di-Sa Mo, So

Freundlich, geradlinig und unkompliziert das Ambiente, frisch und mediterran die Küche. Dabei legt Patron Salvatore Fontanazza größten Wert auf die Verwendung hochwertiger Produkte. Das Degustationsmenü umfasst 4 bis 7 Gänge. Im „AT HOME BISTRO“ wird das Angebot durch eine Auswahl an à la carte Gerichten ergänzt. Reizvolle Sommerterrasse.

Landgasthof Rieger www.landgasthof-rieger.de

€ Gut & Günstig garni

Dörpstroat 33, PLZ 29488 (OT: Dangenstorf), **T 05883 638,** F 1330
11 Zimmer | 1 Suite | 1 Apartment | Ez 43–59 €, Dz 70–90 €, ab 4,80 €

Familiär geführter, gemütlicher Gasthof in einem denkmalgeschützten Fachwerkhaus. Geräumige, preiswerte Zimmer im Landhausstil mit zweckmäßiger Ausstattung. Restaurant mit regionaler Küche.

LUCKAU 36 A www.niederlausitz.com

Brandenburg | EW 10.231 | 61 m Cahnsdorf 4 km, Ragow/Spree 7 km
T 03544 3050
St.-Nikolai-Kirche, Georgenkapelle, Niederlausitz-Museum, Schmuckgiebelhäuser.

Parkhotel www.parkhotel-cahnsdorf.de

garni

Cahnsdorf 61, PLZ 15926 (OT: Cahnsdorf), **T 03544 50090,** F 500944
24 Zimmer | Ez ab 64 €, Dz ab 84 €

Freundlich geführtes Haus in schöner grüner Lage am Stadtrand. Sachlich eingerichtete Gästezimmer mit zweckmäßiger Ausstattung. Rustikales Restaurant mit gutbürgerlicher Küche und Biergarten.

LUCKENWALDE 26 D www.luckenwalde.de

Brandenburg | EW 20.185 | 48 m Berlin 50 km, Dessau 96 km
T 03371 672500
Stadtkern mit Marktturm, St.-Johannis-Kirche, Ensemble Stadttheater und Schule, Heimatmuseum, Bibliothek im Bahnhof.

Märkischer Hof www.maerkischerhof.de

€ Gut & Günstig garni

Poststraße 8, PLZ 14943, **T 03371 6040,** F 604444
49 Zimmer | 1 Apartment | Ez ab 69 €, Dz ab 89 €

In ein Geschäftshaus integriertes Etagenhotel mit zweckmäßig ausgestatteten Zimmern zu günstigen Preisen. Spezielle Angebote für Gruppenreisen. Bistro für Hausgäste.

LÜDENSCHEID 30 C www.luedenscheid.de

Nordrhein-Westfalen | EW 75.000 | 420 m Hagen 27 km, Iserlohn 29 km
T 02351 171444
Science-Center PHÄNOMENTA, SIKU // WIKING Modellwelt, Altstadt.

VIF - Salzmanns Kleines Restaurant
www.vif-kleines-restaurant.de

Südstraße 70a, PLZ 58509, **T 02351 8947585**
26 | Hauptgericht 29–36 €, Menü 56–95 € | Sa Do-Sa Mo, Di, Mi, So

In angenehmer Atmosphäre werden traditionelle, regionaltypische Gerichte früherer Zeiten neu und leicht interpretiert. Mögen Sie z.B. „Suprême vom Schwarzfederhuhn mit Madeira-Jus, Madrascurry-Crêpe und Möhrenmousseline“? Beachtenswertes Weinangebot. Tischreservierung ratsam.

Kaffeehaus Weßling
www.kaffeehaus-wessling.de

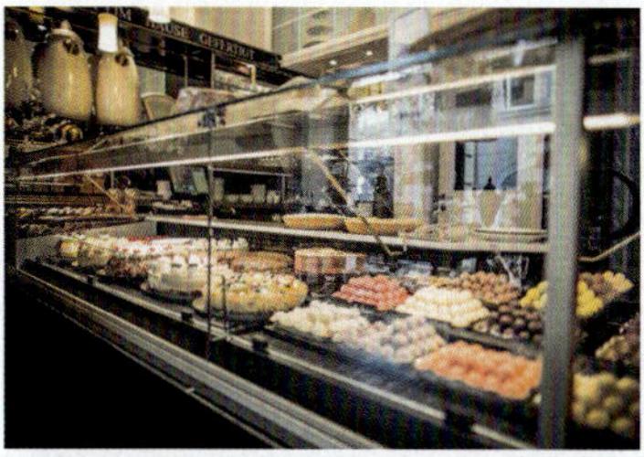

Hochstraße 1A, PLZ 58511, **T 02351 4320898**
34 | Hauptger. 3–7 € | Di–Sa 9:00–18:00 Uhr, So 10:00–17:30 Uhr

Zeitgemäß ausgestattetes Kaffeehaus mit gepflegter Atmosphäre. Im Angebot: ansprechende Frühstücksauswahl, kleine Mittagsgerichte sowie ausgezeichnete Kuchen und Torten. Spezialität: hausgemachte Schokoladenspezialitäten.

LÜDINGHAUSEN 29 B
www.lhmarketing.de

Nordrhein-Westfalen | EW 24.196 | 50 m — Münster 28 km, Dortmund 36 km
T 02591 78008
Kath. Kirche, Burg Lüdinghausen, Blaudruckerei, Wasserburg Vischering, Wasserschloss Nordkirchen (8 km SO), weltgrößter Ammonit in Seppenrade, Rosengarten Seppenrade.

Steverbett Hotel
www.steverbett.de

Borg 26, PLZ 59348, **T 02591 9490300**, F 9490307
47 Zimmer

Das 4-stöckige Hotelgebäude liegt am Rand der Fußgängerzone und verfügt über wohnliche Zimmer in fünf verschiedenen Kategorien. Sämtliche Gästezimmer zeichnen sich durch hochwertige Materialien und ein harmonisches Lichtkonzept aus. Mit dem Eventpavillon B26 steht auch eine großzügige Veranstaltungsfläche zur Verfügung.

Hotel No. 11
www.no11hotel.de

garni

Hermannstr. 11, PLZ 59348, **T 02591 7949176**, F 7949178
7 Zimmer | Ez 70–105 €, Dz 105–125 €

Im Herzen der Altstadt, inmitten der Fußgängerzone, liegt das charmante kleine Hotel. Die individuellen Zimmer sind sehr liebevoll mit vielen originellen Kleinigkeiten ausgestattet. Das Frühstück wird im französisch angehauchten Bistro serviert. Gemütlicher Kaminraum mit Bibliothek.

LUDORF 18 C
www.ludorf-mueritz.de

Mecklenburg-Vorpommern | EW 483 | 67 m — Waren (Müritz) 26 km, Plau am See 36 km
T 039931 800

Gutshaus Ludorf

www.gutshaus-ludorf.de

Rondell 7-8, PLZ 17207, **T 039931 8400,** F 84020
26 Zimmer | 2 Suiten | Ez 76–99 €, Dz 98–180 €

Herrschaftliches Backsteinhaus, das 1698 im Stil der dänischen Klinkerrenaissance erbaut wurde. Geschmackvolles Interieur und zurückhaltende Eleganz prägen dieses hübsche Landhotel. Jedes Zimmer ist individuell gestaltet und fügt sich harmonisch in das Ensemble ein.

Morizaner

60 | Hauptgericht 15–30 €, Menü 40–70 € | Mo-So

Gemütlich eingerichtetes Restaurant im rechten Parterre-Flügel des Gutshauses. Unter Verwendung heimischer Produkte wird hier die typische traditionelle Küche Mecklenburgs zu neuem Leben erweckt - Sie werden sehen, der „Ludorfer Morizanerbraten“ schmeckt ebenso gut wie frischer Fisch aus der Müritz.

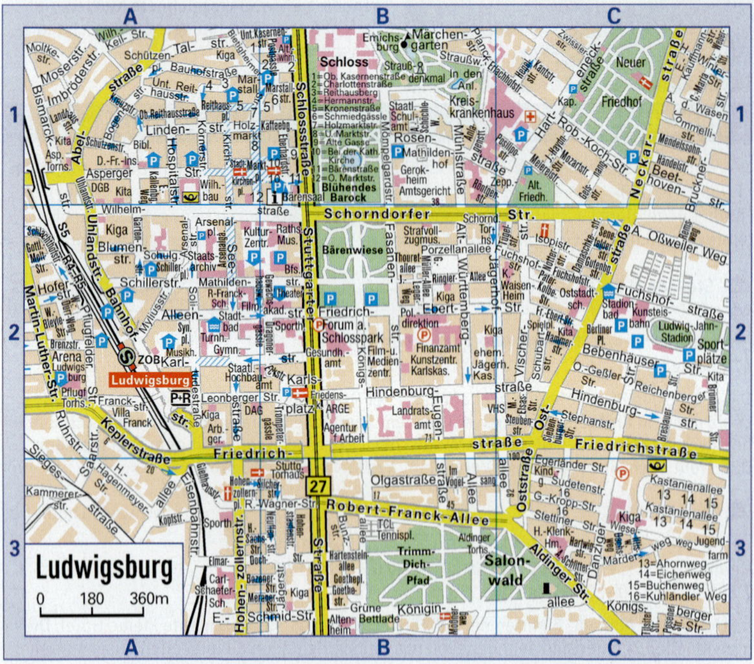

LUDWIGSBURG 58 A

www.ludwigsburg.de

Baden-Württemberg | EW 88.085 | 293 m — Stuttgart 15 km, Heilbronn 36 km
T 07141 9102252
Barocker Marktplatz, Residenzschloss, Gartenschau Blühendes Barock mit Märchengarten, Favoriteschloss und Wildpark, Seeschloss Monrepos, Barockweihnachtsmarkt, Kürbisausstellung, Schlossfestspiele.

Nestor
www.ghotel-group.de/hotels/ludwigsburg

garni

Stuttgarter Straße 35/2 (B2), PLZ 71638, **T 07141 9670,** F 967113
179 Zimmer | 14 Suiten | Ez 79–199 €, Dz 99–219 €, exkl. Frühstück, 19,00 € | 24 h

Der denkmalgeschützte Backsteinbau der ehem. Garnisonsbäckerei aus dem Jahre 1874 zeigt sich heute als großzügiges Businesshotel. Das Haus besticht durch seine lichtdurchflutete Architektur, die modernen und geräumigen Gästezimmer sowie das sehr gut ausgestattete Konferenzzentrum.

Schlosshotel Monrepos
www.schlosshotel-monrepos.de

garni

Domäne Monrepos 22 (↖ A1), PLZ 71634 (OT: Eglosheim), **T 07141 3020,** F 302200
77 Zimmer | 2 Suiten | Ez 90–130 €, Dz 110–190 €, exkl. Frühstück, 26,00 € | 24 h

Modernes Freizeit- und Tagungshotel inmitten einer 250 Hektar großen Parkanlage mit Schloss, See, Golf- und Reitplatz. Hier erwarten Sie attraktive, großzügig geschnittene Zimmer mit zeitgemäßem Komfort. Für Tagungen und private Feierlichkeiten stehen maßgeschneiderte Räumlichkeiten zur Verfügung.

Restaurant Gutsschenke

T 07141 302560
70 | Hauptgericht 26–29 €, Menü 65–75 € | Mo-So

Gemütlich sitzt man sowohl im Innern als auch auf der großzügigen Sommerterrasse unter alten Kastanien. Zum netten Ambiente gibt es schmackhafte, regional inspirierte Speisen, z.B. in Form von „Kalbsleber vom Grill mit Kartoffel-Sahne-Püree, Rotwein-Schalotten und Apfel-Balsamico-Jus“.

Bergamo Hotel Neu!
www.hotel-ludwigsburg.de

€ Gut & Günstig garni

Bauhofstr. 4 (A1), PLZ 71634, **T 07141 6892399**
55 Zimmer | Ez ab 59 €, Dz 69–89 €, exkl. Frühstück

Das 2019 eröffnete Hotel liegt direkt im Zentrum, unweit des Einkaufszentrums Marstall. Die topmodernen Zimmer hat man in nachhaltiger Holzbauweise gefertigt. Bei schönem Wetter lädt die Gartenterrasse zum Frühstück im Freien ein. Ihre Zimmerkarte erhalten Gäste außerhalb der Rezeptionsöffnungszeiten bequem über einen Check-In-Automat.

Post-Cantz
www.post-cantz.de

Eberhardstraße 6 (B1), PLZ 71634, **T 07141 923563**
90 | Hauptgericht 13–31 €, Menü 25–62 € | Mo-Di, Fr-So Mi, Do

Ein urig-gemütliches Traditionsgasthaus mit fast 300-jähriger Geschichte. In familiärer Atmosphäre wird moderne regionale und internationale Küche serviert. Auch schwäbische Klassiker wie Rostbraten, Käsespätzle oder Maultaschen stehen auf der Karte.

LUDWIGSHAFEN 50 D
www.ludwigshafen.de

Rheinland-Pfalz | EW 167.510 | 96 m — Mannheim 6 km, Heidelberg 22 km
T 0621 512035
Rathaus, Theater im Pfalzbau und Pfalzsäule, Prinzregenten-Theater im Hemshof, Theater Hemshof-Schachtel, Wilhelm-Hack-Museum, Hauptbahnhof, Lutherbrunnen, Ebertpark, Friedenspark, Wallfahrtskirche Mariä Himmelfahrt und Schillerhaus in Oggersheim, Maudacher Bruch.
Einen Cityplan finden Sie auf Seite 774.

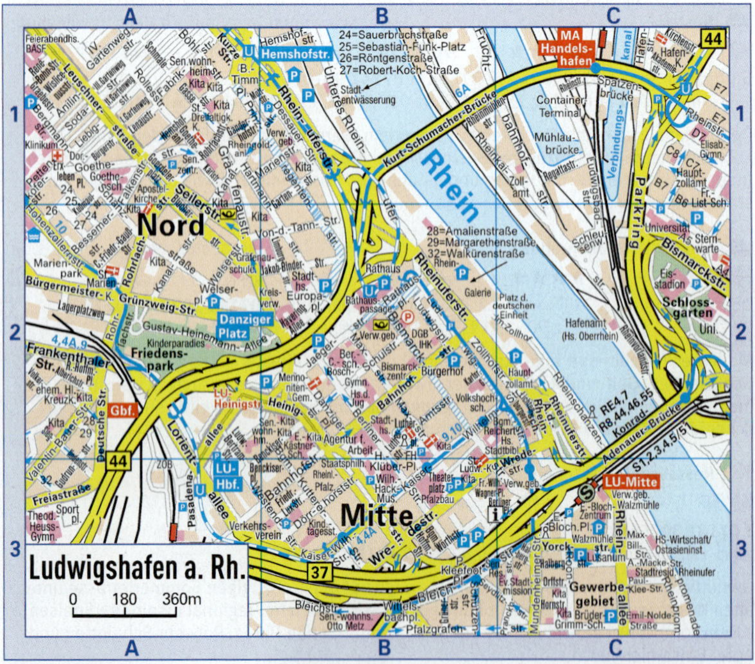

René Bohn

www.renebohn.basf.de

VARTA-TIPP Service

★★★★S

René-Bohn-Straße 4 (A1), PLZ 67063 (OT: Friesenheim), **T 0621 6099100,** F 6099200
91 Zimmer | 8 Suiten | 11 Apartments | Ez 89–200 €, Dz 89–230 €, 28,00 € | 24 h

Das moderne Tagungs- und Businesshotel überzeugt durch sein spektakuläres Innendesign sowie das vorbildliche Service- und Dienstleistungsniveau. Es ist nur wenige Gehminuten vom BASF-Headquarter entfernt. Das Haus bietet wohnliche Gästezimmer und großzügige Living Apartments für Langzeitgäste.

Atable

www.atable.lu

Welserstraße 25 (A2), PLZ 67063 (OT: Hemshof), **T 0621 68556565**
30 | Hauptgericht 30–38 €, Menü 54–85 € | Di-Fr Mo-Sa So

In diesem modern gestalteten Restaurant bietet man eine französisch inspirierte Küche aus frischen Produkten. Auf der Karte stehen so schmackhafte Gerichte wie „Gebratener Steinbutt und Hummer mit Safranfenchel und Hummerravioli" oder „Charolais-Rinderfilet mit Bohnenpanache und Quiche von Roscoff-Zwiebeln". Die Crew im Service überzeugt durch Freundlichkeit und Professionalität.

LUDWIGSLUST 17 C

www.ludwigslust.de

Mecklenburg-Vorpommern | EW 12.233 | 35 m — Perleberg 35 km, Schwerin 36 km
T 03874 526251

Hotel de Weimar
www.hotel-de-weimar.de

Schlossstraße 15, PLZ 19288, **T 03874 4180,** F 418190
46 Zimmer | 3 Suiten | Ez 73–83 €, Dz 88–138 €, exkl. Frühstück, 13,00 €

Ehem. Gästehaus des benachbarten Barockschlosses mit geschmackvoll und individuell eingerichteten Stilzimmern. Zum Hotel gehören auch ein kleiner Saunabereich, ein Bankettsaal sowie moderne Konferenz- und Tagungsräume.

Landküche

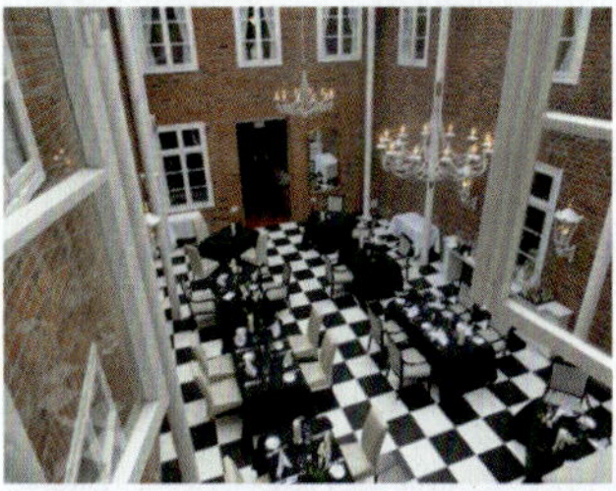

44 | Hauptger. 13–31 €, Menü 35–99 € | Mo-Sa So

Das 2020 umgestaltete Restaurant befindet sich im glasüberdachten Innenhof und bietet eine ehrliche, bodenständige Küche mit Produkten aus der Region zu einem fairen Preis. Wie wäre es z.B. mit „Königsberger Klopsen von Wiesenkalb mit Rote Bete und Kapern"? Umfangreiche Weinauswahl mit Schwerpunkt Deutschland und Italien.

LUNDEN 7 C
www.amt-lunden.de

Schleswig-Holstein | EW 1.730 | 2 m
Husum 27 km, St. Peter-Ording 30 km
T 04882 61010

Lindenhof 1887
www.lindenhof1887.de

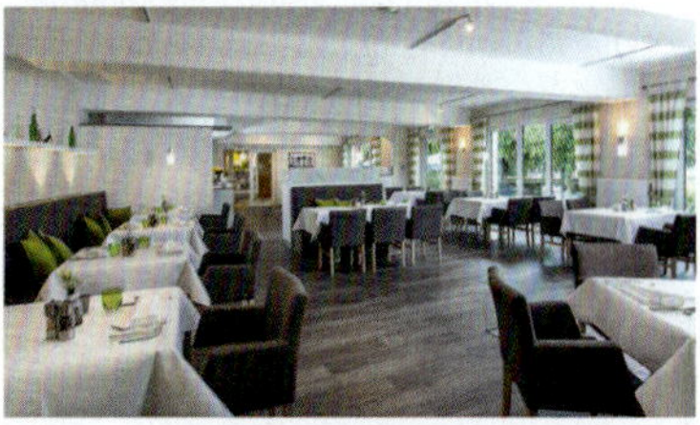

Friedrichstraße 39, PLZ 25774, **T 04882 407**
155 | Hauptger. 10–39 € | Do-So Mo, Mi-So Di

Einen schönen Rahmen zum Speisen bietet dieser familiär geführte Landgasthof. Tjark Peter Maaß und seine Crew offerieren eine gehobene, regional inspirierte Küche zu fairen Preisen. Dazu gibt es eine kleine, erlesene Auswahl überwiegend deutscher Weine. Attraktive Gästezimmer.

LÜNEBURG 15 D
www.lueneburg.info

Niedersachsen | EW 71.668 | 17 m
Uelzen 36 km, Soltau 50 km
T 0800 2205005
Mittelalterl. Rathaus, ev. Johanniskirche, ev. Michaeliskirche, ev. Nicolaikirche, Kloster Lüne, Backsteinbauten, Wasserturm, Dt. Salzmuseum, Brauereimuseum.
Einen Cityplan finden Sie auf Seite 776.

Altes Kaufhaus
www.alteskaufhaus.de

★★★★S garni

Kaufhausstraße 5 (B1), PLZ 21335, **T 04131 30880,** F 3088259
83 Zimmer | 2 Suiten | 24 h
››

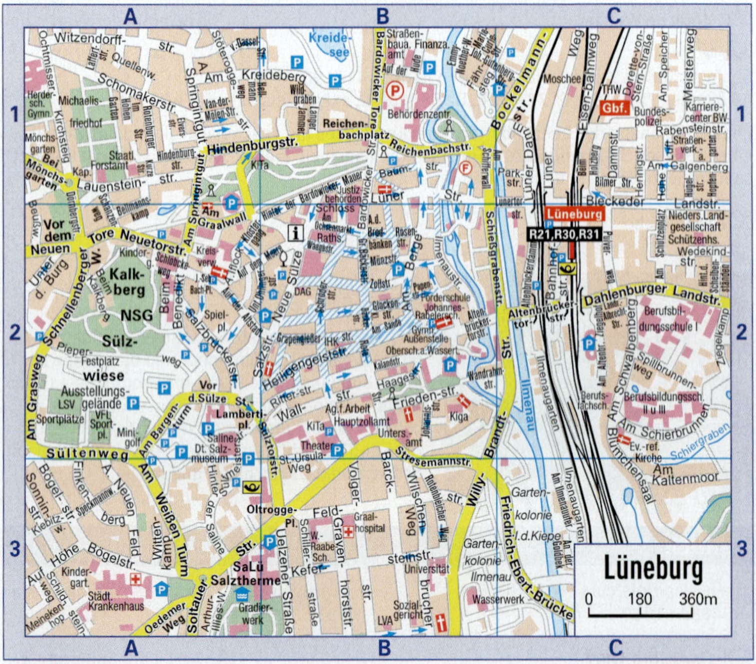

Direkt am Ufer der Ilmenau in Lüneburgs hist. Wasserviertel gelegen. Modern eingerichtete Hotelzimmer in verschiedenen Kategorien. Fitnessstudio mit diversen Cardio- und Bodyforming-Geräten. Hauseigene Galerie mit zeitgenössischer Kunstsammlung.

Red Grill

86 | Hauptgericht 12–33 € | Mo-So

Schlicht-modernes Restaurant mit großzügigem Wintergarten und Sommerterrasse. Hier serviert man Ihnen eine gehobene amerikanische Küche. Auf der Karte finden sich hochwertige Steaks, verschiedene Burger und vieles mehr.

ANNO 1433 www.anno-1433.de

VARTA-TIPP Ambiente

Neue Sülze 24 (B2), PLZ 21335, **T 04131 6036400,** F 6036402
12 Zimmer | 4 Suiten | Ez ab 95 €, Dz ab 100 €, exkl. Frühstück, 9,50 €

Kleines charmantes Hotel in einem ehemaligen Patrizierhaus aus dem Jahre 1433. Nach liebevoller Sanierung verbinden sich hier historisches Ambiente und modernster Komfort. Die Zimmer: trendy, zeitgemäß, hochwertig. Besonders exklusiv logieren Sie in den großzügigen, luxuriös ausgestatteten Suiten.

Bremer Hof www.bremer-hof.de

Lüner Str. 12-13 (B1), PLZ 21335, **T 04131 2240,** F 224224
54 Zimmer | Ez 70–126 €, Dz 94–150 €, exkl. Frühstück, 13,00 € | 24 h

Mittelalterliches Kaufmannshaus in zentraler Altstadtlage im hist. Wasserviertel. Unterschiedlich ausgestattete Zimmer in verschiedenen Kategorien, die sich auf Stammhaus und Gästehäuser verteilen. Restaurant mit regionaler Küche.

Einzigartig www.hoteleinzigartig.de

★★★ garni

Lünertorstr. 3 (B1), PLZ 21335, **T 04131 4006000,** F 40060020
16 Zimmer | 4 Suiten

Das kleine, persönlich geführte Hotel im Wasserviertel macht seinem Namen alle Ehre! Modernes Design, ausgewählte Kunst und jede Menge hist. Details sorgen für ein einzigartiges Ambiente. Die Zimmer überzeugen durch ihren reduzierten und funktionalen Einrichtungsstil. Im Restaurant werden frische, mediterrane Speisen aufgetischt.

LÜNEN 30 A www.luenen.de

Nordrhein-Westfalen | EW 87.783 | 55 m Dortmund 14 km, Münster 45 km
T 02306 1040
Stadtkirche St. Georg, Fachwerkbauten im hist. Stadtkern, Mühle Lippholthausen, Spieker Niederaden, Schloss Schwansbell, Zechenkolonie Ziethenstraße, Lüntec Tower, Mohrkran.

Am Stadtpark www.ringhotel-luenen.de

★★★★ garni

Kurt-Schumacher-Straße 43, PLZ 44532, **T 02306 20100,** F 201055
125 Zimmer | 5 Suiten | Ez ab 102 €, Dz ab 128 € | 24 h

Familiengeführtes Businesshotel in der Nähe des Konferenzzentrums mit persönlicher Atmosphäre. Geräumige, funktionale Zimmer in verschiedenen Kategorien. Regional bis international ausgerichtetes Speisenangebot im Restaurant.

LÜTJENBURG 8 D www.hohwachterbucht.de

Schleswig-Holstein | EW 5.397 | 33 m Hohwacht 7 km, Plön 20 km
T 04381 419941

PUR www.einfachpurgeniessen.de

Neuwerkstr. 9, PLZ 24321, **T 04381 404147**
Mi-So Mo, Di

Das einladende Bistro mit angeschlossenem Feinkostladen bietet eine saisonale Speisekarte mit Produkten aus der Region sowie ausgesuchte Weine. Im Sommer lädt das Gartenbistro zum Verweilen ein.

LÜTJENSEE 15 B www.luetjensee.de

Schleswig-Holstein | EW 3.244 | 53 m Trittau 11 km, Ahrensburg 14 km
T 04154 80790

Fischerklause www.fischerklause-luetjensee.de

garni

Am See 1, PLZ 22952, **T 04154 792200,** F 792234
12 Zimmer | 1 Suite | Ez 75–85 €, Dz 95–145 €, exkl. Frühstück, 10,50 €

Mit ländlichem Charme eingerichtete Gästezimmer in herrlicher Lage - direkt am Ufer des Lütjensees. Sehr gutes Frühstück. Einladende Terrasse direkt am Seeufer. Bootsverleih.

Fischerklause

100 | Hauptgericht 13–42 €, Menü 25–62 € | Do-So Di-So Mo

Modern gestaltetes Restaurant mit Panoramablick auf den malerischen Lütjensee. Regionale norddeutsche Küche in jugendlichem Gewand. Schmackhafte Fischgerichte (Hecht, Aal, Forelle). Tolles Weinsortiment mit mehr als 750 Positionen.

LYCHEN 18 D www.lychen.de

Brandenburg | EW 3.970 | 60 m Barsdorf 11 km, Neustrelitz 35 km
T 039888 2255

mein.lychen www.meinlychen.de

VARTA-TIPP Service

garni

Berliner Str. 43, PLZ 17279, **T 039888 522188**
6 Zimmer | 2 Suiten | Ez 75–85 €, Dz 95–105 €

Mit ihrem Bed & Breakfast-Haus haben Friedrich und Konrad Niemann ein echtes Kleinod geschaffen. Die Themenzimmer sind entsprechend der Länder und Regionen gestaltet, mit denen die Brüder Erinnerungen verknüpfen. In der kommunikativen Bibliothek, deren Mittelpunkt ein großer, langer Tisch mit zwölf Stühlen bildet, finden sich die Gäste zum Frühstück zusammen. Toll: 2.000 qm großer Garten mit eigenem Bootsanleger.

MAGDEBURG 25 C www.magdeburg-tourist.de

Sachsen-Anhalt | EW 230.456 | 50 m Haldensleben 25 km, Dessau 63 km
T 0391 8380402
Got. Dom St. Mauritius und St. Katharina, Domplatz mit Barockhäusern und Teilen der Stadtmauer, Kunstmuseum Kloster Unser Lieben Frauen, Alter Markt mit Reiterstandbild und barockem Rathaus, Otto-von-Guericke-, Doktor-Eisenbart- und Martin-Luther-Denkmal, spätgot. Johanniskirche, Hundertwassers Grüne Zitadelle, Jahrtausendturm im Elbauenpark.

Dorint Herrenkrug Parkhotel www.herrenkrug.de

★★★★S garni

Herrenkrug 3, PLZ 39114 (OT: Herrenkrug), **T 0391 85080,** F 8508501
147 Zimmer | 21 Suiten | Ez 77–118 €, Dz 94–163 €, exkl. Frühstück, 18,00 € | 24 h

Ein nobles Jugendstil-Kleinod mit modernem Hotelanbau in einem von Lenné gestalteten Landschaftspark. Geräumige Gästezimmer mit stilvoller Ausstattung. Der Wellnessbereich umfasst ein Panoramaschwimmbad, eine Sauna, einen Whirlpool und ein türkisches Dampfbad.

Parkrestaurant Die Saison

126 | Hauptgericht 17–30 €, Menü 62–85 € | Mo-So

Umgeben von einem zauberhaften Jugendstil-Ambiente mit einer imposanten Holzdecke und majestätischen Korbbogenfenstern werden hier moderne, international und regional geprägte Speisen serviert. Gut sortierter Weinkeller. Großzügige Terrasse.

artHOTEL www.arthotel-magdeburg.de

★★★S garni

Breiter Weg 9 (B3), PLZ 39104 (OT: Altstadt), **T 0391 620780,** F 62078199
40 Zimmer | Ez 77–82 €, Dz 87–137 €, exkl. Frühstück, 12,00 € | 24 h ››

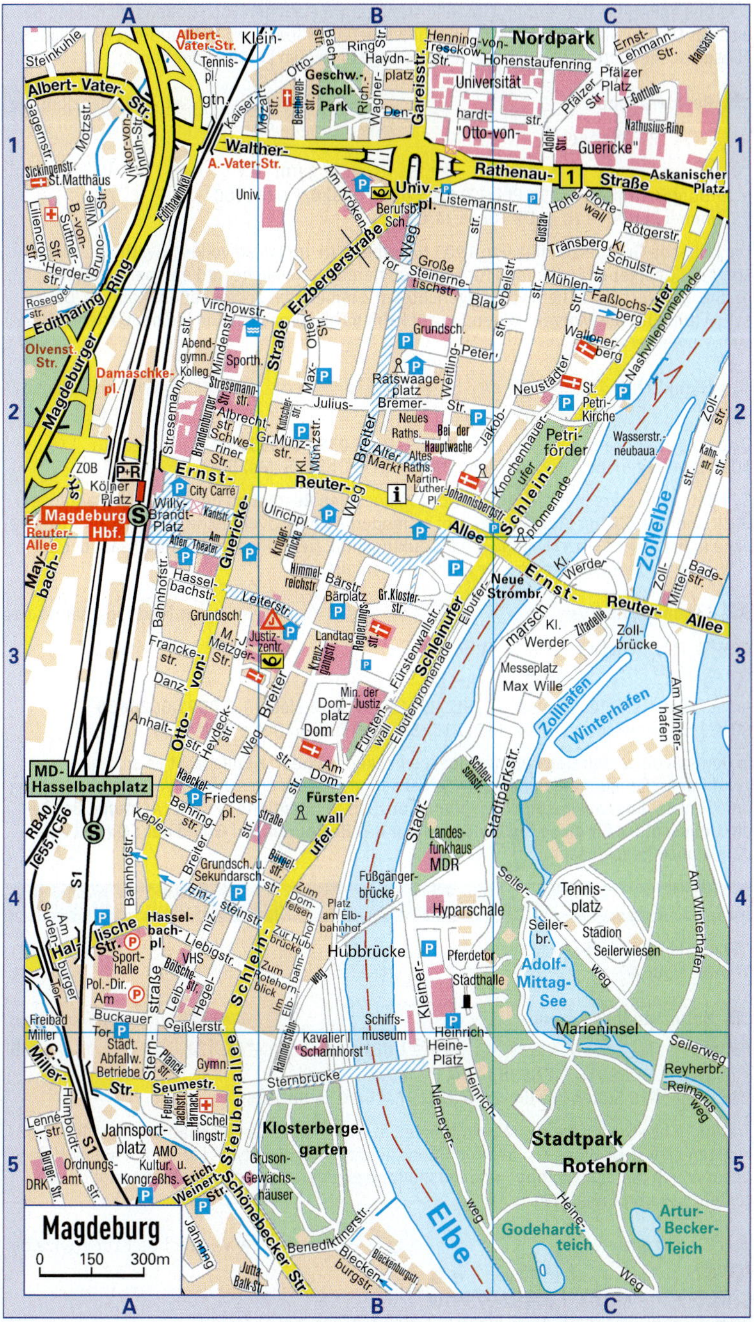
A
B
C
1
2
3
4
5
Nordpark
Universität
"Otto-von-Guericke"
Geschw.-Scholl-Park
Haydn-platz
Albert-Vater-Str.
Walther-Rathenau-Straße
Askanischer Platz
Univ.-pl.
Erzbergerstraße
Editharing Ring
Magdeburger Ring
Damaschke-pl.
Olvenst. Str.
Ernst-Reuter-Allee
Magdeburg Hbf.
ZOB
Kölner Platz
Willy-Brandt-Platz
City Carré
Otto-von-Guericke-Str.
Breiter Weg
Ratswaage-platz
Neues Raths.
Alter Markt
Petri-förder
Schleinufer
Zollelbe
Neue Strombr.
Kl. Werder
Zollbrücke
Zollhafen
Winterhafen
Messeplatz Max Wille
Landtag
Domplatz
Dom
Fürstenwall
Elbuferpromenade
Landes-funkhaus MDR
Hyparschale
Hubbrücke
Stadthalle
Adolf-Mittag-See
Marieninsel
Tennis-platz
Stadion Seilerwiesen
MD-Hasselbachplatz
Hassel-bach-pl.
Sternbrücke
Klosterberge-garten
Gruson-Gewächs-häuser
Stadtpark Rotehorn
Elbe
Godehardt-teich
Artur-Becker-Teich
Steubenallee
Schönebecker Str.
Magdeburg
0 150 300m

Das Designhotel in der Grünen Zitadelle steht ganz im Zeichen von Friedensreich Hundertwasser. Die trendigen Zimmer sind mit individuellen Möbeln und teils außergewöhnlichen Fliesen ausgestattet. Toll auch die zentrale Lage mitten im Zentrum der Stadt.

Residenz Joop — www.residenzjoop.de

VARTA★TIPP Service

★★★★ garni

Jean-Burger-Straße 16 (A5), PLZ 39112, **T 0391 62620,** F 6262100
25 Zimmer | Ez 90–110 €, Dz 106–134 €

Die hübsche Gründerzeitvilla von 1903 beherbergt heute ein stilvolles Privathotel. Hier sorgt die Gastgeberfamilie Joop für eine inspirierende, herzliche und entspannte Atmosphäre. Sie übernachten in liebevoll eingerichteten Zimmern mit zeitgemäßem Komfort. Das frische Frühstück am Morgen sollten Sie auf keinen Fall verpassen! Ein kleiner Garten lädt zum Verweilen ein.

Highkitchen Neu! — www.highkitchen.de

Otto-von-Guericke-Straße 86a (A3), PLZ 39104, **T 0391 5639395**
40 | Hauptgericht 23–28 €, Menü 39–56 € | Di-Sa Mo, So

Sympathisch, erfrischend, unprätentiös. Im höchsten Restaurant der Stadt mit grandiosem Blick über die Dächer Magdeburgs gibt es moderne Cross-Over-Küche, die sich aufs Wesentliche konzentriert. Überzeugend die Produktqualität, freundlich und aufmerksam der Service. Eine nette Aussichtsterrasse hat man ebenfalls.

Landhaus Hadrys — www.landhaus-hadrys.de

VARTA-TIPP Küche VARTA-TIPP Service

An der Halberstädter Chaussee 1, PLZ 39116 (OT: Ottersleben), **T 0391 6626680**
60 | Hauptgericht 20–30 €, Menü 15–58 € | Fr-Sa Di-Sa Mo, So

In den stilvoll gestalteten Räumen der schmucken Gründerzeitvilla lässt es sich hervorragend tafeln. Ein aufmerksames Serviceteam sorgt sich um ein schönes Wohlgefühl rund um den Genuss einer ausgesprochen guten, französisch orientierten Küche. **Achtung: Bei Redaktionsschluss für diese Buchausgabe war das Restaurant auf Grund der COVID-19-Pandemie noch geschlossen.**

MAIERHÖFEN 66 B — www.maierhoefen.de

Bayern | EW 1.613 | 741 m — Isny 5 km, Weitnau 8 km
T 08383 98040

Natur-Landhaus Krone — www.naturlandhaus-krone.de

Kirchweg 2, PLZ 88167, **T 08383 254,** F 1267
28 Zimmer | 10 Suiten | Ez 64–76 €, Dz 137–154 €, ab 12,50 €

Traditionsbewusstes kleines Wohlfühlhotel im Westallgäu. Hier wohnen Sie in hellen, großzügigen Landhauszimmern. Im Stammhaus sind die Zimmer etwas kleiner. Schöner Wellnessbereich mit Schwimmbad und Entspannungsgarten. Behagliches Restaurant mit Gartenterrasse und Biergarten.

Zur Grenze — www.landhotel-zur-grenze.de

Schanz 2, PLZ 88167, **T 07562 975510**
80 | Hauptgericht 19–28 €, Menü 36–79 € | Mi-So Mo, Di

Freundlich geführtes Haus. Hier speisen Sie in gediegen-ländlicher Atmosphäre. Geboten wird eine wohlschmeckende internationale Küche. Lauschige Sonnenterrasse mit Blick ins Grüne. Man verfügt auch über 14 zweckmäßig eingerichtete, rustikale Gästezimmer.

MAIKAMMER 50 D www.maikammer-erlebnisland.de

Rheinland-Pfalz | EW 4.283 | 151 m Landau 15 km, Mannheim 42 km
T 06321 952768

Immenhof www.hotel-immenhof.de

★★★★ garni

Immengartenstraße 26, PLZ 67487, **T 06321 9550,** F 955200
58 Zimmer | Ez 82–84 €, Dz 132–184 €, bis 15,00 €

Das familiengeführte Haus liegt ruhig am Ortsrand und ist umgeben von einer mediterran anmutenden Gartenlandschaft. Attraktiven Wohnkomfort bieten die klassisch eingerichteten Gästezimmer. Für Entspannung sorgt ein kleiner, aber feiner Wellnessbereich. Gemütliches Restaurant mit Wintergarten.

Waldhaus Wilhelm www.waldhaus-wilhelm.de

★★★ garni

Kalmithöhenstraße 6, PLZ 67487, **T 06321 58044,** F 58564
22 Zimmer | Ez 47–74 €, Dz 88–120 € | 24 h

Traditionsreiches Haus am Waldrand inmitten einer großzügigen Parklandschaft mit mediterranem Flair. Gemütliche, helle Zimmer mit moderner Ausstattung, teils mit Balkon. Ansprechend eingerichtete Gasträume, in denen überwiegend regionale Spezialitäten aufgetischt werden.

Dorfchronik www.restaurant-dorfchronik.de

VARTA-TIPP Küche

Marktstraße 7, PLZ 67487, **T 06321 58411**
60 | Hauptgericht 14–30 €, Menü 30–50 € | Sa-So Mo-Di, Fr-So

In der heimeligen Gaststube sowie im lauschigen Sommergarten erwarten Sie erlesene Speisen, authentische Gastfreundschaft und perfektes Wohlfühlambiente. Serviert werden klassisch basierte deutsche und internationale Gerichte mit saisonalem Bezug. Wie wäre es z.B. mit „Geschmorte Ochsenbacken mit Karottenmus und Serviettenknödel"? Dazu können Sie Qualitätsweine aus dem hauseigenen Weingut probieren.

MAINBURG 60 B www.mainburg.de

Bayern | EW 13.920 | 456 m Freising 32 km, Regensburg 51 km
T 08751 7040
Altstadt, Stadtbibliothek, Hallertauer Heimat- und Hopfenmuseum, Kirchen.

Espert-Klause www.espert-klause.de

Espertstraße 7, PLZ 84048, **T 08751 1342**
38 | Hauptgericht 19–29 €, Menü 29–90 € | So Mi-Sa Mo, Di

In dem gemütlichen zweigeteilten Restaurant mit offenem Kamin, Thekenplätzen und romantischem Hofgarten ist Ihnen gutes Essen gewiss. Gekocht wird fantasievoll und überwiegend regional. „Duo vom Seezungenfilet und Riesengarnele auf Weißweinbuttersoße" und „Wiener Schnitzel vom Kalb" kommen ebenso an wie das „Hummermenü in fünf Gängen".

MAINTAL 41 D www.stadt-maintal.de

Hessen | EW 36.846 | 103 m Frankfurt am Main 10 km, Hanau 10 km
T 06181 4000

Irmchen www.hotel-irmchen.de

garni

Berliner Straße 4, PLZ 63477 (OT: Dörnigheim), **T 06181 43000,** F 430043
22 Zimmer | Ez 80 €, Dz 100 € | 24 h

Das sehr gepflegte Haus zeichnet sich insbesondere durch seine persönliche Führung und den freundlichen Gästeumgang aus. Sie wohnen in individuell eingerichteten Zimmern mit nostalgischem Touch. Gutes Frühstück.

Elias www.elias-maintal.de

Hauptstraße 21, PLZ 63477 (OT: Hochstadt), **T 06181 4275183**
50 | Hauptgericht 17–27 € | Di-Sa Mo, So

Im historischen und frisch renovierten Eliashof gibt es regional und mediterran beeinflusste saisonale Küche, die z.B. mit „Seeteufel mit glasierten Zuckerschoten, Rote-Bete-Risotto und Orangenschaum" Appetit macht. Die kleine Speisekarte wechselt regelmäßig. Charmant der Service.

Fleur de Sel www.restaurant-fleurdesel.de

Florscheidstr. 19, PLZ 63477 (OT: Dörnigheim), **T 06181 9683385**
60 | Hauptgericht 16–30 €, Menü 37–46 € | So Mo, Mi-So Di

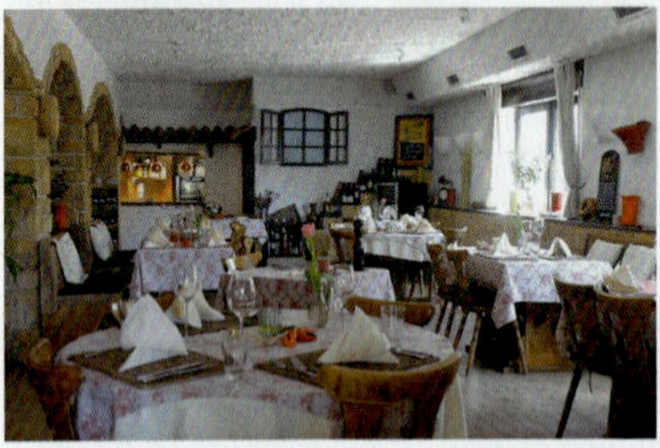

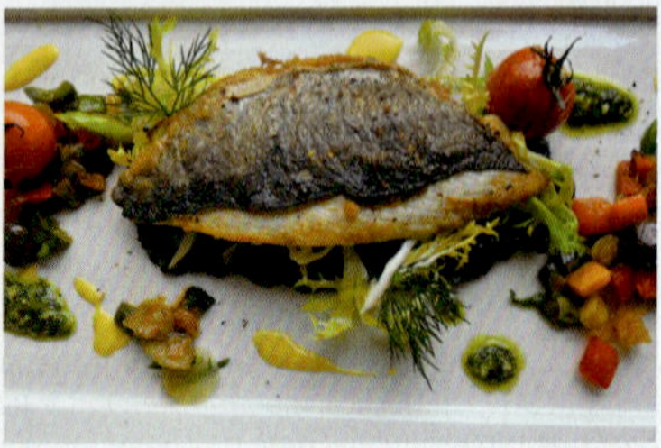

Warum nicht den Weg nach Frankfurt unterbrechen und sich von Familie Theumer in Maintal kulinarisch verwöhnen lassen? Im südländisch geprägten Ambiente bietet man eine französisch-mediterrane Küche unter Verwendung von marktfrischen Produkten. Saisonale Highlights und regelmäßige Events wie z.B. Grillfeste, Krimi-Dinner oder Degustationsmenüs.

MAINZ 41 C www.mainz-tourismus.com

Rheinland-Pfalz | EW 221.603 | 110 m Wiesbaden 11 km, Bingen 28 km
T 06131 242888
Dom St. Martin und St. Stephan, Renaissance-Marktbrunnen am Domplatz, Gutenbergmuseum (Weltmuseum der Druckkunst), Römisch-Germanisches Zentralmuseum im Kurfürstlichen Schloss, got. St.-Stephan-Kirche mit Chagall-Fenstern, Museum für antike Schifffahrt, Römersteine (Reste eines 2000 Jahre alten Aquädukts).

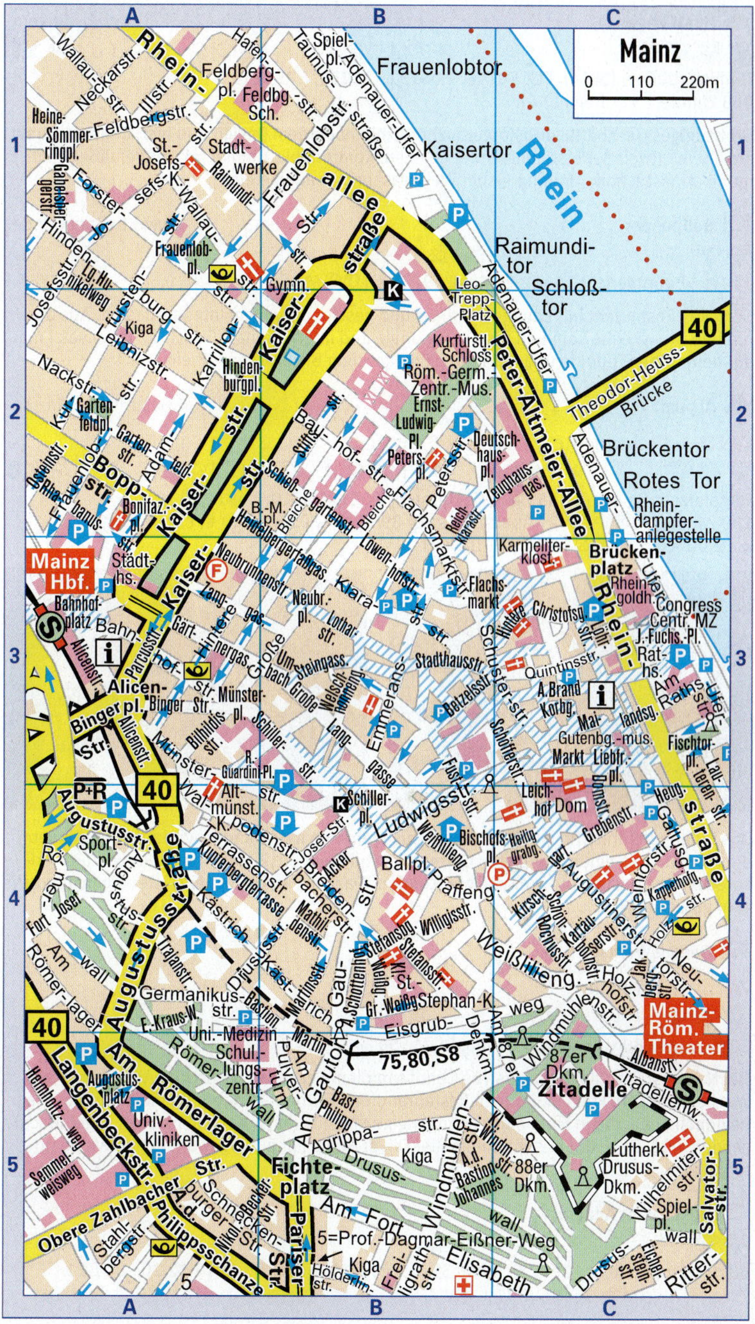
Mainz
0 110 220m
A
B
C
1
2
3
4
5
Rhein
Frauenlobtor
Kaisertor
Raimunditor
Schloßtor
Feldberg-pl.
Feldbg.-Sch.
Rhein-allee
Kaiserstraße
Frauenlobstr.
Adenauer-Ufer
Taunusstraße
Stadtwerke
St.-Josefs-K.
Frauenlob-pl.
Gymn.
Leo-Trepp-Platz
Kurfürstl. Schloss
Röm.-Germ. Zentr.-Mus.
Ernst-Ludwig-Pl.
Peters-pl.
Deutschhaus-pl.
Peter-Altmeier-Allee
Theodor-Heuss-Brücke
40
Brückentor
Rotes Tor
Rhein-dampfer-anlegestelle
Brücken-platz
Rheingoldh.
Congress Centr. MZ
J.-Fuchs.-Pl.
Rathaus
Rheinstraße
Hindenburgpl.
Kiga
Garten-feldpl.
Boppstr.
Bonifaz.-pl.
Mainz Hbf.
Bahnhofplatz
Stadt-hs.
Alicen-pl.
Binger Str.
Kaiser-str.
Neubrunnenstr.
Neubr.-pl.
Münsterpl.
Karmeliter-Klost.
Flachsmarkt
Christofsg.
Quintinsstr.
A.Brand Korbg.
Mai-landsg.
Gutenbg.-mus.
Markt
Liebfr.-pl.
Dom
Leichhof
Fischtor-pl.
Heilig-grabg.
Bischofs-pl.
Ballpl.
Schillerpl.
Ludwigsstr.
Stadthausstr.
Emmeransstr.
Altmünst.
R.-Guardini-Pl.
P+R
Augustusstr.
Sport-pl.
Augustusstraße
Kupferbergterrasse
Terrassenstr.
Römerwall
Fort Josef
Am Römerlager
Germanikus-str.
Uni.-Medizin
Schulungs-zentr.
Augustus-platz
Univ.-kliniken
Langenbeckstr.
Am Römerlager
Fichteplatz
Pariser Str.
Obere Zahlbacher Str.
Philippsschanze
Stephan-K.
St.-Stephansstr.
Weißliliengr.
Eisgrubweg
75,80,S8
Denkm
87er Dkm.
Zitadelle
Zitadellenw.
Mainz-Röm. Theater
Lutherk.
Drusus-Dkm.
88er Dkm.
Bastion Johannes
Agrippa-str.
Drususwall
Windmühlenstr.
Am Fort Elisabeth
5=Prof.-Dagmar-Eißner-Weg
Hölderlinstr.
Freiligrathstr.
Salvator-str.
Spiel-pl.
Ritter-str.
Kiga
Augustinerstr.
Weintorstr.
Holzhofstr.
Neutorstr.
Grebenstr.
Kapuzinerstr.
Willigisstr.
Pfaffeng.

Hyatt Regency
www.hyatt.com

Templerstraße 6 (C4), PLZ 55116, **T 06131 731234,** F 731235
268 Zimmer | 3 Suiten | 24 h

Großzügiges Geschäfts- und Konferenzhotel mit modernem Design und hist. Charme. Direkt am Rhein unweit der hist. Innenstadt gelegen. Komfortable Zimmer mit zeitgemäßer Kommunikationstechnik. Umfangreicher Wellness- und Beautybereich.

Bellpepper
www.bellpepper.de

144 | Hauptgericht 16–42 €, Menü 49–59 € | Mo-So

Schickes Restaurant mit Loungecharakter und geschmackvollem Interieurdesign. Aus der offenen Showküche kommen frische regionale und internationale Gerichte, dabei setzt man auf heimische Produkte und Hersteller. Erstklassiger Blick auf den Rhein.

Atrium
www.atrium-mainz.de

VARTA-TIPP Ambiente **VARTA-TIPP** Service

★★★★S

Flugplatzstraße 44, PLZ 55126 (OT: Finthen), **T 06131 4910,** F 491128
150 Zimmer | 3 Suiten | 29 Apartments | Ez 89–280 €, Dz 99–310 €, exkl. Frühstück, 12,00 € | 24 h 18.12.20–10.1.21

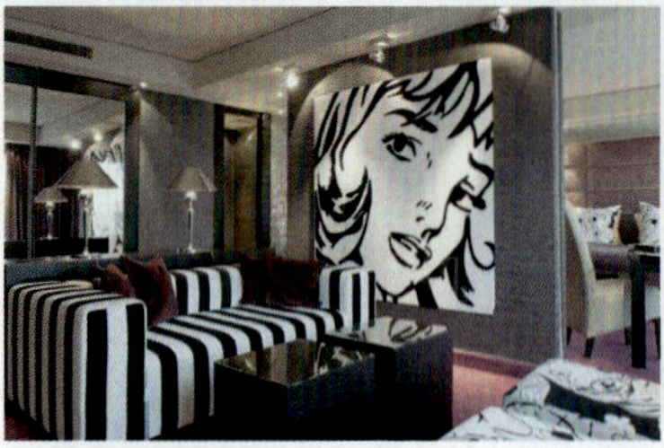
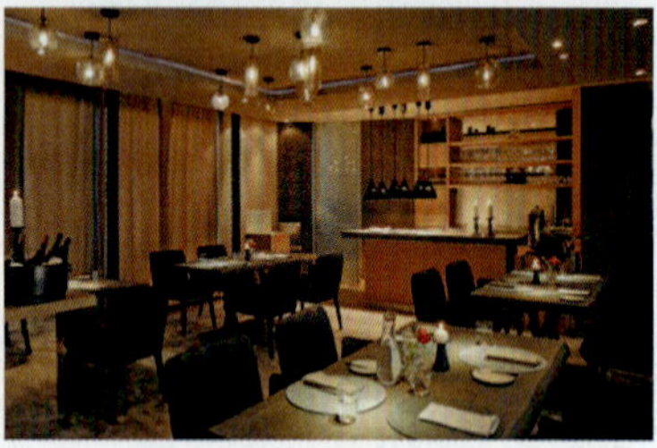

Das inhabergeführte Privathotel besteht aus mehreren miteinander verbundenen Häusern, die im Halbkreis einen gepflegten Garten umschließen. Die Zimmer überzeugen durch ansprechendes Design und großzügigen Komfort. Dazu ein vorbildlicher Gästeumgang und ein sehr gutes Frühstück.

GenussWerkstatt

VARTA-TIPP Küche

20 | Menü 80 € | Do-Sa Mo, Di, Mi, So

Der Name ist Programm: exklusives Genussambiente erwartet Sie an drei Abenden in der Woche in diesem kleinen, intimen Restaurant. Carl Grünewald offeriert eine ambitionierte Regionalküche, die in Form eines zehngängigen Menüs (nach Absprache auch vegetarisch) serviert wird. Dazu überrascht Sommelier Oliver Habig mit außergewöhnlichen Weinempfehlungen.

Restaurant Adagio

60 | Hauptgericht 10–27 €, Menü 35–59 € | Mo-Sa So 19.12.20–14.1.21

Moderne Designelemente und dezent-verspielte Akzente sorgen im À-la-carte-Restaurant für elegante Gemütlichkeit. Hier serviert man feinste Gerichte mit mediterraner Note, so z.B. „Rinderfilet aus Bayern | Erbsenpüree | Kräutersaitlinge | Zwiebelschmelze | Jus". Dazu gibt es erlesene Weine zu fairen Preisen.

Favorite Parkhotel

www.favorite-mainz.de

★★★★S garni

Karl-Weiser-Straße 1, PLZ 55131 (OT: Weisenau), **T 06131 80150,** F 8015420
145 Zimmer | 7 Suiten | 1 Apartment | Ez ab 149 €, Dz ab 179 € | 24 h

Das inhabergeführte Haus wurde 2020 redesigned, um neben Business- und Tagungsgästen nun auch Urlaubsreisende als Zielgruppe ins Visier zu nehmen. Toll die ruhige Lage mitten im Grünen mit einzigartigem Blick auf den Rhein. Fragen Sie nach den neueren Zimmern im Rheinflügel! Der Rooftop-SPA auf dem Dach mit verglasten Saunen, Fitnessraum, Whirlpool und Liegebereich ergänzt den bereits vorhandenen Indoor-Pool.

Favorite Restaurant

VARTA-TIPP Service

45 | Hauptgericht 38–65 €, Menü 90–140 € | Mi-Fr Di-Sa Mo, So

Eine gefragte Adresse, nicht nur bei Hotelgästen! Sehr gute Produkte und handwerkliches Können - auf dieser Grundlage verwöhnt Sie Tobias Schmitt in diesem eleganten Gourmetrestaurant mit einer leichten und modernen Küche. Unter dem Motto „Simple Favorites" wird mittags ein stetig wechselndes Lunchmenü (3 oder 4 Gänge) angeboten. Der Service: fachkundig und sehr aufmerksam! Herrlich die Panoramaterrasse mit Blick auf Rhein und Dom.

Hilton Mainz

www.hilton.de/mainz

★★★★★S garni

Rheinstraße 68 (C3), PLZ 55116, **T 06131 2450,** F 2453299
431 Zimmer | 16 Suiten | Ez 95–291 €, Dz 115–311 €, exkl. Frühstück, 29,50 € | 24 h

Das besonders auf Tagungen und Businessgäste zugeschnittene Hotel neben der Rheingoldhalle bietet einen komfortablen Rahmen, geschmackvoll eingerichtete Zimmer in urbanem Design und einen modernen Meeting-Bereich. Internationale Küche im Restaurant „Weinstube".

Novotel

www.novotel.com

★★★★S garni

Augustusstraße 6 (A4), PLZ 55131, **T 06131 9540,** F 954100
217 Zimmer | 1 Suite | 24 h

Solide Businessadresse mit wohnlich-funktionellen Zimmern und großzügigem Wellnessbereich. Stimmungsvolles Abendrestaurant im hist. Gewölbekeller.

AC Hotel

www.marriott.de

★★★★★S garni

Bahnhofsplatz 8 (A3), PLZ 55116, **T 06131 26790**
58 Zimmer | Ez ab 101 €, Dz ab 113 €

Das zeitgemäße Boutique-Hotel liegt zentral am Hauptbahnhof. Es bietet hochwertig ausgestattete, moderne Zimmer mit Wohlfühl-Charme. Zum Haus gehören auch ein Fitnessbereich, ein Bistro sowie eine Bar.

IntercityHotel

www.mainz.intercityhotel.de

★★★★★S garni

Binger Str. 21 (A3), PLZ 55131 (OT: Oberstadt), **T 06131 588510,** F 58851200
194 Zimmer | 6 Apartments | 24 h

»

Klarer, moderner Stil und funktionelle Ausstattung bestimmen dieses Businesshotel. Den Mainzer Hauptbahnhof und das Stadtzentrum erreicht man bequem zu Fuß. Im Zimmerpreis inkludiert ist ein Ticket für den öffentlichen Nahverkehr.

me and all hotel mainz
mainz.meandallhotels.com

garni

Binger Str. 23 (A3), PLZ 55131 (OT: Oberstadt), **T 06131 894460**
162 Zimmer | 24 h

Jung, locker und ungezwungen präsentiert sich das 2018 eröffnete Boutique-Designhotel in guter Citylage. Das Konzept spricht junge und junggebliebene Gäste an: trendige Zimmer mit urbaner Designarchitektur, hippe Welcome- und Event-Lounge mit Coworking-Spaces, Bar und Terrasse, komplett verglaster Fitness- und SPA-Bereich mit tollem Blick über die Stadt...

Gebert's Weinstuben
www.geberts-weinstuben.de

VARTA-TIPP Küche

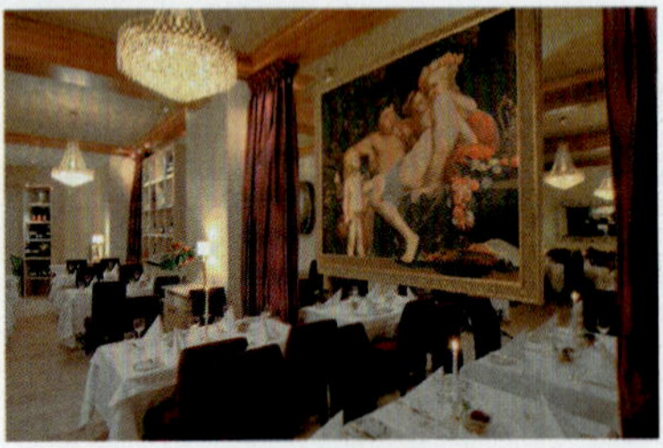

Frauenlobstraße 94 (B1), PLZ 55118,
T 06131 611619
50 | Hauptger. ab 17 €, Menü ab 35 € |
Mi-So Mo, Di

Wie kein anderes steht dieses Restaurant von Familie Gebert für Qualität und Tradition. Schlichte Eleganz und antikes Mobiliar sorgen für eine gemütliche Atmosphäre. Der Patron erfreut seine Gäste mit einer schmackhaften, regional geprägten Küche zu fairen Preisen. Umfangreiche Weinkarte mit vielen heimischen Gewächsen.

Incontro
www.incontro-ristorante.de

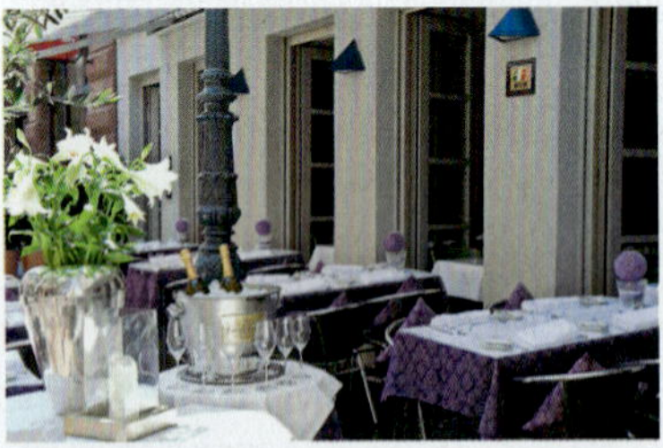

Augustinerstr. 57 (C4), PLZ 55116,
T 06131 238221
55 | Hauptger. 9–40 €, Menü 49–61 € |
Di-So Mo

Viel italienisches Herzblut steckt in diesem klar und sachlich eingerichteten Ristorante. Die mediterran angehauchte Speisekarte offeriert eine variantenreiche Antipasti-Auswahl, feine Meeresspezialitäten, schmackhafte Fleischgerichte sowie hausgemachte Pasta von sehr guter Qualität.

La Gallerie
www.lagallerie-mainz.de

Gaustraße 29 (B4), PLZ 55116 (OT: Altstadt), **T 06131 6969414**
55 | Hauptgericht 18–34 €, Menü 37–69 € | Di-Sa Mo, So

Das kommt an: modern-elegantes Ambiente, anspruchsvolle saisonale Küche mit mediterranen und asiatischen Einflüssen, freundlicher Service - und dazu noch ein ansprechendes Preis-Leistungs-Verhältnis. Tipp: wechselnder Mittagstisch in drei Gängen.

Steins Traube **Neu!** www.steins-traube.de

VARTA-TIPP Küche

Poststraße 4, PLZ 55126 (OT: Finthen), **T 06131 40249**
60 | Hauptgericht 24–32 €, Menü 45–99 € | Mi-So Di-So Mo

Ein Familienbetrieb par excellence! Der Weg hierher lohnt sich allemal, denn die Küche von Philipp Stein ist schmackhaft, das Ambiente stimmungsvoll und der Service herzlich. Kleines, ausgewähltes Weinsortiment mit Schwerpunkt Rheinhessen und Mosel. Idyllische Hofterrasse mit Garten. Ausgesprochen beliebt sind die Kochkurse des Patrons.

Willems www.gasthaus-willems.de

Kapuzinerstr. 29 (C4), PLZ 55116, **T 06131 2109170**
60 | Hauptgericht 13–38 €, Menü 49–74 € | Sa-So Di-So

In einem der ältesten Häuser der Stadt befindet sich dieses geschmackvoll renovierte Gasthaus. Gekocht wird frisch, modern und regional. Aus allen Gerichten kann man Menüs zum Festpreis kombinieren oder auch à la carte bestellen, z.B. „Bio-Kalbsfilet in Zitronenthymianbutter mit gebratenem Kräuterseitling, Schmorgemüse und Kartoffelstroh“. Die Weine kommen vorzugsweise aus der Region und sind preislich fair kalkuliert.

Dom-Café www.domcafe-mainz.de

Markt 12-16 (C3), PLZ 55116, **T 06131 222365**
135 | Hauptgericht 3–9 €, Menü 3–9 € | Mo–Fr 8:30–18:30 Uhr, Sa 8:30–18:00 Uhr

Traditionsreiches Café im Schatten des Mainzer Domes. Hervorragende Auswahl an Torten (Tipp: Dom-Café-Spezialtorte), kleine Speisekarte am Mittag. Hübsche Terrasse mit Blick zum Marktplatz.

MAISACH 60 C www.maisach.de

Bayern | EW 13.164 | 514 m Fürstenfeldbruck 6 km, Landsberg am Lech 44 km
T 08141 9370

Gasthof Heinzinger **Neu!** www.gasthof-heinzinger.de

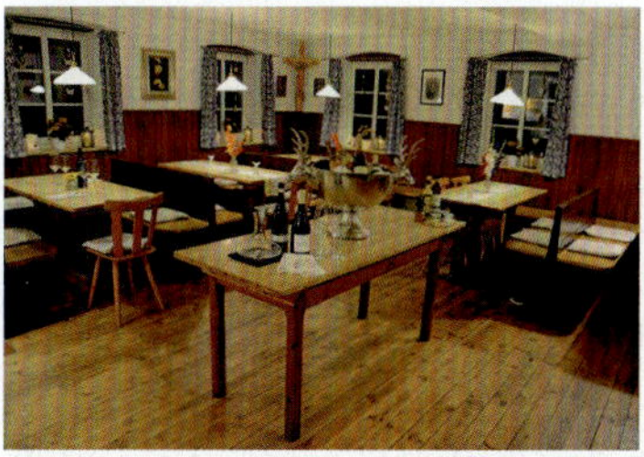

Weiherhauser Str. 1, PLZ 82216 (OT: Rottbach), **T 08135 9942763**
Hauptger. 10–28 €, Menü 37–65 € | Mi-So

Richtig nett und urig ist es hier - typische Wirtshausatmosphäre eben! Aus der Küche kommen überwiegend bodenständige Gerichte wie Krautwickerl, Rostbraten oder Kasspatzen. Dessert-Tipp: „Germknödl mit Nougatfüllung, Bröselbutter und Vanillesauce“! Im Sommer lockt der kleine, aber feine Wirtsgarten.

Gasthof Widmann

Bergstraße 4, PLZ 82216 (OT: Überacker), **T 08135 485**
20 | Hauptgericht 24–28 €, Menü 45–69 € | Di-Sa Mo, So

››

In diesem gut geführten Familienbetrieb mit seinen zwei ländlich-behaglichen Gaststuben werden schmackhafte regionale und internationale Speisen serviert. Die Preise sind fair, der Service liebenswert und unkompliziert.

MALENTE 8 D www.bad-malente.de

Schleswig-Holstein | EW 10.410 | 32 m Eutin 6 km, Plön 13 km
T 04523 9590120
5-Seen-Fahrt, Tews-Kate, Wildgehege, Findlingsgarten, Gut Immenhof, Arboretum, Gremsmühle, Maria-Magdalenen-Kirche.

See-Villa www.hotel-see-villa.de

★★★ S garni

Frahmsallee 11, PLZ 23714 (OT: Bad Malente-Gremsmühlen), **T 04523 1871,** F 997814
13 Zimmer | 3 Suiten | 1 Apartment | Ez ab 49 €, Dz ab 79 €

Über 100 Jahre altes, im Villenstil erbautes Privathotel mit schöner Gartenanlage, 170 m vom Dieksee entfernt. Geschmackvoll eingerichtete Zimmer und Suiten unterschiedlicher Kategorien. Sehr gutes Frühstücksbuffet.

MANDELBACHTAL 49 D www.mandelbachtal.de

Saarland | EW 10.907 | 313 m Zweibrücken 24 km, Saarbrücken 24 km
T 06893 809126
Naturbühne Gräfinthal, Kloster Gräfinthal, Zollmuseum, Haus der Dorfgeschichte.

Gräfinthaler Hof www.graefinthaler-hof.de

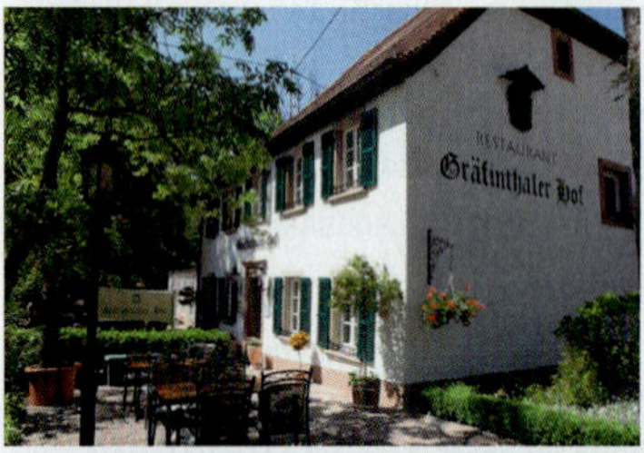

Gräfinthal 6, PLZ 66399 (OT: Gräfinthal),
T 06804 91100
90 | Hauptger. 20–43 €, Menü 37–40 € |
Mi-So Mo, Di

Jörg Künzer kocht regional mit saisonalen und mediterranen Einflüssen. Lust auf „Zweierlei vom Bliesgau-Lamm mit Rahmbohnen und Couscous"? Hell, offen und freundlich hat man das Gasthaus gestaltet. Draußen gibt es eine schöne Terrasse.

MANNHEIM 50 D www.mannheim.de

Baden-Württemberg | EW 296.690 | 97 m Ludwigshafen 1 km, Heidelberg 20 km
T 0621 2938700
Altes Rathaus und Untere Pfarrkirche am Marktplatz, ehem. kurfürstliches Schloss, barocke Jesuitenkirche, Reiss-Engelhorn-Museum und Zeughaus, Wasserturm am Friedrichsplatz, Kunsthalle, Herzogenriedpark, Planetarium.

Dorint Kongresshotel hotel-mannheim.dorint.com

★★★★ S garni

Friedrichsring 6 (C2), PLZ 68161, **T 0621 12510,** F 1251100
287 Zimmer | 2 Suiten | 24 h

Neuzeitliches Stadthotel - direkt angebunden an das Congress Center Rosengarten. Komfortable Zimmer in freundlichem Design. Hausgästen steht ein 350 qm großer Fitnessbereich zur Verfügung. Regionale und internationale Küche im Restaurant „Symphonie".

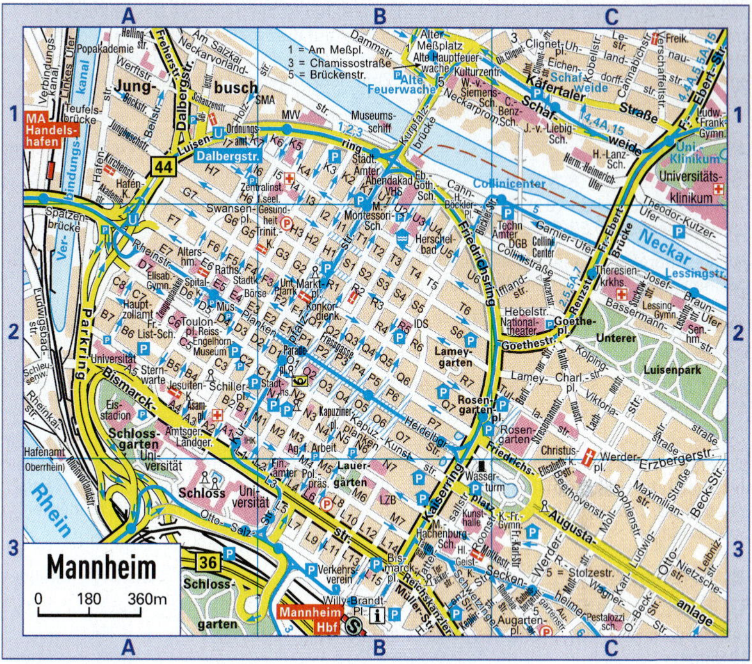

Hilton Garden Inn Neu!

www.hiltonhotels.de

Willy-Brandt-Platz 13 (B3), PLZ 68161, **T 0621 86074501**
195 Zimmer | 24 h

Im Kepler-Quartier direkt am Mannheimer Hauptbahnhof befindet sich das 2019 eröffnete Hotel. Die denkmalgeschützten Portale des ehem. Postgebäudes bilden die historische Komponente des dominanten Neubaus. Geschmackvoll die urban-moderne Zimmereinrichtung. Von den oberen Etagen hat man einen einzigartigen Panoramablick über die Stadt. Begrünter Innenhof.

Radisson Blu Hotel Mannheim

www.radissonhotels.com

★★★★ S

Q7 27 (B2), PLZ 68161, **T 0621 336500,** F 336504499
229 Zimmer | 10 Suiten | 13 Apartments | Ez ab 80 €, Dz ab 160 € | 24 h

Eine ideale Adresse für Businessgäste. Das Hotel liegt sehr zentral mit intelligenter Anbindung zum Hbf, den umliegenden Autobahnen und zum Kongresszentrum Rosengarten. In den Zimmern dominieren Blau- und Cremetöne. Das Restaurant „SQUARE" im 6. Stock serviert leichte regionale und internationale Gerichte. Aufladestation für Elektroautos.

Hotel Speicher 7

www.speicher7.com

VARTA-TIPP Ambiente

Rheinvorlandstr. 7 (↖ A1), PLZ 68159, **T 0621 1226680,** F 12266899
20 Zimmer | Ez 155–450 €, Dz 155–450 €, exkl. Frühstück, 19,00 € | 24 h

»

Aus dem prägnanten alten Speichergebäude am Hafen ist ein trendiges Designhotel entstanden. Bei der Ausstattung hat man großen Wert auf die Erhaltung der originalen Stilelemente des Gebäudes gelegt. Die Zimmer und Lounges sind stylish-individuell und bieten einen besonderen Blick auf die Hafenkulisse. Zum Hotelangebot gehören auch eine Bar im Foyer und eine Terrasse direkt am Rhein.

IntercityHotel
www.intercityhotel.com

★★★★

Schlossgartenstraße 1 (B3), PLZ 68161, **T 0621 4018110,** F 401811200
155 Zimmer | Ez ab 82 €, Dz ab 92 €, exkl. Frühstück, 15,00 €

Businesshotel am Mannheimer Hauptbahnhof. Moderne Zimmer in warmen Braun- und Beigetönen. FreeCityTicket steht Hausgästen kostenfrei zur Verfügung.

Staytion Hotel
www.staytion.de

Heinrich-Lanz-Str. 5 (B3), PLZ 68165, **T 0621 49076780,** F 49076770
43 Zimmer

2016 eröffnetes Hotel in zentraler Lage direkt am Hauptbahnhof. „Music meets Industry" ist das Motto für das einzigartige Designkonzept des Hauses. Jede Etage ist einem Künstler, einer Band oder einer Stilrichtung gewidmet. Die Zimmer sind in unterschiedlichen Kategorien buchbar. Zum Haus gehören auch eine Bar-Lounge sowie ein Eventraum mit moderner Soundanlage.

SYTE Hotel
www.sytehotel.de

Tattersallstraße 2 (B3), PLZ 68165, **T 0621 4907670,** F 49076770
39 Zimmer | 24 h

Das 2015 eröffnete Designhotel liegt verkehrsgünstig direkt am Hauptbahnhof. Hinter der denkmalgeschützten Fassade in dunkelrotem Sandstein erwarten Sie klimatisierte Gästezimmer mit zeitgemäßem Komfort. Erlesene, schwere Stoffe, kostbares Leder und edles dunkles Holz prägen die Einrichtung. Zum Haus gehören auch ein Fitnessraum und ein hoteleigenes Restaurant.

Doblers
www.doblers.de

VARTA-TIPP Küche

Seckenheimer Straße 20 (C3), PLZ 68165, **T 0621 14397**
50 | Hauptgericht 28–44 €, Menü 42–98 € | Di-Sa Mo, So

Mit viel Engagement und Hingabe führen die Doblers ihr gleichnamiges Restaurant am Rande der Oststadt. Die feine, französisch geprägte Küche des Patrons begeistert Stammgäste seit mehr als drei Jahrzehnten. Dabei setzt Norbert Dobler auf regionale und saisonale Produkte von ausgesuchter Qualität, die er mit unverkennbarer Finesse und präzisem Handwerk zu niveauvollen Gerichten verwandelt. Im gut bestückten Weinkeller lagern rund 250 verschiedene Weine.

Marly
www.restaurant-marly.com

VARTA-TIPP Küche

Rheinvorlandstr. 7 (A3, am Hafen), PLZ 68159, **T 0621 86242121**
40 | Hauptgericht 28–34 €, Menü 67–111 € | Di-Sa Mo, So

Ein modern gestaltetes Restaurant in einem ehem. Getreidespeicher am Mannheimer Hafen. Hier verwöhnt Gregor Ruppenthal seine Gäste mit einer kreativ und französisch-mediterran inspirierten Gourmetküche, die in Menüform (4 bis 8 Gänge) serviert wird. Auch das Weinangebot kann sich sehen lassen. Preisgünstiger Mittagslunch. Schöne Terrasse direkt am Rhein.

Opus V www.restaurant-opus-v.de

VARTA-TIPP Küche **VARTA-TIPP** Service

O 5 9-12 (B2), PLZ 68161 (OT: Quadrate), **T 0621 1671199**
40 | Menü 129–210 € | Fr-Sa Mi-Sa Mo, Di, So

Casual Fine Dining im sechsten Stock des Modehauses „Engelhorn". Hinter raumhohen Fenstern entfalten naturbelassene Materialien, edles Holz, stimmungsvolles Licht und schlichte, dekorative Accessoires ihre äußerst wohnliche Wirkung. Auch beim neuen Küchenchef Dominik Paul dürfen sich die Gäste auf moderne und innovative Menükreationen freuen. Dazu passt der lockere und unaufgeregte, aber dennoch fachkundige Service.

Le Corange www.corange-restaurant.de

VARTA-TIPP Küche

O 5 9-12 (B2), PLZ 68161, **T 0621 1671199**
65 | Hauptgericht 24–63 €, Menü 32–49 € | Fr-Sa Mo-Mi, Fr-Sa Do, So

Auch im zweiten Restaurant des Modehauses „Engelhorn" wird ambitioniert gekocht. Aus der großen offenen Küche kommen moderne Seafoodvariationen auf klassisch französischer Basis. Igor Yakushchenko verwöhnt seine Gäste mit edlen Gerichten wie „Gebratene Jakobsmuschel mit geschmorter Paprikajus, Polenta und Liebstöckel". Schön das unaufdringliche Ambiente samt unvergleichlichem Blick über die Dächer Mannheims. Regelmäßige Events und Workshops.

C-five www.c-five.de

C 5 1 (A2), PLZ 68159 (OT: Quadrate), **T 0621 1229550**
50 | Hauptgericht 24–30 €, Menü 44–52 € | Di-Sa Mo-Sa So

Das modern gehaltene Restaurant befindet sich in der Remise des Zeughausgartens. Auf der Speisekarte locken Gerichte wie „Pappardelle | Ochsenbäckchen | Trüffelöl | Parmesan", „Mahi Mahi | Curry-Süßkartoffelpüree | Polentaecken" oder „Adlerfisch | Limettensauce | Belugalinsen". Mittags preisgünstiger Business Lunch. Schöner Terrassenbereich.

Emma Wolf since 1920 www.emmawolf1920.com

VARTA-TIPP Küche

Stadtquartier Q6Q7 (B2), PLZ 68161, **T 0621 18149550**
22 | Hauptgericht 21–32 €, Menü 75–105 € | Di-Sa Mo, So

Das stylishe Restaurant im trendigen Industrie-Look befindet sich im Untergeschoss des „Stadtquartier Q6Q7". Aus der einsehbaren Küche kommen schmackhafte regionale Gerichte mit mediterranen und asiatischen Einflüssen. Sehr beliebt ist das preisgünstige Lunch-Menü (2 Gänge, Wasser, Espresso). Benannt ist das Lokal übrigens nach der Großmutter des Küchenchefs Dennis Maier.

Le Comptoir 17 — www.comptoir17.com

Lameystraße 17 (C2), PLZ 68165, **T 0621 73617000**
Hauptgericht 18–25 € | Di-Sa ⊘ Mo, So

Hinter den Mauern dieses Gründerzeithauses verbirgt sich ein stimmungsvolles Restaurant mit typisch Pariser Bistro-Atmosphäre. Es gibt schmackhafte französische Küche mit saisonalem Bezug. Probieren Sie z.B. „Bretonischen Steinköhler mit Süßkartoffelpüree-Gemüse-Vinaigrette“! Mittags: Plat du jour inkl. Glas Wein, Wasser und Espresso.

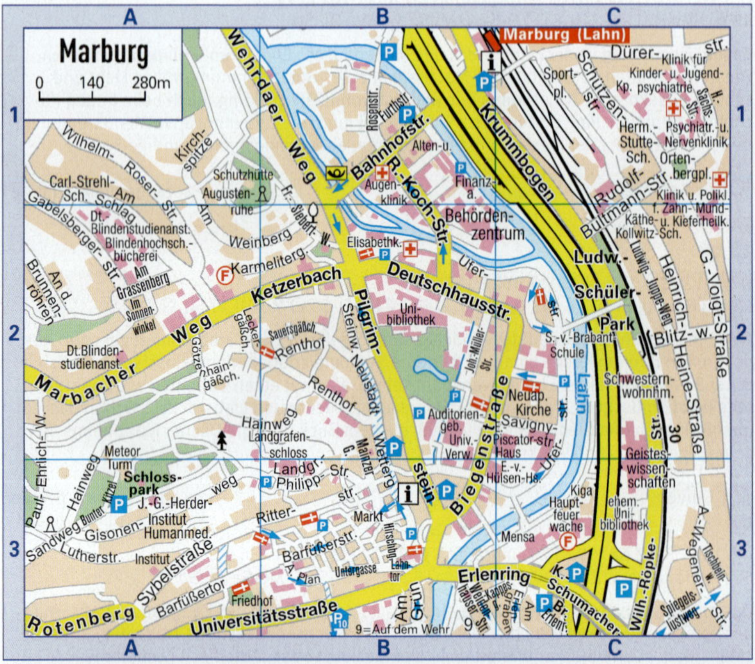

MARBURG 41 B — www.marburg-tourismus.de

Hessen | EW 73.125 | 186 m — Gießen 30 km, Kassel 93 km
T 06421 99120
Elisabethkirche, luth. Pfarrkirche St. Marien, Dominikanerkirche (Universitätskirche), Landgrafenschloss, Kasematten, mittelalt. Synagoge.

Vila Vita Rosenpark — www.rosenpark.com

Anneliese-Pohl-Allee 7-17 (B1), PLZ 35037, **T 06421 60050**, F 6005100
194 Zimmer | 27 Suiten | Ez ab 130 €, Dz ab 160 €, exkl. Frühstück, ab 14,00 € | 24 h

Dieses wunderschöne Refugium bietet Ihnen komfortabel und stilvoll ausgestattete Zimmer und Suiten sowie eine moderne Wellnesslandschaft auf 1.000 Quadratmetern. Im Restaurant Oliva und auf der großzügigen Sommerterrasse wird mediterrane Küche serviert.

Marburger Esszimmer
www.marburger-esszimmer.de

VARTA-TIPP Küche

Anneliese-Pohl-Allee 1 (B1), PLZ 35037, **T 06421 8890471**
70 | Hauptgericht 16–36 €, Menü 45–70 € | Di-Sa Mo, So

Wer eine moderne Cross-Over-Küche und ein gutes Glas Wein schätzt, wird sich hier wohlfühlen. Auf der Karte machen z.B. „Persischer Reis mit geschmorter Aubergine, Minze, Koriander und Pinienkernen" oder „Rosa gebratener Kalbstafelspitz mit Frankfurter Grüner Soße und Bratkartoffeln" Appetit. Das Ambiente: klar und puristisch mit Designerelementen - ergänzt durch eine großzügig angelegte Terrasse.

Blé Noir
www.ble-noir.de

Lingelgasse 10 (B3), PLZ 35037, **T 0177 1660166**
28 | Hauptgericht 6–20 € | Mo-So

Blé Noir steht für bretonische und französische Esskultur - und genau die wird hier zelebriert. In dem kleinen, intimen Restaurant kocht man frisch und ohne viel Schnickschnack. Wie wäre es z.B. mit „Bretonischen Moules im Sud von Cidre, Äpfeln, Zwiebeln und Creme"? Tischreservierung ratsam.

MARCH 56 D
www.march.de

Baden-Württemberg | EW 8.752 | 201 m — Emmendingen 8 km, Freiburg 10 km
T 07665 4229000

Jauch's Löwen
www.jauch-loewen.de

Eichstetter Straße 4, PLZ 79232 (OT: Neuershausen), **T 07665 92090**
90 | Hauptgericht 16–35 €, Menü 37–68 € | Mo-Di, Fr-So Mi, Do

Bei den Jauchs kann man nicht nur angenehm übernachten, sondern auch fantastisch speisen. Das gemütliche Restaurant hat viele Stammgäste, die den freundlichen Service sowie die typisch badische Küche schätzen, einschließlich der saisonalen Köstlichkeiten mit Spargel, Pilzen oder Wild.

MARIENBERG 46 A
www.marienberg.de

Sachsen | EW 17.505 | 620 m — Chemnitz 30 km, Zwickau 62 km
T 03735 602270

Drei Brüder Höhe
www.3bh.de

★★★S garni

Drei Brüder Höhe 1, PLZ 09496 (OT: Wolfsberg), **T 03735 6000,** F 60050
38 Zimmer | 1 Suite | 1 Apartment | Ez 60–65 €, Dz 90–115 €

Auf einer Anhöhe am Waldrand gelegenes Landhaus mit Bowlingbahn und Biergarten. Helle, freundlich eingerichtete Zimmer mit funktionaler Ausstattung. Restaurant mit traditionell-moderner Erzgebirgsküche.

Schwarzbeerschänke
www.schwarzbeerschaenke.de

★★★S garni

Amtsseite-Hinterer Grund 2, PLZ 09496, **T 03735 91910,** F 919199
30 Zimmer | Ez ab 55 €, Dz ab 94 €

»

Im romantischen Schwarzwassertal gelegenes Ferienhotel mit langer Tradition und familiärer Atmosphäre. Modern ausgestattete Zimmer, teils mit Balkon oder Terrasse. Typisch erzgebirgisch eingerichtetes Restaurant mit regionaler Küche.

MARKGRÖNINGEN 58 A www.markgroeningen.de

Baden-Württemberg | EW 14.544 | 281 m Stuttgart 18 km, Pforzheim 34 km
T 07145 130
Stadtbild, ev. Stadtkirche St. Bartholomäus, kath. ehem. Spitalkirche.

Herrenküferei www.herrenkueferei.de

garni

Marktplatz 2, PLZ 71706, **T 07145 9250116,** F 930525
9 Zimmer | 1 Apartment | Ez 92 €, Dz 124 €

Dieses kleine Hotel direkt am Brunnen auf dem historischen Marktplatz ist in einem der ältesten Gebäude der Stadt untergebracht, das auf eine 600 Jahre alte Tradition zurückblickt. Die Gästezimmer wurden mit viel Liebe zum Detail eingerichtet und verfügen über modernste Technik. Gute Tagungsmöglichkeiten.

Herrenküferei

40 | Hauptgericht 14–34 €, Menü 35–79 € | Di-So Di-Sa Mo

Gemütliche Restauranträume mit gehobener Tischkultur. Serviert wird eine ambitionierte schwäbische Küche gepaart mit internationalen Spezialitäten aus ausgesuchten regionalen Produkten. Es gibt einen täglich wechselnden Mittagstisch.

MARKKLEEBERG 34 D www.markkleeberg.de

Sachsen | EW 24.254 | 116 m Zwenkau 4 km, Leipzig 9 km
T 0341 35330
Kanupark-Wildwasseranlage, Museum der Völkerschlacht 1813 im Torhaus, Agra-Park, Kees'scher Park mit Adlertor, Kirchenruine Wachau, Cospudener und Markkleeberger See, Kletterpark, Erdgeschichtlicher Zeitpfad, Fotomuseum.

Markkleeberger Hof www.markkleeberger-hof.com

★★★S garni

Städtelner Straße 122-124, PLZ 04416, **T 034299 70580,** F 7058222
62 Zimmer | Ez ab 80 €, Dz ab 105 € | 24 h

Neuzeitliches Urlaubs- und Tagungshotel am grünen Rand von Leipzig. Komfortabel eingerichtete Gästezimmer mit moderner Ausstattung. Das „LOEWEN-Restaurant" serviert internationale Küche.

MARKT WEISENDORF 53 A www.weisendorf.de

Bayern | EW 6.700 | 308 m Herzogenaurach 7 km, Höchstadt 9 km
T 09135 71200

Acantus Hotel www.acantus-hotel.de

★★★★S garni

Ringstr. 13, PLZ 91085 (OT: Oberlindach), **T 09135 211660,** F 21166200
59 Zimmer | 2 Suiten | 12 Apartments | Ez ab 60 €, Dz ab 81 €, ab 9,00 €

Hier lässt es sich schön wohnen: ein freundlich geführtes Hotel in landschaftlich reizvoller Lage mit gepflegten, schallisolierten Zimmern, einem Sauna- und Fitnessbereich sowie einem einladenden Restaurant mit frischer Regionalküche.

MARKTBERGEL 52 D www.marktbergel.de

Bayern | EW 1.581 | 363 m Rothenburg ob der Tauber 20 km, Crailsheim 58 km
T 09843 95910

Rotes Ross www.rotes-ross-marktbergel.de

VARTA-TIPP Küche

Würzburger Straße 1, PLZ 91613, **T 09843 936600**
50 | Hauptgericht 8–23 €, Menü 22–50 € | So Mo, Mi-So Di

Hinter der markant roten Fassade verbergen sich nicht nur geschmackvoll eingerichtete Wohlfühlzimmer, sondern auch zwei ländliche Gaststuben. Hier verwöhnt Sie Chefkoch Thomas Bogner mit einer regionalen Frischeküche, die er mit pfiffigen Ideen und hochwertigen einheimischen Produkten verfeinert. Dazu serviert man gute fränkische und ausländische Weine.

MARKTBREIT 52 B www.marktbreit.de

Bayern | EW 3.673 | 191 m Ochsenfurt 6 km, Kitzingen 11 km
T 09332 591595

Löwen www.loewen-marktbreit.de

★★★ garni

Marktstraße 8, PLZ 97340, **T 09332 50540,** F 9438
29 Zimmer | 1 Apartment | Ez ab 74 €, Dz ab 94 €

Traditionsreicher Familienbetrieb, der zu den ältesten Gasthöfen Süddeutschlands gehört. Individuell eingerichtete Gästezimmer mit zeitgemäßer Ausstattung. Rustikale Gaststuben mit fränkischer und internationaler Küche.

Alter Esel www.alteresel-marktbreit.de

Marktstraße 10, PLZ 97340, **T 09332 5949477**
50 | Hauptgericht 17–21 €, Menü 42–59 € | So Mi-Sa Mo, Di

Schön liegt das Gasthaus - direkt im historisch geprägten Ortskern. Das Gebäude stammt aus dem 18. Jahrhundert und steht unter Denkmalschutz. Gekocht wird regional und international, aber stets mit saisonalen Produkten. Die Weinkarte bietet eine gute Auswahl an fränkischen Gewächsen, aber auch Weine aus anderen bedeutenden Anbaugebieten.

Drachenburg www.drachenburg.eu

Enheimer Straße 1, PLZ 97340, **T 09332 1430**
80 | Hauptgericht 10–27 €, Menü 17–35 € | So Mo, Do-So Di, Mi

Gemütliches Ambiente mit dekorativen Möbelstücken und Antiquitäten in einem Bruchsteinhaus aus dem Jahr 1926. Das freundliche Serviceteam serviert raffinierte fränkisch-internationale Gerichte. Netter Garten mit altem Baumbestand.

Michels Stern www.michelsstern.de

Bahnhofstraße 9, PLZ 97340, **T 09332 1316**
30 | Hauptgericht 13–29 €, Menü 28–45 € | Mo-Di, Fr-So Mi, Do

Fränkisches Wohlfühl-Gasthaus mit ländlichem Flair. Abwechslungsreiche Speisekarte mit regionalen und internationalen Spezialitäten. Auch Gästezimmer vorhanden.

MARKTHEIDENFELD 52 A www.marktheidenfeld.de

Bayern | EW 10.854 | 154 m Wertheim 13 km, Lohr 18 km
T 09391 500441
Kirche St. Laurentius, Franck-Haus, Alte Mainbrücke, Hist. Altstadt, Kreuzbergkapelle, Museum Obertor-Apotheke.

Anker www.hotel-anker.de

garni

Kolpingstraße 7, PLZ 97828, **T 09391 60040,** F 600477
40 Zimmer | 4 Suiten | Ez 89–109 €, Dz 127–140 € | 24 h

Hotel und Weingut mit engagierter familiärer Führung seit 1872. Es erwarten Sie unterschiedliche, teils mit Antiquitäten eingerichtete Zimmer. Das Frühstück wird im lichtdurchfluteten Gartensaal oder bei schönem Wetter im romantischen Innenhof serviert.

Zum Löwen www.loewen-marktheidenfeld.de

garni

Marktplatz 3, PLZ 97828, **T 09391 1571,** F 1721
27 Zimmer | 1 Suite | Ez 65–80 €, Dz 94–105 €

Liebevoll restauriertes Anwesen direkt neben dem Fischerbrunnen in der Altstadt. Behagliche Zimmer in zwei verschiedenen Kategorien - eingerichtet mit regionaltypischer Spessarteiche oder moderne Business-Zimmer. Gemütliche Gaststuben mit regionalen und saisonalen Spezialitäten.

Mainblick www.hotel-mainblick.de

€ Gut & Günstig garni

Mainkai 11, PLZ 97828, **T 09391 98650,** F 986544
24 Zimmer | Ez 60–71 €, Dz 85–88 €, ab 6,00 €

Hübsch gestalteter Gasthof in zentraler und sehr ruhiger Lage direkt an der Mainuferpromenade, der sich seit 1954 in Familienbesitz befindet. Geschmackvoll und komfortabel eingerichtete Gästezimmer mit moderner Ausstattung.

Weinhaus Anker www.weinhaus-anker.de

VARTA-TIPP Küche

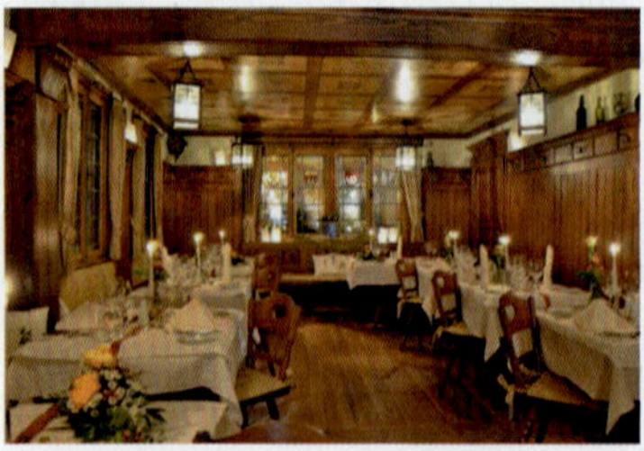

Obertorstr. 13, PLZ 97828, **T 09391 6004801**
65 | Hauptger. 13–39 €, Menü 32–89 € |
Mo-So

Das hist. Weinhaus bietet gemütliche Räumlichkeiten mit nostalgischem Flair. Ein besonderer Hingucker ist die freigelegte und fachmännisch ergänzte Deckenbemalung in der alten Stube. Bei Küchenchef Bernhard Lermann dominieren Frische, Regionalität und Liebe in der Zubereitung - auch bei einfachsten Gerichten. Beachtliche Weinauswahl.

MARKTOBERDORF 67 A www.touristik-marktoberdorf.de

Bayern | EW 18.160 | 758 m Kaufbeuren 13 km, Schongau 25 km
T 08342 400845
Kath. Pfarrkirche St. Martin, Museen, Künstlerhaus, Pestfriedhof, Städt. Veranstaltungshaus MODEON, Bayr. Musikakademie, Lindenallee.

Das Weitblick Allgäu
www.weitblick-allgaeu.com

★★★★S gami

Schongauer Straße 48, PLZ 87616, **T 08341 41010**
98 Zimmer

2018 eröffnetes Ferienhotel in herrlicher Alleinlage mit unbebautem Blick bis zu den Allgäuer Alpen. Die modernen, mit warmen Farben und viel Holz eingerichteten Zimmer versprühen alpine Gemütlichkeit. Ein besonderer Vorzug des Hauses ist der 2.000 qm große Hot-SPA-Wellnessbereich, der keine Wünsche offen lässt. Sky Bar im 3. OG mit schöner Dachterrasse.

MARLOW 10 D
www.stadtmarlow.de

Mecklenburg-Vorpommern | EW 4.629 | 30 m Ribnitz-Damgarten 16 km, Greifswald 64 km
T 038221 429836

Recknitztal-Hotel
www.recknitztal-hotel.de

★★★★S gami

Carl-Kossow-Str. 35-37, PLZ 18337, **T 038221 42240,** F 4224100
48 Zimmer | 3 Suiten | 5 Apartments | 24 h

Komfortable Suiten in der hist. Villa und moderne Gästezimmer im Bettenhaus. Netter Wellnessbereich mit finnischer Sauna und Dampfbad. Regionale Küche mit internationalen Einflüssen wird im stilvollen À-la-carte-Restaurant serviert.

MARXZELL 57 A
www.marxzell.de

Baden-Württemberg | EW 5.388 | 387 m Straubenhardt 6 km, Ettlingen 7 km
T 07248 91470

Landgasthof König von Preussen
www.koenig-von-preussen.eu

★★★★★S gami

Klosterstr. 8, PLZ 76359 (OT: Frauenalb), **T 07248 1617,** F 4130
11 Zimmer | Ez 85 €, Dz 110 €

Die freundlichen Gastgeber haben inmitten des wunderschönen Albtals einen netten Landgasthof, in dem man sehr gepflegt wohnt. In den hübsch ausgestatteten Zimmern verbinden sich traditioneller Charme und moderner Komfort. Gutbürgerliche bis gehobene Küche serviert man im Restaurant.

MASELHEIM 58 D
www.maselheim.de

Baden-Württemberg | EW 4.399 | 542 m Biberach an der Riß 10 km, Laupheim 15 km
T 07351 18400

Lamm
www.sulminger-lamm.de

VARTA-TIPP Küche

Baltringer Straße 14, PLZ 88437 (OT: Sulmingen), **T 07356 937078**
40 | Hauptgericht 19–30 €, Menü 30–56 € | So Mi-So Mo, Di

In diesem geschmackvoll restaurierten Landgasthof im Ortskern von Sulmingen verwöhnen Sie Constanze und Mike Becker mit einer exquisiten Küche. Neben gehobenen internationalen Gerichten stehen auch bodenständige Klassiker auf der Speisekarte. Wie wäre es z.B. mit „Senfrostbraten vom Angus Rind mit hausgemachten Spätzle und roter Zwiebelmarmelade“? Liebevoll angelegte Gartenterrasse.

MASSERBERG 43 B www.masserberg.de

Thüringen | EW 2.352 | 780 m Neuhaus am Rennweg 25 km, Suhl 37 km
T 036870 57015

Rennsteig www.hotel-rennsteig.com

★★★★ garni

Am Badehaus 1, PLZ 98666, **T 036870 800,** F 88888
92 Zimmer | 5 Suiten | Ez 58–98 €, Dz 79–120 € | 24 h

Am Ortsrand gelegenes Hotel, das architektonisch vom Bauhaus-Stil inspiriert wurde. Neuzeitliche Zimmer mit zweckmäßiger Ausstattung. Fitnessraum, Saunabereich, Kegelbahn, Kaminzimmer und Bogenschießkeller. Restaurant mit feiner regionaler Küche.

Werrapark Frankenblick www.werrapark.de

★★★ S garni

Am Kirchberg 15, PLZ 98666 (OT: Schnett), **T 036874 95000,** F 95777
81 Zimmer | 4 Suiten | 21 Apartments | Ez 44–99 €, Dz 74–119 €, 10,00 € | 24 h

Ideal für Familien und Erholungssuchende. Zweckmäßige Zimmer mit zeitgemäßem Komfort. Umfangreiches Beauty- und Wellnessangebot. Exponierte Lage mit toller Aussicht. Panoramarestaurant mit regionaler Küche.

Werrapark Resort Heubacher Höhe www.werrapark.de

★★★ garni

Rudolf-Breitscheid-Straße 41-45, PLZ 98666 (OT: Heubach), **T 036874 93000,** F 93777
86 Zimmer | 27 Apartments | Ez 45–99 €, Dz 62–139 €, 10,00 € | 24 h

Gut geführtes Sport- und Familienhotel direkt am Rennsteig. Funktional eingerichtete Zimmer und Studios mit moderner Ausstattung. Ansprechender Wellnessbereich mit Schwimmbad und Sauna.

MASSWEILER 50 C www.vg-thaleischweiler-froeschen.de

Rheinland-Pfalz | EW 1.059 | 435 m Zweibrücken 16 km, Kaiserslautern 34 km
T 06334 4410

Borst www.restaurant-borst.de

Luitpoldstraße 4, PLZ 66506, **T 06334 1431**
30 | Hauptgericht 27–35 €, Menü 48–85 € | Mi-So Mo, Di

Das gepflegte Restaurant ist seit vielen Jahren eine verlässliche Genussadresse. Bei Familie Borst werden Sie mit einer feinen, klassischen Gourmetküche mit mediterranen Einflüssen verwöhnt. Die Weinkarte ist gekonnt zusammengestellt und fair kalkuliert. Fünf behagliche Gästezimmer.

MAUERSTETTEN 67 A www.mauerstetten.de

Bayern | EW 3.019 | 716 m Kaufbeuren 4 km, Germaringen 6 km
T 08341 909370

Landgasthof Zum goldenen Schwanen www.hotelgasthof-schwanen.de

€ Gut & Günstig garni

Paul-Gaupp-Straße 1, PLZ 87665 (OT: Frankenried), **T 08341 93960,** F 939630
12 Zimmer | 1 Apartment | Ez 57–69 €, Dz 89–99 €

Familiär geführter Dorfgasthof mit guten Tagungsmöglichkeiten. Gemütlich im ländlichen Stil eingerichtete Zimmer mit kostenlosem WLAN. Das Restaurant serviert abwechslungsreiche bayerische Küche.

MAXHÜTTE-HAIDHOF 54 D www.maxhuette-haidhof.de

Bayern | EW 10.554 | 416 m Regensburg 27 km, Amberg 45 km
T 09471 30220

Einkehr zur alten Post - Kandlbinder's Küche www.alte-post-ponholz.de

VARTA-TIPP Küche

Postplatz 1, PLZ 93142 (OT: Ponholz), **T 09471 6050646**
100 | Hauptgericht 15–34 €, Menü 33–62 € | So Mo, Do-So Di, Mi

Richtig charmant ist die ehem. Poststation aus dem 18. Jhd. mit ihren geschmackvollen Räumen und dem lauschigen Biergarten. Martin Kandlbinder verwendet für seine Speisen ausschließlich frische und hochwertige Lebensmittel - mal traditionell, mal crossover zubereitet. Auf der Saisonkarte locken Gerichte wie „Filet vom Saibling | Kaisergranat | Oliven-Risotto | Ratatouille | Safransauce".

MEDDERSHEIM 50 A www.bad-sobernheim.de

Rheinland-Pfalz | EW 1.340 | 160 m Bad Kreuznach 20 km, Idar-Oberstein 30 km
T 06751 81241
Weitere Empfehlungen unter Sobernheim, Bad.

Langendorf's Zur Traube www.langendorfstraube.de

VARTA-TIPP Küche

Sobernheimer Straße 2, PLZ 55566, **T 06751 950382**
40 | Hauptgericht 17–32 € | Do-So Do-Sa Mo, Di, Mi 21.12.20–7.1.21, 19.7.–13.8.21

In diesem hübschen Fachwerkhäuschen bietet Herbert Langendorf seit vielen Jahren eine schmackhafte regionale Küche unter Verwendung frischer saisonaler Produkte. Probieren Sie z.B. „Ziegenkäseparfait mit gebackenem Kalbsbries" oder „Entenbrust mit Orangen-Pfeffersauce und Kaiserschoten". Gutes Preis-Leistungs-Verhältnis. Der Service ist verbindlich, zuvorkommend und freundlich.

MEDEBACH 31 C www.medebach-touristik.de

Nordrhein-Westfalen | EW 7.961 | 405 m Marburg 61 km, Kassel 76 km
T 02982 9218610

Kaiserhof www.kaiserhof-medelon.de

★★★S garni

Orkestr. 42, PLZ 59964 (OT: Medelon), **T 02982 8547**, F 908610
11 Zimmer | Ez 75–120 €, Dz 120–180 €

Ein charmantes, familiär geführtes Hotel im Ortskern. Sie wohnen in liebevoll ausgestatteten Zimmern. Besonders wohnlich sind die Suiten im neuen Hotelanbau. Naturliebhaber schätzen die schöne ländliche Umgebung. Sehr gutes Frühstück.

Kaiserhof

40 | Hauptgericht 16–36 €, Menü 30–90 € | Mo-Di, Do-So Mi

Die geschmackvoll eingerichteten Restauranträume vereinen modernen Stil mit historischem Rahmen. Serviert werden gehobene Gerichte der internationalen Küche. In regelmäßigen Abständen finden kulinarische Themenabende statt. Im Sommer lockt die elegante Terrasse.

MEERANE 45 A www.meerane.de

Sachsen | EW 16.287 | 250 m Zwickau 13 km, Altenburg 20 km
T 03764 1859448
Heimatmuseum Meerane, Kunsthaus, Werner-Bochmann-Ausstellung, Galerie Art-In, Höhlermuseum.

Schwanefeld www.schwanefeld.de

Schwanefelder Straße 22 (an der B 93), PLZ 08393, **T 03764 4050,** F 405606
52 Zimmer | 1 Suite | 1 Apartment | Ez 99–125 €, Dz 139–1568 €

Gewachsenes Landhotel mit Gästehaus in idyllischer Parkanlage. Individuelle Zimmer in unterschiedlichen Kategorien. Im behaglichen Restaurant wird regional und saisonal gekocht. Hauseigene Konditorei und Schokoladen-Manufaktur.

Parkhotel Meerane www.parkhotel-meerane.de

Martinstraße 54, PLZ 08393, **T 03764 779580,** F 7795818
40 Zimmer | Ez 79–89 €, Dz 120–150 € | 24 h

Hist. Villa mit Jugendstilfassade in ruhiger Lage direkt am Stadtpark. Hell und freundlich eingerichtete Zimmer - Sie haben die Wahl zwischen den traditionellen Räumen im Altbau oder den modern eingerichteten Zimmern im Neubau. Im behaglichen Restaurant wird deutsche Küche mit mediterranen Einflüssen serviert.

MEERBUSCH 29 C www.meerbusch.de

Nordrhein-Westfalen | EW 58.000 | 36 m Neuss 8 km, Düsseldorf 9 km
T 02132 916413
Gnadenkapelle Niederdonk, Teloy-Mühle, Mahnmal Alter Kirchturm (12. Jhd., gestaltet von Beuys), Dyckhof, Schloss Pesch, Herrenbusch Haus Meer, Illvericher Altrheinschlinge (Naturschutzgebiet), Alter Markt Lank-Latum.

Rheinhotel Vier Jahreszeiten www.rheinhotel-meerbusch.de

Zur Rheinfähre 15, PLZ 40668 (OT: Langst-Kierst), **T 02150 9140,** F 914900
72 Zimmer | 8 Suiten | Ez ab 99 €, Dz ab 119 € | 24 h

Solide Businessadresse idyllisch im Grünen und direkt am Rhein gelegen. Im französischen Stil eingerichtete Gästezimmer unterschiedlicher Kategorien. Klassisches Restaurant mit internationaler Küche.

Anthony's Kitchen www.anthonys.kitchen

VARTA-TIPP Küche

Moerser Straße 81, PLZ 40667 (OT: Büderich), **T 02132 9851425**
Hauptgericht 28–34 €, Menü 105–175 € | Do-So Mo, Di, Mi

Mit Freude, Leidenschaft und Herzblut führt Anthony Sarpong dieses Restaurant mit angeschlossener Kochschule. In stylishem Ambiente offeriert der in Ghana geborene Koch kreative Gerichte aus der gehobenen internationalen Küche mit französischen, arabischen und afrikanischen Einflüssen. Nicht ganz günstig, aber Qualität und Geschmack stimmen.

Landhaus Mönchenwerth Neu! www.moenchenwerth.de

Niederlöricker Straße 56, PLZ 40667 (OT: Büderich), **T 02132 757650**
100 | Hauptgericht 20–49 €, Menü 59–85 € | So Di-So Mo

In diesem hübschen denkmalgeschützten Landhaus serviert man französische Küche mit internationalen Einflüssen. Probieren Sie z.B. „Filet vom Steinbutt mit Safranrisotto und Basilikumschaum“! Idyllisches Gartenrestaurant direkt am Rhein.

MEERFELD 39 D www.gesundland-vulkaneifel.de

Rheinland-Pfalz | EW 362 | 295 m Bitburg 34 km, Koblenz 86 km
T 06572 951370

Die Post www.die-post-meerfeld.de

garni

Meerbachstr. 24-26, PLZ 54531, **T 06572 931900**
33 Zimmer | Ez 75 €, Dz 130 €

Das sympathische Haus befindet sich in ruhiger, reizvoller Lage im Herzen der Vulkaneifel am Meerfelder Maar. Die Zimmer (mit Balkon) sind wohnlich und zeitgemäß eingerichtet. Ob Fahrradfahren, Mountainbike-Touren, Wandern oder Angeln – die Umgebung bietet hierfür zahlreiche Möglichkeiten.

Poststuben

Hauptgericht 16–30 €, Menü 33–80 € | Mi-So Mo, Di

Nach Lehr- und Wanderjahren in gastronomischen Spitzenhäusern ist Küchenmeister Sven Molitor in den elterlichen Betrieb zurückgekehrt. Im ländlich gehaltenen Restaurant serviert er raffiniert zubereitete Klassiker der regionalen Küche. Sehr gutes Preis-Leistungs-Verhältnis.

Maarblick www.naturpurhotel.de

garni

Meerbachstr. 52, PLZ 54531, **T 06572 4494,** F 2558
21 Zimmer | 5 Suiten | Ez ab 65 €, Dz ab 122 €

Gepflegtes, freundlich geführtes Hotel in ruhiger Lage. Die Gästezimmer sind mit Naturhölzern eingerichtet und verfügen teilweise über einen Balkon. Weitläufige Rad- und Wanderwege in unmittelbarer Umgebung. Restaurant mit frischer regionaler Bio-Küche.

MEERSBURG 65 B www.meersburg.de

Baden-Württemberg | EW 5.627 | 444 m Überlingen 14 km, Friedrichshafen 18 km
T 07532 440400
Einen Cityplan finden Sie auf Seite 802.

3 Stuben www.3stuben.de

garni

Kirchstraße 7 (B2), PLZ 88709, **T 07532 80090,** F 800940
28 Zimmer | Ez 80–90 €, Dz 128–165 € ››

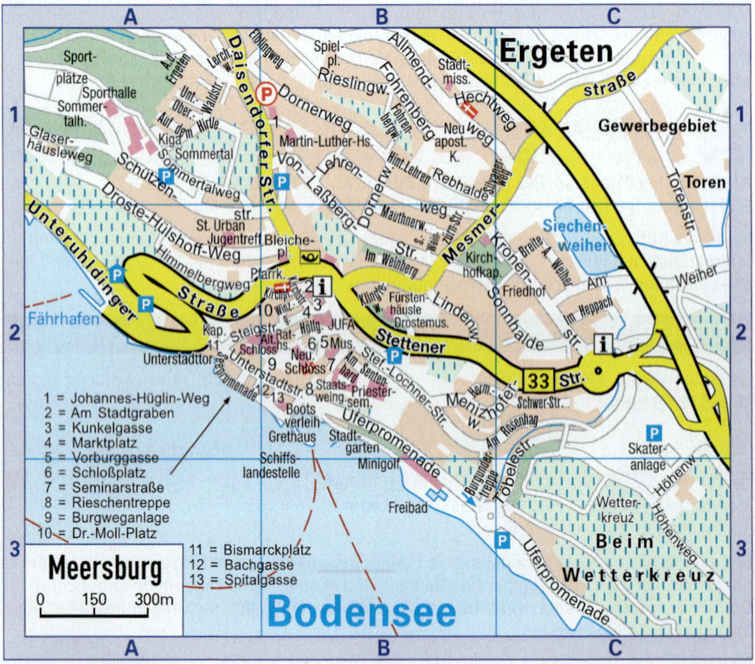

Zentral gelegenes Haus in einem Fachwerkgebäude aus dem 16. Jhd. Stilvoll und individuell gestaltete Zimmer mit komfortabler Ausstattung. Feine regionale Küche wird im Restaurant serviert.

Residenz am See — www.hotel-residenz-meersburg.com

VARTA★TIPP Service

Uferpromenade 11 (B2), PLZ 88709, **T 07532 80040,** F 800470
25 Zimmer | 2 Suiten | 1 Apartment | Ez 129–164 €, Dz 234–342 €

Das gastorientiert geführte Haus befindet sich in schöner Lage - umgeben von Weinbergen und mit herrlichem Blick auf den Bodensee und die Alpengipfel. Bequem und individuell eingerichtete Zimmer im mediterranen Stil sorgen für einen angenehmen Aufenthalt. Auch mit dem vorzüglichen Frühstück kann man punkten. Und interessante Ausflugtipps gibt's gratis vom freundlichen Hotelteam.

Casala

VARTA-TIPP Küche **VARTA-TIPP** Service

12 | Hauptgericht 42–54 €, Menü 104–140 € | Do-So Mo, Di, Mi

Eine kulinarische wie ambientige Trouvaille! Küchenchef Markus Philippi gehört zweifellos zu den kreativsten und experimentierfreudigsten Köchen im Süden der Republik. Seine verblüffenden Ideen lebt er mit großer Hingabe in den klassisch geprägten Menüs aus. Die gut sortierte Weinkarte kann sowohl mit renommierten als auch mit ausgefallenen Gewächsen aufwarten. Als Alternative bietet das Residenz-Restaurant bodenständige Regionalküche.

Seehotel Off www.seehotel-off.de

★★★★ garni

Uferpromenade 51 (C3), PLZ 88709, **T 07532 44740,** F 447444
21 Zimmer | 7 Suiten | Ez 85–155 €, Dz 134–310 €, 7,50–16,50 €

Herrlich wohnt man hier - im Hintergrund die Weinberge und in der Ferne eine grandiose Alpensicht. Die Zimmer sind gemütlich und teils mit Balkon ausgestattet. Für Entspannung sorgt ein kleiner Wohlfühlbereich.

Villa Seeschau www.hotel-seeschau.de

VARTA-TIPP Ambiente

garni

Von-Laßberg-Straße 12 (B2), PLZ 88709, **T 07532 434490,** F 434499
18 Zimmer | 2 Suiten | Ez 95–255 €, Dz 125–300 €

Das im mediterranen, villenhaften Stil erbaute Hotel empfängt Sie mit unterschiedlich eingerichteten Gästezimmern, die alle über einen Balkon verfügen. Schön auch die großzügige Gartenanlage mit Sonnenterrassen und Whirlpool. Hier genießen Sie die eindrucksvolle Aussicht sowie die wohltuende Ruhe dieses persönlich geführten Domizils.

MEINHARD 32 D www.meinhard.de

Hessen | EW 5.540 | 250 m — Bad Sooden-Allendorf 18 km, Eisenach 44 km
T 05651 74800

Schloss Wolfsbrunnen www.wolfsbrunnen.de

garni

Am Berg 1, PLZ 37276 (OT: Schwebda), **T 05651 335790,** F 3357912
55 Zimmer | 7 Suiten, Dz 129–229 €

Das 1904 im Stil der Renaissance erbaute Schloss liegt inmitten des Werratals am Werratalsee. Die Zimmer sind individuell, allesamt schön, stilvoll und wohnlich. Zum Haus gehören auch Veranstaltungssäle, ein Restaurant, ein SPA-Bereich und eine Bibliothek. In den Sommermonaten lockt die großzügige Schlossterrasse.

MEININGEN 43 A www.meiningen.de

Thüringen | EW 20.731 | 290 m — Eisenach 52 km, Bad Kissingen 58 km
T 03693 44650
Theater, Schloss Elisabethenburg, Theatermuseum Zauberwelt der Kulisse, Büchnersches Hinterhaus, Alte Posthalterei, Brahms-Denkmal, Engl. Garten, Literaturmuseum, Goetz-Höhle.

Sächsischer Hof www.saechsischerhof.com

garni

Georgstraße 1, PLZ 98617, **T 03693 4570,** F 457401
40 Zimmer | 3 Suiten | Ez 79–89 €, Dz 99–139 €, exkl. Frühstück, 12,00 €

Ehem. Poststation der Fürsten von Thurn und Taxis. Heute empfängt Sie das Hotel mit zeitgemäßen, stilvollen Gästezimmern. Viele liebevoll arrangierte Details erinnern an die über 200-jährige Geschichte des Hauses.

Die Posthalterei

75 | Hauptgericht 18–28 €, Menü 25–78 € | Mi-Sa Mo, Di, So

»

Rustikal-gemütliches Ambiente mit gepflegter Tischkultur und attraktiv inszenierten Details. Dazu eine erlesene Auswahl an kreativen Gerichten mit mediterranen und asiatischen Elementen. Als Alternative wird in der urgemütlichen Kutscherstube traditionelle Thüringer Küche serviert. **Achtung: Bei Redaktionsschluss für diese Buchausgabe war das Restaurant auf Grund der COVID-19-Pandemie noch geschlossen.**

MEISENHEIM 50 A www.meisenheim.de

Rheinland-Pfalz | EW 2.795 | 160 m Bad Kreuznach 31 km, Kaiserslautern 43 km
T 06753 1210

Meisenheimer Hof www.meisenheimer-hof.de

garni

Obergasse 33, PLZ 55590, **T 06753 1237780,** F 12377849
17 Zimmer | 3 Suiten | Ez 85–109 €, Dz 149–195 €

Ein schön restauriertes Weinhotel in der hist. Altstadt. Die meisten der Suiten und Themenzimmer sind nach berühmten Weinbergen an der Nahe benannt. Hausgästen stehen eine Dachterrasse und eine Bibliothek zur Verfügung. Im Keller lagern beste Weine.

Meisenheimer Hof

44 | Hauptgericht 19–36 €, Menü 36–99 € | Di-So Mo

Originale Holzdielen, Täfelung aus dem 18. Jhd., Biedermeierstühle, Kirschholztische... Das Restaurant mit seinen drei miteinander verbundenen Gaststuben hat schon seinen ganz eigenen Stil - und dazu passt die zeitgemäß interpretierte Küche. In der gemütlichen Weinbar kann man übrigens seinen Aperitif oder Digestif einnehmen.

MEISSEN 35 D www.stadt-meissen.de

Sachsen | EW 28.198 | 106 m Dresden 25 km, Riesa 26 km
T 03521 41940
Burgberg mit Dom und Albrechtsburg, Großer Wendelstein, Frauenkirche, Brauhaus, Tuchmachertor, Erlebniswelt Haus MEISSEN, Nikolaikirche, Hist. Altstadt.

Burgkeller & Residenz Kerstinghaus www.hotel-burgkeller-meissen.de

★★★★S garni

Domplatz 11 (B1), PLZ 01662, **T 03521 41400,** F 414070
25 Zimmer | 3 Suiten | 1 Apartment | Ez ab 80 €, Dz ab 130 €

In exponierter Lage auf dem Meißner Burgberg bietet dieses Haus eine tolle Aussicht auf Altstadt und Elbe. Die Gästezimmer wurden gemütlich und mit viel Liebe zum Detail eingerichtet. Hübscher Wellnessbereich mit Wintergarten und Außenterrasse. Panoramarestaurant mit regionaler und internationaler Küche.

Dorint Parkhotel www.dorint.com/meissen

★★★★S garni

Hafenstraße 27-31 (B1), PLZ 01662, **T 03521 72250,** F 722904
118 Zimmer | 6 Suiten | Ez 96–145 €, Dz 127–185 €, 18,00 € | 24 h

Mittelpunkt der kürzlich renovierten Hotelanlage bildet die Jugendstil-Villa von 1870 mit hübschem Elbblick. In mehreren Gebäuden stehen angenehme, wohnlich eingerichtete Zimmer in vier verschiedenen Kategorien zur Verfügung. Im eleganten Restaurant mit Wintergarten werden saisonal wechselnde regionale und internationale Speisen serviert.

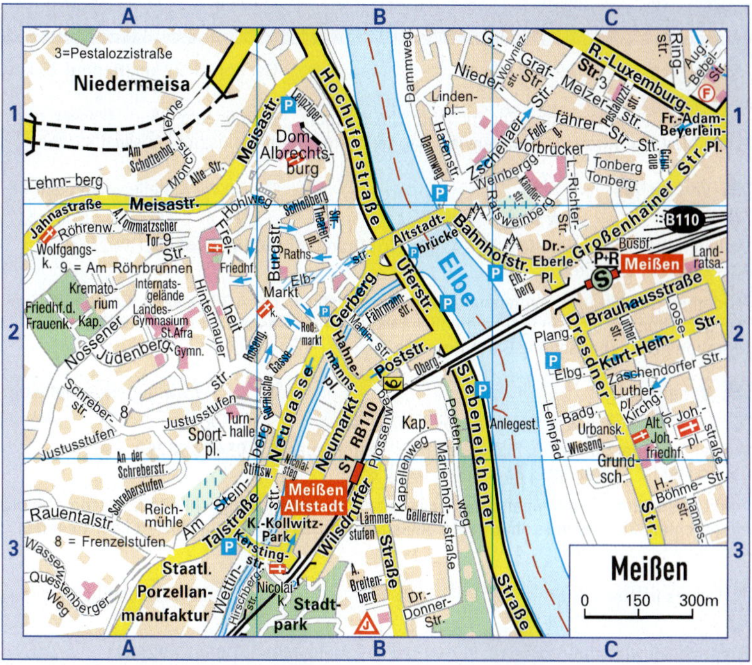

Vincenz Richter

www.vincenz-richter.de

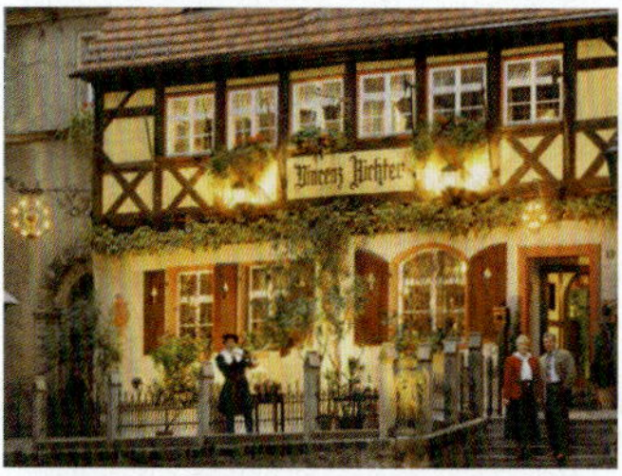

An der Frauenkirche 12 (B2), PLZ 01662,
T 03521 453285
80 | Hauptger. 10–25 €, Menü 20–39 € |
Di-Sa Mo, So

Restaurantkultur in musealer Atmosphäre verbunden mit sächsischer Gastlichkeit und schmackhafter saisonal geprägter Küche - das originelle Weinrestaurant sollte man sich als Meißen-Besucher nicht entgehen lassen. Edle Tropfen vom eigenen Weinberg.

Zum Goldenen Fass

www.goldenes-fass-meissen.de

Vorbrücker Str. 1 (C1), PLZ 01662, **T 03521 719200**
50 | Hauptgericht 16–26 €, Menü 30–49 € | Mo-So

Unter dem Motto „Heimatkunde zum Anbeißen“ bietet man in diesem ehem. Weinbauernhof eine schmackhafte saisonale Küche unter Verwendung regionaler Produkte. Dazu gibt es gute Weine aus dem Elbtal. Romantischer Hofgarten, hübsche Gästezimmer.

MELLE 21 D www.stadt-melle.de

Niedersachsen | EW 49.000 | 76 m Osnabrück 22 km, Herford 26 km
T 05422 965312
Freilichtbühne, Bifurkation, Diedrichsburg im Wildpark, Automuseum, Wind-, Wasser- und Ölmühlen, Sternwarten, Planetenweg, Saurierfährten, Heimatmuseum, Aussichtstürme.

Van der Valk www.melle.vandervalk.de

★★★★ garni

Wellingholzhausener Straße 7, PLZ 49324 (OT: Drantum), **T 05422 96240,** F 9624444
118 Zimmer | 10 Suiten | 24 h

Modernes Freizeit- und Tagungshotel, verkehrsgünstig an der A 30 gelegen. Geräumige Zimmer und Themensuiten in unterschiedlichen Kategorien. Restaurant mit regionaler und internationaler Küche. Schöne Gartenterrasse.

Hubertus www.hubertus-melle.de

★★★S garni

Westerhausener Straße 50, PLZ 49324 (OT: Westerhausen), **T 05422 98290,** F 982929
35 Zimmer | 2 Apartments | Ez ab 59 €, Dz ab 85 €

Traditionsreiches, familiengeführtes Haus mit guten Tagungsmöglichkeiten. Geschmackvoll eingerichtete Zimmer mit komfortabler Ausstattung. Das Restaurant serviert überwiegend regionale Spezialitäten.

Lüers im Heimathof www.heimathof-melle.de

Friedrich-Ludwig-Jahn-Straße 10, PLZ 49324 (OT: Melle-Mitte), **T 05422 925091**
65 | Hauptgericht 12–32 € | Sa-So Mi-So Mo, Di

Die Gastronomie im wunderschönen historischen Heimathof bietet eine frische saisonale Küche. Es gibt z.B. „Mariniertes Flugentenbrustfilet auf Orangen-Thymiansauce mit Rotkohl und kleinen Kartoffelknödeln“. In den Sommermonaten lockt die charmante Terrasse.

MELLRICHSTADT 43 C www.mellrichstadt-rhoen.de

Bayern | EW 5.500 | 270 m Ostheim 8 km, Meiningen 20 km
T 09776 9241

Biohotel Sturm www.hotel-sturm.com

garni

Ignaz-Reder-Straße 3, PLZ 97638, **T 09776 81800,** F 818040
46 Zimmer | Ez ab 103 €, Dz ab 168 €

Das inhabergeführte Haus bietet moderne Zimmer im Hauptgebäude und hübsche, regionaltypische Landhauszimmer in den Gästehäusern. Zum Hotel gehören ein Naturgarten mit Schwimmteich sowie eine kleine Wellnessoase mit Sauna. Traditionelles Restaurant mit angegliedertem Wintergarten und schöner Terrasse.

MELSUNGEN 32 C www.melsungen.de

Hessen | EW 13.309 | 179 m Kassel 20 km, Fritzlar 24 km
T 05661 708200
Hist. Fachwerkaltstadt, Landgrafenschloss, Floßfahrt auf der Fulda.

Centrinum www.centrinum.de

Rosenstraße 1, PLZ 34212, **T 05661 926060,** F 9260666
22 Zimmer | 1 Apartment | Ez 80 €, Dz 120 €, 5,00–12,00 €

Privat geführtes Hotel inmitten der Melsunger Altstadt. Individuell eingerichtete Gästezimmer mit stilvoller Möblierung und historischer Raumcharakteristik. Schöner Saunabereich im Souterrain. Angeschlossenes Bistro und Weinlokal.

MEMMELSDORF 53 A www.memmelsdorf.de

Bayern | EW 8.854 | 262 m Bamberg 8 km, Scheßlitz 13 km
T 0951 40960

Drei Kronen www.drei-kronen.de

★★★ garni

Hauptstraße 19, PLZ 96117, **T 0951 944330,** F 9443366
36 Zimmer | Ez 60–95 €, Dz 90–140 € | ⃠ 21.–24.12.20

Hist. Haus mit familiärer Atmosphäre und wohnlichen Gästezimmern in verschiedenen Kategorien - von fränkisch-gemütlich bis modern-luxuriös. In den behaglichen Gaststuben werden bodenständige Gerichte und hausgebraute Biere serviert.

Höhn www.hotel-gasthof-hoehn.de

Hauptstraße 11, PLZ 96117, **T 0951 406140,** F 4061444
40 Zimmer | Ez 60–85 €, Dz 95–135 €

Der fränkische Brauereigasthof befindet sich bereits seit vielen Jahren in Familienbesitz. Hier erwarten Sie eine gemütliche Gaststube, ein idyllischer Hofgarten und gepflegte Landhauszimmer. Es werden auch Brauereiführungen angeboten.

MEMMINGEN 66 B www.memmingen.de

Bayern | EW 41.538 | 595 m Mindelheim 27 km, Kempten 34 km
T 08331 850173
Freskenzyklus der Strigel-Schule (1460), Rathaus (1589), Patrizierpalais (1736), Parishaus, Siebendächerhaus, Gerberhaus (1601), MEWO-Kunsthalle.

Engelkeller www.engelkeller.de

★★★★

Königsgraben 9, PLZ 87700, **T 08331 9844490,** F 98444999
25 Zimmer | Ez ab 86 €, Dz ab 123 €

Sympathisches Hotel, das auf hist. Grundmauern erbaut wurde. Modern gestaltete, mit Komfortbetten und warmen Brauntönen ausgestattete Gästezimmer. Gemütliches Restaurant mit regional geprägter Jahreszeitenküche.

Falken www.hotel-falken-memmingen.de

garni

Roßmarkt 3-5, PLZ 87700, **T 08331 94510,** F 9451500
42 Zimmer | Ez ab 87 €, Dz ab 125 €

Das Hotel am Rossmarkt ist für Geschäftsreisende und Urlaubsgäste gleichermaßen geeignet. Es bietet gemütlich und modern eingerichtete Zimmer. Besonders komfortabel hat man es in der Business-Suite mit Dampfdusche. Hauseigene Tiefgarage.

Allgäuhotel Memmingen Nord
www.allgaeuhotel-memmingen-nord.de

garni

Teramostraße 31, PLZ 87700, **T 08331 991810,** F 9918129
36 Zimmer | 1 Apartment | Ez ab 75 €, Dz ab 98 €

Das inhabergeführte Businesshotel im Industrieviertel verfügt über modern und zweckmäßig ausgestattete Zimmer sowie einen kleinen Wellnessbereich mit Sauna und Dampfbad. Reichhaltiges Frühstücksbuffet. 24-Stunden-Check-in (über Hotelomat).

Weisses Ross
www.hotelweissesross.de

Salzstraße 12, PLZ 87700, **T 08331 9360,** F 936150
72 Zimmer | 2 Suiten | Ez ab 71 €, Dz ab 102 € | 24 h

Freundlich geführtes Hotel in einem denkmalgeschützten Gebäude aus dem 15. Jhd. Gut ausgestattete Zimmer, teils mit 600 Jahre alten originalen Holzkonstruktionen. Restaurant mit schwäbisch-bayerischen Spezialitäten und gehobener internationaler Küche.

Weber am Bach
www.weber-am-bach.de

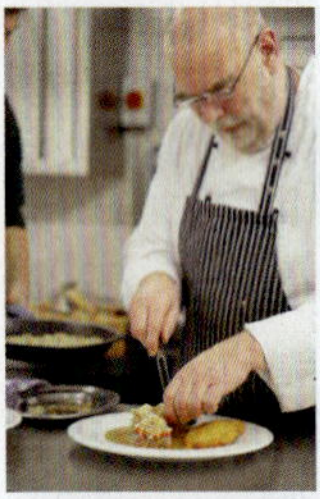

Untere Bachgasse 2, PLZ 87700, **T 08331 2414**
100 | Hauptger. 12–29 €, Menü 39 € | Di-So Mo-So

Nicht nur zum Essen eine gute Adresse: Im heimeligen Restaurant mit seiner typischen Holztäfelung und den hist. Fresken erwartet Sie eine gutbürgerliche Küche mit internationalen Einflüssen (ein schönes Beispiel ist die „Mais-Poulardenbrust vom Rost an Schnittlauchsauce, pikantem Gemüse und Rösti"). Wer nicht gleich wieder losfahren möchte, übernachtet in einem der modern und gemütlich eingerichteten Zimmer.

MEPPEN 20 B
www.meppen.de

Niedersachsen | EW 36.076 | 14 m — Holländische Grenze 16 km, Lingen 20 km
T 05931 153333

Hotel von Euch
www.hotelvoneuch.de

Kuhstr. 21-25, PLZ 49716, **T 05931 4950100,** F 4950222
29 Zimmer | Ez ab 80 €, Dz ab 96 €

Gastfreundliches Haus mit neuzeitlich eingerichteten Nichtraucherzimmern und kleinem Wellnessbereich. Im stilvollen Restaurant wird eine schmackhafte saisonale Küche serviert.

Parkhotel
www.parkhotel-meppen.de

Lilienstraße 21, PLZ 49716, **T 05931 97900,** F 979050
34 Zimmer | 1 Suite | 24 h

Privat geführtes Haus in einer ruhigen Seitenstraße mit familiärem Ambiente. Unterschiedlich eingerichtete Zimmer im klassisch-modernen Stil. In den rustikalen Gaststuben werden regionale und internationale Spezialitäten aufgetischt.

MERCHING 59 D
www.merching.de

Bayern | EW 3.251 | 529 m — Augsburg 18 km, Aichach 30 km
T 08233 74410

Aumiller
www.landgasthof-aumiller.de

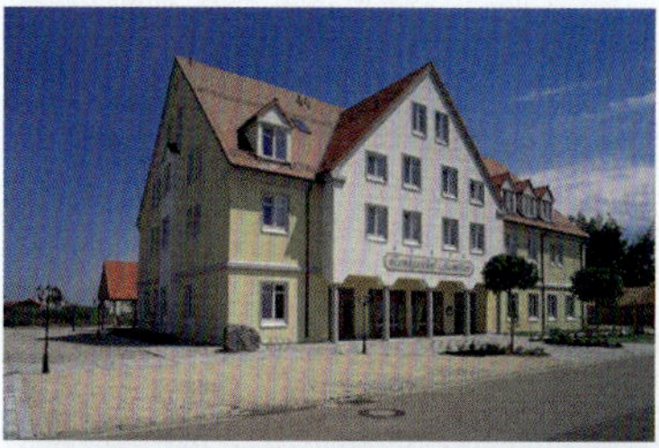

Kirchfeldstraße 13, PLZ 86504,
T 08233 74370, F 743755
30 Zimmer
Ez 65–75 €, Dz 98–110 €

Dieser Gasthof hat jede Menge Charme: Dafür sorgen die herzlich-familiäre Atmosphäre ebenso wie die geräumigen und sehr wohnlich eingerichteten Zimmer. Dazu behagliche Gaststuben, in denen eine frische bodenständige Küche aufgetischt wird.

MERGENTHEIM, BAD 52 C
www.bad-mergentheim.de

Baden-Württemberg | EW 22.511 | 206 m Tauberbischofsheim 16 km, Künzelsau 30 km
T 07931 574815
Deutschordensschloss mit Museum und barocker Schlosskirche, Münsterschatz, Staffelgiebel-Rathaus, Kapuzinerkloster, Ottmar-Mergenthaler-Gedenkstätte.

Best Western Premier Parkhotel
www.parkhotel-mergentheim.bestwestern.de

★★★★S

Lothar-Daiker-Straße 6, PLZ 97980, **T 07931 5390,** F 539100
116 Zimmer | 3 Suiten | Ez 99–127 €, Dz 134–170 € | 24 h

Neuzeitliches, im Kurpark gelegenes Business- und Urlaubshotel. Geschmackvoll eingerichtete Zimmer und Suiten mit Balkon oder Loggia. Hauseigene Badelandschaft mit Hallenschwimmbad, Liegewiese und Sauna. Mehrere Restaurants.

Bundschu
www.hotel-bundschu.de

★★★★

Milchlingstraße 24, PLZ 97980, **T 07931 9330,** F 933633
60 Zimmer | Ez 79–109 €, Dz 119–159 €

Zeitgemäßer Wohnkomfort und fränkische Gastlichkeit erwarten Sie in diesem inhabergeführten Haus im Taubertal. Das Hotel bietet lichtdurchflutete Gästezimmer in unterschiedlichen Kategorien. Es gibt auch einen schönen Saunabereich und Massageangebote.

Bundschu

80 | Hauptgericht 10–25 €, Menü 25–48 € | Di-So Mo

Ein gemütliches Hotelrestaurant mit mediterranem Flair. Was hier serviert wird, sind schmackhafte, ambitionierte Gerichte, für die man sehr gute Produkte verwendet. Darf es vielleicht „Gegrilltes Hohenloher Rinderfilet mit Portweinjus, grünen Bohnen und Kartoffelrösti“ sein? Oder lieber „Zarte Maishähnchenbrust mit Tessiner Rucolarisotto, getrockneten Tomaten und Oliven“? Im Sommer hat man eine nette Gartenterrasse.

Edelfinger Hof
www.edelfinger-hof.de

★★★★

Landstraße 14, PLZ 97980 (OT: Edelfingen), **T 07931 9580,** F 958222
65 Zimmer | 3 Suiten | Ez 69–95 €, Dz 99–149 €

Freundlich geführtes Landhotel mit komfortabel und wohnlich eingerichteten Zimmern. Zum Haus gehören auch verschiedene Tagungsräume, ein gemütliches Restaurant, die Eventlocation „L'Osteria“ und eine große Sonnenterrasse.

MERKLINGEN 58 B www.merklingen.de

Baden-Württemberg | EW 1.933 | 699 m Laichingen 7 km, Ulm 26 km
T 07337 96200

Ochsen www.hotel-ochsen-merklingen.de

★★★ S garni

Hauptstraße 12, PLZ 89188, **T 07337 96180,** F 9618200
31 Zimmer | Ez 68–95 €, Dz 85–120 €, 10,00 €

Traditionsreicher Gasthof mit familiärer Führung. Bequeme, ansprechend gestaltete Zimmer. Modernes Restaurant mit regionalen und internationalen Spezialitäten.

MERSEBURG 34 D www.merseburg.de

Sachsen-Anhalt | EW 33.432 | 88 m Halle 17 km, Weißenfels 19 km
T 03461 214170

Radisson Blu www.merseburg-radissonblu.com

★★★★ S garni

Oberaltenburg 4, PLZ 06217, **T 03461 45200,** F 452100
133 Zimmer | 8 Suiten | 24 h

Modernes Komforthotel auf dem Domhof gegenüber dem alten Residenzschloss, verbunden mit dem restaurierten Zech'schen Palais. Das Haus verfügt über elegante Zimmer und Suiten mit guter technischer Ausstattung. Umfangreiches Tagungsangebot.

MERTESDORF 49 A www.mertesdorf.de

Rheinland-Pfalz | EW 1.673 | 220 m Trier 9 km, Koblenz 89 km
T 0651 52506

Weis www.hotel-weis.de

★★★★ S garni

Eitelsbacher Weg 4, PLZ 54318, **T 0651 95610,** F 9561150
48 Zimmer | 1 Suite | Ez 79–92 €, Dz 104–149 €, 8,50 €

Hotel mit angeschlossenem Weingut - idyllisch in den Weinbergen des Ruwertals gelegen. Geschmackvolle Zimmer, die mit Naturholzmöbeln eingerichtet sind. 350 qm großer „Riesling Spa" mit Sauna und Dampfbad. Behagliches Restaurant, Vinothek und Gutsweinstube.

MERZIG 49 C www.merzig.de

Saarland | EW 30.518 | 174 m Saarlouis 21 km, Luxembourg 56 km
T 06861 85330
Wolfspark, Bietzener Heilquelle, Expeditionsmuseum, Garten der Sinne, Saline im Stadtpark, Stadthaus.

Roemer www.roemer-merzig.de

★★★ S garni

Schankstraße 2, PLZ 66663, **T 06861 93390,** F 933930
41 Zimmer | Ez 69–74 €, Dz 95–101 €, exkl. Frühstück, 9,00 €

Gewachsenes Stadthotel von 1871 mit zeitgemäßen und funktional eingerichteten Zimmern. Modern gestaltetes Restaurant mit regionalen und internationalen Spezialitäten.

MESCHEDE 30 D www.hennesee-tourismus.de

Nordrhein-Westfalen | EW 32.475 | 260 m Brilon 22 km, Lippstadt 43 km
T 0291 9022443
Kath. Kirche (karoling. Krypta), kath. Friedenskirche der Benediktinerabtei, Wasserschloss Laer, Hennestausee.

Landhotel Donner www.landhotel-donner.de

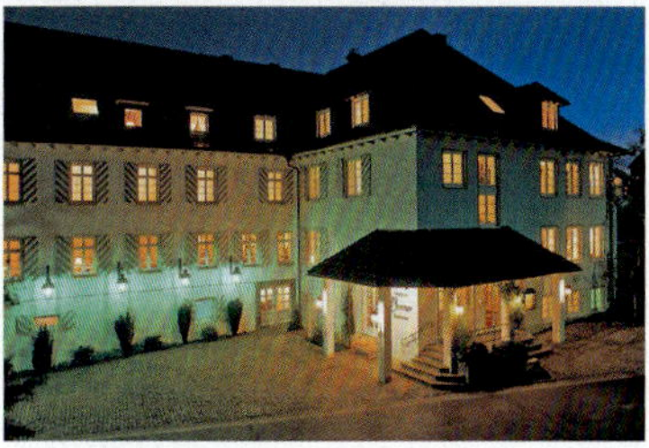

Zur alten Schmiede 4, PLZ 59872 (OT: Remblinghausen), **T 0291 952700,** F 9527010
14 Zimmer
Ez 76–89 €, Dz 108–136 €

Traditioneller Familienbetrieb mit ansprechend ausgestatteten Zimmern im Landhausstil und idyllischer Gartenterrasse. Schöner Frühstücksraum, gute Tagungsmöglichkeiten. Zahlreiche Wanderwege befinden sich in direkter Umgebung.

Landhotel Donner

VARTA-TIPP Küche

90 | Hauptgericht 15–34 €, Menü 22–49 € | Di, Do-So Mo-Di, Do-So Mi

Abwechslungsreiche und leichte Regionalküche - von Patron Georg Donner raffiniert kreiert und mit viel Liebe und Geschmack inszeniert. Dazu ein stimmungsvolles Ambiente mit viel Holz und liebevoll arrangierten Dekorationen. Auch der herzliche Service und das ausgewogene Preis-Leistungs-Verhältnis können hier gänzlich überzeugen.

Von Korff www.hotelvonkorff.de

Le-Puy-Straße 19, PLZ 59872, **T 0291 99140**
120 | Hauptgericht 9–22 €, Menü bis 39 € | Mo-Sa So

Modern eingerichtetes Restaurant in einem Patrizierhaus aus dem Jahr 1902. Serviert werden Spezialitäten aus der mediterranen und regionalen Küche. Aufmerksamer und freundlicher Service.

MESPELBRUNN 51 B www.spessartraeuberland.de

Bayern | EW 2.192 | 269 m Aschaffenburg 20 km, Marktheidenfeld 24 km
T 06092 1515

Müller's Landhotel www.muellers-landhotel.eu

Am Dürrenberg 1, PLZ 63875 (OT: Hessenthal), **T 06092 824820,** F 82482299
29 Zimmer | 2 Suiten | Ez 51–91 €, Dz 90–142 €

Das neuzeitliche Hotel am Ortsrand von Mespelbrunn verfügt über sehr gepflegte, modern ausgestattete Zimmer mit gutem Platzangebot. Von den Balkonen blickt man ins Grüne. Gute Tagungsmöglichkeiten. Wanderwege in unmittelbarer Nähe.

Müller's Frischeküche

80 | Hauptgericht 11–26 €, Menü 25–37 € | So Mo-Sa

Hell und zeitgemäß präsentiert sich dieses Restaurant mit Sonnenterrasse und Wintergarten. Die regionalen und internationalen Speisen werden aus frischen Produkten schmackhaft zubereitet und freundlich serviert. Regelmäßig Spezialitäten- und Themenwochen.

Schlosshotel Mespelbrunn
www.schlosshotel-mespelbrunn.de

★★★★ garni

Schlossallee 25, PLZ 63875, **T 06092 6080,** F 608100
40 Zimmer | 2 Suiten | Ez 85 €, Dz 120–154 €

Restaurierter Fachwerkbau von 1910 in ruhiger Lage. Meist zeitgemäß gestaltete Zimmer mit hochwertiger Ausstattung. Wellness-Lounge mit Sauna, Dampfbad und Sonnenwiese. Restaurant mit fränkischem Wirtshausflair.

Zum Engel
www.mespelbrunn-hotel-engel.de

garni

Hauptstraße 268, PLZ 63875, **T 06092 97380,** F 973839
23 Zimmer | Ez 65–80 €, Dz 95–100 €, 12,80 €

Familiengeführter Gasthof mit über 400-jähriger Tradition. Wohnlich eingerichtete Zimmer mit zeitgemäßer Ausstattung und kostenlosem WLAN. Regionale und internationale Spezialitäten bietet das Restaurant.

MESSKIRCH 58 C
www.messkirch.de

Baden-Württemberg | EW 8.100 | 616 m
Sigmaringen 21 km, Stockach 23 km
T 07575 20646

Adler Leitishofen
www.adler-leitishofen.de

Leitishofen 35, PLZ 88605 (OT: Menningen), **T 07575 925080**
150 | Hauptgericht 10–29 €, Menü 15–38 € | Mo, Do-So Mo, Mi-So Di

Möchten Sie in den traditionell-modernen Stuben des Gasthofs speisen oder lieber auf der herrlichen Terrasse im Grünen? Es gibt regionale Spezialitäten aus den heimischen Wäldern und dem nahegelegenen Bodensee sowie saisonale und internationale Gerichte. Zum Übernachten hat man gepflegte, freundliche Zimmer.

MESSSTETTEN 57 D
www.messstetten.de

Baden-Württemberg | EW 9.996 | 907 m
Pfullingen 25 km, Sigmaringen 35 km
T 07431 63490

Lammstuben
www.lammstuben.de

Römerstraße 2, PLZ 72469 (OT: Hartheim), **T 07579 621**
60 | Hauptgericht 10–26 €, Menü 23–43 € | Mo, Do-So Di, Mi

Aus dem ehem. Gasthof mit Landwirtschaft ist ein geschmackvolles Restaurant entstanden. Wandvertäfelungen, historische Bilder, bemalte Holzdecken und opulente Stoffe sorgen für eine behagliche Atmosphäre. Gekocht wird überwiegend regional.

METTLACH 49 C www.tourist-info.mettlach.de

Saarland | EW 12.300 | 175 m Merzig 8 km, Saarlouis 29 km
T 06865 91150
Ehem. Benediktinerabtei: heute Keramikkonzern mit Keramikmuseum und Keravision, Abteipark: 1000-jähriger Turm und Keramikpuzzle, Burgruine Montclair.

Landhotel Saarschleife www.hotel-saarschleife.de

★★★★ garni

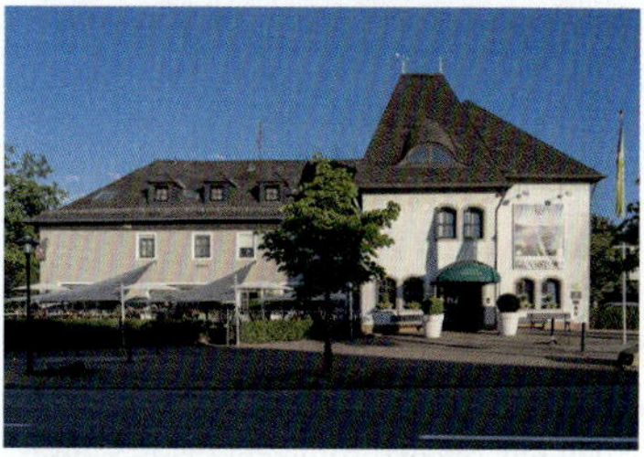

Cloefstraße 44, PLZ 66693 (OT: Orscholz), **T 06865 1790,** F 17930
41 Zimmer | 3 Suiten | 1 Apartment
Ez 79–144 €, Dz 134–186 €, ab 19,00 €

Ein gepflegtes, familiengeführtes Landhotel direkt an der imposanten Saarschleife. Das Haus verfügt über renovierte Gästezimmer, einen schönen Wellnessbereich sowie einen gepflegten Hotelpark mit Sonnenwiese. Im Restaurant wird regionale Frischeküche serviert.

Landhotel Saarschleife

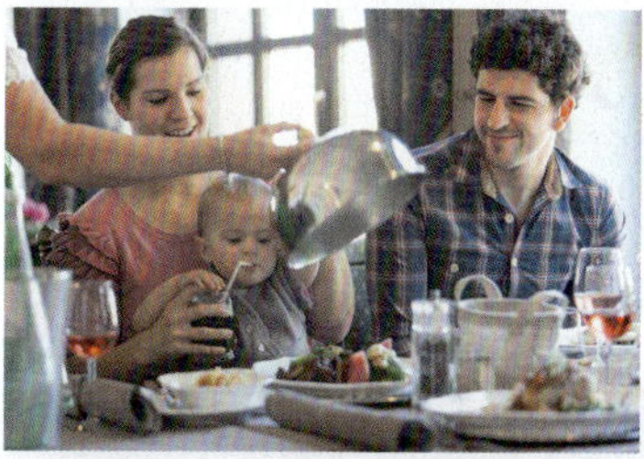

120 | Hauptger. 17–32 €, Menü 30–85 € | Mo-So

In den stilvoll gestalteten Gasträumen werden sowohl typisch saarländische Gerichte als auch gehobene internationale Speisen serviert. Die Gerichte orientieren sich an den Jahreszeiten mit den zur Verfügung stehenden Produkten der Region. Für Gäste mit Nahrungsmittelunverträglichkeiten gibt es eine spezielle Allergiespeisekarte.

METTMANN 29 C www.mettmann.de

Nordrhein-Westfalen | EW 37.867 | 140 m Düsseldorf 15 km, Wuppertal 16 km
T 02104 980121
Neandertalmuseum, Hist. Oberstadt mit Marktplatz, Naturfreibad, Evolutionspfad.

Gut Höhne www.guthoehne.de

★★★★S garni

Düsseldorfer Straße 253, PLZ 40822, **T 02104 7780,** F 778778
135 Zimmer | 4 Suiten | 3 Apartments | Ez ab 99 €, Dz ab 195 € | 24 h

Stilvoll-rustikales Hotel, das in eine schöne alte Gutsanlage eingebettet ist. Wohnliche Zimmer mit zeitgemäßer Technik. Sehr gutes SPA- und Tagungsangebot. Behagliches Gutshof-Restaurant mit zahlreichen Nischen und verwinkelten Sitzecken.

Wyndham Garden www.wyndhamgardenmettmann.com

★★★★ garni

Peckhauser Straße 5, PLZ 40822 (OT: Metzkausen), **T 02104 9860,** F 986150
190 Zimmer | 12 Apartments | Ez 59–309 €, Dz 69–319 €, 12,50 € | 24 h

Verkehrsgünstig gelegenes Geschäftshotel mit zeitgemäßen Zimmern und Boardinghouse-Apartments. Gut ausgestatteter Fitness- und Wellnessclub mit zwei Saunen und römischem Dampfbad. Restaurant mit regionaler und internationaler Küche.

METZINGEN 58 A www.metzingen.de

Baden-Württemberg | EW 21.172 | 350 m Reutlingen 8 km, Stuttgart 34 km
T 07123 925326
Weitere Empfehlungen unter Bempflingen.

Schwanen www.schwanen-metzingen.de

Bei der Martinskirche 10, PLZ 72555, **T 07123 9460,** F 946100
72 Zimmer | 4 Suiten | Ez 84–240 €, Dz 105–281 €, exkl. Frühstück, 14,90 € | 24 h

Der gewachsene Familienbetrieb ist äußerst gepflegt und seit Jahren eine gute Adresse - nicht nur für Besucher der Mode-Outlets, die sich in unmittelbarer Nähe befinden. Besonders nett wohnen Sie übrigens in den neueren Zimmern im Gartenhaus.

Zur Schwane

100 | Hauptgericht 10–39 €, Menü 17–42 € | Mo-Sa Mo-So

Gemütlich gestaltetes, liebevoll dekoriertes Restaurant. Eyecatcher ist ein neun Meter langes, hinterleuchtetes Panoramabild der Schwäbischen Alb. Serviert wird gehobene, schwäbisch-saisonale Küche. Im Café-Bistro „Mezzo" kann man bei kleinen Snacks, Cocktails oder einem frisch gezapften Bier verweilen.

Stausee-Hotel www.stausee-hotel.de

Unterer Hof 3, PLZ 72555, **T 07123 92360,** F 923663
22 Zimmer | 2 Apartments | Ez 90–110 €, Dz 140 €

Das Haus besticht durch seine schöne Lage oberhalb des Glemser Stausees. Hier wohnen Sie in hellen, neuzeitlich ausgestatteten Gästezimmern. Im Restaurant wird saisonal gekocht. Sonnige Terrasse mit Seeblick.

MICHELAU I.OFR 44 C www.gemeinde-michelau.de

Bayern | EW 6.407 | 266 m Marktgraitz 5 km, Schneckenlohe 7 km
T 09571 97070

Goldene Krone www.krone-michelau.de

€ Gut & Günstig
Kirchplatz 14, PLZ 96247, **T 09571 97050,** F 970598
11 Zimmer | Ez 42–58 €, Dz 80–90 €

Traditionsreicher fränkischer Gasthof im oberen Maintal. Gemütlich eingerichtete Zimmer mit zeitgemäßer Ausstattung. Beliebte Unterkunft bei Radfahrern.

MICHELSTADT 51 A www.michelstadt.de

Hessen | EW 16.108 | 206 m Eberbach 25 km, Miltenberg 31 km
T 06061 74610
Kellerei, Diebsturm, Schloss Fürstenau, Basilika, Historisches Rathaus.

Landgasthof Geiersmühle www.geiersmuehle.de

Aussenliegend-Ohrnbach 1, PLZ 64720 (OT: Vielbrunn), **T 06066 721**
40 | Hauptgericht 16–35 €, Menü 40–68 € | Sa-So Fr-So

Ehem. Mühlenanwesen in idyllischer Waldrandlage mit familiär-freundlichem Service. Serviert werden schmackhafte mediterrane und deutsche Gerichte. Geräumige Gästezimmer.

MICHENDORF 26 D www.michendorf.de

Brandenburg | EW 11.699 | 45 m Caputh 3 km, Geltow 6 km
T 033205 5980

Gasthof zur Linde www.linde-wildenbruch.de

Kunersdorfer Straße 1, PLZ 14552 (OT: Wildenbruch), **T 033205 23020**
80 | Hauptgericht 12–26 €, Menü 32–68 € | Mo, Do-So Di, Mi

Landgasthof und Ausflugsziel mit origineller rustikaler Ausstattung und marktorientierter Küche. Hof- und Grillgarten mit hist. Steinbackofen. Sechs moderne Gästezimmer bieten Übernachtungsgästen zudem einen Hauch von Luxus.

MIESBACH 68 A www.miesbach.de

Bayern | EW 11.268 | 688 m Bad Tölz 22 km, Rosenheim 32 km
T 08025 70000
Hist. Altstadt, Themenmärkte (grüner Markt, Pferde-, Viehmarkt).

Bayerischer Hof www.bayerischerhof-online.de

★★★★ S garni

Oskar-von-Miller-Straße 2-4, PLZ 83714, **T 08025 2880,** F 288288
134 Zimmer | 19 Suiten | Ez ab 119 €, Dz ab 149 € | 24 h

Das Ferienhotel liegt vor einem herrlichen Bergpanorama. Die geräumigen Zimmer sind im klassischen Stil eingerichtet und verfügen über einen Balkon oder eine Terrasse. Großzügige Saunalandschaft.

Manuelis **Neu!** www.manuelis.de

VARTA-TIPP Küche

Kolpingstraße 2, PLZ 83714, **T 01515 4694237**
30 | Hauptgericht 24–28 €, Menü 69–109 € | Mi-So Mo, Di

Was von außen eher unscheinbar daherkommt, entpuppt sich im Innern als echtes Juwel! Hier wird mit Liebe und Leidenschaft gekocht. Aus der Küche von Manuel Greindl kommen solch pfiffige Gerichte wie „Gebackener Saibling | Escabeche-Sud | Spargelguacamole | gegrillter Romana-Salat | Bananenblüten-Salsa". Dabei liegt der Fokus auf frischen, regionalen Lebensmitteln. Jeden Sonntag gibt es ein Tapas-Menü (14 bis 19 Uhr). Zum Restaurant gehört auch eine Ferienwohnung.

MILTENBERG 51 B www.miltenberg.info

Bayern | EW 9.412 | 127 m Michelstadt 29 km, Wertheim 30 km
T 09371 404119

Hopfengarten www.flairhotel-hopfengarten.de

★★★ S garni

Ankergasse 16-20, PLZ 63897, **T 09371 97370,** F 69758
19 Zimmer

››

Familiär geführtes Haus in zentraler Lage. Wohnliche Gästezimmer mit neuzeitlicher Ausstattung in vier verschiedenen Kategorien. Restaurant mit saisonalen Spezialitäten und mediterraner Sommerterrasse.

MINDELHEIM 59 C

www.mindelheim.de

Bayern | EW 14.377 | 604 m — Memmingen 28 km, Landsberg 28 km
T 08261 99150
Hist. Altstadt, Mindelburganlage, Pfarrkirche St. Stephan, Spätbarocke Jesuitenkirche, Krippen- und Textilmuseum, Archäologie- und Turmuhrenmuseum.

Kunstmühle

www.kunstmuehle-mn.de

garni

Hermelestraße 19, PLZ 87719, **T 08261 7595823,** F 7595821
18 Zimmer | Ez ab 63 €, Dz ab 74 €, exkl. Frühstück, 7,00 €

Aus der ehem. Kunstscheune ist ein hübsches kleines Hotel mit modernen und wohnlichen Nichtraucherzimmern entstanden. Zum Haus gehören auch ein italienisches Restaurant im Landhausstil sowie eine Terrasse mit Flussblick.

MINDEN 22 D

www.mindenmarketing.de

Nordrhein-Westfalen | EW 82.400 | 48 m — Hameln 41 km, Bielefeld 46 km
T 0571 8290659
Hist. Altstadt, Dom, Wasserstraßenkreuz, Schiffmühle, Preußen-Museum.

Victoria-Hotel

www.victoriahotel-minden.de

garni

Markt 11, PLZ 32423, **T 0571 973100,** F 9731090
32 Zimmer | Ez ab 95 €, Dz ab 120 € | 24 h

In einem hist. Gebäude von 1840 befindet sich dieses komfortable Hotel. Behaglich ausgestattete Gästezimmer und Apartments. Klassisch gehaltenes Restaurant mit mediterran inspirierter Küche. Tolle Lage direkt am Mindener Markt.

MINTRACHING 61 A

www.mintraching.de

Bayern | EW 4.794 | 335 m — Regensburg 17 km, Straubing 31 km
T 09406 941213

Gasthaus zum Goldenen Krug

www.zum-goldenen-krug.de

Brunnenstraße 6, PLZ 93098 (OT: Sengkofen), **T 09406 2855811**
70 | Hauptgericht 17–32 €, Menü 31–69 € | So Mi-So Mo, Di

In den ländlich-behaglichen Stuben lebt der Charme eines über hundertjährigen Dorfgasthauses. Die regionale Küche mit mediterranen Einflüssen ist durchaus anspruchsvoll, aber dennoch traditionell und bodenständig. Im Sommer ist der hübsche Biergarten unter alten Kastanienbäumen ein Traum.

MITTENWALD 67 D

www.mittenwald.de

Bayern | EW 7.100 | 913 m — Garmisch-Partenkirchen 18 km, Innsbruck (Österreich) 38 km
T 08823 33981

Posthotel
www.posthotel-mittenwald.de

★★★★

Karwendelstraße 14, PLZ 82481, **T 08823 9382333,** F 9382999
73 Zimmer | 7 Suiten | Ez ab 65 €, Dz ab 115 € | 24 h

Hist. Gasthof im Ortszentrum mit unterschiedlichen Gästezimmern, die von einfach-rustikal bis wohnlich-elegant eingerichtet sind. Kleiner Wellnessbereich mit Pool und finnischer Sauna. Behagliches Restaurant mit Sonnenterrasse, die den Blick auf den Karwendel freigibt.

Landhaus Sonnenbichl
www.sonnenbichl-mittenwald.de

★★★ garni

Klausnerweg 32, PLZ 82481, **T 08823 92230,** F 5814
18 Zimmer | 4 Apartments | Ez ab 58 €, Dz ab 90 €

Gepflegter Familienbetrieb in sonnenverwöhnter ruhiger Lage. Gemütliche, im Landhausstil eingerichtete Zimmer mit zeitgemäßer Ausstattung. Schöner Frühstücksraum mit Kachelofen.

Das Marktrestaurant
www.das-marktrestaurant.de

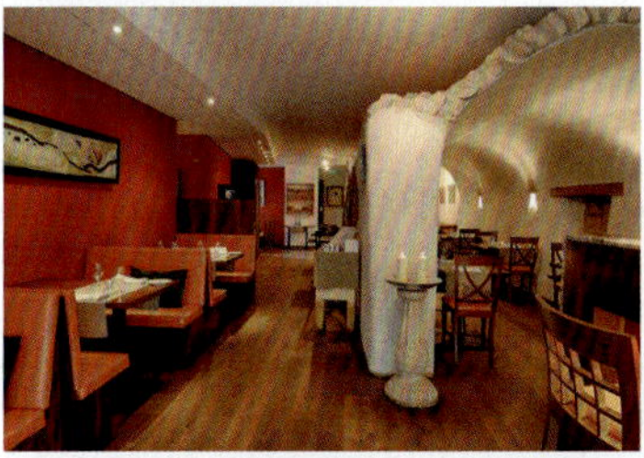

Dekan-Karl-Platz 21, PLZ 82481,
T 08823 9269595
40 | Hauptger. 22–39 €, Menü 58–98 € |
Di-Sa Mo, So

Ein echtes Schmuckstück ist dieses leger-gemütliche Restaurant. Serviert wird eine ländlich-regionale Küche auf sehr hohem Niveau. Nette Terrasse im Innenhof mit einmaligem Blick auf das Karwendel-Gebirge. Der hist. Gewölbekeller eignet sich bestens für Veranstaltungen. Regelmäßig Kochkurse.

MOERS 29 C
www.moers.de

Nordrhein-Westfalen | EW 103.108 | 30 m
Duisburg 13 km, Krefeld 20 km
T 02841 882260
Schloss mit Grafschafter Museum und Stadttheater, Schlosspark, Stadtkirche, Neugot. St.-Joseph-Kirche, Schlosstheater, Kolonie Meerbeck, Rheinische Bergbauroute.

Wellings Hotel zur Linde
www.hotel-zur-linde.de

★★★★

An der Linde 2, PLZ 47445 (OT: Repelen), **T 02841 9760,** F 97666
60 Zimmer | 5 Suiten | 5 Apartments | Ez ab 99 €, Dz ab 121 €, exkl. Frühstück, 14,00 €

Persönlich geführtes Haus mit individuell eingerichteten Zimmern und guten Tagungsmöglichkeiten. Schöne Wellnesslandschaft mit Sauna, Fitnessraum und Ruhebereich. Große Parklandschaft hinter dem Hotel.

Wellings Hotel zur Linde

180 | Hauptgericht 14–38 €, Menü 38–72 € | Mo-So

Hübsch dekorierte Gaststuben im hist. Teil des Hauses. Aus der Küche kommen regionale und internationale Speisen wie z.B. „Lammkeule in Rosmarinrahm mit Tomaten-Bohnen-Gemüse und Rahmkartoffeln" oder „Perlhuhnbrust aus dem Ofen auf gerahmtem Sauerkraut, dazu Kartoffelstampf".

Kurlbaum www.restaurant-kurlbaum.de

Burgstraße 7, PLZ 47441, **T 02841 27200**
40 | Mi-Fr Mi-So Mo, Di

Zeitlos-elegantes Restaurant in der Fußgängerzone. Seit Jahren bietet man hier eine gehobene internationale Küche in beständiger Qualität. Im Bistrobereich im Erdgeschoss wird mittags ein preisgünstiges 2-Gang-Menü (inkl. Mineralwasser) serviert.

MOLFSEE 8 C www.molfsee.de

Schleswig-Holstein | EW 5.407 | 24 m Kiel 7 km, Neumünster 23 km
T 0431 650090

Bärenkrug www.baerenkrug.de

S garni

Hamburger Chaussee 10, PLZ 24113, **T 04347 71200,** F 712013
36 Zimmer | Ez ab 75 €, Dz ab 125 €

Traditionsbetrieb aus dem 17. Jhd., der seit 1919 familiengeführt ist. Individuell eingerichtete, großzügige Zimmer im Landhausstil für Wochenend- und Geschäftsreisende. Gute Tagungsmöglichkeiten.

Bärenkrug

130 | Hauptgericht 13–32 €, Menü 25–58 € | Mi-So Mo, Di

Stilvolles Restaurant im friesisch-nordischen oder mediterranen Landhausstil mit saisonal orientierter, regionaler Küche. Idyllischer Hofgarten mit alten Kastanienbäumen.

MÖLLN 16 A www.moelln-tourismus.de

Schleswig-Holstein | EW 18.492 | 19 m Ratzeburg 10 km, Lauenburg 38 km
T 04542 7090
Marktplatz, Fachwerkhäuser, Eulenspiegelbrunnen und -museum, hist. Wasserturm, Naturkundl. Museum, Wildpark.

Seehotel Schwanenhof www.seehotel-schwanenhof.de

S garni

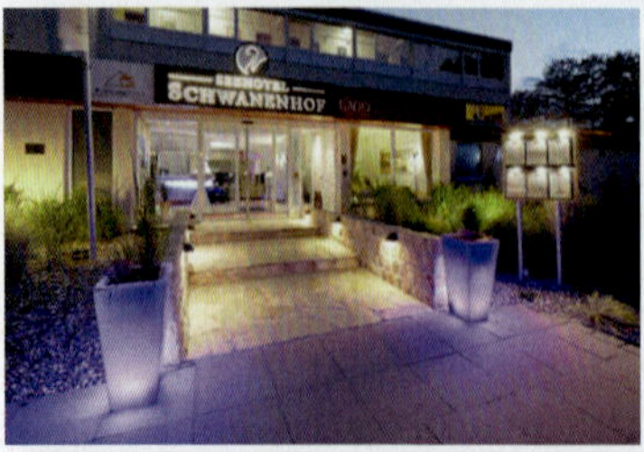

Am Schulsee, PLZ 23879, **T 04542 84830,** F 848383
29 Zimmer | 1 Suite
Ez 95 €, Dz 140 €

Schlichter Hotelbau am Schulsee im Naturpark Lauenburgische Seen. Hier erwarten den Gast hell und freundlich eingerichtete Zimmer und Suiten. Das Restaurant bietet regionale und internationale Gerichte sowie hausgemachte Kuchen.

MÖNCHBERG 51 B www.moenchberg.de

Bayern | EW 2.548 | 254 m Obernburg 11 km, Miltenberg 13 km
T 09374 7000

Schmitt
www.hotel-schmitt.de

★★★★ garni

Urbanusstraße 12, PLZ 63933, **T 09374 2090,** F 209250
36 Zimmer | Ez 79 €, Dz 126–134 €

Familiäres Ferienhotel in ruhiger Lage inmitten einer schönen Parkanlage. Helle, freundliche Zimmer mit Fernsicht, die teils über einen Balkon verfügen. Restaurant mit saisonaler Küche.

MÖNCHENGLADBACH 28 D
www.moenchengladbach.de

Nordrhein-Westfalen | EW 255.430 | 70 m Krefeld 22 km, Düsseldorf 30 km
T 02161 2552400
Pfarrkirche St. Mariä Himmelfahrt am Alten Markt, Spätrom. Münster, Karnevalsmuseum Altes Zeughaus, Wasserturm mit 16 Aussichtskanzeln, Schloss Rheydt, Schloss Dyck.
Weitere Empfehlungen unter Korschenbroich.
Einen Cityplan finden Sie auf Seite 820.

H4 Hotel im BORUSSIA-PARK
www.h-hotels.com

Hennes-Weisweiler-Allee 1, PLZ 41179 (OT: Rheindahlen-Genhülsen), **T 02161 56700,** F 5670100
131 Zimmer | Ez ab 79 €, Dz ab 129 € | 24 h

Fußballfreunde werden sich hier wohlfühlen! Das 2019 eröffnete Themenhotel liegt im Borussia-Park, unmittelbar am gleichnamigen Stadion des Fußball-Bundesligisten. In den Etagen erinnern verschiedene gestalterische Elemente an große Momente der Vereinsgeschichte. Die bestens ausgestatteten Zimmer lassen einen Blick auf das Trainingsgelände der „Fohlen" zu. Attraktive Fitness- und Tagungsmöglichkeiten.

Elisenhof
www.elisenhof.de

★★★★

Klusenstraße 97, PLZ 41239 (OT: Hockstein), **T 02166 9330,** F 933400
68 Zimmer | 2 Suiten | Ez ab 69 €, Dz ab 84 €, exkl. Frühstück, 15,00–18,00 €

Familiengeführtes Traditionshaus. Geräumige Zimmer mit ansprechender Ausstattung. DSL und WLAN kostenlos. Gute Tagungsmöglichkeiten. Restaurant mit rheinischer, saisonal geprägter Küche.

Montana Hotel
www.montana-hotels.de

★★★S garni

Giesenkirchener Str. 41-45 (↘ C3), PLZ 41238 (OT: Rheydt), **T 02166 16006,** F 186795
33 Zimmer | Ez 57–75 €, Dz 74–88 €, exkl. Frühstück, 10,00 €

Ruhig und verkehrsgünstig gelegenes Hotel im Stadtteil Rheydt. Geschmackvoll und freundlich eingerichtete Gästezimmer mit moderner Ausstattung. Schöner Frühstücksraum mit Blick in den Garten.

Palace St. George
www.palace-st-george.de

VARTA-TIPP Ambiente

Konrad-Zuse-Ring 10, PLZ 41179 (OT: Rheindahlen), **T 02161 549880,** F 5498854
12 Zimmer | 5 Suiten | Ez 75–95 €, Dz 95–215 €, exkl. Frühstück, ab 15,00 € ››

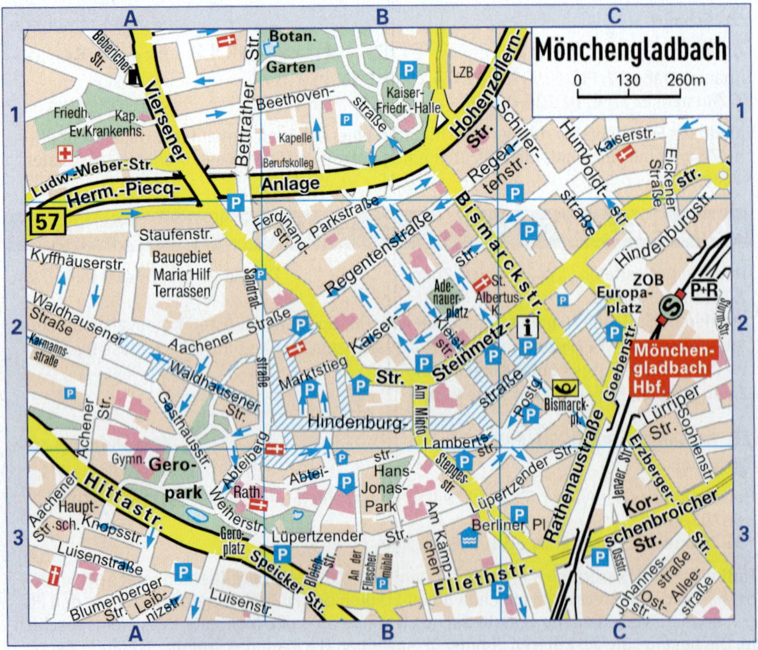

Mönchengladbach
0 130 260m
A
B
C
1
2
3
Beberich Str.
Botan. Garten
Viersener Str.
Bettrather Str.
Beethovenstraße
Kaiser-Friedr.-Halle
LZB
Hohenzollernstr.
Schillerstr.
Humboldtstraße
Kaiserstr.
Eickener Straße
Friedh.
Kap.
Ev.Krankenhs.
Kapelle
Berufskolleg
Ludw.-Weber-Str.
Herm.-Piecq-Anlage
Regentenstr.
Bismarckstr.
57
Ferdinandstr.
Parkstraße
Regentenstraße
Hindenburgstr.
Staufenstr.
Baugebiet Maria Hilf Terrassen
Kyffhäuserstr.
Sandradstraße
Adenauerplatz
St. Albertus-K.
ZOB
Europaplatz
P+R
Waldhausener Straße
Karmannsstraße
Aachener Straße
Kaiserstr.
Kleiststr.
Steinmetzstraße
Goebenstr.
Mönchengladbach Hbf.
Waldhausener Str.
Marktstieg
Gasthausstr.
Am Minto
Postg.
Bismarckpl.
Lürriper Str.
Sophienstr.
Aachener Str.
Hindenburg-str.
Lamberts-str.
Steppgesstr.
Rathenaustraße
Erzbergerstr.
Gymn.
Geropark
Abteiberg
Abteistr.
Hans-Jonas-Park
Lüpertzender Str.
Rath.
Weiherstr.
Am Kämpchen
Korschenbroicher Str.
Hittastr.
Haupt-sch.
Knopsstr.
Aachener Str.
Geroplatz
Lüpertzender Str.
Berliner Pl.
Luisenstraße
Speicker Str.
Bleichstr.
An der Fliescher-mühle
Fliethstr.
Oststr.
Johannesstraße
Ost-str.
Alleestraße
Blumenberger Str.
Leibnizstr.
Luisenstr.

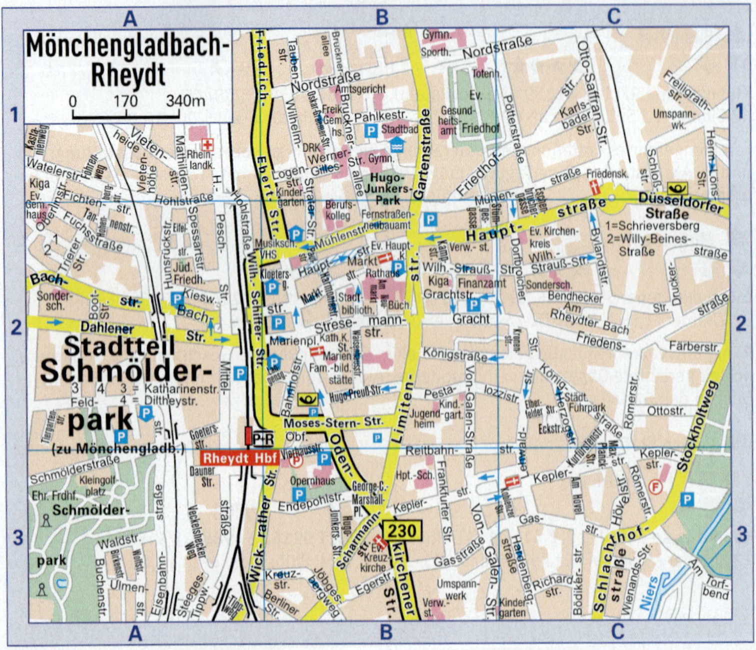

Mönchengladbach-Rheydt
0 170 340m
A
B
C
1
2
3
Friedrich-Ebert-Str.
Taubenstr.
Brucknerallee
Gymn.
Sporth.
Nordstraße
Nordstraße
Amtsgericht
Totenh.
Ev. Friedhof
Otto-Saffran-Str.
Freiligrathstr.
Umspann-wk.
Karlsbader Str.
Gesundheitsamt
Pahlkestr.
Stadtbad
Gartenstraße
Pötterstraße
Schloß-str.
Herm.-Lönsstr.
Vietenheide
Vietenhöhe
Rheinlandk.
DRK
Werner-Gilles-Str.
Gymn.
Watelerstr.
Kiga
Logen-str.
Kindergarten
Hugo-Junkers-Park
Friedhofstraße
Friedensk.
Düsseldorfer Straße
Fichtenstr.
Hohlstraße
Berufskolleg
Fernstraßenneubauamt
Mühlenstr.
Hauptstraße
1=Schrievesberg
2=Willy-Beines-Straße
Fuchsstraße
Spessartstr.
Pesch-
Musiksch.
VHS
Ev. Haupt-k.
Markt
Rathaus
Verw.-st.
Ev. Kirchenkreis
Wilh.-Strauß-Str.
Dorfbroicher
Bylandtstr.
Trierer Str.
Jüd. Friedh.
Wilh.-Schiffer-Str.
Wilh.-Strauß-Str.
Kiga
Finanzamt
Sondersch.
Bendhecker
Duckerstr.
Bachstr.
Sondersch.
Kiesw.
Stadtbiblioth.
Büch
Grachtstr.
Gracht
Am Rheydter Bach
Dahlener Str.
Stresemannstr.
Friedens-
Färberstr.
Stadtteil Schmölderpark
Marienpl.
Kath.K St. Marien
Fam.-bild. stätte
Königstraße
3 = Katharinenstr.
4 = Diltheystr.
Hugo-Preuß-Str.
Pestalozzistr.
Kind.-gart.
Jugendheim
Von-Galen-Straße
Städt. Fuhrpark
Römerstr.
Ottostr.
Stockholtweg
Moses-Stern-Str.
Limitenstr.
P+R
Obf.
Rheydt Hbf
Reitbahn-
Eckstr.
Kepler-str.
(zu Mönchengladb.)
Schmölderstraße
Kleingolfplatz
Ehr. Frdhf.
Schmölder-park
Dauner Str.
Opernhaus
Hpt.-Sch.
Frankfurter Str.
Keplerstr.
Am Hövel
Hövelstr.
Römerstr.
Endepohlstr.
George-C.-Marshall-Pl.
Gas-
Wickrather Str.
Odenkirchener Str.
230
Waldstr.
Buchenstr.
Ulmenstr.
Eisenbahnstr.
Steeges-Tippw.
Kreuzstr.
Berliner Str.
Jöbgesbergweg
Scharmannstr.
Kreuzkirche
Egerstr.
Gasstraße
Umspannwerk
Verw.-st.
Von-Galen-Str.
Kindergarten
Hardenbergstraße
Richardstr.
Bödikerstr.
Schlachthofstraße
Wienandsstr.
Niers
Am Torfbend

Nettes kleines Designhotel in einem denkmalgeschützten Gebäude von 1904. Frischer und jugendlicher zeigt sich das Haus nach seiner gelungenen Modernisierung im Jahr 2020. Hochwertiges Interieur, moderne Bildtapeten und unterschiedliche Stilrichtungen prägen die Gästezimmer. Aber auch das ausgezeichnete Frühstück sowie das sehr gute Serviceniveau machen diese Herberge zu einer ganz besonderen Übernachtungsadresse.

The Palace

22 | Hauptgericht 13–42 € | Mo-Sa ⦸ So

Schick und stimmungsvoll zeigt sich der renovierte Salon mit seinem englisch-luxuriösen Ambiente. Serviert wird eine frische, pfiffige Cross-Over-Küche mit Leckerem wie „Kross gebratener Kabeljau mit Blumenkohl, jungem Spinat und Zitronensauce“. Zur Lunchtime gibt es leichte, gesunde Mittagsgerichte.

Lindenhof

www.lindenhof-mg.de

garni

Vorster Straße 535, PLZ 41169 (OT: Hardt), **T 02161 559340,** F 56259966
16 Zimmer | 2 Suiten | Ez 80–129 €, Dz 119–142 €, exkl. Frühstück, 10,00 €

Gepflegter hist. Gasthof aus dem 17. Jhd. in verkehrsgünstiger Lage zu Autobahn und Messe. Wohnlich eingerichtete Zimmer mit moderner Ausstattung und kostenlosem WLAN.

Restaurant Kasteel

35 | Hauptgericht 28–42 €, Menü 40–100 € | Di-Sa

Behagliches Restaurant mit rustikalem Ambiente und gepflegter Tischkultur. Serviert wird neue deutsche Küche mit mediterranen und französischen Akzenten.

Michelangelo

www.michelangelo-mg.de

Lüpertzender Str. 133 (C3), PLZ 41061, **T 02161 208583**
30 | Hauptgericht 23–27 €, Menü 35–65 € | Mo, Mi-Sa Mo, Mi-So ⦸ Di

Modern und freundlich eingerichtetes Restaurant im Stadtzentrum. Die Speisekarte bietet gehobene, klassisch-italienische Küche. Ansprechende Weinkarte.

MONSCHAU 39 A

www.monschau.de

Nordrhein-Westfalen | EW 12.577 | 440 m — Schleiden 24 km, Düren 43 km
T 02472 80480
Hist. Altstadt, Burg, Rotes Haus, Senfmühle, Druckereimuseum, Eifeler Photographica & Filmmuseum, Handwerkermarkt, Caffee-Rösterei Wilhelm Maassen, Sommer- und Wintersportzentrum.

Lindenhof

www.lindenhof.de

★★★ garni

Laufenstraße 77, PLZ 52156, **T 02472 4186,** F 3134
13 Zimmer | Ez 59–79 €, Dz 79–125 €

Freundlich geführtes kleines Privathotel mit persönlicher Atmosphäre. Einfache, aber gepflegte Zimmer mit zweckmäßiger Ausstattung. Bei schönem Wetter wird das Frühstück auch auf der Terrasse serviert.

Schnabuleum
www.senfmuehle.de

Laufenstraße 118 118, PLZ 52156, **T 02472 909840**
56 | Hauptgericht 14–25 € | Mi-So Mo, Di

Das charmante Restaurant befindet sich in einem liebevoll restaurierten Bruchsteinhaus direkt neben der über 100 Jahre alten Senfmühle. Die saisonal wechselnde Speisekarte bietet Gerichte wie „Rumpsteak vom Eifel-Rind mit Knoblauch-Senf-Butter, Speckböhnchen und Kartoffelgratin". Im hauseigenen Weinkeller lagern nationale und internationale Gewächse. **Achtung: Bei Redaktionsschluss für diese Buchausgabe war das Restaurant auf Grund der COVID-19-Pandemie noch geschlossen.**

MONTABAUR 40 D
www.suedlicher-westerwald.de

Rheinland-Pfalz | EW 12.447 | 230 m — Limburg 22 km, Koblenz 25 km
T 02602 9502780
Hist. Altstadt mit Fachwerkhäusern (16./17. Jhd.), hist. Rathaus, 1000-jährige Kirche St. Peter in Ketten, Schloss.

Bernhards
www.bernhards.restaurant

Rudolf-Diesel-Str. 6, PLZ 56410 (OT: Alter Galgen), **T 02602 937444**
80 | Hauptgericht 20–40 €, Menü 44–46 € | Di-Fr Di-Sa Mo, So

Im Gewerbegebiet unweit der Autobahn A3 hat sich das Restaurant als gastronomisches Gesamtkunstwerk etabliert. Das Interieur ist offen, hell und geradlinig gestaltet. Serviert wird Regional-Saisonales wie „Lammschulter mit Kräuterkruste" oder „Getrüffelte Schweinebäckchen". Schön feiern kann man hier übrigens auch.

MOOS 62 A
www.gemeinde-moos.de

Bayern | EW 2.221 | 316 m — Passau 45 km, Regensburg 84 km
T 09938 95020

Kook 36 Restaurant
www.kook36.de

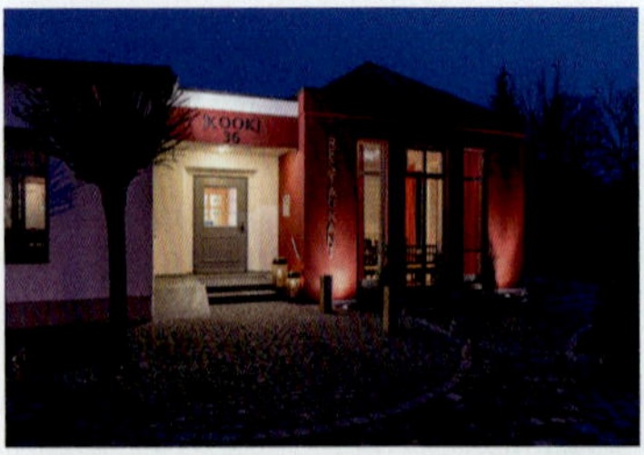

Thundorferstr. 36, PLZ 94554,
T 09938 9196636
42 | Hauptger. 15–29 €, Menü 47–81 € | So Mi-So Mo, Di

Schmackhafte Küche in stylish-gemütlichem Ambiente. Große Chesterfield-Sofas, viel Holz und mildes Licht sorgen für eine entspannte Atmosphäre. Die Speisekarte bietet Fischgerichte, Steaks und vegetarische Speisen - modern interpretiert und mit feinen asiatischen Gewürzen abgeschmeckt.

MORBACH 49 B
www.morbach.de

Rheinland-Pfalz | EW 10.843 | 440 m — Bernkastel-Kues 17 km, Idar-Oberstein 21 km
T 06533 710
Burgruinen, Dt. Telefonmuseum, Hunsrücker Holzmuseum, Archäologiepark, Energie-Landschaft, Mittelgebirgs- und Hochmoore.

St. Michael
www.st-michael.bestwestern.de

★★★★

Bernkasteler Straße 3-5, PLZ 54497, **T 06533 95960,** F 9596500
48 Zimmer | Ez 74–118 €, Dz 98–160 €, 5,00–15,00 € | 24 h

Persönlich geführtes Haus in verkehrsgünstiger, ruhiger Lage. Zeitgemäß ausgestattete Gästezimmer mit modernem Komfort. Sehr gute Tagungsmöglichkeiten.

Hotel & Restaurant 2t HEIMAT
www.landhausamkirschbaum.de

★★★

Am Kirschbaum 55-57, PLZ 54497, **T 06533 93950,** F 939522
31 Zimmer | 6 Suiten | Ez 65–120 €, Dz 110–135 €, 12,00 € | 20.–27.12.20

Familiär geführtes Wellnesshotel in ruhiger Lage in unmittelbarer Nähe zum Saar-Hunsrück-Steig. Gemütliche Zimmer mit Balkon oder Terrasse. Ansprechendes Wellness-und Beauty-Angebot.

MORITZBURG 36 C
www.kulturlandschaft-moritzburg.de

Sachsen | EW 8.311 | 166 m
Dresden 16 km, Meißen 16 km
T 035207 8540

Adams Gasthof
www.adamsgasthof.de

Markt 9, PLZ 01468, **T 035207 99775**
100 | Hauptgericht 13–22 € | Mi-So Mo, Di

In dem liebevoll und aufwendig sanierten Fachwerkhaus serviert man schmackhafte deutsche und regionale Küche. Probieren Sie z.B. „Hausgemachte Rinderroulade gefüllt mit Speck, Zwiebeln & Gewürzgurken, dazu marktfrisches Gemüse und Petersilienkartoffeln". Für Privatfeiern stehen eine Eventscheune und ein Ballsaal zur Verfügung. Idyllische Sommerterrasse.

MORSCHEN 32 C
www.morschen.de

Hessen | EW 3.395 | 177 m
Kassel 44 km, Hannover 199 km
T 05664 94940

Kloster Haydau
www.hotel-kloster-haydau.de

★★★★S

In der Haydau 2, PLZ 34326, **T 05664 939100,** F 478569
136 Zimmer | 12 Suiten | Ez 95–115 €, Dz 120–140 €, exkl. Frühstück, 15,00 € | 24 h

Harmonisch hat man dieses Tagungshotel in die Klosteranlage eingebunden. Hier verbinden sich moderne Elemente mit historischem Ambiente. Sie übernachten zeitgemäß und komfortabel. Die Zimmer der obersten Etage verfügen über einen Balkon und Klimatisierung. Zum Haus gehört auch ein 350 qm großer SPA-Bereich mit Sauna und Fitnesscenter.

MOSBACH 51 D
www.mosbach.de

Baden-Württemberg | EW 24.549 | 156 m
Eberbach 28 km, Heilbronn 32 km
T 06261 91880
Hist. Fachwerkstadt, Stiftskirche, Palmsches Haus, Altes Hospital, Gutleutanlage, Tempelhaus.

Zum Amtsstüble
www.amtsstueble.de

★★★S garni

Lohrtalweg 1, PLZ 74821, **T 06261 93460,** F 934610
50 Zimmer | Ez 70–95 €, Dz 110–135 €

Das Hotel am Rande der hist. Altstadt besteht aus Hauptgebäude und Neubau. Hier stehen hell und freundlich eingerichtete Zimmer zur Verfügung. Ansprechendes und reichhaltiges Frühstücksbuffet. Zum Haus gehören auch eine kleine Wellnesslandschaft und ein bürgerliches Restaurant.

Zum Ochsen
www.restaurant-zum-ochsen.de

Im Weiler 6, PLZ 74821 (OT: Nüstenbach), **T 06261 15428**
70 | Hauptgericht 12–29 €, Menü 32–45 € | Fr-So Do-So Mo, Di, Mi

Ein gepflegtes Dorfgasthaus mit behaglicher Gaststube und lauschiger Gartenterrasse. Das ist die Bühne für eine schmackhafte regionale und klassische Küche mit saisonalen Produkten aus dem Umland. Auch das gute Preis-Leistungs-Verhältnis und der liebenswerte Service zeichnen diesen Betrieb aus.

MOTTEN 42 D
www.motten.de

Bayern | EW 1.747 | 420 m — Fulda 19 km, Würzburg 93 km
T 09748 91910

Hotel - Gasthof Zum Biber
www.gasthof-zum-biber.de

€ Gut & Günstig ★★★★★S garni

Hauptstraße 17, PLZ 97786 (OT: Speicherz), **T 09748 91220,** F 912266
42 Zimmer | 1 Apartment | Ez ab 60 €, Dz 75–100 €

Traditionsgasthof mit Hausmetzgerei und hauseigener Schnapsbrennerei. Zweckmäßige Zimmer unterschiedlicher Kategorien, teilw. mit Balkon oder Terrasse. Abschließbare Garagen. Bürgerliches Restaurant.

MUGGENSTURM 57 A
www.muggensturm.de

Baden-Württemberg | EW 6.174 | 122 m — Rastatt 7 km, Ettlingen 14 km
T 07222 90930

Lamm
www.lamm-muggensturm.com

Hauptstraße 24, PLZ 76461, **T 07222 52005**
Hauptgericht 19–30 € | Mo, Do-Fr, So Mo, Mi-So Di

In dem freundlichen Restaurant genießen Sie eine zeitgemäß interpretierte Küche nach klassischem Vorbild, in der auch Produkte aus der Region integriert sind. Auf der Karte finden sich Gerichte wie „Tranchen vom US-Prime-Beef an Kartoffel-Pinienkernsalat, dreierlei Saucen und Grillgemüse". Man verfügt auch über einige Gästezimmer, die zweckmäßig eingerichtet sind.

MÜHLHAUSEN/THÜRINGEN 32 D
www.muehlhausen.de

Thüringen | EW 33.007 | 216 m — Eisenach 32 km, Eschwege 33 km
T 03601 404770
Altstadt mit Stadtmauer, Pfarrkirche St. Marien, Pfarrkirche Divi Blasii (Bachorgel), Kornmarktkirche, Lok-Schuppen, Gerberei Stölcker, Brunnenhaus Popperode.

Raabe

www.raabe-muehlhausen.de

★★★★ garni

Brückenstr. 9, PLZ 99974, **T 03601 4039418,** F 8573723
8 Zimmer | Ez ab 102 €, Dz ab 142 €, ab 13,00 €

Die sorgfältig sanierte Herrenvilla vereint den Charme vergangener Zeiten mit den Annehmlichkeiten der Moderne. Hier wohnen Sie in großzügigen, komfortabel ausgestatteten Gästezimmern mit tollem Blick auf die Mühlhäuser Altstadt. Die spektakuläre Dachterrasse lädt zum Verweilen ein.

Brauhaus Zum Löwen

www.brauhaus-zum-loewen.de

★★★S

Felchtaer Straße 2-4, PLZ 99974, **T 03601 4710,** F 471222
81 Zimmer | 2 Apartments | Ez ab 60 €, Dz ab 90 € | 24 h

Gepflegt und funktional wohnt es sich in diesem Hotel mit seinen ländlich eingerichteten Gästezimmern. Bürgerlich speisen kann man im Restaurant „Malztenne“. Hauseigene Brauerei (Besichtigungen möglich).

Landhaus Frank - Zum Nachbarn

www.landhaus-frank.de

€ Gut & Günstig

Eisenacher Landstr. 34, PLZ 99974, **T 03601 812513**
120 | Hauptgericht 11–25 € | Mo-Di, Do-Sa ⦸ Mi

Das behagliche kleine Landhaus am Ortsrand ist eine gute „Ess-Adresse“. Auf der Speisekarte, die der Patron regelmäßig neu zusammenstellt, finden sich neben bürgerlichen saisonalen Gerichten auch internationale Spezialitäten.

MÜHLTAL 51 A

www.muehltal.de

Hessen | EW 13.908 | 173 m
Darmstadt 6 km, Heidelberg 44 km
T 06151 14170
Burg Frankenstein, Hofgut Dippelshof.

Hofgut Dippelshof

www.dippelshof.de

Am Dippelshof 1 (am Golfplatz), PLZ 64367 (OT: Traisa), **T 06151 917188,** F 917189
18 Zimmer | 1 Apartment | Ez ab 99 €, Dz ab 139 €

Schmuckstück aus der Jugendstilzeit, gelegen in einer herrlichen Parkanlage. Individuell eingerichtete Gästezimmer mit zeitgemäßer Ausstattung. Sehr gute Tagungsmöglichkeiten.

Hofgut Dippelshof

120 | Hauptgericht 17–35 €, Menü 40–85 € | So Mo, Mi-Sa

Im Blauen Saal, im Rattanzimmer oder auf der Terrasse im Schatten einer jahrhundertealten Kastanie werden eine feine Frischeküche mit französischen Einflüssen sowie regionale Spezialitäten serviert.

Waldesruh

www.hotelwaldesruh.de

★★★S

Am Bessunger Forst 28, PLZ 64367 (OT: Trautheim), **T 06151 91150,** F 911563
38 Zimmer | Ez 68–83 €, Dz 90 €, 5,00 €

Ruhig gelegener Familienbetrieb mit gemütlichen, modern eingerichteten Gästezimmern, Fitnessraum mit Sauna und schönem Garten mit Kinderspielplatz. Regional verfeinerte internationale Küche kredenzt das Restaurant „Pichlers“.

MULFINGEN 52 C

www.mulfingen.de

Baden-Württemberg | EW 3.752 | 268 m
T 07938 90400

Künzelsau 17 km, Bad Mergentheim 24 km

Altes Amtshaus

www.amtshaus-ailringen.de

garni

Kirchbergweg 3, PLZ 74673 (OT: Ailringen), **T 07937 9700,** F 97030
15 Zimmer | 3 Suiten | Ez ab 105 €, Dz ab 135 €

Das Haus fungiert als Dependance des 15 km entfernten Hotel-Restaurants Anne-Sophie in Künzelsau. Die herrliche Lage mitten im idyllischen Jagsttal, das alte historische Gemäuer sowie die geschmackvoll im Landhausstil eingerichteten Zimmer und Suiten machen den Charme dieses Hotels aus. Auch für Feierlichkeiten, Tagungen und Events empfiehlt sich diese Adresse.

Jagstmühle

www.jagstmuehle.de

★★★★

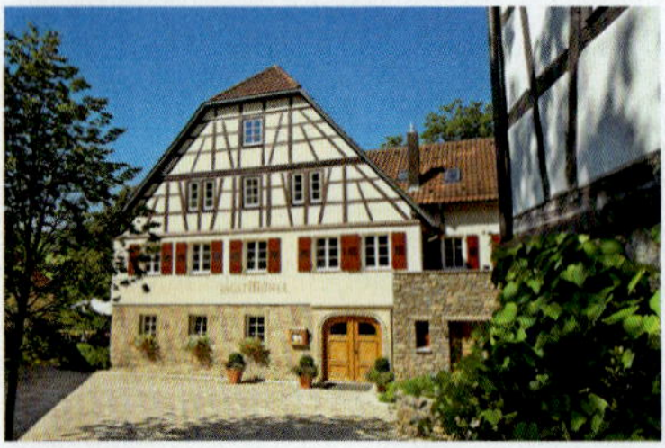

Jagstmühlenweg 10, PLZ 74673 (OT: Heimhausen), **T 07938 90300,** F 9030336
28 Zimmer
Ez 105–145 €, Dz 135–180 € | ⊘ 23.–24.12.20

Ehem. Wassermühle in idyllischer Lage am Ufer der Jagst. Sie wohnen in wohnlich und farbenfroh eingerichteten Landhauszimmern, die sich auf verschiedene Gebäude verteilen. Die angrenzende Jagstinsel lädt zum Spazieren ein.

Jagstmühle

VARTA-TIPP Küche

110 | Hauptgericht 11–35 €, Menü 35–78 € | Mo-So

Ein Landgasthof im besten Sinne! Außen eine schöne Sommerterrasse, drinnen jede Menge Charme durch warmes Holz, nette Deko und herzlichen Service. Gekocht wird frisch, schmackhaft und kreativ mit saisonalen Produkten von Erzeugern aus der Umgebung. Ausgesprochen lecker sind die Gerichte vom Limpurger Rind. Auch ein sogenanntes Regio-Tapas-Menü steht auf der Speisekarte.

MÜLHEIM AN DER MOSEL 49 A

www.muelheimmosel.de

Rheinland-Pfalz | EW 1.018 | 119 m
T 06534 948734

Bernkastel-Kues 6 km, Wittlich 14 km

Weinromantikhotel Richtershof

www.weinromantikhotel.com

VARTA-TIPP Service

★★★★S

Hauptstraße 81-83, PLZ 54486, **T 06534 9480,** F 948100
43 Zimmer | 5 Suiten | Ez 99–180 €, Dz 165–205 € | 24 h

Hist. Gebäudeensemble in einem Mix aus Barock, Gründerzeit und Jugendstil, eingebettet in eine großzügige Parkanlage. In allen Bereichen des Hauses ist die Historie des ehem. Weinguts allgegenwärtig. Die individuell gestalteten Gästezimmer tragen Namen von Rebsorten und berühmten Lagen der Mosel. Das Richtershof-Sekt-Frühstück genießen Sie im lichtdurchfluteten Wintergarten. Für Entspannung sorgt der hübsche SPA-Bereich.

Culinarium R 2.0

50 | Hauptgericht 22–31 €, Menü 66–76 € | Mi-Sa ⦸ Mo, Di, So

Kulinarische Genussmomente in den stilvoll-eleganten Räumlichkeiten eines ehem. Kolonialwarengeschäftes von 1809. Die Küche ist klassisch und ambitioniert. Serviert werden regionale und internationale Spezialitäten sowie hochwertige Premium-Steaks. Toll die idyllische Terrasse im Romantikgarten! **Achtung: Bei Redaktionsschluss für diese Buchausgabe war das Restaurant auf Grund der COVID-19-Pandemie vorerst nur für Hausgäste geöffnet.**

Kur- und Gesundheitshotel Schiffmann

www.landhaus-schiffmann.de

garni

Veldenzer Straße 49a, PLZ 54486, **T 06534 93940,** F 939466
52 Zimmer | 5 Suiten | 9 Apartments | Ez 116–128 €, Dz 190–210 €

Das Kur- und Gesundheitshotel bietet freundlich eingerichtete Zimmer und Suiten sowie einen 5.000 qm großen Garten mit Liegewiese zum Bach. Umfangreiches Angebot an Anwendungen von der Gesichtsbehandlung bis hin zur Pediküre mit Fußmassage. Diverse Wanderwege beginnen direkt am Haus. Kostenlose Leihfahrräder.

Weisser Bär

www.hotel-weisser-baer.de

★★★★S garni

Moselstraße 7, PLZ 54486, **T 06534 94770,** F 9477100
34 Zimmer | 5 Suiten | Ez 99 €, Dz 149–209 € | 24 h

Themenhotel direkt an der Mosel gelegen. Individuelle Zimmer mit ausgesuchter, hochwertiger Einrichtung. Relaxen kann man im großzügigen Wellness- und Beauty-Bereich auf einer Fläche von 1.000 qm. Zum Haus gehört auch ein Restaurant mit African Lodge, Terrasse und Biergarten.

Moseldomizil

www.hotel-moseldomizil.de

★★★ garni

Hauptstr. 52, PLZ 54486, **T 06534 947690,** F 9476910
18 Zimmer | Ez 75 €, Dz 109 €

Zeitgemäß eingerichtetes Hotel in der Ortsmitte. Hier logieren Sie in wohnlichen Gästezimmern, die mit Balkon oder Terrasse ausgestattet sind. Hausgäste telefonieren ins deutsche Festnetz kostenfrei. Auch Mineralwasser und die WLAN-Nutzung sind im Zimmerpreis enthalten. Frische, saisonale Küche im Restaurant.

MÜLHEIM AN DER RUHR 29 C

www.muelheim-tourismus.de

Nordrhein-Westfalen | EW 167.471 | 40 m   Oberhausen 7 km, Duisburg 10 km
T 0208 960960
Schloß Broich, Kloster Saarn, Hist. Rathaus, Aquarius-Wassermuseum am Schloß Styrum, Wasserbahnhof, Bismarckturm, St.-Mariae-Geburt-Kirche, St.-Laurentius-Kirche Mintard, Theater an der Ruhr, Camera Obscura, Leder- und Gerbermuseum, Ruhrtalbrücke, Gründer- und Unternehmermuseum.
Einen Cityplan finden Sie auf Seite 828.

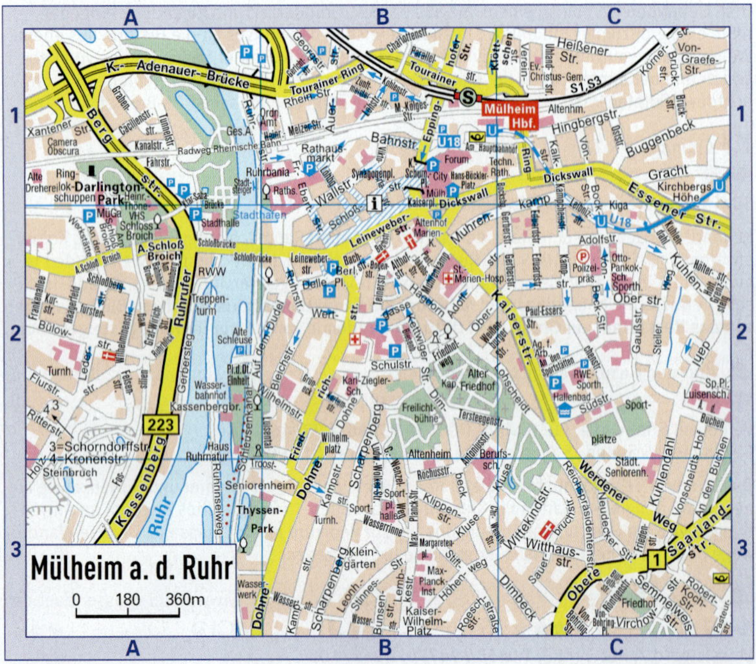

Villa am Ruhrufer

www.villa-am-ruhrufer.de

VARTA-TIPP Service

★★★★★S garni

Dohne 105 (A3), PLZ 45468, **T 0208 9413970,** F 94139750

12 Zimmer | 6 Suiten | Ez 175–375 €, Dz 225–375 €, exkl. Frühstück, 25,00 € | 24 h

Die denkmalgeschützte Villa aus dem Jahr 1898 beherbergt heute ein luxuriöses Boutique-Hotel mit modern und edel eingerichteten Zimmern sowie klassisch-eleganten Suiten mit eigenem Kamin. Für Entspannung sorgt ein kleiner, aber feiner SPA-Bereich mit 12-Meter-Pool und Sauna. Für Golfer stellt das Haus einen kostenfreien Shuttle-Service zu den hauseigenen Golfclubs zur Verfügung.

Hotel im Forum

www.hotelimforum.de

★★★★ garni

Hans-Böckler-Platz 19 (B1), PLZ 45468, **T 0208 308630,** F 30863113

51 Zimmer | Ez 96–129 €, Dz 121–169 € | 24 h

Modernes Cityhotel unmittelbar im Stadtzentrum gelegen. Großzügige, funktionell eingerichtete Zimmer mit zeitgemäßem Komfort. Reichhaltiges Frühstücksbuffet.

Thiesmann

www.hotel-thiesmann.de

★★★★

Dimbeck 56 (B3), PLZ 45470, **T 0208 306890,** F 3068990

34 Zimmer | 4 Apartments | Ez 86–140 €, Dz 112–180 €

Familiengeführtes Traditionshaus seit 1910. Modern und stilsicher eingerichtete Zimmer. Kleiner Wellnessbereich mit Sauna, Dampfbad, Fitnesscenter und Solarium. Neuzeitliches Restaurant im schicken Ethno-Look mit internationaler Küche.

Am Kamin
www.restaurant-amkamin.de

Striepensweg 62, PLZ 45473, **T 0208 760036**
80 | Hauptgericht 14–32 €, Menü 60–105 € | Mo-Fr, So Mo-So

1732 erbautes, denkmalgeschütztes Fachwerkhaus mit hübscher Gartenterrasse und behaglichem Ambiente. Für die kreative regionale und internationale Küche verwendet man frische Viktualien, bevorzugt aus regionaler Herkunft und in Bio-Qualität. Zauberhafte Gartenterrasse.

Landhaus Höppeler
www.landhaus-hoeppeler.de

August-Thyssen-Str. 123, PLZ 45481 (OT: Saarn/Mintard), **T 02054 18578**
90 | Hauptgericht 15–25 €, Menü 22–36 € | Mi-So Mo, Di

Landgasthof mit hübsch eingerichteten Gasträumen. Auf den Tisch kommt neue deutsche Küche aus frischen, heimischen Produkten in Bio-Qualität. Regelmäßig Kochkurse.

Mölleckens Altes Zollhaus
www.moelleckensalteszollhaus.de

Duisburger Straße 239, PLZ 45478 (OT: Speldorf), **T 0208 50349**
50 | Hauptgericht 17–29 €, Menü 30–45 € | Di-Fr, So Di-Sa Mo

Hinter der renovierten Fassade der ehem. Zollstation verbergen sich neben fünf wohnlichen Gästezimmern auch mediterran angehauchte Restauranträume. Hier werden frisch zubereitete regionale und internationale Gerichte angeboten wie z.B. „Duett vom Kalb | Kotelett und Leber | Spätzle | Wirsing-Kohlrabi-Gemüse". Im Sommer wird auch auf der gemütlichen Gartenterrasse serviert.

MÜLHEIM-KÄRLICH 40 D
www.muelheim-kaerlich.de

Rheinland-Pfalz | EW 10.886 | 76 m
Koblenz 10 km, Andernach 10 km
T 02630 94550

Zur Linde
www.zurlinde.info

Bachstraße 12, PLZ 56218 (OT: Mülheim), **T 02630 4130**
30 | Hauptgericht 16–25 €, Menü 25–60 € | Mo, Mi-Fr, So Mi-So Di

Familienbetrieb mit Restaurant, Weinstube und hübsch angelegter Gartenterrasse. Geboten wird eine gehobene deutsche und internationale Küche. Dazu gibt es attraktive Weine, die in der hauseigenen Enoteca auch verkauft werden.

MÜLLHEIM 64 A
www.muellheim.de

Baden-Württemberg | EW 18.321 | 230 m
Badenweiler 7 km, Freiburg 28 km
T 07631 801500
Martinskirche, Markgräfler Museum, Frickmühle.

Landhotel Alte Post
www.alte-post.net

Posthalterweg, PLZ 79379, **T 07631 17870,** F 178787
51 Zimmer | 1 Apartment | Ez 80–105 €, Dz 120–140 €

Ehem. Posthalterei aus dem 18. Jhd. mit hist. Charme. Ansprechende Landhauszimmer sowie Gästezimmer im japanischen Stil. Gute Tagungsmöglichkeiten.

Hebelstube

70 | Hauptgericht 18–35 €, Menü 25–69 € | Mo-So

Gemütliches Restaurant mit Markgräfler Gastlichkeit. Serviert wird eine gehobene Frischeküche mit internationalen Einflüssen. Regelmäßig wechselnde Speisekarte.

Altes Spital
www.spitalhotel.de

garni

Hauptstr. 78, PLZ 79379, **T 07631 9899988**
25 Zimmer | Ez ab 79 €, Dz ab 105 €

Im einstigen Stadtspital befindet sich dieses kleine Hotel nebst Restaurant, Café und Bar. Die Zimmer bestechen durch ihre schnörkellos-reduzierte Einrichtung, das offene Bad mit geräumigen Regenduschen und die Panoramafenster im neuen Anbau. Das Restaurant bietet regionale und internationale Küche.

Im Weingarten
www.app-hotel-im-weingarten.de

★★★S garni

Kochmatt 8, PLZ 79379, **T 07631 36940,** F 369425
13 Zimmer | 1 Suite | 6 Apartments | Ez 85–125 €, Dz 115–140 €, 10,00–15,00 €

Familiär geführtes Hotel in ruhiger Lage am Fuße des Südschwarzwalds. Individuell ausgestattete Nichtraucherapartments mit Küchenzeile und Balkon oder Terrasse. Wellnessbereich mit Innenpool, Sauna und Liegewiese.

Hirschen **Neu!**
www.hirschen-britzingen.de

Markgräfler Straße 22, PLZ 79379 (OT: Britzingen), **T 07631 5457**
Mo, Do-So Di, Mi

Traditionell, ländlich und familiär - so zeigt sich dieses gemütliche Gasthaus. Gekocht wird frisch und bodenständig. Dazu serviert man ausgewählte regionale Weine. Im oberen Stockwerk gibt es auch ein paar Gästezimmer.

Messer und Gradel **Neu!**
www.messerundgradel.de

Goethestraße 10, PLZ 79379, **T 07631 10060**
Hauptgericht 19–26 € | Mo Do-So Di, Mi

Ein zeitgemäßes Konzept aus Restaurant, Bar und Lounge. Die Slowfood-Küche ist modern, hochwertig und weltoffen. Auf der Speisekarte klingt das z.B. so: „Ricotta-Zitronenravioli mit Pilzen, Kräutern und Grana Padano" oder „Tataki vom Hamachi, Cantaloupe-Melone, Yuzu, Pak-Choi, Teriyakisauce". Wechselnde Tagesgerichte.

Ochsen
www.ochsen-feldberg.de

Bürgelnstraße 32, PLZ 79379 (OT: Feldberg), **T 07631 3503**
50 | Hauptgericht 15–32 €, Menü 29–55 € | Mo-Mi, Fr-So Do

Der familiär geführte Landgasthof ist eine Institution im Ortsteil Feldberg. Seine Geschichte geht bis ins Jahr 1763 zurück. Gutes Angebot an saisonalen und regionalen Gerichten. Hier stimmen Produktqualität, Frische und Geschmack. Hübsche Terrasse.

Taberna
www.taberna-restaurant.de

Marktplatz 7, PLZ 79379, **T 07631 174884**
Menü 30–50 € | Di-Fr Di-Sa Mo, So

In lockerer und ungezwungener Atmosphäre serviert man Ihnen hier eine pfiffige Frischmarktküche. Gekocht wird mit klarer Linie und ohne Chichi. Aus der spannenden Karte können Sie am Abend ein 2- bis 4-gängiges Menü zusammenstellen. Mittags lockt ein preisgünstiges Lunch-Angebot.

MÜNCHEN 60 D — www.muenchen.de

Bayern | EW 1.485.000 | 518 m — Nürnberg 155 km, Stuttgart 222 km
T 089 23396500
Marienplatz mit Mariensäule und neugot. Neuen Rathaus, Viktualienmarkt, Stadtmuseum, St.-Johannes-Nepomuk-Kirche, Isartor mit Valentin-Musäum, Hofbräuhaus, Frauenkirche, Residenz mit Schatzkammer, Englischer Garten, Lenbachhaus, Alte und Neue Pinakothek, Pinakothek der Moderne, Deutsches Museum, Schloss Nymphenburg, Allianz Arena, Friedensengel, Bavaria, Olympiagelände mit Olympiaturm, BMW Welt.
Weitere Empfehlungen unter Erding, Freising, Hallbergmoos, Oberhaching.
Einen Cityplan finden Sie auf Seite 832–833.

Bayerischer Hof — www.bayerischerhof.de

★★★★★S garni

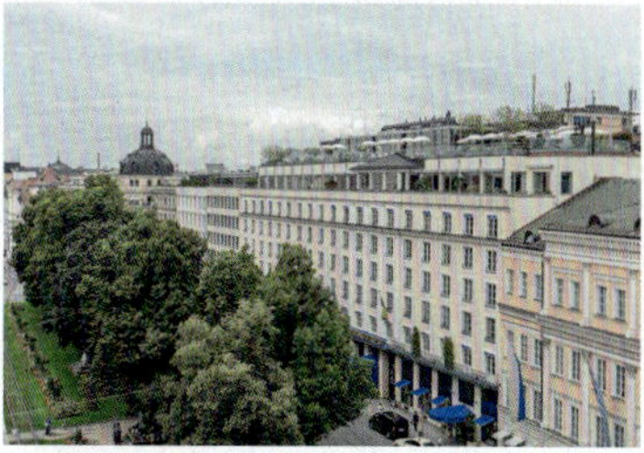

Promenadeplatz 2-6 (D3), PLZ 80333 (OT: Altstadt-Lehel), **T 089 21200,** F 2120906
337 Zimmer | 74 Suiten
Ez 325–410 €, Dz 410–610 €, exkl. Frühstück, 42,00 € | 24 h

Das Grandhotel befindet sich seit über 100 Jahren im Familienbesitz. Die luxuriösen Zimmer wurden individuell in verschiedenen Stilen eingerichtet. Besonders großzügig sind die Suiten-Ensembles auf dem Panorama-Floor sowie im hist. Palais Montgelas. Formidables Wellness-Refugium auf vier Etagen.

Atelier

VARTA★TIPP Küche VARTA-TIPP Service

40 | Menü 185–245 € | Di-Sa Mo, So

Ambiente, Service und Küche setzen hier attraktive Maßstäbe. Das von Axel Vervoordt geschaffene, luxuriös-schlichte Design verbreitet das Flair eines Künstlerateliers mit intimer Atmosphäre. Beim kreativen und handwerklich perfekten Chefkoch Jan Hartwig kommen saisonale Spitzenprodukte in äußerst feinen und stimmigen Kombinationen auf den Teller. Dazu kredenzt der aufmerksame Service ausgesuchte Spitzenweine.

Garden

81 | Hauptgericht 23–57 €, Menü 82 € | Mo-So

Der Wintergarten, gestaltet vom renommierten belgischen Designer und Kunsthändler Axel Vervoordt, wirkt dank Akzenten im Industrial-Style wie ein Künstleratelier mit angrenzender Gartenterrasse. Ob Business Lunch oder entspanntes Dinner am Abend - das Restaurant ist die perfekte Genuss-Location für alle Gelegenheiten. Serviert wird eine saisonale Kontinentalküche.

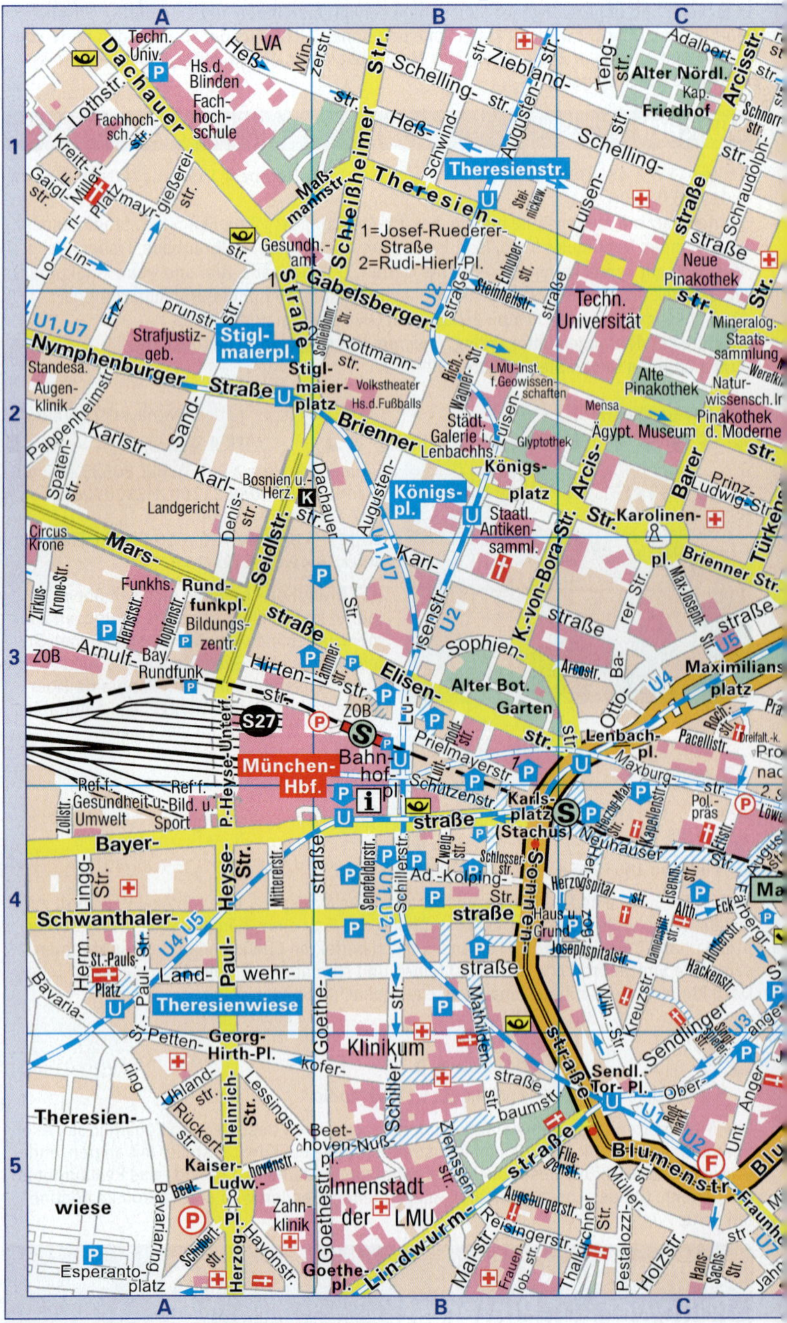
A
B
C
1
2
3
4
5
Techn. Univ.
Dachauer
Hs.d. Blinden
Fachhochschule
LVA
Heß-
Win-zerstr.
Str.
Schelling-
Ziebland-
Teng-str.
Alter Nördl. Friedhof
Kap.
Adalbert-
Arcisstr.
Schnorr-str.
Lothstr.
Fachhoch-sch.
Kreitt-
Gaigl-str.
F.-Miller-Platz
mayr-
gießerei-str.
Maß-mannstr.
Schleißheimer
Heß-
Schwind-
Augusten-str.
Theresienstr.
Schelling-
Luisen-
str.
Schraudolph-
Theresien-
Stei-nickew.
Straße
straße
Neue Pinakothek
Lin-
Gesundh.-amt
1=Josef-Ruederer-Straße
2=Rudi-Hierl-Pl.
Enhuber-str.
Gabelsberger-
Steinheilstr.
Techn. Universität
str.
Str.
Mineralog. Staats-sammlung
U1,U7
Erz-
prunstr.
Stigl-maierpl.
Schleißhmr. Str.
Rottmann-str.
U2
Rich.-Wagner-Str.
LMU-Inst. f.Geowissen-schaften
Alte Pinakothek
Natur-wissensch.
Nymphenburger
Strafjustiz-geb.
Standesa.
Augen-klinik
Straße
Stigl-maier-platz
Volkstheater
Hs.d.Fußballs
Mensa
Pinakothek d. Moderne
Pappenheimstr.
Sand-
Brienner
Städt. Galerie i. Lenbachhs.
Glyptothek
Ägypt. Museum
Karlstr.
Spaten-str.
Karl-
Bosnien u.-Herz.
Dachauer
Königs-platz
Königs-pl.
Arcis-
Barer
Prinz-Ludwig-Str.
Landgericht
Denis-str.
Str.
Augusten-
Staatl. Antiken-samml.
Str.
Karolinen-
pl.
Circus Krone
Mars-
Seidlstr.
Karl-
K.-von-Bora-Str.
Brienner Str.
Zirkus-Krone-Str.
Funkhs.
Rund-funkpl.
Herbststr.
Hopfenstr.
Bildungs-zentr.
straße
Str.
U1,U7
U2
Luisenstr.
straße
Max-Joseph-Str.
straße
U5
ZOB
Arnulf-
Bay. Rundfunk
Hirten-
Lämmer-str.
Sophien-
Arcostr.
Ba-rer
Maximilians-platz
Elisen-
Alter Bot. Garten
U4
str.
Otto-
S27
ZOB
Prielmayerstr.
Luitpold-str.
str.
Lenbach-pl.
Pacellistr.
Dreifalt.-k.
München-Hbf.
Bahn-hof-pl.
P.-Heyse-Unterf.
Ref f. Gesundheit u. Umwelt
Ref f. Bild. u. Sport
Zollstr.
Schützenstr.
Maxburg-
Karls-platz (Stachus)
Herzog-Max-Str.
Kapellenstr.
Pol.-präs.
Bayer-
Heyse-Str.
Mittererstr.
straße
straße
Senefelderstr.
U1,U2,U7
Schillerstr.
Zweig-str.
Schlosser-str.
Ad.-Kolping-Str.
Neuhauser
Ettstr.
Herzogspital-
Eisenm.-str.
Lingg-Str.
Schwanthaler-
straße
Sonnen-
Haus u. Grund
Altheimer Eck
Färbergr.
Herm.-Lingg-Str.
St.-Pauls-Platz
St.-Paul-Str.
U4,U5
Land-
Paul-
wehr-
straße
Josephspitalstr.
Damenstift-str.
Hackenstr.
Bavaria-
Theresienwiese
Goethe-
str.
Mathilden-
str.
Kreuzstr.
Sendlinger
St.-Petten-ring
Georg-Hirth-Pl.
Klinikum
kofer-
Schiller-
straße
Sendl.-Tor-Pl.
Ober-anger
U3
Unland-str.
Rückert-str.
Heinrich-Str.
Lessingstr.
baumstr.
U1
U2
Theresien-
Beet-hoven-Nuß-pl.
Ziemssen-str.
straße
Flie-genstr.
Blumenstr.
Unt. Anger
Kaiser-Ludw.-Pl.
hovenstr.
Beet-
wiese
Bavariaring
Innenstadt der LMU
Augsburgerstr.
Müller-str.
Zahn-klinik
Goethestr.
Reisingerstr.
Thalkirchner Str.
Pestalozzi-str.
Fraunh-
Schubert-str.
Haydnstr.
Lindwurm-
Mai-str.
Frauen-lob-str.
Holzstr.
Hans-Sachs-Str.
str.
U7
Esperanto-platz
Herzog-
Goethe-pl.

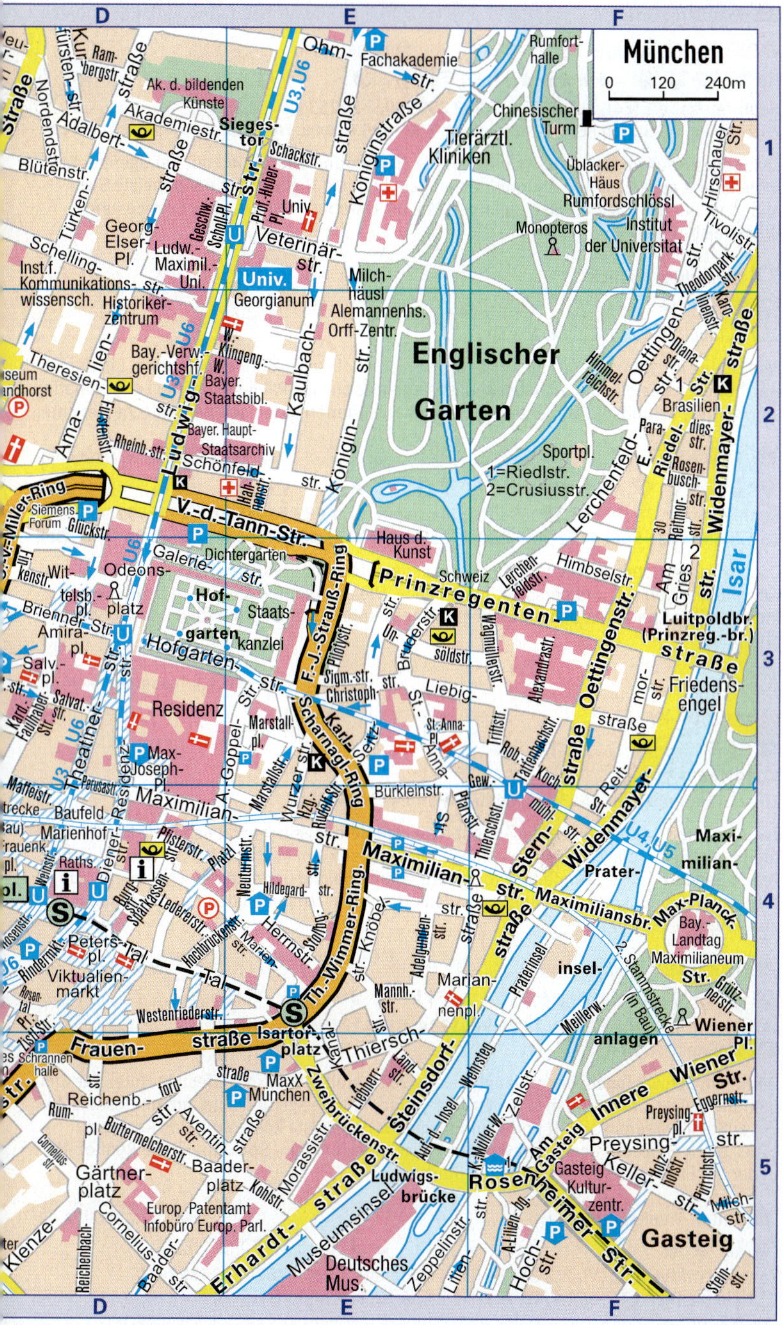
München
0
120
240m
D
E
F
1
2
3
4
5
Englischer
Garten
Ak. d. bildenden
Künste
Siegestor
Akademiestr.
Adalbert-
Blütenstr.
Nordendstr.
Türkenstr.
Schelling-
Inst.f.
Kommunikations-
wissensch.
Georg-
Elser-
Pl.
Ludw.-
Maximil.-
Uni.
Geschw.-
Scholl-Pl.
Prof.-Huber-
Pl.
Univ.
Veterinär-
str.
Schackstr.
Ohm-
str.
Fachakademie
Königinstraße
Tierärztl.
Kliniken
Rumfort-
halle
Chinesischer
Turm
Üblacker-
Häus
Rumfordschlössl
Monopteros
Institut
der Universität
Hirschauer
Str.
Tivolistr.
Theodorpark-
Str.
Historiker-
zentrum
Georgianum
Milch-
häusl
Alemannenhs.
Orff-Zentr.
Kaulbach-
str.
Königin-
str.
Theresien-
str.
Bay.-Verw.-
gerichtshf.
W.
Klingeng.-
W.
Bayer.
Staatsbibl.
Bayer. Haupt-
Staatsarchiv
Schönfeld-
str.
Rheinb.-str.
Fürstenstr.
Amalien-
Ludwig-
str.
U3, U6
U6
Oettingen-
str.
Himmel-
reichstr.
Lerchenfeld-
Brasilien
Riedel-
Paradies-
str.
Rosen-
busch-
str.
Reitmor-
str.
Widenmayer-
straße
Isar
Sportpl.
1=Riedlstr.
2=Crusiusstr.
Siemens-
Forum
Gluckstr.
V.-d.-Tann-Str.
Haus d.
Kunst
Schweiz
Prinzregenten-
straße
Galerie-
str.
Dichtergarten
Hof-
garten
Staats-
kanzlei
Odeons-
platz
Wittelsb.-
pl.
Brienner Str.
Amira-
pl.
F.-J.-Strauß-Ring
Hofgarten-
str.
Residenz
Salv.-
pl.
Salvat.-
str.
Theatiner-
str.
Max-
Joseph-
Pl.
Marstall-
pl.
Marstallstr.
Karl-
Scharnagl-Ring
Sigm.-str.
Christoph-
str.
Bruderstr.
Unsöldstr.
Liebig-
str.
St.-Anna-
Pl.
St.-Anna-
str.
Wagmüllerstr.
Alexandrastr.
Triftstr.
Robert-Koch-
str.
Tattenbachstr.
Oettingenstr.
Himbselstr.
Lerchen-
feldstr.
Am
Gries
Luitpoldbr.
(Prinzreg.-br.)
Friedens-
engel
Seitz
Bürkleinstr.
Gew.-
Pfarrstr.
Thierschstr.
Steinsdorf-
Reitmor-
str.
Maffeistr.
Perusastr.
Maximilian-
str.
Marienhof
Dienerstr.
Residenzstr.
Pfisterstr.
Platzl
Neuturmstr.
Wurzer str.
Hildegard-
str.
Herrnstr.
Maximilian-
Maximiliansbr.
Max-Planck-
Str.
Bay.-
Landtag
Maximilianeum
Prater-
insel
Praterinsel
Maxi-
milian-
anlagen
Widenmayer-
Stern-
straße
U4, U5
Raths
Burgstr.
Sparkassen-
Ledererstr.
Hochbrückenstr.
Marien-
str.
Stollbg.
Th.-Wimmer-Ring.
Knöbel-
str.
Adelgunden-
str.
Mariannenpl.
Mannh.-
str.
Meillerw.
2. Stammstrecke
(in Bau)
Wiener
Pl.
Grütz-
nerstr.
Peters-
pl.
Rindermkt.
Viktualien-
markt
Tal
Westenriederstr.
Isartor-
platz
Thiersch-
str.
Zweibrückenstr.
Kanal-
Liebherr-
str.
Steinsdorf-
straße
Lände-
str.
Auf-d.-Insel
Wehrsteg
K.-Müller-W.
Zellstr.
Am
Gasteig
Innere
Wiener
Str.
Preysing-
pl.
Eggernstr.
Preysing-
str.
Keller-
str.
Holz-
hofstr.
Pütrichstr.
Milch-
str.
Gasteig
Kultur-
zentr.
Gasteig
Rosenheimer
Str.
Frauen-
straße
Schrannen
halle
Reichenb.-
str.
Rum-
ford-
str.
Buttermelcherstr.
Aventin-
str.
Baader-
straße
Baader-
platz
Kohlstr.
MaxX
München
Morassistr.
Erhardt-
straße
Ludwigs-
brücke
Museumsinsel
Deutsches
Mus.
Zeppelinstr.
Lilien-
str.
A.-Lilien-bg.
Hoch-
str.
Gärtner-
platz
Corneliusstr.
Cornelius-
str.
Europ. Patentamt
Infobüro Europ. Parl.
Klenze-
Reichenbach-
Baader-
str.
Stein-
str.
Kurfürsten-str.
Rambergstr.
straße
Adalbert-
Amalien-
straße
Schellingstr.
Wittelsbacherpl.
Salvatorstr.
Faulhaber-
str.
Sendlinger-
Weinstr.
Rosenstr.
Zistlstr.

Mandarin Oriental
www.mandarinoriental.de/munich

VARTA★TIPP Ambiente VARTA★TIPP Service

★★★★★S garni

Neuturmstraße 1 (E4), PLZ 80331, **T 089 290980,** F 222539
73 Zimmer | 25 Suiten | Ez 750–895 €, Dz 750–895 €, exkl. Frühstück, 44,00 € | 24 h

Luxuriöses Haus im Neo-Renaissancestil. Die Zimmer und Suiten sind mit handgefertigten Möbeln und ausgesuchten Antiquitäten eingerichtet. Ein Highlight ist der beheizte Swimmingpool auf der Dachterrasse (geöffnet: Mai bis Oktober). Erstklassiges Service- und Dienstleistungsniveau.

Matsuhisa Munich

95 | Menü 95–125 € | Mo-So

Fine Dining in zwangloser Atmosphäre bietet man in diesem Gourmetrestaurant. Ein dunkler Holzboden sowie die minimalistischen, stylishen Möbel aus Palmenholz und Leder schaffen ein warmes, luxuriöses Ambiente. Die Speisekarte offeriert japanisch-peruanische Gerichte.

The Charles
www.thecharleshotel.com

★★★★★S garni

Sophienstraße 28 (B3), PLZ 80333 (OT: Maxvorstadt), **T 089 5445550,** F 5445552000
160 Zimmer | 24 Suiten | Ez 300–850 €, Dz 300–850 €, exkl. Frühstück, 42,00 € | 24 h

Das luxuriöse Hotel am Alten Botanischen Garten glänzt mit zeitloser Eleganz, außergewöhnlichem Komfort und persönlichem Service. Die charmanten Zimmer haben einen ganz individuellen Charakter. Schöner SPA mit Fitnessstudio, Sauna, Dampfbad und großem Indoorpool.

Sophia's
www.sophiasmuenchen.de

VARTA-TIPP Küche

T 089 5445551200
150 | Hauptgericht 16–39 €, Menü 24–69 € | Mo-So

Zwanglos und unkompliziert die Atmosphäre, wunderbar gelungen der stylishe Neo-Bistro-Stil - so wertig der Rahmen, so gelungen die Speisen von Michael Hüsken und seinem Team. Serviert werden sorgfältig zubereitete, aromenreiche Gerichte mit regionalen und exotischen Einflüssen. In der angrenzenden Cocktailbar kann man den Abend entspannt ausklingen lassen.

Andaz München
www.hyatt.com

★★★★★S garni

Leopoldstr. 170, PLZ 80804, **T 089 9041234,** F 9041235
277 Zimmer | 24 h

Direkt am Schwabinger Tor empfängt Sie das 2019 eröffnete Luxury-Lifestyle-Hotel. Die Zimmer und Suiten präsentieren sich in schick-modernem Design und sind mit mindestens 38 qm äußerst geräumig. WLAN und Minibar sind für Hausgäste kostenfrei. Das Restaurant „The Lonely Broccoli" serviert bayerische Fleischspezialitäten. Spektakulär die Rooftop-Bar in der 12. Etage mit 360°-Blick auf die Stadt.

Hilton Munich Airport
www.hiltonhotels.de

★★★★★S garni

Terminalstraße Mitte 20, PLZ 85356 (OT: Flughafen), **T 089 97820,** F 97822610
551 Zimmer | Ez 179–559 €, Dz 179–559 €, 22,00–34,00 € | 24 h

Das markante Gebäude mit seiner auffälligen Glasfassade und der großen Indoor-Lobby gehört zweifellos zu den beeindruckendsten Flughafenhotels. Das Haus verfügt über erstklassig ausgestattete Gästezimmer mit zeitgemäßer Technik. Für Kurzaufenthalte lassen sich Tageszimmer buchen. Eine reiche Auswahl an internationalen und regionalen Spezialitäten bietet das Restaurant „Charles Lindbergh".

Hilton Munich Park
www.hilton.de

Am Tucherpark 7 (↗ F1), PLZ 80538 (OT: Altstadt-Lehel), **T 089 38450,** F 38452588
484 Zimmer | 16 Suiten | Ez 139–479 €, Dz 139–479 €, 20,00 € | 24 h

Ruhige Lage direkt am Englischen Garten. Moderne, großzügig geschnittene Zimmer. Kostenloser Zugang zum durchgehend geöffneten Fitnessbereich sowie zum Health Club mit beheiztem Innenpool. Umfangreiche Tagungsmöglichkeiten. Restaurant „Tivoli" mit regionaler und internationaler Küche.

Le Méridien
www.lemeridienmunich.com

Bayerstraße 41 (A4), PLZ 80335, **T 089 24220,** F 24221111
381 Zimmer | 29 Suiten | Ez 149–629 €, Dz 149–629 €, exkl. Frühstück, 30,00 € | 24 h

Komfortables Urlaubs- und Tagungshotel in zentraler Innenstadtlage. Großzügig geschnittene Zimmer und Suiten mit edlem Mobiliar. Im Restaurant „Le Potager" wird innovative internationale Küche serviert.

München Palace
www.hotel-muenchen-palace.de

VARTA TIPP Service

Trogerstraße 21, PLZ 81675 (OT: Bogenhausen), **T 089 419710,** F 41971809
89 Zimmer | 15 Suiten | Ez 195–395 €, Dz 235–435 €, exkl. Frühstück, 22,00–35,00 € | 24 h

Erlesene Eleganz, außergewöhnlicher Komfort und ein geschulter Gästeumgang erwarten Sie in diesem sehr persönlich geführten Boutique-Hotel. Alle Zimmer und Suiten zeigen sich im klassisch-modernen Stil und verfügen über bequeme Betten, Parkettböden und Marmorbäder. WLAN, Minibar, Tageszeitung, Fahrradverleih und Schuhputzservice sind Leistungen, die im Zimmerpreis enthalten sind. Wunderschöner, ruhiger Hotelgarten.

Pullman Munich
www.pullman-hotel-muenchen.de

Theodor-Dombart-Str. 4, PLZ 80805 (OT: Schwabing-Freimann), **T 089 360990,** F 360996900
331 Zimmer | 24 Suiten | 24 h

Neuzeitliches Businesshotel in der Nähe des Englischen Gartens. Schon die Halle beeindruckt mit Großzügigkeit und internationalem Flair. Moderne, technisch sehr gut ausgestattete Gästezimmer, teils mit eigenem Balkon oder Loggia. Restaurant mit Biergartenterrasse im Innenhof. Kleiner Wellnessbereich.

Sofitel Munich Bayerpost
www.sofitel-munich.com/de

★★★★★S

Bayerstraße 12 (A4), PLZ 80335, **T 089 599480,** F 599481000
396 Zimmer | 57 Suiten | Ez ab 250 €, Dz ab 250 €, exkl. Frühstück, 40,00 € | 24 h

Imposantes Luxushotel hinter hist. Gründerzeitfassade des ehem. Königlich Bayerischen Postamts. Gästezimmer mit puristisch-moderner Designereinrichtung. Beachtenswerter Wellnessbereich.

Délice La Brasserie
www.delice-la-brasserie.de

T 089 599482962
50 | Hauptgericht 17–36 € | Mo-So

Das geschmackvolle Weinlokal im EG des Hotels versprüht etwas Pariser Brasserie-Atmosphäre. Eine offene Küche, raumhohe Fenster und moderne Einrichtungselemente unterstreichen den urbanen Stil. Die raffinierte französische Küche hält u.a. Klassiker wie Bouillabaisse, Boeuf Bourguignon oder Salat Niçoise bereit.

Vier Jahreszeiten Kempinski
www.kempinski.com/vierjahreszeiten

★★★★★S garni

Maximilianstraße 17 (E4), PLZ 80539 (OT: Altstadt-Lehel), **T 089 21250,** F 21252000
305 Zimmer | Ez 240–700 €, Dz 300–1165 €, exkl. Frühstück, 42,00 € | 24 h

Das Traditionshaus an der Luxus-Shoppingmeile Maximilianstraße zeigt sich im Stil eines altehrwürdigen Grandhotels. In den Zimmern sorgen edles Design und zeitlose Eleganz für höchsten Wohnkomfort. Attraktiver Wellnessbereich auf der 6. Etage mit Dampfbad, Sauna und Indoor-Pool. Täglich 15 bis 18 Uhr: Afternoon Tea in „Münchens schönstem Wohnzimmer", der Jahreszeiten Lobby.

Schwarzreiter
www.schwarzreiter-muenchen.de

VARTA-TIPP Küche

T 089 21252125
112 | Hauptgericht 18–46 €, Menü 115–195 € | Mo-So

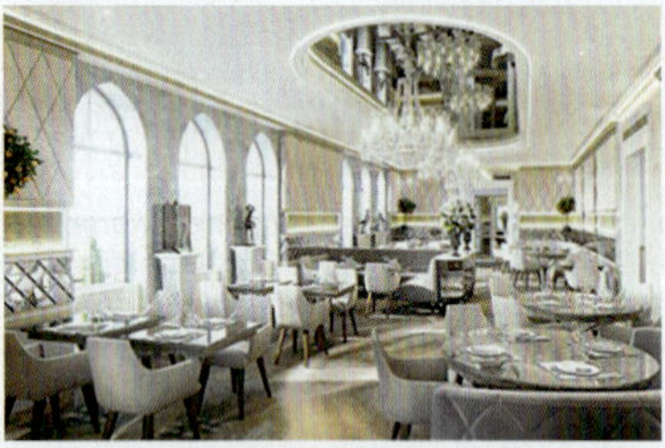

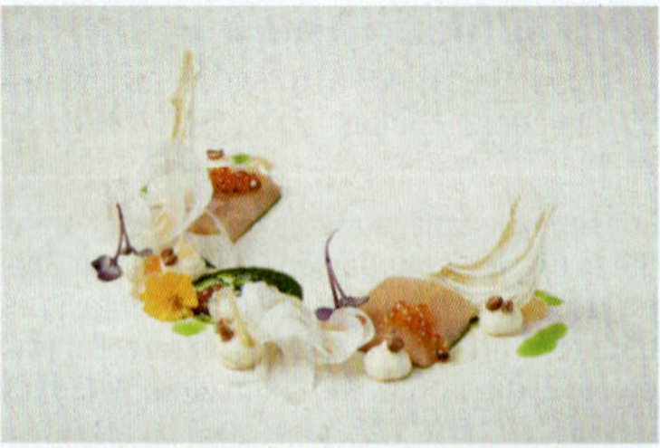

Hier bietet man zwei Konzepte unter einem Dach. Unter dem Motto „Young Bavarian Cuisine" verwöhnt Sie Spitzenköchin Maike Menzel in der Tagesbar (ganzjährig geöffnet) mit unkomplizierten Gerichten aus der regionalen Küche und im noblen Gourmetrestaurant (Do-Sa ab 18:30 Uhr) mit saisonal wechselnden Feinschmeckermenüs. Dazu ein freundlicher, fachkundiger Service samt guter Weinberatung.

Anna Hotel by Geisel
www.annahotel.de

★★★★★S garni

Schützenstraße 1 (B4), PLZ 80335 (OT: Altstadt-Lehel), **T 089 599940,** F 59994333
75 Zimmer | 6 Suiten | 1 Apartment, Dz 160–620 €, exkl. Frühstück, 22,00 € | 24 h

Das moderne Designhotel zwischen Hauptbahnhof und Stachus ist ein Refugium für Individualisten! Es verfügt über farbenfrohe Gästezimmer mit schallisolierten Fenstern, bequemen Betten und kostenfreiem WLAN. Absolutes Highlight ist die großzügige Turmsuite im 6. Stock.

anna restaurant & bar by Geisel **Neu!**

120 | Hauptgericht 13–35 €, Menü ab 22 € | Mo-Sa

Das stylishe Restaurant mit seinen großen Panoramafenstern und lichtdesignten Rundbögen ist zweifellos einer der Hotspots der Stadt. Hier erwartet den Gast eine euro-asiatische Crossover-Küche. Das Angebot reicht von kreativen Currys über leichte Snacks und Salate bis hin zu Sushi-Kreationen. Zum Aperitif oder Digestif empfiehlt sich die angeschlossene Bar.

Beyond by Geisel www.beyond-muc.de

VARTA-TIPP Service

Marienplatz 22 (C4), PLZ 80331 (OT: Altstadt-Lehel), **T 089 700746700**
19 Zimmer | 7 Suiten, Dz 480–880 €, exkl. Frühstück | 24 h

Direkt am Marienplatz befindet sich dieses exklusive Stadt-Hideaway. Die bis zu 57 qm großen, mit viel Designliebe gestalteten Schlafzimmer gruppieren sich um ein lichtes Bibliotheksatrium. In der Weinlounge können Sie Ihren Nachmittagstee oder einen Aperitif genießen. Einen 24-Stunden-Concierge-Service gibt es natürlich auch.

Courtyard München City Ost www.courtyardmunichcityeast.com

Orleansstr. 81-83, PLZ 81667 (OT: Au-Haidhausen), **T 089 5589250,** F 5589251000
227 Zimmer | 2 Suiten | 24 h

Das Hotel ist eine ideale Businessadresse. Die wohnlich-komfortablen Gästezimmer sind mit stilvollen Möbeln und zeitgemäßer Technik ausgestattet. Zeitungen, Souvenirs, Sandwiches und Getränke werden in einem kleinen Einkaufsmarkt in der Lobby angeboten. Ein weiterer Pluspunkt: Der nahe gelegene Ostbahnhof bietet eine gute Anbindung an alle Stadtteile.

Eden Hotel Wolff www.ehw.de

Arnulfstraße 4 (B3), PLZ 80335 (OT: Maxvorstadt), **T 089 551150,** F 55115555
214 Zimmer | 2 Suiten | Ez ab 163 €, Dz ab 215 € | 24 h

Ein traditionsreiches Privathotel gegenüber dem Hauptbahnhof. Die Zimmer sind in verschiedenen Stilrichtungen von klassisch bis modern eingerichtet. Bayerisch-internationales Speisenangebot im Restaurant „Peter & Wolff".

Excelsior by Geisel www.excelsior-hotel.de

Schützenstraße 11 (B4), PLZ 80335 (OT: Ludwigsvorstadt), **T 089 551370,** F 551377121
114 Zimmer | 12 Suiten | Ez 150–480 €, Dz 175–525 €, exkl. Frühstück, 22,00 € | 24 h

Zentral gelegenes Stadthotel im eleganten Landhausstil mit persönlichem Service. Individuell eingerichtete Zimmer mit komfortabler Ausstattung und kostenlosem WLAN. Gutes Frühstück.

Vinothek by Geisel

VARTA-TIPP Küche

85 | Hauptgericht 27–30 €, Menü 20–45 € | Mo-Sa

Das Restaurant ist bekannt für sein exzellentes Weinangebot. Zahlreiche Flaschenweine aus aller Welt lagern im Keller. Dazu offerieren Thomas Kahl und seine Crew eine schmackhafte, mediterran inspirierte Küche - und das z.B. in Form von „Filet von der Fjord-Forelle mit Pumpernickel-Blumenkohl, Schnittlauchfond, Wurzelgemüse und Meerrettich". Preisgünstiger Mittagstisch.

H4 München Messe
www.h-hotels.com

★★★★ S garni

Konrad-Zuse-Platz 14, PLZ 81829 (OT: Riem), **T 089 9400830,** F 9400831000
331 Zimmer | Ez 89–669 €, Dz 99–679 €, exkl. Frühstück | ⏲ 24 h

Direkt neben der Messe München befindet sich diese großzügige Businessadresse. Das Haus verfügt über zeitlos und funktionell eingerichtete Zimmer und Studios, eine 1.800 qm große Veranstaltungsfläche sowie ein kostenfreies SPA- und Wellnesscenter. Für das leibliche Wohl sorgen das Restaurant „Gaumenfreund" mit Showküche und die „Bayrische Stube".

Hilton Garden Inn Munich City West Neu!
www.hiltonhotels.de/deutschland

Landsberger Str. 112, PLZ 80339, **T 089 2388550,** F 238855100
128 Zimmer

Nicht nur Businessgäste schätzen die gute Lage unweit von Altstadt, Oktoberfest und Marienplatz, auch bei Freizeit-Touristen kommt das Hotel mit seinem schlichten, klaren Design gut an. Schön die modernen Zimmer. Zum Haus gehören ein 24-Stunden-Businesscenter, ein Fitnesscenter und eine Lobby-Bar.

Hotel Opéra
www.hotel-opera.de

★★★★ garni

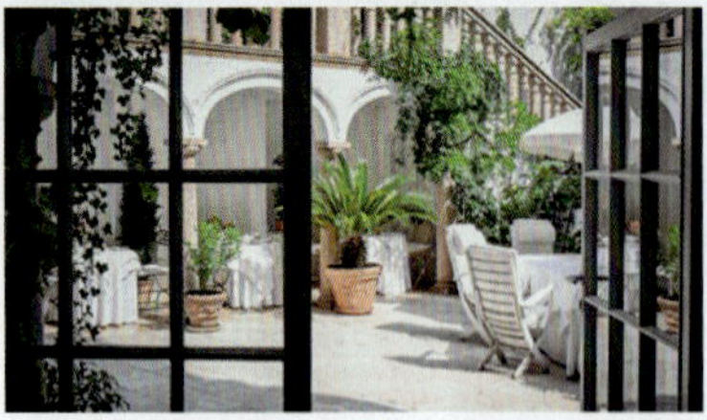

Sankt-Anna-Straße 10 (E4), PLZ 80538,
T 089 2104940, F 21049477
25 Zimmer | 5 Suiten
Ez ab 150 €, Dz ab 170 € | ⏲ 24 h

Elegantes kleines Stadtpalais mit imposanter Architektur. Das Hotel bietet individuell eingerichtete Stil- und Themenzimmer, einen südländisch anmutenden Innenhof sowie einen 24-Stunden-Concierge-Service.

Hyperion Hotel München Neu!
www.h-hotels.com

Truderinger Str. 13, PLZ 81677 (OT: Bogenhausen), **T 089 909017200,** F 909017111
341 Zimmer | ⏲ 24 h

Sie wohnen östlich der Innenstadt, und zwar in einem 14-stöckigen Hotelneubau im Gebäudekomplex „Bogenhausener Tor". Das Businesshotel bietet modern gestaltete Komfortzimmer sowie mehrere Konferenz- und Veranstaltungsräume für bis zu 290 Teilnehmer. Im Restaurant „Gaumenfreund" mit Frontcooking-Station wird internationale Küche serviert.

Leonardo Royal
www.leonardo-hotels.de

★★★★ S

Moosacher Str. 90, PLZ 80809 (OT: Moosach), **T 089 2885380,** F 288538100
424 Zimmer | 5 Suiten | Ez 99–499 €, Dz 129–529 €, exkl. Frühstück, ☕ 23,00 € | ⏲ 24 h

Businesshotel am Olympiapark mit 1.800 qm Veranstaltungsfläche und freundlichen, in warmen Rot- und Brauntönen gestalteten Zimmern. Restaurant „Vitruv" mit internationalem Speisenangebot.

Living Hotel Das Viktualienmarkt by Derag
www.deraghotels.de

Frauenstraße 4 (D5), PLZ 80469, **T 089 8856560**
83 Zimmer | ⏲ 24 h

Ein energiefreundliches Haus in Bestlage! Offen, modern und stylish – in diesem Dreiklang zeigen sich Zimmer und Serviced Apartments. Klare Linien, coole Farben und innovative Ölvitalbetten sichern den hohen Wohlfühlfaktor. Zum Haus gehört auch ein Fitnessraum mit modernsten Cardiogeräten.

TIAN

www.taste-tian.com

VARTA-TIPP Küche

T 089 885656712
70 | Hauptgericht 15–28 €, Menü 57–95 € | Fr-Sa Di-Mi, Fr-Sa Do

Wie das Original in Wien darf sich auch der deutsche Ableger des vegetarischen Gourmetrestaurants am Viktualienmarkt über eine breite Fangemeinde freuen. Den Respekt vor Natur, Mensch und Tier hat man sich hier auf die Fahnen geschrieben. Serviert werden sinnliche und innovative Gerichte, bei denen fast ausschließlich regional bezogene Bio-Zutaten Verwendung finden. Mittags „Tian Light Lunch" in 3 oder 4 Gängen.

Louis Hotel

www.louis-hotel.com

S garni

Viktualienmarkt 6 (D4), PLZ 80331 (OT: Altstadt-Lehel), **T 089 41119080,** F 4111908100
72 Zimmer | Ez 139–469 €, Dz 189–689 €, exkl. Frühstück, 28,50 € | 24 h

In dem schicken Boutique-Hotel am Viktualienmarkt kommen Designfans voll auf ihre Kosten. Das Haus bietet klassisch-modern gestylte Zimmer mit liebevollen Details und hochwertigen Materialien. Morgens erwartet den Gast ein tolles Frühstücksbuffet mit veganen Spezialitäten und frischen regionalen Produkten.

Marriott Hotel

www.marriott-muenchen.de

S garni

Berliner Straße 93, PLZ 80805 (OT: Schwabing), **T 089 360020,** F 36002200
348 Zimmer | 14 Suiten | Ez 109–399 €, Dz 109–399 €, exkl. Frühstück, 28,00 € | 24 h

Stilvoll-modernes Business- und Cityhotel unweit des Stadtzentrums. Großzügige Gästezimmer mit lokaltypischen Einrichtungsakzenten. SPA-Bereich mit Sauna, Innenpool, Whirpool und Fitness-Center.

Platzl Hotel

www.platzl.de

★★★★S garni

Sparkassenstraße 10 (D4), PLZ 80331 (OT: Altstadt-Lehel), **T 089 237030,** F 23703800
167 Zimmer | 1 Suite | Ez 145–545 €, Dz 215–635 €, exkl. Frühstück, 20,00–29,00 € | 24 h

Zweifelsfrei gehört das charmante Hotel inmitten der hist. Altstadt zu den traditionsreichsten Adressen der Stadt. Die Zimmer und Suiten sind komplett im bayerisch-eleganten Stil eingerichtet. Kleiner Freizeitbereich mit Fitnessraum, Sauna und Dampfbad.

Pfistermühle

www.pfistermuehle.de

Pfisterstraße 4 (D4), PLZ 80331 (OT: Altstadt-Lehel), **T 089 23703865**
85 | Hauptgericht 20–37 €, Menü 52–74 € | Mo-Sa So

Behagliches Wirtshausambiente mit stilvollem Interieur und gehobener Tischkultur. Unter der liebevoll restaurierten Gewölbedecke werden anspruchsvoll zubereitete bayerische Spezialitäten serviert.

Wirtshaus Ayinger am Platzl
www.ayinger-am-platzl.de

Platzl 1a (D4), PLZ 80331 (OT: Altstadt-Lehel), **T 089 23703666**
140 | Hauptgericht 10–27 € | Mo-So

Lust auf Rinderroulade, Altbayerische „Pfefferhaxe“ oder Ayinger Bierbratwürstel? Das Lokal steht für lebendige Wirtshaustradition mit einer regionalen, bodenständigen Küche. Das Fassbier kommt aus der traditionsreichen Familienbrauerei.

Roomers
www.roomers-munich.com

garni

Landsberger Str. 68, PLZ 80339, **T 089 4522020**
281 Zimmer | 24 h

Design- und Lifestyle-Hotel im Westend unweit der Theresienwiese. Die stylish-moderne Lobby wirkt wie ein großes cooles Wohnzimmer. Das lässig-unkomplizierte Konzept setzt sich in den Gästezimmern fort. Zum Haus gehören auch eine großzügige Eventfläche, eine Bar sowie ein 600 qm großer SPA-Bereich mit Pool.

IZAKAYA
www.izakaya-restaurant.com/munich

120 | Hauptgericht 18–42 €, Menü 70–90 € | Di-Sa

„Japan meets Südamerika“ heißt es in diesem großräumig gestalteten Restaurant. Das Ambiente: stylish, mit einem Hauch Extravaganz. Die kreative Fusion-Küche klingt z.B. so: „Knuspriger Oktopus mit Quinoa-Salat“, „Gegrillter Lachs mit Brown-Rice-Salsa“ oder „Hummer- und Mango-Rolle mit cremigem Wasabi“.

Steigenberger Hotel München
www.steigenberger.com

garni

Berliner Straße 85, PLZ 80805 (OT: Schwabing-Freimann), **T 089 1590610**
292 Zimmer | 9 Suiten | Ez 99–499 €, Dz 99–499 €, 29,00 €

Das moderne Businesshotel befindet sich in einem ehem. Verwaltungsgebäude und setzt in punkto Innendesign auf „modern bavarian lifestyle“. Schick und wohnlich die Zimmer, lebendig die Bar mit Kamin- und Zigarrenlounge - hier trinkt man einfach mal einen Kaffee oder ein Glas Wein. Zum Haus gehört auch ein großzügiger Tagungs- und Veranstaltungsbereich.

Torbräu
www.torbraeu.de

★★★★S garni

Tal 41 (E4), PLZ 80331 (OT: Altstadt-Lehel), **T 089 242340,** F 24234235
85 Zimmer | 3 Suiten | Ez 155–290 €, Dz 195–330 € | 24 h

Restauriertes Haus von 1490 im Herzen von München mit gemütlichen Zimmern und gutem Frühstücksbuffet. Im Restaurant „Schapeau“ regionale und internationale Küche.

Alpen Hotel München
www.alpenhotel-muenchen.de

★★★★S garni

Adolf-Kolping-Straße 14 (B4), PLZ 80336 (OT: Ludwigsvorstadt-Isarvorstadt), **T 089 559330,** F 55933100
55 Zimmer | 4 Suiten | Ez ab 99 €, Dz ab 142 €, 8,00–18,00 € | 24 h

Familiengeführtes Haus in einer ruhigen Seitenstraße unweit des Hauptbahnhofs. Wohnliche, in warmen Farbtönen gestaltete Zimmer mit zeitgemäßer Technik und modernen Bädern. Hübscher Gartenhof, in dem man auch frühstücken kann.

An der Oper
www.hotelanderoper.com

Falkenturmstraße 10 (D4), PLZ 80331, **T 089 2900270,** F 29002729
69 Zimmer | 13 Suiten | 7 Apartments | Ez ab 135 €, Dz ab 175 €, exkl. Frühstück, 18,00 € | 24 h

Stadthotel in zentraler, aber ruhiger Lage. Stilvoll und individuell eingerichtete Gästezimmer unterschiedlicher Kategorien. Die Osteria „Il Tenore“ serviert feine italienische Küche.

Cortiina
www.cortiina.com

Lederstraße 8 (D4), PLZ 80331 (OT: Altstadt-Lehel), **T 089 2422490,** F 242249100
75 Zimmer | 6 Suiten | 24 h

Sanierter Altstadtbau mit Designereinrichtung. Schick gestylte Zimmer mit Naturhölzern, Eichenparkett und speziell angefertigten Möbeln sowie mit Jura-Naturstein ausgestattete Badezimmer. Reichhaltiges Frühstücksbuffet mit regionalen Produkten vom Viktualienmarkt.

Fleming's Hotel München-City
www.flemings-hotels.com

Bayerstr. 47 (A4), PLZ 80335, **T 089 4444660,** F 444466999
112 Zimmer | 13 Suiten | 24 h

In unmittelbarer Nähe des Hauptbahnhofs befindet sich dieses zeitgemäße Stadthotel. Sie wohnen in klimatisierten, schallisolierten Zimmern mit modernen Glas-Bädern. Das hoteleigene Restaurant ist im Bistrostil gehalten und serviert französische Küche, Grillspezialitäten und eine große Auswahl an internationalen Weinen.

Freisinger Hof
www.freisinger-hof.de

Oberföhringer Str. 189 - 191, PLZ 81925, **T 089 952302,** F 9578516
51 Zimmer | 4 Suiten | Ez ab 153 €, Dz ab 169 €

Der privat geführte Gasthof von 1875 mit neuerem Hotelnebenhaus bietet komfortable, hübsch mit edlen Materialien eingerichtete Landhauszimmer. Kleine Wellnessoase mit Sauna und Dampfbad. Gute Tagungsmöglichkeiten.

Freisinger Hof

120 | Hauptgericht 10–25 € | Mo-So

Gemütliches Restaurant mit angenehmem Ambiente. Serviert wird gute bayerisch-österreichische Küche mit Gerichten wie Steirisches Backhendl, Wiener Schnitzel vom Kalb oder Wachauer Marillenpalatschinken.

Holiday Inn München Westpark
www.ihg.com

Albert-Roßhaupter-Str. 45, PLZ 81369 (OT: Sendling-Westpark), **T 089 4111130,** F 411113599
207 Zimmer | 22 Suiten | Ez 79–429 €, Dz 99–449 € | 24 h

Das 2013 eröffnete Hotel ist eine modern-funktionelle Businessadresse. Die Gästezimmer dürften vor allem Liebhaber von Design und Lifestyle beeindrucken. Die Einrichtung ist klar, die Technik aktuell. Nationale und internationale Küche wird im Restaurant serviert.

Leopold

www.hotel-leopold.de

garni

Leopoldstr. 119, PLZ 80804 (OT: Schwabing-Freimann), **T 089 367061,** F 36043150
61 Zimmer | 3 Suiten | 1 Apartment | Ez 98–159 €, Dz 132–245 € | 24 h

Im Herzen von Schwabing liegt dieses gepflegte, familiär geführte Hotel. Ruhige, individuell eingerichtete Zimmer, teils mit Blick in den hauseigenen Garten. Gute Anbindung an die öffentlichen Verkehrsmittel.

Marc

www.hotel-marc.de

garni

Senefelderstraße 12 (B4), PLZ 80336 (OT: Ludwigvorstadt), **T 089 559820,** F 559822444
80 Zimmer | 24 h

Das Business-Designhotel liegt in einer ruhigen Seitenstraße gegenüber dem Hauptbahnhof und verfügt über komfortabel und farbenfroh eingerichtete Zimmer in drei Kategorien sowie einen stylish-modernen Frühstücksraum.

Marias Platzl

www.mariasplatzl.de

garni

Mariahilfplatz 4 (↘ E5), PLZ 81541 (OT: Au-Haidhausen), **T 089 6223370,** F 6223373778
34 Zimmer | Ez 109–349 €, Dz 199–359 €, exkl. Frühstück

Die kleine Dependance des Münchner Platzl Hotels hat sich konzeptionell dem Thema „Heimatgefühl" verschrieben. So sorgen in den Zimmern beispielsweise handgeschreinerte Holzvertäfelungen und Tapeten aus traditionellem Dirndl-Stoff für ein traditionell-heimeliges Ambiente. Bayerische Küche im Wirtshaus „Ayinger in der Au".

Premier Inn München City

www.premierinn.de

garni

Sonnenstr. 25 (C4), PLZ 80807, **T 069 244330431**
189 Zimmer | Ez 50–250 €, Dz 50–250 €, exkl. Frühstück, 9,90 € | 24 h

Das zeitgemäße Stadthotel liegt schön zentral - alle wichtigen Attraktionen und Sehenswürdigkeiten liegen in unmittelbarer Reichweite. In den Zimmern trifft modernes Design auf britische Gemütlichkeit. Zum Haus gehören auch eine Lounge mit Bar sowie gut ausgestattete Working-Zonen.

Premier Inn München City Schwabing

www.premierinn.de

garni

Frankfurter Ring 182, PLZ 80807, **T 069 244330431**
197 Zimmer | Ez 50–250 €, Dz 50–250 €, exkl. Frühstück, 9,90 € | 24 h

Nördlich des Zentrums befindet sich das ursprünglich als Boardinghouse konzipierte Hotel. Die Gästezimmer überzeugen durch komfortable Betten, gute Technik und helles, wohnliches Design. Lobby- und Lounge-Bereich finden die Gäste im sechsten Stock. Gute Anbindung an die Innenstadt.

relexa hotel München

www.relexa-hotel-muenchen.de

garni

Schwanthalerstr. 58-60 (A4), PLZ 80336 (OT: Ludwigsvorstadt-Isarvorstadt), **T 089 9965060**
121 Zimmer | Ez 87–448 €, Dz 105–466 € | 24 h

Eine zentrale Adresse, nur 600 m von der Theresienwiese entfernt. Hell, geradlinig und technisch auf dem neuesten Stand - so bieten die Zimmer einen guten Arbeitsplatz für Businessgäste und eine angenehm moderne Übernachtungsmöglichkeit für Städtetouristen. Es gibt sogar einen sogenannten Ladies Executive Floor mit 11 liebevoll gestalteten Zimmern speziell für Frauen.

Schiller 5
www.schiller5.com

★★★★ garni

Schillerstraße 5 (B4), PLZ 80336, **T 089 515040,** F 51504500
55 Zimmer | 3 Suiten | 52 Apartments | 24 h

Hotel und Boardinghouse mit modernem, klarem Design und persönlicher Führung. Sehr gut ausgestattete Zimmer und Suiten mit XXL-Betten (2,10 m lang). WLAN für Hausgäste kostenfrei. Gutes Frühstück.

Schwabinger Wahrheit by Geisel
www.schwabinger-wahrheit.de

Hohenzollernstraße 5 (↗ E1), PLZ 80801 (OT: Schwabing), **T 089 383810,** F 38381111
80 Zimmer | 3 Suiten, Dz 120–290 €, exkl. Frühstück, ab 13,50 € | 24 h

Modern, smart und innovativ - so zeigt sich dieses urbane Stadthotel, das sich vor allem durch hohe Flexibilität im Raumangebot auszeichnet: Durch intelligente Funktionen und Einrichtungselemente ist jedes Zimmer auf bis zu vier Personen erweiterbar. Die farbenfrohen Gästezimmer bieten Walk-in-Shower, Chill-Work-Frame, Klimaanlage sowie kostenfreies WLAN.

The Rilano Hotel
www.rilano-hotel-muenchen.de

★★★★

Domagkstraße 26, PLZ 80807 (OT: Schwabing-Freimann), **T 089 360010,** F 360019217
378 Zimmer | 10 Suiten | 24 h

Modernes Tagungshotel inmitten der Parkstadt Schwabing. Zimmer mit modern-elegantem Einrichtungsstil und zeitgemäßer technischer Ausstattung. Umfangreiches gastronomisches Angebot.

Jagdschloss
www.jagd-schloss.com

Alte Allee 21, PLZ 81245 (OT: Pasing-Obermenzing), **T 089 820820,** F 82082100
36 Zimmer | 2 Suiten | 2 Apartments | Ez ab 100 €, Dz 140–160 €

Um die Jahrhundertwende erbautes, liebevoll renoviertes Jagdschloss im Westen Münchens. Gemütlich mit Holzmöbeln eingerichtete Zimmer. Gute Tagungsmöglichkeiten.

Jagdschloss

160 | Hauptgericht 8–20 €, Menü 26–51 € | Mo-So

Bayerisch-gemütliches Wirtshaus mit rustikalem Flair. Auf der umfangreichen Speisekarte finden sich Klassiker der Münchner Küche. Unbedingt probieren sollte man die hausgemachten Maultaschen! Schöner Biergarten.

Kriemhild
www.kriemhild.de

★★★

Guntherstraße 16, PLZ 80639 (OT: Neuhausen-Nymphenburg), **T 089 1711170,** F 17111755
20 Zimmer | 4 Suiten | Ez 52–188 €, Dz 79–220 €, exkl. Frühstück, 12,00 €

Privat geführtes kleines Stadthotel unweit des Schlosses Nymphenburg. Freundliche, helle Zimmer mit zweckmäßiger Ausstattung. Gutes Frühstück.

Mio by Amano Neu!
www.amanogroup.de/de/hotels/mio

Sendlinger Straße 46, PLZ 80331 (OT: Altstadt-Lehel), **T 089 6142110**
114 Zimmer | Ez ab 95 €, Dz ab 150 €, exkl. Frühstück, 15,00–19,00 € | 24 h ››

Das beim Sendlinger Tor gelegene Boutique-Hotel befindet sich in einem charismatischen Altbau inmitten der Fußgängerzone. In den Zimmern, die in drei Kategorien buchbar sind, treffen klare Linien auf moderne Farben und verspielte Details. High-Speed-WLAN, LCD-Smart-TV und Klimaanlage gehören zur Standardausstattung. Die hauseigene Bar im 1. Stock lädt Hotelgäste und Locals zu leckeren Drinks ein.

Schlicker
www.hotel-schlicker.de

★★★ garni

Tal 8 (D4), PLZ 80331 (OT: Altstadt-Lehel), **T 089 2428870,** F 296059
70 Zimmer | 5 Suiten | 2 Apartments | Ez 105–145 €, Dz 165–210 € | 24 h

Charmantes Traditionshotel mit familiärer Führung im Herzen Münchens. Individuell und behaglich eingerichtete Zimmer mit kostenlosem WLAN. Gutes Frühstück.

Splendid-Dollmann
www.splendid-dollmann.de

garni

Thierschstraße 49 (F4), PLZ 80538 (OT: Lehel), **T 089 238080,** F 23808365
36 Zimmer | 2 Suiten | Ez 140–380 €, Dz 170–450 €, exkl. Frühstück, 16,00 €

Klassizistisches Bürgerhaus aus dem 19. Jhd. in unmittelbarer Nähe der Maximilianstraße. Stilvolle Zimmer, die mit Antiquitäten aus dem 18. und 19. Jhd. sowie edlen Materialien und Stoffen eingerichtet sind.

Vi Vadi Hotel Bayer 89
www.vivadihotels.com/de/hotels/bayer-89

★★★ S

Bayerstraße 89 (A4), PLZ 80335, **T 089 24415880**
80 Zimmer | 3 Suiten | 24 h

Ein neuzeitliches Stadthotel in unmittelbarer Nähe der Theresienwiese. Sowohl in den öffentlichen Bereichen als auch in den Zimmern trifft moderne Eleganz auf warmes, naturbelassenes Interieur. Die modernen Bäder sind mit Fußbodenheizung und Regendusche ausgestattet. Italienische Spezialitäten erwarten den Gast im hauseigenen Restaurant.

Alois - Dallmayr Fine Dining
www.dallmayr.com/alois

VARTA-TIPP Küche **VARTA-TIPP** Service

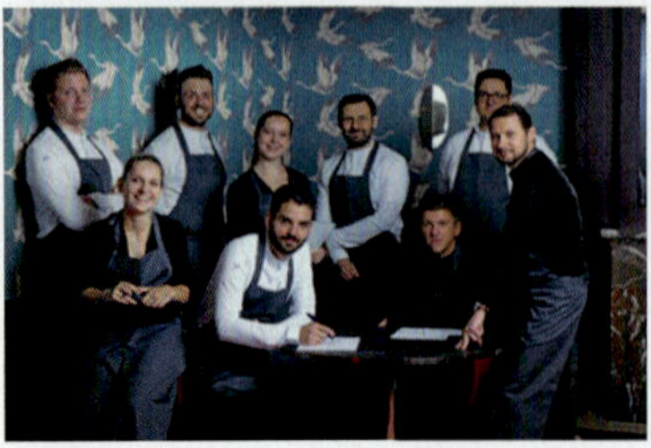

Dienerstraße 14-15 (D4), PLZ 80331 (OT: Altstadt-Lehel), **T 089 2135100**
30 | Hauptger. 45–50 €, Menü 59–198 € | Do-Sa Mi-Sa Mo, Di, So 24.12.20–6.1.21

Zeitgemäße Produktküche in einladender Atmosphäre - das garantiert das ungezwungene Fine-Dining-Restaurant des traditionsreichen Münchner Delikatessenhauses. Christoph Kunz kocht modern, präzise und stets mit kreativem Regionalitätsbezug. Begleitet werden seine feinen Kompositionen von erlesenen Weinen. Dabei kann Restaurantleiter Julien Morlat auf eine rund 800 Positionen umfassende Weinkarte zurückgreifen.

Bogenhauser Hof
www.bogenhauser-hof.de

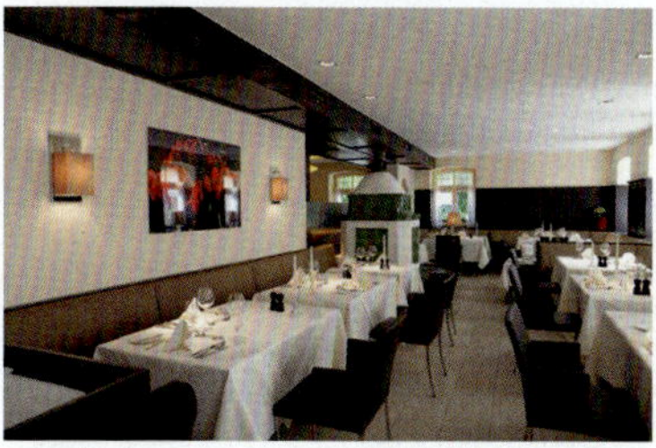

Ismaninger Straße 85, PLZ 81675 (OT: Bogenhausen), **T 089 985586**
140 | Hauptger. 19–36 €, Menü 36–116 € | Mo-Sa So

Stilvoll restauriertes Gebäude aus dem Jahr 1825 mit modernen Details und historischen Elementen. Serviert wird leichte, mediterrane Küche mit internationalen Einflüssen. Bei schönem Wetter lädt der schöne mediterrane Garten mit Kastanienbäumen zum Verweilen ein.

Ebert
www.restaurantebert-muenchen.de

VARTA-TIPP Service

Regerplatz 3, PLZ 81541 (OT: Au-Haidhausen), **T 089 44449940**
32 | Menü 45–85 € | Mo-Fr Sa, So

Klein, aber fein: In diesem Restaurant muss man sich einfach wohlfühlen! Das Ambiente: elegant und mit zurückhaltender Geradheit, der Service: kompetent, freundlich und ausgesprochen gastorientiert. Hier erwartet Sie eine feine süddeutsche Regionalküche. Ausgefeilte Menüs mit Weinbegleitung können Sie an den sogenannten Fine-Dining-Abenden genießen.

Essence
www.essence-restaurant.de

VARTA-TIPP Service

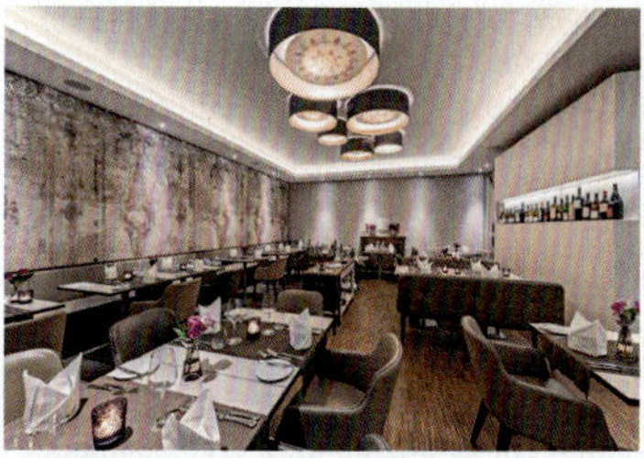

Gottfried-Keller-Str. 35, PLZ 81245 (OT: Pasing-Obermenzing), **T 089 80040025**
150 | Hauptger. 19–37 €, Menü 69–95 € | Di-Fr Di-So Mo

Das Essence steht für französisch inspirierte Gourmetküche mit mediterranen und asiatischen Anklängen und bietet in Restaurant, Bistro und Lounge sowie auf der schönen Innenhofterrasse wechselnde Menüs. Sehr gute Weinauswahl und kompetente Beratung durch die freundliche Crew im Service.

Esszimmer
www.esszimmer-muenchen.de

VARTA★TIPP Küche VARTA-TIPP Service

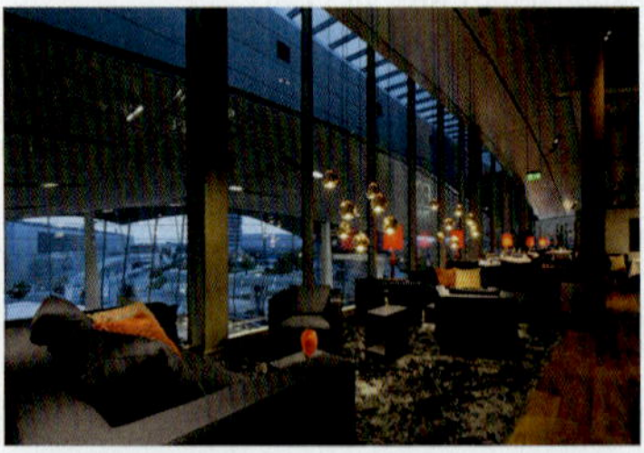

Am Olympiapark 1 (in der BMW Welt / 3. Etage), PLZ 80809 (OT: Milbertshofen-Am Hart), **T 089 358991814**
45 | Menü 90–160 € | Di-Sa Mo, So

Eine elegant-exklusive Gourmetadresse. Das Auge freut sich über harmonisch arrangierte Einrichtungselemente, der Gaumen über die zeitgemäß-kreative und dennoch unkomplizierte Küche von Bobby Bräuer. Dazu kredenzt Maître und Sommelier Frank Glüer hervorragende Weine.

Bavarie
www.feinkost-kaefer.de/bavarie

Am Olympiapark 1 (in der BMW Welt / 2. Etage), PLZ 80809 (OT: Milbertshofen-Am Hart), **T 089 358991818**
200 | Hauptgericht 18–28 €, Menü 34–48 € | Mo-Sa

Dies ist das zweite (und etwas einfachere) Restaurant in der BMW Welt. Hier trifft typisch französische Brasserie-Atmosphäre auf feinste bayerische Regionalität. Schicke Holzmöbel, edle Stoffe, Pflanzen und ein raffiniertes Beleuchtungskonzept sorgen für Wohlfühlatmosphäre. Serviert wird eine zeitgemäße internationale Küche. Tipp: günstiges Mittagsmenü.

Les Deux
www.lesdeux-muc.de

VARTA★TIPP Küche VARTA-TIPP Service

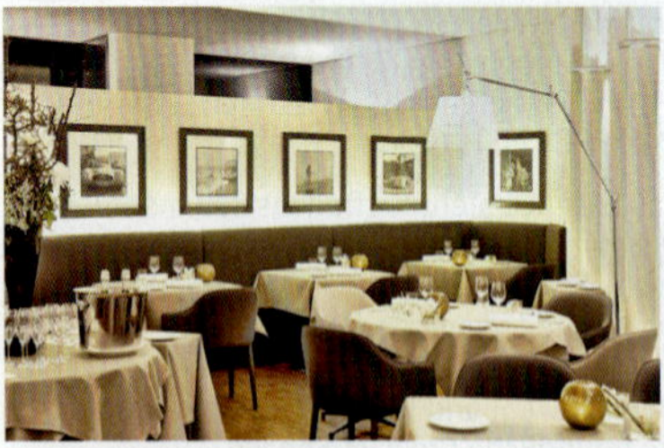

Maffeistr. 3a (D4), PLZ 80333 (OT: Altstadt-Lehel), **T 089 710407373**
80 | Hauptger. 39–59 €, Menü 48–95 € | Mo-Fr Mo-Sa So

In den Schäfflerhöfen wird kreativ gekocht! Geradlinig, produktorientiert und mit japanischen Einflüssen zeigt sich die moderne französische Küche von Edip Sigl. Gastgeber Fabrice Kieffer kümmert sich gewohnt professionell und charmant um den Service. Exzellente Weinkarte mit rund 500 Positionen.

MUN Restaurant
www.munrestaurant.de

Innere Wiener Str. 18, PLZ 81667 (OT: Au-Haidhausen), **T 089 62809520**
Menü 75–95 € | Di-So Mo

Ein kleines, intimes Kellerlokal mit edel-schlichtem Interieur, gedämpftem Licht und dezenter Lounge-Musik zur akustischen Untermalung. Hier zelebriert man asiatische Küche mit internationalen Einflüssen auf hohem Niveau. Sehr zu empfehlen sind die 4- und 6-Gang-Degustationsmenüs, bei denen man sich auf eine kulinarische Reise durch Japan, Korea und China begibt.

Mural im MUCA
www.muralrestaurant.de

Hotterstraße 12 (C4), PLZ 80331, **T 089 23023186**
Menü 85–105 € | Fr-Sa Di-Sa

Rauer Industriecharme und lässiges Ambiente prägen das urbane Restaurant im Münchner Streetart-Museum MUCA. Getreu dem Motto „Eat local, drink natural" verwöhnt man die Gäste am Abend mit einem anspruchsvollen Fine-Dining-Menü. Zur Lunch-Zeit gibt es ein kreatives Mittagsmenü in vier bis fünf Gängen. Auch ein Blick in die gut bestückte Weinkarte lohnt sich.

Rocca Riviera
www.roccariviera.com

Wittelsbacher Platz 2 (D3), PLZ 80333, **T 089 28724421**
150 | Mo-Fr Mo-Sa So

Das französisch-italienisch inspirierte Lifestyle-Restaurant befindet sich in der Siemens-Konzernzentrale und erstreckt sich über zwei Etagen. Opulente Ausstattung im glamourösen Retrostil mit edlen Materialien und feiner Tischkultur. Kulinarisch liegt der Schwerpunkt auf der facettenreichen Mittelmeerküche. Das Angebot reicht von Antipasti über frischen Fisch bis zu Fleischspezialitäten vom Holzkohlegrill.

Schuhbecks in den Südtiroler Stuben
www.schuhbeck.de

VARTA-TIPP Küche

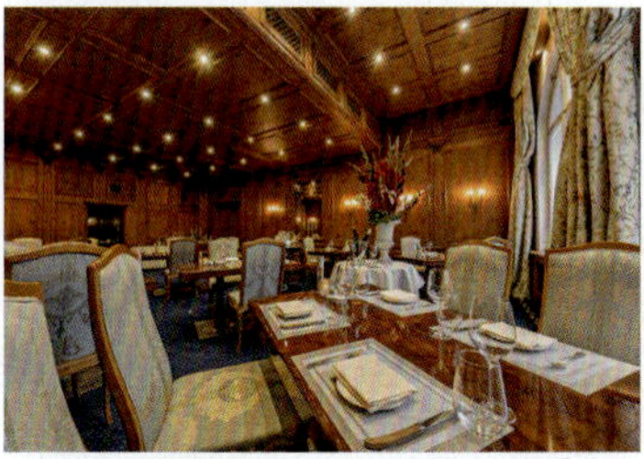

Platzl 6/8 (D4), PLZ 80331 (OT: Altstadt-Lehel), **T 089 2166900**
156 | Menü 78–118 € | Mo-Sa So

Renommierte Feinschmeckeradresse am Münchner Platzl. Eine angenehme Symbiose von Küche, Keller und Service erwartet Sie in den eleganten Räumlichkeiten. Die Küche vereint bayerisch-mediterrane Traditionen mit innovativen Gewürzkreationen. Bemerkenswertes Weinangebot.

Showroom
www.showroom-restaurant.de

VARTA-TIPP Küche

Lilienstr. 6 (F5), PLZ 81669 (OT: Au-Haidhausen), **T 089 44429082**
28 | Menü 130–160 € | Mo-Fr

Hier kommen Gourmets und Neugierige auf ihre Kosten. Im kleinen, aber feinen Restaurant offeriert Ihnen Dominik Käppeler eine beeindruckende Soul-Food-Küche. Das fixe, regelmäßig wechselnde Menü (5 bis 8 Gänge) ist das Ergebnis handwerklich niveauvoller, aufwendiger und kreativer Zubereitung exzellenter Produkte. Dazu kredenzt der fachkundige Service erlesene Weine aus nah und fern.

Acetaia
www.acetaia.de

Nymphenburger Straße 215, PLZ 80639 (OT: Neuhausen-Nymphenburg), **T 089 13929077**
38 | Hauptgericht 28–44 €, Menü 29–65 € | Mo-Fr, So Mo-So

››

Das Ristorante vis-à-vis dem Grünwald-Park gehört seit vielen Jahren zu den Top-Italienern in München. Mosaikboden, Lederbänke und Deckenstuck sorgen für nostalgisches Flair. Die Karte bietet klassische italienische Speisen sowie eine sehr gute Weinauswahl von besten Weingütern aus dem Piemont bis Sizilien.

Acquarello — www.acquarello.com

VARTA-TIPP Küche

Mühlbaurstraße 36, PLZ 81677 (OT: Bogenhausen), **T 089 4704848**
70 | Hauptgericht 39–49 €, Menü 89–119 € | Di-Fr Di-So Mo

Die Küche von Mario Gamba, der einst als Autodidakt kochen gelernt hat, zeigt sich seit vielen Jahren auf Top-Niveau. Südländische Kreativität und Leichtigkeit prägen die handwerklich perfekt zubereiteten Gerichte des Italieners. Dazu eine mediterrane Atmosphäre mit edlen Natursteinen, Stühlen aus Florenz und faszinierenden Lichtspielen. Gastfreundlicher Service. Mittags Business Lunch.

Anoki Restaurant Neu! — www.anokimunich.com

Maximilianstraße 2A, PLZ 80539, **T 089 41327560**
180 | Hauptgericht 24–46 € | Mo-So

Japan trifft Vietnam - so lautet das kulinarische Konzept in diesem weitläufigen Restaurant im Palais an der Oper. Ob im Restaurant, im Barroom oder unter den Arkaden - serviert werden schmackhafte asiatische Gerichte sowie verschiedene Sushi- und Sashimi-Spezialitäten. Aber auch Fleischliebhaber kommen auf ihre Kosten und dürfen sich z.B. auf gegrilltes Rib-Eye-Steak oder Special Cut vom japanischen Wagyu freuen. Tolle Cocktailkarte.

Blauer Bock — www.restaurant-blauerbock.de

Sebastiansplatz 9 (D5), PLZ 80331, **T 089 45222333**
68 | Hauptgericht 19–34 €, Menü 59–86 € | Di-Sa Mo, So

Restaurant am Viktualienmarkt mit moderner Einrichtung. Gekocht wird regional und mediterran, saisonbetont und kreativ. Tipp: Schmorgerichte. Regelmäßig wechselnde Mittagskarte.

Der Dantler Neu! — www.derdantler.de

Werinherstraße 15, PLZ 81541, **T 089 39292689**
35 | Hauptgericht 39 €, Menü 40–70 € | Di-Fr Mo, Sa, So

In dem charmanten Deli-Restaurant serviert man mittags einfache und schnelle Gerichte wie Salate, hausgemachte Pasta oder Pastramisandwiches. Abends ist die Küche etwas aufwendiger und raffinierter. Aus kleinen Tellergerichten kann man sich sein eigenes Menü zusammenstellen. Schöne Weinauswahl mit Schwerpunkt Deutschland, Österreich und Südtirol.

Gabelspiel — www.restaurant-gabelspiel.de

Zehentbauernstraße 20, PLZ 81539 (OT: Giesing), **T 089 12253940**
40 | Menü 95–135 € | Di-Sa

Ein Besuch in dem kleinen, modern umgebauten Gastraum des alleinstehenden Altbaus lohnt sich! Florian und Sabrina Berger verwöhnen ihre Gäste mit frischen saisonalen Gerichten, die in Menüform oder auch à la carte serviert werden. Tischreservierung empfehlenswert.

Galleria
www.ristorante-galleria.de

Sparkassenstraße 11 (D4), PLZ 80331, **T 089 297995**
42 | Hauptgericht 26–32 €, Menü 59–79 € | ◔◑ Mo-So

Kleines, etwas verwinkeltes Lokal mit detailverliebter Dekoration. Zu traditionellen italienischen Gerichten wie „Lammrücken mit Polenta, Safran-Fenchel und Oliven“ bietet man eine schöne Weinauswahl. Freundlicher, zuvorkommender Service.

Halali
www.restaurant-halali.de

Schönfeldstraße 22 (E2), PLZ 80539 (OT: Maxvorstadt), **T 089 285909**
65 | Hauptgericht 35–37 €, Menü 72 € | ◔ Di-Fr ◑ Di-Sa ⊘ Mo, So

Das aus dem 19. Jhd. stammende Gasthaus nahe dem Englischen Garten ist mit zahlreichen Jagdtrophäen dekoriert. Serviert werden bayerische und internationale Speisen, aber auch wegen seiner exzellenten Wildgerichte hat sich das Lokal längst einen Namen gemacht. Auf der umfangreichen Weinkarte findet man viele österreichische Weine.

Hippocampus
www.hippocampus-restaurant.de

Mühlbaurstr. 5, PLZ 81677 (OT: Bogenhausen), **T 089 475855**
50 | Hauptgericht 30–32 €, Menü 30–63 € | ◔ Di-Fr, So ◑ Di-So ⊘ Mo

Perfekt gestylter Raum mit gelb-schwarz gemasertem Marmorfußboden, Wandvertäfelungen aus edlem Nussbaumholz, hübschen Jugendstil-Bronzelampen und zahlreichen Accessoires aus Italien. Ambitionierte italienische Küche, gute Weine, aufmerksame Servicebrigade.

Huber
www.huber-restaurant.de

VARTA-TIPP Küche

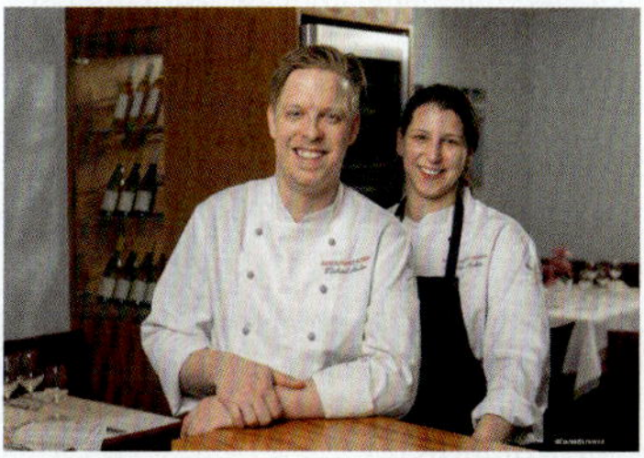

Newtonstraße 13, PLZ 81679 (OT: Bogenhausen), **T 089 985152**
45 | Hauptger. 25–35 €, Menü ab 79 € | ◑ Di-Sa ⊘ Mo, So

Sehr schick zeigt sich dieses durchgestylte Restaurant mit roten Sitzbänken, hellen Wänden, subtilem Lichtkonzept und klassisch eingedeckten Tischen. Hier offeriert Michael Huber eine moderne deutsche und internationale Küche. Der Service ist wunderbar unprätentiös und freundlich. Im Sommer kann man auch auf der Terrasse speisen.

Il Borgo
www.il-borgo.de

Georgenstraße 144, PLZ 80797 (OT: Schwabing-West), **T 089 1292119**
55 | Hauptgericht 26–58 €, Menü 55 € | ◔ Di-Fr ◑ Di-Sa ⊘ Mo, So

Lockere Bistroatmosphäre mit großen Spiegeln, eleganten weißen Säulen und bunten Kacheln. Zur typisch südländischen Gastfreundschaft gesellt sich eine gehobene italienische Küche aus hochwertigen Frischeprodukten.

Johannas
www.restaurant-johannas.de

VARTA-TIPP Küche

Heiglhofstraße 18 (im Hotel Neumayr), PLZ 81377 (OT: Großhadern), **T 089 7411440**
64 | Hauptgericht 15–45 €, Menü 65–105 € | Mo-So

In diesem ländlichen Gasthof verwöhnt Sie der Junior des Hauses mit einer frischen, bodenständigen Regionalküche. Besonders bekannt ist das Restaurant für seine hervorragenden Wildspezialitäten (aus eigener Jagd). Wie wäre es z.B. mit „Rücken vom Reh | Sanddorn | Morcheln | Kohlrabi | Knollensellerie“? Dazu ein feines, erlesenes Weinangebot.

Käfer-Schänke
www.feinkost-kaefer.de

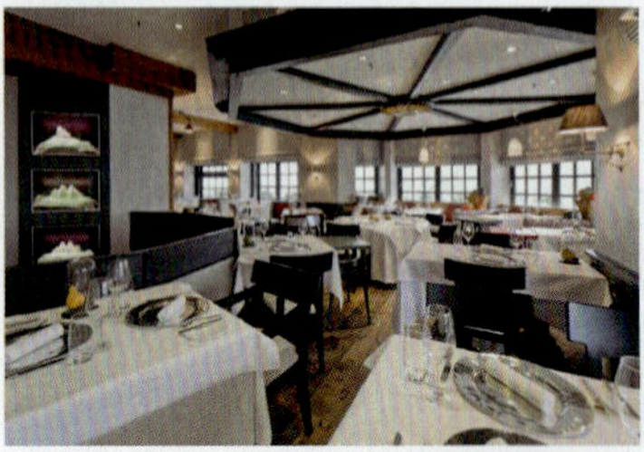

Prinzregentenstraße 73, PLZ 81675 (OT: Bogenhausen), **T 089 4168247**
280 | Hauptger. 27–49 €, Menü 40–109 € | Mo-Sa ⃠ So

Ein modern-gemütliches Ambiente, exzellenter Service sowie die frische, ideenreiche Küche machen dieses Restaurant aus. Wie wär's mit „Hummer Cordon-Bleu“, „Bauernente aus dem Ofen“ oder einem veganen Menü. Neu: Begehbarer Weinraum mit 900 feinen Weinen, Raritäten und Beratung durch einen hauseigenen Sommelier. Feinkostladen im eigenen Haus.

L'Adresse 37 Neu!
www.ladresse37.de

Tulbeckstr. 9, PLZ 80339 (OT: Schwanthalerhöhe), **T 086 62232119**
Mo-So

Moderne Bistroküche ohne viel Chichi erwartet Sie in diesem elegant-gemütlichen Restaurant. Auf der wechselnden Karte stehen leckere französische Klassiker wie etwa Tatar vom Rinderfilet, Gänse-Foie-Gras oder Jakobsmuscheln. Im Sommer kann man auf der netten Innenhofterrasse ein kleines Stück Paris genießen.

La Bohème
www.boheme-schwabing.de

Leopoldstraße 180, PLZ 80804, **T 089 23762323**
90 | Hauptgericht 22–74 € | Mi-Fr, So Mi-So ⃠ Mo, Di

Ein Ort für Augen und Gaumen. Hier trifft zeitgemäßes, kunstvolles Ambiente auf französische Atmosphäre. Mit tollem Blick in die Küche genießen Sie z.B. Tagliatelle mit schwarzem Trüffel, Boeuf Bourguignon oder Miesmuscheln in Tomatensud. Und als Dessert vielleicht Crêpes Suzettes oder zweierlei Crème Brûlée? Sonntags Brunch.

Le Stollberg
www.lestollberg.de

Stollbergstr. 2 (E4), PLZ 80539 (OT: Altstadt-Lehel), **T 089 24243450**
50 | Hauptgericht 22–32 €, Menü 45–75 € | Mo-Sa

Treffpunkt für Feinschmecker und Liebhaber der französisch inspirierten Küche, die aus besten Produkten zubereitet wird - teils aus der Region, teils direkt aus Frankreich. Täglich wechselndes Business-Lunch-Menü. Helles, freundliches Ambiente. Charmantes Servicepersonal.

Little London
www.little-london.de

VARTA-TIPP Service

Tal 31, PLZ 80331 (OT: Altstadt-Lehel), **T 089 122239470**
120 | Hauptgericht 19–84 € | Mo-So

In dem länglichen, mit britischen Tapeten versehenen Gastraum werden Sie von einer charmanten Servicemannschaft bestens umsorgt. Die Hauptdarsteller auf der Speisekarte sind Prime Beef, Wagyu, Black Angus, Chateaubriand und Lammkarree. Sämtliche Fleischspezialitäten werden auf einem amerikanischen Montague-Grill zubereitet. Die Bar bietet eine bemerkenswerte Wein-, Gin- und Whiskeyauswahl.

Ménage Bar **Neu!**
www.menage-bar.com

Buttermelcherstraße 9, PLZ 80469, **T 089 23232680**
30 | Hauptgericht 15–30 €, Menü 30–55 € | Mo-Sa So

Die gemütliche Location im Glockenbachviertel vermittelt einen Hauch Wohnzimmeratmosphäre. Das Konzept ist besonders, aber absolut trendy! Kulinarisch setzt man auf eine niveauvolle Cross-Over-Küche mit fantasievollen Gerichten wie „Luke's Cannonball" (Rehgulasch | Kartoffelstampf | Spiegelei). Dazu gibt es raffinierte, teils ungewöhnliche Drinks. Unbedingt probieren: „King Clear I" (mit Erdnussbutter-Bourbon, Tequila und Zitrus).

Nymphenburger Hof
www.nymphenburgerhof.de

Nymphenburger Straße 24 (A2), PLZ 80335, **T 089 1233830**
50 | Hauptgericht 30–39 €, Menü 36–75 € | Di-Fr Di-Sa

Ein sehr nettes, liebevoll dekoriertes Restaurant mit bezauberndem Gartenlokal. Aus der Küche kommen feine österreichische und internationale Speisen sowie wechselnde Gourmetmenüs. Preisgünstiger Mittagstisch.

Pageou
www.pageou.de

VARTA-TIPP Küche

Kardinal-Faulhaber-Straße 10 (D3), PLZ 80333, **T 089 24231310**
56 | Hauptgericht 23–48 €, Menü 89–129 € | Di-Sa Mo, So

Gehoben, aber keineswegs steif zeigt sich das Restaurant von Ali Güngörmüs in den Fünf Höfen. Holz, Leder und schöne Stoffe treffen auf klare, lichte Formen. Serviert wird eine moderne, kosmopolitische Küche, die mit exotischen und orientalischen Einflüssen verfeinert ist. Auf der wöchentlich wechselnden Abendkarte können Sie zwischen zwei Menüs wählen. Tipp: Mittags Business-Lunch.

Restaurant Museum **Neu!**
www.museum-muenchen.de

Prinzregentenstr. 3 (F3), PLZ 80538 (OT: Altstadt-Lehel), **T 089 45224430**
70 | Hauptgericht 20–33 € | Di-Sa

Das elegante, aber trotzdem unkomplizierte Restaurant befindet sich im Westflügel des Bayerischen Nationalmuseums. Die perfekte Adresse zum Business Lunch oder zum entspannten Dinner mit Freunden. Gekocht wird international und saisonal mit regionalen Einflüssen. Im Sommer lockt die schöne, ruhige Terrasse im Rosengarten.

Sparkling Bistro
www.sparklingbistro.de

VARTA-TIPP Service

Amalienstraße 89 (D1, Zugang über die Amalienpassage), PLZ 80799 (OT: Maxvorstadt / Schwabing), **T 089 46138267**
35 | Menü 125–155 € | Di-Fr Mo-Sa So

Minimalistisch und schick zeigt sich das modern-elegante Restaurant in der Münchner Amalienpassage. Jürgen Wolfsgruber bietet eine frische, kompromisslose Produktküche, die in Menüform serviert wird. Von der Crew an der Gästefront werden Sie charmant und fachkundig umsorgt. Bekannt ist das Lokal übrigens auch wegen seiner umfangreichen Auswahl an Schaumweinen.

Vecchia Lanterna
www.vecchia-lanterna.de

St.-Anna-Str. 31 (E3), PLZ 80538 (OT: Altstadt-Lehel), **T 089 81892096**
40 | Hauptgericht 18–38 €, Menü 55–75 € | Di-Fr Di-Sa Mo, So

Das stylishe Restaurant gefällt durch sein originelles Weinregal und die modernen Lampen. Aus der einsehbaren Küche kommen hochwertige mediterrane Spezialitäten. Die Pasta ist hausgemacht, die Fisch- und Fleischgerichte werden raffiniert und schmackhaft zubereitet. Dazu serviert man sehr gute Weine - überwiegend aus Italien.

Vinaiolo **Neu!**
www.vinaiolo.de

VARTA-TIPP Service

Steinstraße 42, PLZ 81667 (OT: Au-Haidhausen), **T 089 48950356**
52 | Hauptgericht 22–28 €, Menü 39–52 € | Mo-Fr, So Mo-So

Ein antiker Kaufmannsladen von 1904 dient als Kulisse für diese Edel-Osteria im Stadtteil Haidhausen. Die Speisekarte offenbart schmackhafte italienische Klassiker, aber auch regionale und weniger bekannte Gerichte aus Venetien, Friaul und Kampanien. Ergänzt wird das Angebot durch eine wechselnde Mittagskarte und eine vorzügliche Weinauswahl. Der Service ist freundlich, flink und ausgesprochen aufmerksam.

Weinhaus Neuner
www.weinhaus-neuner.de

VARTA-TIPP Küche

Herzogspitalstraße 8 (C4), PLZ 80331 (OT: Altstadt-Lehel), **T 089 2603954**
140 | Hauptgericht 17–32 €, Menü 54–79 € | Mo-Sa So

Richtig gemütlich ist es in Münchens ältestem Weinhaus mit seinem weißen Säulengewölbe, neugotischer Wandtäfelung und den hist. Blechmalereien aus dem 19. Jahrhundert. Dass man hier nicht nur gute Weine genießen, sondern auch hervorragend speisen kann, beweisen schmackhafte Gerichte wie „Gebratener Saibling | Artischocken Barigoule | Safranschaum“ oder „Hausgemachte Tagliatelle | Pfifferlinge | Liebstöckel | Sherry“.

Zum Goldenen Kalb
www.zum-goldenen-kalb.de

Utzschneiderstr. 1 (D5), PLZ 80469 (OT: Altstadt-Lehel), **T 089 23542290**
95 | Hauptgericht 22–55 € | Mo-Fr

Direkt gegenüber der Schranne am Viktualienmarkt befindet sich dieses New York Steakhouse. Fleischliebhaber kommen hier auf ihre Kosten und können neben den klassischen US-Cuts auch Klassiker wie Austern, verschiedene Tatars, Spareribs oder Burger probieren. Das Ambiente: rustikal mit Backsteinwänden und vielen Antiquitäten.

Alba Trattoria

Oberföhringer Straße 44, PLZ 81925 (OT: Bogenhausen), **T 089 985353**
62 | Hauptgericht 22–31 €, Menü 55–78 € | Mo-Fr Mo-Sa So

Das Erfolgsrezept dieses Restaurants? Ein behagliches Ambiente, eine authentische italienische Küche und ein liebenswerter Padrone, der sich engagiert und freundlich um das Wohl der Gäste kümmert. Im Sommer lockt das schattige Gartenlokal.

Atelier Gourmet

www.ateliergourmet.de

Rablstr. 37, PLZ 81669 (OT: Au-Haidhausen), **T 089 487220**
35 | Hauptgericht 20–24 €, Menü 35–61 € | Mo-Sa

Sympathisches kleines Restaurant mit ansteckender Gemütlichkeit und französisch-mediterraner Küche. Das Speisenangebot reicht von bodenständig bis raffiniert. Regelmäßig Weinseminare. Tischreservierung ratsam.

Bibulus

www.bibulus-ristorante.de

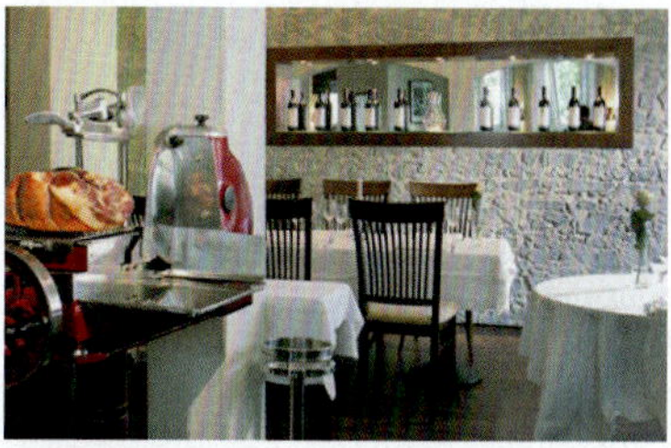

Siegfriedstraße 11, PLZ 80803 (OT: Schwabing-Freimann), **T 089 396447**
60 | Hauptger. 26–31 €, Menü 45–84 € | Mo-Fr Mo-Sa So

Im edlen Jugendstilambiente mit Mosaikboden, prunkvollen Lüstern und feiner Tischkultur erwarten Sie klassische italienische Speisen sowie eine exklusive Weinauswahl mit Gewächsen aus den verschiedensten Weinanbaugebieten Italiens.

Brasserie Colette

www.brasseriecolette.de

VARTA-TIPP Küche

Klenzestraße 72, PLZ 80469, **T 089 23002555**
80 | Hauptgericht 19–42 € | Mo-So

Auch wenn Tim Raue hier nicht selbst am Herd steht, ein Besuch lohnt sich allemal. Die Speisekarte offeriert klassische französische Gerichte zu bezahlbaren Preisen. Die Atmosphäre ist locker bis ungezwungen mit dem Charakter eines Wohnzimmers. Mosaikböden, durchlaufende Sitzbänke und geschwungene alte Stühle sorgen für typisches Brasserie-Flair.

Brenner Grill

www.brennergrill.de

Maximilianstraße 15 (E3), PLZ 80539 (OT: Altstadt-Lehel), **T 089 4522880**
450 | Hauptgericht 10–99 € | Mo-Sa

Innovatives Restaurantkonzept mit einem Mix aus Bar, Café und Restaurant. In der eindrucksvollen Säulenhalle trifft sich die Münchner Schickeria. Breites Speisenangebot von hausgemachten Pasta-Gerichten über Dorade Royal bis hin zu Steakspezialitäten, die im offenen Grillbereich zubereitet werden. In den Sommermonaten sitzt man im Freien unter Olivenbäumen und im Schatten des Probengebäudes der Bayerischen Staatsoper.

Café Luitpold www.cafe-luitpold.de

Brienner Straße 11 (D3), PLZ 80333, **T 089 2428750**
180 | Hauptgericht 11–25 €, Menü 30–40 € |

Urbanes Kaffeehaus mit Brasserie-Charakter im Brienner Quartier. Im Angebot: erlesene Kuchen und Törtchen, hausgemachtes Teegebäck, feinste Pralinen sowie köstliche Kaffeespezialitäten. Tipp: Kaffeehausmuseum im ersten Stock.

Ederer **Neu!** www.restaurant-ederer.de

Lindwurmstr. 48 (A5), PLZ 80337 (OT: Ludwigsvorstadt-Isarvorstadt), **T 089 74747928**
30 | Hauptgericht 17–28 € | Di-Sa Mo, So

Sehr ansprechend die helle, freundliche Atmosphäre samt zeitgenössischer Kunst an den Wänden. Gutes Essen und guter Wein gehen hier Hand in Hand: die Küche klassisch, regional und schnörkellos mit saisonalen Zutaten, das Weinangebot abwechslungsreich mit europäischem Schwerpunkt.

Gandl www.gandl.de

St.-Anna-Platz 1 (E3), PLZ 80538, **T 089 29162525**
65 | Hauptgericht 10–29 €, Menü 20–59 € | Mo-Sa Di-Sa

Das lebendige Restaurant mit offenem Kamin und schöner Terrasse am St.-Anna-Platz ist längst kein Geheimtipp mehr. Während mittags überwiegend leichte Gerichte mit feiner italienischer Note aufgetischt werden, serviert man am Abend gehobene internationale Speisen mit Einflüssen aus der französischen Küche. Im angegliederten Feinkostladen können Sie u.a. edle Weine, feine Schokolade und Käsespezialitäten kaufen.

Jin www.restaurant-jin.de

Kanalstraße 14 (E4), PLZ 80538, **T 089 21949970**
55 | Hauptgericht 18–38 €, Menü 66–96 € | Di-So Mo

Beliebtes Asia-Lokal unweit des Isartors. Aus der einsehbaren Küche kommen wohlschmeckende chinesische und japanische Gerichte, z.B. „Black-Tiger-Garnelen aus Wildfang mit Thai-Spargel, Babygurken, Pflaumen, Chili".

Le Cézanne www.le-cezanne.de

Konradstr. 1, PLZ 80801 (OT: Schwabing), **T 089 391805**
Hauptgericht bis 26 € | Di-So Mo

Französische Lebensart mit bayerischem Touch - das zieht viele Stammgäste in das sympathische Ecklokal. Der Klassiker heißt „Bouillabaisse Marseille" und ist sehr zu empfehlen, ebenso lecker z.B. „Entenbrust mit Armagnac-Pflaumen" oder „Duo von der Perlhuhnkeule mit Trüffelsauce". Gutes Wein- und Digestif-Angebot.

Maison Massard www.maison-massard.de

Bazeillesstr 5, PLZ 81669 (OT: Haidhausen), **T 089 44419962**
80 | Hauptgericht 17–25 € | Mo-Sa

Bei Bruno Massard fühlt man sich fast wie in Frankreich, dafür sorgen die charmante, unkomplizierte Brasserie-Atmosphäre und ebenso authentische wechselnde Gerichte - frisch, schmackhaft und saisonal, z.B. „Entenconfit mit Petersilienkartoffeln" oder „Gegrilltes Entrecôte mit Pfeffersauce und Kartoffelgratin".

Rüen Thai
www.rueen-thai.de

Kazmairstraße 58, PLZ 80339 (OT: Schwanthalerhöhe), **T 089 503239**
75 | Hauptgericht 17–36 €, Menü 56–123 € | Mo-Do Mo-So 24.–25.12.20

In diesem rustikal-eleganten Restaurant wird eine authentische südthailändische Küche serviert. Auf Anfrage und Vorbestellung gibt es spezielle Fingerfood- und Hummer-Menüs. Internationales Weinangebot. Herzlicher Service.

Schlosswirtschaft zur Schwaige
www.schlosswirtschaft-schwaige.de

Schloß Nymphenburg 30, PLZ 80638 (OT: Neuhausen-Nymphenburg), **T 089 12020890**
220 | Hauptgericht 8–23 €, Menü 30–55 € | Mo-So

Im Seitenbau des Barockschlosses empfängt Sie das gemütliche Restaurant. Ob bayerische Schmankerl oder internationale Klassiker, hier gibt es Schmackhaftes zu einem guten Preis-Leistungs-Verhältnis. Nach dem Essen lädt der angrenzende Schlossgarten zu einem ausgiebigen Spaziergang ein.

Toshi
www.restaurant-toshi.de

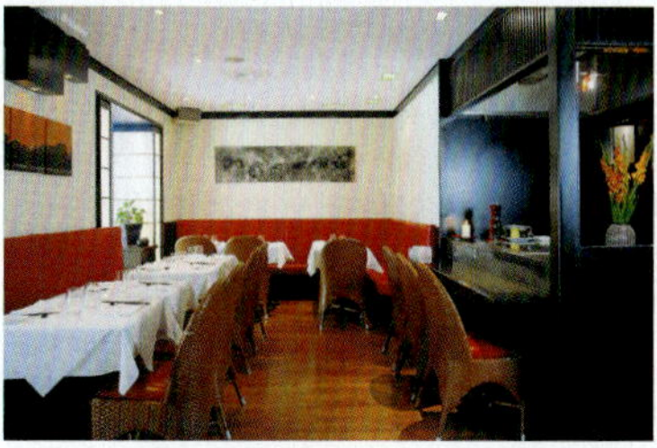

Wurzerstraße 18 (E4), PLZ 80539 (OT: Altstadt-Lehel), **T 089 25546942**
70 | Hauptger. 25–110 €, Menü 80–140 € | Di-Fr Di-Sa Mo, So

Puristisch und zurückhaltend mit fernöstlichen Elementen - so präsentiert sich dieses japanische Restaurant. Serviert wird eine aromenreiche Küche mit ausgezeichneter Produktqualität. Für anspruchsvolle Gourmets wird auch Fleisch vom Wagyu-Rind angeboten. Schöne Teeauswahl.

Zum Franziskaner
www.zum-franziskaner.de

Residenzstraße 9 (D4), PLZ 80333 (OT: Altstadt-Lehel), **T 089 2318120**
750 | Hauptgericht 6–23 €, Menü 21–42 € | Mo-So

Hier lebt die bayerische Wirtshauskultur! Traditionsgaststätte mit urgemütlicher Einrichtung, direkt an der Oper gelegen. Zu den gutbürgerlichen Schmankerln auf der Speisekarte gehören Schweinshaxe, Spanferkel und Rostbratwürstel. Als Dessert locken ofenfrischer Kaiserschmarrn oder Bayrisch Creme.

falk's Bar
www.bayerischerhof.de

Promenadeplatz 2-6 (D3, im Hotel Bayerischer Hof), PLZ 80333 (OT: Altstadt-Lehel),
T 089 2120956
50 | Hauptgericht 14–31 € |

Die Bar befindet sich im berühmten Spiegelsaal von 1839, dem einzigen Raum des Bayerischen Hofes, der den 2. Weltkrieg unversehrt überstand. Die schicke LED-Bar taucht den schneeweißen Raum in stimmungsvolle Farben. Aber nicht nur mit dem Ambiente kann man punkten, auch die Barkarte mit ihren klassischen Cocktails, Longdrinks und Eigenkreationen kann sich sehen lassen.

Jahreszeiten Bar
www.kempinski.com

Maximilianstraße 17 (E4, im Hotel Vier Jahreszeiten), PLZ 80539 (OT: Altstadt-Lehel), **T 089 21250**
135 | Hauptgericht 12–36 € | Mo-So

Elegante Bar mit edlen Hölzern und englischen Stilelementen. Gute Cocktails und internationale Drinks. Exklusive Auswahl von über 20 Champagner-Sorten. **Achtung: Bei Redaktionsschluss für diese Buchausgabe war die Bar auf Grund der COVID-19-Pandemie noch geschlossen.**

Der Pschorr
www.der-pschorr.de

Viktualienmarkt 15 (D4), PLZ 80331, **T 089 442383940**
800 | Hauptgericht 10–28 €, Menü 25–60 € | Mo-So

Urig-gemütliches Wirtshaus direkt neben dem Viktualienmarkt. Die Spezialität des Hauses: frisch gezapftes, mit Stangeneis gekühltes Edelhell aus dem Holzfass, das nach alter Tradition im Holzfasskeller gelagert wird. Zum Bier gibt's frische bayerische Klassiker wie z.B. Fleischpflanzerl, Tafelspitz oder Schweinshaxe.

Schneider Bräuhaus
www.schneider-brauhaus.de

Tal 7 (D4), PLZ 80331 (OT: Altstadt-Lehel), **T 089 2901380**
660 | Hauptgericht 7–25 €, Menü 13–45 € |

Eine gemütlich-bayerische Traditionsadresse. Nostalgische Stuben mit urigen Holztischen, alten Lampen und historischen Bildern. Im Angebot: Weißbierspezialitäten, bayerische Schmankerl und alte Münchner Gerichte. Spezialität: Original Münchner Kronfleisch.

Spatenhaus an der Oper
www.kuffler.de

Residenzstraße 12 (D3), PLZ 80333, **T 089 2907060**
500 | Hauptgericht 9–38 €, Menü 28–79 € |

Bayerischer Brauereigasthof gegenüber dem Opernhaus mit verschiedenen Gaststuben und originellem Flair. Breit gefächertes Speisenangebot von bodenständiger Regionalküche über feine Fischgerichte bis hin zu österreichischen Spezialitäten. Schöne Sommerterrasse.

MÜNCHWEILER AN DER ALSENZ 50 A
www.winnweiler-vg.de

Rheinland-Pfalz | EW 1.220 | 259 m — Pirmasens 12 km, Kaiserslautern 20 km
T 06302 6020

Klostermühle
www.klostermuehle.com

★★★S gami

Mühlstraße 19, PLZ 67728, **T 06302 92200,** F 922020
24 Zimmer | 1 Apartment | Ez 69–89 €, Dz 108–128 €, 7,50 €

Neuzeitliches Hotel in einer mittelalterlichen Hofanlage, die sich seit 1928 in Familienbesitz befindet. Helle, moderne Zimmer. Wellnessbereich im Sandsteingewölbekeller mit finnischer Sauna, Dampfbad und Ruheraum.

Klostermühle

45 | Hauptgericht 12–25 €, Menü 25–52 € | So Mo-Sa

Ein freundliches und modernes Ambiente erwartet Sie in diesem stimmungsvollen Restaurant. Was hier aus guten, frischen Produkten entsteht, nennt sich z.B. „Filet vom Iberico-Schwein mit Chorizo-Spitzkohl und Kartoffelgnocchi". Hübsche Terrasse mit Blick auf den Garten.

MÜNDER, BAD 22 D — www.bad-muender.de

Niedersachsen | EW 17.325 | 119 m — Hameln 16 km, Hannover 33 km
T 05042 929804
Fachwerkaltstadt, Kur- und Landschaftspark mit Gradierwerk, Nordmannsturm im Deister, Süntelturm.

Kastanienhof — www.hotel-kastanienhof.de

★★★★ garni

Am Stadtbahnhof 11, PLZ 31848, **T 05042 3063,** F 3885
30 Zimmer | 4 Suiten | Ez ab 91 €, Dz ab 125 €

Privat geführtes Hotel mit gediegenen, wohnlich eingerichteten Gästezimmern, das sich seit über 35 Jahren in Familienbesitz befindet. Kleiner Wellnessbereich mit Schwimmbad, Sauna und Solarium. Internationales Restaurant mit Wintergarten und Terrasse.

MÜNSING 67 B — www.tourismus.muensing.de

Bayern | EW 4.199 | 666 m — Wolfratshausen 7 km, Starnberg 15 km
T 08177 930145

Schlossgut Oberambach Neu! — www.schlossgut.de

garni

Oberambach 1, PLZ 82541 (OT: Oberambach), **T 08177 9323,** F 932400
40 Zimmer | 4 Suiten | Ez 80–150 €, Dz 120–260 € | 24 h

Wunderschön liegt dieses Bio-Hotel mit seiner Dependance auf einem 52 Hektar großen, bewaldeten Parkgrundstück mit Blick auf den Starnberger See. Hier wohnen Sie in exklusiven Nichtraucherzimmern, von denen die meisten im mediterranen Stil eingerichtet sind. Ein Relax-Bereich sowie ein Naturbadeteich sorgen für Entspannung.

MÜNSINGEN 58 D — www.muensingen.com

Baden-Württemberg | EW 14.500 | 707 m — Bad Urach 13 km, Ehingen 27 km
T 07381 182145
Hist. Stadtkern, Naturreservat Beutenlay, Jüdisches Museum in Buttenhausen, Lautertal mit Burgruinen, Schwäbische-Alb-Bahn mit Nostalgiezügen, Albgut/altes Lager, Naturerlebnis Truppenübungsplatz - Biosphärengebiet, Mobilitätszentrum mit e-Bike Verleih.

Herrmann — www.hotelherrmann.de

★★★★ garni

Marktplatz 1, PLZ 72525, **T 07381 18260,** F 6282
44 Zimmer | 2 Suiten | 1 Apartment | Ez 72–95 €, Dz 122–159 €

Hübscher Fachwerk-Gasthof in der Altstadt mit geschmackvoll gestalteten Hotelzimmern und gutem Vital-Frühstück. Entspannung bietet der Relaxbereich „Wellness Verbena". Gemütliches Restaurant mit regionaltypischer Küche.

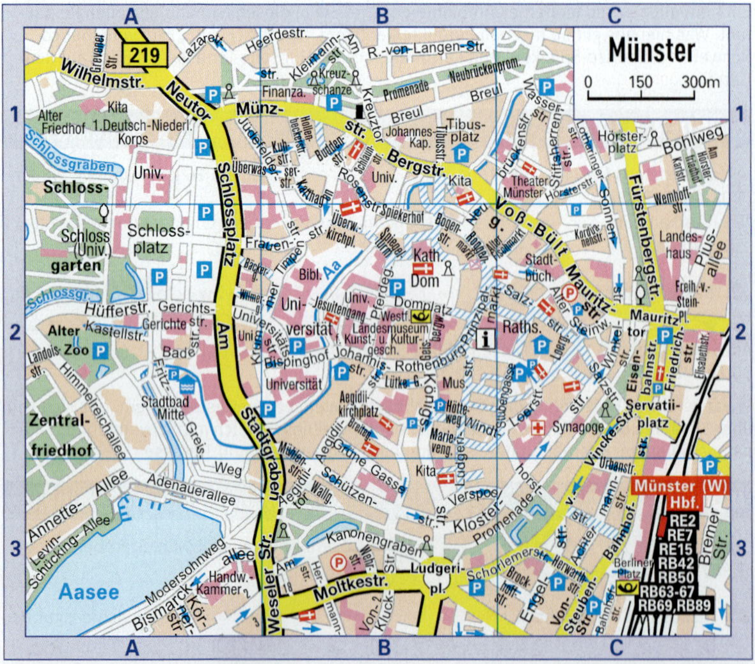

MÜNSTER 30 A

www.tourismus.muenster.de

Nordrhein-Westfalen | EW 312.215 | 60 m Rheine 38 km, Osnabrück 58 km
T 0251 4922710
Historisches Rathaus am Prinzipalmarkt, Dom St. Paulus mit astronomischer Uhr, LWL-Museum für Kunst und Kultur, Kunstmuseum Pablo Picasso, Pferdemuseum, Haus Rüschhaus, Erdrostenhof, Fürstbischöfliches Schloss, Museum für Lackkunst, Bibelmuseum.

Kaiserhof

www.kaiserhof-muenster.de

★★★★ S

Bahnhofstr. 14 (C3), PLZ 48143, **T 0251 41780**, F 4178666
100 Zimmer | 5 Suiten | Ez ab 99 €, Dz ab 119 €, exkl. Frühstück, ab 19,50 € | 24 h

Das Traditionshotel gegenüber dem Hauptbahnhof ist eine beliebte Adresse bei Geschäfts- und Tagungsgästen. Für einen Besuch sprechen die freundliche Führung, die modernen, sehr gut ausgestatteten Zimmer und die 500 qm große Wellnessoase. Das Haus verfügt auch über eine Bibliothek mit Kamin.

Gabriel's

78 | Hauptgericht 14–35 €, Menü 39–59 € | Mo-Sa So

Ein schickes und sehr edles Restaurant mit schöner Lichtgestaltung. Hier wird eine frische, saisonale Küche mit regionalem Einschlag geboten. Ein besonderer Blickfang ist das einzigartige Mosaikbild des Erzengels Gabriel (Namenspate des Restaurants).

Mövenpick
www.movenpick.com/muenster

★★★★ S garni

Kardinal-von-Galen-Ring 65 (A3), PLZ 48149, **T 0251 89020,** F 8902616
224 Zimmer | 2 Suiten | Ez 112–183 €, Dz 142–213 €, exkl. Frühstück, 23,00–25,00 € | 24 h

Seit 2015 erstrahlt dieses Geschäftshotel in neuem Look. In den komfortabel ausgestatteten Zimmern dominieren warme Farbtöne sowie elegante Möbel aus Nussbaumholz und Leder. Im Fine-Dining-Restaurant „Chesa Rössli" mit offenem Kamin bietet man ein marktorientiertes Angebot aus der Schweizer und internationalen Küche. Schöne Terrasse im Grünen.

Parkhotel Hohenfeld
www.parkhotel-hohenfeld.de

★★★★ S garni

Dingbängerweg 400, PLZ 48161 (OT: Roxel), **T 02534 8080,** F 7114
96 Zimmer | 2 Suiten | 7 Apartments | Ez 75–115 €, Dz 85–115 €, exkl. Frühstück, 15,00 € | 24 h

Hübsches Anwesen im gehobenen Landhausstil inmitten einer großzügigen Parklandschaft mit altem Baumbestand. Gepflegte Zimmer mit guter Technik. Besonders empfehlenswert für Geschäfts- und Tagungsgäste. Im Restaurant wird deutsche Küche mit mediterranen Einflüssen serviert.

Schloss Wilkinghege
www.schloss-wilkinghege.de

★★★★ S garni

Steinfurter Straße 374, PLZ 48159 (OT: Kinderhaus), **T 0251 144270,** F 1442733
34 Zimmer | 10 Suiten | Ez 99–200 €, Dz 150–320 €

Liebevoll restauriertes Wasserschloss der Spätrenaissance - 1311 erstmals urkundlich erwähnt. Die individuellen Zimmer und Suiten sorgen durch ihre stilvolle Einrichtung für authentische Schlossatmosphäre. Weitere Unterkünfte stehen in der benachbarten Dependance zur Verfügung. Rückseitig ist das Gebäude von einem 18-Loch-Golfplatz gesäumt.

Von Rhemen

30 | Hauptgericht 24–33 €, Menü 54–64 € | Mo-Sa So

Exklusives Restaurant mit Stuckdecke, feiner Tafelkultur und stilvollen Antiquitäten. Serviert wird eine anspruchsvolle, international beeinflusste Küche in zeitgemäßer Interpretation. An warmen Sommerabenden kann man auch auf der malerischen Schlossterrasse speisen.

Bakenhof
www.bakenhof.de

★★★ S garni

Roxeler Straße 376, PLZ 48161 (OT: Gievenbeck), **T 0251 871210,** F 8712170
41 Zimmer | 4 Suiten | 2 Apartments

Bei Geschäftsreisenden und Radfahrern beliebter Familienbetrieb in zentrumsnaher, grüner Lage. Modern und komfortabel eingerichtete Gästezimmer. Rustikales Restaurant mit saisonaler Frischeküche.

Factory Hotel
www.factoryhotel-muenster.de

S garni

An der Germania Brauerei 5, PLZ 48159, **T 0251 41880,** F 4188999
144 Zimmer | 16 Suiten | Ez ab 89 €, Dz ab 89 €, exkl. Frühstück, 17,00 € | 24 h ››

Designhotel in einer ehem. Brauerei mit urbanem Flair und puristischen Zimmern. Kombination aus denkmalgeschützten Elementen und wohnlich-modernem Komfort. Frühstücksbuffet, Lunch und Dinner im Restaurant „EAT".

H4 Hotel
www.h-hotels.com

Stubengasse 33 (C2), PLZ 48143, **T 0251 490990,** F 49099100
138 Zimmer | 8 Suiten | Ez ab 90 €, Dz ab 100 €, exkl. Frühstück, 17,00 € | 24 h

Modernes Businesshotel - direkt an der Fußgängerzone gelegen. Den Gast erwarten individuell geschnittene Gästezimmer mit zeitgemäßem Komfort. Die Suiten sind sehr geräumig und verfügen teilweise über einen Balkon und ein großes Wannenbad. Im Restaurant bietet man regionale und internationale Küche.

Hof Zur Linde
www.hof-zur-linde.de

VARTA★TIPP Service

★★★★S

Handorfer Werseufer 1, PLZ 48157 (OT: Handorf), **T 0251 32750,** F 327513
52 Zimmer | 9 Suiten | Ez 84–142 €, Dz 132–180 €, 12,00 € | 24 h

Das ehem. Hofgut, dessen Geschichte bis ins 14. Jhd. zurückgeht, zeigt sich heute als gewachsenes Landhotel mit unterschiedlichen Zimmern und Suiten, die sich mal im rustikalen Landhausstil und mal im frischen, modernen Design zeigen. Das Haus punktet mit seiner herrlich ruhigen Lage und dem guten Dienstleistungsniveau. Zum Hotel gehören noch zwei kleine charmante Ferienhäuser.

Hof Zur Linde

80 | Hauptgericht 22–41 €, Menü 33–85 € | Mo-So

Geschmackvoll eingerichtetes Hotelrestaurant mit liebevoll arrangierten Accessoires. Serviert wird eine leichte, bodenständige Küche, bei der saisonale Produkte im Mittelpunkt stehen. Die einstige Scheune dient als Veranstaltungsbereich.

Landhaus Eggert
www.landhaus-eggert.de

★★★★S

Zur Haskenau 81, PLZ 48157 (OT: Handorf), **T 0251 328040,** F 3280459
37 Zimmer | 3 Suiten | 1 Apartment | Ez 93–148 €, Dz 149–182 €

Naturnah gelegener, erweiterter Gutshof mit über 165-jähriger Tradition inmitten einer gepflegten Parkanlage. Wohnlich eingerichtete Zimmer mit moderner Ausstattung. Kleiner Wellnessbereich mit Sauna und Dampfbad.

Landhaus Restaurant

80 | Hauptgericht 20–38 €, Menü 39–89 € | Mo-So

In dem ländlich-gediegenen Restaurant ist die Atmosphäre stilvoll und elegant. Klassisch und kompetent der Service, gut die regionale Küche aus frischen Produkten. Schöne Terrasse mit Weitblick in das romantische Wersetal.

Mauritzhof
www.mauritzhof.de

VARTA-TIPP Ambiente

★★★★S

Eisenbahnstraße 17 (C2), PLZ 48143, **T 0251 41720,** F 417299
52 Zimmer | 1 Suite | Ez 149–280 €, Dz 149–320 €, exkl. Frühstück, 9,00–27,00 € | 24 h

Hinter der dezenten und geradlinigen Sandsteinfassade verbergen sich designorientierte Gästezimmer. Diese sind modern, sachlich und mit zurückhaltenden Farben eingerichtet. Die Zimmer zur Promenade verfügen über bodentiefe Fenster und sind zudem mit kleinen Balkonen ausgestattet. Das Restaurant bietet unkomplizierte Gerichte mit mediterranem Einfluss.

Stadthotel
www.stadthotel-muenster.de

★★★ garni

Aegidiistraße 21 (B2), PLZ 48143, **T 0251 48120,** F 4812123
137 Zimmer | Ez 77–215 €, Dz 77–215 €, exkl. Frühstück, 17,00 € | 24 h

Die gepflegte Übernachtungsadresse ist für Privat- und Geschäftsreisende gleichermaßen geeignet. Die renovierten Gästezimmer sind unterschiedlich groß und bieten zeitgemäßen Komfort. Kleiner Saunabereich. Leihfahrräder.

Ambiente
www.hotel-ambiente-muenster.de

★★★ garni

Marktallee 44, PLZ 48165 (OT: Hiltrup), **T 02501 27760,** F 277610
21 Zimmer | Ez 68–76 €, Dz 89–96 €

Modernes Urlaubs- und Geschäftshotel mit Designerausstattung. Freundlich eingerichtete Zimmer mit zeitgemäßem Komfort. Gutes Frühstück.

Central
www.central-hotel-muenster.de

Aegidiistraße 1 (B2), PLZ 48143, **T 0251 510150,** F 5101550
20 Zimmer | 3 Suiten | Ez 95–110 €, Dz 115–139 €

Charmantes Stadthotel in unmittelbarer Nähe zu den Galerien und Museen. Helle, freundlich eingerichtete Zimmer mit kostenlosem WLAN. Reichhaltiges Frühstücksbuffet mit regionalen Spezialitäten.

Zur Prinzenbrücke
www.hotel-zur-prinzenbruecke.de

★★★

Osttor 16 (↘ C3), PLZ 48165 (OT: Hiltrup), **T 02501 44970,** F 449797
36 Zimmer | 1 Suite | 2 Apartments | Ez 82–93 €, Dz 101–120 €

Das familiengeführte Hotel liegt direkt am Dortmund-Ems-Kanal im ruhigen Münsteraner Stadtviertel Hiltrup. Die Gäste wohnen in gepflegten, funktionellen Zimmern. Im hoteleigenen Restaurant werden regionale und internationale Spezialitäten serviert.

Coeur D'Artichaut **Neu!**
www.coeur-dartichaut.de

VARTA-TIPP Küche

Alter Fischmarkt 11a, PLZ 48143 (OT: Dom), **T 0251 39582823**
32 | Hauptgericht 75–125 €, Menü 75–125 € | So Mi-Sa ⃠ Mo, Di ⃠ 24.–29.12.20

Was die Küche von Frédéric Morel so spannend macht? Bei seinen Gerichten trifft bretonischer Einfluss auf westfälische Zutaten und kreolische Gewürze. Alle Tische sind zur offenen Küche ausgerichtet, somit können Sie den Köchen beim Kreieren ihrer exzellenten Menü-Kompositionen (4, 6 oder 8 Gänge) zuschauen. Dazu eine entspannte Atmosphäre, angenehmer Service und tolle Weine.

Giverny
www.restaurant-giverny.de

Spiekerhof 25 (B2), PLZ 48143, **T 0251 511435**
72 | Hauptgericht 27–36 €, Menü 49–69 € | Di-Sa ⃠ Mo, So

»

Das französische Restaurant ist mittlerweile eine Institution! Besonders beliebt ist die Küche des Patrons wegen ihrer sehr guten Fischgerichte. Freunde von Crevetten, Krebsen, Muscheln & Co. kommen hier auf ihre Kosten. Gern gebucht werden die Kochkurse.

Restaurant Ferment Neu! www.restaurant-ackermann.de

VARTA-TIPP Küche

Roxeler 522, PLZ 48161 (OT: Roxel), **T 02534 1076**
14 | Menü 89–119 € | Mi-So Mo, Di

Mit dem elegant-legeren Fine-Dining-Bereich haben die Inhaber einen besonderen Ort für unkomplizierten Genuss geschaffen. Küchenchef Laurin Kux, den gourmetbegeisterte Gäste bereits aus dem „Jellyfish" in Hamburg kennen, kreiert hier ein anspruchsvolles Menü. Seine Gerichte glänzen durch Geschmack, Finesse und große, fast nordisch anmutende Klarheit. Tischreservierung erwünscht.

Villa Medici www.villa-medici-muenster.de

Prozessionsweg 402, PLZ 48155 (OT: St. Mauritz), **T 0251 34218**
90 | Hauptgericht 25–34 €, Menü ab 60 € | Mi-Fr, So Mi-So Mo, Di

Auch in der neuen Location steht die Villa Medici für italienisch-mediterrane Genüsse mit frischen saisonalen Produkten. Auf der Speisekarte locken Gerichte wie „Lammkarree unter der Thymian-Senfkruste mit Kartoffel-Olivenpüree" oder „Rochenflügel in Oliven-Kapernbutter auf Zitronenrisotto". Mittags preisgünstiger Business Lunch. Wunderschöne Veranda mit Blick ins Grüne.

Brust oder Keule www.brustoderkeule.de

Melchersstr. 32 (↗ B1), PLZ 48149, **T 0251 9179656**
38 | Hauptgericht 24–34 €, Menü bis 65 € | Di-Sa Mo, So

Puristisch, aber nicht ungemütlich ist die Einrichtung dieses stimmungsvollen Kellerlokals im angesagten Kreuzviertel. Kleine tagesaktuelle Karte mit regionalem Bezug. Dazu gute Weine (u.a. von Bio-Winzern), ungezwungene Atmosphäre und ein heiterer Service.

Restaurant Spitzner www.oerschenhof.ms

Königsstraße 42 (B2), PLZ 48143, **T 0251 41441550**
50 | Hauptgericht 19–39 €, Menü 35–93 € | Di-Sa Mo, So

Ein hist. Gebäude in der Münsteraner Innenstadt mit vielen kleinen Räumen und gemütlichem Innenhof. Hier dürfen Sie sich auf eine französisch-mediterrane Küche mit regionalen Akzenten freuen. Auf der Speisekarte stehen auch Raritäten wie Tomahawk-Kotelett oder gefüllter Aal.

MÜNSTERTAL 64 A www.muenstertal.de

Baden-Württemberg | EW 5.064 | 373 m Staufen 6 km, Müllheim 21 km
T 07636 70740

Spielweg www.spielweg.com

Spielweg 61, PLZ 79244 (OT: Obermünstertal), **T 07636 7090**, F 70966
43 Zimmer | 2 Suiten | 6 Apartments | Ez 89–137 €, Dz 155–295 €

Gewachsenes Ferienhotel in exponierter Lage. Die weitläufige Anlage besteht aus dem Stammhaus und verschiedenen Gästehäusern. Hier erwarten Sie ausgesprochen wohnliche, teils mit antiken Möbeln ausgestattete Zimmer. Das Frühstück kann in punkto Frische, Auswahl und Qualität überzeugen. Hübsche Badewelt mit großer Liegewiese.

Spielweg

VARTA-TIPP Küche

80 | Hauptgericht 24–37 €, Menü 49–85 € |

Badische Gastlichkeit in Perfektion! In den historischen Wirtsstuben sorgen ein Schwarzwälder Kachelofen, Wandvertäfelungen und Kassettendecken für jede Menge Charme. Nach ihren Wanderjahren ist Viktoria Fuchs zurück am heimischen Herd und hat dort ihren Vater Karl-Josef abgelöst. Hier erfreut sie eine breite Fangemeinde mit ihrer raffinierten, saisonal geprägten Küche, bei der sie das Produkt klar in den Mittelpunkt stellt. Liebenswerter Service.

Historisches Landgasthaus Zur Linde www.landgasthaus.de

garni

Krumlinden 13, PLZ 79244 (OT: Obermünstertal), **T 07636 447,** F 1632
11 Zimmer | 2 Suiten | Ez ab 89 €, Dz 99–164 €

In diesem denkmalgeschützten Schwarzwaldhaus stehen individuell gestaltete Landhauszimmer mit rustikalem Charme zur Verfügung. Besonders nett schlafen Sie in der großzügigen Klosterblick-Suite (für 2-4 Personen) mit großem Südbalkon und weitem Blick über das Münstertal.

Historisches Landgasthaus Zur Linde

70 | Hauptgericht 14–25 € | Mo-Mi, Fr-So Do

Heimelige Räumlichkeiten mit nostalgischem Flair. Auf der Speisekarte stehen Klassiker der traditionellen Schwarzwaldküche. Spezialität: Forellengerichte. Herrliche Sommerterrasse am Wildbach.

Landgasthaus Langeck www.langeck.de

Langeck 6, PLZ 79244 (OT: Untermünstertal), **T 07636 7877580**
65 | Hauptgericht 15–25 €, Menü 27 € | Mo-So

In diesem gepflegten Landhaus-Restaurant serviert man eine ambitionierte Frischeküche mit saisonalem Bezug. Auf der Karte finden Sie z.B. Gerichte wie „Krustenbraten vom Duroc-Landschwein mit Rhabarber-Chutney und Thymian-Schupfnudeln". Idyllische Gartenterrasse. Ruhige, großzügig geschnittene Gästezimmer vorhanden.

MURNAU 67 B www.murnau.de

Bayern | EW 12.198 | 688 m Weilheim 20 km, Garmisch-Partenkirchen 25 km
T 08841 61410
Schlossmuseum, Münter Haus, Staffelsee, Naturschutzgebiet Murnauer Moos.

Alpenhof Murnau www.alpenhof-murnau.com

garni

Ramsachstr. 8, PLZ 82418, **T 08841 4910,** F 491100
104 Zimmer | 19 Suiten | Ez ab 149 €, Dz ab 179 € | 24 h

»

Ein Ferien- und Tagungshotel mit Atmosphäre! In den elegant eingerichteten Zimmern wirkt zeitgemäßes Design gepaart mit alpenländischer Tradition. Für Entspannung sorgt ein großzügiger Wellnessbereich mit Saunalandschaft und einem beheizten Freibad im Garten. Neu sind die Alpenhof.Premium-Zimmer mit Südbalkon und grandiosen Alpenblick für bis zu 4 Personen.

Restaurant im Alpenhof Murnau

VARTA-TIPP Service

220 | Hauptgericht 19–36 €, Menü 48–134 € | Mo-So

Im eleganten Panoramarestaurant wird Wohlfühlen groß geschrieben. Große Fenster ermöglichen einen tollen Blick auf die Alpen, kleine Sitznischen und thematische Naturstuben sorgen für Wärme und Gemütlichkeit. Aus der Küche kommen original bayerische Speisen, aber auch internationale Spezialitäten. Dazu kredenzt das überaus freundliche Team im Service erlesene Weine.

Angerbräu
www.angerbraeu.de

★★★S garni

Untermarkt 44, PLZ 82418, **T 08841 625876,** F 625877
28 Zimmer | 1 Suite | Ez 63–99 €, Dz 86–117 €, exkl. Frühstück, 4,90–12,00 €

Traditionsreiches Haus mit neuzeitlich ausgestatteten Gästezimmern. In den öffentlichen Bereichen gibt es regelmäßig Kunstausstellungen. Restaurant mit regionaler Küche.

Hotel Post
www.hotel-post-murnau.de

★★★S garni

Obermarkt 1, PLZ 82418, **T 08841 48780,** F 487813
16 Zimmer | Ez 59–95 €, Dz 99–145 €

In der Fußgängerzone gelegenes, liebevoll eingerichtetes hist. Haus, das sich seit 1632 in Familienbesitz befindet. Behagliche Zimmer im Landhausstil, die mit modernster Technik ausgestattet sind. Schöner Frühstücksraum mit antiken Möbelstücken und Hinterglasmalereien.

Gasthaus Ähndl
www.aehndl.de

€ Gut & Günstig

Ramsach 2, PLZ 82418, **T 08841 5241**
45 | Hauptgericht 10–20 €, Menü 25–45 € | Mi-So Mo, Di

Sehr idyllisch liegt dieses urige Traditionswirtshaus bei der Kapelle St. Georg am Rand des Murnauer Moos'. Auf der Speisekarte stehen typisch bayerische Gerichte wie z.B. „Schweinsbraten mit Weißkrautsalat und Kartoffelknödl" oder „Kässpätzle mit Ettaler Klosterkäse und Röstzwiebeln". Der großzügige Biergarten macht das Gasthaus zu einem beliebten Ausflugsziel.

MUSKAU, BAD 37 A
www.badmuskau.de

Sachsen | EW 3.716 | 110 m — Weißwasser 8 km, Cottbus 40 km
T 035771 50492

Kulturhotel Fürst Pückler Park
www.kulturhotel-fuerst-pueckler-park.de

★★★★S garni

Schlossstr. 8, PLZ 02953, **T 035771 5330,** F 53347
100 Zimmer | 5 Suiten | Ez ab 85 €, Dz ab 117 € | 24 h

Kur- und Wellnesshotel mit Therapie-, Medical- und Beautybereich. Gästezimmer wahlweise mit Blick auf den hist. Marktplatz, den Fürst-Pückler-Park oder das alte Schloss. Restaurant mit kreativer internationaler Küche.

NACHRODT-WIBLINGWERDE 30 C www.nachrodt-wiblingwerde.de

Nordrhein-Westfalen | EW 7.000 | 140 m Altena 6 km, Iserlohn 10 km
T 02352 93830

Schloss Hotel Holzrichter www.hotel-holzrichter.de

VARTA-TIPP Service

★★★★S garni

Hohenlimburger Straße 15, PLZ 58769 (OT: Veserde), **T 02334 929960,** F 1515
28 Zimmer | 4 Suiten | Ez 102–150 €, Dz 160–220 €, 4,80 €

Wohnliche Hotelzimmer, ruhige Lage, hervorragender Service und dann noch das sehr gute Frühstück - in diesem familiengeführten Haus kommen schon so einige Annehmlichkeiten zusammen. Natürlich sei auch das gemütliche Restaurant erwähnt. Ideale Adresse für ein Wellness-Wochenende oder romantische Stunden zu zweit.

NAGOLD 57 B www.nagold.de

Baden-Württemberg | EW 23.104 | 411 m Herrenberg 13 km, Horb 16 km
T 07452 68135
Burgruine Hohennagold, historische Fachwerkhäuser, Wander- und Radwege, Remigiuskirche, Museen, keltische Grabhügel.

Pfrondorfer Mühle www.pfrondorfer-muehle.de

★★★★S garni

Pfrondorfer Mühle 1, PLZ 72202, **T 07452 84000,** F 840048
21 Zimmer | 2 Suiten | Ez 69–92 €, Dz 98–128 €

Die ehem. Mühle beherbergt heute wohnlich eingerichtete Gästezimmer. In den behaglichen Gaststuben wird regionale Küche aufgetischt. Garagenplätze für Bikes und Fahrräder vorhanden. Netter Biergarten.

Burg www.restaurant-burg.de

Gerichtsplatz 8, PLZ 72202, **T 07452 3735**
60 | Hauptgericht 10–33 €, Menü 32–42 € | Mi-So ⃠ Mo, Di

Rustikal mit hübschem Dekor und Liebe zum Detail eingerichtetes Restaurant. Ansprechende Speisekarte mit zahlreichen Köstlichkeiten - von schwäbisch über klassisch bis mediterran. Erlesene Weine zu vergleichsweise günstigen Preisen.

Da Gino www.dagino-nagold.de

Querstraße 3, PLZ 72202, **T 07452 66610**
40 | Hauptgericht 20–39 €, Menü 59–69 € | Mo-Sa ⃠ So

Mischung aus Trattoria und Osteria in einer ehem. Bäckerei mit persönlicher Atmosphäre. Serviert wird eine saisonal geprägte italienische Küche zu fairen Preisen. Kleine Terrasse.

NASTÄTTEN 40 D www.nastaetten.de

Rheinland-Pfalz | EW 4.112 | 280 m St. Goarshausen 13 km, Wiesbaden 35 km
T 06772 6824

Oranien
www.hotel-restaurant-oranien.de

Oranienstraße 10, PLZ 56355, **T 06772 1035**
40 | Hauptgericht 12–22 €, Menü 19–65 € | So Di-Sa Mo

Familiär geführter Landgasthof in ruhiger und sonniger Südhanglage. Serviert werden frisch zubereitete Speisen aus der regionalen und internationalen Küche. Einfache, aber saubere Gästezimmer zu günstigen Preisen.

NAUEN 26 A
www.nauen.de

Brandenburg | EW 16.616 | 35 m — Berlin 18 km, Potsdam 24 km
T 03321 4080

Landgut Stober
www.landgut-stober.de

★★★★S garni

Behnitzer Dorfstr. 27-31, PLZ 14641 (OT: Groß Behnitz), **T 033239 208065,** F 208069
300 Zimmer | 23 Suiten | Ez ab 99 €, Dz ab 129 €, 15,00 € | 24.12.20–3.1.21

Aufwendig saniertes Anwesen inmitten einer ruhigen Parklandschaft am Groß Behnitzer See. Übernachten kann man im neu gebauten Bio-Hotel oder im hist. Logierhaus. Im Restaurant mit Café und Seeterrasse wird regionale Küche serviert. Ideale Adresse für Hochzeiten - das hauseigene Standesamt befindet sich im denkmalgeschützten Hauptgebäude aus rotem Backstein.

Schloss Ribbeck
www.schlossribbeck.de

Theodor-Fontane-Str. 10, PLZ 14641 (OT: Ribbeck), **T 033237 859015**
40 | Hauptgericht 10–17 €, Menü 15–28 € |

In dem aufwendig sanierten Schloss lebten bis 1943 Nachfahren der Familie von Ribbeck. Das Haus beherbergt ein Museum über Fontane sowie eine Außenstelle des Standesamtes mit Trauzimmer. Das Restaurant bietet eine jahreszeitlich abgestimmte Küche mit kreativen Gerichten wie z.B. „Gebratene Kalbsleber Ribbecker Art mit sautierten Birnen, gebackenen Zwiebelringen und Kartoffelpüree".

NAUHEIM, BAD 41 D
www.bad-nauheim.de

Hessen | EW 30.788 | 148 m — Friedberg 4 km, Gießen 29 km
T 06032 929920
Sprudelhof, Gradierbauten, Siesmayer Kurpark, Trinkkuranlage, Rosengarten, Südpark, Elvis-Stele.

Dolce
www.dolcebadnauheim.com

★★★★S garni

Elvis-Presley-Platz 1, PLZ 61231, **T 06032 3030,** F 3030419
159 Zimmer | 13 Suiten | Ez 119–249 €, Dz 139–299 € | 24 h

Klassisches Tagungshotel inmitten eines 200 ha großen Parks mit geräumigen, zeitlos eingerichteten Zimmern, die teilweise über einen Balkon verfügen. Angeschlossenes Jugendstil-Theater mit 250 qm Bühnenfläche.

Herrenhaus von Löw
www.herrenhaus-von-loew.de

★★★★★S garni

Steinfurther Hauptstraße 36, PLZ 61231 (OT: Steinfurth), **T 06032 96950,** F 969550
21 Zimmer | 5 Suiten | Ez 85 €, Dz 110 €

Familiär geführtes Haus mit hist. Flair. Geschmackvoll und hochwertig eingerichtete Zimmer mit stilvollem Ambiente. Zum Hotel gehören auch ein kleiner Wellnessbereich mit Sauna und Dampfbad sowie eine Gastwirtschaft mit stimmungsvollem Biergarten.

NAUMBURG (SAALE) 34 C — www.naumburg.de

Sachsen-Anhalt | EW 33.600 | 135 m — Weißenfels 33 km, Weimar 39 km
T 03445 273125
Dom St. Peter und Paul (UNESCO-Weltkulturerbe), Stadtkirche St. Wenzel, Nietzsche-Haus, Nietzsche-Dokumentationszentrum, Schlösschen am Markt, Hildebrandt-Orgel, Marientor, Oberlandesgericht, hist. Straßenbahn, Marktplatz, Stadtmauer, Rudelsburg, Burg Saaleck, Kloster Pforta.

Gasthof Zufriedenheit — www.gasthof-zufriedenheit.de

garni

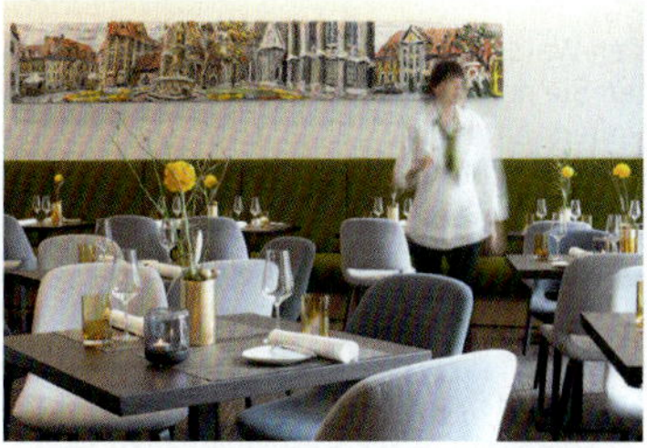

Steinweg 26, PLZ 06618, **T 03445 7912051**
17 Zimmer | 5 Suiten
Ez ab 109 €, Dz ab 145 €

Das hübsche kleine Boutique-Hotel liegt nur wenige Gehminuten vom Naumburger Dom entfernt. Diesem Haus hat man ein wirklich schönes, sachlich-elegantes Interieur verpasst: Klare Linien, regionale Baustoffe und wertige Möbel machen die Zimmer und Suiten zu kleinen Wohlfühloasen. Morgens erwartet Sie ein charmantes Frühstück.

Gasthof Zufriedenheit

45 | Hauptgericht 18–34 €, Menü 16–64 € | Di-So ⊘ 2.–16.11.20

Im puristisch eingerichteten Restaurant mit Lounge und ruhiger Hofterrasse serviert man mitteldeutsche Küche sowie europäisch inspirierte Gerichte. Es gibt auch eine vegetarische Speisekarte. Dazu werden erlesene Weine von lokalen Winzern kredenzt.

Zur alten Schmiede — www.hotel-zur-alten-schmiede.de

★★★★ garni

Lindenring 36-37, PLZ 06618, **T 03445 261080,** F 26108108
60 Zimmer | 4 Suiten | Ez ab 73 €, Dz ab 97 €, exkl. Frühstück, 16,00 € | 24 h

Zeitgemäßes Stadthotel inmitten der historischen Altstadt mit renovierten Gästezimmern. Uriges Restaurant im Stil einer alten Schmiede, in dem internationale und regionale Küche serviert wird. Café mit Sonnenterrasse.

Berghotel Wilhelmsburg — www.berghotel-wilhelmsburg.de

★★★ garni

Eckartsbergaer Str. 20, PLZ 06628 (OT: Bad Kösen), **T 034463 3670,** F 36720
35 Zimmer | Ez 75–95 €, Dz 100–130 €, 15,00 €

In Aussichtslage über der Stadt gelegenes Hotel in historischem Gebäude mit neuerem Anbau. Freundlich eingerichtete Zimmer, teils mit Balkon und Talblick. Schöner Wellnessbereich mit Sauna und Außenpool. Restaurant mit bürgerlich-regionaler Küche.

Hotel Hallescher Anger — www.hotel-hallescher-anger.de

€ Gut & Günstig ★★★ garni

Hallescher Anger 1, PLZ 06618, **T 03445 237520,** F 232626
11 Zimmer | Ez ab 55 €, Dz ab 83 € ››

Ein traditionelles Hotel, das ein wenig an ein Museum erinnert. Jedes der individuell eingerichteten Themenzimmer ist ein Unikat und bezieht sich auf eine historische Person wie Napoleon oder Königin Luise. Im stilvollen Restaurant sowie auf der angrenzenden Saaleterrasse wird internationale Küche serviert.

NAURATH (WALD) 49 A — www.hermeskeil.de

Rheinland-Pfalz | EW 228 | 395 m — Trittenheim 8 km, Hermeskeil 15 km
T 06503 809500

RÜSSELs Landhaus — www.ruessels-landhaus.de

VARTA-TIPP Service

★★★★

Büdlicherbrück 1, PLZ 54426, **T 06509 91400,** F 914040
14 Zimmer | 3 Suiten | Ez 95–130 €, Dz 150–235 €

In einem ruhigen Seitental der Mittelmosel zwischen Wald und Reben liegt das von Familie Rüssel sehr persönlich geführte Haus. Hier erwarten Sie neben komfortablen Landhauszimmern auch spezielle Themenzimmer mit so klangvollen Namen wie „Weinselig“, „Im Olivenhain“ oder „Ein Bett im Kornfeld“. Von hervorragender Frische und Qualität ist das Frühstück.

RÜSSELs Landhaus

VARTA★TIPP Küche VARTA★TIPP Service

35 | Hauptgericht 40–45 €, Menü 135–165 € | Fr-So Mo, Do-So Di, Mi

Stimmiges Ambiente, perfekte Betreuung und eine top Küchenleistung erwarten Sie in dieser Gourmetresidenz. Harald Rüssel kocht seit vielen Jahren auf einem konstant hohen Niveau. Seine Menüs sind kreativ, begeisternd und heimatverbunden. Er verwendet ausschließlich regionale Produkte ausgewählter Zulieferer. Dazu kredenzt der leidenschaftliche Service ausgesuchte Weine aus ganz Europa. An Sommertagen können Sie auch auf der idyllischen Terrasse am See dinieren.

Rüssels Hasenpfeffer

VARTA-TIPP Küche

36 | Hauptgericht 17–42 €, Menü 39–67 € | Mo, Fr-So Mo, Do-So Di, Mi

Das Zweitrestaurant hat der Patron nach dem Gegenstand seiner Leidenschaft, der Jagd, benannt. Hier zeigt er eindrücklich, dass lokale Landhausküche ebenso schmackhaft wie erschwinglich sein kann. Probieren Sie z.B. „Rosa gebratene Rehkeule | Semmelkloßscheibe | Kräuterseitlinge | Spitzkohl | Berberitzensauce“. Tischreservierung empfehlenswert.

NECKARGEMÜND 51 C — www.neckargemuend.de

Baden-Württemberg | EW 13.321 | 127 m — Heidelberg 10 km, Eberbach 17 km
T 06223 3553
Altstadt, Burgfeste Dilsberg.

Christians Restaurant — www.restaurant-christian.de

Neckarstraße 40, PLZ 69151, **T 06223 9737323**
60 | Hauptgericht 24–34 €, Menü 75–98 € | Sa-So Mo, Do-So Di, Mi

Ausgesprochen einladend ist diese kulinarische Adresse: freundlich, stimmig, elegant das Ambiente, versiert der Service, ausgezeichnet die Küche samt Weinbegleitung. Mittags werden preiswerte Tagesgerichte serviert, am Abend Menüs und zusätzlich eine Auswahl an À-la-carte-Gerichten.

Zum Rössl
www.roessel-waldhilsbach.de

VARTA-TIPP Küche

Heidelberger Straße 15, PLZ 69151 (OT: Waldhilsbach), **T 06223 2665**
120 | Hauptgericht 18–25 €, Menü 29–56 € | Mi-So

Die ehem. Poststation von 1642 ist heute ein Treffpunkt für Genießer: feine regionale und internationale Gerichte auf beständig gutem Niveau, dazu eine nette Servicecrew mit angenehmer Präsenz der Gastgeber. In der warmen Jahreszeit ist die idyllische Gartenterrasse eine schöne Alternative.

NECKARSULM 51 D
www.neckarsulm.de

Baden-Württemberg | EW 26.800 | 162 m — Heilbronn 6 km, Stuttgart 59 km
T 07132 350
Deutsches Zweirad- und NSU-Museum, Freizeitbad Aquatoll, Stadtmuseum, Deutschordenschloss, St. Dionysius Kirche, Audiforum.

Welcome Hotel
www.welcome-hotels.com/hotels/neckarsulm

★★★★ garni

Obere Bahnhofstraße 8, PLZ 74172, **T 07132 3696600,** F 3696601
162 Zimmer | 14 Suiten | 2 Apartments, ab 19,00 € | 24 h

Attraktiv sind hier die sehr gute, zeitgemäß-funktionale Ausstattung sowie die zentrale Lage, nicht weit vom Bahnhof Neckarsulm. Gemütlich das hoteleigene Restaurant „Vino“, schön auch der Wellnessbereich mit angeschlossener Dachterrasse.

NECKARTENZLINGEN 58 A
www.neckartenzlingen.de

Baden-Württemberg | EW 6.300 | 292 m — Nürtingen 10 km, Tübingen 20 km
T 07127 18010

clubhouse H
www.gc-hammetweil.de

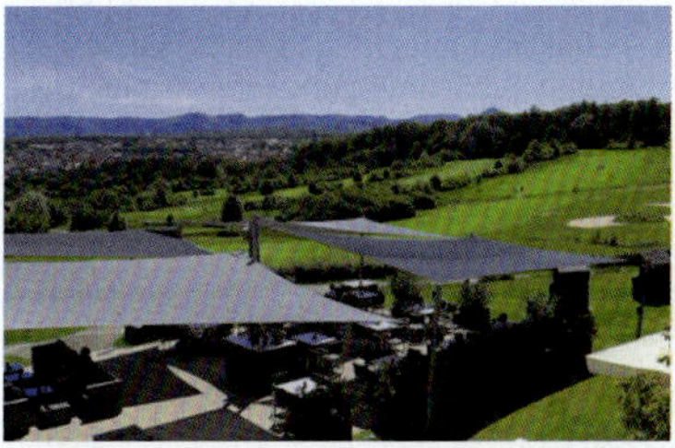

Hammetweil 10, PLZ 72654,
T 07127 814529
250 | Hauptger. 11–37 €, Menü 17–47 €
Mo-So

Direkt auf der Golfanlage befindet sich das Restaurant. In stylish-rustikaler Atmosphäre können Sie hier leckere schwäbisch-mediterrane Club-Snacks, Regionales und Saisonales sowie feinbürgerlich-kreative Gerichte genießen. Tipp für den Sommer: wunderschöne Terrasse mit Blick ins Grüne.

NEHREN 58 C
www.nehren.de

Baden-Württemberg | EW 4.343 | 427 m — Tübingen 12 km, Reutlingen 16 km
T 07473 37850

Schwanen **Neu!** www.schwanen-nehren.de

Hauptstr. 28, PLZ 72147, **T 07473 9212230**
Hauptgericht 14–25 € | So Mi-So Mo, Di

Bewusst hat man beim Umbau den rustikalen Charme des Gasthauses bewahrt. Serviert wird bodenständige schwäbische und deutsche Küche, schmackhaft z.B. „Züricher Geschnetzeltes mit Kartoffelrösti" oder „Pochiertes Schollenfilet mit Shrimps in Bärlauchsoße, dazu Butternudeln". Im Sommer empfiehlt sich die gemütliche Gartenwirtschaft.

NENNDORF, BAD 22 D www.badnenndorf.de

Niedersachsen | EW 10.317 | 82 m Stadthagen 12 km, Hannover 33 km
T 05723 748560
Hist. Kurpark, Landgrafen-Therme (33°C) mit Saunalandschaft und Hamam, Rasulbad und Meersalzgrotte, Süntelbuchenallee, Vogelpark am Krater mit Kraterquelle.

Harms www.hotel-harms.de

★★★★ garni

Gartenstraße 5, PLZ 31542, **T 05723 9500,** F 950280
41 Zimmer | 2 Suiten | 2 Apartments | Ez 72–85 €, Dz 100–129 €, bis 5,00 €

Gepflegtes Haus in einer ruhigen Privatstraße. Freundlich gestaltete Zimmer und Apartments. Hübscher Bade- und Beautybereich im toskanischen Stil mit Saunalandschaft, Schwimmbad und Whirlgrotte.

Schmiedegasthaus Gehrke www.schmiedegasthaus.de

★★★★ garni

Riepener Straße 21, PLZ 31542 (OT: Riepen), **T 05725 94410,** F 944141
19 Zimmer | Ez 73–93 €, Dz 103–128 €, 6,00–17,50 € | 23.12.20–4.1.21

Landhaus-Idylle und persönliche Atmosphäre bietet das traditionsreiche Haus. Hier übernachten Sie in schlichten Gästezimmern mit individuellem Charme. WLAN nutzen Hausgäste kostenfrei. Schöne Lage am Stadtrand von Bad Nenndorf.

August

VARTA-TIPP Küche

60 | Hauptgericht 17–30 €, Menü 25–40 € | Mi-So Di-So Mo 23.12.20–4.1.21

In dem modern gestalteten Restaurant erwartet Sie eine saisonale Frischeküche zu fairen Preisen. Wie wäre es z.B. mit „Gebratenem Steinbuttfilet auf Schmorgurken mit Krabben, Zitronensauce und Dill-Butterkartoffeln"? Beachtenswertes Weinangebot mit großer Auswahl namhafter deutscher und französischer Winzer. Deftig ländliche Gerichte werden in der rustikalen Dorfstube „Esse" aufgetischt.

NESSELWANG 67 A www.nesselwang.de

Bayern | EW 3.487 | 867 m Füssen 17 km, Kempten (Allgäu) 24 km
T 08361 923040

Alpenrose www.alpenrose.de

★★★ garni

Jupiterstraße 9, PLZ 87484, **T 08361 92040,** F 920440
25 Zimmer | 3 Suiten | 3 Apartments | Ez 59–70 €, Dz 94–109 €

Das Haus liegt am Ortsrand. Die Zimmer sind gepflegt und solide - mit schönem Ausblick auf die Allgäuer Alpen. Idealer Ausgangspunkt zum Wandern und Skifahren. Auch Biker sind willkommen.

Explorer Hotel Neuschwanstein
www.explorer-hotels.com

€ Gut & Günstig

An der Riese 45, PLZ 87484, **T 08361 9989000,** F 9407910
98 Zimmer | Ez 65–120 €, Dz 80–180 €

Das Design-Budgethotel liegt direkt gegenüber dem örtlichen Skilift und spricht vor allem ein sportlich-aktives Publikum an. Die Zimmer sind sachlich und geradlinig-modern mit schöner Aussicht auf die Allgäuer Alpen. Sport-SPA mit Sauna, Dampfbad, Infrarotkabine und Fitnessgeräten.

NETTETAL 28 D
www.nettetal.de

Nordrhein-Westfalen | EW 41.533 | 38 m — Holländische Grenze 3 km, Viersen 13 km
T 02153 8980
Burg Ingenhoven, Kaiserturm und Burg Bocholtz, Lambertiturm, Rittergut Altenhof, Stammenmühle, Schloss Krickenbeck.

Haus Sonneck
www.restaurantsonneck.de

Schlossstraße 61, PLZ 41334 (OT: Hinsbeck), **T 02153 4157**
65 | Hauptgericht 13–33 €, Menü 30–50 € | Mi-So ⃠ Mo, Di

Im traditionsreichen Familienbetrieb bestimmen saisonale Köstlichkeiten und bodenständige Klassiker wie geschmorte Rinderbäckchen oder Cordon bleu vom Schwein das Angebot. Die Speisekarte bietet aber auch vegetarische Gerichte. Herrliche Sommerterrasse.

NEU-ISENBURG 41 D
www.neu-isenburg.de

Hessen | EW 39.568 | 122 m — Frankfurt am Main 10 km, Offenbach 12 km
T 06102 2410
Bansamühle, Bertha-Pappenheim-Gedenkstätte, Alter Ort, Zeppelinmuseum, Museum Haus zum Löwen.
Weitere Empfehlungen unter Frankfurt am Main.

Kempinski Hotel Frankfurt
www.kempinski.com/gravenbruch

★★★★★S

Graf-zu-Ysenburg-und-Büdingen-Platz 1, PLZ 63263 (OT: Gravenbruch), **T 069 389880,** F 38988911
225 Zimmer | 38 Suiten | 3 Apartments | Ez 189–359 €, Dz 189–359 €, exkl. Frühstück, 35,00 € | 24 h

Das wunderschön gelegene Traditionshaus ist eine der Top-Adressen im Rhein-Main-Gebiet. Super Komfort, neueste Technik und wertigste Materialien sprechen in den Gästezimmern eine deutliche Sprache! Für die Präsidenten-Suite ist kein Superlativ zu hoch gegriffen - hier residieren Sie wie einst der deutsche Hochadel. Großzügiger SPA auf 2.000 qm mit Innen- und Außenschwimmbad. Große Parklandschaft mit eigenem Seegelände. Mehrere Restaurants.

NEU-ULM 59 C
www.nu.neu-ulm.de

Bayern | EW 53.504 | 471 m — Ulm 6 km, Elchingen 9 km
T 0731 70500
Edwin-Scharff-Museum mit Kindermuseum, Glacis-Stadtpark, ehem. Bundesfestung, Wasserturm, St.-Johann-Baptist-Kirche.
Weitere Empfehlungen unter Ulm.

Meinl
www.hotel-meinl.de

★★★★ garni

Marbacher Straße 4, PLZ 89233 (OT: Reutti), **T 0731 70520,** F 7052222
30 Zimmer | Ez ab 89 €, Dz ab 115 €

Angenehmes, privat geführtes Landhotel in ruhiger und doch verkehrsgünstiger Lage. Stilvoll in frischen Farben eingerichtete Zimmer mit moderner Ausstattung. Hell und freundlich zeigt sich auch das Restaurant - an warmen Sommertagen sind die Plätze auf der großzügigen Terrasse gefragt.

Zur Post
www.post-schwaighofen.de

★★★ garni

Reuttier Straße 172, PLZ 89233 (OT: Schwaighofen), **T 0731 97670,** F 9767100
28 Zimmer | 1 Suite | Ez 80 €, Dz 102 €, 12,00 €

Gewachsener Landgasthof in einer ehem. Poststation mit modernem Hotelanbau. Helle, behaglich eingerichtete Gästezimmer mit moderner Ausstattung. Restaurant mit regionaler und internationaler Küche.

Riku Hotel
www.riku-hotel.de

garni

Maximilianstraße 4, PLZ 89231, **T 0731 98094150,** F 98094151
69 Zimmer

Das freundlich geführte Designhotel überzeugt mit sehr modernen und wohnlichen Gästezimmern in warmen Farben. Zur guten technischen Ausstattung zählt auch kostenfreies WLAN. Freundlich und geradlinig hat man den Frühstücksraum gestaltet. Kleine Barlounge.

Stephans-Stuben
www.stephans-stuben.de

Bahnhofstraße 65, PLZ 89231, **T 0731 723872**
50 | Hauptgericht 18–32 €, Menü 52–88 € | Mi-Fr, So Mi-Sa Mo, Di

Gediegenes Tafeln in modernem Jugendstilambiente. Geboten werden regionale und französisch inspirierte Küche, professioneller Service und ein gut sortierter Weinkeller. Regelmäßig finden Kochkurse statt. Mittags gibt es ein Business-Menü in drei Gängen.

NEUALBENREUTH, BAD 45 C
www.badneualbenreuth.de

Bayern | EW 1.400 | 557 m — Waldsassen 11 km, Tirschenreuth 15 km
T 09638 933250

Altmugler Sonne
www.altmuglersonne.de

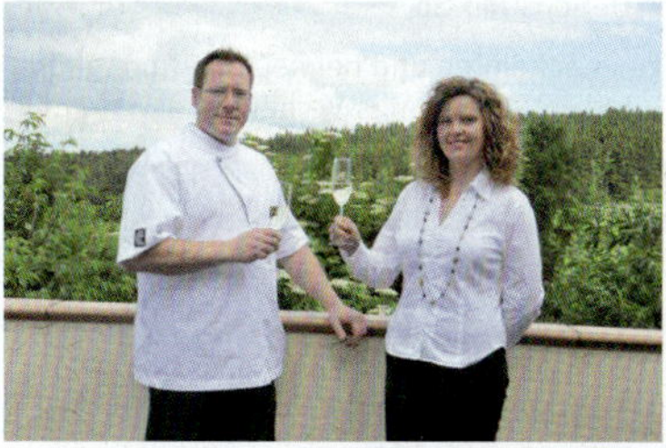

Altmugl 20, PLZ 95698 (OT: Altmugl), **T 09638 248**
20 | Menü 55–109 € | Di-So

Steht Ihnen der Sinn nach Wirtshaus-Atmosphäre oder möchten Sie lieber im kleinen Genießerrestaurant essen? In dem freundlich geführten Landgasthof geht beides! Freuen Sie sich auf einen Mix aus internationaler und heimischer Küche. Dazu gibt es eine ausgesuchte kleine Weinauswahl zu moderaten Preisen.

NEUBERG 41 D
www.neuberg.eu

Hessen | EW 5.251 | 135 m — Langenselbold 6 km, Hanau 12 km
T 06183 8010

Bei den Tongruben
www.hotel-tongruben.de

garni

Im Unterfeld 19, PLZ 63543 (OT: Ravolzhausen), **T 06183 20400,** F 204099
28 Zimmer | Ez ab 94 € | 24 h

Ein gepflegtes Haus mit herzlicher, familiärer Atmosphäre. Geboten werden eine neuzeitliche Zimmerausstattung, liebevoll arrangierte Details, eine hauseigene Sauna sowie ein moderner Fitness-und Cardiobereich. Reichhaltiges Frühstücksbuffet.

NEUBEUERN 68 B
www.neubeuern.de

Bayern | EW 4.233 | 478 m — Raubling 4 km, Rosenheim 11 km
T 08035 2165

Auers Schlosswirtschaft
www.auers-schlosswirtschaft.de

Rosenheimer Straße 8, PLZ 83115, **T 08035 2669**
170 | Hauptgericht 14–25 €, Menü 30–65 € | Di-Sa Mo, So

Ein behaglicher Landgasthof mit geschmackvoll eingerichteten Räumlichkeiten und freundlicher Atmosphäre. Serviert wird deutsche und internationale Küche.

NEUBURG A. D. DONAU 60 A
www.neuburg-donau.de

Bayern | EW 28.404 | 383 m — Ingolstadt 23 km, Donauwörth 34 km
T 08431 55240
Schloss mit Kapelle, Staatsgalerie Flämische Barockmalerei, Hofkirche, Provinzialbibliothek, Karlsplatz, Wallfahrtskirche im OT Bergen (8 km NW).

Zum Klosterbräu
www.zum-klosterbraeu.de

★★★★ garni

Kirchplatz 1, PLZ 86633 (OT: Bergen), **T 08431 67750,** F 41120
34 Zimmer | 2 Suiten | 1 Apartment | Ez 115–199 €, Dz 174–309 €

Der familiär geführte Gasthof ist umgeben von einem drei Hektar großen Klostergarten. Es erwarten Sie harmonisch in warmen Farben und mit Naturholzmöbeln eingerichtete Zimmer. Entspannte Atmosphäre und ländliche Ruhe sind hier garantiert.

Zum Klosterbräu

50 | Hauptgericht 10–28 €, Menü 19–65 € | Di-So Mo-So

Hist. Gaststuben mit getäfelten Holzdecken, urigen Kachelöfen und heimeliger Atmosphäre. Serviert wird eine verfeinerte regionale Küche. Gutes Preis-Leistungs-Verhältnis.

NEUBURG A. INN 62 D www.neuburg-am-inn.de

Bayern | EW 4.201 | 452 m Passau 11 km, Straubing 85 km
T 08502 90080

Hoftaferne Neuburg www.hoftaferne-neuburg.de

garni

Am Burgberg 5, PLZ 94127, **T 08507 923120,** F 92312120
24 Zimmer | Ez ab 65 €, Dz ab 89 €

Die über 950 Jahre alte Burganlage beherbergt heute ein hübsches Schlosshotel mit wohnlichen Gästezimmern. Diese charmante Adresse punktet durch die herrlich ruhige Lage und die wunderschöne Aussicht, aber auch durch ihr umfangreiches Tagungs- und Veranstaltungsangebot.

Hoftaferne Neuburg

80 | Hauptgericht 12–29 €, Menü 25–62 € | Mi-So Mi-Sa Mo, Di

In den charmanten Räumlichkeiten, die bis ins 15. Jahrhundert zurück datieren, trifft historischer Charme auf moderne Lebens- und Genussfreude. Serviert wird eine frische regionale Küche - von der herzhaften Brotzeit bis zum stilvollen Menü. Ein Muss im Sommer ist der traumhaft gelegene Kastanien-Biergarten.

NEUENAHR-AHRWEILER, BAD 40 A www.ahrtaltourismus.de

Rheinland-Pfalz | EW 27.928 | 104 m Bonn 25 km, Euskirchen 32 km
T 02641 91710
Kurzentrum mit Ahr-Thermen, Kurpark, Spielbank, Kurtheater, mittelalterl. Altstadt Ahrweiler mit Stadtbefestigung, AhrWeinForum, Museen, Römervilla, Dokumentationsstätte Regierungsbunker.

Seta Hotel www.setahotel.de

★★★★S garni

Landgrafenstraße 41, PLZ 53474 (OT: Bad Neuenahr), **T 02641 8030,** F 803399
103 Zimmer | 2 Suiten | Ez 89–140 €, Dz 128–285 € | 24 h

Unmittelbar an der Ahr in direkter Nähe zum Kurviertel liegt dieses moderne Hotel. Es verfügt über wohnliche und teilweise sehr geräumige Zimmer. Besonders exklusiv übernachten Sie in den luxuriösen Suiten auf der „bel étage". Gepflegtes Restaurant mit internationalen Speisen und Buffets.

Steigenberger www.bad-neuenahr.steigenberger.de

garni

Kurgartenstraße 1, PLZ 53474 (OT: Bad Neuenahr), **T 02641 9410,** F 941410
216 Zimmer | 35 Suiten | Ez 104–149 €, Dz 148–328 €, 22,00 € | 24 h

Prachtbau mit schöner Gründerzeit-Architektur und besonderem Grandhotel-Charme. Die eleganten Zimmer sind wahlweise mit Blick zum Kurpark, zur Stadt oder zum Thermalbadehaus buchbar. Klassisch-stilvolles Hotelrestaurant mit regionaler und internationaler Küche.

Prümer Gang
www.pruemergang.de

garni

Niederhutstr. 58, PLZ 53474 (OT: Ahrweiler), **T 02641 4757,** F 901218
12 Zimmer | Ez 82–85 €, Dz 139–145 €

Das stilvolle Verwöhnhotel in der hist. Innenstadt ist ein angenehmes „Zuhause auf Zeit“. Sie wohnen in zeitgemäß ausgestatteten Nichtraucherzimmern. Auch Tagungsmöglichkeiten sind vorhanden. Zufahrt über Plätzerstraße zum Hotelparkplatz.

Prümer Gang

VARTA-TIPP Service

70 | Hauptgericht 15–26 €, Menü 30–54 € | Mi-Sa Di

Anja Heuser empfängt Sie als charmante Gastgeberin in diesem geschmackvoll gestalteten Restaurant. Ihr Bruder Roger Müller ist Chef am Herd und kredenzt ambitionierte Gerichte mit frischen Produkten, z.B. „Kotelette vom Iberico-Schwein auf Bohnen-Kartoffelgeröstl“ oder „Trüffelspaghettini mit Spinat und gebratener Garnele“.

Romantik Hotel Sanct Peter
www.sanct-peter.de

VARTA★TIPP Service

garni

Walporzheimer Straße 118, PLZ 53474 (OT: Walporzheim), **T 02641 905030,** F 9050366
23 Zimmer | Ez 123–148 €, Dz 168–218 €

Ein Refugium für Aktivurlauber, Genießer und Ruhesuchende! Hier logieren Sie in einer über 100 Jahre alten, komplett modernisierten Gründerzeitvilla. Die geschmackvoll und individuell eingerichteten Zimmer, die liebevolle Gästebetreuung und die hübsche Wellnessoase sorgen für einen rundum entspannten Aufenthalt.

Sanct Peter seit 1246 - Restaurant Brogsitter

VARTA-TIPP Küche **VARTA-TIPP** Service

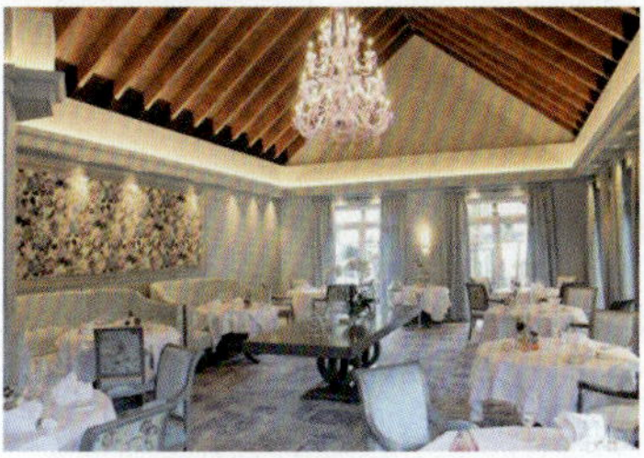

Walporzheimer Straße 134, PLZ 53474 (OT: Walporzheim), **T 02641 97750**
25 | Hauptger. 36–56 €, Menü 89–165 € | Sa-So Mi-So Mo, Di

Produktbezogen, innovativ und finessenreich ist die Küche von Tobias Rocholl. Aber nicht nur das Essen ist klasse: aufmerksam und versiert der Service, edel das gediegene, stilvolle Interieur. Sensationelle Weinkarte mit einer tollen Auswahl an Ahrweinen, Sekt und Champagner. Samstag- und Sonntagmittag: Gourmetlunch.

Sanct Peter seit 1246 - Restaurant Weinkirche

VARTA-TIPP Küche

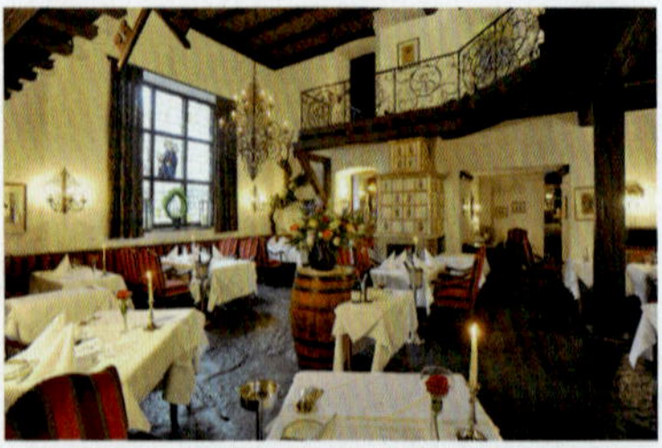

Walporzheimer Straße 134, PLZ 53474 (OT: Walporzheim), **T 02641 97750**
75 | Hauptger. 25–39 €, Menü 39–59 € | Mo-So

Das stimmungsvolle Restaurant im ehem. Kelterhaus des Weingutes mit seiner anheimelnden Atmosphäre ist eine gute Alternative zum Gourmetrestaurant. Auf der Karte stehen überwiegend regionale und klassische Gerichte. Toll, dass viele Weine hier auch glasweise ausgeschenkt werden.

Steinheuers Landhaus — www.steinheuers.de

VARTA★TIPP Service

garni

Landskroner Straße 110, PLZ 53474 (OT: Heppingen), **T 02641 94860,** F 948610
11 Zimmer | 4 Suiten | Ez 108–165 €, Dz 135–165 €, exkl. Frühstück | 24 h

Ein charmantes, persönlich geführtes Domizil für Genießer! Die Gäste mögen die individuell und liebevoll eingerichteten Zimmer ebenso wie den aufmerksamen Service der Gastgeberfamilie und ihrer Mitarbeiter. Für Entspannung sorgt eine nette Lounge mit Bibliothek. Das Hotel eignet sich bestens für ein entspanntes Genuss-Wochenende zu zweit.

Steinheuers Restaurant

VARTA★TIPP Küche **VARTA-TIPP** Service

45 | Hauptgericht 52–55 €, Menü 140–180 € | Sa-So Mo, Do-So Di, Mi

Ein Gourmetrefugium der Sonderklasse. Wie kaum ein anderer beherrscht Hans Stefan Steinheuer das klassisch französische Repertoire, entwickelt es stetig weiter und vollendet zusammen mit Schwiegersohn und Küchenchef Christian Binder seine Gerichte mit top Produkten, tollen Aromen und feinsten Saucen. Seine Frau Gabriele pflegt die so geschätzte sympathische Gastlichkeit. Bei sommerlichen Temperaturen können Sie auch auf der Gartenterrasse genießen.

Landgasthof Poststuben

40 | Hauptgericht 25–29 €, Menü 42–62 € | Mo, Do-So Di, Mi

Das ländlich-elegante Zweitrestaurant offeriert bodenständige Regionalküche zu fairen Preisen. Probieren Sie z.B. Poltinger Lammschulter, Ahrtaler Rehsauerbraten oder gebratene Blutwurst auf Senfkartoffelsalat.

Villa Aurora — www.aurora.de

VARTA-TIPP Ambiente

★★★★S garni

Georg-Kreuzberg-Straße 8, PLZ 53474 (OT: Bad Neuenahr), **T 02641 9430,** F 943200
50 Zimmer | 1 Suite | 3 Apartments | Ez 90–102 €, Dz 149–199 €, 18,00 €

Das beeindruckende Jugendstilambiente, die persönliche Führung sowie die individuell und stilvoll eingerichteten Zimmer dieses etablierten Privathotels sorgen für einen hohen Wohlfühlfaktor. Im behaglichen Restaurant wird regional und saisonal gekocht. Der Kurgarten ist nur 200 Meter vom Haus entfernt.

Fürstenberg mit Gästehaus Beethovenhaus www.hotel-fuerstenberg.de

garni

Mittelstraße 4-6, PLZ 53474 (OT: Bad Neuenahr), **T 02641 94070,** F 940711
25 Zimmer | Ez 65–85 €, Dz 105–135 €

Traditionsreiches, familiär geführtes Hotel mit angeschlossenem hist. Gästehaus in schöner zentraler Lage. Behaglich eingerichtete Gästezimmer mit guter Ausstattung. In „Metzlers Restaurant" wird regional, international und mediterran gekocht.

NEUENBURG AM RHEIN 64 A www.neuenburg.de

Baden-Württemberg | EW 12.762 | 230 m Müllheim 6 km, Basel (Schweiz) 32 km
T 07631 791111
Museum für Stadtgeschichte, Heilig-Kreuz-Kapelle, Brunnen.

Anika www.hotel-anika.com

★★★ garni

Freiburger Str. 2a, PLZ 79395, **T 07631 79090,** F 73956
30 Zimmer | 1 Suite | Ez 68–78 €, Dz 102–112 €

Gepflegter Familienbetrieb in ruhiger Lage. Stilvoll und gemütlich eingerichtete Zimmer mit moderner Ausstattung. Restaurant mit regional-mediterraner Küche.

Krone www.krone-neuenburg.de

★★★ garni

Breisacher Straße 1, PLZ 79395, **T 07631 70390,** F 703979
37 Zimmer | Ez 65–75 €, Dz 90–100 €

Ländlich gelegener Gasthof unweit der französischen Grenze. Zweckmäßig ausgestattete Zimmer mit kostenlosem WLAN. Gutbürgerliches Restaurant mit Gartenterrasse.

NEUENDETTELSAU 53 C www.neuendettelsau.eu

Bayern | EW 7.809 | 438 m Heilsbronn 6 km, Windsbach 7 km
T 09874 50244

Sonne www.landhotel-sonne.com

★★★★ garni

Hauptstraße 43, PLZ 91564, **T 09874 5080,** F 50818
69 Zimmer | 2 Suiten | Ez 67–89 €, Dz 92–118 €, ab 15,00 € | 2.–10.1.21, 9.–26.8.21

Familiär geführtes Urlaubs- und Tagungshotel mit 500-jähriger Tradition in verkehrsgünstiger Lage. Zur Wahl stehen gemütliche Landhauszimmer oder designorientierte Businesszimmer.

Sonne

€ Gut & Günstig

180 | Hauptgericht 8–26 €, Menü 19–38 € | Mo-So Mo-Sa

Geschmackvoll eingerichtete Gaststuben mit stilvollem Ambiente. Die Speisekarte bietet eine vielfältige Auswahl an fränkisch-internationalen Gerichten aus heimischen Produkten. Herzlicher Service.

NEUENDORF-SACHSENBANDE 14 B www.wilster.de

Schleswig-Holstein | EW 483 | 5 m Wilster 6 km, Brunsbüttel 22 km
T 04823 9215950

Zum Dückerstieg www.dueckerstieg.de

VARTA-TIPP Küche

garni

Dückerstieg 7, PLZ 25554, **T 04823 92929**
54 | Hauptgericht 9–30 €, Menü 35–49 € | Fr-So Di-So Mo

Die geschmackvolle Landhauseinrichtung gefällt auf Anhieb. Hinzu kommen die leckeren regionaltypischen Gerichte zu maßvollen Preisen. Ein echter Klassiker ist die „Nordseescholle mit Speckbutter, Butterbohnen und Salzkartoffeln". Zum Übernachten hat man stilvolle Zimmer mit Balkon oder Terrasse.

NEUENHAUS 20 D www.neuenhaus.de

Niedersachsen | EW 9.782 | 17 m Nordhorn 10 km, Lingen 25 km
T 05941 9110

Domicil Lebensart www.domicil-lebensart.de

VARTA-TIPP Ambiente

S garni

Veldhausener Str. 28, PLZ 49828, **T 05941 9894980,** F 9894989
4 Zimmer | 1 Suite | Ez 99–144 €, Dz 139–229 €

Schön und sehr wertig hat man das hist. Gebäude im Ortskern saniert und in ein kleines Nichtraucherhotel verwandelt. Jedes der vier Zimmer wurde nach einem individuellen Design-Konzept eingerichtet. Morgens frühstücken Sie in angenehmer und stilvoller Atmosphäre. Liebevoll angelegte Gartenanlage.

NEUENKIRCHEN (KREIS STEINFURT) 20 D www.neuenkirchen.de

Nordrhein-Westfalen | EW 13.551 | 60 m Rheine 7 km, Steinfurt 14 km
T 05973 5454
St.-Anna-Pfarrkirche (1899), Villa Hecking (Denkmalschutz), Offlumer See.

Landidyll Wilminks Parkhotel www.wilminks-parkhotel.de

★★★ S garni

Wettringer Straße 46, PLZ 48485, **T 05973 94960,** F 1817
30 Zimmer | Ez ab 68 €, Dz ab 118 €

Ein gepflegter Familienbetrieb mit persönlicher Note. Unterschiedliche Zimmer, überwiegend modern und hell eingerichtet. Restaurant mit regionaler Küche.

NEUENKIRCHEN BEI GREIFSWALD 11 C www.17498neuenkirchen.de

Mecklenburg-Vorpommern | EW 2.323 | 1 m Greifswald 5 km, Stralsund 32 km
T 03834 884615

Stettiner Hof www.stettiner-hof.de

S garni

Theodor-Körner-Straße 20, PLZ 17498, **T 03834 899624,** F 899627
24 Zimmer | 2 Suiten | Ez 68 €, Dz 88 € | 24 h

Gepflegte, inhabergeführte Übernachtungsadresse am nördlichen Stadtrand von Greifswald. Funktional ausgestattete Gästezimmer. Es gibt auch zwei großzügige Suiten. Bürgerliches Restaurant mit Wintergarten und Terrasse.

NEUENSTEIN 42 B www.neuenstein.net

Hessen | EW 3.026 | 359 m Bad Hersfeld 11 km, Homberg 20 km
T 06677 92100

Landgasthof Hess www.landgasthof-hess.de

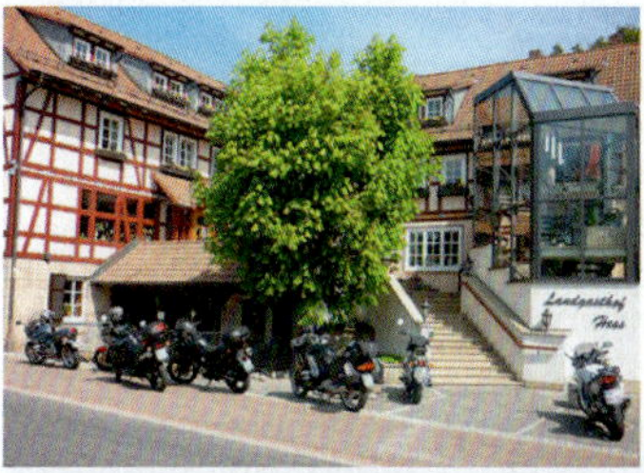

Geistalstraße 8, PLZ 36286 (OT: Aua),
T 06677 92080, F 1322
52 Zimmer | 1 Apartment
Ez 59–95 €, Dz 85–120 €

Eine freundlich-familiär geführte Adresse, die sich perfekt für einen Zwischenstopp oder Kurzurlaub eignet. Die Gästezimmer sind rustikal bis modern eingerichtet. Im Restaurant kocht man frisch und bodenständig mit regionalen Produkten.

NEUERBURG 39 C www.neuerburgerland.de

Rheinland-Pfalz | EW 1.520 | 330 m Bitburg 24 km, Prüm 33 km
T 06564 19433

Euvea www.euvea.de

€ Gut & Günstig ★★★
Bitburger Straße 21, PLZ 54673, **T 06564 96090,** F 960966
26 Zimmer | Ez 43 €, Dz 85 €

Modernes Freizeit- und Tagungshotel in einer umgebauten ehem. Schule. Gemütlich eingerichtete Zimmer mit zeitgemäßem Komfort. Im Restaurant mit Wintergarten wird regional gekocht.

NEUFFEN 58 A www.neuffen.de

Baden-Württemberg | EW 6.302 | 408 m Metzingen 9 km, Nürtingen 10 km
T 07025 1060

Traube www.traube-neuffen.de

Hauptstraße 24, PLZ 72639, **T 07025 92090**
55 | Hauptgericht 14–29 €, Menü 27–33 € | Mo-Do, So Mo-Do Fr, Sa

Familiär geführter Landgasthof mit schöner Fachwerkfassade und behaglicher, holzgetäfelter Gaststube. Serviert wird frische Regionalküche zu fairen Preisen. Gepflegte Fremdenzimmer.

NEUHARDENBERG 27 B www.neuhardenberg-information.de

Brandenburg | EW 2.698 | 12 m Seelow 13 km, Strausberg 28 km
T 033476 60477

Schloss Neuhardenberg www.schlossneuhardenberg.de

VARTA-TIPP Service

Schinkelplatz, PLZ 15320, **T 033476 6000,** F 600800
56 Zimmer | 2 Suiten | Ez 97–127 €, Dz 132–162 € | 24 h

Neuhardenberg ist immer eine Reise wert, besonders wenn man sich im hist. Ambiente des hübsch sanierten Schlossensembles verwöhnen lassen möchte. Komfortable, mit zurückhaltender Eleganz eingerichtete Zimmer sorgen für Wohlfühlatmosphäre. Sie frühstücken im verglasten Rundbau mit herrlichem Blick in den Landschaftspark. Das Hotel ist eine beliebte Location für Tagungen, eignet sich aber auch bestens für einen spontanen Kurzurlaub.

Landgasthaus Die Brennerei

80 | Hauptgericht 11–24 €, Menü 22–32 € | Mo-So

In modern-rustikal designtem Ambiente können Sie sich neuzeitlich interpretierte Gerichte aus der Region schmecken lassen. Wie wäre es z.B. mit „Hüftsteak vom Masurenrind mit gerauchtem Ofengemüse und Sauerrahm“? Im Sommer wird auch auf der windgeschützten Terrasse im Brennerei-Hof serviert.

NEUHARLINGERSIEL 13 A www.neuharlingersiel.de

Niedersachsen | EW 1.134 | 3 m Esens 9 km, Emden 58 km
T 04974 1880

Poggenstool www.poggenstool.de

Addenhausen 1, PLZ 26427, **T 04974 91910**
28 | Hauptgericht 10–39 €, Menü 45–55 € | Mi-So Mo, Di 16.11.–11.12.20, 7.1.–10.2.21

Ostfriesischer Familienbetrieb mit nostalgischem Charme, nur 100 m vom Strand entfernt. Im Angebot: Klassische, regional ausgerichtete Speisen. Zum Übernachten hat man gepflegte Gästezimmer.

NEUHAUS AM RENNWEG 44 A www.neuhaus-am-rennweg.de

Thüringen | EW 9.075 | 800 m Eisfeld 22 km, Saalfeld 25 km
T 03679 722061

Schieferhof www.schieferhof.de

★★★★

Eisfelder Straße 26, PLZ 98724 (OT: Rennsteig), **T 03679 7740,** F 774100
38 Zimmer | Ez 85–120 €, Dz 115–160 €, 12,00–15,00 €

Über 100 Jahre altes verschiefertes Fachwerkhaus mit modern designtem Interieur. Hier erwarten Sie geschmackvoll eingerichtete Zimmer mit mediterranem Landhausflair. Im hauseigenen Restaurant setzt man auf eine ehrliche und grundsolide Küche.

NEUHAUSEN 57 B www.neuhausen-enzkreis.de

Baden-Württemberg | EW 5.422 | 482 m Bad Liebenzell 8 km, Pforzheim 17 km
T 07234 95100

Alte Baiz
www.gruenerwald.de

VARTA-TIPP Küche **VARTA-TIPP** Service

Hauptstraße 2, PLZ 75242 (OT: Hamberg), **T 07234 9473899**
Hauptgericht 23–39 €, Menü 98–126 € | Do-Sa

Schön stimmig das geschmackvolle Interieur mit edel-gemütlichem Touch. Im Gourmetbereich der Dorfgaststätte Grüner Wald kredenzt Claudio Urru exquisite Kompositionen aus der gehobenen Küche, die in Menüform (4 oder 6 Gänge) serviert werden. Dabei setzt er auf moderne Elemente, kombiniert mit durchdachter Präzision. Die Weinkarte listet ausschließlich Gewächse aus deutschen Landen.

NEUHAUSEN/ERZGEB. 46 B
www.neuhausen.de

Sachsen | EW 2.771 | 661 m
T 037361 159715
Seiffen 6 km, Heidersdorf 7 km

Schloss Purschenstein
www.purschenstein.de

★★★★S

Purschenstein 1, PLZ 09544, **T 037361 14080,** F 140888
47 Zimmer | 18 Suiten | Ez ab 120 €, Dz ab 140 €

Das Schloss besticht durch seine schöne Lage inmitten der reizvollen Landschaft des Erzgebirges und die überaus wohnliche, elegante Einrichtung. Die mit antiken Möbeln ausgestatteten Suiten, Maisonetten und Doppelzimmer verbinden hist. Ambiente mit klassischer Moderne. Wellnessbereich mit Pool im romantischen Gewölbekeller.

NEUHOF A. D. ZENN 53 C
www.neuhof-zenn.de

Bayern | EW 2.073 | 334 m
T 09107 9244290
Markt Erlbach 4 km, Langenzenn 12 km

Riesengebirge
www.hotel-riesengebirge.de

Marktplatz 14, PLZ 90616, **T 09107 924410,** F 92441234
42 Zimmer | 3 Suiten | Ez ab 65 €, Dz ab 85 € | 24 h

Familiär geführtes Haus mit herzlicher Atmosphäre in zentraler, ruhiger Lage. Gepflegte Zimmer im modernen Landhausstil mit zeitgemäßer Ausstattung. Heimelige Gaststuben mit fränkischer und internationaler Küche.

NEUHÜTTEN 49 A
www.hermeskeil.de

Rheinland-Pfalz | EW 788 | 540 m
T 06503 95350
Hermeskeil 8 km, Trier 30 km

Le Temple
www.le-temple.de

VARTA-TIPP Küche

Saarstr. 2, PLZ 54422, **T 06503 7669**
30 | Hauptgericht 34–48 €, Menü 120–160 € | So Mo-Di, Do-So Mi

››

Seit vielen Jahren eine Kultstätte des Genusses. Christiane Detemple-Schäfer und ihr Mann Oliver sind perfekte Gastgeber und verwöhnen Sie in dem kleinen Gourmetlokal mit einer aufwendigen, jahreszeitlich abgestimmten Feinschmeckerküche, die in Menüform serviert wird. Kompetent empfiehlt man dazu die passenden Weine. Last but not least: Schön übernachten kann man ebenfalls.

NEUKIRCH 66 A — www.neukirch-gemeinde.de

Baden-Württemberg | EW 2.671 | 562 m — Wangen i. Allgäu 12 km, Lindau 17 km
T 07528 920920

Zum Hirsch — www.gasthof-zum-hirsch.com

Argenstraße 29, PLZ 88099 (OT: Goppertsweiler), **T 07528 1765**
70 | Hauptgericht 12–29 €, Menü 26–58 € | Sa-So Mi-So Mo, Di

Ländlicher Gasthof mit hübschen Räumen und einer idyllischen Gartenterrasse. Serviert wird kreative regionale Küche mit mediterranem Einschlag. Zum Übernachten stehen wohnliche Gästezimmer zur Verfügung.

NEUKIRCHEN 61B — www.neukirchen.net

Bayern | EW 1.734 | 400 m — Windberg 5 km, St. Englmar 5 km
T 09961 910210

Bayerwald Residenz — www.hotel-bayerwaldresidenz.de

★★★★S garni

Bayerwaldstraße 2a, PLZ 94362, **T 09961 942940,** F 94294294
22 Zimmer | Ez 80–85 €, Dz 140–150 €

Familiär geführtes Haus mit ländlicher Atmosphäre. Zum Übernachten stehen geschmackvoll in Blau- oder Terrakottatönen gestaltete Zimmer zur Verfügung. Nette Wellnesslandschaft.

NEUKIRCHEN-VLUYN 29 C — www.neukirchen-vluyn.de

Nordrhein-Westfalen | EW 26.846 | 15 m — Moers 4 km, Duisburg 17 km
T 02845 391166

Little John's Neu! — www.little-johns.de

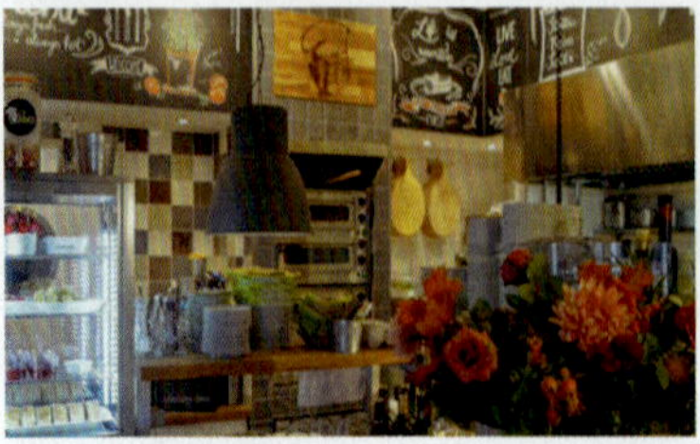

Niederrheinallee 310, PLZ 47506 (OT: Rayen), **T 02845 7908210**
Hauptger. 14–30 € | Di-Fr Do-Sa

Wer in dem kleinen, sympathischen Restaurant im ehemaligen Grotepaß-Haus speisen möchte, sollte sicherheitshalber im Vorfeld reservieren! Das Restaurant ist liebevoll im skandinavischen Stil eingerichtet und bietet seinen Gästen eine einfallsreiche Küche mit regionalem und saisonalem Bezug. Wechselnde Wochenkarte. Achtung: Nur Barzahlung möglich.

NEUKIRCHEN/ERZGEB. 45 B www.neukirchen-erzgebirge.de

Sachsen | EW 6.743 | 420 m Chemnitz 8 km, Zwickau 36 km
T 0371 271020

Almenrausch www.hotel-almenrausch.de

€ Gut & Günstig

Bahnhofstraße 5, PLZ 09221, **T 0371 266660,** F 2666640
16 Zimmer | Ez 60 €, Dz 80 €, exkl. Frühstück, 8,00 €

Gut geführter Gasthof mit praktischen, im Bauernstil möblierten Zimmern. In der gemütlich-rustikalen Gaststube werden Sie mit gutbürgerlicher Küche und saisonalen Spezialitäten verwöhnt.

NEUKLOSTER 17 A www.stadt-neukloster.de

Mecklenburg-Vorpommern | EW 3.986 | 30 m Wismar 20 km, Schwerin 37 km
T 038422 44030

Seehotel am Neuklostersee www.seehotel-neuklostersee.de

★★★★

Seestraße 1, PLZ 23992 (OT: Nakenstorf), **T 038422 4570,** F 45717
26 Zimmer | 13 Suiten | Ez 98–195 €, Dz 130–235 €, 17,00 € | 10.–29.1.21

Eine echte Wohlfühloase! Das privat geführte Haus am Neuklostersee bietet familienfreundliche Zimmer, Maisonetten und Apartments. Zum Hotel gehören auch eine Badescheune mit Schwimmbad und Sauna, eine Gänsebar, ein Kinderhotel, ein Wohlfühlhäuschen sowie ein hauseigener Strand.

Allesisstgut

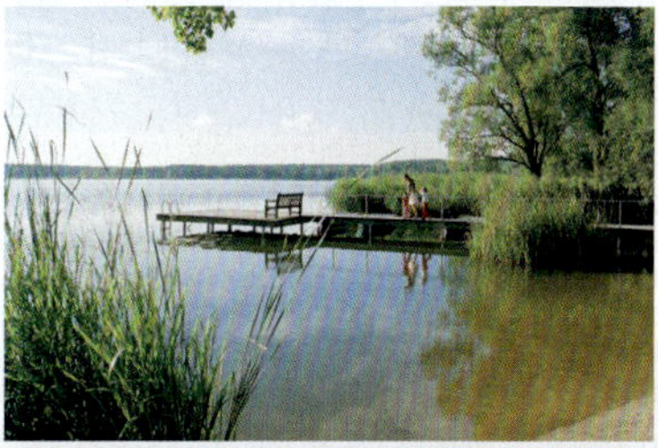

60 | Hauptger. 12–23 €, Menü 29–37 € | Mo-So 10.–29.1.21

Restaurant mit mediterranem Charakter im Backsteinhaus des Seehotels. Wechselnde Karte mit saisonal ausgerichteten Spezialitäten, u.a. fangfrischer Fisch und Fleisch von umliegenden Bauernhöfen. Die Weinkarte ist regional-europäisch ausgerichtet. Toller Seeblick vom Wintergarten und der großen Holzterrasse.

NEULEININGEN 50 B www.neuleiningen.de

Rheinland-Pfalz | EW 817 | 300 m Grünstadt 3 km, Mannheim 25 km
T 06359 2315

Alte Pfarrey www.altepfarrey.de

VARTA-TIPP Ambiente

Untergasse 54, PLZ 67271, **T 06359 86066,** F 86060
11 Zimmer | Ez 115 €, Dz 130–180 € »

Das ehem. Pfarrhaus mit seinen hübschen Erkern und Türmchen ist ein wahres Schmuckstück. Jedes der geschmackvoll ausgestatteten Gästezimmer besticht durch seinen ganz eigenen Charme. Morgens erwartet Sie ein sehr gutes Frühstück. Zimmerreservierungen am Wochenende und an Feiertagen sind nur in Verbindung mit einer Tischreservierung möglich.

Alte Pfarrey

VARTA-TIPP Küche VARTA-TIPP Service

48 | Hauptgericht 34–40 €, Menü 80–120 € | Fr-So Di-Sa Mo

Küche und Service leuchten mit sehr gut motiviertem Engagement, um dem Gast den Aufenthalt so angenehm wie möglich zu gestalten. Silvio Lange kocht produktbezogen, modern und geschmacksintensiv. Dazu ein stimmungsvolles Ambiente mit warmer Eleganz, raffinierter Beleuchtung und gehobener Tischkultur. Eine Adresse zum Wohlfühlen und Genießen.

H'MANNS

www.hmanns.de

Am Goldberg 2, PLZ 67271, **T 06359 5341**
32 | Hauptgericht 16–32 €, Menü 42–83 € | Sa Mi-So

Engagierte Gastgeber, gepflegte Tischkultur und eine frische französische Küche, bei der man großen Wert auf nachhaltige, saisonale Produkte legt. Eine spezielle Tapas-Karte bietet zudem abwechslungsreiche warme und kalte Kleinigkeiten. In punkto Wein setzt man fast ausschließlich auf Pfälzer Winzer.

NEUMAGEN-DHRON 49 A

www.neumagen-dhron.de

Rheinland-Pfalz | EW 2.700 | 112 m
Bernkastel-Kues 22 km, Trier 40 km
T 06507 6555

Lekker

www.hotel-lekker.com

S garni

Grafenweg 1, PLZ 54347, **T 06507 939771,** F 939800
11 Zimmer | 7 Suiten | 1 Apartment | Ez ab 85 €, Dz ab 107 €

Ein schöner Anblick ist das hübsch sanierte, monumentale Gebäude von 1700. Die Gästezimmer sind geschmackvoll eingerichtet und bestehen aus separatem Schlaf- und Wohnteil. Zum Haus gehören auch ein prächtiger Gewölbekeller und ein lauschiger Biergarten.

NEUMARKT I.D.OPF. 53 D

www.tourismus-neumarkt.de

Bayern | EW 38.477 | 424 m
Nürnberg 38 km, Amberg 41 km
T 09181 255125
Altstadt mit Residenzplatz, Pfalzgrafenschloss mit hist. Reitstadel, Burgruine Wolfstein, Wallfahrtskirche Mariahilf, Münster St. Johannes.

Park Inn by Radisson

www.parkinn-hotel-neumarkt.de

★★★★S garni

Nürnberger Straße 4, PLZ 92318, **T 09181 89890**
105 Zimmer | 24 h

Zeitgemäßes Tagungs- und Veranstaltungshotel direkt am Neumarkt. Die Gästezimmer präsentieren sich in hellem, modernem Design. Zum Haus gehören auch ein Fitnessstudio inkl. Sauna, sieben Konferenzzimmer sowie ein Restaurant mit internationaler Küche.

AlmRefugio Landhotel
www.landgasthaus-almhof.de

VARTA-TIPP Ambiente

★★★★S garni

Am Höhenberg 5, PLZ 92318 (OT: Höhenberg), **T 09181 32584**
8 Zimmer

Ein architektonisches Kleinod für Erholungsuchende. Aus dem ehemaligen Heustadel mit Kuhstall ist ein charmantes kleines Landhotel entstanden. In den behaglichen Gästezimmern herrscht moderner Alpenstil. Als perfekter Rückzugsort eignet sich die stimmungsvolle Almlounge. Traditionelle Wirtshauskultur und moderne bayerische Naturküche erwarten Sie im Restaurant.

Mehl
www.hotel-mehl.de

★★★★★S garni

Viehmarkt 20, PLZ 92318, **T 09181 2920,** F 292110
24 Zimmer | Ez 72–110 €, Dz 92–150 €

Individuell und freundlich geführtes Stadthotel mit heiterer Landhausatmosphäre und modern ausgestatteten Zimmern.

Gasthof Wittmann Neu!
www.hotel-wittmann.de

Bahnhofstr. 21, PLZ 92318, **T 09181 907426**
Hauptgericht 9–55 € | Mo-So

Familiengeführter Gasthof mit gemütlich-ländlichen Stuben. Gekocht wird bayerisch-regional, dabei stehen Produkte aus der hauseigenen Metzgerei absolut im Fokus. Die Atmosphäre ist angenehm unkompliziert, der Service charmant und freundlich. Übernachten kann man in modernen Hotelzimmern. Es gibt sogar eine Weißwurstmanufaktur nebst Museum.

Lehmeier Neu!
www.hotel-lehmeier.de

Obere Marktstr. 12, PLZ 92318, **T 09181 25730**
100 | Hauptgericht 11–24 € | Mi-So Mo, Di

Eine absolut sympathische, lockere Adresse, die sich im Ortszentrum befindet. Hier kann man nicht nur gepflegt übernachten, sondern auch ausgezeichnet speisen. Serviert wird eine frische bodenständige Küche unter Verwendung heimischer und saisonaler Produkte. Das Ambiente: rustikal-gemütlich mit modernen Akzenten.

NEUMÜNSTER 7 D
www.neumuenster-tourismus.de

Schleswig-Holstein | EW 77.058 | 22 m — Bad Segeberg 27 km, Kiel 31 km
T 04321 43280
Einen Cityplan finden Sie auf Seite 886.

Altes Stahlwerk
www.altes-stahlwerk.com

★★★★★S garni

Rendsburger Straße 81 (↗ B1), PLZ 24537 (OT: Gartenstadt), **T 04321 55600,** F 5560260
100 Zimmer | 3 Suiten | Ez ab 99 €, Dz ab 134 € | 24 h

Industriecharme, moderner Zeitgeist und klare Linien prägen das Ambiente dieses Business- und Lifestyle-Hotels. Geschmackvoll eingerichtete Zimmer in vier Kategorien. Zum Haus gehören auch ein liebevoll angelegter Garten im Innenhof, eine Vinothek, eine Bar sowie das Restaurant „1500°C“ mit offener Frontküche.

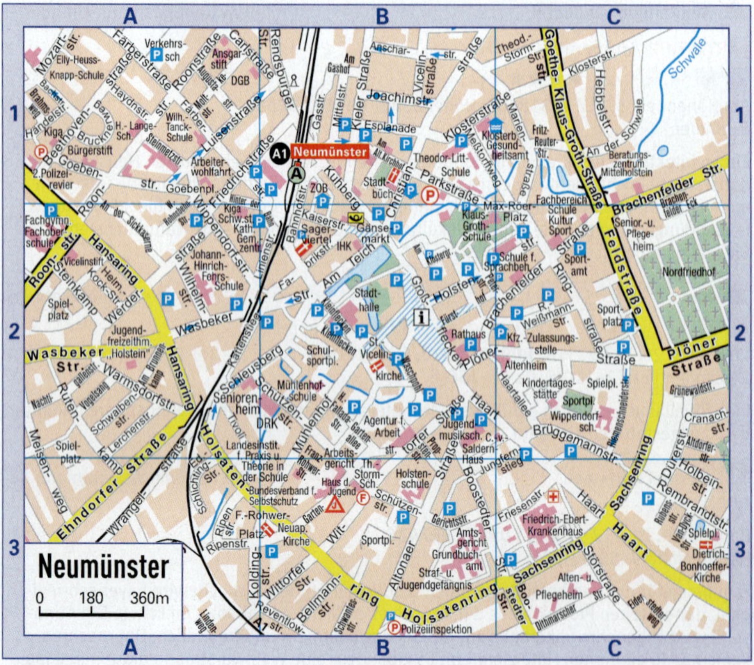

Neues Parkhotel

www.neues-parkhotel.de

★★★ S garni

Parkstr. 29 (B1), PLZ 24534, **T 04321 9406**, F 43020

67 Zimmer | 1 Apartment | Ez 81–96 €, Dz 109–145 €, 12,00 €

Das moderne Stadthotel ist in eine schöne, ruhige Parkanlage eingebunden. Optimalen Komfort bieten die individuell und behaglich eingerichteten Zimmer. Hauseigene Sauna.

Das grüne Stadthotel

www.hildebrandts-hotel.de

garni

Plöner Str. 76 (C2), PLZ 24534, **T 04321 252220**, F 2522222

13 Zimmer | 4 Suiten | 1 Apartment | Ez ab 99 €, Dz ab 146 €

Einladendes kleines Hotel mit schöner Gartenanlage in zentraler Lage. Hell und freundlich eingerichtete, ruhige Nichtraucherzimmer. Gutes Frühstück.

Am Kamin

www.am-kamin.info

Propstenstraße 13 (B2), PLZ 24534, **T 04321 42853**

48 | Hauptgericht 29–36 €, Menü 44–72 € | Di-Sa Mo, So

Stilvolle Gasträume mit stimmungsvoller Atmosphäre. Frische saisonale Speisen, wechselnde Tagesangebote, gute Weinkarte.

NEUNBURG VORM WALD 54 D

www.neunburgvormwald.de

Bayern | EW 8.500 | 398 m

Cham 35 km, Regensburg 56 km

T 09672 9208421

Landhotel Birkenhof
www.landhotel-birkenhof.de

★★★★S garni

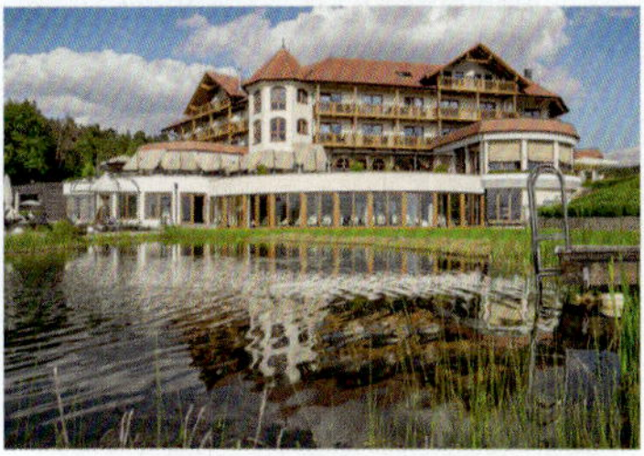

Hofenstetten 55, PLZ 92431 (OT: Hofenstetten), **T 09439 9500,** F 950150
85 Zimmer | 15 Suiten
Ez 118–125 €, Dz 180–242 € | 24 h

Wunderschönes Ferien- und Tagungsdomizil in herrlich ruhiger Einzellage. Sie wohnen in geräumigen Zimmern, die geschmackvoll und komfortabel eingerichtet sind. Im Neubau „Seesonne" stehen lichtdurchflutete, luxuriöse Suiten zur Verfügung. Weitläufiges Wellnessareal.

Obendorfers Eisvogel

VARTA★TIPP Küche VARTA-TIPP Service

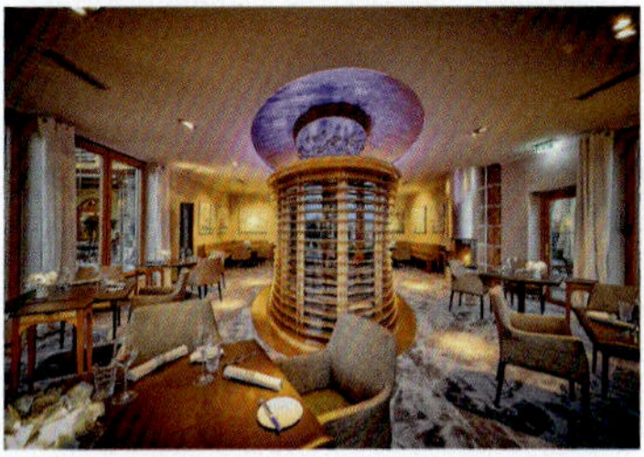

25 | Menü 142–190 € | Di-Sa Mo, So

Ein wahrer Verwöhntempel: modern-puristisches Ambiente, Panoramablick über die Oberpfälzer Seen, feine Tafelkultur sowie Hochgefühle für Augen und Gaumen. Hubert Obendorfer ist mit seiner Gourmetküche ein Garant für Kreativität und handwerkliche Präzision. Der Service brilliert durch Freundlichkeit und Professionalität.

Turmstube

VARTA-TIPP Küche

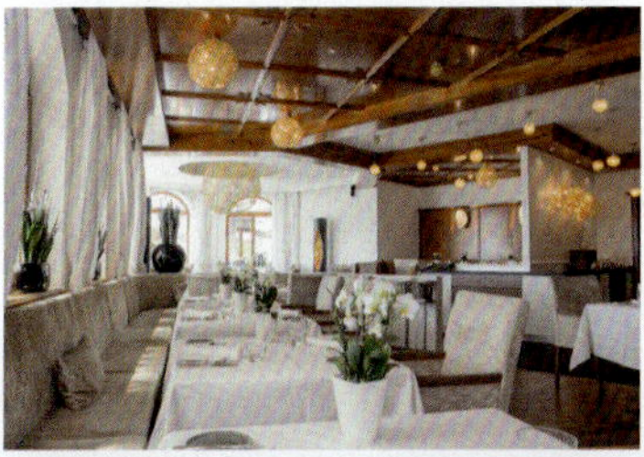

60 | Hauptger. 20–26 €, Menü 36–46 € | Mo-So

Eine gute Alternative zum Gourmetrestaurant. In dezent-rustikalem Ambiente serviert man vorwiegend Gerichte der gutbürgerlichen Küche, z.B. „Involtini vom Kalb auf Pfifferlingsrisotto, Tomatenjus und wilder Brokkoli". Das Preis-Genuss-Verhältnis stimmt. Effizient und freundlich agiert der Service.

NEUNKIRCHEN (BADEN) 51 C
www.neunkirchen-baden.de

Baden-Württemberg | EW 1.809 | 297 m
T 06262 92120
Eberbach 13 km, Mosbach 17 km

NaturKulturHotel Stumpf
www.hotel-stumpf.de

★★★★S garni

Zeilweg 16, PLZ 74867, **T 06262 92290,** F 9229100
47 Zimmer | 4 Suiten | Ez 83–152 €, Dz 148–256 €

Tagungs- und Feriendomizil in ruhiger Ortsrandlage mit hellen und geräumigen Landhauszimmern. Schöner SPA- und Beautybereich. Restaurant mit internationaler Küche.

NEUNKIRCHEN (SAAR) 49 D www.neunkirchen.de

Saarland | EW 47.585 | 252 m Homburg 15 km, St. Wendel 16 km
T 06821 2020

Hostellerie Bacher - Wögerbauer www.hostellerie-bacher.de

garni

Limbacher Straße 2, PLZ 66539 (OT: Kohlhof), **T 06821 31314,** F 33465
20 Zimmer | 1 Suite | Ez 75–85 €, Dz 120 €

Schöne Landhausvilla in ruhiger, grüner Lage am Stadtrand. Geschmackvoll eingerichtete Zimmer, die sich auf Haupt- und Gästehaus verteilen. Sie frühstücken im hübschen Wintergarten. Gepflegte Gartenanlage.

Hostellerie Bacher - Wögerbauer

80 | Hauptgericht 15–28 €, Menü 32–72 € | So Di-Sa Mo

Im eleganten Restaurant oder auf der mediterranen Terrasse serviert man eine leichte, moderne Küche mit französischem und österreichischem Einschlag. Wie wäre es z.B. mit „Seeteufel im Speckmantel mit Steinpilzsoße, La-Ratte-Kartoffeln und frischem Marktgemüse"? Patron Hermann Wögerbauer bietet auch Koch-Workshops an.

NEUPOTZ 50 D www.vg-jockgrim.de

Rheinland-Pfalz | EW 1.879 | 99 m Rheinzabern 3 km, Landau 23 km
T 07271 5990

Restaurant Krone www.zurkroneneupotz.de

VARTA-TIPP Küche

Hauptstraße 25, PLZ 76777, **T 07272 9337845**
18 | Menü 110 € | Mi-So Mo, Di

Was Sie bei Kerstin und Faycal Bettioui in dem kleinen, gemütlichen Restaurant erwartet? Authentizität, erstklassige Produkte, eine eigene, klare und betont schlichte Linie, aber vor allem Geschmack! Das Tasting-Menü des Patrons verbindet eine Reihe von spannenden Aromen und Texturen. Das Preis-Leistungs-Verhältnis ist kaum zu toppen! Die Weinkarte konzentriert sich ausschließlich auf Pfälzer Weine - ebenfalls moderat kalkuliert.

Gehrlein's Hardtwald www.gehrlein-hardtwald.de

Sandhohl 14, PLZ 76777, **T 07272 2440**
Hauptgericht 15–24 € | Mo-Di, Fr-So Mi, Do

Gemütlich im alpinen Landhausstil eingerichtetes Restaurant. Serviert wird regionale und französische Küche mit schöner Fischauswahl. Gemütliche Gartenterrasse. Übernachtungsmöglichkeiten gibt es im Gästehaus gegenüber.

Zum Lamm www.gasthof-lamm-neupotz.de

VARTA-TIPP Küche

Hauptstraße 7, PLZ 76777, **T 07272 2809**
40 | Hauptgericht 17–27 €, Menü 30–55 € | Mi-Do, Sa-So Mo, Mi-Sa

Richtig gemütlich die elegant-rustikalen Stuben in diesem alteingesessenen Pfälzer Landgasthof. Serviert wird eine erstklassige, saisonorientierte Küche mit frischen und hochwertigen Zutaten. Probieren Sie z.B. „Seeteufelmedaillons mit Oliven-Couscous, Zuckerschoten und Limettenschaum“! Die Weine kommen von ausgewählten Winzern aus der Region. Gepflegt übernachten können Sie hier auch.

NEURIED 56 D www.neuried.net

Baden-Württemberg | EW 9.759 | 147 m Offenburg 12 km, Kehl 14 km
T 07807 970

Zum Ratsstüble www.ratsstueble.de

€ Gut & Günstig

Kirchstraße 38, PLZ 77743 (OT: Altenheim), **T 07807 92860,** F 928655
30 Zimmer | Ez 45–65 €, Dz 75–95 €, 5,00–10,00 € | 24 h

Gut geführter Familienbetrieb in einem urigen Fachwerkhaus mit eigener Kegelbahn. Gepflegte und preiswerte Gästezimmer mit moderner Ausstattung. Restaurant mit badischer Küche.

NEURUPPIN 26 A www.tourismus-neuruppin.de

Brandenburg | EW 31.574 | 42 m Potsdam 60 km, Berlin 65 km
T 03391 45460
Tempelgarten mit Apollotempel, frühklassizist. Innenstadt, Museum mit Fontane-Zimmer, Denkmäler, Bilderbogen, Klosterkirche St. Trinitatis, Pfarrkirche St. Marien.

Resort Mark Brandenburg Seehotel Fontane www.resort-mark-brandenburg.de

★★★★

An der Seepromenade 20, PLZ 16816, **T 03391 40350,** F 40352459
130 Zimmer | 9 Suiten | Ez ab 115 €, Dz ab 160 € | 24 h

Neuzeitliches Geschäfts- und Ferienhotel in hübscher Seeuferlage. Modern gestaltete Zimmer. Im Restaurant wird internationale Küche serviert.

Am Alten Rhin www.hotel-am-alten-rhin.de

★★★ S

Friedrich-Engels-Straße 12, PLZ 16827 (OT: Alt Ruppin), **T 03391 7650,** F 76515
34 Zimmer | 9 Suiten | Ez 79–90 €, Dz 90–110 €, 6,00 € | 22.–26.12.20

Familiengeführtes Stadthotel unmittelbar an der B 167 gelegen. Das Haus versprüht ländlichen Charme und bietet seinen Gästen individuell gestaltete Zimmer und ein gemütliches Restaurant mit regionaler und bürgerlicher Küche.

NEUSS 29 C www.neuss-marketing.de

Nordrhein-Westfalen | EW 152.252 | 40 m Düsseldorf 10 km, Krefeld 22 km
T 02131 4037795
Quirinus-Münster, Neugot. Marienkirche, Obertor, Clemens-Sels-Museum, Museum Insel Hombroich, Langen Foundation, Rheinisches Landestheater, Globe-Theater mit Shakespeare-Festival, Botanischer Garten.
Einen Cityplan finden Sie auf Seite 890.

Dorint Kongresshotel hotel-duesseldorf-neuss.dorint.com

★★★★

Selikumer Straße 25 (C3), PLZ 41460, **T 02131 2620,** F 262100
209 Zimmer | 4 Suiten | 24 h

››

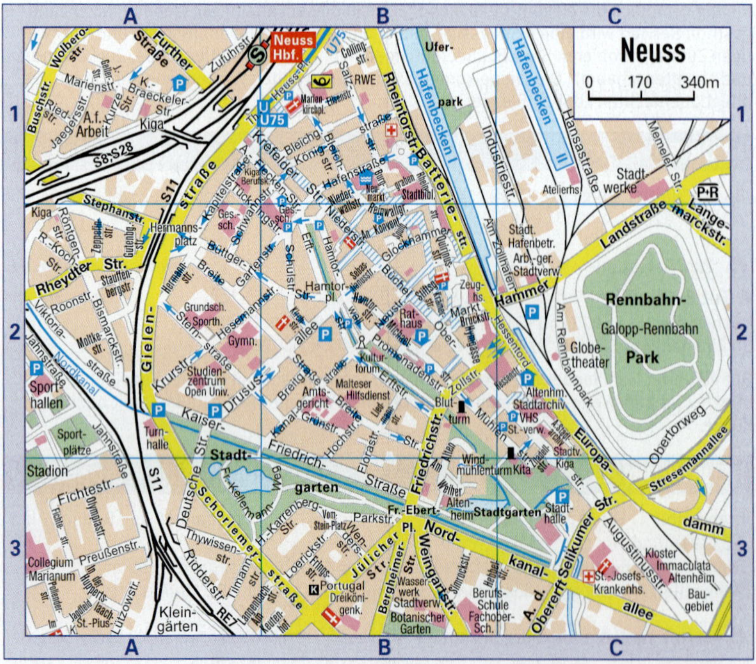

Renoviertes Businesshotel in verkehrsgünstiger Lage. Die Zimmer sind wohnlich, funktionell und technisch auf dem neuesten Stand. Umfangreiches Tagungs- und Veranstaltungsangebot. Fitnessraum in der 4. Etage mit Blick über den Rosengarten. Restaurant „LeBistrot99" mit Biergarten.

Fire & Ice

www.hotelfireandice.de

★★★★S

An der Skihalle 1, PLZ 41472 (OT: Grefrath), **T 02131 1244500,** F 1244510
79 Zimmer | 8 Suiten | 24 h

Sport- und Tagungshotel mit direkter Anbindung an die Neusser Skihalle sowie geschmackvoll eingerichteten Premium- und Themenzimmern. Vielfältiges Freizeitangebot. Toller Wellnessbereich mit Pistenblick. Zum Haus gehören auch originelle Baumchalets und eine urige Hüttengastronomie.

Herzog von Burgund

www.herzogvonburgund.de

Erftstraße 88 (B2), PLZ 41460, **T 02131 23552**
45 | Hauptgericht 18–28 €, Menü 29–39 € | Di-Fr Di-Sa Mo, So

Geschmackvoll restaurierte Patriziervilla am grün gesäumten Erftkanal. Burgunderrot und taubenblau gehaltene Salons. Serviert werden aufwendige Gourmetgerichte mit mediterranen Einflüssen. Mittags günstiges Lunchangebot.

Zum Stübchen

www.restaurant-zum-stuebchen.de

Preußenstraße 73 (A3), PLZ 41464, **T 02131 82216**
55 | Hauptgericht 18–37 €, Menü 35–81 € | Mi-Fr, So Mi-So Mo, Di

Das gemütliche, mit hellen Eckbankgruppen eingerichtete Restaurant ist seit vielen Jahren eine beliebte Genussadresse. Serviert wird eine leichte, anspruchsvolle Küche auf französischer Basis mit internationalem Einfluss. Gutes europäisches Weinangebot.

NEUSTADT (DOSSE) 25 B www.neustadt-dosse.de

Brandenburg | EW 3.622 | 35 m Kyritz 15 km, Rhinow 15 km
T 033970 95240

Parkhotel Neustadt www.park-hotel-neustadt.de

garni

Prinz-von-Homburg-Straße 35, PLZ 16845, **T 033970 970,** F 9740
20 Zimmer | Ez 40–76 €, Dz 49–94 €, 8,00–10,00 €

Idyllisch in einem kleinen Park gelegenes Landhotel unter familiärer Führung mit geschmackvoll und individuell eingerichteten Zimmern. Ansprechendes Restaurant mit regionaler Küche.

NEUSTADT A.D. DONAU 60 B www.neustadt-donau.de

Bayern | EW 13.070 | 354 m Kelheim 18 km, Ingolstadt 33 km
T 09445 95750
Röm. Museum für Kur- und Badewesen, Limes-Therme, Römer-Sauna, Schwefel-Moor-Thermalbad, Römerkastell Abusina in Eining.

Dorint Marc Aurel www.marcaurel.de

★★★★ S

Heiligenstädter Straße 34-36, PLZ 93333 (OT: Bad Gögging), **T 09445 9580,** F 958444
165 Zimmer | 16 Suiten | Ez 99–160 €, Dz 180–250 €, ab 15,00 € | 24 h

Ein weitläufiges Ferien- und Sportdomizil mit römisch-mediterranem Flair sowie außergewöhnlicher Bäder- und Saunalandschaft. Sie wohnen in zeitgemäß eingerichteten Zimmern. Direkt vor der Haustür befindet sich ein 9-Loch-Golfplatz (ganzjährig bespielbar). Im Restaurant „Domus“ wird international gekocht.

Der Eisvogel www.hotel-eisvogel.de

★★★★

An der Abens 20, PLZ 93333 (OT: Bad Gögging), **T 09445 9690,** F 8475
58 Zimmer | 6 Suiten | Ez 80–180 €, Dz 170–212 €, 9,00 €

Ferien- und Landhotel in idyllischer Uferlage mit gediegenen Zimmern unterschiedlicher Kategorien. Gemütlich-rustikal präsentieren sich die Gaststuben. Hier wird sowohl deftig-bayerische als auch gehobene klassische Küche angeboten.

Gigl www.gigl.de

€ Gut & Günstig

Herzog-Ludwig-Straße 6, PLZ 93333, **T 09445 9670,** F 96740
26 Zimmer | 2 Suiten | Ez 52–76 €, Dz 84–88 € | ⃠ 24.12.20–9.1.21

Traditionsreicher bayerischer Familienbetrieb in der 4. Generation. Helle, freundlich eingerichtete Zimmer zu moderaten Preisen. Restaurant mit internationaler Küche.

NEUSTADT A.D.AISCH 53 A www.neustadt-aisch.de

Bayern | EW 12.704 | 293 m Bad Windsheim 19 km, Hochstadt a. d. Aisch 19 km
T 09161 66614
Ev. Kirche, Rathaus, Nürnberger Tor, Stadtmauer, Heimat- und Karpfenmuseum, Altes Schloss, Stadtkeller.

Allee Hotel www.allee-hotel.de

★★★★ garni

Alleestraße 14, PLZ 91413, **T 09161 89550,** F 895589
41 Zimmer | 5 Suiten | Ez 69–85 €, Dz 94–115 € | 24 h

Denkmalgeschütztes Gebäude mit geschmackvollen, im Jugendstil eingerichteten Zimmern. Weitere Gästezimmer in der Dependance, die dem klassizistischen Stil des Hotels nachempfunden ist. Restaurant mit internationaler Küche.

NEUSTADT AM RÜBENBERGE 22 B-D www.neustadt-a-rbge.de

Niedersachsen | EW 43.378 | 36 m Hannover 24 km, Nienburg 24 km
T 05032 840

Perl www.hotel-perl.de

€ Gut & Günstig garni

Am Berggarten 2, PLZ 31535 (OT: Otternhagen), **T 05032 954950,** F 9549555
35 Zimmer | Ez ab 60 €, Dz ab 95 €

Persönlich geführter Landgasthof in ruhiger Umgebung. Das Hotel verfügt über unterschiedlich möblierte Gästezimmer. Fragen Sie nach den modernen Zimmern im Neubau! Restaurant mit Gartenterrasse.

NEUSTADT AN DER ORLA 44 B www.neustadtanderorla.de

Thüringen | EW 8.230 | 300 m Pößneck 10 km, Großebersdorf 17 km
T 036481 85101

Schlossberg www.ringhotel-schlossberg.de

★★★S garni

Ernst-Thälmann-Straße 62, PLZ 07806, **T 036481 660,** F 66100
31 Zimmer | 2 Suiten | Ez 70–80 €, Dz 95–110 €, 10,00 € | 24 h

Kleines Businesshotel im denkmalgeschützten Altstadtkern. Behaglich eingerichtete Gästezimmer. Im Restaurant bietet man regionale und internationale Küche.

NEUSTADT AN DER SAALE, BAD 43 C www.tourismus-nes.de

Bayern | EW 15.668 | 242 m Schweinfurt 40 km, Fulda 57 km
T 09771 9106800

Schlosshotel www.schlosshotel-bad-neustadt.de

garni

Schlossplatz 5, PLZ 97616 (OT: Mühlbach), **T 09771 61610,** F 616161
14 Zimmer | 5 Suiten | Ez 105 €, Dz 175 € | 24 h

Umfangreich renovierte Schlossanlage im spätbarocken Stil mit angeschlossener Kirche. Großzügig und liebevoll gestaltete Hotelzimmer mit hist. Ambiente. Elegantes Restaurant mit feiner Tischkultur und schöner Terrasse mit Blick in den Kurpark.

Die Scheune www.die-scheune-nes.de

Hauptstraße 206, PLZ 97616 (OT: Brendlorenzen), **T 09771 6319882**
36 | Hauptgericht 14–45 €, Menü 21–37 € | Mo-So

In der ehem. Scheune verwöhnt Sie die Chefin, die selbst am Herd steht, mit einer schmackhaften regionalen Gourmetküche, bei der auch Produkte aus dem eigenen Kräuter- und Gemüsegarten Verwendung finden. Tischreservierung notwendig.

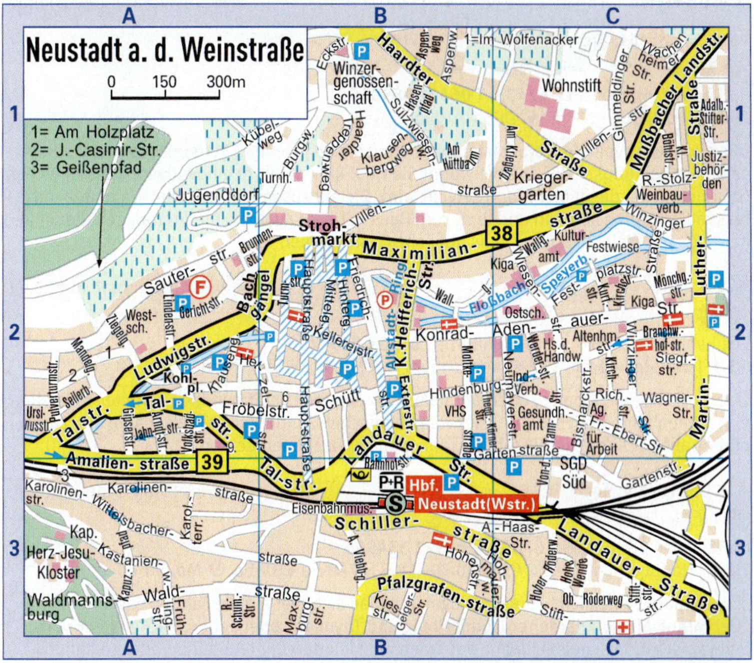

NEUSTADT AN DER WEINSTRASSE 50 D

www.neustadt.eu

Rheinland-Pfalz | EW 53.525 | 136 m — Bad Dürkheim 14 km, Landau 21 km
T 06321 926892
Stadtmuseum Villa Böhm, Otto-Dill-Museum, Eisenbahnmuseum, Stiftskirche mit größter Gussstahlglocke der Welt, Haus des Weines, Casimirianum (ehem. Kurfürstliche Hochschule), Hambacher Schloss.

Palatina

www.hotel-palatina.com

★★★★

Gartenstr. 8 (C2), PLZ 67433, **T 06321 924000,** F 9240029
38 Zimmer | Ez bis 110 €, Dz bis 284 €, exkl. Frühstück, 18,00 €

Das neuzeitliche Hotel befindet sich auf einem ehemaligen Weingut und verfügt neben geschmackvoll und wohnlich eingerichteten Zimmern und Suiten auch über ein Restaurant, eine moderne Bar, einen romantischen Garten im Innenhof sowie einen hübschen Wellnessbereich.

Hotel Tenner

www.hotel-tenner.de

★★★

Mandelring 216, PLZ 67433 (OT: Haardt), **T 06321 9660,** F 966100
32 Zimmer | Ez 70–89 €, Dz 105–120 €, 5,00 €

»

Umgeben von Weinbergen begrüßt Sie dieses gut geführte Haus. Zur Verfügung stehen einfache, aber gepflegte Nichtraucherzimmer. Schöner Hotelgarten mit mediterranem Flair. Im Sommer frühstücken Sie auf der Terrasse.

Urgestein www.restaurant-urgestein.de

VARTA-TIPP Küche **VARTA-TIPP** Service

Rathausstr. 6a (B2), PLZ 67433, **T 06321 489060**
20 | Menü 150–175 € | Di-Sa Mo, So

Das stimmungsvolle Gewölberestaurant befindet sich im ehem. Marstall des Fachwerkensembles Steinhäuser Hof. Hier verwöhnt Sie Hedi Rink mit ihrer innovativen, aromenreichen Gourmetküche, die in Menüform serviert wird. Die gut zusammengestellte Weinkarte umfasst edle Tropfen aus nah und fern. Zum Haus gehören auch ein mediterran gehaltener Innenhof, eine Weinbar sowie sechs hübsche Gästezimmer.

Spinne www.restaurant-spinne.de

Eichkehle 58, PLZ 67433 (OT: Haardt), **T 06321 9597799**
50 | Hauptgericht 19–32 €, Menü ab 43 € | So Mi-Sa Mo, Di

Traditionelles, Regionales, Internationales... In dem hell und freundlich gehaltenen Restaurant stehen feine Gerichte wie „Filet vom heimischen Zander mit Trüffelschaum und Lauchpüree" auf der Karte. Im Gästehaus kann man gepflegt übernachten.

Das Esszimmer www.esszimmer-neustadt.de

Hintergasse 38 (B2), PLZ 67433, **T 06321 354996**
30 | Hauptgericht 13–24 €, Menü 39–58 € | Mi-Sa Di-Sa Mo, So

„Essen macht glücklich" - diesen Slogan hat man sich hier auf die Fahnen geschrieben. „Gebratene Maispoulardenbrust mit Honig und Thymian" oder lieber „Rückensteak vom Schwäbisch-Hällischen Eichelmastschwein mit Limetten-Chili-Aioli"? So oder so ähnlich kommt die moderne, mediterran inspirierte Frischeküche in diesem geschmackvollen Restaurant daher.

NEUSTADT IN HOLSTEIN 8 D www.luebecker-bucht-ostsee.de

Schleswig-Holstein | EW 16.647 | 2 m Eutin 17 km, Oldenburg i. H. 23 km
T 04503 7794180
Kirchen, Kremper Tor mit Ostholstein-Museum, Pagodenspeicher.

ARBOREA Marina Resort Neustadt www.arborea-resorts.com

garni

An der Wiek 7-15, PLZ 23730, **T 04561 71990**
124 Zimmer | 5 Suiten | Ez 114–414 €, Dz 126–426 €, 15,00–24,00 € | 24 h

Ein Sport- und Ferienresort par excellence hat man hier zwischen Jachthafen, Salzwiesen und Ostsee errichtet. Die Zimmer stylish-modern und technisch top ausgestattet. Großzügiger Wellnessbereich mit Saunen, Dampfbad und Indoor-Pool. Im Restaurant „Grand Grand Grill" wird auf offenem Feuer feinstes Fleisch und frischer Fisch aus der Region zubereitet.

Hotel Strandkind www.hotel-strandkind.de

garni

Pelzerhakener Straße 43, PLZ 23730 (OT: Pelzerhaken), **T 04561 513350,** F 513351
41 Zimmer | Ez 99–149 €, Dz 129–209 €

In diesem Hotel setzt man konsequent auf Nachhaltigkeit: Das Gebäude ist aus Fichtenholz errichtet, auf dem Dach des Hauses befindet sich eine Photovoltaikanlage. Auch bei der Zimmereinrichtung wurden baubiologisch einwandfreie Materialien verwendet. Vielfältiges Freizeitprogramm. Kinderbetreuung.

NEUSTADT-GLEWE 17 C www.neustadt-glewe.de

Mecklenburg-Vorpommern | EW 6.517 | 32 m Ludwigslust 10 km, Schwerin 33 km
T 038757 50064

Hotel Schloss Neustadt-Glewe www.hotel-schloss-neustadt-glewe.de

garni

Schlossfreiheit 1, PLZ 19306, **T 038757 5320,** F 53299
37 Zimmer | 1 Suite | Ez ab 78 €, Dz ab 97 €

Am Rande des Landschaftsschutzgebiets Lewitz erwartet Sie dieses restaurierte Barockschloss von 1717. Edle Accessoires und üppiger Stuckdekor bestimmen das Ambiente der Zimmer und Salons. Das Restaurant „Wallenstein's" im hist. Gewölbekeller serviert regionale Spezialitäten.

NEUSTRELITZ 18 D www.neustrelitz.de

Mecklenburg-Vorpommern | EW 21.000 | 75 m Templin 49 km, Berlin 109 km
T 03981 253119
Spätbarocke Stadtanlage, Schlossgarten, Theater, Festspiele im Schlossgarten, Plastikgalerie, Schlosskirche, Tiergarten, Slawendorf, Stadtkirche mit Aussichtsplattform, Kulturquartier Mecklenburg-Strelitz.

Garni Schlossgarten www.hotel-schlossgarten.de

S garni

Tiergartenstraße 15, PLZ 17235, **T 03981 24500,** F 245050
24 Zimmer | Ez 58–74 €, Dz 84–110 €, 6,00–8,00 €

Ein schmuckes Stadthotel mit klassizistischen Zügen. Geschmackvoll eingerichtete Zimmer unterschiedlicher Größe. Hotelhalle im Biedermeierstil. Hübscher Hotelgarten mit Blick über die Stadt.

Forsthaus Strelitz Neu! www.forsthaus-strelitz.de

VARTA-TIPP Küche

Berliner Chaussee 1, PLZ 17235, **T 03981 447135**
Menü 35–49 € | Mi-So Mo, Di

Eine schöne Adresse ist dieser liebevoll umgebaute Gasthof an einem nahe gelegenen Waldstück mit angeschlossener Landwirtschaft und kleiner Pension. Das Ambiente ist passend: naturbelassene Holztische und -stühle mit reichlich Patina, ein großer alter Lehmofen, eine offene Küche. Patron Wenzel Pankratz kocht nordisch-regional und biologisch mit viel Herzblut und Sinn für Werthaltigkeit. Dazu gibt es eine kleine, aber feine Auswahl erlesener Weine. Zum Übernachten hat man einfache, ländliche Gästezimmer.

NEUTRAUBLING 61 A www.neutraubling.de

Bayern | EW 13.609 | 330 m Köfering 5 km, Donaustauf 5 km
T 09401 80035

Hotel am See
www.hotel-am-see.com

★★★★ garni

Teichstraße 6, PLZ 93073, **T 09401 9460,** F 946222
64 Zimmer | 2 Suiten | Ez 91–103 €, Dz 126–145 €, 5,00 €

Freundlich und engagiert geführtes Haus in schöner Seelage. Hier erwarten Sie gemütliche Zimmer im Landhausstil. Im behaglichen Restaurant werden sowohl bayerische Spezialitäten als auch gehobene Feinschmecker-Menüs angeboten. Auch Räumlichkeiten für Hochzeits- und Tagungsgäste sind vorhanden.

7 Continents
www.hotel-7-continents.com

garni

An der Kreuzbreite 38, PLZ 93073, **T 09401 539840,** F 5398499
12 Zimmer

Wer ein kleines modernes Hotel mit klarer ästhetischer Architektur sucht, dem wird das freundlich geführte Haus am Ortsrand sicher gefallen. Die Gästezimmer sind geprägt durch zeitgemäßes Interieur und eine gute technische Ausstattung. Gute Verkehrsanbindung zur B15 und zur Autobahn A3.

NEUWIED 40 D
www.neuwied.de

Rheinland-Pfalz | EW 64.790 | 60 m — Koblenz 20 km, Bonn 50 km
T 02631 8025555
Burgruine Attwied, Museum Monrepos, Zoo, Schloss Engers, Abtei Rommersdorf, Flippermuseum, Allwetterpark, Wasserpark.

food hotel
www.food-hotel.de

garni

Langendorfer Straße 155, PLZ 56564, **T 02631 82520,** F 8252444
113 Zimmer | 1 Suite | Ez ab 70 €, Dz ab 120 €, exkl. Frühstück, 13,99 € | 24 h

Im Stil eines Supermarktes präsentiert sich dieses originelle Lebensmittel-Themenhotel. Viele der Gästezimmer wurden von Unternehmen der Ernährungsbranche individuell gestaltet. Modernes Restaurant, Snackbar, Terrasse.

Schloss Engers
www.schloss-engers.de

★★★★ garni

Alte Schloßstr. 2, PLZ 56566 (OT: Engers), **T 02622 902660**
50 Zimmer | Ez 95–103 €, Dz 145–156 €

Ehem. Jagdschloss direkt am Rheinufer. Das hist. Ensemble aus Schloss, Gästehaus und Residenz bietet teils modern-elegante, teils stilvoll im Kolonialstil eingerichtete Zimmer. Frühstück im Schlossrestaurant oder auf der Rheinterrasse.

Brasserie Nodhausen
www.parkrestaurant-nodhausen.de

Nodhausen 1 (im Parkrestaurant Nodhausen), PLZ 56567 (OT: Rodenbach),
T 02631 813423
40 | Hauptgericht 20–30 €, Menü 32–70 € | Di-Sa Mo, So

Hier speisen Sie in der wunderschönen Umgebung einer ehemals fürstlich-wiedischen Schlossanlage. Im freundlichen Wintergarten-Ambiente mit Blick ins Grüne können Sie eine saisonale und regionale Küche mit internationalen Einflüssen genießen. Im Sommer wird auch auf der Terrasse serviert.

NEUZELLE 27 D www.neuzelle.de

Brandenburg | EW 4.302 | 43 m Ossendorf 2 km, Kieselwitz 7 km
T 033652 6102

Klosterhotel Neuzelle www.hotel-neuzelle.de

VARTA-TIPP Ambiente

Bahnhofstr. 18, PLZ 15898, **T 033652 823991,** F 823992
14 Zimmer | Ez ab 79 €, Dz ab 99 €, exkl. Frühstück, 10,00 €

Vis-à-vis einer der schönsten Klosteranlagen Europas liegt dieses originelle Designhotel. Die 150 Jahre alte Villa beherbergt individuelle Gästezimmer, die mit barocken Möbeln, modernen Stoffen und fast alle mit Terrasse oder Balkon ausgestattet sind. Einen ganz besonderen Komfort bieten die SPA-Suiten mit privatem Saunabereich.

Wilde Klosterküche Neu! www.wildeklosterkueche.de

VARTA-TIPP Küche

60 | Hauptgericht 20–38 € | Fr-So Do-So Mo, Di, Mi

Casual Dining und tolle Genusserlebnisse, die man in dem ostbrandenburgischen Örtchen Neuzelle so sicher nicht erwartet. Der Name des Restaurants ist Programm! Chefkoch Manuel Bunke und sein junges Team haben Mut, Bekanntes neu zu interpretieren. Das Ergebnis: eine raffinierte Regionalküche auf der Basis klassischer Rezepte. Ein Highlight ist die hauseigene Gin-Produktion.

NIDDA 41 D www.bad-salzhausen.de

Hessen | EW 19.300 | 160 m Schotten 15 km, Büdingen 17 km
T 06043 96330
Hist. Altstadt, ev. Kirche (17. Jhd.), Johanniterturm, Schloss, im OT Bad Salzhausen: Biedermeierheilbad mit Justus-von-Liebig-Therme, Solebad und Salzgrotte, Kurpark, Wasserrad, Gradierwerk, 6 Heilquellen.

Kurhaushotel www.kurhaushotel-bad-salzhausen.com

Kurstraße 2, PLZ 63667 (OT: Bad Salzhausen), **T 06043 9870,** F 6010
51 Zimmer | 2 Apartments | Ez 59–99 €, Dz 79–129 €

Das Hotel besticht nicht nur durch seine idyllische Lage an einer der ältesten und schönsten Kurparkanlagen, es bietet auch hell und freundlich gestaltete Wohlfühlzimmer. Im Restaurant „Johann's" wird saisonale und internationale Küche serviert. Für Veranstaltungen stehen ansprechende Räumlichkeiten zur Verfügung.

NIDDERAU 41 D www.nidderau.de

Hessen | EW 19.944 | 117 m Hanau 12 km, Friedberg 19 km
T 06187 2990
Got. Pfarrkirche, spätgot. Rathaus (1520), Burganlage mit Hexenturm.

Zum Adler www.hoteladler-goy.de

Windecker Straße 2, PLZ 61130, **T 06187 9270,** F 927223
24 Zimmer | Ez 65–96 €, Dz 106–130 €, 5,00–9,50 €

››

Familiengeführtes Hotel in einem hist. Gebäude. Sachlicher Einrichtungsstil im Gästehaus, klassische Ausstattung im Haupthaus. Hauseigenes Restaurant mit preisgünstigen regionalen Speisen.

NIDEGGEN 39 A www.nideggen.de

Nordrhein-Westfalen | EW 10.716 | 300 m Düren 14 km, Euskirchen 26 km
T 02446 805790

Burg Nideggen - Brockel Schlimbach www.burgrestaurant-nideggen.de

VARTA-TIPP Küche

Kirchgasse 10, PLZ 52385, **T 02427 9091066**
50 | Menü 68–120 € | Sa-So Mi-So Mo, Di

Das kleine Gourmetrestaurant ist eingebettet in die historischen Burgmauern des wunderschönen Anwesens aus dem 12. Jhd. und trägt die Namen der beiden Herren, die für die kulinarischen Leistungen verantwortlich sind. Die Küche von Herbert Brockel und Tobias Schlimbach ist regional, aber nicht weltfremd. Serviert wird ein gehobenes Menü, bei dem Sie die Anzahl der Gänge selbst bestimmen. Dazu werden exzellente Weine aus nah und fern serviert.

NIEDERESCHACH 57 C www.niedereschach.de

Baden-Württemberg | EW 5.898 | 625 m Villingen-Schwenningen 12 km, Rottweil 12 km
T 07728 6480

die Säge - das Lokal www.die-saege.de

Eschachstraße 2, PLZ 78078 (OT: Kappel), **T 07728 6463010**
220 | Hauptgericht 15–31 € | Mi-Fr, So Mi-So Mo, Di

Aus dem einstigen Sägemehllager ist eine originelle Gastronomie mit Lokal, Laden und Bistro entstanden. Blickfang im Restaurant ist das stillgelegte Wasserrad inmitten des Raums. Serviert wird regionale und saisonale Frischeküche zu vernünftigen Preisen. Im Sommer lockt der herrliche Gastgarten direkt an der Eschach. Zum Übernachten stehen individuelle Zimmer zur Verfügung.

NIEDERHAUSEN 50 A www.niederhausen-nahe.com

Rheinland-Pfalz | EW 559 | 119 m Bad Kreuznach 13 km, Mainz 52 km
T 06758 434

Hermannshöhle Restaurant Weck www.hermannshoehle-weck.de

Hermannhöhle 1, PLZ 55585, **T 06758 6486**
40 | Hauptgericht 17–33 €, Menü 37–70 € | Di-So

Das ehem. Fährhaus von 1517 beherbergt heute ein gemütliches Restaurant mit schöner Sommerterrasse. Wenn Sie frische saisonale Gerichte mögen, werden Sie sich z.B. über „Lammhüfte mit Aromaten gebraten, Ratatouille und Kartoffel-Olivenpüree“ freuen.

NIEDERHORBACH 50 D www.niederhorbach.de

Rheinland-Pfalz | EW 491 | 165 m Landau in der Pfalz 13 km, Karlsruhe 39 km
T 06343 989660

WeinHotel Fritz Walter
www.fritz-walter.de

Landauer Str. 82, PLZ 76889, **T 06343 936550,** F 9365551
9 Zimmer | Ez 100–120 €, Dz 200–280 €, inkl. Halbpension

Ein charmantes Weinhotel für den genussorientierten Gast. Die Zimmer sind individuell mit vinophilen Elementen eingerichtet und sorgen für reichlich Wohlfühlatmosphäre. Im Wein-Restaurant werden moderne Regionalgerichte serviert. Die Vinothek bietet edle Tropfen aus dem eigenen Weingut.

NIEDERKASSEL 40 A
www.niederkassel.de

Nordrhein-Westfalen | EW 36.841 | 55 m — Bonn 12 km, Siegburg 15 km
T 02208 94660
Burg Lülsdorf, Jachthafen Mondorf.

Clostermanns Hof
www.clostermannshof.de

Heerstraße 2a, PLZ 53859 (OT: Uckendorf), **T 02208 94800,** F 9480100
66 Zimmer | 12 Suiten | Ez 109–305 €, Dz 119–395 €, ab 17,00 € | 24 h

Hist. denkmalgeschützter Gutshof im Grünen mit behaglichen Zimmern. Das Haus bietet gute Bankett- und Tagungsräumlichkeiten. Ermäßigtes Greenfee für Hotelgäste auf dem benachbarten Golfplatz. Idyllischer Kaffeegarten. Biergarten im Innenhof.

Le Gourmet

VARTA-TIPP Küche

T 02208 9480260
34 | Hauptgericht 19–32 €, Menü 75–99 € | Mi-Sa Mo, Di, So

So richtig schön freundlich und modern ist es hier: klare Linien, edelste Materialen, hochwertige Einrichtung, dekorativ die Kunst an den Wänden... Zeitgemäß und klar ist auch die Gourmetküche von Thomas Gilles. Die kreativ und sorgfältig zubereiteten Speisen werden in Menüform serviert - auf Wunsch auch mit korrespondierenden Weinen. Tischreservierung ratsam.

NIEDERNBERG 51 B
www.niedernberg.de

Bayern | EW 4.934 | 117 m — Sulzbach a. Main 3 km, Mömlingen 7 km
T 06028 974412

Seehotel Niedernberg
www.seehotel-niedernberg.de

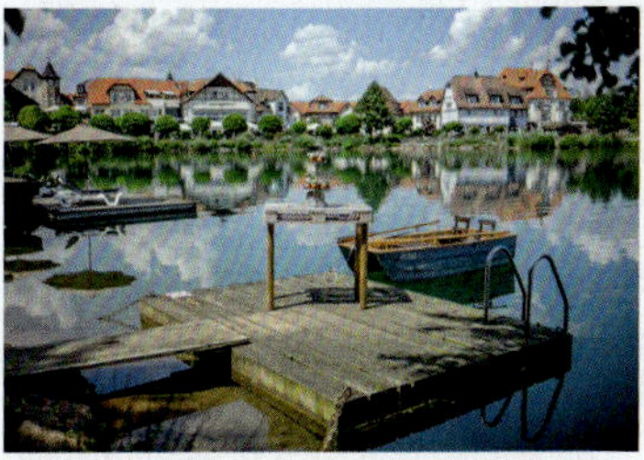

Leerweg 1, PLZ 63843, **T 06028 9990,** F 9992222
107 Zimmer | 10 Suiten
Ez 125–145 €, Dz 160–230 €, exkl. Frühstück, 22,50 € | 24 h

Gute Tagungs- und Wellnessadresse in idyllischer Lage. Das Dorf - bestehend aus einzelnen Häusern - bietet geräumige Zimmer in unterschiedlichen Kategorien. Faszinierend: das umfassende SPA-Angebot, fast immer mit Seeblick.

ELIES Neu!

80 | Hauptgericht 16–44 €, Menü 34–52 € | Mo-So

Hier sitzt man angenehm leger in stilvoll-warmer Atmosphäre mit viel Tageslicht und freier Sicht über den See. Serviert wird eine schmackhafte Vitalküche - natürlich, kreativ und gesund! Wie wäre es z.B. mit „Karree vom Salzwiesenlamm mit einer Tomaten-Koriandersalsa, Abinaoschokolade, Zuckerschoten und Zitronenthymian-Grießsoufflé"? Regelmäßig finden kulinarische Events statt.

NIEDERWEIS 48 B www.suedeifelinfo.de

Rheinland-Pfalz | EW 247 | 207 m Bitburg 15 km, Trier 25 km
T 06525 790

Restaurant Schloss Niederweis www.schloss-niederweis.de

Hauptstr. 9, PLZ 54668, **T 06568 9696450**
60 | Hauptgericht 16–24 €, Menü 30–40 € | Mi-So Mo, Di

In der ehem. Zehntscheune des Schlosses befindet sich das schick möblierte Restaurant. Serviert wird eine frische, bodenständig-regionale Küche. Ein besonderer Anziehungspunkt im Sommer ist der lauschige Biergarten im Schlosshof. Die Tenne mit ihren urigen Holzbalken und der 14 Meter hohen Decke ist die perfekte Location für Hochzeiten oder andere Familienfeste.

NIEDERWINKLING 61 B www.niederwinkling.de

Bayern | EW 2.857 | 320 m Deggendorf 14 km, Straubing 18 km
T 09962 940233

Buchners Hotel Neu! www.buchners-hotel.de

garni

Hauptstr. 20, PLZ 94559 (OT: Welchenberg), **T 09962 2035107,** F 2035108
31 Zimmer | Ez 74–129 €, Dz 101–149 €

Ein zeitgemäßes Business- und Freizeithotel mit hochwertigem Interieur und gelungenem Wohnkonzept. Die Zimmer sind mit viel hellem Holz stilvoll-modern eingerichtet. Hausgästen bietet man einen Fahrservice in das gleichnamige Traditionsrestaurant im Ortsteil Welchenberg an.

Restaurant Buchner www.buchner-welchenberg.de

VARTA-TIPP Küche

Freymannstraße 15, PLZ 94559 (OT: Welchenberg), **T 09962 730**
60 | Hauptgericht 19–41 €, Menü 65–105 € | Mi-So Mo, Di

Der liebevoll restaurierte Gasthof von 1658 erwartet Sie mit romantisch-rustikalen Stuben. Ein schöner Mix aus ländlichem Flair und Moderne, „Hingucker" ist der kunstvoll bemalte Kachelofen. Serviert werden verfeinerte regional-bayerische Gerichte, u.a. Wild aus eigener Jagd und Fisch aus heimischen Gewässern. Für Weinliebhaber hält man eine spannende Auswahl edelster Tropfen bereit. Netter Gastgarten im Schatten riesiger Kastanienbäume.

NIEMEGK 26 C www.amt-niemegk.de

Brandenburg | EW 1.999 | 75 m Dahnsdorf 5 km, Rietz b. Jüterbog 7 km
T 033843 6270

Ferien Hotel Fläming
www.flaeming.travdo-hotels.de

★★★S garni

Zum Reiterhof 1, PLZ 14823 (OT: Neuendorf), **T 033843 927190,** F 92719999
52 Zimmer | 2 Suiten | Ez 59–85 €, Dz 79–129 €

Ansprechendes Landhotel mit angeschlossenem Reitsportzentrum und gemütlich eingerichteten Gästezimmern. Idealer Ausgangspunkt für Wander-, Fahrrad- oder Reittouren. Gutbürgerliche regionale Küche im Restaurant „Falkenhof".

Landhaus Alte Schmiede
www.landhausalteschmiede.de

★★★★★S garni

Dorfstraße 13, PLZ 14823 (OT: Lühnsdorf), **T 033843 9220,** F 92210
20 Zimmer | 5 Apartments | Ez 75–105 €, Dz 98–115 €, 14,00 €

Liebevoll restaurierter Vierseithof in ruhiger, naturnaher Lage. Ländlich eingerichtete, mit natürlichen Materialien gestaltete Gästezimmer. Tagungsmöglichkeiten vorhanden.

Landhaus Alte Schmiede

€ Gut & Günstig

100 | Hauptgericht 13–28 €, Menü 28–38 € | Sa-So Mo, Mi-So Di

Rustikal-elegante Restaurantstuben mit Wintergarten. Vielfältiges regionales Speisenangebot mit Wild aus den umliegenden Wäldern, Fisch aus heimischen Gewässern und Brot aus dem hauseigenen Backhaus.

Zum alten Ponyhof
www.zum-alten-ponyhof.de

€ Gut & Günstig ★★★★★S garni

Bahnhofstraße 20, PLZ 14823, **T 033843 3070,** F 30720
14 Zimmer | 1 Suite | Ez 62 €, Dz 92 € | 24 h

Das ursprünglich als Wohnhaus erbaute Gebäude beherbergt heute ein gut geführtes Hotel mit hell und freundlich gestalteten Zimmern. Frühstücksraum unter historischem Gewölbe. Kleiner Streichelzoo für Kinder.

NIENSTÄDT 22 D
www.sg-nienstaedt.de

Niedersachsen | EW 4.960 | 120 m — Stadthagen 3 km, Obernkirchen 4 km
T 05724 3980

Sülbecker Krug
www.suelbeckerkrug.de

Mindener Str. 6, PLZ 31688 (OT: Sülbeck), **T 05724 3992550**
70 | Hauptgericht 18–35 €, Menü 35–49 € | So Mi-So Mo, Di

Direkt an der B65 zwischen Stadthagen und Bückeburg liegt dieses sympathische Restaurant mit angeschlossener Weinbar. Gekocht wird klassisch-saisonal, schmackhaft z.B. „Gegrilltes Kotelett vom Iberico-Schwein mit Kräuterjus, gebratener Spargel und Polenta-Ecken". Es gibt auch eine extra Steakkarte. Für Übernachtungsgäste gibt es einfache, aber gepflegte Zimmer.

NIERSTEIN 50 B
www.nierstein.de

Rheinland-Pfalz | EW 8.790 | 85 m — Mainz 17 km, Darmstadt 23 km
T 06133 960500

Wein- und Parkhotel
www.weinhotel.bestwestern.de

★★★★ garni

An der Kaiserlinde 1, PLZ 55283, **T 06133 5080,** F 508333
55 Zimmer | Ez 79–185 €, Dz 99–345 € | 24 h

Modernes Tagungs- und Feriendomizil im Ortskern. Hier stehen Ihnen wohnlich eingerichtete Zimmer zur Verfügung. Das Restaurant „Am Heyl'schen Garten" bietet regionale und internationale Küche. Es gibt auch einen Irish Pub.

NITTEL 48 B
www.konz.eu

Rheinland-Pfalz | EW 2.299 | 180 m
T 06501 6018040
Saarburg 14 km, Konz 17 km

Culinarium
www.culinarium-nittel.de

garni

Weinstraße 5, PLZ 54453, **T 06584 91450,** F 914526
20 Zimmer | 1 Suite | Ez ab 58 €, Dz ab 85 €

Unweit der luxemburgischen Grenze hält das Weingut Dostert ruhige und wohnlich eingerichtete Zimmer bereit, die sich auf das Haupthaus und das 300 Meter entfernte Gästehaus „Schlafgut" verteilen. Ein kleiner Freizeitbereich ist auch vorhanden.

Culinarium

50 | Hauptgericht 9–26 € | So Mi-Sa Mo, Di

Das modern gehaltene Restaurant bietet eine gehobene regionale Küche mit internationalen Einflüssen. Weine und Edelbrände kommen vom hauseigenen Weingut. Kochschule. Weinverkauf.

NITTENAU 54 D
www.nittenau.de

Bayern | EW 9.400 | 352 m
T 09436 902733
Roding 21 km, Regensburg 38 km

Brauereigasthof Jakob
www.brauereigasthof-jakob.de

€ Gut & Günstig

Hauptstraße 10, PLZ 93149, **T 09436 8224**
100 | Hauptgericht 7–20 € | Mo-Di, Do-So Mi

Eine ehem. Poststation, die liebevoll zum Gasthaus umgebaut wurde. In der schönen rustikalen Gaststube sowie im gemütlichen Nebenzimmer werden bodenständige Gerichte serviert. Dazu gibt es eine schöne Auswahl an Bieren aus der Hausbrauerei. Behagliche Gästezimmer. Idyllischer Biergarten.

NOHFELDEN 49 B
www.nohfelden.de

Saarland | EW 10.151 | 350 m
T 06852 8850
St. Wendel 16 km, Hermeskeil 21 km
Bostalsee, Burg Nohfelden, Mode- und Trachtenmuseum, Stumm-Orgel in der ev. Kirche Wolfersweiler, Sternwarte.

Seezeitlodge Hotel & Spa
www.seezeitlodge-bostalsee.de

★★★★S garni

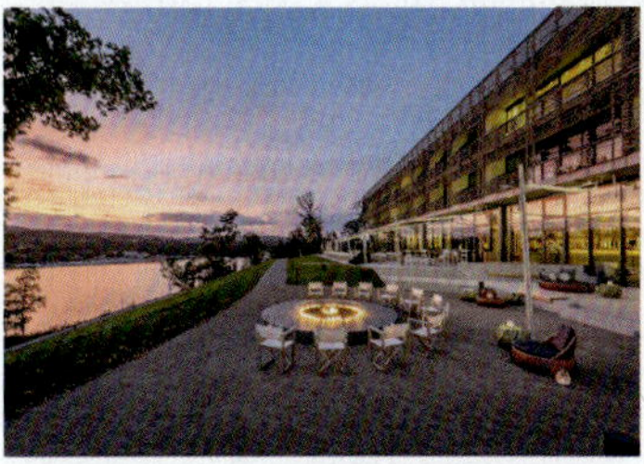

Am Bostalsee 1 (Navigationssystem: Staudammstr.), PLZ 66625 (OT: Gonnesweiler), **T 06852 80980,** F 8098333
98 Zimmer | 10 Suiten
Ez 214–234 €, Dz 348–388 €, inkl. Halbpension | 24 h

Direkt am Bostalsee im saarländischen Naturpark Saar-Hunsrück befindet sich dieses Hotel. Die Zimmer zeigen sich geradlinig und lässig, aber dennoch gemütlich. Für Entspannung sorgt der 2.700 qm große „Seezeit SPA".

NONNENHORN 66 A
www.nonnenhorn.de

Bayern | EW 1.689 | 404 m — Lindau 8 km, Friedrichshafen 14 km
T 08382 8250

Torkel
www.hotel-torkel.de

★★★★S garni

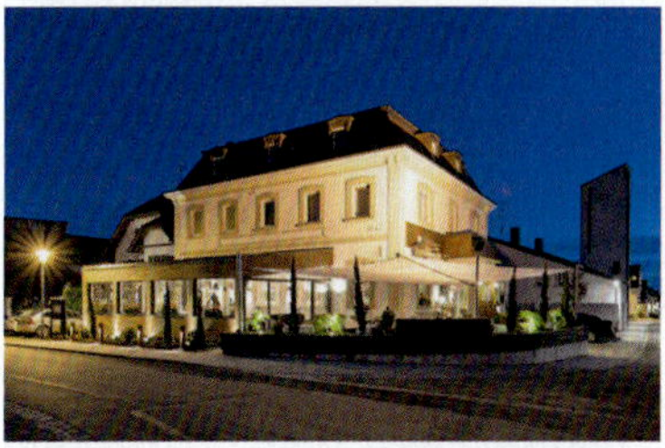

Seehalde 14, PLZ 88149, **T 08382 98620,** F 986262
24 Zimmer | 1 Suite
Ez ab 125 €, Dz ab 210 €, inkl. Halbpension

Diese gepflegte Übernachtungsadresse mit ihrem neuen Hotelanbau steht für herzliche Gastfreundschaft, geschmackvolle Zimmer mit modernem Wohnkomfort, einen ansprechenden, zeitgemäßen SPA mit Bio-Sauna und beheiztem Außenpool sowie ein sehr gutes Frühstück.

Torkel

65 | Hauptgericht 20–55 €, Menü 39–99 € | Mo-Di, Do-So Mi

Auch in punkto Kulinarik kann das Haus punkten. Schmackhafte Gerichte aus regionalen und saisonalen Produkten gibt es z.B. als „Chateaubriand vom Allgäuer Kalbsrücken mit Parmesan-Trüffelkruste, Marktgemüse und Kartoffelgnocchi". Stilvoller Weinkeller mit erlesener Auswahl an Rot- und Weißweinen. Bei Sonnenschein lockt die schöne Terrasse.

Haus am See
www.hausamsee-nonnenhorn.de

VARTA TIPP Service

★★★S garni

Uferstraße 23, PLZ 88149, **T 08382 988510,** F 9885175
24 Zimmer | 2 Suiten | 1 Apartment | Ez 73–112 €, Dz 127–190 €

Das beliebte Hotel mit Gästehaus liegt direkt am See und verfügt über eine große Liegewiese sowie einen eigenen Badestrand. Modern und farbenfroh präsentieren sich die Zimmer, die teilweise nach der Feng-Shui-Philosophie gestaltet wurden. Hübscher kleiner SPA-Bereich. Gästebetreuung und Frühstück sind vorbildlich.

Haus am See

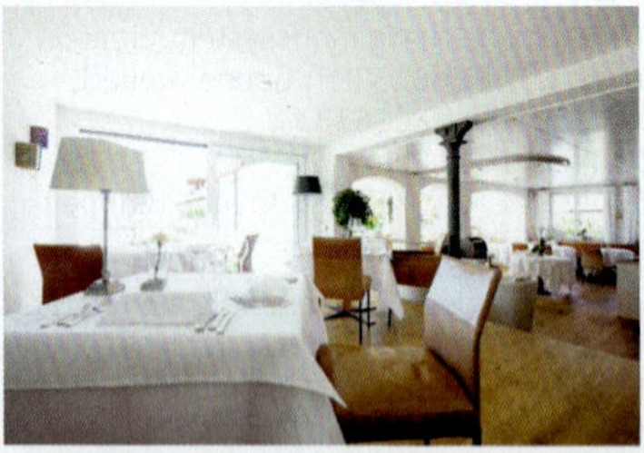

60 | Hauptger. 19–35 €, Menü 40–45 € | Mo-Di, Do-So Mi

Für kulinarische Gaumenfreuden sorgt der Juniorchef am Herd. Bodenständig, frisch und unverfälscht ist die feine Bodenseeküche, die Ihnen im hell und modern eingerichteten Restaurant serviert wird. Wie wäre es z.B. mit „Rücken vom Sulzberg-Reh mit Pfifferlingen, Serviettenknödel und Kirschen"? Idyllische Terrasse.

Weingut Hornstein Neu! www.hornstein.wine

garni

Sonnenbichlstraße 5, PLZ 88149, **T 08382 887570**
14 Zimmer | 1 Suite | Ez 139–159 €, Dz 159–189 €

Als Ergänzung zu Weingut und Gutsschenke ist hier ein neues Gästehaus mit individuell und hochwertig eingerichteten Hotelzimmern entstanden. Alle Möbel sowie der Parkettboden wurden eigens aus betriebseigenen Edelhölzern wie Zwetschge und Nuss angefertigt. Im Erdgeschoss des Anbaus befindet sich eine moderne Vinothek.

Zur Kapelle www.witzigmann-kapelle.de

€ Gut & Günstig ★★★ garni

Kapellenplatz 3, PLZ 88149, **T 08382 8274,** F 89181
17 Zimmer | Ez 61–69 €, Dz 102–132 € | 11.1.–11.3.21

Gepflegter Dorfgasthof mit über 100-jähriger Familientradition. Gemütliche Landhauszimmer mit komfortabler Ausstattung. In den rustikalen Gaststuben werden saisonale Spezialitäten und fangfrischer Fisch serviert.

NONNWEILER 49 A www.nonnweiler.de

Saarland | EW 8.705 | 414 m Hermeskeil 6 km, Idar-Oberstein 40 km
T 06873 66076

Landgasthof Paulus www.landgasthof-paulus.de

Prälat-Faber-Straße 2-4, PLZ 66620 (OT: Sitzerath), **T 06873 91011**
80 | Hauptgericht 25–30 €, Menü 45–58 € | Mi-So

Elegant-rustikal eingerichtetes Restaurant. Geboten wird eine ansprechende Frischeküche unter Verwendung von regionalen Bio-Produkten und heimischen Kräutern. Große Auswahl ausgesuchter Weine. Lauschige Weinterrasse mit Blick auf den Bauerngarten.

NORDEN 12 B www.norddeich.de

Niedersachsen | EW 25.044 | 7 m Aurich 27 km, Emden 44 km
T 04931 986200
Ludgeri-Kirche mit Arp-Schnitger-Orgel, Altes Rathaus mit Ostfriesischem Teemuseum, Seehundaufzuchtstation und Waloseum, Schönighsches Haus, Deichmühle und Westgaster Mühle, Automobil-Spielzeugmuseum, Museumseisenbahn.

Fährhaus
www.hotel-faehrhaus.de

★★★★S garni

Hafenstraße 1, PLZ 26506 (OT: Norddeich), **T 04931 98877,** F 988788
80 Zimmer | 16 Suiten | Ez ab 93 €, Dz ab 158 € | 24 h

Direkt am Hafen liegt dieses traditionsreiche Haus. Helle, moderne Zimmer im renovierten Stammhaus, wohnliche Zimmer und Suiten mit Seeblick im neueren Anbau. Schöne Wellnessabteilung auf dem Dach des 9-stöckigen Hotelturms. Restaurant mit Wintergarten.

Regina Maris
www.hotelreginamaris.de

★★★★S garni

Badestraße 7c, PLZ 26506 (OT: Norddeich), **T 04931 18930,** F 189375
61 Zimmer | 6 Suiten | Ez ab 88 €, Dz ab 144 €

Beliebtes Urlaubsdomizil an der Nordseeküste. Wohnliche Zimmer in verschiedenen Größen - teils mit Meerblick. Ansprechend gestalteter Wellnessbereich mit finnischer Sauna und Schwimmbad. Café-Restaurant mit Wintergarten und offener Terrasse.

Reichshof
www.reichshof-norden.de

★★★★S garni

Neuer Weg 53, PLZ 26506, **T 04931 1750,** F 17575
56 Zimmer | 10 Suiten | 8 Apartments | Ez ab 95 €, Dz ab 140 € | 24 h

Schmale Gassen führen durch die historischen Gebäude, in denen individuelle Zimmer und Suiten für ostfriesisches Wohlfühlambiente sorgen. Toll auch der großzügige Wellnessbereich mit Badelandschaft und verschiedenen Saunen. Im behaglichen Restaurant wird regionale und internationale Küche aufgetischt.

NORDENHAM 13 D
www.nordenham.net

Niedersachsen | EW 26.262 | 3 m — Brake 25 km, Oldenburg i. O. 52 km
T 04731 93640

Am Markt
www.hotel-am-markt.de

★★★★★S garni

Marktstraße 12, PLZ 26954, **T 04731 93720,** F 937255
44 Zimmer | 3 Suiten | Ez ab 99 €, Dz ab 125 € | 24 h

Der rote Klinkerbau befindet sich in zentraler Lage unweit des Bahnhofs. Wohnliche Zimmer in drei Kategorien. Liebevoll dekoriertes Hotelrestaurant mit maritimem Flair, in dem wechselnde Regionalküche und fangfrische Fischspezialitäten serviert werden.

Komforthotel Butjadinger Tor
www.butjadinger-tor.de

★★★★S garni

Butjadinger Str. 71-73, PLZ 26954, **T 04731 9388400,** F 9388488
40 Zimmer | Ez 95 €, Dz 125 €

Die gepflegte Übernachtungsadresse ist sowohl für Tagungsgäste als auch für Wochenendurlauber interessant. Großzügige Zimmer mit Balkon oder Terrasse. Das Frühstück nehmen Hausgäste im benachbarten Stammhaus am Butjadinger Tor ein.

Butjadinger Tor
www.butjadinger-tor.de

★★★★★S garni

Butjadinger Straße 62-69, PLZ 26954 (OT: Abbehausen), **T 04731 93880,** F 938888
28 Zimmer | Ez 75 €, Dz 100 €

»

Landhotel mit Gästehaus und Dependance (Komforthotel Butjadinger Tor - separat erwähnt). Die klassisch gehaltenen Zimmer verfügen über eine zeitgemäße Ausstattung. Hauseigenes Restaurant mit deftig-bodenständiger Küche.

NORDERNEY (INSEL) 12 B www.norderney.de

Niedersachsen | EW 6.000 | 5 m Norden 15 km, Emden 48 km
T 04932 8910

Seesteg www.seesteg-norderney.de

VARTA-TIPP Ambiente VARTA-TIPP Service

garni

Damenpfad 36a, PLZ 26548, **T 04932 893600,** F 893630
16 Zimmer | 9 Suiten | Ez 290–390 €, Dz 290–430 € | 24 h

Das extravagante Well-being-Designhotel am Nordseestrand vereint Tradition und Moderne. Es bietet edle Zimmer und Suiten, die alle mit hochwertigen Naturmaterialien wie Eichenholz, nordischem Klinker und Naturseide gestaltet sind. Ein besonderes Highlight ist der ganzjährig beheizte, 25 m lange Rooftop-Pool auf der Dachterrasse. Das Frühstück wird à la carte serviert – wahlweise im Restaurant oder auf dem Zimmer.

Seesteg

VARTA-TIPP Küche

60 | Hauptgericht 24–36 €, Menü 50–98 € | Mo-So

Stimmungsvolles, schnörkellos ausgestattetes Restaurant mit gläserner Showküche, in der die Crew um Markus Krebschull neu interpretierte internationale Küchenklassiker auf die Teller zaubert. Auch ein vegetarisches Menü steht auf der Karte. Dazu ein kleines, fair kalkuliertes Weinangebot. Tipp: Abendessen beim Sonnenuntergang auf der romantischen Seeterrasse.

Strandhotel Georgshöhe www.georgshoehe.de

★★★★S garni

Kaiserstraße 24, PLZ 26548, **T 04932 8980,** F 898200
132 Zimmer | 25 Suiten | Ez 68–170 €, Dz 155–315 € | 5.–25.12.21

Ein großzügig angelegtes Ferienhotel in strandnaher Lage. Moderne Zimmer, teils im Designerstil, sowie ein sehr gut ausgestatteter Sport- und Wellnessbereich sorgen für bestes Urlaubsvergnügen. Schöner Frühstücksraum mit Meerblick und Seeterrasse.

N'eys

T 04932 898404
44 | Hauptgericht 26–45 €, Menü 47–95 € | Di-So Mo 5.–25.12.21

Stimmungsvolles Abendrestaurant mit hübscher See-Veranda und herrlichem Meerblick. Serviert wird eine Kombination aus friesischer und mediterran beeinflusster Küche. Gutes Weinsortiment.

Inselloft Norderney www.inselloft-norderney.de

garni

Damenpfad 37-40, PLZ 26548, **T 04932 893800,** F 893898
35 Zimmer | 22 Suiten | Ez 120–200 €, Dz 150–230 €, exkl. Frühstück, ab 15,00 €

Modernes Aparthotel mit traumhaftem See- und Inselblick. Hier wohnen Sie in hochwertig ausgestatteten Studios, Lofts oder Penthouse-Suiten (teils mit Balkon oder Terrasse). Zum Haus gehören auch eine Lounge mit Bibliothek, eine Bäckerei, ein Design-Shop sowie ein „Wein & Deli" mit Feinkostsortiment.

New Wave Neu! www.new-wave.de

garni

Luisenstraße 13-15, PLZ 26548, **T 04932 934200**
73 Zimmer

In diesem 2019 eröffneten Boutique-Hotel trifft Pop Art auf skandinavische Lässigkeit. Die individuell eingerichteten und top durchgestylten Zimmer überzeugen mit modernem Komfort und hellen Designelementen. Hübsch der begrünte Innenhof sowie die großzügige Dachterrasse mit Rooftop-Bar.

Oktopussy Neu! www.oktopussy-norderney.de

80 | Mo-So

Der heiter-maritime Stil kommt ebenso gut an wie der freundliche Service und die schmackhafte Küche. Das Repertoire reicht von neu interpretierten Fisch-, Fleisch- und vegetarischen Gerichten bis hin zu Tapas-Spezialitäten. Blickfang ist ein großer, extra für das Restaurant designte Stammtisch.

Villa Ney www.villa-ney.de

VARTA-TIPP Service

garni

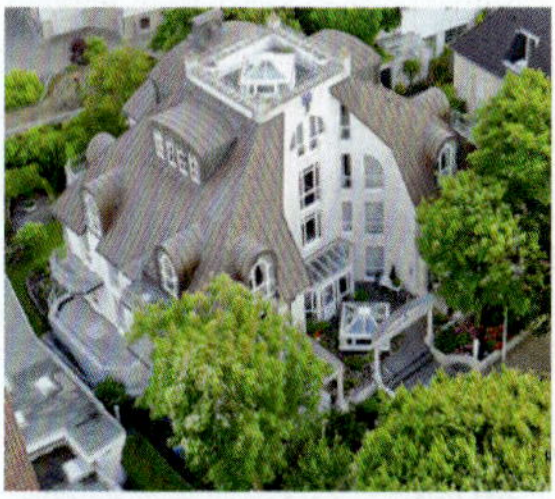

Gartenstraße 59, PLZ 26548, **T 04932 9170,** F 91731
14 Zimmer | 10 Suiten
Ez 110–140 €, Dz 155–180 €

Herzlich wohltuende Gastlichkeit umgibt Sie in diesem sehr persönlich geführten Boutique-Hotel. Die postmoderne Villa beherbergt wohnlich gestaltete Studios und Suiten. Dazu der charmante Service und das ausgezeichnete Frühstück - da kommen schon so einige Annehmlichkeiten zusammen...

Aquamarin www.hotel-aquamarin-norderney.de

garni

Friedrichstr. 5, PLZ 26548, **T 04932 92850,** F 928528
13 Zimmer | 2 Suiten | Ez 75–125 €, Dz 125–185 €

Das kleine Boutique-Hotel wurde um 1900 in klassischer Bäderarchitektur erbaut und verfügt neben wohnlich eingerichteten Zimmern auch über einen Aufenthaltsraum mit Kamin und eine große Dachterrasse. Frühstücksbuffet und Tee am Nachmittag sind im Zimmerpreis inklusive.

Haus Norderney www.hotel-haus-norderney.de

VARTA-TIPP Ambiente

★★★ garni

Janusstraße 6, PLZ 26548, **T 04932 2288,** F 83617
10 Zimmer | 1 Suite | Ez 75–95 €, Dz 145–245 €

››

Schmucke Jugendstilvilla von 1927 mit wohnlichen Zimmern in zeitgemäßem Design. Hier kommen Individualisten voll und ganz auf ihre Kosten. Zum Haus gehören eine gemütliche Kaminecke, eine Sauna sowie eine nette Sommerterrasse. Das Frühstück wird im gläsernen Anbau oder im Garten serviert. Kostenfreie Leihfahrräder.

Weiße Düne
www.weisseduene.com

Weiße Düne 1, PLZ 26548, **T 04932 935717**
120 | Hauptgericht 14–22 € | Mo-So

Beliebtes Ausflugslokal direkt hinter den Dünen. Ansprechendes, internationales Speisenangebot. Gemütliche Kaminlounge.

NORDERSTEDT 15 A
www.norderstedt.de

Schleswig-Holstein | EW 75.394 | 29 m — Hamburg 22 km, Lübeck 69 km
T 040 535950

Nordport Plaza Hotel
www.marriott.de

★★★★ S garni

Südportal 2, PLZ 22848, **T 040 3085410,** F 308541990
188 Zimmer | 2 Suiten | Ez ab 99 €, Dz ab 99 €, exkl. Frühstück, 17,00 € | 24 h

Der markante, ellipsenförmige Hotelneubau bietet technisch gut ausgestattete Zimmer und Suiten in klassisch-zeitlosem Design. Zum Haus gehören ein Restaurant, eine Well-Fit-Area sowie diverse Tagungs- und Eventflächen. Hübsch die Senator-Lounge im 9. Stock in 35 m Höhe.

Friesenhof
www.friesen-hof.de

★★★ garni

Segeberger Chaussee 84a-b, PLZ 22850, **T 040 529920,** F 52992100
47 Zimmer | 6 Apartments | Ez 70–81 €, Dz 86–97 € | 24 h

Gepflegtes Privathotel in verkehrsgünstiger Lage mit individuellem Service und freundlicher Atmosphäre. Wohnlich-funktionale Gästezimmer unterschiedlicher Größe mit kostenfreiem WLAN. Gemütliches Frühstücksrestaurant.

Schmöker-Hof
www.plazahotels.de

Oststraße 18, PLZ 22844 (OT: Harksheide), **T 040 526070,** F 5262231
122 Zimmer | Ez 89–165 €, Dz 104–195 €, exkl. Frühstück | 24 h

Sympathisches Haus vor den Toren der Stadt Hamburg mit individuell eingerichteten Zimmern im Landhausstil. Moderner Tagungskomplex mit neun Veranstaltungsräumen auf 350 qm. Restaurant mit regionaler Küche und schönem Biergarten mit altem Baumbestand.

NORDHAUSEN 33 C
www.nordhausen.de

Thüringen | EW 41.839 | 185 m — Erfurt 74 km, Göttingen 82 km
T 03631 696767
Kupferschieferbergwerk, Steinkohle-Besucherbergwerk, Harzer Schmalspurbahn, Schloss Auleben, Burgruine Hohnstein, Kunsthaus Meyenburg, Tabakspeicher, KZ-Gedenkstätte, Dom, St.-Blasii-Kirche, Flohburg - das Nordhausen Museum, IFA Museum.

Wolfsmühle
www.wolfsmuehle.de

€ Gut & Günstig

Zur Wolfsmühle 20, PLZ 99734 (OT: Rodishain), **T 034653 348,** F 83226
31 Zimmer | 4 Suiten | Ez ab 55 €, Dz ab 65 €

Feriengasthof in naturnaher Lage, umgeben von dicht bewaldeten Bergen und Hügeln. Individuell gestaltete, komfortabel ausgestattete Gästezimmer. Gemütliches Restaurant mit regionaler Küche.

Feine Speiseschenke
www.speiseschenke.de

Winkelberg 13-15, PLZ 99734 (OT: Rüdigsdorf), **T 03631 4736490**
30 | Hauptgericht 13–30 €, Menü 27–93 € | So Di-Sa

Ansprechend modern das Ambiente, frisch und ambitioniert die Küche. Hier sollten Sie z.B. „Geschmortes Ochsenbäckchen mit getrüffeltem Selleriepüree" oder „Filetmedaillon vom Hochlandrind mit Ragout von Rosenkohl und Backpflaumen" probieren. Im Sommer sitzt man natürlich gerne auf der hübschen Terrasse.

NORDHEIM 52 B
www.nordheim-main.de

Bayern | EW 992 | 196 m — Volkach 2 km, Kitzingen 15 km
T 09381 2866

Markert
www.gasthof-markert.de

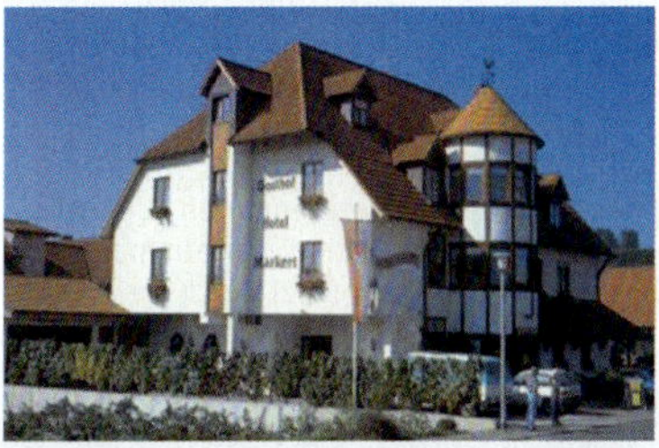

Am Rain 22, PLZ 97334, **T 09381 84900,** F 8490400
23 Zimmer | 1 Suite
Ez ab 50 €, Dz ab 80 €

Familiengeführter Gasthof in ruhiger Ortsrandlage. Gepflegte, komfortable Zimmer mit zeitgemäßer Ausstattung. Im Restaurant wird traditionell fränkisch gekocht.

Zur Sonne
www.franken-sonne.de

€ Gut & Günstig

Hauptstraße 18, PLZ 97334, **T 09381 80710**
50 | Hauptgericht 10–26 €, Menü 15–55 € | Sa-So Mo, Mi-So

Liebevoll renoviertes Barockhaus aus dem Jahr 1780. Gemütliche Gaststuben mit fränkischem Charme, in denen frische regionale Küche serviert wird. Schöner Garten im malerischen Innenhof. Nette Gästezimmer vorhanden.

NORDHORN 20 D
www.vvv-nordhorn.de

Niedersachsen | EW 53.353 | 23 m — Holländische Grenze 4 km, Lingen 20 km
T 05921 80390
Kornmühle, Kunstwege, Ausflugsboote, Galerie, Kloster Frenswegen (3 km NW), Tierpark, Stadtpark, Schifffahrtsmuseum.

Hotel am Stadtring
www.hotel-am-stadtring.de

Stadtring 33, PLZ 48527, **T 05921 88330,** F 75391
38 Zimmer | 1 Suite | Ez 69–94 €, Dz 105–124 €

Auf Geschäftsreisende zugeschnittenes Hotel in der Ortsmitte mit guten Tagungsmöglichkeiten. Helle, gemütlich eingerichtete Zimmer mit zeitgemäßer Ausstattung. Wellnessbereich mit Sauna und Dampfbad.

Riverside Hotel
www.riverside-nordhorn.de

Heseper Weg 40, PLZ 48529, **T 05921 819810,** F 8198170
46 Zimmer | Ez ab 116 €, Dz ab 134 €

Neuzeitliches Ferien- und Businesshotel direkt am Vechtesee mit modern und freundlich gestalteten Gästezimmern. Das „Pier99“ mit großer Glasfront und überdachter Seeterrasse ist eine Mischung aus Bar, Club/Lounge und Restaurant. Für Entspannung sorgt ein kleiner Saunabereich.

NORDKIRCHEN 30 A
www.nordkirchen.de

Nordrhein-Westfalen | EW 10.577 | 65 m — Lüdinghausen 7 km, Lünen 15 km
T 02596 528848
Wasserschloss (18. Jhd.), hochbarocke Schlosskapelle, hist. Schlosspark, „Westfälisches Versailles“, Schloss Nordkirchen.

Schloss Nordkirchen
www.lauter-nordkirchen.de

Schloss 1, PLZ 59394, **T 02596 972472**
40 | Hauptgericht 16–34 €, Menü 40–89 € |

Ein elegantes Restaurant mit schönem Blick auf den barocken Skulpturengarten „Venus“. Wechselnde Speisekarte mit klassischer Küche - neuzeitlich interpretiert. Appetit macht z.B. „Rinderfilet mit Pilzfarce im Filoteig präsentiert, Petersilienwurzel, ergänzt durch Gewürzkartoffel“. Nachmittags: Kaffee und Kuchen.

NÖRDLINGEN 59 A
www.noerdlingen.de

Bayern | EW 22.421 | 431 m — Donauwörth 28 km, Dinkelsbühl 31 km
T 09081 84116
Vollständig erhaltene rundum begehbare Stadtmauer, Spätgot. Hallenkirche St. Georg mit 90 m hohem Kirchturm, Gerberviertel.

2nd Home Hotel
www.2ndhomehotel.de

Luntenbuck 9, PLZ 86720, **T 09081 2729330**
45 Zimmer | 1 Suite | Ez 85–99 €, Dz 105–129 €, exkl. Frühstück, 12,50 €

Moderner Hotelneubau mit purer und zeitgemäßer Architektur. In den Gästezimmern schaffen naturbelassene Materialien und ein ausgewähltes Interior-Design eine anregende Wohlfühl-Atmosphäre. Zum Haus gehören auch ein kleiner Erholungsbereich mit Sauna, Seminarräume und eine Bar mit Kaminlounge. Gutes Frühstück mit frischen Fairtrade- und Bioprodukten.

Wirtshaus Meyers Keller
www.meyerskeller.de

VARTA-TIPP Küche

Marienhöhe 8 (über Oskar-Meyer-Straße), PLZ 86720, **T 09081 4493**
70 | Hauptgericht 19–36 €, Menü 60–134 € | Do-So Mi-So Mo, Di

Dass sich ambitionierte Kreativküche und traditionelle Landhausküche nicht unbedingt ausschließen müssen, beweist Jockl Kaiser mit großer Leidenschaft in seinem behaglichen Restaurant. Die Karte bietet sowohl authentische Wirtshausklassiker als auch ein anspruchsvolles Feinschmeckermenü. Dazu gibt es eine exzellente Auswahl an Qualitätsweinen. Toll der herrliche Sommergarten unter 100 Jahre alten Kastanien und Linden.

NORDSTRAND 6 D
www.nordstrand.de

Schleswig-Holstein | EW 2.206 | 2 m
T 04842 454
Husum 10 km, Bredstedt 18 km

Am Heverstrom
www.am-heverstrom.de

€ Gut & Günstig

Heverweg 14, PLZ 25845 (OT: Süderhafen), **T 04842 8000,** F 7273
11 Zimmer | 1 Suite | Ez 57 €, Dz 77–97 €

Freundlich geführtes Haus mit Panoramablick über das Wattenmeer aus den oberen Gästezimmern. Gediegen-gemütliches Restaurant mit antikem Tresen, Sonnenterrasse und regionaler Küche.

NÖRTEN-HARDENBERG 32 B
www.noerten-hardenberg.de

Niedersachsen | EW 8.102 | 159 m
T 05503 8080
Northeim 10 km, Göttingen 11 km

Hardenberg BurgHotel
www.burghotel-hardenberg.de

VARTA-TIPP Service

★★★★★

Hinterhaus 11a, PLZ 37176, **T 05503 9810,** F 981666
42 Zimmer | 7 Suiten | Ez 119–239 €, Dz 149–269 €, exkl. Frühstück, 25,00 € | 24 h

Kein „Hotel von der Stange" ist dieses bildschöne Fachwerkensemble aus dem 18. Jahrhundert. Die Zimmer und Suiten präsentieren sich zurückhaltend elegant. Individuelle Möblierung, hochwertige Stoffe und geschmackvolle Bäder sorgen für Wohlfühlatmosphäre. Ein schöner SPA-Bereich mit Blick auf die 1000-jährige Burgruine und die vorbildliche Gästebetreuung runden den positiven Gesamteindruck ab.

Novalis

60 | Hauptgericht 24–36 €, Menü 47–92 € | Mo-So

Gourmetrestaurant mit stilvoll-eleganter Einrichtung. Geboten wird eine klassisch französische Küche unter Verwendung erstklassiger Produkte. Weinkarte mit mehr als 300 Positionen. Großzügige Terrasse direkt am Reitplatz.

NORTHEIM 32 B www.northeim-touristik.de

Niedersachsen | EW 29.657 | 120 m Osterode 20 km, Göttingen 21 km
T 05551 913066
Fachwerkstadt, Stadtmauer (1000 m lang), Figurentheater - Theater der Nacht, Northeimer Seenplatte, Northeimer Mittelwald.

Freigeist www.freigeist-northeim.de

★★★★ garni

Am Gesundbrunnen, PLZ 37154, **T 05551 6070,** F 6075333
62 Zimmer | Ez ab 100 €, Dz ab 126 €, exkl. Frühstück, 16,00 € | 24 h

Beliebtes Golf- und Tagungshotel am Northeimer Wieter. Die Gästezimmer sind wohnlich und mit modernem Interieur ausgestattet. Man verfügt über einen weiträumigen Bankett- und Tagungsbereich. Im Restaurant „Waldwerk" sowie auf der wunderschönen Terrasse wird saisonale und internationale Küche serviert.

NOTZINGEN 58 B www.notzingen.de

Baden-Württemberg | EW 3.550 | 330 m Nürtingen 12 km, Reutlingen 40 km
T 07021 970750

Die Kelter www.kelter-notzingen.de

Kelterstraße 15, PLZ 73274, **T 07021 863786**
90 | Hauptgericht 13–30 €, Menü 32–47 € | So Mi-Sa Mo, Di

Ansprechend saniertes Kleinod am Notzinger Dorfplatz. Gemütlich-rustikale Atmosphäre mit offenem Fachwerk und Kunstausstellung. Wechselnde Speisekarte mit frischer, mediterran orientierter Küche. Tischreservierung empfehlenswert.

NÜRBURG 39 D www.nuerburg.de

Rheinland-Pfalz | EW 180 | 539 m Daun 22 km, Blankenheim 31 km
T 02691 935349

Lindner Nürburgring Congress Hotel www.lindner.de

★★★★S garni

Stefan-Bellof-Straße, PLZ 53520, **T 02691 3025000,** F 3025655
154 Zimmer | 14 Suiten | Ez 109–209 €, Dz 149–249 €, ab 22,00 € | 24 h

An der Start- und Zielgeraden von Deutschlands berühmtester Rennstrecke gelegen. Schallisolierte Zimmer in modern-elegantem Stil mit sehr guter technischer Ausstattung. Vielseitige Sport-, Wellness- und Freizeitmöglichkeiten. Bar, Lounge mit Kamin, Spielkasino.

Dorint Am Nürburgring www.dorint.com/nuerburg

★★★★ garni

Grand-Prix-Strecke, PLZ 53520, **T 02691 3090,** F 309460
207 Zimmer | 3 Suiten | Ez 104–200 €, Dz 144–240 € | 24 h

Das komfortable Hotel ist ganz dem Thema Motorsport gewidmet. Modern-funktionale Zimmer mit imposantem Blick auf den Nürburgring. Im Restaurant wird regionale und internationale Küche geboten. Das Haus ist auch für Tagungen gut geeignet.

NÜRNBERG 53 D

www.nuernberg.de

Bayern | EW 503.673 | 309 m
Würzburg 105 km, München 165 km
T 0911 23360

Neues Museum für Kunst und Design, Staatstheater, Handwerkerhof, Germanisches Nationalmuseum, Verkehrsmuseum, got. St.-Lorenz-Kirche, Ehekarussell-Brunnen auf dem Jakobsplatz, Schöner Brunnen auf dem Hauptmarkt, got. Frauenkirche, St.-Sebaldus-Kirche, Spielzeugmuseum, Kaiserburg, Albrecht-Dürer-Haus, Tiergarten mit Delphinlagune, ehem. Reichsparteitagsgelände mit Dokumentationszentrum, Memorium Nürnberger Prozesse, Stadtmuseum Fembohaus.

Einen Cityplan finden Sie auf Seite 914–915.

Le Méridien

www.lemeridiennuernberg.com

Bahnhofstraße 1-3 (D4), PLZ 90402 (OT: Gleißbühl), **T 0911 23220,** F 2322444
192 Zimmer | 24 Suiten | 24 h

Gegenüber dem Hauptbahnhof direkt am Eingang zur Altstadt liegt dieses traditionsreiche Grandhotel. Hier erwarten Sie modern gestaltete Zimmer und Suiten, acht stilvolle Veranstaltungsräume, ein Restaurant sowie eine im Art-déco-Stil eingerichtete Atelier-Bar.

Sheraton Carlton Nürnberg

www.carlton-nuernberg.de

★★★★★

Eilgutstraße 15 (D5), PLZ 90443, **T 0911 20030,** F 2003111
166 Zimmer | 5 Suiten | 24 h

Ein vorbildlich geführtes Haus am Rande der Altstadt. Hier stehen modern-elegante Hotelzimmer in unterschiedlichen Kategorien zur Verfügung. Schöner Fitness- und Saunabereich mit sehenswertem Rundblick über die Stadt. Im Restaurant gibt es fränkische Spezialitäten und internationale Klassiker.

NH Collection Nürnberg City

www.nh-hotels.de

★★★★S

Bahnhofstr. 17-19 (E4), PLZ 90402, **T 0911 99990,** F 9999100
244 Zimmer | 24 h

Zentral gelegener, moderner Hotelbau in Bahnhofsnähe. Modern eingerichtete Gästezimmer mit eleganten Holzfußböden und kostenlosem WLAN. Im Restaurant werden regionale und internationale Gerichte serviert.

Novotel Nürnberg Centre Ville

www.novotel.com

★★★★S

Bahnhofstr. 12 (E4), PLZ 90402, **T 0911 300350,** F 30035777
240 Zimmer | Ez 89–320 €, Dz 89–320 €, 17,00 € | 24 h

Das zeitgemäße Businesshotel unweit des Bahnhofs eignet sich sowohl für Geschäftsreisende als auch für Touristen. Die Zimmer: frisch und wohnlich in den Kategorien „Standard" und „Executive" - immer mit Minibar, Safe und gratis Wi-Fi. Großzügiger Fitness- und SPA-Bereich mit Pools sowie mehreren Saunen. Die Pizzeria „Posta" serviert italienische Speisen.

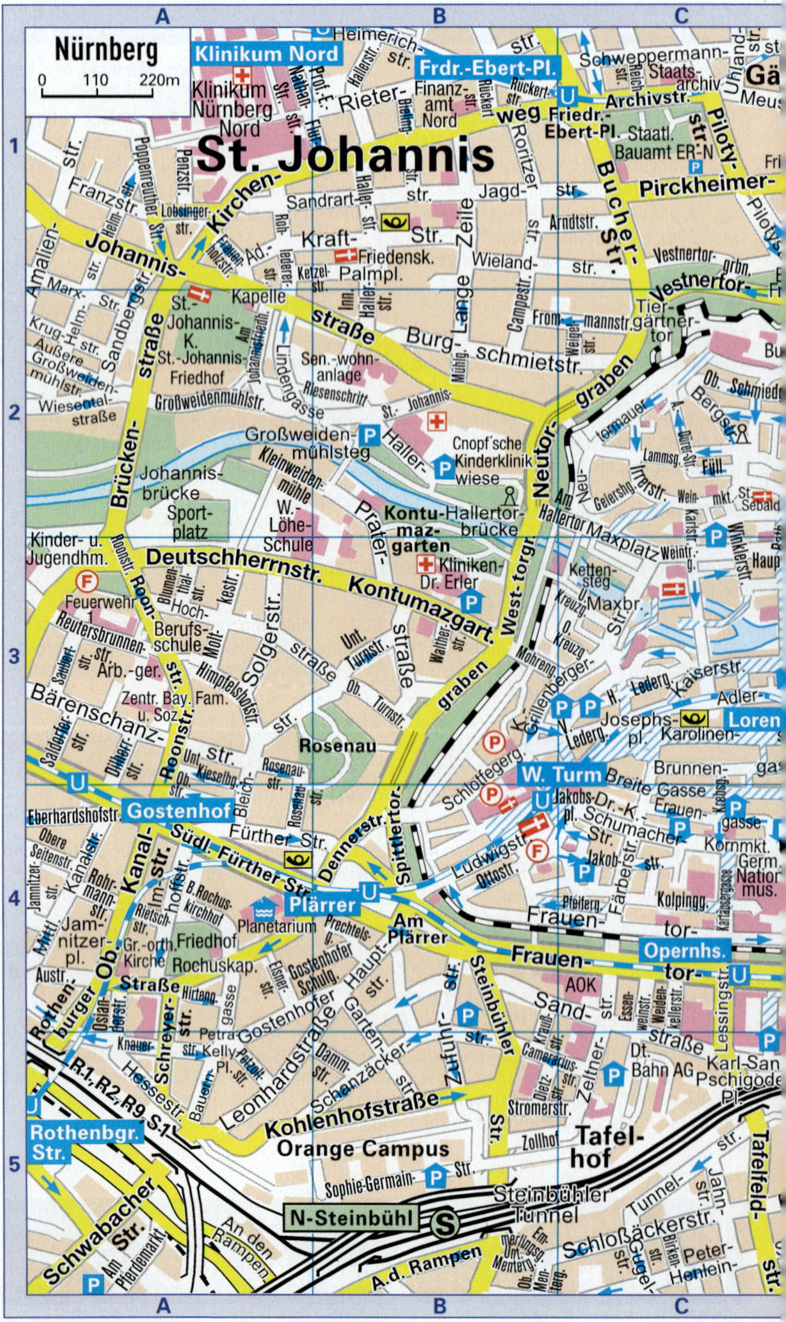
Nürnberg
0 110 220m
A
B
C
1
2
3
4
5
St. Johannis
Klinikum Nord
Klinikum Nürnberg Nord
Frdr.-Ebert-Pl.
Friedr.-Ebert-Pl.
Heimerich-str.
Rieter-str.
Finanz-amt Nord
Schweppermann-str.
Staats-archiv
Archivstr.
Staatl. Bauamt ER-N
Pirckheimer-
Piloty-str.
Bucher-Str.
Roritzer
Jagd-str.
Sandrart-str.
Kirchen-weg
Kraft-Str.
Friedensk.
Palmpl.
Johannis-str.
Johannis-straße
Franzstr.
Poppenreuther Str.
Penzstr.
Lobsinger-str.
Amalien-str.
Marx-Str.
Krug-str.
Äußere Großweiden-mühlstr.
Wiesental-straße
Sandbergstr.
Brücken-straße
St.-Johannis-K.
St.-Johannis-Friedhof
Kapelle
Großweidenmühlstr.
Lindengasse
Sen.-wohn-anlage
Riesenschritt
Burg-schmietstr.
Lange Zeile
Wieland-str.
Arndtstr.
Vestnertor-grbn.
Vestnertor-
Tier-gärtner-tor
Neutor-graben
Campestr.
Fromm-mannstr.
Großweiden-mühlsteg
Hallerwiese
Cnopf'sche Kinderklinik
Johannis-brücke
Sport-platz
Kleinweiden-mühle
W.-Löhe-Schule
Prater-
Kontu-maz-garten
Hallertor-brücke
Am Hallertor
Maxplatz
Weintr.
Winklerstr.
Kinder- u. Jugendhm.
Deutschherrnstr.
Kontumazgart.
Kliniken-Dr. Erler
West-torgr.
Feuerwehr 1
Reutersbrunnen-str.
Roonstr.
Hoch-kestr.
Berufs-schule
Solgerstr.
Himpfelshofstr.
Arb.-ger.
Zentr. Bay. Fam. u. Soz.
Bärenschanz-str.
Unt. Turnstr.
Ob. Turnstr.
Walther-str.
graben
Ketten-steg
Maxbr.
Kreuzg.
Mohreng.
Grillenberger-
Lederg.
Kaiserstr.
Adler-
Josephs-pl.
Karolinen-
Loren
Rosenau
Unt. Kieselbg.
Rosenau-str.
Saldorfer str.
Gostenhof
Eberhardshofstr.
Obere Seitenstr.
Kanalstr.
Kanal-str.
Südl. Fürther Str.
Fürther Str.
Bleich-str.
Dennerstr.
Spittlertor-
W. Turm
Schlotfegerg.
Breite Gasse
Brunnen-gasse
Jakobs-pl.
Dr.-K.-Schumacher-Str.
Frauen-gasse
Kornmkt.
Germ. Nation. mus.
Ludwigstr.
Ottostr.
Färberstr.
Jakob-str.
Kolpingg.
Pfeiferg.
Frauen-tor-
Opernhs.
Frauentor-graben
Plärrer
Am Plärrer
Planetarium
B.Rochus-kirchhof
Jamnitzer-pl.
Rohr-mann-str.
Im-hoffstr.
Friedhof Rochuskap.
Gr.-orth. Kirche
Prechtels-g.
Gostenhofer Schulg.
Haupt-str.
Steinbühler Str.
AOK
Sand-straße
Lessingstr.
Rothenburger Straße
Hirteng.
Schreyer-str.
Petra-Kelly-Pl.
Gostenhofer
Leonhardstraße
Garten-str.
Zufuhr-str.
Knauer-str.
Damm-str.
Schanzäcker-str.
Hessestr.
Bauer-str.
Camerarius-str.
Zeltner-str.
Dt. Bahn AG
Karl-Sandstr.
Pschigode-Pl.
R1, R2, R9, S1
Rothenbgr. Str.
Kohlenhofstraße
Orange Campus
Stromerstr.
Zollhof
Tafel-hof
Sophie-Germain-Str.
Steinbühler Tunnel
Tunnel-str.
Jahn-str.
Tafelfeld-str.
N-Steinbühl
Schwabacher Str.
Am Pferdemarkt
An den Rampen
A.d. Rampen
Schloßäckerstr.
Peter-Henlein-
Gugel-str.

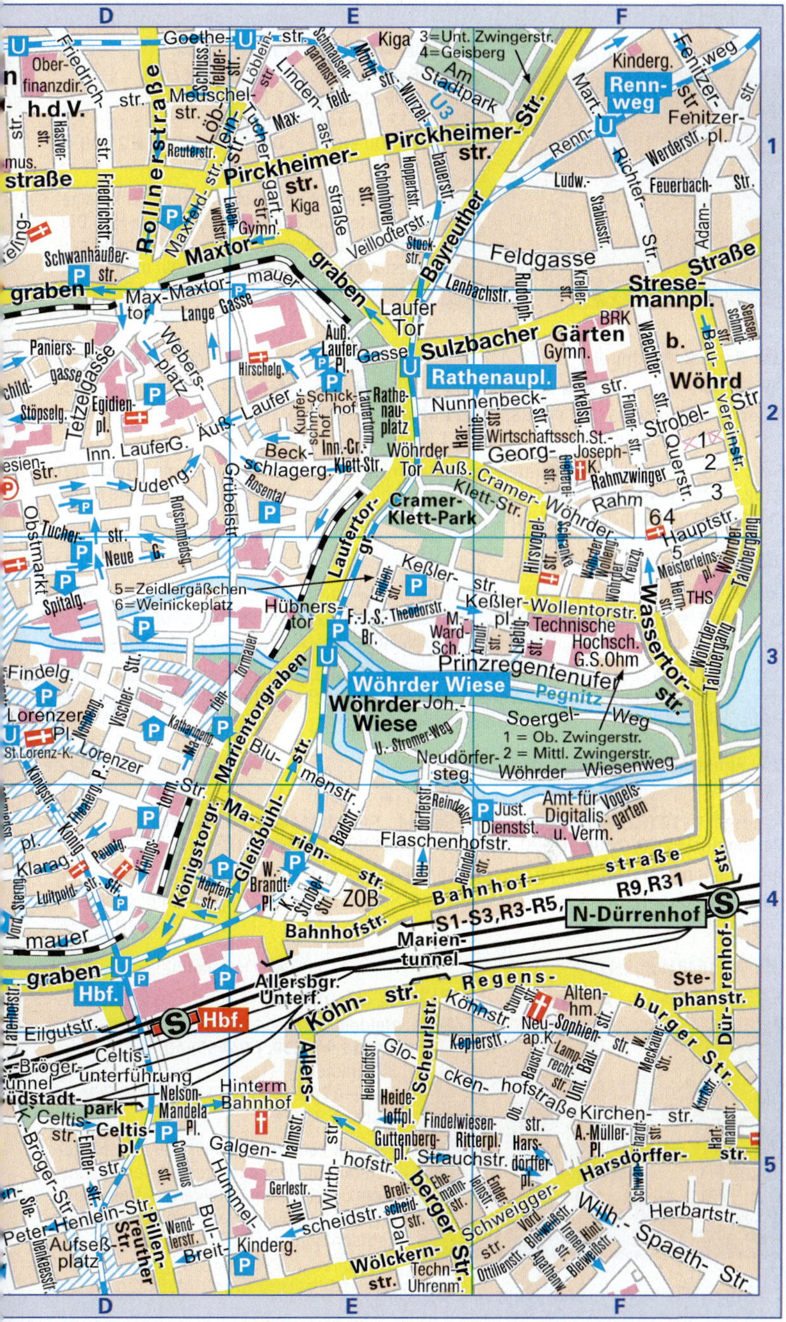
D
E
F
1
2
3
4
5
Goethe-
str.
Kiga
3=Unt. Zwingerstr.
4=Geisberg
Am
Stadtpark
Kinderg.
Rennweg
Fenitzer-
weg
Fenitzer-
pl.
Ober-
finanzdir.
h.d.V.
Friedrich-
str.
Rollnerstraße
Meuschel-
str.
Löblein-
str.
Tucher-
Linden-
ast-
straße
Max-
feld-
Wurzel-
bauerstr.
U3
Pirckheimer-
str.
Renn-
weg
Werderstr.
Richter-
Str.
Mart.
Reuterstr.
Friedrichstr.
straße
Schonhover-
Hoppestr.
Veillodterstr.
Ludw.-
Stabiusstr.
Feuerbach-
Str.
Adam-
Gymn.
Maxfeld-
Maxtor-
graben
mauer
Bayreuther
Stuck-
str.
Feldgasse
Straße
Schwanhäußer-
str.
Max-
tor
Lange
Gasse
Maxtor-
Laufer
Tor
Lenbachstr.
Rudolph-
Kreller-
Strese-
mannpl.
Paniers-
pl.
Weber-
platz
Äuß.
Laufer
Pl.
Gasse
Sulzbacher
Gärten
BRK
Gymn.
b.
Wöhrd
Hirschelg.
Tetzelgasse
Egidien-
pl.
Rathenaupl.
Nunnenbeck-
str.
Merkelsg.
Wachter-
str.
Bau-
vereinstr.
Stöpselg.
Inn. LauferG.
Äuß.
Laufer
Kupfer-
schm.-
hof
Schick-
hof
Lauferterm.
Rathe-
nau-
platz
Wirtschaftssch.St.-
Joseph-
K.
Strobel-
Querstr.
Beck-
schlagerg.
Inn.-Cr.-
Klett-Str.
Wöhrder
Tor
Georg-
str.
Rahmzwinger
Judeng.
Grübelstr.
Rosental
Äuß.
Cramer-
Klett-Str.
Cramer-
Klett-Park
Wöhrder
Rahm
1
2
3
64
5
Hauptstr.
Obstmarkt
Tucher-
str.
Neue
G.
Rotschmiedsg.
Laufertor-
gr.
Keßler-
str.
Hirsvogel-
Meisterleins-
pl.
Wöhrder
Talübergang
Spitalg.
5=Zeidlergäßchen
6=Weinickeplatz
Hübners-
tor
F.-J.-S.-
Br.
Theodorstr.
Keßler-
pl.
Wollentorstr.
Technische
Hochsch.
G.S.Ohm
Wassertor-
str.
THS
M.-
Ward-
Sch.
Arnulf-
Liebig-
Prinzregentenufer
Findelg.
Wöhrder Wiese
Pegnitz
Lorenzer
Pl.
St.Lorenz-K.
Vischer-
str.
Katharinengr.
Mariendorgraben
Wöhrder
Wiese
Joh.-
Soergel-
Weg
U.-Stromer-Weg
1 = Ob. Zwingerstr.
2 = Mittl. Zwingerstr.
Wöhrder Wiesenweg
Lorenzer
Blu-
menstr.
Neudörfer-
steg
Königstr.
Theaterg.
König-
Str.
Ma-
rien-
str.
Gleißbühl-
str.
Badstr.
Reindel-
dörferstr.
Just.
Dienstst.
Amt für
Digitalis.
u. Verm.
Vogels-
garten
Flaschenhofstr.
Klarag.
Peuntg.
Königstorgr.
Luitpold-
str.
W.-
Brandt-
Pl.
Hopfen-
str.
Strobel-
str.
ZOB
Bahnhof-
straße
R9,R31
S1-S3,R3-R5
N-Dürrenhof
Bahnhofstr.
mauer
Marien-
tunnel
graben
Hbf.
Allersbgr.
Unterf.
Köhn-
str.
Regens-
burger
Str.
Alten-
hm.
Ste-
phanstr.
Dür-
renhof-
str.
Hbf.
Eilgutstr.
Köhnstr.
Neu-Sophien-
ap.K.
Keplerstr.
Lamp-
recht-
str.
Bau-
str.
Meckauer-
str.
Celtis-
unterführung
Bröger-
tunnel
Südstadt-
park
Celtis-
str.
Celtis-
pl.
Nelson-
Mandela
Pl.
Hinterm
Bahnhof
Allers-
Glo-
cken-
hofstraße
Scheurlstr.
Heideloffstr.
Heide-
loffpl.
Findelwiesen-
str.
Kirchen-
str.
A.-Müller-
Pl.
Galgen-
hofstr.
Guttenberg-
pl.
Ritterpl.
Strauchstr.
Harsdörffer-
pl.
Harsdörffer-
str.
Endter-
str.
Comeniusstr.
Gerlestr.
Wirth-
str.
Breit-
scheidstr.
Bul-
Hummel-
Peter-Henlein-Str.
K.-Bröger-Str.
Aufseß-
platz
Pillen-
reuther
Str.
Wendlerstr.
Breit-
scheidstr.
Kinderg.
Wölckern-
str.
Dal-
berger
Str.
Techn.-
Uhrenm.
Schweigger-
str.
Wilh.-Spaeth-
Str.
Herbartstr.
Ottilienstr.
Agathenstr.
Bleiweißstr.

Park Plaza

www.parkplaza.com/nuremberg

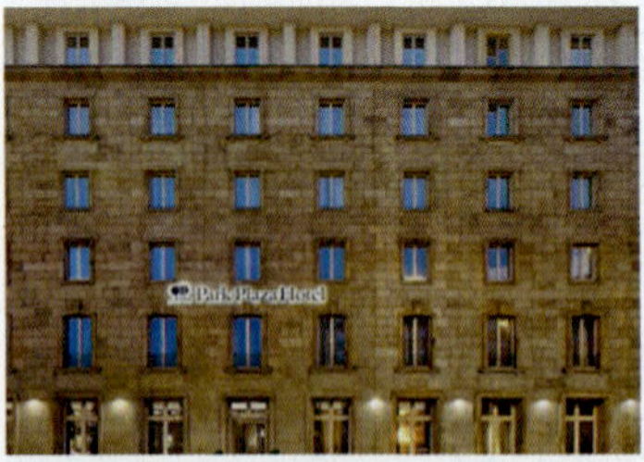

Bahnhofstraße 5 (D4), PLZ 90402, **T 0911 215550,** F 21555555
177 Zimmer | 3 Suiten
Ez 100–1000 €, Dz 100–1000 €, 24,00 € | 24 h

Das Hotel befindet sich in einem denkmalgeschützten Gebäude gegenüber dem Hbf. Die Zimmer sind wohnlich und ansprechend ausgestattet. Zum Haus gehören ein moderner Fitnessbereich, eine Sauna sowie ein Business-Center.

Ramada Parkhotel

www.ramada-nuernberg.de

★★★★S

Münchener Straße 25, PLZ 90478, **T 0911 47480,** F 4748420
187 Zimmer | 2 Suiten | Ez 95–359 €, Dz 130–398 € | 24 h

Geschäfts- und Stadthotel inmitten der Gartenanlagen des Luitpoldhaines mit direktem Zugang zur Meistersingerhalle. Gediegen-komfortable Zimmer. Restaurant „Rôtisserie Médoc" mit lokalen und französischen Spezialitäten.

Acom

www.acomhotels.de/acomhotel-nuernberg.html

garni

Leipziger Platz 22, PLZ 90491 (OT: Nordostbahnhof), **T 0911 6505990,** F 650599113
201 Zimmer | Ez 74–249 €, Dz 79–254 €, exkl. Frühstück, 12,00–24,00 € | 24 h

2010 eröffnetes Lifestyle-Budget-Hotel für Geschäfts- und Städtereisende. Modern gestaltete Zimmer mit individuell regelbarer Klimaanlage und schallisolierten Fenstern. Schönes Frühstücksrestaurant.

Agneshof

www.agneshof-nuernberg.de

★★★ garni

Agnesgasse 10 (C2), PLZ 90403 (OT: St. Sebald), **T 0911 214440,** F 21444144
74 Zimmer | Ez 70–240 €, Dz 90–260 €, exkl. Frühstück, 8,50 € | 24 h

Stadt- und Geschäftshotel in Burgnähe mit unterschiedlich eingerichteten Zimmern, teils mit Balkon oder Terrasse. Wellnessbereich mit Sauna und Whirlpool. Gartenhof mit kleiner Liegewiese.

Am Heideloffplatz

www.hotelamheideloffplatz.de

★★★S garni

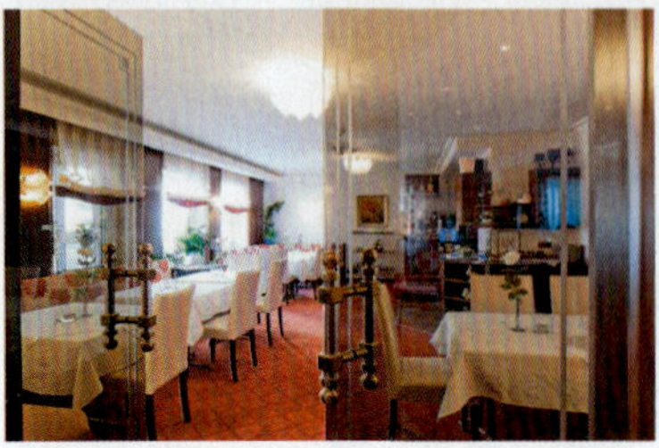

Heideloffplatz 7-11 (E5), PLZ 90478, **T 0911 944530,** F 94453440
32 Zimmer
Ez 82–129 €, Dz 121–149 €, exkl. Frühstück, 9,00 €

Familiär geführtes Hotel in der Nürnberger Oststadt mit wohnlich gestalteten Stilzimmern und kleinem Hotelgarten. Das Haus empfiehlt sich u.a. wegen seiner guten Verkehrsanbindung. Gutes Frühstück.

Deutscher Kaiser
www.deutscher-kaiser-hotel.de

Königstraße 55 (D4), PLZ 90402, **T 0911 242660,** F 24266166
49 Zimmer | 2 Suiten | Ez 92–288 €, Dz 109–348 € | 24 h

Das hist. Gebäude in der Nürnberger Altstadt ist eine architektonische Perle. Das Hotel beherbergt individuelle, teils mit antiken Möbeln eingerichtete Zimmer in zwei Kategorien. Zum Haus gehören auch ein Fitnessraum und eine kleine Bibliothek. Ein besonderes Lob verdienen die Qualität des Frühstücks sowie der freundliche Gästeumgang.

Drei Raben
www.hoteldreiraben.de

★★★★

Königstraße 63 (D4), PLZ 90402 (OT: Lorenz), **T 0911 274380,** F 232611
22 Zimmer | 1 Suite | 1 Apartment | Ez 100–195 €, Dz 130–250 €, 8,00–25,00 € | 24 h

Traditionsreiches Themenhotel direkt in der Altstadt. Modern und individuell nach Nürnberger Legenden gestaltete Zimmer. Stylishe Cocktailbar mit ungewöhnlichen Weinen und Drinks.

Gasthaus Rottner
www.rottner-hotel.de

★★★★

Winterstraße 15/17, PLZ 90431 (OT: Großreuth bei Schweinau), **T 0911 658480,** F 65848203
37 Zimmer | Ez ab 82 €, Dz ab 121 € | 24 h

Ein historischer Gasthof mit neuzeitlichem Hotelbau in ruhiger, ländlicher Umgebung. Die wohnlich eingerichteten Zimmer bieten alle Annehmlichkeiten für einen erholsamen Aufenthalt. Üppiges Frühstücksbuffet mit fränkischen Spezialitäten.

Gourmet-Restaurant Waidwerk

VARTA-TIPP Küche **VARTA-TIPP** Service

T 0911 612032
25 | Hauptgericht 32–38 €, Menü 92–115 € | Di-Sa Mo, So

Hier trifft Genuss auf Tradition und Nachhaltigkeit. Der ambitionierte Valentin Rottner bietet seinen Gästen eine junge, geschmacklich präzise Küche, bei der ausschließlich Top-Produkte zum Einsatz kommen. Beim liebenswerten Service ist die motivierende Begeisterung an der Gastlichkeit unübersehbar. Die Gourmetstube selbst: geradlinig-moderner Stil und ein Schuss Historie.

Gasthaus Rottner

80 | Hauptgericht 24–44 €, Menü 62–90 € | Mo-Sa So

Historisch, gemütlich, urig... Im 300 Jahre alten Gasthaus bietet man unverändert eine hochwertige Geschmacksküche mit saisonaler Ausrichtung, z.B. bei „Lachsforelle | Spargel | Sauerampfer“ oder „Entenbrust | Kumquats | Rote Bete“. Im Sommer sitzt man herrlich im Nussbaumgarten.

Holiday Inn City Centre
www.hi-nuernberg.de

★★★★

Engelhardsgasse 12 (B4), PLZ 90402, **T 0911 242500,** F 24250777
260 Zimmer | 3 Suiten | 40 Apartments | 24 h

Modernes Innenstadthotel mit klimatisierten, im modernen Landhausstil eingerichteten Zimmern. Fitnessraum, gute Tagungsmöglichkeiten.

Mövenpick Hotel Nürnberg-Airport
www.movenpick.com/de

★★★★

Flughafenstraße 100, PLZ 90411, **T 0911 35010,** F 3501350
150 Zimmer | Ez 75–599 €, Dz 75–599 €, exkl. Frühstück, 23,00 € | 24 h

Zeitgemäßes Tagungs- und Messehotel gegenüber dem Flughafenterminal. Modern und funktional eingerichtete Zimmer mit komfortabler Ausstattung. Restaurant mit fränkischer und internationaler Küche.

Park Inn
www.parkinn.de/hotel-nuernberg

Sandstraße 2-8 (B4), PLZ 90443 (OT: Tafelhof), **T 0911 704040,** F 70404390
148 Zimmer | 24 h

Modernes Haus für Geschäfts- und Privatreisende, nur wenige Schritte von der mittelalterlichen Altstadt entfernt. Gästezimmer mit individuell regulierbarer Klimaanlage, Internetzugriff über WLAN und LCD-Flachbildfernseher. Fitnessbereich mit Sauna und Blick über Nürnberg.

Ringhotel Loew's Merkur
www.loews-hotel-merkur.de

★★★★

Pillenreuther Straße 1 (D5), PLZ 90459, **T 0911 994330,** F 99433666
200 Zimmer | 1 Suite | Ez 79–230 €, Dz 99–260 €, exkl. Frühstück | 24 h

Familiär geführtes Stadthotel, nur wenige Schritte vom Hauptbahnhof entfernt. Unterschiedlich eingerichtete Gästezimmer. Schöner Poolbereich mit Sauna. Angebotsreiches Frühstücksbuffet. Im À-la-carte-Restaurant wird regionale und internationale Küche serviert.

Schindlerhof
www.schindlerhof.de

★★★★

Steinacher Straße 6-10, PLZ 90427 (OT: Boxdorf), **T 0911 93020,** F 9302620
92 Zimmer | 6 Suiten | Ez 99–157 €, Dz 185–203 €, ab 17,00 €

Das einstige Hofgut mit Refugiumcharakter empfängt Sie heute als innovatives Tagungshotel. Hier erwarten den Gast moderne, individuell eingerichtete Themenzimmer. Kleine Speisen und leckere Weine werden in der Vinothek „DankBar" aufgetischt.

unvergESSlich
www.restaurant-unvergesslich-nuernberg.de

T 0911 9302604
108 | Hauptgericht 19–35 € | Mo-So

Unter dem Motto „Franken geht fremd" – fränkische Küche kombiniert mit Rezepten aus aller Welt – lässt man sich in stimmungsvollem Ambiente Gerichte wie „Zweierlei vom Wildschein mit Kartoffel-Zwiebel-Krapfen und glasiertem Pfirsich" schmecken.

Sorat Saxx
www.sorat-hotels.com

★★★ S garni

Hauptmarkt 17 (C3), PLZ 90403, **T 0911 242700**
103 Zimmer | 24 h

Am zentralen Marktplatz im Herzen der Altstadt empfängt Sie dieses liebenswerte Nichtraucherhotel. Die Gästezimmer sind stylish und individuell im Design. Ein Haus, in dem sich sowohl Businessgäste als auch Individualreisende wohlfühlen.

Victoria
www.hotelvictoria.de

★★★★ garni

Königstraße 80 (D4), PLZ 90402, **T 0911 24050,** F 227432
65 Zimmer | 2 Suiten | Ez 82–128 €, Dz 98–158 € | 24 h

Inhabergeführtes Privathotel hinter denkmalgeschützter Fassade. Individuell eingerichtete Zimmer mit modernem Komfort. Sehr gute Tagungsmöglichkeiten.

Advantage Appartements Hotel
www.hotel-advantage.de

★★★

Dallinger Straße 5 (E5), PLZ 90459, **T 0911 94550,** F 9455200
49 Zimmer | 2 Suiten | 17 Apartments | Ez 50–165 €, Dz 65–245 €

In einer ruhigen Seitenstraße gelegenes Business- und Stadthotel, nur wenige Minuten vom Hauptbahnhof entfernt. Freundlich eingerichtete Zimmer mit zweckmäßiger Ausstattung. Restaurant mit internationaler Küche.

Am Jakobsmarkt
www.hotel-am-jakobsmarkt.de

★★★ garni

Schottengasse 5 (C4), PLZ 90402, **T 0911 20070,** F 2007200
67 Zimmer | 4 Suiten | 2 Apartments | Ez 59–219 €, Dz 74–248 €, exkl. Frühstück, 12,00 € | 24 h

Ruhiges, zentral gelegenes Altstadthotel mit historischem Flair. Das Haus empfängt Sie mit zeitgemäß eingerichteten Zimmern in unterschiedlichen Kategorien. Gutes Frühstück.

Am Josephsplatz
www.hotel-am-josephsplatz.de

★★★ garni

Josephsplatz 30-32 (C3), PLZ 90403 (OT: Lorenz), **T 0911 214470,** F 21447200
36 Zimmer | 2 Suiten | 4 Apartments | Ez 67–139 €, Dz 120–215 €, 4,80 € | 24 h

Familienfreundliches Hotel in hist. Gebäude, dessen Geschichte bis ins Jahr 1675 zurückreicht. Kleiner Wellnessbereich mit Sauna, Solarium, Sonnenterrasse und Fitnessraum. Gepflegte Zimmer mit moderner Ausstattung.

Art & Business Hotel
www.art-business-hotel.com

★★★S garni

Gleißbühlstraße 15 (E4), PLZ 90402, **T 0911 23210,** F 2321511
49 Zimmer | Ez ab 62 €, Dz ab 92 €

Nettes, familiengeführtes Boutique-Hotel in der Nähe des Hauptbahnhofs. Moderne Zimmer mit komfortabler Einrichtung und schicken Bädern. Gutes Frühstück.

Best Western City West
www.bestwestern.de

★★★S garni

Regerstraße 6, PLZ 90429 (OT: Muggenhof), **T 0911 21750,** F 2175577
234 Zimmer | 12 Suiten | Ez 69–295 €, Dz 89–325 €, ab 4,80 € | 24 h

Modernes Gebäude mit hellen, funktional eingerichteten Zimmern für Geschäfts- und Städtereisende. Gute Anbindung an öffentliche Verkehrsmittel. Reichhaltiges Frühstücksbuffet.

Cristal
www.hotelcristal.de

★★★S garni

Willibaldstraße 5-7, PLZ 90491 (OT: Schoppershof), **T 0911 951190,** F 95119270
49 Zimmer | 1 Suite | 2 Apartments | Ez 64–130 €, Dz 76–150 €, 5,00–9,50 € | 24 h »

Ruhig unweit der Altstadt gelegenes Urlaubs- und Geschäftshotel mit guten Tagungsmöglichkeiten. Individuell eingerichtete Zimmer und Suiten mit kostenlosem WLAN. Kleiner Wellnessbereich mit Sauna und Dampfbad.

IntercityHotel
www.nuernberg.intercityhotel.com

S garni

Eilgutstraße 8 (D4), PLZ 90443, **T 0911 24780,** F 2478999
158 Zimmer | Ez 69–250 €, Dz 69–350 € | 24 h

Zeitgemäß in warmen Farben ausgestattete Gästezimmer, wahlweise mit Blick auf die Stadt oder den Bahnhof. Gute Tagungsmöglichkeiten. Restaurant mit regionaler und internationaler Küche. Free-City-Ticket für Hausgäste.

Klughardt
www.hotel-klughardt.de

S garni

Tauroggenstraße 40, PLZ 90491 (OT: Schoppershof), **T 0911 919880,** F 595989
32 Zimmer | 1 Apartment | Ez ab 85 €, Dz ab 105 €

Persönlich geführtes Nichtraucherhotel in zentraler Lage im Herzen der Stadt. Individuell eingerichtete Zimmer mit moderner Ausstattung. Reichhaltiges Frühstücksbuffet.

Landgasthof Gentner
www.landgasthof-hotel-gentner.de

S garni

Bregenzer Straße 31, PLZ 90475, **T 0911 80070,** F 8007234
52 Zimmer | 1 Suite | Ez 84–368 €, Dz 138–408 €, 8,00 €

Dieser familiär geführte Landgasthof am Stadtrand bietet hübsche Gästezimmer mit geschmackvollem Interieur und ein gutes Frühstücksbuffet. Das Hotel ist sowohl bei Geschäftsreisenden als auch bei Freizeitgästen sehr beliebt.

Landgasthof Gentner

VARTA-TIPP Küche

68 | Hauptgericht 14–29 € | Mo-Sa So

In den heimeligen Gaststuben serviert man Ihnen eine verfeinerte regionale Landhausküche. Wie wäre es z.B. mit „Filet vom Zander auf Pfifferlingsrisotto“ oder „Wiener Schnitzel vom Kalb mit Röstkartoffeln und Preiselbeeren“? Im Sommer lockt die herrliche Restaurantterrasse unter Linden und Kastanien. Bei schlechtem Wetter ist das lichtdurchflutete Garten-Stüberl eine nette Alternative.

Essigbrätlein
www.essigbraetlein.de

VARTA★TIPP Küche **VARTA-TIPP** Service

Weinmarkt 3 (C2), PLZ 90403, **T 0911 225131**
28 | Menü 132–160 € | Di-Sa Mo, So

Diese Adresse ist aus der deutschen Gourmet-Szene nicht mehr wegzudenken. Im ältesten Gasthaus der Stadt begeistern Andree Köthe und Yves Ollech ihre Gäste seit vielen Jahren mit einer einzigartigen Naturküche. Die Menüs des Köche-Duos offenbaren die ganze Bandbreite ihrer technisch sehr anspruchsvollen und ebenso geschmacksintensiven Kreationen. Dass man sich hier wohlfühlt, liegt aber auch mit am Service, der Sie herzlich und aufmerksam umsorgt und gut in Sachen Wein berät.

Goldener Pudel Neu! www.goldenerpudel.com

Grasergasse 15 (D4), PLZ 90402 (OT: Lorenz), **T 0911 24278650**
Hauptgericht 22–60 € | Mo-Sa

Das stylishe Restaurant serviert schmackhafte Fleisch- und Fischspezialitäten, aber auch vegetarische Alternativen hat man im Repertoire. Leckere Drinks gibt es an der Cocktailbar.

Imperial by Alexander Herrmann www.ah-imperial.de

Königstr. 70 (D4), PLZ 90402, **T 0911 24029955**
Hauptgericht 19–36 € | Di-Sa Mo, So

„Cool Dining" im trendig-modernen Restaurant. Wer es relaxed und entspannt mag und trotzdem richtig gut essen möchte, ist hier genau richtig! Im offenen Küchenbereich zaubert die Crew geradlinige, aufs Wesentliche konzentrierte Gerichte mit japanischen Einflüssen. Macht Ihnen z.B. „Gegrillter Lammrücken | Salzzitronensud | Röstmandel | Gewürz-Pakchoi | geschmorte Tomate" Appetit? Im „Fränk'ness" im EG trifft Omas Küche auf Streetfood. Einmal im Monat OpenHausBrunch.

1515 Rhinocerus www.1515rhinocerus.de

Rohledererstr. 1 (A1), PLZ 90419 (OT: St. Johannis), **T 0911 30728542**
16 | Hauptgericht 19–39 €, Menü ab 58 € | Di-Sa Mo, So

Das kleine Restaurant ist geschmackvoll zurückhaltend möbliert. Kulinarisch trifft Brasiliens Streetfood auf feine regionale Küche. Wie wäre es z.B. mit „Peito de Frango (Hühnerbrustfilet mit geröstetem Blumenkohl, Confit-Kartoffeln, Zuckerschoten und Salbei-Zitronensauce)"? Die Preise sind fair. Der Service ist aufmerksam und freundlich.

Einzimmer Küche Bar www.einzimmerkuechebar.de

Schustergasse 10 (C2), PLZ 90403, **T 0911 66463875**
Hauptgericht 18–28 € | Di-Sa Mo, So

In seinem kleinen, aber feinen Restaurant in der Altstadt bietet Tim Kohler eine moderne europäische Küche. Nur wenige, unkonventionelle Gerichte zieren die Speisekarte, aus denen sich der Gast am Abend sein eigenes Menü (bis 5 Gänge) zusammenstellen kann. Dazu gibt es einen täglich wechselnden Mittagstisch.

Entenstuben www.entenstuben.de

VARTA-TIPP Küche

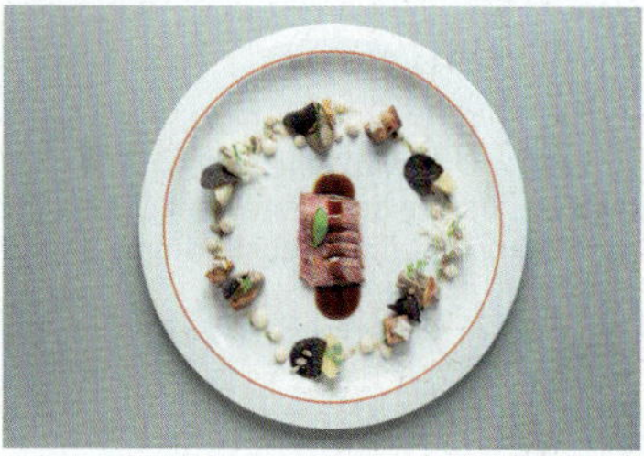

Schranke 9 (F3), PLZ 90489 (OT: Wöhrd),
T 0911 5209128
30 | Hauptger. 25–35 €, Menü 85–135 € |
Di-Sa Mo, So 1.–6.1.21, 1.–18.8.21

In gemütlich-eleganter Atmosphäre können Sie sich die wirklich guten, produktbezogenen Gerichte von Fabian Denninger schmecken lassen. Seine Speisekarte stellt er im saisonalen Wechsel regelmäßig neu zusammen. Auch ein Blick in die Weinkarte lohnt sich.

Koch & Kellner
www.kochundkellner.de

Obere Seitenstraße 4 (A4), PLZ 90429 (OT: Gostenhof), **T 0911 266166**
46 | Hauptgericht 24–34 €, Menü 50–115 € | Mo-Sa

„EINFACH GENIESSEN" ist die Philosophie dieses gemütlichen Restaurants. Fröhlich-lebendiges Bistro-Ambiente, dazu eine frische, moderne Küche aus saisonalen Produkten. Gutes Preis-Leistungs-Verhältnis. Umfangreiches Weinangebot.

Minneci
www.minneci-ristorante.de

Zirkelschmiedsgasse 28 (C4), PLZ 90402 (OT: Lorenz), **T 0911 209655**
55 | Hauptgericht 28–39 €, Menü 69–90 € | Di-Sa Mo, So

In den geschmackvollen Räumen des original erhaltenen Gebäudes aus dem 16. Jahrhundert kann man ungezwungen speisen. Die frisch zubereitete italienische Küche reicht von Antipasti über Pasta bis hin zu Fleisch- und Fischgerichten. Die Plätze auf der idyllischen Terrasse sind sehr begehrt.

Wonka
www.restaurant-wonka.de

VARTA-TIPP Küche

Johannisstraße 38 (B2), PLZ 90419 (OT: St. Johannis), **T 0911 396215**
50 | Hauptgericht 30–34 €, Menü 78–98 € | Di-Fr Di-Sa Mo, So 24.–27.12.20, 1.–6.1.21

Im eleganten Jugendstilambiente mit zeitgenössischer Kunst und hübschem Hofgarten begeistert die kreative, moderne Küche, die von Kräutern, Aromen und Gewürzen geprägt ist. Die Abendkarte offeriert zwei Menüs - auf Wunsch mit Weinbegleitung. Mittags wird ein preisgünstiges Lunch-Menü angeboten. Das Preis-Genuss-Verhältnis ist stimmig, der Service top.

Würzhaus
www.wuerzhaus.info

Kirchenweg 3a (B1), PLZ 90419 (OT: St. Johannis), **T 0911 9373455**
65 | Hauptgericht 23–27 €, Menü 50–80 € | Di-Fr Mo-Sa So

Hier freut man sich in ungezwungener Atmosphäre über eine kreative, saisonal ausgerichtete Küche mit spannenden Gewürzakzenten. Probieren Sie z.B. „Wildschweinfilet mit Rucola und Kirsche" oder „Lachsforelle mit Rettich und Lebercreme". Das Preis-Leistungs-Verhältnis stimmt, der Service ist freundlich.

Zirbelstube
www.zirbelstube.com

Friedrich-Overbeck-Straße 1, PLZ 90455 (OT: Worzeldorf), **T 0911 998820**
24 | Hauptgericht 15–35 €, Menü 35–100 € | Mi-Sa Di-Sa Mo, So

Holzvertäfeltes Restaurant mit gemütlicher Atmosphäre. Serviert wird eine regionale Frischeküche - auch im Gewölbe und auf der Gartenterrasse. Dazu gibt es gute fränkische Weine. Zum Übernachten stehen individuell eingerichtete Landhauszimmer zur Verfügung.

ZweiSinn Meiers
www.meierszweisinn.de

VARTA-TIPP Küche

Äußere Sulzbacher Str. 118, PLZ 90491 (OT: Erlenstegen), **T 0911 92300823**
70 | Hauptgericht 20–35 €, Menü 90–120 € | Di-Fr Di-Sa Mo, So

Eine moderne, unkonventionelle Location, in der erdige Farbtöne und ausgefallene Lichtinstallationen dominieren. Man bietet ein zweigleisiges Konzept: Die Bistro-Karte offeriert leichte, zeitgemäße Gerichte - frisch, bezahlbar und ohne modischen Firlefanz. Im Fine-Dining-Bereich (nur abends geöffnet) werden Sie hingegen mit einer innovativen Gourmetküche verwöhnt. Regelmäßig finden Kochkurse, Themenabende und Weinfrühschoppen statt.

Restaurant Le Virage
www.nefkom.net/le.virage

Helmstr. 19 (A2), PLZ 90419 (OT: St. Johannis), **T 0911 9928957**
30 | Hauptgericht 24 €, Menü 39 € | Mi-So, Mo, Di

Es muss nicht immer die große internationale Haute-Couture-Küche sein. Wer es gerne mal ein wenig regionaler und bodenständiger hat, ist hier genau richtig. Serviert wird eine schmackhafte französische Landküche zu fairen Preisen.

Bratwurstglöcklein im Handwerkerhof
www.bratwurstgloecklein.de

Waffenhof 5 (D4), PLZ 90402, **T 0911 227625**
112 | Hauptgericht 7–13 €, Menü 17–40 € | Mo-So, Mo-Sa

Das traditionsreiche Gasthaus wurde 1313 erstmals erwähnt. Die Bratwürste aus der hauseigenen Metzgerei werden auf offenem Buchenholzfeuer von Hand gegrillt und im Zinnteller in Glockenform nach historischem Vorbild serviert.

Zum Gulden Stern
www.bratwurstkueche.de

Zirkelschmiedsgasse 26 (C4), PLZ 90402, **T 0911 2059288**
60 | Hauptgericht 6–13 €, Menü 15–20 € | Mo-So

Die älteste Bratwurstküche der Welt ist bei Einheimischen und Touristen gleichermaßen beliebt. Nostalgische Innenräume mit niedrigen Decken und Balken sorgen für urig-rustikalen Charme. Spezialität: Frisch auf dem Buchenholzrost gebratene Nürnberger.

NÜRTINGEN 58 A
www.nuertingen.de

Baden-Württemberg | EW 41.017 | 291 m — Reutlingen 25 km, Stuttgart 28 km
T 07022 75381
St.-Laurentius-Kirche (ev.), hist. Stadtkern, Hölderlin-Ausstellung im Stadtmuseum, Rad- und Wanderwege, Neckar.

Am Schlossberg
www.hotel-am-schlossberg.de

garni

Europastraße 13, PLZ 72622, **T 07022 7040,** F 704343
163 Zimmer | Ez 69–179 €, Dz 69–179 €, 15,00 € | 24 h

Das Businesshotel bietet geräumige und funktionelle Zimmer mit zeitgemäßer Technik. Ansprechendes Wellnessangebot mit Schwimmbad, Sauna, Dampfbad und Whirlpool. Mehrere Restaurants. Umfangreiche Veranstaltungsmöglichkeiten.

belsers Restaurant
www.belsers.com

Brunnsteige 15, PLZ 72622, **T 07022 7195860**
120 | Hauptgericht 15–33 €, Menü 34–64 € | Di-So, Di-Sa, Mo

»

Günstiger und einfacher Mittagstisch oder gehobene, französisch-mediterran geprägte Küche am Abend? Trendig, modern und angenehm ungezwungen speisen Sie in diesem Restaurant in der historischen Altstadt. Lust auf „Zart geschmorte Rinderbacke mit Barolo-Rotweinjus, Kartoffelmousseline, gebratener Lauchzwiebel und sautiertem Spinat"? Im historischen Gewölbekeller serviert man kleine Speisen, Salate und Flammkuchen.

Weinstube zum Schloßberg

Schloßberg 1, PLZ 72622, **T 07022 32878**
Hauptgericht 11–28 €, Menü 30–38 € | Di-Sa ⃠ Mo, So

So behaglich wie die Stube bei den Großeltern... Kein Wunder also, dass man dieses hübsche Lokal in dem denkmalgeschützten Fachwerkhaus in der Nürtinger Altstadt gerne besucht. Zu essen gibt's Regionales mit saisonalen Einflüssen. Weinkarte mit vielen heimischen, aber auch ausländischen Weinen.

NUTHETAL 26 D www.nuthetal.de

Brandenburg | EW 8.747 | 84 m — Saarmund 4 km, Michendorf 7 km
T 033200 2040

Philippsthal www.restaurant-philippsthal.de

Philippsthaler Dorfstr. 35, PLZ 14558 (OT: Philippsthal), **T 033200 524432**
60 | Hauptgericht 14–22 €, Menü 38–48 € | Mo, Mi-So ⃠ Di

Restaurant in einem hübsch restaurierten ehem. Bauernhaus in unmittelbarer Nähe der Philippsthaler Dorfkirche. Kleine Karte mit frischen, leichten Regionalgerichten, z.B. „Entrecôte vom Weide-Ochsen mit Steckrüben, Backpflaumen und Balsamico-Linsen". Schöner Hofgarten mit Tenne.

OBER-RAMSTADT 51 A www.ober-ramstadt.de

Hessen | EW 15.514 | 217 m — Darmstadt 10 km, Dieburg 13 km
T 06154 7020

Hessischer Hof www.hehof.de

★★★S garni

Schulstraße 14, PLZ 64372, **T 06154 63470,** F 634750
22 Zimmer | 2 Suiten | Ez 59–85 €, Dz 94–104 €, exkl. Frühstück, 6,00–9,00 € |
⃠ 23.12.20–10.1.21, 9.7.–2.8.21

Gut geführtes Hotel mit 400-jähriger Tradition - beheimatet in einem der ältesten Gebäude der Stadt. Neuzeitliche und gemütliche Zimmer mit kostenlosem WLAN. Gutes Frühstück.

Hessischer Hof

160 | Hauptgericht 15–27 €, Menü 30–65 € | Mo-Do, So Mo-Do, Sa-Sa ⃠ Fr
⃠ 27.12.20–8.1.21, 9.7.–1.8.21

Hotelrestaurant mit engagierter familiärer Leitung. Auf der Speisekarte stehen internationale und regionale Spezialitäten sowie wechselnde saisonale Speisen. Schöne Sommerterrasse.

OBERAMMERGAU 67 B www.gemeinde-oberammergau.de

Bayern | EW 5.114 | 837 m — Garmisch-Partenkirchen 20 km, Schongau 33 km
T 08822 320

Maximilian www.maximilian-oberammergau.de

Ettaler Str. 5, PLZ 82487, **T 08822 948740,** F 9487449
20 Zimmer | 2 Suiten | Ez 185–385 €, Dz 250–515 € | 24 h

Schickes Lifestyle- und Designhotel im alpenländischen Stil. Hier wohnen Sie in geschmackvollen Gästezimmern, die mit edlen Materialien ausgestattet sind. Für Entspannung sorgt ein kleiner, aber feiner Wellnessbereich.

Antonia www.hotel-antonia.com

garni

Freikorpsstraße 5, PLZ 82487, **T 08822 92010,** F 920144
14 Zimmer | 2 Apartments | Ez 69–75 €, Dz 105 €

In einer verkehrsarmen Seitenstraße unweit des Zentrums gelegenes, persönlich geführtes Hotel mit gemütlichen und zweckmäßig ausgestatteten Zimmern.

Parkhotel Sonnenhof www.parkhotel-sonnenhof.de

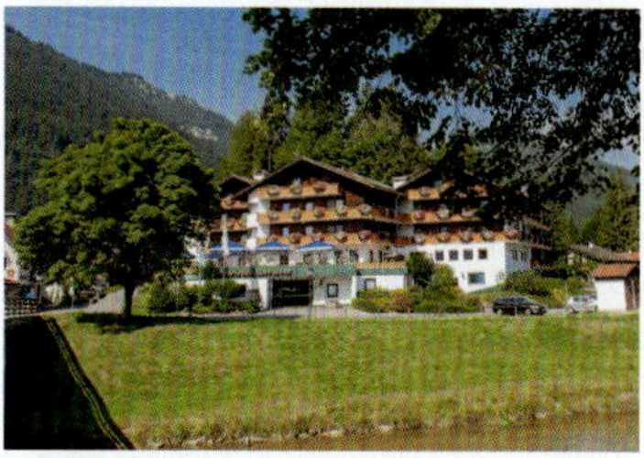

König-Ludwig-Straße 12, PLZ 82487, **T 08822 9130,** F 913300
55 Zimmer | 12 Suiten | 3 Apartments
Ez 60–95 €, Dz 95–179 €, 12,00 €

Gewachsenes Ferienhotel mit ansprechendem Wellnessbereich und kleinen, modern bis ländlich eingerichteten Zimmern in ruhiger Ortsrandlage. Gemütliche Gaststuben mit urig bayerischem Ambiente.

Turmwirt www.turmwirt.de

S garni

Ettaler Straße 2, PLZ 82487, **T 08822 92600,** F 1437
23 Zimmer | 1 Suite | Ez 75–85 €, Dz 99–130 €

Hist., im bayerischen Stil erbautes Haus aus dem 18. Jhd. mit Lüftlmalereien an der Außenfassade. Wohnlich gestaltete Landhauszimmer unterschiedlicher Größe. Kleiner Wellnessbereich mit Sauna und Tepidarium.

Restaurant Mundart www.restaurant-mundart.de

Bahnhofstr. 12, PLZ 82487, **T 08822 9497565**
30 | Hauptgericht 12–19 € | So Mi-So Mo, Di

Authentisch sind hier nicht nur das regionaltypische Ambiente und der Dialekt der Servicecrew, auch die junge bayerische Küche mit frischen Produkten aus der Region ist sehr zu empfehlen. Gutes Preis-Leistungs-Verhältnis. Tischreservierung ratsam.

Ammergauer Maxbräu www.maximilian-oberammergau.de

Ettaler Str. 5, PLZ 82487, **T 08822 948740**
100 | Hauptgericht 13–35 €, Menü ab 32 € | Mi-So Mo, Di

Urig-rustikale Gaststuben mit gemütlicher Atmosphäre. Auf der Speisekarte stehen bodenständige Regionalgerichte. Dazu gibt es Biere aus eigener Herstellung.

OBERAUDORF 68 B www.oberaudorf.de

Bayern | EW 4.958 | 480 m Kufstein 9 km, Rosenheim 27 km
T 08033 30120

Feuriger Tatzlwurm www.tatzlwurm.de

★★★★S garni

Tatzelwurm, PLZ 83080 (OT: Tatzelwurm), **T 08034 30080,** F 300838
55 Zimmer | 5 Suiten | Ez ab 104 €, Dz ab 208 €

Das Ferienhotel auf einem sonnigen Bergplateau in den bayerischen Alpen eignet sich bestens für einen Wander- oder Wellnessurlaub. Behagliche Gästezimmer, rustikale Gaststuben, schöner SPA-Bereich.

Bernhard's Hotel www.bernhards.biz

★★★S garni

Marienplatz 2, PLZ 83080, **T 08033 30570,** F 305715
28 Zimmer | 4 Suiten | Ez 58–68 €, Dz 82–98 €

Eine familiär geführte Adresse umgeben vom einmaligen Bergpanorama der Bayerischen und Tiroler Alpen. Die wohnlich und farbenfroh gestalteten Komfortzimmer verteilen sich auf das Stammhaus und das denkmalgetreu restaurierte Seebacher Haus.

Bernhard's Restaurant

85 | Hauptgericht 10–32 €, Menü 25–44 € | Mo-Mi, Fr-So Do

Das Spezialitätenrestaurant präsentiert sich im behaglichen Landhausstil. Serviert werden mediterran und bayerisch beeinflusste Speisen aus der Schweizer Heimat des Chefs. Zur warmen Jahreszeit kann man auch auf der Terrasse speisen.

Alpenhof www.alpenhof-oberaudorf.de

€ Gut & Günstig ★★★S garni

Rosenheimer Straße 97, PLZ 83080 (OT: Niederaudorf), **T 08033 308180,** F 4424
16 Zimmer | Ez 62–85 €, Dz 88–114 €, 5,00–10,00 €

Kleines Landhotel in schöner grüner Lage. Komfortabel ausgestattete Zimmer, die über einen Balkon mit Bergblick verfügen. Im Restaurant wird regional mit Produkten der eigenen Landwirtschaft gekocht.

OBERAULA 42 B www.oberaula.de

Hessen | EW 3.236 | 326 m Schwalmstadt 20 km, Bad Hersfeld 23 km
T 06628 920818

Parkhotel zum Stern www.hotelzumstern.de

★★★★S garni

Hersfelder Str. 1, PLZ 36280, **T 06628 92020,** F 920235
72 Zimmer | 4 Apartments | Ez 60–90 €, Dz 99–122 €, ab 5,00 €

Nettes Fachwerkhäuschen mit behaglich eingerichteten Zimmern im Landhausstil, die sich auf das Haupt- und Gästehaus verteilen. Kleiner Wellnessbereich mit Hallenbad und Saunalandschaft. Deutsche und regionale Küche im Restaurant.

OBERBOIHINGEN 58 A www.oberboihingen.de

Baden-Württemberg | EW 5.500 | 276 m Nürtingen 4 km, Kirchheim unter Teck 9 km
T 07022 60000

Zur Linde www.linde-oberboihingen.de

VARTA-TIPP Service

Nürtinger Straße 24, PLZ 72644, **T 07022 61168**
100 | Hauptgericht 10–32 €, Menü 29–77 € | Mi-So Mo, Di

Seit vielen Jahren führen Jörg und Heike Ebermann diesen Traditionsbetrieb. Wenn Sie Maultaschen, Rehschnitzel oder Zwiebelrostbraten mögen, sind Sie hier genau richtig! Der Patron offeriert eine marktfrische und saisonal ausgerichtete Küche. Niveauvoll auch der Service: freundlich, aufmerksam und angenehm persönlich. Für Langzeitgäste hat man exklusiv eingerichtete Apartments im benachbarten Boardinghouse.

OBERHACHING 60 D www.oberhaching.de

Bayern | EW 12.775 | 576 m München 9 km, Weilheim in Oberbayern 60 km
T 089 61377149

Hachinger Hof www.hachinger-hof.de

garni

Pfarrer-Socher-Straße 39, PLZ 82041, **T 089 613780,** F 61378200
74 Zimmer | 6 Suiten | Ez 70–109 €, Dz 95–160 €, ab 9,00 €

Persönlich geführtes Haus in voralpenländischer Umgebung am Rande eines Wohngebietes. Geräumige und komfortable Zimmer, die im ländlich-bayerischen Stil eingerichtet sind. Im Restaurant werden regionale und saisonale Gerichte serviert.

OBERHAUSEN 29 C www.oberhausen-tourismus.de

Nordrhein-Westfalen | EW 209.097 | 35 m Essen 12 km, Duisburg 12 km
T 0208 824570
Burg Vondern, Neugot. Hallenkirche Herz-Jesu und Nike-Säule am Altmarkt, Gasometer, Friedensplatz, Grenzwehranlage Kastell Holten, Rehberger-Brücke, Schloss Oberhausen mit Kaisergarten, Siedlung Eisenheim.

Parkhotel www.parkhotel-oberhausen.de

★★★★S garni

Teutoburger Straße 156, PLZ 46119 (OT: Osterfeld), **T 0208 69020,** F 6902158
98 Zimmer | 10 Suiten | Ez ab 75 €, Dz ab 89 €, exkl. Frühstück, 12,00 € | 24 h

Das verkehrsgünstig gelegene Geschäftshotel wurde kürzlich renoviert. Wohnlich und funktional ausgestattete Zimmer in unterschiedlichen Kategorien. Besonders modern und großzügig sind die Zimmer im viergeschossigen Neubau. Restaurant „Zur Bockmühle" mit sehr guter Frischeküche.

Schmachtendorf www.hotel-schmachtendorf.de

★★★★S garni

Buchenweg 14, PLZ 46147 (OT: Schmachtendorf), **T 0208 6217880**
30 Zimmer | Ez ab 89 €, Dz ab 99 €, exkl. Frühstück, 12,50 €

Das traditionsreiche Haus am Schmachtendorfer Marktplatz ist nach den umfangreichen Umbau- und Sanierungsmaßnahmen kaum wiederzuerkennen. Hier wohnt man in modern und wertig eingerichteten Zimmern. Zum Haus gehören auch eine einladende Lounge, ein Restaurant mit offener Showküche sowie ein gut bestückter Weinkeller.

Hackbarth's Restaurant www.hackbarths.de

Im Lipperfeld 44, PLZ 46047 (OT: Neue Mitte), **T 0208 22188**
90 | Hauptgericht 11–36 €, Menü 25–60 € | Di-Fr Mo-Sa So 24.12.20–7.1.21

Beliebtes Restaurant mit herzlichem Service und schöner Gartenterrasse. Serviert wird ein vielfältiges und täglich wechselndes Speisenangebot der kreativen internationalen Küche. Es werden auch Kochkurse angeboten.

OBERHEIMBACH 40 D www.rhein-nahe-touristik.de

Rheinland-Pfalz | EW 558 | 140 m Niederheimbach 3 km, Daxweiler 4 km
T 06743 6400

Weinberg-Schlößchen www.weinberg-schloesschen.de

★★★S garni

Hauptstraße 2, PLZ 55413, **T 06743 9471840,** F 6208
31 Zimmer | 1 Suite | Ez ab 75 €, Dz ab 95 €

Hier übernachten Sie ruhig und komfortabel inmitten der Weinberge. Liebevoll gestaltete Hotelzimmer sorgen für echte Wohlfühlatmosphäre. Behagliches Restaurant mit großer Sommerterrasse und Weingarten.

OBERHOF 43 B www.oberhof.de

Thüringen | EW 1.631 | 800 m Arnstadt 25 km, Meiningen 33 km
T 036842 2690

Berghotel mit Villa Silvia www.berghotel-oberhof.de

★★★★S garni

Theo-Neubauer-Straße 20, PLZ 98559, **T 036842 270,** F 27100
81 Zimmer | 5 Suiten | 1 Apartment | Ez ab 55 €, Dz ab 119 € | 24 h

Ein gepflegtes Ferienhotel mit über 100-jähriger Geschichte. Wohnlich eingerichtete Zimmer - wahlweise im Haupthaus oder in der Villa Silva. Helles, freundliches Restaurant mit schöner Terrasse. Ruhige Lage im Park.

OBERKIRCH 56 B www.renchtal-tourismus.de

Baden-Württemberg | EW 20.277 | 192 m Achern 17 km, Offenburg 17 km
T 07802 82600
Ruine Schauenburg (377 m), Altstadt, Schloss Gaisbach.

Waldhotel Grüner Baum www.waldhotel-gruener-baum.de

★★★★S garni

Alm 33, PLZ 77704 (OT: Oedsbach), **T 07802 8090,** F 80988
45 Zimmer | 5 Suiten | Ez 108–136 €, Dz 182–240 €

Exklusives Landhotel in idyllischer Lage. Das Haus verfügt über geräumige Zimmer unterschiedlicher Einrichtungsstile sowie elegante Suiten mit Balkon und schönem Blick ins Grüne. Toll auch der exklusive Wellnessbereich mit original Außen-Living-Pool (April bis Oktober) sowie großzügiger Liegewiese.

Die Alm www.hotel-die-alm.de

★★★S garni

Alm 32, PLZ 77704 (OT: Ödsbach), **T 07802 1319,** F 50514
21 Zimmer | Ez ab 84 €, Dz ab 116 €

Fantastisch der Blick über die Obst- und Weingärten, herrlich die Ruhe, dazu moderne, liebevoll gestaltete Zimmer (fast alle mit Balkon oder Terrasse) im ländlich-alpinen Design. Diese Schwarzwaldidylle muss man einfach erleben! Im gemütlichen Restaurant „Almstüble“ wird traditionelle, gutbürgerliche Küche aufgetischt. Große Gartenterrasse.

Obere Linde www.obere-linde.de

★★★★S garni

Hauptstraße 25-27, PLZ 77704, **T 07802 8020,** F 3030
32 Zimmer | 1 Suite | 2 Apartments | Ez ab 80 €, Dz ab 109 €

Im denkmalgeschützten Ambiente dieses wunderschönen Fachwerkhotels übernachten Sie in individuellen Gästezimmern, die teils mit original Schwarzwälder Himmelbetten ausgestattet sind. Im Restaurant und auf der Gartenterrasse serviert man regionale Spezialitäten. Idealer Ausgangspunkt für Wanderungen, Biker-Touren und Ausflüge in die Umgebung.

Haus am Berg www.haus-am-berg-oberkirch.de

Am Rebhof 5 (Anfahrt über B 28), PLZ 77704, **T 07802 4701**
30 | Hauptgericht 11–29 €, Menü 30–55 € | Do-So Mo, Mi-So Di

Schickes Landhausrestaurant in idyllischer Lage umgeben von Weinbergen mit herrlichem Blick auf die Rheinebene. Ambitionierte badische und internationale Spezialitäten. Wie wäre es z.B. mit „Zanderfilet mit Pilzrisotto, Morchelschaum und Gemüsecarpaccio“ oder „Maispoulardenbrust mit Cornflakeskruste auf Gemüse-Pot-au-feu und Maisküchle“? Im Sommer lockt die lauschige Terrasse.

OBERKOCHEN 59 A www.oberkochen.de

Baden-Württemberg | EW 7.900 | 496 m Aalen 9 km, Ulm (Donau) 66 km
T 07364 270

VILOTEL www.vilotel.de

★★★★★S garni

Eugen-Bolz-Platz 2, PLZ 73447, **T 07364 955540**
74 Zimmer | 2 Suiten | 2 Apartments | Ez 70–110 €, Dz 80–130 €, ab 8,00 € ››

Modernste Technik und lokaler Charme prägen dieses 2018 eröffnete Haus. Die wohnlich-komfortablen Zimmer verfügen über Panoramafenster mit beleuchteten Eichenholzrahmen und integrierten Sitzpolstern. Im Erdgeschoss gehen Lobby, Bar, Rezeption und Restaurant im Rahmen einer Wohnzimmerkonzeption ineinander über. Kleiner SPA-Bereich mit großer Außenterrasse und Sauna.

OBERMAISELSTEIN 66 D www.obermaiselstein.de

Bayern | EW 940 | 859 m Fischen 3 km, Oberstdorf 9 km
T 08326 277

Berwanger Hof www.berwangerhof.de

★★★★ garni

Niederdorf 11, PLZ 87538, **T 08326 36330,** F 363336
43 Zimmer | 2 Suiten | 6 Apartments | Ez ab 94 €, Dz ab 166 €, inkl. Halbpension, 14,50–17,50 €

Familiär geführtes Haus mit herrlichem Blick auf die Allgäuer Alpen. Gemütlich eingerichtete Zimmer. Schöner SPA-Bereich auf 1.000 qm. Auch Ferienwohnungen vorhanden.

OBEROTTERBACH 50 D www.oberotterbach.de

Rheinland-Pfalz | EW 1.181 | 192 m Bad Bergzabern 5 km, Landau (Pfalz) 21 km
T 06342 210

Schlössl www.schloessl-suedpfalz.de

Weinstr. 6, PLZ 76889, **T 06342 923230**
8 Zimmer | 1 Suite | Ez 75–120 €, Dz 120–170 €, 10,00 €

Ein wirklich wundervolles Anwesen ist das stilvolle Amtshaus von 1778 samt herrlichem Barockgarten. Stilvolle Möbel, helle Farben, Dielenböden, teilweise gemütliche Dachschrägen... Die Zimmer mischen äußerst geschmackvoll historischen Charme mit modernem Komfort. Ein Genuss ist das morgendliche Frühstück.

Schlössl

VARTA-TIPP Küche

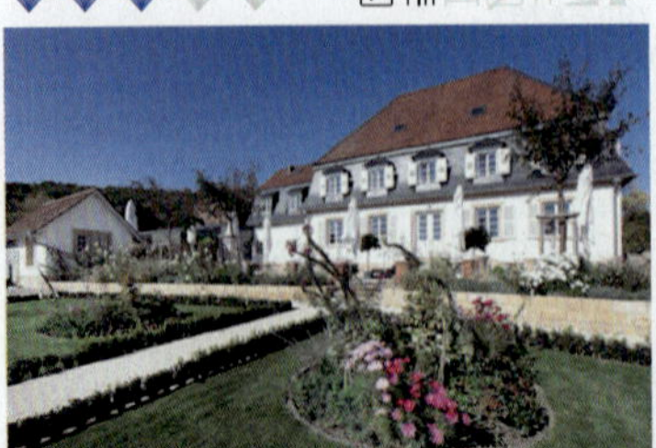

40 | Hauptger. 38–40 €, Menü 65–135 € |
So Do-Sa Mo, Di, Mi

Geradlinig, regional, aromenorientiert. Die Küche von Christian Oberhofer ist nicht alltäglich und macht einfach Spaß! Freuen darf man sich auch auf einen herzlichen Service und ein sehr gutes Weinangebot mit regionalen und internationalen Spitzenwinzern. Für Veranstaltungen eignet sich der hübsch restaurierte Gewölbekeller unter dem Schlössl.

OBERRIED 64 B www.dreisamtal.de

Baden-Württemberg | EW 2.823 | 455 m Kirchzarten 5 km, Freiburg 14 km
T 07661 930566

Die Halde

www.halde.com

Halde 2, PLZ 79254 (OT: Hofsgrund), **T 07602 94470,** F 944741
39 Zimmer | 2 Suiten | Ez 245–289 €, Dz 296–412 €, inkl. Vollpension

Ruhig und einzeln auf 1.147 m Höhe liegt dieses Domizil, das vor allem bei Wanderfreunden äußerst beliebt ist. Heimische Hölzer, frische Farben und schöne Stoffe prägen die Einrichtung der geschmackvollen Zimmer und Apartments. Großzügiges „BergSpa“ auf zwei Ebenen mit Kräuter-Sanarium, finnischer Sauna, Kräuterdampfbad, Panoramahallenbad und Naturbadeteich.

Die Halde

VARTA-TIPP Küche **VARTA-TIPP** Service

100 | Hauptgericht 19–27 €, Menü 26–59 € | Mo-So

Behagliche, jahrhundertealte Stuben mit ländlichem Flair bilden den Rahmen für die sehr gute Küche. Hier verwöhnt Sie Martin Hegar mit marktorientierten Gerichten aus frischen regionalen Produkten. Wie wäre es z.B. mit „Gebratenem Zander | Safran-Bouillongemüse | Gartenkresse | Krustentierschaum“? Im Service agiert ein freundliches und kompetentes Team. Herrliche Sonnenterrasse.

Sternen Post

www.gasthaus-sternen-post.de

Hauptstraße 30, PLZ 79254, **T 07661 989849**
80 | Hauptgericht 20–36 €, Menü 30–72 € | Mo, Mi-So Mi-So

Hist. Gasthaus in der Ortsmitte mit großem Gartengrundstück und hellen, rustikalen Gaststuben. Serviert wird eine feine regionale Küche auf klassischer Basis mit mediterranen Einflüssen. Nett sitzt man auf der gemütlichen Sonnenterrasse. Man verfügt auch über schöne, im Landhausstil eingerichtete Hotelzimmer.

OBERSCHLEISSHEIM 60 D

www.oberschleissheim.de

Bayern | EW 12.820 | 483 m — Dachau 9 km, München 15 km
T 089 3156130
Altes Schloss, Neues Schloss mit Staatsgalerie, Schloss Lustheim (Meißener Porzellan-Sammlung), Flugwerft, Ruderregattastrecke.

Zum Kurfürst

www.kurfuerst-hotel.de

★★★S garni

Kapellenweg 5, PLZ 85764 (OT: Lustheim), **T 089 315790,** F 31579400
89 Zimmer | 2 Suiten | Ez 59–189 €, Dz 84–217 €

Nördlich der Münchner Innenstadt - direkt beim Schlosspark - liegt dieses Hotel. Geräumige und ruhige Zimmer mit zeitgemäßer Ausstattung. Das Haus bietet einen kostenlosen Shuttleservice zum S-Bahnhof Oberschleißheim.

OBERSTAUFEN 66 B

www.oberstaufen.de

Bayern | EW 7.225 | 791 m — Sonthofen 24 km, Kempten (Allgäu) 37 km
T 08386 93000

Bergkristall

www.bergkristall.de

★★★★S garni

Willis 8, PLZ 87534 (OT: Willis), **T 08386 9110,** F 911150
56 Zimmer | 6 Suiten | 1 Apartment | Ez 176–211 €, Dz 318–468 €, inkl. Vollpension | 24 h

Gut geführtes Privathotel in schöner Aussichtslage. Die Gästezimmer zeigen sich in modernem Alpenschick. Der großzügige Wellnessbereich bietet eine Panorama-Saunalandschaft sowie einen ganzjährig beheizten Außenpool mit Sonnendeck. Auch Anwendungen wie Ayurveda-Massagen, Heubäder und Kosmetikbehandlungen sind möglich.

Haubers Naturresort

www.haubers.de

★★★★S garni

Meerau 34, PLZ 87534 (OT: Kalzhofen), **T 08386 93305,** F 933010
69 Zimmer | 4 Suiten | 10 Apartments | Ez 126–151 €, Dz 238–354 €, 25,00 €

Ein familiengeführtes Hotel in traumhaft ruhiger Lage am Südhang der Meerau. In den zwei Logiergebäuden 'Gutshof' und 'Landhaus' erwarten Sie komfortabel eingerichtete Zimmer und Studios in unterschiedlichen Kategorien. Umfangreiches Wellnessangebot, toll der 2.500 qm große Naturbadesee mit Liegewiese und Alpenblick.

Allgäu Sonne

www.allgaeu-sonne.de

★★★★★S garni

Stießberg 1, PLZ 87534, **T 08386 7020,** F 7027826
149 Zimmer | 10 Suiten | 34 Apartments | Ez 114–154 €, Dz 254–334 € | 24 h

Großes Urlaubshotel eingebettet in die reizvolle Allgäuer Hügellandschaft. Hier wohnen Sie in individuell eingerichteten Zimmern. Einen hohen Wohlfühlfaktor bietet die großzügige Wellnessoase. Restaurant mit regionaler und internationaler Küche.

Allgäuer Rosenalp

www.rosenalp.de

★★★★S garni

Am Lohacker 5, PLZ 87534, **T 08386 7060,** F 706435
100 Zimmer | 16 Suiten | Ez ab 148 €, Dz ab 294 €

Familiengeführtes Wellness- und Ferienhotel im alpenländischen Stil. Angenehme, sehr gepflegte Zimmer unterschiedlicher Größe und Kategorie. Schöner SPA- und Fitnessbereich mit Sauna- und Badelandschaft.

Alpenkönig

www.hotel-alpenkoenig.de

VARTA-TIPP Service

★★★★S garni

Kalzhofer Straße 25, PLZ 87534, **T 08386 93450,** F 4344
25 Zimmer | 2 Suiten | Ez 98–146 €, Dz 196–272 €

Ein vorbildlich geführtes Kur- und Ferienhotel am Ortsrand von Oberstaufen. Hier überzeugen die angenehm familiäre Atmosphäre sowie die komfortabel, im klassischen Stil eingerichteten Zimmer. Für Entspannung und Wohlbefinden sorgt der nette Wellnessbereich. Im Restaurant „Esslust" mit der heimeligen Jäger- und Bauernstube wird eine frische regionale Küche mit multinationalen Einflüssen aufgetischt.

Concordia

www.concordia-hotel.de

★★★★S garni

In Pfalzen 8, PLZ 87534, **T 08386 4840,** F 484130
60 Zimmer | 3 Suiten | Ez ab 72 €, Dz ab 144 €, 10,00 € | 24 h

Gut geführtes Wellness- und SPA-Hotel mitten im Oberallgäu. Die unterschiedlich akzentuierten Komfortzimmer sind im gemütlichen Landhausstil eingerichtet. Umfangreiches Wellness-, Beauty- und Medical-Angebot.

Das.Hochgrat
www.das-hochgrat.de

Rothenfelsstraße 6+8, PLZ 87534, **T 08386 9914620,** F 99146250
19 Zimmer, Dz 181–254 €, 19,00 €

Das schicke Chalethotel bietet seinen Gästen exklusive Luxus-Ferienwohnungen im modern-alpinen Stil. Holz, Glas und Naturmaterialien versprühen Wärme und Behaglichkeit. Für Entspannung und Wohlbefinden sorgt ein kleiner, aber feiner Wellnessbereich mit zwei Saunen, Relaxlounge und Außenpool.

die.speisekammer
www.die-speisekammer.de

60 | Hauptgericht 25–48 €, Menü 75–105 € |

Das Restaurant mit seinem stimmungsvollen Ambiente und der einladenden Terrasse offeriert einen Mix aus bayerisch-schwäbischer und französischer Küche mit alpenländischem Einschlag. Auch vegane und vegetarische Gerichte stehen auf der Karte.

Lindner Parkhotel & Spa
www.lindner.de/oberstaufen

★★★★S garni

Argenstraße 1, PLZ 87534, **T 08386 7030,** F 703704
74 Zimmer | 13 Suiten | 24 h

Kur- und Ferienhotel im regionaltypischen Erscheinungsbild mit unterschiedlich geschnittenen Gästezimmern im alpenländischen Stil. Schöner SPA-Bereich. Restaurant mit internationaler Küche.

Adler
www.adler-oberstaufen.de

★★★★

Kirchplatz 6, PLZ 87534, **T 08386 93210,** F 4763
28 Zimmer | 2 Suiten | 1 Apartment | Ez 69–125 €, Dz 140–245 €, 4,60 € | 24 h

Traditionsreiches Haus von 1574, zentral in der Fußgängerzone von Oberstaufen gelegen. Gediegen bis modern eingerichtete Landhauszimmer in unterschiedlichen Kategorien. Viele der Zimmer hat man komplett renoviert. Im Restaurant und auf der großen Sonnenterasse gibt es Regionales und frisch gezapftes Allgäuer Bier.

Das Bad Rain
www.bad-rain.de

★★★★

Hinterstaufen 9, PLZ 87534 (OT: Bad Rain), **T 08386 93240,** F 932499
26 Zimmer | 1 Suite | Ez 72–87 €, Dz 154–196 €

Ansprechendes, seit 5 Generationen familiengeführtes Landhotel in ruhiger, naturnaher Lage. Komfortable, in alpinem Stil eingerichtete Zimmer. In den gemütlichen Gaststuben wird regionale Küche serviert.

Tyrol
www.hotel-tyrol-oberstaufen.de

★★★★

Am Kühlen Grund 1, PLZ 87534, **T 08386 9803830,** F 98038399
34 Zimmer | 5 Suiten | Ez 85–113 €, Dz 90–113 €, inkl. Halbpension, 15,00 € | 16.11.–18.12.20

Familiär geführtes Wohlfühlhotel am Ortsrand von Oberstaufen. Wohnlich eingerichtete Zimmer mit großem Balkon. Hübscher Wellnessbereich mit Schwimmbad, Sauna und Dampfbad. Restaurant mit regionaler und österreichischer Küche.

Thalkirchdorfer Dorfhaus www.dorfhaus.de

Kirchdorfer Straße 5-7, PLZ 87534 (OT: Thalkirchdorf), **T 08325 9580**
Hauptgericht 11–23 € | Mo-So

Dass man sich hier richtig wohlfühlt, liegt zum einen an der heimeligen Atmosphäre und zum anderen an der wirklich guten Saisonküche mit Gerichten wie „Wildschweinbratwürste mit Sauerkraut, Kartoffelpüree und Bratensoße". Für Übernachtungsgäste gibt es ansprechende Chalets zum Wohlfühlen. Zudem verfügt man über einen Dorfladen, eine Käseschule und eine hauseigene Sennerei.

Traube Neu! www.traube-thalkirchdorf.de

Kirchdorfer Straße 12, PLZ 87534 (OT: Thalkirchdorf), **T 08325 9200**
90 | Hauptgericht 25–30 €, Menü 24–38 € | Mi-So ⃠ Mo, Di

Das sympathische Restaurant des gleichnamigen Hotels bietet regionale und gutbürgerliche Küche, für die man saisonale Produkte verwendet. Freundlich-gemütlich das Ambiente - besonders beliebt sind die urigen Wirtsstuben und der schöne Biergarten. Zum Übernachten hat man gepflegte Zimmer.

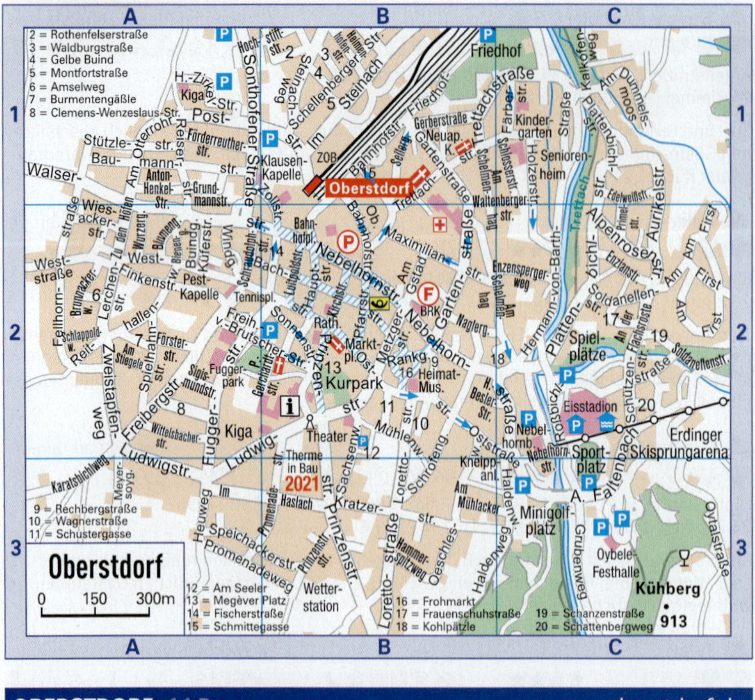

OBERSTDORF 66 D www.oberstdorf.de

Bayern | EW 10.000 | 815 m Sonthofen 14 km, Immenstadt im Allgäu 20 km
T 08322 7000
Nebelhorn (2224 m, Seilbahn), Fellhorn (2039 m, Seilbahn, 9 km S), Schönblick (1350 m, Panoramagondeln, 4 km SW), Breitachklamm, Skiflugschanze.

Alpenhotel Tiefenbach
www.alpenhotel-oberstdorf.com

★★★★ S garni

Falkenstraße 15, PLZ 87561 (OT: Tiefenbach), **T 08322 7020,** F 702222
82 Zimmer | 10 Suiten | Ez ab 79 €, Dz ab 158 €

Ferienhotel mit unterirdisch verbundenen Gästehäusern. Die Landhauszimmer sind mit Holzmöbeln und hochwertigen Stoffen eingerichtet und verfügen teilweise über einen Balkon. Schöner Wellness- und Beautybereich mit Panorama-Innenpool, Quellengarten und finnischer Steinofen-Sauna.

Best Western Plus Hotel Alpenhof
www.alpenhof-oberstdorf.de

★★★★ S garni

Fellhornstraße 36 (A2), PLZ 87561, **T 08322 96020,** F 960218
74 Zimmer | 6 Suiten | Ez 98–166 €, Dz 154–328 € | ⃠ 9.11.–11.12.20

Neuzeitliches Ferienhotel in bevorzugter Ortsrandlage. Die komfortabel eingerichteten Zimmer verfügen alle über einen Balkon oder eine Terrasse mit Ausblick. Großzügiger Wellness- und Beautybereich. Panoramarestaurant mit Wintergarten und Südterrasse.

Das Freiberg
www.das-freiberg.de

★★★★ S garni

Freibergstraße 21 (A2), PLZ 87561, **T 08322 96780,** F 967843
28 Zimmer | 3 Suiten | Ez 110–223 €, Dz 158–368 € | ⏲ 24 h

In dem gewachsenen, persönlich geführten Ferienhotel erwarten Sie sehr individuell gestaltete Gästezimmer, die sich auf das Haupthaus und das neu entstandene Nebengebäude verteilen. Entspannung bietet ein Wellnessbereich mit „Living Wall", finnischer Sauna, Bio-Kräuter-Sauna sowie beheiztem Outdoorpool mit Blick auf das Nebelhorn.

Das Maximilians
www.das-maximilians.de

VARTA-TIPP Küche **VARTA-TIPP** Service

45 | Hauptgericht 40–45 €, Menü 99–119 € | Mi-Sa ⃠ Mo, Di, So

Mal bodenständig-regional, mal raffiniert und verspielt - Tobias Eiseles Küche ist ein Genuss für alle Sinne. Das perfekte Zusammenspiel des stets gut gelaunten Serviceteams und das modern-elegante Ambiente krönen das kulinarische Erlebnis. Bei schönem Wetter lockt der herrliche Champagnergarten. Feinste Kulinarik und anregende Gespräche versprechen die regelmäßigen Küchenpartys.

Das Fetzwerk
www.das-fetzwerk.de

VARTA-TIPP Küche

Hauptgericht 7–9 €, Menü 20–32 € | Mo-So

Ungezwungen und lebhaft geht es zu in diesem sympathischen Restaurant. Hier erwartet den Gast ein trendiges Gastro-Konzept: Aus der „Genuss-Werkstatt" kommen pfiffige Weckglasvariationen. Dabei zeigen sich die Food-Kreationen mal regional, mal mediterran und mal asiatisch. Dazu passt das süffige Craft Beer oder ein leckerer Wein.

Exquisit
www.hotel-exquisit.de

VARTA-TIPP Ambiente

★★★★ S garni

Lorettostraße 20 (B3), PLZ 87561, **T 08322 96330,** F 963360
52 Zimmer | 11 Suiten | Ez 188–270 €, Dz 320–440 €, inkl. Halbpension | ⏲ 24 h ››

Stylishes Design, große Fensterfronten und edle Materialien prägen die Architektur dieses Traditionshotels. Sie logieren in individuell eingerichteten Zimmern mit Blick auf die umliegende Bergwelt. Für Entspannung und Wohlbefinden sorgt der modern gestaltete Wellnessbereich. Feine Menüs von Chefkoch Frank Aldinger werden im hauseigenen Gourmetrestaurant (nur für Hausgäste) serviert.

Löwen & Strauss
www.loewen-strauss.de

Kirchstraße 1 (B2), PLZ 87561, **T 08322 800080,** F 800081
25 Zimmer | 7 Suiten | 1 Apartment | Ez ab 75 €, Dz ab 120 €

Das geschmackvolle Lifestyle-Hotel zeigt sich in einem gelungenen Stilmix aus zeitgemäßem Design und typisch alpenländischem Charme. Neben den hübschen Komfort-Doppelzimmern stehen auch großzügig geschnittene Suiten zur Verfügung. Kleine Wellnessoase mit Aroma-Sauna, Tepidarium und Outdoor-Whirlpool.

Ess Atelier Strauss

VARTA-TIPP Küche **VARTA-TIPP** Service

22 | Hauptgericht 25–33 €, Menü 111–160 € | Do-So ⊘ Mo, Di, Mi

Sie suchen das Besondere? Dann sind Sie hier richtig! Alpines Design, warmes Licht, feinste Stoffe und elegante, nach Maß gefertigte Altholzmöbel sorgen für eine ganz eigene Atmosphäre. Und die Küche? Spannend, aromaintensiv, mit eigener Note - Peter A. Strauss verarbeitet für seine klassischen Menüfolgen nur erstklassige Produkte. Edle Weine lagern im 18 qm großen Klimaregal. Vom Service werden Sie ausgesprochen freundlich und versiert umsorgt.

Nebelhornblick
www.nebelhornblick.de

★★★★

Kornau 49, PLZ 87561 (OT: Kornau), **T 08322 96420,** F 964250
37 Zimmer | 2 Suiten | 4 Apartments | Ez 69–179 €, Dz 109–259 €, ☕ 15,00 €

Ferienhotel in ruhiger Aussichtslage oberhalb von Oberstdorf. Geräumige, geschmackvoll eingerichtete Zimmer. Schöner Wellnessbereich mit Schwimmbad und Saunalandschaft.

Parkhotel Frank
www.parkhotel-frank.de

VARTA-TIPP Service

★★★★★

Sachsenweg 11 (B3), PLZ 87561, **T 08322 7060,** F 706286
81 Zimmer | 12 Suiten | 5 Apartments | Ez 143–372 €, Dz 296–386 €, exkl. Frühstück | ⏲ 24 h

Familie Frank hat aus ihrem Haus ein echtes Schmuckstück gemacht: Für eine geschmackvolle Optik sorgen die stilvoll-ländlichen Gästezimmer, der hübsch gestaltete Wellnessbereich sowie der 4.000 qm große Garten mit Liegewiese, fürs Gefühl die persönliche Atmosphäre! Morgens erwartet Sie ein tolles Frühstück, das Sie bei schönem Wetter auch auf der Terrasse einnehmen können.

Schüle's Gesundheitsresort & SPA
www.schueles.com

★★★★ S

Ludwigstr. 37-41a (A3), PLZ 87561, **T 08322 7010,** F 701516
117 Zimmer | 3 Suiten | 6 Apartments | Ez ab 128 €, Dz ab 250 €, ☕ 21,00 € | ⏲ 24 h

Gesundheits- und Wellnesshotel in ruhiger, sonniger Lage. Geräumige Gästezimmer mit regionaltypischer Einrichtung und herrlichem Blick auf die Berge. 2.600 qm großer Vital- und SPA-Bereich. Auch Medical Wellness mit qualifizierten Therapeuten wird angeboten. Gemütliches Restaurant mit regionaler und internationaler Küche.

Alpe Dornach
www.alpe-dornach.de

★★★★ garni

Sesselweg 16, PLZ 87561 (OT: Tiefenbach), **T 08322 6630,** F 988110
15 Zimmer | 6 Suiten

Ein persönlich geführtes Haus in 1.000 m Höhe. Für Gäste stehen geschmackvolle Zimmer, großzügige SPA-Apartments und Ferienwohnungen bereit. Zum Angebot der Alpe gehören ein Kinderspielplatz und ein Naturschwimmteich. Von Anfang Mai bis Anfang November ist das Bergbahnticket für Hausgäste inklusive. Im Winter auf Wunsch Shuttleservice zum Skigebiet.

Alpe Dornach

€ Gut & Günstig

120 | Hauptgericht 9–24 € | Mo-So

Das behagliche Restaurant bietet eine typische Allgäuer Schmankerlküche, aber auch moderne, leichte Gerichte, z.B. „Steinbeißerfilet in der Nusskruste | Sahnewirsing | roter Reis". Große Sonnenterrasse mit einzigartigem Bergpanorama. Liebenswürdiger Service.

Kappeler-Haus
www.kappeler-haus.de

★★★ garni

Am Seeler 2 (B2), PLZ 87561, **T 08322 96860,** F 968613
47 Zimmer | Ez 56–79 €, Dz 94–150 €, 14,00 €

Landhotel im Allgäuer Stil mitten im Stadtzentrum. Großzügige Gästezimmer mit komfortabler Ausstattung. Für Entspannung sorgen der beheizte Außenpool mit Sonnenterrasse und Liegewiese.

Luitpold
www.luitpold-oberstdorf.de

★★★ garni

Ludwigstraße 18 (B2), PLZ 87561, **T 08322 6030,** F 60377
24 Zimmer | 7 Suiten | Ez 46–63 €, Dz 92–152 €, 15,00 €

Sympathisches Ferienhotel mit persönlicher und ungezwungener Atmosphäre. Gepflegte Zimmer mit Balkon und Panoramablick auf die Oberstdorfer Berge. Gutes Frühstück.

Ondersch Genusswirtschaft
www.ondersch.de

VARTA-TIPP Küche

Ludwigstraße 7 (B2), PLZ 87561, **T 08322 3004885**
30 | Hauptgericht 18–39 €, Menü 45–59 € | Di-Sa ⃠ Mo, So

In diesem schicken LOFT hat man 3D-Kino, Kunst, Kultur und Kulinarik unter einem Dach vereint. Egal ob Streetfood oder Genießermenü, die servierten Speisen sind unkompliziert, originell und kreativ. Bei der Auswahl der Produkte setzt die Küchencrew auf gute Qualität, Nachhaltigkeit und Regionalität.

Das Jagdhaus
www.das-jagdhaus.de

Ludwigstraße 13 (B2), PLZ 87561, **T 08322 987380**
100 | Hauptgericht 14–27 €, Menü 35–45 € | Mo-Di, Fr-So ⃠ Mi, Do ››

In den behaglichen, königlich-bayerischen Stuben können Sie sich regionale und saisonale Spezialitäten schmecken lassen. In den Sommermonaten ist der zünftige Biergarten ein beliebter Anlaufpunkt.

OBERSTENFELD 51 D www.oberstenfeld.de

Baden-Württemberg | EW 7.910 | 234 m Heilbronn 18 km, Ludwigsburg 20 km
T 07062 2610

Gasthof Zum Ochsen www.hotel-gasthof-zum-ochsen.de

VARTA-TIPP Küche VARTA-TIPP Service

Großbottwarer Straße 31, PLZ 71720, **T 07062 9390**
100 | Hauptgericht 15–30 €, Menü 40–65 € | So Mi-So Mo, Di 21.12.20–8.1.21

Gastfreundschaft par excellence! Ein heimeliges Ambiente sorgt für die sympathische wie familiäre Stimmung in den hübsch dekorierten Gaststuben. Dazu ein vielfältiges Angebot von regionalen Klassikern bis zur gehobenen Feinschmeckerküche. Wie wär's z.B. mit „Zartem Ragout von Reh und Hirschkalb mit Preiselbeeren, Semmelknödel und Blattsalat“? Der liebenswerte Service lässt jeden Gast gerne wiederkehren.

OBERTHAL 49 B www.oberthal.de

Saarland | EW 4.487 | 451 m St. Wendel 8 km, Saarlouis 34 km
T 06854 90170

Zum Blauen Fuchs www.zumblauenfuchs.de

Walhausener Straße 1, PLZ 66649 (OT: Steinberg-Deckenhardt), **T 06852 6740**
30 | Hauptgericht 24–36 €, Menü 40–90 € | So Mi-Sa Mo, Di

Kleines, heimeliges Landgasthaus mit nostalgischem Charme. Im Angebot: wechselnde Menüs mit Spezialitäten aus der französisch-mediterranen Küche. Dazu ein gutes Preis-Genuss-Verhältnis, erlesene Weine sowie ein charmant-herzlicher Service.

OBERTHULBA 42 D www.oberthulba.de

Bayern | EW 5.048 | 270 m Bad Kissingen 9 km, Hammelburg 14 km
T 09736 81220

Rhöner Land www.hotelrhoenerland.de

★★★★S garni

Zum Weißen Kreuz 20, PLZ 97723, **T 09736 7070,** F 707444
29 Zimmer | 1 Suite | 3 Apartments | Ez 70–90 €, Dz 100–112 €, exkl. Frühstück, ab 10,00 €

Gemütliches Landhaus unter familiärer Führung mit ansprechend eingerichteten Zimmern. Sky-TV und WLAN sind im Zimmerpreis enthalten. Im Restaurant werden regionaltypische Spezialitäten und mediterrane Gerichte serviert.

OBERTSHAUSEN 41 D www.obertshausen.de

Hessen | EW 24.131 | 122 m Hanau 8 km, Offenbach 9 km
T 06104 7030

Zum Nachtwächter
www.zum-nachtwaechter-obertshausen.de

Fünfhäusergasse 3, PLZ 63179, **T 06104 43376**
80 | Hauptgericht 13–27 € | Mo-Fr Mo-Sa So

In einem der ältesten und geschichtsträchtigsten Gebäude Obertshausens bietet man eine frische, unverfälschte Wirtshausküche zu fairen Preisen. Neben klassischen Gerichten wie „Original Wiener Schnitzel" oder „Ochsenbäckchen im roten Burgunder geschmort" stehen auch vegetarische Speisen auf der Karte. Tipp für die warme Jahreszeit: gemütlicher Biergarten.

OBERURSEL 41 D
www.oberursel.de

Hessen | EW 44.779 | 197 m
T 06171 502232
Bad Homburg 4 km, Frankfurt am Main 17 km

Dorint Hotel Frankfurt Oberursel
www.hotel-frankfurt-oberursel.dorint.com

garni

Königsteiner Straße 21, PLZ 61440, **T 06171 27690,** F 2769100
140 Zimmer | 15 Suiten | Ez 109–450 €, Dz 109–450 €, exkl. Frühstück, 24,00 € | 24 h

Das 2016 eröffnete Hotel besteht aus der denkmalgeschützten Villa Gans, die originalgetreu rekonstruiert wurde, und einem modernen Anbau. Hier stehen zeitgemäße und technisch gut ausgestattete Zimmer zur Verfügung. Zum Haus gehören auch ein 360 qm großer Wellnessbereich, ein Restaurant sowie die Ludwig-Wilhelm-Bar mit Parkterrasse und Ausblick ins Grüne.

Parkhotel am Taunus
www.parkhotel-am-taunus.de

★★★★ garni

Hohemarkstraße 168, PLZ 61440, **T 06171 9200,** F 26627
100 Zimmer | 30 Apartments | Ez 84–103 €, Dz 106–132 € | 24 h

Tagungs- und Freizeithotel umgeben von einem weitläufigen Park. Die Zimmer sind zweckmäßig und zeitgemäß. Schöner Sauna- und Wellnessbereich mit großer Dachterrasse. Für Langzeitgäste stehen Apartments im Boardinghaus zur Verfügung.

Kraftwerk
www.kraftwerkrestaurant.de

VARTA-TIPP Küche

Zimmersmühlenweg 2, PLZ 61440, **T 06171 929982**
40 | Hauptgericht 18–59 €, Menü 49–109 € | Di-Sa Mo, So

Das denkmalgeschützte ehem. Kraftwerk ist nicht nur eine extravagante Eventlocation, es beherbergt auch ein schönes Restaurant. In zwanglosem Ambiente kredenzt man Ihnen traditionelle, heimatliche Gerichte sowie ein besonderes Tasting-Menü mit bis zu zehn Gängen. Geschmackvolles Interieur mit reichlich Industriecharme und fachkundiger Service samt guter Weinberatung machen das niveauvolle Bild komplett.

OBERWESEL 40 D
www.oberwesel.de

Rheinland-Pfalz | EW 2.817 | 75 m
T 06744 710624
Bingen 21 km, Koblenz 42 km

Burghotel Auf Schönburg
www.burghotel-schoenburg.de

VARTA★TIPP Ambiente VARTA-TIPP Service

★★★★

Schönburg 1, PLZ 55430, **T 06744 93930,** F 1613
25 Zimmer | 6 Suiten | Ez 120–170 €, Dz 220–380 €, inkl. Halbpension

Weithin sichtbar thront die mittelalterliche Burganlage aus dem 10. Jhd. hoch oben am Berg. In den alten Mauern erwarten Sie stilvoll und individuell mit Antiquitäten eingerichtete Zimmer und Suiten. Von Familie Hüttl und ihrem Team werden Sie „fürstlich" umsorgt. Morgens lockt ein ausgezeichnetes Frühstück. Zahlreiche Wander- und Radwege in direkter Umgebung.

Burghotel Auf Schönburg

68 | Hauptgericht 23–29 €, Menü 35–72 € | Di-So

Verschiedene, liebevoll dekorierte Restauranträume. Serviert wird eine schmackhafte internationale Küche. Lauschige Terrasse mit Weitblick ins Rheintal.

OBERWIESENTHAL, KURORT 45 D
www.oberwiesenthal.de

Sachsen | EW 2.501 | 914 m
T 037348 155050
Chemnitz 51 km, Hof 105 km

Sachsenbaude
www.sachsenbaude.de

Fichtelbergstr. 4, PLZ 09484, **T 037348 1390,** F 139140
31 Zimmer | 17 Suiten | 24 h

Modernes Wellnesshotel in 1.200 m Höhe auf dem Fichtelberg gelegen. Wohnlich eingerichtete Zimmer mit eleganter Ausstattung. Schöner Wellnessbereich mit Erlebnis-Indoorpool, Sauna und Dampfbad. Im Restaurant gibt's deftige Schmankerl und traditionelle Regionalgerichte.

Ahorn Hotel
www.ahorn-hotels.de/oberwiesenthal

★★★★

Vierenstr. 18, PLZ 09484, **T 037348 140,** F 14444
172 Zimmer | 44 Suiten | 6 Apartments | Ez 65–200 €, Dz 98–210 € | 24 h

Ein mehrgeschossiges Ferienhotel am Südhang des Fichtelberges mit herrlicher Aussicht. Dieses Domizil ist ein reines Erwachsenenhotel (16+) und bietet seinen Gästen zeitgemäße, praktisch ausgestattete Zimmer, einen hübschen Wohlfühlbereich mit Saunen sowie ein behagliches Restaurant mit Sonnenterrasse.

OBERWOLFACH 57 C
www.oberwolfach.de

Baden-Württemberg | EW 2.651 | 323 m
T 07834 83830
Wolfach 2 km, Freudenstadt 33 km

Hirschen Landhotel
www.hotel-hirschen-oberwolfach.de

★★★S

Schwarzwaldstraße 2, PLZ 77709 (OT: Walke), **T 07834 8370,** F 6775
29 Zimmer | Ez 69–74 €, Dz 110–140 €

Familiär geführtes Hotel in traumhafter Lage und mit authentischem Landhausambiente. Wohnliche Zimmer verschiedener Größe und Kategorien mit Möbeln aus unterschiedlichen Hölzern, teilweise mit Natursteinbad. Restaurant mit deftiger Schwarzwaldküche.

OBING 61 C www.urlaub-in-obing.de

Bayern | EW 4.517 | 564 m Trostberg 14 km, Wasserburg am Inn 18 km
T 08624 898617

Oberwirt www.oberwirt.de

★★★S garni

Kienberger Straße 14, PLZ 83119, **T 08624 89110,** F 891144
48 Zimmer | 4 Apartments | Ez ab 75 €, Dz ab 120 €

Familiär geführtes Traditionshaus mit hauseigener Metzgerei. Wohnliche Gästezimmer unterschiedlicher Ausstattungen, teilweise mit Balkon. Urgemütliches Restaurant mit regionaler und internationaler Küche. Lauschiger Biergarten im Innenhof.

OCKFEN 49 A www.saar-obermosel.de

Rheinland-Pfalz | EW 602 | 170 m Saarburg 5 km, Trier 29 km
T 06581 995980

Weinhotel Klostermühle www.klostermuehle-saar.de

★★★S garni

Hauptstraße 1, PLZ 54441, **T 06581 92930,** F 929320
25 Zimmer | Ez 48–94 €, Dz 70–130 €

Familiengeführtes Hotel-Weingut in ländlicher Umgebung. Gepflegte, funktionelle Zimmer, teilweise mit Aussicht auf den Weinort Ockfen. Rustikales Restaurant mit saisonaler Frischeküche. Das Haus ist besonders bei Rad- oder Wandertouristen sehr beliebt.

ODELZHAUSEN 60 C www.odelzhausen.de

Bayern | EW 4.679 | 499 m München 25 km, Augsburg 29 km
T 08134 93080

Gutshotel im Schlossgut Odelzhausen www.schlossgut-odelzhausen.de

S garni

Am Schlossberg 1, PLZ 85235, **T 08134 99870,** F 9987130
32 Zimmer | 1 Suite | Ez ab 93 €, Dz ab 120 €

Direkt an der A8 zwischen München und Augsburg empfängt Sie das hist. Anwesen in klassischem Gewand mit moderner Innenarchitektur. Hier stehen behagliche, individuell eingerichtete Zimmer zur Verfügung. In der Nähe des Hotels befindet sich ein Golfplatz.

Staffler www.hotel-staffler.de

S garni

Hauptstraße 3, PLZ 85235, **T 08134 6006,** F 7737
28 Zimmer | Ez 82–93 €, Dz 126 €, 7,50 €

Familiär geführtes Haus mit guter Anbindung zur Autobahn. Zweckmäßig ausgestattete Zimmer zu gastfreundlichen Preisen. Ideale Adresse für Geschäftsreisende und Kurzurlauber. Kreative bayerische Küche wird in „Schreiners Restaurant" serviert.

ODENTHAL 40 A www.odenthal.de

Nordrhein-Westfalen | EW 14.727 | 149 m Bergisch Gladbach 5 km, Leverkusen 11 km
T 02174 419950
Altenberger Dom, Märchenwald, Röm. Basilika St. Pankratius, Dhünntalsperre.

Zur Post
www.zurpost.eu

garni

Altenberger-Dom-Straße 23, PLZ 51519, **T 02202 977780,** F 9777849
16 Zimmer | Ez 89–129 €, Dz 129–155 €, 15,00 €

In harmonischer Ergänzung zu dem unter Denkmalschutz stehenden Stammhaus bietet das familiär geführte Hotel modern und neuzeitlich eingerichtete Gästezimmer. Morgens erwartet Sie ein eichhaltiges Frühstücksbuffet.

Gourmetrestaurant

VARTA-TIPP Küche **VARTA-TIPP** Service

45 | Menü 99–125 € | Sa-So Mi-So Mo, Di

Hinter der hübschen Schieferfassade erwartet Sie das kulinarische Herzstück des denkmalgeschützten Gebäudes. Alejandro und Christopher Wilbrand kochen kreativ, individuell, mit regionalem und mediterranem Touch. Das Ergebnis: ein gehobenes Degustationsmenü in sechs Gängen. Dazu gibt es erlesene Weine aus nah und fern. Liebenswert und aufmerksam agiert der Service.

Postschänke **Neu!**

VARTA-TIPP Küche

25 | Hauptgericht 16–26 €, Menü 36–45 € | Mo-So

Eine schöne Alternative zum Gourmetrestaurant. In freundlich-ländlicher Atmosphäre darf man sich auf eine schmackhafte saisonale Küche freuen. Auf der Speisekarte klingt das z.B. so: „Filet vom „Bergischen Lax“ auf frischem Blattspinat mit hausgemachten Bandnudeln und Riesling-Buttersauce“. Tipp: Postschänken-Menü zu tollem Preis-Leistungs-Verhältnis.

OEBISFELDE-WEFERLINGEN 24 D www.stadt-oebisfelde-weferlingen.de

Sachsen-Anhalt | EW 13.558 | 63 m — Wolfsburg 18 km, Gardelegen 35 km
T 039002 831100

Hotel Am Markt **Neu!**
www.hotel-am-markt-oebisfelde.de

garni

Marktplatz 3, PLZ 39646 (OT: Oebisfelde), **T 039002 815730**
16 Zimmer | Ez ab 63 €, Dz ab 87 €

Das geschichtsträchtige Haus in der Altstadt wurde in der Barockzeit um 1739 erbaut und vor einigen Jahren zu einem hübschen Hotel umgestaltet. Historisches Flair und Moderne vereinen die stilvoll eingerichteten Zimmer. Nachmittags gibt es hausgebackenen Kuchen und Kaffee.

OEDERAN 46 A www.oederan.de

Sachsen | EW 8.200 | 385 m — Frankenberg/Sachsen 14 km, Freiberg 16 km
T 037292 27128

Goldener Stern - Gasthof Memmendorf
www.goldener-stern.com

€ Gut & Günstig

Zum Goldenen Stern 50 (an der B 173), PLZ 09569 (OT: Memmendorf), **T 037292 21951,** F 21952
21 Zimmer | 1 Suite | 1 Apartment | Ez 54–58 €, Dz 74–78 €

Gepflegter Gasthof mit ländlichem Flair, gemütlichen Zimmern, Kegelbahn und Minigolfanlage. Im Restaurant wird gutbürgerliche und internationale Küche serviert.

OELDE 30 B

www.oelde.de

Nordrhein-Westfalen | EW 29.456 | 90 m Beckum 10 km, Rheda-Wiedenbrück 14 km
T 02522 72891

Engbert

www.hotelengbert.de

★★★★ garni

Lange Straße 26 (über Paulsburg), PLZ 59302, **T 02522 93390,** F 933939
43 Zimmer | Ez 78–98 €, Dz 108–128 €

Inhabergeführtes Hotel in der Fußgängerzone. Das Haus verfügt über neuzeitliche Zimmer in unterschiedlichen Kategorien. Zum Haus gehören ein kleiner Freizeitbereich, eine Bar mit angeschlossener Terrasse und ein heller, freundlicher Frühstücksraum.

OESTRICH-WINKEL 50 B

www.oestrich-winkel.de

Hessen | EW 11.717 | 93 m Rüdesheim 9 km, Wiesbaden 18 km
T 06723 6012806

Nägler's

www.naeglers-hotel.de

garni

Hauptstraße 1, PLZ 65375 (OT: Winkel), **T 06723 99020,** F 990280
44 Zimmer | 1 Suite | 1 Apartment | Ez 98–105 €, Dz 135–150 €

Sehr gut schläft man in diesem schicken Boutique-Hotel: private Atmosphäre, zeitgemäße, nach Themen gestaltete Zimmer, frisches Frühstück - und drumherum ein faszinierendes Wein- und Wandergebiet mit zahlreichen Freizeitmöglichkeiten.

Gutshotel F. B. Schönleber

www.fb-schoenleber.de

Hauptstraße 1b, PLZ 65375 (OT: Winkel), **T 06723 91760,** F 917616
17 Zimmer | Ez ab 83 €, Dz 98–108 €, ab 10,00 €

Ein gepflegtes, familiär geführtes Haus mit angeschlossenem Weingut. Helle, im Landhausstil eingerichtete Zimmer, die teilweise über Balkon und Rheinblick verfügen. Gemütliche Weinstube mit Kachelofen und Terrasse, in der zünftige regionale Spezialitäten serviert werden.

Die Wirtschaft

www.die-wirtschaft.net

Hauptstraße 70, PLZ 65375 (OT: Winkel), **T 06723 7426**
70 | Hauptgericht 13–20 €, Menü 20–33 € | So Mi-So Mo, Di

Urig-gemütliche Gaststube mit lauschiger Innenhofterrasse. Marktfrisches Speisenangebot mit regionalen und mediterranen Einflüssen. Rheingauer Weine.

OEYNHAUSEN, BAD 22 C

www.staatsbad-oeynhausen.de

Nordrhein-Westfalen | EW 48.702 | 55 m Minden 16 km, Herford 17 km
T 05731 1300
Dt. Märchen- und Wassersagenmuseum, AQUA MAGICA, Siekertal mit Museumshof und Wassermühle, Kurpark mit hist. Gebäuden, Sielpark, Theater im Park, Casino, Bali-Therme, GOP-Varieté.

Trollinger Hof
www.trollingerhof.de

Detmolder Straße 89, PLZ 32545, **T 05731 79570,** F 795710
20 Zimmer | 2 Apartments | Ez ab 70 €, Dz ab 114 €

Gepflegtes Hotel unter familiärer Leitung. Für Übernachtungsgäste stehen wohnliche Zimmer zur Verfügung. Liebevoll gestaltetes Restaurant mit saisonaler Küche und Wintergarten.

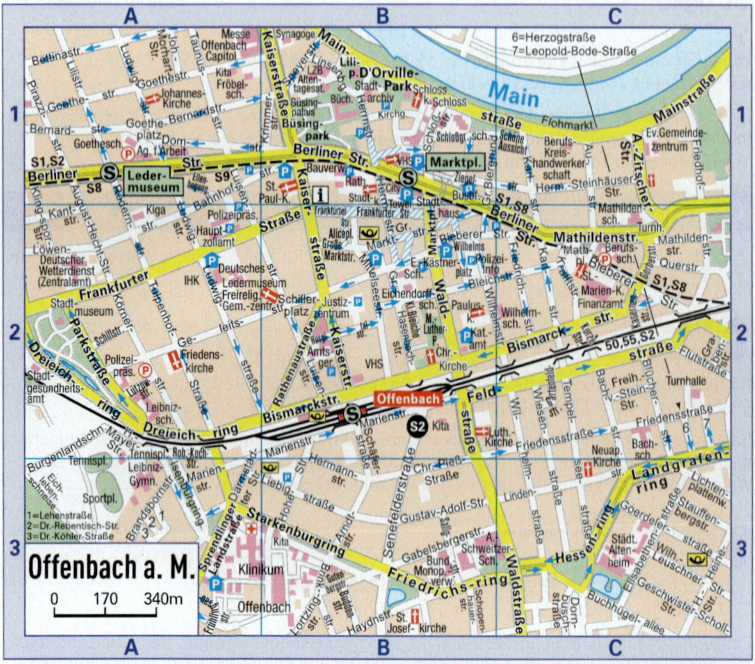

OFFENBACH AM MAIN 41 D
www.offenbach.de

Hessen | EW 119.203 | 98 m
Frankfurt am Main 8 km, Darmstadt 28 km
T 069 80651
Stadthalle, Ludo-Mayer-Brunnen, Isenburger Schloss, Rumpenheimer Schloss, Wetterpark.

Leonardo Hotel Offenbach Frankfurt Neu!
www.leonardo-hotels.de

Kaiserleistraße 39, PLZ 63067, **T 069 68020**
238 Zimmer

Das 2020 eröffnete Businesshotel liegt im Gewerbegebiet Kaiserlei direkt am Mainufer. Es verfügt über moderne, klimatisierte Zimmer, die mit Espressomaschinen, HD-Flachbildfernsehern und kostenfreiem unlimitierten W-LAN ausgestattet sind. Im Restaurant „Traveler“ wird traditionelle regionale Küche aufgetischt.

Sheraton
www.sheratonoffenbach.com

★★★★ garni

Berliner Straße 111 (B1), PLZ 63065, **T 069 829990,** F 82999800
221 Zimmer | 1 Suite | Ez 120–400 €, Dz 120–400 €, exkl. Frühstück, 24,00 € | 24 h

Das kürzlich renovierte Businesshotel liegt direkt am Büsing-Park. Es bietet klimatisierte Komfortzimmer mit moderner Kommunikationstechnik. Für Entspannung sorgt ein 450 qm großer Wellnessbereich mit Sauna und Dampfbad. Das Restaurant „PURE“ serviert leichte euro-amerikanische Küche sowie Speisen im Tapas-Stil.

Graf
www.hotel-graf.de

garni

Ziegelstraße 4-6 (B1), PLZ 63065, **T 069 8008510,** F 80085151
32 Zimmer | Ez ab 87 €, Dz ab 107 €

Gepflegtes Privathotel in zentraler Lage. Individuell eingerichtete Zimmer unterschiedlicher Kategorien mit komfortabler Ausstattung. Gute Tagungsmöglichkeiten.

Backschaft
www.backschaft-offenbach.de

Mainstraße (B1), PLZ 63067, **T 069 8007070**
40 | Hauptgericht 14–28 €, Menü 49–54 € | Di-Sa Mo, So

Das originelle Restaurantschiff auf dem Main ist ein echter Gastro-Geheimtipp. Aus der Kombüse (offenen Küche) kommen frische regionale und internationale Gerichte. Bier und Apfelwein stammen, wie auch einige Weine, von ausgesuchten regionalen Erzeugern. Besonderes Highlight ist die Backschaft-Bar im Schiffskeller unter der Wasserlinie. Parken können Sie übrigens auf dem Mainuferparkplatz direkt am Anleger.

SchauMahl
www.schaumahl.de

VARTA-TIPP Küche

Bismarckstraße 177 (B2), PLZ 63067, **T 069 82993400**
45 | Hauptgericht 26–42 €, Menü 49–119 € | Mo-Sa

Im Erdgeschoss des hübsch sanierten Jugendstilaltbaus verwöhnt Sie Björn Andreas mit einer beschwingten, frischen Küche, bei der er ausschließlich hochwertige und überwiegend regionale Produkte verwendet. Angeboten werden zwei Menüfolgen, bei denen Sie die einzelnen Gänge auch tauschen oder einzeln bestellen können. Gut sortierte Weinkarte mit spannenden Gewächsen renommierter Winzer.

OFFENBURG 56 D
www.offenburg.de

Baden-Württemberg | EW 57.448 | 163 m — Freudenstadt 59 km, Freiburg 67 km
T 0781 822800
Barockes Rathaus, ehem. Landvogtei Königshof, Hl.-Kreuz-Kirche, Fischmarkt, Ölberg, Judenbad.
Einen Cityplan finden Sie auf Seite 946.

Hotel Liberty
www.hotel-liberty.de

VARTA-TIPP Ambiente

Grabenallee 8 (B3), PLZ 77652, **T 0781 28953000**
38 Zimmer | Ez ab 160 €, Dz ab 160 €, 14,50–24,50 € »

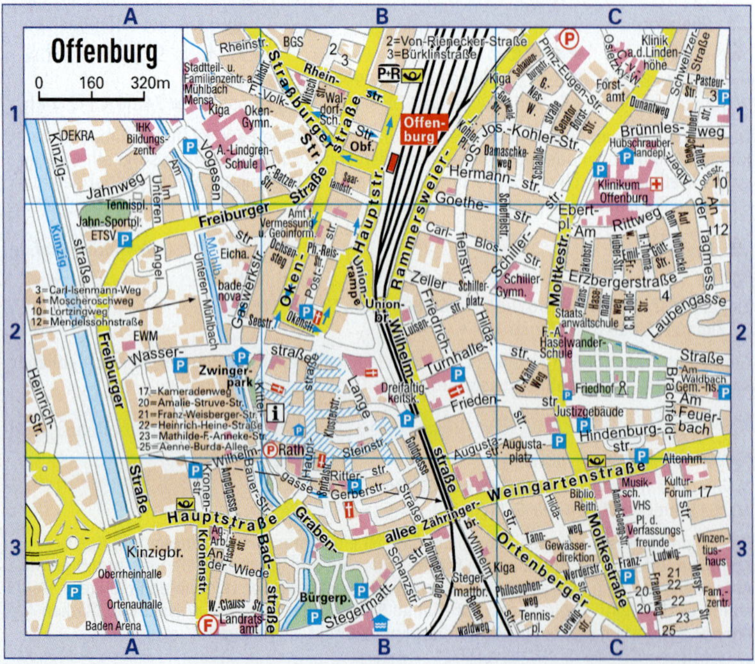

Aus dem ehem. Gefängnis ist ein designorientiertes Wohlfühlhotel entstanden. Edles Parkett, freigelegte Backstein-Gewölbedecken und moderne Badezimmer prägen die wohnlichen Zimmer und Suiten. Softdrinks aus der Minibar sind im Preis inbegriffen. Es gibt auch ein modernes Restaurant mit offenem Grill, eine Bar sowie einen historischen Gewölbekeller.

Mercure
www.mercure.com

★★★★ garni

Schutterwälder Straße 1a (A3), PLZ 77656, **T 0781 5050,** F 505513
132 Zimmer | 5 Suiten | 24 h

Verkehrsgünstig am Messeplatz gelegenes Hotel mit funktionellen Zimmern, die auf die Bedürfnisse von Geschäftsreisenden ausgelegt sind.

Sonne
www.hotel-sonne-offenburg.de

★★★ garni

Hauptstraße 94 (B3), PLZ 77652, **T 0781 932160,** F 9321640
34 Zimmer | 1 Apartment | Ez 89–99 €, Dz 122–162 €, ab 6,50 €

Restauriertes hist. Haus im klassizistischen Stil mit fast 700-jähriger Tradition. Großzügige, in verschiedenen Stilrichtungen eingerichtete Zimmer - von Rokoko über Empire bis Biedermeier.

Gasthof Blume
www.gasthof-blume.de

Weinstraße 160, PLZ 77654 (OT: Rammersweier), **T 0781 33666**
50 | Hauptgericht 18–27 €, Menü 30–60 € | Di-Sa Mo, So

Bürgerliches Restaurant mit gepflegten Gaststuben und regionaltypischem Flair. Die Küche bietet eine ansprechende Auswahl an regionalen und international beeinflussten Speisen. Der Service ist freundlich und aufmerksam. Es gibt sechs im Landhausstil eingerichtete Themenzimmer.

OFTERSCHWANG 66 D www.ofterschwang.de

Bayern | EW 2.055 | 864 m Sonthofen 5 km, Oberstdorf 12 km
T 08321 82157

Sonnenalp Resort www.sonnenalp.de

VARTA-TIPP Service

★★★★★S garni

Sonnenalp 1, PLZ 87527, **T 08321 2720,** F 272242
218 Zimmer | 70 Suiten | Ez 196–331 €, Dz 235–342 €, inkl. Halbpension | 24 h

Ein Haus der Superlative, eingebettet in die wunderschöne Landschaft des Oberallgäus. In diesem sehr persönlich geführten Haus ist alles auf Wärme und Harmonie ausgerichtet. Besonders für Familien bietet das Hotel eine breite Erlebnisvielfalt. Das exklusive Wellnessareal mit mehreren Pools und eigenem Bergsee sucht seinesgleichen.

Silberdistel

VARTA-TIPP Küche VARTA-TIPP Service

36 | Hauptgericht 42–59 €, Menü 94–142 € | Mi-Sa Mo, Di, So

Von den Fensterplätzen im elegant-gediegenen Fine-Dining-Restaurant hat man eine tolle Aussicht auf Wiesen und Bergwelt. Eine intelligente Karte für diverse kulinarische Genüsse - von Kai Schneller und Carsten Müller exzellent komponiert und vom Team um Oberkellner Brian McLaren fachkundig serviert. Gut zusammengestelltes Weinrepertoire mit mehr als 450 edlen Tropfen aus dem Sonnenalp-Weinkeller.

freistil www.kiehnes-freistil.de

Schweineberg 20 (im Alpenhotel Dora), PLZ 87527 (OT: Schweineberg), **T 08321 7071**
Hauptgericht 16–28 € | Mo-Mi, Fr-Sa Do, So

In dem einladenden Restaurant sorgen warme Farben, indirektes Licht und verarbeitete Naturmaterialien wie Weißtanne oder Fichte für eine gemütlich-ländliche Atmosphäre. Die abwechslungsreiche Karte offeriert bodenständige, moderne Gerichte. Toll der freie Blick auf die Allgäuer Alpen.

OHMDEN 58 B www.ohmden.de

Baden-Württemberg | EW 1.709 | 363 m Kirchheim/Teck 7 km, Göppingen 15 km
T 07023 95100

Landgasthof am Königsweg Neu! www.landgasthof-koenigsweg.de

Hauptstraße 58, PLZ 73275, **T 07023 9422929**
40 | Hauptgericht 22–45 €, Menü 42–148 € | So Di-Mi, Fr-So Mo, Do

Lust auf „Cremesuppe von der Petersilienwurzel" oder „Trüffel-Risotto mit Kräutersaitlingen und Buchenpilzen"? Ehrliche, bodenständige Küche erwartet Sie in diesem traditionsreichen Landgasthof. Übernachten kann man im gleichnamigen Hotel hinter denkmalgeschütztem Fachwerk aus dem Jahre 1676.

ÖHNINGEN 65 A www.oehningen.de

Baden-Württemberg | EW 3.686 | 446 m Radolfzell 14 km, Schaffhausen 23 km
T 07735 81920

Falconera www.restaurant-falconera.de

VARTA-TIPP Küche

Zum Mühlental 1, PLZ 78337 (OT: Schienen), **T 07735 2340**
70 | Hauptgericht 40–49 €, Menü 87–112 € | Mi-Sa Mo, Di, So

Landschaftlich reizvoll auf der Bodensee-Halbinsel Höri liegt das wunderschöne Restaurant von Anne und Johannes Wuhrer. Im rustikal-eleganten Ambiente der einstigen Mühle und Falknerei verwöhnt Sie das sympathische Betreiberpaar mit einer kreativen, frischen Saisonküche. Die Produkte stammen von regionalen und überregionalen Partnern und bilden die Grundlage für die exzellenten Gaumenfreuden. Lauschige Gartenterrasse.

Residenz Seeterrasse Neu! www.residenz-seeterrasse.com

Seeweg 2, PLZ 78337 (OT: Wangen), **T 07735 93000**
80 | Hauptgericht 18–30 €, Menü 29–68 € | Mo, Do-So

Ein Besuch lohnt nicht nur wegen der wunderschönen Terrasse mit Blick auf den Untersee und den Bootshafen. Hier kocht man mit Leidenschaft und Liebe zur Region und ihren Produkten. Die ehrlich und frisch zubereiteten Speisen klingen z.B. so: „Confiertes Saiblingsfilet | Blattspinat | Petersilienkartoffeln". Schön übernachten kann man in wohnlichen Gästezimmern, und einen hauseigenen Naturbadestrand gibt es auch.

ÖHRINGEN 52 C www.oehringen.de

Baden-Württemberg | EW 22.777 | 230 m Heilbronn 28 km, Schwäbisch Hall 29 km
T 07941 68118
Weitere Empfehlungen unter Zweiflingen.

Württemberger Hof www.wuerttemberger-hof.de

★★★★ S garni

Karlsvorstadt 4, PLZ 74613, **T 07941 92000,** F 920080
60 Zimmer | 2 Suiten | Ez ab 98 €, Dz ab 127 € | 24 h

Hist. Haus in zentraler Lage am Rand der Fußgängerzone mit geschmackvoll eingerichteten Zimmern unterschiedlicher Kategorien. Ansprechender Wellnessbereich mit finnischer Sauna, Sanarium und Dampfbad. Restaurant mit regionaler und internationaler Küche.

Kleinod www.restaurant-kleinod.de

Uhlandstr. 27, PLZ 74613, **T 07941 9894727**
30 | Hauptgericht 26–45 €, Menü 54–99 € | Mi-Sa Mo, Di, So

Das schicke, wertige Interieur der ehem. Orangerie im Öhringer Hofgarten und die durchdachte, moderne Crossover-Küche ergeben ein stimmiges Bild. Die saisonalen Gerichte mit türkischen Einflüssen können Sie à la carte oder in Menüform bestellen. Hübsch die idyllische Sommerterrasse.

OLCHING 60 C www.olching.de

Bayern | EW 26.149 | 503 m Fürstenfeldbruck 7 km, Dachau 16 km
T 08142 2000

Am Krone Park
www.hotel-kronepark.de

garni

Kemeter Straße 55, PLZ 82140 (OT: Neu-Esting), **T 08142 2920,** F 18706
37 Zimmer | 1 Suite | 1 Apartment | Ez ab 65 €, Dz ab 95 €

Modernes Businesshotel in ruhigem Wohngebiet mit gemütlicher Atmosphäre. Gediegen oder schick und modern im Landhausstil eingerichtete Zimmer mit zeitgemäßer Ausstattung. Schöner Biergarten.

Schiller
www.hotel-schiller.de

★★★ S

Nöscherstraße 20, PLZ 82140, **T 08142 4730,** F 473399
52 Zimmer | Ez ab 89 €, Dz ab 99 €

Gewachsenes, familiengeführtes Urlaubs- und Geschäftshotel in verkehrsgünstiger Lage. Hell und zeitgemäß eingerichtete Nichtraucherzimmer unterschiedlicher Größe. Restaurant mit regionaler und internationaler Küche.

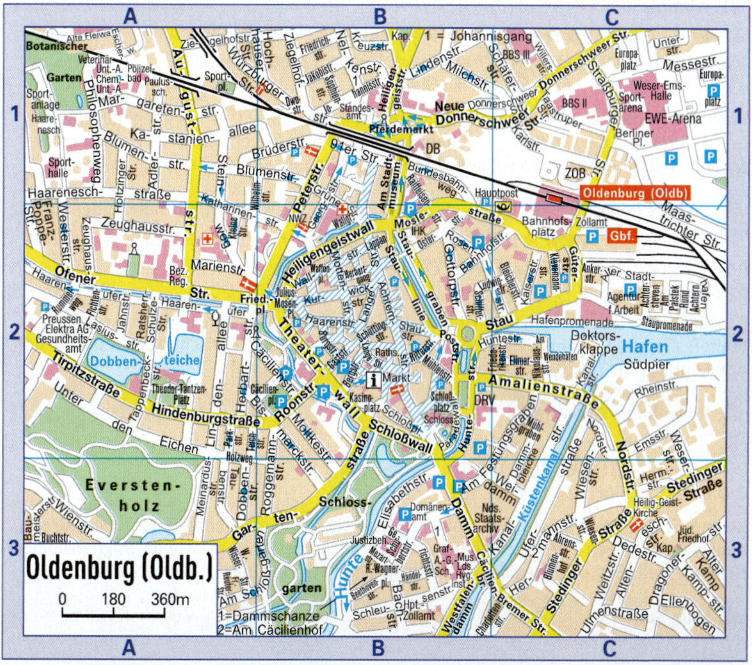

OLDENBURG 13 D
www.oldenburg-tourist.de

Niedersachsen | EW 169.000 | 4 m — Cloppenburg 42 km, Bremen 48 km
T 0441 36161366
Wahrzeichen Lappan, Rathaus und Lambertikirche am Markt, ehem. großherzogliches Schloss mit Landesmuseum für Kunst und Kulturgeschichte, Schlossgarten im englischen Landschaftsstil, Staatstheater, Landesmuseum Natur und Mensch, Stadtmuseum, Horst-Janssen-Museum.

Altera Hotel
www.altera-hotels.de

★★★★ garni

Herbartgang 23 (B2, Zufahrt über Mottenstr.), PLZ 26122, **T 0441 219080,** F 2190888
56 Zimmer

Warme Farben und ein puristischer Einrichtungsstil prägen den Charakter des Hauses. Mit der Lounge in der obersten Etage bietet man einen komfortablen Arbeits- und Besprechungsbereich für Businessgäste. Kostenfreier Zugang zum altera-Gym.

Michael Schmitz Brasserie & Vinothek
www.schmitz-oldenburg.de

Herbartgang 6 (B2), PLZ 26122, **T 0441 21908400**
35 | Hauptgericht 17–30 €, Menü 45–68 € | Sa Mo-Sa So

Gelungene Liaison aus Bistro, Restaurant und Vinothek. Die saisonal wechselnde Speisekarte bietet u.a. Flammkuchen, frische Pasta und Fischvariationen. Hauspezialität: Dry-Aged-Beef aus dem eigenen Reifeschrank.

Wieting
www.hotel-wieting.de

★★★ S garni

Damm 29 (B3), PLZ 26135 (OT: Osternburg), **T 0441 92400,** F 9240222
63 Zimmer | Ez ab 99 €, Dz ab 129 € | 24 h

Praktisch ist die Lage dieses traditionellen Familienbetriebes: Das Haus liegt nur wenige Gehminuten von der Oldenburger Innenstadt entfernt. Es bietet wohnliche Zimmer unterschiedlicher Kategorien und ein Restaurant mit internationaler Küche.

Hermes Hotel
www.hermes-hotel-oldenburg.de

★★★ S garni

Ankerstr. 19 (C2), PLZ 26122, **T 0441 779390,** F 7793999
55 Zimmer | Ez ab 93 €, Dz ab 135 €

Familiär geführtes Hotel am Innenstadtrand. „All inclusive“-Leistungen für Hausgäste: kostenfreies Telefonieren ins deutsche Festnetz, Internetnutzung, Erfrischungsgetränke in der Halle und auf der Etage, Saunabenutzung, kostenfreier Parkplatz.

Rosenbohm Designhotel
www.rosenbohm-designhotel.de

garni

Pferdemarkt 7 (B1), PLZ 26121, **T 0441 80063444,** F 885481
8 Zimmer | 1 Suite | Ez 115 €, Dz 155–175 €

Kleines Stadthotel in einem denkmalgeschützten Eckhaus am Pferdemarkt. Tür an Tür mit dem gleichnamigen Einrichtungshaus wohnen Sie in individuell gestylten Designerzimmern. Besonderheit: Gäste können die Einrichtungsgegenstände auch käuflich erwerben.

Villa Stern
www.hotelvillastern.de

garni

Bremer Str. 41 (C3), PLZ 26135 (OT: Osternburg), **T 0441 30424144,** F 30488685
15 Zimmer | Ez ab 75 €, Dz ab 95 €

Die hübsch sanierte Jugendstilvilla beherbergt individuell eingerichtete Zimmer, die mit Holzböden und bequemen Boxspring-Betten ausgestattet sind. Hier sorgen Menschen mit und ohne Behinderung dafür, dass Sie sich wohlfühlen. Zum Haus gehören ein schöner Hotelgarten und ein hauseigenes Café.

OLPE 30 C www.olpe.de

Nordrhein-Westfalen | EW 24.592 | 307 m Attendorn 15 km, Gummersbach 29 km
T 02761 94290
Geschichtsbrunnen, Hexenturm, Reste der Stadtmauer.

Diehlberg Hotel am See www.diehlberg.de

★★★★ garni

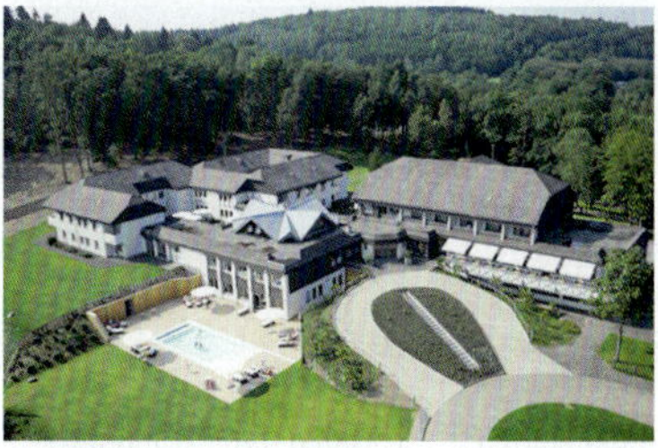

Am Diehlberg 2, PLZ 57462 (OT: Sondern am Biggesee), **T 02761 941740,** F 9417419
70 Zimmer | 1 Suite
Ez 105 €, Dz 148 € | 24 h

Für Freizeitaktivitäten wie Baden, Wandern, Radfahren & Co. ist das eine ideale Adresse. Hier können Sie Ihre Seele baumeln lassen und die gute Luft am Biggesee im grünen Herzen des Südsauerlandes genießen. Modern und komfortabel eingerichtet sind die lichtdurchfluteten Nichtraucherzimmer.

Kochs Stadthotel www.kochs-stadthotel.de

Bruchstraße 16, PLZ 57462, **T 02761 82520,** F 825299
52 Zimmer | 2 Suiten | 2 Apartments | Ez 69–119 €, Dz 105–145 €, exkl. Frühstück, 12,80 €

Familiengeführtes Hotel bestehend aus zwei Häusern mitten im Südsauerland. Gepflegte Wohlfühlzimmer in verschiedenen Kategorien. Schöner Tagungsbereich. Im Restaurant „Altes Olpe" wird regional gekocht.

OLSBERG 30 D www.olsberg-touristik.de

Nordrhein-Westfalen | EW 14.716 | 360 m Brilon 10 km, Meschede 14 km
T 02962 9820
Kneippwanderweg, Borberg (669 m), Bruchhauser Steine (7 km SO), Rothaarsteig, Rodelbahn Bruchhausen.

Kurpark Villa www.kurparkvilla.info

★★★★

Mühlenufer 4a, PLZ 59939, **T 02962 97970,** F 979797
32 Zimmer | 1 Suite | Ez 69–89 €, Dz 110–156 €

Ansprechende Ferien- und Gesundheitsoase in ruhiger Lage am Kurpark. Die geschmackvollen Zimmer wurden individuell nach klassischem Vorbild eingerichtet. Eine leichte Frischeküche wird im Restaurant „Avocado" serviert.

Schinkenwirt www.schinkenwirt.com

★★★

Eisenberg 2, PLZ 59939, **T 02962 979050,** F 9790544
18 Zimmer | 1 Suite | 2 Apartments | Ez 47–59 €, Dz 88–116 €, 7,50–18,00 €

Gepflegtes Haus in ruhiger Alleinlage am Waldrand. Hier erwarten Sie neuzeitlich eingerichtete Landhauszimmer und ein hübsches Restaurant mit saisonaler Naturküche. Ideale Adresse für Wander- und Fahrradtouristen.

OPPENAU 57 C

www.renchtal-tourismus.de

Baden-Württemberg | EW 4.873 | 277 m
T 07804 910830

Freudenstadt 24 km, Kehl 32 km

Höhenhotel Kalikutt

www.kalikutt.de

★★★S garni

Kalikutt 10, PLZ 77728 (OT: Ramsbach), **T 07804 450,** F 45222
28 Zimmer | Ez 60–100 €, Dz 96–146 €, 6,00–14,00 €

Traditionshotel mit typisch Schwarzwälder Charme in ländlich-idyllischer Lage. Modernisierte Gästezimmer unterschiedlicher Kategorien. Behagliches Restaurant mit bürgerlicher Küche.

Rebstock

www.rebstock-oppenau.de

★★★★★S garni

Straßburger Str. 13, PLZ 77728, **T 07804 728,** F 978200
15 Zimmer | 1 Apartment | Ez 58 €, Dz 94 €

Das hübsche Fachwerkhaus liegt direkt am Bächlein Lierbach, das durch den Ort fließt. Richtig schön sind die liebenswert gestalteten Zimmer. Im Restaurant und auf der überdachten Terrasse wird badisch-elsässische Küche serviert.

Gasthof Blume

www.blume-lierbach.de

€ Gut & Günstig ★★★★★S garni

Rotenbachstraße 1, PLZ 77728 (OT: Lierbach), **T 07804 3004,** F 3017
10 Zimmer | 1 Suite | Ez 70–78 €, Dz 98–140 €

Beliebter Schwarzwaldgasthof mit familiärer Atmosphäre. Gepflegte, freundlich eingerichtete Zimmer, teilweise mit Balkon oder Terrasse. Rustikales Restaurant mit traditionell badischer Küche und internationalen Spezialitäten.

OPPENHEIM 50 B

www.stadt-oppenheim.de

Rheinland-Pfalz | EW 7.202 | 87 m
T 06133 49090

Mainz 19 km, Worms 26 km

Völker

www.restaurant-voelker.de

Krämerstraße 7 (Eingang über Schulstr.), PLZ 55276, **T 06133 2269**
90 | Hauptgericht 15–27 €, Menü ab 39 € | Sa-So Fr-So Mo, Di, Mi, Do

Das geschmackvoll eingerichtete Restaurant befindet sich in einem ehem. Weingut und vereint historische Bausubstanz mit modernen Elementen. Die Chefin steht am Herd und offeriert feine regionale und mediterrane Speisen. Idyllischer Garten mit südländischem Flair. Die Kellerräume im Untergrund werden regelmäßig für Veranstaltungen genutzt.

OPPENWEILER 58 B

www.oppenweiler.de

Baden-Württemberg | EW 4.046 | 267 m
T 07191 4840

Ludwigsburg 26 km, Stuttgart 40 km

Einhorn

www.einhorn-oppenweiler.de

Hauptstr. 55, PLZ 71570, **T 07191 2277700**
120 | Hauptgericht 12–23 € | Mo-Fr, So Mo-So

Wirklich nett sitzt man im Innern des imposanten Fachwerkbaus. Im sachlich-modernen Landhausambiente wird eine international angereicherte Regionalküche serviert. Auf der Karte findet sich z.B. „Irischer Lammrücken an mediterranem Gemüse, Polentaplätzchen und Rosmarinjus". Zum Haus gehören auch eine Weinbar im UG sowie das „Gourmetstüble 1806" (nur abends geöffnet) im 1. Stock.

ORB, BAD 42 C www.bad-orb.info

Hessen | EW 9.779 | 189 m Schlüchtern 24 km, Hanau 36 km
T 06052 830

Hotel an der Therme www.toskanaworld.net

★★★★ garni

Horststraße 1, PLZ 63619, **T 06052 880,** F 88135
112 Zimmer | 7 Suiten | Ez 89–156 €, Dz 148–262 € | 24 h

Unmittelbar am prachtvollen Kurkpark liegt dieses Hotel. Es verfügt über freundliche Zimmer in zeitlosem Stil. Direkter Zugang zur „Toskana Therme" (freier Eintritt für Hausgäste). **Achtung: Bei Redaktionsschluss für diese Buchausgabe war das Hotel auf Grund der COVID-19-Pandemie noch geschlossen.**

Rauchfang www.restaurant-rauchfang.de

Gutenbergstr. 15, PLZ 63619, **T 06052 912376**
8 | Hauptgericht 29–46 €, Menü bis 95 € | Mi-So Mo, Di

Rustikal-elegantes Ambiente und freundliche Gastgeber zeichnen das „Rauchfang" aus. Serviert werden gehobene italienische Küche und hausgemachte Pastaspezialitäten, die auch auf der mediterranen Terrasse eingenommen werden können.

ORTENBURG 62 A www.ortenburg.de

Bayern | EW 7.126 | 358 m Vilshofen 11 km, Griesbach i. R. 12 km
T 08542 16421

Zum Koch www.zumkoch.de

★★★★ garni

Vorderhainberg 8, PLZ 94496 (OT: Vorderhainberg), **T 08542 1670,** F 167440
69 Zimmer | 6 Suiten | Ez 45–66 €, Dz 79–112 €, 11,50 € | 16.–26.12.20

Wirklich gepflegt wohnt man in dem familiär geführten Ferienhotel, das mitten im Grünen auf einer kleinen Anhöhe liegt. Die renovierten Zimmer sind zeitgemäß eingerichtet, man kümmert sich herzlich um die Gäste und am Morgen erwartet Sie ein tolles Frühstück. Für Entspannung sorgt ein 900 qm großer Wellnessbereich. Im hauseigenen Restaurant gibt es traditionelle bayerische Küche mit internationalen Einflüssen.

OSCHERSLEBEN 24 D www.oscherslebenbode.de

Sachsen-Anhalt | EW 21.142 | 85 m Halberstadt 21 km, Bernburg 48 km
T 03949 912205
Pfarrhaus (1661).

Hotel Motorsport Arena www.hotel-motorsportarena.com

★★★★ garni

Motopark Allee 20-22, PLZ 39387, **T 03949 920920,** F 920900
95 Zimmer | 7 Suiten | Ez ab 90 €, Dz ab 140 € | 24 h

»

Modernes Tagungs- und Kongresshotel direkt an der Rennstrecke. Zweckmäßig eingerichtete Gästezimmer, teils mit Blick zur Rennstrecke. Das Restaurant „Graf Berghe von Trips" serviert regionale und internationale Spezialitäten.

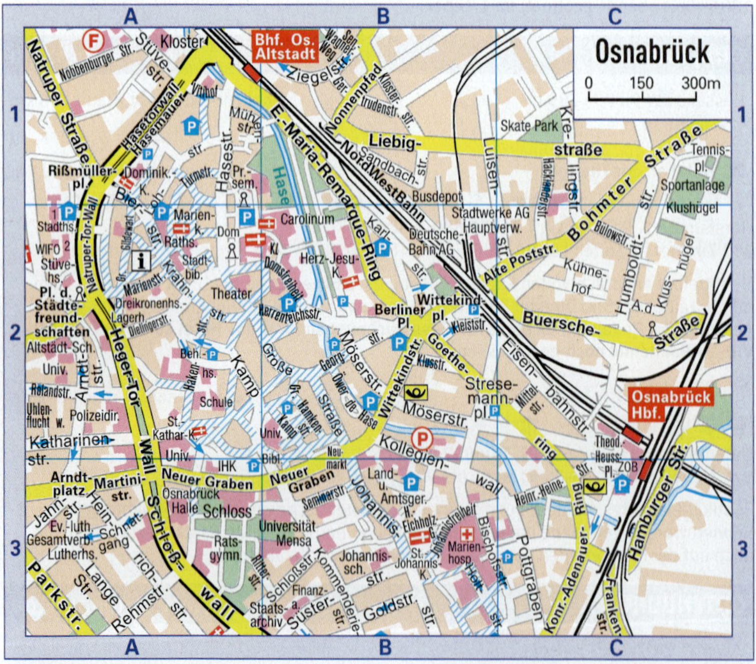

OSNABRÜCK 21 C

www.osnabrueck.de

Niedersachsen | EW 168.507 | 63 m Rheine 46 km, Bielefeld 53 km
T 0541 3232202
Spätgot. Rathaus mit Friedenssaal am Markt, Marienkirche, Dom St. Petrus, Heger-Tor-Viertel mit alten Fachwerkbauten, Kulturgeschichtliches Museum, Neuer Graben mit Stadthalle und fürstbischöflichem Schloss, Felix-Nussbaum-Haus, Museum am Schölerberg, Museum Industriekultur.

Vienna House Remarque

www.viennahouse.com

garni

Natruper-Tor-Wall 1 (A2), PLZ 49076, **T 0541 60960,** F 6096600
156 Zimmer | 17 Suiten | Ez 89–197 €, Dz 109–235 €, exkl. Frühstück, 15,00–18,00 € |
24 h

Modernes Businesshotel unweit der malerischen Altstadt. Das Haus bietet wohnliche und geräumige Gästezimmer in unterschiedlichen Kategorien sowie sehr gute Tagungsmöglichkeiten. Für Entspannung sorgt ein Wellnessbereich mit Sauna. Im Restaurant Josef werden österreichische Gerichte serviert.

Walhalla
www.hotel-walhalla.de

★★★★ garni

Bierstraße 24 (A2), PLZ 49074, **T 0541 34910,** F 3491144
69 Zimmer | 2 Suiten | Ez 84–114 €, Dz 119–159 € | 24 h

Über 300 Jahre altes Fachwerkhaus gegenüber von Rathaus und Marktplatz. Hier erwarten Sie individuell gestaltete Nichtraucherzimmer mit moderner Ausstattung. Es gibt auch einen schönen Wellnessbereich mit Bio-Sauna, Dampfbad und Solarium.

Walhalla

100 | Hauptgericht 20–36 €, Menü 28–55 € | Mo-So

Ein wirklich schöner Ort: Da ist das stimmungsvolle Restaurant, die behagliche Lounge mit ruhiger Sommerterrasse und natürlich die schmackhafte, regional ausgerichtete Frischeküche. Dazu ein sehr gutes Weinsortiment.

Iko Restaurant
www.iko-restaurant.de

VARTA-TIPP Küche

Stadtweg 38a, PLZ 49086 (OT: Lüstringen), **T 0541 44018030**
40 | Menü 85–115 € | Mi-Sa Mo, Di, So

Ein Ort zum Wohlfühlen und Genießen! Das Ambiente: stylish-modern mit warmen Blautönen, dazu Feng-Shui-Elemente und edle Massivholzmöbel. Die Küche: international geprägt - trendig, finessenreich und ausdrucksstark. Mit den Gasträumen offen verbunden sind ein Blumenstudio sowie das Kunstatelier des Graffitikünstlers René Turrek.

Kesselhaus **Neu!**
www.kesselhaus-os.de

VARTA-TIPP Küche **VARTA-TIPP** Service

Neulandstr. 12, PLZ 49084 (OT: Fledder), **T 0541 97000072**
Menü ab 99 € | Di-Sa Mo, So

Das „Kesselhaus", das sind Gastgeberin Thayarni Garthoff sowie Randy De Jong am Herd, die hier versteckt auf einem Industriehof mit ihrem schick designten Restaurant richtig gut ankommen. Gekocht wird mit hochwertigsten Zutaten, bevorzugt von regionalen Lieferanten. Das Ergebnis: ein anspruchsvolles Menü - geschmackvoll, kreativ und abwechslungsreich. Der aufmerksame und freundliche Service sorgt für die passende Weinbegleitung.

Wilde Triebe
www.wilde-triebe.de

Am Sutthauser Bahnhof 5, PLZ 49082 (OT: Sutthausen), **T 0541 60079033**
95 | Hauptgericht 20–35 €, Menü 41–80 € | Fr-Sa Mo, Fr-Sa

In diesem hist. Gebäude des ehem. Sutthauser Bahnhofs wird ambitioniert gekocht. Aus regional produzierten Produkten entstehen schmackhafte, unverfälschte Gerichte wie „Kalbshüfte | Rahmkohlrabi | Grenaillekartoffeln" oder „Scholle | grünes Gemüse | Schupfnudeln". Das Interieur stammt vom Osnabrücker Künstler Volker-Johannes Trieb. Im Sommer lockt ein wundervoller Garten.

OSTERBURKEN 51 D
www.osterburken.de

Baden-Württemberg | EW 6.532 | 247 m — Mosbach 28 km, Bad Mergentheim 29 km
T 06291 4010

Märchenwald
www.hotelmaerchenwald.de

★★★★ garni

Boschstraße 14 (Industriegebiet Ost), PLZ 74706, **T 06291 64200,** F 642040
20 Zimmer | Ez 68–75 €, Dz 100–110 €

Freundlich geführtes Hotel in ruhiger Stadtrandlage mit geräumigen Zimmern im Landhausstil. Behagliches Restaurant mit regional ausgerichteter Speisekarte.

OSTRACH 65 B
www.ostrach.de

Baden-Württemberg | EW 6.588 | 611 m — Ravensburg 33 km, Ulm 83 km
T 07585 3000

Alte Mühle
www.landhotelaltemuehle.de

★★★★★S garni

Auenstraße 13 (Naturschutzg. Pfrungener Ried), PLZ 88356 (OT: Waldbeuren),
T 07585 9390, F 939100
58 Zimmer | 4 Suiten | 20 Apartments | Ez 74–89 €, Dz 104–118 €, ab 9,00 €

Behagliches Landhotel mit gemütlichen Gästezimmern und persönlicher Atmosphäre. Es sind auch Familienapartments und Ferienwohnungen vorhanden. Die Wellnessoase mit finnischer Sauna, Dampfbad, Infrarot- und Farblichtkabine sorgt für Entspannung. Restaurant mit regionaler Küche.

Landhotel Gasthof zum Hirsch
www.landhotel-hirsch.de

★★★★★S garni

Hauptstraße 27, PLZ 88356, **T 07585 92490,** F 924949
15 Zimmer | Ez 69–85 €, Dz 90–108 €

Traditionsreicher Familienbetrieb in der Ortsmitte mit individuell gestalteten, sehr gepflegten Zimmern. Besucher schätzen die ländliche Atmosphäre und den freundlichen Gästeumgang. Gutes, oberschwäbisches Frühstücksbuffet.

Landhotel Gasthof zum Hirsch

70 | Hauptgericht 9–28 €, Menü 29–38 € | Mo-Fr, So Mo-So

Liebhaber der schwäbischen Küche werden in der gemütlichen holzgetäfelten Gaststube vom freundlichen Serviceteam verwöhnt. Auch internationale Gerichte stehen auf der Speisekarte. Im Sommer werden die schmackhaften Gerichte auch auf der Terrasse serviert.

ÖSTRINGEN 51 C
www.oestringen.de

Baden-Württemberg | EW 12.564 | 163 m — Heidelberg 30 km, Karlsruhe 38 km
T 07253 2070
Pfarrkirche St. Cäcilia, Gustav-Wolf-Kunstgalerie, Naherholungsgebiet Kreuzbergsee in Tiefenbach, Schwefelquelle im Krummbachwald.

Heitlinger Hof
www.heitlinger-genusswelten.de/heitlinger-hof

★★★★★S garni

Am Mühlberg 1-3, PLZ 76684 (OT: Tiefenbach), **T 07259 4640112**
31 Zimmer | 2 Suiten | Ez 100–180 €, Dz 135–240 €

Inmitten von sanft geschwungenen Hügeln und Weinbergen bietet dieses moderne Nichtraucherhotel geschmackvoll eingerichtete Zimmer (ab 23 qm) und Junior Suiten (47 qm). Das Interieur verbindet klassische Eleganz mit modernen Materialien. Das Restaurant bietet internationale und regionale Küche. Mehrere Außenterrassen. Eigener 18-Loch-Golfplatz gegenüber dem Hotel.

ÖTISHEIM 57 B www.oetisheim.de

Baden-Württemberg | EW 4.682 | 243 m Karlsruhe 43 km, Stuttgart 46 km
T 07041 95010

Krone www.gasthof-krone.eu

€ Gut & Günstig ★★★

Maulbronner Straße 11, PLZ 75443, **T 07041 2807,** F 861521
17 Zimmer | Ez 65 €, Dz 89 €

Gut geführter Traditionsgasthof mit familiärer Atmosphäre. Saubere, gepflegte Gästezimmer mit kostenlosem WLAN. Gemütliches Restaurant mit gutbürgerlicher schwäbischer Küche.

Sternenschanz www.sternenschanz.de

Gottlob-Linck-Straße 1, PLZ 75443, **T 07041 6667**
90 | Hauptgericht 10–26 €, Menü 25–46 € | Mi-So Mo, Di

Eine gastliche Adresse mit behaglichen Wirtsstuben und schöner Gartenterrasse. Der gemütlich-rustikale Charme ist erhalten geblieben - außen und innen! Bei Gerichten wie „Geschmorte Schweinebacken“ oder „Schwäbische Fischkrautwickel“ stehen regionale Produkte im Mittelpunkt.

OTTERNDORF 14 B www.otterndorf.de

Niedersachsen | EW 7.110 | 2 m Cuxhaven 19 km, Bremerhaven 41 km
T 04751 919131

Am Medemufer www.hotel-am-medemufer.de

★★★S

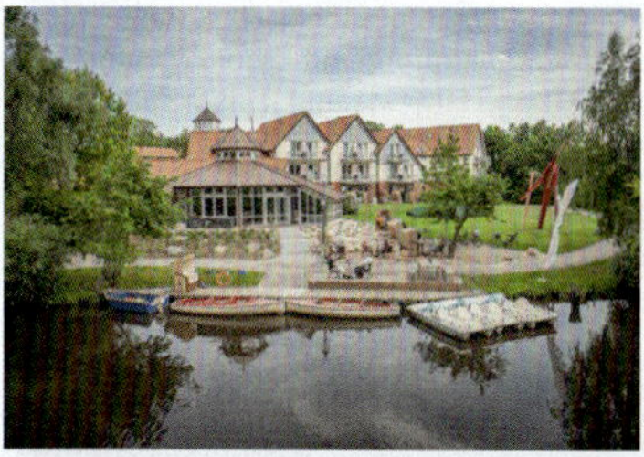

Goethestr. 15, PLZ 21762, **T 04751 99990,** F 999944
38 Zimmer | 6 Suiten
Ez 89–119 €, Dz 99–159 €

Ein mediterran anmutendes Urlaubs- und Geschäftshotel direkt am Medemufer. Sehr individuell und mit Liebe zum Detail hat man das gesamte Haus eingerichtet. Wohnliche Zimmer mit guter Technik. Im Restaurant „Leuchtfeuer“ wird regional gekocht.

OTTOBEUREN 66 B www.ottobeuren.de

Bayern | EW 8.314 | 669 m Memmingen 11 km, Kempten 28 km
T 08332 921950

Parkhotel Maximilian www.parkhotel-ottobeuren.de

Bannwaldweg 11, PLZ 87724, **T 08332 92370,** F 92371111
111 Zimmer | 7 Suiten | Ez 110–150 €, Dz 145–185 €, ab 18,00 € | 24 h

Das Hotelkonzept ist sowohl auf Kurzurlauber als auch auf Geschäftsreisende und Tagungsgäste zugeschnitten. Sie logieren in lichtdurchfluteten Gästezimmern, die fast alle zur Südseite gelegen sind. Aufwendiger Beauty- und Wellnessbereich, der auch für externe Gäste zur Verfügung steht. Ruhige Lage oberhalb des Klosters am Waldrand.

Am Mühlbach
www.hotel-am-muehlbach.de

garni

Luitpoldstraße 57, PLZ 87724, **T 08332 92050,** F 9205111
20 Zimmer | Ez 71–88 €, Dz 86–115 €

Kleines, individuelles Urlaubshotel in ruhiger, aber zentraler Lage. Gemütliche Zimmer mit schöner Aussicht in den begrünten Innenhof, teils mit Balkon oder Terrasse. Gutes Frühstück.

Hirsch
www.hirsch-ottobeuren.de

★★★ S

Marktplatz 12, PLZ 87724, **T 08332 796770,** F 7967770
48 Zimmer | 3 Suiten | Ez 79–100 €, Dz 99–149 €

Traditionsreiches Haus direkt am Marktplatz. Helle, renovierte Gästezimmer mit Wohlfühlatmosphäre. Mit Marmor und natürlichem Schiefer ausgestattete Bäder. Restaurant mit gehobener Regionalküche.

OY-MITTELBERG 66 B
www.oy-mittelberg.de

Bayern | EW 4.446 | 929 m — Kempten (Allgäu) 19 km, Füssen 22 km
T 08366 207

Vitalhotel Die Mittelburg
www.hotel-mittelburg-allgaeu.de

VARTA-TIPP Service

★★★★ S

Mittelburgweg 1-3, PLZ 87466 (OT: Mittelberg), **T 08366 180,** F 1835
27 Zimmer | 4 Suiten | Ez 89–119 €, Dz 158–298 €, ab 17,90 € | 24 h

Gastfreundschaft und Herzlichkeit machen den Aufenthalt in diesem familiengeführten Vital- und Wellnesshotel zum Vergnügen. Von den meisten Zimmern haben Sie einen schönen Ausblick auf weite Wiesen und die Allgäuer Berge. Für Entspannung und Erholung sorgt ein gepflegter SPA-Bereich mit Innenpool, Saunalandschaft und Fitnessraum. Das wunderbare Frühstück am Morgen sollten Sie nicht verpassen.

OYBIN, KURORT 47 B
www.oybin.com

Sachsen | EW 1.524 | 460 m — Zittau 9 km, Görlitz 42 km
T 035844 73311

Am Berg Oybin
www.hotel-oybin.de

€ Gut & Günstig garni

Friedrich-Engels-Straße 34, PLZ 02797, **T 035844 7320,** F 73299
19 Zimmer | Ez 39–44 €, Dz 58–78 €, exkl. Frühstück

Traditionsreiches, familiengeführtes Haus direkt am Berg. Gemütlich eingerichtete Zimmer mit moderner Ausstattung und kostenlosem WLAN. Das Restaurant serviert regionale und internationale Küche.

Meier Neu!
www.hotelcafemeier.de

€ Gut & Günstig garni

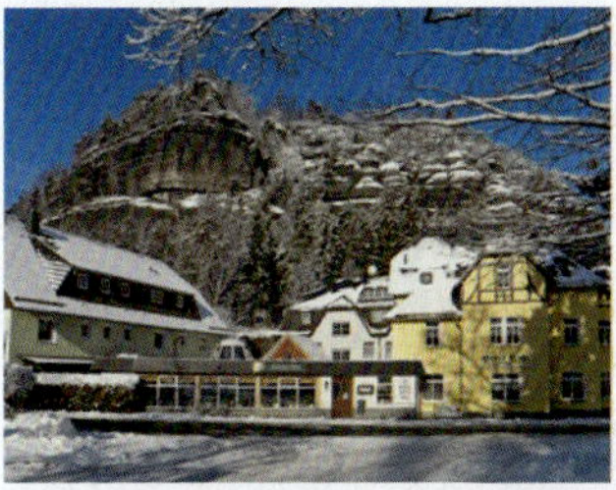

Hauptstraße 1, PLZ 02797, **T 035844 7140,** F 71413
30 Zimmer
Ez 42–48 €, Dz 66–78 €, exkl. Frühstück, 6,00 €

Eingebettet in die romantische Bergwelt des Zittauer Gebirges liegt dieses familiengeführte Hotel. Hier wohnen Sie in klassischen Zimmern mit zeitgemäßer Technik und ländlichem Charme. Zum Haus gehören eine Bowlingbahn, eine Sauna sowie ein Wiener Café.

OYTEN 14 D
www.oyten.de

Niedersachsen | EW 15.379 | 15 m — Bremen 13 km, Verden (Aller) 27 km
T 04207 91400

Am Steendamm
www.steendamm.de

★★★ S garni

Oyterdamm 29, PLZ 28876, **T 04207 91700,** F 917050
29 Zimmer | 4 Suiten | 4 Apartments | Ez ab 82 €, Dz ab 114 € | 24 h

Familiär geführtes Hotel im Landhausstil in naturnaher, verkehrsgünstiger Lage. Gemütlich-rustikal eingerichtete Zimmer mit zeitgemäßer Ausstattung. Frische regionale Küche wird im Restaurant serviert.

PADERBORN 31 A
www.paderborn.de

Nordrhein-Westfalen | EW 147.021 | 110 m — Detmold 32 km, Lippstadt 33 km
T 05251 882980
Dreischiffiger Dom, Diözesanmuseum für sakrale Kunst, Bartholomäuskapelle, rekonstruierte ottonisch-salische Kaiserpfalz, Rathaus im Weserrenaissancestil, Städtische Galerie am Abdinghof, Museum für Stadtgeschichte im Adam-und-Eva-Haus, Schloss Neuhaus mit Naturkundemuseum und Historischem Museum, Heinz-Nixdorf-Museumsforum für Informationstechnik.
Einen Cityplan finden Sie auf Seite 960.

Aspethera
www.hotel-aspethera.de

★★★ S garni

Am Busdorf 7 (C2), PLZ 33098 (OT: Kernstadt), **T 05251 2888100,** F 2888101
57 Zimmer | Ez 69–86 €, Dz 95–115 € | 24 h

Die Architektur des eleganten Stadthotels ist ein reizvoller Mix aus Historischem und Modernem. Das Haus bietet hübsche, wohnliche Zimmer und gute Tagungsmöglichkeiten. Frische regionale Küche serviert man im Restaurant. Das als Integrationshotel geführte Haus besitzt zudem einen Gewölbekeller aus dem Jahre 1722.

Waldhotel Nachtigall
www.waldhotel-nachtigall.de

★★★★ S garni

Hatzfelder Straße 45, PLZ 33104 (OT: Schloß Neuhaus), **T 05254 805350,** F 80535144
52 Zimmer | 2 Suiten | Ez 69–159 €, Dz 75–168 €, 9,00 €

Hist. Haus in ruhiger Lage - seit 1891 im Familienbesitz. Das Hotel bietet modern ausgestattete Gästezimmer, einen kleinen Wellnessbereich mit Saunalandschaft sowie ein behagliches Restaurant mit regionaler Küche.

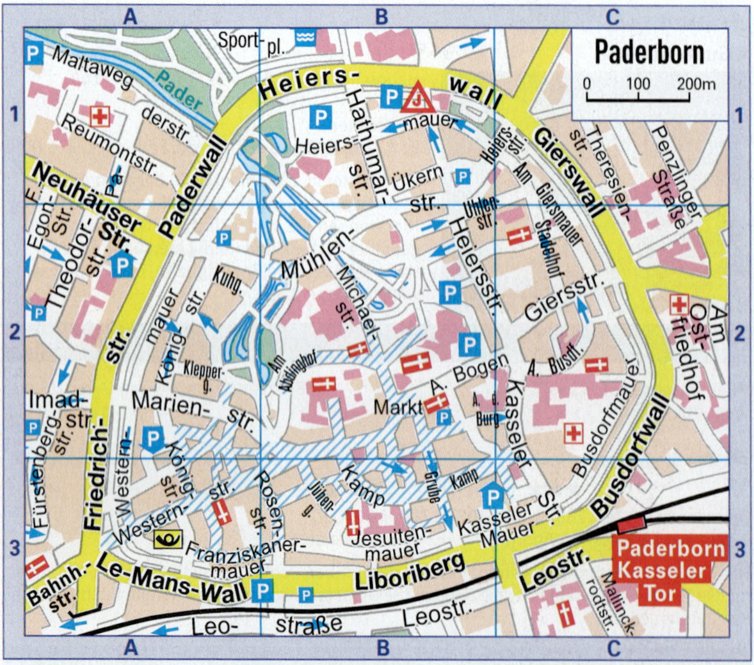

Welcome Hotel www.welcome-hotels.com

Fürstenweg 13 (↖ A1), PLZ 33102, **T 05251 28800,** F 2880100
153 Zimmer | 12 Suiten | Ez 80–230 €, Dz 115–265 €, 15,00 € | 24 h

Modernes Businesshotel in unmittelbarer Nähe zum Heinz-Nixdorf-Museum. Modern ausgestattete Gästezimmer mit schönen Farbakzenten. 300 qm großer Veranstaltungssaal, Soft-Wellnessbereich in der obersten Etage. Gastronomie: Restaurant „Paderaue" und Gaststätte „Plückers".

Galerie-Hotel www.galerie-hotel.de

★★★ S

Bachstraße 1 (A2), PLZ 33098, **T 05251 12240,** F 122419
11 Zimmer | Ez 80–90 €, Dz 100 €, exkl. Frühstück, 12,00 €

Hist. Gebäude mit individuell und liebevoll ausgestatteten Zimmern, die teilweise nach berühmten Künstlern benannt sind. Zum Haus gehören ein hübsch dekoriertes Restaurant mit offenem Kamin sowie ein heimeliges Teestübchen. Das Hotel liegt zentral und ruhig am Quellenpark.

Zur Mühle www.hotelzurmuehle.de

★★★ S garni

Mühlenstraße 2 (B2), PLZ 33098, **T 05251 10750,** F 107545
25 Zimmer | 1 Suite | Ez 76–133 €, Dz 93–150 €, exkl. Frühstück, 6,50–16,00 €

Privat geführtes Wohlfühlhotel in der Innenstadt - direkt an der urbanen Parklandschaft „Paderquellgebiet" gelegen. Individuell eingerichtete Zimmer mit gutem Schlafkomfort und modernen Bädern. Sehr gutes Frühstück.

Balthasar
www.restaurant-balthasar.de

VARTA★TIPP Küche **VARTA-TIPP** Service

Warburger Straße 28 (C3), PLZ 33098, **T 05251 24448**
48 | Hauptgericht 25–33 €, Menü 105–145 € | Di-Sa ⃠ Mo, So ⃠ 1.–8.1.21

Garant für gediegenes Genießen in modern-stilvollem Ambiente. Die hervorragende Küche von Elmar Simon verwendet und präsentiert Auserlesenes. Dazu ein tolles Weinangebot - bestens abgestimmt mit den kulinarischen Genüssen. Im Service wirkt ein erfahrenes, gut motiviertes Team. Im Sommer können Sie auch auf der mediterran anmutenden Terrasse speisen.

PALLING 69 A
www.palling.de

Bayern | EW 3.357 | 531 m — Bad Reichenhall 49 km, Rosenheim 64 km
T 08629 98820

Landgasthof Michlwirt
www.michlwirt.de

★★★S garni

Steiner Straße 1-3, PLZ 83349, **T 08629 98810,** F 988181
46 Zimmer | 2 Suiten | Ez 49–69 €, Dz 89–109 €

Familiär geführtes Traditionshaus mit unterschiedlichen Zimmerkategorien. Sehr behagliche, ländliche Gaststuben, in denen bayerische Küche serviert wird. Hauseigene Metzgerei.

PANKER 8 D
www.amt-luetjenburg.de

Schleswig-Holstein | EW 1.446 | 55 m — Lütjenburg 5 km, Kiel 37 km
T 04381 90060

Ole Liese
www.ole-liese.de

VARTA-TIPP Ambiente

Gut Panker, PLZ 24321, **T 04381 90690,** F 9069200
20 Zimmer | 2 Suiten | Ez ab 79 €, Dz ab 99 €

Eine echte Oase der Ruhe ist dieses historische Anwesen. Die individuell und sehr liebevoll eingerichteten Zimmer und Suiten bieten einen herrlichen Ausblick auf den Park oder die Wiesen. Zum Haus gehören auch eine hübsche Kaminlobby, ein kleiner Wellnessbereich und eine Schlosskapelle. Von Gastgeberin Birthe Domnick und ihrem Team werden Sie sehr persönlich und freundlich betreut.

Restaurant 1797

VARTA-TIPP Küche **VARTA-TIPP** Service

14 | Menü 69–107 € | Mi-Sa ⃠ Mo, Di, So

Im Gourmetrestaurant - dem ehemaligen Jagdzimmer - offeriert man eine moderne deutsche Küche. Chefkoch Volker M. Fuhrwerk hat ein Händchen für ausdrucksstarke Kombinationen und tolle Kontraste. Produkte von regionalen Erzeugern werden exakt zubereitet und sehr schön angerichtet. Dazu passt auch der liebenswerte Service. Tischreservierung erforderlich.

Ole Liese Wirtschaft

80 | Hauptgericht 19–26 €, Menü 38–68 € | Di-So Mo

Restaurant mit rustikalem Charme und ungezwungener Landhausatmosphäre. Serviert werden bodenständige Klassiker der deutschen Küche sowie regionale Spezialitäten. Sehr gute Fischgerichte, z.B. „Gerösteter Nordsee-Kabeljau mit Schmorgurken, Linsen und Butterkartoffeln“.

PAPENBURG 12 D www.papenburg-tourismus.de

Niedersachsen | EW 35.423 | 1 m Leer 24 km, Meppen 47 km
T 04961 83960
Papenburger Zeitspeicher, Gut Altenkamp, Schifffahrtsfreilichtmuseum, Von-Velen-Anlage, Mühlen, Meyer Werft, Stadtpark.

Alte Werft www.hotel-alte-werft.de

garni

Ölmühlenweg 1, PLZ 26871, **T 04961 9200,** F 920100
122 Zimmer | 9 Suiten | Ez ab 99 €, Dz ab 134 €, bis 19,00 € | 24 h

Das komfortable Hotel befindet sich in den ehem. Gebäuden der Meyer Werft. Die Gästezimmer sind zeitgemäß eingerichtet und in verschiedenen Kategorien buchbar. Zwei Restaurants mit Biergarten und internationaler Küche.

Park Inn by Radisson www.parkinn-hotel-papenburg.de

★★★★ garni

Hauptkanal Rechts 7, PLZ 26871, **T 04961 66400,** F 6640444
101 Zimmer | 14 Suiten | 24 h

Modernes Geschäfts- und Tagungshotel unweit des Binnenhafens. Zeitgemäß eingerichtete Gästezimmer in zwei Kategorien. Kleiner Fitness- und Saunabereich im Erdgeschoss. Mehrere Veranstaltungsräume. Regionale und internationale Küche wird im Restaurant serviert.

KEDI-Hotel www.kedihotels.de

garni

Deverweg 33-37, PLZ 26871, **T 04961 940970,** F 9409715
89 Zimmer | 1 Apartment | Ez ab 77 €, Dz ab 77 €, exkl. Frühstück, 11,00 €

Das Hotel befindet sich in der Nähe des Papenburger Stadtparks. Die Design-Zimmer sind mit bequemen Betten und edlen Parkettfußböden ausgestattet. Teilweise haben die Zimmer Parkblick. Modern gestaltete Hotellobby mit Bar und Frühstücksbereich.

PAPPENHEIM 60 A www.pappenheim.de

Bayern | EW 4.000 | 407 m Weißenburg 15 km, Eichstädt 20 km
T 09143 60666

Gasthof Zur Sonne www.sonne-pappenheim.de

garni

Deisinger Straße 20, PLZ 91788, **T 09143 837837,** F 837835
11 Zimmer | Ez 65–80 €, Dz 98–130 €

Der gepflegte Gasthof liegt am berühmten Altmühl-Radwanderweg. Hier erwarten Sie neu renovierte Zimmer im ländlichen Stil, die auf Wunsch auch mit einem Halbpensionsmenü buchbar sind. Morgens werden Sie mit einem sehr guten Frühstück in Buffetform verwöhnt. Bei Redaktionsschluss für diese Buchausgabe hat man das Hotel gerade um ein Gästehaus mit 6 Wohlfühlzimmern und einer kleinen, aber feinen Wellnessetage erweitert.

Zur Sonne

VARTA-TIPP Küche VARTA-TIPP Service

250 | Hauptgericht 9–30 €, Menü 25–35 € | Mo, Mi-So Di

Hier fühlt man sich sofort wohl: Stefanie und Sven-Wolfgang Glück sind Gastgeber mit Leib und Seele, außerdem ist das Restaurant ausgesprochen gemütlich mit Kachelofen, alten Bauernmöbeln und traditioneller Holzvertäfelung. Das Speisenangebot reicht von bodenständigen regionalen Gerichten bis hin zu frischer innovativer Küche. Schöne Sommerterrasse direkt hinter dem Haus.

PARCHIM 17 C www.parchim.de

Mecklenburg-Vorpommern | EW 17.129 | 50 m Schwerin 40 km, Pritzwalk 42 km
T 03871 71550
Kulturhistorischer Stadtkern mit Moltke-Gedächtnisstätte und Backsteingotik, Stadthafen Müritz-Elde-Wasserstraße.

Stadtkrug www.hotel-stadtkrug-parchim.m-vp.de

€ Gut & Günstig ★★★ garni

Apothekenstraße 11-12, PLZ 19370, **T 03871 62300,** F 264446
21 Zimmer | 1 Suite | 1 Apartment | Ez ab 65 €, Dz ab 99 €

Über 250 Jahre altes Gebäude mit unterschiedlich eingerichteten Zimmern in zentraler Altstadtlage. Rustikale Gaststube und Jagdzimmer mit regionaler und internationaler Speisekarte.

PARSBERG 54 C www.parsberg.de

Bayern | EW 6.630 | 553 m Neumarkt (Oberpfalz) 27 km, Regensburg 47 km
T 09492 94180

Hirschen www.hirschenhotels.com

★★★★ garni

Marktstr. 1a, PLZ 92331, **T 09492 6060,** F 606222
84 Zimmer | 4 Suiten | 3 Apartments | Ez 98–298 €, Dz 119–309 € | 21.–26.12.20

Traditioneller Oberpfälzer Gasthof im Herzen der Stadt. Hier wohnen Sie in hellen, freundlichen Landhauszimmern. Sehr gutes Frühstück mit frischen Fleischerzeugnissen aus eigener Produktion. Behagliche Gaststuben mit regionaltypischem Flair. Im 100 Meter entfernten „Garten Hotel Hirschenhof“ bietet man weitere Zimmer sowie einen SPA-Bereich.

Villa Toskana www.a3-villa-toskana.de

garni

Steinmühlerstraße 3 (im Gewerbegebiet), PLZ 92331, **T 09492 906181,** F 906182
32 Zimmer | Ez 53–70 €, Dz 84–90 €, exkl. Frühstück, 7,00 €

Modernes Geschäftshotel unweit der Autobahn A3. Hier stehen funktionale, mediterran angehauchte Gästezimmer zur Verfügung. Zum Haus gehört auch ein Bistro im kontinentalen Stil.

PASEWALK 19 C www.pasewalk.de

Mecklenburg-Vorpommern | EW 11.100 | 15 m Torgelow 18 km, Anklam 47 km
T 03973 2510
Stadtmauerreste, Kürassierkaserne, Mühlentor, Bürgerhaus, ehem. Jagdschloss, Pulverturm, Kiek in de Mark.

Villa Knobelsdorff www.villa-knobelsdorff.de

★★★S garni

Ringstraße 121, PLZ 17309, **T 03973 20910,** F 209110
18 Zimmer | Ez ab 72 €, Dz ab 99 €

Gepflegte Gründerzeitvilla aus dem Jahre 1896 mit geschmackvoll eingerichteten Zimmern im italienischen Landhausstil. Das urige Restaurant im Untergeschoss bietet hausgebrautes Bier und regionale Spezialitäten.

PASSADE 8 C www.passade.de

Schleswig-Holstein | EW 347 | 29 m Kiel 17 km, Malente 35 km
T 04344 2713

Fischerwiege www.fischerwiege-passade.de

★★★★★S garni

An der Laak 11, PLZ 24253, **T 04344 4138616,** F 3014435
11 Zimmer | 1 Suite | Ez 85–95 €, Dz 100–115 €

Das kleine charmante Hotel mit Landhauscharakter befindet sich in einem idyllischen Örtchen direkt am Passader See. Sie wohnen in harmonisch eingerichteten Zimmern und Suiten. Gutes Landfrühstück mit Spezialitäten der Region. Für Hausgäste steht ein Lesezimmer mit kleiner Bibliothek zur Verfügung.

PASSAU 62 B www.passau.de

Bayern | EW 49.454 | 312 m Straubing 83 km, Regensburg 120 km
T 0851 955980
Veste Oberhaus mit Oberhausmuseum, Dom St. Stephan mit Domorgel, Römermuseum Kastell Boiotro, Domschatz- und Diözesanmuseum, Dreiflüsseeck, Fürstbischöfliches Opernhaus, Glasmuseum, Jesuitenkirche St. Michael, Kirche St. Nikola, Kloster Niedernburg mit dem Grab der Seligen Gisela, Museum Moderner Kunst, Neue Bischöfliche Residenz, Rathaus mit Rathaussälen, Residenzplatz mit Wittelsbacher Brunnen, St.-Pauls-Kirche, Wallfahrtskirche Mariahilf, Dackelmuseum.

Altstadt-Hotel www.altstadt-hotel.de

★★★★★S garni

Bräugasse 29 (C2), PLZ 94032 (OT: Dreiflüsse-Eck), **T 0851 3370,** F 337100
34 Zimmer | 2 Suiten | Ez ab 79 €, Dz ab 110 €

Am Dreiflüsseeck gelegenes, gut geführtes Haus mit hist. Bausubstanz und unterschiedlich geschnittenen Zimmern mit zeitgemäßer Ausstattung. Restaurant mit Terrasse und Aussicht.

Atrium www.atrium-passau.de

★★★★★S garni

Neue Rieser Straße 6 (A1), PLZ 94034 (OT: Hacklberg), **T 0851 9886688,** F 9886689
49 Zimmer | 1 Suite | Ez 60–120 €, Dz 80–160 € | 24 h

Modernes Stadthotel mit geschmackvoll eingerichteten Zimmern, die teilweise mit Betten in Überlänge ausgestattet sind. Kleiner Wellnessbereich mit Sauna und Whirlpool.

Dreiflüssehof www.dreifluessehof.de

★★★★★S garni

Danziger Straße 42-44, PLZ 94036, **T 0851 72040,** F 72478
67 Zimmer | 1 Suite | Ez 70–98 €, Dz 95–180 €

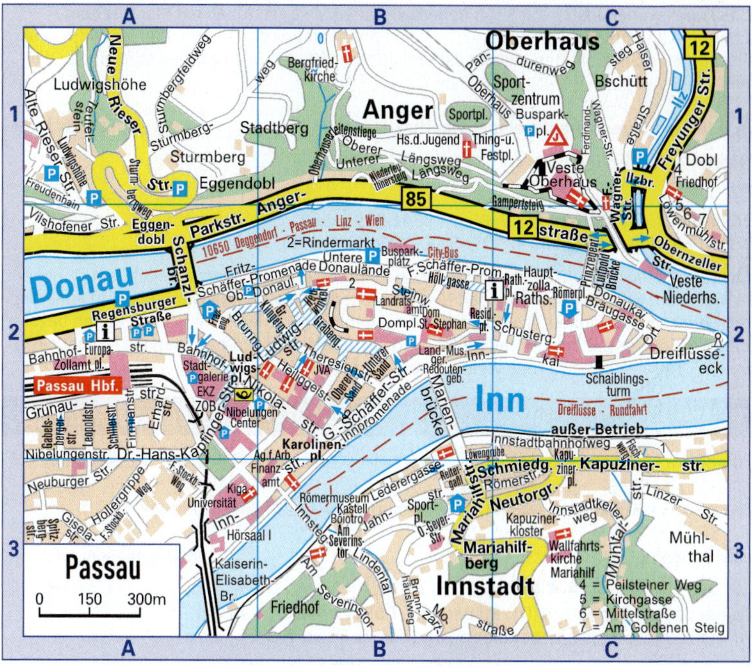

Moderner Familienbetrieb mit gemütlicher Atmosphäre. Komfortable, individuell eingerichtete Zimmer in Haupt- und Gästehaus. Gepflegtes Restaurant im traditionellen Stil mit regionaler Küche und hübscher Gartenterrasse.

Residenz www.residenz-passau.de

★★★★ garni

Fritz-Schäffer-Promenade 6 (B2), PLZ 94032, **T 0851 989020,** F 98902200
49 Zimmer | 2 Suiten | Ez 70–169 €, Dz 119–189 €

Liebevoll renoviertes Traditionshotel am Donauufer mit zeitgemäßer Zimmerausstattung. Entspannung bietet der Wohlfühlbereich „ResidenzKlause".

Das Oberhaus www.dasoberhaus.com

Oberhaus 1 (B1), PLZ 94034, **T 0851 37930657**
450 | Hauptgericht 8–24 €, Menü 25–89 € | Mo-So

Über den Dächern Passaus mit fantastischem Panoramablick können Sie sich hier auf eine ausgezeichnete Wirtshausküche freuen. Auf der Karte stehen Gerichte wie „Original Wiener Kalbsschnitzel mit Petersilienkartoffeln, Preiselbeeren und Rahmgurken" oder „Backhendl mit Kartoffel-Vogerlsalat". Traumhafte Terrasse.

Heilig-Geist-Stift-Schenke

Heiliggeistgasse 4 (B2), PLZ 94032, **T 0851 2607**
120 | Hauptgericht 9–25 €, Menü 16–45 € | Mo-Di, Do-So ⃠ Mi

››

Das Franziskanerkloster von 1358 beherbergt rustikale Gaststuben mit historischem Charme. Kulinarisch reicht das Spektrum von regionalen Schmankerln über lebendfrische Fische bis zu Spezialitäten aus der österreichischen Küche. Dazu werden stiftseigene Weine serviert.

Weingut | restaurant.weinbar.vinothek
www.weingut-passau.de

VARTA-TIPP Service

Theresienstraße 28 (B2), PLZ 94032, **T 0851 37930500**
60 | Hauptgericht 14–40 € | Fr-Sa Di-Do Mo, So

Ein Mix aus Vinothek, Weinbar und Bistro am Rande der Fußgängerzone. Mit dem gelungenen Konzept trifft Stephan Öller den Nerv der Zeit: die Atmosphäre gemütlich und lebendig, der Service professionell, freundlich und angenehm leger, die Küche richtig gut und bezahlbar. Wie wäre es z.B. mit „Doradenfilet | Schwarze Tagliolini | grüner Spargel | Aromatica-Tomaten | Safranschaum"? Tolle Weinauswahl mit fast 1.000 Positionen.

PEINE 23 D
www.peinemarketing.de

Niedersachsen | EW 50.636 | 68 m — Braunschweig 24 km, Hildesheim 32 km
T 05171 545556
Historischer Marktplatz, Burgpark, Dammviertel, Töpfers Mühle, Stadtpark.

Schönau
www.hotel-schoenau.de

★★★★S garni

Peiner Str. 17, PLZ 31228 (OT: Stederdorf), **T 05171 9980,** F 998166
64 Zimmer | 2 Suiten | 3 Apartments | Ez ab 88 €, Dz ab 123 €

Ein gepflegtes, seit vier Generationen familiär geführtes Landhotel in verkehrsgünstiger Lage nahe der Autobahn A2. Wohnliche Zimmer mit kostenfreiem WLAN. Modernes Restaurant mit regionalem und internationalem Speisenangebot.

PELLWORM (INSEL) 6 B
www.pellworm.de

Schleswig-Holstein | EW 1.161 | 1 m — Sylt 55 km, Schleswig 61 km
T 04844 18940

NordseeLodge
www.nordseelodge.de

★★★★★S garni

Alte Kirche 1, PLZ 25849, **T 04844 7894100,** F 7894129
22 Zimmer | Ez ab 79 €, Dz ab 99 € | 24 h

Mittlerweile in der 5. Generation ist dieses schöne Haus in Familienbesitz. Das Hotel hat moderne, im nordischen Stil eingerichtete Zimmer (teilweise mit Balkon), einen netten Garten sowie ein SPA- & Wellnesscenter für Sie! Das hauseigene Restaurant serviert eine feine Auswahl an regionalen Gerichten.

PENZBERG 67 B
www.penzberg.de

Bayern | EW 16.176 | 596 m — Weilheim 25 km, Wolfratshausen 33 km
T 08856 8130
Stadtmuseum, Bergwerksmuseum, Glasfenster Campendonk Pfarrkirche Christ-König.

Hoisl-Bräu
www.hoisl-braeu.de

★★★ garni

Promberg 1, PLZ 82377 (OT: Promberg), **T 08856 9017330,** F 90173388
23 Zimmer | 1 Suite | Ez 60–99 €, Dz 80–130 €, 6,90–11,90 €

Im ruhigen Ortsteil Promberg liegt dieses gewachsene Landhotel. Hier erwarten Sie wohnliche Zimmer mit schönem Ausblick in die Natur. In den gemütlichen Gaststuben werden Sie mit nationalen Schmankerln verwöhnt.

Troadstadl
www.troadstadl.com

Kirnberger Straße 1, PLZ 82377 (OT: Kirnberg), **T 08856 9482**
50 | Hauptgericht 18–23 €, Menü 28–60 € | Mi-Sa Mo, Di, So

Gemütliche Gaststuben in einem denkmalgeschützten Gebäude aus dem 13. Jahrhundert. Serviert wird eine gehobene zeitgemäße Küche. Im Sommer lockt ein uriger Biergarten.

PERASDORF 61 B
www.perasdorf.de

Bayern | EW 551 | 497 m
T 09962 94020
Deggendorf 24 km, Straubing 26 km

Gasthaus Jakob Neu!
www.genuss-jakob.de

VARTA-TIPP Küche

Haigrub 19, PLZ 94366, **T 09965 80014**
38 | Hauptgericht 22–29 €, Menü 50–69 € | So Di-Sa Mo

Diese Adresse hat sich zum kulinarischen Juwel für Feinschmecker gemausert. Sie sitzen wahlweise in der urig-gemütlichen Gaststube, im Wintergarten oder bei schönem Wetter auf der kleinen Terrasse direkt vor dem Haus. Die feine Küche von Michael Ammon gibt es hier wie dort. Er kocht klassisch, bindet aber auch moderne Elemente ein. Für die passende Weinbegleitung sorgt Lebensgefährtin Mona Haka. Tischreservierung ratsam.

PERL 48 D
www.perl.saarland

Saarland | EW 8.000 | 254 m
T 06867 66101
Saarburg 19 km, Merzig 26 km

Victor's Residenz-Hotel Schloss Berg
www.victors.de

★★★★★S garni

Schlossstraße 27-29, PLZ 66706 (OT: Nennig), **T 06866 790,** F 79100
90 Zimmer | Ez 136–366 €, Dz 166–396 € | 24 h

Inmitten von Weinbergen liegt das wunderschöne Renaissance-Schloss, das mit individuell und teils aufwendig gestalteten Zimmern und Suiten aufwartet. Entspannung garantiert der stilvolle Wellnessbereich. Im Restaurant „Bacchus“ wird mediterran gekocht, im rustikal-ländlichen Landgasthaus „Die Scheune“ serviert man bürgerlich-regionale Küche.

Victor's Fine Dining by Christian Bau
www.victors-fine-dining.de

VARTA★TIPP Küche **VARTA★TIPP** Service

T 06866 79118
34 | Menü 146–260 € | So Mi-So Mo, Di

»

Mehr Fine Dining geht nicht! Im modern-eleganten Rahmen des Gourmetrestaurants zaubert Christian Bau mit außergewöhnlicher Raffinesse und beeindruckender Beständigkeit kreative Kompositionen der Haute Cuisine. Seine Küche ist zeitgemäß, leicht und weltoffen. Die kulinarische Verbindung reicht von Paris bis Tokio. Dazu kredenzt Ihnen der fachkundige Service unter der Leitung von Julia Pleintinger erstklassige Weine.

Hotel Sonnenhof — www.sonnenhof-perl.de

Merziger Straße 3, PLZ 66706 (OT: Hellendorf), **T 06868 773,** F 180344
17 Zimmer | Ez 58–62 €, Dz 89 €

Das familiengeführte Hotel wurde individuell, charmant und mit viel Liebe zum Detail gestaltet, so auch die wohnlichen Gästezimmer, die sich durch warme Farbtöne, hochwertige Materialien und geschmackvolles Mobiliar auszeichnen. Im Winter sorgen ein lichtdurchfluteter Wintergarten und die Bauernstube für Behaglichkeit, im Sommer zieht es die Gäste auf die herrliche Gartenterrasse.

Hammes — www.hotel-hammes.de

★★★S

Hubertus-von-Nell-Straße 15, PLZ 66706, **T 06867 91030,** F 910333
12 Zimmer | Ez 65–70 €, Dz 92 €

Familiengeführter, sehr gepflegter Hotelbetrieb mit zeitgemäß ausgestatteten Zimmern. Im Restaurant wird eine saisonal orientierte Küche angeboten.

PETERSHAGEN/EGGERSDORF 27 A — www.petershagen-eggersdorf.de

Brandenburg | EW 13.823 | 52 m — Strausberg 8 km, Berlin 20 km
T 03341 41490

Hotel Villago Neu! — www.villago.de

★★★★

Altlandsberger Chaussee 88-89, PLZ 15345 (OT: Eggersdorf), **T 03341 4690,** F 469469
60 Zimmer | 1 Suite | Ez 89–108 €, Dz 118–128 € | 24 h

Der sanierte und erweiterte Traditionsbetrieb bietet seinen Gästen behagliche Zimmer im Coming-Home-Style, zudem gibt es zwei exklusive Wellness-Suiten. Im hauseigenen Restaurant wird regional und saisonal gekocht. Relaxen kann man im neu geschaffenen SPA-Bereich im Erdgeschoss. Große Liegewiese und Chill-Out-Area direkt am See.

Zum Mühlenteich — www.landgasthof.de

Karl-Marx-Straße 32, PLZ 15345 (OT: Eggersdorf), **T 03341 42660,** F 426666
20 Zimmer | 1 Suite | Ez 73–105 €, Dz 103–135 €, bis 11,00 €

Familiengeführtes Haus am Rande von Berlin. Die Gästezimmer sind behaglich und liebevoll im eleganten Landhausstil eingerichtet. Das heimelige Restaurant mit Kachelofen bietet freundlichen Service und eine bodenständige Küche zu moderaten Preisen.

PETERSTAL-GRIESBACH, BAD 57 C — www.bad-peterstal-griesbach.de

Baden-Württemberg | EW 2.716 | 393 m — Freudenstadt 24 km, Offenburg 36 km
T 07806 91000

Dollenberg
www.dollenberg.de

VARTA-TIPP Service

★★★★★S garni

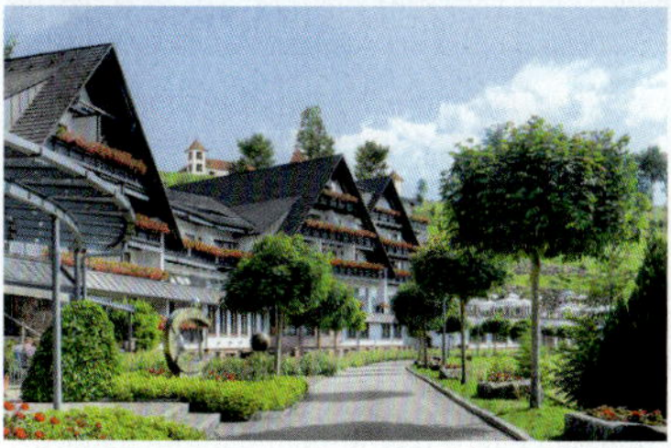

Dollenberg 3, PLZ 77740, **T 07806 780,** F 1272
100 Zimmer | 9 Suiten
Ez 128–193 €, Dz 256–314 €, 18,00 € | 24 h

Dieses familiär geführte Traditionshaus - hoch über Bad Peterstal-Griesbach gelegen - gehört zweifellos zu den Top-Adressen im Schwarzwald. Hier erwarten Sie wohnliche und großzügig geschnittene Zimmer sowie eine exklusive SPA- und Wellness-Oase auf 5.000 qm mit Pools, Bergsee und großer Saunalandschaft. Nicht zu vergessen der top Service.

Le Pavillon

VARTA★TIPP Küche VARTA-TIPP Service

30 | Menü 128–274 € | Mo, Do-So ⊘ Di, Mi ⊘ 21.2.–10.3.21, 20.6.–7.7.21

Für Kenner der gehobenen Gastronomie ein erhabener Rahmen für kulinarisch erlesene, ja vollkommene Genüsse. Leidenschaft in Verbindung mit Raffinesse und Bodenständigkeit, das ist das Credo, mit welchem Martin Herrmann Sie hier seit vielen Jahren verwöhnt. Seine Küche ist feinsinnig, kreativ und handwerklich akkurat. Für die passende Weinbegleitung sorgt ein geschulter Service.

Kaminstube

VARTA-TIPP Küche VARTA-TIPP Service

120 | Hauptgericht 25–36 €, Menü 28–59 € | Mo-So

Das zweite Restaurant zeigt sich in punkto Ambiente ländlich-elegant und bietet eine schöne Atmosphäre für entspanntes Genießen. Hier lebt die gute regionale Küche mit dem gewissen Etwas, auch mit beachtlichen Tropfen deutscher und europäischer Winzer. Herzlicher, effizienter Service. Großzügige Sonnenterrasse.

Renchtalhütte
www.renchtalhuette.de

€ Gut & Günstig

T 07806 910075
Hauptgericht 4–16 € | Mo-So

Urig-gemütlich geht es hier zu! An rustikalen blanken Holztischen werden regionale Gerichte, Raclette, Fondue und zünftige Vesper serviert. Nachmittags hausgemachte Kuchen und Torten. Herrliche Panoramaterrasse mit schöner Aussicht auf das Renchtal. Spielplatz und Streichelzoo für Kinder.

Adlerbad
www.adlerbad.de

★★★S garni

Kniebisstraße 55, PLZ 77740 (OT: Bad Griesbach), **T 07806 98930,** F 8421
24 Zimmer | 2 Suiten | Ez ab 58 €, Dz ab 96 € | 24 h »

Gut geführtes Schwarzwaldhotel mit langer Tradition und freundlichem Service. Gepflegte, individuell eingerichtete Zimmer mit komfortabler Ausstattung. Im Restaurant wird regionale Küche serviert.

PFAFFENHOFEN A.D.ILM 60 B www.pfaffenhofen.de

Bayern | EW 24.441 | 428 m München 52 km, Augsburg 67 km
T 08441 782250

Moosburger Hof www.moosburgerhof.de

★★★★ garni

Moosburger Str. 3, PLZ 85276, **T 08441 2770080,** F 27700888
48 Zimmer | 2 Suiten | Ez 79–129 €, Dz 109–176 €, 12,00 €

Komfortabel und geschmackvoll ausgestattetes Business- und Cityhotel in der Innenstadt. Die stilvoll eingerichteten Zimmer sind in unterschiedlichen Kategorien buchbar. Gute Tagungsmöglichkeiten.

Hotel Alea www.hotel-alea.de

★★★S garni

Joseph-Fraunhofer-Straße 18, PLZ 85276, **T 08441 8713587,** F 784596
42 Zimmer | 1 Apartment

Neuzeitliches Privathotel in verkehrsgünstiger Lage. Blickfang und zentraler Bereich des Hauses ist die fast 7 Meter hohe Frühstückshalle. Die lichtdurchfluteten Zimmer sind modern möbliert und verfügen über schöne Bäder mit Designwaschtisch und großer Dusche.

PFAFFENWEILER 64 A www.pfaffenweiler.de

Baden-Württemberg | EW 2.500 | 253 m Schallstadt 2 km, Freiburg 14 km
T 07664 979697

Zehners Stube www.zehnersstube.de

VARTA-TIPP Küche

Weinstraße 39, PLZ 79292, **T 07664 6225**
40 | Hauptgericht 42–49 €, Menü 74–115 € | Mi-So Di-So Mo

Den prächtigen Bürgersaal des ehem. Rathauses mit seinen alten Gewölben und Säulen hat man in ein angenehm helles und stilvolles Restaurant umgestaltet. Auf Basis erstklassiger Produkte wird klassische Küche von Fritz Zehner finessenreich und mit Sinn für das Wesentliche umgesetzt. Wer es lieber etwas einfacher mag, der genießt gutbürgerliche sowie einfache badische Gerichte im ländlich-rustikalen Stubenkeller.

PFALZGRAFENWEILER 57 B www.pfalzgrafenweiler.de

Baden-Württemberg | EW 7.052 | 636 m Freudenstadt 15 km, Nagold 17 km
T 07445 851827

Nationalparkhotel Waldsägmühle www.waldsaegmuehle.de

★★★★ garni

Waldsägmühle 1, PLZ 72285 (OT: Kälberbronn), **T 07445 85150,** F 6750
37 Zimmer | 5 Suiten | Ez ab 85 €, Dz ab 110 €, ab 5,80 €

Das freundlich geführte Landhotel ist eingebettet in eine ruhige und geschützte Naturlandschaft. Es bietet geräumige Zimmer, die im modernen Schwarzwaldstil eingerichtet sind. Im Restaurant werden regionale und internationale Gerichte serviert.

Schwanen Kälberbronn
www.hotel-schwanen.de

★★★★

Große Tannenstraße 10, PLZ 72285 (OT: Kälberbronn), **T 07445 1880,** F 18899
55 Zimmer | 4 Suiten | Ez 73–86 €, Dz 111–176 €

Familiengeführtes Hotel in hübscher Lage. Gepflegte Zimmer mit unterschiedlicher Ausstattung. Gemütliche Gasträume, in denen regionale Gerichte serviert werden. Das Fleisch stammt teilweise vom eigenen Bauernhof. Das Haus ist ein idealer Ausgangspunkt für Freizeitaktivitäten wie Wanderungen, Kutschfahrten, Rad- oder Langlauftouren.

PFINZTAL 57 B
www.pfinztal.de

Baden-Württemberg | EW 17.588 | 151 m — Karlsruhe 13 km, Pforzheim 21 km
T 07240 620

Villa Hammerschmiede
www.villa-hammerschmiede.de

VARTA-TIPP Ambiente **VARTA-TIPP** Service

★★★★★

Hauptstraße 162, PLZ 76327 (OT: Söllingen), **T 07240 6010,** F 60160
30 Zimmer | 5 Suiten | 24 h

Wirklich einladend ist diese charaktervolle Gründerzeitvilla auf einer sanften Anhöhe, umgeben von einem 25.000 qm großen Waldpark. Die eleganten, in unterschiedlichen Stilrichtungen ausgestatteten Zimmer und Suiten bieten höchsten Wohnkomfort. Dazu versüßen Ihnen der zuvorkommende Service, das leckere Frühstück und ein exquisiter SPA-Bereich den Aufenthalt.

Villa Hammerschmiede

VARTA-TIPP Küche

80 | Hauptgericht 26–36 €, Menü 98 € | Mo-Fr, So Di-So

Egal, ob Sie in den gemütlichen Stuben oder im lichtdurchfluteten Pavillon speisen, Küchenchef Michael Grünbacher sorgt mit seinen Gerichten für absolute Kulinarik-Hotspots. Seine Küche ist frisch, authentisch, inspirativ und nicht alltäglich. Äußerst beliebt ist der „Villa Lunch", ein 3-Gänge-Mittagsmenü, den Sie bei schönem Wetter auch auf der Terrasse genießen können.

PFOFELD 53 C
www.pfofeld-am-brombachsee.de

Bayern | EW 1.487 | 446 m — Theilenhofen 5 km, Gunzenhausen 8 km
T 09834 697

Strandhotel Seehof
www.strandhotel-seehof.de

★★★★S

Seestraße 33, PLZ 91738 (OT: Langlau), **T 09834 9880,** F 988988
85 Zimmer | 3 Suiten | Ez 115–149 €, Dz 175–210 € | 24 h

Ferien- und Tagungshotel in exponierter Seeuferlage mit umfangreichem Freizeitprogramm. Wohnliche Zimmer mit unterschiedlichem Platzangebot - eingerichtet im Tiroler Landhausstil. Im hauseigenen À-la-carte-Restaurant werden regionaltypische sowie internationale Spezialitäten serviert.

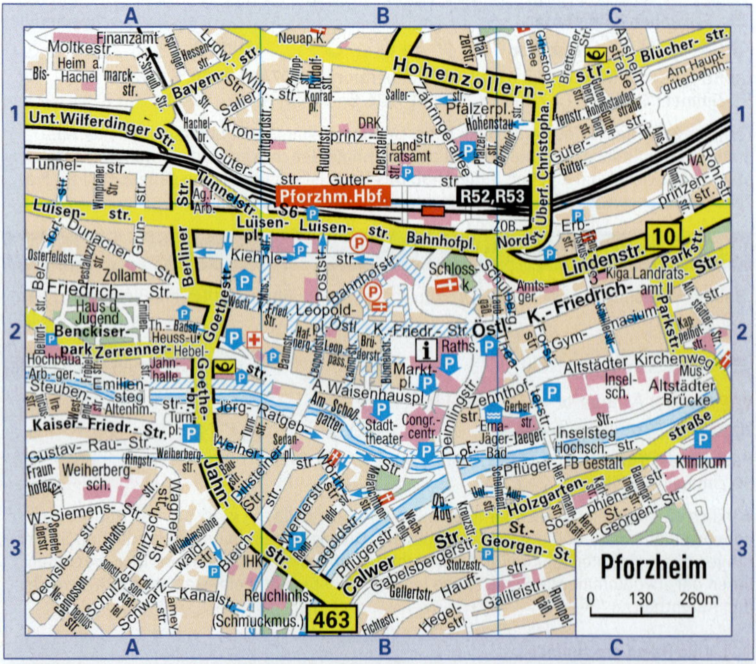

PFORZHEIM 57 B

www.pforzheim.de

Baden-Württemberg | EW 127.200 | 273 m
Karlsruhe 30 km, Stuttgart 45 km
T 07231 393700

Gasometer mit 360°-Panorama, Schmuckmuseum, Technisches Museum der Schmuck- und Uhrenindustrie, Einkaufs- und Erlebniszentrum Schmuckwelten, Schloss- und Stiftskirche St. Michael, Barfüßerkirche, Burgruine Liebeneck, Kulturzentrum Reuchlinhaus, Archäologischer Schauplatz Kappelhof, Wildpark.

Parkhotel Pforzheim

www.parkhotel-pforzheim.de

★★★★S garni

Deimlingstraße 32-36, PLZ 75175, **T 07231 1610,** F 161690
208 Zimmer | 8 Suiten | Ez 84–154 €, Dz 119–199 €, 10,00 € | 24 h

Zentrale Lage an den Flussauen von Enz und Nagold, direkt neben dem Stadttheater und mit direkter Anbindung zum Congress Centrum. Sie wohnen in hellen Nichtraucherzimmern mit zeitgemäßem Interieur. Schönes Wintergarten-Café mit Terrasse. Der Wellnessbereich im Dachgeschoss umfasst neben Saunen und Dampfbad auch einen Whirlpool im Freien.

Hoppe's

www.restaurant-hoppe.de

Weiherstraße 15, PLZ 75173 (OT: Südweststadt), **T 07231 105776**
Hauptgericht 18–26 € | Di-Sa Mo, So

Einen Hauch Elsass versprüht das intime Restaurant in der Südweststadt. Bei badischer Gemütlichkeit essen Sie z.B. Coq au vin, Straßburger Entenleber-Mousse, Froschschenkel in Riesling-Knoblauch-Sauce oder Flammkuchen.

PFRONTEN 67 A www.pfronten.de

Bayern | EW 8.150 | 853 m Füssen 12 km, Kempten (Allgäu) 33 km
T 08363 69888

Das Burghotel Falkenstein www.burghotel-falkenstein.de

VARTA-TIPP Ambiente VARTA-TIPP Service

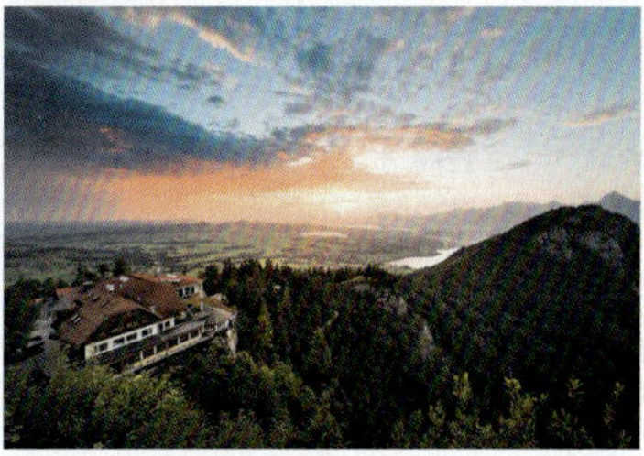

Auf dem Falkenstein 1, PLZ 87459 (OT: Meilingen), **T 08363 914540,** F 9145444
16 Zimmer | 16 Suiten
Ez 120–160 €, Dz 220–400 €

Ein Kleinod der Ruhe mit fantastischem Ausblick. In den liebevoll eingerichteten Zimmern schaffen hochwertige und natürliche Materialien, maßgefertigte Möbel und verspielte Details eine wohnliche Atmosphäre. Dazu ein außergewöhnlicher SPA-Bereich, ein gutes Frühstück und präsente Gastgeber.

Restaurant PAVO Neu!

VARTA-TIPP Küche

10 | Menü 125–135 € | Do-So ⃠ Mo, Di, Mi ⃠ 21.12.20–10.1.21

Das kleine, aber exklusive Gourmetrestaurant bietet gerade mal 10 Personen Platz. Eine Tischreservierung ist daher unbedingt zu empfehlen! Die Küche ist mutig, innovativ und anspruchsvoll. Unter dem Motto „The Royal Fine Cuisine" können Sie hier facettenreiche Gerichte im Sharing-Charakter probieren. Dazu werden erlesene Weine kredenzt.

Das Restaurant im Burghotel Falkenstein

VARTA-TIPP Küche

60 | Hauptgericht 22–40 €, Menü 50–120 € | Mo-So

Nach seinen Wanderjahren ist Küchenmeister Simon Schlachter zurück in seiner Heimat. Im gemütlich-eleganten Ambiente offeriert er eine raffinierte Kreativküche auf hohem Niveau und verbindet regionale Produkte mit internationalen Einflüssen. Die Panoramaterrasse lädt in den Sommermonaten zu Kaffee und Kuchen ein.

Schlossanger-Alp www.schlossanger.de

VARTA-TIPP Service

Am Schlossanger 1, PLZ 87459 (OT: Obermeilingen), **T 08363 914550,** F 91455555
35 Zimmer | 7 Suiten | Ez 117–138 €, Dz 209–259 €

Das hübsche Ganzjahres-Ferienhotel in ruhiger Umgebung auf 1.130 m Höhe kann auf treue Stammgäste zählen. Kein Wunder, die modern-alpinen Zimmer und Suiten sind bestens in Schuss, der Wellnessbereich ist up to date und das Dienstleistungsniveau beispielhaft. Im gemütlichen Kaminzimmer kann man die Seele baumeln lassen. Für die Kleinen gibt es einen hauseigenen Kinderspielplatz.

Schlossanger-Alp

VARTA-TIPP Küche

100 | Hauptgericht 14–32 €, Menü 26–89 € | Mo-So

Vor der eindrucksvollen Kulisse der Allgäuer Bergwelt frönt man der regionalen Küche. Bei Barbara Schlachter-Ebert und Georg Gelfert spürt man die Heimatverbundenheit, die Liebe zu ihrem Handwerk und das Talent, Begeisterung mit Genuss zu verbinden. Ob Küche, Keller oder Service, die Qualität überzeugt ebenso wie das sehr gute Preis-Leistungs-Verhältnis.

Alpenhotel Krone

www.alpenhotelkrone.de

★★★★ garni

Tiroler Straße 29, PLZ 87459 (OT: Dorf), **T 08363 69050,** F 6905555
32 Zimmer | 2 Suiten | Ez 105–115 €, Dz 140–180 €

Denkmalgeschütztes ehem. Amtshaus von 1770 mit hübschen Lüftlmalereien. Zeitgemäß eingerichtete Zimmer und Tagungsräume. Schöner Wellnessbereich mit Sauna, Ruhebereich und Fitnesscenter. In den gemütlichen Restaurantstuben wird bayerische Küche mit internationalen Einflüssen serviert.

PIDING 69 A

www.piding.net

Bayern | EW 5.238 | 455 m
T 08651 3860
Bad Reichenhall 6 km, Freilassing 11 km

Lohmayr Stub'n

www.lohmayr.com

Salzburger Straße 13, PLZ 83451, **T 08651 714478**
40 | Hauptgericht 12–22 €, Menü 28–48 € | Mo, Do-So Di, Mi

Oberbayerisches Gasthaus mit schmuckem Garten und heimeligem Stubenambiente. Angeboten wird eine schmackhafte regionale und mediterran beeinflusste Küche. Wie wäre es z.B. mit „Roh mariniertem Thunfisch in Zitronen-Koriander-Vinaigrette“ und anschließend „Rinderfiletspitzen in Pfefferrahmsauce mit Bohnen und Taglierini“? Liebenswerter Service.

PIESPORT 49 A

www.piesport.de

Rheinland-Pfalz | EW 1.929 | 110 m
T 06507 2027
Bernkastel-Kues 18 km, Wittlich 18 km

schanz.hotel

www.schanz-hotel.de

VARTA-TIPP Ambiente **VARTA-TIPP** Service

★★★S garni

Bahnhofstraße 8a, PLZ 54498 (OT: Niederemmel), **T 06507 92520,** F 925252
12 Zimmer | 3 Apartments | Ez 105–111 €, Dz 132–144 €

Angenehm persönlich ist die Atmosphäre in diesem kleinen, familiär geführten Gourmethotel. Die liebevoll renovierten Gästezimmer überzeugen durch formschönes Design, zeitgemäße Technik und wertig-geschmackvolle Bäder. Zum schönen Ambiente kommen ein aufmerksamer Service und ein gutes Frühstück. Auf der großzügigen Sonnenterrasse können Sie das mediterrane Moselklima genießen.

schanz.restaurant www.schanz-restaurant.de

VARTA★TIPP Küche VARTA-TIPP Service

30 | Hauptgericht 48–60 €, Menü 96–146 € | Fr, So Mi-So Mo, Di

Moselschiefer, helle Stoffe und warme Lichtakzente sorgen hier für ein edel-zeitloses Ambiente. Dazu eine aufwendige, moderne und variantenreiche Gourmetküche, von Thomas Schanz handwerklich perfekt zubereitet und bestens in Szene gesetzt. Das ausgewogene Weinrepertoire bietet feine Tropfen vom hauseigenen Weingut und befreundeten Moselwinzern. Die Serviceteam ist charmant und kompetent.

PILSACH 54 C www.pilsach.de

Bayern | EW 2.815 | 445 m Neumarkt (Oberpfalz) 7 km, Nürnberg 40 km
T 09181 2912136

Gasthof Am Schloss www.am-schloss.de

€ Gut & Günstig garni

Litzloher Straße 8, PLZ 92367, **T 09181 510600,** F 5106099
16 Zimmer | Ez 54–69 €, Dz 74–99 €, ab 6,00 €

Neuzeitlicher, familiär geführter Gasthof in ruhiger, ländlicher Umgebung. Hier stehen einfache, aber gepflegte Zimmer zur Verfügung. Behagliches Restaurant mit bayerischen Schmankerln und bürgerlicher Küche. Schöne Terrasse.

Landgasthof Meier www.landgasthof-meier.de

VARTA-TIPP Küche

Hilzhofen 18, PLZ 92367 (OT: Hilzhofen), **T 09186 237**
150 | Hauptgericht 15–39 €, Menü 44–89 € | Mi-So Mo, Di

Der charmante Landgasthof bietet verschiedene Stuben - von ländlich-rustikal bis trendig-modern. Wenn Sie eine solide, aber inspirierte oberpfälzische Küche mögen, sind Sie hier genau richtig! Michael Meier arbeitet mit besten regionalen Produkten, die teilweise direkt vor der Haustür geerntet werden. Die Preise sind fair und der Service herzlich. Im Sommer lockt der großzügige Wiesenbiergarten.

PINNEBERG 15 A www.pinneberg.de

Schleswig-Holstein | EW 42.314 | 2 m Elmshorn 17 km, Hamburg 19 km
T 04101 2110
Rosengarten, Drostei, neugot. Backsteinkirche.

Cap Polonio www.cap-polonio.de

★★★S garni

Fahltskamp 48, PLZ 25421, **T 04101 5330,** F 533190
53 Zimmer | 3 Suiten | Ez ab 95 €, Dz ab 119 € | 24 h

Familiengeführtes Haus mit Teilen der Originaleinrichtung des Hamburger Dreischrauben-Luxus-Schnelldampfers Cap Polonio. Interessante Mischung aus Tradition und Moderne. Komfortable Zimmer - auch für Allergiker.

Rolin

70 | Hauptgericht 19–38 €, Menü 37–39 € | Mo-Di, Fr-So Mi

»

Klassisch-elegantes Restaurant. Admirals- und Kapitänszimmer mit Messingheizkörperverkleidungen, Ledertapeten sowie originellen Wand- und Deckenvertäfelungen aus Zitronenholz. Nationale und internationale Küche.

PIRK 54 B   www.gemeinde-pirk.de

Bayern | EW 1.872 | 397 m   Weiden in der Oberpfalz 6 km, Amberg 50 km
T 0961 43390

Genussschmiede   www.genussschmiede-pirk.de

Rathausplatz 6, PLZ 92712, **T 0961 48026600**
50 | Hauptgericht 17–40 €, Menü 52–82 € | Mi-So Mo, Di

In der einstigen Schmiede sitzt man heute gemütlich im hellen, großzügigen Gastraum und lässt sich leckere Gerichte schmecken - immer frisch und immer regional. Dazu gibt es eine kleine, aber feine Weinauswahl. Regelmäßig saisonale Genussevents.

PIRMASENS 50 C   www.pirmasens.de

Rheinland-Pfalz | EW 40.101 | 387 m   Zweibrücken 23 km, Kaiserslautern 35 km
T 06331 2394321
Dynamikum, Schloßplatz mit Schloßbrunnen und Schloßtreppen, Altes Rathaus, Exerzierplatz mit neuem Rathaus, Lutherkirche.

Kunz   www.hotel-kunz.de

★★★★S

Bottenbacher Straße 74, PLZ 66954 (OT: Winzeln), **T 06331 8750,** F 875125
56 Zimmer | 2 Suiten | Ez ab 89 €, Dz ab 120 €

Bereits in dritter Generation leitet Juniorchef Eric Kunz dieses gewachsene Hotel in einem ruhigen Vorort von Pirmasens. Hier erwarten Sie komfortable Zimmer, luxuriöse Suiten und ein exklusiver Wellnessbereich.

Kunz

110 | Hauptgericht 16–30 €, Menü 30–62 € | Mo-Do, So Mo-So

Das gemütlich-elegante Hotelrestaurant bietet sowohl regionale Gerichte als auch mediterran beeinflusste Speisen. Gediegenes Ambiente und eine kleine Bistro-Karte gibt es in „Emil's Bar". Vinothek im hauseigenen Gewölbekeller.

Die Brasserie   www.diebrasserie-ps.de

VARTA-TIPP Küche

Landauer Straße 103-105, PLZ 66953, **T 06331 7255544**
40 | Hauptgericht 36–79 €, Menü 79–95 € | Do-Sa Mi-Sa Mo, Di, So

Vjekoslav Pavic und Alexander Wahl haben aus dem einstigen „Waldschlöß'l" eine erstklassige Genussadresse gemacht. Hier erwartet Sie eine klassisch-saisonale Brasserieküche - aromatisch, handwerklich präzise zubereitet und ansprechend präsentiert. Das Ambiente: interessanter Stilmix aus historischen Elementen und großstädtischer Bistroatmosphäre. Im Sommer lockt die wunderschöne Terrasse.

PIRNA 46 B www.pirna.de

Sachsen | EW 37.645 | 118 m Dresden 20 km, Chemnitz 91 km
T 03501 556447

Pirn'scher Hof www.pirnscher-hof.de

€ Gut & Günstig garni
Am Markt 4, PLZ 01796, **T 03501 44380,** F 443815
24 Zimmer | Ez ab 60 €, Dz ab 95 €, ab 8,00 €

Charmantes kleines Boutique-Hotel direkt am Markt. Das renovierte mittelalterliche Haus ist inhabergeführt und bietet wohnliche Nichtraucherzimmer mit zeitgemäßer Ausstattung. Ideale Adresse für Freizeitgäste und Businessreisende. Zwei Ladestationen für Elektroautos vorhanden.

Brauhaus Pirna Zum Giesser www.brauhaus-pirna.de

€ Gut & Günstig
Basteistraße 60, PLZ 01796 (OT: Copitz), **T 03501 464646**
210 | Hauptgericht 8–24 €, Menü 25–32 € | Mo-So

Blickfang in dem rustikal mit dunklem Holz vertäfelten Brausaal ist der große kupferne Sudkessel. Neben hausgebrautem Bier gibt es zünftige Speisen, z.B. sächsische Krautnudeln, ofenfrischer Fleischkäse oder Schwarzbiergulasch vom Rind. Zum Haus gehören eine Kegelbahn, eine Terrasse mit Gartenlokal sowie ein Biergarten.

PLANEGG 60 C www.planegg.de

Bayern | EW 10.480 | 542 m München 15 km, Starnberg 15 km
T 089 899260

Asemann Planegg www.hotel-planegg.de

★★★ garni
Gumstraße 13, PLZ 82152, **T 089 8996760,** F 8596016
39 Zimmer | 1 Apartment | Ez 68–92 €, Dz 99–108 €, 8,50–15,00 €

Tipptopp gepflegtes, ruhig gelegenes Haus mit wohnlichen Gästezimmern. Hier erwarten Sie eine gemütliche Atmosphäre und familiärer Service. Heller, freundlicher Frühstücksraum mit Blick in den Garten.

Seven and more www.sevenandmore.de

Am Klopferspitz 21 (im EG der IZB Residence), PLZ 82152 (OT: Martinsried),
T 089 1892876777
46 | Hauptgericht 19–29 €, Menü 14–60 € | Mo-So

Mediterrane Küche mit vielen südfranzösischen Akzenten - ob Lunch oder Dinner, das gut zusammengestellte Speisenangebot kommt an. Das Restaurant selbst: hell, moderner Stil, dazu eine Bar mit angeschlossener Lounge und Terrasse. **Achtung: Bei Redaktionsschluss für diese Buchausgabe war das Restaurant auf Grund der COVID-19-Pandemie noch geschlossen.**

PLAU AM SEE 17 D www.info-plau.de

Mecklenburg-Vorpommern | EW 6.070 | 72 m Pritzwalk 37 km, Schwerin 73 km
T 038735 45678

Parkhotel Klüschenberg
www.klueschenberg.de

★★★★

Klüschenberg 14, PLZ 19395, **T 038735 49210,** F 49212190
76 Zimmer | 7 Suiten | 3 Apartments | Ez 59–89 €, Dz 89–129 € | 24 h

Individuell und geschmackvoll eingerichtete Zimmer in idyllischer Parklage. Stilvolles Restaurant mit modern-traditioneller Mecklenburger Küche und schöner Gartenterrasse mit altem Baumbestand.

PLECH 53 B
www.plech.de

Bayern | EW 1.306 | 461 m
Pegnitz 15 km, Lauf 26 km
T 09244 98520

Veldensteiner Forst
www.veldensteiner-forst.de

★★★★

Bernheck 38, PLZ 91287 (OT: Bernheck), **T 09244 981111,** F 981189
37 Zimmer | 2 Suiten | Ez 73–84 €, Dz ab 126 € | 24.12.20–1.1.21, 8.2.–1.3.21

Naturnah gelegenes Ferien- und Tagungshotel mit nett eingerichteten Landhauszimmern. Für die Freizeitgestaltung stehen ein Naturbadeteich, eine Blockhaussauna sowie eine Liegewiese mit Spielplatz für die kleinen Gäste zur Verfügung.

PLEINFELD 53 C
www.pleinfeld-am-brombachsee.de

Bayern | EW 7.457 | 382 m
Weißenburg 9 km, Gunzenhausen 18 km
T 09144 920070

Landgasthof Siebenkäs
www.landgasthof-siebenkaes.de

Kirchenstraße 1, PLZ 91785, **T 09144 8282**
53 | Hauptgericht 15–28 € | Di-Sa Fr Mo, So

Familiär geführter Landgasthof mit romantischen Stuben und netter Terrasse. Hier erwartet Sie eine frische, klassisch gehaltene Küche, in der überwiegend regionale Produkte Verwendung finden. Freuen Sie sich z.B. auf „Gebratenes Heilbuttfilet in Olivenöl mit Pfifferlingsrisotto und Schmorfenchel". Fünf behagliche Gästezimmer.

PLEISKIRCHEN 61 D
www.pleiskirchen.de

Bayern | EW 2.385 | 450 m
Altötting 15 km, Eggenfelden 20 km
T 08635 70970

Huberwirt
www.huber-wirt.de

VARTA-TIPP Küche

Hofmark 3, PLZ 84568, **T 08635 201**
70 | Hauptgericht 17–30 €, Menü 45–100 € | Mi-So Mo, Di

Seit mehr als 400 Jahren wird dieses Gasthaus als Familienbetrieb geführt. Hier verwöhnt Junior Alexander Huber seine Gäste mit einer modern interpretierten Wirtshausküche. Seine Kreationen beweisen einmal mehr, dass sich kulinarischer Anspruch und Bodenständigkeit nicht ausschließen. Mittags werden zwei attraktive Lunchmenüs angeboten. Die Räumlichkeiten vereinen ländlichen Charme und einen Hauch Eleganz.

PLEISWEILER-OBERHOFEN 50 D www.pleisweiler-oberhofen.de

Rheinland-Pfalz | EW 828 | 190 m Bad Bergzabern 2 km, Landau in der Pfalz 15 km
T 06343 7010

Landhotel Hauer www.landhotel-hauer.de

★★★S garni

Hauptstraße 31, PLZ 76889 (OT: Oberhofen), **T 06343 700700,** F 700707
22 Zimmer | 1 Suite | 1 Apartment | Ez 77–95 €, Dz 112–140 €

Eingebettet in die sanften Hügel der Weinberge liegt das historische Bauernanwesen mit seinem neueren Hotelanbau. Die Gästezimmer, teilweise mit Balkon, sind individuell und gemütlich ausgestattet. Zum Haus gehört auch eine Wellnessoase mit großer Panoramasauna.

Reuters Holzappel www.reuters-holzappel.de

€ Gut & Günstig

Hauptstraße 11, PLZ 76889, **T 06343 4245**
49 | Hauptgericht 10–26 €, Menü 32–45 € | So Mi-So Mo, Di

Hist. Winzerhof aus dem Jahr 1742 mit urig-rustikalen Gaststuben. Geboten wird preiswerte Regionalküche mit wechselnden Tagesempfehlungen. Idyllischer Innenhof mit altem Kopfsteinpflaster. Wer länger bleiben möchte: Es gibt auch zwei gemütliche Doppelzimmer.

PLIEZHAUSEN 58 A www.pliezhausen.de

Baden-Württemberg | EW 9.400 | 340 m Metzingen 7 km, Tübingen 12 km
T 07127 9770

Schönbuch www.hotel-schoenbuch.de

★★★★S garni

Lichtensteinstraße 45, PLZ 72124, **T 07127 9750,** F 975100
59 Zimmer | Ez 79–129 €, Dz 119–179 €, 10,00 €

Ein gewachsenes und vorbildlich geführtes Tagungshotel mit zeitgemäßer Ausstattung und funktionellen Zimmern - teils mit schöner Aussicht auf die Schwäbische Alb. Im rustikal-eleganten Restaurant wird international gekocht.

Landgasthaus Linde www.linde-doernach.de

VARTA-TIPP Küche

Schönbuchstraße 8, PLZ 72124 (OT: Dörnach), **T 07127 890066**
40 | Hauptgericht 26–30 €, Menü 52–68 € | Mo, Do-Fr, So Mo, Do-So Di, Mi

Viel helles Holz, liebevolle Deko - einfach hübsch, dieses ehemalige Bauernhaus. Genusserlebnisse, die man sich gern öfters schenkt. Harmonische Perfektion im Service, tolle Weine und kreativ inszenierte Gerichte zu maßvollen Preisen. Irene und Andreas Goldbach beweisen einmal mehr, dass es auch ohne viel Chichi geht - ein Glücksfall für die Gastronomie.

PLOCHINGEN 58 A www.plochingen.de

Baden-Württemberg | EW 14.115 | 276 m Göppingen 18 km, Stuttgart 24 km
T 07153 7005250
Ev. Stadtkirche, hist. Fachwerkgebäude, Ottilienkapelle, Aussichtsturm, Wohnhaus von F. Hundertwasser, Kulturpark Dettinger, les toilettes von Tomi Ungerer.

a2 Hotels
www.a2-hotels.com

€ Gut & Günstig garni

Esslinger Str. 81, PLZ 73207, **T 07153 922380,** F 9223899
44 Zimmer | Ez 69–77 €, Dz 84–94 €

Das zeitgemäße Businesshotel wird sympathisch und engagiert geführt. Es bietet funktional eingerichtete Zimmer in puristischem Design. Gutes Frühstück, das zudem mit einem modernen „To-go-Konzept" überzeugen kann. 24h-Check-in (auch am Automat). Kostenlose E-Bike-Ladestation.

Stumpenhof
www.stumpenhof.de

VARTA-TIPP Küche **VARTA-TIPP** Service

Am Stumpenhof 1, PLZ 73207 (OT: Stumpenhof), **T 07153 22425**
110 | Hauptgericht 15–33 €, Menü 22–61 € | Do-So Mi-So Mo, Di

Sehr gute Produkte und Können - auf dieser Grundlage offeriert Uli Wägerle hier seit vielen Jahren eine schmackhafte Frischeküche. Die Speisekarte wechselt regelmäßig und bietet Leckeres wie „Edelfischragout im Kräuterflädle" oder „Schwäbischer Rahmsauerbraten mit Semmelknödel". Das Restaurant ist behaglich eingerichtet, der Service ausgesprochen charmant und freundlich. Schöne Aussichtsterrasse.

Gasthaus Cervus
www.gasthaus-cervus.de

Bergstraße 1, PLZ 73207, **T 07153 558869**
32 | Hauptgericht 16–30 €, Menü 28–54 € | Di-Do Di-Sa Mo, So

Charmante Adresse mit urig-gemütlicher Atmosphäre und reichlich Fachwerkromantik. Frische regionale Küche mit stark mediterranem Einschlag. Gutes Preis-Leistungs-Verhältnis. Wöchentlich wechselnder Mittagstisch. Kleine Hofterrasse.

PLÖN 8 D
www.ploen.de

Schleswig-Holstein | EW 8.647 | 28 m — Eutin 15 km, Kiel 29 km
T 04522 50950

Landhaus Hohe Buchen
www.landhaus-hohebuchen.de

garni

Lütjenburgerstraße 34, PLZ 24306, **T 04522 789410,** F 789428
10 Zimmer | 1 Suite | Ez 55–60 €, Dz 85–95 €, exkl. Frühstück, 5,00–10,00 €

Kleines, persönlich geführtes Landhotel mitten in einem parkähnlichen Garten. Gemütliche, mit Antiquitäten eingerichtete Zimmer mit modernem Komfort. Reichhaltiges Frühstück mit frischen Bio-Produkten.

Robert Stolz **Neu!**
www.robertstolz.de

VARTA-TIPP Küche

Markt 24, PLZ 24306, **T 04522 7895295**
12 | Menü ab 89 € | Do-Sa Mo, Di, Mi, So

Ein Abend bei Robert Stolz ist ein kulinarisches Erlebnis! Gemeinsam mit anderen Gästen sitzen Sie an zwei großen Eichentischen mit Sichtweite zur offenen Küche. Freuen Sie sich auf ein nordisch inspiriertes Social-Dining-Menü mit 6 Gängen und 4 Snacks. Darüber hinaus gehören Kochkurse und kulturelle Events zum Konzept „eat.share.live". Die Reservierung erfolgt über ein Online-Ticketsystem.

POPPENHAUSEN 42 D www.poppenhausen-wasserkuppe.de

Hessen | EW 2.605 | 452 m Gersfeld 8 km, Fulda 17 km
T 06658 960013

Rhön Garden www.rhoen-garden.de

★★★★ garni

Kohlstöcken 4, PLZ 36163, **T 06658 91760,** F 917676
53 Zimmer | 2 Suiten | Ez 70–90 €, Dz 100–130 €

Das Haus liegt sehr idyllisch in einem Biosphärenreservat. Hier erwarten Sie gediegen eingerichtete Gästezimmer, einige davon mit Balkon und fantastischem Panoramablick. Mehrere Gaststuben, in denen regionale und internationale Küche serviert wird. Netter Wellnessbereich mit Schwimmbad und Kelo-Außensauna.

Hof Wasserkuppe www.hof-wasserkuppe.de

★★★★ garni

Pferdskopfstraße 3, PLZ 36163, **T 06658 9810,** F 98155
16 Zimmer | 1 Suite | 4 Apartments | Ez 75–87 €, Dz 119–133 € | 24 h

Kleines, familiär geführtes Wellnesshotel in schöner grüner Lage. Behagliche Zimmer mit persönlicher Atmosphäre. Ansprechender Freizeitbereich mit Hallenbad, mehreren Saunen und „Vital-Studio“ für Beauty und Massage.

PÖSSNECK 44 B www.poessneck.de

Thüringen | EW 13.000 | 220 m Saalfeld 19 km, Gera 47 km
T 03647 412295
Spätgot. Rathaus mit Stadtmuseum, hist. Ortskern, Stadtbefestigung mit Aussichtsturm, Fachwerkhäuser, Fabrikantenvillen und Industriearchitektur (19. Jhd.).

Villa Altenburg www.villa-altenburg.de

garni

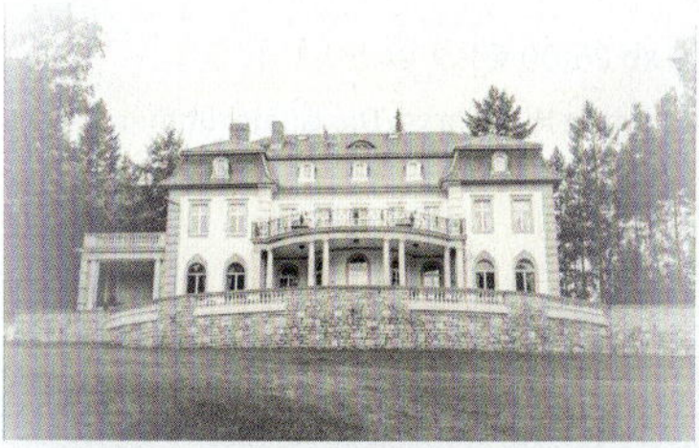

Straße des Friedens 49, PLZ 07381,
T 03647 5042888, F 5042889
15 Zimmer | 1 Suite
Ez 78–148 €, Dz 110–180 €, 10,00–40,00 €

Die ehem. Fabrikantenvilla bietet heute individuelle Gästezimmer, die entweder historisch oder modern eingerichtet sind. Herrschaftliches Ambiente und ausgesuchte Antiquitäten sorgen für den unverwechselbaren Charme dieses Boutique-Hotels.

POTSDAM 26 D www.potsdamtourismus.de

Brandenburg | EW 161.468 | 35 m Brandenburg 38 km, Berlin 40 km
T 0331 27558899
Holländisches Viertel, Filmpark Babelsberg, Klassizistische Nikolaikirche, Park und Schloss Sanssouci mit Orangerie im Stil italienischer Renaissancepaläste, Schloss Cecilienhof, Russische Kolonie, Spätklassizistische Friedenskirche, Filmmuseum.
Einen Cityplan finden Sie auf Seite 982.

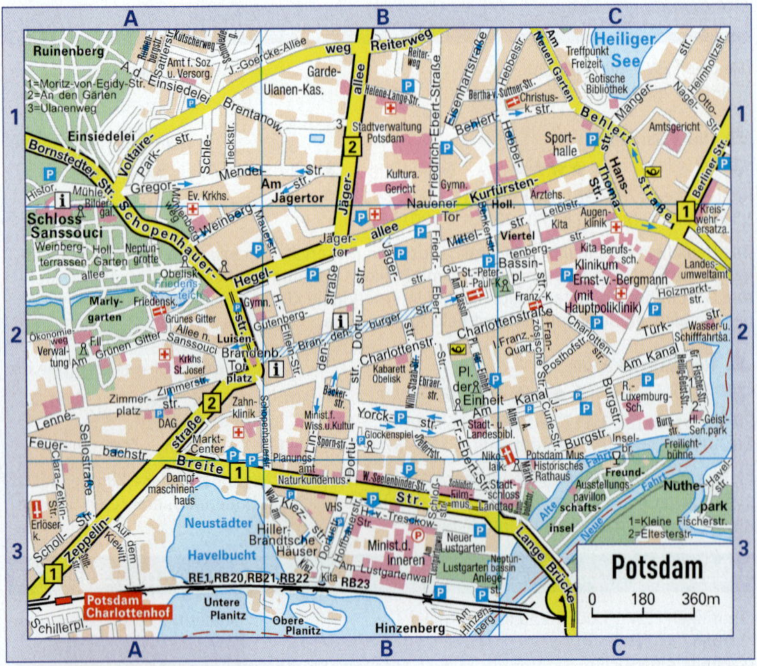

Bayrisches Haus
www.bayrisches-haus.de

VARTA-TIPP Service

★★★★S garni

Elisenweg / Im Wildpark 2, PLZ 14471, **T 0331 55050**, F 5505560
41 Zimmer | 15 Suiten
Ez 110–160 €, Dz 125–175 €, exkl. Frühstück, ab 25,00 € | 24 h

Das noble Hotel-Ensemble liegt inmitten des Potsdamer Wildparks. Die Gästezimmer sind mit feinsten Stoffen, edlen Hölzern und zeitgemäßer Technik ausgestattet. Dazu ein sehr gutes Frühstück und ein angenehm persönlicher Service.

Kabinett F.W.

VARTA-TIPP Küche **VARTA-TIPP** Service

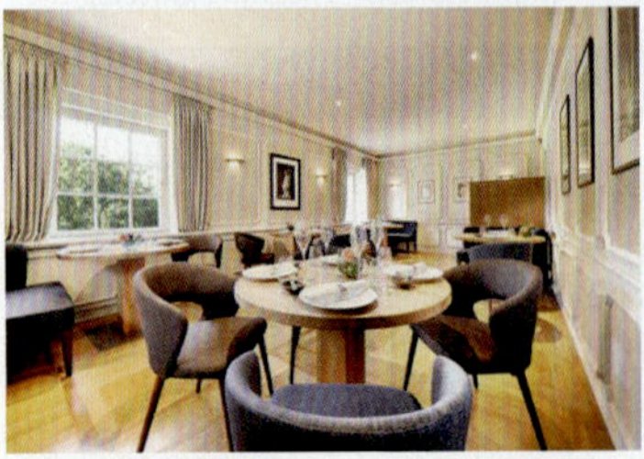

10 | Menü 90–165 € | Mi-Sa Mo, Di, So 23.12.20–13.2.21

Im kleinen, intimen Gourmetrestaurant sorgt Alexander Dressel für erstklassiges Essvergnügen: Ein kreatives, saisonal ausgerichtetes Menü in acht Gängen, beste Produkte aus der Region, top Qualität! Bei Redaktionsschluss für diese Buchausgabe war das Restaurant geschlossen. Ein neues Restaurantkonzept ist in Planung.

Restaurant 1847

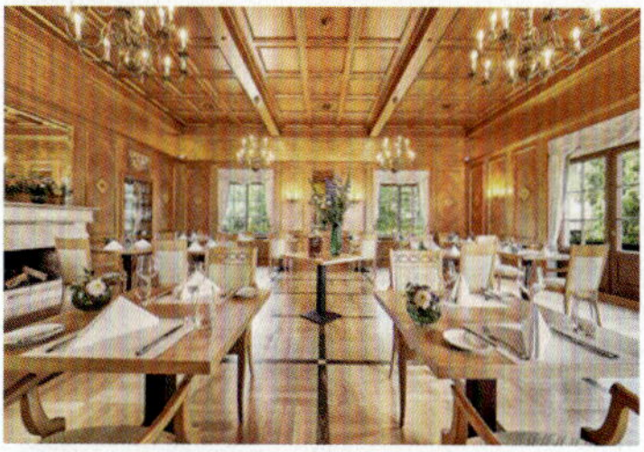

30 | Hauptger. 16–25 €, Menü 39–49 € | Fr-So Mo-So

In charmanter Atmosphäre wird eine frische alpine Landküche serviert. Wie wäre es z. B. mit „Schwarzfederhuhn von Miéral | Geschmelzter Briocheknödel | Ackerbohnen | Kräuterveloutè"? An warmen Tagen genießt man auf der hübschen Terrasse.

Am Jägertor
www.potsdam-hotel-am-jaegertor.de

★★★★ garni

Hegelallee 11 (B2), PLZ 14467, **T 0331 2011100,** F 2011333
62 Zimmer | 4 Suiten | Ez 90–129 €, Dz 100–192 €, exkl. Frühstück, 18,00 € | 24 h

Die hübsche Stadtvilla mit ihrer neoklassizistischen Fassade liegt direkt im Zentrum. Sie übernachten in klassisch-elegant eingerichteten Stilzimmern. Einige Zimmer verfügen über einen Balkon. Kreative und regionale Küche wird im Restaurant „Die Lounge" serviert.

Dorint Sanssouci
www.dorint.com/potsdam

★★★★S garni

Jägerallee 20 (B1), PLZ 14469 (OT: Jägervorstadt), **T 0331 2740,** F 2741000
307 Zimmer | 4 Suiten | 5 Apartments | Ez 89–209 €, Dz 99–219 €, exkl. Frühstück, 20,00 € | 24 h

Hotel mit modernem Design - viel Lichteinfall und eine geschmackvolle Farbgestaltung bestimmen das Interieur. Die stilvollen, modern-eleganten Gästezimmer bestechen durch klare Formen und eine hervorragende Ausstattung. Gute Tagungsmöglichkeiten, ansprechender Wellnessbereich.

Brandenburger Tor
www.hotel-brandenburger-tor.de

★★★★S garni

Brandenburger Str. 1 (A2), PLZ 14467, **T 0331 87700000,** F 23607555
39 Zimmer | 2 Suiten | 3 Apartments | Ez ab 105 €, Dz ab 115 €, exkl. Frühstück, 17,50 € | 24 h

Ein elegantes Hotel mit schöner Barockfassade. Sowohl die einladenden Superiorzimmer im Neubau als auch die exklusiv ausgestatteten Residenzzimmer im hist. Teil des Gebäudeensembles bieten höchste Wohnkultur. Am Abend lockt die gemütliche Voltaire-Bar.

Inselhotel
www.inselhotel-potsdam.de

★★★★S garni

Hermannswerder 30, PLZ 14473, **T 0331 23200,** F 2320100
88 Zimmer | 8 Suiten | Ez 105–170 €, Dz 135–200 € | 24 h

Zeittypisches Hotel mit Parkgelände, eigenem Schiffsanleger und Bootsliegeplätzen. Großes Tagungscenter mit direktem Zugang zu Seeterrassen. Umfangreicher SPA- und Wellnessbereich auf 2.000 qm mit beheiztem Außen- und Innenpool und schwimmender Seesauna.

Schloss Kartzow
www.schloss-kartzow.de

VARTA-TIPP Ambiente **VARTA-TIPP** Service

★★★★S garni

Kartzower Dorfstr. 16, PLZ 14476 (OT: Kartzow), **T 033208 23230,** F 232329
12 Zimmer | 4 Suiten | Ez 90–120 €, Dz 120–160 €, ab 16,00 € | 24 h

Eine feste Adresse für einen entspannten Kurzurlaub! Am nördlichen Stadtrand von Potsdam - eingebettet in eine gepflegte Parkanlage - erwartet Sie dieses charmante Anwesen. Die in warmen Farbtönen gehaltenen Zimmer sind sehr individuell und stilvoll eingerichtet. Es gibt auch ein hauseigenes Standesamt im barocken „Kleinen Gartensaal". Im eleganten Restaurant und auf der wunderschönen Terrasse wird eine gehobene Landküche serviert.

Am Katharinenholz
www.hotel-katharinenholz.de

★★★S garni

Amundsenstraße 24d, PLZ 14469, **T 0331 24348040,** F 23189094
9 Zimmer | 1 Suite | Ez 53–99 €, Dz 74–117 €, exkl. Frühstück, 6,00 € | 24 h

Hübsches, familiär geführtes Hotel in idyllischer Lage. Freundlich eingerichtete Zimmer mit moderner Ausstattung, teils mit Balkon oder Terrasse. Das Frühstück wird im Wintergarten serviert.

kochZIMMER
www.restaurant-kochzimmer.de

VARTA-TIPP Küche **VARTA-TIPP** Service

Am Neuen Markt 10 (B3), PLZ 14467, **T 0331 20090666**
50 | Menü 82–110 € | Sa Di-Sa Mo, So

„Neue preußische Küche" in der altehrwürdigen Gaststätte zur Ratswaage, das sind Patron Jörg Frankenhäuser und Küchenchef David Schubert, die in dem zeitgemäß und individuell gestalteten Restaurant bestens ankommen. Sie haben die Wahl zwischen zwei innovativen Abendmenüs (davon eine vegetarische Variante). Dazu eine gut sortierte Weinkarte sowie ein überaus herzlicher und fachkundiger Service. Nett der romantische Innenhof mit hist. Brunnen.

Villa Kellermann **Neu!**
www.villakellermann.de

VARTA-TIPP Küche

Mangerstraße 34-36 (↗ C1), PLZ 14467 (OT: Berliner Vorstadt), **T 0331 20046540**
60 | Hauptgericht 19–28 € | Sa-So Mi-So Mo, Di

In beeindruckender Kulisse direkt am Heiligen See mit Blick aufs Marmorpalais empfängt Sie die historische Villa, die von Günther Jauch und Tim Raue zu neuem Leben erweckt wurde. In den drei wunderschön renovierten Räumen wird eine von Brandenburg und Potsdam inspirierte deutsche Küche serviert, die modern interpretiert wird und mit besten regionalen Produkten arbeitet.

Juliette
www.restaurant-juliette.de

Jägerstraße 39 (B2), PLZ 14467, **T 0331 2701791**
64 | Hauptgericht 22–28 €, Menü 52–85 € | Sa-So Mi-So Mo, Di

Gemütliches Restaurant in einem denkmalgeschützten Fachwerkhaus aus dem 17. Jhd. Die Küche überzeugt mit französisch geprägten Gerichten und modernen Kreationen. Gute Weinauswahl.

POTTENSTEIN 53 B www.pottenstein.de

Bayern | EW 5.500 | 400 m Pegnitz 15 km, Bayreuth 30 km
T 09243 70841

Bruckmayers Ferienhotel Schwan www.hotel-bruckmayer.de

garni

Am Kurzentrum 6, PLZ 91278, **T 09243 9810,** F 7351
26 Zimmer | 2 Suiten | Ez 65 €, Dz 90 €

Gepflegtes Nichtraucherhotel mit geschmackvoll und funktional eingerichteten Zimmern. Direkter Zugang zur angegliederten Badewelt „Juramar" (Eintritt für Hausgäste kostenlos).

Landhotel Bauernschmitt www.landhotel-bauernschmitt.de

€ Gut & Günstig ★★★

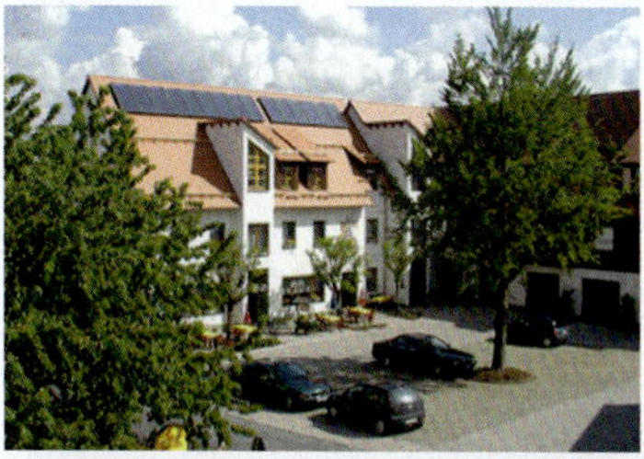

Sankt-Johannes-Straße 25, PLZ 91278 (OT: Kirchenbirkig), **T 09243 9890,** F 98945
26 Zimmer
Ez 44–53 €, Dz 80–100 € | ⃠ 9.11.–19.12.20

Fränkischer Landgasthof mit schönem Garten und beschaulichem Flair. Nette und zeitgemäß eingerichtete Zimmer. In den rustikalen Gaststuben wird regionale und bayerische Küche serviert.

PREROW, OSTSEEBAD 10 D www.ostseebad-prerow.de

Mecklenburg-Vorpommern | EW 1.498 | 1 m Barth 20 km, Ribnitz-Damgarten 40 km
T 038233 6100

Waldschlösschen www.waldschloesschen-prerow.de

Bernsteinweg 9, PLZ 18375, **T 038233 6170,** F 617403
33 Zimmer | 12 Suiten | ⏲ 24 h

Familiengeführtes Hotel inmitten einer Parkanlage, nur 300 m vom Nordstrand entfernt. Individuell eingerichtete Zimmer mit moderner Ausstattung. Großzügiger Wellnessbereich mit beheiztem Außenpool.

Gingko Mare www.ginkgomare.de

garni

Buchenstr. 41a, PLZ 18375, **T 038233 7013,** F 70141
13 Zimmer | Ez 75–115 €, Dz 130–160 €

Kleines Medical-Wellness-Hotel mit angeschlossenem Gesundheitszentrum. Wohnliche Zimmer mit Möbeln aus Vollholzbirke. Hauseigene Sauna, lichtdurchfluteter Frühstücksraum.

PRESSECK 44 D www.presseck.de

Bayern | EW 1.833 | 642 m Kulmbach 19 km, Bayreuth 40 km
T 09222 99700

Gasthof Berghof - Ursprung
www.berghof-wartenfels.de

VARTA-TIPP Küche

Wartenfels 85, PLZ 95355 (OT: Wartenfels), **T 09223 229**
50 | Hauptgericht 9–35 €, Menü 37–59 € | Mi-So Mo, Di

Tradition trifft Moderne in diesem stimmungsvollen, mit Naturmaterialien eingerichteten Restaurant. Hier inszeniert Alexander Schütz einen Mix aus bodenständiger, fränkischer Hausmannskost und kreativer Frischeküche, bei der überwiegend regionale Produkte Verwendung finden. Im Gästehaus stehen wohnliche Hotelzimmer zur Verfügung.

PRICHSENSTADT 52 B
www.prichsenstadt.de

Bayern | EW 3.104 | 248 m
T 09383 97500
Gerolzhofen 12 km, Kitzingen 14 km

Freihof
www.hotelfreihof.com

garni

Freihofgasse 3, PLZ 97357, **T 09383 9020340,** F 90203488
30 Zimmer | 4 Suiten | Ez 126 €, Dz 136–183 €

Das geschmackvoll renovierte Fachwerkhaus in der Altstadt beherbergt helle Gästezimmer mit schicker, moderner Innenausstattung. Den 250 qm großen Wellnessbereich nutzen Hausgäste kostenfrei. Fränkische Küche mit internationalen Einflüssen wird im Restaurant „prixxess“ serviert.

Zum Storch
www.gasthof-storch.de

Luitpoldstraße 7, PLZ 97357, **T 09383 6587**
120 | Hauptgericht 10–26 €, Menü 22–55 € | Fr-So Mi-So Mo, Di

Der gewachsene Traditions- und Familienbetrieb, 1658 bereits erstmals urkundlich erwähnt, bietet rustikal-behagliche Gaststuben und einen lauschigen Innenhof. Auf den Tisch kommen regionale Speisen mit heimischen Zutaten. Zum Haus gehört auch ein kleines Weingut.

PRIEN 68 B
www.tourismus.prien.de

Bayern | EW 10.292 | 533 m
T 08051 69050
Chiemseebahn, Herreninsel mit Schloss, Fraueninsel.
Rosenheim 24 km, Wasserburg 28 km

Garden Hotel Reinhart Neu!
www.reinhart-hotels.de

★★★★S garni

Erlenweg 16, PLZ 83209, **T 08051 6940,** F 694100
37 Zimmer | 7 Suiten | Ez 85–90 €, Dz 110–150 €

Ein gepflegtes Ferienhotel am Ufer des Chiemsees. Traditionell und mit anheimelnder Atmosphäre zeigen sich die im bayerischen Landhausstil eingerichteten Gästezimmer. Hoteleigene Liegewiese.

Restaurant im Garden Hotel Reinhart Neu!

T 08051 4025
80 | Hauptgericht 9–21 €, Menü 15–49 € | Mo-So

Präzises Handwerk und beste Produktqualität bilden die Basis für die unkomplizierte bayerisch-mediterrane Küche, die Ihnen hier serviert wird. Kostprobe gefällig? „Ochsenbackerl geschmort | Buntes Marktgemüse | Semmelknödeltaler" oder doch lieber „Backhendl in der Kürbiskernpanade"? Schöne Sommerterrasse.

Yachthotel Chiemsee
www.yachthotel.de

garni

Harrasser Straße 49, PLZ 83209 (OT: Harras), **T 08051 6960,** F 5171
100 Zimmer | 5 Suiten | Ez 99–204 €, Dz 99–219 €, exkl. Frühstück, 20,00 € | 24 h

Traumhaft gelegenes Ferien- und Tagungshotel mit Jachthafen, großer Liegewiese und eigenem Badestrand. Ruhige, komfortable Zimmer, teils mit Seeblick. Seerestaurant und Zirbelstüberl mit elegant-rustikaler Atmosphäre und regionaler Küche.

Zum Fischer am See
www.fischeramsee.de

★★★ S garni

Harrasser Straße 145, PLZ 83209 (OT: Harras), **T 08051 90760,** F 62940
15 Zimmer | Ez 70–90 €, Dz 100–180 € | 24 h

Freundlich geführtes Ferienhotel direkt am Westufer des Chiemsees mit eigenem Bootshafen. Behagliche Gästezimmer, teils mit Blick über den „Irschener Winkel" und die Bergkette der Chiemgauer Alpen. Im Restaurant mit großer Sonnenterrasse werden regionale Küche und täglich fangfrischer Chiemseefisch serviert.

PRONSTORF 15 B
www.pronstorf.de

Schleswig-Holstein | EW 1.694 | 37 m
Bad Segeberg 18 km, Bad Schwartau 22 km
T 04551 99080

Hotel Gut Pronstorf
www.hotel-gut-pronstorf.de

VARTA-TIPP Ambiente

garni

Gutshof 1, PLZ 23820, **T 04553 9959500,** F 9959529
21 Zimmer | Ez 140–160 €, Dz 170–190 € | 24 h

Das zauberhafte kleine Landhotel auf der weitläufigen Gutsanlage am Wardersee ist etwas für Romantiker. Französisches Flair herrscht in den stilvollen Zimmern, die mit edlen Möbeln und ausgesuchten Accessoires eingerichtet wurden. Für Hochzeiten und Tagungen hat man ideale Räumlichkeiten.

Strengliner Mühle
www.strenglinermuehle.de

★★★ S garni

Mühlenstraße 2, PLZ 23820 (OT: Strenglin), **T 04556 997099,** F 997016
35 Zimmer | 2 Apartments | Ez 68–88 €, Dz 120–135 €

Gemütliches Landhotel mit über 250-jähriger Geschichte. Geschmackvoll eingerichtete Zimmer im Haupt- und im reetgedeckten Gästehaus. 250 qm großer Wellnessbereich mit Schwimmbad, Sauna und Dampfbad.

PULHEIM 29 C
www.pulheim.de

Nordrhein-Westfalen | EW 53.842 | 47 m
Frechen 11 km, Grevenbroich 14 km
T 02238 8080
Abtei Brauweiler.

Gut Lärchenhof
www.restaurant-gutlaerchenhof.de

VARTA-TIPP Küche

Hahnenstraße , PLZ 50259 (OT: Stommeln), **T 02238 9231016**
60 | Hauptgericht 38–45 €, Menü 89–159 € | Sa-So Mi-So Mo, Di

Leidenschaft und Beständigkeit über viele Jahre, das zeichnet den engagierten und herzlichen Gastgeber Peter Hessler aus. Im Gourmetrestaurant des Golfclubs kocht der höchst talentierte Torben Schuster. Seine Gerichte zeichnen sich durch Finesse und Geschmack, sehr gute Produkte sowie eine stimmige Optik aus. Fast schon legendär ist die Weinkarte. Sie bietet mit mehr als 1.000 Positionen viel Spannendes. Im Sommer kann man auch auf der weitläufigen Terrasse speisen.

PULLACH 60 D
www.pullach.de

Bayern | EW 8.619 | 583 m
München 12 km, Starnberg 15 km
T 089 7447440

Seitner Hof
www.seitnerhof.de

VARTA-TIPP Service

★★★★

Habenschadenstraße 4, PLZ 82049, **T 089 744320,** F 74432100
40 Zimmer | 1 Suite | Ez 125–229 €, Dz 165–269 €, 7,00–24,00 € | 24 h

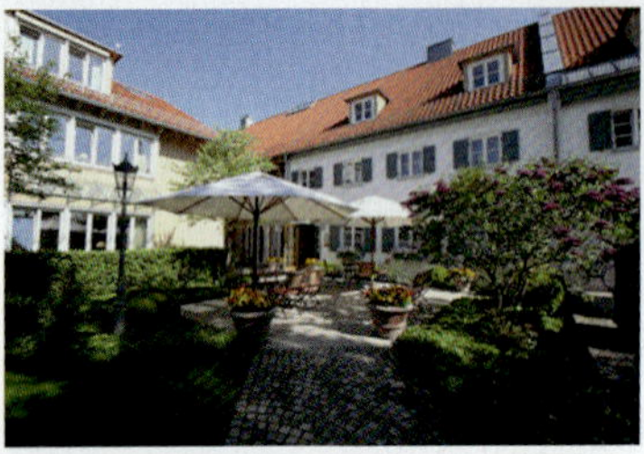

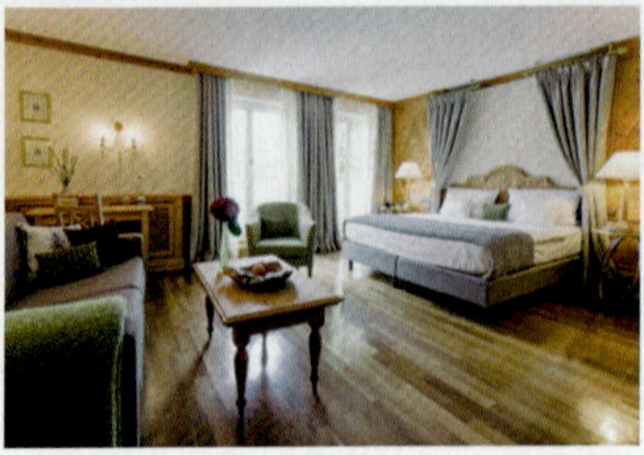

Traditioneller Familienbetrieb in einem denkmalgeschützten Gebäude, malerisch am Isarhochufer gelegen. Hier werden Sie mit ländlichem Charme und Herzlichkeit verwöhnt. Neben geräumigen, gut ausgestatteten Zimmern bietet das Hotel einen kleinen Saunabereich und einen begrünten Innenhof. Raffinierte französische Küche bietet das Restaurant „Alte Brennerei“.

PYRMONT, BAD 31 B
www.badpyrmont.de

Niedersachsen | EW 18.909 | 111 m
Hameln 20 km, Detmold 36 km
T 05281 940511
Barockschloss mit Museum, Rathaus von 1892, Kurpark mit Palmengarten, Hufeland-Therme, Dunsthöhle, Wandelhalle Hyllinger Born, Erlebnisbad „Pyrmonter Welle“.

Steigenberger
www.bad-pyrmont.steigenberger.de

★★★★★

Heiligenangerstraße 2-4, PLZ 31812, **T 05281 1502,** F 152020
151 Zimmer | 6 Suiten | 3 Apartments | Ez 125–145 €, Dz 240–280 € | 24 h

Das 1777 erbaute Traditionshotel erstrahlt nach umfangreicher Renovierung in neuem Glanz. Das Haus besticht durch elegantes und komfortables Interieur, wohnliche Gästezimmer und vielfältige Wohlfühlangebote, die sowohl auf Individualreisende als auch auf Gesundheitstouristen der angrenzenden Fürstenhof-Klinik abgestimmt sind.

Alte Villa Schlossblick
www.alte-villa-schlossblick.de

★★★ garni

Kirchstraße 23, PLZ 31812, **T 05281 95660,** F 9566113
12 Zimmer | Ez ab 59 €, Dz ab 104 €, exkl. Frühstück, 10,00 €

Die denkmalgeschützte Villa von 1894 wurde sorgsam restauriert und bietet einen wirklich charmanten Rahmen. Auf zwei Etagen stehen individuelle Zimmer zur Verfügung. Zum Kurpark, der Spielbank und dem Erlebnisbad Pyrmonter Welle sind es nur ein paar Schritte.

Alte Villa Schlossblick

37 | Hauptgericht 16–26 €, Menü 25–54 € | Mi-So Mo, Di

Modernes Ambiente und südländisches Flair bestimmen die Einrichtung dieses Restaurants. Auf der Speisekarte stehen sowohl deutsche als auch internationale Gerichte.

QUEDLINBURG 33 B
www.quedlinburg.de

Sachsen-Anhalt | EW 25.055 | 123 m
Magdeburg 56 km, Halle 76 km
T 03946 905620
Hist. Altstadt und Schlossberg mit Stiftskirche und Domschatz (UNESCO-Weltkulturerbe), Wipertikirche, Fachwerkmuseum, Klopstockhaus, Glasmalereimuseum.

Am Brühl
www.hotelambruehl.de

VARTA-TIPP Ambiente

★★★★ garni

Billungstraße 11, PLZ 06484, **T 03946 96180,** F 9618246
46 Zimmer | 4 Suiten | 2 Apartments | Ez 118–165 €, Dz 136–195 € | 24 h

Behutsam renovierter ehem. Gutshof mit mediterranem Flair und romantisch begrüntem Innenhof. Die individuell und geschmackvoll eingerichteten Zimmer und Suiten zeigen sich im toskanischen Landhausstil. An kühlen Abenden lockt die gemütliche Kaminlounge mit Bar oder die hauseigene Sauna.

Weinstube

70 | Hauptgericht 13–25 €, Menü 30–80 € | Mo-So

Restaurant mit elegant-südländischem Ambiente und feiner Tischkultur. Die Küche ist jung, frisch und kreativ. Wie wäre es z.B. mit „Sautierten Riesengarnelen mit Tagliarini, Tomatensugo und Pak Choi“ oder lieber „Rosa Rinderfilet mit grünem Spargel und Kräuter-Gnocchi“? Gastfreundlich kalkulierte Weinkarte.

Theophano
www.hotel-theophano.de

★★★★ garni

Markt 13-14, PLZ 06484, **T 03946 96300,** F 963036
39 Zimmer | Ez 65–115 €, Dz 85–145 € | 24 h

Unter Denkmalschutz stehendes Fachwerkhaus aus dem 17. Jhd. in zentraler Altstadtlage. Nostalgisch und individuell eingerichtete Zimmer, teils mit Ausblick auf den hist. Marktplatz. Im hauseigenen Café gibt es leckere Kaffee- und Eisspezialitäten.

RABENAU 46 B www.stadt-rabenau.de

Sachsen | EW 4.519 | 320 m Freital 2 km, Dippoldiswalde 8 km
T 0351 6498226

Rabenauer Mühle www.hotel-rabenauer-muehle.de

★★★ S garni

Bahnhofstr. 23, PLZ 01734, **T 0351 4602061,** F 4602062
21 Zimmer | 4 Suiten | Ez 65 €, Dz 92–98 €, 8,00–12,00 €

Hist. Kleinod aus Klinker-Fachwerk in idyllischem Tal mit Haltepunkt der dienstältesten dampfbetriebenen Schmalspurbahn. Helle Zimmer mit Naturholzmobiliar. Kleiner Wellness- und Freizeitbereich mit Sauna und Bowlingbahn.

RADEBEUL 36 C www.radebeul.de

Sachsen | EW 33.466 | 117 m Moritzburg 8 km, Dresden 12 km
T 0351 8311830
Schloss Wackerbarth, Sternwarte mit Planetarium, Schmalspurbahn, Karl-May-Museum, Weingutmuseum Hoflössnitz, hist. Dorfanger, Erlebnisbibliothek, Altkötzschenbroda, DDR-Museum.

Radisson Blu Park Hotel www.radissonhotels.com

★★★★ S garni

Nizzastraße 55, PLZ 01445, **T 0351 83210,** F 8321445
448 Zimmer | 13 Suiten | 85 Apartments | 24 h

Modernes Hotel am Fuße der malerischen Weinberge. Geräumige Zimmer mit kostenfreiem WLAN. Umfangreiches Tagungsangebot. 1.000 qm große Wellnesslandschaft mit 25-Meter-Pool.

Goldener Anker www.goldener-anker-radebeul.de

★★★ S garni

Altkötzschenbroda 61, PLZ 01445 (OT: Altkötzschenbroda), **T 0351 83990100,** F 8399067
60 Zimmer | Ez 70–80 €, Dz 95–105 €

Ein familiär geführtes Haus an der Sächsischen Weinstraße. Geschmackvolle, unterschiedlich gestaltete Stilzimmer mit liebevoll restaurierten Möbeln. Man verfügt auch über einen Ballsaal, einen Weinkeller sowie Gesellschafts- und Tagungsräume. Restaurant mit überregionaler Küche.

Villa Sorgenfrei www.hotel-villa-sorgenfrei.de

VARTA-TIPP Ambiente **VARTA-TIPP** Service

★★★★★ S garni

Augustusweg 48, PLZ 01445, **T 0351 7956660,** F 79566677
16 Zimmer | 2 Suiten | Ez 80–144 €, Dz 99–306 €, 15,00–25,00 €

Das wunderschön restaurierte Herrenhaus empfängt Sie im hist. Ambiente des 18. Jahrhunderts. Die charmanten Gästezimmer bestechen mit bezaubernden Wandmalereien, antiken Möbeln und modernen Annehmlichkeiten. Romantiker buchen am besten die im hellen Landhausstil gestaltete Suite mit eigenem Garten und kleiner Terrasse. Die Atmosphäre ist angenehm persönlich und das Frühstück sehr gut.

Atelier Sanssouci

VARTA-TIPP Service

34 | Hauptgericht 29–39 €, Menü 85–115 € | Mo, Do-So Di, Mi

Prachtvolle Eleganz auf der ganzen Linie! Aufwendig restauriert ist der einmalige Fest- und Gartensaal heute ein wahres Schmuckstück. Sandsteinfußboden, Stuckdecke, kostbare Wand- bzw. Spiegelmalereien sowie ein über 200 Jahre alter Bleikristalllüster sorgen hier für ein unverwechselbares Ambiente. Dazu feine, klassisch französische Gaumenfreuden, exzellente Weine und ein charmanter, professioneller Service.

RADEBURG 36 C

www.radeburg.de

Sachsen | EW 7.587 | 149 m — Meißen 18 km, Dresden 22 km
T 035208 9610

Gasthof Bärwalde

Kalkreuther Str. 10a, PLZ 01471 (OT: Bärwalde), **T 035208 342901**
28 | Hauptgericht 18–29 €, Menü 36–54 € | So Mo, Do-Sa Di, Mi

Gute Produkte und Können - auf dieser Grundlage sorgt Olav Seidel für eine schmackhafte Küche, die er immer wieder mit modernen Elementen spickt. Das Restaurant ist gemütlich, der Service freundlich und aufmerksam.

RADEVORMWALD 29 D

www.radevormwald.de

Nordrhein-Westfalen | EW 22.025 | 421 m — Remscheid 15 km, Wuppertal 24 km
T 02195 6060

Zur Hufschmiede — www.zur-hufschmiede.de

★★★ garni

Neuenhof 1, PLZ 42477, **T 02195 92760**
20 Zimmer | Ez 68–85 €, Dz 95–120 €, exkl. Frühstück, 10,00–13,50 €

Kleines Landhotel im Bergischen Land mit gepflegten Gästezimmern, die über kostenloses WLAN verfügen. Ruhige Lage direkt am Wald. Gemütlich eingerichtetes Restaurant mit Gartenterrasse und guter saisonaler Küche (Spezialität: Steaks vom Lavasteingrill).

RADOLFZELL AM BODENSEE 65 A

www.radolfzell-tourismus.de

Baden-Württemberg | EW 30.620 | 404 m — Singen 11 km, Stockach 14 km
T 07732 81500
Altstadt, Münsterkirche, Reste der Stadtbefestigung, ehem. Ritterschaftshaus, Österreich. Schlösschen, Naturschutzgebiet Mettnau, Stadtmuseum, Mindelsee.

bora HotSpaResort — www.bora-hotsparesort.de

★★★★S garni

Karl-Wolf-Str. 35, PLZ 78315, **T 07732 950400**
84 Zimmer | 5 Suiten | Ez 125–450 €, Dz 185–550 €, 19,50 € | 24 h

Designorientiertes Haus am westlichen Bodenseeufer. Sie wohnen in lichtdurchfluteten Zimmern und Suiten mit bodentiefen Fenstern und Balkon. Die verglaste Sky Lounge bietet einen einzigartigen 180-Grad-Blick auf das Seepanorama. HotSpa mit großzügiger, textilfreier Saunawelt. Im Restaurant wird regional und international gekocht.

aquaTurm Hotel
www.aquaturm.de

garni

Güttinger Str. 15, PLZ 78315, **T 07732 52255**
20 Zimmer | 1 Suite | Ez 130–175 €, Dz 130–175 €

2017 eröffnetes Nullenergie-Hotel in einem ehem. Wasserturm, das zu 100 Prozent aus erneuerbaren Energien versorgt wird. Hier wohnen Sie in modern und individuell eingerichteten Panoramazimmern und Etagenapartments mit einzigartigem Blick auf den See und die Stadt. Die Suite in der oberen Etage bietet einen SPA-Bereich und eine Rooftop-Terrasse.

Art Villa am See
www.artvilla.de

VARTA TIPP Ambiente

garni

Rebsteig 2/2, PLZ 78315 (OT: Mettnau), **T 07732 94440,** F 944410
12 Zimmer | 1 Suite | 3 Apartments | Ez 97–255 €, Dz 135–280 €, 8,00 € | 24 h

Am ruhig gelegenen Mettnau-Park erwartet Sie dieses außergewöhnliche, sehr persönlich geführte Ferienhotel. Die geräumigen und individuell ausgestatteten Themenzimmer tragen Namen wie „New Orleans", „Aix en Provence" oder „Alicante". Zum Hotel gehören ein heller, freundlicher Frühstücksbereich, eine sonnige Loggia-Terrasse sowie eine Weinbar.

Hotel K99
www.hotel-k99.de

Kasernenstraße 99, PLZ 78315, **T 07732 9788899**
71 Zimmer | Ez 105–150 €, Dz 135–180 €

Die perfekte Adresse für Geschäftsleute und Freizeitgäste! Alles ist ausgesprochen charmant, hochwertig und liebevoll eingerichtet. Die klimatisierten Zimmer verfügen über Holzböden, Boxspringbetten und moderne Akzentmöbel. Ein ganz besonderes Highlight ist das Frühstücksrestaurant mit Dachterrasse im 8. Stock mit toller Weitsicht auf das Umland.

Am Stadtgarten
www.hotel-am-stadtgarten.de

garni

Höllturmpassage 2, PLZ 78315, **T 07732 92460,** F 924646
31 Zimmer | Ez ab 84 €, Dz ab 119 €

Gepflegte Hoteladresse mit freundlichem Ambiente, nur wenige Gehminuten vom See entfernt. Nette Zimmer mit moderner Einrichtung. Gutes Frühstück mit regionalen Spezialitäten.

Iris am See
www.hotelirisamsee.de

★★★ garni

Rebsteig 2, PLZ 78315 (OT: Mettnau), **T 07732 94700,** F 947030
23 Zimmer | Ez ab 69 €, Dz ab 124 €

Familiär geführtes Nichtraucherhotel in ruhiger Lage auf der Halbinsel Mettnau, nur wenige Schritte vom Bodensee entfernt. Gemütlich eingerichtete Zimmer mit moderner Ausstattung und kostenlosem WLAN.

RAHDEN 22 C
www.rahden.de

Nordrhein-Westfalen | EW 16.780 | 43 m — Lübbecke 15 km, Minden 28 km
T 05771 7350
Wasserburgruine, Der Große Stein von Tonnenheide (Eiszeitfindling), Bockwindmühle im Stadtteil Wehe (4 km NO), Draisinenfahrten, Museumseisenbahn, Museumshof, Nordpunkt im Stadtteil Preußisch Ströhen, Hochzeitsmühle im Stadtteil Tonnenheide.

Westfalen Hof
www.westfalen-hof.de

Rudolf-Diesel-Straße 13, PLZ 32369, **T 05771 97000,** F 5539
34 Zimmer | 2 Suiten | Ez 73–89 €, Dz 89–105 €, 9,00 €

Privat geführtes Hotel mit modern eingerichteten Zimmern. Ansprechendes Freizeit- und Sportangebot mit Saunalandschaft, Tennishalle, Kegelbahnen und Profi-Soccer-Court. Internationale Küche im À-la-carte-Restaurant „Rupert".

RAIN 59 B
www.rain.de

Bayern | EW 9.239 | 402 m
T 09090 703333
Augsburg 38 km, Ingolstadt 46 km

Dehner Blumenhotel
www.dehner-blumenhotel.com

Bahnhofstraße 19, PLZ 86641, **T 09090 760,** F 76400
94 Zimmer | 3 Suiten | Ez 94–129 €, Dz 124–159 € | 24 h

Das gepflegte und gut geführte Hotel bietet ansprechende Zimmer und Suiten im Landhausstil. Heimische und internationale Gerichte werden im Restaurant „Rosenstube" serviert. Freizeitbereich mit Saunalandschaft und Wellness-Massageangebot.

RAMMINGEN 59 A
www.rammingen-bw.de

Baden-Württemberg | EW 1.277 | 512 m
T 07345 91250
Langenau 4 km, Niederstotzingen 6 km

Landgasthof Adler
www.adlerlandgasthof.de

Riegestraße 15, PLZ 89192, **T 07345 96410,** F 964110
9 Zimmer | Ez 74–99 €, Dz 134–150 €

Romantisches Fachwerkhaus mit über 200-jähriger Tradition. Stilvoll ausgestattete Hotelzimmer, sehr gutes Frühstück.

Landgasthof Adler

50 | Hauptgericht 19–39 €, Menü 35–148 € | Fr-So Di-So Mo

Modern-ländlich präsentiert sich das stilvolle Restaurant. Serviert werden gefällige Gerichte, bei denen überwiegend traditionelle Zutaten Verwendung finden. Die Weinkarte listet ausgesuchte nationale und internationale Spezialitäten. Nette Sommerterrasse mit südländischer Atmosphäre.

RAMSAU 69 A
www.ramsau.de

Bayern | EW 1.775 | 670 m
T 08657 988920
Berchtesgaden 10 km, Bad Reichenhall 20 km

Berghotel Rehlegg
www.rehlegg.de

Holzengasse 16, PLZ 83486, **T 08657 98840,** F 9884444
87 Zimmer | 9 Suiten | Ez ab 106 €, Dz ab 214 €, inkl. Halbpension | 24 h

»

Am Fuße des Watzmann liegt dieses familiär geführte Wellnesshotel. Das Haus bietet seinen Gästen ansprechende Landhauszimmer mit herrlichem Alpenblick. Im Restaurant „Lichtmannegger's" wird heimische Küche serviert.

RANDERSACKER 52 B — www.randersacker.de

Bayern | EW 3.399 | 175 m — Würzburg 7 km, Ochsenfurt 12 km
T 0931 705317

Gasthof Bären — www.baeren-randersacker.de

garni

Würzburger Straße 6, PLZ 97236, **T 0931 70510**
39 Zimmer | 1 Suite | Ez 79–86 €, Dz 109–135 €

Hübscher, aus Bruchsteinen errichteter Gasthof mit langer Familientradition. Das Haus ist seit Jahren ein Inbegriff für Gastlichkeit und Behaglichkeit. Es bietet ansprechend eingerichtete Zimmer in unterschiedlichen Kategorien. Im Gartenhaus stehen zudem einige Tagungsräume zur Verfügung.

Gasthof Bären

70 | Hauptgericht 12–38 € | Mo-Sa So

Ehrliche regionale Küche mit internationalen Einflüssen lautet die Devise in den gemütlich-rustikalen Gaststuben. Es gibt z.B. „Gebratener Seeteufel mit Ratatouille und breiten Nudeln" oder „Fränkische Bratwürste mit Wirsinggemüse und neuen Kartoffeln". Beschauliche Innenhofterrasse.

RASTATT 57 A — www.rastatt.de

Baden-Württemberg | EW 48.000 | 123 m — Baden-Baden 13 km, Karlsruhe 24 km
T 07222 9721220

Am Kulturplatz — www.hotel-am-kulturplatz.de

garni

Am Schlossplatz 7, PLZ 76437, **T 07222 158870,** F 1588710
10 Zimmer | Ez 80 €, Dz 103 €

Das denkmalgeschützte Haus von 1907 wurde aufwendig saniert und zu einem geschmackvollen Hotel mit Bistro umgebaut. Die Gästezimmer sind modern und geradlinig eingerichtet. Ideale Adresse für Geschäftsreisende und Stadtbesucher.

RATHEN, KURORT 47 A — www.kurort-rathen.de

Sachsen | EW 394 | 120 m — Pirna 12 km, Dresden 35 km
T 035024 70422

Elbschlösschen — www.hotelelbschloesschen.de

★★★★ garni

Kottesteig 5, PLZ 01824 (OT: Niederrathen), **T 035024 750,** F 75199
66 Zimmer | Ez 70–140 €, Dz 100–170 €, ab 15,00 € | 24 h

Am Ufer der Elbe und am Fuße der Bastei gelegenes Hotel. Unterschiedlich große Zimmer, teilweise mit Flussblick. 600 qm großer Wellnessbereich mit Schwimmbad und Saunalandschaft. Restaurant mit Panoramaterrasse.

RATHENOW 25 B www.westhavelland.de

Brandenburg | EW 25.515 | 28 m Brandenburg 32 km, Stendal 39 km
T 03385 514991
Optikpark, Optik-Industrie-Museum, Weinberg mit Bismarckturm (1914), St. Marien-Andreas-Kirche.

GolfResort Semlin www.golfresort-semlin.de

Ferchesarer Str. 8b, PLZ 14712 (OT: Semlin), **T 03385 5540,** F 554400
72 Zimmer | 24 h

Modernes Urlaubs- und Tagungshotel umgeben von der schönen Landschaft des Golfgeländes. Großzügig ausgestattete Gästezimmer, teils mit Waldblick. Im Restaurant „Otto's" (mit schöner Sonnenterrasse) werden regionale und vegetarische Spezialitäten serviert.

RATINGEN 29 C www.ratingen.de

Nordrhein-Westfalen | EW 91.306 | 50 m Düsseldorf 9 km, Essen 25 km
T 02102 5500
Hist. Innenstadt, Stadtmauer, Wasserburg „Haus zum Haus", Industriemuseum Cromford.

Landhotel Krummenweg www.hotel-krummenweg.de

Am Krummenweg 1, PLZ 40885 (OT: Lintorf), **T 02102 700670,** F 70067100
72 Zimmer | 3 Suiten | Ez ab 85 €, Dz ab 99 € | 24 h

Freundlich geführtes Geschäftshotel in verkehrsgünstiger Lage mit großzügig geschnittenen, modern ausgestatteten Gästezimmern und einem ansprechenden Tagungsbereich. Das rustikale Restaurant in einem denkmalgeschützten Fachwerkhaus bietet regionale und französische Speisen.

Essgold www.restaurant-essgold.de

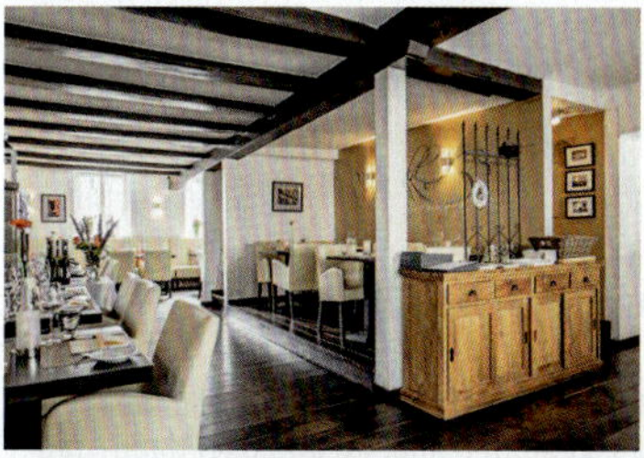

Dorfstr. 33, PLZ 40882 (OT: Homberg),
T 02102 5519070
50 | Hauptger. 14–29 €, Menü 35–65 € |
Di-Sa Mo, So

Schön gemütlich und elegant zugleich, so präsentiert sich dieses Restaurant. Gute regionale Produkte werden hier zu einer gehobenen mediterranen Küche verarbeitet. Wohnlich und individuell sind die zwei hübschen Gästezimmer. Nette Sommerterrasse.

Landgasthof Gut Porz www.gutporz.de

Hülsenbergweg 10-12, PLZ 40885 (OT: Lintorf), **T 02102 934080**
160 | Hauptgericht 10–30 €, Menü 29–45 € | So Mo, Mi-So

Hist. Fachwerkhaus mit weißer Fassade und Wintergartenanbau. Die wöchentlich wechselnde Speisekarte hält ein überwiegend regionales Speisenangebot bereit. Gemütlicher Biergarten im windgeschützten Innenhof.

RATSHAUSEN 57 D www.ratshausen.de

Baden-Württemberg | EW 758 | 676 m Balingen 15 km, Sigmaringen 48 km
T 07427 91188

Adler www.adler-ratshausen.de

VARTA-TIPP Küche

Hohnerstraße 3, PLZ 72365, **T 07427 2260**
40 | Hauptgericht 13–33 €, Menü 32–48 € | So Mi-So Mo, Di

Seit vielen Jahren wird der sympathische Gasthof mit Engagement und Herzblut geführt. Die mit viel Holz eingerichteten Gaststuben versprühen Gemütlichkeit, der Service ist aufmerksam und gekocht wird regional mit französischen und österreichischen Einflüssen. Bei Gästen sehr beliebt sind die „Schwäbisch-steirischen Kuchl-Obende". Das Restaurant ist auch bekannt für seine edlen Tropfen aus der Adler-Destillerie.

RATTENBERG 55 C www.rattenberg.de

Bayern | EW 1.840 | 560 m St. Englmar 13 km, Kötzting 19 km
T 09963 941030

Posthotel Rattenberg www.posthotel-rattenberg.de

★★★★S garni

Dorfplatz 2, PLZ 94371, **T 09963 9500**, F 950222
49 Zimmer | 4 Suiten | Ez 75–85 €, Dz 140–160 € | 24 h

Charmantes Ferienhotel unter familiärer Führung mit bayerischer Atmosphäre. Verschiedene Zimmertypen stehen zur Auswahl. Ansprechender Wellness-Sauna-Bereich auf 1.000 qm. Ländliches Restaurant mit regionaler und internationaler Küche.

RATZEBURG 16 A www.inselstadt-ratzeburg.de

Schleswig-Holstein | EW 15.000 | 36 m Lübeck 24 km, Lauenburg 50 km
T 04541 8000886
Ratzeburger Dom, Stadtkirche, Barlach-Haus, A.-Paul-Weber-Museum, Kreismuseum im Herrenhaus, Löwenstandbild, Ruderakademie.

Der Seehof www.der-seehof.de

★★★★★S garni

Lüneburger Damm 1-3, PLZ 23909, **T 04541 860101**, F 860102
50 Zimmer | 5 Suiten

Traditionshotel direkt am Ufer des Küchensees. Hier logieren Sie in hellen, freundlichen Zimmern, die teilweise mit Balkon oder Terrasse ausgestattet sind. Kostenloser Kanu- und Ruderbootverleih direkt am hauseigenen Bootssteg. Im Restaurant serviert man eine frische Küche mit saisonal-regionalem Bezug.

RAUENBERG 51 C www.rauenberg.de

Baden-Württemberg | EW 8.349 | 132 m Wiesloch 4 km, Sinsheim 14 km
T 06222 6190

Winzerhof
www.winzerhof.net

★★★★ garni

Bahnhofstraße 2-8, PLZ 69231, **T 06222 9520,** F 952350
97 Zimmer | 1 Apartment | Ez 79–140 €, Dz 120–224 €, 5,80–18,50 €

In vierter Generation familiär geführtes Tagungs- und Businesshotel. Im neueren Anbau geräumige Zimmer in eleganter Landhausmanier. Ansprechender Wellnessbereich mit römischem Dachhallen-Schwimmbad und Panoramaterrasse.

Angela

20 | Hauptgericht 24–40 €, Menü 55–110 € | Mi-Sa

Das gediegen-elegante Gourmetrestaurant überrascht mit einer mediterranen Feinschmeckerküche, die in Menüform serviert wird. Charmant und gleichermaßen aufmerksam der Service. In den „Regionalen Stuben“ gibt's Bodenständiges aus heimischen Zutaten.

Gutshof
www.gutshof-menges.de

garni

Suttenweg 1, PLZ 69231, **T 06222 9510,** F 951100
30 Zimmer | Ez 80–95 €, Dz 125–145 €

In den Weinbergen gelegenes Gut in verkehrsgünstiger Lage mit gemütlicher Weinstube und einladender Hofterrasse. Gepflegte, wohnlich eingerichtete Zimmer mit moderner Ausstattung, teils mit Balkon.

RAUHENEBRACH 53 A
www.rauhenebrach.de

Bayern | EW 2.965 | 320 m — Bamberg 28 km, Würzburg 59 km
T 09554 92210

Gasthof Hofmann
www.schindelsee.de

VARTA-TIPP Küche

Schindelsee 1, PLZ 96181 (OT: Schindelsee), **T 09549 98760**
80 | Hauptgericht 9–30 €, Menü 15–55 € | Sa-So Mi-So Mo, Di

Einst ein landwirtschaftlicher Betrieb, heute ein familiär geführter Gasthof. In gepflegter Atmosphäre serviert man Ihnen eine gehobene fränkische Küche, die sich stark am saisonalen Angebot orientiert. Die Speisekarte wechselt regelmäßig. Macht Ihnen z.B. „Lammhüfte | Thymian | Mangold | Petersilienwurzelpüree“ Appetit? Zum Übernachten stehen im ehem. Heuboden gemütliche Gästezimmer bereit.

RAVENSBURG 66 A
www.ravensburg.de

Baden-Württemberg | EW 49.098 | 450 m — Bad Waldsee 21 km, Wangen 25 km
T 0751 82800

Obertor
www.hotelobertor.de

★★★ garni

Marktstraße 67, PLZ 88212, **T 0751 36670,** F 3667200
30 Zimmer | 2 Suiten | Ez 80–108 €, Dz 136–146 €

Charmante Übernachtungsadresse inmitten der Altstadt - seit 4 Generationen familiengeführt. Individuell und behaglich eingerichtete Zimmer mit Parkettboden. Wellnessbereich mit Sauna und Whirlpool.

Gasthaus Lumperhof
www.lumperhof.de

Lumper 1, PLZ 88212, **T 0751 3525001**
60 | Hauptgericht 21–33 €, Menü 38–63 € | Sa-So Mi-So

Eingebettet in eine ländliche Idylle empfängt Sie dieses freundliche Gasthaus. Die Speisekarte bietet regionale Küche mit Wild und Freilandgeflügel aus dem Umland sowie feine internationale Gerichte mit mediterranen Einflüssen. Im Sommer lädt der gemütliche Biergarten mit seinem alten Lindenbestand zum Verweilen ein.

RECKLINGHAUSEN 29 B
www.recklinghausen.de

Nordrhein-Westfalen | EW 119.931 | 85 m — Bochum 16 km, Essen 30 km
T 02361 505050
Hist. Stadtkern mit Propsteikirche St. Peter, barocke Engelsburg, Ikonenmuseum, Vestisches Museum, Museum Strom und Leben im Umspannwerk, Tierpark, Westfälische Volkssternwarte mit Planetarium, alljährliches europäisches Festival Ruhrfestspiele, Kunsthalle, Retro Station im Institut für Stadtgeschichte, Trainingsbergwerk, Halde Hoheward.

Parkhotel Engelsburg
www.parkhotel-engelsburg.de

★★★★ garni

Augustinessenstraße 10, PLZ 45657, **T 02361 2010,** F 201120
65 Zimmer | 5 Suiten | 17 Apartments | Ez 92–145 €, Dz 130–200 €, 14,00 € | 24 h

Das ehem. Herrenhaus vereint nostalgischen Charme und modernen Komfort. Wohnlich eingerichtete Zimmer in verschiedenen Kategorien. Internationale und neue deutsche Küche wird im Restaurant serviert.

REES 28 B
www.stadt-rees.de

Nordrhein-Westfalen | EW 21.303 | 17 m — Emmerich 15 km, Bocholt 20 km
T 02851 51555
Stadtbefestigung mit Türmen und unterirdischen Kasematten, Skulpturenpark, Planetenweg, Mühlenturm mit Horizontobservatorium.

Insel-Gasthof Nass
www.inselgasthof-nass.de

Grietherort 1, PLZ 46459 (OT: Grietherort), **T 02851 6324**
198 | Hauptgericht 11–40 €, Menü 20–50 € | Di-So Mo

Familiär geführtes Haus direkt am Rhein gelegen. Sehr gute Fischspezialitäten wie z.B. „Gedünstete Rotzungenröllchen gefüllt mit Lachs auf Safransauce und Wildreis“ oder „Schollenfilets Büsumer Art mit frischen Nordseekrabben“.

REGEN 62 A
www.regen.de

Bayern | EW 11.784 | 530 m — Zwiesel 12 km, Deggendorf 23 km
T 09921 60426
St.-Michael-Kirche (kath.), Niederbayer. Landwirtschaftsmuseum, Museum im Fressenden Haus, Naturschutzgebiet Pfahl mit Burgruine Weißenstein (3 km S).

Berggasthof Hinhart Neu!
www.berggasthof.de

€ Gut & Günstig

Hinhart 18, PLZ 94209, **T 09921 94340**
Hauptgericht 7–18 € | Do-So Mo-Di, Do-So Mi

Seit rund 50 Jahren ist das idyllisch gelegene Gasthaus in Familienhand. Man kocht frisch, schmackhaft und mit regionalem Einfluss. Es gibt auch ein ständiges Angebot an Wildgerichten, hausgemachten Kuchen und Brotzeiten. Hübsche Terrasse mit altem Baumbestand und herrlichem Blick auf die Stadt Regen.

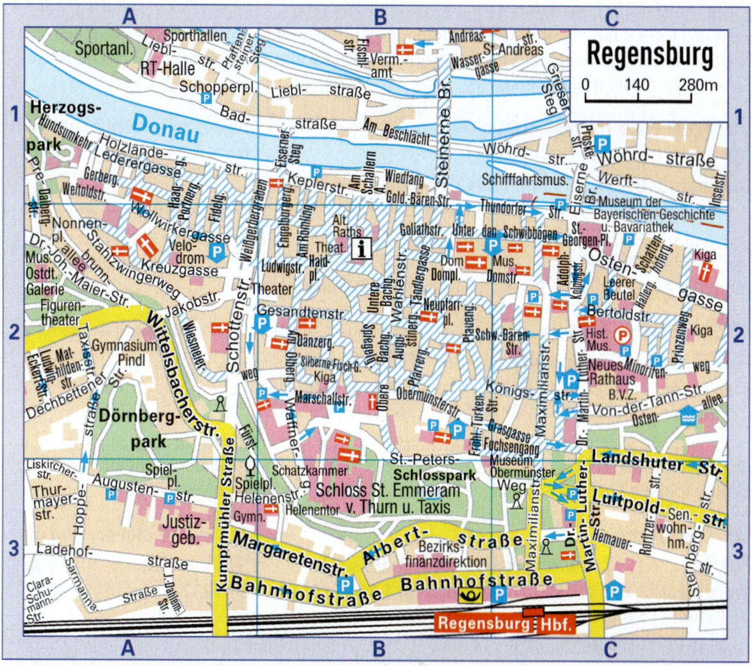

REGENSBURG 54 D

www.regensburg.de

Bayern | EW 134.218 | 343 m — Nürnberg 105 km, Passau 120 km

T 0941 5074410

Hist. Altstadt (UNESCO-Weltkulturerbe) mit Altem Rathaus, got. Dom St. Peter und Steinerner Brücke, Präsidialpalast und Stadttheater am Bismarckplatz, Schottenkirche St. Jakob, Haidplatz, Museum Keplerhaus, Porta Praetoria, Städtisches Museum im ehem. Minoritenkloster, Diözesanmuseum in der frühgot. St.-Ulrich-Kirche, ehemalige Klosterkirche St. Emmeram, Fürstliches Schloss Thurn und Taxis.

David

www.hotel-david.de

VARTA-TIPP Ambiente

Goldene-Bären-Straße 7 (B1), PLZ 93047, **T 0941 2000900**
19 Zimmer | Ez ab 109 €, Dz ab 139 €, ab 12,00 € | 24 h

Die ehemalige Kapelle direkt am Ufer der Donau hat man erstklassig restauriert und zu einem geschmackvollen Designhotel umgebaut. Die Zimmer zeigen sich in einem einzigartigen Stilmix aus originalen Elementen, alten Wandmalereien und modernen Möbeln. Ein- und Auschecken sowie frühstücken können Sie im 50 m entfernten Hotel Goliath am Dom.

Goliath Am Dom
www.hotel-goliath.de

garni

Goliathstr. 10 (B2), PLZ 93047, **T 0941 2000900,** F 20009099
41 Zimmer | 2 Suiten | Ez ab 135 €, Dz ab 165 € | 24 h

Attraktive Hoteladresse inmitten der Altstadt. Individuell eingerichtete Gästezimmer mit maßgeschreinerten Möbeln, stilvoll-eleganten Stoffen und Badezimmern aus Naturstein. Kleiner Wellnessbereich mit Sauna, Dampfbad und Fitnessraum. Hübsches Café im Erdgeschoss. 24-Stunden-Zimmerservice.

Achat Plaza Herzog am Dom
regensburg.achat-hotels.com

Domplatz 3 (B2), PLZ 93047, **T 0941 584000,** F 58400100
40 Zimmer | 3 Suiten | Ez ab 100 €, Dz ab 130 €, exkl. Frühstück, 17,00 € | 24 h

Designhotel in einem über 800 Jahre alten herrschaftlichen Gebäude mit Römerturm inmitten der hist. Altstadt. Helle, mit freundlichen Farben eingerichtete Zimmer, die über eine moderne Ausstattung verfügen. Restaurant mit bayerischer Küche.

Bischofshof am Dom
www.hotel-bischofshof.de

Krauterermarkt 3 (B2), PLZ 93047, **T 0941 58460,** F 5846146
57 Zimmer | 8 Suiten | Ez 100–270 €, Dz 165–350 € | 24 h

In dem ehem. Bischofssitz, in dem auch schon Kaiser und Könige zu residieren pflegten, erwarten Sie romantische Landhauszimmer. Im Café sowie im historischen Innenhof werden kleine Speisen sowie Köstlichkeiten aus der hauseigenen Patisserie serviert.

Das Götzfried
www.hotel-goetzfried.de

Wutzlhofen 1, PLZ 93057 (OT: Wutzlhofen), **T 0941 69610,** F 6961232
55 Zimmer | 3 Suiten | Ez 85–115 €, Dz 148–185 €

Gewachsenes Landhotel unter familiärer Leitung mit geschmackvoll und individuell eingerichteten Zimmern unterschiedlicher Kategorien. Großzügiger Wellnessbereich auf 1.100 qm mit mehreren Saunen, Whirlpool und Relax-Garten.

Jakob
www.hotel-jakob-regensburg.de

garni

Jakobstr. 14 (A2), PLZ 93047, **T 0941 6009290,** F 60092999
38 Zimmer | 5 Suiten | Ez 93–143 €, Dz 123–193 € | 24 h

Inmitten der hist. Altstadt befindet sich das Gebäude aus dem 18. Jhd., das zunächst als Speicher, dann als städtisches Verwaltungsgebäude und zuletzt über 100 Jahre als Polizeistation diente. Heute empfängt Sie hier ein angenehm neuzeitliches und freundliches Hotel mit wohnlichen Gästezimmern in unterschiedlichen Kategorien.

Münchner Hof und Blauer Turm
www.muenchner-hof.de

garni

Tändlergasse 9 (B2), PLZ 93047, **T 0941 58440,** F 561709
58 Zimmer | 5 Suiten | Ez 88–112 €, Dz 112–179 € | 24 h

Hist. Haus aus dem 13. Jhd. in der Fußgängerzone der Altstadt. Geschmackvoll eingerichtete Zimmer mit unterschiedlichem Charakter. Restaurant mit bayerischer und italienischer Küche.

Orphée Großes Haus

www.hotel-orphee.de

VARTA-TIPP Ambiente

Untere Bachgasse 8 (B2), PLZ 93047, **T 0941 596020,** F 59602199
33 Zimmer | Ez 115–195 €, Dz 150–230 €

Dieses außergewöhnliche Hotel befindet sich in einem sanierten hist. Barockbau im Herzen der Regensburger Altstadt. Das Haus verfügt über individuell eingerichtete Zimmer mit schönen Stuckdecken, Himmelbetten und antikem Mobiliar. Das angeschlossene Restaurant im original französischen Bistro-Stil offeriert eine mediterran-bodenständige Küche zu gastfreundlichen Preisen.

Sorat Insel-Hotel

www.sorat-hotels.com

Müllerstraße 7 (B1), PLZ 93059, **T 0941 81040,** F 8104444
75 Zimmer | 2 Suiten | 24 h

Denkmalgeschütztes Stadthotel auf einer kleinen Insel direkt am Donauufer. Die in warmen Farben eingerichteten Zimmer sind im Art-déco-Stil designt und verfügen über Marmorbäder. Regionale Küche wird im Restaurant „Brandner" serviert.

Central

www.hotel-central-regensburg.de

Margaretenstraße 18 (B3), PLZ 93047, **T 0941 2984840,** F 29848429
70 Zimmer | 1 Suite | Ez 93–113 €, Dz 123–153 € | 24 h

Zentral am Altstadtrand gelegenes Hotel für Businessgäste und Individualreisende mit hell und freundlich ausgestatteten Gästezimmern, die teilweise über Schlossblick verfügen.

Elements Hotel

www.hotel-elements.de

Alter Kornmarkt 3 (C2), PLZ 93047, **T 0941 20072275,** F 6965522
4 Zimmer | 4 Suiten | Ez 90–150 €, exkl. Frühstück, 15,00 €

Die Elemente Feuer, Erde, Wasser und Luft bestimmen das Ambiente der vier individuellen Themensuiten dieses kleinen Hotels in der Regensburger Altstadt. Das Frühstück können Sie im benachbarten Caffé Rinaldi einnehmen.

Dock1

www.dockeins.com

€ Gut & Günstig

Alte Straubinger Straße 7, PLZ 93055 (OT: Ostenviertel), **T 0941 6009090,** F 60090999
66 Zimmer | 2 Suiten | 1 Apartment | Ez ab 65 €, Dz ab 85 €, exkl. Frühstück, 7,50 €

Die stylishe Adresse am Osthafen richtet sich vor allem an Geschäftsreisende. Die hellen Nichtraucherzimmer sind funktionell eingerichtet, verfügen über kostenfreies WLAN, bequeme Boxspringbetten und moderne Bäder. Gratis-Parkplätze sowie Bushaltestelle direkt vor der Haustür.

Storstad

www.storstad.de

VARTA-TIPP Küche

Watmarkt 5 (B2), PLZ 93047, **T 0941 59993000**
50 | Hauptgericht 39–45 €, Menü 89–139 € | Di-Sa

»

Im 5. Stock des Goliath-Hauses erwarten den Gast drei ineinander übergehende Genussbereiche: Restaurant, Bar und Lounge. Schlicht und skandinavisch angehaucht ist das Ambiente mit großer Fensterfront und hellen Holztischen. Die zeitgemäß-europäische Küche von Anton Schmaus ist variantenreich, aromatisch und produktorientiert. Fair kalkuliertes Mittagsmenü.

Aska Neu! www.aska.restaurant

VARTA-TIPP Küche VARTA-TIPP Service

Watmarkt 5 (B2), PLZ 93047, **T 0941 59993000**
12 | Menü 60–100 € | Di-Sa Mo, So

Die kleine, exklusive Sushi-Bar ist das Zweitrestaurant von Spitzenkoch Anton Schmaus. In tiefschwarzem Interieur zelebriert Sushi-Meister Atsushi Sugimoto über den Dächern der Regensburger Altstadt feinste Sushi-Kreationen. Die ausgesprochen sorgfältig zubereiteten Gänge der Menüfolge zeigen sich voller Geschmack, Kraft und Finesse. Äußerst zuvorkommend und perfekt im Umgang mit dem Gast erlebten wir den Service.

Luma www.luma-regensburg.de

VARTA-TIPP Küche

Frankenstraße 7a, PLZ 93059, **T 0941 2805598**
50 | Hauptgericht 28–34 €, Menü 25–69 € | Mi-Fr, So Mi-So Mo, Di

Das Edelrestaurant ist seit 2020 in den Bäckerschen Höfen zu finden. Was bei Lucia und Mario Parnitzke auf den Tisch kommt, ist modern-international und saisonal-schmackhaft, z.B. „Schwarzer Heilbutt | Mairübchen | grüner Spargelsud“ oder auch „Filet vom Naturrind | Orangenrisotto | glasierter Pak Choi“. Preisgünstige Mittagsgerichte.

Kreutzer's www.kreutzers-restaurant.de

Prinz-Ludwig-Straße 15a, PLZ 93055, **T 0941 569565020**
110 | Hauptgericht 21–39 €, Menü 39–69 € | Mo-Fr Mo-Sa So

Originelles Restaurant inmitten des alten Regensburger Hafenviertels in einer vor dem Abriss bewahrten historischen Lagerhalle. Hier erwarten Sie eine gehobene mediterran-französische Küche sowie hochwertige Steaks (Irish Hereford, Black Angus, US-Beef, Wagyu...), die auf dem offenen Showgrill mitten im Gastraum zubereitet werden.

Sticky Fingers www.stickyfingers.restaurant

Untere Bachgasse 9 (B2), PLZ 93047, **T 0941 58658808**
60 | Hauptgericht 17–36 €, Menü ab 49 € | Di-Sa

Eine hippe Location im leger-extravaganten Clubstil inmitten der Regensburger Altstadt. Von Schwertfisch-Sashimi über Rindertatar bis Brathähnchen serviert man eine pfiffige Crossover-Küche. Wer möchte, kann sich mit dem sogenannten „Trust-the-Chef-Menü“ vom Küchenchef überraschen lassen.

Bischofshof am Dom www.hotel-bischofshof.de

Krauterermarkt 3 (B2), PLZ 93047, **T 0941 5941010**
320 | Hauptgericht 8–27 €, Menü 22–54 € | Mo-So

Heimelige Gaststuben mit gemütlichem Ambiente. Serviert werden deftige regionale Gerichte sowie hausgebrautes Bier.

REHLINGEN-SIERSBURG 49 C www.rehlingen-siersburg.de

Saarland | EW 14.343 | 193 m französische Grenze 7 km, Saarlouis 10 km
T 06835 5080
Siersburg, Lothringer Häuser, Naturtropfsteinhöhle.

Niedmühle www.restaurant-niedmuehle.de

Niedtalstraße 13-14, PLZ 66780 (OT: Eimersdorf), **T 06835 67450**
60 | Hauptgericht 23–36 €, Menü 39–99 € | Di-Fr Di-Sa

Das stimmungsvolle Restaurant ist im neuzeitlichen Landhausstil gehalten. Geboten wird eine moderne europäische Küche mit mediterranen Einflüssen. Dazu gibt es ein ansprechendes Angebot internationaler Spitzenweine. 11 exklusiv ausgestattete Hotelzimmer.

REICHELSHEIM 51 A www.reichelsheim.de

Hessen | EW 8.551 | 211 m Erbach i.O. 22 km, Bensheim 25 km
T 06164 5080

Treuschs Schwanen www.treuschs-schwanen.com

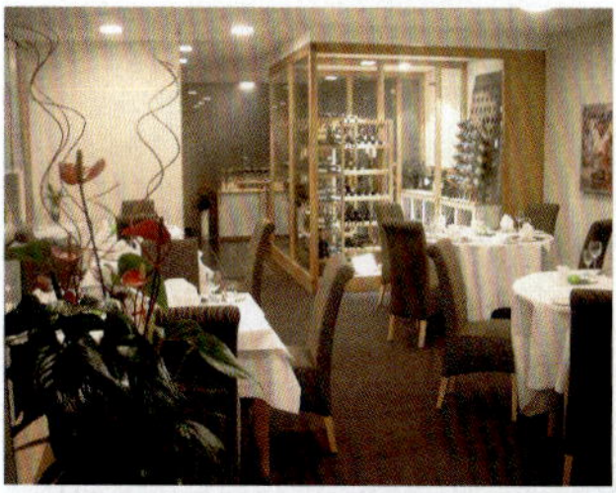

Rathausplatz 2, PLZ 64385, **T 06164 2226**
50 | Hauptger. 19–35 €, Menü 39–99 € |
Mo-Di, Fr-So Mi, Do

Traditionsrestaurant mit Wein-Lounge und hübschem Gartenlokal. Auf der Speisekarte stehen sowohl regionale als auch internationale Klassiker. Umfangreiches Weinangebot mit rund 300 Positionen.

REICHENAU 65 B www.reichenau-tourismus.de

Baden-Württemberg | EW 5.156 | 403 m Konstanz 12 km, Singen (Hohentwiel) 29 km
T 07534 92070

Mohren www.mohren-bodensee.de

garni

Pirminstraße 141, PLZ 78479 (OT: Mittelzell), **T 07534 99440,** F 9944610
38 Zimmer | Ez ab 90 €, Dz ab 120 €

Zentral auf der Insel gelegenes Haus für Tagungs- und Urlaubsgäste. Seit 1988 befindet sich das Hotel im Besitz der Familie Ganter. Überwiegend modern ausgestattete Zimmer mit zeitgemäßem Komfort. Entspannung bietet eine kleine Saunalandschaft.

Mohren

100 | Hauptgericht 15–28 €, Menü 25–50 € | Mo-So

In den behaglichen Gaststuben serviert man eine kreative Küche mit regionalen Wurzeln. Die umfangreiche Weinkarte bietet sowohl badische als auch internationale Spitzenweine. Romantikern sei das Candlelight-Dinner bei Kerzenschein im Séparée empfohlen.

Kreuz
www.kreuz-reichenau.de

★★★

Zelleleweg 4, PLZ 78479 (OT: Oberzell), **T 07534 332,** F 1460
12 Zimmer | 2 Suiten | Ez ab 58 €, Dz ab 124 €

Das familiengeführte Haus liegt im Ortsteil Oberzell gegenüber der Kirche St. Georg. Es bietet wohnlich gestaltete Gästezimmer und ein behagliches Restaurant mit gutem Fischangebot.

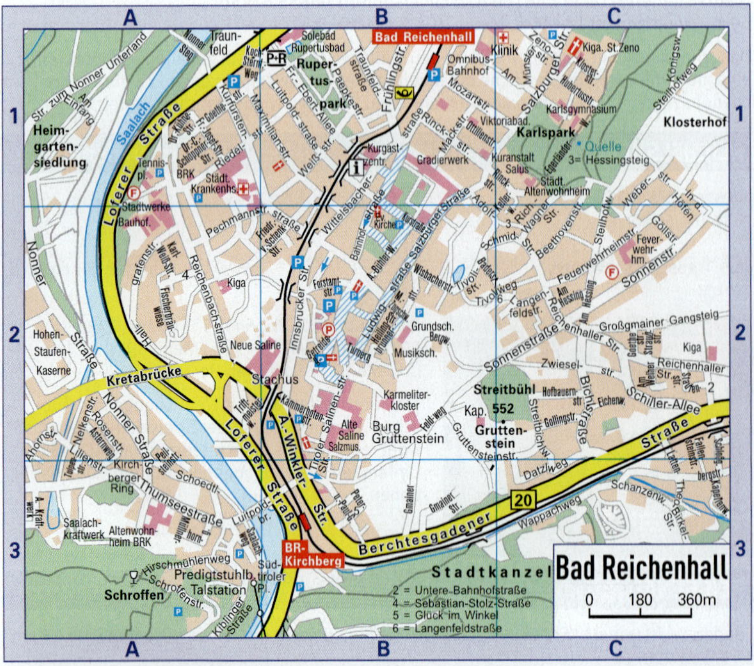

REICHENHALL, BAD 69 A
www.bad-reichenhall.de

Bayern | EW 17.137 | 473 m — Salzburg 19 km, Berchtesgaden 20 km
T 08651 6060
Alte Saline, Königliches Kurhaus, AlpenSole-Gradierhaus, Hist. Altstadt, Predigtstuhl (1614 m) mit Predigtstuhlbahn, Thumsee.

Amber Residenz Bavaria
www.amber-hotels.de/bad-reichenhall

★★★★

Am Münster 3 (C1), PLZ 83435, **T 08651 7760,** F 776776
150 Zimmer | 10 Suiten | 15 Apartments | Ez 68–113 €, Dz 98–158 € | 24 h

Kur- und Tagungshotel am Fuße von Predigtstuhl und Hochstaufen mit schönem Alpenpanorama. Bequem ausgestattete Balkonzimmer von unterschiedlicher Größe.

Haus Seeblick
www.hotel-seeblick.de

★★★S garni

Thumsee 10 (A3), PLZ 83435 (OT: Karlstein), **T 08651 98630,** F 986388
45 Zimmer | 12 Suiten | Ez 85–100 €, Dz 170–200 €, inkl. Halbpension, 15,00 € | 24 h
8.11.–2.12.20

Wunderschön am idyllischen Thumsee gelegenes Urlaubshotel. Unterschiedliche, modern oder im Landhausstil eingerichtete Zimmer. Wellnessoase mit Schwimmbad und Holzblockhüttensauna.

Hubertus
www.hubertus-thumsee.de

€ Gut & Günstig garni

Thumsee 5 (A3), PLZ 83435 (OT: Karlstein), **T 08651 2252,** F 63845
16 Zimmer | 1 Apartment | Ez 45–60 €, Dz 78–108 €, 7,00–12,00 € | 1.11.–17.12.20

Gepflegtes Urlaubshotel in Alleinlage auf einem weitläufigen Seegrundstück mit Liegewiese und Bootsanleger. Behagliche Zimmer im ländlich-bayerischen Stil. Gutes Frühstück.

REICHENOW-MÖGLIN 27 A
www.barnim-oderbruch.de

Brandenburg | EW 670 | 552 m — Märkische Höhe 5 km, Bliesdorf 7 km
T 033456 39960

Schloss Reichenow Neu!
www.schlossreichenow.com

★★★★S garni

Neue Dorfstraße 1, PLZ 15345 (OT: Reichenow), **T 033437 276628**
22 Zimmer | Ez 65–110 €, Dz 75–210 €, 12,00 €

Eingebettet zwischen dem satten Grün des 25 Hektar großen Parks und der malerischen Schilflandschaft des Langen Sees erwartet Sie dieses herrschaftliche Anwesen. Die Zimmer hat man hochwertig renoviert, Parkett, funkelnde Kronleuchter und ausgesuchtes Mobiliar sorgen für höchsten Wohnkomfort. Im Restaurant mit gemütlichem Barbereich und großer Terrasse stehen regionale Spezialitäten im Mittelpunkt.

REICHERTSHAUSEN 60 D
www.reichertshausen.de

Bayern | EW 4.896 | 448 m — Pfaffenhofen 9 km, Freising 24 km
T 08441 8580

Gasthof zum Maurerwirt
www.maurerwirt.de

Scheyerer Str. 3, PLZ 85293 (OT: Langwaid), **T 08137 809066**
50 | Hauptgericht 19–24 €, Menü 38–67 € | So Mi-So Mo, Di

Familiär geführter Landgasthof mit gemütlicher Gaststube. Klassisch gehaltene Küche (in Menüform) mit mediterranen Einflüssen, in der auch frische regionale Produkte Verwendung finden.

REICHSHOF 40 B
www.ferienland-reichshof.de

Nordrhein-Westfalen | EW 19.708 | 370 m — Gummersbach 16 km, Waldbröl 18 km
T 02265 470
Ev. Barockkirche, Puppen- & Mineralienmuseum, Kunst Kabinett Hespert, Affen- und Vogelpark, Modelleisenbahnausstellung, Krombacher Insel.

Ballebäuschen
www.ballebaeuschen.de

Hasseler Straße 10, PLZ 51580 (OT: Hespert), **T 02265 9394**
80 | Hauptgericht 19–45 €, Menü 20–79 € | Mi-So Mo, Di

Familiär geführter Landgasthof mit behaglichem Ambiente. Geboten wird ein gelungener Mix aus regionaler und klassisch französischer Küche. Mittags kleine Tageskarte. Nette Gartenterrasse.

REIL 40 C
www.reil-mosel.de

Rheinland-Pfalz | EW 1.012 | 110 m — Wittlich 21 km, Cochem 47 km
T 06542 21036

Villa Melsheimer
www.melsheimer.de

★★★★

Moselstr. 5, PLZ 56861, **T 06542 900034,** F 9019007
17 Zimmer | 3 Suiten | Ez 65–95 €, Dz 90–130 €

Unmittelbar am Moselufer liegt dieses kleine, charmante Boutique-Hotel. Das Anwesen umfasst drei Gebäudeteile - das Stammhaus, die „Villa“ und das „Müllehaus“ an der Pariser Straße. Wohnliche Gästezimmer in unterschiedlichen Kategorien. Restaurant mit moseltypischer Küche.

Reiler Hof
www.reiler-hof.de

Moselstr. 27, PLZ 56861, **T 06542 2629,** F 1490
26 Zimmer | 2 Suiten | Ez 75–95 €, Dz 80–260 €, 15,00–20,00 €

Direkt an der Moselpromenade befindet sich dieses gepflegte Hotel. Es bietet unterschiedlich geschnittene Landhauszimmer, teils mit urigem Fachwerkgebälk.

Heim's Restaurant

130 | Hauptgericht 8–69 €, Menü 31–82 € | Mo-So 21.12.20–15.3.21

Ein behagliches Restaurant mit modern-elegantem Ambiente. Mit sehr guten marktfrischen Produkten wird ambitioniert gekocht. Aber auch auf ländlich-deftige Gerichte müssen Gäste nicht verzichten, z.B. „Kalbsbries gebacken | junger Spinat | Pinienkerne | Kartoffelmousseline“.

REINBEK 15 B
www.reinbek.de

Schleswig-Holstein | EW 25.874 | 27 m — Hamburg 18 km, Lauenburg 32 km
T 040 72750811
Billetal, Sachsenwald, Mühlenteich, Hügelgräber, Freizeitbad, Tonteich, Mühle, Schloss, Museum.

Waldhaus Reinbek
www.waldhaus.de

★★★★★

Loddenallee 2, PLZ 21465, **T 040 727520,** F 72752100
50 Zimmer | 6 Suiten | Ez 142–162 €, Dz 166–182 €, exkl. Frühstück, 18,00 € | 24 h

Familiär geführtes Haus mit gemütlichen, im Landhausstil eingerichteten Zimmern und Suiten. Facettenreiche Restaurantlandschaft mit regionalen Spezialitäten und internationalen Klassikern. Das Hotel liegt am Rande von Schleswig-Holsteins größtem Waldgebiet, dem Sachsenwald.

REINFELD 15 B www.reinfeld.de

Schleswig-Holstein | EW 8.549 | 19 m Lübeck 14 km, Hamburg 49 km
T 04533 20010

Gästehaus Freyer www.hotel-freyer.de

€ Gut & Günstig ★★★ garni
Bolande 41a, PLZ 23858, **T 04533 70010,** F 700122
11 Zimmer | Ez 52–55 €, Dz 72–75 € | 24 h

Sie mögen es ruhig und wohnlich? Das sympathische kleine Hotel liegt am Waldrand und bietet freundlich eingerichtete Zimmer. Einladend auch der helle Frühstücksraum mit Blick ins Grüne. Für die kleinen Gäste steht ein Kinderspielplatz zur Verfügung.

REINSDORF 45 A www.reinsdorf.de

Sachsen | EW 7.620 | 360 m Zwickau 9 km, Chemnitz 37 km
T 0375 2741222

Restaurant Forsthaus Marcus Otto www.forst-haus.de

Lößnitzer Straße 12, PLZ 08141 (OT: Wilhelmshöhe), **T 0375 30357963**
75 | Hauptgericht 9–39 €, Menü 39–59 € | Mi-Fr, So Mi-So Mo, Di

Das hist. Forsthaus hat fast schon Museumscharakter. In den behaglichen, sehr geschmackvoll renovierten Räumlichkeiten wird ein Mix aus regionalen Gerichten und feinen internationalen Spezialitäten serviert. Auch Steaks und Burger stehen auf der Speisekarte. Sehr beliebt sind die sogenannten Menüabende (immer am ersten Freitag im Monat).

REIT IM WINKL 68 B www.reitimwinkl.de

Bayern | EW 2.365 | 696 m Ruhpolding 24 km, Prien 33 km
T 08640 80020

Gut Steinbach www.gutsteinbach.de

★★★★S
Steinbachweg 10, PLZ 83242 (OT: Blindau), **T 08640 8070,** F 807100
56 Zimmer | 4 Suiten | 4 Apartments | Ez 99–136 €, Dz ab 194 € | 24 h

Das freundlich geführte Wellnessresort liegt zu Füßen der drei Skisprungschanzen des Ortes. Es umfasst neben dem Haupthaus mehrere Chalets sowie den Steinbacher Hof. Hier lässt es sich gut wohnen, nämlich in schönen, freundlichen Landhauszimmern mit elegantem Mobiliar und zeitgemäßen Bädern. Für Entspannung sorgt die 650 qm große Bade- und Saunalandschaft. Sehr gepflegte Adresse, umgeben von einer malerischen Alpenlandschaft.

Gut Steinbach

150 | Hauptgericht 15–33 €, Menü 34–45 € | Mo-So

Mehrere, thematisch unterschiedlich gestaltete Gaststuben mit viel Holz und behaglich-eleganter Atmosphäre. Man verfolgt eine konsequent regionale Küchenphilosophie - somit kommen ausschließlich frische bodenständige Gerichte aus heimischen Produkten auf den Tisch. Ihren Aperitif können Sie in der gemütlichen Kaminbar einnehmen.

Unterwirt
www.unterwirt.de

★★★★S garni

Kirchplatz 2, PLZ 83242, **T 08640 8010,** F 801150
74 Zimmer | 3 Suiten | 3 Apartments | Ez 83–175 €, Dz 166–350 €

Wellness, Gemütlichkeit und bayerische Gastfreundschaft vereint dieses traditionsreiche Domizil. Wohnliche Gästezimmer im typisch alpenländischen Stil. Großzügige Bade- und Saunalandschaft mit einem vielfältigen Behandlungsangebot.

RELLINGEN 15 A
www.rellingen.de

Schleswig-Holstein | EW 13.691 | 9 m
Pinneberg 2 km, Hamburg 22 km
T 04101 564130

Fuchsbau
www.hotel-fuchsbau.de

★★★★★S garni

Altonaer Straße 357, PLZ 25462 (OT: Krupunder), **T 04101 38250,** F 33952
38 Zimmer | Ez 82–98 €, Dz 106–118 €, 8,00 € | 24 h 23.12.20–3.1.21, 23.12.21–2.1.22

Individuelles Haus mit hanseatischem Charme und familiär-herzlicher Atmosphäre. Zum Übernachten stehen individuelle Stilzimmer bereit. Netter Hotelgarten.

REMAGEN 40 A
www.remagen.de

Rheinland-Pfalz | EW 18.500 | 60 m
Bonn 21 km, Koblenz 38 km
T 02642 20187
Apollinariskirche, rom. Pfarrhoftor, Friedensmuseum (Brücke von Remagen), ARP Museum Künstlerbahnhof Rolandseck, Röm. Museum, Straußenfarm.

Rheinhotel Arte
www.rheinhotel-arte.de

★★★★★S garni

Rheinallee 3-4, PLZ 53424, **T 02642 3083330,** F 3083333
25 Zimmer | 2 Apartments | Ez ab 77 €, Dz ab 88 € | 24 h

Sympathisches Domizil in exponierter Lage. Funktional und geschmackvoll eingerichtete Zimmer mit Rhein- oder Gartenblick. Restaurant mit regionaler und internationaler Küche. Schöne Aussichtsterrasse.

Alte Rebe
www.alte-rebe-remagen.de

Kirchstraße 4, PLZ 53424, **T 02642 9029269**
Hauptgericht 18–36 € | Mi-So Mo, Di

Nette Adresse am historischen Marktplatz. „Rotes Thai-Curry mit Perlhuhnbrust und Basmatireis", „Gebratener Kabeljau mit Panko-Kartoffeln, Blattspinat und Balsamico-Schalotten"... Die internationale Küche ist wirklich gut, angenehm locker die Atmosphäre in dem geradlinig-modern eingerichteten Restaurant. Auch die Vielfalt an hochwertigen Weinen ist beachtlich.

REMCHINGEN 57 B
www.remchingen.de

Baden-Württemberg | EW 11.662 | 160 m
Pfinztal 6 km, Pforzheim 13 km
T 07232 79790

Landgasthof Hirsch
www.hirsch-remchingen.de

VARTA-TIPP Küche

Hauptstraße 23, PLZ 75196 (OT: Wilferdingen), **T 07232 79636**
70 | Hauptgericht 11–23 €, Menü 77–89 € | Di-Sa Mo, So

Bei Angelika Ullrich und Britta Nagy ist alles richtig schön gemütlich: jede Menge behagliches Holz, warme Farben, geschmackvolle Accessoires... Und auch die Küche macht richtig Spaß. Sowohl in der Ofenstube als auch im rustikalen Gewölbekeller serviert man eine marktfrische Küche mit mediterranen und regionalen Einflüssen. Herrliche Sommerterrasse mit Blick in den Bauerngarten. Gut übernachten kann man hier auch.

REMSCHEID 29 D
www.remscheid.de

Nordrhein-Westfalen | EW 108.955 | 365 m — Solingen 12 km, Wuppertal 15 km
T 02191 162939
Dt. Röntgen-Museum, Dt. Werkzeugmuseum, Müngstener Brücke, Schloß Burg, Lenneper Tuchmuseum, Hist. Altstadt Lennep, Bergische Schieferhäuser im Stadtteil Lüttringhausen.

Fischer
www.hotel-fischer-remscheid.de

★★★S gami

Lüttringhauser Str. 131, PLZ 42899 (OT: Lüttringhausen), **T 02191 95630,** F 956399
47 Zimmer

Das Hotel in verkehrsgünstiger Lage besteht aus zwei direkt miteinander verbundenen Hotelkomplexen auf einem großzügig gestalteten und begrünten Grundstück. Hier stehen modern und zeitgemäß ausgestattete Gästezimmer zur Verfügung. Restaurant mit gutbürgerlicher Küche.

Heldmann & Herzhaft
www.heldmann-herzhaft.de

VARTA-TIPP Küche **VARTA-TIPP** Service

Brüderstraße 56, PLZ 42853, **T 02191 291941**
30 | Hauptgericht 24–44 €, Menü 44–120 € | Di-Fr Di-Sa Mo, So

In der 1889 erbauten Fabrikantenvilla Concordia befindet sich das stilvolle Genussrestaurant, in dem Sie die regional und mediterran geprägten, sehr schmackhaften Kreationen von Ulrich Heldmann genießen können. Sehr gutes Weinangebot mit Schwerpunkt Deutschland. Der Service: charmant-locker und gleichermaßen professionell.

REMSHALDEN 58 B
www.remshalden.de

Baden-Württemberg | EW 13.494 | 271 m — Waiblingen 7 km, Schorndorf 9 km
T 07151 97310
Fachwerkhäuser, Kirche Hebsack (Flügelaltar).

Lamm
www.lamm-hebsack.de

Winterbacher Straße 1, PLZ 73630 (OT: Hebsack), **T 07181 45061**
80 | Hauptgericht 18–34 €, Menü 32–64 € | Mo-Sa So 1.–11.1.21

Ein gastfreundliches Haus mit gemütlich und individuell gestalteten Stuben. Die mediterran inspirierte Regionalküche gibt es z.B. als „Perlhuhnbrust kross gebraten mit gegrilltem Bacon auf Filderrahmkraut und Kartoffelkrapfen“. Interessante Weinproben. Solide ausgestattete Gästezimmer.

RENCHEN 57 A www.stadt-renchen.de

Baden-Württemberg | EW 7.316 | 150 m Offenburg 15 km, Kehl 21 km
T 07843 7070

Drei Könige www.3-koenige.de

Erlacher Straße 1, PLZ 77871 (OT: Erlach), **T 07843 2287**
95 | Hauptgericht 11–25 €, Menü 22–52 € | Di, Do-So So Mi

Das sympathisch geführte Gasthaus bietet in seinen heimeligen holzvertäfelten Stuben eine schmackhafte Regionalküche. Auf der Karte finden Sie Klassiker wie badische Schneckensuppe, Cordon bleu, Käsespätzle oder gefüllte Kalbsröllchen.

RENDSBURG 7 D www.rendsburg.de

Schleswig-Holstein | EW 28.192 | 6 m Schleswig 28 km, Neumünster 32 km
T 04331 21120
Eisenbahnbrücke über den Nord-Ostsee-Kanal, Christkirche, St. Marienkirche, Altes Rathaus.

ConventGarten www.conventgarten.de

★★★★S garni

Hindenburgstr. 38-42, PLZ 24768, **T 04331 59050,** F 590565
80 Zimmer | 8 Suiten | Ez 77–115 €, Dz 129–155 € | 24 h

Das Haus befindet sich direkt am Nord-Ostsee-Kanal. Hinter der schlichten weißen Fassade erwartet Sie ein gepflegtes und freundliches Ambiente. Die Zimmer, viele mit Kanalblick, sind wohnlich und zeitgemäß eingerichtet. Das Restaurant „Achterdeck" serviert traditionell schleswig-holsteinische Spezialitäten.

Hotel 1690 www.hotel-1690.de

★★★★★S garni

Herrenstraße 6, PLZ 24768, **T 04331 770290,** F 7702910
16 Zimmer | Ez 69–89 €, Dz 99–109 €

Hinter der klassischen Fassade des historischen Backsteingebäudes verbirgt sich ein kleines, inhabergeführtes Boutique-Hotel. Klar, puristisch, wertig - so das Design der modernen Gästezimmer. Das regionale Frühstück können Sie im hellen Frühstücksraum oder auf der Terrasse genießen.

REUSSENKÖGE 6 B www.amnf.de

Schleswig-Holstein | EW 335 | 2 m Flensburg 48 km, Hamburg 170 km
T 04671 91920

Hallig Krog
www.hallig-krog.de

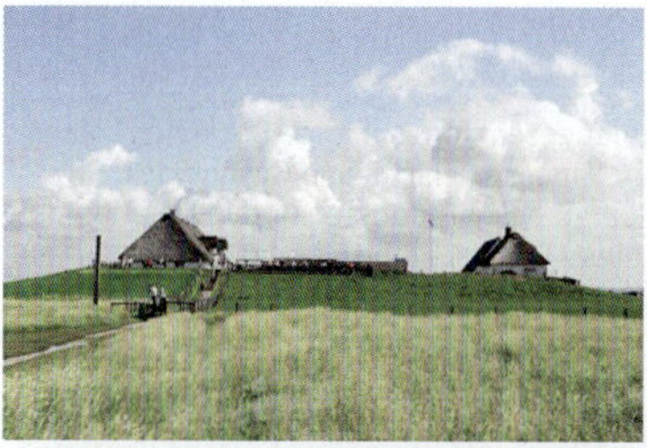

Hamburger Hallig , PLZ 25821,
T 04671 942788
95 | Hauptger. 12–26 € | Mo-So

Lust auf Husumer Krabbensuppe, Lammfrikadellen oder Cordon Bleu vom nordfriesischen Landrasse-Schwein? Dann sind Sie hier richtig! Das urige Lokal bietet einfallsreiche und schmackhafte Hausmannskost zu fairen Preisen. Nachmittags gibt es frisch gebackenen Kuchen und hausgemachte Torten.

REUTLINGEN 58 C
www.tourismus-reutlingen.de

Baden-Württemberg | EW 111.357 | 382 m — Tübingen 13 km, Stuttgart 44 km
T 07121 93935353
Marienkirche, Reste der Stadtmauer, Gartentor, Stadtmauerhäuser, Oberes Bollwerk, Spreuerhofgasse (schmalste Gasse der Welt mit ca. 31 cm), Kunstmuseum Reutlingen, Tübinger Tor, Achalm.

Achalm. Hotel
www.achalm.com

garni

Achalm (Gewand) 2, PLZ 72766, **T 07121 4820,** F 482100
100 Zimmer | 11 Suiten | Ez 135–185 €, Dz 189–249 €, 18,50 € | 24 h

Modernes Tagungs- und Familienhotel in herrlicher Panoramalage mit Ausblick auf Reutlingen und die Schwäbische Alb. Die designorientierten Gästezimmer sind mit edlen Naturmaterialien ausgestattet. Ruhe und Entspannung bietet ein 350 qm großer Sauna- und Wellnessbereich. Im Restaurant mit großer Außenterrasse wird saisonale und regionale Küche serviert.

RHEDA-WIEDENBRÜCK 30 B
www.flora-westfalica.de

Nordrhein-Westfalen | EW 46.988 | 72 m — Gütersloh 9 km, Lippstadt 22 km
T 05242 93010
Wasserschloss Rheda, Fachwerkromantik, Flora-Westfalica-Park.

Ratskeller
www.ratskeller-wiedenbrueck.de

garni

Markt 11, PLZ 33378 (OT: Wiedenbrück), **T 05242 9210,** F 921100
30 Zimmer | Ez ab 65 €, Dz ab 109 €, ab 8,50 €

Liebevoll restauriertes Fachwerkhaus von 1560 mit behaglichen Hotelzimmern, die teils mit Stilmöbeln ausgestattet sind. Dachterrassen-Sauna. Hist. Gasträume mit nostalgischem Flair.

Reuter
www.hotelreuter.de

garni

Bleichstraße 3, PLZ 33378 (OT: Rheda), **T 05242 94520,** F 945244
35 Zimmer | 3 Apartments | Ez 75–129 €, Dz 129–169 €

Das persönlich geführte Stadthotel befindet sich bereits seit 1894 im Familienbesitz. Das Haus bietet wohnliche Zimmer und Apartments, die ganz unterschiedlichen Stilrichtungen entspringen. Für Events und Tagungen hat man verschiedene Räumlichkeiten.

Reuter

VARTA-TIPP Küche

46 | Menü ab 95 € | Mo-Do Mo-Sa So

Ob geflämmter Kohlenfisch, Milchkalbskotelett oder geschmortes Iberico-Bäckchen - was die Küche von Iris Bettinger verlässt, überzeugt mit Finesse, Frische und Geschmack. Serviert werden klassische französische Speisen mit regionalen Produkten und internationalen Einflüssen. **Achtung: Bei Redaktionsschluss für diese Buchausgabe war das Restaurant auf Grund der COVID-19-Pandemie noch geschlossen.**

Gastwirtschaft Ferdinand Reuter Neu!

46 | Hauptgericht 6–29 €, Menü ab 37 € | Mi-Sa

Seit 2020 zeigt sich das Zweitrestaurant in neuem Design. In urban-lässiger Bistro-Atmosphäre serviert man kleine Köstlichkeiten, schmackhafte Regionalmenüs und beliebte Küchenklassiker. Zum Konzept gehören eine offene Küche und der Verkauf von hausgemachten Produkten. Bei schönem Wetter empfiehlt sich die lauschige Sommerterrasse.

Königs — www.das-koenigs.de

S garni

Berliner Straße 47, PLZ 33378 (OT: Rheda), **T 05242 408060,** F 4080666
26 Zimmer | 24 h

Zentral gelegenes Geschäftshotel am Schlosspark mit guten Tagungsmöglichkeiten. Individuell eingerichtete Themenzimmer mit moderner Ausstattung. Kleiner Wellnessbereich mit finnischer Sauna und Sanarium.

Emshaus Neu! — www.emshaus-rheda.de

Gütersloher Str. 22, PLZ 33378 (OT: Rheda), **T 05242 4060400**
Hauptgericht 18–27 € | So Mi-So Mo, Di

Im Rhedaer Teil des ehem. Gartenschaugeländes, zwischen Rosengarten und Schlosspark, befindet sich dieses attraktive Restaurant. Die monatlich wechselnde Speisekarte offeriert eine frische regionale Küche mit italienischen und französischen Einflüssen. Die Preise sind fair und der Service freundlich. An den Wochenenden gibt es hausgemachte Kuchen und Waffeln.

RHEINE 20 D — www.rheine-tourismus.de

Nordrhein-Westfalen | EW 80.000 | 35 m — Lingen/Ems 31 km, Osnabrück 46 km
T 05971 800650
Kath. Kirchen St. Dionysius und St. Antonius, Falkenhof-Museum, Naherholungsgebiet Bentlage, Kloster Bentlage, Naturzoo Rheine.

Lücke — www.hotel-luecke.de

★★★★S garni

Heiliggeistplatz 1a, PLZ 48431, **T 05971 16180,** F 161816
39 Zimmer | Ez 96–131 €, Dz 119–159 € | 24 h 24.12.20–4.1.21

Zentral gelegenes Haus an der Ems mit Aussicht auf den Fluss. Hell und modern eingerichtete Zimmer. Arrangements und spezielle Angebote für Radfahrer. Einladendes Restaurant mit mediterraner Küche.

Zum alten Brunnen
www.zumaltenbrunnen.de

Dreierwalder Straße 25-27, PLZ 48429, **T 05971 961715,** F 9617166
16 Zimmer | 3 Suiten | 2 Apartments | Ez 89–128 €, Dz 98–138 €, 12,50–21,50 € | 24 h

Wie ein idyllisches kleines Dörfchen zeigt sich dieses privat geführte Hotel mit dem alten Brunnen als Mittelpunkt. In verschiedenen Gebäuden stehen stilvoll eingerichtete Zimmer zur Verfügung. Liebevoll restaurierte, antike Möbel geben den Räumen ihren ganz individuellen Charme.

Beesten
www.restaurant-beesten.de

VARTA-TIPP Küche

Eichenstraße 3, PLZ 48431 (OT: Bannewiese), **T 05971 3253**
50 | Hauptgericht 17–29 €, Menü 37–65 € | So Mo-Mi, Fr-So Do

Appetit auf „Kalbsrückensteak mit Champignonkruste auf Balsamicosauce an Zucchinirouladen und Kartoffelravioli“? Dann besuchen Sie Christoph Beesten in seinem Restaurant! Der Patron verwöhnt Sie mit einer sehr guten regional und französisch geprägten Küche. Seine Frau Elisabeth kümmert sich sehr charmant und kompetent um den Service. Bei schönem Wetter lässt es sich auch wunderbar im Gartenlokal speisen.

RHEINFELDEN 64 A
www.tourismus-rheinfelden.de

Baden-Württemberg | EW 32.245 | 280 m — Basel (Schweiz) 15 km, Bad Säckingen 19 km
T 07623 9668720
Tschamberhöhle, St.-Gallus-Kirche, Schloss Beuggen, Museum im Haus Salmegg, Narrenmuseum, Dinkelbergmuseum.

Boutique Hotel Bellevue
www.hotel-bellevue-rheinfelden.de

garni

Kapuzinerstraße 2, PLZ 79618, **T 07623 965130**
20 Zimmer, 9,00 €

Kleines Hotel im 3.OG des Hochrhein Centers Rheinfelden. Das persönlich geführte Haus überzeugt mit wohnlich-neuzeitlichen Zimmern, die technisch gut ausgestattet sind. Kleine Lounge (rauchfrei ohne Getränke- oder Speiseservice). Gutes Frühstück.

Maien
www.maien.com

★★★ S

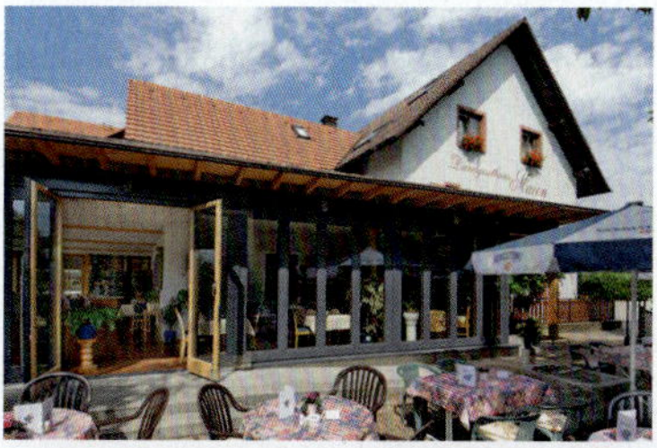

Maienplatz 2, PLZ 79618 (OT: Obereichsel), **T 07623 72150,** F 721530
21 Zimmer
Ez ab 71 €, Dz ab 99 €

Gepflegter Landgasthof mit Hotelanbau in ländlicher Umgebung - seit 1894 in Familienbesitz. Praktisch eingerichtete Gästezimmer, teilweise mit Balkon. Im regionaltypischen Restaurant und auf der Terrasse werden badische Spezialitäten aufgetischt.

RHEINMÜNSTER 57 A
www.rheinmuenster.de

Baden-Württemberg | EW 6.682 | 132 m — Hügelsheim 7 km, Sinzheim 8 km
T 07227 95550

Engel
www.engel-schwarzach.de

€ Gut & Günstig ★★★

Hurststraße 1-3, PLZ 77836 (OT: Schwarzach), **T 07227 97960,** F 98330
16 Zimmer | 1 Suite | Ez 70–76 €, Dz 92–94 €, ab 5,00 €

Kleines, familiengeführtes Hotel in einem denkmalgeschützten, 300 Jahre alten Fachwerkhaus. Individuell und stilvoll eingerichtete Zimmer in günstiger Preislage. Gutes Frühstück.

Engel

230 | Hauptgericht 9–28 €, Menü 25–48 € | Di-Fr, So Mo-So

Gemütliches Restaurant mit verschiedenen Stuben. Auf der Karte finden sich regionale und internationale Klassiker, Fisch- und Wildgerichte sowie Spezialitäten vom Strauß. Schöner Biergarten.

RHEINSBERG 18 D
www.rheinsberg.de

Brandenburg | EW 8.300 | 61 m — Neuruppin 25 km, Neustrelitz 38 km
T 033931 34940

Der Seehof
www.seehof-rheinsberg.de

Seestraße 18, PLZ 16831, **T 033931 4030,** F 40399
11 Zimmer | 1 Suite | 3 Apartments | Ez 65–85 €, Dz 100–120 €

Mit viel Liebe zum Detail renoviertes Ackerbürgerhaus von 1750. Ansprechende Einrichtung im Landhausstil. Von manchen Zimmern hat man einen schönen Blick auf den Grienericksee. Gemütliches Restaurant mit schönem Hofgarten und heimischer Küche.

RHODT UNTER RIETBURG 50 D
www.rhodt.de

Rheinland-Pfalz | EW 1.097 | 206 m — Weyher in der Pfalz 2 km, Flemlingen 3 km
T 06323 959222

Alte Rebschule
www.alte-rebschule.de

★★★★

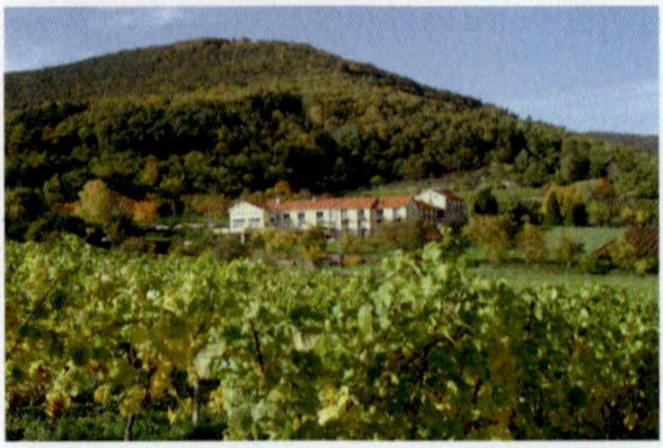

Theresienstraße 200, PLZ 76835,
T 06323 70440, F 704470
37 Zimmer | 3 Suiten
Ez 116–135 €, Dz 196–234 €, 18,50 €

Ruhiges, oberhalb des Ortes in den Weinbergen gelegenes Hotel. Geräumige, im modernen Landhausstil eingerichtete Zimmer. Hübscher Wellnessbereich. Im Restaurant mit netter Terrasse wird eine saisonale Frischeküche serviert.

Rhodter Adler Neu!
www.rhodter-adler.de

Weinstr. 10, PLZ 76835, **T 06323 9492770,** F 9492771
12 Zimmer | Ez 55–70 €, Dz 90–110 €

Die engagierten Gastgeber haben aus dem denkmalgeschützten Anwesen ein echtes kleines Schmuckstück gemacht. Hier wohnt man individuell und geschmackvoll - es gibt auch extragroße Komfortzimmer! Samstags wird ein feines dreigängiges Menü gekocht. Im Sommer lockt der romantische Innenhof.

Alter Kastanienhof Neu!
www.alter-kastanienhof.de

Theresienstraße 79, PLZ 76835, **T 06323 9881300**
80 | Hauptgericht 10–24 € | Mo-Mi, Fr-So Do

Das sympathische Gasthaus empfängt Sie in urig-rustikalem Ambiente. Hier dürfen Sie sich auf traditionelle pfälzische Gerichte aus frischen regionalen Zutaten freuen. Zur warmen Jahreszeit lockt der lauschige Biergarten. Für Übernachtungsgäste hat man gepflegte, zweckmäßige Zimmer.

RIBNITZ-DAMGARTEN 10 D
www.ribnitz-damgarten.de

Mecklenburg-Vorpommern | EW 15.565 | 5 m — Rostock 27 km, Stralsund 47 km
T 03821 2201
Kloster Ribnitz und Dt. Bernsteinmuseum, Rostocker Tor, Freilichtmuseum Klockenhagen, Naturschatzkammer und Paradiesgarten, Schaumanufaktur Ostsee-Schmuck, Technikmuseum, Bodden-Therme mit Saunalandschaft, Golfplatz, Häfen.

Zum Honigdieb
www.zum-honigdieb.de

garni

Bäderstraße 6a, PLZ 18311 (OT: Klockenhagen), **T 03821 706737,** F 706739
10 Zimmer | 1 Apartment | Ez ab 54 €, Dz ab 77 €, exkl. Frühstück, 8,90–12,90 €

Ganzjährig geöffnetes Landhotel mit gemütlichen Zimmern, die mit Naturholzmöbeln ausgestattet sind. Hübsches Frühstücksrestaurant mit viel Holz, alten Ausstellungsstücken und Bienenmotiven. Es gibt einen Hofladen sowie eine eigene Imkerei.

RIEDENBURG 60 B
www.riedenburg.de

Bayern | EW 5.572 | 360 m — Kelheim 16 km, Ingolstadt 33 km
T 09442 905000

Zur Krone
www.hotel-zur-krone-prunn.de

€ Gut & Günstig

garni

Prunner Hauptstr. 13, PLZ 93339 (OT: Prunn), **T 09442 1507,** F 3158
34 Zimmer | Ez 53 €, Dz 94 €

Gemütlicher Gasthof in schöner naturnaher Lage direkt unterhalb der Burg Prunn. Gepflegte Zimmer mit zweckmäßiger Ausstattung. Rustikale Gaststuben, in denen bayerische Küche serviert wird.

Forst's Landhaus
www.forsts-landhaus.de

Mühlstraße 37b, PLZ 93339, **T 09442 9919399**
70 | Hauptgericht 15–34 €, Menü 24–89 € | Fr-So Mi-So Mo, Di

Moderne Gastronomie und ländliche Tradition zu verbinden, ist in diesem Gasthaus wunderbar gelungen. Ob in einem der beiden Restauranträume oder auf der Sonnenterrasse - hier können Sie sowohl bodenständige Gerichte als auch feine, originelle Speisen genießen. Elf liebevoll eingerichtete Zimmer im angeschlossenen Hotel.

RIENECK 42 D
www.rieneck.de

Bayern | EW 2.033 | 182 m — Gemünden 5 km, Würzburg 47 km
T 09354 97330

Seehotel Gut Dürnhof www.gut-duernhof.de

Burgsinner Straße 3, PLZ 97794, **T 09354 1001,** F 1512
26 Zimmer | Ez 70–95 €, Dz 90–135 €, exkl. Frühstück, 10,00 €

Ehem. Gutshof von 1356 an einem See, heute familiär geführtes Land- und Seminarhotel mit geschmackvoll eingerichteten Zimmern und kleinem Wellnessbereich.

RIETBERG 30 B www.rietberg.de

Nordrhein-Westfalen | EW 28.696 | 78 m Rheda-Wiedenbrück 9 km, Delbrück 12 km
T 05244 986201
Hist. Stadtkern, ehem. Franziskanerkloster mit Klosterkirche und Garten, Johanneskapelle, Bibeldorf.

Lind Hotel www.lind-hotel.de

★★★★ S

Am Nordtor 1, PLZ 33397, **T 05244 700100,** F 700107
80 Zimmer | 2 Suiten | Ez ab 83 €, Dz ab 116 €

Das Hotel ist ideal für Geschäftsreisende und bietet wohnliche Zimmer mit gutem Platzangebot. Für Entspannung sorgt der gepflegte SPA-Bereich. Und gastronomisch? Saisonale Küche im Restaurant „Mauritz", dazu eine Hotelbar sowie eine großzügige Terrassenanlage mit herrlichem Blick auf den Flusslauf der Ems.

Domschenke www.domschenke-mastholte.de

VARTA-TIPP Küche

Lippstädter Straße 1, PLZ 33397 (OT: Mastholte), **T 02944 318**
45 | Hauptgericht 12–32 €, Menü bis 68 € | So Mo, Mi-So Di

Ländlich gelegenes Traditionshaus mit gemütlicher Gaststube und lichtdurchflutetem Wintergarten. Die regionalen Klassiker sowie die französisch-mediterran angehauchten Spezialitäten sind absolut zu empfehlen. Auch das sehr gute Preis-Leistungs-Verhältnis und der liebenswerte Service sprechen für dieses Restaurant. Im Sommer lockt der idyllische Biergarten unter alten Eichen.

RINCHNACH 62 A www.rinchnach.de

Bayern | EW 3.248 | 564 m Regen 7 km, Zwiesel 9 km
T 09921 5878

St. Gunther www.st-gunther.de

Regener Str. 7, PLZ 94269, **T 09921 8090,** F 809200
51 Zimmer | 20 Suiten | 2 Apartments | Ez 125–143 €, Dz 236–260 €, inkl. Halbpension

Modernes, familiengeführtes Wellnesshotel mit herrlichem Panoramablick auf die Berge. Geschmackvoll, teils rustikal eingerichtete Zimmer und Suiten. 2.800 qm großer Wellnessbereich mit Panoramahallenbad.

RINGE 20 B www.emlichheim.de

Niedersachsen | EW 2.181 | 15 m Meppen 34 km, Lingen (Ems) 35 km
T 05943 8090

Altes Landhaus Buddenberg www.landhaus-buddenberg.de

Emlichheimer Str. 63, PLZ 49824 (OT: Kleinringe), **T 05943 98390**
125 | Hauptgericht 10–23 €, Menü 20–65 € | Mi-Do, So Mo, Mi-So Di

Inmitten einer reizvollen Moorlandschaft liegt dieses zauberhafte Anwesen. Die Speisekarte zeigt einen harmonischen Mix aus traditioneller, regionaler sowie innovativer Küche. Das angeschlossene Hotel bietet exklusiv eingerichtete Zimmer.

RINTELN 22 D www.rinteln.de

Niedersachsen | EW 25.228 | 56 m Bückeburg 15 km, Hameln 27 km
T 05751 403111
Renaissance-Rathaus, Adelshöfe, Doktorsee, Wasserwandern, Stift Möllenbeck (5 km), Burg Schaumburg, Industriemuseum.

Der Waldkater www.waldkater.com

★★★★S garni

Waldkaterallee 27, PLZ 31737, **T 05751 17980,** F 179883
31 Zimmer | 1 Suite | 1 Apartment | Ez ab 99 €, Dz 135–145 € | 24 h

Einzelner Fachwerkhof am Waldrand mit altem Baumbestand. Im Landhausstil eingerichtete Gästezimmer, teils mit Ausblick über das Wesertal. Stilvolles Hotelrestaurant mit gehobener internationaler Küche. Eine Alternative ist die urig-rustikale Brauerei-Gaststube.

RIPPOLDSAU-SCHAPBACH, BAD 57 C bad-rippoldsau-schapbach.de

Baden-Württemberg | EW 2.224 | 564 m Freudenstadt 16 km, Wolfach 23 km
T 07440 913940

Klösterle Hof www.kloesterle-hof.de

VARTA-TIPP Küche

Klösterleweg 2, PLZ 77776 (OT: Bad Rippoldsau), **T 07440 215**
30 | Hauptgericht 13–28 €, Menü 35–80 € | Di-So Di-Sa Mo

Typisches Schwarzwälder Restaurant mit gemütlich-rustikaler Einrichtung und romantischem Flair. Küchenchef Markus Klein schätzt und verarbeitet gekonnt die frischen Angebote der Region. Das Resultat: leckere Gerichte wie „Goldforelle vom Grill" oder „Kalbsfilet mit Sommertrüffel". Übernachtungsgäste freuen sich über die ländlichen Zimmer.

RÖBEL/MÜRITZ 18 C www.amt-roebel-mueritz.de

Mecklenburg-Vorpommern | EW 5.136 | 65 m Waren 24 km, Wittstock 29 km
T 039931 800

Landhaus Müritzgarten www.hotel-mueritzgarten.de

★★★★★S garni

Seebadstraße 45, PLZ 17207, **T 039931 8810,** F 881113
37 Zimmer | 6 Suiten | Ez 65–100 €, Dz 98–169 €, 9,00–18,00 €

Wohnlich eingerichtetes Landhaus in ruhiger Seeuferlage mit kleinem Gartenpark. Gemütliche, im Landhausstil eingerichtete Nichtraucherzimmer. Zum Haus gehören auch eine große Liegewiese, eine Sauna und eine eigene Fahrradgarage.

RODALBEN 50 C www.rodalben.de

Rheinland-Pfalz | EW 7.500 | 250 m Pirmasens 6 km, Zweibrücken 28 km
T 06331 234180

Bold's Hotel Zum Grünen Kranz www.boldskranz.de

€ Gut & Günstig ★★★ garni

Pirmasenserstraße 2, PLZ 66976, **T 06331 23170,** F 231730
19 Zimmer | Ez ab 45 €, Dz ab 75 €

Zentral in der Ortsmitte gelegenes, familiengeführtes Haus mit Pfälzer Charme. Behaglich eingerichtete Zimmer mit kostenlosem WLAN, teilweise auch mit Balkon. Gutes Frühstück.

Zum Grünen Kranz

32 | Hauptgericht 10–24 €, Menü 14–52 € | Mo, Mi-Mi, Fr-So Mo-Mi, Fr-So Do

Geschmackvoll eingerichtetes Lokal mit gemütlicher Atmosphäre. Serviert wird eine leichte regionale Frischeküche mit modernen Einflüssen zu angemessenen Preisen.

RÖDELSEE 52 B www.roedelsee.de

Bayern | EW 1.702 | 236 m Kitzingen 6 km, Schweinfurt 59 km
T 09323 89952

Stegner www.hotel-stegner.de

€ Gut & Günstig garni

Mainbernheimer Straße 26, PLZ 97348, **T 09323 87210,** F 6335
18 Zimmer | Ez ab 55 €, Dz ab 90 € | 24 h

Gemütlicher, familiengeführter Gasthof in schöner grüner Lage. Behaglich mit viel Holz eingerichtete Zimmer mit kostenlosem WLAN. Das Frühstück wird im Wintergarten serviert. Fahrradverleih.

RÖDENTAL 44 C www.roedental.de

Bayern | EW 13.046 | 342 m Coburg 8 km, Bamberg 58 km
T 09563 960
Schloss Rosenau, Domäne Oeslau, Kloster Mönchröden, Froschgrundsee.

Brauhotel & Gasthof GROSCH www.der-grosch.de

★★★ S garni

Oeslauer Straße 115, PLZ 96472 (OT: Oeslau), **T 09563 7500,** F 750147
44 Zimmer | Ez ab 80 €, Dz ab 110 € | 24 h

Uriger Brauereigasthof mit fast 600-jähriger Familientradition. Hübsch eingerichtete Zimmer im Landhausstil. Das Restaurant bietet saisonale, fränkische Gerichte und Bierspezialitäten aus der eigenen Brauerei. Schöner Biergarten.

Alte Mühle www.alte-muehle-hotel.com

Mühlgarten 5, PLZ 96472 (OT: Oberwohlsbach), **T 09563 72380**
90 | Hauptgericht 15–35 € | So Mo-Sa

Umringt von zwei romantisch plätschernden Mühlbächen im Ortsteil Oberwohlsbach empfängt Sie dieses freundlich und engagiert geführte Haus. Der Chef steht selbst am Herd und bietet typisch fränkische und mediterrane Gerichte mit frischen Zutaten aus der Umgebung. So gemütlich wie der Gastraum sind auch die Hotelzimmer.

RÖDERMARK 51 A — www.roedermark.de

Hessen | EW 26.494 | 142 m — Dieburg 10 km, Offenbach 19 km
T 06074 9110

Odenwaldblick — www.hotelodenwaldblick.de

★★★S garni

Bulauweg 27, PLZ 63322 (OT: Bulau), **T 06074 87440,** F 861551
25 Zimmer | Ez ab 85 €, Dz ab 95 €

Ruhig am Waldrand gelegenes Haus mit schönem Ausblick und gemütlicher Atmosphäre. Individuell im alpenländischen Stil eingerichtete Zimmer mit kostenlosem WLAN. Restaurant mit gutbürgerlicher Küche.

RODING 55 C — www.roding.de

Bayern | EW 11.437 | 369 m — Cham 14 km, Regensburg 40 km
T 09461 941815

City Hotel — www.city-hotel-roding.de

★★★★S garni

Schulstraße 25, PLZ 93426, **T 09461 40250,** F 40252222
88 Zimmer | 4 Suiten | Ez 98–111 €, Dz 146–156 € | 24 h

Modern ausgestattetes Aktiv- und Businesshotel mit hellen, freundlichen Gästezimmern. Kleiner Wellnessbereich mit Indoor-Pool, Saunen und Whirlpool. Im Gasthaus „Zum Goldenen Anker" wird traditionelle bayerische Küche serviert.

ROHRDORF 68 B — www.rohrdorf.de

Bayern | EW 5.457 | 476 m — Rosenheim 10 km, Bad Reichenhall 71 km
T 08032 95640

Zur Post — www.post-rohrdorf.de

★★★S garni

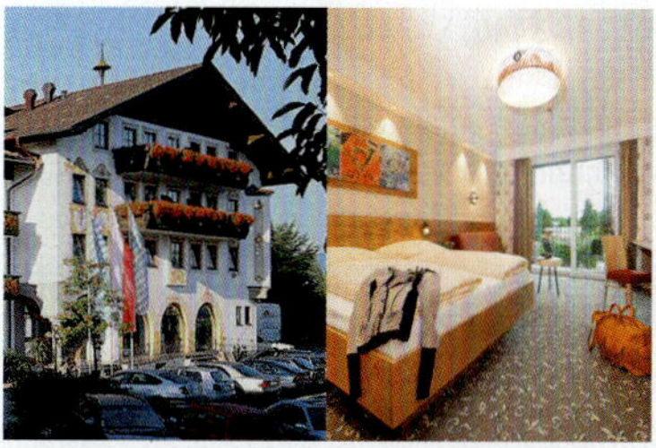

Dorfplatz 14, PLZ 83101, **T 08032 1830,** F 5844
113 Zimmer | 69 Suiten
Ez 74–99 €, Dz 95–119 €, ab 3,50 € | 24 h

Das Hotel bietet geschmackvolle Landhauszimmer mit bayerischem Wohlfühlambiente im Haupthaus und hochwertig, mit edlen Hölzern und warmen Farben ausgestattete Zimmer im neu gebauten Gästehaus. Bürgerliches Restaurant mit heimischer Küche.

RÖHRNBACH 62 B — www.roehrnbach-bayerischer-wald.de

Bayern | EW 4.394 | 438 m — Waldkirchen 10 km, Freyung 11 km
T 08582 96090

Jagdhof www.jagdhof-roehrnbach.de

Putzgartenstaße 2, PLZ 94133, **T 08582 91590,** F 9159222
102 Zimmer | 43 Suiten | Ez 193–237 €, Dz 312–460 €, inkl. Halbpension | 24 h

Ferienhotel im alpenländischen Stil mit unterschiedlichen, praktisch und modern eingerichteten Zimmern. Mediterran gestaltete Wellnesslandschaft mit Innen- und Außenpool. Behagliches Restaurant.

RONNENBERG 23 C www.ronnenberg.de

Niedersachsen | EW 23.539 | 73 m Hannover 8 km, Springe 17 km
T 0511 46000

Benther Berg www.hotel-benther-berg.de

S garni

Vogelsangstr. 18, PLZ 30952 (OT: Benthe), **T 05108 64060,** F 640650
64 Zimmer | 3 Suiten | Ez 95–160 €, Dz 116–180 €

Herrenhaus von 1894, gelegen inmitten einer ruhigen und weitläufigen Parklandschaft. Wohnliche, solide ausgestattete Zimmer und Suiten. Stilvoller Wellnessbereich mit mediterranem Ambiente. Gute Verkehrsanbindung nach Hannover.

Benther Berg

120 | Hauptgericht 15–35 €, Menü 39–79 € | Mo-So

Im Mittelpunkt der regionalen und internationalen Küche stehen die sehr guten Produkte, und die werden handwerklich solide und schmackhaft zubereitet. Auf der Karte locken Gerichte wie „Gegrillte Jakobsmuscheln | Erbsengnocchi | gehobelter Comté-Käse | Zwiebel-Speck-Schaum" oder „Kalbsleber in Nussbutter gebraten | Ofentomaten | Salbei | Zucchinigemüse | überbackenes Kartoffelpüree".

ROSENGARTEN 15 C www.gemeinde-rosengarten.de

Niedersachsen | EW 13.176 | 112 m Harburg 12 km, Hamburg 26 km
T 04108 43330

Cordes am Rosengarten www.hotel-cordes.de

S garni

Sottorfer Dorfstr. 2, PLZ 21224 (OT: Sottorf), **T 04108 43440,** F 434422
39 Zimmer | 1 Suite | Ez 56–89 €, Dz 83–120 €

Traditionsreiches Landhotel, bereits in der 4. Generation familiengeführt. Zweckmäßig eingerichtete Zimmer unterschiedlicher Kategorien. Umfangreiches Gastronomieangebot mit Biergarten.

ROSENHEIM 68 B www.touristinfo-rosenheim.de

Bayern | EW 60.877 | 446 m München 68 km, Salzburg (Österreich) 75 km
T 08031 3659061
Altstadt mit hist. Bürgerhäusern, Ausstellungszentrum Lokschuppen.

Parkhotel Crombach www.parkhotel-crombach.de

S garni

Kufsteiner Straße 2, PLZ 83022, **T 08031 3580,** F 33727
64 Zimmer | 7 Suiten | Ez 80–120 €, Dz 118–155 €, 6,50–13,00 € | 24 h

Familiengeführtes Haus am Park in zentraler Lage nahe der Altstadt an der Fußgängerzone neben der Stadthalle. Das Hotel bietet neben den Zimmern zum Park Juniorsuiten sowie klimatisierte Suiten mit Küche und Luxusbad für 2 bis 5 Personen, Konferenzräume von 10 bis 100 Personen und einen kostenlosen Fitnessraum.

San Gabriele
www.hotel-sangabriele.de

garni

Zellerhornstraße 16, PLZ 83026 (OT: Heilig Blut), **T 08031 26070,** F 260740
38 Zimmer | Ez 97–147 €, Dz 135–195 €

Hier nächtigen Sie im Ambiente eines mittelalterlichen Klosters. Entworfen wurde das Hotel vom Architekten Rudolf Rechl. Die Zimmer haben einen ganz individuellen Charme und verfügen teils über Gewölbedecken und Himmelbetten. Italienische Küche serviert das „Ristorante Il Convento".

RÖSRATH 40 A
www.roesrath.de

Nordrhein-Westfalen | EW 27.792 | 90 m — Siegburg 12 km, Köln 16 km
T 02205 8020
Burghäuser, Barbarakapelle, Kirchen, Schloss Eulenbroich, Wahner Heide.

Klostermühle
www.restaurant-klostermuehle.de

Zum Eulenbroicher Auel 15, PLZ 51503, **T 02205 4758**
50 | Hauptgericht 25–28 €, Menü 29–80 € | Mi-So ⦸ Mo, Di

Liebevoll ausgebautes Fachwerkhaus, idyllisch am Waldrand gelegen. Stammgäste schätzen die schmackhaft zubereitete französisch-belgische Küche auf klassischer Basis.

ROSSHAUPTEN 67 A
www.rosshaupten.de

Bayern | EW 2.128 | 816 m — Füssen 12 km, Marktoberdorf 18 km
T 08367 364

Kaufmann
www.hotel-kaufmann.de

★★★★ S garni

Füssener Straße 44, PLZ 87672, **T 08367 91230,** F 1223
43 Zimmer | 5 Suiten | Ez 90–230 €, Dz 135–280 €

Attraktives Ferien- und Tagungshotel am Forggensee mit schönem Blick auf die Allgäuer Alpen. Wohnliche Komfortzimmer im Stammhaus, exklusiv ausgestattete, großzügige Deluxezimmer und Suiten im neueren Anbau.

Kaufmann

120 | Hauptgericht 10–35 €, Menü 20–45 € | Sa-So Mo-So

Gemütliches Restaurant mit Sonnenterrasse und Wintergarten. Auf den Tisch kommen regionale, alpenländische und mediterran angehauchte Spezialitäten aus frischen heimischen Produkten.

Haflingerhof
www.haflingerhof.com

★★★ S garni

Vordersulzberg 1, PLZ 87672, **T 08364 98480,** F 984828
22 Zimmer | 8 Suiten | 6 Apartments | Ez 65–68 €, Dz 92–140 € ››

Ein nettes Feriendomizil mit freundlichen Gastgebern. Einfachere Gästezimmer mit rustikalem Charme bietet das traditionelle Landhaus, großzügiger und moderner zeigen sich die neuen Suiten im Landhotel. Im sonnendurchfluteten Wintergarten sowie in der urigen Bauernstube wird regionale Küche aufgetischt. Zum Hotel gehört auch ein Reitstall.

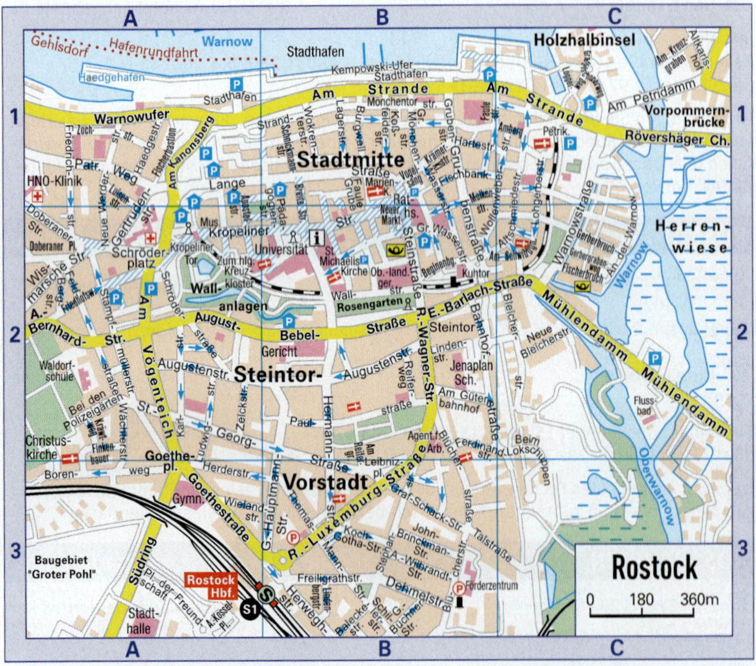

ROSTOCK 10 C

www.rostock.de

Mecklenburg-Vorpommern | EW 203.431 | 14 m — Schwerin 89 km, Lübeck 115 km
T 0381 3812222
Rathaus, Bürgerhäuser und Marienkirche am Neuen Markt, Schifffahrtsmuseum, Einkaufsmeile Kröpeliner Straße, Kuhtor, Stadtbibliothek im Haus Ratschow, Brunnen der Lebensfreude auf dem dreieckigen Universitätsplatz, Kulturhistorisches Museum im ehem. Zisterzienserinnenkloster, Stadthafen, Theater im Stadthafen, Seebad Warnemünde, Leuchtturm.

Yachthafenresidenz Hohe Düne

www.hohe-duene.de

Am Yachthafen 1, PLZ 18119 (OT: Hohe Düne), **T 0381 50400**, F 50406099
368 Zimmer | 26 Suiten | Ez 170–295 €, Dz 210–355 €, 24,50 € | 24 h

Das exklusive Ferienresort ist nicht nur die perfekte Urlaubsadresse, sondern kann auch im Businessbereich punkten. Die stilvollen Zimmer bestechen durch warme Farbtöne und eine hochwertige Einrichtung. Das hauseigene Kongresszentrum bietet beste Voraussetzungen für Veranstaltungen.

Der Butt

VARTA-TIPP Küche VARTA-TIPP Service

22 | Hauptgericht 28–42 €, Menü 95–119 € | Di-Sa Mo, So

In der obersten Etage des Restaurant-Pavillons erleben Sie kulinarische Gaumenfreuden, die mit einem atemberaubenden Ostseeblick gekrönt werden. Küchenchef André Münch ist ein Koch mit viel Leidenschaft und außergewöhnlichen Ideen. Seine Gourmetkreationen sind modern, kontrastreich und ausdrucksstark. Eine exzellente Weinkultur und ein eloquenter Service runden das Angebot ab.

Brasserie

220 | Hauptgericht 12–29 €, Menü 39–49 € | Mo-So

Klassisches Ambiente im Stile einer französischen Brauerei-Gaststätte mit dunklen Hölzern, geschliffenen Spiegeln, schweren Vorhängen und feiner Tischkultur. Aus der Küche kommt Regionales und Internationales, sowohl à la carte als auch in Buffetform.

Pentahotel
www.pentahotels.com

S garni

Schwaansche Str. 6 (B2), PLZ 18055, **T 0381 49700,** F 4970700
152 Zimmer | 2 Suiten | Ez 79–200 €, Dz 79–250 €, exkl. Frühstück, 17,00 € | 24 h

Das attraktive Businesshotel ist in das Einkaufszentrum Rostocker Hof integriert und bietet direkten Zugang zur Fußgängerzone. Es verfügt über wohnliche Zimmer im Matteo-Thun-Design. Pay-TV und WLAN sind für Hausgäste kostenfrei. Zum alten Hafen sind es nur wenige Gehminuten.

Radisson Blu
www.radissonhotels.com

★★★★S garni

Lange Straße 40 (A1), PLZ 18055, **T 0381 37500,** F 375010
251 Zimmer | 24 h

Schickes, modernes Stadt- und Tagungshotel nahe der Fußgängerzone. Klimatisierte Zimmer - wahlweise in Urban-, Chili- oder Ocean-Design mit Ausblick auf den Hafen. Mediterran inspiriertes Restaurant mit italienischer und norddeutscher Küche.

Strand-Hotel Hübner
www.strandhotelhuebner.de

★★★★S garni

Seestraße 12, PLZ 18119 (OT: Warnemünde), **T 0381 54340,** F 5434444
95 Zimmer | 6 Suiten | Ez ab 155 €, Dz ab 195 € | 24 h

Freundlich geführtes Haus an der Strandpromenade mit geräumigen, modern eingerichteten Zimmern. Wellnessbereich auf 500 qm mit Pool und Ostseeblick. Restaurant mit regionaler und mediterraner Küche.

Am Leuchtturm
www.hotel-am-leuchtturm.de

★★★★S garni

Am Leuchtturm 16, PLZ 18119 (OT: Warnemünde), **T 0381 54370,** F 548510
33 Zimmer | 1 Suite | 4 Apartments | Ez ab 95 €, Dz ab 129 €, exkl. Frühstück, 17,50 € | 24 h

Kürzlich renoviertes Boutique-Hotel - direkt an der Promenade gelegen. Klassisch-modern eingerichtete Zimmer mit mediterranem Landhausflair und fantastischen Ausblicken auf Ostsee, Hafeneinfahrt, Leuchtturm und Strand. Elegante Frühstückslounge.

Hanse Hotel
www.hanse-hotel.de

★★★★ garni

Parkstraße 51, PLZ 18119 (OT: Warnemünde), **T 0381 5450,** F 5453006
71 Zimmer | 5 Suiten | 61 Apartments | Ez 85–185 €, Dz 110–200 € | 24 h

Direkt an den Dünen des Warnemünder Strandes liegt dieses Hotel. Es verfügt über gemütlich eingerichtete Zweiraumapartments im ländlichen Stil. Im Restaurant „Dünenblick“ wird saisonal gekocht.

Ringelnatz
www.ringelnatz-warnemuende.de

garni

Alexandrinenstr. 60, PLZ 18119, **T 0381 20746407**
6 Zimmer | Ez 100–180 €, Dz 120–210 € | 24 h

Modern gestaltete Gästezimmer sowie gut erhaltene historische Elemente in Verbindung mit stylishen Details machen dieses Haus aus. Ringelnatz, der einst hier Stammgast war, zieht sich wie ein roter Faden durch das gesamte Hotel. Das Frühstück wird in der gemütlichen Café-Bar serviert.

Trihotel
www.trihotel-rostock.de

Tessiner Straße 103, PLZ 18055 (OT: Brinckmansdorf), **T 0381 65970,** F 6597600
101 Zimmer | 3 Suiten | 6 Apartments | 24 h

Familiengeführtes Urlaubshotel mit exklusiver Bade- und Wellnesslandschaft. Elegante Gästezimmer mit moderner Technik. Erlebnisrestaurant „5 Elemente“ mit Wintergarten und modern-regionaler Küche.

Susewind
www.godewind-hotels.de

★★★

Warnemünder Straße 1, PLZ 18146 (OT: Markgrafenheide), **T 0381 609570,** F 60957111
35 Zimmer | Ez ab 59 €, Dz ab 82 €

Hier lässt es sich wirklich gepflegt wohnen: Das freundlich geführte Hotel ist nur 200 m vom Ostseestrand entfernt. Es bietet wohnliche, mit viel Holz ausgestattete Zimmer in zwei Kategorien. Zum Haus gehören das Restaurant „Beef & Burger“ und ein kleiner Wohlfühlbereich mit finnischer Sauna.

Borwin Hafenrestaurant
www.borwin-hafenrestaurant.de

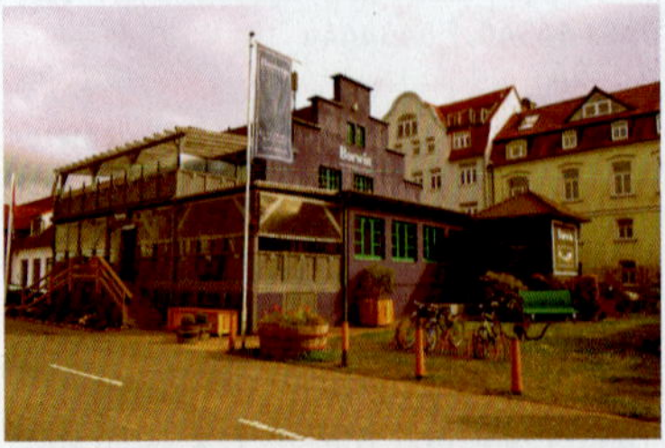

Am Strande 2a (B1), PLZ 18055,
T 0381 4907525
130 | Hauptger. 12–38 €, Menü ab 25 €
Mo-So

Rustikal gehaltenes Fischrestaurant direkt am Stadthafen. Die Karte macht mit „Dreierlei Fischfilet mit Hummersauce an Lauch-Pilz-Gemüse und Stampfkartoffeln“ oder „Gebratener Kalbsleber mit Äpfeln und Zwiebeln“ Appetit. Routiniertes, freundliches Personal.

ROT AM SEE 52 D
www.rotamsee.de

Baden-Württemberg | EW 5.242 | 419 m
T 07955 3810
Crailsheim 18 km, Würzburg 78 km

Landhaus Hohenlohe
www.landhaus-hohenlohe.de

VARTA-TIPP Küche

Erlenweg 24, PLZ 74585, **T 07955 93100**
55 | Hauptgericht 13–45 €, Menü 53–64 € | Di-Sa

In dem hübschen, gepflegten Landhaus hat man viele Stammgäste, und die kommen vor allem wegen des hervorragenden Essens. Die Küche des Patrons steht für regionale Eigenständigkeit, beste Produkte und kreative Aromenvielfalt. Dazu gibt es sehr gute Weine ausgewählter Winzer. Übernachten kann man in einem der zeitgemäß eingerichteten Gästezimmer.

ROTENBURG (WÜMME) 14 D
www.rotenburg-wuemme.de

Niedersachsen | EW 21.936 | 23 m — Verden 25 km, Soltau 35 km
T 04261 71100
Rudolf-Schäfer-Haus, Brunnenplastik, Pferdeplastik, Heimathaus, Kulturpfad, Nordpfade.

Landhaus Wachtelhof
www.wachtelhof.de

VARTA-TIPP Service

★★★★★S garni

Gerberstraße 6, PLZ 27356, **T 04261 8530,** F 853200
38 Zimmer | 2 Suiten | Ez ab 170 €, Dz ab 240 € | 24 h

Ein traditionsreiches Haus mit beeindruckender Schlossfassade und idyllischem Gartenpark. Die geräumigen Zimmer und Turmsuiten sind in warmen Farbtönen gehalten und mit natürlichen Materialien gestaltet. Entspannen können Sie im mediterranen Ambiente der 1.000 qm großen Wachtelhof-Therme. Die herzlichen Mitarbeiter vermitteln Ihnen ein wohliges „Zuhause-Gefühl“.

Die Wachtelei

80 | Hauptgericht 19–38 €, Menü 45–75 € | Mo-So

Stilvoll und gemütlich ist die Atmosphäre in dem mit warmen Beige-Tönen gestalteten Restaurant. Und wenn dann noch guter Service und eine schmackhafte saisonale Küche mit regionalem Bezug und französischen Akzenten dazukommen, ist das stimmige Bild komplett.

ROTENBURG A. D. FULDA 42 B
www.rotenburg.de

Hessen | EW 13.325 | 183 m — Bad Hersfeld 22 km, Melsungen 23 km
T 06623 5555
Hist. Innenstadt, Kirchen, Schloss, Rathaus mit Brunnen, Stadtmauerreste mit 2 Türmen, Schlosspark, Fachwerkhäuser.

Göbel's Hotel Rodenberg
www.goebels-rodenberg.de

★★★★S garni

Heinz-Meise-Straße 98, PLZ 36199, **T 06623 881100,** F 888410
192 Zimmer | 10 Suiten | Ez ab 88 €, Dz ab 136 € | 24 h

Sport- und Kongresshotel mit zeitgemäßer Ausstattung. Vielseitiges Tagungsangebot. Großzügiger Wellnessbereich auf 1.400 qm mit Wildwasserkanal, Hot-Whirlpool, finnischer Sauna und Dampfbad. Mehrere Restaurants.

Landhaus Silbertanne
www.hotel-silbertanne.de

★★★ garni

Am Wäldchen 2, PLZ 36199, **T 06623 92200,** F 922099
24 Zimmer | Ez 75–89 €, Dz 86–139 €, 7,90–13,80 €

Landhaus in sonniger, grüner Lage mit Blick auf Rotenburg. Hell und wohnlich eingerichtete Zimmer mit zeitgemäßer Ausstattung. Restaurant mit neuer deutscher Küche.

ROTHENBUCH 51 B
www.rothenbuch.de

Bayern | EW 1.900 | 365 m
Aschaffenburg 25 km, Würzburg 70 km
T 06094 9400

Spechtshaardt
www.spechtshaardt.de

garni

Rolandstraße 34, PLZ 63860, **T 06094 97200,** F 9720100
48 Zimmer | Ez ab 68 €, Dz ab 90 € | 24 h

Eine freundlich-familiäre Adresse ist dieses renovierte Landhotel, das sich direkt an einem kleinen Wildgehege am Hafenlohrtal befindet. Die gemütlich und funktional eingerichteten Zimmer verfügen teilweise über einen Balkon. Rustikales Restaurant mit bürgerlicher Küche.

ROTHENBURG OB DER TAUBER 52 D
www.rothenburg.de

Bayern | EW 11.053 | 430 m
Ansbach 35 km, Bad Mergentheim 45 km
T 09861 404800
St.-Jakobs-Kirche, Reichsstadt-, Kriminal-, Puppen-, Spielzeug- und Weihnachtsmuseum, Historiengewölbe, Handwerkerhaus.
Weitere Empfehlungen unter Windelsbach.

Hotel herrnschlösschen
www.hotel-rothenburg.de/de/home

VARTA-TIPP Ambiente **VARTA-TIPP** Service

★★★★ garni

Herrngasse 20 (A2), PLZ 91541, **T 09861 873890,** F 87389111
8 Zimmer | 4 Suiten | Ez 155–195 €, Dz 180–350 € | 24 h

Das charmante kleine Hotel befindet sich in einem der ältesten Gebäude Rothenburgs und wird von Familie Pieters sehr persönlich geführt. Edler französischer Landhausstil, warme Farben und hochwertiges Design prägen das Ambiente des Hauses. Jedes der exklusiv eingerichteten Zimmer ist ein Unikat. Für Entspannung sorgen ein kleiner Vitalbereich sowie ein wunderschöner Barockgarten.

Burg-Hotel
www.burghotel.eu

garni

Klostergasse 1-3 (A2), PLZ 91541, **T 09861 94890,** F 948940
15 Zimmer | 5 Suiten | Ez 100–135 €, Dz 155–215 €

Hist. Burg in herrlicher Aussichtslage über der Stadt. Großzügige Zimmer und Suiten mit schönem Blick auf das Taubertal oder den Klostergarten. Kleiner SPA-Bereich mit Sauna und Sonnenwiese.

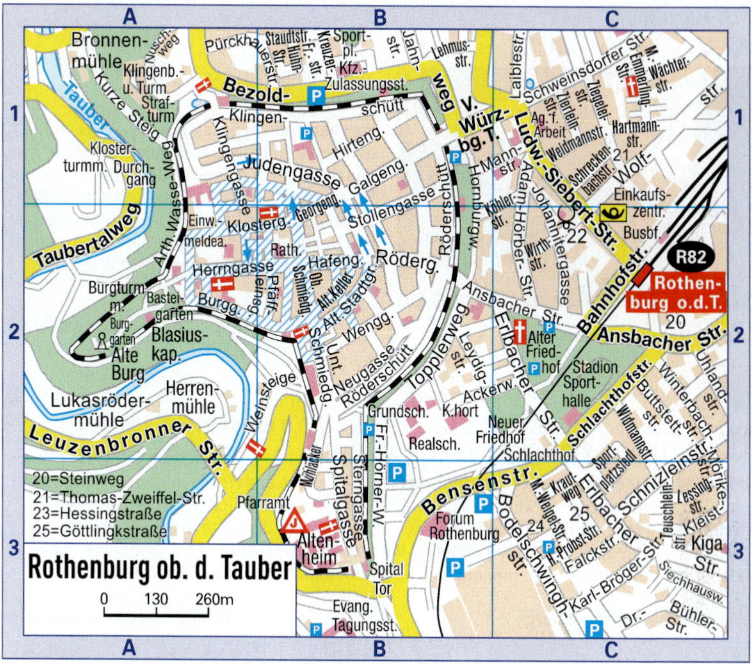

Markusturm

www.markusturm.de

VARTA-TIPP Ambiente **VARTA-TIPP** Service

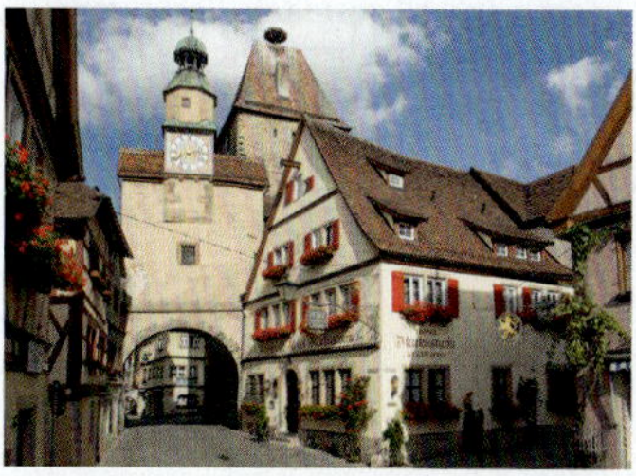

Rödergasse 1 (B2), PLZ 91541, **T 09861 94280,** F 9428113
25 Zimmer | 2 Suiten
Ez 98–140 €, Dz 140–250 €

Ein hist. Haus mit unverwechselbarem Charakter. Hier wirken aufmerksame, engagierte Gastgeber. Stilgerecht sind die individuell und mit viel Liebe zum Detail eingerichteten Zimmer - wie wäre es z.B. mit einem romantischen Biedermeier-Zimmer? Ein schöner Rückzugsort ist der mit Blumen geschmückte Innenhof.

Markusturm Neu!

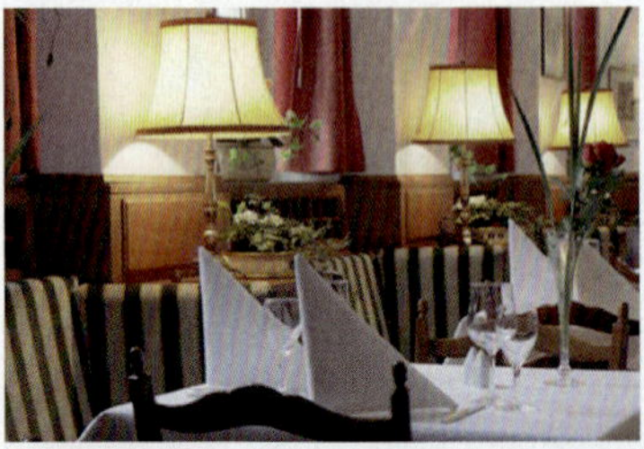

90 | Hauptger. 12–22 €, Menü 25–60 € | Mo, Mi-So

Wer nach einem Stadtspaziergang gemütlich einkehren und gut essen möchte, kommt hier ganz sicher auf seine Kosten. Im behaglichen Restaurant des uralten Fachwerkhauses bietet man Klassisches, Regionales und Saisonales. Dazu gibt es selbstgebrautes Bier oder einen erlesenen Tropfen aus dem Weinkeller.

Mittermeiers Alter Ego

www.mittermeiersalterego.de

VARTA-TIPP Ambiente

garni

Vorm Würzburger Tor 15 (B1), PLZ 91541 (OT: Detwang), **T 09861 94540,** F 945494
11 Zimmer | Ez 95–210 €, Dz 99–269 €, ab 19,00 €

In diesem kleinen, innovativen Hybridhotel ist alles etwas anders als in gewöhnlichen Hotels. Sie übernachten in exklusiv ausgestatteten Zimmern, die sich wie Apartments anfühlen. Dazu Multimedia unlimited mit High-Speed-WLAN, iPad und aktuellen Streamingdiensten. Kaffee und Tee sowie gefiltertes Wasser stehen kostenfrei zur Verfügung. Eine Rezeption gibt es nicht, ein- und auschecken kann man bequem per Smartphone.

Prinzhotel Rothenburg

www.prinzhotel.rothenburg.de

garni

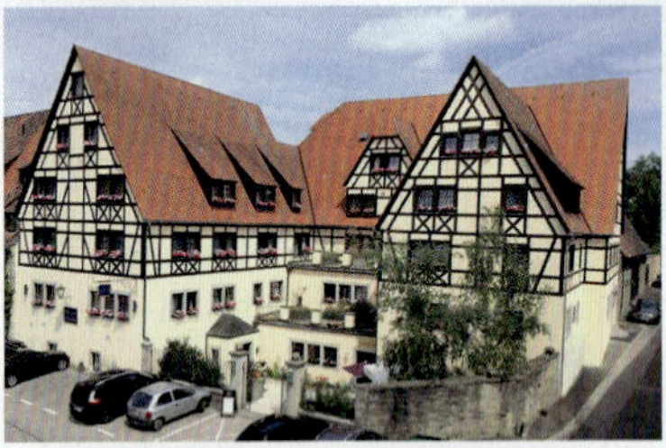

An der Hofstatt 3 (B2), PLZ 91541,
T 09861 9750, F 97575
50 Zimmer | 2 Suiten

Schönes Fachwerkensemble direkt neben der historischen Stadtmauer. Helle und wohnlich eingerichtete Zimmer. Für Romantiker empfiehlt sich die Suite auf der Beletage mit Doppel-Whirlpool und schöner Aussicht auf Rothenburg ob der Tauber.

Topinambur Neu!

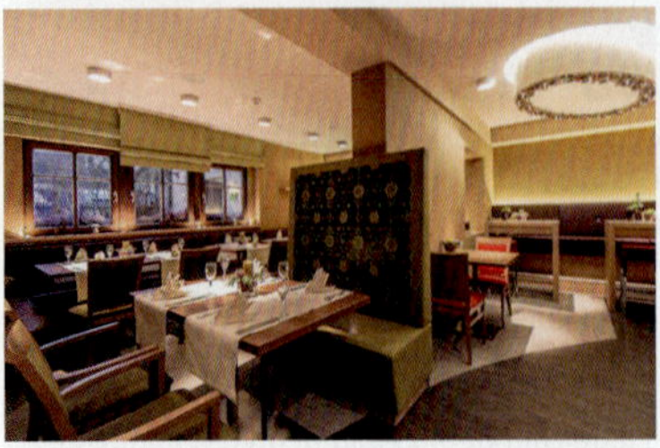

40 | Hauptger. 16–34 €, Menü ab 39 € | Mo-So

Das geschmackvoll gestaltete Restaurant mit Cocktailbar ist nicht nur ein Treffpunkt für Hotelgäste, sondern auch eine beliebte Adresse bei Einheimischen. Serviert werden fränkische und mediterrane Gerichte. Dazu gibt es regionale Weine.

Villa Mittermeier

www.villamittermeier.de

VARTA-TIPP Ambiente

garni

Vorm Würzburger Tor 7 (B1), PLZ 91541, **T 09861 94540,** F 945494
28 Zimmer | Ez 75–150 €, Dz 85–199 €, exkl. Frühstück, 12,00 €

Die hübsche alte Sandsteinvilla verfügt über originelle Nostalgiezimmer, teils mit offenem Badbereich. Sämtliche Zimmer und Suiten sind Unikate. Designmöbel und ausgesuchte Accessoires bestimmen die Einrichtung. In diesem Hotel lohnt es sich, bei unverkrampfter, herzlicher Gastfreundschaft eine kurze Auszeit zu nehmen.

Casual-Dining-Restaurant

50 | Hauptgericht 22–39 €, Menü 46–76 € | Di-Sa Mo, So

Trendig, ungezwungen-leger, aber dennoch elegant zeigt sich das Fine-Dining-Restaurant. Höchsten Genuss und solides Handwerk verspricht die moderne Küche auf klassischer Basis. Dazu gibt es ausgesuchte Weine. Tischreservierung empfehlenswert.

BurgGartenpalais

www.burggartenpalais.de

garni

Herrngasse 26 (A2), PLZ 91541, **T 09861 8747430,** F 87474340
14 Zimmer | 1 Apartment | Ez ab 85 €, Dz 110–195 €

Eines der ältesten Patrizierhäuser der Stadt aus dem Jahre 1583. Sie wohnen in unterschiedlichen Zimmern, die teilweise mit bemalten Bauernmöbeln eingerichtet sind. Im rustikalen Restaurant wird bodenständige Küche serviert.

Glocke

www.glocke-rothenburg.de

★★★ garni

Plönlein 1 (B2), PLZ 91541, **T 09861 958990,** F 9589922
23 Zimmer | Ez 75–90 €, Dz 115–135 €

Familiengeführtes, traditionsreiches Haus in der Altstadt mit angeschlossenem Weingut. Individuell eingerichtete, wohnliche Zimmer, teilweise mit Balkon. Restaurant mit bodenständiger fränkischer Küche.

Goldenes Fass

www.goldenes-fass.com

garni

Ansbacher Straße 39 (C2), PLZ 91541, **T 09861 94500,** F 8371
23 Zimmer | 1 Suite | Ez 69–79 €, Dz 98–118 €

Villenartiger Gasthof mit freundlicher familiärer Führung, verkehrsgünstig an der Durchgangsstraße vor den Toren der Stadt gelegen. Individuell eingerichtete Zimmer mit moderner Ausstattung.

Tilman Riemenschneider
www.tilman-riemenschneider.de

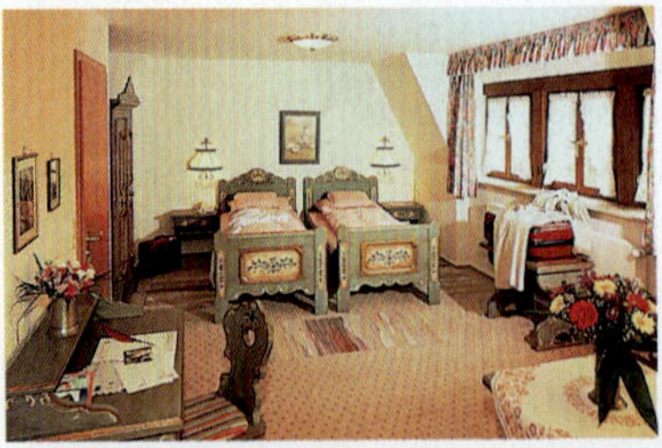

Georgengasse 11-13 (B2), PLZ 91541,
T 09861 9790, F 2979
57 Zimmer
Ez 90–170 €, Dz 130–250 € | 24 h

Traditionsreiches Haus, das seit 1559 als Beherbergungsbetrieb existiert. Gemütliche, im Landhausstil eingerichtete Zimmer. Kleines Fitnesscenter mit Sauna, Whirlpool und Trainingsgeräten.

Sonne
www.hotel-sonne-rothenburg.com

€ Gut & Günstig

Hafengasse 11 (B2), PLZ 91541, **T 09861 2166,** F 8919
19 Zimmer | Ez 70–95 €, Dz 95–140 €

Seit über 50 Jahren familiengeführtes Hotel mitten in der Altstadt. Rustikal gehaltene Zimmer mit moderner Ausstattung, teils mit Aussicht über die Altstadt. Restaurant mit saisonaler und internationaler Küche.

ROTTACH-EGERN 68 A
www.rottach-egern.de

Bayern | EW 5.607 | 736 m
T 08022 67130
Miesbach 21 km, Bad Tölz 22 km

Bachmair Weissach
www.bachmair-weissach.com

Wiesseer Straße 1, PLZ 83700 (OT: Weissach), **T 08022 2780,** F 278550
141 Zimmer | 78 Suiten | Ez ab 225 €, Dz ab 255 €, ab 29,00 € | 24 h

Hier fühlt man sich richtig wohl: ein geschmackvoll renoviertes Traditionshaus mit alpinem Charme, zeitgemäßem Komfort und dezentem Luxus. Schicke Zimmer mit bequemen Betten und toller Aussicht, dazu ein ausgezeichnetes Angebot im großzügigen SPA-Bereich. Gastronomisch haben Sie die Qual der Wahl zwischen bayerischen Spezialitäten im „Gasthof zur Weissach" und japanischer Küche in der „Mizu Sushi Bar".

Mizu Sushi Bar

VARTA-TIPP Küche

44 | Mi-So Mo, Di

Das einzige japanische Restaurant am Tegernsee begeistert nicht nur durch seine trendig-moderne Atmosphäre, sondern auch mit einer tollen Auswahl an Nigiri-, Sashimi- und Maki-Variationen, die Küchenchef Kudo Chiori und sein Team hier für Sie zubereiten. In der angeschlossenen Tages- und MIZU-Bar gibt es kleine Snacks und leckere Cocktails.

Park-Hotel Egerner Höfe
www.egerner-hoefe.de

VARTA-TIPP Service

Aribostraße 19-26, PLZ 83700, **T 08022 6660,** F 666200
98 Zimmer | 18 Suiten | Ez 119–235 €, Dz 179–590 € | 24 h

Privat geführtes Ferienhotel, das Tradition und Zeitgeist bestens miteinander vereint. Sie logieren in nobel-alpenländischen Zimmern und Suiten. Überwiegend Holz und warme Farben prägen das Interieur. Auch der individuelle Service sowie die hübsche Bade- und Saunalandschaft machen das Haus zu einer vortrefflichen Übernachtungsadresse am Tegernsee.

Gourmetrestaurant Dichterstub'n

VARTA-TIPP Küche VARTA-TIPP Service

40 | Menü 138–218 € | Mi-Sa ⃠ Mo, Di, So

Das Gourmetrestaurant ist eine Hommage an Rottach-Egerns literarische Vergangenheit. Thomas Kellermanns Küche ist leicht und harmonisch, setzt auf Details und präzises Handwerk - und immer stehen die hochwertigen Produkte im Mittelpunkt. Das Drumherum stimmt auch: schick und elegant ist das Ambiente, treffsicher die Weinempfehlungen der geschulten Servicecrew.

Hubertusstüberl

36 | Hauptgericht 12–36 €, Menü 59–62 € | Mo-So

Heimelig-rustikales Ambiente, fein eingedeckte Tische, schmackhafte Regionalgerichte und ein angenehm wohltuender Service machen dieses Restaurant aus.

Seehotel Überfahrt www.seehotel-ueberfahrt.com

★★★★★S garni

Überfahrtstraße 10, PLZ 83700, **T 08022 6690,** F 6691000
176 Zimmer | 53 Suiten | Ez ab 220 €, Dz ab 255 € | 24 h

Attraktives Ferienhotel in reizvoller Seelage. Unter dem Motto „Elegant Nature Style" hat man die Zimmer mit Naturmaterialien und warmen Erd-Tönen eingerichtet. Im 3.000 qm großen und professionell geführten SPA-Bereich stehen die vier Elemente Feuer, Wasser, Erde und Luft im Vordergrund.

Restaurant Überfahrt

VARTA-TIPP Küche VARTA-TIPP Service

40 | Hauptgericht 69–129 €, Menü 249–309 € | So Mi-Sa ⃠ 2.–27.11.20, 1.–25.3.21, 18.10.–11.11.21

Für uns auch 2021 eine der besten Gourmetadressen im Land! Elegantes Interieur, kulinarische Spitzenleistungen, erstklassige Weinempfehlungen und ein hervorragend eingespieltes Team im Service garantieren Freude für alle Sinne. Kreativmeister Christian Jürgens verwandelt erstklassige Produkte aus der Alpenregion, aber auch aus aller Welt zu überraschenden Menüfolgen. Tischreservierung empfehlenswert.

Il Barcaiolo

80 | Hauptgericht 15–48 €, Menü 58–72 € | Mo-So

Unverfälschte italienische Küche geprägt von Antipasti, hausgemachter Pasta und ausgesuchten Fleischgerichten. Wer die kulinarische Vielfalt der berühmtesten Regionen Italiens noch nicht kennt, findet sie hier. Liebenswerter Service.

Egerner Bucht

110 | Hauptgericht 19–49 €, Menü 45–65 € | Mo-So

››

Ansprechendes Hotelrestaurant mit stilvoll-elegantem Ambiente. Serviert wird eine schmackhafte alpenländische Küche mit internationalen Einflüssen. Schöne Terrasse mit fantastischem Seeblick.

Fährhütte 14 — www.faehrhuette14.de

Weissachdamm 50, PLZ 83700, **T 08022 188220**
100 | Hauptgericht 18–39 €, Menü 46–58 € | Do-So ⃠ Mo, Di, Mi ⃠ 19.10.–4.11.20

Das stylishe Restaurant mit Beachclub, Lounge, Terrasse und Bar ist eine echte Lifestyle-Location und liegt ruhig am Ufer des Sees. Von Bouillabaisse bis Fleischpflanzerl, von Ribeye-Steak bis Barbarie-Entenbrust - die Küche bietet ein breites Spektrum für Jedermann. Junges, motiviertes Serviceteam.

Haubentaucher — www.haubentaucher-tegernsee.de

Seestraße 30, PLZ 83700, **T 08022 6615704**
Menü 30–62 € | Di-Sa

Herrlich liegt dieses Bistro-Restaurant samt netter Terrasse mit Blick auf den See. Hier trifft Lifestyle auf raffinierte Frischmarktküche. Das kulinarische Spektrum ist groß: von wechselnden Tagesgerichten am Mittag über Kuchen und Gebäck am Nachmittag bis hin zu feinen Überraschungsmenüs am Abend.

ROTTENBURG 57 D — www.tourismus-rottenburg.de

Baden-Württemberg | EW 42.443 | 349 m — Tübingen 12 km, Reutlingen 26 km
T 07472 916236
Stiftskirche, Wallfahrtskirche, Sülchenkirche, Röm. Stadtmuseum, Dom St. Martin, Wurmlinger Kapelle, hist. Altstadt.

Martinshof — www.martinshof-rottenburg.de

★★★

Eugen-Bolz-Platz 5, PLZ 72108, **T 07472 919940,** F 24691
34 Zimmer | Ez 75–95 €, Dz 105–125 €

Modernes, familiär geführtes Urlaubs- und Tagungshotel mitten im Zentrum. Komfortable Zimmer mit funktionellem Design und hochwertigen Materialien. Regionale und internationale Küche im Restaurant.

Württemberger Hof — www.wuerttembergerhof.de

★★★ garni

Tübinger Straße 14, PLZ 72108, **T 07472 96360,** F 43340
21 Zimmer | Ez 85–95 €, Dz 120–140 €, 5,00 €

Familiär geführtes Hotel in landschaftlich reizvoller Lage. Idealer Ausgangspunkt für Wanderungen. Behaglich eingerichtete Zimmer mit zweckmäßiger Ausstattung. Das Restaurant serviert schwäbische Küche.

ROTTENDORF 52 B — www.rottendorf.eu

Bayern | EW 5.313 | 252 m — Würzburg 4 km, Kitzingen 13 km
T 09302 90900

Waldhaus www.waldhaus-leonhardt.de

Waldhaus 1, PLZ 97228, **T 09302 92290**
100 | Hauptgericht 8–25 €, Menü 15–30 € | Mo-Di, Fr-So Mi, Do

In ruhiger Waldrandlage gelegenes Restaurant mit mehreren Gaststuben, das seit drei Generationen familiengeführt ist. Serviert wird frische regionale und internationale Küche. Schöner Sommergarten.

ROTTHALMÜNSTER 62 C www.rotthalmuenster.de

Bayern | EW 5.140 | 360 m Griesbach 13 km, Passau 36 km
T 08533 960038

Dawin www.hoteldawin.de

garni

Marktplatz 28, PLZ 94094, **T 08533 918500,** F 9185050
20 Zimmer | 4 Suiten | Ez 79–87 €, Dz 118–214 €, 9,50–15,00 €

Im wunderschönen Ortskern, direkt am historischen Marktplatz, empfängt Sie das kleine, aber feine Hotel. Man bietet wohnliche Zimmer mit individuellem Touch. Im Erdgeschoss können Sie zwischen zwei Haus-Restaurants wählen: Deftige bayerische Speisen serviert das traditionelle Augustiner Brauhaus „Markt 28“, leckere Pizza und Pasta gibt es beim Italiener „da Gustavo“.

ROTTWEIL 57 D www.rottweil.de

Baden-Württemberg | EW 25.739 | 597 m Schramberg 23 km, Tuttlingen 29 km
T 0741 494280
Heiligkreuz-Münster, Kapellen- und Predigerkirche, Rathaus, Stadt-, Dominikaner-, Salinen-, Puppen- und Spielzeugmuseum, Freilichtmuseum Römerbad, Kunstsammlung Lorenzkapelle, Schwarzes Tor, Hochturm, Thyssenkrupp Testturm mit Deutschlands höchster Aussichtsplattform.

Garni Hotel Sailer www.hotel-sailer.de

garni

Karlstraße 3, PLZ 78628, **T 0741 9423366,** F 9423377
30 Zimmer | 1 Suite | 2 Apartments | Ez 60–110 €, Dz 90–140 €

Gut ausgestattetes Hotel mit angenehmer Atmosphäre in zentraler Lage. Großzügig geschnittene Zimmer mit behaglichem Ambiente und kostenlosem WLAN.

Johanniterbad www.johanniterbad.de

S garni

Johannsergasse 12, PLZ 78628, **T 0741 530700,** F 41273
32 Zimmer | 1 Suite | Ez 89–103 €, Dz 132–148 €, 7,00–17,00 €

Hoch über dem Festungsgraben in ruhiger Grünanlage gelegenes Haus unter familiärer Führung. Überwiegend geräumige Zimmer mit moderner Ausstattung. Gute Tagungsmöglichkeiten.

Johanniterstube

70 | Hauptgericht 14–32 €, Menü 28–59 € | Di-So Mo-So

Behaglich eingerichtetes Restaurant mit gemütlichem Ambiente. Serviert wird eine regionale Frischeküche mit mediterraner Note.

RÖTZ 55 C
www.roetz.de

Bayern | EW 3.462 | 453 m
T 09976 941160

Cham 23 km, Weiden 54 km

Wutzschleife
www.wutzschleife.com

★★★★S garni

Hillstett 40, PLZ 92444 (OT: Hillstett), **T 09976 180,** F 18180
59 Zimmer | 4 Suiten | Ez 84–176 €, Dz 128–298 € | 24 h

Beliebtes Ferien- und Tagungshotel im Naturpark Oberer Bayerischer Wald. Das Haus bietet seinen Gästen elegante, individuell eingerichtete Zimmer, einen 1.200 qm großen Wellnessbereich sowie einen eigenen Naturgolfplatz.

Gregor's

VARTA★TIPP Küche VARTA-TIPP Service

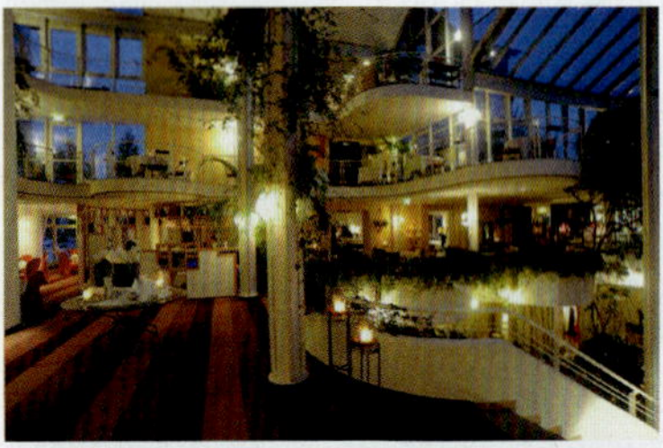

20 | Menü 89–107 € | Mi-Sa Mo, Di, So

Das elegante Fine-Dining-Restaurant ist prädestiniert für die erlesenen Gourmetmenüs von Gregor Hauer. Hier ist ein motiviertes Team am Werk, das eine sehr gute und interessante Küche bietet - kreativ, aber ohne Trara! Für die passenden Weinempfehlungen sorgt der umsichtige Service.

RÜCKHOLZ 67 A
www.rueckholz.de

Bayern | EW 892 | 879 m
T 08369 227

Nesselwang 5 km, Marktoberdorf 17 km

Land- & Wellnesshotel Panorama
www.panorama-allgaeu.de

★★★★★S garni

Seeleuten 62, PLZ 87494 (OT: Seeleuten), **T 08364 248,** F 8469
18 Zimmer | 14 Suiten | Ez ab 141 €, Dz ab 222 €, inkl. Halbpension

Ob renovierter Alt- oder Neubau - hier hat man für jeden Geschmack die passende Zimmerkategorie. Die mit viel Holz und warmen Farben eingerichteten Zimmer bieten einen tollen Blick auf das Bergpanorama. Hübscher SPA-Bereich mit Panoramapool. Im Restaurant wird Allgäuer Küche serviert, im Tagescafé gibt es hausgebackene Kuchen.

RÜDENAU 51 B
www.ruedenau.de

Bayern | EW 765 | 193 m
T 09371 3269

Bad König 26 km, Walldürn 26 km

Zum Stern
www.landhotel-stern.de

Hauptstraße 41, PLZ 63924, **T 09371 2834**
85 | Hauptgericht 10–25 €, Menü 15–35 € | Mo-Di, Do-So Mi 19.10.–12.11.20, 15.–24.2.21

Hist. Fachwerkhaus im Ortskern mit zeitgemäß eingerichteten Gasträumen. Aus der Küche kommt überwiegend Bodenständiges, das Fleisch stammt aus der eigenen Metzgerei. Solide Gästezimmer mit kostenlosem WLAN.

RUDERSBERG 58 B www.rudersberg.de

Baden-Württemberg | EW 11.436 | 279 m Schorndorf 10 km, Backnang 12 km
T 07183 30050
Streuobst-Lehrpfad, Burg Waldenstein, Michelauer Ölmühle, Schwäbische Waldbahn, Johanneskirche, Petruskirche.

Sonne www.sonne-rudersberg.de

★★★★ garni

Heilbronner Straße 70, PLZ 73635 (OT: Schlechtbach), **T 07183 305920,** F 30592444
48 Zimmer | 4 Suiten | Ez 85–120 €, Dz 115–185 €, 5,00–6,00 €

Familiengeführtes Hotel mit persönlichem Ambiente und individuellem Service. Das Haus bietet hell und freundlich eingerichtete Zimmer in unterschiedlichen Kategorien. Behagliches Restaurant mit regionaler und internationaler Küche.

Gasthaus Stern www.stern-schlechtbach.de

Heilbronner Straße 16, PLZ 73635 (OT: Schlechtbach), **T 07183 8377**
55 | Hauptgericht 15–34 €, Menü 29–47 € | Mo-Di, Fr-So Mi, Do

Ein familiengeführter Gasthof mit heimeligen Stuben und persönlicher Atmosphäre. Serviert wird eine authentische Regionalküche zu fairen Preisen. Im Sommer sitzt man gerne im Biergarten.

RÜDESHEIM AM RHEIN 40 D www.ruedesheim.de

Hessen | EW 9.624 | 86 m Wiesbaden 27 km, Koblenz 60 km
T 06722 906150

Breuer's Rüdesheimer Schloss www.ruedesheimer-schloss.com

★★★★ garni

Steingasse 10, PLZ 65385, **T 06722 90500,** F 905050
26 Zimmer | 3 Suiten | Ez 89–119 €, Dz 129–159 € | 24 h

1729 von den Erzbischöfen zu Mainz erbaut. Geräumige Zimmer mit moderner Designereinrichtung. Weingasthaus mit feiner Landküche.

Central-Hotel www.centralhotel.net

★★★ S garni

Kirchstraße 6, PLZ 65385, **T 06722 9120,** F 2807
40 Zimmer | Ez 85–118 €, Dz 115–168 €

Hist. Gebäude im Stadtkern mit behaglichen Zimmern und guten Tagungsmöglichkeiten. Gemütliches Restaurant mit überwiegend regionalen Spezialitäten aus Küche und Keller.

Jagdschloss Niederwald www.niederwald.de

★★★★ garni

Jagdschloss Niederwald 1, PLZ 65385, **T 06722 71060,** F 7106666
52 Zimmer | 5 Suiten | Ez 90–99 €, Dz 149–169 €, 9,00 €

Ehem. Jagdschloss der Herzöge von Nassau und Fürstbischöfe von Mainz im Naturpark Rhein-Taunus mit komfortabel und wohnlich eingerichteten Zimmern. Stilvolles Restaurant mit elegantem Ambiente und internationaler Küche.

RUDOLSTADT 44 A www.rudolstadt.de

Thüringen | EW 22.739 | 195 m Erfurt 48 km, Coburg 79 km
T 03672 486320

Marienturm www.hotel-marienturm.de

Marienturm 1, PLZ 07407 (OT: Cumbach), **T 03672 43270,** F 432785
29 Zimmer | Ez 99–128 €, Dz 121–136 €, 8,00 €

Inhabergeführtes Haus hoch über dem Saaletal mit Blick auf den Thüringer Wald. Hier erwarten Sie gediegen-gemütliche Gästezimmer mit zeitgemäßer Ausstattung. Im Restaurant mit Kamin und herrlicher Panoramaterrasse werden traditionelle regionale Gerichte serviert.

RÜGEN (INSEL) 11 A-D www.ruegen.de

Mecklenburg-Vorpommern Greifswald 60 km, Schwerin 186 km
T 03838 807780
Nationalpark Jasmund mit dem Nationalparkzentrum Königsstuhl, den Kreidefelsen und dem Buchenwald Stubnitz (UNESCO-Weltnaturerbe), Boddenlandschaft, Kap Arkona mit Leuchttürmen, Fischerdorf Vitt, Schlosspark, Orangerie und Residenztheater in Putbus, Ernst-Moritz-Arndt-Turm in Bergen, Strandpromenade und Bäderarchitektur in Binz, Seebad Prora bei Binz, Stadthafen in Sassnitz, Jagdschloss Granitz und Seebrücke in Sellin, Schloss und Störtebeker-Festspiele in Ralswiek, Schloss Spycker in Glowe, dampfbetriebene Kleinbahn Rasender Roland.

ALTEFÄHR

Sundblick www.hotel-sundblick.de

€ Gut & Günstig garni
Fährberg 8b, PLZ 18573, **T 038306 7130,** F 7131
10 Zimmer | Ez 50–65 €, Dz 79–103 €

Familiär geführte kleine Pension direkt am Sportboothafen mit freundlichen Zimmern. Weitläufige Dachterrasse mit traumhaftem Blick auf den Strelasund und die Hansestadt Stralsund.

BAABE, OSTSEEBAD

Solthus am See www.solthus.de

Bollwerkstraße 1, PLZ 18586, **T 038303 87160,** F 871699
39 Zimmer | 2 Suiten | Ez ab 62 €, Dz ab 91 € | 24 h

Reetgedecktes Haus in herrlich idyllischer Lage. Alle Zimmer sind mit Balkon oder Terrasse ausgestattet. 300 qm großer Wellnessbereich mit Schwimmbad und Saunalandschaft. Holzgetäfelte Bibliothek mit Kamin. Restaurant im skandinavischen Stil mit internationaler Küche.

Villa Granitz www.villa-granitz.de

€ Gut & Günstig garni
Birkenallee 17, PLZ 18586, **T 038303 1410,** F 14144
59 Zimmer | 6 Suiten | 9 Apartments, Dz ab 88 €

Das familiengeführte Hotel präsentiert sich im typischen Stil der Rügener Bäderarchitektur. Die hell eingerichteten Zimmer sind unterschiedlich geschnitten und verfügen über einen eigenen Balkon oder eine Terrasse. Ein altes Fischerboot dient als Hotelbar. Romantischer Garten mit Liegewiese.

BERGEN

Parkhotel Rügen
www.parkhotel-ruegen.de

Stralsunder Chaussee 1, PLZ 18528, **T 03838 8150,** F 815500
154 Zimmer | Ez ab 57 €, Dz ab 57 € | 24 h

Das Haus besticht mit seiner idealen Lage in der Inselmitte am Rande der Altstadt. Helle, freundlich eingerichtete Zimmer mit kostenlosem WLAN. Restaurant „Orchidee" mit großzügigem Buffetbereich und Live-Koch-Station.

BINZ, OSTSEEBAD

Grand Hotel Binz
www.grandhotelbinz.de

Strandpromenade 7, PLZ 18609, **T 038393 150,** F 15555
124 Zimmer | 6 Suiten | Ez 115–224 €, Dz 170–278 € | 24 h

Das exklusive Ferienhotel wurde 1998 im Stil der typischen Bäderarchitektur erbaut. Die komfortablen Zimmer und großzügigen Maisonette-Suiten verfügen über einen Balkon bzw. eine Dachterrasse. Toll die Nähe zum Strand! Für Entspannung sorgt der fernöstlich angehauchte SPA-Bereich. Internationale Küche wird im Restaurant „RUIANI" serviert.

Kurhaus Binz
www.travelcharme.com/kurhaus-binz

VARTA TIPP Ambiente

Strandpromenade 27, PLZ 18609, **T 038393 14081,** F 665555
137 Zimmer | 20 Suiten | 11 Apartments | Ez 78–243 €, Dz 152–422 € | 24 h

Die zweiflügelige, schlossähnliche Anlage thront über der Binzer Promenade und ist das unbestrittene Wahrzeichen des Ostseebads. Die Zimmereinrichtung verbindet dezenten Luxus mit traditionellem Charme. Von den Balkonen hat man einen herrlichen Ausblick auf die Ostsee. Beeindruckender SPA mit Pools, Saunen und Wellnessmöglichkeiten. Mit dem „Kurhaus-Restaurant", der „Kakadu Café Lounge & Bar" sowie dem „Steakhaus" bietet man gleich drei Restaurants.

Am Meer & Spa
www.hotel-am-meer.de

Strandpromenade 34, PLZ 18609, **T 038393 440,** F 44444
62 Zimmer | 2 Apartments | Ez ab 110 €, Dz ab 150 € | 24 h

Nur wenige Schritte vom Ostseestrand entfernt empfängt Sie dieses professionell geführte Ferienhotel. Vor allem der schöne, topmodern gestylte SPA-Bereich beeindruckt. Sie logieren in zeitgemäßen, geschmackvoll ausgestatteten Gästezimmern mit uneingeschränktem Meerblick.

Arkona Strandhotel
www.arkona-strandhotel.de

Strandpromenade 59, PLZ 18609, **T 038393 550,** F 57777
196 Zimmer | 29 Suiten | 24 h

»

Privat geführtes, modernes Ferienhotel direkt an der Strandpromenade. Elegant eingerichtete Zimmer und Suiten verschiedener Kategorien. Im Restaurant „Rossini" wird eine kreative Regionalküche serviert.

Cerês am Meer

www.ceres-hotel.de

VARTA-TIPP Ambiente

Strandpromenade 24, PLZ 18609, **T 038393 66670,** F 666768
48 Zimmer | 6 Suiten | Ez 163–453 €, Dz 178–468 € | 24 h

Ein Haus für Individualisten! Das modern designte Lifestyle-Hotel liegt direkt am Rondell der Seebrücke im hist. Zentrum. Puristische Zimmergestaltung mit edlen Accessoires in Schwarz, Silber und Platin. Wenn Sie besonders exklusiv logieren möchten, dann buchen Sie am besten die Kuppelsuite mit Blick auf die Ostsee! Schicker SPA-Bereich. Toll auch der Garten mit Lounge-Flair.

NEGRO

48 | Hauptgericht 15–29 €, Menü 39–46 € | Mo-So

Klare Linien und atmosphärische Wärme prägen das geschmackvolle Restaurant. Hier dürfen Sie sich auf eine moderne Regionalküche freuen. Auch feine vegetarische Gerichte stehen auf der Speisekarte. Sehr einladend ist die vorgelagerte Seeterrasse.

Dorint Strandhotel

www.dorint.com/de/hotel-ruegen-binz

Strandpromenade 58, PLZ 18609, **T 038393 430,** F 43100
63 Zimmer | 47 Suiten | 24 h

Ferienhotel mit sehr gutem Freizeitangebot direkt an der Strandpromenade gelegen. Wohnliche Zimmer mit südländischem Charme. Mediterrane Köstlichkeiten und regionale Spezialitäten werden im Restaurant „Olivio" serviert.

Rugard Thermal Strandhotel

www.rugard-strandhotel.de

Strandpromenade 62, PLZ 18609, **T 038393 550,** F 56666
231 Zimmer | 27 Suiten | Ez ab 99 €, Dz ab 148 € | 24 h

Direkt am Sandstrand liegt dieses SPA- und Ferienhotel. Sie logieren in ansprechend eingerichteten Gästezimmern mit gutem Wohnkomfort. Beim Frühstücken lässt sich der traumhafte Ostseeblick genießen. Mehrere Restaurants.

Rugard's Fine Dining

T 038393 560
44 | Hauptgericht 25–55 €, Menü 30–119 € | Mi-Sa Mo, Di, So

In diesem eleganten Gourmetrestaurant in der 5. Etage dürfen Sie sich auf kulinarische Hochgenüsse freuen. In punkto Speisen setzt man auf Frische aus der Region. Schauen Sie aber ruhig auch mal nach draußen und genießen Sie die fantastische Aussicht! Freundliche Servicecrew. Gute Weinempfehlungen.

Loev

www.loev.de

Hauptstraße 20-22, PLZ 18609, **T 038393 390,** F 39444
77 Zimmer | 19 Suiten | 4 Apartments | Ez 85–155 €, Dz 90–270 € | 24 h

Im typischen Bäderstil erbautes Hotel im hist. Stadtkern. Elegant eingerichtete Nichtraucherzimmer mit kostenlosem WLAN, teilweise mit Balkon. In der „Brasserie" mit französischem Flair werden frische Regionalgerichte serviert.

nixe
www.nixe-hotel.de

Strandpromenade 10, PLZ 18609, **T 038393 666200**
16 Zimmer, Dz ab 210 €

Als Dependance des „HOTEL AM MEER" bietet dieses kleine Boutique-Hotel individuell und wohnlich eingerichtete Suiten, die sich auf das Haupthaus (historische Villa von 1903) und ein modernes Nebengebäude verteilen. Die Gästezimmer bestechen durch Komfort, Geräumigkeit und eine stilsichere Einrichtung. Das Haus ist nur wenige Gehminuten von der Binzer Seebrücke entfernt.

Strandhotel Binz
www.strandhotel-binz.de

★★★★

Strandpromenade 33, PLZ 18609, **T 038393 3810,** F 381430
54 Zimmer | Ez 79–199 €, Dz 99–219 €, 10,00–18,00 € | 24 h

Ehem. Kleinod aus gründerzeitlicher Bäderarchitektur direkt an der Strandpromenade. Moderne und behaglich ausgestattete Gästezimmer, überwiegend mit Meerblick. Restaurant mit fangfrischem Fisch und inseltypischen Gerichten.

Vier Jahreszeiten
www.vier-jahreszeiten.de

★★★★ S

Zeppelinstraße 8, PLZ 18609, **T 038393 500,** F 50431
99 Zimmer | 3 Suiten | 21 Apartments | 24 h

Das Hotel mit seiner wunderschönen Fassade im Bäderstil des frühen 20. Jhd. bietet klassisch eingerichtete Zimmer sowie einen großzügigen SPA-Bereich auf 730 qm. Ein opulentes Frühstück wird im Restaurant „Orangerie" serviert.

Freustil
www.freustil.de

VARTA-TIPP Küche

T 038393 50444
32 | Hauptgericht 26–34 €, Menü 66–98 € | Mi-So Mo, Di

Für anspruchsvolle Rügen-Besucher eine attraktive Gourmetadresse: moderne, naturverbundene Küche in lässig-eleganter Atmosphäre. Auch wer gerne vegetarisch speist, ist bei Ralf Haug goldrichtig. Seine kreativen Speisen werden Ihnen von einer aufmerksamen Crew in Menüform serviert. Mittags Lunchvergnügen in 2 Gängen zum kleinen Preis.

Villa Salve
www.salve-binz.de

Strandpromenade 41, PLZ 18609, **T 038393 2223,** F 13629
13 Zimmer | 2 Suiten | 13 Apartments

Hist. Villa im Bäderstil mit Blick auf den Binzer Strand. Individuell mit ausgesuchten Einzelstücken eingerichtete Zimmer und Suiten unterschiedlicher Kategorien. Das Restaurant serviert international inspirierte Regionalküche.

GLOWE

Bel Air
www.bel-air-hotels.de

★★★★ S garni

Waldsiedlung 3, PLZ 18551, **T 038302 7470,** F 747120
30 Zimmer | 5 Suiten

Kleines Privathotel in Strandnähe mit herzlicher Atmosphäre. Freundlich und individuell ausgestattete Zimmer unterschiedlicher Kategorien. Schöner Wellnessbereich mit Pool und Sauna. Restaurant mit regionaler Küche.

Fischerhus
www.fischerhus-glowe.de

€ Gut & Günstig

Hauptstraße 60, PLZ 18551, **T 038302 5235**
70 | Hauptgericht 10–22 € | Mo-So

Urige Fischerkneipe am Kap Arkona mit gemütlichem Ambiente. Fangfrischer Fisch und deftige Fleischgerichte stehen auf der Speisekarte.

GÖHREN, OSTSEEBAD

Hanseatic Rügen
www.hotel-hanseatic.de

★★★★ S garni

Nordperdstr. 2, PLZ 18586, **T 038308 515,** F 51600
130 Zimmer | 7 Suiten | Ez 84–159 €, Dz 90–245 € | 24 h

Das Hotel liegt auf einer ins Meer ragenden Landzunge auf dem höchsten Punkt Göhrens. Großzügige Halle und Turmbau mit herrlicher Aussicht. Wohnlich-komfortable Zimmer. Ansprechender Wellnessbereich. Weitere Apartments in den Dependancen Villa Fortuna und Villa Felicitas.

INSEL HIDDENSEE

Heiderose
www.heiderose-hiddensee.de

★★★★★ S garni

In den Dünen 127, PLZ 18565, **T 038300 630,** F 63124
32 Zimmer | 1 Suite | Ez 66–81 €, Dz 83–119 € | 24 h

Komfortable Hotelanlage für Urlaubs- und Tagungsgäste mit unterschiedlichen Zimmern, Apartments und Ferienwohnungen im Haupthaus und in den reetgedeckten Gästehäusern. Restaurant mit regionaler und internationaler Küche. Schöner Obstbaumgarten mit altem Baumbestand.

LOHME

Schloss Ranzow
www.schloss-ranzow.de

★★★★★ S garni

Schlossallee 1, PLZ 18551 (OT: Ranzow), **T 038302 88910,** F 8891188
22 Zimmer | 1 Suite | 11 Apartments | Ez 90–150 €, Dz 100–240 €, exkl. Frühstück, 15,00 €

Kleines Luxushotel mitten im Nationalpark Jasmund. Die hübsche Hotelanlage verfügt über komfortabel und elegant ausgestattete Zimmer im Schloss sowie großzügig geschnittene Studios im Apartmenthaus. Zum Haus gehört auch ein 18-Loch-Golfplatz sowie das Restaurant „Earl“, in dem regionale und internationale Küche serviert wird.

Panorama Hotel
www.panorama-hotel-lohme.de

garni

An der Steilküste 8, PLZ 18551, **T 038302 9110,** F 911132
47 Zimmer | 1 Suite | 4 Apartments | Ez 59–69 €, Dz 69–179 € | 24 h

Freundlich geführtes Landhotel in exponierter Aussichtslage. Es erwarten Sie individuell eingerichtete Gästezimmer und ein Restaurant mit südländischem Flair. Hier können Sie die Seele baumeln lassen...

MÖNCHGUT

Fürst Jaromar
www.jaromar.de

★★★★ garni

Hauptstraße 1, PLZ 18586 (OT: Thiessow), **T 038308 345,** F 34600
40 Zimmer | 18 Suiten, Dz ab 100 €

Hotelanlage auf einer schmalen Landzunge zwischen Bodden und Meer inmitten einer 8.800 qm großen Parklandschaft. Wohnliche Hotelsuiten mit schönen Möbeln und geschmackvollen Stoffen. Ansprechender Wellnessbereich auf über 600 qm. Auch Ferienwohnungen vorhanden.

PUTBUS

Badehaus Goor
www.hotel-badehaus-goor.de

garni

Fürst-Malte-Allee 1, PLZ 18581 (OT: Lauterbach), **T 038301 88260,** F 8826300
86 Zimmer | 5 Suiten | Ez 55–160 €, Dz 100–190 €, 15,50–18,50 € | 24 h

Schön und ruhig gelegenes Hotel mit geschmackvoll eingerichteten, lichtdurchfluteten Zimmern. Großzügiger Beauty- und Wellnessbereich mit verschiedenen Solebecken. Restaurant mit regional-mediterraner Küche am Ufer des Greifswalder Boddens.

RALSWIEK

Schlosshotel Ralswiek
www.schlosshotel-ralswiek.de

garni

Parkstraße 35, PLZ 18528, **T 03838 20320,** F 2032222
65 Zimmer | 2 Suiten | Ez ab 95 €, Dz ab 130 € | 24 h

Komplett restauriertes, 1893 im Stil der Neorenaissance erbautes Schloss mit komfortabel ausgestatteten Zimmern und Suiten. Großzügige Lobby mit historischem Kamin. Netter Schlosspark.

SASSNITZ

Gastmahl des Meeres
www.gastmahl-des-meeres-ruegen.de

Strandpromenade 2, PLZ 18546, **T 038392 5170**
100 | Hauptgericht 10–22 €, Menü 19–30 € | Mo-So

Ein beliebtes Fischspezialitätenrestaurant direkt an der Strandpromenade. Wie wäre es z.B. mit „Zanderfilet in der Kartoffelkruste auf Sanddorn-Rahmwirsing, Kräuterschaumsauce und Petersilienkartoffeln“? Im Sommer lockt die herrliche Terrasse. Übernachten kann man in einem der individuell eingerichteten Gästezimmer.

SEHLEN

Gutshaus Kubbelkow
www.kubbelkow.de

garni

Im Dorfe 8, PLZ 18528 (OT: Klein-Kubbelkow), **T 03838 8227777,** F 8227710
8 Zimmer | 5 Suiten | Ez 85–160 €, Dz 100–160 € | 24 h

Hübsches Herrenhaus aus dem Jahr 1908. Ruhig gelegen mit großzügigen, geschmackvoll ausgestatteten Zimmern und Suiten. Vier Hektar großer Gutspark.

Gutshaus Kubbelkow

30 | Hauptgericht 29–33 €, Menü 49–79 € | Mo, Mi-So Di

Elegantes Gutshausrestaurant mit verschiedenen gemütlichen Stuben und freundlichem Service. Die Speisekarte offeriert ein täglich wechselndes Angebot an frischen Regionalgerichten. Ansprechende Weinauswahl.

SELLIN, OSTSEEBAD

Cliff Hotel Rügen
www.cliff-hotel.de

garni

Cliff am Meer 1, PLZ 18586, **T 038303 8218,** F 8490
246 Zimmer | 5 Suiten | Ez ab 80 €, Dz ab 118 € | 24 h

Das Ferienhotel kann mit einem Privatstrand sowie einem großzügigen Bade- und Wellnessareal aufwarten. Stilvolle, mit zurückhaltender Eleganz eingerichtete Zimmer. Gehobene Küche im Restaurant „Seeterrassen".

Roewers Privathotel - The Spa Concept
www.roewers.de

VARTA-TIPP Service

★★★★★S garni

Wilhelmstraße 34, PLZ 18586, **T 038303 1220,** F 122122
52 Zimmer | 24 Suiten | Ez 145–255 €, Dz 175–285 € | 24 h

Weitläufiger Hotelkomplex mit hübsch angelegtem Privatpark. In verschiedenen, originalgetreu restaurierten und unter Denkmalschutz stehenden Villen stehen liebevoll eingerichtete Zimmer zur Verfügung. Der Wellnessbereich erstreckt sich über mehrere Etagen. Weiterer Wohlfühlfaktor: die angenehm persönliche Atmosphäre.

Ambiance **Neu!**

32 | Hauptgericht 19–28 €, Menü 59–99 € | Mo-So

Chic das elegante Feinschmecker-Restaurant nebst großzügiger Hotelterrasse. Im Angebot: eine abwechslungsreiche, internationale Küche, die Sie á la carte oder in Menüform genießen können. Alternativ kann man auch im Restaurant „Clou" speisen.

Moritzdorf
www.hotel-moritzdorf.de

★★★ garni

Moritzdorf 15, PLZ 18586 (OT: Moritzdorf), **T 038303 186,** F 18740
23 Zimmer | Ez 69–114 €, Dz 74–158 € | 9.11.–24.12.20

Zwei reetgedeckte Häuser mit sehr guter Sicht über das Wasser der Having und auf die Hügel eines Mönchsguts. Helle, freundlich eingerichtete Zimmer, teils mit Balkon. Restaurant mit regionaler Küche.

WIEK

Lieblingsplatz
www.lieblingsplatz-hotels.de/landgut

Bohlendorf 6a, PLZ 18556 (OT: Bohlendorf), **T 038391 770,** F 70280
28 Zimmer | 2 Suiten | 8 Apartments | 24 h

Umgeben von einem großen ruhigen Park auf der Halbinsel Wittow liegt dieses ehem. Landgut aus dem Jahr 1316. Die Zimmer und Ferienwohnungen punkten mit Gemütlichkeit und dezentem, natürlichem Design. Im Restaurant wird internationale Küche serviert.

RUHPOLDING 69 A
www.ruhpolding.de

Bayern | EW 6.296 | 656 m
T 08663 88060
Traunstein 14 km, Bad Reichenhall 30 km

aja Ruhpolding Neu!
www.aja.de

Zell 2, PLZ 83324 (OT: Zell), **T 08663 417302525**
244 Zimmer | 14 Suiten | Ez 118–238 €, Dz 178–298 €, inkl. Halbpension | 24 h

Eine tolle Adresse für Aktivurlauber! Trendig-moderne Zimmer mit zeitgemäßer Einrichtung und hochwertigen Komfortbetten. Für Entspannung sorgt ein SPA-Bereich mit Fitnessstudio, Saunen und zwei Schwimmbädern (toll der Außenpool mit Blick auf das Bergpanorama!). Loipe und Golfplatz direkt vor dem Haus. E-Mountainbike-Verleih.

HELDs Vitalhotel
www.helds-vitalhotel.de

Hauptstraße 70, PLZ 83324, **T 08663 5410,** F 54160
65 Zimmer | Ez ab 75 €, Dz ab 138 €

Das familiengeführte Vitalhotel im Ruhpoldinger Talkessel verfügt über wohnlich eingerichtete Landhauszimmer, die sich auf das Stammhaus und den Neubau verteilen. Zum Haus gehören auch ein hübscher kleiner SPA-Bereich mit zwei Bergblicksaunen sowie ein behagliches Restaurant, in dem bodenständige Küche serviert wird.

Ortnerhof
www.ortnerhof.de

Ort 6, PLZ 83324, **T 08663 88230,** F 8823333
44 Zimmer | 4 Suiten | 2 Apartments | Ez ab 42 €, Dz ab 96 €, ab 15,80 € | 24 h

Ruhig am Fuße des Rauschberges liegt dieses freundlich geführte Ferienhotel. Sie wohnen in gemütlichen, im Landhausstil ausgestatteten Zimmern. Netter SPA-Bereich.

Steinbach-Hotel
www.steinbach-hotel.de

★★★★

Maiergschwendter Straße 8-10a, PLZ 83324, **T 08663 5440,** F 370
75 Zimmer | 4 Suiten | Ez 73–83 €, Dz 136–156 €

Modernes Kur- und Ferienhotel im Skigebiet mit exklusivem Wellnessbereich. Gästezimmer mit Balkon oder Terrasse. Im Restaurant werden traditionelle bayerische Gerichte und internationale Speisen serviert.

RUHSTORF A.D.ROTT 62 C
www.ruhstorf.de

Bayern | EW 7.029 | 319 m
T 08531 93120
Pocking 6 km, Griesbach im Rottal 15 km

Antoniushof www.antoniushof.de

Ernst-Hatz-Straße 2, PLZ 94099, **T 08531 93490,** F 9349210
39 Zimmer | 3 Suiten | Ez 94–129 €, Dz 124–210 €

Familiär geführter Betrieb mit umfangreichem SPA-Angebot und wohnlich eingerichteten Zimmern. Highlight ist die 67 qm große Spa-Suite mit extralangen Boxspringbetten, eigener Sauna, Whirlpool und Relaxliege. In der elegant-rustikalen Kaminstube wird internationale Küche serviert.

RÜSSELSHEIM 41 C www.ruesselsheim.de

Hessen | EW 60.929 | 88 m Mainz 9 km, Groß-Gerau 10 km
T 06142 832347
Verna-Park, Festung mit Stadt- und Industriemuseum, Kultur- und Kunststiftung Opel-Villen, Opel-Werksführungen.

Höll am Main www.hoellammain.de

VARTA-TIPP Ambiente

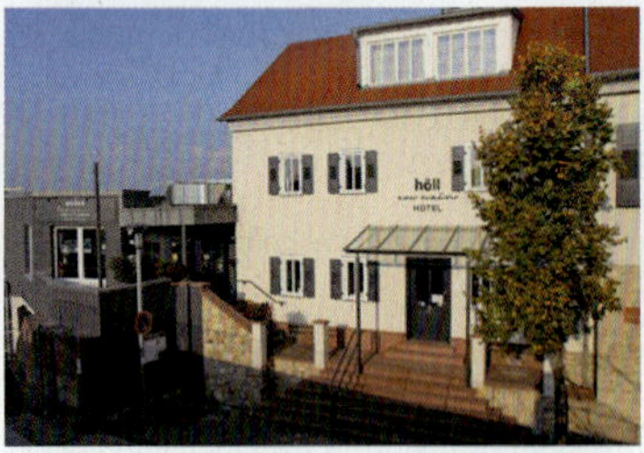

Mainstraße 17, PLZ 65428, **T 06142 961280**
19 Zimmer | 1 Suite | 2 Apartments
Ez 89–164 €, Dz 119–194 €, 12,80 €

Das familiär geführte Boutique-Hotel hat seinen ganz eigenen Charme. Die von Künstlerhand gestalteten Zimmer sind individuell zugeschnitten und ausgestattet. Ausgesuchte Designobjekte, moderne Farben und offene Bäder sorgen für Wohlfühlambiente. Entspannung bietet der kleine SPA-Bereich.

Wellenlänge

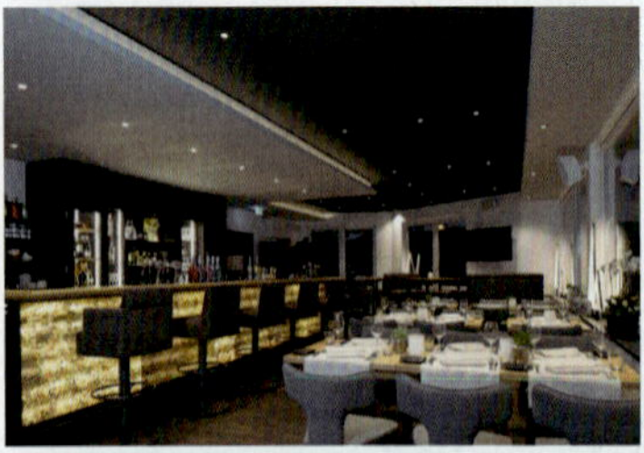

130 | Hauptger. 10–37 € | Di-Fr, So Di-So Mo

Wie das Hotel erfreut sich auch das Restaurant der Hölls großer Beliebtheit. Internationale Klassiker, Pasta, Salate, Burger, Steaks... das Angebot ist vielfältig. Im Weinkeller lagern eigene Weine und die von ausgewählten Winzern. Tipp: die schöne überdachte Außenterrasse. Ab 14:30 Uhr Kaffee und Kuchen.

RUST 56 D www.rust.de

Baden-Württemberg | EW 3.754 | 164 m Herbolzheim 8 km, Lahr 17 km
T 07822 864520

Bell Rock www.europapark.de/bell-rock

Peter-Thumb-Straße 6 (im Europa-Park), PLZ 77977, **T 07822 8600,** F 8605545
225 Zimmer | Ez 195 €, Dz 251 €

Das familienfreundliche Hotelresort begibt sich thematisch auf die Spuren der Pilgerväter und Entdecker Amerikas. Das Haupthaus und die sechs Nebengebäude werden von einem imposanten, 35 Meter hohen Leuchtturm gekrönt. Die Zimmer und Suiten durchströmt maritimes Flair. Sie sind mit geschmackvollen Accessoires sowie hochwertigen Antiquitäten und Möbeln eingerichtet. Zum Haus gehören drei Restaurants, eine Poollandschaft sowie ein top ausgestattetes Fitnesscenter.

Ammolite

www.ammolite-restaurant.de

VARTA★TIPP Küche VARTA-TIPP Service

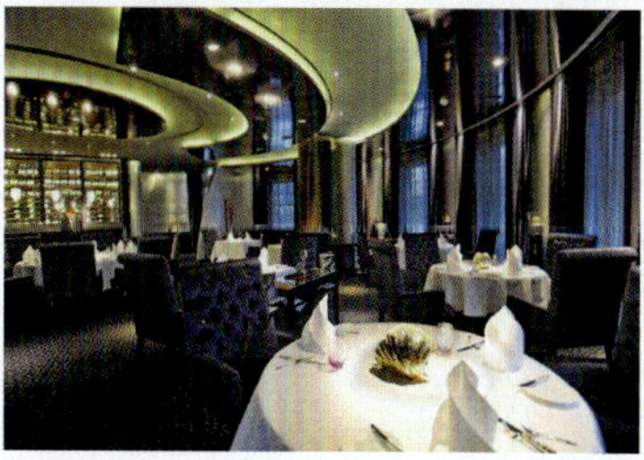

T 07822 776699
36 | Hauptger. 39–52 €, Menü 95–163 € |
So Mi-So Mo, Di

In diesem Fine-Dining-Restaurant verschmelzen Stil, Design, Angebot und Anspruch zu einem kulinarischen Gesamtkunstwerk. Ausgewählte Stoffe, wertige Materialien sowie ein perfektes Zusammenspiel von Licht und Farben sorgen für eine einzigartige Atmosphäre. Peter Hagen-Wiest serviert eine klassische Haute Cuisine, die Bewährtes und Neues auf besondere Weise vereint.

Europa-Park Hotel Colosseo

www.europapark.de/hotels

★★★★S garni

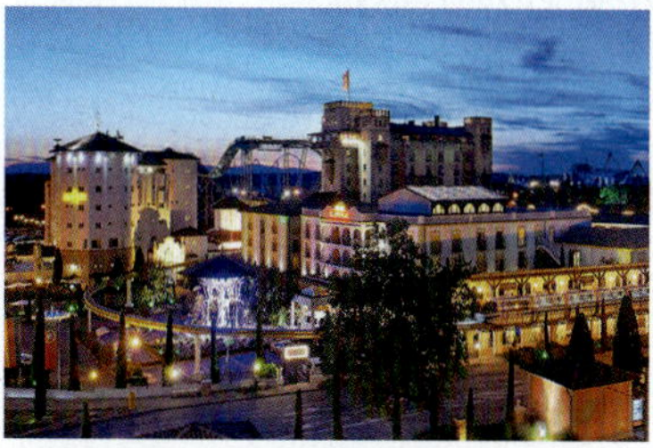

Europa-Park-Straße 4+6, PLZ 77977,
T 07822 8600, F 8605545
976 Zimmer | 78 Suiten
Ez 186 €, Dz 239 € | 24 h

Das Erlebnishotel „Colosseo", erbaut im Stil des historischen Rom, bietet Zimmer in italienisch-römischem Flair, landestypische Restaurants, Bars und Cafés sowie einen Wohlfühlbereich mit Poollandschaft im Inneren des Kolosseumbogens.

Krønasår – The Museum-Hotel Neu!

www.europapark.de

★★★★S garni

Äußerer Ring 3, PLZ 77977, **T 07822 8600,** F 8605545
276 Zimmer | 28 Suiten | Ez 195 €, Dz 251 €

Das imposante Haus mit seiner nordischen Backsteinarchitektur ist einem Naturkundemuseum nachempfunden und bietet individuelle Zimmer sowie liebevoll ausgestattete Themensuiten, die skandinavischen Persönlichkeiten oder Sagengestalten gewidmet sind. Über eine Brücke gelangen Übernachtungsgäste direkt in die angrenzende Indoor-Wasserwelt.

Santa Isabel

www.europapark.de/santa-isabel

★★★★S garni

Europa-Park-Straße 4+6 (im Europa-Park), PLZ 77977, **T 07822 8600,** F 8605545
66 Zimmer | 8 Suiten | Ez 186 €, Dz 239 €

Das Resorthotel im römischen Stil wurde einem portugiesischen Kloster nachempfunden. Geschmackvoll-mediterran die Zimmer und Themensuiten, für die Kinder gibt es ein großes Freizeitangebot. Im hauseigenen Restaurant „Sala Santa Isabel" werden Fleisch- und Fischspezialitäten vom Lavasteingrill serviert.

RUTESHEIM 57 B www.rutesheim.de

Baden-Württemberg | EW 10.916 | 447 m — Leonberg 7 km, Pforzheim 23 km
T 07152 50020
Rathaus Rutesheim, Ev. Johanneskirche, Rutesheimer Wasserturm.

Hotel 2050 www.hotel2050.de

garni

Drescherstraße 46, PLZ 71277, **T 07152 3317800,** F 3317801
40 Zimmer | Ez ab 120 €, Dz ab 120 €, exkl. Frühstück, 9,80 €

Das barrierefreie Nichtraucherhotel wurde in reiner Holzbauweise erstellt. Die geräumigen Gästezimmer sind mit edlen Stoffen, Echtholzparkett und luxuriösen Boxspringbetten (größtenteils mit Überlänge) ausgestattet. Für Tagungen steht im OG ein 250 qm großer Panoramaraum zur Verfügung. Gute Verkehrsanbindung zur Autobahn A8.

RÜTHEN 30 D www.ruethen.de

Nordrhein-Westfalen | EW 11.060 | 380 m — Warstein 10 km, Brilon 19 km
T 02952 818172
Stadtmauerrundgang (3 km), Barock- und Wasserschloss Körtlinghausen, Altes Rathaus, Hexenturm, jüdischer Friedhof, Hachtor, Kulturhöhle Hohler Stein, hist. Stadtmauer.

Landhotel Knippschild www.hotel-knippschild.de

garni

Theodor-Ernst-Straße 3, PLZ 59602 (OT: Kallenhardt), **T 02902 80330,** F 803310
20 Zimmer | 6 Suiten | Ez ab 99 €, Dz ab 118 € | 24 h

Persönlich geführtes Haus mit traditionellem Ambiente. Im alpinen Stil eingerichtete Gästezimmer mit zeitgemäßer Ausstattung. Schöner SPA-Bereich mit Saunalandschaft und Massageanwendungen.

Landhotel Knippschild

VARTA-TIPP Küche

100 | Hauptgericht 15–30 €, Menü 24–50 € | Mo-So

In den gemütlich-rustikalen Gaststuben wird eine niveauvolle, angenehm schnörkellose Küche aufgetischt. Auf der Speisekarte finden sich typische Sauerländer Spezialitäten mit internationalem Einfluss sowie feine Fisch- und Wildgerichte. (Stamm-)Gäste schätzen ebenso den aufmerksamen, herzlichen Service und die sympathisch-ungezwungene Atmosphäre.

SAALEPLATTE 34 C www.saaleplatte.info

Thüringen | EW 2.736 | 301 m — Jena 20 km, Weimar 27 km
T 036464 7600

Venerius
www.restaurant-venerius.de

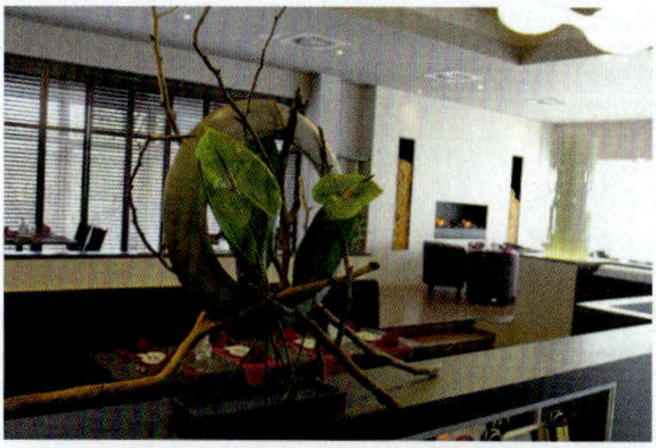

Darnstedter Str. 23, PLZ 99510 (OT: Eckolstädt), **T 036421 35556**
65 | Hauptger. 12–26 €, Menü 30–45 € | Sa-So Do-Fr, So Mo, Di, Mi

Das trendig-lebendige Restaurant mit Lounge bietet eine frisch zubereitete Küche nach klassischem Vorbild, in der auch regionale Produkte verwendet werden. Probieren Sie z.B. „Rosa Lammrücken in Blaubeermarinade mit Bohnenduett und Karamell-Kartoffeln".

SAALFELD/SAALE 44 A
www.saalfeld-tourismus.de

Thüringen | EW 26.000 | 240 m — Jena 50 km, Suhl 65 km
T 03671 33950
Saalfelder Feengrotten, Stadtmuseum im Franziskanerkloster, Johanneskirche, Stadttore, hist. Stadtkern.

Anker
www.hotel-anker-saalfeld.de

★★★ garni

Markt 25/26, PLZ 07318, **T 03671 5990,** F 512924
49 Zimmer | 2 Suiten | 1 Apartment | Ez 57 €, Dz 85–91 € | 24 h

Traditionsreiches Hotel am Marktplatz mit individueller Note und familiärer Atmosphäre - erste Erwähnung im Jahr 1543. Mix aus historischem Flair und zeitgemäßer Zimmerausstattung. Gefrühstückt wird mit Blick über den Saalfelder Marktplatz.

Güldene Gans
www.gueldene-gans.de

T 03671 599103
30 | Hauptgericht 16–25 €, Menü 25–55 € | Di-Do, Sa-Sa Mo-Sa So

Gourmetrestaurant im hist. Fürstenkeller mit Kreuzgewölbe und urigem Charme. Hier wird eine modern zubereitete Kreativküche in Menüform angeboten. Alternativ bietet das Restaurant „Thüringer Stube" bürgerlich-regionale Gerichte.

Mellestollen
www.mellestollen.de

★★★ garni

Wittmannsgereuther Str. 1, PLZ 07318, **T 03671 8200,** F 820222
30 Zimmer | 2 Suiten | Ez ab 70 €, Dz ab 90 €

Ehem. Steigerhütte, heute ein ruhig und einzeln gelegenes Ferienhotel mit wohnlich eingerichteten Landhauszimmern. Kleine Saunalandschaft, rustikal eingerichtetes Restaurant.

SAARBRÜCKEN 49 C
www.die-region-saarbruecken.de

Saarland | EW 175.810 | 190 m — Karlsruhe 145 km, Mainz 152 km
T 0681 938090
St.-Johanner-Markt mit barockem Marktbrunnen, Basilika St. Johann, Alte Brücke, Schloss, Schlossplatz mit Barockbauten, Abenteuermuseum, Hist. Museum Saar, barocke Ludwigskirche am Ludwigsplatz, Stiftskirche St. Arnual, Deutsch-Französischer Garten mit Parkeisenbahn.
Einen Cityplan finden Sie auf Seite 1048.

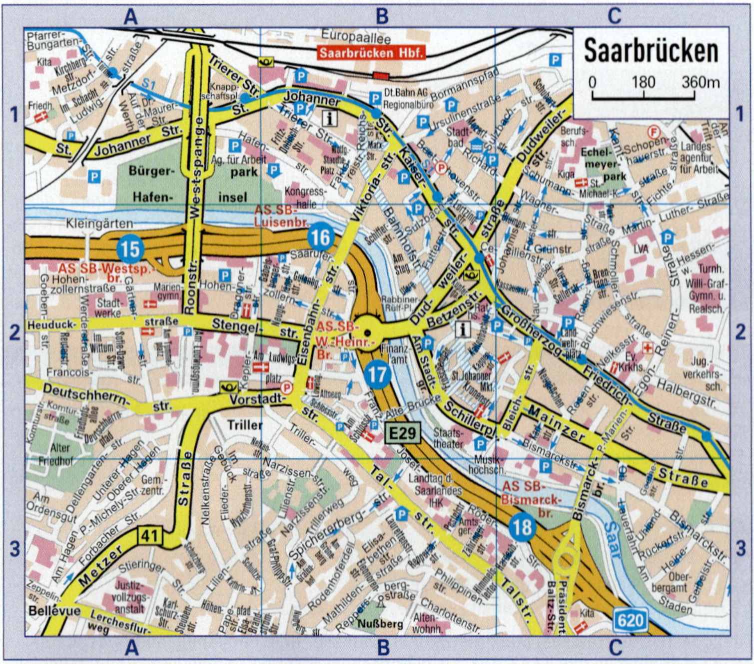

FourSide Hotel **Neu!** www.fourside-hotels.com

Faktoreistraße 2 (B1), PLZ 66111 (OT: St. Johann), **T 0681 93807800**
147 Zimmer | 8 Suiten | 24 Apartments | Ez 74–124 €, Dz 84–134 €, exkl. Frühstück, 6,20–16,90 € | 24 h

Direkt an der Congresshalle Saarbrücken befindet sich dieses attraktive Design- und Businesshotel. Das Haus bietet helle, moderne Zimmer in verschiedenen Kategorien. Am Wochenende Langschläfer-Frühstück bis 11:00 Uhr.

Victor's Residenz www.victors.de

★★★★

Deutschmühlental 19, PLZ 66117, **T 0681 588210,** F 58821199
143 Zimmer | 1 Suite | 3 Apartments | Ez 99–169 €, Dz 119–189 € | 24 h

Klassisch-elegantes Hotel neben dem Deutsch-Französischen Garten und der Spielbank. Neuzeitlich im pariserischen Grand-Hotel-Stil eingerichtete Zimmer mit kostenfreiem WLAN. Restaurant im französischen Brasseriestil mit Sommerterrasse und Biergarten.

Victor's Residenz-Hotel Rodenhof www.rodenhof.bestwestern.de

★★★★

Kálmánstraße 47-51, PLZ 66113 (OT: Malstatt), **T 0681 41020,** F 43785
100 Zimmer | 17 Suiten | Ez 88–237 €, Dz 98–250 € | 24 h

Das komfortable Business- und Konferenzhotel befindet sich in einem ruhigen Wohngebiet und bietet neuzeitliche Zimmer in verschiedenen Kategorien sowie ein behagliches Restaurant mit Sommerterrasse.

Am Triller

www.hotel-am-triller.de

★★★★S garni

Trillerweg 57 (B3), PLZ 66117, **T 0681 580000,** F 58000303
114 Zimmer | 3 Suiten | 5 Apartments | Ez 96–158 €, Dz 125–187 € | 24 h

Das Designhotel in ruhiger Parklage beherbergt individuell eingerichtete Gästezimmer, darunter Themenzimmer wie „Planet Ocean", „Musée de Paris" oder „SaarLegenden". Das Frühstücksbuffet besteht größtenteils aus Bio-Produkten. Im Restaurant wird eine feine mediterrane Küche mit regionalen Einflüssen serviert.

Domicil Leidinger

www.leidinger-saarbruecken.de

★★★S garni

Mainzer Straße 10 (C2), PLZ 66111 (OT: St. Johann), **T 0681 93270,** F 38013
53 Zimmer | 6 Suiten | Ez ab 76 €, Dz ab 100 € | 24 h

Das hist. Haus in der Altstadt bildet eine Synthese aus Klassizismus und Moderne. Im Ambiente-Hotel übernachten Sie in individuellen Themenzimmern mit Designerelementen, im Village-Hotel stehen zweckmäßige Zimmer mit Standardausstattung bereit. Hauseigenes Theater mit Jazzclub im Hinterhaus.

Bayrischer Hof

www.bayrischerhof-sb.de

★★★★★S garni

St. Ingberter Straße 46-48, PLZ 66123 (OT: St Johann), **T 0681 9582840,** F 95828444
22 Zimmer | Ez 71–86 €, Dz 89–108 €, ab 4,80 €

Das persönlich geführte Nichtraucherhotel liegt angenehm ruhig in einem bevorzugten Wohnviertel. Die Gästezimmer sind mit viel Liebe zum Detail im Laura-Ashley-Stil eingerichtet. Kleine Hausbibliothek. Abschließbare Fahrradgarage.

Gästehaus Klaus Erfort

www.gaestehaus-erfort.de

VARTA★TIPP Küche VARTA★TIPP Service

Mainzer Straße 95 (C3), PLZ 66121, **T 0681 9582682**
35 | Hauptgericht 58–70 €, Menü 147–205 € | Mo-Fr Sa, So

Die schmucke weiße Villa aus der Anfangszeit des 20. Jhd. ist ein Eldorado für höchste kulinarische Ansprüche. Außen eine spannende Symbiose aus Klassizismus und geradliniger Moderne, innen entspannte Eleganz. In diesem Umfeld zelebriert Klaus Erfort mit begeisternder Konstanz eine moderne Aromenküche, die auf Top-Produkten basiert und mit unterschiedlichen Konsistenzen und Texturen spielt. Dazu ein bemerkenswertes Weinangebot und ein bestens geschulter Service.

Restaurant Esplanade

www.esplanade-sb.de

VARTA-TIPP Küche

Nauwieserstr. 5 (C2), PLZ 66111, **T 0681 84499125**
26 | Hauptgericht 29–60 €, Menü 75–135 € | Mi-So Mo, Di 2.–6.11.20

Lust auf modern interpretierte, klassisch französische Küche? Bei Silio Del Fabro finden sich stimmige, ausdrucksstarke Gerichte, die aus tollen Produkten zubereitet und in Menüform serviert werden. Schön auch das Restaurant selbst mit seiner eleganten, aber entspannten Atmosphäre. Seit 2020 kann man im denkmalgeschützten Gebäude der Esplanade auch übernachten.

Le Comptoir **Neu!** www.lecomptoir-restaurant.de

VARTA-TIPP Küche

Försterstr. 15 (C2), PLZ 66111, **T 0681 94727799**
14 | Menü 64–74 € | Di-Sa Mo-Sa So

Wertig, modern und gleichermaßen gemütlich zeigt sich das von außen recht unscheinbare Mini-Restaurant im Nauwieser Viertel. Serviert wird moderne französische Küche. Die Besonderheit: Jens Jakob und sein Team richten die Teller direkt an der Theke vor den Augen der Gäste an. Mittags wird ein 3-Gänge-Lunchmenü zum kleinen Preis angeboten.

Restaurant Quack www.restaurant-quack.de

Gersweiler Straße 43 (↙ A2), PLZ 66117 (OT: Alt-Saarbrücken), **T 0681 52153**
100 | Hauptgericht 24–28 €, Menü 38–76 € | Di-Fr Di-Sa Mo, So

Bereits beim Betreten der Villa hat man ein wenig das Gefühl, der Zeit entflohen zu sein. Auf der Karte stehen regionale und internationale Gerichte wie z.B. „Komposition von Edelfischen auf Kartoffel-Lauch-Stampf mit Tomaten-Vinaigrette" oder „Gefüllter Tafelspitz ‚New Style' auf Rahmspinat mit Röstkartoffeln". Tipp: Am „Chef's Table" erleben Sie die Küchencrew in Aktion.

Schlachthof Brasserie www.schlachthof-brasserie.com

Straße des 13. Januar 35, PLZ 66121 (OT: St Johann), **T 0681 6853332**
80 | Hauptgericht 17–49 €, Menü ab 39 € | Di-Fr, So Di-Sa Mo

Stimmungsvolle Behaglichkeit umgibt die liebevoll renovierten Räume der ehem. Schlachthofdirektion. Aus der Brasserie-Küche kommen modern interpretierte Bistro-Klassiker und ausgezeichnete Steak-Gerichte, die auf einem 800°C heißen Spezial-Grill zubereitet werden. Mittags preisgünstiger Business Lunch.

Schlossgarten www.restaurant-schlossgarten-saarbruecken.de

Spichererbergstraße 11 (B3), PLZ 66119 (OT: Alt Saarbrücken), **T 0681 51985**
50 | Hauptgericht 19–34 €, Menü 30–75 € | Di-Fr Di-Sa Mo, So

In den hellen Räumen dieses Restaurants speisen Sie in wohltuend eleganter Atmosphäre. Serviert werden feine regionale und französische Gerichte wie z.B. „Steinbutt im offenen Ravioli mit Blattspinat und Champagnersößchen". Fachkundig zusammengestellte Weinkarte.

Jouliard **Neu!** www.jouliard.de

Scheidter Str. 66 (↗ C1), PLZ 66123 (OT: Rotenbühl), **T 0681 68615322**
Hauptgericht 12–31 €, Menü 40–55 € | So Mo-Sa

Gemütlich hat man es hier in charmanter Bistro-Atmosphäre bei traditionellen, bodenständigen Gerichten mit französischem Einfluss. Aus der Küche kommt Leckeres wie z.B. „Tatar vom Rinderfilet mit gebackenem Wachtelei im Chorizo-Mantel" oder „Coq au Vin mit karamellisiertem Wurzelgemüse und Kartoffelcreme".

Café Lolo www.cafe-lolo.de

Heuduckstraße 67 (A2), PLZ 66117, **T 0681 51828**
Di-Sa 07:00–19:00 Uhr, So 09:00–19:00 Uhr

Seit mehr als 40 Jahren verwöhnt Familie Dausend ihre Gäste in diesem kleinen Café mit leckeren Köstlichkeiten aus der hauseigenen Konditorei. Sehr zu empfehlen sind die zahlreichen Apfelkuchenvariationen, aber auch die Petit Fours, Pralinen und Torten sind hervorragend. Mit dem Literaturcafé gibt es noch einen Ableger in St. Johann.

SAARBURG 49 A — www.saar-obermosel.de

Rheinland-Pfalz | EW 7.430 | 160 m — Trier 25 km, Hermeskeil 38 km
T 06581 995980

Villa Keller — www.villa-keller.de

Brückenstraße 1, PLZ 54439 (OT: Beurig), **T 06581 92910,** F 929122
11 Zimmer | Ez ab 80 €, Dz ab 120 €

Denkmalgeschütztes Haus aus dem 19. Jhd. in schöner Lage direkt an der Saar. Komfortabel ausgestattete Zimmer mit schönem Blick auf Altstadt und Burg. Stilvolle, behagliche Restauranträume, in denen saisonale Gerichte serviert werden. Deftige Kost gibt's im urgemütlichen Wirtshaus oder im Biergarten.

SAARLOUIS 49 C — www.saarlouis.de

Saarland | EW 37.328 | 185 m — Saarbrücken 24 km, Trier 65 km
T 06831 444449
Festungsanlagen, Gobelinsaal, Kommandantur, Ludwigskirche, Saaraltarm, Kasematten, Großer Markt, Schleusenbrücke, Museen.

La Maison — www.lamaison-hotel.de

VARTA-TIPP Ambiente **VARTA-TIPP** Service

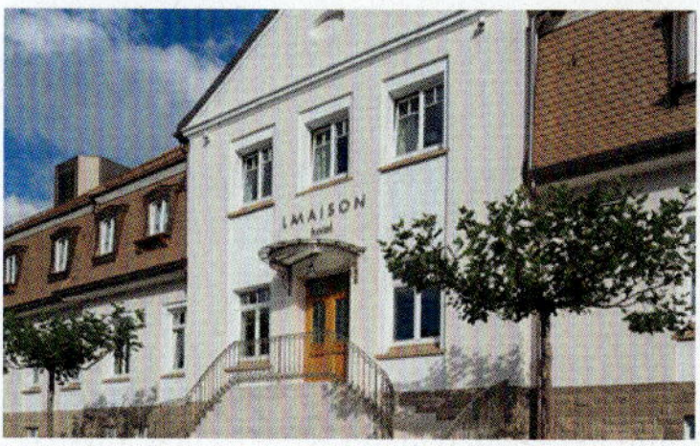

Prälat-Subtil-Ring 22, PLZ 66740,
T 06831 89440440, F 89440444
50 Zimmer
Ez 124–149 €, Dz 168–193 € | 24 h

Die kernsanierte Villa nebst minimalistischem Neubau und Gästehaus sind umgeben von einer waldartigen Parkanlage. Stilvoll, modern und mit gutem Gespür für Licht und Farben hat man die Gebäude eingerichtet. Sie wohnen in individuellen Zimmern mit eleganten Stoffen, maßgeschneidertem Mobiliar und edlen Bädern. Dazu ein zuvorkommender, gastorientierter Service.

LOUIS restaurant

VARTA-TIPP Küche

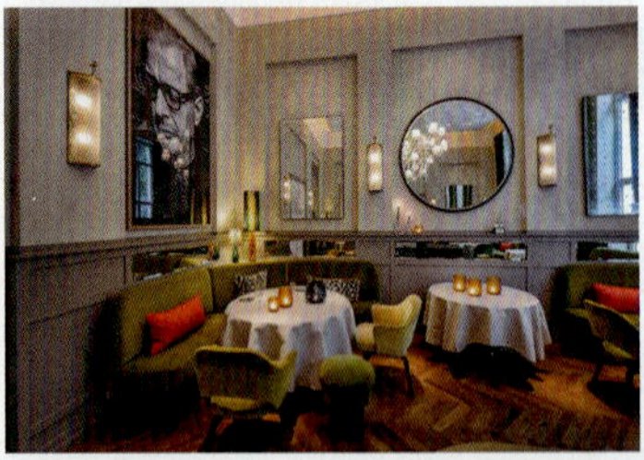

20 | Menü ab 162 € | Mi-Sa Mo, Di, So

Gourmetgenuss im alten Gerichtssaal. Das Fine-Dining-Restaurant mit direktem Zugang zur Parkterrasse imponiert mit hohen Decken und stilvollem Interieur. So exquisit und wertig das Ambiente daherkommt, so niveauvoll ist auch die modern-kreative Küche von Martin Stopp, und die gibt es als fein abgestimmtes, produktorientiertes Menü.

PASTIS bistro

VARTA-TIPP Küche

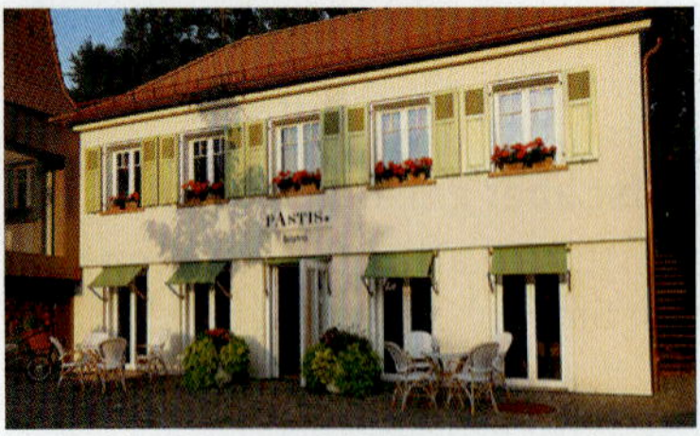

74 | Hauptger. 17–38 € | Mi-So Mo, Di

Schneller Business Lunch oder ein gemütliches Abendessen mit Freunden? Alles ist hier möglich. Aus der Küche kommen frische Gerichte in typisch französischer Bistro-Manier. In den Sommermonaten lockt der idyllische Garten im Innenhof. **Achtung: Bei Redaktionsschluss für diese Buchausgabe war das Restaurant auf Grund der COVID-19-Pandemie für Außerhausgäste noch geschlossen.**

Victor's Residenz-Hotel www.victors.de/saarlouis

S garni

Bahnhofsallee 4, PLZ 66740 (OT: Roden), **T 06831 9800,** F 980603
115 Zimmer | 24 Suiten | 3 Apartments | Ez 80–100 €, Dz 100–120 € | 24 h

Neuzeitliches Geschäfts- und Tagungshotel nahe dem Bahnhof und in Gehweite zur Innenstadt mit hellen, funktional eingerichteten Zimmern. Stylishes Grill-Restaurant, das Fleischspezialitäten nach amerikanischem Originalrezept serviert.

SAAROW, BAD 27 C www.bad-saarow.de

Brandenburg | EW 5.006 | 45 m Frankfurt/Oder 37 km, Königs Wusterhausen 40 km
T 033631 8680

A-ROSA Scharmützelsee www.a-rosa.de/scharmuetzelsee

S garni

Parkallee 1, PLZ 15526, **T 033631 60,** F 62525
190 Zimmer | 24 Suiten, Dz 156–296 € | 24 h

Das weitläufige Ferienresort bietet eine große Palette an Wellness- und Freizeitangeboten. Die Zimmer und Suiten sind wohnlich, geräumig und neuzeitlich in der Ausstattung. Das Hotel verfügt über einen großzügigen SPA-Bereich, drei 18-Loch-Golfplätze, 14 Tennisplätze, einen Segelhafen sowie einen eigenen Badestrand. **Achtung: Bei Redaktionsschluss für diese Buchausgabe war das Hotel auf Grund der COVID-19-Pandemie noch geschlossen.**

Esplanade Resort & Spa
www.esplanade-resort.de

★★★★S garni

Seestraße 49, PLZ 15526 (OT: Saarow-Mitte), **T 033631 4320,** F 4328222
169 Zimmer | 5 Suiten | Ez 119–209 €, Dz 169–259 € | 24 h

Inmitten einer wunderschönen Waldlandschaft direkt am Ufer des Scharmützelsees liegt dieses großzügige, kinderfreie Wellness-Resort. Neben modern gestalteten Gästezimmern bietet das Haus auch einen ansprechenden SPA-Bereich sowie mehrere Restaurants.

Villa Contessa
www.villa-contessa.de

VARTA-TIPP Ambiente

★★★★★S garni

Seestraße 18, PLZ 15526 (OT: Saarow-Mitte), **T 033631 58018,** F 58019
8 Zimmer | 1 Suite | Ez ab 159 €, Dz ab 238 €

Die hübsche kleine Villa liegt auf einem malerischen Seegrundstück. Die wenigen Zimmer sind individuell und mit viel Liebe zum Detail eingerichtet. Stilgerecht hat man zahlreiche Antiquitäten in das wohnliche Interieur integriert. Im „Contessa Royal SPA" kann man ausgiebig relaxen. Die perfekte Adresse für alle, die das Besondere suchen...

aja Bad Saarow
www.aja.de/standorte/bad-saarow.html

★★★★★S garni

Am Golfplatz 2, PLZ 15526, **T 033631 4022525,** F 4022626
150 Zimmer | 24 h

Unkompliziertes, zeitgemäßes Wohnen inmitten einer reizenden Naturlandschaft! Die Zimmer bieten formschönes Design, bequeme Kingsize-Betten und intelligente Interieur-Ideen. Alles, was man so benötigt, gibt's im hauseigenen „smart markt". 9-Loch-Golfplatz sowie Tenniscourts mit Sand- und Hallenplätzen direkt am Resort. Schöner SPA-Bereich.

Landhaus Alte Eichen
www.landhaus-alte-eichen.de

★★★★★S garni

Alte Eichen 21, PLZ 15526 (OT: Dorf), **T 033631 43090,** F 430929
38 Zimmer | 6 Suiten | 1 Apartment | Ez 79–114 €, Dz 79–155 €, 15,00 €

Familiär geführtes Haus mit viel Charme auf der Halbinsel im Scharmützelsee. Parkähnlicher Garten mit eigener Liegewiese, privatem Badestrand und Badesteg. Nostalgisch eingerichtete Zimmer, vielfach mit Seeblick. Im Restaurant „19hundert" wird feine Landhausküche aufgetischt.

Palais Am See
www.palais-am-see.de

VARTA★TIPP Service

★★★★★S garni

Karl-Marx-Damm 23, PLZ 15526 (OT: Saarow-Mitte), **T 033631 8610,** F 86186
10 Zimmer | 3 Suiten, Dz 156–186 €, exkl. Frühstück, ab 12,00 €

Ein wahres Refugium direkt am Scharmützelsee mit reizvollem Parkumfeld. Die kleinen, geschmackvoll eingerichteten Nichtraucherzimmer (alle mit Blick zum See) verbreiten klassische Eleganz und neubarocken Charme. Wunderbar auch die Liegewiese und die Badestelle. Sehr freundlich und engagiert kümmern sich Familie Fink und ihre Mitarbeiter um das Wohl der Gäste.

Am Werl
www.hotel-am-werl.de

★★★★★S garni

Silberberger Straße 51, PLZ 15526, **T 033631 8690,** F 86951
13 Zimmer | Ez 58–64 €, Dz 88–100 €

»

Familiengeführtes, ruhig im Grünen gelegenes Ferienhotel. Gemütlich eingerichtete Zimmer mit zweckmäßiger Ausstattung. Im Restaurant mit Wintergarten wird regionale Küche serviert.

AS am See Neu!

www.asamsee.de

Seestraße 9, PLZ 15526 (OT: Saarow-Mitte), **T 033631 599244**
30 | Menü ab 42 € | So Mi-So Mo, Di

Ein Bistro mit Vinothek im Erdgeschoss einer eher unscheinbaren Villa. „AS" steht für Andreas Staack (Patron und Küchenchef), der sich bereits in der Berliner Gastro-Szene einen Namen gemacht hat, bevor es ihn in die brandenburgische Idylle verschlug. Seine Küche ist anspruchsvoll, saisonal und zeitgemäß. Schön zusammengestellte Weinkarte.

Das Dorsch

www.das-dorsch.de

Humboldtstraße 16, PLZ 15526 (OT: Strand), **T 033631 2404**
70 | Hauptgericht 10–44 €, Menü 25–49 € | Di-So Mo

Idyllisch gelegenes Restaurant mit Bistroflair. Großzügige Gartenterrasse mit Panoramablick auf den Scharmützelsee. Serviert werden frische Fischgerichte, regionale Spezialitäten und internationale Küche.

SACHSA, BAD 33 A

www.badsachsainfo.de

Niedersachsen | EW 7.392 | 310 m — Herzberg 24 km, Braunlage 25 km
T 05523 474990

Romantischer Winkel

www.romantischer-winkel.de

★★★★★S garni

Bismarckstraße 23, PLZ 37441, **T 05523 3040,** F 304122
81 Zimmer | 5 Suiten | Ez ab 111 €, Dz ab 222 € | 24 h

Ein familiengeführtes Feriendomizil mit repräsentativem SPA-Bereich. Wohnliche, individuell eingerichtete Gästezimmer, teils mit toskanischem Ambiente. Es gibt mehrere Hotelrestaurants. Auch Kinderbetreuung wird angeboten.

SACHSENHEIM 51 D

www.sachsenheim.de

Baden-Württemberg | EW 17.600 | 245 m — Ludwigsburg 15 km, Pforzheim 24 km
T 07147 28108
Renaissance-Schloss, St.-Georgs-Kirche (ev.), Weinlehrpfad Ochsenbach, hist. Rundgänge, Fachwerk.

Hotel am Kirchplatz

www.hotelamkirchplatz-sachsenheim.de

★★★★★S garni

Obere Straße 15, PLZ 74343 (OT: Großsachsenheim), **T 07147 2765780**
| Ez 89–109 €, Dz 119–139 €

Ein kleines Hotel im Ortskern, in dem man wirklich gerne übernachtet! Die Zimmer sind schön zeitgemäß und wohnlich, das Frühstück ist appetitlich und die Preise stimmen auch noch. Auffallend individuell gehalten ist das sogenannte „Turmzimmer", ein Salonzimmer mit gleich acht Fenstern, das dem Gast einen interessanten Rundblick über die Stadt bietet.

SÄCKINGEN, BAD 64 A
www.bad-saeckingen.de

Baden-Württemberg | EW 16.808 | 291 m
Waldshut 24 km, Basel (Schweiz) 31 km
T 07761 56830
Gallusturm, Fridolinsmünster, Holzbrücke, Diebsturm, Schloss Schönau.

Goldener Knopf
www.goldenerknopf.de

garni

Rathausplatz 9, PLZ 79713, **T 07761 5650,** F 565444
68 Zimmer | 5 Suiten | Ez 95–99 €, Dz 145–169 € | 24 h

Komfortabler könnte die Lage kaum sein: Das inhabergeführte Altstadthotel liegt direkt am Rhein. Die Gästezimmer sind hell und freundlich eingerichtet und verfügen teilweise über einen Balkon. Kulinarisch kann man sich im Restaurant „Le Jardin“ oder im Gourmetrestaurant „VinoGusta“ verwöhnen lassen.

Hotel Rheinsberg
www.hotelrheinsberg.de

garni

Schaffhauserstr. 123/1, PLZ 79713, **T 07761 9998999,** F 9997355
25 Zimmer | 6 Suiten | Ez ab 99 €, Dz ab 120 €

Das Hotel befindet sich auf dem Gelände der Golf- und Freizeitwelt Hochrhein. Die Zimmer sind modern und heimelig mit viel Holz ausgestattet und bieten einen schönen Blick ins Grüne. Das Bistro bietet regionale badische Küche sowie italienische Spezialitäten.

St. Fridolin
www.sapia-hotels.de

garni

Hasenrütte 4, PLZ 79713, **T 07761 931100,** F 931111
25 Zimmer | 2 Apartments | Ez ab 69 €, Dz ab 99 € | 24 h

Ein Integrationsbetrieb für benachteiligte Menschen. St. Fridolin, der Schutzpatron der Stadt, ist Namensgeber des Hotels. Sie wohnen in ruhigen, geradlinig eingerichteten Zimmern. Auch Tagungsmöglichkeiten vorhanden. Hauseigene Kapelle.

Genuss-Apotheke
www.genuss-apotheke.de

VARTA-TIPP Küche

Schönaugasse 11, PLZ 79713, **T 07761 9333767**
24 | Menü 109–149 € | Do-Fr Di-Sa Mo, So

Das gastronomische Konzept der sogenannten „Genussapotheke“, bestehend aus Restaurant und Kochatelier, geht auf! Urban-elegantes Ambiente mit einem Hauch von Wohnzimmeratmosphäre, dazu begeistert Raimar Pilz seine Gäste mit einer mediterranen Gewürzküche, bei der das Produkt klar im Mittelpunkt steht. Am Abend wird ein einheitliches Menü (5 bis 7 Gänge) serviert. Regelmäßig Kochkurse.

SAILAUF 42 C
www.sailauf.de

Bayern | EW 3.619 | 177 m
Goldbach 5 km, Lohr 30 km
T 06093 97330

Schlosshotel Weyberhöfe

www.schlosshotel-weyberhoefe.com

Weyberhöfe 9-15, PLZ 63877, **T 06093 993320,** F 99332223
40 Zimmer | Ez ab 94 €, Dz ab 134 €, 20,00 €

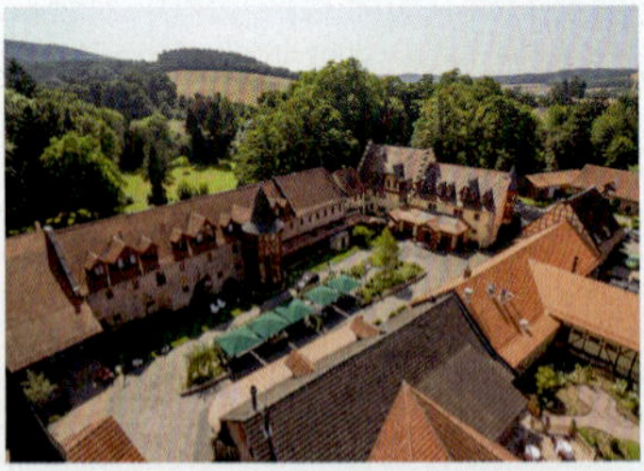

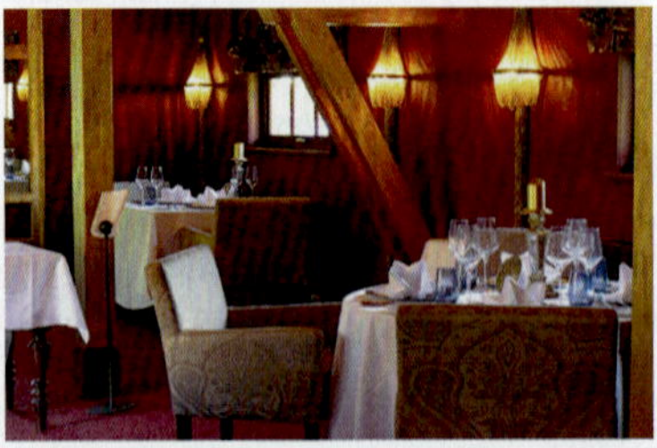

Das Schlosshotel befindet sich in einem ursprünglichen Jagdschloss aus dem Jahre 1265. Die Zimmer und Suiten eint der historische Charakter, gepaart mit stilvollem Ambiente und außergewöhnlichem Schlafkomfort. SPA-Bereich im orientalischen Stil.

Restaurant Rumpolt

80 | Hauptgericht 25–34 €, Menü ab 39 € | Mo-So

Im historischen Ambiente mit Natursteinmauern und sichtbarem Dachgebälk werden moderne Gerichte aus der regionalen und internationalen Küche aufgetischt. Im Fine-Dining-Bereich können Sie freitags und samstags ein 3-, 5- oder 7-Gang-Menü mit passender Weinbegleitung genießen (Reservierung empfehlenswert).

SALACH 58 B

www.salach.de

Baden-Württemberg | EW 7.800 | 363 m
T 07162 40080
Göppingen 8 km, Ulm 43 km

Burghotel Staufeneck

www.burg-staufeneck.de

★★★★★S garni

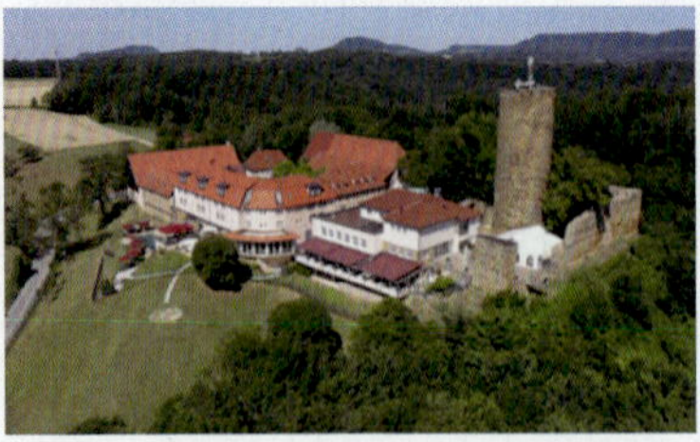

Staufeneck 1, PLZ 73084, **T 07162 933440,** F 9334455
41 Zimmer | 7 Suiten | 4 Apartments
Ez 130–150 €, Dz 230–250 €,
bis 32,00 € | 24 h

Das hist. Anwesen ist schon von außen ein Blickfang, attraktiv die herrlich verträumte Lage hoch über dem wunderschönen Filstal. Elegant und stilvoll eingerichtete Zimmer, dazu ein schöner Wellnessbereich.

Gourmetrestaurant "fine dining RS"

VARTA★TIPP Küche VARTA-TIPP Service

T 07162 9334473
40 | Menü 108–138 € | So Do-So Mo, Di, Mi 26.10.–4.11.20

2020 hat das Gastrokonzept eine Auffrischung erlebt. Das Fine-Dining-Restaurant ist 30 Meter nach unten ins Hotelgebäude gezogen. Das Interieur: klassisch-modern mit bequemen Sesseln, schlichten Holztischen und Eichenparkett. Kontinuität dagegen in der Küche: Spitzenkoch Rolf Straubinger und sein Küchenchef Markus Waibel begeistern ihre Gäste weiterhin mit kreativen Feinschmeckermenüs auf Top-Niveau. Dazu eine grandiose Weinauswahl mit rund 1000 Positionen.

Oifach andersch

VARTA-TIPP Küche

T 07162 9334473
80 | Hauptgericht 13–31 € | Do-So Mo, Di

Das im modernen Landhausstil eingerichtete Zweitrestaurant ist nun im einstigen Gourmetbereich des Stammhauses untergebracht und bietet überwiegend regionale und schwäbische Küche. Auf der Karte stehen Klassiker wie Wiener Schnitzel vom Kalb, Rostbraten oder Käsespätzle. Einen beeindruckenden Panoramablick hat man von der großzügigen Sommerterrasse.

SALEM 65 B www.bodensee-linzgau.de

Baden-Württemberg | EW 11.043 | 440 m Überlingen 15 km, Konstanz 27 km
T 07553 917715
Schloss Salem, Affenberg Salem, Naturerlebnispfad Schlosssee, Feuchtmayer-Museum.

Recks www.recks-hotel.de

garni

Bahnhofstraße 111, PLZ 88682 (OT: Mimmenhausen - Neufrach), **T 07553 201,** F 202
17 Zimmer | 2 Apartments | Ez 65–85 €, Dz 110–140 €

Persönlich geführtes Haus nahe dem Bodensee mit individuellem Flair. Behaglich mit Stilmöbeln eingerichtete Zimmer, teils mit Blick auf alte Streuobstwiesen. Reichhaltiges Frühstücksbuffet.

Recks

VARTA-TIPP Küche

60 | Hauptgericht 14–28 €, Menü 30–48 € | Mo-Di, Fr-So Mo-Di, Do-So Mi

Genussvoll schlemmen im Salemer Tal. In den liebevoll eingerichteten Gaststuben und auf der herrlichen Terrasse serviert man Ihnen eine schmackhafte regionale Küche zu fairen Preisen. Dabei setzt Küchenchefin Alexandra Reck überwiegend auf frische saisonale und heimische Produkte. Sehr zu empfehlen sind die Gerichte mit frischen Bodenseefischen.

SALZGITTER 23 D www.tourismus-salzgitter.de

Niedersachsen | EW 107.426 | 90 m Braunschweig 28 km, Hildesheim 33 km
T 05341 9009940
Schloss Salder mit Städtischem Museum, Bismarckturm, Burgruine Lichtenberg, Franzosenbrücke, Gut Flachstöckheim, Kapelle Engerode, Klosterkirche Ringelheim, Kniestedter Kirche, Skulpturenweg, Monument zur Stadtgeschichte, Stift Steterburg, Vöppstedter Ruine, Wasserburg in Gebhardshagen, Wassersportzentrum Salzgittersee.

DORMERO Hotel Neu!
www.dormero.de/hotel-salzgitter

Chemnitzer Str. 29, PLZ 38226 (OT: Lebenstedt), **T 05341 84760**
120 Zimmer

Ganz im „DORMERO“-Stil kommt das Hotel cool, klar und sehr attraktiv daher. Ein schwarz-rot-weißer Farbstil, modernste Technik und gezielte Designakzente bestimmen das Bild. Ebenso trendig und schick das Restaurant im rückwärtigen Foyerbereich - hier wird amerikanische Küche serviert. Einen kleinen Saunabereich gibt es auch.

Golfhotel
www.golfhotel-salzgitter.de

★★★ garni

Gittertor 5, PLZ 38259 (OT: Bad), **T 05341 3010,** F 301199
32 Zimmer | Ez 73–79 €, Dz 99–105 €

Sympathisches kleines Hotel in der Altstadt. Gepflegte Gästezimmer - modern und elegant im neueren Anbau, gediegen-rustikal im hist. Fachwerkhaus. Gutes Frühstück.

Hotel am See
www.hotelamsee.com

★★★★

Kampstrasse 37 - 41, PLZ 38226 (OT: Lebenstedt), **T 05341 18900,** F 1890100
55 Zimmer | 1 Suite | Ez 90–165 €, Dz 100–235 €, exkl. Frühstück, 15,00 € | 24 h
30.12.20–6.1.21

Denkmalgeschütztes Tagungs- und Businesshotel mit zeitgemäß eingerichteten Zimmern in unterschiedlichen Kategorien. Im Gourmetrestaurant „Shiraz“ wird gehobene internationale Küche mit saisonalen und regionalen Schwerpunkten serviert.

SALZKOTTEN 31 A
www.salzkotten.de

Nordrhein-Westfalen | EW 24.547 | 97 m
T 05258 5071124
Paderborn 12 km, Büren 12 km

Walz
www.hotel-walz.de

★★★

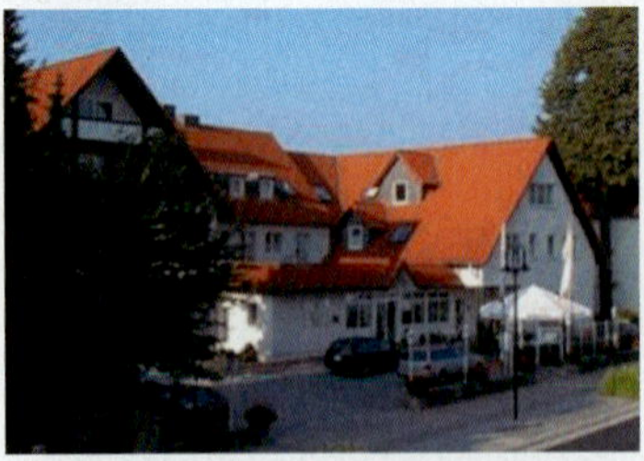

Paderborner Straße 21, PLZ 33154,
T 05258 9880, F 4849
28 Zimmer
Ez 70–80 €, Dz 95–99 €, bis 5,00 €

Empfehlenswerte Übernachtungsadresse in verkehrsgünstiger Lage. Praktisch eingerichtete Gästezimmer. Restaurant mit regionalen und internationalen Speisen.

Café Hölter
www.cafe-hoelter.de

Langestraße 33, PLZ 33154, **T 05258 5844**
20 | Di–Fr 8:00–18:30 Uhr, Sa 8:00–13:00 Uhr, So 10:00–18:00 Uhr

Café und Bäckerei mit hübschen Räumlichkeiten. Große Auswahl an Blechkuchen und Torten, nettes Gartencafé. Spezialität: selbstgebackenes Brot aus dem Holzofen.

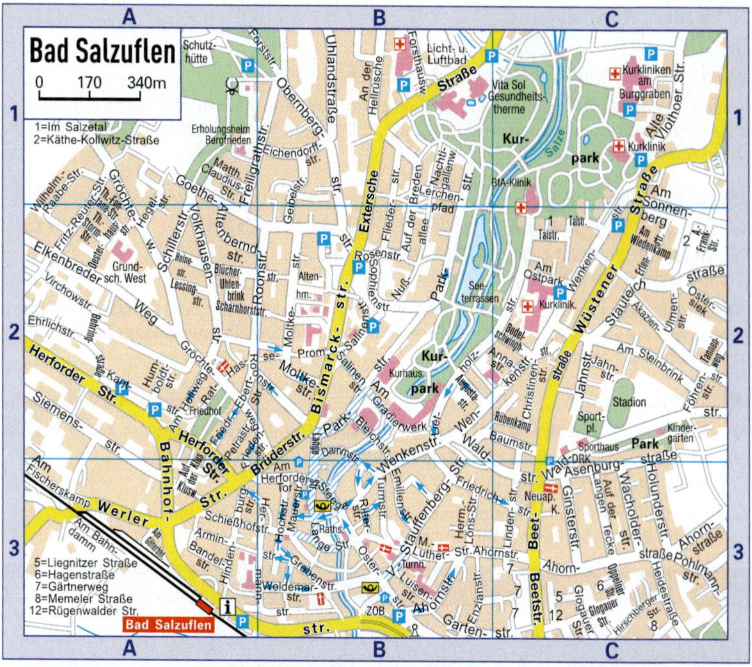

SALZUFLEN, BAD 22 C

www.bad-salzuflen.de

Nordrhein-Westfalen | EW 54.850 | 80 m — Herford 7 km, Lemgo 14 km
T 05222 183183
Fachwerkhäuser, Erlebnis-Gradierwerk, Rathaus, Bürgermeisterhaus, Kurpark, Schloss Schötmar (Rokoko), VitaSol Therme, Landschaftsgarten.

Arminius

www.hotelarminius.de

★★★★

Ritterstraße 2-8 (B3), PLZ 32105, **T 05222 3660,** F 366111
71 Zimmer | 11 Suiten | Ez ab 79 €, Dz ab 99 € | 24 h

Moderne Hotelausstattung verbunden mit dem hist. Charakter der verschiedenen Fachwerkgebäude. Individuell eingerichtete Zimmer und Suiten. Kleiner Wellnessbereich mit Dampfbad und Sauna. Saisonale Frischeküche im Restaurant „Varus“.

DER LIPPISCHE HOF

www.hof-hotels.de

★★★★

Mauerstraße 1-5 (B3), PLZ 32105, **T 05222 5340,** F 50571
99 Zimmer | 4 Suiten | 1 Apartment | Ez 90–118 €, Dz 128–173 €, ab 18,50 € | 24 h

Gute Übernachtungsadresse im Herzen von Bad Salzuflen. Wohnliche Zimmer in verschiedenen Stilrichtungen mit funktionalem Komfort und hochwertigen Materialien. Gehobene internationale Küche im Fine-Dining-Restaurant „The Alchemist“.

Walter's Pharmacy

120 | Hauptgericht 11–68 €, Menü 37–99 € | Mo-So

Umgebaute englische Apotheke mit origineller Atmosphäre. Marktfrische Küche mit regionalen und mediterranen Einflüssen. Spezialität: Dry-Aged-Steaks. Regelmäßig Jazzbrunch sowie Abende mit Live-Musik.

Kurpark-Hotel
www.kurparkhotel.de

★★★★S garni

Parkstraße 1 (B2), PLZ 32105, **T 05222 3990,** F 399462
73 Zimmer | 1 Suite | Ez 94–119 €, Dz 146–200 €

Inhabergeführtes Haus im Herzen des Kurorts mit zeitgemäßen Zimmern unterschiedlicher Kategorien. Hotelrestaurant mit stilvollem Bistroflair und buntem Speisenangebot aus der deutschen und internationalen Küche.

Ostertor
www.hotel-ostertor.com

★★★★S garni

Osterstraße 52-54 (B3), PLZ 32105, **T 05222 983880,** F 98388100
72 Zimmer | 2 Suiten | Ez 86–100 €, Dz 110–132 € | 24 h

Businesshotel in zentraler Lage mit neuzeitlich ausgestatteten Zimmern unterschiedlicher Kategorien. Rustikales Restaurant mit bayerischer Küche.

SALZWEDEL 24 B
www.salzwedel.de

Sachsen-Anhalt | EW 24.282 | 19 m
T 03901 422438
Lüchow 13 km, Uelzen 43 km

Salzwedeler Stuben
www.hotel-union-salzwedel.de

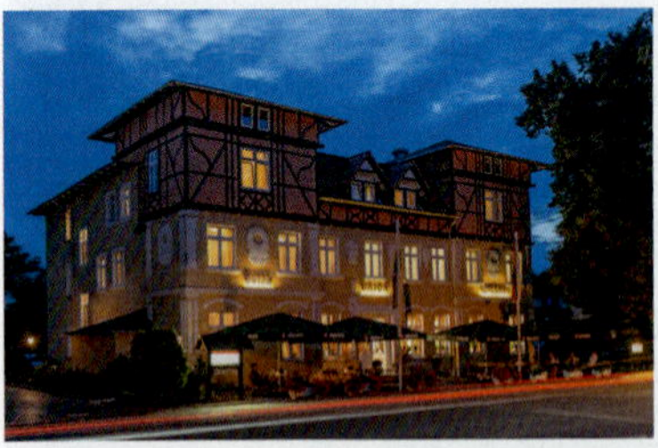

Goethestr. 11, PLZ 29410, **T 03901 422097**
70 | Hauptger. 5–25 €, Menü 16–22 € | Mo-So

Im Hotel Union kann man nicht nur angenehm übernachten, sondern auch gut speisen. Im behaglichen Restaurant, das im Tiroler Landhausstil eingerichtet ist, bekommen Sie einen interessanten Mix aus regionalen Spezialitäten und traditionellen Klassikern wie „Tournedos vom Rinderfilet" oder „Geschmorte Kalbsbäckchen".

SAMERBERG 68 B
www.samerberg.de

Bayern | EW 2.600 | 750 m
T 08032 8606
Rosenheim 16 km, Traunstein 44 km

Gasthof Alpenrose
www.alpenrose-samerberg.de

Kirchplatz 2, PLZ 83122, **T 08032 8263**
120 | Hauptgericht 12–26 € | Mi-So Mo, Di

Wer hier einmal war, versteht, warum der Gasthof so viele treue Anhänger hat. Das Ambiente gemütlich, der Service liebenswert und die Küche bayerisch-steirisch mit Gerichten wie „Kronfleisch und Ochsenschwanzragout mit Schmorgemüsepüree und Petersilienwurzeln". Im Sommer lockt der lauschige Biergarten.

SANKT ...

Alle Orte mit Zusatz Sankt finden Sie unter St.

SASBACH 57 A

www.sasbach.de

Baden-Württemberg | EW 5.275 | 147 m
T 07841 6860

Achern 3 km, Oberkirch 18 km

Fleischrösterei

www.fleischroesterei.de

Erlenbadstr. 73, PLZ 77880 (OT: Obersasbach), **T 07841 6670139**
62 | Hauptgericht 12–80 € | Do-Fr, So Mo-Di, Do-So Mi

Gemütliches Restaurant mit modernem Interior-Design. Neben hochwertigen Steaks aus Europa, Südamerika und den USA stehen Burger, frisches Tatar und Fischgerichte auf der Speisekarte. In einer gläsernen „Dry-Aging-Box" reifen ganze Rinderrücken von europäischen Weiderindern sowie heimischen Charolais-Rindern.

SASBACHWALDEN 57 A

www.sasbachwalden.de

Baden-Württemberg | EW 2.413 | 257 m
T 07841 1035

Offenburg 27 km, Baden-Baden 30 km

Engel

www.engel-sasbachwalden.de

★★★S garni

Talstraße 14, PLZ 77887, **T 07841 3000,** F 26394
14 Zimmer | Ez 48–95 €, Dz 91–155 €

Hinter einer schönen Fachwerkfassade bietet das erst kürzlich erweiterte Hotel gemütliche Zimmer im modernen Landhausstil. Das Haus ist der perfekte Ausgangspunkt für Entdeckungstouren durch die malerischen Weinberge entlang der badischen Weinstraße.

Engel

VARTA-TIPP Küche

120 | Hauptgericht 18–34 €, Menü 38–72 € | Di-So Mo

Hier genießen Sie optisch wie kulinarisch Entdeckungsreisen durch eine regional ausgerichtete Frischmarktküche. Aber auch internationale Speisen stehen auf der Karte. Der Service begeistert durch herzliche Fürsorge. Für private und geschäftliche Veranstaltungen hat man charmante Räumlichkeiten. Lauschige, windgeschützte Terrasse an der Südseite des Hauses.

Relaxhotel Tannenhof

www.relaxhotel-tannenhof.de

garni

Murberg 6, PLZ 77887, **T 07841 64070,** F 640716
19 Zimmer | Ez ab 65 €, Dz ab 130 € | 24 h

Kleines, familiär geführtes Relax- und Wellnesshotel in ruhiger Lage oberhalb des Ortes mit weiter Aussicht über die Weinberge. Überwiegend Balkonzimmer im Schwarzwaldstil. Nettes Frühstücksrestaurant mit Blick ins Rheintal.

Talmühle
www.talmuehle.de

★★★ garni

Talstraße 36, PLZ 77887, **T 07841 1001,** F 6282999
27 Zimmer | 1 Apartment | Ez 72–110 €, Dz 114–166 €

Familiär geführter Traditionsgasthof mit individuellem Service. Wohnlich eingerichtete Gästezimmer mit moderner Ausstattung und kostenlosem WLAN. Gutes Frühstück.

Fallert

VARTA-TIPP Küche

T 07841 628290
60 | Hauptgericht 24–46 €, Menü 39–98 € | Mo-So

Im eleganten Feinschmecker-Restaurant werden Sie mit einer französisch orientierten Gourmetküche verwöhnt. Dass dafür nur erlesene Produkte Verwendung finden, versteht sich fast von selbst! Wer es etwas bodenständiger mag: Traditionelle Regionalgerichte wie Schwarzwälder Lammtopf, Kalbsnierle oder Hechtklößle gibt es in den „Badischen Stuben". Tipp für laue Sommerabende: Ein Plätzchen im herrlichen Garten.

SAULGAU, BAD 66 A
www.bad-saulgau.de

Baden-Württemberg | EW 17.480 | 587 m — Sigmaringen 29 km, Friedrichshafen 51 km
T 07581 20090
Sonnenhof-Therme, hist. Altstadt mit alemannischen Fachwerkhäusern, Stadtkirche St. Johannes Baptist, Stadtmuseum, Galerie im Alten Kloster, Naturlehrpfade, Kurgarten, Kloster Sießen.

Hotel Kleber Post
www.kleberpost.de

★★★★ garni

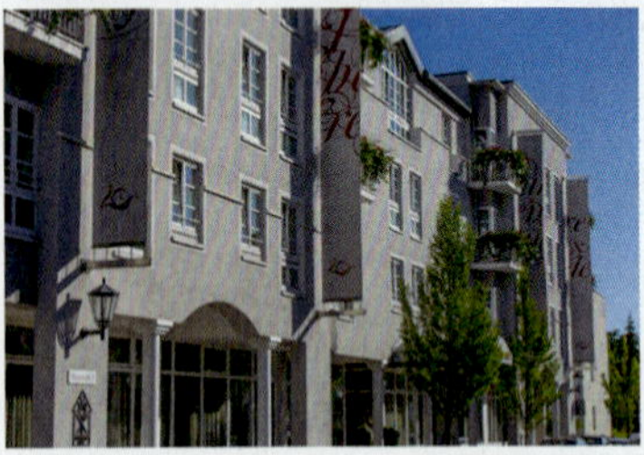

Poststraße 1, PLZ 88348, **T 07581 5010,** F 501499
56 Zimmer | 1 Suite
Ez ab 97 €, Dz ab 154 €, exkl. Frühstück, 17,00 €

Liebevoll renoviertes Traditionshaus. Wohnliche und großzügig ausgestattete Gästezimmer mit zeitgemäßem Komfort. 250 qm großer Wellnessbereich auf dem Dach des Hotels mit finnischer Sauna, Biosauna, Whirlpool und Solarium.

Restaurant Klebers

90 | Hauptgericht 15–39 €, Menü 49–79 € | Mo-So

Dezent, edel und elegant gedeckte Tische, ein offener Kamin, das raumhohe Weinregal und eine Fensterfront mit Blick in die Gartenoase machen das edle Ambiente dieses Hotelrestaurants aus. Serviert werden kreative Interpretationen, die die Leidenschaft Oberschwabens zelebrieren sowie internationale Gerichte.

Oberamer Hof
www.oberamerhof.de

garni

Sankt-Bruno-Str. 34, PLZ 88348 (OT: Bondorf), **T 07581 48920,** F 489232
20 Zimmer | 2 Suiten | 9 Apartments | Ez 48–53 €, Dz ab 75 €

Liebevoll restaurierter Bauernhof mit persönlicher Atmosphäre. Hübsche Zimmer und Gästewohnungen, die mit massiven Landhausmöbeln ausgestattet sind. Urige Gaststube mit regionaler Küche.

Ochsen www.ochsen-bad-saulgau.de

★★★S garni

Paradiesstraße 6, PLZ 88348, **T 07581 487330,** F 4873320
18 Zimmer | Ez 69–79 €, Dz 99–109 €, 6,90 € | 24 h

Zentral in der Altstadt gelegenes Haus mit zeitlosem Design. Renovierte, wohnlich eingerichtete Gästezimmer. Modernes Restaurant mit traditioneller Holzbalkendecke, in dem argentinische Steakspezialitäten serviert werden.

SAULHEIM 50 B www.saulheim.de

Rheinland-Pfalz | EW 7.294 | 154 m — Mainz 20 km, Alzey 20 km
T 06732 5075

mundart Restaurant www.mundart-restaurant.de

VARTA-TIPP Küche

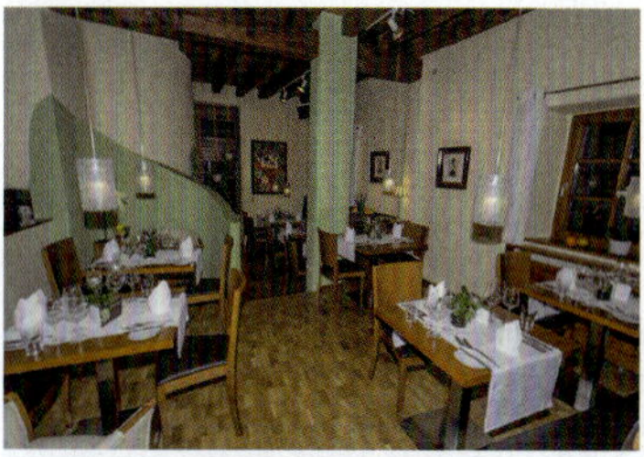

Weedengasse 8, PLZ 55291,
T 06732 9322966
45 | Hauptger. 18–28 €, Menü 33–99 € |
So Mo-Di, Fr-So Mi, Do

In dem 300 Jahre alten Fachwerkhaus mit grünen Fensterläden und lauschigem Innenhof hat man eine äußerst ansprechende Wohlfühl-Gastronomie geschaffen. Patron Markus Hebestreit begeistert mit einer feinen, schnörkellosen Frischmarktküche zu fairen Preisen. Dazu gibt es beste rheinhessische Weine.

SCHALKENMEHREN 39 D www.schalkenmehren.de

Rheinland-Pfalz | EW 590 | 425 m — Daun 8 km, Cochem 34 km
T 06592 985383

MICHELS Wellness- & Wohlfühlhotel www.michels-wohlfuehlhotel.de

★★★★S garni

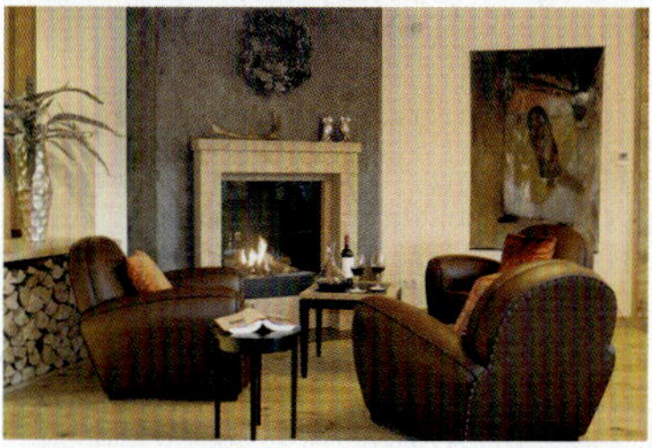

Sankt-Martin-Straße 9, PLZ 54552,
T 06592 9280, F 928160
49 Zimmer | 1 Suite
Ez 102–111 €, Dz 136–188 €

Gut geführtes Landhotel in idyllischer Lage direkt am Maar mit behaglichen Zimmern unterschiedlicher Größe und 2.000 qm großer Wellnesslandschaft. Morgens wird ein reichhaltiges Frühstücksbuffet mit Bio-Ecke serviert. Kostenlose E-Tankstelle für Gäste.

MICHELS Wellness- & Wohlfühlhotel

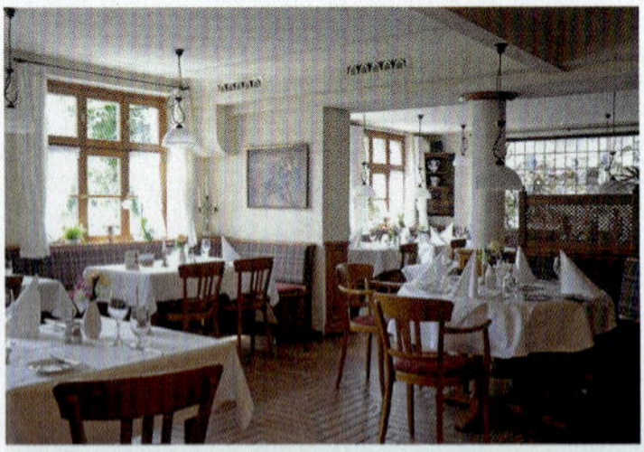

160 Plätze | Hauptger. 10–26 €, Menü 18–63 € | ◔◐ Mo-So

Ansprechendes Hotelrestaurant mit gemütlich-nostalgischer Atmosphäre. Serviert werden regionale Eifeler Spezialitäten und internationale Küche aus heimischen Produkten. Wie wäre es z.B. mit „Pochiertem Lachsmedaillon an Rieslingschaum mit Wurzelgemüse und Pfifferlingravioli“? Hübsche Gartenterrasse.

SCHALKHAM 61 C

www.ostbayern-tourismus.de

Bayern | EW 868 | 430 m
T 0941 585390

Bodenkirchen 8 km, Kröning 9 km

Sebastianihof

www.sebastianihof.de

VARTA-TIPP Service

Brunnenstraße 9, PLZ 84175 (OT: Johannesbrunn), **T 08744 919445**
100 Plätze | Hauptgericht 16–26 €, Menü 40–74 € | ◔ So ◐ Do-So ⃠ Mo, Di, Mi

Das denkmalgeschützte Vierseitensemble ist ein uriges Eldorado für Jung und Alt. Die moderne bayerische Heimatküche lebt von der sorgfältigen Zubereitung und den frischen Produkten aus dem Umland. An der Gästefront agiert eine sympathische Servicecrew. Gemütlicher Sommergarten im Innenhof.

SCHANDAU, BAD 47 A

www.bad-schandau.de

Sachsen | EW 3.532 | 146 m
T 035022 90030

Dresden 35 km, Görlitz 78 km

Elbresidenz an der Therme

www.elbresidenz-bad-schandau.net

★★★★★S garni

Markt 1-11, PLZ 01814, **T 035022 919700,** F 919711
207 Zimmer | Ez ab 113 €, Dz ab 165 € | 24 h

2013 vom Hochwasser stark geschädigt, hat man das Hotel 2016 nach umfangreicher Renovierung wiedereröffnet. Neben wohnlich und zeitgemäß eingerichteten Zimmern bietet man ein elegantes Foyer mit offenem Kamin, eine stilvolle Bibliothek, SPA-Vielfalt auf 2.100 qm (vier Ebenen) sowie ein Restaurant mit Terrasse zur Elbe.

Helvetia

www.hotelhelvetia.eu/hotel-helvetia

★★★★ garni

Schmilka 11, PLZ 01814 (OT: Schmilka), **T 035022 92230,** F 922311
22 Zimmer | Ez ab 109 €, Dz ab 169 €, inkl. Halbpension

Das Bio- und Nationalparkhotel ist eingebettet in eine etwa 2 ha große Parkanlage. Sie wohnen in hellen, freundlichen Gästezimmern, die mit Naturholzmöbeln eingerichtet sind. Im Restaurant wird eine gesundheitsbewusste Bio-Vital-Küche angeboten.

Parkhotel
www.parkhotel-bad-schandau.de

★★★★ garni

Rudolf-Sendig-Straße 12, PLZ 01814, **T 035022 520,** F 52215
75 Zimmer | 4 Suiten | 24 h

Traditionsreiches Haus in einzigartiger Lage - umgeben von einer Parkanlage direkt an der Elbpromenade. Die modern eingerichteten Zimmer verteilen sich auf die hist. Villa und die neu errichtete Residenz.

Lindenhof
www.lindenhof-bad-schandau.de

garni

Rudolf-Sendig-Straße 11, PLZ 01814, **T 035022 4890,** F 48912
41 Zimmer | Ez ab 60 €, Dz ab 95 €

Traditionsreiches Haus mit angenehmen Gästezimmern in freundlichen Farben. Dachterrasse mit Blick über Bad Schandau. Restaurant mit regionaler Küche.

SCHARBEUTZ 8 D
www.luebecker-bucht-ostsee.de

Schleswig-Holstein | EW 11.309 | 12 m
Neustadt i. Holstein 8 km, Eutin 18 km
T 04503 7794100

Gran Hotel BelVeder
www.hotel-belveder.de

★★★★★S garni

Strandallee 146, PLZ 23683, **T 04503 3526600,** F 3526699
83 Zimmer | 23 Suiten | 1 Apartment | 24 h

Im südländischen Stil erbautes Haus - unmittelbar am Sandstrand der Lübecker Bucht gelegen. Wohnliche, mit erlesenen Materialien ausgestattete Gästezimmer. Freier Zutritt zum Thermalbad. Am Abend empfiehlt sich die CaVa's Bar mit einer exquisiten Auswahl an Whiskeys und Malts.

DiVa

VARTA-TIPP Küche **VARTA-TIPP** Service

20 | Hauptgericht 42–50 €, Menü 77–129 € | Mi-Sa Mo, Di, So

Im eleganten Fine-Dining-Restaurant werden Sie mit einer französisch-mediterranen Küche verwöhnt. Ob Fleisch oder Fisch, Gunter Ehinger kocht exakt, schnörkellos und sehr kreativ, und das mit sehr viel Liebe und professioneller Leidenschaft. Dazu serviert die umsichtige Crew exzellente Qualitätsweine. Es gibt auch eine stilvolle Smoker's Lounge.

BAYSIDE
www.bayside.de

★★★★S garni

Strandallee 130a, PLZ 23683 (OT: Scharbeutz), **T 04503 60960,** F 6096101
134 Zimmer | 26 Suiten | Ez 99–199 €, Dz 156–258 € | 24 h

Ein bemerkenswertes Haus in traumhafter Lage mit Blick auf die Ostsee und in die Lübecker Bucht. Alles in diesem Hotel ist überaus hochwertig und formschön in geradlinigem Design gestaltet. Elegante Beige- und Brauntöne, Glas und Holz dominieren. SPA- und Wellnesscenter auf 1.500 qm mit Indoor-Pool und Saunalandschaft sowie exklusiven Anwendungen. Zwei Restaurants, Cocktailbar und große Dachterrasse.

Meerzeit
www.hotel-meerzeit.de

★★★ garni

Bahnhofstr. 9, PLZ 23683 (OT: Haffkrug), **T 04563 4788788,** F 4788787
24 Zimmer | 2 Suiten | 2 Apartments | Ez 59–99 €, Dz 89–129 € | 24 h »

Kleines, strandnahes Hotel. Gepflegte, wohnliche Zimmer mit moderner Ausstattung. Gutes Frühstück, freundliches Personal.

Herzbergs Restaurant
www.herzbergs-restaurant.de

Strandallee 129, PLZ 23683, **T 04503 74159**
65 | Hauptgericht 12–35 €, Menü 35–70 € | Mo-Mi, Fr-So Do

Restaurant im Landhausstil mit hübschem Dekor und freundlichem Service. Serviert werden Spezialitäten aus der Region im Wechsel der Jahreszeiten sowie fangfrische Fischgerichte.

Landgasthof Brechtmann
www.brechtmann.de

Hackendohrredder 9, PLZ 23684 (OT: Schürsdorf), **T 04524 9952**
85 | Hauptgericht 15–27 €, Menü 25–50 € | Mi-So Mo, Di

Das renommierte Restaurant in traumhafter Lage serviert eine frische, regionale Küche. Besonders zu empfehlen sind die Spezialitäten von der Flugente.

SCHEER 58 C
www.stadtscheer.de

Baden-Württemberg | EW 2.559 | 577 m — Mengen 5 km, Sigmaringen 8 km
T 07572 76160

Brunnenstube Scheer
www.brunnenstube-scheer.de

Mengener Straße 4, PLZ 72516, **T 07572 3692**
30 | Hauptgericht 13–31 €, Menü 33–49 € | So Mi-So Mo, Di

Das markante Gebäude im Dorfkern beherbergt edel-rustikale Räumlichkeiten. Hier wird saisonale Frischeküche mit regionalen und französischen Akzenten aufgetischt. Zuvorkommender Service unter Leitung der Chefin. Nette Sommerterrasse.

SCHEESSEL 14 D
www.scheessel.de

Niedersachsen | EW 12.834 | 30 m — Bremen 54 km, Hamburg 68 km
T 04263 93080

Rauchfang
www.rauchfang-oldenhoefen.de

VARTA-TIPP Küche

Oldenhöfen 3a, PLZ 27383 (OT: Oldenhöfen), **T 04263 602**
80 | Hauptgericht 19–43 €, Menü 58–61 € | So Mi-So

Die Gäste und Freunde des Hauses schätzen die persönliche Betreuung ebenso wie die sehr gute Küche des Patrons. Axel Kaiser brilliert mit klassischen Gerichten regionaler und saisonaler Produktion. Das Ambiente: urig-rustikal, im Winter mit prasselndem Kaminfeuer. Im Sommer lockt hingegen die idyllische Terrasse inmitten einer prächtigen Naturkulisse.

SCHEIDEGG 66 A
www.scheidegg.de

Bayern | EW 4.118 | 804 m — Lindau 20 km, Wangen 25 km
T 08381 89555

Hotel Edita www.hotel-edita.com

★★★★S garni

Am Hammerweiher 3, PLZ 88175, **T 08381 912320,** F 91232111
93 Zimmer | 6 Suiten | Ez ab 98 €, Dz ab 158 €

Hier lässt es sich richtig schön wohnen: ruhige Lage, schicke Zimmer in modern-alpinem Look und ein attraktiver Wellnessbereich. Motorisierten Gästen bietet das Haus eine großzügige Tiefgarage mit überdurchschnittlich hoher Durchfahrtshöhe, diverse E-Tankstellen und eine beheizte Auffahrt. Im Restaurant wird regionale Küche mit internationalen Einflüssen serviert.

Birkenmoor www.hotel-birkenmoor.de

★★★S garni

Am Brunnenbühl 10, PLZ 88175, **T 08381 92000,** F 920030
16 Zimmer | Ez 42–56 €, Dz 84–112 €, exkl. Frühstück, 7,00 € | 24 h

Familiäres Haus in idyllischer Lage mit großem Garten. Die hellen Nichtraucherzimmer verfügen über Terrasse oder Balkon und sind mit Allergikerbetten ausgestattet. Kleine Saunalandschaft mit Hallenbad. Heller, freundlich gestalteter Frühstücksraum.

SCHELKLINGEN 58 D www.schelklingen.de

Baden-Württemberg | EW 7.130 | 540 m Blaubeuren 9 km, Altheim b. Ehingen 10 km
T 07394 24822

Hotel HGS3 hotel.hgs3.de

★★★★S garni

Heinrich-Günther-Str. 3, PLZ 89601, **T 07394 931490,** F 5280319
30 Zimmer | 6 Suiten | 6 Apartments

Aus dem ehem. Schelklinger Bürgerheim ist nach sorgfältiger Sanierung ein geschmackvolles Designhotel mit Bistro und Weinhandlung entstanden. Die stylishen, farblich zurückhaltenden Zimmer sind mit moderner Technik ausgestattet. Im dritten Stock stehen sechs vollmöblierte Wohnungen zur Verfügung.

SCHENEFELD 15 A www.stadt-schenefeld.de

Schleswig-Holstein | EW 18.672 | 21 m Pinneberg 10 km, Hamburg 10 km
T 040 830370

Klövensteen www.hotel-kloevensteen.de

★★★★S garni

Hauptstr. 83, PLZ 22869, **T 040 8393630,** F 83936343
58 Zimmer | Ez 78–117 €, Dz 93–145 € | 24 h

Gut geführtes Hotel mit wohnlichen Zimmern unterschiedlicher Kategorien. Im Restaurant „Peter's Bistro" regionale und internationale Küche.

SCHENKENZELL 57 C www.schenkenzell.de

Baden-Württemberg | EW 1.780 | 365 m Wolfach 14 km, Freudenstadt 23 km
T 07836 939751

Waldblick www.hotel-waldblick.de

★★★S garni

Schulstraße 12, PLZ 77773, **T 07836 93960,** F 939699
30 Zimmer | 1 Suite | Ez 62–97 €, Dz 98–133 € | 2.–16.11.20 »

Angenehmer Familienbetrieb im Kinzigtal. Geschmackvolle Gästezimmer, die teils allergikergerecht eingerichtet sind. Einladendes Restaurant mit freundlich gestalteten Räumlichkeiten und schöner Gartenterrasse. Solide Regionalküche zu moderaten Preisen.

SCHERMBECK 29 A — www.schermbeck.de

Nordrhein-Westfalen | EW 13.600 | 27 m — Dorsten 7 km, Borken 16 km
T 02853 9100
Klevische Burganlage, Burgmühlen, ehem. Reformationskirche (1786, achteckig), Heimatmuseum.

Landhotel Voshövel — www.landhotel.de

VARTA-TIPP Service

★★★★S

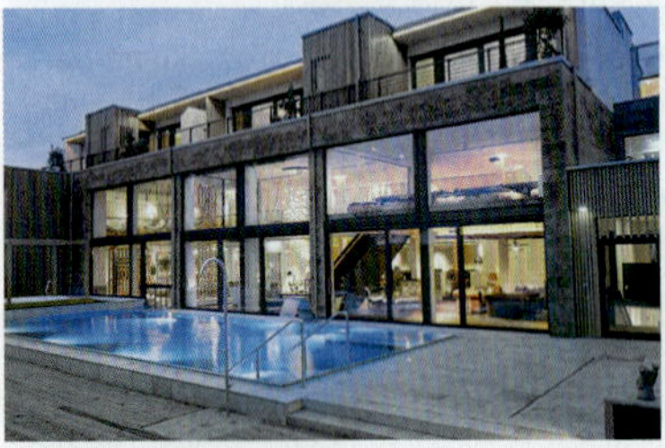

Am Voshövel 1, PLZ 46514 (OT: Voshövel), **T 02856 91400,** F 744
75 Zimmer | 7 Suiten
Ez 175–193 €, Dz 296–380 €, inkl. Halbpension | ⃠ 22.–25.12.20

Bereits in sechster Generation steht dieses familiengeführte Landhotel für ein vorbildliches Service- und Dienstleistungsniveau. Darüber hinaus erwarten den Gast eine großzügige SPA-Landschaft, sehr gute Tagungsmöglichkeiten sowie exklusive Stil- und Themenzimmer.

Landhotel Voshövel

150 | Hauptgericht 8–32 €, Menü 39–55 € | Mo-So

Sie sind recht verschieden, die Restaurantstuben, aber alle gemütlich. Die Küche steht für frische regionale Produkte und Kreativität. Auf der Karte liest man z.B. „Geräuchertes Rinderfiletsteak mit Balsamicojus, Pfefferrahmkraut und Dreierlei von der Süßkartoffel". In den Sommermonaten lockt der teilüberdachte Schlemmergarten zu Kaffee und Kuchen.

SCHESSLITZ 44 C — www.schesslitz.de

Bayern | EW 7.184 | 310 m — Bamberg 20 km, Bayreuth 45 km
T 09542 94900

Schloss Burgellern — www.burgellern.de

★★★★

Kirchplatz 1, PLZ 96110 (OT: Burgellern), **T 09542 5559990,** F 774757
23 Zimmer | 5 Suiten | Ez ab 104 €, Dz ab 166 €

300 Jahre altes Domkapitelschloss, umgeben von einem 7 Hektar großen, pittoresken Landschaftspark aus dem 18. Jhd. Das Haus bietet individuell und elegant eingerichtete Zimmer mit schicken italienischen Stilmöbeln und modernen Bädern. Im klassisch gehaltenen Restaurant werden regionale und mediterrane Spezialitäten serviert.

SCHIFFERSTADT 50 D

www.schifferstadt.de

Rheinland-Pfalz | EW 19.277 | 104 m — Speyer 10 km, Ludwigshafen 14 km
T 06235 440
Altes Rathaus (16. Jhd.), Fachwerkhäuser (17.-18. Jhd.), Jakobuskirche (16.-18. Jhd.), Fundort des Goldenen Hutes.

Salischer Hof

www.salischer-hof.de

Burgstraße 12-14, PLZ 67105, **T 06235 9310,** F 931200
24 Zimmer | Ez 79–89 €, Dz 99–114 €, 5,00 € | 1.–10.1.21

Zwei denkmalgeschützte Fachwerkhäuschen mit gelungener Verbindung zu einem modernen Hotelanbau. Die wohnlichen Zimmer sind im gemütlichen Landhausstil eingerichtet. Behagliches Restaurant mit mediterraner Note.

SCHILLINGSFÜRST 52 D

www.schillingsfuerst.de

Bayern | EW 2.765 | 516 m — Feuchtwangen 16 km, Ansbach 28 km
T 09868 222

Die Post

www.flairhotel-diepost.de

Rothenburger Straße 1, PLZ 91583, **T 09868 9500,** F 950250
13 Zimmer | Ez 65–95 €, Dz 85–120 €

Hist. Landgasthof mit familiärer Tradition seit 1870. Unterschiedlich eingerichtete Zimmer in drei Katergorien, teils mit herrlichem Blick ins Quellgebiet der Tauber. Gemütliche Gaststuben mit ländlichem Flair, in denen saisonale und heimische Spezialitäten serviert werden.

SCHILTACH 57 C

www.schiltach.de

Baden-Württemberg | EW 3.900 | 330 m — Freudenstadt 27 km, Offenburg 49 km
T 07836 5850

Zum weyßen Rössle

www.weysses-roessle.de

Schenkenzeller Straße 42, PLZ 77761, **T 07836 387,** F 7952
9 Zimmer | Ez 64–82 €, Dz 88–102 €

Der liebevoll renovierte Gasthof aus dem 16. Jhd. beherbergt heute zeitgemäße, hell und freundlich gestaltete Gästezimmer. Im heimeligen Restaurant wird sowohl regionale als auch internationale Küche aufgetischt.

SCHIRGISWALDE-KIRSCHAU 36 D

www.schirgiswalde-kirschau.de

Sachsen | EW 6.518 | 250 m — Bautzen 37 km, Dresden 76 km
T 03592 34897

Bei Schumann

www.bei-schumann.de

VARTA-TIPP Ambiente **VARTA-TIPP** Service

★★★★S

Bautzener Straße 74, PLZ 02681 (OT: Kirschau), **T 03592 5200,** F 520599
45 Zimmer | 22 Suiten | Ez 75–90 €, Dz 150–216 € ››

Ein wirklich stilvolles Anwesen mit mediterranem Flair und großzügigem SPA-Tempel. Im hist. Jugendstilschlösschen erwarten Sie elegante Gästezimmer mit hochwertigen Materialien, handgefertigten Möbeln und Bädern aus italienischem Marmor. Darüber hinaus bietet der neue Anbau „Seeflügel" exklusive Juniorsuiten, eine begehbares Dach, verschiedene Saunen sowie Deutschlands ersten Flying Pool.

JUWEL

VARTA-TIPP Küche **VARTA-TIPP** Service

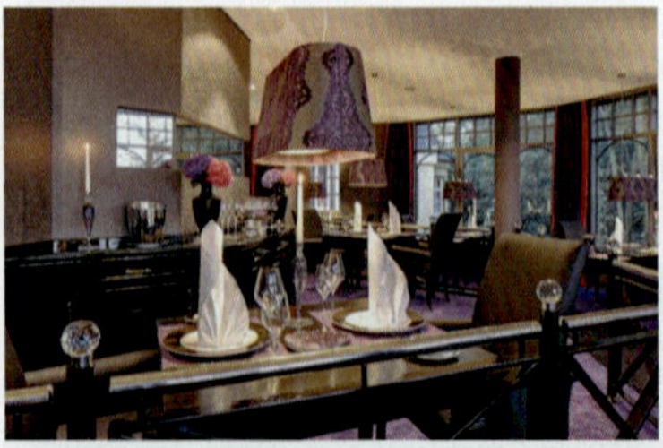

40 | Hauptger. 48–69 €, Menü 117–144 € | Mi-Sa ⃠ Mo, Di, So

Hier trifft schlichte Eleganz auf räumliche Großzügigkeit. In punkto Einrichtung dominieren die Farben Schwarz und Lila. Seit Sommer 2020 hat mit Robert Hauptvogel ein neuer kreativer Koch die kulinarische Führung übernommen. Für einen reibungslaufen Ablauf im Service sorgt der langjährige Restaurantleiter Patrick Grunewald.

SCHKEUDITZ 34 D www.schkeuditz.de

Sachsen | EW 16.961 | 111 m Leipzig 13 km, Halle (Saale) 21 km
T 034204 880
Spielzeugmuseum, Astronom. Zentrum, Auewald, Heimatmuseum.

Globana Airport www.globana-airport-hotel.de

★★★★ garni

Frankfurter Straße 4 (im Gewerbegebiet West), PLZ 04435, **T 034204 33333,** F 33334
158 Zimmer | 5 Suiten | Ez 74–104 €, Dz 96–126 €, 14,00 € | 24 h

Serviceorientiertes, ansprechendes Urlaubs- und Tagungshotel in direkter Nähe zum Flughafen und zur Messe. Elegante Zimmer und Suiten verschiedener Kategorien mit kostenlosem WLAN. Restaurant mit regionaler und internationaler Küche.

SCHKOPAU 34 D www.gemeinde-schkopau.de

Sachsen-Anhalt | EW 10.928 | 98 m Knapendorf 4 km, Hohenweiden 5 km
T 03461 73030

Schlosshotel Schkopau www.schlosshotel-schkopau.de

★★★★ garni

Am Schloss 1-5, PLZ 06258, **T 03461 7490,** F 749100
54 Zimmer | 7 Suiten | 1 Apartment | Ez ab 77 €, Dz ab 82 €, exkl. Frühstück, 18,00 € | 24 h

Renovierte Schlossanlage aus dem 10. Jahrhundert. Sie logieren in stilvoll eingerichteten Nichtraucherzimmern. Kleiner Beauty- und Relax-Bereich. Im stimmungsvollen Restaurant mit Kreuzgewölbe kredenzt man regionale und internationale Speisen mit saisonalen Highlights.

SCHLECHING 68 B www.schleching.de

Bayern | EW 1.750 | 570 m Reit im Winkl 15 km, Prien 24 km
T 08649 220

Rait'ner Wirt Neu!

www.raitenerwirt.de

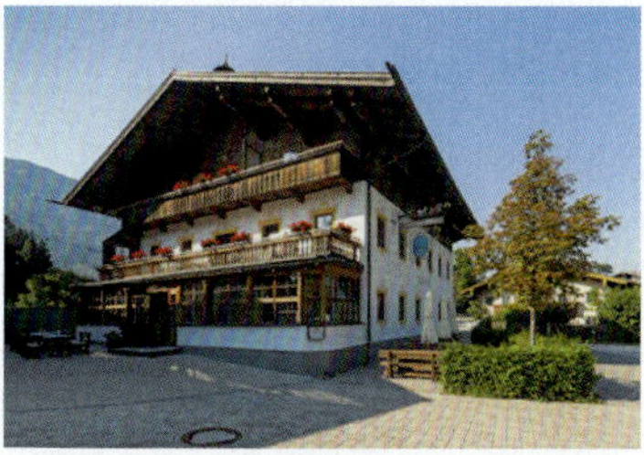

Achentalstraße 8, PLZ 83259 (OT: Raiten), **T 08641 5911170,** F 5910538
14 Zimmer
Ez ab 78 €, Dz ab 98 €

Das traditionsreiche Haus mit seinem regionaltypischen Charme liegt im beschaulichen Chiemgauer Achental. Hier übernachten Sie in modern und wohnlich eingerichteten Landhauszimmern. Ob Wandern, Mountainbiken im Sommer oder Skifahren im Winter - Gästen bieten sich zahlreiche Freizeitmöglichkeiten.

Rait'ner Wirt Neu!

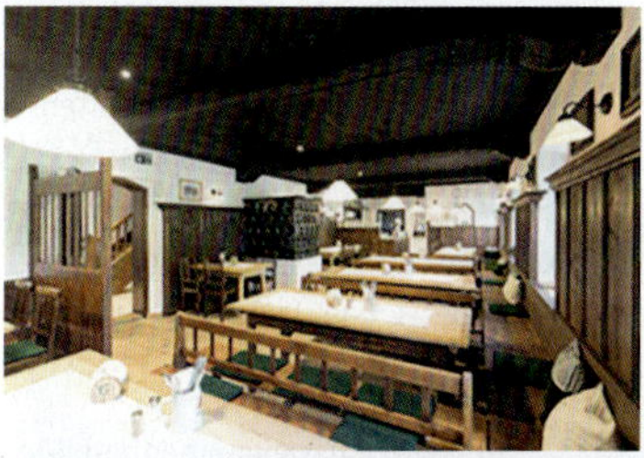

120 | Hauptger. ab 15 €, Menü 36 € | Sa-So Mi-So Mo, Di

In den gepflegten Gaststuben isst man angenehm unkompliziert und schmackhaft. Aus der Küche kommen frische, bodenständige Gerichte, für die viele Produkte aus der Region verwendet werden. Macht Ihnen z.B. „Gebratene Kalbsleber mit Kartoffelpüree und Apfel" Appetit? Lauschiger Biergarten.

SCHLEPZIG 27 C

www.unterspreewald.de

Brandenburg | EW 629 | 47 m — Lübben 9 km, Cottbus 66 km
T 035452 3840

Spreewaldresort Seinerzeit

www.seinerzeit.de

★★★★

Dorfstraße 53, PLZ 15910, **T 035472 6620**
41 Zimmer | Ez ab 138 €, Dz ab 147 €

Der einstige Landgasthof „Zum grünen Strand der Spree" hat sich nach Umbau und Renovierung zu einem hübschen Resorthotel gemausert. Gediegene Gemütlichkeit vermitteln die regionaltypisch eingerichteten Landhauszimmer, darunter auch kleine SPA-Suiten mit eigener Sauna. Kulinarisch haben Sie die Qual der Wahl zwischen dem rustikalen Brauhaus und dem gehobenen Restaurant „FEINE KÜCHE".

SCHLESWIG 7 A/C

www.ostseefjordschlei.de

Schleswig-Holstein | EW 23.635 | 1 m — Flensburg 33 km, Kiel 53 km
T 04621 850050
Altstadt (Dom mit Bordesholmer Altar von Brüggemann), Rathaus mit Graukloster, Fischersiedlung Holm, Schloss Gottorf, Globushaus und Barockgarten, Wikinger-, Stadt- und Volkskundemuseum.

Waldschlösschen

www.hotel-waldschloesschen.de

★★★★S

Kolonnenweg 152, PLZ 24837, **T 04621 3830,** F 383105
116 Zimmer | 2 Suiten | Ez 95–159 €, Dz 115–189 €, ab 7,50 € ››

Traditionsreiches Haus in ruhiger Waldrandlage. Schöne Themenzimmer, teils Betten mit Überlänge vorhanden. Ansprechender Wellnessbereich mit Saunalandschaft, Schwimmbad und Duftgarten.

Fasanerie

110 | Hauptgericht 15–39 €, Menü 75–99 € | Di-Sa Mo, So

Geschmackvoll eingerichtetes Hotelrestaurant mit großem Wandgemälde von Friedel Anderson. Hier serviert man Ihnen schmackhafte Gerichte aus der regionalen und internationalen Küche. Spezialität: Wildgerichte aus eigener Jagd. **Achtung: Bei Redaktionsschluss für diese Buchausgabe war das Restaurant auf Grund der COVID-19-Pandemie noch geschlossen.**

F-Ritz Neu! www.hotel-f-ritz.de

garni

Friedrichstr. 102, PLZ 24837, **T 04621 932280,** F 932281
15 Zimmer | Ez 65–115 €, Dz 85–125 €

Nicht von der Stange ist dieses charmante kleine Designhotel. Es wird freundlich geführt und bietet helle, geschmackvolle Zimmer, die mit individuell gestalteten Möbeln und einzigartigen Kunstwerken ausgestattet sind. Zum Haus gehören eine Sauna und eine Gartenterrasse. Leihfahrräder vorhanden (7,50 €/Tag).

SCHLIERSEE 68 A www.schliersee.de

Bayern | EW 6.664 | 784 m — Miesbach 8 km, Rosenheim 36 km
T 08026 60650

Arabella Alpenhotel am Spitzingsee www.arabella-alpenhotel.de

★★★★S

Seeweg 7, PLZ 83727 (OT: Spitzingsee), **T 08026 7980,** F 798879
120 Zimmer | 12 Suiten | Ez 120–200 €, Dz 154–274 € | 24 h

Tagungs- und Ferienanlage in traumhaft schöner Umgebung des Bergsees mit sehr guten Kur- und Wellnessangeboten sowie komfortablen Landhauszimmern mit Balkon. Kulinarisch hat man die Wahl zwischen der „König Ludwig Stube" (internationale Küche) und der „Osteria L'Oliva" (mediterrane Köstlichkeiten). Hauseigenes Strandbad.

SCHLUCHSEE 64 B www.hochschwarzwald.de

Baden-Württemberg | EW 2.546 | 950 m — Häusern 11 km, Freiburg 47 km
T 07652 12068500

Parkhotel Flora www.parkhotel-flora.de

★★★★S

Sonnhalde 22, PLZ 79859, **T 07656 97420,** F 9742410
56 Zimmer | 9 Suiten | Ez 165–180 €, Dz 248–264 €, inkl. Halbpension, 18,00 € | 7.–21.12.20, 22.11.–20.12.21

Charmantes, privat geführtes Ferienhotel in ruhiger Lage. Behaglich und großzügig gestaltete Gästezimmer mit Balkon oder Terrasse. Kleiner SPA-Bereich mit attraktivem Außenpool und ansprechender Saunalandschaft. Sehr gutes Frühstück.

Restaurant im Parkhotel Flora

90 | Hauptgericht 23–31 €, Menü 36–65 € | Sa-So Mo-So

Hier gesellt sich zum gemütlichen Ambiente eine raffinierte Küche mit regionalen Wurzeln. Probieren Sie z.B. „Hirschragout im Trollinger geschmort mit Waldpilzen, Preiselbeerbirne und Spätzle vom Brett“! Bei schönem Wetter serviert man auch auf der großen Terrasse direkt am hoteleigenen Park.

Vier Jahreszeiten www.vjz.de

Am Riesenbühl 4, PLZ 79859, **T 07656 700,** F 70323
207 Zimmer | 10 Suiten | 27 Apartments | Ez 135–200 €, Dz 244–354 €, 10,00 € | 24 h

Die großzügige Hotelanlage bietet geschmackvoll eingerichtete Zimmer unterschiedlicher Kategorien. Für Entspannung sorgt ein exklusiver Wellnessbereich mit Schönheitspavillon sowie 4.000 qm großer Bade- und Saunalandschaft. Kulinarisch stehen verschiedene Restaurants zur Auswahl.

Auerhahn www.auerhahn.net

★★★★

Vorderaha 4 (an der B 500), PLZ 79859 (OT: Aha), **T 07656 97450,** F 9270
62 Zimmer | 3 Suiten | Ez 155–180 €, Dz 270–360 €, inkl. Vollpension

Gut geführtes Wellness- und Ferienhotel auf 1.000 Höhenmetern direkt am See. Geräumige und behaglich ausgestattete Zimmer unterschiedlicher Kategorien. Großzügiger, 2.000 qm großer Wellnessbereich mit Süßwasserpool und Solegrotte.

Mühle **Neu!** www.muehle-schluchsee.de

VARTA-TIPP Ambiente

Unterer Mühlenweg 13, PLZ 79859, **T 07656 982192**
10 Zimmer, Dz ab 146 €

Das historische Landhaus wurde 1603 als Schwarzwaldhof erbaut und diente bis ins 18. Jahrhundert hinein als Getreidemühle. Nun hat man das Gebäude mit Gefühl und Geschmack modernisiert und zu einem wunderschönen Boutique-Hotel umgebaut. Die Zimmer (teilweise mit Balkon) sind individuell und wohnlich eingerichtet. Umgeben von Wald und Natur lässt es sich hier wunderbar entspannen.

Restaurant Oxalis **Neu!**

VARTA-TIPP Küche **VARTA-TIPP** Service

Menü 79–99 € | Mo, Do-So Di, Mi

Hochwertige Holzmöbel, bequeme Designerstühle und schlichte, geradlinige Tischkultur - so frisch und modern präsentiert sich das Restaurant. Aber nicht nur der schick-alpine Look gefällt den Gästen, alles, was der talentierte Max Goldberg auf die Teller zaubert, begeistert ebenso. Bei seinen Gerichten richtet er den Fokus auf die Region und die japanische Kaiseki- & Grillkultur. Charmant und kompetent berät Sie Kerstin Bauer in punkto Weinbegleitung.

SCHMALLENBERG 30 D www.schmallenberger-sauerland.de

Nordrhein-Westfalen | EW 24.980 | 400 m Winterberg 27 km, Meschede 33 km
T 02972 97400

Deimann

www.deimann.de

★★★★★S garni

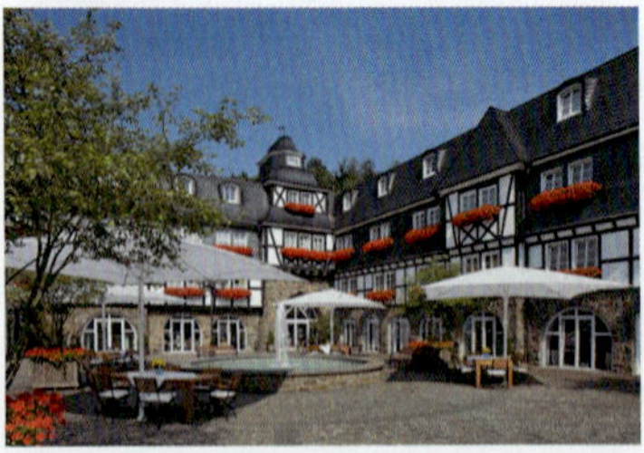

Alte Handelsstraße 5, PLZ 57392 (OT: Winkhausen), **T 02975 810,** F 81289
101 Zimmer | 3 Suiten | 21 Apartments
Ez 155–200 €, Dz 250–390 €, inkl. Halbpension, 22,00 € | 24 h

Das Herrenhaus von 1880 ist heute ein gewachsenes Ferien- und Wellnesshotel. Das schmucke Domizil beherbergt individuell eingerichtete Zimmer, die fast alle über einen Balkon oder eine Loggia verfügen. Toll die großzügige Sauna- und Badelandschaft.

Hofstube Deimann

VARTA-TIPP Küche

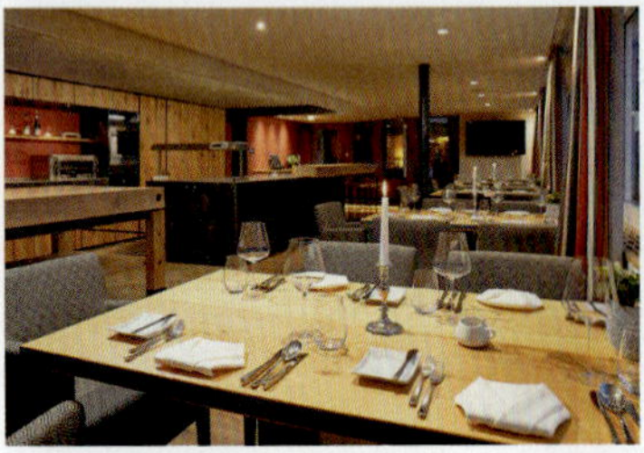

30 | Menü 119–139 € | Mi-Sa Mo, Di, So 20.12.20–5.1.21

Spitzenküche in elegantem Ambiente ohne viel Schnickschnack! Im behaglichen Fine-Dining-Restaurant können Sie miterleben, wie die erlesenen Menükreationen entstehen. Die Küche des jungen, hochtalentierten Felix Weber ist modern-französisch, puristisch und von allerhöchster Produktqualität. Tischreservierung ratsam.

Gasthof Schütte

www.gasthof-schuette.de

★★★★S garni

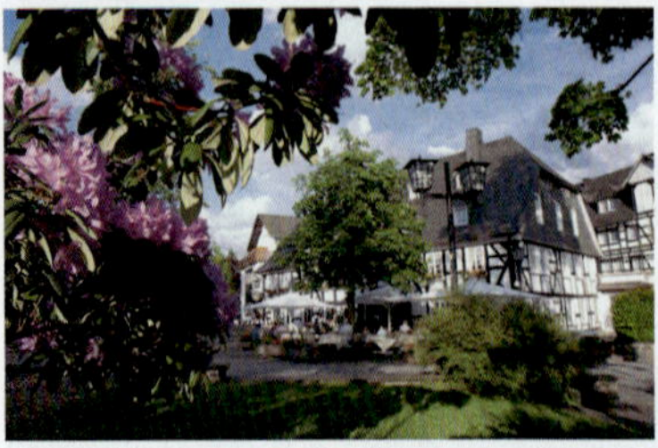

Eggeweg 2, PLZ 57392 (OT: Oberkirchen), **T 02975 820,** F 82522
59 Zimmer | 12 Apartments
Ez 93–108 €, Dz 134–216 € | 20.–26.12.20, 28.11.–26.12.21

Hübsches Fachwerkhaus aus dem 15. Jhd. mit verschiedenen Anbauten. Ausgesprochen wohnlich und mit schönen Farbakzenten zeigen sich die individuellen Gästezimmer. Weitläufige Gartenanlage mit beheiztem Freibad und Spielplatz für die Kleinen.

Gasthof Schütte

VARTA-TIPP Küche

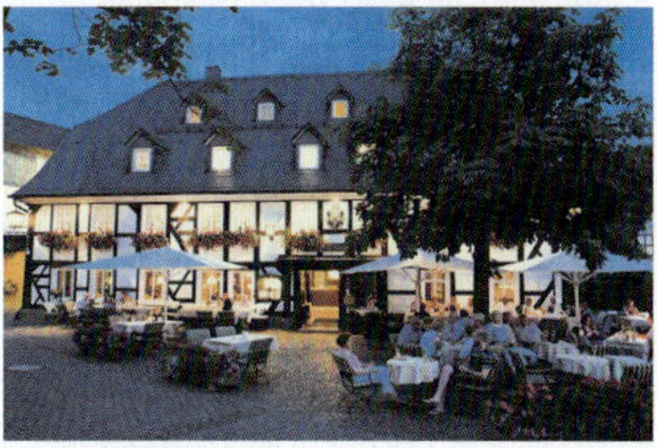

100 | Hauptger. 14–40 €, Menü 22–59 €
Mo-So

Gemütlich sitzt man in den hübschen Stuben des ehem. Bauernhauses aus dem 18. Jhd. Auch nach dem Wechsel am Herd konnte man die hohe Qualität halten. Philipp Dückers kocht frisch, regional und modern. Die Speisekarte orientiert sich am Marktangebot. Beliebt sind die täglich wechselnden Mittagsmenüs.

Hotel Rimberg

www.hotel-rimberg.de

★★★★

Rimberg 1, PLZ 57392 (OT: Rimberg), **T 02974 7770,** F 777100
60 Zimmer | 3 Apartments | Ez ab 130 €, Dz ab 150 €

Eine tolle Urlaubsadresse mit schöner Fernsicht und vielfältigem Freizeitangebot. Das Traditionshaus am Fuße des Rimbergs hat man vor einigen Jahren hochwertig modernisiert und erweitert. Es bietet individuell gestaltete Zimmer mit exklusiven Loggien. Warme Naturtöne, edle Materialien und massive Holzböden sorgen für eine wohnliche Atmosphäre. Großzügiger Wellnessbereich mit Indoor-Pool (6 x 18m).

Waldhaus

www.waldhaus-ohlenbach.de

VARTA-TIPP Service

★★★★S

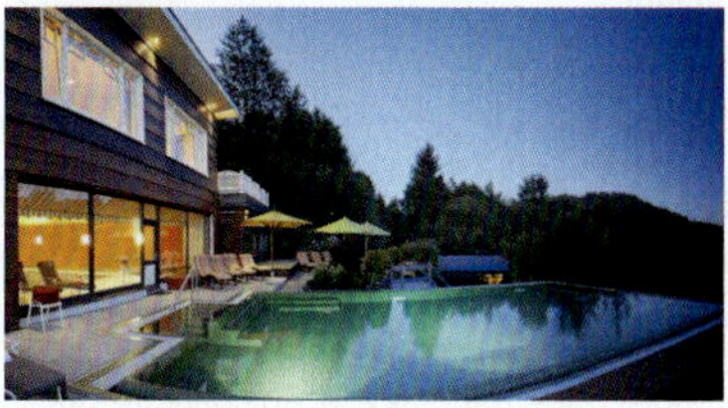

Ohlenbach 10, PLZ 57392 (OT: Ohlenbach), **T 02975 840,** F 8448
47 Zimmer | 3 Suiten | 22 Apartments
Ez ab 120 €, Dz ab 240 €, inkl. Halbpension | 24 h

Das engagiert geführte Ferienhotel liegt an einem sonnigen Südhang des Kahlen Astens. Sie logieren in großzügig geschnittenen Zimmern mit behaglicher Einrichtung. Schöner SPA-Bereich.

Schneiderstube

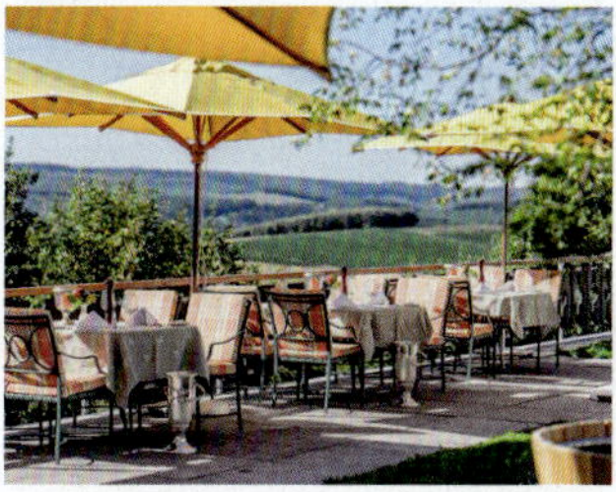

32 | Hauptger. 14–35 €, Menü 26–72 € |
Mi-So

Klassisch französisches Restaurant mit stilvoll-gediegenem Ambiente. Sehr gute Küche, bei der ausschließlich frische, hochwertige Produkte Verwendung finden. Dazu gibt es erlesene Weine aus nah und fern. Nette Terrasse mit herrlichem Blick auf das Rothaargebirge.

Jagdhaus Wiese
www.jagdhaus-wiese.de

Jagdhaus 3, PLZ 57392 (OT: Jagdhaus), **T 02972 3060,** F 306288
63 Zimmer | 21 Suiten | Ez 107–132 €, Dz 164–239 €, 14,00 € | ⊘ 20.–26.12.20

Auf über 600 m Höhe mitten im Wald liegt das hübsche Anwesen. Es verfügt über unterschiedlich geschnittene, meist rustikal ausgestattete Zimmer, Apartments und Suiten. Bürgerliche Gastronomie im Parkrestaurant und in der Jagdstube.

Störmann
www.hotel-stoermann.de

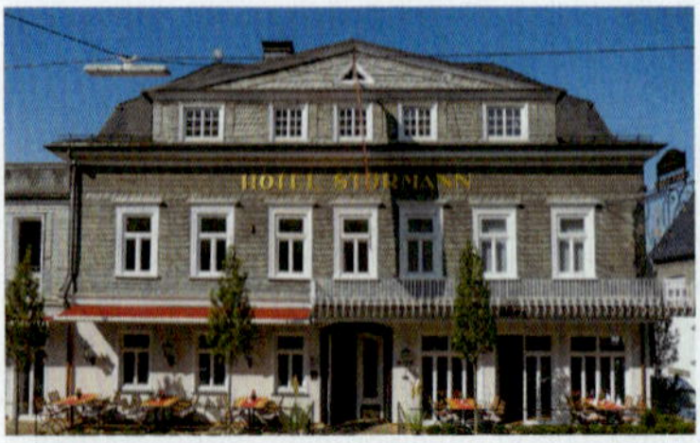

Weststraße 58, PLZ 57392,
T 02972 999123, F 999289
31 Zimmer | 1 Suite
Ez 67–88 €, Dz 114–166 €, 16,00 €

Hier wohnen Sie mitten in der Altstadt und dennoch angenehm ruhig. Die Einrichtung der Gästezimmer ist geschmackvoll und funktional zugleich. Das Restaurant bietet Regionales sowie Spezialitäten aus dem Josper-Holzkohlenofen.

Gut Vorwald
www.gut-vorwald.de

Vorwald 3, PLZ 57392 (OT: Oberkirchen), **T 02975 96610,** F 96610
14 Zimmer | 1 Apartment | Ez 68–85 €, Dz 90–125 €

Sehr schön im Grünen gelegenes Haus mit familiärer Atmosphäre. Die Zimmer sind hell und freundlich eingerichtet. Man verfügt auch über eine finnische Sauna, einen Biergarten, einen Kinderspielplatz und einen hoteleigenen Ponyhof.

Hubertus
www.gasthof-hubertus.de

Latroper Straße 24, PLZ 57392 (OT: Fleckenberg), **T 02972 5077,** F 1731
21 Zimmer | 2 Suiten | Ez 77–89 €, Dz 116–144 €

Landhaushotel in idyllischer Lage. Gepflegte Gästezimmer, die teilweise über Balkon oder Terrasse verfügen. Netter Badebereich mit Blick in die grüne Umgebung. Im rustikalen Restaurant werden herzhafte, regionale Gaumenfreuden – u.a. Wildgerichte aus heimischen Wäldern – serviert.

Landgasthof Schneider
www.schneider-westfeld.de

Winterberger Straße 3, PLZ 57392 (OT: Westfeld), **T 02975 332,** F 1397
27 Zimmer | 5 Suiten | 4 Apartments | Ez 40–62 €, Dz 68–124 €

Fachwerklandhaus in typisch Sauerländer Bauweise. Unterschiedlich große, aber recht wohnlich eingerichtete Zimmer. Es gibt auch mehrere Ferienwohnungen, einen hübschen Garten und eine Sauna. Im behaglichen Restaurant wird regional gekocht.

SCHMÖLLN 45 A
www.schmoelln.de

Thüringen | EW 13.760 | 220 m — Altenburg 12 km, Gera 27 km
T 034491 760
Stadtkirche St. Nicolai, Knopf- und Regionalmuseum, Stadtmauer, Pfefferberg, Ernst-Agnes-Aussichtsturm, Markt.

Bellevue www.bellevuehotel.de

Am Pfefferberg 7, PLZ 04626, **T 034491 7000,** F 70077
15 Zimmer | Ez ab 61 €, Dz ab 82 €, exkl. Frühstück, 8,50 €

Hist. Villa mit kleinem Gartenpark in ruhiger Waldrandlage. Man verfügt über geschmackvoll eingerichtete Gästezimmer und ansprechende, stuckverzierte Gasträume, in denen internationale Speisen serviert werden.

SCHNAITTACH 53 B www.schnaittach.de

Bayern | EW 8.000 | 355 m Lauf a. d. Pegnitz 8 km, Pegnitz 15 km
T 09153 4090

Berggasthof Igelwirt www.igelwirt.de

Igelweg 6, PLZ 91220 (OT: Osternohe), **T 09153 4060,** F 406166
32 Zimmer | Ez 70–95 €, Dz 98–110 €, 7,50–10,00 €

Familiengeführter Berggasthof mit über 100-jähriger Tradition. Im Stammhaus behagliche Bauernmöbelzimmer, im neueren Gästehaus komfortable Zimmer in modernem Design. Im Restaurant wird bürgerlich-regional gekocht.

SCHNEEBERG 45 B www.schneeberg.de

Sachsen | EW 14.353 | 470 m Aue 5 km, Zwickau 20 km
T 03772 356215

Büttner www.hotel-buettner.de

Markt 3, PLZ 08289, **T 03772 3530,** F 353200
12 Zimmer | 1 Suite | 1 Apartment | Ez ab 55 €, Dz ab 85 €

Traditionsreiches Gebäude, das nach dem Stadtbrand im Jahr 1719 im bürgerlichen Barock wiederaufgebaut wurde. Gemütliche Gästezimmer mit zweckmäßiger Ausstattung. Hübsches Frühstücksrestaurant, Lounge im hist. Kreuzgewölbe.

SCHNEVERDINGEN 15 C www.schneverdingen-touristik.de

Niedersachsen | EW 18.900 | 86 m Soltau 21 km, Hamburg 60 km
T 05193 93800
Wilseder Berg (169 m, 16 km NO), Pietzmoor, Landschaftsschutzgebiet Höpen mit Heidegarten, Wassermühle, Eine-Welt-Kirche, Höhenweg Arena.

Hof Tütsberg www.hotel-hof-tuetsberg.de

Im Naturschutzpark, PLZ 29640, **T 05199 900,** F 9050
29 Zimmer | 5 Apartments | Ez 59–79 €, Dz 89–149 €, exkl. Frühstück, 13,50 €

Reizvoll im Naturschutzpark gelegenes hist. Heidegut aus dem 16. Jhd. Stilvoll eingerichtete Zimmer, die sich auf das Haupt- und die Nebenhäuser verteilen. Freundliche Gaststube mit ländlichem Charme.

Ramster www.hotel-ramster.de

Heberer Straße 16, PLZ 29640, **T 05193 6888**
70 | Hauptgericht 7–23 €, Menü 15–38 € | Di-So Mo

»

Das Restaurant ist bekannt für seine schmackhafte regionale und saisonale Küche. Das Ambiente ist behaglich, die Preise fair und der Service freundlich. Die schöne Gartenterrasse lädt zum Verweilen ein. Für Übernachtungsgäste stehen gepflegte Zimmer zur Verfügung.

SCHOLLBRUNN 51 B — www.schollbrunn-spessart.de

Bayern | EW 949 | 412 m — Wertheim 11 km, Aschaffenburg 33 km
T 09342 92620

Zur Sonne — www.sonne-schollbrunn.de

€ Gut & Günstig

Brunnenstraße 1, PLZ 97852, **T 09394 344,** F 970767
26 Zimmer | Ez 45 €, Dz 70–80 €, 5,00–7,50 €

Altfränkischer Familienbetrieb in ländlicher Umgebung. Zweckmäßige Zimmer zu günstigen Preisen. Das rustikale Restaurant bietet u.a. regionale Klassiker und Wildspezialitäten. Lauschiger Biergarten.

SCHÖNAICH 58 A — www.schoenaich.de

Baden-Württemberg | EW 9.876 | 435 m — Böblingen 6 km, Sindelfingen 9 km
T 07031 6390

Waldhotel Sulzbachtal — www.sulzbachtal.com

Im Sulzbachtal 2, PLZ 71101, **T 07031 75780,** F 757810
20 Zimmer | Ez ab 89 €, Dz ab 108 €

Modernes Urlaubshotel mit familiärer Atmosphäre in ruhiger, grüner Lage. Gepflegte Nichtraucherzimmer mit zeitgemäßer Ausstattung. Idealer Ausgangspunkt für Wanderungen und Ausflüge.

SCHÖNAU A.KÖNIGSSEE 69 A — www.koenigssee.com

Bayern | EW 5.314 | 630 m — Berchtesgaden 3 km, Bad Reichenhall 23 km
T 08652 1760

Alpenhof — www.alpenhof.de

Richard-Voß-Straße 30, PLZ 83471 (OT: Faselsberg), **T 08652 6020,** F 64399
52 Zimmer | Ez 61–124 €, Dz 134–238 €, 10,00 € | 8.–27.11.20

Das Wellnesshotel befindet sich in 700 m Höhe auf einem 6 ha großen Wiesengrundstück am Königssee. Die hübschen, alpin-rustikal eingerichteten Zimmer ermöglichen einen herrlichen Blick auf die Berge. Für Entspannung sorgt ein ansprechender Wohlfühlbereich mit ganzjährig beheiztem Freibad.

Alpenhotel Zechmeisterlehen
www.zechmeisterlehen.de

VARTA-TIPP Service

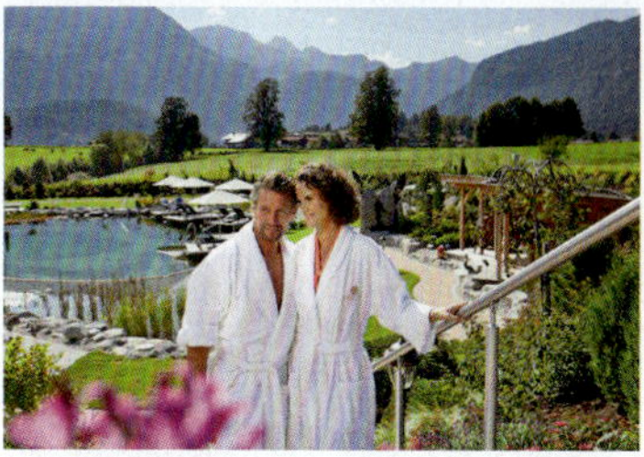

Wahlstraße 35, PLZ 83471 (OT: Oberschönau), **T 08652 9450,** F 945299
56 Zimmer | 10 Suiten | 3 Apartments
Ez 99–199 €, Dz 190–240 € | ⃠ 15.11.–18.12.20

Wie fern der Alltag ist, merken Sie, wenn Sie in diesem Haus übernachten! Das landschaftlich reizvoll gelegene Ferien- und Wellnesshotel vermittelt Niveau und Exklusivität, von den sehr behaglich eingerichteten Zimmern über das SPA bis zum Bemühen um den Gast.

Georgenhof
www.hotel-georgenhof.de

Modereggweg 21, PLZ 83471, **T 08652 9500,** F 950200
21 Zimmer | 6 Apartments | Ez 59–73 €, Dz 98–130 €, 8,00–12,00 €

Rustikales Landhotel in ruhiger Lage direkt am Waldrand. Gemütliche, im alpenländischen Stil eingerichtete Gästezimmer. In den behaglichen Restaurantstuben werden regionale Spezialitäten serviert.

SCHÖNAU IM SCHWARZWALD 64 A
www.schoenau-im-schwarzwald.de

Baden-Württemberg | EW 2.300 | 540 m — Lörrach 37 km, Freiburg im Breisgau 39 km
T 07673 918130

Vier Löwen
www.vier-loewen.de

Talstraße 18, PLZ 79677, **T 07673 918120,** F 9181240
18 Zimmer | Ez 65–71 €, Dz 110–122 €

Familiengeführter Gasthof mit behaglichem Ambiente. Individuell eingerichtete Gästezimmer mit moderner Ausstattung. Das Restaurant serviert regionale Küche aus heimischen Produkten.

SCHÖNBECK 19 A
www.amt-woldegk.de

Mecklenburg-Vorpommern | EW 423 | 44 m — Groß Miltzow 4 km, Kublank 8 km
T 03963 25650

Park Hotel Schloss Rattey
www.schlossrattey.de

Dorfstr. 21, PLZ 17349 (OT: Rattey), **T 03968 255010,** F 255050
19 Zimmer | 2 Suiten | 1 Apartment | Ez 75–85 €, Dz 95–120 €, 10,00–12,50 €

Das im Jahre 1806 errichtete Herrenhaus wurde aufwendig saniert und zu einem eleganten Schlosshotel umgestaltet. Es hält stilvolle, mit Antiquitäten ausgestattete Gästezimmer bereit. Schöner Wellnessbereich im ausgebauten Kellergewölbe. Stilvolles Restaurant mit Südterrasse.

SCHÖNBERG 62 A www.schoenberg-bayerwald.de

Bayern | EW 3.830 | 563 m Grafenau 7 km, Regen 24 km
T 08554 960441

Best Western Hotel Antoniushof www.hotel-antoniushof.de

★★★ S garni

Unterer Markt 12, PLZ 94513, **T 08554 9449890,** F 944989200
50 Zimmer | Ez ab 89 €, Dz ab 119 €, 8,00–9,50 €

Familiengeführtes Erwachsenenhotel für Gäste ab 16 Jahren mit hell und freundlich eingerichteten Zimmern. Kleiner Wellnessbereich mit Hallenbad und finnischer Sauna. Urig-gemütliches Restaurant mit bayerisch-österreichischer Küche.

Landhaus zur Ohe www.landhaus-zur-ohe.de

★★★ S garni

Maukenreuth 1, PLZ 94513 (OT: Maukenreuth), **T 08554 96070,** F 960798
38 Zimmer | 1 Suite | 13 Apartments

Familienfreundliches Urlaubshotel in schöner Aussichtslage mitten im Grünen. Praktische Zimmer in unterschiedlichen Größen mit zweckmäßiger Ausstattung. Restaurant mit bayerisch-österreichischer Küche.

SCHÖNBORN, BAD 51 C www.bad-schoenborn.de

Baden-Württemberg | EW 12.483 | 122 m Bruchsal 12 km, Heidelberg 23 km
T 07253 94310

Villa Medici www.hotel-villa-medici.de

★★★★ S garni

Waldparkstraße 20, PLZ 76669 (OT: Mingolsheim), **T 07253 9871170,** F 9871100
90 Zimmer | 3 Suiten | Ez 77–129 €, Dz 79–144 €, exkl. Frühstück, 17,00 € | 24 h

Das charmante, privat geführte Hotel befindet sich gegenüber dem Kurpark. Hier stehen Ihnen bis zu 40 qm große Zimmer mit südländischer Note zur Verfügung. Deutsch-mediterrane Küche wird im Restaurant „Dolce Vita“ serviert.

Der Erck - Dein Restaurant Neu! www.dein-erck.de

Heidelberger Str. 22 (im Hotel Erck), PLZ 76669 (OT: Bad Mingolsheim), **T 07253 977910**
50 | Hauptgericht 18–35 €, Menü 30–75 € | Di-Sa Mo, So

Ob in der urgemütlichen Gaststube, im lichtdurchfluteten Wintergarten oder auf der Sonnenterrasse - hier wird badische Regionalküche kreativ und modern umgesetzt. Auf der Speisekarte klingt das z.B. so: „Zweierlei vom heimischen Wildschwein | Pfifferlinge | Aprikose | Schupfnudeln“. Auch die Weinauswahl kann sich sehen lassen. Großer Beliebtheit erfreuen sich die Küchenpartys des jungen Patrons.

SCHÖNECK 45 C www.touristinfo-schoeneck.de

Sachsen | EW 4.000 | 800 m Klingenthal 14 km, Plauen 21 km
T 037464 330011

Tannenhaus www.tannenhaus.de

S garni

Klingenthaler Straße 19, PLZ 08261, **T 037464 341110**
16 Zimmer | 4 Suiten | Ez 75–103 €, Dz 135–158 €

Das schmucke kleine Domizil befindet sich mitten im Skigebiet, unmittelbar an der bekannten Kammloipe. Ob ausgedehnte Waldspaziergänge im Sommer oder Langlauf im Winter, für Freizeitgäste ist das Haus die perfekte Adresse. Die Zimmer sind gemütlich und modern eingerichtet. Zum Hotel gehören auch ein hübscher Saunabereich, ein urig-gemütliches Restaurant sowie ein netter Hofladen.

SCHÖNECK 41 D — www.schoeneck.de

Hessen | EW 11.625 | 122 m — Hanau 9 km, Frankfurt/Main 24 km
T 06187 95620

Lauer — www.hotellauer.de

€ Gut & Günstig

Frankfurter Straße 17, PLZ 61137 (OT: Kilianstädten), **T 06187 95010,** F 950120
17 Zimmer | Ez 70–80 €, Dz 90–100 €

Mit Liebe zum Detail saniertes Fachwerkhaus in zentraler, aber ruhiger Lage mit persönlicher Führung. Zeitgemäß eingerichtete Gästezimmer mit zweckmäßiger Ausstattung. Restaurant mit deutsch-mexikanischer Küche.

SCHÖNEFELD 26 D — www.gemeinde-schoenefeld.de

Brandenburg | EW 13.890 | 46 m — Berlin 25 km, Brandenburg 89 km
T 030 5367200
Info-Tower am Flughafen BER.

Garni El-Condor — www.hotel-elcondor.de

€ Gut & Günstig garni

Seeweg 2, PLZ 12529, **T 030 634880,** F 63488222
18 Zimmer | 1 Apartment | Ez ab 55 €, Dz ab 75 €

Familiär und persönlich geführtes Hotel mit Pensionscharakter. Funktionelle, gepflegte Zimmer zum kleinen Preis. Gutes Frühstück. Schöne Sommerterrasse.

SCHÖNTAL 52 C — www.schoental.de

Baden-Württemberg | EW 5.544 | 209 m — Heilbronn 44 km, Stuttgart 86 km
T 07943 91000

Zur Post — www.gasthof-post-schoental.de

Honigsteige 1, PLZ 74214, **T 07943 2226,** F 2563
32 Zimmer | Ez 70 €, Dz 96 €, 5,00 €

Gewachsener Landgasthof gegenüber dem Barockkloster Schöntal. Hübsch eingerichtete, renovierte Landhauszimmer im denkmalgeschützten Stammhaus, Zimmer mit mediterranem Flair im neueren Anbau. Umfangreicher Wellnessbereich mit finnischer Sauna, Erlebnisdusche, Kneippfußbecken, Solarium und Ruhebereich.

SCHÖNWALD 57 C — www.schoenwald.net

Baden-Württemberg | EW 2.396 | 988 m — Triberg 5 km, Furtwangen 9 km
T 07722 860831

Dorer
www.hotel-dorer.de

VARTA-TIPP Service

★★★★

Franz-Schubert-Str. 20, PLZ 78141, **T 07722 95050**
18 Zimmer | 4 Suiten | Ez 80–95 €, Dz 140–148 €, 20,00 € | 24 h

Ein Vergnügen, in diesem ruhig gelegenen Feriendomizil zu logieren. Die Gastgeberfamilie umsorgt Sie ausgesprochen freundlich und aufmerksam. Märchenhaft schlafen Sie in gepflegten Gästezimmern, die reizvoll im Schwarzwälder Stil eingerichtet sind. Entspannen lässt es sich aber auch im hauseigenen Wellnessbereich.

Zum Ochsen
www.ochsen.com

★★★★

Ludwig-Uhland-Straße 18-21, PLZ 78141, **T 07722 866480,** F 8664888
36 Zimmer | Ez ab 108 €, Dz ab 138 €, 18,00 €

Familiär geführtes Ferienhotel in herrlicher Lage auf einem Hochplateau. Wohnlich eingerichtete Zimmer mit zeitgemäßer Ausstattung. Ansprechender Wellnessbereich mit Schwimmbad und Saunalandschaft.

Zum Ochsen

150 | Hauptgericht 14–45 €, Menü 35–65 € | Mo-So

Behagliches Restaurant mit holzgetäfelter Gaststube und gemütlicher Atmosphäre. Serviert wird eine kreative badische Küche mit internationalen Einflüssen. Nette Sommerterrasse.

SCHOPFHEIM 64 A
www.schopfheim.de

Baden-Württemberg | EW 18.988 | 373 m — Lörrach 15 km, Bad Säckingen 19 km
T 07622 396145
Hist. Altstadt, Stadtmuseum, Linotypemuseum, Eichener See, Rinderlehrpfad mit Gehege, Barock-Schanze, Waldglas-Ausstellung.

Krone
www.krone-wiechs.de

★★★S

Am Rain 6, PLZ 79650 (OT: Wiechs), **T 07622 39940,** F 399420
54 Zimmer | 1 Suite | 3 Apartments | Ez 88 €, Dz 138–170 €, ab 5,00 €

Vorbildlich geführter Familienbetrieb mit zweckmäßigen, teils renovierten Zimmern. Im Restaurant überwiegend bürgerliches Speisenangebot. Terrasse mit Ausblick.

Mühle zu Gersbach
www.muehle.de

★★★S

Zum Bühl 4, PLZ 79650 (OT: Gersbach), **T 07620 90400,** F 904055
16 Zimmer | 1 Suite | Ez ab 75 €, Dz ab 100 €

Kleines, familiär geführtes Landhotel in reizvoller Lage. Behagliche, teils renovierte Gästezimmer. Hübscher Garten mit Bachlauf. Idealer Ausgangspunkt für Ausflüge ins Elsass oder in die Nordschweiz.

Mühle zu Gersbach

80 | Hauptgericht 10–34 €, Menü 19–62 € |

Hotelrestaurant mit behaglich-gediegenem Ambiente. Serviert wird feine Regionalküche mit französischem Einschlag. Gut sortierte Weinkarte, herzlicher Service.

Glöggler
www.restaurant-gloeggler.de

Austraße 5, PLZ 79650, **T 07622 2167**
50 | Hauptgericht 10–28 €, Menü 22–51 € | Di-Sa Mo, So

Ansprechendes Lokal mit geschmackvoll eingerichteten Gasträumen und gepflegter Tischkultur. Serviert wird saisonorientierte badische Küche. Gemütliches Gartenrestaurant.

SCHORFHEIDE 27 A
www.gemeinde-schorfheide.de

Brandenburg | EW 10.409 | 62 m
Eberswalde 23 km, Oranienburg 33 km
T 033393 65777

Fontane Hotel
www.fontanehotel.com

Am See 7, PLZ 16244 (OT: Altenhof), **T 033363 52390**
23 Zimmer | Ez ab 70 €, Dz ab 110 €, exkl. Frühstück, 15,00 €

Direkt am Werbellinsee befindet sich das 2018 eröffnete Hotel. Das Haus bietet hell und zeitgemäß eingerichtete Zimmer in unterschiedlichsten Kategorien. Regionale Gerichte und Steakspezialitäten serviert das Restaurant „Theodor's", das sich im Erdgeschoss befindet. Von der Dachterrasse hat man eine traumhafte Aussicht auf den See.

SCHORNDORF 58 B
www.schorndorf.de

Baden-Württemberg | EW 38.431 | 256 m
Göppingen 20 km, Stuttgart 35 km
T 07181 6020
Gottlieb-Daimler-Geburtshaus, Galerien für Kunst und Technik, Stadtmuseum, hist. Altstadt.

Boutique Hotel Pfauen
www.pfauen-schorndorf.de

VARTA-TIPP Ambiente

Höllgasse 9, PLZ 73614, **T 07181 6699010,** F 6699011
7 Zimmer | Ez 115–200 €, Dz 140–220 €, exkl. Frühstück

In diesem charmanten kleinen Hotel übernachten Sie Wand an Wand zum Geburtshaus Gottlieb Daimlers im Herzen der Altstadt. Die Designzimmer bestechen durch ihr liebevoll gestaltetes Interieur mit historischen Elementen und zeitgemäßer Technik. Sie tragen die Namen berühmter Automobilpersönlichkeiten wie Robert Bosch, Nikolaus Otto oder Carl Benz.

Gourmetrestaurant Nico Burkhardt

VARTA-TIPP Küche **VARTA-TIPP** Service

8 | Menü 112–145 € | Mi-Sa Mo, Di, So

Essvergnügen auf zwei Ebenen: Die wenigen Plätze im Erdgeschoss bieten Exklusivität im einzigartigen Ambiente des alten Fachwerkhauses. Hier offeriert Ihnen der geschulte Service ein gehobenes Feinschmeckermenü (4 bis 6 Gänge). Nico Burkhardts französisch inspirierte Küche glänzt durch Raffinesse, solides Handwerk und außergewöhnliche Zutaten. Wer es etwas einfacher mag: Im Galeriegeschoss wird bodenständige regionale und internationale Küche serviert.

SCHORSSOW 18 A www.amt-mecklenburgische-schweiz.de

Mecklenburg-Vorpommern | EW 446 | 8 m Teterow 11 km, Parchim 71 km
T 03996 12800

Seeschloss Schorssow www.schloss-schorssow.de

S garni

Am Haussee 3, PLZ 17166, **T 039933 790,** F 79100
44 Zimmer | 4 Suiten | Ez ab 104 €, Dz ab 128 €, exkl. Frühstück, 13,00 €

Elegantes Schlosshotel mit großzügigem englischen Landschaftspark in schöner Einzellage am See. Alle Zimmer im Haupthaus und der nur wenige Meter entfernt liegenden Residenz unterscheiden sich in Form und Farbe. Sie sind stilvoll und komfortabel eingerichtet. Fast schon herrschaftlich speisen Sie im Restaurant „Von Moltke“.

SCHOTTEN 42 C www.tourist-schotten.de

Hessen | EW 10.137 | 330 m Laubach 15 km, Bad Nauheim 40 km
T 06044 6651

Taufsteinhütte Neu! www.taufsteinhuette.de

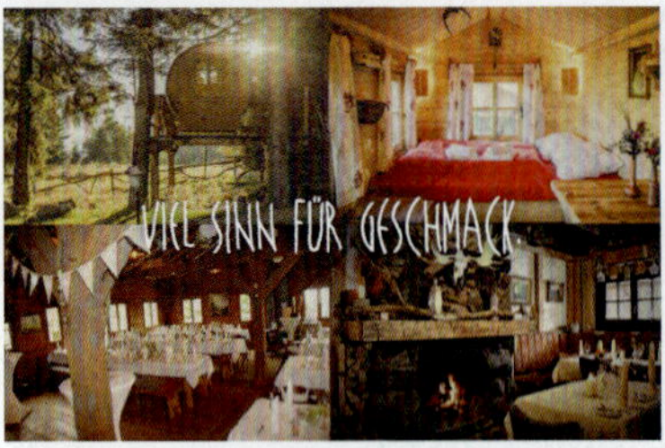

Am Hoherodskopf 2, PLZ 63679,
T 06044 2381
Hauptger. 11–32 € | Mi-So Mo, Di

In idyllischer Waldlage nahe dem Hoherodskopf empfängt Sie dieses beliebte Ausflugsziel. Gemütlich und sympathisch-lebhaft ist es hier. Toll das authentisch-alpine Hüttenflair mit viel Holzgebälk, grob verputzten Wänden und offenen Kaminen. Dazu eine schmackhafte Küche, die auf Regionalität und Nachhaltigkeit setzt.

SCHRAMBERG 57 C www.schramberg.de

Baden-Württemberg | EW 20.716 | 426 m Rottweil 24 km, Freudenstadt 37 km
T 07422 290
3 Burgruinen, Römerkastell, St.-Maria-Kirche, Falkensteiner Kapelle, Stadt- und Dieselmuseum, Geschichtspfad Zeitreise, Park der Zeiten.

Villa Junghans www.villa-junghans.de

S garni

Bauernhofweg 25, PLZ 78713, **T 07422 5601130,** F 56011399
12 Zimmer | 1 Apartment | Ez ab 80 €, Dz ab 137 €

Renovierte ehem. Fabrikantenvilla von 1885 mit großzügig geschnittenen und modern ausgestatteten Gästezimmern. Im stilvollen Restaurant wird internationale und regionale Küche serviert.

Hotel Schramberg www.business-hotel-schramberg.com

S garni

Rottweiler Straße 10, PLZ 78713 (OT: Sulgen), **T 07422 9916560,** F 99165699
52 Zimmer | 13 Suiten | Ez 84–113 €, Dz 132–158 €

Modernes Urlaubs- und Geschäftshotel unter privater Führung. Funktionell und zeitgemäß eingerichtete Gästezimmer in vier verschiedenen Kategorien. Gutes Frühstück.

Gasthof Hirsch
www.hotel-gasthof-hirsch.com

VARTA-TIPP Küche

Hauptstraße 11, PLZ 78713, **T 07422 280120**
40 | Hauptgericht 18–38 €, Menü 35–75 € | Mo, Do-So ⦸ Di, Mi ⦸ 4.–18.3.21, 12.–26.8.21

Hier erwarten Sie Schwarzwälder Gastlichkeit sowie eine feine badisch-französische Küche von beachtenswerter Frische und Qualität. Thomas Zimmermann verwendet fast ausschließlich hochwertige Produkte, die vorwiegend aus der Region stammen. Das Ambiente ist stilvoll-gediegen, der Service stets freundlich und aufmerksam. Im Keller lagern Spitzenweine ausgesuchter Winzer. Sechs liebevoll gestaltete Gästezimmer gibt es auch.

Gasthof Adler
www.adler-tennenbronn.de

VARTA-TIPP Service

Hauptstraße 60, PLZ 78144 (OT: Tennenbronn), **T 07729 92280**
80 | Hauptgericht 13–32 €, Menü 28–45 € | Di, Do-Do, So Di-So

Ein tipptopp gepflegter Landgasthof, seit 1790 im Familienbesitz. Bei den Reutlingers darf man sich auf eine frische bodenständige Küche freuen - regional, saisonal und biologisch! Liebevoll umsorgt werden Sie von der überaus freundlichen Servicecrew. Zum Übernachten hat man helle, freundliche Gästezimmer, die mit Fichtenholzmöbeln eingerichtet sind.

SCHWABACH 53 C
www.schwabach.de

Bayern | EW 38.751 | 326 m — Nürnberg 23 km, Ansbach 36 km
T 09122 860241
Stadtmuseum, Goldschlägerwerkstatt, vergoldete Rathausdächer, Laubhütte.

Holiday Inn Express
www.express-schwabach.de

★★★S garni

Wendelsteiner Straße 4, PLZ 91126, **T 09122 18800,** F 1880888
150 Zimmer | Ez 69–179 €, Dz 69–179 € | 24 h

Neuzeitliches Businesshotel mit sehr guter Verkehrsanbindung. Helle, freundliche Gästezimmer. Modern ausgestattete Tagungsräume, neuzeitlicher Bar- und Loungebereich.

Raab-Inspektorsgarten
www.hotel-raab.de

Äußere Rittersbacher Straße 14, PLZ 91126 (OT: Forsthof), **T 09122 93880,** F 938860
29 Zimmer | Ez 79–130 €, Dz 95–165 €

Landgasthof mit freundlicher, familiärer Führung und zeitgemäß eingerichteten Zimmern unterschiedlicher Kategorien. Stilvolles Restaurant mit fränkisch-moderner Küche und schönem Biergarten.

SCHWABENHEIM 50 B
www.schwabenheim.de

Rheinland-Pfalz | EW 2.604 | 140 m — Mainz 20 km, Bingen 23 km
T 06130 206

Zum alten Weinkeller

www.immerheiser-wein.de

★★★ garni

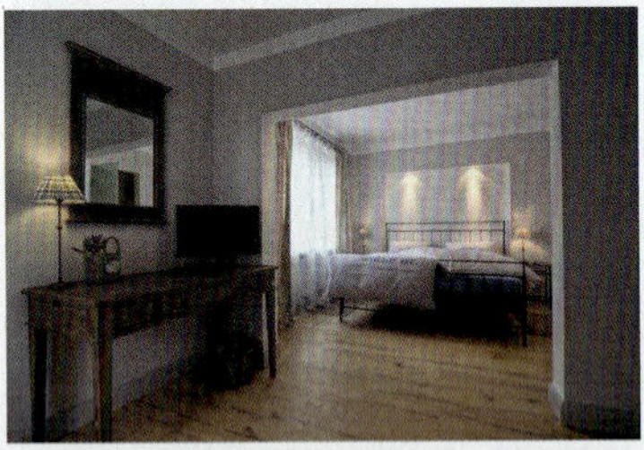

Schulstraße 6-10, PLZ 55270,
T 06130 941800, F 9418080
16 Zimmer | 1 Suite
Ez 74–99 €, Dz 99–135 € | 24 h

Hier vereinen sich Ambiente, Genuss und Lifestyle. Schlichte, rustikale Zimmer im Stammhaus und gemütliche, individuell eingerichtete Landhauszimmer im gegenüberliegenden Gästehaus „Casa Rustica".

Zum alten Weinkeller

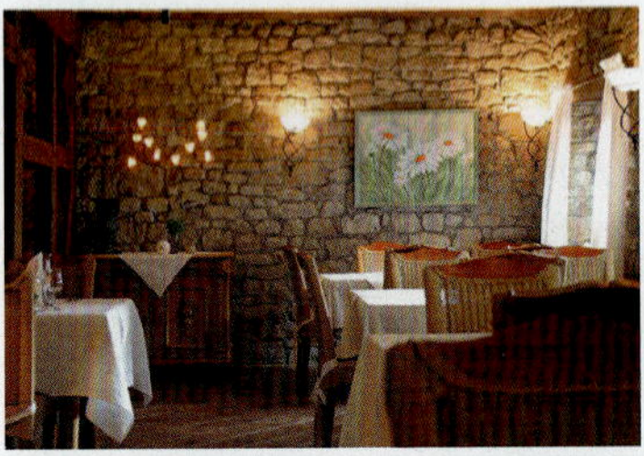

60 | Hauptger. 19–29 €, Menü 39–49 € |
So Fr-So Mo, Di, Mi, Do

Im mediterran gestalteten Restaurant kann sich der Gast aus den wechselnden saisonalen Gerichten seine eigene Menüfolge zusammenstellen. Dazu gibt es korrespondierende Weine, u.a. vom hauseigenen Weingut.

Landgasthof Engel

€ Gut & Günstig

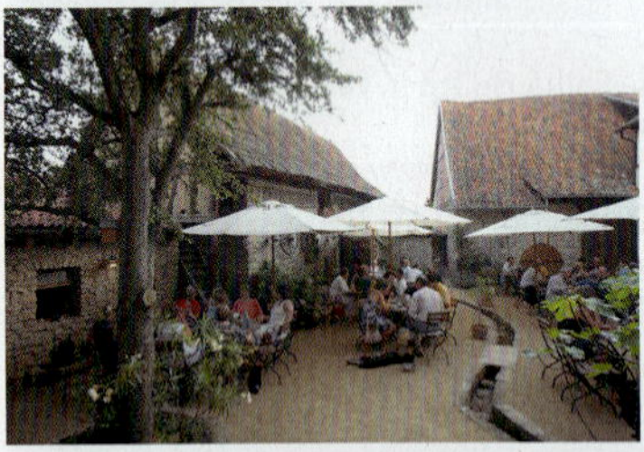

Markt 8, PLZ 55270, **T 06130 929394**
100 | Hauptger. 10–20 €, Menü 16–30 € |
Mo-So

Rustikal gestalteter Gasthof mit liebevollem Landhausambiente. Bürgerlich-deftige Speisekarte. Reizvoller Innenhof mit mediterranem Flair. Jeden Mittwoch „Bratentag wie bei Oma".

SCHWÄBISCH GMÜND 58 B

www.schwaebisch-gmuend.de

Baden-Württemberg | EW 60.167 | 321 m — Aalen 23 km, Stuttgart 56 km
T 07171 6034250
Heilig-Kreuz-Münster, St.-Johannis-Kirche, Museum für Gold- und Silberschmuck, Hohenrechberg, Landesgartenschau-Park.

Hotel am Remspark
www.hotelamremspark.de

★★★S garni

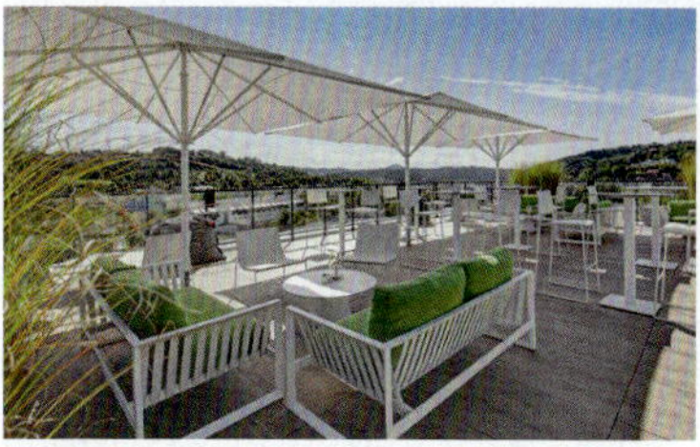

Remspark 1, PLZ 73525, **T 07171 7988200,** F 7988222
108 Zimmer | 4 Suiten | 1 Apartment
Ez 90–135 €, Dz 115–155 € | 24 h

Das Business- und Lifestyle-Hotel mit seiner unverwechselbaren silbernen Fassade liegt unmittelbar an der Rems, unweit des Bahnhofs. Es bietet hell und freundlich eingerichtete Zimmer mit zeitgemäßem Komfort. Im Haus befindet sich auch ein großzügiges Fitnessstudio.

Hi, Charles

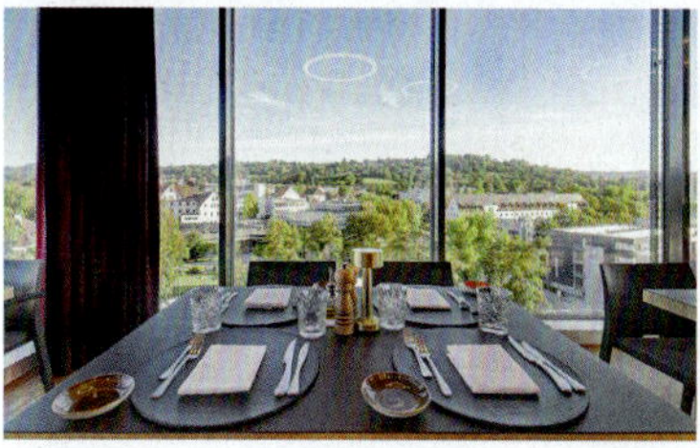

120 | Hauptger. 15–39 €, Menü 34–75 €
Mo-Sa So

Ein schön urbanes Ambiente: lichtdurchflutet mit großen Panoramafenstern und Designerleuchten. Da passt die moderne Küche perfekt ins Bild. Serviert werden Grillspezialitäten und echtes Dry-Aged-Beef. **Achtung: Bei Redaktionsschluss für diese Buchausgabe war das Restaurant auf Grund der COVID-19-Pandemie noch geschlossen.**

Fuggerei
www.restaurant-fuggerei.de

Münstergasse 2, PLZ 73525, **T 07171 30003**
60 | Hauptgericht 17–36 €, Menü 31–85 € | Di-So Di-Sa Mo

Im ältesten erhaltenen Steinhaus der Stadt laden verschiedene Räumlichkeiten zum Verweilen ein. Aus der Küche kommen frische schwäbische und internationale Speisen, so z.B. „Maishähnchenbrust mit Ratatouille und Kartoffelgratin". Im Sommer lockt das Gartenrestaurant mit Blick auf das Heilig-Kreuz-Münster.

s'Gmünderle
www.ccs-gastronomie.de/gmuenderle

Rektor-Klaus-Str. 9, PLZ 73525, **T 07171 9226803**
68 | Hauptgericht 18–36 €, Menü 49–110 € | Do-So Mo, Di, Mi

Mitten im Stadtgarten liegt das elegante Restaurant mit großer Glasfront, offener Show-Küche und schöner Terrasse. Die angenehme Atmosphäre nebst freundlichem Service kommt ebenso an wie die kreativen Gerichte, die auf Basis traditioneller schwäbischer Rezepte zubereitet werden.

SCHWÄBISCH HALL 52 C
www.schwaebischhall.de

Baden-Württemberg | EW 38.100 | 304 m Heilbronn 53 km, Stuttgart 64 km
T 0791 751246
Hist. Altstadt, Hällisch-Fränkisches Museum, Kirche St. Michael, Kunsthalle Würth, Johanniterkirche.
Einen Cityplan finden Sie auf Seite 1088.

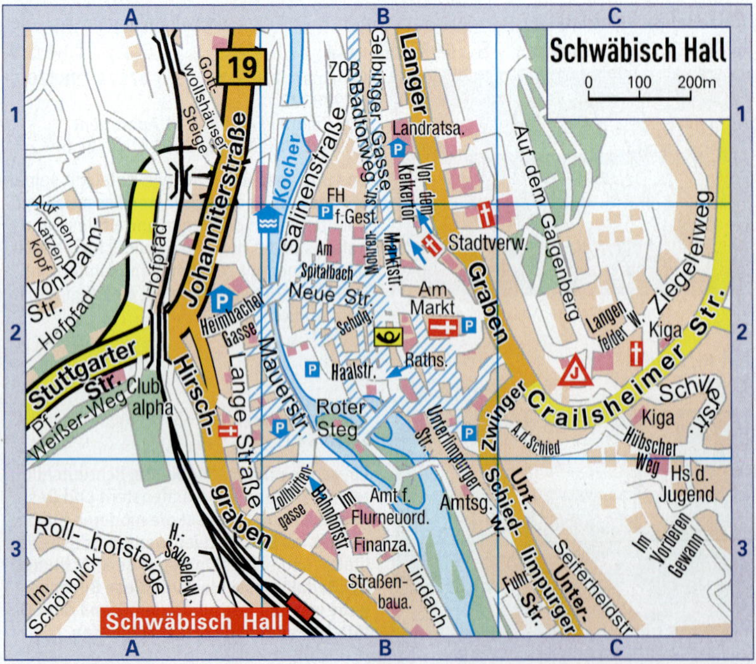

Der Adelshof
www.hotel-adelshof.de

★★★★

Am Markt 12 (B2), PLZ 74523, **T 0791 75890,** F 7589890
45 Zimmer | 2 Suiten | Ez 89–129 €, Dz 109–169 €

Geschichtsträchtiges Haus in zentraler Innenstadtlage mit geschmackvoll ausgestatteten Themenzimmern. Kleine, mediterran anmutende Wellnessoase mit finnischer Sauna und Tepidarium.

Hohenlohe
www.hotel-hohenlohe.de

★★★★ S

Weilertor 14 (A2), PLZ 74523, **T 0791 75870,** F 758784
114 Zimmer | 6 Suiten | Ez 119–166 €, Dz 156–232 € | 24 h

Komfortables Tagungs- und Freizeithotel am Rande des hist. Stadtkerns. Hell und modern eingerichtete Zimmer, teils mit Balkon. Großzügiger Wellnessbereich mit Solebad, Sauna-Erlebniswelt und Salzgrotte.

Aussichtsrestaurant

120 | Hauptgericht 24–35 €, Menü 42–56 € | Sa-So Mo-So

Das Restaurant macht seinem Namen alle Ehre: Die großzügig verglaste Fassade ermöglicht den uneingeschränkten Blick auf die malerische Altstadt und das Kochertal. Dazu kredenzt man eine regionaltypische Frischeküche mit internationalen Einflüssen.

Rebers Pflug

www.rebers-pflug.de

Weckriedener Straße 2, PLZ 74523 (OT: Weckrieden), **T 0791 931230,** F 9312345
19 Zimmer | 4 Suiten | Ez 89–119 €, Dz 119–179 €

In diesem liebevoll renovierten Hotel hat man Traditionelles bewahrt und dennoch ein stilvolles, modernes Ambiente geschaffen. Die Zimmer sind in unterschiedlichen Kategorien buchbar und behaglich im zeitgemäßen Landhausstil eingerichtet. Sehr geschmackvoll sind die Zimmer und Suiten im 2019 neu entstandenen „Wohn.Reich". Idyllischer Sommergarten mit südlichem Flair.

Rebers Pflug

VARTA-TIPP Küche **VARTA-TIPP** Service

70 | Hauptgericht 17–44 €, Menü 55–115 € | Mi-Sa Mo-Sa So

Außen heimelig, drinnen zeitgemäß. Das eindrückliche, designorientierte Ambiente beflügelt die Küchenleistung. Hans-Harald Reber kocht so, wie er es verspricht: kreativ, schnörkellos und aromenstark. Wie wäre es z.B. mit „Geröstetem Pulpo und Wildfang-Garnelen auf Erbsenpüree mit Chorizobutter und bunten Schmorkarotten"? Umfangreiche Weinauswahl mit einigen Raritäten.

Landhaus Wolf

www.landhauswolf.eu

★★★S

Karl-Kurz-Straße 2, PLZ 74523 (OT: Hessental), **T 0791 930660,** F 93066110
58 Zimmer | 1 Suite | Ez 74–99 €, Dz 92–135 €

In diesem familiengeführten Hotel übernachtet man gerne, keine Frage: Neuzeitlich-komfortable Zimmer und eine angenehm persönliche Atmosphäre machen diese Adresse aus. Tipp: Demi-Suite mit eigenem kleinen Saunabereich. Gute Tagungsmöglichkeiten.

Eisenbahn

VARTA-TIPP Küche **VARTA-TIPP** Service

35 | Hauptgericht 26–45 €, Menü 75–148 € | Mi-Sa Mo, Di, So

Seit vielen Jahren ein Garant für gediegene Landgastlichkeit und exzellente Kulinarik. Josef Wolf und Sohnemann Thomas offerieren eine kreative, handwerklich perfekt zubereitete Produktküche, die Ihnen in Form eines „Menü Prestige" (3 bis 7 Gänge) kredenzt wird. Im Service wirkt ein freundliches, gastorientiertes Team. Tipp: Mittagstisch im Bistro „s'Bähnle".

Landhaus zum Rössle

www.roessle-veinau.de

Zeilwiesen 5 (A1), PLZ 74523 (OT: Veinau), **T 0791 2593,** F 2726
21 Zimmer | Ez 66–84 €, Dz 99–109 €

Das sympathische Hohenloher Landhotel befindet sich bereits seit 1493 im Familienbesitz. In einem rustikal-modernen Stilmix präsentieren sich die wohnlichen und technisch gut ausgestatteten Gästezimmer. Gemütlicher Hotelgarten mit Grillmöglichkeit.

Landhaus zum Rössle

40 | Hauptgericht 10–27 €, Menü 28–55 € | Sa-So Mo, Mi-So Di ››

Liebevoll hat man die Gasträume gestaltet: rustikal mit moderner Note. Serviert werden traditionelle Gerichte - zeitgemäß interpretiert. So liest man auf der Karte z.B. „Zanderfilet im Baconmantel mit Peperonata und Rosmarinkartoffeln“. Die zum Festsaal umgebaute alte Scheune eignet sich für Veranstaltungen aller Art.

Smartino www.hotel-smartino.de

€ Gut & Günstig

Dolanallee 17, PLZ 74523 (OT: Hessental), **T 0791 85659595,** F 85659599
38 Zimmer | Ez ab 59 €, Dz ab 80 €

Die geschmackvolle Einrichtung, die zeitgemäße Technik und das sehr gute Preis-Leistungs-Verhältnis machen dieses 2013 eröffnete Budget-Designhotel im Haller Solpark zu einer angenehmen Übernachtungsadresse.

Sudhaus www.sudhaus-sha.de

Lange Straße 35/1 (A2, an der Kunsthalle Würth), PLZ 74523, **T 0791 9467270**
80 | Hauptgericht 18–22 €, Menü 25–50 € | Mo-Sa

Repräsentativer, behutsam restaurierter Industriebau aus der Zeit um 1900. Auf mehreren Etagen wird frische regionale Küche serviert. Das Angebot reicht von Zwiebelrostbraten über Käsespätzle bis Forelle „Müllerin“. Dazu gibt es hausgebrautes Sudhaus-Bier. Großzügige Dachterrasse mit tollem Stadtblick.

Café am Markt www.cafe-hall.de

Am Markt 10 (B2), PLZ 74523, **T 0791 6612**
120 | Hauptgericht 6–13 € | Mo, Mi–So 9:00–18:00 Uhr

Zentral gelegenes Caféhaus mit netter Außenterrasse. Geboten werden feine Torten, handgefertigte Pralinen und Schokoladen sowie Kaffee- und Eisspezialitäten. Gutes Frühstücksangebot.

SCHWAIGERN 51 D www.schwaigern.de

Baden-Württemberg | EW 10.936 | 197 m Heilbronn 11 km, Eppingen 12 km
T 07138 210
Ev. Stadtkirche (Ratgeb- und Barbara-Altar), hist. Stadtkern mit Hexenturm.

Zum Alten Rentamt www.altesrentamt.de

Schlossstraße 6-8, PLZ 74193, **T 07138 5258**
55 | Hauptgericht 16–37 €, Menü 41–60 € | Di-Sa Mo, So

Denkmalgeschütztes Fachwerkhaus mit hist. Charme. Geboten wird frische regionale Küche mit mediterranen Einflüssen. Gemütliche Gartenterrasse. Für Übernachtungsgäste stehen 12 liebevoll eingerichtete Zimmer zur Verfügung.

SCHWANGAU 67 A www.schwangau.de

Bayern | EW 3.338 | 796 m Füssen 4 km, Schongau 35 km
T 08362 81980

AMERON Neuschwanstein Alpsee Resort & Spa www.ameronhotels.com

Alpseestraße 21, PLZ 87645 (OT: Hohenschwangau), **T 08362 70300**
137 Zimmer

Das Fundament des großzügigen Hotelareals bilden die drei sorgfältig sanierten Traditionshäuser „Alpenrose“, „Jägerhaus“ und „Schlosshotel Lisl“. Diese wurden mit den Neubauten „Galeria“ und „Seehaus“ zu einem neuen Ensemble verbunden. Natürliche Materialien und warme Farben prägen die stilvollen Zimmer und Suiten. Zum Resort gehören auch ein moderner SPA-Bereich mit direktem Blick auf den Alpsee, ein Kids Club sowie verschiedene Restaurants.

König Ludwig Neu! www.koenig-ludwig-hotel.de

★★★★S garni

Kreuzweg 15, PLZ 87645, **T 08362 8890,** F 889990
140 Zimmer | Ez ab 187 €, Dz ab 334 €

Ein weitläufiges Wellnessresort in wunderschöner Panoramalage mit freiem Bergblick. Die Zimmer, Chalets und Suiten verteilen sich auf vier Logiergebäude, die miteinander verbunden sind. Der alpine Einrichtungsstil wird ergänzt durch modernes Interieur, stimmungsvolle Lichtelemente, Komfortbetten und edle Bäder. Beeindruckend ist der 6.600 qm große Ludwig-SPA mit 21 Bade-, Schwitz- und Relaxattraktionen sowie Wellnessgarten.

Das Rübezahl www.hotelruebezahl.de

VARTA-TIPP Service

★★★★S garni

Am Ehberg 31, PLZ 87645 (OT: Horn), **T 08362 8888,** F 81701
54 Zimmer | 19 Suiten | Ez 156–210 €, Dz 244–400 €, 19,80–20,00 €

Ein vorbildlich geführtes Boutiquehotel mit freiem Blick auf die Schlösser Neuschwanstein und Hohenschwangau. Hier wohnen Sie in alpin eingerichteten Landhauszimmern, die sich auf das Stammhaus und den neuen Anbau verteilen. Für Erholung sorgt ein Wellnessbereich der Extraklasse mit ganzjährig beheiztem Außenpool. Gratis Shuttle bei An- und Abreise zum Bahnhof Füssen (mit Voranmeldung).

Gams & Gloria

10 | Hauptgericht 26–39 €, Menü 89–139 € | Fr-Sa Mo, Di, Mi, Do, So 16.12.20–10.1.21

Im kleinen, holzvertäfelten Restaurant erwartet Sie ein anspruchsvolles Gourmetmenü (3, 5 oder 7 Gänge). Die Küche ist ausdrucksstark, kreativ und heimatverliebt. Dazu kredenzt Ihnen der freundliche Service erlesene Weine aus nah und fern. Tischreservierung ratsam.

Suite Hotel Villa Ludwig www.villa-ludwig.de

VARTA-TIPP Ambiente

★★★★S garni

Colomanstr. 12, PLZ 87645 (OT: Hohenschwangau), **T 08362 929920**
18 Zimmer | 15 Suiten | Ez 135–189 €, Dz 159–322 €

In einer liebevoll sanierten Villa aus dem Jahre 1899 am Fuße von Schloss Neuschwanstein empfängt Sie dieses charmante Boutique-Designhotel. Wohnlich eingerichtete Suiten, ein gutes Frühstücksbuffet und ein überaus freundlicher Service zeichnen dieses Haus aus. Kleiner, hauseigener SPA-Bereich mit finnischer Sauna und Dampfkabine.

SCHWANSTETTEN 53 D www.schwanstetten.de

Bayern | EW 7.305 | 350 m Schwabach 7 km, Nürnberg 17 km
T 09170 2890

Der SCHWAN www.hotel-der-schwan.de

Am Marktplatz 7, PLZ 90596 (OT: Schwand), **T 09170 1052,** F 2377
20 Zimmer | Ez 76 €, Dz 99 €, 9,00 €

Das Hotel befindet sich in einem hist. Fachwerkgebäude im Ortskern. Hier stehen charmante Themenzimmer zur Verfügung. Diese sind mit Holzböden und antiken Möbeln ausgestattet. Gemütliches Restaurant mit großer Terrasse und Biergarten.

SCHWARMSTEDT 23 A www.schwarmstedt.de

Niedersachsen | EW 5.233 | 30 m Celle 32 km, Nienburg 35 km
T 05071 8688
Weitere Empfehlungen unter Essel.

Gästehaus Schloss Bothmer www.schlossbothmer.de

Alte Dorfstraße 15, PLZ 29690 (OT: Bothmer), **T 05071 3037**
6 Zimmer | 1 Apartment | Ez 95–100 €, Dz 130–150 €, 5,00–12,50 €

Ruhig in einem Schlosspark gelegenes Gästehaus mit geschmackvoll eingerichteten Zimmern, teils mit kleinem Wintergarten. Angeschlossene Reitanlage.

SCHWARZACH A. MAIN 52 B www.schwarzach-main.de

Bayern | EW 3.678 | 190 m Volkach 8 km, Kitzingen 10 km
T 09324 97390

Schwab's Landgasthof www.landgasthof-schwab.de

VARTA-TIPP Küche

Bamberger Straße 4, PLZ 97359 (OT: Stadtschwarzach), **T 09324 1251**
70 | Hauptgericht 13–27 €, Menü 30–72 € | Mi-So Mi-Sa Mo, Di

Hier, in gutbürgerlicher Ambiance, liebt man es, die Gäste mit einer bodenständigen Küche zu verwöhnen. Ob fränkische Klassiker oder Wild aus dem Steigerwald - Frische und Sorgfalt in der Zubereitung sorgen für herrliche Genussmomente. Begeisternd ist auch das harmonische Preis-Leistungs-Verhältnis. Zum Übernachten hat man recht geräumige, wohnliche Zimmer.

SCHWARZENBERG 45 B www.schwarzenberg.de

Sachsen | EW 18.687 | 450 m Zwickau 36 km, Chemnitz 41 km
T 03774 22540
Schloss Schwarzenberg, St.-Georgen-Kirche, Meißener Glockenspiel, hist. Altstadt, Waldbühne, Eisenbahnmuseum, Besucherbergwerk Zinnkammern Pöhla.
Weitere Empfehlungen unter Grünhain-Beierfeld.

Neustädter Hof Neu! www.neustaedterhof.de

Grünhainer Str. 24 (an der B 101), PLZ 08340, **T 03774 1250,** F 125500
77 Zimmer | 3 Suiten | 2 Apartments | Ez 79 €, Dz ab 110 €, ab 8,00 € | 24 h

Das im klassischen Stil erbaute Hotel blickt auf eine mittlerweile mehr als 100-jährige Geschichte zurück und wurde erst kürzlich modernisiert. Die Zimmervielfalt reicht vom einfachen Economy-Einzelzimmer bis zum komfortablen Superior-Doppelzimmer. Zum Haus gehören ein kleiner Fitnessraum, ein Sauna- und Relax-Bereich sowie ein Restaurant nebst Biergarten.

SCHWARZENFELD 54 D www.schwarzenfeld.de

Bayern | EW 6.311 | 364 m Weiden i. d. Oberpfalz 38 km, Regensburg 53 km
T 09435 3090

esskunst Neu! www.restaurant-esskunst.de

VARTA-TIPP Küche

Hauptstraße 24, PLZ 92521, **T 09435 6999610**
28 | Hauptgericht 16–22 €, Menü 44–46 € | So Mi-So Mo, Di

Der Name des Restaurants passt vorzüglich, denn bei Küchenchef Christian Bernholz wird Essen zur Kunst! Seine aromenreichen klassischen Gerichte mit modernen Einflüssen werden zu echten Kunstwerken auf dem Teller - das Auge isst bekanntlich mit. Dazu eine schöne Weinauswahl, schlicht-modernes Ambiente und freundlicher, zuvorkommender Service.

SCHWEINFURT 43 C www.schweinfurt360.de

Bayern | EW 53.000 | 226 m Würzburg 38 km, Bamberg 57 km
T 09721 513600
Museum Georg Schäfer, Museum Otto Schäfer, Kunsthalle, Renaissance-Rathaus, Altstadt mit Schrotturm, Wildpark für Kinder.
Einen Cityplan finden Sie auf Seite 1094.

Alte Reichsbank www.altereichsbank.de

★★★★★S garni

Neutorstr. 4 1/2 (B2), PLZ 97421, **T 09721 541670,** F 5416720
18 Zimmer | 2 Suiten | 1 Apartment | Ez ab 79 €, Dz ab 89 €

Freundlich geführtes Hotel im Gebäude der ehem. Reichsbank. Zentral und dennoch ruhig in der Nähe des Theater-Parks gelegen. Geschmackvoll eingerichtete Gästezimmer, teils behindertenfreundlich.

Panorama www.panoramahotel-schweinfurt.de

★★★★★S garni

Am Oberen Marienbach 1 (C1), PLZ 97421, **T 09721 77070,** F 7707160
93 Zimmer | Ez ab 70 €, Dz ab 82 €, exkl. Frühstück, 13,00 € | 24 h

Trendiges Designhotel am Eingang zur Fußgängerzone. Moderne Gästezimmer mit fantastischem Ausblick auf die Altstadt und die umliegende fränkische Landschaft. Sehr gutes Frühstück. Nutzung des Fitnessstudios für Hausgäste kostenfrei.

Ross www.hotel-ross.de

★★★★★S garni

Hohe Brückengasse 4 (C2), PLZ 97421, **T 09721 20010,** F 200113
45 Zimmer | 1 Suite | Ez 70–100 €, Dz 80–110 €, exkl. Frühstück, 10,00–15,00 €

Mitten in der Innenstadt liegt dieses traditionsreiche Geschäftshotel mit familiärer Führung. Die unterschiedlichen Zimmer sind wohnlich und funktionell eingerichtet. Rustikal-gemütliches Restaurant mit moderner fränkischer Küche.

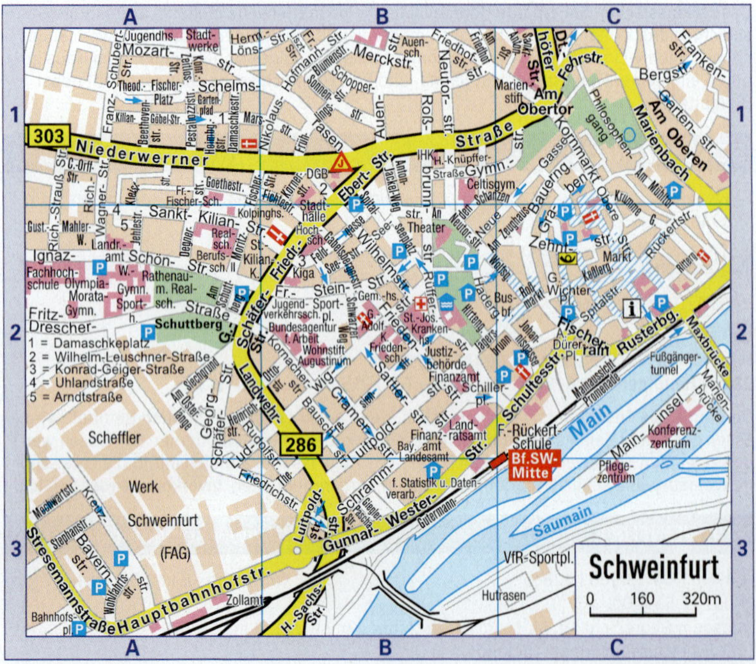

Kugelmühle

www.restaurant-kugelmuehle.de

VARTA-TIPP Küche **VARTA-TIPP** Service

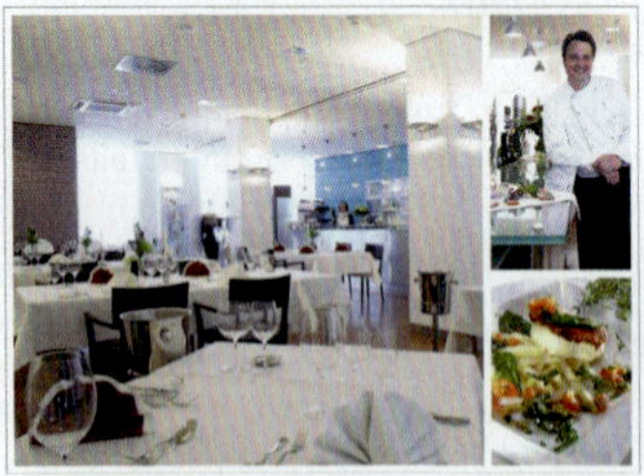

Georg-Schäfer-Straße 30 (A2), PLZ 97421,
T 09721 914702
40 | Hauptger. 24–28 €, Menü 49–85 € |
Mo-Fr ⦸ Sa, So

Leidenschaft und Beständigkeit über viele Jahre, das zeichnet Max Matreux aus. Er kocht mit Finesse und Geschmack. Seine exzellenten Gerichte sind mal mediterran, mal französisch und mal regional inspiriert. Dazu ein schönes Weinangebot mit Gewächsen aus nah und fern.

Kings & Queens

www.kingsqueens.eu

VARTA-TIPP Küche

Bauerngasse 101 (C1), PLZ 97421, **T 09721 533242**
22 | Hauptgericht 21–30 €, Menü 34–77 € | Di-Sa ⦸ Mo, So

Patron Marc Wiederer bietet in seinem heimeligen kleinen Restaurant reichlich Abwechslung für den Gaumen, da die Karte regelmäßig wechselt. Freuen Sie sich auf eine modern interpretierte Küche auf klassischer Basis, die manchmal auch mediterran beeinflusst ist. Sie haben die Wahl zwischen dem kleinen, dem großen oder dem vegetarischen Menü. Die Weinkarte listet überwiegend Gewächse befreundeter fränkischer Winzer.

SCHWELM 29 D www.schwelm.de

Nordrhein-Westfalen | EW 29.012 | 220 m Wuppertal 7 km, Hagen 17 km
T 02336 801444

Das Schulhaus Hotel www.schulhaushotel.de

Westfalendamm 15, PLZ 58332, **T 02336 8198833,** F 8198839
35 Zimmer | 1 Suite | Ez 95–125 €, Dz 120–140 €, exkl. Frühstück, 15,00 €

Aus der ehem. Grundschule ist ein einladendes Boutique-Hotel entstanden. Wo früher Schulbänke und Stühle standen, erwarten Sie heute helle, individuell geschnittene Zimmer. Diese sind modern und zeitgemäß mit Echtholz-Eichenparkett, bequemen Betten, geräumigen Bädern und regelbarer Fußbodenheizung ausgestattet. In der 1. und 2. Etage stehen für die Gäste historische Trinkbrunnen zur Verfügung.

Die Turnhalle www.turnhalle-restaurant.de

Hauptgericht 20–34 €, Menü 37–69 € | Di-Sa

Über einen modernen Verbindungsbau ist das Hotelrestaurant erreichbar. Hier darf man sich auf eine innovative Crossover-Küche mit westfälischen Komponenten freuen. Dazu gibt es deutsche und europäische Weine. Das Ambiente: sportlich-cool - so schmücken etwa großformatige schwarzweiße Turnerfotos und Basketball-Bodenlinien die Restaurantwände.

SCHWENDI 58 D www.schwendi.de

Baden-Württemberg | EW 6.257 | 538 m Ulm 35 km, Memmingen 36 km
T 07353 98000

Oberschwäbischer Hof www.oberschwaebischer-hof.de

Hauptstraße 9-15, PLZ 88477, **T 07353 98490,** F 9849200
30 Zimmer | 2 Suiten | 2 Apartments | Ez 97–110 €, Dz 140 €, 8,00 € | 24 h

Komfortables Hotel in modernem Design in Verbindung mit ökologischer Bauweise. Funktionelle und sachlich eingerichtete Zimmer, die nahezu alle über einen Balkon verfügen.

Oberschwäbischer Hof

36 | Menü 69–99 € | Mo-Fr Mo-Sa So

Hier speisen Sie wahlweise im eleganten Restaurant Esszimmer, in der gemütlichen Lazarus-Stube oder bei schönem Wetter im begrünten Innenhof. Das kulinarische Repertoire reicht von verfeinerten Regionalgerichten bis zu leichten mediterranen Spezialitäten. Gute Weinauswahl mit Schwerpunkt Deutschland.

SCHWERIN 16 B www.schwerin.com

Mecklenburg-Vorpommern | EW 91.583 | 44 m Lübeck 67 km, Rostock 89 km
T 0385 5925212
Schloss mit Park, Schleifmühle, Altstadt, Dom, Mecklenburgisches Staatstheater, Staatliches Museum, täglich um 11.00 Uhr öffentlicher Stadtrundgang.
Einen Cityplan finden Sie auf Seite 1096.

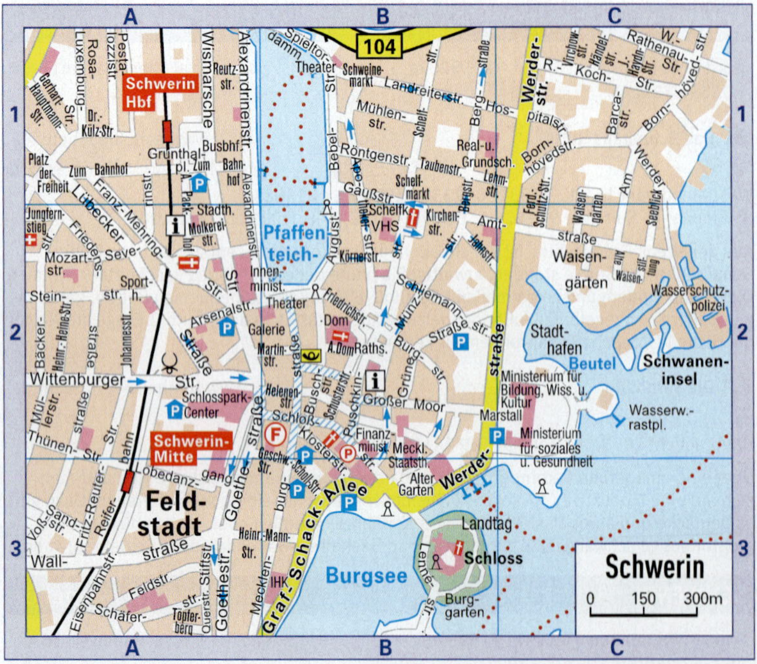

Niederländischer Hof
www.niederlaendischer-hof.de

garni

Alexandrinenstraße 12-13 (A1), PLZ 19055 (OT: Paulsstadt), **T 0385 591100,** F 59110999
24 Zimmer | 6 Suiten | Ez ab 82 €, Dz ab 119 €, exkl. Frühstück, 15,00 € | 24 h

Schwerins ältestes Hotel mit denkmalgeschützter Fassade in schöner Innenstadtlage am Pfaffenteich. Stilvoll mit englischen Möbeln und luxuriösen Marmorbädern eingerichtete Zimmer.

Seehotel Frankenhorst
www.seehotel.bestwestern.de

Frankenhorst 5, PLZ 19055 (OT: Wickendorf), **T 0385 592220,** F 59222145
67 Zimmer | 3 Suiten | 12 Apartments | Ez 69–120 €, Dz 79–150 €, exkl. Frühstück, 5,00 € | 24 h

Ein Refugium für Ruhesuchende: Das Haus liegt in einer großen Parkanlage direkt am See. Modern und gemütlich eingerichtete Zimmer im Landhausstil. Im Restaurant „Bootshaus" mit Wintergarten und Sommerterrasse wird regionale Küche serviert. Zum Hotel gehören auch ein eigener Bootsanleger, ein großzügiger Wellnessbereich sowie eine Kaminbibliothek.

Speicher am Ziegelsee
www.speicher-hotel.com

Speicherstraße 11, PLZ 19055 (OT: Werdervorstadt), **T 0385 50030,** F 5003111
77 Zimmer | 13 Suiten | 14 Apartments | Ez 94–115 €, Dz 117–145 € | 24 h

Aufwendig umgebauter, historischer und denkmalgeschützter Getreidespeicher aus dem Jahre 1939. Hier erwarten Sie gepflegte Gästezimmer in unterschiedlichen Größen sowie ein zeitgemäßes Restaurant mit regionaler Küche.

Weinhaus Uhle

www.weinhaus-uhle.de

★★★★S garni

Schusterstraße 13-15, PLZ 19055, **T 0385 48939430,** F 48939459
18 Zimmer | 2 Suiten | Ez ab 135 €, Dz ab 145 €, exkl. Frühstück, ab 12,00 €

Das liebevoll renovierte Traditionshaus liegt angenehm ruhig in einer Seitenstraße mitten in der Altstadt. Hier hat man geschmackvolle, charmante Zimmer geschaffen. Hochwertige, zeitlose Möbel, klare Formen und individuelle Schnitte machen die Räume ausgesprochen gemütlich. Gäste dürfen sich über Annehmlichkeiten wie kostenfreies WLAN, Kopfkissenmenü und eine Nespresso-Kaffeemaschine auf dem Zimmer freuen.

Weinhaus Uhle

VARTA-TIPP Küche

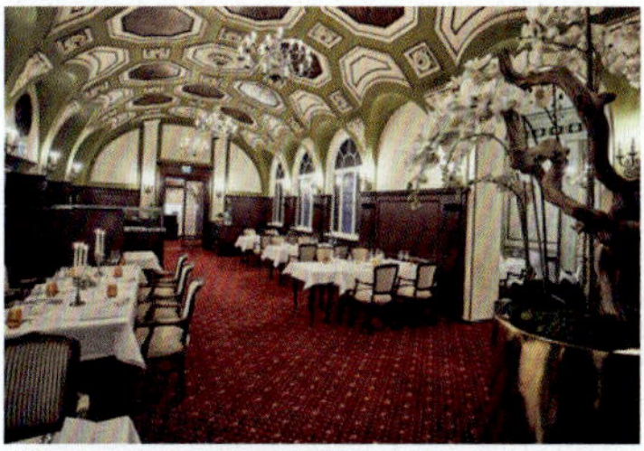

42 | Hauptger. 24–38 €, Menü 55–95 € | Mo-So

Es sind der charmante Biedermeier-Stil und das hist. Tonnengewölbe, die dieses Restaurant so reizvoll machen, doch auch die leichten, kreativen und raffinierten Gerichte, die sich die beiden Küchenchefs Ronny Bell und Holger Mootz einfallen lassen, kommen bestens an. Die Weinkarte umfasst mehr als 250 edle Tropfen.

Biohotel Amadeus

www.schwerin.cc

★★★★★S garni

Franz-Mehring-Straße 26 (A2), PLZ 19053 (OT: Paulsstadt), **T 0385 512084,** F 39438222
12 Zimmer | 1 Suite | Ez 55–105 €, Dz 70–135 €, exkl. Frühstück, 15,00 €

Persönlich geführtes Innenstadthotel mit Pensionscharakter. Helle, funktional eingerichtete Zimmer. Die neuen ÖKO-Komfortzimmer sind mit Vollholzmöbeln und metallfreien Kokosmatratzen ausgestattet. Für Entspannung sorgt die hauseigene Sauna. Gutes Frühstück in Bio-Qualität.

Gourmetfabrik

www.gourmetfabrik.de

Werderstraße 74b (C2), PLZ 19055 (OT: Werdervorstadt), **T 0385 76098570**
50 | Hauptgericht ab 15 € | Di-Sa Mo, So

Daniel Bockholt setzt nicht nur auf Geschmack und solides Handwerk, sondern auch auf Nachhaltigkeit und gute regionale Produkte. Serviert wird eine frische internationale Küche, z.B. „Duke of Berkshire-Kotelett | Wildkräutersalat | BBQ-Butter | Cheddar-Brot". Im Sommer besonders einladend: die Terrasse mit Blick auf den Schweriner See. Sonntags ausschließlich Brunch.

La Bouche

www.bistrolabouche.de

Buschstraße 9 (B2), PLZ 19053, **T 0385 39456092**
Hauptgericht 17–22 € | Di-So

››

Einen Hauch Frankreich versprüht das lebendige Bistro in der Schweriner Altstadt. Geboten wird eine frische und unkomplizierte französische Küche. Wie wäre es z.B. mit „Maishähnchenbrust auf Apfel-Cidre-Gemüse mit Sellerie-Kartoffel-Püree“? Die Preise sind fair, der Service freundlich.

SCHWERTE 30 C www.schwerte.de

Nordrhein-Westfalen | EW 49.454 | 120 m Letmathe 13 km, Dortmund 13 km
T 02304 104777
Altes Rathaus, Alte Mühle, Bährens-Haus, Eisenbahn-Ausbesserungswerk, Ruhrflutbrücke, Kirchen St. Marien und St. Viktor.

Rohrmeisterei www.rohrmeisterei-schwerte.de

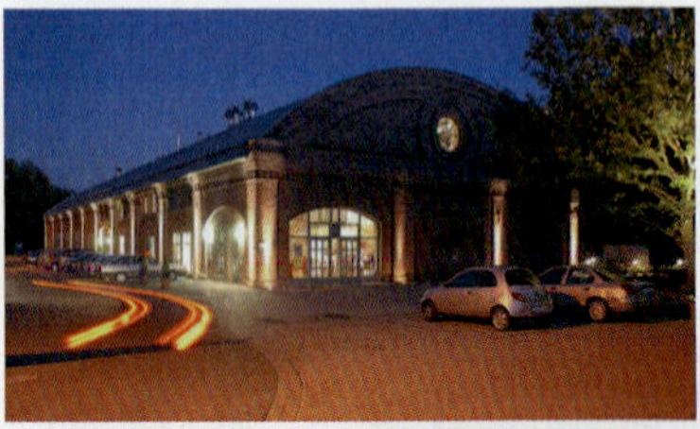

Ruhrstraße 20, PLZ 58239,
T 02304 2013001
130 | Hauptger. 10–30 €, Menü 23–50 €
Di-So Mo-So

Mix aus Kultur und Gastronomie in einem sehenswerten Industriedenkmal. Im Restaurant „Glaskasten“ wird eine moderne, weltoffene Küche serviert. Im Bistro „Unter'm Kran“ und auf der Terrasse ist das Angebot etwas bodenständiger.

SCHWETZINGEN 51 C www.schwetzingen.de

Baden-Württemberg | EW 21.147 | 101 m Heidelberg 11 km, Mannheim 15 km
T 06202 87400
Schloss, Orangerie, Moschee, Schlossgarten, Rokoko-Theater, Schwetzinger Festspiele, Mozartfest.

Villa Benz www.villa-benz.de

VARTA-TIPP Service

★★★ garni

Zähringer Straße 51, PLZ 68723, **T 06202 936090,** F 9360920
10 Zimmer | Ez 82–99 €, Dz 102–120 €, ab 10,00 €

Die liebevoll gestaltete Villa versprüht südländisches Flair. So einladend heimelig wie das Gebäude sind auch die wohnlichen Gästezimmer. Vom Empfang bis zur Abreise bietet das Haus eine überaus persönliche Atmosphäre und eine vorbildliche Gästebetreuung. Morgens genießt man ein reichhaltiges Frühstücksbuffet.

möbius www.dermoebius.com

Kurfürstenstr. 22, PLZ 68723, **T 06202 6085020**
32 | Hauptgericht 12–15 € | Di-Sa Di-Fr Mo, So

Das gastronomische Kleinod bestehend aus Bistro, Weinbar und Feinkostgeschäft punktet nicht nur wegen seiner trendigen Atmosphäre, man kann hier auch hervorragend speisen. Ob Frühstück, preiswerter Mittagstisch oder entspanntes Abendessen - diese Adresse eignet sich für jede Gelegenheit. Dazu können Sie an der Feinkosttheke nach Lust und Laune einkaufen.

SEEBACH 57 A www.seebach.de

Baden-Württemberg | EW 1.390 | 388 m Achern 11 km, Bühl 21 km
T 07842 948320

Berghotel Mummelsee www.mummelsee.de

★★★S

Schwarzwaldhochstraße 11, PLZ 77889 (OT: Mummelsee), **T 07842 99286,** F 30266
24 Zimmer | 5 Suiten | Ez 79–120 €, Dz 128–184 €

Neuerer Hotelbau im modernen Schwarzwaldstil am sagenumwobenen Mummelsee. Wohnlich eingerichtete Zimmer mit Tal- oder Seeblick. Beliebter Anlaufpunkt für Ausflügler und Biker. Mehrere Restaurants, Seeterrasse.

SEEHEIM-JUGENHEIM 51 A www.seeheim-jugenheim.de

Hessen | EW 15.761 | 135 m Bensheim 12 km, Darmstadt 13 km
T 06257 990280

Brandhof www.hotel-brandhof.de

Im Stettbacher Tal 61, PLZ 64342, **T 06257 50500,** F 3523
40 Zimmer | 1 Suite | Ez 75 €, Dz 110 €

Traditionsreiches Haus in zentraler, aber ruhiger Lage mitten im Grünen. Zweckmäßig eingerichtete Zimmer mit funktionaler Ausstattung. Rustikale Restaurantstuben mit regionalen Spezialitäten und großem Wintergarten.

Malchen www.hotel-malchen.de

garni

Im Grund 21, PLZ 64342 (OT: Malchen), **T 06151 94670,** F 946720
25 Zimmer | Ez 80–100 €, Dz 119–134 €

Hotel mit freundlicher und familiärer Führung am südlichen Stadtrand von Darmstadt gelegen. Moderne, komfortabel eingerichtete Zimmer. Netter Frühstücksraum mit Blick ins Grüne.

SEESHAUPT 67 B www.seeshaupt.de

Bayern | EW 2.873 | 597 m Weilheim 14 km, Starnberg 26 km
T 08801 90710

The Starnbergsee Hideaway www.thestarnbergsee.com

St.-Heinricher-Straße 111, PLZ 82402, **T 08801 789**
30 Zimmer | Ez ab 139 €, Dz ab 159 €, exkl. Frühstück, 19,00 €

››

Klassisch, zeitlos und elegant präsentiert sich das 2018 eröffnete Hideaway-Hotel auf einem 6 Hektar großen Grundstück am Südufer des Starnberger Sees. Die Gästezimmer sind individuell gestaltet - große Fenster, edles Echtholzparkett, hohe Decken und warme Farben sorgen für eine heimelige Atmosphäre. Hübscher SPA-Bereich.

Seeresidenz Alte Post — www.seeresidenz-alte-post.de

Alter Postplatz 1, PLZ 82402, **T 08801 9140,** F 913210
17 Zimmer | Ez 100–135 €, Dz 170–220 € | 24 h

Ferienhotel mit Seniorenresidenz am Südufer des Starnberger Sees. Geschmackvoll eingerichtete Zimmer mit modernem Design und herrlichem Ausblick. Stilvolles Restaurant mit internationaler Küche und Panoramaterrasse.

Sterff — www.hotel-sterff.de

€ Gut & Günstig garni

Penzberger Straße 6, PLZ 82402, **T 08801 90630,** F 906340
20 Zimmer | 1 Apartment | Ez 58–66 €, Dz 92–102 € | 18.12.20–10.1.21

Persönlich geführte Pension in der Ortsmitte für Urlaub und Geschäftsreise. Helle, gediegen-rustikal eingerichtete Nichtraucherzimmer mit kostenlosem WLAN. Fahrradverleih.

Bischoffs Haus am See — www.hausamsee-seeshaupt.de

St.-Heinricher-Straße 113, PLZ 82402, **T 08801 533**
45 | Hauptgericht 15–30 € | Mi-So Mo, Di

Restaurant mit Eventlocation in wunderschöner Lage am Südufer des Starnberger Sees. In den hell und freundlich gestalteten Räumen dürfen Sie sich auf bayerisch-kulinarische Schmankerl freuen. Wie wäre es z.B. mit „Ähndls Schweinsbraten vom Nacken mit Weißkrautsalat und Kartoffelknödl"? Zum Haus gehören auch ein lauschiger Biergarten sowie ein prächtiger Bankettsaal.

SEEVETAL 15 C — www.seevetal.de

Niedersachsen | EW 39.810 | 14 m — Hamburg 18 km, Lüneburg 33 km
T 04105 550
Feldsteinkirche mit hölzernem Glockenturm in Hittfeld, Stiftskirche in Ramelsloh, hist. Wassermühle in Horst, größter europ. Verschiebebahnhof in Maschen.

Meyers Hotel — www.meyers-hotel.de

garni

Hittfelder Twiete 1, PLZ 21218 (OT: Hittfeld), **T 04105 61250,** F 52655
16 Zimmer | Ez ab 79 €, Dz ab 110 €

Wunderbar anzuschauen ist die historische Fassade des reizenden Fachwerkhauses aus dem 16. Jahrhundert. Stilvolles Interieur und ausgewählte Accessoires von den öffentlichen Bereichen über die Zimmer bis zum Frühstücksraum - hier gibt's am Morgen ein frisches, qualitativ hochwertiges Frühstück.

Lieblingsplatz — www.restaurant-lieblingsplatz.de

Moorstr. 41, PLZ 21218, **T 04105 6766966**
60 | Hauptgericht 14–27 € | Do-So Mo, Di, Mi

Kein Wunder, dass dieses Restaurant südlich von Hamburg so gefragt ist: klassisch-moderne Gasträume, die Atmosphäre ist leger, der Service freundlich und die Gerichte sind frisch und preislich fair! Forellen, Saiblinge und Karpfen kommen aus den eigenen Teichen. Nett auch die Terrasse mit herrlichem Blick auf die Natur.

SEHNDE 23 C www.sehnde.de

Niedersachsen | EW 23.181 | 53 m Hannover 16 km, Hildesheim 23 km
T 05138 7070

Parkhotel Bilm im Glück www.parkhotel-hannover.de

★★★★ S garni

Behmerothsfeld 6, PLZ 31319 (OT: Bilm), **T 05138 6090,** F 609100
45 Zimmer | Ez 95–102 €, Dz 109–139 €

Ruhig im Grünen liegt dieses gut geführte Haus, das für Tagungsgäste und Urlauber gleichermaßen interessant ist. Angenehme Zimmer, ein ansprechender Wellnessbereich und ein gepflegter Garten sorgen für reichlich Wohlfühlatmosphäre. WLAN und Minibar sind für Hausgäste kostenfrei.

SEIFFEN, KURORT 46 B www.seiffen.de

Sachsen | EW 2.457 | 640 m Olbernhau 8 km, Freiberg 36 km
T 037362 8438

Erbgericht Buntes Haus www.buntes-haus.com

★★★★★S garni

Hauptstr. 94, PLZ 09548, **T 037362 7760,** F 77660
44 Zimmer | Ez 55–95 €, Dz 75–139 €, ab 6,50 €

Dekor aus dem Spielzeugdorf Seiffen schmückt dieses Haus unter familiärer Leitung mit wohnlich und praktisch gestalteten Zimmern. Gemütliches Restaurant mit regionaler und internationaler Küche.

Landhotel zu Heidelberg www.landhotel-zu-heidelberg.de

★★★ S garni

Hauptstr. 196, PLZ 09548, **T 037362 8750,** F 87555
34 Zimmer | 1 Suite | 2 Apartments | Ez ab 65 €, Dz ab 86 €

Gemütliches Landhotel in landschaftlich reizvoller Lage. Individuell eingerichtete, zeitgemäße Zimmer im Haupt- und Gästehaus, teilweise mit Balkon. Rustikales Restaurant mit erzgebirgischen Spezialitäten.

Seiffener Hof www.seiffener-hof.de

€ Gut & Günstig ★★★ S garni

Hauptstr. 31, PLZ 09548, **T 037362 130,** F 1313
25 Zimmer | Ez 60–70 €, Dz 85–150 €, 8,00–8,50 €

Solide geführtes Haus auf einer Anhöhe am Ortsrand mit ländlich-regionaler Atmosphäre. Wohnliche Zimmer mit modern-erzgebirgischer Einrichtung. Gemütliches Restaurant mit erzgebirgischer Küche und schöner Sommerterrasse.

SELB 45 C www.selb.de

Bayern | EW 16.038 | 541 m Marktredwitz 23 km, Hof 27 km
T 09287 883118

Schade's Wohlfühlhotel www.schades-wohlfuehlhotel.de

★★★S garni

Vielitz 7, PLZ 95100, **T 09287 3922,** F 78766
28 Zimmer | 3 Suiten | Ez 62 €, Dz 99 €

Der zum Hotel gewachsene Betrieb in netter ländlicher Umgebung ist seit 1991 in Familienbesitz. Gut gepflegte und modern eingerichtete Gästezimmer. Das hauseigene Restaurant ist auf frische Wild- und Fischgerichte spezialisiert. Idyllischer Biergarten. Gute Verkehrsanbindung an die Autobahn A93.

SELIGENSTADT 41 D www.seligenstadt.de

Hessen | EW 22.000 | 110 m Hanau 12 km, Aschaffenburg 18 km
T 06182 87177
Klosteranlage, Basilika, romanisches Haus, mainfränk. Fachwerk, mittelalterl. Stadtbild, Stauferruine.

Columbus www.seligenstadt.twhotels.de

garni

Am Reitpfad 4, PLZ 63500 (OT: Froschhausen), **T 06182 8400,** F 840555
116 Zimmer | Ez ab 92 €, Dz ab 140 € | 24 h

Neuzeitlicher Klinkerbau bevorzugt für Tagungs- und Geschäftsreisende. Zeitgemäße Zimmer mit Kirschbaummöblierung. Restaurant mit internationaler Küche.

SELZEN 50 B www.selzen.de

Rheinland-Pfalz | EW 1.504 | 156 m Mainz 16 km, Worms 47 km
T 06737 215

Kaupers Restaurant im Kapellenhof www.kaupers-kapellenhof.de

VARTA-TIPP Küche

Kapellenstr. 18a, PLZ 55278, **T 06737 8325**
14 | Menü 97–116 € | Fr-Sa

Stimmungsvolles Restaurant mit offenem Fachwerk und wohltuendem Ambiente. Aus der Küche von Sebastian Kauper kommen vorzüglich zubereitete Menüs, raffiniert gewürzt und optisch bestechend präsentiert. Seine Speisen sind absolut natürlich und harmonieren mit den Jahreszeiten. Liebenswert und versiert der Service samt guter Weinberatung.

SENFTENBERG 36 B www.senftenberg.de

Brandenburg | EW 24.987 | 102 m Schwarzheide 13 km, Hoyerswerda 25 km
T 03573 1499010
Weitere Empfehlungen unter Großräschen.

Seeschlösschen www.ayurveda-seeschloesschen.de

VARTA-TIPP Ambiente

★★★★S garni

Buchwalder Str. 77, PLZ 01968 (OT: Buchwalde), **T 03573 37890,** F 378932
50 Zimmer | 3 Suiten | Ez 175–195 €, Dz 250–290 €

Malerisch gelegenes Ayurveda- & Naturresort am Ufer des Senftenberger Sees. Die gemütlichen Landhauszimmer sind individuell eingerichtet und in verschiedenen Kategorien buchbar. Für Entspannung und Wohlbefinden sorgt eine großzügige Saunaanlage mit Beauty- und Wellnessbereich sowie das umfangreiche Yoga- und Meditationsangebot. Mehrere Restaurants, u.a. lockt eine kleine Brasserie mit einladender Terrasse direkt am See.

Strandhotel Senftenberger See
www.strandhotel-see.de

★★★ S garni

Am See 3, PLZ 01968, **T 03573 800400,** F 800401
42 Zimmer | 1 Suite | Ez 69–75 €, Dz 95–138 €

Sympathisches Hotel mit neuzeitlich eingerichteten Zimmern in ruhiger Lage direkt am Senftenberger See. Das Haus verfügt über eine eigene Badestelle sowie ein Restaurant mit Terrasse und Wintergarten, das regionale Spezialitäten serviert.

SESSLACH 43 D
www.sesslach.de

Bayern | EW 4.066 | 271 m — Coburg 19 km, Bamberg 40 km
T 09569 922540

Pörtnerhof
www.sesslach-poertnerhof.de

Luitpoldstraße 15, PLZ 96145, **T 09569 1886900**
50 | Hauptgericht 8–29 €, Menü 24–39 € | Mi-So Mo, Di

Liebevoll restauriertes hist. Haus mit modernen architektonischen Elementen. Ansprechende Karte mit frisch zubereiteten Gerichten aus der internationalen und mediterranen Küche. Stimmungsvoller Innenhof. **Achtung: Bei Redaktionsschluss für diese Buchausgabe war das Restaurant auf Grund der COVID-19-Pandemie noch geschlossen.**

SIEGBURG 40 A
www.siegburg.de

Nordrhein-Westfalen | EW 39.563 | 60 m — Bonn 10 km, Köln 25 km
T 02241 1027533
Benediktinerabtei St. Michael: Annoschrein und kath. St.-Servatius-Kirche mit Schatzkammer, Stadtmuseum, Wahnbachtalsperre (8 km O).

Kranz Parkhotel
www.kranzparkhotel.de

★★★★ S garni

Mühlenstraße 32, PLZ 53721, **T 02241 5470,** F 547444
109 Zimmer | 4 Suiten | Ez ab 109 €, Dz ab 139 € | 24 h

Neuzeitliches Business- und Tagungshotel am Rande der Altstadt mit komfortablen, geräumigen Zimmern. Kleiner Wellnessbereich mit finnischer Sauna und Dampfbad. Im Restaurant „La Saison" internationale und rheinische Küche.

Friendly Cityhotel Oktopus
www.friendly-cityhotel-siegburg.de

★★★ S garni

Zeithstraße 110, PLZ 53721, **T 02241 846400,** F 84640444
57 Zimmer | 4 Suiten | Ez 65–179 €, Dz 85–209 € | 24 h

Modernes Lifestylehotel mit direktem Zugang zu den Oktopus Wassererlebniswelten (für Hausgäste kostenlos). Sachlich-schlichte Zimmer mit zeitgemäßer Ausstattung. Gute Tagungsmöglichkeiten.

Ristorante Italiano Remise
www.ristorante-remise.de

Haufeld 2a, PLZ 53721, **T 02241 50303**
50 | Hauptgericht 24–34 €, Menü 43–59 € | Di-Sa Mo, So

Helles, freundliches Restaurant am Rande der Innenstadt mit ambitionierter italienischer Küche und freundlichem Service. Weinstube im Obergeschoss. Mediterran gestalteter Innenhof.

Café Fassbender
www.fassbender.de

Markt 12, PLZ 53721, **T 02241 170717**
100 | Hauptgericht 7–13 €, Menü 10–20 € | Mo, Di, Do, Fr 8:00–18:30 Uhr, Mi 8:00–19:00 Uhr, Sa 8:00–18:00 Uhr, So 10:00–18:00 Uhr

Direkt am Marktplatz bietet das modern gestaltete Café mit Atrium ein breites Torten- und Kuchenrepertoire. 80 verschiedene Schokoladen- und Pralinenspezialitäten. Im Sommer lockt die mediterran anmutende Terrasse.

SIEGEN 41 A
www.siegen-guide.de

Nordrhein-Westfalen | EW 99.403 | 267 m Olpe 30 km, Wetzlar 60 km
T 0271 4041316
Unteres Schloss, Martinikirche mit Fußbodenmosaik aus dem 10. Jhd., Nikolaikirche mit von peruanischen Silberschmieden gefertigter Taufschale, Oberes Schloss mit Siegerlandmuseum, schiefergedeckte Fachwerkhäuser in der Oberen Metzgergasse, Museum für Gegenwartskunst.

Pfeffermühle
www.pfeffermuehle-siegen.de

★★★S garni

Frankfurter Straße 261, PLZ 57074, **T 0271 230520,** F 51019
42 Zimmer | 1 Suite | 1 Apartment | Ez 70–108 €, Dz 92–128 €, exkl. Frühstück, 7,00 €

Familiengeführtes Tagungs- und Urlaubshotel in ruhiger, aber zentraler Lage. Großzügige, im Landhausstil eingerichtete Zimmer mit moderner Ausstattung. Restaurant mit gutbürgerlicher Küche.

Restaurant Bar
www.restaurant-bar.de

Löhrstraße 51, PLZ 57072 (OT: Geisweid), **T 0271 3136720**
194 | Hauptgericht 15–31 € | Mo-Fr Mo-Sa So

Das trendig-legere Restaurant befindet sich in einer geschmackvoll restaurierten Villa am Rande der Altstadt. Die Speisekarte bietet neue deutsche Küche - inspiriert von mediterranen Einflüssen. Mögen Sie z.B. „Rosmarin-Wachtelbrust | Selleriemus | Chorizo-Apfel-Confit“? Tipp: Preiswerter Business Lunch.

SIEK 15 B
www.amtsiek.de

Schleswig-Holstein | EW 2.248 | 62 m Brunsbek 7 km, Hamburg 27 km
T 04107 88930

Alte Schule
www.alte-schule-siek.de

★★★★S garni

Hauptstr. 44, PLZ 22962, **T 04107 877310,** F 8773119
19 Zimmer | 2 Apartments | Ez 85–105 €, Dz 115–140 €, exkl. Frühstück, 13,00 €

Hier logieren Sie in einem renovierten alten Schulgebäude. Die Zimmer in drei verschiedenen Kategorien sind liebevoll und modern eingerichtet. Im Restaurant wird eine schmackhafte regional-mediterrane Küche serviert.

SIMONSBERG 6 D www.husum-tourismus.de

Schleswig-Holstein | EW 825 | 5 m Husum 4 km, Friedrichstadt 13 km
T 04841 89870

Lundenbergsand www.hotel-lundenbergsand.de

Lundenbergweg 3, PLZ 25813, **T 04841 83930,** F 839350
23 Zimmer | 7 Suiten | Ez ab 69 €, Dz ab 119 €

Das reetgedeckte Wellnesshotel in ruhiger Deichlage bietet friesische Gastlichkeit mit persönlichem Charme. Helle, freundlich eingerichtete Zimmer mit nostalgischem Touch. Restaurant mit regionaler Küche. Toll der Leuchtturm-SPA auf vier Ebenen.

SIMONSWALD 57 C www.simonswald.de

Baden-Württemberg | EW 3.015 | 372 m Waldkirch 10 km, Furtwangen 19 km
T 07683 19433

Hugenhof www.hugenhof.de

VARTA-TIPP Küche

Am Neuenberg 14, PLZ 79263, **T 07683 930066**
24 | Menü ab 56 € | Mi-So ⊘ Mo, Di ⊘ 8.–25.2.21

In einem alten Bauernhaus befindet sich das hübsche Restaurant von Petra Ringwald und Klaus Ditz. Gepflegte Tischkultur, moderner Landhausstil und ein offener Kamin sorgen für eine behagliche Atmosphäre. Serviert wird eine fantasievolle franco-mediterrane Küche mit badischem Einfluss. Das angebotene 4-Gänge-Menü mit ausgewählten Zutaten der Saison wechselt regelmäßig. Übernachten kann man im zugehörigen Landhaus.

SINDELFINGEN 58 A www.sindelfingen.de

Baden-Württemberg | EW 61.669 | 449 m Böblingen 4 km, Stuttgart 19 km
T 07031 94325

Erikson-Hotel www.erikson.de

★★★★

Hanns-Martin-Schleyer-Straße 8, PLZ 71063, **T 07031 9350,** F 935555
93 Zimmer | Ez 69–159 €, Dz 89–184 € | 24 h

Privat geführtes Hotel für Geschäftsreisende in zentraler Lage. Großzügige und komfortable Zimmer mit großen Betten. Zwei Restaurants mit regionaler und internationaler Küche.

SINGEN AM HOHENTWIEL 65 A www.singen.de

Baden-Württemberg | EW 45.717 | 429 m Radolfzell 10 km, Konstanz 31 km
T 07731 85262
Hegaumuseum, Hohentwiel-Ruine (688 m), Kunstmuseum.

Lamm
www.lamm-singen.bestwestern.de

garni

Alemannenstraße 42, PLZ 78224, **T 07731 4020,** F 402200
76 Zimmer | 2 Suiten | Ez 76–150 €, Dz 81–190 €, exkl. Frühstück, 15,00–17,50 € |
18.12.20–10.1.21, 17.12.21–9.1.22

Das Hotel liegt in einem ruhigen Wohngebiet, nur wenige Gehminuten vom Stadtzentrum entfernt. Den Gästen stehen moderne und teilweise auch rollstuhlgerechte Zimmer in fünf Kategorien zur Verfügung. Der sogenannte CupClub (Bar & Lounge) bietet am Abend kleine Gerichte und eine feine Weinauswahl.

Trezor
www.hotel-trezor.de

garni

Forststr. 16, PLZ 78224, **T 07731 939690,** F 9396988
60 Zimmer

Das 2018 eröffnete Stadthotel ist für Business- und Privatgäste gleichermaßen geeignet. Die vollklimatisierten Zimmer zeichnen sich durch moderne Technik, zeitlose Eleganz und optimale Funktionalität aus. Verpassen Sie nicht das gute Frühstück! Gute Anbindung zur Schweiz.

Hotel Zapa
www.hotel-zapa.de

garni

Bohlinger Dorfstrasse 48, PLZ 78224 (OT: Bohlingen), **T 07731 796161,** F 796162
14 Zimmer | Ez 92–125 €, Dz 128–145 €

Idyllisch im Grünen gelegen ist das ländliche Hotel ein charmanter Rückzugsort für Erholungssuchende. Das Haus bietet freundliche, komfortable Zimmer, eine Sauna mit Panoramablick, einen großzügigen Garten sowie ein Restaurant mit saisonaler und regionaler Küche.

SINZIG 40 A
www.sinzig-info.de

Rheinland-Pfalz | EW 17.620 | 90 m — Bonn 25 km, Koblenz 33 km
T 02642 980500
Kath. Pfarrkirche St. Peter, Schloss, Stadtmauer, hist. Ortsteile, Thermalfreibad Bad Bodendorf.

Maravilla Beauty & Spa
www.maravilla-spa.de

garni

Hauptstraße 158, PLZ 53489 (OT: Bad Bodendorf), **T 02642 40000,** F 4007740
33 Zimmer | Ez 75–150 €, Dz 99–240 €, 9,50 €

Das familiengeführte Hotel empfängt Sie in einem mediterranen Ambiente. Die Zimmer und Suiten hat man sehr geschmackvoll und individuell gestaltet. Im Restaurant werden internationale Gerichte serviert. Ein kleiner, aber feiner SPA-Bereich sorgt für Entspannung. **Achtung: Bei Redaktionsschluss für diese Buchausgabe war das Hotel auf Grund der COVID-19-Pandemie noch geschlossen.**

SOBERNHEIM, BAD 50 A
www.bad-sobernheim.de

Rheinland-Pfalz | EW 6.411 | 140 m — Bad Kreuznach 18 km, Idar-Oberstein 31 km
T 06751 81241
Weitere Empfehlungen unter Meddersheim.

BollAnts - Spa im Park
www.bollants.de

Felkestr. 100, PLZ 55566, **T 06751 93390,** F 9339269
120 Zimmer | 3 Suiten | Ez 164–184 €, Dz 348–408 €, inkl. Halbpension, 25,00 €

Von Jugendstil über Bauhaus bis zum hist. Fachwerk finden sich in diesem gewachsenen Hotelensemble die Stile vergangener Jahrzehnte wieder. Ob Classiczimmer oder Heimatlodge - die unterschiedlich großen Zimmer sind ruhig, wohnlich und zeitgemäß ausgestattet. Das umfangreiche SPA- und Wellnessangebot sucht seinesgleichen. Der hübsche Park eignet sich perfekt für einen romantischen Spaziergang.

Jungborn

VARTA-TIPP Küche

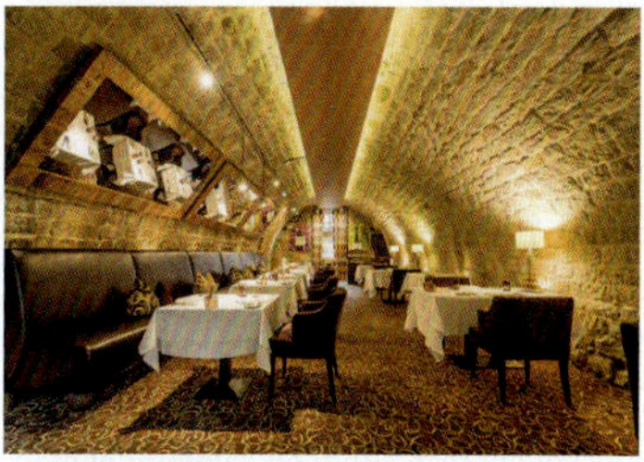

20 | Hauptger. 36–42 €, Menü 121–144 € | Di-Sa Mo, So

Leichte, zeitgemäße Gerichte, überraschende Aromen, Top-Produkte und nicht zu vergessen die schöne Optik - so schaut die klassische Haute Cuisine von Philipp Helzle aus! Und der Rahmen? Das Fine-Dining-Restaurant im hist. Sandsteingewölbe präsentiert sich romantisch und stimmungsvoll mit modernem, designorientiertem Interieur.

Hermannshof

40 | Hauptgericht 18–28 €, Menü 46–55 € | Di-Sa Mo, So

Ein Hauch von Vintage durchströmt das kleine, feine Bistrorestaurant mit seinem uralten Holzboden und dem urigen Gewölbe. Hier serviert man wechselnde, mediterran beeinflusste 4-Gang-Menüs. Tischreservierung erwünscht.

Maasberg Therme
www.hotel-maasberg-therme.de

★★★★

Kurhaus am Maasberg, PLZ 55566, **T 06751 8760,** F 876201
72 Zimmer | 9 Suiten | Ez 88–114 €, Dz 138–190 €

Kur- und Wellnessoase inmitten eines 75.000 qm großen Parks oberhalb der Stadt. Unterschiedlich eingerichtete Gästezimmer. Eigener Golfplatz direkt am Haus.

SODEN-SALMÜNSTER, BAD 42 C
www.badsoden-salmuenster.de

Hessen | EW 13.351 | 150 m
T 06056 744144

Fulda 45 km, Frankfurt/Main 61 km

Birkenhof
www.hotel-birkenhof-am-park.de

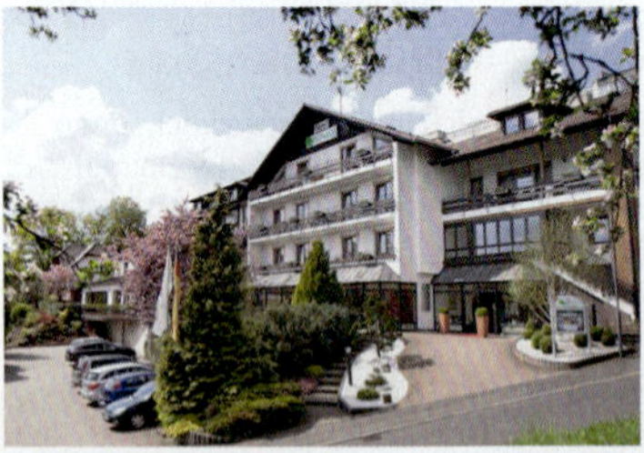

König-Heinrich-Weg 1, PLZ 63628,
T 06056 91690, F 916959
52 Zimmer | 1 Suite | 4 Apartments
Ez 58–82 €, Dz 84–137 €, exkl. Frühstück,
8,00–14,00 € | 24 h 3.–11.1.21

Eingebettet in die idyllischen Berge von Spessart und Vogelsberg empfängt Sie dieses familiengeführte Hotel. Es bietet renovierte, wohnlich gestaltete Zimmer und einen Freizeitbereich mit verschiedenen Beauty- und Wellnessanwendungen. Restaurant mit regionaler Küche.

Fiori
www.hotel-fiori.de

VARTA-TIPP Service

€ Gut & Günstig

Franz-von-Sickingen-Str. 3, PLZ 63628 (OT: Bad Soden), **T 06056 919712,** F 919713
7 Zimmer | Ez 56–71 €, Dz 76–91 €

Patric Sgobba und Christoph Lesser sind Gastgeber aus Leidenschaft. Alles ist wohnlich gestaltet, von den öffentlichen Bereichen über die schönen, gemütlichen Zimmer bis hin zu dem mit viel Liebe im mediterranen Stil eingerichteten Restaurant. Woher der originelle Hotelname kommt? Mit dem italienischen Begriff „Fiori“ (zu deutsch „Blumen“) verbindet man die Natur mit südländischer Lebensfreude.

SODEN, BAD 41 C
www.bad-soden.de

Hessen | EW 21.657 | 141 m — Königstein 6 km, Oberursel 10 km
T 06196 2080
Hundertwasserhaus, 12 anerkannte Heilquellen, Kurparks, Badehaus im Alten Kurpark, Meißner Porzellansammlung.

H+ Hotel
www.h-hotels.com

Königsteiner Straße 88, PLZ 65812, **T 06196 2000,** F 200153
130 Zimmer | Ez 50–280 €, Dz 65–295 € | 24 h

Direkt am Kurpark gelegenes Businesshotel. Ausstellung mit Meißner Porzellan im Foyer. Hell und freundlich eingerichtete Gästezimmer mit zeitgemäßer Technik. Restaurant mit regionaler und internationaler Küche sowie Grill-Spezialitäten.

Waldhotel
www.waldhotel-bad-soden.de

garni

Sebastian-Kneipp-Straße 1, PLZ 65812, **T 06196 502800,** F 5028011
35 Zimmer | Ez ab 60 €, Dz ab 90 €

Das einstige Fremdenheim und spätere Sanatorium für Kurgäste hat sich zu einem modernen Geschäftshotel entwickelt. Direkt am „Neuen Kurpark“ und nur wenige Meter vom Eichwald entfernt wohnen Sie in zeitgemäß eingerichteten Gästezimmern. Für Entspannung sorgt der hauseigene Saunabereich.

SODERSTORF 15 D www.soderstorf.de

Niedersachsen | EW 1.444 | 53 m Oldendorf/Luhe 7 km, Salzhausen 10 km
T 04132 910953

Gut Thansen www.gut-thansen.de

Gut Thansen, PLZ 21388, **T 04132 93330,** F 933321
50 Zimmer | 1 Suite | Ez ab 108 €, Dz ab 160 €

Hotel, Seminar- und Eventzentrum in malerischer Lage auf dem Gelände eines ehem. Bauernhofs. Die schlicht-modern eingerichteten Gästezimmer verteilen sich auf mehrere Gebäude. Zur Hotelanlage gehören ein 800 qm großer Tagungsbereich, drei Restaurants sowie eine finnische Grillkota.

SOEST 30 B www.wms-soest.de

Nordrhein-Westfalen | EW 48.012 | 95 m Hamm 30 km, Dortmund 50 km
T 02921 1036110
Mittelalterl. Stadtbild mit Grünsandstein-Ensemble, kath. St.-Patrokli-Kirche (Glasgemälde), ev. Kirche St. Maria zur Wiese, ev. Kirche St. Maria zur Höhe (Hohnekirche).

Hotel Susato www.hotel-susato.de

Dasselwall 5, PLZ 59494, **T 02921 37000,** F 3700101
60 Zimmer | Ez 84–89 €, Dz 110–115 € | 24 h

Das neuzeitliche Gebäude am Rande der Soester Innenstadt beherbergt modern und geschmackvoll eingerichtete Zimmer mit guter technischer Ausstattung. Zum Hotel gehören auch ein Restaurant mit Sonnenterrasse sowie eine Sauna.

SOLINGEN 29 D www.solingen.de

Nordrhein-Westfalen | EW 155.768 | 221 m Wuppertal 16 km, Düsseldorf 34 km
T 0212 2900
St.-Clemens-Kirche, Balkhauser Kotten und Wipperkotten, Müngstener Brücke (höchste Eisenbahnbrücke Deutschlands), Bergisches Museum im Schloss Burg, hist. Marktplatz, Pfarrkirche St. Mariä Himmelfahrt und Dt. Klingenmuseum im Stadtteil Gräfrath (5 km N), Laurel-and-Hardy-Museum.

Wipperaue www.wipperaue.de

Wipperaue 3, PLZ 42699, **T 0212 2336270,** F 23362710
13 Zimmer | Ez ab 99 €, Dz ab 145 €, exkl. Frühstück, 14,50 €

Ein richtiges Schmuckstück, dieser umgebaute und aufwendig renovierte Traditionsbetrieb im Bergischen Land! Die individuell gestalteten Zimmer im Neubau überzeugen durch angenehmes Raumgefühl, exklusive Bäder und einen schönen Landschaftsblick. Jeder Raum ist einer heimischen Vogelart gewidmet.

Wipperaue

70 | Hauptgericht 16–29 €, Menü 39–68 € | Mi-So Mo, Di ››

Das Restaurant zeigt sich in einem Stilmix aus klassischer Moderne und regionaltypischen Elementen. Die Speisekarte bietet rheinische Küche und bodenständige Spezialitäten wie Kotelett vom Kalb, Wiener Schnitzel oder Rinderfilet. Von der Wupperterrasse lässt sich der Blick auf die Auenlandschaft genießen.

Restaurant Pfaffenberg www.pfaffenberg.com

Pfaffenberger Weg 284, PLZ 42659, **T 0212 42363**
30 | Hauptgericht 15–32 €, Menü 44–89 € | Mo-So

Hier hat man mit Naturstein, Holz, warmen Farben und modernen Einrichtungselementen eine leger-gemütliche Atmosphäre geschaffen. Aus der Küche kommen ambitionierte Gerichte wie „Rosa gebratener Lammrücken mit Ziegenkäsekrapfen, schwarzem Knoblauch und Artischocken". Herrliche Terrasse mit wundervollem Ausblick auf das weite Bergische Land.

SOMMERACH 52 B www.sommerach.de

Bayern | EW 1.443 | 202 m Volkach 5 km, Kitzingen 13 km
T 09381 1229

Gasthof Zum Weißen Lamm www.strobel-lamm.de

€ Gut & Günstig
Hauptstraße 2, PLZ 97334, **T 09381 9377,** F 4933
19 Zimmer | Ez 40–55 €, Dz 70–118 €

Der Landgasthof von 1870 beherbergt hell, wohnlich und modern eingerichtete Zimmer sowie gemütlich-rustikale Gaststuben, in denen bodenständige Speisen zu angemessenen Preisen serviert werden. Eigenes Weingut.

SOMMERHAUSEN 52 B www.sommerhausen.de

Bayern | EW 1.661 | 181 m Würzburg 13 km, Volkach 32 km
T 09333 8256

Philipp www.restaurant-philipp.de

VARTA-TIPP Küche VARTA★TIPP Service

Hauptstraße 12, PLZ 97286, **T 09333 1406**
30 | Hauptgericht 25–55 €, Menü 115–145 € | Sa-So Mi-So Mo, Di

Klassik hinter altem Fachwerk. Im eleganten Gastraum des imposanten, über 400 Jahre alten Patrizierhauses lässt sich Michael Philipp für seine kulinarischen Verführungen von der klassischen und modernen Küche inspirieren. Seine Frau Heike ist für den Service und die passende Weinbegleitung zuständig. Wer länger bleiben möchte: Im ersten Stock des Gebäudes gibt es urgemütliche Zimmer zum Übernachten.

SONNENBÜHL 58 C www.sonnenbuehl.de

Baden-Württemberg | EW 7.190 | 775 m Reutlingen 26 km, Hechingen 28 km
T 07128 92518

Hirsch www.romantikhotel-hirsch.de

VARTA-TIPP Service

★★★★ garni

Im Dorf 12, PLZ 72820 (OT: Erpfingen), **T 07128 92910,** F 929134
15 Zimmer | 3 Suiten | Ez 95–169 €, Dz 135–177 €

Ein ausgesprochen gepflegtes Haus mit persönlich-familiärer Note. Die lichtdurchfluteten Zimmer und Suiten zeigen sich im farbenfrohen Landhausstil. Entspannen können Sie in der heimeligen Stubensauna. Morgens erwartet Sie ein sehr gutes Frühstück. Direkt am Hotel beginnt das sehr gut ausgeschilderte Wander- und Mountainbike-Netz der Schwäbischen Alb.

Hirsch

VARTA-TIPP Küche

45 | Hauptgericht 32–40 €, Menü 48–102 € | Do-So Mi-So Mo, Di

Regionales und frisches Angebot von einfachen Speisen bis hin zu ausgezeichneten Fischspezialitäten und hausgemachten Desserts. Ob im ländlich-eleganten Feinschmeckerrestaurant oder in der heimeligen Dorfstube - in jedem Fall erleben Sie im Hause Windhösel kulinarische Leistungen auf sehr gutem Niveau. Dazu ein liebenswerter Service und vortreffliche Weine, von denen viele auch glasweise ausgeschenkt werden.

SOODEN-ALLENDORF, BAD 32 D www.bad-sooden-allendorf.de

Hessen | EW 8.272 | 162 m Witzenhausen 14 km, Eschwege 15 km
T 05652 95870

Romantik Hotel Ahrenberg www.hotel-ahrenberg.de

garni

Auf dem Ahrenberg 5, PLZ 37242 (OT: Ahrenberg), **T 05652 95730,** F 1854
35 Zimmer | 2 Suiten | Ez 69–89 €, Dz 99–149 €

Oberhalb des Werratals und des Kurortes Bad Sooden-Allendorf gelegener Berggasthof mit herrlicher Aussicht. Im modernen Landhausstil eingerichtete Zimmer in unterschiedlichen Kategorien. Bürgerliche Gaststuben mit regionalem und internationalem Speisenangebot.

SPALT 53 C www.spalt.de

Bayern | EW 5.042 | 371 m Roth 15 km, Schwabach 20 km
T 09175 796550

Seehotel Zur Hopfenkönigin www.hopfenkoenigin.de

garni

Freiherr-von-Harsdorf-Str. 2, PLZ 91174 (OT: Enderndorf am See), **T 09175 79790,** F 797979
20 Zimmer | 5 Apartments | Ez ab 89 €, Dz ab 110 €

Geschäfts- und Ferienhotel in schöner Südhanglage, nur wenige Minuten vom Brombachsee entfernt. Hübsche, in Landhausmanier eingerichtete Zimmer und Ferienwohnungen.

Gasthof Hoffmanns-Keller www.hoffmanns-keller.de

VARTA-TIPP Küche

Windsbacher Straße 21, PLZ 91174, **T 09175 857**
70 | Hauptgericht 9–24 €, Menü 25–54 € | Mi-Sa

››

Ein hübsches, gemütliches Wirtshaus, in dem fränkische Spezialitäten mit österreichischen und internationalen Einflüssen verfeinert werden. Klassiker wie Käsespätzle oder Zwiebelrostbraten schmecken ebenso gut wie „Hirschrücken vom hauseigenen Damwild mit Blumenkohl und Topfen-Grieß-Strudel“. Im Sommer lockt die Terrasse mit schönem Blick in das bezaubernde Rezattal.

Gasthof Blumenthal www.gasthof-blumenthal.de

Stiegelmühle 42, PLZ 91174 (OT: Stiegelmühle), **T 09873 332**
110 | Hauptgericht 9–26 €, Menü 33–41 € | Mi-So ⦸ Mo, Di

Ein renovierter Landgasthof mit traditionsreicher Gastronomie. Hier erwartet Sie eine fein zubereitete fränkische Küche, in der überwiegend regionale Produkte Verwendung finden. An lauen Sommerabenden lockt der hübsch dekorierte Innenhof.

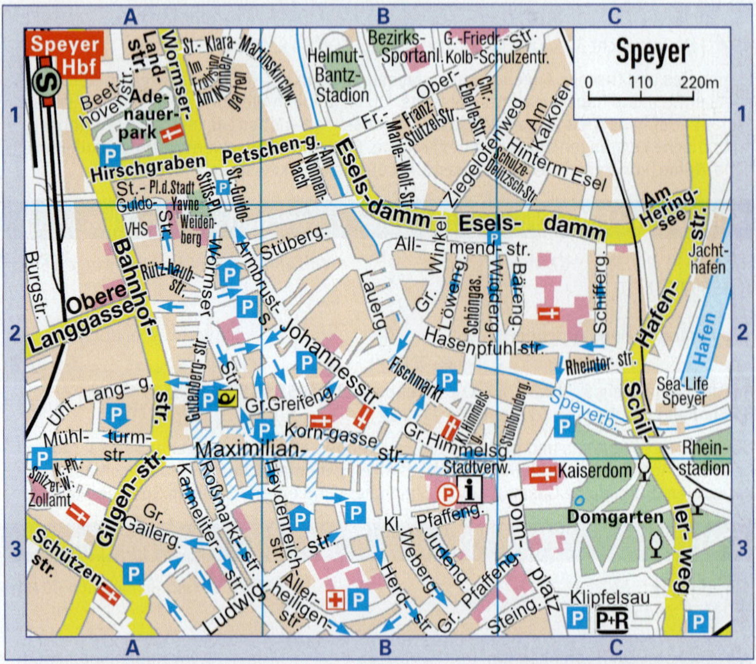

SPEYER 50 D www.speyer.de

Rheinland-Pfalz | EW 49.811 | 103 m Ludwigshafen 21 km, Heidelberg 25 km
T 06232 142392
Kaiserdom mit Krypta (UNESCO-Weltkulturerbe), Gedächtnis- und Dreifaltigkeitskirche, Stadttorturm, Hist. Museum der Pfalz, Technik Museum, Sea Life.

Lindner Hotel & Spa www.lindner.de

★★★★S garni

Binshof 1, PLZ 67346 (OT: Binshof), **T 06232 6470,** F 647699
133 Zimmer | 12 Suiten | Ez 119–399 €, Dz 198–998 € | 24 h

In reizvoller Nachbarschaft zu einem Landschaftsschutzgebiet empfängt Sie dieses Hotel. Die Zimmer, Suiten und Studios sind kreativ und individuell gestaltet - teils mit südländischem Flair, teils stilvoll elegant. Für Entspannung sorgt der großzügige SPA-Bereich, der erst kürzlich komplett neu gestaltet und modernisiert wurde. Verschiedene Restaurants.

Domhof
www.hoteldomhof.de

★★★★ garni

Bauhof 3 (B2), PLZ 67346, **T 06232 13290,** F 132990
47 Zimmer | 2 Suiten | Ez 108–130 €, Dz 140–300 €, ab 9,50 € | 24 h

Hotel im unter Denkmalschutz stehenden ehem. Reichskammergericht mit hist. Ambiente. Unterschiedlich eingerichtete Gästezimmer, die rund um den mediterranen Innenhof gruppiert sind.

Hotel Residenz am Königsplatz
www.residenz-speyer.de

★★★★ garni

Ludwigstr. 6 (B3), PLZ 67346, **T 06232 684990,** F 6849999
15 Zimmer | Ez 110–120 €, Dz 150–160 €

Privat geführtes Hotel in einem denkmalgeschützten Gebäude. Vom Empfang bis zur Abreise erfährt der Gast hier Herzlichkeit und persönlichen Service. Für einen angenehmen Aufenthalt sorgen auch die stilvoll-klassischen Gästezimmer und das sehr gute Frühstück, das sowohl im Gewölbekeller als auch im Wintergarten eingenommen werden kann.

Löwengarten
www.hotel-loewengarten.de

★★★★ garni

Schwerdstraße 14 (A3), PLZ 67346, **T 06232 6270,** F 627222
65 Zimmer | 2 Suiten | Ez ab 90 €, Dz ab 100 €, exkl. Frühstück, 12,00 € | 24 h

Familiengeführtes Businesshotel im Herzen von Speyer. Hell und freundlich eingerichtete Gästezimmer mit kostenlosem WLAN. Gute Bankett- und Tagungsmöglichkeiten.

Am Wartturm
www.hotel-amwartturm.de

★★★S garni

Landwehrstraße 28, PLZ 67346, **T 06232 64330,** F 643321
24 Zimmer | 7 Apartments | Ez 69–119 €, Dz 79–139 €, exkl. Frühstück, ab 9,50 €

Das familiengeführte Hotel ist nur wenige Meter vom hist. Wartturm entfernt. Helle, geräumige Zimmer. Auffallend sind die gute Dienstleistungsbereitschaft der Mitarbeiter und das ansprechende Frühstück am Morgen. Gute Adresse für Geschäfts- und Privatreisende.

AvantGarthe
www.avantgarthe.de

Ludwigstr. 2 (A/B3, im Wittelsbacher Hof), PLZ 67346, **T 06232 687359**
60 | Hauptgericht 19–99 €, Menü 39–69 € | Di-Sa Mo, So

Dieses modern-elegante Restaurant hat mit dem historischen Wittelsbacher Hof einen schönen Rahmen für die niveauvolle mediterrane und internationale Küche. Spezialität: Dry-Aged-Beef aus dem Reifeschrank. Für private oder geschäftliche Anlässe steht ein kleiner Veranstaltungsraum zur Verfügung.

CLYNe - Das Restaurant
www.restaurant-clyne.de

Große Greifengasse 5 (B2), PLZ 67346, **T 06232 1008285**
28 | Hauptgericht 20–32 €, Menü 38–68 € | Sa Di-Sa Mo, So

››

Elegant und gemütlich zugleich das Ambiente und ambitioniert die Küche. Darf es vielleicht eine „Asiatisch gewürzte Fischsuppe mit Knurrhahn und Muscheln“ oder „Entenbrust mit Rhabarbergemüse und Kartoffelgratin“ sein? Freitags und samstags mittags wird ein sogenanntes Shopping-Menü in 3 Gängen angeboten.

Ratskeller
www.ratskeller-speyer.de

€ Gut & Günstig

Maximilianstraße 12 (B3), PLZ 67346, **T 06232 78612**
120 | Hauptgericht 12–25 €, Menü 20–30 € | Mi-So Mi-Sa Mo, Di

Gemütliches Kellerrestaurant mit ungezwungener Atmosphäre. Serviert werden regionale und bürgerliche Gerichte mit internationalen Einflüssen und saisonalem Bezug. Hübsche Terrasse im Innenhof.

Hausbrauerei
www.domhof.de

Große Himmelsgasse 6 (B2, im Hotel Domhof), PLZ 67346, **T 06232 67440**
180 | Hauptgericht 8–30 € | Mo-So

Uriger Brauereiausschank mit rustikalem Charme. Serviert wird deftige Regionalküche ebenso wie internationale Spezialitäten. Großzügig angelegter Biergarten mit Blick zum Kaiserdom.

SPIEGELAU 62 A
www.spiegelau.de

Bayern | EW 3.946 | 759 m — Grafenau 8 km, Zwiesel 21 km
T 08553 8919110

Hochriegel
www.hotel-hochriegel.de

★★★★S garni

Frauenauer Straße 31, PLZ 94518 (OT: Klingenbrunn), **T 08553 9700,** F 970193
58 Zimmer | 2 Suiten | 20 Apartments | Ez ab 74 €, Dz ab 136 €, inkl. Vollpension

Ansprechendes Haus mit unterschiedlichen, meist praktisch ausgestatteten Zimmern. Großzügige Apartments stehen im Gästehaus zur Verfügung. Ansprechender Wellnessbereich mit asiatischem Shiatsu-Raum und ayurvedischem Verwöhntempel.

Landhotel Tannenhof
www.landhotel-tannenhof.de

★★★S garni

Auf der List 27, PLZ 94518 (OT: Hochreuth), **T 08553 9730,** F 973200
82 Zimmer | 2 Apartments | Ez ab 68 €, Dz ab 112 €

Hotel in ruhiger Waldrandlage mit zeitgemäß eingerichteten Zimmern. Ansprechender Freizeitbereich. Gemütliche Gaststuben mit Sonnenterrasse und Biergarten.

SPIEKEROOG (INSEL) 13 A
www.spiekeroog.de

Niedersachsen | EW 781 | 3 m — Aurich (Ostfriesland) 33 km, Wilhelmshaven 46 km
T 04976 9193101

Inselfriede
www.inselfriede.de

★★★★S garni

Süderloog 12, PLZ 26474, **T 04976 91920,** F 919266
55 Zimmer | 8 Suiten | 16 Apartments | Ez 85–125 €, Dz 130–195 € | 24 h

Gewachsenes Ferienhotel mit angeschlossenen Apartmenthäusern. Die mit viel Liebe zum Detail ausgestatteten Zimmer sorgen für einen entspannten Aufenthalt. Schöne Wellnesslandschaft mit Liegewiese, Sonnenliegen und Strandkörben. Zum Haus gehören das Restaurant „Friesenstube" sowie ein Irish Pub.

Zur Linde www.hotelzurlinde.eu

Noorderloog 5, PLZ 26474, **T 04976 91940,** F 919430
21 Zimmer | Ez 90–119 €, Dz 120–180 €

Das traditionsreiche Haus im idyllischen Zentrum des Inselortes bietet behagliche Gästezimmer, einen kleinen Wellnessbereich mit drei Saunen und ein liebevoll eingerichtetes Restaurant, in dem regionale Gerichte serviert werden.

SPROCKHÖVEL 29 D www.svsprockhoevel.de

Nordrhein-Westfalen | EW 24.989 | 219 m Wuppertal 16 km, Bochum 18 km
T 02324 79994

Eggers www.hotel-restaurant-eggers.de

VARTA-TIPP Küche

Hauptstraße 78, PLZ 45549 (OT: Niedersprockhövel), **T 02324 71780**
180 | Hauptgericht 16–35 €, Menü 25–50 € | Mo, Do-So Di, Mi

Die historischen Räume mit ihrer rustikalen Atmosphäre sowie der lauschige Weingarten gehören ebenso zu „Eggers" wie die schmackhaft zubereitete regionale und internationale Küche. Wie wäre es z.B. mit „Sauerbraten von der Hirschkalbskeule" oder „Königsberger Klopse vom Kalb"? Der sogenannte „Hobbyraum" wird für Kochkurse und private Feierlichkeiten genutzt.

Habbel's www.habbel-restaurant.de

Gevelsberger Straße 127, PLZ 45549 (OT: Hasslinghausen), **T 02339 914312**
75 | Hauptgericht 17–34 €, Menü 34–49 € | So Mi-So

Seit Jahren ist das Restaurant ein beliebter Treffpunkt für Genießer. Hier erwartet Sie eine schmackhafte deutsch-mediterrane Küche. Die Preise sind fair, der Service freundlich. Ausgezeichnete Auswahl an Weinen sowie Spirituosen aus hauseigener Destillerie und Brennerei (auch Verkauf). Großer Gastgarten.

ST. ENGLMAR 61 B www.urlaubsregion-sankt-englmar.de

Bayern | EW 1.800 | 808 m Straubing 34 km, Deggendorf 36 km
T 09965 840320

Angerhof www.angerhof.de

S garni

Am Anger 38, PLZ 94379, **T 09965 1860,** F 18619
70 Zimmer | 13 Suiten | Ez ab 120 €, Dz 240–266 €, inkl. Halbpension, ab 16,00 € | 24 h

Ein elegantes Feriendomizil in naturnaher Südhanglage mit Fernblick über das Donautal bis zur Alpenkette. Das Haus bietet freundlich gestaltete Zimmer und Suiten in unterschiedlichen Kategorien. Erholungssuchende dürfen sich auf ein reizvolles Badeareal mit Vital- und Wellnesstherme freuen. Panoramarestaurant sowie Hotelbar mit Kaminlounge und Bibliothek.

Berghotel Maibrunn
www.berghotel-maibrunn.de

★★★★S garni

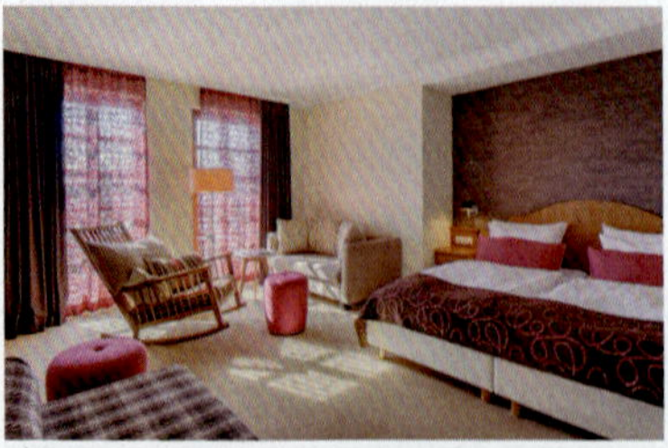

Maibrunn 1, PLZ 94379 (OT: Maibrunn), **T 09965 8500,** F 850100
52 Zimmer | 2 Suiten
Ez 104–120 €, Dz 124–165 €, inkl. Halbpension

Die Top-Lage in 850 Metern Höhe mit grandiosem Blick in die Weite des Bayerischen Waldes ist einzigartig. Die unterschiedlich großen Zimmer und Suiten überzeugen durch innovatives Interieur und regionalzeitgemäßen Stilmix. Für Entspannung und Wohlbefinden sorgt der hauseigene Bade- und Wellnessbereich.

Carpe Diem

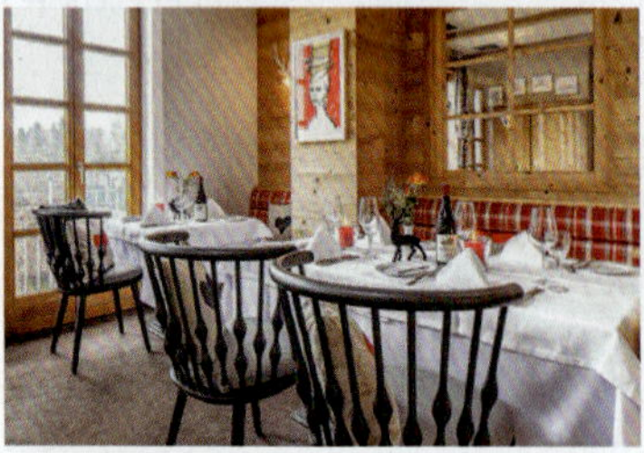

160 | Hauptger. 9–36 €, Menü 15–86 € | Mo-So

Gediegener Landhausstil in heiteren, mediterranen Farben. Serviert wird eine leichte Mittelmeerküche (z.B. hausgemachte Pasta). An den Nachmittagen serviert man Kuchen aus der hauseigenen Konditorei. Stimmungsvolle Terrasse mit Panoramablick.

Reinerhof
www.reinerhof.de

★★★★S garni

Grün 9, PLZ 94379 (OT: Grün), **T 09965 8510,** F 851125
48 Zimmer | 6 Suiten | 2 Apartments | Ez 79–113 €, Dz 148–222 €, inkl. Halbpension

Familiär geführtes Urlaubsquartier mit persönlicher Atmosphäre. Wohnliche Zimmer mit sehr guter Ausstattung und herrlichem Blick auf die Höhenlagen des Bayerischen Waldes. Schöner SPA-Bereich mit Bade- und Saunalandschaft.

ST. GEORGEN I. SCHWARZWALD 57 C
www.st-georgen.de

Baden-Württemberg | EW 13.208 | 862 m   Triberg 12 km, Villingen-Schwenningen 15 km
T 07724 87194
Dt. Phonomuseum, Kobisenmühle, Brigachquelle, Quellenwanderweg, Naturlehrpfad, Mineralienausstellung, Glockenspiel, Freizeitanlage Klosterweiher, Heimatmuseum, Sammlung Grässlin.

Federwerk
www.federwerk.com

★★★★★S garni

Museumstraße 1, PLZ 78112, **T 07724 8849100,** F 8849499
51 Zimmer | 5 Apartments | Ez 93–115 €, Dz 132–156 €, 7,00 €

Das historische Industriegebäude, in dem einst eine Uhrenfabrik untergebracht war, hat sich in ein modernes Hotel verwandelt. Die Zimmer sind großzügig und unterschiedlich geschnitten, jedes hat seinen individuellen Charme. Zum Haus gehören auch ein Sauna- und Fitnessbereich, ein Restaurant mit Südterrasse sowie ein rundum verglaster Veranstaltungsraum auf dem Dach des Hotels.

ST. GOAR 40 D www.st-goar.de

Rheinland-Pfalz | EW 2.790 | 80 m Bingen 28 km, Koblenz 43 km
T 06741 383

Schloss Rheinfels www.schloss-rheinfels.de

garni

Schlossberg 47, PLZ 56329, **T 06741 8020,** F 802802
64 Zimmer | 4 Suiten | Ez 95–225 €, Dz 130–325 €, 18,00 € | 24 h

Historische Burganlage mit fantastischem Blick ins Rheintal und auf die berühmte Loreley. Sie wohnen in schönen, individuell eingerichteten Gästezimmern. Dazu ein hübsch gestalteter SPA-Bereich mit Außensauna. Kulinarisch haben Sie die Wahl zwischen dem Schloss-Restaurant mit Wintergarten und der rustikalen Burgschänke mit Terrasse.

ST. INGBERT 49 D www.sanktingbert.de

Saarland | EW 36.254 | 229 m Saarbrücken 13 km, Neunkirchen/Saar 13 km
T 06894 130
Barocke Innenstadt, Kirchen St. Engelbert und St. Hildegard, Kultur- und Naturdenkmäler.

Die Alte Brauerei www.diealtebrauerei.com

Kaiserstraße 101, PLZ 66386, **T 06894 92860**
100 | Hauptgericht 18–28 €, Menü ab 32 € | Mo, Mi-Fr, So Mo, Mi-So Di

Rustikal-eleganter Gasthof in einem hist. Gebäude-Ensemble aus dem 18. Jahrhundert. Schmackhafte französische Küche, bei der frische saisonale Produkte Verwendung finden. Lauschige Terrasse am Stadtpark. Unterschiedlich eingerichtete Gästezimmer vorhanden.

La Trattoria del Postillione www.postillione.de

Neue Bahnhofstraße 2, PLZ 66386, **T 06894 381061**
70 | Mi-Sa Mo, So

Herrschaftliche Villa mit behaglicher Atmosphäre und schöner Terrasse. Auf der regelmäßig wechselnden Speisekarte findet sich eine klassische italienische Küche mit saisonalem Bezug. Preisgünstiger Mittagstisch.

ST. JOHANN 50 B www.vg-sg.de

Rheinland-Pfalz | EW 839 | 150 m Sprendlingen 3 km, Bad Kreuznach 16 km
T 06701 201777

Hofgut Wißberg www.hofgut-wissberg.de

garni

Hofgut Wissberg, PLZ 55578, **T 06701 91640,** F 916455
21 Zimmer | 2 Suiten | Ez 85–125 €, Dz 125–165 €

Denkmalgeschütztes Hofgut inmitten der Golfanlage mit guten Tagungsmöglichkeiten. Moderne und geschmackvoll eingerichtete, helle Zimmer und Studios, teilweise mit hübschem Ausblick auf die Weinberge.

ST. MÄRGEN 64 B www.sankt-maergen.de

Baden-Württemberg | EW 1.828 | 895 m St. Peter 8 km, Freiburg 26 km
T 07652 12060

Der Hirschen
www.derhirschen.de

Feldbergstraße 9, PLZ 79274, **T 07669 940680,** F 9406888
40 Zimmer | 3 Suiten

Traditionsreicher Gasthof mit hübscher Gartenanlage und zeitlos eingerichteten Zimmern unterschiedlicher Größe. Holzgetäfelte Gaststuben, in denen badische Spezialitäten aufgetischt werden.

Zum Kreuz
www.gasthaus-zum-kreuz.de

Hohlengraben 1, PLZ 79274, **T 07669 91010**
60 | Hauptgericht 11–30 €, Menü 21–73 € | Mo-Mi, Sa-So Mo-Mi, Fr-So Do

Die Gastgeber haben hier mit viel Liebe zum Detail ein ländlich-charmantes Restaurant geschaffen. Gekocht wird regional unter Verwendung saisonfrischer Zutaten. Dazu gibt es badische Weine. Im Haupt- und Gästehaus stehen gepflegte Hotelzimmer zur Verfügung.

ST. MARTIN 50 D
www.sankt-martin.de

Rheinland-Pfalz | EW 1.813 | 225 m
Landau 10 km, Wörth 37 km
T 06323 5300

Consulat des Weins
www.consulat-des-weins.de

Maikammerer Straße 44, PLZ 67487, **T 06323 8040,** F 804426
50 Zimmer | Ez 80–106 €, Dz 146–230 €

Gastfreundliches, modernes Hotel am Ortsrand auf einem großzügigen, parkähnlichen Gelände. Behaglich eingerichtete Zimmer mit zweckmäßiger Ausstattung. Rustikales Restaurant mit regionaler und internationaler Küche. Vinothek im Untergeschoss.

Das Landhotel Weingut Gernert
www.das-landhotel.com

Maikammererstraße 39, PLZ 67487, **T 06323 94180,** F 941840
17 Zimmer | 1 Apartment | Ez 78–81 €, Dz 135–145 €

Individuelles Landhotel mit südlichem Flair inmitten von Weingütern und Wanderwegen. Komfortable Zimmer im mediterranen Landhausstil überwiegend mit Balkon oder Terrasse. Schöne Liegewiese.

Haus am Weinberg
www.hausamweinberg.de

Oberst-Barret-Straße 1, PLZ 67487, **T 06323 9450,** F 81111
65 Zimmer | 1 Suite | 2 Apartments | Ez 48–64 €, Dz 92–116 €, 10,00 €

Am Ufer des pfälzischen Rebenmeers erwartet Sie dieses Tagungs- und Urlaubsdomizil. Zum Haus gehören freundliche Gästezimmer, eine gemütliche Hotelbar sowie ein attraktiver Wellnessbereich mit Wohlfühloase und Well-Aktiv-Club. Im Restaurant speisen Sie mit Blick über die Pfälzer Weinstraße und die Rheinebene.

St. Martiner Castell
www.martinercastell.de

Maikammerer Straße 2, PLZ 67487, **T 06323 9510,** F 951200
24 Zimmer | 2 Suiten | Ez 70–80 €, Dz 118–135 €

Familiär geführtes Haus im Dorfkern mit rustikal-eleganten Zimmern auf zwei Etagen, die teilweise im Landhausstil eingerichtet sind. Restaurant mit regionaler und internationaler Küche sowie mediterraner Sonnenterrasse.

Wiedemann's Weinhotel
www.wiedemanns-weinhotel.de

Einlaubstr. 62-66, PLZ 67487, **T 06323 94430,** F 944330
20 Zimmer | Ez ab 103 €, Dz ab 164 €, inkl. Halbpension

Sympathisches Haus unter familiärer Führung in ruhiger Hanglage mit hübschen Nichtraucherzimmern im Landhausstil. Teilweise herrlicher Blick auf die Rheinebene. Im Restaurant wird regionale Frischeküche serviert.

ST. MICHAELISDONN 14 B
www.st-michaelisdonn.de

Schleswig-Holstein | EW 3.730 | 5 m — Meldorf 12 km, Brunsbüttel 13 km
T 04853 807305

Landhaus Gardels
www.gardels.de

Westerstr. 15-19, PLZ 25693, **T 04853 8030,** F 803183
50 Zimmer | Ez ab 90 €, Dz ab 114 €, exkl. Frühstück, 11,00 €

Ein familiengeführtes Hotel in ruhiger Lage. Wohnliche Gästezimmer mit zeitgemäßem Komfort. Kleine Saunalandschaft. Fahrradverleih.

Restaurant im Landhaus Gardels

40 | Hauptgericht 18–32 €, Menü 30–140 € | Mo-Sa ⃠ So

Zeitgemäß-saisonal und frisch isst man hier! Verarbeitet werden nur marktfrische Produkte aus der Region. Ihre Vorspeise könnte „Gebratene Geflügelleber | Feldsalat | Glasierte Äpfel | Röstzwiebel" heißen, und wie wäre es mit „Rumpsteak unter der Käsekruste | Schwenkgemüse | Bratkartoffeln" als Hauptgericht? Das Ambiente: modern und behaglich.

ST. PETER 64 B
www.st-peter-schwarzwald.de

Baden-Württemberg | EW 2.536 | 720 m — St. Märgen 8 km, Freiburg 18 km
T 07652 12088370

Jägerhaus
www.hotel-jaegerhaus.de

Mühlegraben 18, PLZ 79271, **T 07660 94000,** F 940014
18 Zimmer | Ez ab 56 €, Dz ab 92 €

Ein wirklich charmantes Hotel mit herzlichen Gastgebern am Ortsrand. Behaglich im Landhausstil eingerichtete Zimmer. Zum Haus gehören auch ein Spielplatz, eine Kegelbahn, eine Wellnesslandschaft sowie ein gemütliches Restaurant mit regionaler Küche.

Zur Sonne
www.sonneschwarzwald.de

Zähringer Straße 2, PLZ 79271, **T 07660 94010**
50 | Hauptgericht 14–38 € | Di-So ⃠ Mo

»

Die herzliche „Sonne-Atmosphäre" schätzen verwöhnte Einheimische und anspruchsvolle Reisende gleichermaßen. Im hellen, holzgetäfelten Gastraum gelingt der Spagat zwischen klassischer Haute Cusine und badisch-regionaler Küche. An warmen Abenden lockt die hübsche Sonnenterrasse. Übernachten kann man in einem der behaglich eingerichteten Zimmer.

ST. PETER-ORDING 6 D

www.st-peter-ording.de

Schleswig-Holstein | EW 4.300 | 3 m
T 04863 9990

Heide 40 km, Husum 50 km

Aalernhüs

www.aalernhues.de

Friedrich-Hebbel-Straße 2, PLZ 25826, **T 04863 7010,** F 2689
64 Zimmer | Ez 119–299 €, Dz 144–344 €

Das Wellnesshotel liegt inmitten einer parkähnlichen Anlage und verfügt über geräumige Gästezimmer mit Balkon, eine großzügige Lobby mit Kaminlounge sowie ein Grill-Restaurant mit separater Terrasse. Zum Haus gehören außerdem ein modern gestalteter SPA-Bereich und zwei Tennisplätze.

Hotel Zweite Heimat

www.hotel-zweiteheimat.de

Am Deich 41, PLZ 25826, **T 04863 474890,** F 4748948
47 Zimmer | 27 Suiten | Ez 95–198 €, Dz 135–238 € | 24 h

Das sympathische Lifestyle-Hotel befindet sich direkt hinter den Dünen mit Blick auf Sand, Meer, Salzwiesen und die berühmten Pfahlbauten. Die Zimmer werden in „Kleine" und „Große Stuben" (Themensuiten) unterteilt. Geschmackvolle Einrichtung mit viel Holz, liebevollen Details und exklusiven Möbeln von Rivièra Maison. Hauseigene Bibliothek.

Esszimmer

www.esszimmer-spo.de

T 04863 47489120
70 | Hauptgericht 17–30 €, Menü 40–50 € | Mo-So

Helles, freundliches Restaurant mit hübscher Terrasse direkt am Deich. Serviert wird eine frische saisonale und regionale Küche mit Gerichten wie „Eiderzander | Blutwurststrudel | Sauerkraut | Estragon | Kartoffel" oder „Rücken vom Husumer Rind | Sellerie | Karotte | Kräuterseitling I Krapfen". Nachmittags gibt es hausgemachte Kuchen.

Landhaus an de Dün

www.hotel-landhaus.de

VARTA-TIPP Service

garni

Im Bad 63, PLZ 25826, **T 04863 96060,** F 960660
15 Zimmer | 6 Suiten | Ez 104–255 €, Dz 149–255 €

Das von Familie Schönborn vorbildlich geführte Hotel bietet zeitgemäßen Komfort und großzügige Gästezimmer, die nahezu alle über einen Balkon oder eine Terrasse verfügen. Schöner Wellnessbereich mit Erlebnisschwimmbad. Auch SPA- und Massageanwendungen werden angeboten. Nachmittags können Sie sich im Café mit hausgemachtem Kuchen verwöhnen lassen.

Das Frühstückshotel

www.fruehstueckshotel-spo.de

garni

Waldstr. 19-21, PLZ 25826, **T 04863 96880,** F 2735
38 Zimmer | 2 Suiten | Ez 49–109 €, Dz 79–179 €, exkl. Frühstück, 5,00–17,50 €

Eine gepflegte Adresse in ruhiger Waldrandlage. Die Gästezimmer sind hell und individuell eingerichtet. Bei schönem Wetter können Sie Ihr Frühstück auch auf der geräumigen Terrasse einnehmen.

Hotel Tweed Neu! www.hotel-tweed.de

garni

Im Bad 65, PLZ 25826 (OT: Bad), **T 04863 9503939**
8 Zimmer

Das kleine, stilvolle Boutique-Hotel vereint das Norddeutsche mit dem Irischen. Kein Wunder, denn die Gastgeberfamilie hat viele Jahre in Irland gelebt. Die Suiten sind im englisch-irischen Country-Stil eingerichtet. Ein ganz besonderes Highlight: Das Frühstück wird morgens direkt im Zimmer serviert.

Lieblingsplatz Strandhotel www.lieblingsplatz-strandhotel.de

Im Bad 73, PLZ 25826 (OT: Bad), **T 04863 9589325**
37 Zimmer | 1 Suite

Schon von außen wirkt das schmucke Backsteingebäude äußerst einladend, im Innern besticht die geschmackvolle Einrichtung. Die geräumigen und modernen Gästezimmer sind mit maritimen Details versehen. Weitläufiger Garten auf einem Dünengrundstück mit altem Baumbestand.

Axels Strandhütte www.die-strandhuette.de

Zum Südstrand , PLZ 25826, **T 04863 4747011**
140 | Hauptgericht 16–32 €, Menü 49–69 € | Mi-So Mo, Di 4.1.–19.2.21

Restaurant mit riesigem Sonnendeck und tollem Meerblick. Während tagsüber Snacks und Kleinigkeiten angeboten werden, wird am Abend eine saisonal und regional beeinflusste Küche aufgetischt. Wie wär's z.B. mit „Geflämmtem Seeteufel | Anis-Sud | Karotte | gepoppter Wildreis"? Tischbestellung empfehlenswert.

ST. WENDEL 49 D www.sankt-wendel.de

Saarland | EW 25.890 | 300 m Saarbrücken 36 km, Idar-Oberstein 41 km
T 06851 1913
Wendalinus-Basilika, Museum im Mia-Münster-Haus, Kugelbrunnen in der Mott.

Hotel Le Journal www.cafe-le-journal.de

★★★ garni

Schillerstr. 9, PLZ 66606, **T 06851 9378782,** F 9122206
40 Zimmer | Ez ab 64 €, Dz ab 89 €

Das extravagante Gästehaus „Auberge le Journal" besticht durch seine auffällig bemalte Fassade. Hier erwarten Sie wohnliche Komfortzimmer mit Lehmwänden und künstlerisch gestalteten Bädern. Etwas einfacher, aber zweckmäßig und gemütlich sind die Standardzimmer im Stammhaus.

Kunz www.restaurant-kunz.de

VARTA-TIPP Küche

Kirchstraße 22, PLZ 66606 (OT: Bliesen), **T 06854 8145**
16 | Hauptgericht ab 38 €, Menü 78–96 € | Do-Fr, So Do-So Mo, Di, Mi »

Einladendes, modern gestaltetes Restaurant mit Lounge, Wintergarten und Kaminzimmer. Die leichte, klassisch französische Küche wird von Alexander Kunz regelrecht zelebriert. Er verarbeitet edelste Produkte zu fantasievollen, köstlichen Gerichten. Charmant und fachkundig empfiehlt seine Frau Anke dazu die passenden Weine.

STADE 14 B www.stade-tourismus.de

Niedersachsen | EW 46.080 | 1 m Bremervörde 27 km, Hamburg 61 km
T 04141 409170

Knechthausen www.knechthausen.de

Bungenstraße 20, PLZ 21682, **T 04141 5296360**
Hauptgericht 21–28 €, Menü 48–54 € | Di-Sa Mo, So

Eine wirklich charmante, engagiert geführte Adresse ist das historische Gildehaus der Brauerknechte inmitten der Altstadt. Die Küche ist unkompliziert und europäisch geprägt, so z.B. „Iberico-Schwein | Artischocke | Salz-Orange | Topfenserviettenknödel". Kleines, aber feines Weinangebot mit Schwerpunkt Deutschland und Österreich.

STAFFELSTEIN, BAD 43 D www.bad-staffelstein.de

Bayern | EW 10.499 | 274 m Lichtenfels 7 km, Coburg 24 km
T 09573 33120
Rathaus, ehem. Kloster Banz (5 km N), Wallfahrtskirche Vierzehnheiligen (5 km NO), Staffelberg (539 m), Obermain Therme, Freizeitanlage Aqua Riese.

Kurhotel an der Obermaintherme www.kurhotel-staffelstein.de

★★★★S garni

Am Kurpark 7, PLZ 96231, **T 09573 3330,** F 333299
136 Zimmer | 4 Suiten | Ez 103–212 €, Dz 156–324 €, 18,00 € | 24 h

Kur- und Tagungshotel mit geräumigen und geschmackvoll eingerichteten Landhauszimmern. Besonderen Luxus bieten die Penthouse-Suiten auf dem Dach des Hauses. Über einen hoteleigenen Bademantelgang gelangen Hausgäste zur benachbarten Obermain Therme mit 35.000 qm großer Wellnesslandschaft. Das Gourmetrestaurant „v. Scheffel" bietet gehobene mediterrane Küche.

Erich Rödiger www.hotel-roediger.de

★★★S garni

Zur Herrgottsmühle 2, PLZ 96231, **T 09573 9260,** F 926262
50 Zimmer | Ez ab 87 €, Dz ab 117 €

Nur wenige Schritte von der Obermain Therme entfernt im Herzen des Kurortes liegt dieses familiär geführte Geschäfts- und Ferienhotel. Liebevoll eingerichtete Nichtraucherzimmer mit individueller Ausstattung. Das Restaurant serviert fränkische und internationale Küche.

Augustin www.hotel-augustin.de

★★★★★S garni

Schwabthal 3, PLZ 96231 (OT: Schwabthal), **T 09573 96970,** F 969739
28 Zimmer | 2 Apartments | Ez ab 69 €, Dz ab 120 €

Ein romantischer Feriengasthof mit mediterranem Flair und hübsch eingerichteten Landhauszimmern. Restaurant mit mehreren Gaststuben, in denen eine traditionell fränkische Küche serviert wird.

STARNBERG 67 B www.starnbergammersee.de

Bayern | EW 22.650 | 588 m München 25 km, Weilheim 25 km
T 08151 90600
Kirche mit spätbarockem Hochaltar, Schlossgarten, Seepromenade, Schifffahrt.

Vier Jahreszeiten www.vier-jahreszeiten-starnberg.de

★★★★ S garni

Münchner Str. 17, PLZ 82319, **T 08151 44700,** F 4470161
122 Zimmer | 7 Suiten | Ez 129–229 €, Dz 149–269 €, ab 19,50 € | 24 h

Für Feriengäste und Tagungen gleichermaßen geeignetes Hotel mit geräumigen, gut ausgestatteten Gästezimmern. Kleiner, aber feiner Wellness- und Fitnessbereich im fünften Stock mit finnischer Sauna, Dampfbad und großer Sonnenterrasse. Die Umgebung lockt mit einer Vielzahl an Outdoor-Aktivitäten wie Wandern oder Radfahren.

Aubergine www.aubergine-starnberg.de

VARTA-TIPP Küche VARTA-TIPP Service

T 08151 4470290
44 | Menü 99–119 € | Di-Sa Mo, So

Moderne, klare Architektur, gehobene Tafelkultur sowie kontrastreiche, auberginefarbene Akzente prägen das Ambiente dieses stilvollen Gourmetrestaurants. Die Küche von Maximilian Moser begeistert mit kreativer Kulinarik im Rhythmus der Jahreszeiten. Es werden zwei frei kombinierbare Menüs (5 und 7 Gänge) angeboten. Dazu serviert Ihnen das freundliche, aufmerksame und versierte Team schöne Weine.

Fischerhaus www.hotel-fischerhaus-starnberg.de

★★★★★S garni

Achheimstraße 1, PLZ 82319, **T 08151 90550,** F 905520
11 Zimmer | Ez 99–169 €, Dz ab 169 €

Kleines Privathotel mit geschmackvollen, im Landhausstil eingerichteten Gästezimmern mit Balkon oder kleiner Terrasse. Sehr gutes Frühstück, freundliches Personal.

STAUFEN 64 A www.muenstertal-staufen.de

Baden-Württemberg | EW 8.200 | 288 m Freiburg 22 km, Basel (Schweiz) 58 km
T 07633 80536

Der Löwen mit Haus Goethe www.loewen-staufen.de

★★★★★S garni

Rathausgasse 8, PLZ 79219, **T 07633 9089390,** F 908939500
42 Zimmer | 2 Apartments | Ez 79–119 €, Dz 99–149 €

Kleines, familiär geführtes Haus im Zentrum der hist. Altstadt mit guten Tagungsmöglichkeiten. Zweckmäßige, mit Schwarzwälder Fichtenholzmöbeln eingerichtete Zimmer. Weitere Unterkünfte stehen im „Haus Goethe" zur Verfügung. Hist. Restaurant mit gemütlichem Ambiente und schöner Sonnenterrasse.

Die Krone www.die-krone.de

★★★★★S garni

Hauptstraße 30, PLZ 79219, **T 07633 5840**
9 Zimmer | Ez 80–85 €, Dz 120–125 € ››

Persönlich geführter Familienbetrieb mitten in der Altstadt gelegen. Gemütliche, im ländlichen Stil eingerichtete Gästezimmer mit zeitgemäßer Ausstattung, zum Teil mit Terrasse oder Balkon.

Die Krone

75 | Hauptgericht 17–28 €, Menü 30–52 € | Mo-Do, So Mo-Fr, So Sa

Hist. Gaststube mit gemütlicher Atmosphäre, die im Jahr 1520 zum ersten Mal erwähnt wurde. Auf den Tisch kommt schmackhafte badische Küche unter Verwendung frischer Zutaten. Gut sortierte Weinkarte.

Ambiente

www.restaurant-ambiente.com

Ballrechter Straße 8, PLZ 79219 (OT: Grunern), **T 07633 802442**
30 | Hauptgericht 30–42 €, Menü 52–71 € | Mo-Di, Fr-Fr, So Mo-Di, Fr-So Mi, Do

Familiär geführtes Restaurant mit mediterran angehauchtem Ambiente. Serviert wird eine frische internationale Küche. Gut sortierte Weinkarte mit rund 100 Positionen. Nette Terrasse.

STAUFENBERG 41 B

www.staufenberg.de

Hessen | EW 8.147 | 190 m
T 06406 8090

Marburg 21 km, Wetzlar 25 km

Burghotel Staufenberg

www.burg-hotel-staufenberg.com

garni

Burggasse 10, PLZ 35460, **T 06406 3012,** F 3014004
34 Zimmer | 7 Suiten | Ez ab 95 €, Dz ab 139 € | 24 h

Liebevoll restaurierte ehem. Wehrburg aus dem 13. Jahrhundert. Erlesene Antiquitäten bestimmen das Ambiente des Hauses. Individuell und romantisch zeigen sich die Gästezimmer. Im À-la-carte-Restaurant „Ritterkeller" wird regional und international gekocht. Herrliche Sommerterrasse mit Blick über das Lahntal.

STEBEN, BAD 44 D

www.bad-steben.de

Bayern | EW 3.375 | 578 m
T 09288 7470

Hof 25 km, Kronach 35 km

Villa Siegfried

www.villasiegfried.com

€ Gut & Günstig ★★★ garni

Hemplastraße 7, PLZ 95138, **T 09288 1607,** F 924969
11 Zimmer | 2 Suiten | 1 Apartment | Ez ab 54 €, Dz ab 92 €

Familiengeführtes Hotel in einer Jugendstilvilla von 1911 mit modernem Ambiente. Individuell eingerichtete Zimmer mit komfortabler Ausstattung. Sehr gutes Frühstück.

STEINEN 64 A

www.steinen.de

Baden-Württemberg | EW 10.100 | 660 m
T 07627 91000

Schopfheim 7 km, Lörrach 8 km

Vogelpark Steinen, Bauernhaus-Museum Schneiderhof, Schlossruine Rötteln.

Landmann
www.hotel-landmann.de

Hausmatt 3, PLZ 79585 (OT: Endenburg - Kirchhausen), **T 07629 388**
160 | Hauptgericht 9–35 €, Menü 34–45 € | Mo-Mi, So

Inmitten des Kleinen Wiesentals im beschaulichen Schwarzwalddorf Kirchhausen erwartet Sie dieses tipptopp gepflegte Gasthaus mit seinen behaglichen Stuben. Aus der Küche kommen regional beeinflusste Gerichte, bei denen frische und hochwertige Produkte Verwendung finden. Die Preise sind fair, der Service zuvorkommend. Zum Übernachten stehen individuell eingerichtete Gästezimmer bereit.

STEINENBRONN 58 A
www.steinenbronn.de

Baden-Württemberg | EW 6.143 | 431 m — Böblingen 14 km, Stuttgart 19 km
T 07157 12910

Apartmenthotel Residenz Steinenbronn
www.residenz-hotel.de

garni

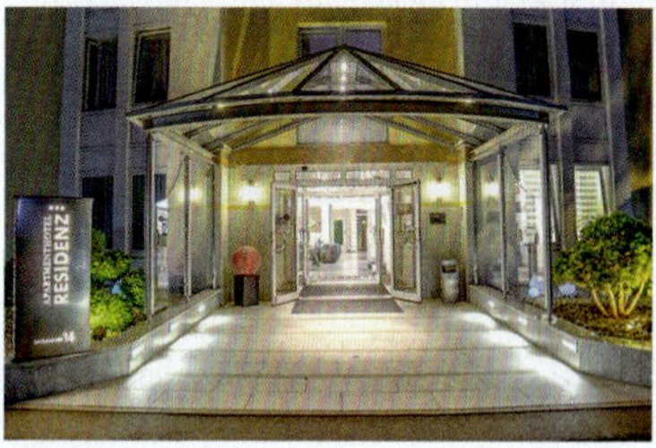

Lerchenstraße 14, PLZ 71144,
T 07157 7360, F 3074
176 Zimmer | 2 Suiten | 76 Apartments
Ez 76–145 €, Dz 111–185 €, exkl. Frühstück, 12,00 €

Dieses moderne Apartmenthotel bietet helle, großzügige Zimmer mit zeitgemäßem Komfort. Das Angebot reicht von schicken, komplett ausgestatteten 1-Zimmer-Studios bis hin zu 2- bzw. 3-Zimmer-Apartments mit Küchenzeile. Günstig ist die Nähe zum Stuttgarter Messegelände und zum Flughafen.

Krone
www.krone-steinenbronn.de

Stuttgarter Straße 47, PLZ 71144, **T 07157 7330**
70 | Hauptgericht 17–31 €, Menü 20–40 € | Di-Sa Mo, So

Bei Familie Hornung kann man nicht nur gut übernachten: Im behaglich-rustikalen Restaurant steht Juniorchef Tim am Herd und bereitet klassische schwäbische Gerichte zu. Besonders empfehlenswert sind die Wildspezialitäten aus eigener Jagd wie z.B. „Geschmorte Wildschweinschulter in Holunderrahmsauce mit Champignons und Spätzle“.

STEINFURT 20 D
www.steinfurt-touristik.de

Nordrhein-Westfalen | EW 34.085 | 65 m — Rheine 18 km, Münster 30 km
T 02551 1383
Wasserschloss, Bagno-Konzertgalerie, Altes Rathaus, Kirchen, Heimathaus Borghorst, Stadtmuseum Burgsteinfurt.

Posthotel Riehemann
www.riehemann.de

garni

Münsterstraße 8 (Zufahrt über Lindenstr.), PLZ 48565 (OT: Borghorst), **T 02552 99510,** F 62484
18 Zimmer | 3 Suiten | Ez ab 64 €, Dz ab 100 €

Ehem. Posthalterei aus dem Jahr 1827, die zu einem zeitgemäßen Hotel umgebaut wurde. Liebevoll eingerichtete Gasträume und Zimmer, freundliche Inhaber.

STEINHEIM (WESTFALEN) 31 A-B www.steinheim.de

Nordrhein-Westfalen | EW 12.790 | 141 m Detmold 22 km, Höxter 24 km
T 05233 210

Germanenhof www.germanenhof.de

★★★S garni

Teutoburger-Wald-Straße 29, PLZ 32839 (OT: Sandebeck), **T 05238 98900,** F 989090
35 Zimmer | 3 Suiten | Ez ab 78 €, Dz ab 110 €

Ein charmantes Privathotel in herrlich ruhiger Lage. Hier erwarten Sie gemütlich eingerichtete Zimmer im Landhausstil. Kleiner Wellnessbereich mit finnischer Sauna und Dampfbad. Die landschaftlich und kulturell reizvolle Umgebung eignet sich bestens für Freizeitausflüge.

Germanenhof

200 | Hauptgericht 12–25 €, Menü 20–45 € | Mi-So Mo, Mi-So Di

Behagliches, alpenländisches Ambiente. Auf der Speisekarte locken internationale Spezialitäten und westfälische Gaumenfreuden wie z.B. „Maispoulardenbrust | Purple-Curry-Staub | Zitronengras-Schaum | Basmatireis“. Gut bestückter Weinkeller.

STEINHEIM AM ALBUCH 59 A www.steinheim.com

Baden-Württemberg | EW 8.509 | 539 m Heidenheim 8 km, Göppingen 38 km
T 07329 96060

Gasthof Zum Kreuz www.kreuz-steinheim.de

★★★★S garni

Hauptstraße 26, PLZ 89555, **T 07329 96150,** F 961555
45 Zimmer | Ez ab 87 €, Dz ab 119 € | 24 h

Über 300-jähriger Brauereigasthof am östlichen Rande der Schwäbischen Alb. Das familiär geführte Haus ist mit liebevollen Details eingerichtet und verfügt über freundliche und komfortabel ausgestattete Zimmer. Im Restaurant werden zum hausgebrauten naturtrüben Kellerbier Gerichte aus der regionalen und internationalen Küche serviert.

Sontheimer Wirtshäusle www.sontheimer-wirtshaeusle.de

★★★S garni

Wirtshäusle 1, PLZ 89555 (OT: Sontheim im Stubental), **T 07329 5041**
11 Zimmer | Ez 62 €, Dz 92 €

Gemütliches kleines Hotel, das sich seit über 180 Jahren in Familienbesitz befindet. Ansprechende Zimmer mit biologischer Bausubstanz. Restaurant mit regionaler Küche unter Verwendung heimischer Produkte.

STEINSFELD 52 D www.steinsfeld.de

Bayern | EW 1.192 | 405 m Rothenburg ob der Tauber 6 km, Uffenheim 16 km
T 09861 3561

Landwehrbräu www.landwehr-braeu.de

★★★S garni

Reichelshofen 31, PLZ 91628 (OT: Reichelshofen), **T 09865 9890,** F 989686
37 Zimmer | Ez ab 91 €, Dz ab 112 €

Hist. Fachwerkbau von 1387 mit separatem Gästehaus. Stilvoll und individuell eingerichtete Zimmer mit kostenlosem WLAN. Rustikales Restaurant mit gehobener regionaler Küche.

Gasthof Zum Schwan www.schwan-rothenburg.de

€ Gut & Günstig

Hartershofen 39, PLZ 91628 (OT: Hartershofen), **T 09861 3387**
13 Zimmer | Ez 52–68 €, Dz 72–86 €, 8,50–10,00 €

Charmanter, familiär geführter Dorfgasthof mit zeitgemäß eingerichteten Gästezimmern unterschiedlicher Größe. Rustikales Restaurant mit fränkischer und deutscher Küche.

STEMMEN 15 C www.stemmen.de

Niedersachsen | EW 851 | 35 m — Lauenbrück 3 km, Torstedt 10 km
T 04267 930012

Landgut Stemmen www.landgut-stemmen.de

★★★★

Große Straße 12, PLZ 27389, **T 04267 93040,** F 930466
32 Zimmer | Ez 64–83 €, Dz 90–120 €

Gut geführtes Landhotel mit herzlicher und familiärer Atmosphäre, das sich seit über 400 Jahren in Familienbesitz befindet. Geräumige, individuell eingerichtete Gästezimmer. Im Restaurant werden regionale Spezialitäten serviert.

STENDAL 25 A www.stendal-tourist.de

Sachsen-Anhalt | EW 40.000 | 32 m — Wittenberge 38 km, Magdeburg 52 km
T 03931 651190

Altstadt-Hotel www.ah-stendal.de

Breite Straße 60, PLZ 39576, **T 03931 69890,** F 698939
28 Zimmer | 1 Suite | Ez ab 65 €, Dz ab 78 €, exkl. Frühstück, 7,00 €

Familiär geführtes Geschäftshotel im Herzen der Altstadt. Die Zimmer sind modern und wohnlich ausgestattet. Im gemütlichen Restaurant wird regionale Küche aufgetischt.

STEPHANSKIRCHEN 68 B www.stephanskirchen.de

Bayern | EW 10.113 | 440 m — Rosenheim 10 km, Prien 17 km
T 08036 615

Gocklwirt www.gocklwirt.de

Weinbergstraße 9, PLZ 83071 (OT: Baierbach), **T 08036 1215**
120 | Hauptgericht 9–32 €, Menü 31–62 € | Fr-So Mi-So Mo, Di

Ein originelles Antiquitäten- und Spezialitätenrestaurant mit vielen gemütlichen Nischen und Ecken sowie themenbezogenen Stuben. Hier gibt es regionale und alpenländische Schmankerl inmitten einer Ausstellung von hist. landwirtschaftlichen Geräten. Gemütlicher Biergarten.

STIEFENHOFEN 66 B www.stiefenhofen.de

Bayern | EW 1.788 | 805 m — Oberstaufen 6 km, Isny i. Allgäu 15 km
T 08383 7200

Landgasthof Rössle
www.roessle.net

Hauptstraße 14, PLZ 88167, **T 08383 92090,** F 920949
13 Zimmer | Ez 58–90 €, Dz 88–115 € | 24 h

Gepflegtes Landhotel mit familiärer Atmosphäre. Hell und wohnlich eingerichtete Gästezimmer zu zivilen Preisen. Direkt am Haus befinden sich ein Kneippbecken und eine Langlaufloipe. Rad- und Motorradfahrer willkommen.

Landgasthof Rössle

120 | Hauptgericht 9–23 €, Menü 13–39 € | Fr-So Mo-Di, Do-So Mi

In den hist. Gaststuben werden bodenständige allgäu-schwäbische Speisen sowie schmackhafte Kräutergerichte serviert. Im Sommer lockt der lauschige Biergarten.

STOCKACH 65 A
www.stockach.de

Baden-Württemberg | EW 16.628 | 491 m — Tuttlingen 24 km, Konstanz 34 km
T 07771 802300
Heidenhöhlen, Stadtmuseum Stockach, „U-Boot" von Peter Lentz, Loretokapelle.

Gasthof zum Adler
www.adler-wahlwies.de

Leonhardtstraße 29, PLZ 78333 (OT: Wahlwies), **T 07771 3527**
160 | Hauptgericht 12–29 €, Menü 22–55 € | Sa-So Mi-So Mo, Di

Dieser ansprechende Landgasthof ist seit Generationen in Familienbesitz. Man bietet eine gute und abwechslungsreiche regionale Küche mit mediterranen Einflüssen. Das Angebot reicht von „Hausgemachter Bratwurst auf Weinsauerkraut mit Bratkartoffeln" bis hin zu „Rumpsteak vom Weideochsen an Aceto-Balsamico-Zwiebel-Sauce auf Peperonata mit Schlutzkrapfen".

STOCKHEIM 44 C
www.stockheim-online.de

Bayern | EW 4.948 | 350 m — Coburg 40 km, Bayreuth 53 km
T 09265 80700

Rebhan's
www.hotel-rebhan.de

Ludwigsstädter Straße 95/97, PLZ 96342, **T 09265 9556100,** F 9556600
90 Zimmer | 3 Suiten | Ez 64–102 €, Dz 80–140 € | 24 h

Modernes, familiengeführtes Business- und Wellnesshotel in grüner Lage. Wohnlich eingerichtete Zimmer mit zweckmäßiger Ausstattung. Mediterran gestaltetes Restaurant mit internationaler Küche.

Landgasthof Detsch
www.landgasthof-detsch-haig.de

Coburger Straße 9, PLZ 96342 (OT: Haig), **T 09261 62490**
60 | Hauptgericht 14–32 €, Menü 26–38 € | So Di-Sa Mo

Das familiengeführte Gasthaus bietet eine schmackhafte Regionalküche, bei der fast ausschließlich heimische Produkte Verwendung finden. Wie wäre es z.B. mit „Fränkischem Saiblingsfilet in der Kartoffel-Röstikruste auf jungem Rahmblattspinat mit Kirschtomaten"? Toll der Gastgarten unter Kastanien im Sommer.

STOLPE AN DER PEENE 19 A www.amt-anklam-land.de

Mecklenburg-Vorpommern | EW 313 | 3 m Anklam 10 km, Greifswald 40 km
T 039727 2500

Gutshaus Stolpe www.gutshaus-stolpe.de

VARTA-TIPP Service

garni

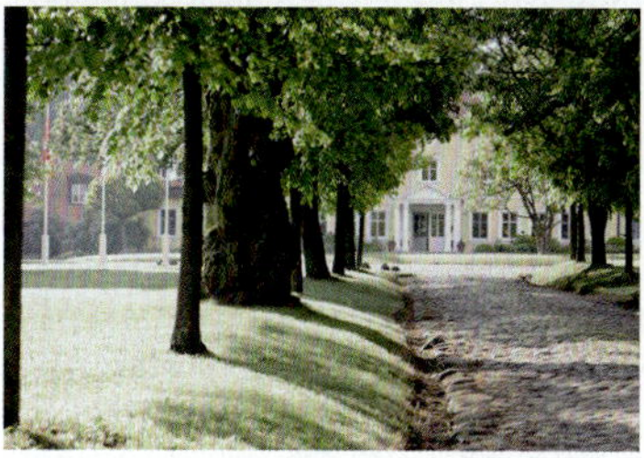

Peenstraße 33, PLZ 17391, **T 039721 5500,** F 55099
38 Zimmer | 4 Suiten
Ez 99–180 €, Dz 145–330 €, 19,00 € | 24 h

Ein echtes Refugium für Erholungssuchende! Die Gästezimmer sind alle individuell mit Antiquitäten eingerichtet und mit Liebe zum Detail möbliert. Ein weitläufiger Park mit altem Baumbestand umgibt die denkmalgeschützte Gutsanlage. Vorbildliches Service- und Dienstleistungsniveau.

Gutshaus Stolpe

VARTA-TIPP Küche **VARTA-TIPP** Service

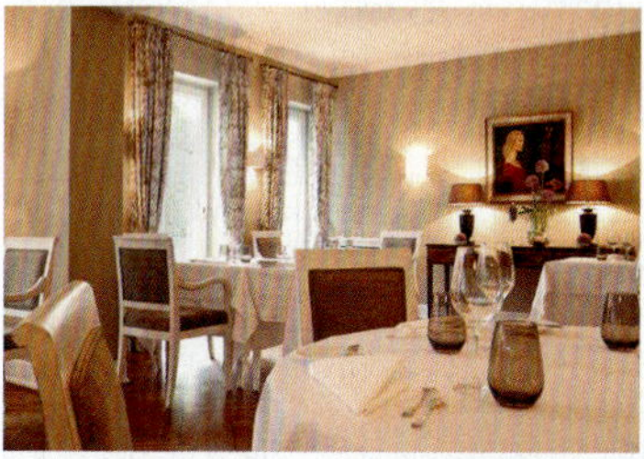

40 | Hauptger. 35–48 €, Menü 85–149 € | Di-Sa Mo, So 3.1.–7.2.21

Genussreiche Stunden verspricht der Aufenthalt in diesem eleganten Gourmetrestaurant. Die französisch geprägte Küche von Stephan Krogmann kombiniert gekonnt, stimmig und mit Sinn fürs Detail modern-kreative Elemente und beste regionale Produkte. Umsorgt wird man von einem professionellen Serviceteam. Bodenständige Speisen gibt es im historischen Wirtshaus „Stolper Fährkrug".

STOLPEN 36 D www.stolpen.de

Sachsen | EW 5.648 | 274 m Neustadt 5 km, Radeberg 12 km
T 035973 27313

Zum Erbgericht www.erbgericht.de

★★★★ garni

Am Markt 8, PLZ 01833 (OT: Heeselicht), **T 035973 2290,** F 24212
12 Zimmer | 2 Suiten | Ez 72–81 €, Dz 104–108 €

Das familiengeführte Landhotel am Polenztal ist ein idealer Ausgangspunkt für Wanderungen und Besichtigungstouren in der Sächsischen Schweiz. Das Haus bietet seinen Gästen wohnliche Zimmer (auch Familienzimmer) mit zeitgemäßer Ausstattung. Es gibt auch zwei Kegelbahnen.

Restaurant im Landhotel Zum Erbgericht **Neu!**

120 | Hauptgericht 15–40 €, Menü 30–90 € | Mi-So Mo-So ››

Im hellen, freundlichen Restaurant verwöhnt Sie der Junior des Hauses mit einer gehobenen, aber bodenständigen Küche, bei der überwiegend regionale und saisonale Zutaten Verwendung finden. Man hat auch Räumlichkeiten für Veranstaltungen.

Burghotel Stolpen www.burghotel-stolpen.de

Schlossstraße 12 (Anfahrt über Poetenweg), PLZ 01833, **T 035973 29900,** F 2990110
37 Zimmer | 13 Suiten | Ez 75–90 €, Dz 100–110 € | 24 h

Am Fuß der Burg Stolpen liegt dieses familiengeführte Hotel. Das Haus verfügt über funktional eingerichtete Zimmer sowie ein rustikales Restaurant mit Wintergarten, in dem regionale und internationale Küche serviert wird.

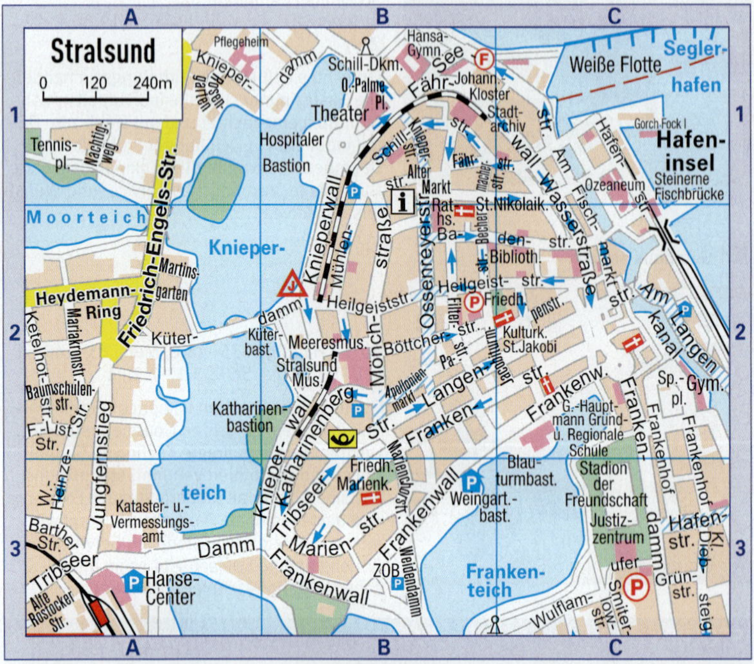

STRALSUND 11 C www.stralsundtourismus.de

Mecklenburg-Vorpommern | EW 57.778 | 13 m Greifswald 31 km, Rostock 71 km
T 03831 252340
Altstadt (UNESCO-Weltkulturerbe), Backsteingotik: Rathaus, Kirchen, Johanniskloster, Heilgeistkloster, Meeresmuseum, Stralsund Museum, Stadtmauer mit Stadttoren, Giebelhäuser, Ozeaneum.

Baltic www.viennahouse.com

★★★★

Frankendamm 22 (C3), PLZ 18439, **T 03831 2040,** F 204999
132 Zimmer | 5 Apartments | 24 h

Das Hotel in Hafen- und Altstadtnähe verfügt über helle Zimmer und einen Freizeitbereich. Im Restaurant „Gasthouse" werden regionale Klassiker serviert.

Scheelehof
www.scheelehof.de

★★★★S garni

Fährstr. 23-25 (C1), PLZ 18439, **T 03831 283300,** F 2833488
92 Zimmer | 13 Suiten | Ez 120–170 €, Dz 150–200 € | 24 h

Aufwendig saniertes Anwesen in exponierter Altstadtlage bestehend aus zwei beeindruckenden Giebelhäusern aus dem 14. Jhd. Individuelle Hotelzimmer in unterschiedlichen Größen. Umfangreiche Gastronomie, u.a. hauseigene Rösterei mit Café.

Zum Scheele Neu!

VARTA-TIPP Küche

T 03831 2833112
120 | Hauptgericht 14–42 €, Menü 35–59 € | Mo-So

Genussvolle Momente verspricht die gute Stube des mittelalterlichen Kaufmannshauses. Die Küche von Björn Kapelke ist abwechslungsreich, kreativ und weltoffen. Appetit macht z.B. „Filet vom Zander mit Spinat-Risotto und weißem Tomatenschaum“. Mittags offeriert man preiswerte Lunch-Gerichte. Am Nachmittag gibt es leckere Kuchen und Spezialitäten aus der hauseigenen Kaffeerösterei.

Am Jungfernstieg
www.hotel-am-jungfernstieg.de

★★★S garni

Jungfernstieg 1b (A3), PLZ 18437, **T 03831 44380,** F 443819
36 Zimmer | 3 Suiten | Ez ab 65 €, Dz ab 75 €

Persönlich geführtes Stadthotel am Rande der Altstadt mit familiärer Atmosphäre. Moderne, schick eingerichtete Nichtraucherzimmer, teils mit Blick auf die Altstadt. Im Haus findet sich ein Shop mit Marzipanprodukten aus eigener Herstellung.

Hafenresidenz
www.hotel-hafenresidenz.de

★★★★S garni

Seestr. 10-13 (C1), PLZ 18439, **T 03831 282120,** F 2821299
71 Zimmer | 2 Suiten | 8 Apartments | Ez 85–110 €, Dz 90–145 €, exkl. Frühstück, bis 19,00 € | 24 h

Direkt an der Sundpromenade liegt dieses moderne Stadthotel. Die neuzeitlichen Zimmer mit See- bzw. Altstadtblick bieten einen gelungenen Mix aus Design, Funktionalität und Behaglichkeit. Im Restaurant „Fürst Wizlaw I.“ leichte Crossover-Cuisine und saisonale Spezialitäten. Gute Tagungsmöglichkeiten.

Kontorhaus
www.hotel-kontorhaus-stralsund.de

★★★★★S garni

Am Querkanal 1 (C2), PLZ 18439 (OT: Hafeninsel), **T 03831 289800,** F 289809
18 Zimmer | 2 Suiten | Ez 79–130 €, Dz 99–150 €, exkl. Frühstück, 10,00 €

In einer traditionsreichen Ecke der Hansestadt gelegenes Haus mit hanseatischem Flair. Die behaglichen Zimmer mit moderner maritimer Ausstattung tragen Namen aus der Schifffahrt von gestern und heute.

Lara Neu!

Am Fischmarkt 4 (C2), PLZ 18439, **T 03831 666339**
Do-Sa Mo-Mi So

»

Das geradlinige Interieur kann sich wirklich sehen lassen, ebenso die moderne europäische Küche, die Ihnen hier kredenzt wird. Wie wäre es z.B. mit „Filet vom Steinbeißer unter einer Pumpernickel-Olivenkruste mit sautierten Tomaten und Kartoffelnocken"? Der Service ist freundlich und kompetent.

Wulflamstuben **Neu!** www.wulflamstuben.de

€ Gut & Günstig

Alter Markt 5 (B1), PLZ 18439, **T 03831 291533**
Hauptgericht 11–19 € | Mo-So

In einem der ältesten Häuser der Hansestadt befindet sich dieses Restaurant mit seiner gemütlich-rustikalen Atmosphäre. Von der Speisekarte wählen Sie z.B. „Geflügelleber mit Äpfeln, Zwiebeln und Kartoffelpüree" oder „Gebratener Dorsch mit Blumenkohlpüree, Pflaumen-Portweinchutney und Erbsen-Mangosalat".

Braugasthaus Zum alten Fritz www.stoertebeker-brauquartier.com

Greifswalder Chaussee 84-85, PLZ 18439 (OT: Franken), **T 03831 255500**
120 | Hauptgericht 8–30 €, Menü 15–65 € | Mo-So

Braugasthaus im hist. Gebäude der ehem. Stralsunder Vereinsbrauerei. Gemütliche Gaststuben mit rotbraunem Backstein und nostalgischem Flair. Serviert wird eine bodenständige Regionalküche. Schöne Terrasse mit Biergarten.

STRANDE, OSTSEEBAD 8 C www.strande.de

Schleswig-Holstein | EW 1.468 | 4 m — Kiel 18 km, Eckernförde 29 km
T 04349 290

Strandhotel www.strandhotel.de

Strandstraße 21, PLZ 24229, **T 04349 91790,** F 919840
29 Zimmer | Ez 99–219 €, Dz 115–235 €

Das privat geführte Urlaubshotel mit schönem Blick auf die Kieler Außenförde bietet gepflegte, neuzeitlich ausgestattete Gästezimmer. Kleiner Saunabereich mit Ruheraum. Im Restaurant „Riva" serviert man bürgerlich-regionale Speisen zu fairen Preisen.

STRASSLACH-DINGHARTING 60 D www.strasslach.de

Bayern | EW 3.013 | 635 m — Starnberg 24 km, München 24 km
T 08170 93000

Zum Wildpark www.gasthof-zum-wildpark.de

€ Gut & Günstig

Tölzerstraße 2, PLZ 82064 (OT: Strasslach), **T 08170 99620**
280 | Hauptgericht 9–29 €, Menü 19–45 € | Mo-So

Der traditionsreiche Gasthof beherbergt mehrere individuell gestaltete Stuben. Regionaltypische Speisekarte mit Gerichten wie „Hirsch-Edelgulasch mit hausgemachten Spätzle und Preiselbeeren" oder „Tellerfleisch vom bayerischen Ochsen mit Wirsing und Salzkartoffeln". Das Fleisch kommt aus der eigenen Metzgerei nebenan.

STRAUBING 61 B | www.straubing.de

Bayern | EW 48.114 | 331 m | Deggendorf 36 km, Regensburg 42 km
T 09421 94469199
Gäubodenmuseum (Römerschatz), Ursulinenkirche, Karmelitenkirche, Historischer Friedhof mit Stadtpfarrkirche St. Jakob, Stadtplatz mit Stadtturm, Tiergarten, Blue Brix - Straubinger Wunderwelt.

Asam | www.hotelasam.de

★★★★S garni

Wittelsbacher Höhe 1, PLZ 94315, **T 09421 788680,** F 788688
101 Zimmer | 5 Suiten | Ez 78–92 €, Dz 103–149 €, exkl. Frühstück, 15,00 € | 24 h

Komfortables Stadt- und Tagungshotel hinter der Fassade eines denkmalgeschützten Gründerzeitgebäudes. Klimatisierte und elegante, im Bauhausstil gestaltete Zimmer. Das Restaurant bietet bayerisch-mediterrane Küche. Schöner Biergarten mit altem Baumbestand.

Theresientor | www.hotel-theresientor.de

★★★★S garni

Theresienplatz 51, PLZ 94315, **T 09421 8490,** F 849100
43 Zimmer | 3 Suiten | Ez ab 86 €, Dz ab 121 €, 7,00 €

Das moderne Stadthotel verfügt über individuelle und hochwertig eingerichtete Zimmer, teils mit schönem Ausblick auf den hist. Stadtplatz. Im angrenzenden Restaurant „Zum Geiss“ wird regionale und internationale Küche serviert.

Sommerkeller | www.sommerkeller-straubing.de

Regensburger Straße 22, PLZ 94315, **T 09421 5688555**
310 | Hauptgericht 10–23 € | Di-So Mo

Das Ambiente in der sympathischen Speisewirtschaft ist modern und hat alpenländisches Flair. Auf der Karte stehen regional-bodenständige Gerichte wie „Original Wiener Schnitzel vom Kalb mit Kartoffel-Gurken-Salat“ oder „Schweinebraten an Dunkelbiersauce mit Brezenknödel und Speck-Krautsalat“. Tipp: toller Biergarten.

STROMBERG 50 A | www.stromberg.de

Rheinland-Pfalz | EW 3.208 | 220 m | Bingen 11 km, Bad Kreuznach 18 km
T 06724 274

Land- & Golf Hotel Stromberg | www.golfhotel-stromberg.de

★★★★S garni

Am Buchenring 6, PLZ 55442 (OT: Schindeldorf), **T 06724 6000,** F 600433
174 Zimmer | 16 Suiten | Ez ab 145 €, Dz ab 230 € | 24 h

Das ansprechende Hotel bietet komfortabel eingerichtete Landhauszimmer in sechs verschiedenen Kategorien. Zum Haus gehören auch eine Bibliothek mit Kamin und angrenzendem Wintergarten, ein großzügiger SPA-Bereich auf 2.500 qm, eine 18-Loch-Golfanlage sowie diverse Tagungsräume.

Le Délice

22 | Hauptgericht 29–39 €, Menü 89–108 € | Mi-Sa Mo, Di, So

Im behaglich-eleganten Gourmetrestaurant erwarten den Gast eine ideenreiche internationale Küche, ein aufmerksamer Service sowie eine sehr gute Weinauswahl.

Refugium Stromburg
www.stromburg.com

Schlossberg 1, PLZ 55442, **T 06724 93100,** F 931090
14 Zimmer | 1 Suite | Ez ab 124 €, Dz ab 169 €, 25,00 € | 24 h

In diesem charmanten Domizil weht ein Hauch von Burgromantik. In den Zimmern sorgen warme Farben, hochwertige Textilien und komfortable Betten für einen hohen Wohlfühlfaktor. Für geschäftliche und private Anlässe stehen diverse Räumlichkeiten zur Verfügung.

STRULLENDORF 53 A
www.strullendorf.de

Bayern | EW 7.807 | 251 m
T 09543 82260
Bamberg 9 km, Nürnberg 50 km

Gasthof Schiller
www.gasthof-schiller.de

Amlingstadter Straße 14, PLZ 96129 (OT: Wernsdorf), **T 09543 44020,** F 440220
31 Zimmer | 4 Apartments | Ez ab 64 €, Dz ab 106 €

Im 2012 errichteten Landhotel des gepflegten Familienbetriebes stehen modern eingerichtete Gästezimmer zur Verfügung. Etwas einfacher und preisgünstiger sind die Zimmer im Gasthof. Auch Familienzimmer und Ferienwohnungen vorhanden.

Gasthof Schiller

€ Gut & Günstig
140 | Hauptgericht 5–15 €, Menü ab 18 € | Di-So Mo-So

In den gemütlich-rustikal eingerichteten Gaststuben wird bodenständige Hausmannskost serviert. Hier darf man sich auf beliebte Klassiker wie Schweinshaxe, Bauernente oder hausgemachte Bratwürste freuen. Lauschiger Biergarten mit altem Baumbestand.

STÜHLINGEN 64 B
www.stuehlingen.de

Baden-Württemberg | EW 5.000 | 501 m
T 07744 5320
Schaffhausen 23 km, Waldshut 29 km

Landgasthof Rebstock
www.rebstock.eu

€ Gut & Günstig
Schlossstraße 10, PLZ 79780, **T 07744 92120,** F 921299
33 Zimmer | 4 Apartments | Ez 56–58 €, Dz 82–86 €, 7,00 €

Gemütlicher Gasthof mit familiärem Ambiente und über 600-jähriger Tradition. Behaglich eingerichtete Zimmer mit zweckmäßiger Ausstattung. Im Schwarzwälder Stil eingerichtete Gaststuben mit regionaler Küche.

Gasthaus Schwanen
www.gasthaus-schwanen.de

VARTA-TIPP Küche

Talstraße 9, PLZ 79780 (OT: Schwaningen), **T 07744 5177**
50 | Hauptgericht 20–26 €, Menü 25–65 € | So Mo-Di, Do-So Mi

Im 1912 erbauten Gasthaus ist die Atmosphäre heimelig und die Küche ausgesprochen schmackhaft. Die liebenswürdige Servicecrew verwöhnt Sie mit leckeren Gerichten wie „Zitronenhühnchen mit Ratatouille und Rosmarinkartoffeln“. Im Sommer ist der Biergarten ein richtig gemütliches Plätzchen. Übernachten kann man in einem der liebevoll eingerichteten Gästezimmer.

STUHR 14 C www.stuhr.de

Niedersachsen | EW 32.556 | 20 m Delmenhorst 10 km, Bremen 12 km
T 0421 56950
Mühlenensemble Heiligenrode, St.-Pankratius-Kirche, Klosterkirche St. Marien, Gut Varrel, Warwer Sand, Silbersee.

Nobel www.nobel-moordeich.de

Neuer Weg 13, PLZ 28816 (OT: Moordeich), **T 0421 56800**
50 | Hauptgericht 10–30 €, Menü 18–29 € | Do-So Fr-So

Das alteingesessene Traditionsgasthaus ist eine persönlich geführte Adresse mit sehr guter Küche. Serviert werden bürgerliche und internationale Gerichte, z.B. „Gebratenes Zanderfilet auf Spitzkohl mit Schnittlauchsauce und kleinen Kartoffeln“. Für Veranstaltungen stehen unterschiedliche Räumlichkeiten zur Verfügung.

STUTTGART 58 A www.stuttgart-tourist.de

Baden-Württemberg | EW 604.297 | 245 m Karlsruhe 75 km, Heidelberg 118 km
T 0711 22280
Hauptbahnhof, Schlossplatz mit Neuem Schloss und Jubiläumssäule, Kunstmuseum, Schlossgarten mit Landtagsgebäude, Opernhaus, Staatstheater und Carl-Zeiss-Planetarium, Staatsgalerie, Altes Schloss, Schillerplatz mit Schiller-Denkmal, Stiftskirche, Lindenmuseum, Hoppenlau-Friedhof, Weißenhofsiedlung mit 2 Häusern von Le Corbusier (UNESCO-Weltkulturerbe), Museum am Löwentor, Zoologisch-Botanischer Garten Wilhelma, Mercedes-Benz-Museum, Fernsehturm, Schloss Solitude, Porsche-Museum.
Einen Cityplan finden Sie auf Seite 1136–1137.

Am Schlossgarten www.hotelschlossgarten.com

★★★★★S garni

Schillerstr. 23 (D2), PLZ 70173 (OT: Mitte), **T 0711 20260,** F 2026888
106 Zimmer | 20 Suiten | Ez 140–320 €, Dz 160–390 €, exkl. Frühstück, ab 28,00 € | 24 h

Zentral am hist. Schlossgarten gelegen. Wohnlich und stilvoll eingerichtete Zimmer, teils mit unvergleichlichem Panoramablick auf die Parkanlage und den Stuttgarter Talkessel. Sehr gutes Frühstücksbuffet mit allem, was das Herz begehrt.

Die Zirbelstube

VARTA-TIPP Küche **VARTA-TIPP** Service

45 | Menü 59–149 € | Di-Sa Mo, So

Das Fine-Dining-Restaurant ist seit mehr als 20 Jahren fester Bestandteil der Stuttgarter Gourmetszene. Feinstes Edelholz, edle Tischkultur sowie moderne Kunst an den Wänden prägen das Interieur. Was zeichnet die Küche von Denis Feix aus? Authentizität, erstklassige Produkte, eine eigene, klare und betont schlichte Linie und vor allem Geschmack! Dazu ein freundlicher, professioneller Service. **Achtung: Bei Redaktionsschluss für diese Buchausgabe war das Restaurant auf Grund der COVID-19-Pandemie noch geschlossen.**

Weinwirtschaft Weingut Franz Keller

90 | Hauptgericht 11–30 € | Mo-So

»

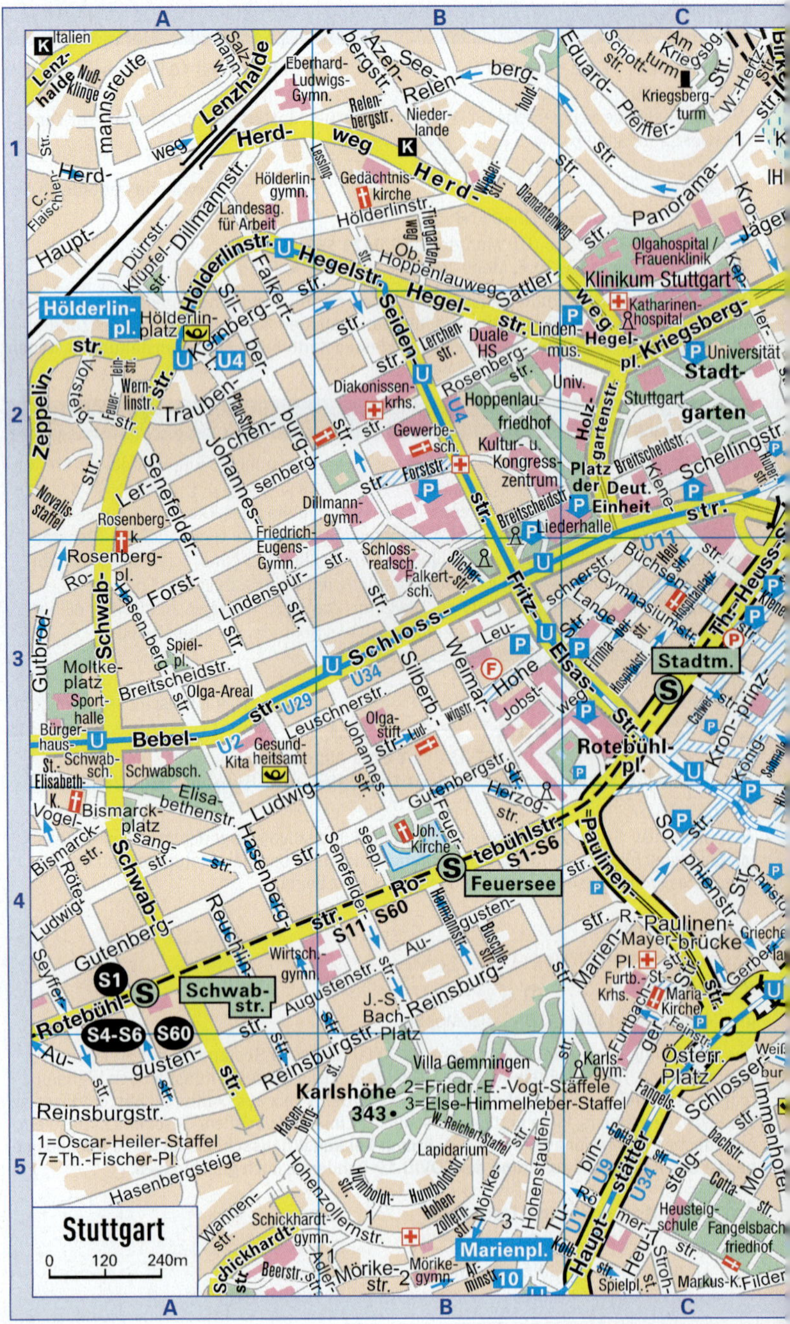
A
B
C
1
2
3
4
5
Italien
Lenzhalde
Herdweg
Eberhard-Ludwigs-Gymn.
Relenbergstr.
Niederlande
Kriegsbergturm
Eduard-Pfeiffer-Str.
Hölderlin-gymn.
Gedächtniskirche
Landesag. für Arbeit
Hölderlinstr.
Dillmannstr.
Panoramastr.
Olgahospital / Frauenklinik
Klinikum Stuttgart
Katharinenhospital
Hegelstr.
Seidenstr.
Hölderlinpl.
Hölderlinplatz
U4
Duale HS
Lindenmus.
Hegelpl.
Kriegsbergstr.
Universität
Stadtgarten
Univ. Stuttgart
Diakonissenkrhs.
Hoppenlaufriedhof
Gewerbesch.
Kultur- u. Kongresszentrum
Platz der Deut. Einheit
Liederhalle
Zeppelinstr.
Rosenbergk.
Rosenbergpl.
Dillmann-gymn.
Friedrich-Eugens-Gymn.
Schlossrealsch.
Falkertsch.
Schellingstr.
Gymnasiumstr.
Moltkeplatz
Sporthalle
Schlossstr.
Olga-Areal
Breitscheidstr.
Bürgerhaus
Bebelstr.
Stadtm.
Rotebühlpl.
Olgastift
Gesundheitsamt
Kita
St. Elisabeth-K.
Schwabsch.
Bismarckplatz
Johanneskirche
Feuersee
Rotebühlstr.
S1-S6
S11
S60
Paulinenbrücke
Wirtsch.-gymn.
Schwabstr.
S1
S4-S6
S60
J.-S.-Bach-Platz
Furtb.-Krhs.
St.-Maria-Kirche
Österr. Platz
Villa Gemmingen
Karlshöhe
343
Karls-gym.
2=Friedr.-E.-Vogt-Staffele
3=Else-Himmelheber-Staffel
Lapidarium
Reinsburgstr.
1=Oscar-Heiler-Staffel
7=Th.-Fischer-Pl.
Hasenbergsteige
Heusteigschule
Fangelsbachfriedhof
Schickhardt-gymn.
Marienpl.
Mörike-gymn.
Stuttgart
0
120
240m

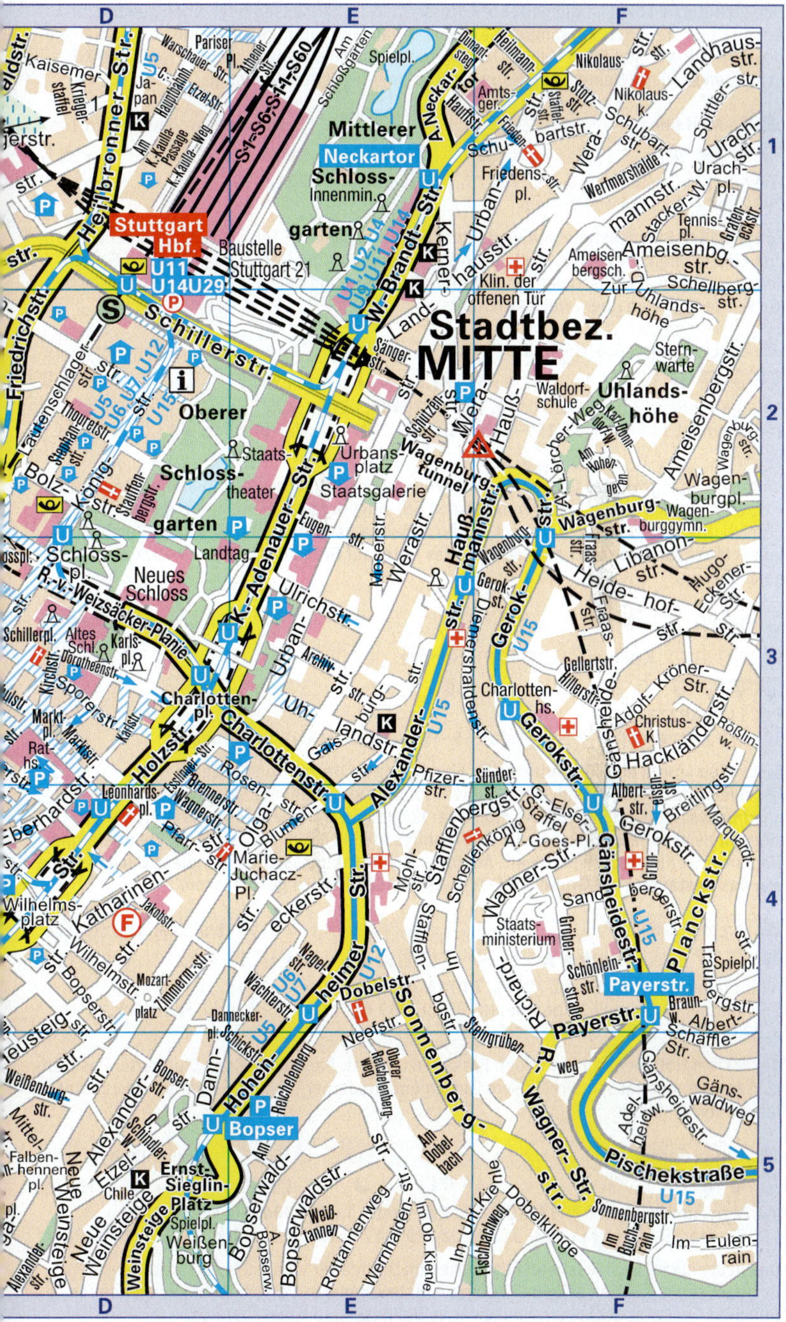
D
E
F
1
2
3
4
5
Stuttgart Hbf.
U11
U14U29
Baustelle Stuttgart 21
Mittlerer
Neckartor
Schloss-
garten
Innenmin.
Spielpl.
Stadtbez.
MITTE
Oberer
Schloss-
garten
Staats-
theater
Landtag
Neues Schloss
Schloss-
pl.
Altes Schl.
Karls-
pl.
Schillerpl.
Charlotten-
pl.
Staatsgalerie
Urbans-
platz
Wagenburg-
tunnel
Waldorf-
schule
Uhlands-
höhe
Stern-
warte
Klin. der offenen Tür
Friedens-
pl.
Ameisenbg.-
str.
Schellberg-
str.
Nikolaus-
str.
Nikolaus-
k.
Landhaus-
str.
Urach-
pl.
Wagen-
burgpl.
Wagen-
burggymn.
Wagenburg-
str.
Schillerstr.
Friedrichstr.
Heilbronner-
Str.
K.-Adenauer-
Str.
Charlottenstr.
Alexander-
str.
Hauß-
mannstr.
Gerok-
str.
Gerokstr.
Charlotten-
hs.
Christus-
K.
Hackländer-
str.
Heidehof-
str.
Libanon-
str.
Hugo-
Eckener-
Str.
Gellertstr.
Adolf-Kröner-
Str.
Breitlingstr.
Gänsheidestr.
Planckstr.
Payerstr.
Staats-
ministerium
Wagner-Str.
R.-Wagner-
str.
Sonnenberg-
str.
Pischekstraße
U15
Bopser
Ernst-
Sieglin-
Platz
Weißen-
burg
Neue
Weinsteige
Alexander-
str.
Hohen-
heimer
Str.
Olga-
str.
Marie-
Juchacz-
Pl.
Wilhelms-
platz
Katharinen-
str.
Leonhards-
pl.
Holzstr.
Rosen-
str.
Pfizer-
str.
Dobelstr.
Stafflenbergstr.
Gänsheidestr.
Gäns-
waldweg
Sonnenbergstr.
Im Eulen-
rain
Dobelklinge
Rottannenweg
Wernhalden-
str.
Bopserwald-
str.
R.-v.-Weizsäcker-Planie
Urban-
str.
Ulrichstr.
Eugen-
str.
Moserstr.
Werastr.
Kaisemer
Japan
Pariser
Pl.
S1-S6,S11,S60
U15
U12
U5
U6
U7
Bolz-
str.
König-
str.
Rat-
hs.
Markt-
pl.
Chile
Spielpl.

Das gemütliche Lokal ist die perfekte Adresse für Geschäftsessen oder einen gemütlichen Abend unter Freunden. Umfangreiche Weinauswahl, darunter Spitzenweine vom namensgebenden VDP Weingut Franz Keller. Dazu werden badische, elsässische und regionale Köstlichkeiten serviert. Weine für zu Hause gibt es im integrierten Weinshop.

Le Méridien

www.lemeridienstuttgart.com

Willy-Brandt-Straße 30 (E1), PLZ 70173, **T 0711 22210,** F 22212599
293 Zimmer | 13 Suiten | 24 h

Zeitgemäßes Businesshotel mit elegantem Hallenbereich. Ein Teil der Gästezimmer wurde erst kürzlich frisch renoviert. Exklusiver Wellnessbereich mit Pool, Dampfbad und Fitnesscenter. Mit dem „Le Cassoulet" (internationale Küche) und dem „Le Médoc" (französische Küche) verfügt man über zwei Restaurants.

Steigenberger Graf Zeppelin

www.stuttgart.steigenberger.de

Arnulf-Klett-Platz 7 (D1), PLZ 70173, **T 0711 20480,** F 2048542
155 Zimmer | 38 Suiten | Ez 159–550 €, Dz 169–560 €, exkl. Frühstück, 13,00–29,00 € | 24 h

Umfangreich renoviertes Grandhotel gegenüber dem Stuttgarter Hauptbahnhof. Anspruchsvoll, im klassisch eleganten oder modernen Stil eingerichtete Zimmer. 500 qm großer SPA-Bereich über den Dächern der Stadt mit Pool, Sauna und Dampfbad. **Achtung: Bei Redaktionsschluss für diese Buchausgabe war das Hotel auf Grund der COVID-19-Pandemie noch geschlossen.**

OLIVO

www.olivo-restaurant.de

VARTA-TIPP Küche VARTA-TIPP Service

T 0711 2048277
32 | Hauptgericht 40–52 €, Menü 165–195 € | Mi-Fr Di-Sa Mo, So

Seit vielen Jahren eine Top-Adresse für Fine Dining im Herzen von Stuttgart! Anton Gschwendtner glänzt im stilvoll-eleganten Gourmetrestaurant mit einer finessenreichen, ausdrucksstarken Kulinarik. Sein moderner Kochstil vereint die klassische Nouvelle Cuisine mit asiatischen Einflüssen. Dazu ein professioneller Service samt guter Weinberatung. Tischreservierung empfehlenswert! **Achtung: Bei Redaktionsschluss für diese Buchausgabe war das Restaurant auf Grund der COVID-19-Pandemie noch geschlossen.**

Arcotel Camino

camino.arcotel.com/de

★★★★S

Heilbronner Str. 21 (D1), PLZ 70191, **T 0711 258580,** F 258582200
168 Zimmer | 4 Suiten | 2 Apartments | Ez 99–249 €, Dz 99–249 €, exkl. Frühstück, 22,00 € | 24 h

4-stöckiger Hotelneubau hinter den Fassaden der hist. Badehäuser des Stuttgarter Postdörfle. Gästezimmer mit schnörkellosem Design und moderner Technik. Elegantes Restaurant mit moderner Küche.

Hilton Garden Inn

www.hiltonhotels.de

Mercedesstraße 75, PLZ 70372 (OT: Bad Cannstatt), **T 0711 900550,** F 90055100
150 Zimmer | 9 Suiten | Ez 123–312 €, Dz 123–312 €, exkl. Frühstück, 18,00 € | 24 h

Das neuzeitliche Businesshotel liegt mitten im Stuttgarter Veranstaltungsareal NeckarPark. Es bietet seinen Gästen zeitgemäß eingerichtete Zimmer mit gutem technischen Komfort. Business Center in der Lobby. Hauseigener Wellness- und Fitnessbereich.

Jaz Stuttgart

www.jaz-hotel.com

Wolframstraße 41 (↗ D1), PLZ 70191, **T 0711 969840**
166 Zimmer | Ez 139–699 €, Dz 139–699 €, 22,00 € | 24 h

Das 2018 eröffnete Designhotel im 18-stöckigen Hochhaus „Cloud No.7“ ist der neue Hotspot der Stadt. Geräumig die Zimmer, schick-modern das Design. Edel auch der Relaxbereich mit Saunen, Dampfbad und Erlebnisduschen. Im Restaurant serviert man Burger, Steaks und schwäbische Küche. Für Nachtschwärmer „the place to be“: die trendige Bar & Lounge mit Panoramablick über Stuttgart.

Mövenpick Hotel Airport

www.movenpick.com/stuttgart-airport

★★★★ S garni

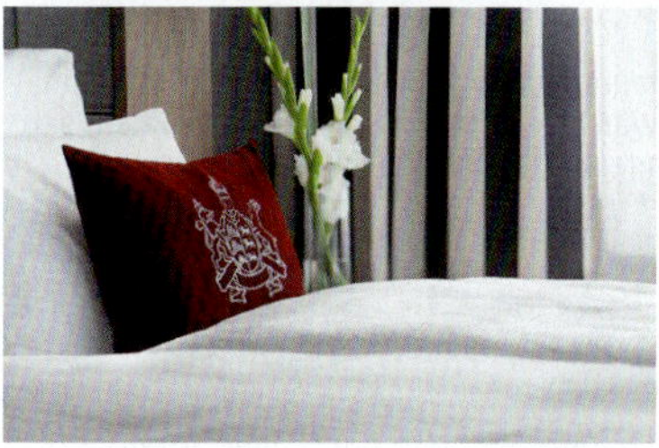

Flughafenstraße 50, PLZ 70629 (OT: Flughafen), **T 0711 553440,** F 553449000
326 Zimmer | 14 Suiten
Ez 119–380 €, Dz 144–400 €, exkl. Frühstück, 26,00 € | 24 h

Das neuzeitliche Hotel liegt direkt neben den Terminals des Stuttgarter Flughafens. Hier erwarten Sie schicke Zimmer mit modernem Wohnkomfort und edlen Designerbädern. Sachlich gestalteter Wellnessbereich mit mehreren Saunen.

Mövenpick Hotel Messe & Congress **Neu!**

www.movenpick.com

Flughafenstraße 43, PLZ 70629, **T 0711 90705330**
262 Zimmer

Dieses großzügige Businesshotel befindet sich unmittelbar neben dem Messegelände, dem Flughafen und dem ersten Mövenpick Hotel. Das Haus bietet modern gestaltete Zimmer, umfangreiche Tagungsmöglichkeiten sowie ein modernes Restaurant mit Sommerterrasse. **Achtung: Bei Redaktionsschluss für diese Buchausgabe war das Hotel auf Grund der COVID-19-Pandemie noch geschlossen.**

Park Inn

www.parkinn.de/hotel-stuttgart

★★★★

Hauptstätter Str. 147 (C5), PLZ 70178, **T 0711 320940,** F 3209410
181 Zimmer | Ez 89–149 €, Dz 89–149 € | 24 h

Das neuzeitliche Businesshotel am Marienplatz eignet sich sowohl für den geschäftlichen als auch für den privaten Aufenthalt. Das Haus bietet farbenfroh gestaltete Zimmer, modern ausgestattete Konferenzräume und einen Fitnessraum mit Dachterrasse. Das Restaurant „RBG Bar & Grill“ serviert internationale Küche.

Pullman Stuttgart Fontana

www.pullmanhotels.com/5425

★★★★ S

Vollmoellerstraße 5, PLZ 70563 (OT: Vaihingen), **T 0711 7300,** F 7302525
252 Zimmer | 5 Suiten | 24 h

Großes Businesshotel mit guter U- und S-Bahn-Anbindung zum Flughafen und in die City. Großzügiger Sauna- und Wellnessbereich auf 1.200 qm mit Innenpool, Sonnenterrasse und finnischer Sauna. Restaurant mit regionaler und internationaler Küche.

Waldhotel Stuttgart
www.waldhotel-stuttgart.de

★★★★S garni

Guts-Muths-Weg 18, PLZ 70597 (OT: Degerloch), **T 0711 185720,** F 18572400
96 Zimmer | 2 Suiten | Ez ab 120 €, Dz ab 140 €, exkl. Frühstück, 18,00 € | 24 h

Direkt am Waldrand oberhalb des Stuttgarter Talkessels liegt dieses Hotel. Das Haus bietet hochwertig und zeitgemäß eingerichtete Zimmer, multifunktionale Konferenzräume sowie einen kleinen Wohlfühlbereich mit Sauna und Fitnessraum. Gute Anbindung zur Messe und zum Flughafen.

Finch

T 0711 18572131
48 | Hauptgericht 27–38 €, Menü 79–85 € | Mo-So

Behaglich und elegant zugleich kommt das Restaurant daher, das im ältesten und denkmalgeschützten Teil des Hauses untergebracht ist. Was hier serviert wird, ist schmackhaft, saisonal und aus guten Produkten zubereitet. Einladende Terrasse im Innenhof.

Azenberg
www.hotelazenberg.de

★★★★S garni

Seestraße 114-116 (B1), PLZ 70174 (OT: Nord), **T 0711 2255040,** F 22550499
58 Zimmer | 1 Suite | Ez 75–165 €, Dz 85–220 €, exkl. Frühstück, 12,50 € | 24 h

Privat geführtes Hotel, wenige Gehminuten vom Zentrum entfernt. Gut ausgestattete Gästezimmer. Hübscher Freizeitbereich mit Wellness- und Kosmetik-Anwendungen. Liebevoll gestalteter Garten mit Terrasse.

Der Zauberlehrling
www.zauberlehrling.de

VARTA-TIPP Ambiente

★★★★S garni

Rosenstraße 38 (E4), PLZ 70182, **T 0711 2377770,** F 2377775
17 Zimmer | 4 Suiten | Ez 125–180 €, Dz 150–290 €, exkl. Frühstück, 19,00 € | 24 h

Ein privat geführtes Haus im schönen Bohnenviertel mit individuell eingerichteten Zimmern und Suiten. Die Themenzimmer, die in den Kategorien Medium und XXL buchbar sind, tragen so klangvolle Namen wie „Paddington", „Titanic" oder „Mondschau". Gegen einen Aufpreis können Sie das Frühstück auch in Ihrem Zimmer einnehmen.

Der Zauberlehrling

VARTA-TIPP Küche

25 | Hauptgericht 26–55 €, Menü 100–140 € | Mo-Sa So

Ganz schön cool und trendy! Das Gourmetrestaurant im stylishen Designhotel kommt geradlinig, schlicht und zeitgemäß, aber keineswegs steif daher. Das frische, moderne Konzept gilt auch für die Küche. Nach Stationen an renommierten Adressen steht seit 2016 der überaus talentierte Fabian Heldmann am Herd und verwöhnt seine Gäste mit einer produktorientierten Kreativküche. Sehr beliebt sind die Themenabende und Kochkurse des Patrons.

Holiday Inn
www.histuttgart.de

★★★★★S garni

Mittlerer Pfad 25-27 (im Gewerbegebiet), PLZ 70499 (OT: Weilimdorf), **T 0711 988880,** F 988889
320 Zimmer | 6 Suiten | 24 h

Neuzeitliches Tagungshotel mit hell und freundlich eingerichteten Zimmern unterschiedlicher Größen. Mediterranes Restaurant mit regionaler und internationaler Küche. Stilechte Cigar Lounge mit Ledersesseln und Humidor.

Kronenhotel www.kronenhotel-stuttgart.de

★★★★ garni

Kronenstraße 48 (C1), PLZ 70174, **T 0711 22510,** F 2251404
80 Zimmer | Ez 90–140 €, Dz 135–180 € | 24 h

Familiengeführtes Businesshotel in der Innenstadt. Überwiegend klimatisierte Nichtraucherzimmer mit zeitloser Einrichtung. Zum Haus gehören auch eine gemütliche Lobby Bar, ein lichtdurchfluteter Frühstücksraum mit angrenzendem Garten, eine Wohlfühlsauna sowie eine Bibliothek.

Ochsen www.ochsen-online.de

★★★★

Ulmer Straße 323, PLZ 70327 (OT: Wangen), **T 0711 4070500,** F 40705099
32 Zimmer | 2 Suiten | Ez ab 73 €, Dz ab 102 € | 24 h

Dieses Traditionshotel verfügt über behagliche Zimmer, die sich auf das Fachwerkgebäude und den Neubau verteilen. Schwäbische und internationale Küche wird in den rustikalen Gasträumen aufgetischt.

Unger www.hotel-unger.de

★★★★ garni

Kronenstraße 17 (D2), PLZ 70173, **T 0711 20990,** F 2099100
106 Zimmer | Ez ab 86 €, Dz ab 122 €, 8,00 € | 24 h

Zentral gelegenes Geschäfts- und Stadthotel nahe dem Hauptbahnhof. Mit Naturholzmöbeln ausgestattete Zimmer, teils klimatisiert. Sehr gutes Frühstück.

Zur Weinsteige www.zur-weinsteige.de

★★★★

Hohenheimer Straße 28-30 (E4), PLZ 70184, **T 0711 2367000,** F 2367007
28 Zimmer | 3 Suiten | Ez 99–140 €, Dz 120–240 €, exkl. Frühstück, ab 12,00 €

Seit vielen Jahren wird dieses Haus von Familie Scherle sehr engagiert geführt. Neben etwas einfacheren Zimmern im Haupthaus stehen im „Schlösschen" auch elegantere Zimmer zur Verfügung. Hübscher Koikarpfenteich im mediterran anmutenden Hotelgarten.

Restaurant Zur Weinsteige

50 | Hauptgericht 24–35 €, Menü 47–120 € | Di-Sa Mo, So

Leuchtendes Blattgold und moderne Elemente fügen sich harmonisch in den Gastraum und geben ihm sein edel-rustikales Ambiente. Aus der Küche von Jörg Scherle kommen wohlschmeckende verfeinerte regionale Gerichte mit mediterranen Akzenten. Sein Bruder Andreas sorgt für die passende Weinempfehlung. Idyllischer Rebgarten.

Gloria www.hotelgloria.de

★★★S

Sigmaringer Straße 59, PLZ 70567 (OT: Möhringen), **T 0711 71850,** F 7185121
83 Zimmer | Ez 69–299 €, Dz 89–339 €, ab 5,00 €

Attraktive Adresse für Businessgäste und Musical-Besucher. Gepflegte, zweckmäßige Zimmer mit guter technischer Ausstattung. Zum Haus gehören auch eine Sauna, eine mediterrane Gartenterrasse und ein Wintergarten. Bürgerliche Küche im hoteleigenen Restaurant „Möhringer Hexle".

Top Air
www.restaurant-top-air.de

VARTA-TIPP Küche **VARTA-TIPP** Service

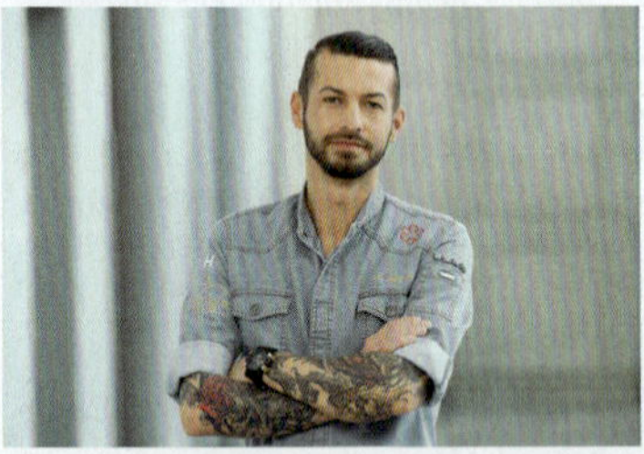

im Flughafengebäude (Terminal 1, Ebene 4), PLZ 70629 (OT: Flughafen), **T 0711 9482137**
45 | Hauptger. 38–51 €, Menü 100–225 € | Mi-Fr Di-Sa Mo, So

Highlights für Augen und Gaumen: Die Küche von Marco Akuzun ist mutig, zeitgemäß und handwerklich perfekt. Das Ambiente ist elegant, Service und Weinberatung sind beispielhaft. **Achtung: Bei Redaktionsschluss für diese Buchausgabe war das Restaurant auf Grund der COVID-19-Pandemie noch geschlossen.**

Wielandshöhe
www.wielandshoehe.de

VARTA-TIPP Küche **VARTA-TIPP** Service

Alte Weinsteige 71, PLZ 70597 (OT: Degerloch), **T 0711 6408848**
70 | Hauptgericht 48–60 €, Menü 88–130 € | Di-Sa Mo, So

Vincent Klink versteht es, mit Freundlichkeit, Authentizität und uneingeschränktem Engagement diese gastronomische Institution am Leben zu halten. Viele Stammgäste beehren das Gourmetrestaurant seit vielen Jahren, weil Sie die tolle Aussicht, den liebenswerten Service und vor allem die kompromisslose Qualität der Küche zu schätzen wissen. Tipp: frühzeitig reservieren.

Délice
www.delice-restaurant.de

VARTA-TIPP Küche **VARTA-TIPP** Service

Hauptstätter Straße 61 (C4), PLZ 70178, **T 0711 6403222**
26 | Menü 98–112 € | Mo-Fr Sa, So

Behaglichkeit und Kulinarik auf höchstem Niveau erwarten den Gast in dem schlicht gehaltenen Gewölbekeller in der Stuttgarter Innenstadt. Die klassische Gourmetküche von Andreas Hettinger, bei der alle verfügbaren Register gezogen werden, kommt geschmacklich einwandfrei und handwerklich perfekt daher. Evangelos Pattas ist Gastgeber mit Leib und Seele und sorgt sich mit hoher Professionalität um das Wohl der Gäste. Erstklassige Weinauswahl.

Hupperts Restaurant
www.hupperts-restaurant.de

VARTA-TIPP Küche

Gebelsbergstraße 97 (A5), PLZ 70199 (OT: Süd), **T 0711 6406467**
28 | Hauptgericht 29–38 €, Menü 94–119 € | Di-Sa Mo, So

Kleines, sachlich-elegant eingerichtetes Restaurant im Stuttgarter Süden. Michael Huppert hat ein Händchen für Aromen, dies zeigt seine geschmackvolle, regional beeinflusste Küche. Aus frischen, saisonalen Produkten zaubert er ein kreatives Menü (4 bis 6 Gänge), das man auf Wunsch mit korrespondierenden Weinen bestellen kann. Im Sommer können Sie auch auf der kleinen Terrasse speisen.

Restaurant 5
www.5.fo

VARTA-TIPP Küche

Bolzstraße 8 (D2), PLZ 70173, **T 0711 65557011**
32 | Menü 76–138 € | Mo, Mi-Fr Mo, Mi-Sa Di, So 1.–14.1.21

Auch nach 10 Jahren zählt die durchgestylte Location noch immer zu den kulinarischen Hotspots der Stadt. Hier vereint man unterschiedliche Konzepte unter einem Dach: Im puristisch-eleganten Gourmetrestaurant im 1. OG verwöhnt Alexander Dinter seine Gäste mit höchst anspruchsvoller Kulinarik. Seine kreativ-modernen Gerichte werden in Form eines Abendmenüs (3 bis 6 Gänge) serviert. Das Erdgeschoss ist Lounge, Club, Bar und Frühstückscafé in einem.

Speisemeisterei
www.speisemeisterei.de

VARTA-TIPP Küche

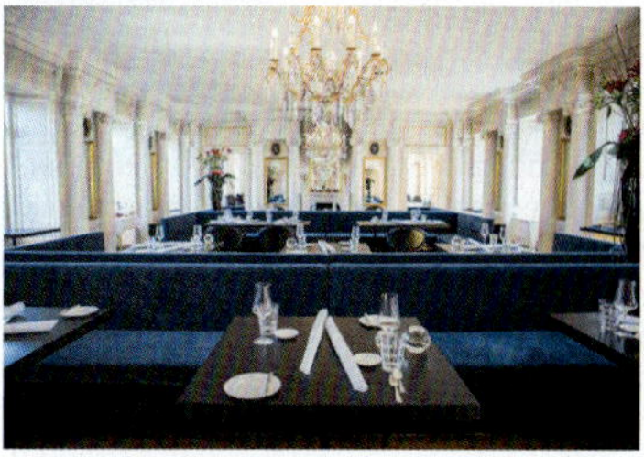

Am Schloss Hohenheim , PLZ 70599 (OT: Hohenheim), **T 0711 34217979**
66 | Menü 145–179 € | So Mo, Do-So Di, Mi

Das Gourmetrestaurant im Kavaliersbau des Schlosses Hohenheim kombiniert opulenten Barockstil mit moderner Lounge-Atmosphäre. Dem edlen Ambiente wird auch die Küche gerecht. Chef am Herd ist Stefan Gschwendtner. Aus besten Zutaten entstehen zeitgemäße, überwiegend regional geprägte Gerichte, die in Menüform serviert werden.

Bo'teca di Vino
www.boteca-stuttgart.de

VARTA-TIPP Service

Beethovenstr. 30, PLZ 70195 (OT: Botnang), **T 0711 6205163**
34 | Menü 52–62 € | Do-So Mo, Di, Mi

Das charmante kleine Restaurant mit seinen originellen Wandverkleidungen aus Weinkisten bietet eine raffiniert zubereitete deutsch-mediterrane Küche, die in Menüform serviert wird. Die ausgezeichneten Gastgeber spüren, was eine anspruchsvolle Kundschaft begehrt. Ab und an kommen ausgesuchte Winzer ins Lokal und führen interessante Weinabende durch.

Christophorus
www.porsche.com/museum/de/kulinarischesangebot

Porscheplatz 5, PLZ 70435 (OT: Zuffenhausen), **T 0711 91125980**
80 | Hauptgericht 28–56 €, Menü 94–110 € | Di-Sa Mo, So

Großzügiges, edel eingerichtetes Exklusivrestaurant im Porsche-Museum. Im Angebot: Mediterrane und regionale Küche sowie sehr gute Steakgerichte (Spezialität: Amerikanisches Prime Beef vom Grill). Aber auch vegane Gerichte stehen auf der Speisekarte. Erlesenes Weinangebot.

Cube
www.cube-restaurant.de

Kleiner Schlossplatz 1 (D3), PLZ 70173, **T 0711 2804441**
140 | Hauptgericht 23–48 €, Menü 30–55 € | Mo-So

»

Puristisches Restaurant im Kunstmuseum mit spektakulärem Blick auf den Schlossplatz. Serviert werden regionale und internationale Küche sowie Spezialitäten aus dem pazifischen Raum. Mittags gibt es ein preiswertes Lunchangebot.

Fässle le restaurant — www.restaurant-faessle.de

VARTA-TIPP Küche

Löwenstraße 51, PLZ 70597 (OT: Degerloch), **T 0711 760100**
60 | Hauptgericht 20–31 €, Menü 48–76 € | Di-Sa Mo, So

Seit 2016 führt der gebürtige Franzose Patrick Giboin dieses Stuttgarter Traditionsrestaurant. Seine französisch und international beeinflusste Küche zeichnet sich durch Liebe zum Detail und feinste Aromen aus. Besonderes Augenmerk legt er auf die Verarbeitung frischer und hochwertiger Produkte. Tipp: Mittags gibt es ein preisgünstiges „Menu du Jour".

Il Quinto Quarto — www.ilquintoquarto.de

Parlerstr. 110 (↗ B1), PLZ 70180 (OT: Killesberg), **T 0711 6154636**
150 | Hauptgericht 9–43 €, Menü 33–80 € | Mo-So 28.12.20–10.1.21, 2.–29.8.21

So manch einer ist im Clubrestaurant im Weißenhof schon zum Stammgast geworden. Hier können Sie vom Urlaub in Italien träumen. Auf die fein gedeckten Tische kommen schmackhafte mediterrane Gerichte. Beeindruckende Weinkarte mit 250 verschiedenen Tropfen.

La Fenice — www.ristorante-la-fenice.de

Rotebühlplatz 29 (C4), PLZ 70178, **T 0711 6151144**
44 | Hauptgericht 14–24 €, Menü 19–59 € | Di-Fr Mo-Sa So

Gelungene Kombination aus stimmungsvollem Ambiente und moderner Kunst. Serviert wird feine italienische Küche. Sehr gutes Weinangebot mit über 80 Positionen.

Meister Lampe — www.restaurant-meisterlampe.de

Solitudestraße 261, PLZ 70499 (OT: Weilimdorf), **T 0711 9898980**
40 | Hauptgericht 18–32 €, Menü 39–65 € | Di-Fr, So Di-Sa Mo

Heimeliges Restaurant mit gepflegter Tischkultur und sympathischem Service. Hier erwartet Sie eine trendige, frische Regionalküche. Appetit macht z.B. „Gebratener Färöer-Lachs mit Schinken-Beurre blanc, Rote Bete, Meerrettich und Parmesan-Perlgraupen". Tolle Weinauswahl aus Baden, Württemberg und der Pfalz.

Nannina — www.nannina.de

Gaishämmerstraße 14, PLZ 70186 (OT: Gablenberg), **T 0711 7775172**
42 | Hauptgericht 16–45 €, Menü 22–120 € | Fr, So Di-So Mo

Das schicke Restaurant ist zweifellos einer der „places to be" im Stuttgarter Osten: elegant die Einrichtung, freundlich und zuvorkommend der Service, schmackhaft-italienisch die Küche - Klassiker wie Vitello tonnato oder gegrillter Oktopus locken ebenso wie die in Butter gebratenen Ravioli gefüllt mit Burratina und Morcheln.

Ritzi — www.ritzi-stuttgart.de

Friedrichstraße 6 (C2), PLZ 70174, **T 0711 5050050**
90 | Hauptgericht 28–68 €, Menü 68 € | Mo-Fr Mo-Sa

Hochwertig, stylish, unkompliziert... so zeigt sich dieses Restaurant im Erdgeschoss des Bürokomplexes Citygate, unweit des Zeppelin-Carrés. Aufgetischt wird eine leichte Brasserieküche, die sich von saisonalen und regionalen Produkten inspirieren lässt und auf klassisch französischer Basis zubereitet wird.

Schweizers
www.schweizers-restaurant.de

Olgastraße 133b (D5), PLZ 70180, **T 0711 60197540**
50 | Hauptgericht 23–40 €, Menü 65–85 € | Mo-Sa ⃠ So

Das liebevoll gestaltete Restaurant befindet sich in einem denkmalgeschützten Gebäude aus der Jahrhundertwende. Im wundervollen Jugendstilambiente erfreuen Sie Gero Schweizer und sein Team mit einer kreativen Frischeküche, bei der saisonale Produkte Verwendung finden. Auch in punkto Weinangebot ist man hier bestens aufgestellt.

Augustenstüble
www.augustenstuble.de

Augustenstraße 104 (A5), PLZ 70197 (OT: West), **T 0711 621248**
55 | Hauptgericht 10–20 €, Menü 33–45 € | Di-Sa ⃠ Mo, So

Gemütliches kleines Eck-Lokal im Stuttgarter Westen mit dunkler Holzvertäfelung und herzlichem Service. Auf die blankgescheuerten Wirtshaustische kommt bodenständige französische Küche. Spezialität: Boeuf Bourguignon.

Bei den Steins
www.beidensteins.de

Albert-Schäffle-Straße 6, PLZ 70186 (OT: Gablenberg), **T 0711 64518045**
280 | Hauptgericht 18–26 € | Di-Fr Di-Sa ⃠ Mo, So

Richtig gute Küche und sympathische Gastgeber! Gekocht wird saisonal, die Produkte sind frisch, alles sehr geschmackvoll. Machen Ihnen „Maishähnchen an Orangenjus mit Safrangraupen" oder „Geschmorte Rinderschaufel an Pumpernickelsoße mit Kartoffel-Mandelpüree" Appetit? Das Weinangebot ist angemessen und preislich fair. Herrliches Gartenlokal unter alten Bäumen.

Gasthaus zur Linde
www.linde-stuttgart.de

Sigmaringer Straße 49, PLZ 70567 (OT: Möhringen), **T 0711 7199590**
40 | Hauptgericht 13–27 € | Mo-Sa ⃠ So

Das denkmalgeschützte Haus, das einst als Poststation diente, beherbergt heute ein heimeliges Restaurant mit edel-rustikalem Ambiente. Serviert wird eine feine regionale Küche auf der Basis von alten schwäbischen Rezepturen. Lauschige Gartenterrasse hinter dem Haus.

goldener Adler
www.goldener-adler-stuttgart.de

Böheimstraße 38 (↘ B5), PLZ 70178 (OT: Süd), **T 0711 6338802**
65 | Hauptgericht 15–32 € | Mo-So

Das Ambiente ist schnörkellos und edel, der Service lässig-leger. Dazu ein ausgewogenes, inspiriertes Speisenangebot. Hier erwarten Sie schmackhafte schwäbische Gerichte sowie mediterran beeinflusste Köstlichkeiten. Schöne Weinauswahl mit überwiegend heimischen Gewächsen.

La nuova Trattoria da Franco
www.dafrancostuttgart.de

Calwer Straße 32 (C3), PLZ 70173, **T 0711 294744**
Hauptgericht 9–28 €, Menü 19–40 € | Mo-So

»

Schlichte Trattoria mit hellem, lichtdurchflutetem Ambiente, die sich über zwei Stockwerke verteilt. Die umfangreiche Speisekarte offeriert frisch zubereitete italienische Gerichte sowie einen wechselnden Business Lunch.

Pier 51 www.pier51-stuttgart.de

Löffelstraße 22 (↗ F1), PLZ 70597 (OT: Degerloch), **T 0711 9769997**
120 | Hauptgericht 25–32 €, Menü 41–49 € | Mo-Fr, So Mo-So

Zwischen Backsteinwänden, Stahlträgern, warmem Holz und roten Lederbänken fühlt man sich ein wenig wie in einem amerikanischen Hafenrestaurant. Abwechslungsreiche Cross-Culture-Küche mit Seafood (Spezialität: Hummer), Steaks und einigen Thai-Gerichten. Dazu eine schöne Auswahl an Weinen, u.a. bemerkenswerte Gewächse aus Kalifornien. Sonntags ist Family-Brunch-Tag.

Sansibar by Breuninger www.sansibarbybreuninger.de

Marktstraße 1-3 (D3), PLZ 70173, **T 0711 2112200**
273 | Hauptgericht 12–85 € | Mo-So

Nordischer Charme, gute Kulinarik und eine Prise Seeluft - ein Ableger der Sylter Kultmarke auf dem Festland. Viel Holz sowie Erd- und Naturtöne prägen die Einrichtung dieser trendigen Kaufhausgastronomie. Kulinarisch setzt man auf Inselklassiker und allerlei Fisch, aber auch die berühmte Currywurst ist erhältlich. Unter der Woche lockt ein attraktiver Business Lunch.

Vetter Essen & Trinken www.weinstube-vetter-stuttgart.xregional.de

Bopserstraße 18 (D4), PLZ 70180, **T 0711 241916**
55 | Hauptgericht 14–27 € | Mo-Sa So

Beliebtes Lokal im Heusteigviertel. Puristisch-modernes Gasthausambiente. Die Karte (wechselt fast täglich) offeriert wohlschmeckende schwäbische und mediterrane Gerichte. Schön sitzt man zur warmen Jahreszeit im Freien. Tischreservierung empfehlenswert.

Zeppelin Bar www.stuttgart.steigenberger.de

Arnulf-Klett-Platz 7 (D1, im Hotel Steigenberger Graf Zeppelin), PLZ 70173, **T 0711 2048269**
47 | Hauptgericht 16–59 € | Mo-So

Diese klassische „Bilderbuch-Bar“ ist seit vielen Jahren ein gut frequentierter Treffpunkt - und das nicht nur für Hotelgäste. Während tagsüber Kaffeespezialitäten und leichte Snacks serviert werden, kann man sich abends mit spritzigen Cocktails und ausgewählten Spirituosen verwöhnen lassen. **Achtung: Bei Redaktionsschluss für diese Buchausgabe war die Zeppelinbar auf Grund der COVID-19-Pandemie noch geschlossen.**

Stuttgarter Stäffele www.staeffele.de

Buschlestraße 2a (B4), PLZ 70178 (OT: West), **T 0711 664190**
55 | Hauptgericht 7–23 €, Menü 20–38 € | Mo-Fr Mo-So

Kleinod schwäbischer Gastlichkeit in der Nähe des Feuersees mit schmackhafter regionaler Küche. Hausgemachte Fleischküchle mit Kartoffelsalat, Saure Nierle, Schwäbischer Rostbraten mit Sauerkraut und Spätzle... hier kann man eigentlich alles empfehlen! In den Regalen des Gewölbekellers lagern einmalige Weinschätze, die man auf Wunsch bei einer Weinprobe erforschen kann.

SÜDHARZ 33 A www.tourismus-suedharz.de

Sachsen-Anhalt | EW 9.308 | 145 m Erfurt 87 km, Göttingen 113 km
T 034654 454

FreiWerk Neu! www.hotel-freiwerk.de

★★★★ garni

Thyrahöhe 24, PLZ 06536 (OT: Stadt Stolberg), **T 034654 85900,** F 8590199
18 Zimmer | 1 Suite | Ez 67–202 €, Dz 99–290 €

Nach Erweiterung und Renovierung erstrahlt die denkmalgeschützte Fachwerkanlage seit 2020 in neuem Glanz. Hoch über den Dächern von Stolberg wohnen Sie in liebevoll eingerichteten Zimmern mit gehobenem Wohnkomfort. Wie wäre es z.B. mit einer geräumigen Suite im Dachgeschoss des zweistöckigen Kutscherhauses? Im neuen FreiWerk-Restaurant „20zwanzig" serviert man saisonale Küche.

Naturresort Schindelbruch www.schindelbruch.de

★★★★S garni

Schindelbruch 1, PLZ 06536 (OT: Stolberg), **T 034654 8080,** F 808458
98 Zimmer | 7 Suiten | 8 Apartments | Ez 99–219 €, Dz 158–348 €, inkl. Halbpension | 24 h

Großzügiges Resort-Hotel in herrlich ruhiger Waldlage. Hier stehen Ihnen sowohl rustikal-ländliche als auch elegant-modern eingerichtete Zimmer zur Verfügung. Zum Haus gehören mehrere Restaurants, eine Hotelbar, eine Bibliothek sowie eine 2.500 m² große SPA-Landschaft.

Zum Bürgergarten www.hotel-zum-buergergarten.de

★★★S garni

Thyratal 1, PLZ 06536 (OT: Stolberg), **T 034654 8110,** F 811100
28 Zimmer | Ez ab 54 €, Dz ab 84 €

Gästehaus mit nostalgischem Charme und liebevoll eingerichteten Zimmern. Das Restaurant mit stimmungsvollem Gewölbekeller liegt ein paar Häuser weiter.

SUHL 43 B www.suhl-tourismus.de

Thüringen | EW 39.000 | 440 m Coburg 56 km, Eisenach 66 km
T 03681 788405
Bergbau-, Waffen- und Fahrzeugmuseum, hist. Fachwerkhäuser, Kirchen, Tierpark, Ottilienbad, Sternwarte.

Gastinger www.hotel-gastinger.de

garni

Ilmenauer Straße 21, PLZ 98528 (OT: Schmiedefeld), **T 036782 7070,** F 70711
20 Zimmer | 4 Suiten | Ez ab 65 €, Dz 85–110 €

Kleines, familiengeführtes Haus mit schönen, individuell gestalteten Zimmern unweit des Rennsteigs. Im Restaurant mit Biergarten und Panoramaterrasse wird regional und international gekocht. Freundliche Gastgeber, hauseigenes Keramikatelier.

SULZBERG 66 B www.sulzberg.de

Bayern | EW 4.756 | 711 m Kempten 9 km, Sonthofen 27 km
T 08376 920119

Sulzberger Hof www.sulzberger-hof.de

★★★S garni

Sonthofener Straße 17, PLZ 87477, **T 08376 921330,** F 8660
22 Zimmer | 7 Suiten | Ez 55–87 €, Dz 118–204 €

Familiär geführtes Ferienhotel am Ortsrand mit gepflegten Zimmern unterschiedlicher Größe, die hell und freundlich eingerichtet sind. Nette Sommerterrasse mit Panoramablick.

SULZBURG 64 A www.sulzburg.de

Baden-Württemberg | EW 2.731 | 337 m Müllheim 11 km, Freiburg 27 km
T 07634 560040

Waldhotel Bad Sulzburg www.waldhotel4you.de

★★★★S garni

Badstraße 67, PLZ 79295, **T 07634 505490,** F 5054915
39 Zimmer | 4 Suiten

Mitten im Grünen in herrlich ruhiger Waldlage bietet das Hotel seinen Gästen geschmackvoll und individuell eingerichtete Zimmer. Zahlreiche Sport- und Freizeitmöglichkeiten in direkter Umgebung. Hauseigener Spielplatz. Restaurant mit regionaler Küche.

Hirschen www.hirschen-sulzburg.de

★★★★★S garni

Hauptstraße 69, PLZ 79295, **T 07634 8208,** F 6717
10 Zimmer | Ez 105–195 €, Dz 120–245 €

In den liebevoll ausgestatteten Gästezimmern lässt es sich hervorragend schlummern. Auf Fernsehen und Internet wurde dabei bewusst verzichtet, um den Gästen einen ruhigen, entspannten Aufenthalt zu bieten. Zwei Straßen weiter steht in einer kleinen Villa auch noch ein 100 qm großes Luxusapartment zur Verfügung.

Hirschen

VARTA★TIPP Küche VARTA-TIPP Service

40 | Hauptgericht 38–50 €, Menü 149–189 € | Mi-So Mi-Sa Mo, Di

Eine Oase des Genusses: Tadellose Leistungen von Spitzenköchin Douce Steiner und ein charmegeladener Service machen süchtig. Liebhaber einer leichten, klassisch französischen Küche sind hier genau richtig, denn auf dem Teller landet z.B. „Pochierte Entenleber auf Aprikosen, verfeinert mit Holunderblüte und Sanddorn, neue Mandeln und Indischer Pfeffer". Tipp: Tolles Mittagsmenü mit vier Gängen.

La Maison Eric www.la-maison-eric.de

Im Brühl 7, PLZ 79295, **T 07634 6110**
25 | Menü 44–58 € | So Mi-So Mo, Di

Das liebevoll restaurierte Fachwerkhaus beherbergt ein reizendes kleines Restaurant. Ein gelungener Mix aus dezenter Eleganz und Behaglichkeit sorgt für eine warme Atmosphäre. Geboten wird eine wohlschmeckende deutsch-französische Küche, die Sie im Sommer auch auf der Terrasse genießen können. Drei wohnlich eingerichtete Gästezimmer sind ebenfalls vorhanden.

Landgasthof Rebstock
www.kellers-rebstock.de

Hauptstraße 77, PLZ 79295, **T 07634 503140**
45 | Hauptgericht 10–34 €, Menü 15–47 € | Mo-Di, Do-So Mo-Di, Do-Sa Mi

Ländlich-behaglich ist die Atmosphäre in dem schönen Gasthof, in dem der Patron selbst am Herd steht. Er kocht klassische Speisen, aber auch Regionales zu günstigen Preisen. Weine aus dem Markgräfler Land ergänzen die badische Küche. Es gibt auch einige Gästezimmer.

SULZFELD 51 C
www.sulzfeld.de

Baden-Württemberg | EW 4.652 | 204 m
T 07269 780
Sinsheim 22 km, Bruchsal 24 km

Burgrestaurant Ravensburg
www.burgrestaurant-ravensburg.de

Mühlbacher Str. 84, PLZ 75056, **T 07269 914191**
60 | Hauptgericht 14–27 €, Menü 33–39 € | Mi-So Mo, Di

Die hist. Burg aus den Anfängen des 17. Jhd. ist ein beliebtes Ausflugsdomizil. Gemütliches Burgrestaurant mit urigem Kachelofen. Die Karte bietet regional-schwäbische und internationale Küche. Nachmittags Kaffee und Kuchen sowie Vespergerichte. Herrlicher Panoramablick über den Kraichgau.

SULZFELD A.MAIN 52 B
www.sulzfeld-main.de

Bayern | EW 1.226 | 202 m
T 09321 9166101
Frickenhausen a. Main 4 km, Segnitz 4 km

Vinotel Augustin
www.vinotel-augustin.de

VARTA-TIPP Ambiente

★★★ garni

Mathias-Schiestl-Str. 4, PLZ 97320, **T 09321 2672960,** F 26729696
9 Zimmer | 1 Apartment | Ez 75–85 €, Dz 112–121 €, 6,00–9,00 €

An das Weingut von Arno Augustin ist ein kleines, persönlich geführtes Themenhotel angeschlossen. Dessen hochwertig ausgestattete Designzimmer tragen solch klangvolle Namen wie „Orient“, „Tropen“, „Space“, „Hütte“, „Pop Art“ oder „Afrika“. Morgens erwartet Sie ein sehr gutes Frühstück. Weinproben werden im hoteleigenen Weinkeller angeboten.

SUNDERN 30 D
www.sundern-sorpesee.de

Nordrhein-Westfalen | EW 28.022 | 265 m
T 02933 979590
Sorpe-Stausee (5 km W), Heinrich-Lübke-Haus.
Meschede 26 km, Iserlohn 30 km

Halbersbacher Sunderland
www.sunderlandhotel.de

★★★★

Rathausplatz 2, PLZ 59846, **T 02933 9870**
55 Zimmer | 4 Suiten | 5 Apartments | Ez ab 84 €, Dz ab 104 € | 24 h

Gut geführtes Haus mit individuellem Service und guten Tagungsmöglichkeiten. Neuzeitliche Zimmer und Themensuiten mit komfortabler Ausstattung. Mit afrikanischen Stilelementen eingerichtetes Restaurant.

Seegarten www.hotel-seegarten.com

★★★★ garni

Zum Sorpedamm 21, PLZ 59846 (OT: Langscheid), **T 02935 96460,** F 7192
35 Zimmer | 1 Suite | Ez ab 88 €, Dz ab 119 €

Fachwerkanwesen mit modernem Hotelanbau in naturnaher Lage am Sorpesee. Die bestens ausgestatteten Zimmer präsentieren sich ausgesprochen wohnlich im behaglichen Landhausstil. Besonders komfortabel hat man es in den 52 qm großen Panorama Lofts. Hübsche Sauna- und Ruhelandschaft.

Seegarten

VARTA-TIPP Küche

55 | Hauptgericht 8–24 €, Menü 39 € | Mo-So

Im behaglichen Restaurant kommt eine frische, moderne Küche auf den Tisch. Gekocht wird mit nachhaltig erzeugten Lebensmitteln aus der Region. Freuen darf man sich z.B. auf „Wolfsbarsch und Sauerländer Lachsforelle mit Orangen-Yuzu-Risotto, grünem Spargel, Tomatenmarmelade und geschmorten Kirschtomaten". Nachmittags gibt es hausgemachte Kuchen.

SYLT (INSEL) 6 A/B www.sylt.de

Schleswig-Holstein Husum 53 km, Flensburg 55 km
T 04651 82020
Nationalpark Wattenmeer (UNESCO-Weltnaturerbe), Wanderdünen im Naturschutzgebiet List, Morsum-Kliff, Rotes Kliff zwischen Wenningstedt und Kampen, Großsteingrab Denghoog in Wenningstedt aus dem 3. Jahrtausend v. Chr., Tinnumburg (Wallanlage), Hindenburgdamm, Altes Kurhaus und Stadtkirche St. Nicolai in Westerland, St.-Severin-Kirche, Kapitänshäuser und Sylter Heimatmuseum in Keitum.

HÖRNUM

Budersand Hotel www.budersand.de

VARTA-TIPP Service

★★★★★S garni

Am Kai 3, PLZ 25997, **T 04651 46070,** F 4607450
77 Zimmer | 6 Suiten | Ez 235–320 €, Dz 285–490 € | 24 h

Das exklusive Luxushotel mit der eindrucksvollen Architektur und der direkten Lage am Meer ist nicht nur für gutbetuchte Golfer eine Top-Adresse. Die geschmackvoll und hochwertig ausgestatteten Zimmer bieten zahlreiche Annehmlichkeiten wie z.B. übergroße Betten, Loewe-Flachbildschirme oder Marmorbäder. Zum Hotel gehören auch eine hauseigene Bibliothek, ein großzügiger SPA-Bereich sowie ein 18-Loch-Golfplatz.

KAI3

VARTA-TIPP Küche **VARTA-TIPP** Service

40 | Hauptgericht 28–62 €, Menü 68–148 € | Mo-Di, Fr-So Mi, Do

Ein ansprechend modernes Ambiente und der herrliche Meerblick bilden den perfekten Rahmen für Felix Gabels „Nordic Fusion Cuisine", die von unterschiedlichen Küchenstilen und internationalen Einflüssen inspiriert ist. Darüber hinaus begeistern der freundliche, gut geschulte Service und die bemerkenswerte Weinauswahl mit zahlreichen europäischen Spitzengewächsen.

Hotel 54 Grad Nord
www.hotel54gradnord.de

garni

Strandstraße 2, PLZ 25997, **T 04651 449170,** F 4491755
22 Zimmer | 18 Suiten | 18 Apartments, Dz ab 120 €

Das 2013 restaurierte Hotel wurde ursprünglich von der Hapag-Reederei erbaut. Hier logieren Sie in designorientierten Zimmern und Suiten mit herrlichem Blick zum Meer, zum Leuchtturm oder in die Dünenlandschaft. Kleiner Wellnessbereich mit Day-Spa. Kleine Bistrogerichte werden im Restaurant „Dock 2" serviert.

Möller's Anker
www.moellers-anker.de

Blankes Tälchen 8, PLZ 25997, **T 04651 881050**
60 | Hauptgericht 14–39 € | Mo-Sa So

In diesem hübsch dekorierten Lokal wird innovativ gekocht. Es erwartet Sie eine frische regionale Küstenküche mit heimischen Produkten. Auch vegetarische und vegane Gerichte stehen auf der Speisekarte. Kleines, aber feines Weinangebot mit Gewächsen aus Deutschland, Österreich, Italien und der Neuen Welt.

Strænd Neu!
www.straend-sylt.de

Am Campingplatz 3, PLZ 25997, **T 04651 9364333**
Hauptgericht 13–25 € | Mo, Mi-So Di

Ein neuer „place to be" auf der Insel, direkt am Strandübergang beim Campingplatz Hörnum. Modern-friesisch - das trifft den Einrichtungsstil des Restaurants am besten. Dazu ein überaus herzliches Gastgeberteam und ein toller Blick auf die Dünenlandschaft. Aus der Strænd-Küche kommen leckere, kreative Speisen mit überwiegend regionalen Bio-Zutaten.

KAMPEN

Walter's Hof
www.walters-hof.de

garni

Kurhausstraße 23, PLZ 25999, **T 04651 449000,** F 45590
32 Zimmer | 13 Suiten | 17 Apartments, 19,50 € | 24 h

Das kleine Hotel in dem langgezogenen Backsteinhaus profitiert zweifellos von seiner außergewöhnlichen Premiumlage. Individuell eingerichtete Gästezimmer, teils mit schönem Blick über das Rote Kliff zur Nordsee. Für Langzeitgäste bietet man Apartmenthäuser und Ferienwohnungen.

Tappe's im Walter's Hof

60 | Hauptgericht ab 16 € | Mo-So

Seit vielen Jahren ein Anziehungspunkt für Feinschmecker. Ob im behaglichen Restaurant oder auf der wunderschönen Terrasse - hier wird Ihnen eine zeitgemäße Frischeküche serviert. Dabei legt man großen Wert auf die Qualität der Produkte. Beeindruckende Wein-, Champagner- und Digestif-Auswahl.

Hotel Village
www.village-kampen.de

VARTA-TIPP Ambiente VARTA-TIPP Service

garni

Alte Dorfstraße 7, PLZ 25999, **T 04651 46970,** F 469777
10 Zimmer | 7 Suiten | Ez 239–335 €, Dz 259–355 € »

Eine Perle in der Sylter Hotellandschaft! In dem kleinen, privat geführten Hideaway werden Sie von herzlichen Mitarbeitern individuell umsorgt. Alle Zimmer und Suiten sind unterschiedlich und überzeugen durch ästhetischen Luxus. Kleine Details machen den Unterschied: Shuttle-Service, Zimmerfrühstück, Mineralwasser, Tageszeitung sowie täglich frisches Obst sind nur einige der Annehmlichkeiten, die Sie hier erwarten.

Reethüüs — www.reethues-sylt.de

S garni

Hauptstraße 18, PLZ 25999, **T 04651 98550,** F 985547
24 Zimmer | 2 Suiten | 4 Apartments | Ez ab 145 €, Dz ab 170 €

Privat geführtes Lifestylehotel mit sicht- und spürbarer Wohlfühlatmosphäre. Behaglich eingerichtete Gästezimmer. Weitläufige Gartenanlage. Windgeschützte Terrasse. Stylisher Frühstücksraum.

Ahnenhof — www.ahnenhof.de

★★★S garni

Kurhausstraße 8, PLZ 25999, **T 04651 42645,** F 44016
14 Zimmer | Ez 90–130 €, Dz 164–283 €, ab 15,00 € | 24 h

Kleines Wohlfühlhotel in herrlicher Lage. Wohnliche Zimmer, die meisten mit Blick auf das Meer. Entspannung bieten der hübsche Garten und der große Freizeitbereich. Tolles Frühstück, das man zur warmen Jahreszeit auch im Freien genießen kann.

Gogärtchen — www.gogaertchen.com

Strönwai 12, PLZ 25999, **T 04651 41242**
65 | Hauptgericht 22–42 €, Menü 44–89 € |

Seit mehr als sechs Jahrzehnten eine angesagte Kultadresse auf Sylt. In den hellen, lichtdurchfluteten Räumen fühlt man sich auf Anhieb wohl. Breites kulinarisches Angebot von deftigen Regionalgerichten bis zur anspruchsvollen Küche. Bei Gästen sehr beliebt ist die großzügige Terrasse.

Rauchfang — www.rauchfang-kampen.de

Strönwai 5, PLZ 25999, **T 04651 42672**
Hauptgericht 21–40 € | Mo-So

Das kleine Reetdachhaus im Strönwai beherbergt ein geschmackvolles Restaurant mit Bar und großer, überdachter Terrasse. Von klassischen Fleischgerichten bis zu regionalem Fisch bietet man eine frische, bodenständige Küche mit mediterranen Einflüssen. Sehr gutes Weinangebot.

Manne Pahl — www.manne-pahl.de

Zur Uwe Düne 2, PLZ 25999, **T 04651 42510**
80 | Hauptgericht 12–40 €, Menü 25–90 € | Mo-So

Ob im hübschen Gastraum mit Holzvertäfelung und blankgescheuerten Holzdielen oder im lichtdurchfluteten Wintergarten - hier erfreuen frische, gutbürgerliche Gerichte sowie köstliche Kuchen und Torten am Nachmittag.

LIST

A-ROSA Sylt
www.a-rosa-resorts.de

★★★★★S garni

Listlandstr. 11, PLZ 25992, **T 04651 96750700,** F 96750799
177 Zimmer | 30 Suiten | Ez 238–318 €, Dz 288–368 € | 24 h

Das Ferienresort an der Lister Wattenmeerküste lässt die Herzen anspruchsvoller Feriengäste höher schlagen. Die Zimmer und Suiten sind modern, hochwertig und wohnlich eingerichtet. Eindrucksvoller, 3.500 qm großer SPA-Bereich mit Meerblick.

Hotel Strand am Königshafen
www.hotel-strand-sylt.de

VARTA-TIPP Ambiente

★★★★★S garni

Hafenstraße 41, PLZ 25992, **T 04651 889750,** F 8897555
30 Zimmer | 15 Suiten, Dz 160–300 €

Neuzeitliches Lifestyle-Hotel in einzigartiger Lage im Lister Königshafen. Hinter der Holz-Backstein-Fassade erwarten Sie komfortable Zimmer und geräumige Apartments, die mit großen Fensterfronten, schicken Natursteinbädern sowie Balkon oder Terrasse ausgestattet sind. Zum Haus gehören auch ein schöner Wellnessbereich und ein eigener Bootssteg.

SYLT-ARCHSUM

Parkresidenz Christian VIII
www.christianderviii.de

★★★★★S garni

Heleeker 1, PLZ 25980, **T 04651 97070,** F 970777
12 Zimmer | 12 Suiten

Weitläufiges Anwesen mit eigener Parkanlage. Hier erwarten Sie elegante und behagliche Suiten, die sich auf zwei Gebäude verteilen. Das Frühstücksrestaurant befindet sich im Untergeschoss des Haupthauses. Kleiner Wellnessbereich mit Schwimmbad und Sauna.

SYLT-KEITUM

Severin's Resort & Spa
www.severins-sylt.de

VARTA-TIPP Service

★★★★★S garni

Am Tipkenhoog 18, PLZ 25980, **T 04651 460660,** F 46066500
89 Zimmer | 27 Apartments | Ez 260–450 €, Dz 320–510 € | 24 h

Hier fühlt man sich wohl - wer einmal da war, kommt wieder! Das im Keitumer Baustil errichtete Luxusresort bietet auf 30.000 qm erstklassig ausgestattete Zimmer und Suiten sowie großzügige Apartments. Dazu ein diskreter, persönlicher Service und ein hervorragendes Frühstück. Für Ruhe und Erholung sorgt ein attraktiver SPA-Bereich.

Tipken's

T 04651 46066533
120 | Hauptgericht 35–43 €, Menü 69–109 € | Di-Sa Mo, So

Hier dürfen Sie sich auf ein modernes Shared-Dining-Konzept freuen. In ungezwungener Atmosphäre serviert man eine frische, zeitgenössische Küche, die heimische Produkte mit den besten Zutaten und Aromen der Welt verbindet. Nachmittags kann man auf der Restaurantterrasse Kuchen und andere Leckereien aus der hauseigenen Patisserie genießen.

Hoog

100 | Hauptgericht 25–45 € | Mo-So

Die moderne Variation einer nordfriesischen Teestube. Auf der Karte stehen traditionelle Spezialitäten wie „Frikadellen vom Husumer Weiderind mit Schmelzzwiebeln und Kartoffel-Gurkensalat". Bei den zubereiteten Gerichten liegt der Fokus auf besten Produkten aus der Region. Das Kellergewölbe im Untergeschoss ist ein schöner Rahmen für Weinproben in geselliger Runde.

Aarnhoog www.aarnhoog.de

VARTA★TIPP Service

garni

Gaat 13, PLZ 25980, **T 04651 3990,** F 39910
17 Zimmer | 7 Suiten | 5 Apartments | Ez ab 210 €, Dz ab 270 €, ab 20,00 €

Klein, fein und edel im Design zeigt sich dieses romantische Domizil. Das regionaltypische Backsteinhaus aus dem 17. Jhd. beherbergt großzügige Gästezimmer, einen netten SPA-Bereich mit Pool sowie eine gemütliche Tee- und Kaffeestuuv für das opulente Langschläferfrühstück am Morgen. Zusammen mit einem vorbildlichen Service- und Dienstleistungsniveau sind dies beste Rahmenbedingungen für den perfekten Sylt-Urlaub.

Benen-Diken-Hof www.benen-diken-hof.de

VARTA-TIPP Service

garni

Keitumer Süderstraße 3-5, PLZ 25980, **T 04651 93830,** F 9383183
48 Zimmer | 8 Suiten | 20 Apartments | Ez 146–248 €, Dz 166–386 €

Aus einer friesischen Gutshofanlage von 1841 hat Familie Johannsen eines der schönsten Ferien-Hideaways der Insel geschaffen. Das Hotel besteht aus mehreren Gebäuden mit bezauberndem Landhauscharme. Hier logieren Sie in stilsicher eingerichteten Zimmern und Suiten. Es gibt auch großzügige Apartments und exklusive Ferienhäuser. Weiterer Wohlfühlfaktor: die angenehm persönliche Atmosphäre.

KØKKEN

80 | Hauptgericht 18–31 €, Menü 45–59 € | Mo-Di, Do-So Mi

Elegantes Abendrestaurant mit friesisch-moderner Atmosphäre. Hier kredenzt Ihnen der liebenswürdige Service eine schmackhafte Regionalküche mit mediterranen Einflüssen. Neben frischem Fisch und Fleisch stehen auch innovative vegetarische Gerichte auf der Karte. Schöner Blick auf Garten und Terrasse.

Oma Wilma Neu!

www.omawilma.de

Gurtstieg 32, PLZ 25980, **T 04651 8860066**
45 | Hauptgericht 24–29 € | Mo, Mi-So Di 19.1.–9.2.21

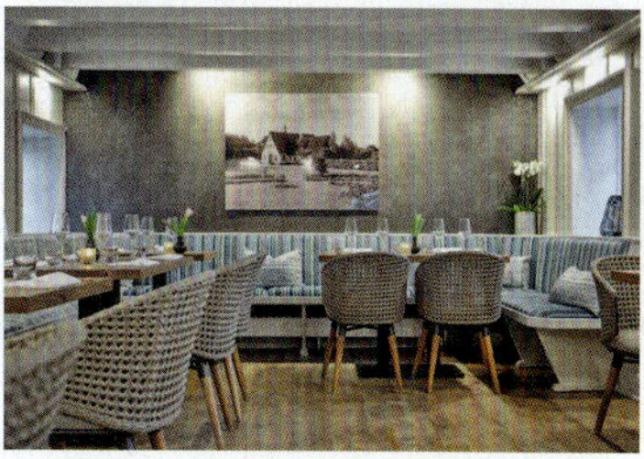

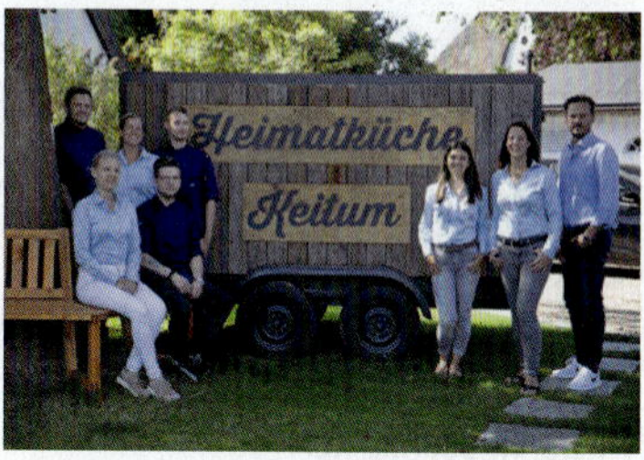

In diesem hübsch restaurierten Kapitänshaus erwartet Sie in zeitgemäß-gemütlichem Ambiente eine friesische Heimatküche. Dabei werden traditionelle norddeutsche Rezepte mit modernen Einflüssen kombiniert. Auf der Speisekarte klingt das z.B. so: „Seelachs | Gurke | Dänische Remoulade | Gartenkräuter | Kartoffel". Kleine, aber feine Auswahl an deutschen und internationalen Weinen.

SYLT-MORSUM

Landhaus Severins

www.landhaus-severins.de

garni

Nösistig 13, PLZ 25980, **T 04651 4606880**
13 Zimmer | Ez 160–410 €, Dz 220–410 €, 14,50 € | 23.11.–14.12.20

Das charmante Landhaus beherbergt komfortable Gästezimmer mit ländlich-behaglicher Einrichtung. Die Zimmer sind in drei Kategorien (20-35 qm) buchbar und bieten einen freien Blick auf das Wattenmeer sowie die umliegende Naturlandschaft. Kleiner hoteleigener SPA-Bereich mit Sauna und Dampfbad. Im À-la-carte-Restaurant wird authentische Sylter Küche serviert.

SYLT-MUNKMARSCH

Fährhaus Sylt

www.faehrhaus-sylt.de

VARTA TIPP Service

★★★★★S garni

Bi Heef 1, PLZ 25980, **T 04651 93970,** F 939710
44 Zimmer | 12 Suiten | 3 Apartments | Ez 240–440 €, Dz 300–500 € | 24 h

Die Sylter Nobelherberge mit seiner einzigartigen Lage am UNESCO-Weltnaturerbe gehört zweifelsohne zu den schönsten Hotels auf der Insel. Für außerordentliches Wohlbefinden sorgen die geschmackvoll und exklusiv ausgestatteten Zimmer und Suiten, das ausgezeichnete Frühstück sowie die 700 m² große SPA-Landschaft. Der zuvorkommende Service tut ein Übriges.

Käpt'n Selmer-Stube

40 | Menü ab 55 € | Mo-So

Friesisches Ambiente mit antiken Möbeln und liebevollen Accessoires. Klassische regionale Speisen mit Einflüssen aus der Crossover-Küche. Sehr nett sitzt man auf der im viktorianischen Stil gebauten Terrasse mit Blick über den Jachthafen.

SYLT-RANTUM

Dorint Söl'ring Hof
www.soelring-hof.de

VARTA-TIPP Service

★★★★★S garni

Am Sandwall 1, PLZ 25980, **T 04651 836200,** F 8362020
15 Zimmer | 4 Suiten | Ez 470–665 €, Dz 495–690 € | 24 h

Exquisites Verwöhnhotel mit hohem Wohlfühlfaktor inmitten der faszinierenden Dünenlandschaft von Rantum. Das noble Domizil besticht durch seine hochwertige und liebevolle Zimmereinrichtung im eleganten Landhausstil. Der Blick von den Terrassen ins Watt ist unschlagbar. Hausgäste profitieren von zahlreichen Zusatzleistungen wie Shuttle-Service, eigener Strandkorb oder kostenfreie Minibar.

Dorint Söl'ring Hof

VARTA★TIPP Küche VARTA★TIPP Service

40 | Menü 214–254 € | Mo-Sa So

Wenn Sie in diesem schönen Gourmetrestaurant Platz genommen haben und den Köchen bei der Arbeit zuschauen, ist das ein Erlebnis, das seinesgleichen sucht. Jan-Philipp Berner setzt auf bodenständige und ehrliche Produkte. Seine kreativen und intelligent zubereiteten Speisen können Sie in Form eines exquisiten Degustationsmenüs (6 bis 8 Gänge) genießen. Restaurantleiterin und Sommelière Bärbel Ring kümmert sich charmant und fachkundig um das Wohl der Gäste.

Watthof
www.watthof.de

VARTA-TIPP Service

★★★★★S garni

Raanwai 42, PLZ 25980, **T 04651 8020,** F 80222
10 Zimmer | 2 Suiten | Ez 168–239 €, Dz 198–298 €, 15,00 €

Das schmucke Domizil mit seinem komfortablen Landhausambiente fügt sich harmonisch in die verträumte Deichlandschaft ein. Die hell und freundlich gestalteten Gästezimmer verteilen sich auf zwei Gebäude. Mit Wattblick die Seele baumeln lassen - das gelingt Ihnen hier vorzüglich. Dazu tragen auch die äußerst gastorientierten Mitarbeiter bei.

Hotel Duene
www.hotel-duene.de

★★★★★S garni

Stiindeelke 1, PLZ 25980, **T 04651 1660,** F 21096
16 Zimmer | 5 Suiten | Ez 110–252 €, Dz 130–270 €, 22,00 €

Das charmante kleine Hotel wurde liebevoll im Landhausstil eingerichtet. Ein Teil der modernen und hellen Gästezimmer befindet sich im Hotel, der andere Teil liegt direkt über dem Restaurant „Coast". Morgens erwartet Sie ein traditionelles Sylter Frühstück.

Coast
www.restaurant-coast.de

Stiindeelke 2, PLZ 25980, **T 04651 1551**
50 | Hauptgericht 15–54 €, Menü 42 € | Mo, Mi-So

Angenehme Atmosphäre mit geschmackvollem Interieur und einem Hauch Industrie-Style. Geboten wird eine kreative Küche mit Spezialitäten von Land und Meer. Umfangreiches internationales Weinangebot. Schöne Terrasse.

Sansibar
www.sansibar.de

Hörnumer Straße 80, PLZ 25980, **T 04651 964646**
150 | Hauptgericht 9–45 € | Mo-So

Seit vielen Jahren eine Kultadresse - sowohl für Einheimische als auch für Touristen - mitten in den Dünen. Serviert werden Steaks, frische Fischgerichte und leckere Desserts. Mit weit über 1.000 Gewächsen erwartet Sie ein vorzügliches Weinangebot vom klassischen Landwein bis zu edlen Raritäten.

SYLT-TINNUM

Landhaus Stricker
www.landhaus-stricker.de

VARTA-TIPP Ambiente VARTA-TIPP Service

★★★★★S garni

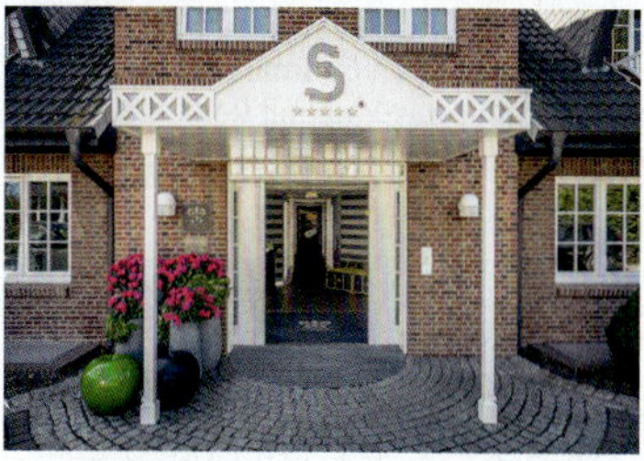

Boy-Nielsen-Straße 10, PLZ 25980,
T 04651 88990, F 8899499
38 Zimmer | 21 Suiten
Ez 160–240 €, Dz 240–320 € | 24 h

Vom Empfang bis zur Abreise glänzt dieses Wohlfühlrefugium mit einem vorzüglichen Serviceniveau. Die Hotelanlage mit friesischen Backstein-Landhäusern befindet sich inmitten einer hübsch angelegten Gartenlandschaft. Die Zimmer und Suiten vereinen behaglichen Luxus und modernsten Komfort.

Bodendorf's

VARTA★TIPP Küche VARTA-TIPP Service

22 | Hauptgericht 58–62 €, Menü 159–189 € | Di-Sa Mo, So

Im kleinen, stilvollen Gourmetrestaurant kreieren Holger Bodendorf und Philip Rümmele innovative Menüs, basierend auf einer leichten, reduzierten Küche mit mediterranen Akzenten und einer besonders hochwertigen Produktauswahl. Die gut sortierte Weinkarte bietet die passende Begleitung. Der Service ist freundlich und omnipräsent.

Siebzehn84

VARTA-TIPP Küche

70 | Hauptgericht 25–40 €, Menü 49–84 € | So Mo-So

Gemütlich hat man es im Zweitrestaurant, warme Farben sorgen für eine entspannt-charmante Atmosphäre. Serviert werden neben modernen Gerichten auch altbewährte Klassiker wie Rumpsteak, Nordsee-Steinbutt oder gebratene Kalbsleber. Die Ressourcen der Umgebung sind die Quellen für das saisonal geprägte Angebot. Große Auswahl erlesener Spirituosen aus aller Welt.

SYLT-WESTERLAND

Jörg Müller
www.jmsylt.de

VARTA-TIPP Ambiente

★★★★ garni

Süderstraße 8, PLZ 25980, **T 04651 27788,** F 201471
22 Zimmer | 3 Suiten | 1 Apartment | Ez ab 145 €, Dz ab 190 € | 24 h

Ein wunderschönes Refugium in Toplage! Traumhaftes Wohnen ist hier garantiert. Das Haus zeichnet sich durch seine persönliche Führung, die liebevoll und individuell eingerichteten Zimmer (einige mit Gartenterrasse) sowie das tolle Frühstück aus. Für Entspannung sorgt der hauseigene Wellnessbereich mit Sauna, Dampfbad und Kleopatra-Bad.

Restaurant JM

VARTA-TIPP Küche VARTA-TIPP Service

Hauptgericht 21–64 € | Mo, Mi-So Di

In der gemütlichen Friesenstube ist die Atmosphäre stilvoll und regional angehaucht. Die Speisekarte bietet neben Jörg Müllers Klassikern aus dem einstigen Gourmetrestaurant auch bodenständige Gerichte wie „Roastbeef vom Sylter Galloway-Rind mit Remoulade und Bratkartoffeln". Dazu tolle Weinempfehlungen und ein überaus herzlicher Service.

Miramar
www.hotel-miramar.de

★★★★★ garni

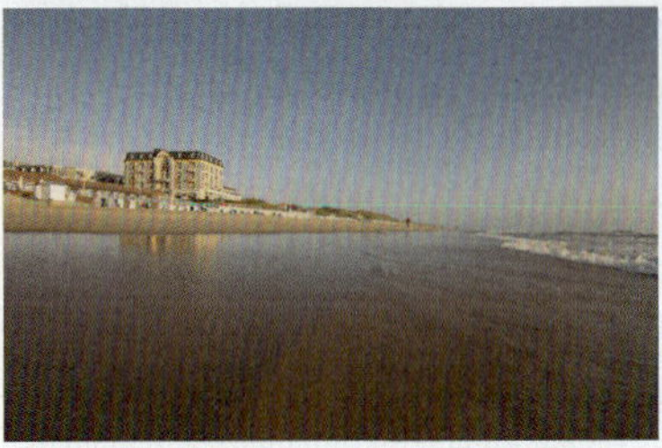

Friedrichstraße 43, PLZ 25980,
T 04651 8550, F 855222
62 Zimmer | 22 Suiten
Ez 210–360 €, Dz 290–550 € | 24 h

Das 1903 erbaute Jugendstilgebäude mit dem Charme eines Grandhotels der Jahrhundertwende wurde in den letzten Jahren immer wieder renoviert. Es bietet individuelle Gästezimmer - zur Seeseite mit einmaligem Ausblick. Im Restaurant werden regionale und internationale Speisen serviert.

Stadt Hamburg
www.hotelstadthamburg.com

VARTA-TIPP Ambiente VARTA-TIPP Service

garni

Strandstraße 2, PLZ 25980, **T 04651 8580,** F 858220
70 Zimmer | 25 Suiten | Ez 85–290 €, Dz 195–390 €, exkl. Frühstück, 35,00 € | 24 h

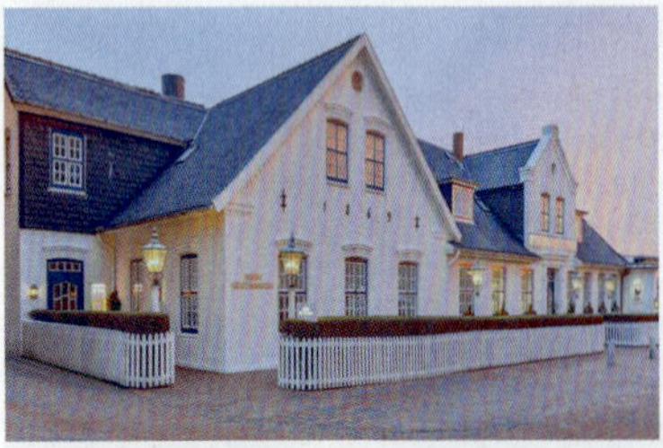

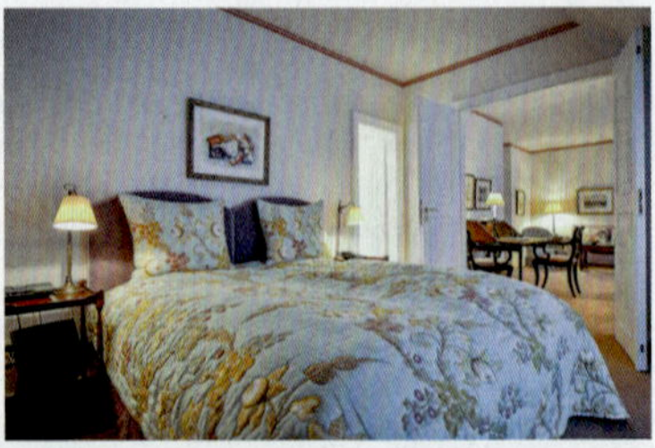

Ein familiär geführtes Privathotel mit hanseatischer Gastlichkeit. Eingerichtet im englischen Country-House-Stil vermitteln die Zimmer und Suiten im Gartenflügel einen Hauch von Luxus. Fürs persönliche Wohlbefinden sorgt ein hübscher Wellnessbereich. Morgens wird Ihnen ein opulentes Frühstück serviert.

Hardy's Restaurant

45 | Hauptgericht 21–49 €, Menü 85–124 € | Mo-So

Im neu designten Restaurant setzt man auf „Casual Fine Dining". Serviert wird eine besonders leichte, überwiegend mediterrane Küche, bei der größtenteils regionale Produkte Verwendung finden. Die Weinkarte punktet mit namhaften deutschen und internationalen Gewächsen. Im Bistro und auf der sonnigen Terrasse ganztägig warme Küche.

Strandhotel Sylt
www.sylt-strandhotel.de

★★★★S garni

Margarethenstraße 9, PLZ 25980, **T 04651 8380,** F 838454
52 Zimmer | 44 Suiten | Ez 155–240 €, Dz 170–275 €, ab 25,00 € | 20.–26.12.20

Zentral und ruhig gelegenes Suiten-Hotel, das über einen direkten Strandzugang verfügt. Geschmackvoll eingerichtete Gästezimmer, teilweise mit Meerblick. Kleiner Wellnessbereich mit Dampfbad und Sauna.

Wiking
www.hotel-wiking-sylt.de

★★★★S garni

Steinmannstraße 11, PLZ 25980, **T 04651 46060,** F 4606299
28 Zimmer | Ez 78–198 €, Dz 140–246 €

Neuzeitlicher Hotelbau in zentraler Lage, nur wenige Schritte vom Strand entfernt. Helle, maritim eingerichtete Zimmer mit Balkon oder Terrasse. Reichhaltiges Frühstücksbuffet mit regionalen Spezialitäten.

Sylter Hof mit Villa Kristina
www.sylter-hof.de

★★★★S garni

Norderstraße 9, PLZ 25980, **T 04651 8570,** F 85755
39 Zimmer | 7 Suiten | 2 Apartments | Ez 99–176 €, Dz 148–231 €

Doppelhotel mit unterschiedlicher Zimmereinrichtung von friesisch bis mediterran. Für Entspannung sorgt ein kleiner Wellnessbereich mit Dampfbad, finnischer Sauna und Ruheraum. In der Villa Kristina stehen auch Suiten zur Verfügung.

Villa Monika
www.hotel-villa-monika-sylt.de

VARTA-TIPP Service

★★★★★S garni

Johann-Möller-Straße 32, PLZ 25980, **T 04651 4461752**
8 Zimmer, Dz ab 219 €, 19,00 €

Kleines charmantes Boutique-Hotel in einer liebevoll sanierten Villa von 1893. Wertigkeit zieht sich durchs ganze Haus, von den modern-eleganten Zimmern (teils mit Balkon/Dachterrasse) bis zum tollen Langschläfer-Frühstück am Morgen. Die Minibar und Nespresso-Kaffee sind im Zimmerpreis inbegriffen. Auch der persönliche Service und die Nähe zum Strand machen dieses Domizil so interessant.

Franz Ganser Das kleine Restaurant
www.ganser-sylt.de

Bötticherstraße 2, PLZ 25980, **T 04651 22970**
46 | Hauptgericht 24–48 €, Menü 58–98 € | Fr-So Mo

Die Sylter Institution bietet seit vielen Jahren Fisch und weitere regionale Spezialitäten - von Patron Franz Ganser frisch und schmackhaft zubereitet. Gemütliches, sehr gediegenes Stubenambiente.

Shirobar
www.shirobar.de

VARTA-TIPP Service

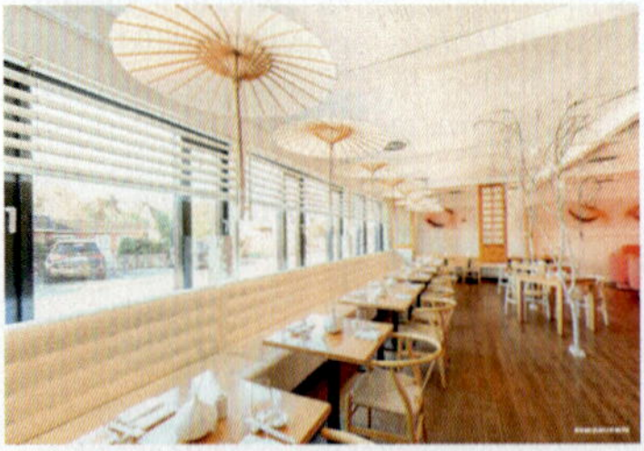

Keitumer Chaussee 5a, PLZ 25980,
T 04651 9679449
46 | Hauptger. 4–21 € | Mo, Mi-So Di

Japanisch inspiriertes Design mit viel Weiß und klaren Linien - so präsentiert sich das geschmackvolle Lokal. Thomas Fechner kombiniert klassisches Sushi mit Einflüssen der westlichen Küche. Der Service ist mit Engagement und Herz bei der Sache. **Achtung: Bei Redaktionsschluss für diese Buchausgabe war das Restaurant auf Grund der COVID-19-Pandemie noch geschlossen.**

Restaurant Goldgelb
www.goldgelb-sylt.de

Wilhelmstr. 5, PLZ 25980, **T 04651 8069900**
Hauptgericht 19–48 € | Mo-So

Cool, easy und casual präsentiert sich diese Location. Angeboten wird eine ganztägige Küche mit den Schwerpunkten Frühstück und Weinbar. Auf der Karte stehen trendige Gerichte wie das Signature-Dish „Eggs Benedict“ in verschiedenen Ausführungen, Frühstücksbowls, edle Tapas sowie frische nordische Spezialitäten. Dazu eine schöne Auswahl an erlesenen Weinen von Spitzenweingütern.

Web Christel
www.webchristel.de

Süderstraße 11, PLZ 25980, **T 04651 22900**
70 | Hauptgericht 19–42 €, Menü 35–55 € | Mo-Di, Do-So

Traditionsreiche Adresse in einem friesischen Reetdachhaus. Serviert werden marktfrische Gerichte, ergänzt durch kreative Tagesempfehlungen. Weinkarte mit mehr als 200 Positionen.

WENNINGSTEDT-BRADERUP

Strandhörn
www.strandhoern.de

S gami

Dünenstraße 20, PLZ 25996, **T 04651 94500**, F 945077
34 Zimmer | 16 Suiten | 5 Apartments | Ez 90–175 €, Dz 160–280 €

Ferienhotel mit stilvoll eingerichteten Zimmern, Suiten und Apartments, die sich auf mehrere Häuser verteilen. Schöne Badelandschaft. Restaurant mit regionaler und internationaler Küche.

Fitschen am Dorfteich
www.fitschen-am-dorfteich.de

Am Dorfteich 2, PLZ 25996, **T 04651 32120**
70 | Hauptgericht 14–28 €, Menü 54–68 € | Mo, Mi-So Di

Familienbetrieb mit herzlicher Atmosphäre. Serviert wird gehobene Küche mit Gerichten aus der Nordseeregion ergänzt durch schwäbische Spezialitäten. Idyllische Terrasse mit Strandkörben am Dorfteich. Auch Gästezimmer vorhanden.

TABARZ, BAD 43 A www.tabarz.de

Thüringen | EW 3.966 | 394 m Gotha 23 km, Eisenach 31 km
T 036259 5600

Frauenberger www.hotel-frauenberger.de

★★★★ garni

Max-Alvary-Straße 9-11, PLZ 99891, **T 036259 5220,** F 522100
42 Zimmer | 1 Apartment | Ez ab 75 €, Dz ab 125 €

Das Hotel befindet sich in ruhiger Ortsrandlage und bietet hübsch eingerichtete Zimmer im Landhausstil, ein Restaurant mit Schauküche, einen ansprechenden Bade- und Wellnessbereich sowie ein romantisches Kaminzimmer.

Zur Post www.hotel-tabarz.de

★★★★ garni

Lauchagrundstraße 16, PLZ 99891, **T 036259 6660,** F 66666
40 Zimmer | 2 Suiten | 2 Apartments | Ez 69–85 €, Dz 94–110 €, 6,80 €

Ferien- und Tagungshotel in Rennsteignähe mit neuzeitlich eingerichteten Zimmern. Beautyclub mit mediterraner Saunalandschaft. Zahlreiche Freizeitangebote in unmittelbarer Umgebung. Im Restaurant wird regional gekocht.

TANGERMÜNDE 25 A www.tourismus-tangermuende.de

Sachsen-Anhalt | EW 11.005 | 45 m Stendal 9 km, Genthin 24 km
T 039322 22393
Spätgot. Rathaus, Fachwerkhäuser, Burganlage, Stadtbefestigung mit 3 Toren, Pfarrkirche mit Frühbarockorgel.

Schloss Storkau www.schloss-storkau.de

★★★★ garni

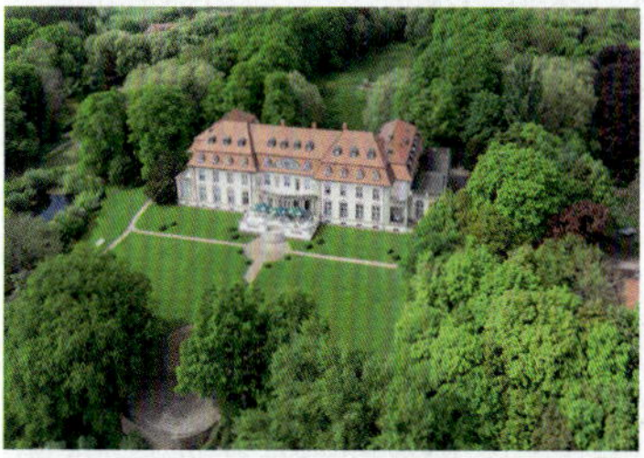

Im Park 1, PLZ 39590 (OT: Storkau),
T 039321 5210, F 5220
99 Zimmer | 1 Suite | 1 Apartment
Ez 109–119 €, Dz 129–189 €, 18,00 € |
24 h

Hier wohnt man in einem sehr schönen Umfeld: Ruhig in einem Landschaftspark direkt am Elbufer empfängt Sie dieses wiederaufgebaute neoklassizistische Schloss. Im Innern sorgen Stuckdecken, Parkettböden und originale Antiquitäten für herrschaftliches Ambiente. Liebevoll eingerichtete Zimmer.

Schloss Tangermünde www.schloss-tangermuende.de

★★★ S garni

Auf der Burg, Amt 1, PLZ 39590, **T 039322 7373,** F 73773
37 Zimmer | 2 Suiten | Ez 80–135 €, Dz 110–178 €

Imposanter Schlossbau mit Gartenhäusern und Dependancen in einer wunderschönen Gartenanlage. Wohnliche, sehr stilvoll gestaltete Zimmer, teilweise mit Blick auf die Elbniederung. Im behaglichen Restaurant und auf der idyllischen Terrasse wird gutbürgerliche regionale Küche serviert.

TANGSTEDT (STORMARN) 15 A www.tangstedt-stormarn.de

Schleswig-Holstein | EW 6.323 | 33 m Norderstedt 11 km, Hamburg 25 km
T 04109 5120

Gutsküche Wulksfelde www.gutskueche.de

VARTA-TIPP Küche

Wulksfelder Damm 15-17, PLZ 22889, **T 040 64419441**
90 | Hauptgericht 12–29 €, Menü 38–58 € | Di-So Di-Sa Mo

In einer ehem. Scheune ist dieses hübsche Restaurant untergebracht. Bei Rebecca und Matthias Gfrörer stehen Geschmack, Transparenz und Nachhaltigkeit im Vordergrund. Aus der offenen Showküche kommen saisonale Spezialitäten - frisch und zu 100% bio-organisch zubereitet. Großer Beliebtheit erfreuen sich die Kochkurse des Patrons. Hübsche Terrasse.

TANN (RHÖN) 43 A www.tann-rhoen.de

Hessen | EW 4.446 | 371 m Fulda 30 km, Bad Hersfeld 43 km
T 06682 96110

Landhaus Kehl www.landhaus-kehl.de

★★★S garni

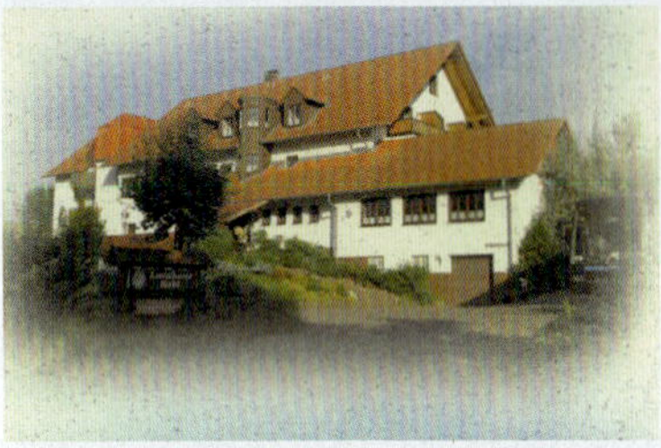

Eisenacher Straße 15, PLZ 36142 (OT: Lahrbach), **T 06682 387,** F 1435
37 Zimmer
Ez 45–53 €, Dz 74–90 €

In dem familiär geführten Landhotel stehen gemütliche, zeitlos eingerichtete Gästezimmer zur Verfügung. Im Gästehaus sind die Zimmer etwas großzügiger. Gut ausgestatteter Welllness- und Fitnessbereich auf 200 qm. Ländlich-rustikales Restaurant.

TAUBERBISCHOFSHEIM 52 A www.tauberbischofsheim.de

Baden-Württemberg | EW 13.136 | 183 m Bad Mergentheim 18 km, Würzburg 32 km
T 09341 80313
Neugot. Rathaus, kath. Kirche, Türmersturm, Tauberfränk. Landschaftsmuseum, VS-Schulmöbelmuseum, Olympiastützpunkt Fechten.

Das kleine Amtshotel Neu! www.das-kleine-amtshotel.de

garni

Amtstr. 2, PLZ 97941 (OT: Distelhausen), **T 09341 7888**
10 Zimmer | Ez 70 €, Dz 100 €

Bei den herzlichen und engagierten Gastgebern darf man sich auf moderne Zimmer und ein schönes Frühstück freuen. Der Chef ist zertifizierter Bierbotschafter. Erlebenswert sind seine Bier-Hefe- oder Bier-Hopfen-Bäder, die man sowohl alleine als auch zu zweit genießen kann.

TAUNUSSTEIN 41 C www.taunusstein.de

Hessen | EW 28.515 | 369 m Wiesbaden 11 km, Mainz 23 km
T 06128 2410
Ehem. Kloster St. Ferrutius, ev. Kirche St. Peter, Wehener Schloss mit Museum, Rekonstruktion Limes und Wachturm.

Légère Hotel Wiesbaden-Taunusstein www.legere-hotels-online.com/wiesbaden

S garni

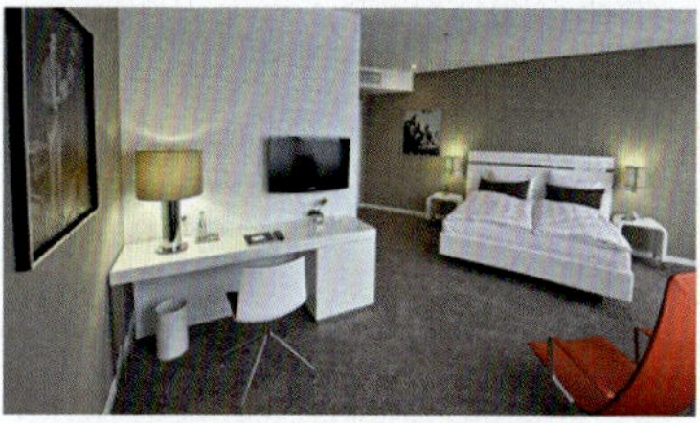

Heinrich-Hertz-Str. 2, PLZ 65232 (OT: Neuhof), **T 06128 609810,** F 6098199
91 Zimmer
Ez 79–149 €, Dz 89–149 €, exkl. Frühstück
24 h

Das Haus hat kürzlich ein komplettes Facelifting erhalten und wurde um einen Neubau erweitert. Es bietet helle, geschmackvoll möblierte Zimmer mit innovativem Design und klar akzentuierten Formen.

TECKLENBURG 21 C www.tecklenburg-touristik.de

Nordrhein-Westfalen | EW 8.840 | 200 m Ibbenbüren 9 km, Osnabrück 23 km
T 05482 93890

Teutoburger Wald www.ringhotel-teutoburger-wald.de

★★★★ S garni

Im Bocketal 2, PLZ 49545 (OT: Brochterbeck), **T 05455 93000,** F 930070
43 Zimmer | 1 Suite | Ez ab 94 €, Dz ab 135 €, 5,00–19,00 €

Seit 1902 befindet sich dieses Haus in Familienbesitz. Behagliche Zimmer, ein gepflegter Hotelgarten mit Teich sowie eine großzügige Schwimm- und Saunaanlage sorgen für Wohlfühlatmosphäre. Vorbildlich ist die Gästebetreuung.

TEGERNSEE 68 A www.tegernsee.de

Bayern | EW 3.639 | 747 m Miesbach 17 km, Bad Tölz 21 km
T 08022 9273860

Der Westerhof www.derwesterhof.de

S garni

Olaf-Gulbransson-Strasse 19, PLZ 83684, **T 08022 188988,** F 188990
43 Zimmer | 10 Suiten | 6 Apartments | Ez ab 134 €, Dz ab 184 € | 24 h

Hoch oben inmitten der oberbayerischen Bergwelt liegt dieses freundliche Feriendomizil. Die Zimmer (alle mit Südbalkon oder Terrasse) sind äußerst wohnlich und bieten einen uneingeschränkten Blick auf den Tegernsee. Für Entspannung sorgen der Sauna- und Wellnessbereich sowie der 6 ha große Bergpark.

Seehotel Luitpold www.seehotel-luitpold.de

★★★★ S garni

Hauptstr. 42, PLZ 83684, **T 08022 1877970,** F 18779723
16 Zimmer | Ez 115–155 €, Dz 170–245 € | 24 h

››

Das aufwendig und liebevoll renovierte hist. Gebäude im Tegernseer Tal verfügt über individuelle Zimmer mit wunderschönem Seeblick und exklusiv ausgestatteten Designerbädern. In direkter Nachbarschaft befindet sich das Tegernseer Seebad „monte mare“ mit einzigartigem Saunahafen und diversen Anwendungsmöglichkeiten.

Aparthotel Fackler — www.fackler-tegernsee.de

garni

Lärchenwaldstr. 9, PLZ 83684, **T 08022 91760,** F 917615
10 Zimmer | 7 Apartments, Dz 130–160 €

Versteckt und ruhig gelegenes Haus mit schönem Blick auf den See. Das ehem. Herrenhaus und das benachbarte Apartmenthaus bieten wohnliche Zimmer im alpenländischen Stil. Gutes Frühstück.

Leeberghof — www.leeberghof.de

Ellinger Straße 10, PLZ 83684, **T 08022 188090**
70 | Hauptgericht 24–38 € | Di-So Mo

Diese Adresse ist einen Besuch wert: atemberaubende Lage, geschmackvoll-ländlich das Interieur, auf der Speisekarte internationale Crossover-Küche und bayerische Klassiker. Im Sommer ein Muss: die traumhafte Terrasse mit unvergleichlichem Ausblick auf die Egerner Bucht.

Schlossbrennerei Tegernsee Neu! — www.schlossbrennerei-tegernsee.de

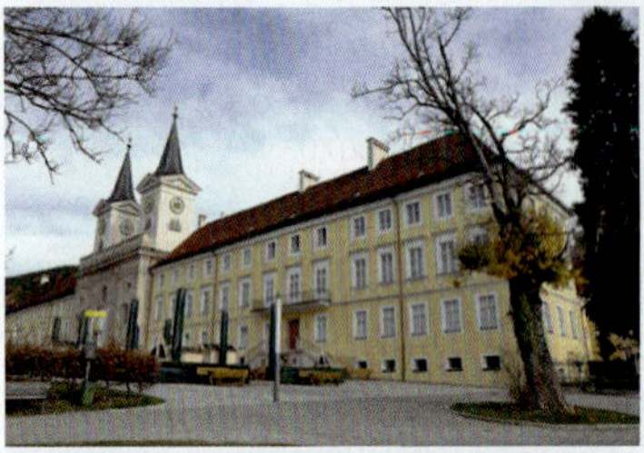

Schlossplatz 1e, PLZ 83684, **T 08022 4560**
200 | Hauptger. 10–29 € | Di-So Mo

Modernes Wirtshausflair in den Gemäuern eines ehem. Klosters. Die Küche ist alpenländisch orientiert und bietet Leckeres wie „Omas Kalbsrahmgulasch“ oder „Tafelspitz vom bayerischen Rind“. Zur warmen Jahreszeit empfiehlt sich die großzügige Sonnenterrasse. Ein Highlight im Winter ist die gemütliche Fonduestube.

Herzogliches Bräustüberl Tegernsee — www.braustuberl.de

Schlossplatz 1, PLZ 83684, **T 08022 4141**
1400 | Hauptgericht 5–13 € | Mo-So

Auch nach der Renovierung hat das Traditionslokal nichts von seinem Charme eingebüßt. Große hist. Gewölberäume mit regionaltypischer Bierhauskultur. Serviert werden deftige bayerische Schmankerln wie Schweinshax'n, Münchner Tellerfleisch oder hausgemachte Bratensülze. Im Sommer lockt der zünftige Biergarten mit Aussicht.

TEINACH-ZAVELSTEIN, BAD 57 B — www.teinachtal.de

Baden-Württemberg | EW 2.977 | 391 m — Calw 12 km, Pforzheim 40 km
T 07053 9205041

Hotel Therme — www.hotel-therme-teinach.de

★★★★S garni

Otto-Neidhart-Allee 5, PLZ 75385 (OT: Bad Teinach), **T 07053 290,** F 29177
118 Zimmer | 10 Suiten | Ez 59–239 €, Dz 126–269 €, ab 13,00 € | 24 h

Nach aufwendigen Umbau- und Renovierungsarbeiten erstrahlt das renommierte Haus mit direktem Zugang zur Therme in neuem Glanz. Besonders großzügig und wohnlich sind die neuen Zimmer und Suiten aus hochwertigen Naturmaterialien. Im „Quellenrestaurant“ wird eine schwäbisch-badische Küche mit internationalen Einflüssen serviert.

Berlins Hotel KroneLamm

www.berlins-hotel.de

★★★★S garni

Marktplatz 1-3, PLZ 75385 (OT: Zavelstein), **T 07053 92940**
63 Zimmer | 3 Suiten | Ez 95–169 €, Dz 152–400 €, 22,90–29,90 €

Die beiden Häuser im ruhigen Ortsteil Zavelstein bieten geschmackvoll eingerichtete Zimmer im Landhausstil, die in verschiedenen Kategorien gebucht werden können. Vom kinderfreien Wellnessbereich „königSPA“ genießen Sie einen traumhaften Blick über die malerischen Täler des Teinachtals.

Berlins Krone

VARTA-TIPP Küche

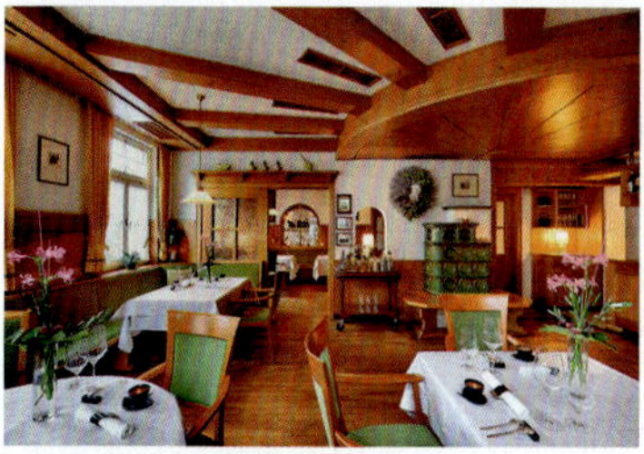

35 | Hauptger. ab 48 €, Menü 115–145 € | Mi-So Mo, Di 4.–26.1.21

Gediegen-elegantes Ambiente, geschulter Service und dazu eine eigenständige, lebendige Küche mit besten Produkten, das alles ist hier vereint. Franz Berlin kocht kreativ auf klassischer Basis, mutige und gleichermaßen gelungene Aromenkombinationen zeichnen seine Gerichte aus.

Berlins Lamm **Neu!**

120 | Hauptgericht 15–30 €, Menü 39–49 € | So Mo-Sa

„Geschmorter Wildbraten“, „Kaspressknödel“, „Forelle Müllerin“, „Zwiebelrostbraten“... Bekommen Sie da nicht Appetit? Leckere Gerichte wie diese gib es im lichtdurchfluteten Hauptrestaurant nebst großzügiger Panorama-Terrasse.

Mühle

www.hotelmuehle.de

€ Gut & Günstig ★★★★★S garni

Otto-Neidhart-Allee 2, PLZ 75385 (OT: Bad Teinach), **T 07053 92950,** F 929599
18 Zimmer | 3 Apartments | Ez 34–38 €, Dz 68–76 €, 6,50 €

Urlaubshotel in zentraler Lage, direkt gegenüber dem Kurpark. Gemütliche, modern eingerichtete Zimmer, überwiegend mit Südbalkon. Nachmittags Kaffee und selbstgebackene Kuchen.

TEISENDORF 69 A

www.teisendorf.de

Bayern | EW 9.189 | 501 m
T 08666 295

Traunstein 19 km, Salzburg (Österreich) 32 km

Gut Edermann

www.gut-edermann.de

★★★★★S garni

Holzhausen 2, PLZ 83317 (OT: Holzhausen), **T 08666 92730,** F 9273199
50 Zimmer | 2 Suiten | 3 Apartments | Ez 99–107 €, Dz 198–244 € »

Geschmackvolles Anwesen in ländlicher Idylle. Jedes Zimmer ist ein Unikat und wurde mit natürlichen Materialien wie Holz, Stein und warmen Stoffen ausgestattet. Entspannung bietet der 2.500 qm große Wellness- und SPA-Bereich. Im Sommer können sich die Gäste im hauseigenen Naturbadeteich erfrischen.

Restaurant MundArt 2015

120 | Hauptgericht 20–32 €, Menü 47–59 € | Mo-So

Im elegant gestalteten Gourmetrestaurant wird frisch und schmackhaft gekocht. Die Küchencrew setzt dabei überwiegend auf heimische Zutaten. Sehr gute Auswahl an regionalen und internationalen Weinen ausgesuchter Winzer. Zum Haus gehören auch noch die gemütlich-rustikale „Bauernstube Anno 1910“, der Wintergarten und eine Sommerterrasse.

TEISNACH 55 C www.teisnach.de

Bayern | EW 2.933 | 467 m Regen 15 km, Deggendorf 24 km
T 09923 801115

Relais & Châteaux Landromantik Hotel Oswald www.hotel-oswald.de

★★★★S garni

Am Platzl 2, PLZ 94244 (OT: Kaikenried), **T 09923 84100,** F 841010
63 Zimmer | 30 Suiten | Ez 98–200 €, Dz 114–214 €, 18,00 €

Geschmackvoll wohnen! Das idyllisch gelegene Ferienhotel mit langer Familientradition erwartet Sie mit schönen wohnlichen Zimmern, teils in Zirben- und Altholz gehalten. Überzeugend ist der großzügige SPA-Bereich mit Saunen, Wellnessgarten sowie Beauty- und Massageangebot.

Oswald's Gourmetstube

VARTA-TIPP Küche VARTA-TIPP Service

20 | Menü 55–115 € | Mi-Sa Mo, Di, So

Ein ganz und gar stimmiges Bild: Die feine, elegante Klassik, die der stilvolle Raum ausstrahlt, findet sich auch in den gelungen zusammengestellten Kreationen von Küchenchef Thomas Gerber. Niveauvoll auch der Service: professionell und angenehm persönlich. Dazu ein sorgfältig abgestimmtes Weinsortiment. Tischreservierung empfehlenswert.

TELGTE 21 C www.telgte.de

Nordrhein-Westfalen | EW 19.218 | 50 m Münster 12 km, Warendorf 15 km
T 02504 690100
Gnadenkapelle, Museum Religio, Wallfahrtskirche St. Clemens, Kornbrennereimuseum, hist. Altstadt, Emsauenpark.

Heidehotel Waldhütte www.heidehotel-waldhuette.de

★★★S garni

Im Klatenberg 19, PLZ 48291, **T 02504 9200,** F 920140
30 Zimmer | Ez 65–89 €, Dz 99–129 €

Charmante Übernachtungsadresse umgeben von einer 7.000 qm großen Park- und Wiesenlandschaft. Hier erwarten Sie eine familiäre Atmosphäre, ruhige Zimmer sowie ein rustikales Restaurant mit großzügiger Garten- und Kaffeeterrasse.

Marienlinde
www.marienlinde.de

garni

Münstertor 1, PLZ 48291, **T 02504 5057,** F 931350
20 Zimmer | 2 Apartments | Ez 65–70 €, Dz 85–95 €, exkl. Frühstück, 5,00 €

Das familiär geführte Haus am Rande der Altstadt bietet individuell ausgestattete Nichtraucherzimmer, teils mit Balkon. Netter Frühstücksraum mit Aussicht. Ideale Adresse für Ausflüge ins umgebende Münsterland.

Telgter Hof
www.telgter-hof.com

Münsterstraße 29, PLZ 48291, **T 02504 8896260**
Hauptgericht 13–23 € | Di-So Mo

Seit Jahrzehnten wird das Haus mit Engagement und Leidenschaft geführt. Was man in dem gemütlich-zeitgemäßen Restaurant serviert bekommt, ist sowohl regional als auch international geprägt und nennt sich z.B. „Lammfiletspieße mit mediterranem Grillgemüse und Kartoffelgratin“. Es gibt auch einige Gästezimmer.

TEMPLIN 18 D
www.templin.de

Brandenburg | EW 16.062 | 60 m — Prenzlau 31 km, Oranienburg 66 km
T 03987 2631
Stadtbefestigung mit Wehranlage, Maria-Magdalenen-Kirche, St.-Georgen-Kapelle, barockes Rathaus, Stadtsee, NaturTherme.

Döllnsee-Schorfheide
www.doellnsee.de

★★★S garni

Döllnkrug 2, PLZ 17268, **T 039882 630,** F 63402
126 Zimmer | 4 Suiten | Ez 59–144 €, Dz 69–189 € | 24 h

Freundlich geführtes Hotel in idyllischer Waldlage des Naturschutzgebietes Schorfheide. Renovierter Altbau mit zwei Neubauflügeln und Zimmern in stilvollem Edelholzambiente. Nette Wellnesslounge. Das Restaurant „Cottage“ serviert uckermärkische und internationale Spezialitäten.

TENGEN 65 A
www.tengen.de

Baden-Württemberg | EW 4.641 | 614 m — Schaffhausen (Schweiz) 25 km, Konstanz 50 km
T 07736 92330

Bibermühle
www.bibermuehle.de

garni

Untere Mühle 1, PLZ 78250 (OT: Blumenfeld/Hegau), **T 07736 92930,** F 9293140
31 Zimmer | Ez 83 €, Dz 138 €

Tagungs- und Geschäftshotel in naturnaher Umgebung mit ansprechend eingerichteten Zimmern. Kleiner Wellnessbereich mit finnischer Sauna, Tauchbecken und Solarium. Restaurant mit rustikalem Ambiente und schöner Gartenterrasse.

Zur Sonne
www.sonne-wiechs.de

Hauptstraße 57, PLZ 78250 (OT: Wiechs), **T 07736 7543**
45 | Hauptgericht 15–29 €, Menü 33–62 € | Mi-So Mo, Di

In der hübsch dekorierten Gaststube wird eine regionale Küche mit mediterranem Einfluss aufgetischt. Spezialität: Hausgemachte Ravioli. Schön sitzt man im Sommer auf der lauschigen Südwestterrasse. Es stehen auch einige Gästezimmer zur Verfügung.

TETTNANG 66 A
www.tettnang.de

Baden-Württemberg | EW 19.500 | 466 m — Friedrichshafen 10 km, Ravensburg 13 km
T 07542 510500
Neues Schloss Tettnang, Torschloss, Rathaus, Bärenplatz mit traditionellen Gastwirtschaften, Hopfengut N°20, Hopfengärten, Aussichtspunkt „Brunnersweiler Höhe".

Rad
www.hotel-rad-tettnang.de

garni

Lindauer Straße 2, PLZ 88069, **T 07542 5400,** F 53636
69 Zimmer | 2 Suiten

Familiengeführtes Ferien- und Geschäftshotel in einem 100 Jahre alten Fachwerkhaus. Man verfügt über moderne, aber auch rustikale Zimmer. Gemütliche Restauranträume, in denen schwäbische und internationale Gerichte serviert werden.

THALE 33 A
www.bodetal.de

Sachsen-Anhalt | EW 19.365 | 170 m — Halberstadt 21 km, Nordhausen 48 km
T 03947 2597
Hexentanzplatz, Harzer Bergtheater, Personenschwebebahn, Tierpark, Allwetterrodelbahn, Roßtrappe, Sessellift, Bodetal, Führungen mit Hexe oder Teufel, Kloster Wendhusen, Mythenweg, Bau-Spiel-Haus, Kletterwald, Dampfmaschine, DDR-Museum.

Mythenresort Heimdall Neu!
www.mythenresort.de

garni

Poststraße 18, PLZ 06502, **T 0**
60 Zimmer | 1 Suite

Dieses Privathotel liegt am beliebten Wanderweg „Harzer Hexen-Stieg". Die wohnlich und farbenfroh eingerichteten Zimmer bieten schöne Ausblicke auf die Stadt, den Hexentanzplatz und die bewaldeten Ausläufer der Harzer Berge. Das hauseigene Restaurant mit offener Küche serviert Harzer Spezialitäten vom Grill. Einen kleinen Saunabereich gibt es auch.

THIERHAUPTEN 59 B
www.thierhaupten.de

Bayern | EW 3.887 | 430 m — Ellgau 6 km, Nordendorf 7 km
T 08271 80570

Klostergasthof
www.hotel-klostergasthof.de

garni

Augsburger Straße 3, PLZ 86672, **T 08271 81810,** F 818150
46 Zimmer | Ez ab 59 €, Dz ab 81 €

Seminar- und Tagungshotel im ehem. Sudhaus des Klosters. Das Haus vereint eine 400-jährige Geschichte mit moderner Architektur. Geschmackvolle Gästezimmer mit Designeranklängen. Helles, elegant gestaltetes Restaurant.

THOLEY 49 C
www.tholey.de

Saarland | EW 12.398 | 400 m — Sankt Wendel 11 km, Saarlouis 30 km
T 06853 5080
Benediktinerabtei St. Mauritius (13. Jhd.), Johann-Adams-Mühle, Hofgut Imsbach, Schaumberg (569 m), Schaumbergbad, Erlebnispark mit Barfußbereich, röm. Grabungsgebiet Wareswald.

Hotellerie Hubertus
www.hotellerie-hubertus.de

Metzer Straße 1, PLZ 66636, **T 06853 91030,** F 910310
20 Zimmer | Ez 47–60 €, Dz 85–100 €, exkl. Frühstück, 5,00 €

Ländlicher Gasthof mit angenehmer individueller Zimmerausstattung - teils klassisch, teils modern. Im Wintergarten mit angrenzender Terrasse wird eine leichte mediterrane Küche serviert. Nachmittags gibt es hausgebackene Kuchen.

Hotellerie Hubertus

32 | Hauptgericht 14–33 €, Menü 37–85 € | So Mi-So Mo, Di

Elegantes Feinschmeckerrestaurant mit Gewölbedecke, offenem Kamin und feiner Tischkultur. Geboten wird eine innovative deutsch-französische Küche nach klassischem Vorbild.

THUMBY 7 B
www.schoenhagen-ostsee.de

Schleswig-Holstein | EW 486 | 25 m
T 04352 2435
Eckernförde 19 km, Schleswig 31 km

Gasthof Alt Sieseby
www.gasthof-alt-sieseby.de

Dorfstraße 24, PLZ 24351 (OT: Sieseby), **T 04352 9569933**
100 | Hauptgericht 15–17 € | Mi-So Di Mo

Dieser sehr engagiert und freundlich geführte Gasthof von 1867 ist ein echtes Schmuckstück. In der Küche verarbeitet man das Beste, was die heimischen Äcker, Seen und Flüsse zu bieten haben. Sehr beliebt ist der Sonntagsbraten, der ab Mittag mit allem, was dazu gehört, serviert wird, inklusive einer Suppe vorweg. Und zum Übernachten hat man behagliche Zimmer, die mit aufgearbeiteten Landhausmöbeln eingerichtet sind.

THYRNAU 62 B
www.thyrnau.de

Bayern | EW 4.140 | 455 m
T 08501 91170
Passau 13 km, Vilshofen an der Donau 33 km

Parkschlössl zu Thyrnau
www.hotel-parkschloessl.de

★★★★ garni

Hundsdorf 20a, PLZ 94136 (OT: Hundsdorf), **T 08501 9220,** F 922123
42 Zimmer | 9 Suiten | Ez ab 105 €, Dz ab 190 €, inkl. Halbpension

Neuzeitliches Hotel in ruhiger Lage. Wohnliche Zimmer mit italienischen Möbeln und aufwendigen Bädern. Zum Haus gehören auch ein Wellness- und Beautybereich, ein schöner Park mit Naturbadeteich sowie ein elegantes Restaurant.

Golf- und Landhotel Anetseder
www.hotel-anetseder.de

★★★S garni

Rassbach 8, PLZ 94136 (OT: Raßbach), **T 08501 91313,** F 91314
19 Zimmer | 1 Suite | Ez ab 75 €, Dz ab 130 €, 10,00 €

Familiengeführtes Hotel unmittelbar am 24-Loch-Golfplatz des Golfclubs Passau-Raßbach. Solide eingerichtete Zimmer mit neuzeitlichem Komfort. Kleiner Wellnessbereich.

Lindenhof www.lindenhof-kellberg.de

garni

Kurpromenade 12, PLZ 94136 (OT: Kellberg), **T 08501 8080,** F 80815
34 Zimmer | 6 Suiten | Ez 51–65 €, Dz 79–139 €, 12,00 €

Ansprechendes, familiengeführtes Haus in ruhiger Lage direkt am Golfplatz. Geräumige Zimmer mit hellem Holzmobiliar und zeitgemäßer Ausstattung. Kleiner SPA-Bereich mit Sauna und Whirlpool.

TIEFENBRONN 57 B www.tiefenbronn.de

Baden-Württemberg | EW 5.400 | 432 m — Heimsheim 4 km, Pforzheim 12 km
T 07234 95000

Ochsen-Post www.ochsen-post.de

garni

Franz-Josef-Gall-Straße 13, PLZ 75233, **T 07234 95450,** F 9545145
27 Zimmer | 5 Suiten | Ez 68–130 €, Dz 89–150 €

Das traditionsreiche Haus mit seinem modernen Hotelneubau bietet geschmackvolle, mit edlen Materialien eingerichtete Zimmer unterschiedlicher Größe und Preiskategorien. Im Restaurant „Backhaus" werden rustikale Vesper und Kleinigkeiten der badisch-schwäbischen Küche serviert. Hauseigene Holzofenbäckerei und Fleischmanufaktur.

Bauernstuben

VARTA-TIPP Küche

90 | Hauptgericht 14–38 €, Menü 22–74 € | Di-Sa Mo-Sa So

Seit Jahren eine hervorragende Genussadresse! In den nostalgisch anmutenden, urgemütlichen Gaststuben verwöhnt Sie Theo Jost mit einer abwechslungsreichen und innovativen Küche. Das Angebot reicht von badisch-schwäbischen Gerichten bis hin zu internationalen Speisen. Die hervorragende Kulinarik steht in harmonischem Einklang mit dem liebenswerten Service.

Arnegger's Adler www.arneggers-adler.de

Tiefenbronner Straße 20, PLZ 75233 (OT: Mühlhausen), **T 07234 953530**
35 | Hauptgericht 10–47 €, Menü 23–57 € | Sa-So Di-So Mo

Das Haus ist schon seit Generationen ein engagiert geführter Familienbetrieb mit gepflegter Gastlichkeit und persönlichem Service. Auf der Speisekarte stehen überwiegend regionale Gerichte mit internationalen Einflüssen. Sonntags Brunch. Wohnliche Gästezimmer.

TIMMENDORFER STRAND 8 D www.timmendorfer-strand.de

Schleswig-Holstein | EW 8.769 | 2 m — Bad Schwartau 15 km, Lübeck 22 km
T 04503 35770

Grand Hotel Seeschlösschen www.seeschloesschen.de

★★★★★S garni

Strandallee 141, PLZ 23669, **T 04503 6011,** F 601333
122 Zimmer | 23 Suiten | Ez ab 149 €, Dz ab 189 € | 24 h

Behagliches Wohnambiente und familiäre Atmosphäre erwartet Sie in diesem stilvoll gestalteten Grandhotel. Das Haus bietet exklusiv eingerichtete Zimmer, mehrere Restaurants, eine herrliche Seeterrasse sowie einen 2.300 qm großen Wellnessbereich. Eigene 36-Loch-Golfanlage in unmittelbarer Nähe zum Ostseestrand.

Strandhotel Fontana

www.strandhotel-fontana.de

★★★★ garni

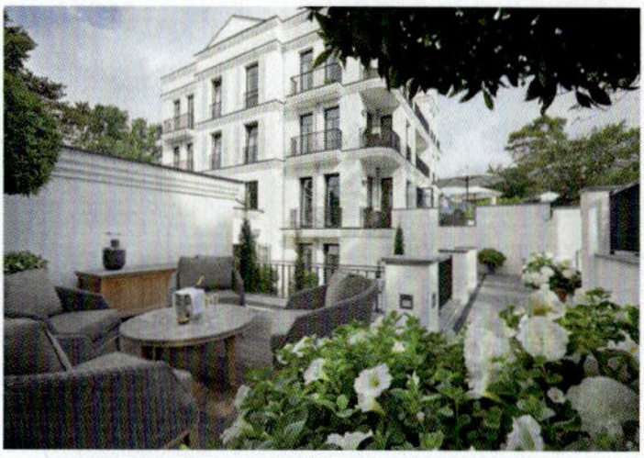

Strandallee 47-49, PLZ 23669,
T 04503 87040, F 870428
19 Zimmer | 1 Suite | 1 Apartment
Ez 150–235 €, Dz 170–350 €, 25,00 €

Familiengeführtes Traditionshaus mit elegantem Neubau im klassizistischen Bäderstil. Die zeitlos-modernen Zimmer sind mit hochwertigen Möbeln, bequemen Betten, Kunst und liebevollen Details ausgestattet. Exklusives Wohnen garantiert die großzügige Suite mit Ostseeterrasse im Altbau.

Horizont

50 | Hauptgericht 26–36 €, Menü 70–120 € | Di-So Mo

Das Fine-Dining-Restaurant befindet sich im Erdgeschoss der schmucken Villa. Das Ambiente ist geprägt von einer wohltuenden Mischung aus klaren Linien, sanften Farbtönen und elegantem Design. Serviert wird eine raffinierte nordische Küche mit asiatischen Komponenten.

Barefoot Hotel

www.barefoothotel.de

★★★★★S garni

Schmilinskystraße 2, PLZ 23669, **T 04503 76091000,** F 76091999
57 Zimmer | Ez ab 75 €, Dz ab 95 €

Direkt am Alten Kurpark befindet sich das von Schauspieler Til Schweiger designte Hotel. Weißes Leinen, grobes Holz, geflochtener Korb und helle Stoffe prägen die Räume und verleihen dem Hotel zurückhaltenden Charme und erfrischende Lässigkeit. Hübscher SPA- und Fitnessbereich mit vielfältigen Trainings-und Wellnessangeboten.

Holsteiner Hof

www.holsteiner-hof.de

★★★★ garni

Strandallee 92, PLZ 23669, **T 04503 35740,** F 357419
22 Zimmer | 3 Suiten | 6 Apartments

Ein freundlich geführtes Haus. Hier vereinen sich angenehmer Wohnkomfort und Liebe zum Detail. Die Zimmer und Suiten sind individuell und stilvoll ausgestattet. Im stilvollen Restaurant mit beheizter Terrasse wird regional und international gekocht.

Landhaus Carstens

www.landhauscarstens.de

★★★★S garni

Strandallee 73, PLZ 23669, **T 04503 6080,** F 60860
32 Zimmer | 3 Suiten | Ez ab 90 €, Dz ab 140 € | 24 h

Gepflegtes Ostholsteiner Landhaus mit gutem Freizeitbereich in strandnaher Lage. Das Hotel verfügt über wohnliche Zimmer, die mit Stilmöbeln eingerichtet sind. 400 qm großer Wellnessbereich mit mediterranem Ambiente. Rustikal-gemütliches Restaurant mit schöner Terrasse.

Sand
www.hotelsand.de

Strandallee 168, PLZ 23669, **T 04503 8970,** F 898199
77 Zimmer | 3 Suiten | Ez 75–95 €, Dz 130–200 € | 24 h

Das zeitgemäße Lifestyle-Hotel verspricht anspruchsvolles Wohnen in entspannter Atmosphäre. Klare Farben, modernes Design und natürliche Materialien prägen die Zimmerausstattung. Frische, regionale Küche serviert das Restaurant „Kulinarium".

Seehuus
www.seehuus-hotel.de

Strandstr. 69, PLZ 23669 (OT: Niendorf), **T 04503 801260,** F 801261
74 Zimmer | 7 Suiten | Ez ab 109 €, Dz ab 145 € | 24 h

Das moderne Lifestyle-Hotel liegt direkt am Niendorfer Strand. Die Zimmer sind schick designt und verfügen alle über einen Balkon, teils mit schönem Ostseeblick. Toller SPA mit Schwimmbad, Saunen und Beauty-Kabinen. Im Restaurant mit schöner Terrasse wird internationale Küche serviert.

Yachtclub
www.hotel-yachtclub.de

Strandstr. 94, PLZ 23669 (OT: Niendorf), **T 04503 8060**
51 Zimmer | 3 Suiten | Ez 99–290 €, Dz 115–290 €, 16,50 €

Ein sympathisches, maritim gestaltetes Hotel, nur wenige Schritte vom Sandstrand entfernt. Hier erwarten Sie hell und wohnlich eingerichtete Zimmer mit komfortabler Ausstattung. Für Entspannung sorgt der SPA-Bereich „AuraVita".

Restaurant Balthazar **Neu!**
www.restaurantbalthazar.de

VARTA-TIPP Küche

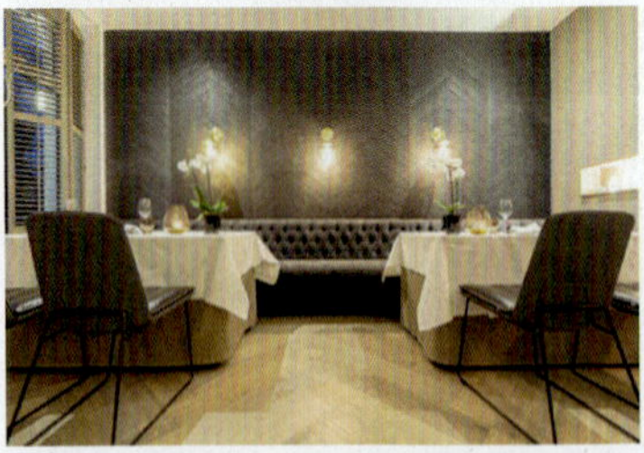

T 04503 3560081
Menü 99–149 € | Di-Sa Mo, So

Das „Hotel Yachtclub" ist ein schönes Beispiel dafür, dass sich ein Ferienhotel auch gastronomisch einen Namen machen kann - dem „Balthazar" und seinem Chefkoch Oliver Pfahler sei Dank. Mit seiner Crew ist er von Lübeck hierher gezogen und bietet im eleganten Fine-Dining-Restaurant eine exquisite Mittelmeerküche mit französischem Einschlag.

Gourmetrestaurant Orangerie
www.orangerie-timmendorfer-strand.de

VARTA-TIPP Küche

Strandallee 73 (im Maritim Seehotel), PLZ 23669, **T 04503 6050**
60 | Hauptgericht 32–51 €, Menü ab 93 € | Fr-Sa Mo, Di, Mi, Do

Hier dinieren Sie im gehobenen Ambiente des Gourmetrestaurants oder auf der wunderschönen Gartenterrasse. Durch die offene und von allen Seiten einsehbare Küche kann man die leidenschaftliche Crew um Chefkoch Lutz Niemann beobachten. Serviert werden raffinierte Gerichte mit regionalen und französischen Einflüssen. Dazu offeriert Sommelier Ralf Brönner exzellente Weine aus nah und fern.

TITISEE-NEUSTADT 64 B www.hochschwarzwald.de

Baden-Württemberg | EW 11.835 | 849 m Lenzkirch 9 km, Freiburg 31 km
T 07652 12060
Titisee, Hochfirstturm, Hochfirstschanze, Münster St. Jakobus.

Treschers Schwarzwald Hotel www.schwarzwaldhotel-trescher.de

VARTA-TIPP Ambiente

S garni

Seestraße 10, PLZ 79822 (OT: Titisee), **T 07651 8050,** F 8116
83 Zimmer | 7 Suiten | 2 Apartments | Ez 135–165 €, Dz 166–286 € | 24 h

In dem am Ufer des Titisees gelegenen Traditionshotel sind nicht nur die hell und wohnlich eingerichteten Zimmer ideal zum Erholen, auch der Wellnessbereich hat da so einiges zu bieten: Badelandschaft, Saunaparadies, Liegewiese mit privatem Seezugang und Schwimmsteg... Romantisches Flair versprühen die behaglichen Gaststuben.

Bären www.baeren-titisee.de

S garni

Neustädter Straße 35, PLZ 79822 (OT: Titisee), **T 07651 8060,** F 806604
50 Zimmer | 5 Suiten | Ez ab 134 €, Dz ab 268 €, inkl. Halbpension

Zeitgemäßes Wohnen, vielfältige Gastronomie sowie eine anspruchsvolle Wellnesslandschaft bietet dieses familiengeführte Schwarzwaldhotel. Moderne Materialien aus Stein, Holz und Glas sowie viel Licht sorgen für ein helles, freundliches Ambiente. Ruhige Lage am Waldrand. Herzliche Gastgeber.

Brugger's Hotelpark am See www.bruggers-hotelpark.de

S garni

Strandbadstraße 14, PLZ 79822 (OT: Titisee), **T 07651 8010,** F 801800
57 Zimmer | 4 Suiten | Ez ab 108 €, Dz ab 189 € | 24 h

Komfortables Lifestyle-Hotel in herrlicher Lage. Modern und geradlinig eingerichtete Gästezimmer, teils mit 10 qm großen Dachterrassen und atemberaubendem Blick auf den Titisee. Gehobene Schwarzwälder Küche in „Jan's Restaurant".

Parkhotel Waldeck www.parkhotel-waldeck.de

S garni

Parkstraße 4-6, PLZ 79822 (OT: Titisee), **T 07651 8090,** F 80999
45 Zimmer | 5 Suiten | Ez 69–119 €, Dz 98–218 €, 15,00 €

Zentral gelegenes Schwarzwaldhotel mit gediegen eingerichteten Zimmern unterschiedlicher Kategorien. Schöne Bade- und Saunalandschaft mit Whirlpool und Außenterrasse. Im Restaurant erwarten den Gast saisonale Köstlichkeiten aus der Region.

Seehotel Wiesler www.seehotel-wiesler.de

S garni

Strandbadstraße 5, PLZ 79822 (OT: Titisee), **T 07651 98090,** F 980980
36 Zimmer | 2 Suiten | Ez 87–150 €, Dz 155–236 €

Familiär geführtes Ferienhotel direkt am Titisee. Das Haus bietet helle, freundliche Zimmer, die fast alle über Seeblick verfügen. Großzügiger Wellnessbereich mit Panoramaschwimmbad, Saunalandschaft und Außenbereich.

Sonne-Post www.sonne-post.de

★★★S garni

Landstraße 13, PLZ 79822 (OT: Waldau), **T 07669 91020,** F 910299
23 Zimmer | 2 Suiten | 14 Apartments | Ez 60–62 €, Dz 117–120 €, 11,00 €

Traditionsreicher Schwarzwälder Familienbetrieb mit wohnlichen Gästezimmern. Im heimeligen Restaurant werden bodenständige badische Gerichte aufgetischt. Schöne Sommerterrasse.

TITTING 53 D www.titting.de

Bayern | EW 2.631 | 447 m
T 08423 985589
Eichstätt 15 km, Weißenburg 21 km

Dirsch www.hotel-dirsch.de

★★★★S garni

Hauptstraße 13, PLZ 85135 (OT: Emsing), **T 08423 1890,** F 1370
90 Zimmer | 40 Suiten | Ez 79–160 €, Dz 99–180 €, ab 14,50 € | 20.–28.12.20

Familiengeführtes Hotel in ländlicher Umgebung. Wohnliche, unterschiedlich große Zimmer. Schöne Sauna- und Dampfbäderlandschaft. Umfangreiches Tagungsangebot.

TITTMONING 61 D www.tittmoning.de

Bayern | EW 6.100 | 400 m
T 08683 700710
Kirchweidach 9 km, Traunstein 29 km

Inspiration www.hotel-inspiration.de

★★★S garni

Mayerhofen 9, PLZ 84529 (OT: Mayerhofen), **T 08683 891220,** F 89122150
32 Zimmer | 2 Suiten | 2 Apartments | Ez 68 €, Dz 98 €, 5,00 €

Sehr gepflegt wohnt man in diesem persönlich geführten Familienbetrieb im Ortsteil Mayerhofen. Hier ist die ruhige Lage Trumpf! Aber auch die geschmackvollen, individuell gestalteten Zimmer und das sehr gute Frühstück sind Grund genug, das kleine Hotel einmal zu besuchen.

TODTMOOS 64 B www.todtmoos.de

Baden-Württemberg | EW 1.987 | 820 m
T 07674 90600
Todtnau 17 km, Bad Säckingen 28 km

Rössle www.hotel-roessle.de

★★★★S garni

Kapellenweg 2, PLZ 79682 (OT: Strick), **T 07674 90660,** F 906680
35 Zimmer | 6 Suiten | 2 Apartments | Ez ab 92 €, Dz ab 154 €, ab 12,00 € | 24 h

Schön wohnlich hat man es in diesem traditionellen Schwarzwaldgasthof. Stammgäste schätzen die familiäre Atmosphäre, die behagliche Zimmerausstattung und die ruhige Lage. Im Restaurant werden vorwiegend badische Spezialitäten serviert.

TODTNAU 64 A www.hochschwarzwald.de/Todtnau

Baden-Württemberg | EW 4.828 | 659 m
T 07652 12060
Freiburg 32 km, Basel (Schweiz) 53 km

derWaldfrieden naturparkhotel
www.derwaldfrieden.de

★★★

Dorfstraße 8, PLZ 79674 (OT: Herrenschwand), **T 07674 920930,** F 9209390
22 Zimmer | 2 Suiten | Ez 75–85 €, Dz 110–230 €

Das Naturparkhotel liegt auf einem sonnigen, nach Süden offenen Hochplateau - abseits jeglicher Durchgangsstraßen. Die behaglichen Zimmer im regionaltypischen Schwarzwaldstil verteilen sich auf das Stammhaus und das 50 Meter entfernte SpaHaus. Aktiv- und Erholungsurlaub lassen sich hier optimal miteinander verbinden.

derWaldfrieden naturparkhotel

VARTA-TIPP Küche

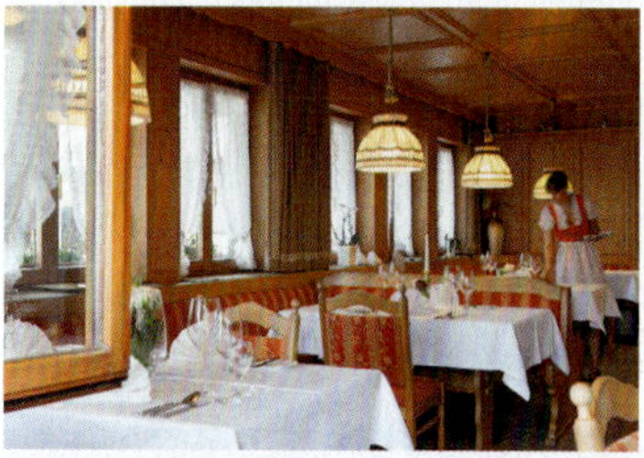

90 | Hauptger. 18–34 €, Menü 36–58 € |
Mi-So ⦸ Mo, Di

Hingehen und für ein paar Stunden in die Schwarzwald-Idylle eintauchen! Behaglich wie köstlich speist es sich in den ländlichen Gaststuben und auf der Gartenterrasse. Freuen Sie sich auf eine frische, verfeinerte Regionalküche in authentischer Inszenierung - von Irmgard Hupfer und ihrem Serviceteam liebenswert präsentiert.

Herrihof
www.herrihof.de

★★★

Kurhausstraße 21, PLZ 79674 (OT: Todtnauberg), **T 07671 9997322,** F 9997344
21 Zimmer | 1 Suite | 2 Apartments | Ez 59–99 €, Dz 69–119 €, 15,00 €

Charmantes Landhotel auf einem rund 7.000 qm großen Anwesen. Zur Verfügung stehen sehr individuelle Gästezimmer, die sich auf verschiedene Gebäudekomplexe verteilen. Im holzvertäfelten Restaurant, im modernen Wintergarten sowie auf der sonnigen Terrasse wird regionale Küche serviert.

Waldhotel am Notschreipass
www.schwarzwald-waldhotel.de

★★★★

Notschrei Passhöhe 2, PLZ 79674, **T 07602 94200,** F 9420111
28 Zimmer | 13 Suiten | 5 Apartments | Ez ab 85 €, Dz ab 170 € | 24 h

Wander- und Wellnesshotel in schöner Lage auf 1.121 m Höhe. Gemütlich eingerichtete Landhauszimmer mit moderner Ausstattung. Ansprechender Wellnessbereich mit Panoramahallenbad, Saunawelt und Liegewiese.

TÖLZ, BAD 68 A
www.bad-toelz.de

Bayern | EW 18.802 | 658 m — Miesbach 22 km, Weilheim 46 km
T 08041 78670
Hist. Altstadt, Lüftlmalereien, Kalvarienbergkirche, Franziskanerkirche, Stadtpfarrkirche, Marionettentheater, Kurhaus und Kurparkanlagen, Stadtmuseum.

Schwingshackl ESSKULTUR
www.schwingshackl-esskultur.de

VARTA-TIPP Küche VARTA-TIPP Service

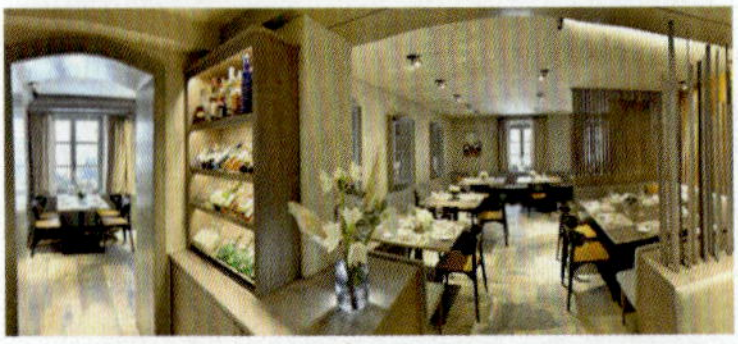

An der Isarlust 1, PLZ 83646, **T 08041 6030**
25 | Hauptger. 33–38 €, Menü 88–125 €
Mi-So Mo, Di

Durch Katharina und Erich Schwingshackl hat sich das Alte Fährhaus wieder zu einer echten Gourmetoase gemausert. Während mittags feine alpenländische Gerichte mit Südtiroler Einflüssen serviert werden, kredenzt der Patron am Abend ein exklusives Gourmetmenü (Vorbestellung erwünscht).

Jägerwirt
www.jaegerwirt.de

Nikolaus-Rank-Straße 1, PLZ 83646 (OT: Kirchbichl), **T 08041 9548**
150 | Hauptgericht 12–30 €, Menü 20–45 € | Mo, Do-So Di, Mi

Familienbetrieb, der bereits seit 1927 als Gastwirtschaft geführt wird. Gemütliche Stube mit Kachelofen und bayerischer Küche. Auf Vorbestellung: Kalbs- und Schweinshax'n vom Grill. Idyllischer Biergarten.

TÖNNING 6 D
www.toenning.de

Schleswig-Holstein | EW 4.887 | 2 m
T 04861 61420
Husum 23 km, Heide 25 km

Miramar
www.biohotel-miramar.de

★★★★ garni

Westerstraße 21, PLZ 25832, **T 04861 9090,** F 909404
34 Zimmer | Ez 69–129 €, Dz 119–189 €

Biozertifiziertes Hotel in einem ehem. Schulgebäude. Wohnlich ausgestattete Zimmer mit kostenfreiem WLAN. Großes Angebot an Massagen, Ayurveda und Kosmetikbehandlungen. Im Restaurant „Alte Schule" regionale Küche mit saisonalen Produkten aus kontrolliert biologischem Anbau.

TRABEN-TRARBACH 40 C
www.traben-trarbach.de

Rheinland-Pfalz | EW 5.898 | 110 m
T 06541 83980
Zell 18 km, Bernkastel-Kues 23 km

Jugendstilhotel Bellevue
www.bellevue-hotel.de

VARTA-TIPP Ambiente

An der Mosel 11, PLZ 56841 (OT: Traben), **T 06541 7030,** F 703400
69 Zimmer | 25 Suiten | 20 Apartments | Ez 140 €, Dz 150–180 € | 24 h

Eine romantische Oase mit harmonischem Umfeld für Träumer, Nostalgiker und Genießer. Individuell und geschmackvoll, teils mit original Jugendstilinterieur, teils ganz modern eingerichtet sind die Zimmer des 1903 erbauten Hauses und seiner Dependancen. Im Restaurant „Belle Epoque" pflegt man einen klassisch-modernen sowie französisch geprägten Küchenstil.

Moselschlößchen www.moselschloesschen.de

★★★★ garni

An der Mosel 15, PLZ 56841 (OT: Traben), **T 06541 8320,** F 832255
61 Zimmer | 5 Suiten | Ez 95–188 €, Dz 130–261 € | 24 h

In malerischer Südlage direkt an der Moselpromenade liegt dieses denkmalgeschützte, liebevoll sanierte Ensemble bestehend aus Fachwerkhaus, Villa und Häuschen an der Schlößchengasse. Unterschiedlich geschnittene Zimmer und Suiten im geschmackvoll-eleganten Landhausstil. Umfangreiches gastronomisches Angebot mit Restaurant, Bistro-Café, Vinothek und Gewölbekeller.

Goldene Traube www.goldenetraube-hotel.de

★★★ garni

Am Markt 8, PLZ 56841, **T 06541 816450**
30 Zimmer | 1 Suite | Ez 74–115 €, Dz 89–130 €

Das kleine, privat geführte Haus liegt schön zentral, direkt am Rathaus. Es bietet neu renovierte Nichtraucherzimmer mit zeitgemäßem Wohnkomfort. Toll die Dachterrasse, die wie alle Etagen mit einem Aufzug erreichbar ist.

Moseltor www.moseltor.de

★★★S garni

Moselstraße 1, PLZ 56841 (OT: Trarbach), **T 06541 6551,** F 4922
14 Zimmer | 4 Suiten | 1 Apartment | Ez 85–115 €, Dz 120–160 € | 24 h

Charmantes kleines Hotel mit familiärer Atmosphäre. Individuell eingerichtete Gästezimmer und Suiten unterschiedlicher Kategorien, teilweise mit Balkon und Moselblick.

Bauer's Restaurant

20 | Hauptgericht 17–28 €, Menü 30–47 € | Mi-So Mo, Di

Gemütliches Hotelrestaurant mit mediterranem Flair. Auf den Tisch kommt feine regionale Küche aus heimischen Produkten.

Trabener Hof www.trabener-hof.de

★★★ garni

Bahnstraße 25, PLZ 56841 (OT: Traben), **T 06541 70080,** F 700888
32 Zimmer | 8 Suiten | Ez 63–75 €, Dz 99–145 €

Stadthotel in einem hist. Gebäude von 1898 mit mediterran-modernem Ambiente. Gemütliche, in verschiedenen Farbkonzepten eingerichtete Zimmer. Gutes Frühstück.

TRAUNSTEIN 69 A www.traunstein.de

Bayern | EW 18.944 | 591 m Salzburg (Österreich) 38 km, Rosenheim 46 km
T 0861 65500
Salinenkapelle (1630), Stadtpfarrkirche St. Oswald, Primizkirche von Papst Benedikt XVI. (1855), Lindlbrunnen (1526).

Parkhotel 1888 Traunstein www.parkhotel-traunstein.de

★★★S garni

Bahnhofstraße 11, PLZ 83278, **T 0861 988820,** F 8512
56 Zimmer | 3 Suiten | Ez ab 75 €, Dz ab 120 €, ab 8,00 € »

Traditionsreiches Hotel in einem herrschaftlichen Gutshof aus dem Jahr 1888. Die Einrichtung des Hauses ist eine detailverliebte Mischung aus einem Hauch Geschichte und modernem, praktikablem Ambiente. Die Zimmer und Suiten sind klassisch eingerichtet. Gemütlicher Wellnessbereich.

TRECHTINGSHAUSEN 40 D www.rhein-nahe-touristik.de

Rheinland-Pfalz | EW 1.050 | 90 m Weiler b. Bingen 4 km, Oberheimbach 5 km
T 06721 6167

Burg Reichenstein www.burg-reichenstein.com

★★★S garni

Burgweg 24, PLZ 55413, **T 06721 6117,** F 961696
21 Zimmer | Ez ab 99 €, Dz ab 119 €, exkl. Frühstück, 12,50 €

Geschmackvoll wohnen! Die historische Burganlage mit dem tollen Blick über den Rhein erwartet Sie mit schönen, individuell gestalteten Zimmern. Im Restaurant „Puricelli" wird eine frische saisonale Küche serviert. Historie hautnah erleben Sie im angeschlossenen Burgmuseum.

TREIS-KARDEN 40 C www.treis-karden.de

Rheinland-Pfalz | EW 2.230 | 87 m Cochem 13 km, Kastellaun 23 km
T 02672 9157700

Schloß-Hotel Petry www.schloss-hotel-petry.de

St. Castor Straße 80, PLZ 56253 (OT: Karden), **T 02672 9340,** F 934440
70 Zimmer | 3 Suiten | Ez 64–95 €, Dz 98–160 € | 24 h

Die familiengeführte Hotelanlage beherbergt hist. Räume im Schloss, geräumige Zimmer im Haus Kohlbecher und ruhige Zimmer im 100 m entfernten Gästehaus. In der Beletage können sich Gäste mit Massagen und Anwendungen verwöhnen lassen.

Schloßstube

40 | Hauptgericht 25–30 €, Menü 46–80 € | Mo-So

Stilvoll-elegantes Restaurant mit feiner Tischkultur. Man bietet eine kreative, moderne Küche unter Verwendung saisonaler und regionaler Viktualien. Dazu hält der exquisite Weinkeller ausgesuchte Tropfen bereit. Hübsche Schlossterrasse.

TRIBERG 57 C www.triberg.de

Baden-Württemberg | EW 4.889 | 864 m Schonach 3 km, Offenburg 54 km
T 07722 866490

Parkhotel Wehrle www.parkhotel-wehrle.de

★★★★S garni

Gartenstraße 24, PLZ 78098, **T 07722 86020,** F 860290
51 Zimmer | 1 Suite | Ez 85–125 €, Dz 165–195 €

Gewachsenes Traditionshaus mit unterschiedlich eingerichteten Zimmern. Besonders hübsch sind die Themenzimmer, die im Stil verschiedener Epochen gestaltet wurden. Im „Fine-Dining-Restaurant OX" wird eine moderne Crossover-Küche aufgetischt, im „Restaurant 1608" hingegen badische Klassiker und Haumannskost.

Schwarzwald Residenz
www.residenz-triberg.bestwestern.de

★★★ S garni

Bürgermeister-de-Pellegrini-Straße 20, PLZ 78098, **T 07722 96230,** F 962365
36 Zimmer | 11 Apartments | Ez 75–90 €, Dz 129–149 €

Zeitgemäßes Domizil mit Balkonfassade und schöner Aussicht. Helle, freundliche Zimmer mit Naturholzmobiliar. Restaurant mit bürgerlicher Küche und großer Terrasse.

TRIEFENSTEIN 52 A
www.markt-triefenstein.de

Bayern | EW 4.264 | 180 m — Marktheidenfeld 8 km, Würzburg 38 km
T 09395 970114

Weinhaus zum Ritter
www.weinhaus-ritter.de

Rittergasse 2, PLZ 97855 (OT: Homburg), **T 09395 1506**
35 | Hauptgericht 10–23 €, Menü 23–40 € | Mi-So Di-So Mo

Schönes Fachwerkhaus aus dem 16. Jhd. mit gemütlichen Gaststuben. Serviert werden schmackhaft zubereitete, überwiegend regionale Gerichte zu vergleichsweise günstigen Preisen. Nett sitzt man auf der Terrasse.

TRIER 49 A
www.trier-info.de

Rheinland-Pfalz | EW 108.875 | 137 m — Saarbrücken 90 km, Koblenz 140 km
T 0651 978080
UNESCO-Weltkulturerbe: Dom St. Peter (älteste Bischofskirche Deutschlands), Liebfrauenkirche und römische Baudenkmäler (Konstantinsbasilika (ehem. röm. Palastaula), Römerbrücke, Amphitheater, Röm. Stadttor Porta Nigra, Ruinen röm. Kaiserthermen), barocke St.-Paulin-Kirche, Hauptmarkt mit Marktkreuz und -brunnen, Karl-Marx-Haus, Rheinisches Landesmuseum, Kurfürstliches Palais.
Einen Cityplan finden Sie auf Seite 1180.

Park Plaza
www.parkplaza-trier.de

★★★★ S garni

Nikolaus-Koch-Platz 1 (B3), PLZ 54290, **T 0651 99930,** F 9993555
150 Zimmer | 5 Suiten | Ez 99–266 €, Dz 133–300 €, exkl. Frühstück, 17,00 € | 24 h

Das neuzeitliche Hotel nahe der Fußgängerzone bietet wohnlich-moderne Zimmer, eine großzügige Lobby mit Bar sowie gute Tagungsmöglichkeiten. Im Grill-Restaurant „Plaza Grill“ werden hochwertige Fleischspezialitäten serviert.

Ante Porta - Das Stadthotel
www.hotel-anteporta.de

★★★ S garni

Paulinstr. 66 (C2), PLZ 54292, **T 0651 436850,** F 4368510
37 Zimmer | Ez ab 64 €, Dz ab 69 €, exkl. Frühstück, 9,00 € | 24 h

In idealer Innenstadtlage unweit der Porta Nigra begrüßt Sie dieses charmante Hotel. Die in den Farbtönen Grün und Braun gehaltenen Gästezimmer verfügen teilweise über einen Balkon. Einladende Lobby mit Lounge. Freundliches Personal.

Becker's Hotel
www.beckers-trier.de

VARTA-TIPP Service

★★★★ S garni

Olewiger Straße 206, PLZ 54295 (OT: Olewig), **T 0651 938080,** F 9380888
27 Zimmer | 3 Suiten | Ez 70–110 €, Dz 110–170 € | 24 h

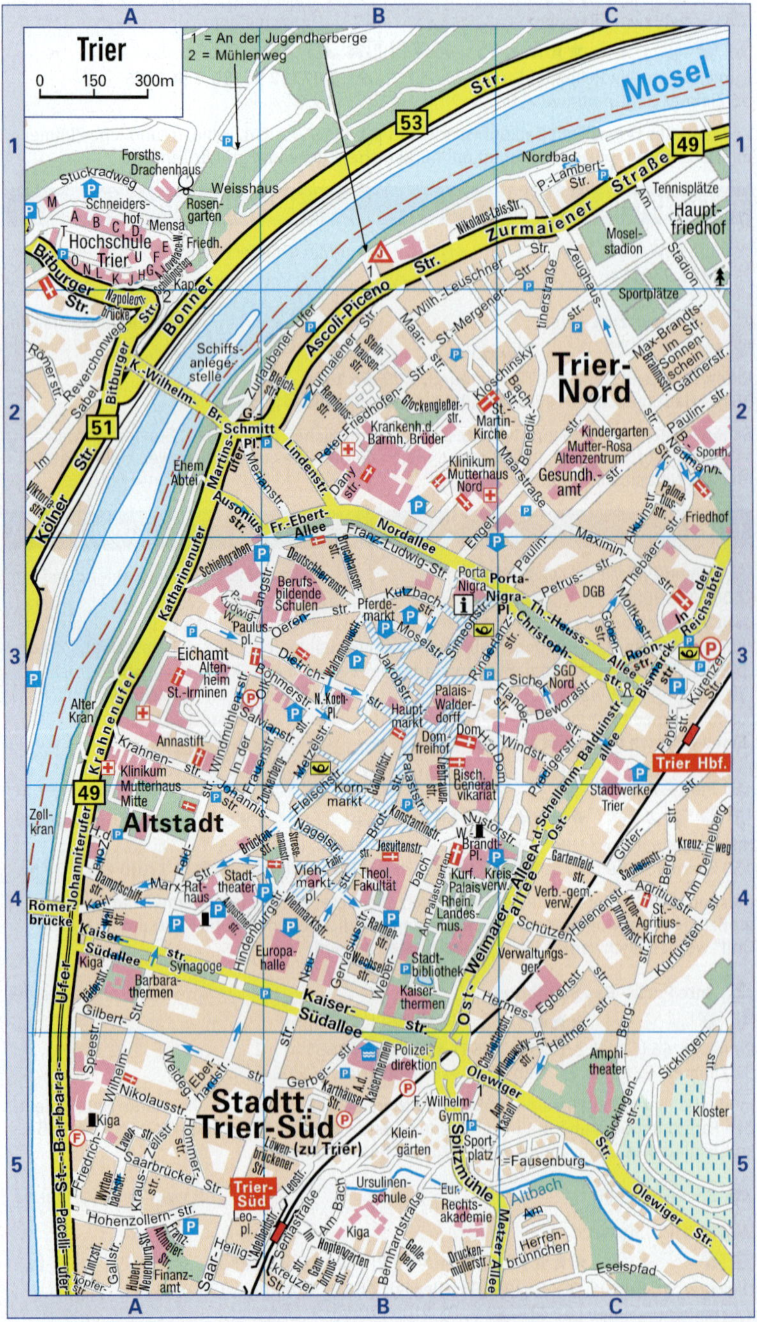
Trier
0 150 300m
1 = An der Jugendherberge
2 = Mühlenweg
A
B
C
1
2
3
4
5
Mosel
53
49
51
Str.
Zurmaiener Straße
Nordbad
P.-Lambert-Str.
Tennisplätze
Haupt-friedhof
Mosel-stadion
Stadion
Sportplätze
Ascoli-Piceno Str.
Nikolaus-Leis-Str.
Wilh.-Leuschner Str.
St.-Mergener-Str.
Zeughaus-str.
Trier-Nord
Max-Brandts-Str.
Im Sonnen-schein
Gärtnerstr.
Paulin-str.
Sporth.
Friedhof
Forsths.
Drachenhaus
Weisshaus
Stuckradweg
Schneiders-hof
Rosen-garten
Mensa
Friedh.
Hochschule Trier
Kap.
Bitburger Str.
Napoleon-brücke
Bonner Str.
Römer-str.
Reverchonweg
Sabel
Kölner Str.
Viktoria-str.
Schiffs-anlege-stelle
Zurlaubener Ufer
K.-Wilhelm-Br.
G.-Schmitt Pl.
Martinsufer
Ehem. Abtei
Lindenstr.
Peter-Friedhofen-Str.
Krankenh. d. Barmh. Brüder
Glockengießer-str.
St.-Martin-Kirche
Klinikum Mutterhaus Nord
Maarstraße
Kindergarten Mutter-Rosa Altenzentrum
Gesundh.-amt
Ausonius str.
Fr.-Ebert-Allee
Nordallee
Franz-Ludwig-Str.
Maximin-str.
Petrus-str.
DGB
Thebäer-str.
In der Reichsabtei
Katharinenufer
Schießgraben
Berufs-bildende Schulen
Pferde-markt
Kutzbach-str.
Porta Nigra
Porta-Nigra-Pl.
Th.-Heuss-Allee
Christoph-str.
Moltkestr.
Roon-str.
Bismarck-str.
Eichamt
Alten-heim St.-Irminen
Paulus-pl.
Dietrich-str.
Moselstr.
Simeonstr.
SGD Nord
Deworastr.
Kürenzer Str.
Alter Kran
Krahnenufer
Annastift
Böhmerstr.
N.-Koch-Pl.
Hauptmarkt
Palais-Walder-dorff
Dom-freihof
Dom
Windstr.
Balduinstr.
Trier Hbf.
Klinikum Mutterhaus Mitte
Krahnen-str.
Johannis-str.
Fleischstr.
Korn-markt
Palaststr.
Bisch. General-vikariat
Stadtwerke Trier
Zoll-kran
Altstadt
Nagelstr.
Konstantinstr.
Mustorstr.
W.-Brandt-Pl.
Gartenfeld-str.
Güter-str.
Kreuz-weg
Römer-brücke
Johanniterufer
Marx
Rat-haus
Stadt-theater
Vieh-markt-pl.
Jesuitenstr.
Theol. Fakultät
Kurf. Palais
Kreis-verw.
Rhein. Landes-mus.
Verb.-gem.-verw.
Agritiusstr.
St.-Agritius-Kirche
Kaiser-str.
Südallee
Kiga
Synagoge
Barbara-thermen
Europa-halle
Stadt-bibliothek
Kaiser-thermen
Weimarer allee
Ost-allee
Verwaltungs-ger.
Egbertstr.
Kaiser-Südallee
Hermes-str.
Gilbert-str.
Polizei-direktion
Olewiger Str.
Amphi-theater
Sickingen-str.
Kloster
Stadtt. Trier-Süd
Nikolausstr.
Saarbrücker Str.
Löwen-brückener Str.
(zu Trier)
F.-Wilhelm-Gymn.
Klein-gärten
Sport-platz
Fausenburg
Spitzmühle
Altbach
Metzer Allee
St.-Barbara-Ufer
Pacelli-ufer
Trier-Süd
Hohenzollern-str.
Leo-pl.
Heilig
Ursulinen-schule
Eur. Rechts-akademie
Kiga
Bernhardstraße
Hopfengarten
Am Bach
Herren-brünnchen
Eselspfad
Finanz-amt
Gallstr.
Lintzstr.

Zeitgemäßes Design inmitten der ältesten Stadt Deutschlands. Die Zimmer sind großzügig geschnitten und verfügen über helle, moderne Bäder. Vom ruhigen Stadtteil Olewig sind es nur wenige Minuten in die City.

Becker's Restaurant

VARTA TIPP Küche VARTA-TIPP Service

32 | Menü 129–165 € | Mi-Sa Mo, Di, So

Moderne und schlichte Eleganz prägen das Gourmetrestaurant. Wolfgang Becker kreiert klare, authentische und ausdrucksstarke Gerichte - ohne Chichi und ganz auf das Wesentliche konzentriert. Das wechselnde Menü kann der Gast entweder komplett genießen oder auf fünf Gänge reduzieren. Service und Weinberatung sind formidabel.

Blesius-Garten
www.blesius-garten.de

★★★★ S garni

Olewiger Straße 135, PLZ 54295 (OT: Olewig), **T 0651 36060,** F 360633
61 Zimmer | 1 Suite | Ez ab 80 €, Dz ab 110 €

1789 erbautes Hofgut mit stilvoll und individuell eingerichteten Zimmern. Mehrere Gaststuben, in denen eine frische Landhausküche mit internationalen Akzenten serviert wird. Hausbrauerei mit Biergarten.

Eurener Hof
www.eurener-hof.de

S garni

Eurener Straße 171, PLZ 54294 (OT: Euren), **T 0651 82400,** F 800900
69 Zimmer | 3 Suiten | 3 Apartments | Ez 70–128 €, Dz 120–165 € | 24 h

Ein gewachsenes Hotel mit nostalgischem Charme - seit vier Generationen familiengeführt. Das Haus verfügt über wohnliche, unterschiedlich geschnittene Gästezimmer. Frühstücksbuffet mit guter Auswahl an frischen Produkten.

Nells Park Hotel
www.nellsparkhotel.de

★★★★ S garni

Dasbachstraße 12, PLZ 54292, **T 0651 14440,** F 1444222
77 Zimmer | 1 Suite | Ez 85–114 €, Dz 105–152 €, exkl. Frühstück, 11,50 €

Das Hotel liegt eingebettet in einen traumhaften Park mit altem Baumbestand und Rosengarten. Sie logieren in wohnlichen Landhauszimmern. Große Saunawelt mit Beautybereich. Restaurant im hist. Herrenhaus, zwei Terrassen mit Parkblick.

Villa Hügel
www.hotel-villa-huegel.de

VARTA TIPP Ambiente

★★★★ S garni

Bernhardstraße 14 (B5), PLZ 54295, **T 0651 937100,** F 37958
37 Zimmer | 1 Suite | 4 Apartments | Ez ab 118 €, Dz 163–243 € | 24 h

Liebevoll restaurierte Jugendstilvilla von 1914. Das persönlich geführte Nichtraucherhotel bietet neben stilvoll und farbenfroh eingerichteten Zimmern auch einen schönen Sauna- und Ruhebereich mit Pool und SPA-Terrasse. Am Morgen werden Sie mit einem exzellenten Frühstück verwöhnt.

Berghotel Kockelsberg
www.kockelsberg.de

★★★ S garni

Kockelsberg 1, PLZ 54293 (OT: Trier-West-Pallien), **T 0651 82480,** F 8248290
32 Zimmer | 1 Suite | 2 Apartments | Ez ab 48 €, Dz ab 69 € | 24 h

››

Familiär geführtes Hotel in herrlich ruhiger Lage mit schönem Ausblick auf die Stadt. Im Haupt- und Nebenhaus stehen gepflegte Zimmer in unterschiedlichen Kategorien zur Verfügung. Gute Tagungsmöglichkeiten. Behagliches Restaurant mit Terrasse.

Casa Chiara
www.casa-chiara.de

★★★ garni

Engelstraße 8 (B3), PLZ 54292, **T 0651 270730,** F 27881
20 Zimmer | 1 Suite | Ez 60–100 €, Dz 80–130 €, 8,50 € | 24 h

Im Stadtzentrum gelegenes Hotel mit gepflegten, zweckmäßig eingerichteten Gästezimmern. Das Frühstücksbuffet wird im Wintergarten angeboten.

Klosterschenke
www.hotel-klosterschenke.de

garni

Klosterstraße 10, PLZ 54293 (OT: Pfalzel), **T 0651 968440,** F 9684430
13 Zimmer | 2 Apartments | Ez 74–89 €, Dz 83–128 €, ab 10,00 € | 2.–11.11.20, 4.1.–4.2.21

Seit vier Generationen in Familienbesitz. Liebevoll und individuell eingerichtete Gästezimmer, teilweise mit original barockem Stuck. Uriges Restaurant mit hist. Kreuzgewölbe. Serviert wird eine abwechslungsreiche Frischeküche unter Verwendung marktfrischer Zutaten. Nette Sommerterrasse.

Petrisberg
www.hotel-petrisberg.de

garni

Sickingenstraße 11-13 (C4), PLZ 54296, **T 0651 4640,** F 46450
26 Zimmer | 3 Suiten | Ez 75 €, Dz 110 €

Am südlichen Höhenrand des Trierer Talkessels liegt diese gepflegte Übernachtungsadresse. Die Zimmer sind zweckmäßig eingerichtet. Die Balkone zur Stadtseite bieten eine herrliche Aussicht.

Schroeders Wein-Style-Hotel
www.schroedershotels.com/wein-style-hotel

garni

Keuneweg 7, PLZ 54295, **T 0651 69984670**
32 Zimmer | Ez ab 65 €, Dz ab 85 €

Das Hotel liegt unweit des Trierer Zentrums zwischen dem Stadtwald und dem malerischen Gillenbachtal. Modern und freundlich zeigen sich sowohl die Zimmer als auch die Weinbar. Toll die große Panoramaterrasse (170 qm).

Schloss Monaise
www.schlossmonaise.de

Schloss Monaise 7, PLZ 54294 (OT: Euren), **T 0651 828670**
80 | Hauptgericht 26–33 €, Menü 40–85 € | Mi-So Mo, Di

Frühklassizistisches Schloss am Moselufer. In den stilvollen Räumen mit Stuck und Intarsienparkett wird eine leichte mediterrane Küche aufgetischt. Freuen Sie sich z.B. auf „Tagliatelle mit Wildhasenragout" oder „Freiland-Poulardenbrust mit karamellisiertem Chicorée"! Liebenswerter Service.

Brasserie
www.brasserie-trier.de

Fleischstr. 12 (B3), PLZ 54290, **T 0651 978000**
Hauptgericht 12–29 € | Mo-So

Ein eleganter und trotzdem unprätentiöser Treff unweit des historischen Marktplatzes - beliebt natürlich auch aufgrund der bodenständigen deutschen Küche, die z. B. als „Kalbsleber 'Berliner Art' auf Kartoffelpüree mit Röstzwiebeln, gebratener Apfelscheibe und Gartensalat" daherkommt! Ein idealer Treffpunkt vor oder nach dem Stadtbummel.

Schlemmereule
www.schlemmereule.de

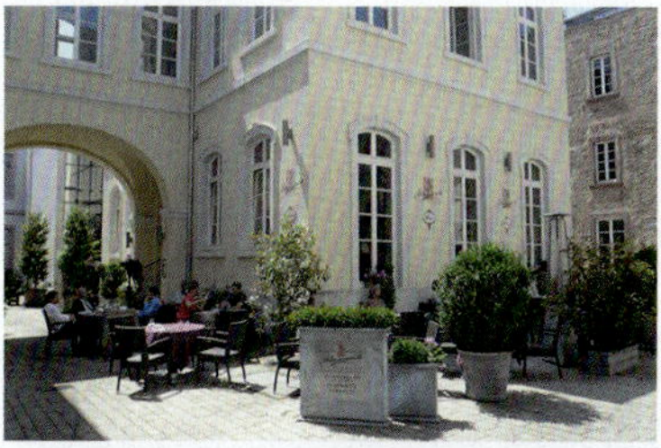

Domfreihof 1b (B3, im Palais Walderdorff), PLZ 54290, **T 0651 73616**
60 | Hauptger. 19–35 €, Menü 45–65 € | Mo-Sa ⦸ So

Das elegante Bistro im Herzen der Stadt bietet eine gelungene Kombination aus hist. Ambiente und modernem Rahmen. International und saisonal ausgerichtete Küche. Lauschige Sommerterrasse im Hof.

TRITTENHEIM 49 A
www.trittenheim.de

Rheinland-Pfalz | EW 1.071 | 130 m — Bernkastel-Kues 27 km, Trier 35 km
T 06507 2227
Weitere Empfehlungen unter Naurath (Wald).

Wein- und Tafelhaus
www.wein-tafelhaus.de

VARTA-TIPP Küche **VARTA-TIPP** Service

Moselpromenade 4, PLZ 54349, **T 06507 702803**
45 | Hauptgericht 30–50 €, Menü 99–145 € | Mi-So

Sympathische, initiative Gastgeber. Bei Daniela und Alexander Oos muss man sich einfach wohlfühlen! In ländlich-elegantem Ambiente kredenzt Ihnen der tadellose Service saisonal-klassische Gerichte mit mediterranen Elementen sowie hervorragende Weine aus nah und fern. Es gibt auch eine idyllische Terrasse, eine Kochschule sowie individuell gestaltete Zimmer mit Blick auf die Trittenheimer Weinberge.

TROISDORF 40 A
www.troisdorf.de

Nordrhein-Westfalen | EW 72.978 | 60 m — Bonn 14 km, Köln 22 km
T 02241 900456
Burg Wissem, Gierpontfähre über die Sieg, Fischereimuseum in Bergheim/Sieg.

Forsthaus Telegraph
www.forsthaus-telegraph.de

Mauspfad 3, PLZ 53842 (OT: Spich), **T 02241 76649**
30 | Hauptgericht 21–30 €, Menü 43–71 € | Sa-So Mi-So ⦸ Mo, Di

Ehemalige Telegrafenstation in ruhiger Waldlage mit ländlichem Flair. Modern zubereitete, französisch geprägte Küche mit italienischen Akzenten.

Zur Scheune
www.zur-scheune.de

Rheinstraße 66, PLZ 53844 (OT: Eschmar), **T 02241 400555**
40 | Hauptgericht 23–32 €, Menü 39–65 € | So Mi-So ⦸ Mo, Di

››

Schmuckes Fachwerkhaus mit behaglich-rustikalen Gasträumen. Begleitet von erlesenen Weinen wird hier eine schmackhafte deutsche Küche serviert. Die Karte wechselt regelmäßig. Im Sommer kann man auf der kleinen gemütlichen Terrasse im Innenhof speisen.

TROSSINGEN 57 D www.trossingen.de

Baden-Württemberg | EW 15.128 | 699 m Schwenningen 11 km, Rottweil 16 km
T 07425 250
Dt. Harmonikamuseum, Museum Auberlehaus, hist. Elektrobahn.

Landgasthof Bären www.baeren-schura.de

★★★ garni

Lange Straße 18, PLZ 78647 (OT: Schura), **T 07425 8178,** F 31222
8 Zimmer | Ez 79–89 €, Dz 98–110 €, 7,00 €

Einladender, familiengeführter Landgasthof in zentraler, aber ruhiger Lage. Moderne Themenzimmer mit zeitgemäßem Komfort. Morgens erwartet Sie ein reichhaltiges Frühstücksbuffet.

Landgasthof Bären

140 | Hauptgericht 11–23 €, Menü 25–39 € | Mo-Mi, So Mo-Mi, Sa-So Do, Fr

Ländliches Restaurant mit gemütlichem Ambiente. Die Speisekarte offeriert eine Kombination aus traditionell schwäbischer Küche und gehobenen, kreativen Speisen mit internationalen Einflüssen.

TRÖSTAU 44 D www.troestau.de

Bayern | EW 2.407 | 550 m Marktredwitz 13 km, Bad Berneck 28 km
T 09232 992161

Golfhotel Fahrenbach www.golfhotel-fahrenbach.de

★★★S garni

Fahrenbach 1, PLZ 95709 (OT: Fahrenbach), **T 09232 8820,** F 882345
80 Zimmer | 4 Suiten | Ez 73–79 €, Dz 118–130 € | 24 h

In Waldrandnähe gelegen mit hellen und modern gestalteten Gästezimmern. Freundliches Restaurant mit Buffetbereich und Terrasse. Hoteleigene 18-Loch-Golfanlage.

Schmankerl-Restaurant Bauer www.bauershotel.de

€ Gut & Günstig

Kemnather Straße 22, PLZ 95709, **T 09232 2842**
100 | Hauptgericht 9–23 € | Do-So Mo-Di, Do-So Mi

Gemütliche Gaststuben laden zum Verweilen ein. Hier gibt es feine, frisch zubereitete Speisen aus der regionalen Küche. Übernachten können Sie ebenfalls - die Zimmer mit Balkon oder Terrasse sind ländlich-schlicht und gepflegt.

TROSTBERG 69 A www.stadt-trostberg.de

Bayern | EW 11.044 | 493 m Palling 6 km, Feichten a.d. Alz 7 km
T 08621 5593
Hist. Altstadt, St.-Andreas-Kirche, Stadtmuseum, Trostberger Orgeln.

Auf Wolke 8 www.hotelaufwolke-8.de

garni

Schwarzerberg 8, PLZ 83308, **T 08621 6484900**
22 Zimmer | Ez 61–79 €, Dz 89–99 €, 3,00 €

Die gepflegte Übernachtungsadresse liegt herrlich im Grünen, direkt am Alz-Inn-Fahrradweg. Freundlich eingerichtete Zimmer mit zeitgemäßer Technik. Im Sommer kann man auf der hübsch begrünten Terrasse mit Panoramablick frühstücken.

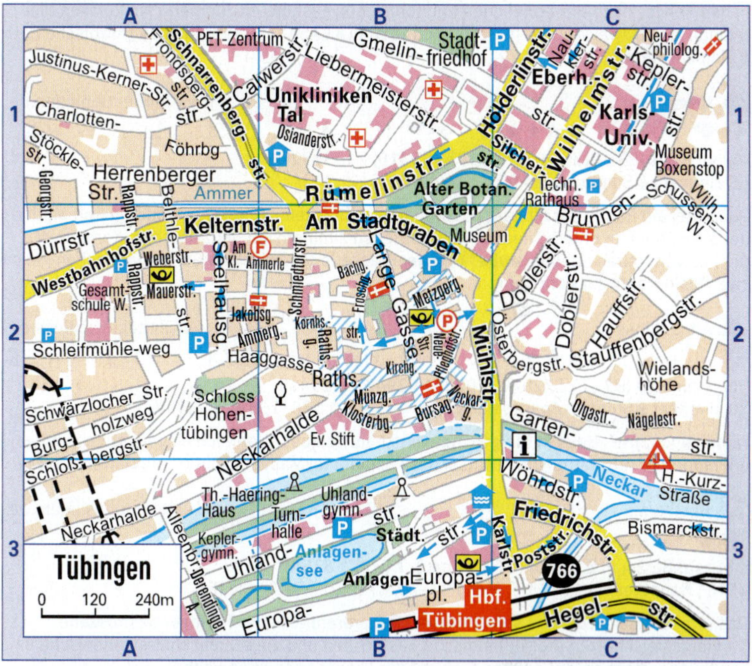

TÜBINGEN 58 A
www.tuebingen-info.de

Baden-Württemberg | EW 89.700 | 341 m Reutlingen 12 km, Stuttgart 41 km
T 07071 91360
Hist. Altstadt mit Neckarfront und Hölderlinturm, Fruchtkasten, Glockenspiel am Tübinger Rathaus, Cotta Haus, Franz. Viertel, Bismarckturm, Steinenbergturm, Österbergturm, Schloss Hohentübingen, Eberhard-Karls-Universität, Goethehäuschen, Nonnenhaus, Kloster Bebenhausen, Stiftskirche, Wilhelmsstift, Kunsthalle Tübingen, Auto- und Spielzeugmuseum, Botanischer Garten.

Domizil www.hotel-domizil.de

garni

Wöhrdstraße 5-9 (C3), PLZ 72072, **T 07071 1390,** F 139250
79 Zimmer | 3 Suiten | Ez 109–129 €, Dz 139–186 €, 12,50 € | 24 h

Moderner Hotelkomplex direkt am Neckarufer in ruhiger Aussichtslage. Geschmackvoll eingerichtete Zimmer und Suiten mit funktionaler Ausstattung. Regional-mediterrane Küche serviert das Restaurant „C.A.R.A.T".

Hotel La Casa
www.lacasa-tuebingen.de

VARTA-TIPP Service

★★★★★ garni

Hechinger Str. 59, PLZ 72072, **T 07071 946660,** F 9466679
39 Zimmer | 2 Suiten | 3 Apartments | Ez 179–230 €, Dz 225–255 €, exkl. Frühstück, 23,00 €

In diesem Nichtraucherhotel in der Südstadt überzeugen neben dem persönlichen, freundlichen Service auch die wohnlichen und formschön gestalteten Zimmer. Zum Relaxen bietet man gleich zwei Wellnessbereiche: das „SPA La CASA“ im DG sowie das „Arabische Bad & Hamam“ im UG.

Krone
www.krone-tuebingen.de

★★★★ garni

Uhlandstr. 1 (B3), PLZ 72072, **T 07071 13310,** F 133132
65 Zimmer | 4 Suiten | Ez ab 99 €, Dz ab 129 € | 24 h

Das Hotel am Rande der Altstadt präsentiert sich in einem Stilmix aus Tradition und Moderne. Sie wohnen in unterschiedlich geschnittenen Zimmern mit neuzeitlichem Komfort. Mit der holzvertäfelten „Uhlandstube“ und der Brasserie „Ludwigs“ im Glasanbau stehen gleich zwei Restaurants zur Verfügung.

Am Schloss
www.hotelamschloss.de

★★★ S garni

Burgsteige 18 (B2), PLZ 72070, **T 07071 92940,** F 929410
30 Zimmer | 1 Suite | 1 Apartment | Ez 85–125 €, Dz 138–168 €, 4,50 €

Familiengeführtes Haus in ruhiger Lage direkt am Schloss. Wohnlich eingerichtete Zimmer mit moderner Ausstattung. Schwäbisches Restaurant „Mauganeschtle“ mit Gartenterrasse.

Basilikum
www.ristorantebasilikum.de

Kreuzstraße 24, PLZ 72074 (OT: Lustnau), **T 07071 87549**
45 | Hauptgericht 12–33 €, Menü 37–42 € | Di-Sa ⦸ Mo, So

Das sympathische Lokal ist seit Jahren ein Dauerbrenner in der Tübinger Gastroszene. Stammgäste schätzen die südländische Gastlichkeit und die schmackhafte italienische Landküche, die man im Sommer auch auf der Terrasse genießen kann.

Schranners Waldhorn
www.schranners-waldhorn.de

VARTA-TIPP Küche VARTA-TIPP Service

Schönbuchstraße 49, PLZ 72074 (OT: Bebenhausen), **T 07071 61270**
50 | Hauptgericht 14–29 €, Menü 62–75 € | Mi-So ⦸ Mo, Di

Die Schranners setzen mit viel Engagement und Herzblut die legendäre Tradition des Bebenhäuser „Waldhorn“ fort. Aus der Küche des Patrons kommen anspruchsvolle Speisen wie z.B. „Tomaten-Masalaschaumsuppe mit Geflügelpraline“ oder „Ricottaravioli mit Aubergine, Pinienkernen und Zitronenschaum“. Marie-Luise Schranner ist eine charmante und professionelle Gastgeberin. Idyllisch sitzt man an warmen Tagen auf der direkt am Bach gelegenen Terrasse.

Gasthaus Hirsch Neu!
www.hirsch-kilchberg.com

Closenweg 4, PLZ 72072 (OT: Kilchberg), **T 07071 72443**
Hauptgericht 12–35 € | Do-Fr, So Di-Sa ⦸ Mo

Ausgesprochen behaglich sitzen Sie in diesem rund 400 Jahre alten Gebäude, welches fast durchgängig als Gasthaus betrieben wurde. Niedrige Decken und eine originelle Beleuchtung sorgen für Wohlfühlatmosphäre. Serviert werden deutsche und saisonale Gerichte, bei denen Frische und die Qualität der Produkte im Mittelpunkt stehen. Dazu fair kalkulierte Weine und ein charmanter Service.

Historische Weinstube Forelle
www.weinstube-forelle.de

Kronenstraße 8 (B2), PLZ 72070, **T 07071 5668980**
90 | Hauptgericht 13–26 €, Menü 29–59 € | Mo, Mi-So ⃠ Di

Schnörkellose schwäbische Landküche in Räumen, die vom Hofmaler Robert Haag im 19. Jhd. dekoriert wurden. Preiswerter Mittagstisch.

TUNAU 64 A
www.gemeinde-tunau.de

Baden-Württemberg | EW 181 | 734 m
T 07673 82040
Schönau im Schwarzwald 3 km, Todtnau 6 km

Zur Tanne
www.tanne-tunau.de

Alter Weg 4, PLZ 79677, **T 07673 310**
40 | Hauptgericht 18–28 €, Menü 37–47 € | So Mi-So ⃠ Mo, Di ⃠ 11.–25.1.21

Charmantes, 400 Jahre altes Schwarzwaldhaus in idyllischer Lage. Serviert wird bodenständige Küche zu gastfreundlichen Preisen. Auch Gästezimmer vorhanden.

TUTTLINGEN 65 A
www.tuttlingen.de

Baden-Württemberg | EW 34.590 | 645 m
T 07461 99340
Rottweil 29 km, Radolfzell 35 km
Donaupark, ev. Stadtkirche, Ruine Honberg, klassizist. Rathaus, Stadtgalerie, Dampflokmuseum, Pyramidenbrunnen, Naturphänomen Donauversickerung.

Légère Hotel
www.legere.online/tuttlingen

★★★★ garni

Königstraße 25, PLZ 78532, **T 07461 96160,** F 9616466
114 Zimmer | Ez 99–129 €, Dz 109–139 €, 16,00–19,00 € | 24 h

Moderne Farbgestaltung, klare Formensprache und wertige Materialien geben diesem Designhotel seinen unverwechselbaren Stil. Alles passt zusammen: wohnliche Zimmer, freundliche Atmosphäre und eine geschmackvolle Breakfast & Evening-Lounge. WiFi- und DSL-Internetzugang sowie die Softgetränke in der Minibar sind für Hausgäste kostenfrei.

Restaurant Anima
www.restaurant-anima.de

VARTA-TIPP Küche **VARTA-TIPP** Service

In Wöhrden 5, PLZ 78532, **T 07461 7803020**
35 | Hauptgericht 38–54 €, Menü 95–125 € | Di-Sa ⃠ Mo, So

Casual Fine Dining auf höchstem Niveau! Eine weltoffene Naturküche, die mit Finesse, Ausdruck und Produktqualität überzeugt. Am besten genießt man das 8-gängige Menü ANIMA, so lernt man das gesamte Spektrum von Heiko Lachers Ideenvielfalt kennen! Um Sie herum ein attraktives Interieur aus geradlinigem Design, viel Holz und offener Küche. Sehr angenehm der Service: freundlich und natürlich - und eine fachkundige Weinberatung bekommen Sie ebenfalls.

TUTZING 67 B www.tutzing-tourismus.de

Bayern | EW 9.473 | 611 m Starnberg 14 km, Weilheim 14 km
T 08158 258850

Hotel Reschen www.hotel-reschen.de

garni

Marienstraße 7, PLZ 82327, **T 08158 9390,** F 939100
18 Zimmer | 1 Apartment | Ez 93–97 €, Dz 130–138 €

Modern, charmant, individuell – so präsentiert sich das herzlich geführte Boutique-Hotel. Jedes der ruhigen Nichtraucherzimmer hat seine eigene Note. Ein Teil der Zimmer ist mit Balkon oder Terrasse ausgestattet. Bis zum See sind es nur wenige Gehminuten.

Forsthaus Ilkahöhe Neu! www.restaurant-ilkahoehe.de

Oberzeismering 2, PLZ 82327 (OT: Oberzeismering), **T 08158 8242**
120 | Hauptgericht 19–40 € | Mo, Mi-So Di

Genuss und Wohlbefinden werden hier groß geschrieben. In moderner Landhausatmosphäre serviert man eine frische saisonale Küche mit internationalen Einflüssen. Aber auch klassische Regionalgerichte wie „Kalbfleischpflanzerl mit Kartoffel-Specksalat" stehen auf der Karte. Ein Traum: die Terrasse mit Blick auf die umliegenden Almwiesen, den Starnberger See und die Alpenkette.

TWIST 20 B www.twist-emsland.de

Niedersachsen | EW 9.623 | 18 m Meppen 21 km, Emmen (Niederlande) 24 km
T 05936 93300

Gasthof Backers www.gasthof-backers.de

Kirchstraße 25, PLZ 49767 (OT: Bült), **T 05936 904770**
35 | Hauptgericht 15–26 €, Menü 28–45 € | Mi-Do, So Mi-So Mo, Di

Rustikales Lokal in einsamer Lage mit netter Atmosphäre. Serviert wird eine kreative internationale Küche mit frischen Produkten aus der Region. Zum Haus gehören auch eine malerische Gartenterrasse sowie fünf gemütliche, liebevoll eingerichtete Gästezimmer.

ÜBERHERRN 49 C www.ueberherrn.de

Saarland | EW 11.736 | 210 m Völklingen 8 km, Saarlouis 13 km
T 06836 909119
Hist. Ortskern in Berus, Europadenkmal Berus, Wallfahrtskapelle St. Oranna Berus, Teufelsburg Felsberg, hist. Gutshof Linslerhof mit Antoniuskapelle.

Linslerhof www.linslerhof.de

★★★★

Linslerhof 1, PLZ 66802, **T 06836 8070,** F 80717
62 Zimmer | Ez ab 76 €, Dz ab 116 € | 24 h

Liebevoll renoviertes, ruhig gelegenes hist. Hofgut mit Reit- und Jagdschule. Individuell und geschmackvoll im englischen Landhausstil eingerichtete Zimmer. Kleiner Wellnessbereich. Idyllisches Gärtchen. Gehobene Küche im Restaurant „St. Antonius", gutbürgerliche Küche in der „Georgstube".

ÜBERLINGEN 65 B — www.ueberlingen-bodensee.de

Baden-Württemberg | EW 22.046 | 403 m — Stockach 18 km, Friedrichshafen 32 km
T 07551 9471522
Münster St. Nikolaus, Stadtgarten mit Gräben und Befestigungstürmen, Rathaussaal, Jodokkapelle.

Johanniter-Kreuz — www.johanniter-kreuz.de

★★★★ garni

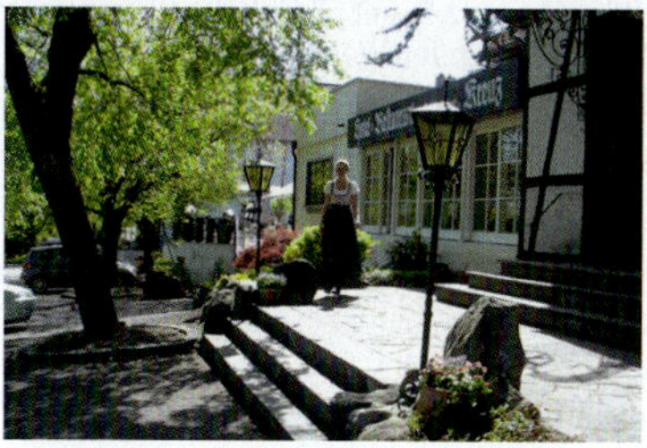

Johanniterweg 11, PLZ 88662 (OT: Andelshofen), **T 07551 937060,** F 93706190
29 Zimmer | 4 Suiten
Ez 75–108 €, Dz 134–190 €, 8,00–15,00 €

Familiengeführtes Hotel mit dem gewachsenen Ambiente eines 400 Jahre alten Landhauses. Behagliche Gästezimmer unterschiedlicher Kategorien im hist. Stammhaus und im modernen Anbau. Wellnessbereich mit Sauna und Sanarium.

Johanniter-Kreuz

90 | Hauptgericht 15–32 €, Menü 34–78 € | Mi-So Di-So Mo

Rustikale Gaststuben mit Kaminrestaurant, Wintergarten und Sonnenterrasse. Serviert wird eine saison- und marktorientierte Küche mit kreativen Akzenten. Freundliche Servicecrew.

Parkhotel St. Leonhard — www.parkhotel-st-leonhard.de

★★★★ garni

Obere St.-Leonhard-Straße 71, PLZ 88662, **T 07551 808100,** F 808531
183 Zimmer | 9 Suiten | Ez 85–140 €, Dz 100–265 € | 24 h

Inmitten eines 70 ha großen Parkareals hoch über dem See liegt dieses freundlich geführte Hotel. Geräumige Gästezimmer mit Blick zur See- oder Landseite. Restaurant und Weinstube mit internationaler und regionaler Küche. Panoramaterrasse.

Bürgerbräu — www.bb-ueb.de

★★★ garni

Aufkircher Straße 20, PLZ 88662, **T 07551 92740,** F 66017
12 Zimmer | Ez 74–86 €, Dz 104–126 €

Renoviertes altes Fachwerkhaus oberhalb der Stadtmauer. Gediegen eingerichtete Hotelzimmer zu gastfreundlichen Preisen.

Bürgerbräu

60 | Hauptgericht 16–27 € | Mo-So

Gemütliche Stuben mit holzvertäfelten Wänden. Die Küche offeriert ambitionierte Regionalspeisen und frische Fischgerichte.

Landgasthof Zum Adler — www.adler-lippertsreute.de

★★★ garni

Hauptstraße 44, PLZ 88662 (OT: Lippertsreute), **T 07553 82550,** F 825570
16 Zimmer | 10 Apartments | Ez 74 €, Dz 108 €

››

Ein prächtiges, über 300 Jahre altes Anwesen im Dorfkern von Lippertsreute. Sie haben die Wahl zwischen den modern gestalteten Gästezimmern im hist. Gasthof oder den behaglichen Apartments mit Kochgelegenheit im Nebengebäude. In den umliegenden ehem. Stallungen gibt es auch Ferienwohnungen.

Landgasthof Zum Adler

80 | Hauptgericht 15–28 €, Menü 20–50 € | Mo-Di, Fr-So Mi, Do

In den gemütlichen holzvertäfelten Stuben oder auf der Terrasse serviert man eine traditionelle badische Küche mit modernen Einflüssen. Wie wäre es z.B. mit „Zwiebelrostbraten mit hausgemachten Spätzle und buntem Salatteller“? Die passenden Weine lagern im Naturfelsenkeller.

Strandhotel Seehof www.seehof-bodensee.de

★★★ S

Strandweg 6, PLZ 88662, **T 07551 947980,** F 9479899
35 Zimmer | Ez 60–80 €, Dz 100–140 €, ab 8,00 €

Persönlich geführtes Kur- und Ferienhotel in direkter Seelage, das aus einer Strandvilla der 1920er Jahre entstanden ist. Die behaglich eingerichteten Zimmer verfügen überwiegend über Seeblick. Ein großzügiger Garten mit Seezugang lädt zum Entspannen ein.

Landgasthof Keller www.landgasthofkeller.de

€ Gut & Günstig ★★★

Riedweg 2, PLZ 88662 (OT: Lippertsreute), **T 07553 827290,** F 82729101
19 Zimmer | 3 Suiten | Ez 60–75 €, Dz 78–110 €, 9,00–12,50 €

Der urgemütliche Landgasthof - seit 6 Generationen ein Familienbetrieb - hält zeitgemäße, helle Zimmer bereit. In den ländlichen Stuben werden Sie mit Gaumenfreuden aus der Region verwöhnt. Lauschiger Kastaniengarten.

UECKERMÜNDE 19 A www.ueckermuende.de

Mecklenburg-Vorpommern | EW 8.928 | 5 m Pasewalk 26 km, Anklam 33 km
T 039771 28484

Haffhus www.haffhus.de

Dorfstraße 35, PLZ 17373 (OT: Bellin), **T 039771 5370,** F 53750
47 Zimmer | 3 Suiten | 18 Apartments

Eine idyllisch gelegene Hotelanlage direkt am Stettiner Haff. Das Hauptgebäude befindet sich in einem schönen historischen Gebäude mit Reetdach. Das umfangreiche Übernachtungsangebot reicht von Doppelzimmern über Studios bis hin zu Apartments und Ferienwohnungen. Zur Anlage gehören ein eigener kleiner Sandstrand mit Bootssteg sowie eine großzügige Liegewiese.

HafenHotel PommernYacht www.pommernyacht.de

★★★ S

Altes Bollwerk 1b, PLZ 17373, **T 039771 2150,** F 21539
18 Zimmer | Ez ab 84 €, Dz ab 94 €

Modernes und freundlich geführtes Haus. Die geschmackvoll eingerichteten Gästezimmer sind entweder zur Wasserseite mit Blick auf den Stadthafen oder zur Parkseite gelegen. Das Restaurant „Roter Butt“ bietet frische Küche mit Fisch- und Wildspezialitäten.

UETERSEN 15 A www.stadt-uetersen.de

Schleswig-Holstein | EW 17.630 | 6 m Hamburg 29 km, Itzehoe 32 km
T 04122 7140
Rosen- und Hochzeitsstadt Uetersen, Rosarium, Klosterviertel.

Mühlenpark www.muehlenpark.de

garni

Mühlenstr. 49, PLZ 25436, **T 04122 92550,** F 925510
23 Zimmer | 2 Suiten | Ez 90–95 €, Dz 125–130 €

Kleine familiengeführte Jugendstilvilla mit eleganter Fassade und gemütlichem Ambiente. Stilvoll mit geblümten Stoffen eingerichtete Zimmer. Restaurant mit regionaler Küche.

Parkhotel Rosarium www.parkhotel-rosarium.de

★★★★ garni

Berliner Str. 10, PLZ 25436, **T 04122 92180,** F 921877
37 Zimmer | 3 Suiten | Ez 49–88 €, Dz 106–115 €, exkl. Frühstück, 12,50 €

Modernes Golf- und Tagungshotel direkt am Park mit See- und Rosengarten gelegen. Komfortabel eingerichtete Zimmer in warmen Farben. Restaurant mit deutsch-internationaler Küche und großer Sonnenterrasse.

UFFING A. STAFFELSEE 67 B www.uffing.de

Bayern | EW 2.971 | 659 m Penzberg 21 km, Starnberg 42 km
T 08846 920213

Seerestaurant Alpenblick www.seerestaurant-alpenblick.de

Kirchtalstraße 30, PLZ 82449, **T 08846 9300**
20 | Hauptgericht 10–25 €, Menü 25–35 € | Mo-So

Das Restaurant liegt direkt am Staffelsee und ist besonders bei Ausflüglern sehr beliebt. Geboten wird regionale und internationale Küche unter Verwendung heimischer Produkte. Zum Haus gehören auch ein Badestrand und ein wunderschöner Biergarten.

UHINGEN 58 B www.uhingen.de

Baden-Württemberg | EW 14.000 | 300 m Göppingen 5 km, Kirchheim unter Teck 12 km
T 07161 93800
Schloss Filseck, Fotohist. Museum.

Schloß Filseck
www.restaurant-auf-schloss-filseck.de

VARTA-TIPP Küche VARTA-TIPP Service

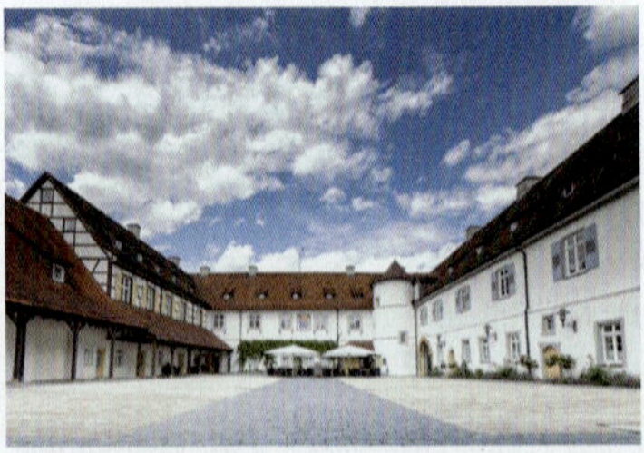

Filseck 1, PLZ 73066, **T 07161 28380**
40 | Menü 79–150 € | Di-Fr Di-Sa Mo, So

Edler Granitboden, Natursteinwände und eine hohe Holzbalkendecke geben dem stilvoll-eleganten Schlossrestaurant eine spezielle Note. Hier genießt man bei kompetentem Service die modern und mediterran interpretierte Crossover-Küche von Daniele Corona. Er steht für geradlinige Gerichte ohne Schnörkel, bei denen die hervorragenden Produkte im Vordergrund stehen.

UHLDINGEN-MÜHLHOFEN 65 B
www.seeferien.com

Baden-Württemberg | EW 7.950 | 418 m
T 07556 92160
Meersburg 5 km, Überlingen 9 km

Fischerhaus
www.fischerhaus-seefelden.de

VARTA★TIPP Service

garni

Seefelden 3, PLZ 88690 (OT: Seefelden), **T 07556 8563,** F 6063
23 Zimmer | 6 Suiten | Ez 100–150 €, Dz 160–210 €, 10,00–20,00 €

Am Seeufer inmitten einer wunderschönen Grünanlage mit Obstbäumen und Biotopen steht der über 300-jährige Fachwerkhof mit seinen zwei neuzeitlich ausgestatteten Gästehäusern. Gepflegtes Ambiente, gemütliche Zimmer und eine freundliche Gästebetreuung zeichnen dieses Landhotel aus. Vom Garten aus gelangt man direkt zum hoteleigenen Seestrand.

Pilgerhof + Rebmannshof
www.hotel-pilgerhof.de

garni

Birnau - Maurach 2, PLZ 88690 (OT: Maurach), **T 07556 9390,** F 6555
48 Zimmer | 3 Suiten | 6 Apartments | Ez 75–95 €, Dz 120–160 €, 13,50–15,50 €

Gastliche Adresse direkt am Bodensee, unterhalb der bekannten Wallfahrtskirche Birnau. Die Zimmer verteilen sich auf zwei separate Häuser und unterscheiden sich etwas in Komfort und Einrichtung. Größtenteils bieten sie See- oder Bergblick. Hauseigener Badestrand mit Liegewiese und Bootssteg. Das Restaurant mit schöner Terrasse bietet bürgerliche Küche.

Seehalde
www.seehalde.de

garni

Birnau-Maurach 1, PLZ 88690 (OT: Maurach), **T 07556 92210,** F 922188
21 Zimmer | Ez ab 83 €, Dz ab 152 €

Familiär geführtes Ferienhotel in direkter Seeuferlage. Ruhige Zimmer mit herrlicher Sicht auf See- und Alpenpanorama. Zum Haus gehören auch ein eigener Badestrand mit Liegewiese, ein Bootshafen mit Anlegesteg sowie ein Hallenbad mit Sauna. Anfahrt über Kloster Birnau.

Seehalde

50 | Hauptgericht 17–35 €, Menü 34–72 € | Mo, Do-So Mo, Mi-So Di

In diesem hübschen Restaurant mit idyllischer Seeterrasse genießen Sie neben der tollen Aussicht auch eine wohlschmeckende, jahreszeitlich ausgerichtete Regionalküche. Spezialität: fangfrische Fische aus dem Bodensee.

Seevilla
www.seevilla.de

Seefelder Straße 36, PLZ 88690 (OT: Unteruhldingen), **T 07556 93370,** F 933770
20 Zimmer | 4 Suiten | Ez 99–155 €, Dz 129–190 €, inkl. Halbpension, 20,00 €

In dem netten Domizil am See - direkt bei den berühmten Pfahlbauten - finden Sie großzügig angelegte Zimmer, teils mit Seeblick und Balkon. Für Entspannung sorgt ein hübscher Wellnessbereich. Im Restaurant mit seiner romantischen Gartenterrasse bietet man wechselnde Themenbuffets.

Mainaublick
www.hotel-mainaublick.de

★★★
Seefelder Straße 22, PLZ 88690 (OT: Unteruhldingen), **T 07556 92130,** F 5844
32 Zimmer | 2 Apartments | Ez 62–70 €, Dz 120–140 €

Ferienhotel in ruhiger Lage direkt am Jachthafen und der Uferpromenade. Geschmackvoll eingerichtete Zimmer mit zweckmäßiger Ausstattung, teilweise mit Balkon und Seeblick. Restaurant mit regionaler Küche.

ULM 58 D
www.tourismus.ulm.de

Baden-Württemberg | EW 126.329 | 478 m Neu-Ulm 6 km, Stuttgart 95 km
T 0731 1612830
Ulmer Münster, Ulmer Museum, Rathaus mit astronomischer Uhr, Fischer- und Gerberviertel, Museum Brot & Kunst, ehem. Bundesfestung Ulm, Donauschwäbisches Zentralmuseum, ehem. Benediktinerkloster Wiblingen, Kunsthalle Weishaupt, Tiergarten Ulm mit Park Friedrichsau.
Weitere Empfehlungen unter Neu-Ulm.
Einen Cityplan finden Sie auf Seite 1194.

LAGO
www.lago-ulm.de

★★★★
Friedrichsau 50, PLZ 89073, **T 0731 2064000,** F 206400121
60 Zimmer | Ez 89–134 €, Dz 99–148 €, exkl. Frühstück, 17,00 € | 24 h

Privat geführtes Designhotel inmitten der Ulmer Friedrichsau. Das Haus bietet komfortable Gästezimmer mit geschmackvoll ausgestatteten Bädern. Nett auch der Wellnessbereich im 6. Stock mit Sauna, Dampfbad und Sanarium sowie Blick auf den angrenzenden Natursee.

Seestern

VARTA-TIPP Küche

25 | Menü 85–159 € | Di-Sa Mo, So ››

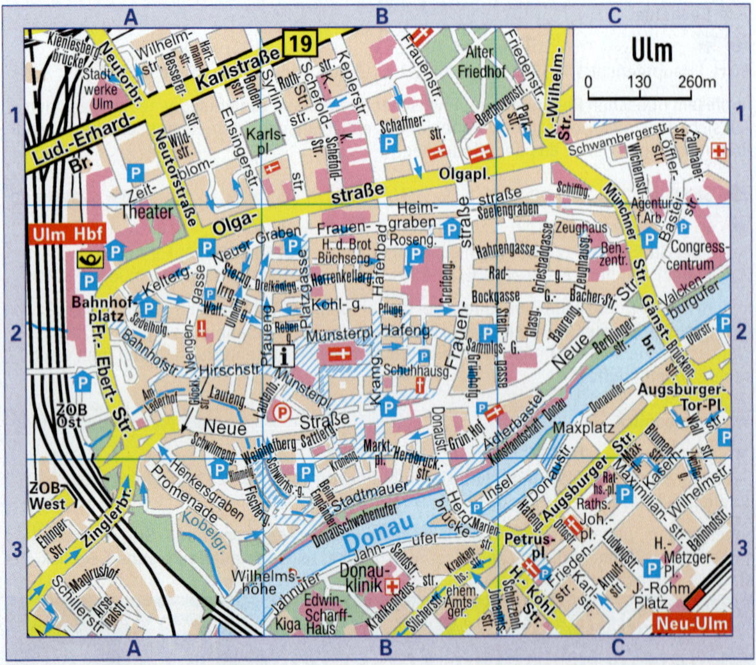

In eleganten Blau- und Grautönen zeigt sich das schick designte Gourmetrestaurant. Hier offeriert Ihnen Klaus Buderath eine exzellente Feinschmeckerküche. Seine modernen, kreativen Gerichte können Sie sowohl in Menüform als auch à la carte genießen. Casual Fine Dining heißt es hingegen im Zweitrestaurant „Treibgut“. Hier werden traditionelle und regionale Spezialitäten serviert. Herrliche Sommerterrasse mit fantastischem Blick auf den Ausee.

Leonardo Royal Hotel — www.leonardo-hotels.com

garni

Mörikestraße 17 (↙ A2), PLZ 89077 (OT: Söflingen), **T 0731 407270**
148 Zimmer | 4 Suiten | Ez 89–199 €, Dz 89–199 €, exkl. Frühstück, ab 17,00 € | 24 h

Attraktive Hoteladresse im neuen Stadtquartier Dichterviertel. Der moderne Neubau verfügt über zeitgemäß und wohnlich gestaltete Zimmer und Suiten. Es gibt auch sogenannte „women-friendly rooms“. Großzügige Bereiche für Tagungen und Events. Dachterrasse mit Münster-Blick.

Comfor — www.comfor.de

garni

Frauenstraße 51 (B2), PLZ 89073, **T 0731 96490**, F 9649499
101 Zimmer | 20 Suiten | Ez ab 90 €, Dz ab 110 €, 6,00 € | 24 h

Komfortables Nichtraucherhotel in zentraler Altstadtlage - nur wenige Minuten vom Münster entfernt. Geschmackvoll eingerichtete Zimmer mit kostenlosem WLAN. Schöner Frühstücksraum im Wintergarten.

Neuthor
www.hotel-neuthor.de

garni

Neuer Graben 17 (A2), PLZ 89073, **T 0731 9752790,** F 975279399
24 Zimmer | Ez ab 88 €, Dz ab 108 €, 6,00 €

Komfortabel eingerichtetes Nichtraucherhotel in zentraler Altstadtlage mit kleinen, modern eingerichteten Zimmern. Gutes Frühstück.

Roter Löwe
www.hotel-roter-loewe.de

garni

Ulmer Gasse 8 (A2), PLZ 89073, **T 0731 140890,** F 14089200
35 Zimmer | Ez 90–110 €, Dz 115–125 € | 24 h

Sympathisches Hotel in ruhiger Lage mit behaglich eingerichteten Zimmern, nur wenige Gehminuten von Münster, Rathaus und der hist. Altstadt entfernt. Rustikal-gemütliches Restaurant, in dem bayerische und schwäbische Spezialitäten serviert werden.

Siedepunkt
www.siedepunkt-restaurant.de

VARTA-TIPP Küche VARTA-TIPP Service

Eberhard-Finckh-Str. 17, PLZ 89075 (OT: Böfingen), **T 0731 9271666**
30 | Menü 59–145 € | Di-Sa Mo, So

Im diesem Fine-Dining-Restaurant sorgen runde Tische, bequeme Sessel und schicke Grautöne für ein schlichtes, elegantes Ambiente. Christoph Hormel und seine Crew offerieren ein innovatives Feinschmeckermenü, bei dem Sie die Anzahl der Gänge selbst bestimmen. Die angeschlossene Weinbibliothek umfasst mehr als 900 Flaschen. Einen traumhaften Ausblick genießen Sie von den großzügigen Terrassen.

UMKIRCH 56 D
www.umkirch.de

Baden-Württemberg | EW 5.790 | 207 m
T 07665 5050
Merdingen 6 km, Freiburg im Breisgau 8 km

Villa Thai
www.villa-thai.de

Hugstetter Straße 2 (im Hotel Pfauen), PLZ 79224, **T 07665 93760**
40 | Hauptgericht 15–25 € | Do-So Mo, Mi-So Di

Hier erwarten Sie authentische und abwechslungsreiche Speisen in original thailändischem Ambiente. Außerdem können Sie die feinen japanischen Sushi-Spezialitäten von Sushi-Meister Yuichi Kusakabe probieren. Zur warmen Jahreszeit wird auch auf der Sommerterrasse serviert. Einfache, aber gepflegte Zimmer im Hotel Pfauen.

UNKEL 40 A
www.unkel.de

Rheinland-Pfalz | EW 5.120 | 56 m
T 02224 3309
Bad Honnef 6 km, Neuwied 29 km

Rheinhotel Schulz
www.rheinhotel-schulz.de

garni

Vogtsgasse 4-7, PLZ 53572, **T 02224 901050,** F 9010599
37 Zimmer | 6 Suiten | Ez 75–135 €, Dz 100–170 €, 15,00–18,00 € | 24 h

Eine gepflegte Adresse für Business oder Freizeit. Das Hotel befindet sich in unmittelbarer Rheinlage und verfügt über großzügig gestaltete Zimmer. Im eleganten Hotelrestaurant wird eine klassisch französische Küche serviert. Terrasse mit Flussblick.

UNTERAMMERGAU 67 A www.unterammergau.de

Bayern | EW 1.519 | 836 m Oberammergau 5 km, Murnau 22 km
T 08822 6400

Boutique-Hotel Lartor Neu! www.lartor.de

VARTA-TIPP Ambiente

garni

Weiherweg 34-36, PLZ 82497, **T 08822 929910**
12 Zimmer

Ein wunderschönes Boutique-Hotel mit angeschlossener Kunsthalle und hübschem Skulpturengarten. Mit den originellen Fassaden aus weitmaschigem Holzfachwerk und Glaselementen hat man die traditionelle Bauweise der Ammergauer Alpen aufgegriffen. Auch die Gästezimmer sind keinesfalls „von der Stange" - sie sind mit Eichenparkett, Designermöbeln und einer gläsernen Duschröhre in der Mitte des Raumes ausgestattet.

Hieronymus Neu!

Hauptgericht 15–30 € | Mo, Mi-So

Rund um die offene Küche des gemütlichen Restaurants herrscht eine lockere, ungezwungene Atmosphäre. Serviert wird eine frische Crossover-Küche mit asiatischen und internationalen Einflüssen. Edle Tropfen lagern in der schwebenden Weinschatzkammer. Tipp: preisgünstige Mittagsspecials.

Dorfwirt & Friends Neu! www.dorfwirt.bayern

Pürschlingstraße 2, PLZ 82497, **T 08822 9496949**
30 | Menü 59–79 € | So Mo, Do-So Di, Mi

Hier hat man das Gefühl, bei Freunden zu speisen. Die typisch bayerische Wirtshausgemütlichkeit und eine handwerklich tadellose Produktküche gehen Hand in Hand. Das Konzept ist so simpel wie einfach: Eine klassische Speisekarte gibt es nicht, serviert werden ausschließlich Menükreationen (4-6 Gänge), auf Wunsch mit Weinbegleitung. Tischreservierung empfehlenswert.

UNTERFÖHRING 60 D www.unterfoehring.de

Bayern | EW 10.759 | 508 m München 10 km, Erding 28 km
T 089 950810

Feringapark www.feringapark-hotels.com

garni

Feringastraße 2, PLZ 85774, **T 089 957160,** F 95716111
218 Zimmer | 14 Suiten | 41 Apartments | Ez 129–199 €, Dz 169–209 €, 12,00 € | 24 h

Geschäftshotel mit Zimmern unterschiedlicher Kategorien. Langzeitvermietung im angeschlossenen BüroSuiteHotel. Mediterran gehaltenes Restaurant mit regionaler und internationaler Küche. Gute Anbindung zur Autobahn.

Lechnerhof www.hotel-lechnerhof.de

★★★★ garni

Eichenweg 4, PLZ 85774, **T 089 958280,** F 95828140
70 Zimmer | 5 Suiten | 2 Apartments | Ez ab 99 €, Dz ab 110 €

Persönlich geführtes Landhotel mit wohnlich eingerichteten Zimmern. Separate Nichtraucheretage mit luxuriösen Designerzimmern. Kleine Wellnesslandschaft mit Sauna und Fitnessbereich. Sie frühstücken im holzvertäfelten Gewölbesaal.

UNTERNEUKIRCHEN 61 D www.unterneukirchen.de

Bayern | EW 2.957 | 460 m Altötting 10 km, Waldkraiburg 22 km
T 08634 98820

Hotel Traumschmiede www.hotel-traumschmiede.de

★★★★★S garni

Tüßlinger Str. 1, PLZ 84579, **T 08634 1535,** F 5484
35 Zimmer | 7 Apartments | Ez ab 63 €, Dz ab 94 €

In diesem familiengeführten Refugium treffen modernes Design und Funktionalität auf bayerische Tradition. Das zeigt sich sowohl in den öffentlichen Bereichen als auch in den Gästezimmern und Apartments. Herzstück des Hauses ist die Lobby-Lounge, das sogenannte Traumschmiede-Wohnzimmer. Speisen können Sie im benachbarten Gasthof „Zur alten Schmiede“.

UNTERREICHENBACH 57 B www.unterreichenbach.de

Baden-Württemberg | EW 2.256 | 314 m Bad Liebenzell 7 km, Pforzheim 13 km
T 07235 93330

Mönch's Waldhotel Kapfenhardter Mühle www.moenchs-waldhotel.de

★★★★★S garni

Zu den Mühlen 2, PLZ 75399 (OT: Kapfenhardt), **T 07235 7900,** F 790190
65 Zimmer | 4 Suiten | Ez 69–125 €, Dz 123–179 €

Gewachsenes Ferien- und Tagungshotel mit rustikalem Charme, ruhig in einem idyllischen Wildbachtal gelegen. Renovierte Gästezimmer von traditionell-regional bis klassisch-modern. Großzügiger Wellnessbereich mit Schwimmbad und Saunalandschaft. Restaurant mit regionaler Küche und hübscher Terrasse.

UNTERSCHLEISSHEIM 60 D www.unterschleissheim.de

Bayern | EW 28.329 | 474 m Neufahrn b. Freising 9 km, München 16 km
T 089 310090
Rathausturm mit Glockenspiel, St.-Ulrich-Kirche, Mallertshofer Kirche.

Infinity Munich www.infinity-munich.de

★★★★★S garni

Andreas-Danzer-Weg 1, PLZ 85716, **T 089 999560,** F 370530911
439 Zimmer | Ez ab 99 €, Dz ab 129 € | 24 h

Neuzeitliches Tagungs- und Kongresshotel mit modern eingerichteten Gästezimmern und weitläufigem Veranstaltungsbereich. Für Entspannung sorgt ein 1.700 qm großer SPA-Bereich. Im „Le Bistro“ genießen Sie eine französisch-mediterrane Küche. Bayerische und internationale Spezialitäten werden im Restaurant „Redox“ serviert.

Victor's Residenz-Hotel www.victors.de/de/hotels/muenchen

★★★★★S garni

Keplerstraße 14, PLZ 85716, **T 089 3210309,** F 32103899
220 Zimmer | 2 Suiten | Ez ab 75 €, Dz ab 105 € | 24 h

»

Zeitgemäßes Businesshotel vor den Toren Münchens. Die Gästezimmer sind freundlich und großzügig gestaltet. Warme Holztöne mit schwarzen Applikationen geben den Räumen eine unaufdringliche, moderne Note. Zum Haus gehören auch drei Veranstaltungsräume, eine Superior Lounge sowie das Restaurant „THE CLUB".

URACH, BAD 58 C — www.badurach-tourismus.de

Baden-Württemberg | EW 11.829 | 464 m — Reutlingen 20 km, Ulm 55 km
T 07125 94320
Residenzschloss, Uracher und Gütersteiner Wasserfall, hist. Marktplatz, spätmittelalterl. Rathaus, Amanduskirche, Burgruine Hohenurach, Alb Thermen.

Bischoffs — www.bischoffs-badurach.de

★★★★ garni

Pfählerstr. 7, PLZ 72574, **T 07125 947330,** F 947329
18 Zimmer | Ez 69–116 €, Dz 109–149 €

Das hübsch renovierte Haus mit neuem Anbau liegt im Herzen von Bad Urach und beherbergt ein freundlich geführtes Hotel mit schöner, wertig-moderner Einrichtung von den Gästezimmern bis zum Frühstücksraum - samt gutem Buffet. Kleiner Wellnessbereich mit Zuberbad, Massagen und kosmetischen Anwendungen.

Kesselhaus Neu!

60 | Hauptgericht 9–21 € | Mo-Sa ⃠ So

Das ursprüngliche Kesselhaus der früheren Brauerei hat nichts von seinem industriellen Charme verloren. Hier kredenzt der Patron eine schwäbische Soulfood-Küche. Schick auch die Vinothek im ehemaligen Kesselraum. Für Sportfans empfiehlt sich das „Bierbar-Bräustüble" mit Sky-TV, Darts, Live-Musik, Kegelbahn und vielem mehr.

ÜRZIG 40 C — www.uerzig.de

Rheinland-Pfalz | EW 862 | 104 m — Bernkastel-Kues 11 km, Traben-Trarbach 13 km
T 06532 2620

Zur Traube — www.zurtraubeuerzig.de

garni

Hüwel 16, PLZ 54539, **T 06532 930830,** F 9308311
12 Zimmer | 5 Suiten | Ez 85–130 €, Dz 90–170 €, ab 15,00 € | ⃠ 16.11.–31.12.20

Ein kleines, freundlich geführtes Hotel vis-à-vis der Mosel. Das Haus verfügt über gepflegte Zimmer mit hübschem Landhausmobiliar - teils mit Balkon zum Fluss, teils mit Terrasse zu den Weinbergen. Im neuzeitlichen Restaurant werden Sie mit saisonalen und regionalen Spezialitäten verwöhnt.

Olivers Restaurant — www.moselschild.de

Hüwel 12+14, PLZ 54539, **T 06532 93930**
60 | Hauptgericht 12–28 €, Menü 24–71 € | So Mi-So ⃠ Mo, Di

Auf der Terrasse sitzt man während der warmen Jahreszeit traumhaft schön! Aber auch im klassisch-gediegenen Restaurant mundet die sorgfältig zubereitete regionale und internationale Küche. Gut bestückte Weinkarte. Tischreservierung erforderlich! Behagliche Gästezimmer, teils mit Balkon.

USEDOM (INSEL) 19 A/B

www.usedom.de

Mecklenburg-Vorpommern — Neubrandenburg 81 km, Rostock 136 km
T 038378 47710
Drei Kaiserbäder (Heringsdorf, Bansin, Ahlbeck) mit mondäner Bäderarchitektur und Bädervillen, Europa-Promenade (längste Strandpromenade Europas) von Bansin bis Swinemünde, Wasserschloss Mellenthin, Schloss Stolpe, Ruine der Hubbrücke Karnin, Seebrücke Heringsdorf (längste Seebrücke Deutschlands), hist. Seebrücke Ahlbeck, Historisch-Technisches Museum Peenemünde.

BENZ

Balmer See - Hotel Golf & SPA

www.golfhotel-usedom.de

Drewinscher Weg 1, PLZ 17429 (OT: Balm), **T 038379 280,** F 28222
178 Zimmer | 21 Suiten | 64 Apartments | Ez 70–119 €, Dz 80–178 €, 16,00 € | 24 h

Die großzügige Hotelanlage befindet sich in idyllischer Lage am Balmer See. Die modern ausgestatteten Zimmer und Suiten verteilen sich auf mehrere Gebäude. Zum Haus gehören zwei Golfplätze, ein Wellnessbereich und verschiedene Restaurants.

HERINGSDORF, OSTSEEBAD

Steigenberger Grandhotel & Spa

www.heringsdorf.steigenberger.de

Liehrstraße 11, PLZ 17424, **T 038378 4950,** F 495999
169 Zimmer | Ez 145–345 €, Dz 175–375 € | 24 h

Das familienfreundliche Resorthotel besteht aus sieben Gebäuden, die unterirdisch miteinander verbunden sind. Hier erwarten Sie großzügige Zimmer und Suiten mit maritimer Anmutung. Zum Haus gehören auch ein schöner SPA-Bereich auf 2.000 qm mit Sauna- und Beauty-Welt sowie mehrere Restaurants.

Strandidyll

www.travelcharme.com/strandidyll

Delbrückstr. 10, PLZ 17424, **T 038378 4760,** F 476555
143 Zimmer | 7 Suiten | Ez 109–189 €, Dz 148–880 € | 24 h

Im Stil der Bäderarchitektur erbautes Hotel direkt an der Strandpromenade. Hier erwaretn Sie elegante Zimmer und Suiten mit südlich inspirierter Atmosphäre. Dazu ein hübscher Hotelgarten sowie ein überzeugender Wellnessbereich mit ganzjährig beheiztem Innen- und Außenpool.

Belvedere

26 | Hauptgericht 30–49 €, Menü 65–85 € | Di-Sa

Ein Besuch des eleganten Fine-Dining-Restaurants in der Glaskuppel des Hotels lohnt sich! Und das nicht nur wegen des herrlichen Ausblicks auf den wundervollen Park und das weite Meer, Gäste schätzen auch die frische, schmackhafte Küche mit besten Zutaten - von regional bis saisonal. Dazu kredenzt der Service erlesene Weine.

Das Ahlbeck
www.das-ahlbeck.de

garni

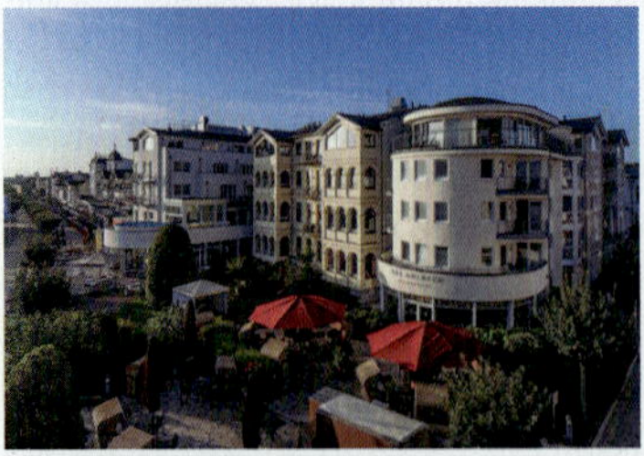

Dünenstraße 48, PLZ 17419 (OT: Seebad Ahlbeck), **T 038378 49940,** F 4994999
77 Zimmer | 7 Suiten | 30 Apartments
Ez 137–362 €, Dz 159–362 €, ab 22,00 €

Modernes Boutique-Hotel direkt an der Strandpromenade. Die elegant eingerichteten Zimmer und Apartmentsuiten verfügen teils über einen eigenen Kamin. Großzügig angelegter, lichtdurchfluteter SPA-Bereich mit Infinity-Pool und Meerblicksaunen.

Das Ahlbeck

120 | Hauptgericht 11–26 €, Menü 29–37 € | Mo-So

Restaurant mit bodentiefen Fenstern und gläserner Küche. Speisekarte mit deutschen und mediterranen Gerichten sowie Meeresspezialitäten und hausgemachten Kuchen. Schöne Terrasse.

Esplanade
www.seetel.de

★★★★S garni

Seestraße 5, PLZ 17424, **T 038378 700,** F 70400
79 Zimmer | 31 Apartments | Ez 89–139 €, Dz 110–189 € | 24 h

Ein traditionsreiches Schlosshotel mit schöner Jugendstilfassade - nur wenige Meter von der Strandpromenade entfernt. Harmonisch eingerichtete Zimmer mit exklusiver Atmosphäre und modernem Komfort. Hausgäste haben die Möglichkeit, das Wellnessparadies in der gegenüberliegenden Ostseeresidenz Heringsdorf zu nutzen.

Weißer Salon

24 | Menü 75–115 € | Mi-Sa Mo, Di, So

Mit allen Sinnen genießen! Reduziert, ausdrucksstark, innovativ. Die Küche kombiniert klassische und regionale Elemente und setzt auf Produktqualität. Dazu gibt es hervorragende Weine. Das Ambiente: elegant, der Service: herzlich und kompetent.

Kaiser Spa Hotel Zur Post
www.hzp-usedom.de

garni

Seestraße 5, PLZ 17429 (OT: Seebad Bansin), **T 038378 49990,** F 56220
170 Zimmer | 60 Suiten | Ez ab 158 €, Dz ab 178 € | 24 h

Im Stile der Kaiserbäderarchitektur erbaut, empfängt Sie die dieses elegante Hotel mit einem Hauch von Luxus verbunden mit familiärer Atmosphäre. Die 25 bis 55 qm großen Zimmer und Suiten verteilen sich auf mehrere Gebäude. Glanzstück des Hauses ist der 1.200 qm große Wellnessbereich.

Zur Alten Post

T 038378 560
45 | Hauptgericht 21–38 €, Menü 39–102 € | Di-Sa Mo, So

Das elegante Gourmetrestaurant wartet mit edlen Speisen, charmantem Service und schönem Weinangebot auf. Hier stehen Gerichte wie „Dreierlei Spanferkel (Kräuterpraline, Pulled Pork, Karree) mit geschmorten Radieschen und Kerbelknödel" oder „Wilder Steinbutt mit Safranrisotto und Spinat" auf der Speisekarte. Tipp: Kennenlernmenü für Neugierige.

Kaiserstrand Beachhotel

www.seetel.de

★★★★

Strandpromenade 21, PLZ 17429 (OT: Seebad Bansin), **T 038378 4960,** F 496100
136 Zimmer | 24 h

Direkt an der Strandpromenade befindet sich dieses 2016 eröffnete Lifestyle-Hotel. Die Gästezimmer zeigen sich in frischem Design kombiniert mit hochwertigen Materialien. Das Haus bietet mehrere Restaurants sowie vielfältige Aufenthalts- und Freizeitangebote, darunter ein 900 qm großer Schwimmbad- und Poolbereich.

Seetel Hotel Ahlbecker Hof

www.seetel.de/ahlbecker-hof

★★★★★

Dünenstraße 47, PLZ 17419 (OT: Seebad Ahlbeck), **T 038378 620,** F 62100
90 Zimmer | 50 Suiten | Ez 128–288 €, Dz 152–312 €, bis 25,00 € | 24 h

Das prachtvolle Hotel mit seiner eindrucksvollen Fassade liegt direkt an der Strandpromenade. Die Zimmer und Suiten (teilweise mit tollem Ostseeblick) verbinden nostalgischen Charme mit modernstem Komfort. Wohlfühlstunden garantiert das fabelhafte Bade- und Wellnessareal. Umfangreiches gastronomisches Angebot.

Blauer Salon

16 | Hauptgericht 29–36 €, Menü 83–145 € | Di-Sa Mo, So

Feine Tafelkultur, elegante Stilmöbel sowie edle Blautöne im Interieur geben dem kleinen Gourmetrestaurant eine ganz besondere Note. So individuell wie das Ambiente ist auch die Küche. Die Menüs sind zeitgemäß-saisonal, die Produkte topfrisch und die Präsentation ansprechend. Freundlich-aufmerksamer Service. Tischreservierung empfehlenswert.

Strandhotel

www.travelcharme.com

★★★★S

Bergstraße 30, PLZ 17429 (OT: Seebad Bansin), **T 038378 8000,** F 800111
100 Zimmer | 8 Suiten | Ez ab 69 €, Dz ab 138 € | 24 h

Familienfreundliches Wellnesshotel, nur wenige Schritte vom Strand entfernt. Komfortabel und modern eingerichtete Zimmer. 900 qm Wellnessbereich mit herrlichem Ostseeblick aus dem Indoorpool. Regionale Gerichte mit internationalen Einflüssen werden im Restaurant serviert.

Strandhotel Atlantic

www.seetel.de/Strandhotel-Atlantic

VARTA-TIPP Ambiente

★★★★

Bergstraße 40, PLZ 17424 (OT: Seebad Bansin), **T 038378 605,** F 60600
46 Zimmer | 11 Suiten | Ez ab 76 €, Dz ab 104 €

Das architektonische Kleinod aus der Zeit der Jahrhundertwende hat bis heute nichts von seinem Charme eingebüßt. Die stilvollen Zimmer bestechen durch hochwertige Stoffe, moderne Stilmöblierung, Echtholzvertäfelung, raffinierte Lichteffekte und nicht zuletzt durch den traumhaften Blick auf Dünen, Strand und Meer. Restaurant mit großzügiger Sonnenterrasse.

Upstalsboom Hotel Ostseestrand
www.hotel-ostseestrand-usedom.de

★★★★ S garni

Eichenweg 4-5, PLZ 17424, **T 038378 630,** F 63444
99 Zimmer | 4 Suiten | Ez 79–149 €, Dz 110–260 € | 24 h

Stilvolles Haus in Strandnähe. Die geräumigen Zimmer und Suiten bieten größtenteils einen Balkon oder eine Terrasse. 1.000 qm großer Wellnessbereich „BALTIC SPA" mit Pool, Dampfbad und Saunalandschaft. Restaurant „Theo's" mit regionaler und internationaler Küche.

Kastell
www.kastell-usedom.de

★★★★ S garni

Dünenstraße 3, PLZ 17419 (OT: Seebad Ahlbeck), **T 038378 47010,** F 470119
15 Zimmer | 9 Suiten | Ez ab 67 €, Dz ab 79 €

Ruhige, in englischer Landhausmanier ausgestattete Zimmer hinter einer Historismusfassade mit schönem Ausblick auf die Ostsee. Kleiner Wellnessbereich mit Sauna und Sanarium.

Seetelhotel Pommerscher Hof
www.seetel.de/pommerscher-hof

★★★ S garni

Seestraße 41, PLZ 17424, **T 038378 610,** F 61100
95 Zimmer | Ez ab 76 €, Dz ab 112 €

Gemütliches Hotel mit hist. Fassade der Kaiserbäder-Architektur, nur wenige Minuten vom Strand entfernt. Stilvoll eingerichtete Zimmer, teils mit Balkon. Im Wintergartenrestaurant wird regionale und deutsche Küche serviert.

Strandhotel Ostseeblick
www.strandhotel-ostseeblick.de

★★★★ S garni

Kulmstr. 28, PLZ 17424, **T 038378 540,** F 54299
62 Zimmer | 11 Suiten | Ez 100–190 €, Dz 140–300 €, ab 20,00 € | 24 h

Familiengeführtes Privathotel direkt an der Promenade auf einer kleinen Anhöhe mit traumhaftem Ostseepanorama. Komfortable Zimmer und Suiten, teilweise mit direktem Meerblick. Wellnessbereich auf 1.000 qm mit Panoramapool, Saunalandschaft und Sonnenterrasse.

Bernstein

90 | Hauptgericht 29–36 €, Menü 39–89 € | Mo-So

Gemütliches Restaurant mit tollem Ausblick auf die Ostsee. Aus der Küche kommen regionale und mediterrane Speisen aus heimischen Produkten.

The O'Room - Fine Dining
www.strandcasino-marc-o-polo.com

VARTA-TIPP Küche

Kulmstraße 33 (im Concept Store von MARC O'POLO), PLZ 17424, **T 038378 183912**
18 | Menü 109–139 € | Mi-Sa Mo, Di, So

Modernes Interieur, liebenswerter Service und eine gehobene deutsche Küche mit nordischen Einflüssen erwarten Sie in diesem Gourmetrestaurant. André Kähler und seine Crew kreieren spannende Gerichte, die in Menüform (5-8 Gänge) serviert werden. Die kleine, aber sorgfältig zusammengestellte Weinauswahl bietet Gewächse aus Deutschland, Frankreich und Italien.

Kaisers Eck
www.kaiserseck.de

Kaiserstr. 1, PLZ 17419 (OT: Seebad Ahlbeck), **T 038378 30058**
28 | Hauptgericht 20–26 €, Menü 37–56 € | Mo-Sa 6.–24.12.20, 10.1.–3.2.21

Das kleine, aber feine Restaurant an der Ahlbecker Kirche bietet eine pfiffige Regionalküche mit internationalen Einflüssen. Auf der Karte liest man z.B. „Steak vom Black-Angus-Rind (aus der Hüfte) mit Kräuterbutter, Speckbohnen und Bratkartoffeln“. November-April: Mo und Di Ruhetag.

KARLSHAGEN

Dünenschloss
www.hotelduenenschloss.de

garni

Strandstr. 11, PLZ 17449, **T 038371 2620,** F 26245
16 Zimmer | 3 Suiten | 3 Apartments | Ez 45–75 €, Dz 54–115 €, exkl. Frühstück, 11,00 €

Hotelresidenz erbaut im romantisch-modernen Baustil mit zeitgemäß eingerichteten Zimmern und familienfreundlichen Apartments. Lichtdurchflutetes Restaurant mit regionaler Küche.

KORSWANDT

Baltic Hills Usedom
www.dorint.com/usedom

★★★★ garni

Hauptstr. 10, PLZ 17419, **T 038378 80500,** F 805050
84 Zimmer | 8 Suiten | 11 Apartments | 24 h

Ein modernes Ferienresort direkt neben dem Golfclub Baltic Hills. Das Haus verfügt über modern eingerichtete Zimmer, Suiten und Familienapartments von 25 bis 97 qm Größe. Schöner SPA- und Wellnessbereich mit beheiztem Außenpool sowie großzügiger Gartenanlage. Für Golfgäste bietet man attraktive Pakete, Kurse sowie ermäßigtes Greenfee an.

LODDIN

Strandhotel Seerose
www.strandhotel-seerose.de

garni

Strandstraße 1, PLZ 17459 (OT: Kölpinsee), **T 038375 540,** F 54199
109 Zimmer | 4 Suiten | 2 Apartments | Ez ab 59 €, Dz ab 106 € | 24 h

Familiär geführtes Haus in einzigartig ruhiger Lage. Die unterschiedlich großen Zimmer, Studios und Suiten verfügen größtenteils über Meerblick. Großzügige Bade- und Saunalandschaft mit zahlreichen Wellnessanwendungen. Im lichtdurchfluteten Restaurant „Alexander“ wird regionale und internationale Küche serviert.

MELLENTHIN

Wasserschloss Mellenthin
www.wasserschloss-mellenthin.de

garni

Dorfstr. 25, PLZ 17429, **T 038379 28780,** F 2878280
26 Zimmer | Ez ab 72 €, Dz ab 88 €

In den Westflügel der über 400 Jahre alten Schlossanlage hat man dieses Hotel integriert. Das Haus bietet stilvoll ausgestattete Zimmer mit modernster Technik, einen großzügigen Wellnessbereich mit Saunalandschaft sowie ein behagliches Restaurant mit Terrasse.

ÜCKERITZ

Nussbaumhof
www.nussbaumhof.de

garni

Feldstraße 2, PLZ 17459, **T 038375 2380,** F 23888
14 Zimmer | 2 Suiten | 2 Apartments | Ez 67–130 €, Dz 80–140 € | 24 h

Familiär geführtes Nichtraucherhotel auf einer schmalen Landbrücke. Helle, wohnlich eingerichtete Zimmer mit kostenlosem WLAN. Das Frühstück wird im Wintergarten serviert.

ZINNOWITZ

Kleine Strandburg
www.kleine-strandburg-zinnowitz.de

Dünenstr. 11, PLZ 17454, **T 038377 38000,** F 38555
75 Zimmer | 6 Suiten | Ez ab 83 €, Dz ab 128 €, inkl. Halbpension | 24 h

Urlaubs- und Ferienhotel in unmittelbarer Nähe zum Strand. Geschmackvoll eingerichtete Zimmer und Suiten, überwiegend mit Balkon oder Terrasse. Nachmittags lockt das abwechslungsreiche Kuchenbuffet. Direkt vor dem Hotel verläuft die Promenade.

Usedom Palace
www.usedom-palace.de

Dünenstraße 8, PLZ 17454, **T 038377 3960,** F 39699
43 Zimmer | 2 Suiten | 2 Apartments | Ez ab 80 €, Dz ab 120 € | 24 h

Direkt am Sandstrand liegt das im Stil der Bäderarchitektur erbaute Hotel. Hier stehen Ihnen geräumige, individuell gestaltete Zimmer in verschiedenen Kategorien zur Verfügung. Großzügige Badelandschaft. Restaurant mit internationaler Küche.

USINGEN 41 C
www.usingen.de

Hessen | EW 14.961 | 292 m — Bad Homburg 14 km, Frankfurt/Main 32 km
T 06081 10241012
Schlossgarten, Kavaliershaus mit Stadtmuseum, hist. Rathaus und Altstadt, Schloss in Kransberg, Hattsteinweiher, Eschbacher Klippen.

essWebers
www.esswebers.de

VARTA-TIPP Küche

Marktplatz 21, PLZ 61250, **T 06081 5763760**
80 | Hauptgericht 22–34 €, Menü 77–99 € | Di-Fr, So Mi-Sa Mo

Das mehr als 300 Jahre alte Fachwerkhaus hat man nach historischem Vorbild liebevoll restauriert und dabei moderne Komponenten harmonisch integriert. Am Herd sorgt Uwe Weber für kulinarische Gaumenfreuden. Er bietet sowohl Traditionelles aus der Region als auch anspruchsvolle Gerichte mit internationaler Inspiration. Dazu gibt es hervorragende Weine. Auch Kochkurse werden angeboten.

USLAR 32 A
www.uslar.de

Niedersachsen | EW 14.369 | 178 m — Karlshafen 19 km, Holzminden 28 km
T 05571 307220
alaris Schmetterlingspark, Bauerngarten Museum, historische Altstadt, Salzgrotte, Erlebniswald Solling, Brauereibesichtigung.

Romantisches Hotel Menzhausen www.hotel-menzhausen.de

★★★★ garni

Mauerstr. 2, PLZ 37170, **T 05571 92230,** F 922330
40 Zimmer | 8 Suiten | Ez ab 88 €, Dz ab 125 €

Das hist. Gebäude mit seiner hübsch verzierten Fachwerkfassade bietet individuelle Märchenzimmer im Stammhaus und großzügigere Zimmer im Mauerschlösschen mit direktem Blick in den Hotelpark. Romantisch-elegantes Restaurant mit nettem Innenhof.

Landhotel Am Rothenberg www.am-rothenberg.de

garni

Rothenbergstraße 4, PLZ 37170 (OT: Volpriehausen), **T 05573 9590,** F 959100
77 Zimmer | 3 Suiten | 7 Apartments | Ez 90–110 €, Dz 120–140 €

Familiengeführtes Tagungs- und Erlebnisresort mit großer Gartenanlage. Die Zimmer unterschiedlicher Kategorien verteilen sich auf mehrere Häuser. Restaurant mit bürgerlicher Küche. Ansprechender Wellnessbereich mit großer Panoramasauna und beheiztem Außenschwimmbecken.

UTTING AM AMMERSEE 60 C www.utting.de

Bayern | EW 4.401 | 554 m Landsberg/Lech 20 km, München 47 km
T 08806 920213

Lenas am See Neu! www.lenasamsee.de

Seestr. 10, PLZ 86919, **T 08806 9570957**
Hauptgericht 16–24 € | Mi-So ⦸ Mo, Di

Ein helles, geräumiges Restaurant mit großzügigem Außenbereich, direkt am Ufer des Ammersees. Panoramafenster, Sichtbeton, freigelegte Holzbalken, indirekte Beleuchtung sowie bequeme Bänke und Ledersitze sorgen im Innern für eine modern-gemütliche Atmosphäre. Die Küche ist jung, pfiffig und saisonal. Das Angebot reicht von Thai-Curry über Spanferkelburger bis zu Kalbsschnitzel.

VAIHINGEN AN DER ENZ 57 B www.vaihingen.de

Baden-Württemberg | EW 30.001 | 217 m Stuttgart 31 km, Heilbronn 40 km
T 07042 18235
Hist. Altstadt, Schloss Kaltenstein, Pulverturm, Haspelturm, Weinmuseum (Horrheim), Bonbonmuseum (Kleinglattbach).

Gasthof Lamm www.hotel-lamm-horrheim.de

★★★ garni

Klosterbergstraße 45, PLZ 71665 (OT: Horrheim), **T 07042 83220,** F 832250
25 Zimmer | 4 Apartments | Ez 90–102 €, Dz 122–134 €, 21,00 €

In der Region Stromberg-Heuchelberg an der Württembergischen Weinstraße liegt dieses gepflegte Haus, das sich für Tagungsgäste und Urlauber gleichermaßen eignet. Hier wohnen Sie in geräumigen, zeitgemäß ausgestatteten Zimmern. In den gemütlichen Gaststuben sowie auf der malerischen Terrasse serviert man eine feine Regionalküche mit modern-internationalem Einfluss.

Lamm Roßwag www.lamm-rosswag.de

garni

Rathausstraße 4/1, PLZ 71665 (OT: Roßwag), **T 07042 21413,** F 26189
12 Zimmer | Ez 85–105 €, Dz 95–125 € »

Der nette Familienbetrieb ist nicht nur bei Radfahrern sehr beliebt. Hier wohnen Sie in großzügig angelegten Zimmern, die zeitgemäß ausgestattet sind. Morgens erwartet Sie ein reichhaltiges, regionales Frühstück.

Lamm Roßwag

VARTA-TIPP Küche

40 | Hauptgericht 22–42 €, Menü 79–130 € | Do-Sa Mi-Sa Mo, Di, So

Bei Sonja und Steffen Ruggaber wird Gastlichkeit gelebt - das spürt man! Der Patron verwandelt marktfrische Produkte natürlich und kreativ in moderne, saisonale Gerichte. Das Ambiente ist dezent-elegant, auch der aufmerksame und kompetente Service harmoniert mit dem gastronomischen Genuss. Tipp: Do-Sa Mittagslunch zum kleinen Preis.

Post www.hotel-post-garni.de

garni

Franckstraße 23, PLZ 71665, **T 07042 95310,** F 953144
35 Zimmer | 1 Apartment | Ez ab 70 €, Dz ab 92 €

Solide geführtes Haus für Städte- und Geschäftsreisende in zentraler Innenstadtlage. Moderne, funktional eingerichtete Zimmer. Schöner Frühstücksraum.

VALLENDAR 40 D www.vallendar-rhein.de

Rheinland-Pfalz | EW 8.333 | 99 m Koblenz 8 km, Neuwied 14 km
T 0261 66757810

Die Traube www.stefan-schleier.de

Rathausplatz 12, PLZ 56179, **T 0261 61162**
40 | Hauptgericht 19–42 €, Menü 40–78 € | Di-Sa Mo, So

Dieses Gasthaus bietet nicht nur eine urig-gemütliche Atmosphäre, man isst auch sehr gut. Von regional bis mediterran werden alle Speisen frisch und schmackhaft zubereitet, so z.B. „Kabeljau mit gebratenen Pfifferlingen, dazu Kartoffel-Brokkolistampf". Mittags preisgünstige Tagesgerichte.

VAREL 13 D www.dangast.de

Niedersachsen | EW 24.663 | 9 m Wilhelmshaven 30 km, Nordenham 35 km
T 04451 91140
Franz-Radziwill-Haus, Windmühle, Kuriositätenmuseum, Schlosskirche, Wasserturm, Leuchtturm Arngast, Quellbad, Nationalpark-Haus.

Upstalsboom Landhotel Friesland www.landhotel-friesland-varel.de

★★★★S

Mühlenteichstraße 78, PLZ 26316 (OT: Obenstrohe), **T 04451 9210,** F 921100
105 Zimmer | 3 Suiten | 24 h

Ob Wellness, Tagung oder Kurzurlaub - dieses Feriendomizil wird jedem gerecht. Die Gäste wohnen hier in individuell eingerichteten Zimmern. Es gibt auch spezielle Maisonette-Familienzimmer. Der 2.500 qm große orientalische SPA-Bereich verläuft über 3 Etagen. Naturnahe Lage - mitten im Grünen.

Graf Bentinck
www.bentinck.de

★★★★

Dauenser Straße 7, PLZ 26316 (OT: Dangast), **T 04451 1390,** F 139222
42 Zimmer | Ez ab 109 €, Dz ab 159 € | 24 h

Das gemütliche, reetgedeckte Hotel mit seiner roten Backsteinfassade verfügt über bequeme, mit viel Liebe zum Detail eingerichtete Zimmer. Kleine Wohlfühloase mit Sauna und Dampfbad. Saisonal wechselnde Speisen werden im Restaurant aufgetischt.

Strand-Hotel Dangast
www.strandhotel-dangast.de

Edo-Wiemken-Straße 59, PLZ 26316 (OT: Nordseebad Dangast), **T 04451 966820,** F 9668233
16 Zimmer | Ez 74–98 €, Dz 104–134 €

Das Hotel ist nur wenige Gehminuten vom Sandstrand des Jadebusens entfernt. Hier stehen helle, wohnliche Gästezimmer bereit. Einige der Zimmer verfügen über einen Balkon oder eine Terrasse mit Meerblick. Im Restaurant werden traditionelle Gerichte serviert.

VATERSTETTEN 60 D
www.vaterstetten.de

Bayern | EW 22.087 | 528 m
T 08106 3830
München 17 km, Ebersberg 17 km

Bader Hotel
www.dasbaderhotel.com

Heimstettener Straße 12, PLZ 85599 (OT: Parsdorf), **T 089 24415470,** F 244154777
50 Zimmer | Ez ab 71 €, Dz ab 96 €

Das Business-Boutique-Hotel in skandinavischem Design liegt fünf Kilometer von der Neuen Messe in München entfernt. Individuelle Wohnlichkeit bieten die mit Fichtenholz und bodentiefen Fenstern ausgestatteten Zimmer. Die Lobby mit Kamin ist der Mittelpunkt des Hauses. Gutes Frühstück mit Frischeprodukten aus der Region.

Gutsgasthof Stangl
www.hotel-stangl.de

★★★★

Münchener Straße 1, PLZ 85646 (OT: Neufarn), **T 089 905010,** F 90501363
56 Zimmer | Ez ab 71 €, Dz ab 91 €

Traditionsreicher Jugendstilgutshof mit stilvollem, harmonischem Ambiente. Elegante, angenehme Zimmer mit individueller Einrichtung und moderner Ausstattung. Restaurant mit regional-mediterraner Küche und schönem Biergarten.

VEITSHÖCHHEIM 52 A
www.veitshoechheim.de

Bayern | EW 9.945 | 170 m
T 0931 78090025
Würzburg 7 km, Karlstadt 17 km

Hotel am Main
www.hotel-am-main.de

garni

Untere Maingasse 35, PLZ 97209, **T 0931 98040,** F 9804121
35 Zimmer | 1 Suite | Ez ab 71 €, Dz ab 104 €, 14,50 €

Urlaubs- und Geschäftshotel in ruhiger Lage direkt an der Uferpromenade des Mains. Individuell eingerichtete Zimmer mit kostenlosem WLAN. Gute Tagungsmöglichkeiten.

Weißes Lamm
www.hotel-weisses-lamm.de

Kirchstraße 24, PLZ 97209, **T 0931 9802300,** F 9802499
70 Zimmer | 11 Suiten | Ez ab 54 €, Dz ab 85 €

Modern und zweckmäßig eingerichtete Zimmer im modernen Haupthaus und im restaurierten hist. Fachwerkhaus gegenüber. Gute Tagungsmöglichkeiten. Schönes Frühstücksrestaurant.

VELBERT 29 C
www.stadtmarketing.velbert.de

Nordrhein-Westfalen | EW 84.633 | 245 m — Essen 16 km, Wuppertal 19 km
T 02051 60550
Dt. Schloss- und Beschlägemuseum, Stadtteil Neviges (5 km SO): Wallfahrtsdom Maria Königin des Friedens (modern), Schloss Hardenberg.

Stüttgens Hotel
www.stuettgens-hotel.de

Friedrichstraße 168 (Hotelanfahrt: Nedderstr. 4), PLZ 42551, **T 02051 4261**
22 Zimmer | Ez 69–110 €, Dz 89–114 €, exkl. Frühstück, 9,50 €

Das familiengeführte Traditionshotel hat man 2018 wiederbelebt. Nach umfangreicher Renovierung bietet das Haus komfortable und hochwertig ausgestattete Zimmer, die in unterschiedlichen Nuancen Tradition und Moderne verbinden. Für Events stehen verschiedene Räumlichkeiten zur Verfügung.

Haus Stemberg
www.haus-stemberg.de

VARTA★TIPP Küche VARTA-TIPP Service

Kuhlendahler Straße 295, PLZ 42553 (OT: Neviges), **T 02053 5649**
60 | Hauptgericht 19–48 €, Menü 39–99 € | Mo-Mi, Sa-So ⃠ Do, Fr ⃠ 27.12.20–9.1.21, 7.–30.7.21, 15.7.–7.8.21

Eine große Erfolgsgeschichte: Das ländlich-elegante Gasthaus führt Patron und Küchenchef Sascha Stemberg bereits in der 5. Generation. Ob regionale Klassiker oder weltoffene, moderne Feinschmeckergerichte - die exzellente Küche macht diesen charmanten Familienbetrieb seit Jahren zu einer der besten Genussadressen im Bergischen Land. Auch Weinliebhaber kommen auf ihre Kosten: In zwei hist. Felsenweinkellern lagern edle Tropfen.

VELBURG 54 C
www.velburg.de

Bayern | EW 5.194 | 492 m — Parsberg 11 km, Neumarkt 19 km
T 09182 93020

Winkler Bräu
www.winkler-braeu.de

Sankt-Martin-Straße 6, PLZ 92355 (OT: Lengenfeld), **T 09182 170,** F 17110
71 Zimmer | 4 Suiten | Ez 87–149 €, Dz 122–184 €, ab 15,50 € | ⃠ 20.–25.12.20

Hist. Brauereigasthof von 1428 mit familiärer Führung. Gemütliche Zimmer mit Schreinermöbeln im Gutshof sowie im Bräustüberl, moderne Zimmer mit Highspeed-Internetzugang in der ehem. Mälzerei. Ansprechender Wellnessbereich mit Hallenbad, Sauna, Dampfbad und Fitnessraum.

Winkler Bräu

€ Gut & Günstig

250 | Hauptgericht 9–35 €, Menü 31–55 € | Mo-So 20.–25.12.20

Rustikale Gasträume, in denen hausgebraute Bierspezialitäten und schmackhafte Gerichte aus der bürgerlichen und verfeinerten deutschen Küche serviert werden. Biergarten im Innenhof.

VELDENZ 49 A — www.veldenz-mosel.de

Rheinland-Pfalz | EW 936 | 170 m — Gornhausen 5 km, Bernkastel-Kues 10 km
T 06534 1203

Rittersturz - Volker Kruft — www.rendezvousmitgenuss.de

Veldenzer Hammer 1a, PLZ 54472 (OT: Veldenzer Hammer), **T 06534 18292**
45 | Hauptgericht 24–35 €, Menü 47–53 € |

Behagliches Restaurant mit geschmackvollem Interieur und saisonal ausgerichteter Speisekarte. Der Patron kocht raffiniert und stets mit viel Liebe zum Produkt. Dazu gibt es gute Weine von renommierten Winzern der Mittelmosel. Hübsche Gartenterrasse.

VELLBERG 52 C — www.vellberg.de

Baden-Württemberg | EW 4.480 | 375 m — Schwäbisch Hall 10 km, Crailsheim 20 km
T 07907 8770

Rose — www.eschenau-rose.de

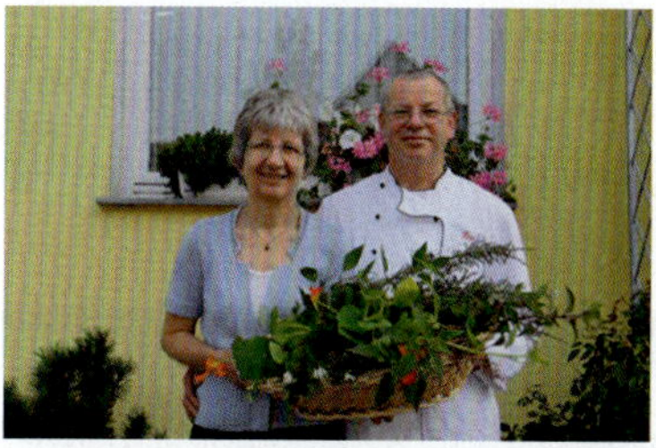

Ortsstraße 13, PLZ 74541 (OT: Eschenau), **T 07907 2294**
50 | Hauptger. 13–27 €, Menü 26–39 € | Fr-So Mi-So Mo, Di

Dorfgasthaus mit ländlichem Flair. Hier wird eine schmackhafte regional-schwäbische Küche geboten, in der überwiegend Bio-Produkte aus dem Umland verwendet werden. Das Restaurant ist darüber hinaus eine gute Adresse für Vegetarier und Veganer sowie Personen mit Nahrungsmittelallergien.

VERDEN 22 B — www.verden.de

Niedersachsen | EW 26.846 | 20 m — Bremen 38 km, Hannover 85 km
T 04231 12345
Got. Dom, St.-Johannis-Kirche (12. Jhd.), Hist. Museum im Domherrenhaus, Dt. Pferdemuseum, Pferdeausbildungs- und Absatzzentrale.

Pades Restaurant — www.pades.de

Grüne Straße 15, PLZ 27283, **T 04231 3060**
80 | Hauptgericht 11–28 € | Mo-So

Die schmucke Patriziervilla aus dem 15. Jhd. vereint historische und moderne Elemente. Die abwechslungsreiche Speisekarte offeriert saisonale Klassiker mit mediterraner Prägung. Dabei verwendet man fast ausschließlich Lebensmittel von regionalen Erzeugern. Gut zusammengestellte Weinkarte mit Schwerpunkt Deutschland. Hübscher Bier- und Kaffeegarten.

VIECHTACH 55 C

www.viechtacher-land.de

Bayern | EW 8.100 | 435 m
T 09942 1661

Regen 23 km, Cham 28 km

Burghotel Sterr

www.burghotel-sterr.de

★★★★S garni

Neunußberg 35, PLZ 94234 (OT: Neunußberg), **T 09942 8050,** F 805200
36 Zimmer | 10 Suiten | Ez 118–130 €, Dz 236–250 €, inkl. Vollpension | 24 h 20.–25.12.20

Ruhig und idyllisch liegt das familiengeführte Ferienhotel mit Blick auf die Bayerwaldberge. Hier stehen Ihnen wohnliche Zimmer in unterschiedlicher Größe und ein neuzeitlicher Wellnessbereich zur Verfügung. Gepflegter Hotelgarten mit Badeteich.

Schmaus

www.hotel-schmaus.de

Stadtplatz 5, PLZ 94234, **T 09942 94160,** F 941630
38 Zimmer | Ez ab 65 €, Dz ab 83 €

Zeitlose Atmosphäre mit persönlicher Note. Moderne und traditionelle Zimmer. Restaurant mit bayerischen Schmankerln und Spezialitäten der neuen deutschen Küche.

VIERNHEIM 51 A

www.viernheim.de

Hessen | EW 35.000 | 98 m
T 06204 988360

Weinheim 7 km, Mannheim 11 km

Pfeffer & Salz

www.pfeffersalz.de

Neuzenlache 10, PLZ 68519 (OT: Neuzenlache), **T 06204 77033**
60 | Hauptgericht 29–49 €, Menü 84–89 € | Do-Sa Mo, Di, Mi, So

Lauschig in einem kleinen Park liegt dieses geschmackvoll eingerichtete Restaurant mit Vinothek und idyllischer Gartenterrasse. Serviert wird französische Küche mit saisonalem Bezug. Gutes Weinsortiment.

VILLINGEN-SCHWENNINGEN 57 C

www.tourismus-vs.de

Baden-Württemberg | EW 80.617 | 704 m
T 07721 822340
Villingen: Münster, hist. Innenstadt, Franziskanermuseum. Schwenningen: Intern. Luftfahrtmuseum, Uhrenindustrie- und Uhrenmuseum, Neckarquelle, Naturschutzgebiet.

Donaueschingen 17 km, Rottweil 22 km

Rindenmühle

www.rindenmuehle.de

VARTA-TIPP Service

★★★★S garni

Am Kneippbad 9 (A1), PLZ 78052 (OT: Villingen), **T 07721 88680,** F 886813
23 Zimmer | Ez 78–130 €, Dz 154–190 €

Direkt am Villinger Kurgarten liegt dieses familiengeführte Hotel mit klassisch-gediegenen Gästezimmern und sehr gutem Service. Zum Haus gehören eine großzügige Lobby mit angrenzender Palmenterrasse, eine Grillhütte, ein Kräutergarten, eine Liegewiese, ein Kinderspielplatz sowie ein hübscher Fitness- und Saunabereich.

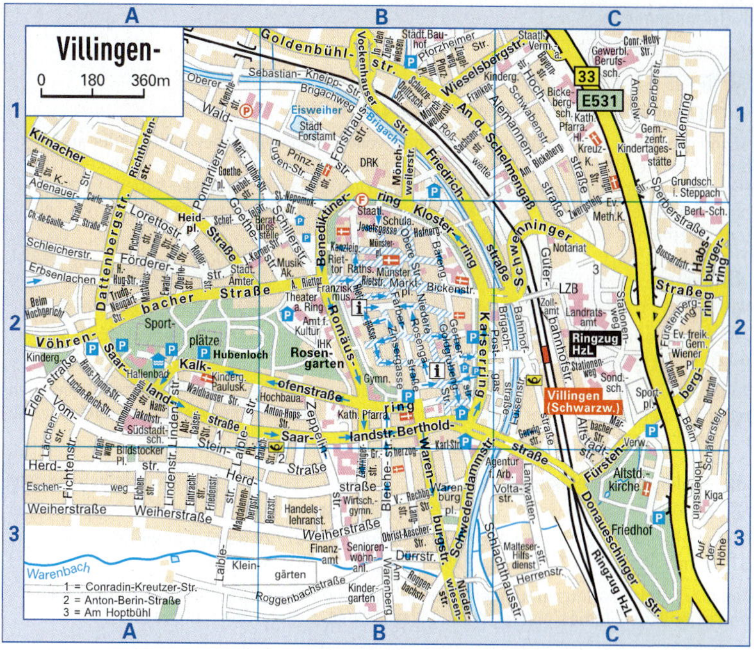
Villingen-
0 180 360m
A
B
C
1
2
3
Goldenbühl-str.
Vockenhauser Str.
Wieselsbergstr.
An d. Schelmengaß
Alemannen-
Schwabenstr.
Hoch-
Kirnacher Str.
Richthofen-str.
Dattenbergstr.
Lorettostr.
Schleicherstr.
Erbsenlachen
Förderer-
Bickenstr.
Benediktiner-ring
Kloster-ring
Friedrich-str.
Schwenninger Straße
Brigach
Eisweiher
Stadt. Forstamt
Heid-pl.
Straße
Theater a. Ring
Amt f. Kultur
Rietstr.
Münster
Obere Str.
Niedere Str.
Rosengasse
Kaiserring
Romäus-ring
Rosen-garten
Hubenloch
Sport-plätze
Vöhren-
Saar-land-straße
Kalk-ofenstraße
Hallenbad
Zeppelin-str.
Berthold-Straße
Saar-landstr.
Waren-burgstr.
Schwedendammstr.
Bleiche-str.
Weiherstraße
Weiherstraße
Herd-str.
Eschen-weg
Fichtenstr.
Erlenstraße
Warenbach
Klein-gärten
Roggenbachstraße
Kinder-garten
Handels-lehranst.
Finanz-amt
Senioren-wohn-anl.
Dürrstr.
Bahnhof
Güter-bahnhofstr.
LZB
Landrats-amt
Notariat
Ringzug HzL
Villingen (Schwarzw.)
Altstd.-kirche
Friedhof
Donaueschinger Str.
Fürsten-
Habsburger-ring
Straße
Sperberstraße
Falkenring
Kindertages-stätte
Grundsch. i. Steppach
Bert.-Sch.
Ev. Meth.K.
Kath. Pfarra.
Gewerbl. Berufs-sch.
33
E531
Schlachthausstr.
Malteser-Hilfs-dienst
Herrenstr.
Agentur f. Arb.
Volta-str.
Kiga
Hohenstein
Auf der Höhe
Schäfersteig
Sport-pl.
Sond.-sch.
Ev. freik. Gem.
Wiener Pl.
1 = Conradin-Kreutzer-Str.
2 = Anton-Berin-Straße
3 = Am Hoptbühl

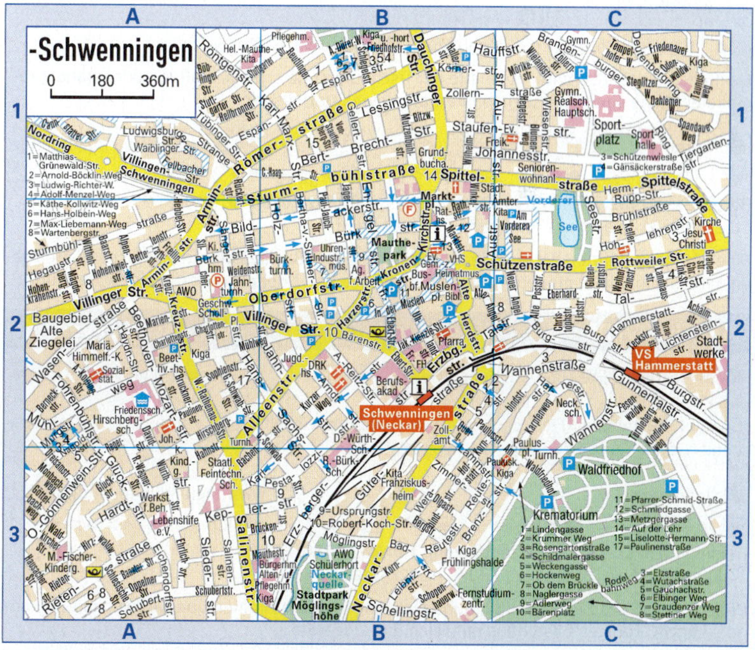
-Schwenningen
0 180 360m
A
B
C
1
2
3
Dauchinger Str.
Römer-straße
Sturm-bühlstraße
Spittel-straße
Spittelstraße
Villingen-Schwenningen Str.
Villinger Str.
Oberdorfstr.
Schützenstraße
Rottweiler Str.
Lessingstr.
Brecht-str.
Johannesstr.
Staufen-
Zollern-
Hauffstr.
Körner-str.
Nordring
Ludwigsburger Str.
Rötengenstr.
Karl-Marx-Str.
Espan-str.
Bert-str.
Markt-pl.
Mauthe-park
Bürk
Kronen-str.
Harzerstr.
Alleenstr.
Salinenstr.
Erzberger-str.
Neckar-str.
Güterstr.
Schwenningen (Neckar)
VS Hammerstatt
Wannenstraße
Burgstr.
Gunnentalstr.
Hammerstatt-str.
Stadt-werke
Vorderer See
Seestr.
Kirche
Sport-platz
Sport-halle
Gymn. Realsch. Hauptsch.
Waldfriedhof
Krematorium
Frühlingshalde
Fernstudium-zentr.
Schellingstr.
Stadtpark Möglingshöhe
Neckar-quelle
Schülerhort
Möglingstr.
Franziskus-heim
Zoll-amt
Paulus-kiga
Friedenssch.
Hirschberg-sch.
Staatl. Feintechn. Sch.
Lebenshilfe e.V.
Baugebiet Alte Ziegelei
Sturmbühl-str.
Hegaustr.
Mühl-
Gönnenwein-str.
Hardt-
Kep-ler-str.
Sieder-str.
Schubertstr.
Wannenstr.
1=Matthias-Grünewald-Str.
2=Arnold-Böcklin-Weg
3=Ludwig-Richter-W.
4=Adolf-Menzel-Weg
5=Käthe-Kollwitz-Weg
6=Hans-Holbein-Weg
7=Max-Liebemann-Weg
8=Wartenbergstr.
1=Lindengasse
2=Krummer Weg
3=Rosengartenstraße
4=Schildmalergasse
5=Weckengasse
6=Hockenweg
7=Ob dem Brückle
8=Naglergasse
9=Adlerweg
10=Bärenplatz
11=Pfarrer-Schmid-Straße
12=Schmiedgasse
13=Metzgergasse
14=Auf der Lehr
15=Liselotte-Hermann-Str.
16=Paulinenstraße
9=Ursprungstr.
10=Robert-Koch-Str.
3=Elzstraße
4=Wutachstraße
5=Gauchachstr.
6=Elbinger Weg
7=Graudenzer Weg
8=Stettiner Weg
3=Schützenwiese
4=Gänsäckerstraße

Rindenmühle

VARTA-TIPP Küche

45 | Hauptgericht 17–36 €, Menü 36–69 € | Di-Sa Mo, So

Schön gemütlich ist es in diesem geschmackvollen Restaurant, aber auch auf der mediterran anmutenden Terrasse. Die saison- und marktfrischen Speisen zeigen die kreative Handschrift der Küche, etwa bei „Gebratenem Filet vom Egli | Aprikosen-Kapern-Butter | Auberginenpüree | Couscous“. Die Gäste schätzen aber auch das ausgezeichnete Preis-Leistungs-Verhältnis und den liebenswerten Service.

Central
www.centralhotel-vs.de

garni

Alte Herdstraße 12-14 (B2), PLZ 78054 (OT: Schwenningen), **T 07720 3030**, F 303100
60 Zimmer | Ez ab 85 €, Dz ab 89 € | 24 h

Zentral gelegenes Designhotel mit schlicht-modernem Ambiente. Die komfortabel eingerichteten Zimmer verfügen über kostenlosen WLAN-Anschluss. Kleiner Wellnessbereich mit Sauna und Fitnessraum.

Schlenkers Hotel Ochsen
www.hotelochsen.com

garni

Bürkstraße 59 (B2), PLZ 78054 (OT: Schwenningen), **T 07720 8390**, F 839639
37 Zimmer | Ez 72–112 €, Dz 112–132 €, exkl. Frühstück, 9,00 €

Familiär geführtes Haus in ruhiger Lage mit über 100-jähriger Tradition. Geschmackvolle und wohnliche Zimmer in unterschiedlichen Größen. Schöne Sonnenterrasse.

Ochsenstuben

50 | Hauptgericht 15–24 €, Menü 45 € | Sa Di-Sa Mo, So

Gemütlich-elegantes Ambiente mit feiner Tischkultur und schmackhafter, bodenständig-regionaler Küche sowie gehobenen internationalen Spezialitäten.

Bären
www.hotel-baeren.biz

garni

Bärengasse 2 (B2), PLZ 78050 (OT: Villingen), **T 07721 2069690**, F 2069699
16 Zimmer | 1 Apartment | Ez 69–76 €, Dz 92–96 €

Eine familiär geführte Adresse, die für Feriengäste und Businessreisende gleichermaßen geeignet ist. Man bietet modern eingerichtete Einzel- und Doppelzimmer sowie Apartments.

VISSELHÖVEDE 23 A
www.visselhoevede.de

Niedersachsen | EW 10.309 | 55 m
Soltau 22 km, Verden 25 km
T 04262 3010
Spätgot. Kirchenbau (Freskenmalerei), Wasserturm, Vissel-Quelle, Rathaus (1796), Moorgebiet, Kamelfarm, Seepferdchen-Aufzuchtstation.

Jeddinger Hof
www.tagungen-im-landhotel.de

garni

Heidmark 1, PLZ 27374 (OT: Jeddingen), **T 04262 9350**, F 736
54 Zimmer | Ez ab 70 €, Dz ab 109 €, exkl. Frühstück

Hübsch gelegenes Seminarhotel. Behaglich eingerichtete Zimmer, überwiegend mit Balkon oder Loggia. Ruhiges Gästehaus mit Teich und Liegewiese.

Röhrs
www.hotel-roehrs.de

Neuenkirchener Straße 3, PLZ 27374 (OT: Hiddingen), **T 04262 93180,** F 4435
38 Zimmer | Ez 65–75 €, Dz 90–110 €

Traditionsreicher Betrieb in idyllischer Umgebung am Rande der Lüneburger Heide mit neuzeitlich ausgestatteten Gästezimmern. Behagliche Restauranträume, in denen regionale und internationale Spezialitäten serviert werden.

VOGT 66 A
www.gemeinde-vogt.de

Baden-Württemberg | EW 4.400 | 700 m
T 07529 7708
Wangen 14 km, Ravensburg 17 km

Der BIO-Adler in Vogt
www.vogter-adler.de

★★★

Ravensburger Straße 2, PLZ 88267, **T 07529 9700**
10 Zimmer | Ez 87–95 €, Dz 125–155 € | ⃠ 24.12.20

Das historische Fachwerkhaus hat man im Jahr 2018 nach ökologischen Prinzipien renoviert. Viel warmes Holz prägt das Erscheinungsbild der Gästezimmer. Die Betten sind mit einer Matratze aus Naturkautschuk und Biobaumwollbezügen ausgestattet. Reizvolles Restaurant mit heimeligen Gaststuben und schmackhafter Bio-Küche.

VOGTSBURG IM KAISERSTUHL 56 D
www.vogtsburg-im-kaiserstuhl.de

Baden-Württemberg | EW 5.730 | 218 m
T 07662 94011
Emmendingen 20 km, Freiburg 25 km

Schwarzer Adler
www.franz-keller.de

Badbergstraße 23, PLZ 79235 (OT: Oberbergen), **T 07662 933010,** F 933046
14 Zimmer | Ez 120–150 €, Dz 165–195 €

Sowohl im Stammhaus als auch in der Dependance stehen individuell und stilvoll eingerichtete Hotelzimmer zur Verfügung. Morgens werden Sie mit einem sehr guten Frühstück verwöhnt.

Schwarzer Adler

VARTA★TIPP Küche   VARTA-TIPP Service

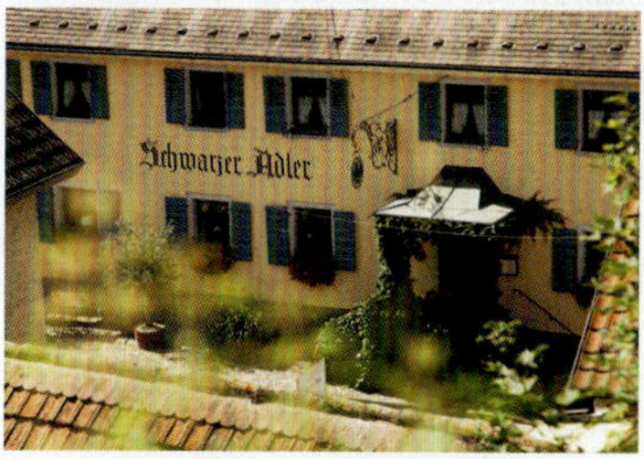

80 | Hauptger. 42–46 €, Menü 104–135 € |
Mo-Di, So Mo-Di, Fr-So ⃠ Mi, Do

Ein Landgasthof wie aus dem Bilderbuch: Gemütlich das Ambiente, herzlich der Service und dazu zeitgenössich interpretierte, französische und regional-badische Gerichte (z.B. „Kaninchenrücken im Chorizo-Sud mit Couscous, Paprika und Mais“) aus der Kreativküche von Christian Baur. Gigantische Weinkarte mit rund 2.700 Positionen.

Winzerhaus Rebstock

Badbergstraße 22, PLZ 79235 (OT: Oberbergen)
50 | Hauptgericht 7–24 €, Menü 35 € | Mi-So Mo, Di

Traditionelles Wirtshaus gegenüber dem „Schwarzen Adler“. Serviert werden schmackhafte Gerichte - mal fein, mal bodenständig. Dazu gibt's Weine vom eigenen Gut. Nette Terrasse im Innenhof.

KellerWirtschaft

Badbergstraße 44, PLZ 79235 (OT: Oberbergen), **T 07662 933080**
60 | Hauptgericht 18–45 €, Menü 69 € | So Mi-So Mo, Di

Im neuen Weingut von Fritz Keller können Sie sich in schlicht-puristischem Ambiente eine mediterran und international beeinflusste Frischeküche schmecken lassen. Dazu gibt es edle Tropfen aus dem eigenen Weingut. Herrliche Terrasse mit sensationellem Blick auf Bassgeige, Schelinger Kirchberg, Pulverbuck sowie das Naturschutzgebiet Badberg.

Kreuz-Post
www.kreuz-post.de

★★★S garni

Landstraße 1, PLZ 79235 (OT: Burkheim), **T 07662 90910,** F 1298
35 Zimmer | Ez 87–124 €, Dz 144–190 €, 9,80 €

Hübsches Hotel umgeben von Weinreben und idyllischen Obstgärten. Verschiedene Zimmertypen in unterschiedlichen Preiskategorien. Hell und freundlich gestaltetes Hotelrestaurant mit badisch-elsässischer Küche.

Zur Krone
www.krone-achkarren.de

Schlossbergstraße 15-17, PLZ 79235 (OT: Achkarren), **T 07662 93130,** F 931350
23 Zimmer | Ez 65–79 €, Dz 95–129 €, ab 15,00 €

Landschaftstypischer hist. Gasthof mit persönlicher Führung und schönen Komfortzimmern, zum Teil mit Balkon und Gartenanbindung. Gemütliches Restaurant mit bodenständiger Küche.

Köpfers Steinbuck
www.koepfers-steinbuck.de

Steinbuckstr. 20, PLZ 79235 (OT: Bischoffingen), **T 07662 9494650**
80 | Hauptgericht 18–39 € | Fr-So Mo, Do-So Di, Mi

Sie mögen authentische Gastlichkeit und eine ebensolche Küche? In dem gut geführten Familienbetrieb kocht man mit modernen und saisonalen Einflüssen - da heißt es z.B. „Praline vom geschmorten Ochsenschwanz mit gebratener Gänseleber, Selleriepüree und Gnocchi“. Dazu gibt es eine schöne Auswahl an nationalen und internationalen Weinen. Im Sommer lockt die Terrasse mit herrlicher Aussicht über die Landschaft des Kaiserstuhls.

Steinbuck Stube
www.steinbuck-stube.de

Talstraße 2, PLZ 79235 (OT: Bischoffingen), **T 07662 911210**
75 | Hauptgericht 21–34 €, Menü 46–58 € | Mi-So Mo, Di

Ein hübsch renoviertes Landgasthaus, in dem man schmackhafte regionale Speisen serviert - begleitet von einer guten Weinauswahl. Regelmäßig werden Degustationsmenüs angeboten. Geschützter Innenhof. Acht liebevoll ausgestattete Gästezimmer vorhanden.

Gasthaus Zum Kaiserstuhl
www.gasthaus-zum-kaiserstuhl.de

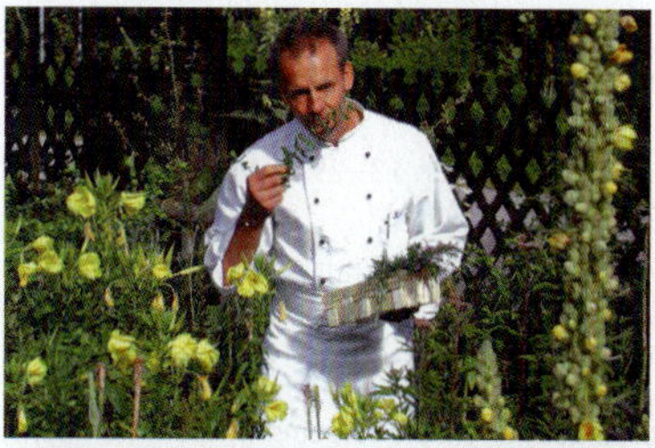

Niederrotweil 4, PLZ 79235 (OT: Niederrotweil), **T 07662 237**
36 | Hauptger. 10–24 €, Menü 25–40 € | Di-So Di-Sa

Nettes Gasthaus mit ländlich-badischem Ambiente. Die gesundheitsbewusste Kräuter- und Blumenküche mit Zutaten aus dem eigenen Garten richtet sich nach den Jahreszeiten. Drei Gästezimmer vorhanden.

VOHENSTRAUSS 54 B
www.vohenstrauss.de

Bayern | EW 7.461 | 580 m
T 09651 922230
Weiden 24 km, Amberg 53 km

Landhotel Lindenhof
www.landhotel-lindenhof-voh.de

★★★S garni

Braunetsrieth 12, PLZ 92648 (OT: Braunetsrieth), **T 09651 2220,** F 4302
27 Zimmer | Ez 70 €, Dz 90 €, exkl. Frühstück

Das ruhig gelegene, gut geführte Landhotel mit großem Garten und Liegewiese verfügt über ländliche Zimmer, die wohnlich und zugleich funktionell eingerichtet sind. Die gemütlichen Gasträume und der romantische Biergarten laden ebenfalls zum Verweilen ein.

VÖHL 31 C
www.voehl.de

Hessen | EW 5.701 | 302 m
T 05635 99310
Waldeck 13 km, Korbach 13 km

Freund
www.hotelfreund.de

★★★★S garni

Sauerlandstr. 6, PLZ 34516 (OT: Oberorke), **T 06454 7090,** F 7091488
80 Zimmer | 5 Suiten | 5 Apartments | Ez 100–150 €, Dz 165–300 €

Tagungs- und Ferienhotel mit ansprechendem Wellness- und SPA-Bereich und unterschiedlich eingerichteten, überwiegend geräumigen Zimmern. Umfangreiches Freizeitangebot. Mehrere Restaurants. Gehobene internationale Küche im Restaurant „L'Ami" .

VÖHRINGEN 59 C
www.voehringen.de

Bayern | EW 13.000 | 499 m
T 07306 96220
Marienkirche (13. Jhd.).
Illertissen 7 km, Ulm 16 km

Speisemeisterei Burgthalschenke
www.burgthalschenke.de

VARTA-TIPP Küche

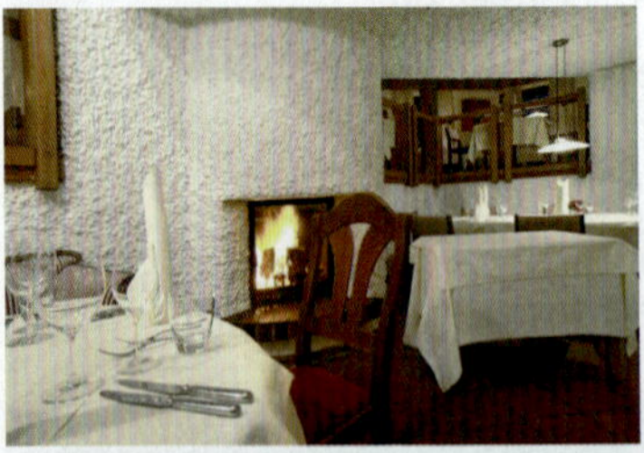

Untere Hauptstraße 4, PLZ 89269 (OT: Thal), **T 07306 5265**
120 | Hauptger. 13–29 €, Menü 17–58 € |
Di-So Mo

Belebtes, rustikal gestaltetes Restaurant auf drei Ebenen. Hier sorgt sich ein aufmerksames Serviceteam um das Wohlgefühl der Gäste, begleitet von einer ausgesprochen guten, saisonal ausgerichteten Küche. Im Sommer lockt die hübsche Gartenterrasse. Es gibt auch Nebenzimmer für Veranstaltungen.

VOLKACH 52 B
www.volkach.de

Bayern | EW 8.664 | 203 m
T 09381 4010
Gerolzhofen 12 km, Kitzingen 21 km

Sonnenhotel Weingut Römmert Neu!
www.sonnenhotels.de

S garni

Erlachhof 1, PLZ 97332, **T 09381 718160,** F 71816069
104 Zimmer | 4 Suiten

Dieses Themenhotel befindet sich direkt an einem Weingut. Das Thema Wein findet sich im ganzen Hotel wieder. So erinnern die hellen, warmen Farben in den Zimmern an die Weinberge und Weinflaschen agieren als indirekte Beleuchtung. Zum Haus gehören auch ein Wellnessbereich mit Pool und Saunen, ein Restaurant mit Sonnenterrasse. Einkaufen kann man in der Vinothek gegenüber.

Am Torturm
www.hotel-am-torturm.de

★★★S garni

Hauptstraße 41, PLZ 97332, **T 09381 80670,** F 806744
21 Zimmer | 1 Apartment | Ez 70–95 €, Dz 102–140 € | 24 h

Kleinstadthotel neben dem mittelalterlichen Torturm des Gaibacher Tores mit persönlicher Atmosphäre und großzügig geschnittenen Gästezimmern.

Weinhotel Rose
www.rose-volkach.de

★★★S garni

Oberer Markt 7, PLZ 97332, **T 09381 8400,** F 840333
30 Zimmer | 1 Suite | Ez 74–99 €, Dz 98–150 € | 24 h

Familiär geführtes Haus am Rande der Altstadt mit zeitgemäßem Ambiente und überwiegend geräumigen, wohnlichen Zimmern, die zum Garten hin über einen Balkon verfügen. In den rustikalen Gaststuben wird fränkische Küche serviert.

Zur Schwane
www.schwane.de

★★★★S garni

Hauptstraße 12, PLZ 97332, **T 09381 80660,** F 806666
30 Zimmer | 2 Suiten | 1 Apartment | Ez 95–138 €, Dz 125–275 €, ab 18,50 € |
21.12.20–2.1.21

Der familiär geführte Gasthof aus dem 15. Jhd. ist ein bezauberndes Schmuckstück und eignet sich ideal für einen spontanen Wochenendurlaub. Die behaglichen Gästezimmer sind mit zahlreichen Antiquitäten eingerichtet. An warmen Sommertagen lädt der spätbarocke Innenhof zum Verweilen ein.

Restaurant Weinstock

VARTA-TIPP Küche VARTA-TIPP Service

16 | Menü 75–132 € | Mi-Sa 19.12.20–11.1.21

An vier Abenden in der Woche verwöhnt Sie Steffen Szabos mit einer experimentellen Aromenküche auf erstklassigem Niveau. Sie haben die Wahl zwischen zwei Menüs, deren Gänge Sie selbst bestimmen und untereinander tauschen können. Zurückhaltend-elegantes Interieur und geschulter Service samt guter Weinberatung machen das niveauvolle Bild komplett.

Schwane 1404

40 | Hauptgericht 19–26 €, Menü 43–52 € | Mo-So 21.12.20–2.1.21

Eine hervorragende Alternative zum Gourmetrestaurant! In den heimeligen Gaststuben, die liebenswert mit viel Holz und unterschiedlichen Accessoires ausstaffiert sind, wird eine gehobene Heimatküche serviert. Auf der Karte locken Gerichte wie „Original Wiener Schnitzel vom Kalb mit Bratkartoffeln, Preiselbeeren und Salat" oder „Geschmorte Rinderbacke und Filet mit Kartoffelstampf und Rahmwirsing".

VÖLKLINGEN 49 C

www.voelklingen.de

Saarland | EW 38.468 | 200 m — Saarbrücken 13 km, Saarlouis 13 km
T 06898 132800
Eisenwerk Völklinger Hütte (UNESCO-Weltkulturerbe).

Leonardo

www.leonardo-hotels.com

garni

Kühlweinstr. 105, PLZ 66333, **T 06898 56610,** F 5661444
98 Zimmer | 24 h

Die ruhige Lage am Bürgerpark dürfte jeden erfreuen, ebenso das schöne, schlichte Design mit einem Hauch saarländischer Industriekultur: in den Zimmern klare Linien, viel Licht und moderne Farbakzente. Traditionelle und internationale Küche wird im Restaurant serviert.

VREDEN 29 A

www.stadtmarketing-vreden.de

Nordrhein-Westfalen | EW 22.641 | 32 m — Südlohn 12 km, Gescher 19 km
T 02564 9899199
Scherenschnittmuesum, Heimatlandmuseum mit Bauernhofanlage, Ausgrabungsstätte, Flamingokolonie im Naturschutzgebiet.

Büschker's Stuben

www.amkring.de

Kring 6-8 (im Hotel am Kring), PLZ 48691, **T 02564 93080**
70 | Hauptgericht 15–30 € | Mo-Sa So

»

Schon die hübsche Lage inmitten eines denkmalgeschützten Dorfkringes lockt einen hierher, aber auch die frische Küche ist einen Besuch wert. Die Verbundenheit mit der Region zeigt sich in Gerichten wie „Mutters Hochzeitssuppe“ oder „Münsterländer Zwiebelfleisch“. Im Zweitrestaurant „Clemens“ bietet man an den Wochenenden ein wechselndes Feinschmeckermenü an. Gepflegt übernachten kann man im angeschlossenen Hotel.

WAAKIRCHEN 68 A — www.waakirchen.de

Bayern | EW 5.571 | 759 m — Bad Tölz 9 km, München 50 km
T 08021 90280

Der Margarethenhof — www.margarethenhof.com

★★★★ garni

Gut Steinberg 1-4, PLZ 83666 (OT: Marienstein), **T 08022 75060,** F 74818
35 Zimmer | 35 Suiten

Landschaftlich sehr schön gelegenes Anwesen hoch über dem Tegernseer Tal mit 18-Loch-Golfanlage. Hübsche Apartments im bayerischen Landhausstil. Kleiner Wellnessbereich mit finnischer Sauna, Whirlpool und Ruheraum. Behagliches Restaurant mit herrlicher Terrasse.

WACHENHEIM A.D. WEINSTRASSE 50 D — www.wachenheim.de

Rheinland-Pfalz | EW 4.678 | 141 m — Bad Dürkheim 3 km, Haßloch 14 km
T 06322 9580801

Rieslinghof — www.rieslinghof.com

★★★★ garni

Weinstr. 86, PLZ 67157, **T 06322 9898920**
6 Zimmer | Ez 80 €, Dz 110 €

Das langgestreckte, mit regionaltypischem Sandstein errichtete Gebäude eignet sich nicht nur als perfekte Veranstaltungslocation, man kann hier auch wunderbar übernachten. Im ersten Obergeschoss des Anwesens hat man geschmackvolle Zimmer, die mit Eichenholzdielen, behaglichen Vollholzmöbeln und modernen Bädern ausgestattet sind.

The Izakaya — www.the-izakaya.com

VARTA-TIPP Küche

Weinstraße 36, PLZ 67157, **T 06322 9591150**
Menü 65–75 € | Mo, Fr-So ⃠ Di, Mi, Do

Bei Benjamin Peifer kommt nur ein festes Menü auf den Tisch. Bei den aromenreichen Gerichten, die in der offenen Küche kreiert werden, spürt man die Liebe des Patrons zur japanischen Esskultur. Eine Tischreservierung ist notwendig! In den hinteren Teil des Lokals ist die Weinhandlung „ROHSTOFF“ integriert. Hier werden neben großartigen Weinen auch kleine Snacks angeboten.

WACHENROTH 53 A — www.wachenroth.de

Bayern | EW 2.000 | 285 m — Schlüsselfeld 6 km, Burgebrach 7 km
T 09548 332

Landgasthof Weichlein — www.gasthofweichlein.de

Weingartsgreuth 20, PLZ 96193, **T 09548 349**
100 | Hauptgericht 13–28 €, Menü 30–45 € | Fr-So Di-So ⃠ Mo

Ein familiär geführter Gasthof mit ländlich-rustikalem Ambiente und schmackhafter fränkischer Küche. Auf der Karte stehen Gerichte wie „Confierter Bachsaibling mit knuspriger Tomatenbutter, Zucchinigemüse und Perlgraupenrisotto". Im Sommer lockt der Biergarten im hübsch bepflanzten Innenhof. Es gibt auch zweckmäßig eingerichtete Hotelzimmer.

WACHTBERG 40 A www.wachtberg.de

Nordrhein-Westfalen | EW 19.827 | 222 m Remagen 11 km, Bonn 17 km
T 0228 95440

Kräutergarten www.gasthaus-kraeutergarten.de

Töpferstraße 30, PLZ 53343 (OT: Adendorf), **T 02225 7578**
40 | Hauptgericht 32–36 €, Menü 48–64 € | Mi-Sa 12.–27.10.20

Familiengeführtes Restaurant mit mediterran-elegantem Flair. Hier genießen Sie eine einfallsreiche internationale Küche. Wie wäre es z.B. mit „Gezupfter Kaninchenkeule, Burrata, Rucola und Tomate mit Basilikumpesto"? Im Sommer können Sie auch auf der Gartenterrasse speisen.

WACKERSBERG 68 A www.tourismus.wackersberg.de

Bayern | EW 3.489 | 735 m Bad Heilbrunn 4 km, Gaißbach 6 km
T 08041 799280

Benediktenhof www.benediktenhof.de

VARTA-TIPP Service

★★★★S garni

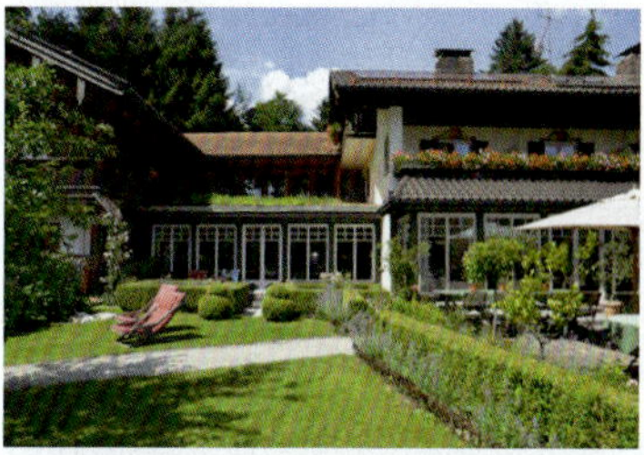

Alpenbadstraße 16, PLZ 83646 (OT: Arzbach), **T 08042 91470,** F 914729
12 Zimmer | 4 Suiten | 1 Apartment
Ez 67–78 €, Dz 104–144 € | 24 h

Ein regelrechter Geheimtipp ist das aparte kleine Bio-Landhotel im malerischen Isarwinkel. Der familiäre Charme der Gastgeber wird Sie ebenso begeistern wie die romantischen Zimmer und Suiten. Luxus und Wellness in absoluter Privatsphäre bietet das 80 qm große Chalet.

Tölzer Schießstätte www.toelzer-schiessstaette.de

Kiefersau 138, PLZ 83646, **T 08041 3545**
Hauptgericht 9–15 € | Di-Mi, Fr-So Di-Mi, Fr-Sa Mo, Do

Eine urig-gemütliche Adresse mit harmonisch angepasster Einrichtung und herzlicher Gastfreundschaft. Frisches regionales Speisenangebot. Idyllische Sommerterrasse.

WADERN 49 A www.wadern.de

Saarland | EW 16.000 | 275 m Grimburg 9 km, Mandern 11 km
T 06871 5070
Schloss und Burg Dagstuhl, Schloss Münchweiler, Öttinger Schlösschen.

Dagstuhler Hof
www.dagstuhlerhof.de

garni

Poststr. 2, PLZ 66687, **T 06871 9209516,** F 9209517
14 Zimmer | 1 Suite | Ez ab 73 €, Dz ab 100 €, exkl. Frühstück, ab 5,00 €

Familiär geführter Hotelbetrieb mit elegant und wohnlich eingerichteten Gästezimmern. Liebevoll gestaltetes Restaurant mit regionaler Küche.

WAGING A.SEE 69 A
www.waging.de

Bayern | EW 6.509 | 465 m — Traunstein 12 km, Laufen 20 km
T 08681 313

Eichenhof
www.hotel-eichenhof.de

★★★★ garni

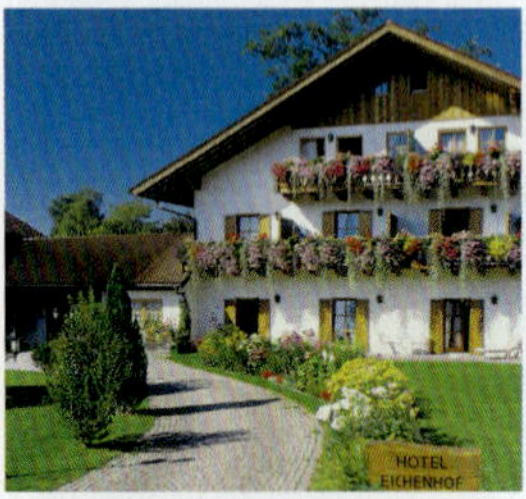

Angerpoint 1, PLZ 83329, **T 08681 4030,** F 40325
48 Zimmer | 2 Suiten | 3 Apartments
Ez 80–100 €, Dz 140–160 € | 24 h

Gepflegtes Landhotel in reizvoller Lage direkt am Waginger See mit alpiner Kulisse. Naturholz und freundliche Farben prägen die großzügigen, modern ausgestatteten Zimmer. Ansprechendes Angebot an verschiedenen Massagen und Beauty-Anwendungen. Regionale Gerichte werden im Restaurant, im Wintergarten und auf der Sonnenterrasse serviert.

Landhaus Tanner
www.landhaustanner.de

VARTA-TIPP Küche

Aglassing 1, PLZ 83329, **T 08681 69750**
85 | Hauptgericht 12–32 €, Menü 20–54 € | Mo, Mi-So Di

Ein charmanter, rundum empfehlenswerter Landgasthof am Ortsrand von Waging. Patron Franz Tanner ist ein absoluter Slow-Food-Verfechter, er pflegt eine moderne, naturbelassene Regionalküche. Die Preise sind fair, der Service herzlich. Für Übernachtungsgäste stehen wohnliche Zimmer und Suiten zur Verfügung. Am Wochenende gibt es nachmittags hausgemachte Kuchen. Malerische Sonnenterrasse mit Panoramablick.

WAIBLINGEN 58 A
www.wtm-waiblingen.de

Baden-Württemberg | EW 52.890 | 230 m — Stuttgart 12 km, Backnang 20 km
T 07151 5001155
Galerie Stihl Waiblingen, Hochwachturm, Stadtmuseum.

Bachofer
www.bachofer.info

VARTA-TIPP Küche

Marktplatz 6, PLZ 71332, **T 07151 976430**
40 | Hauptgericht 26–46 €, Menü 76–140 € | Mi-Fr Di-Sa Mo, So

Trendiges, puristisches Ambiente am Waiblinger Marktplatz. Asiatische Einflüsse ergänzen die aromareichen Kreationen von Bernd Bachofer, der für seine Experimentierfreude bekannt ist. An der Essbar kann man den Köchen bei der Arbeit zuschauen. Regelmäßig finden Events, Weinproben und Kochkurse statt. Sie möchten übernachten? In dem denkmalgeschützten Gebäude stehen acht individuelle Designzimmer zur Verfügung.

Brunnenstuben
www.brunnenstuben.de

Quellenstr. 14, PLZ 71334 (OT: Beinstein), **T 07151 9441227**
82 | Hauptgericht 20–33 €, Menü 30–70 € | So Mi-So Mo, Di

Lassen Sie sich vom Äußeren des Gebäudes nicht abschrecken! Im Innern erwarten Sie gepflegte Gasträume mit bürgerlich-rustikalem Charakter. Hier offeriert man Ihnen eine wohlschmeckende schwäbische Küche mit internationalen Einflüssen. Die begrünte Terrasse sorgt für sommerliches Feeling.

WALDBREITBACH 40 A
www.touristikverband-wiedtal.de

Rheinland-Pfalz | EW 1.859 | 140 m
T 02638 4017
Bad Hönningen 11 km, Neuwied 22 km

Zur Post
www.hotelzurpost.de

★★★S garni

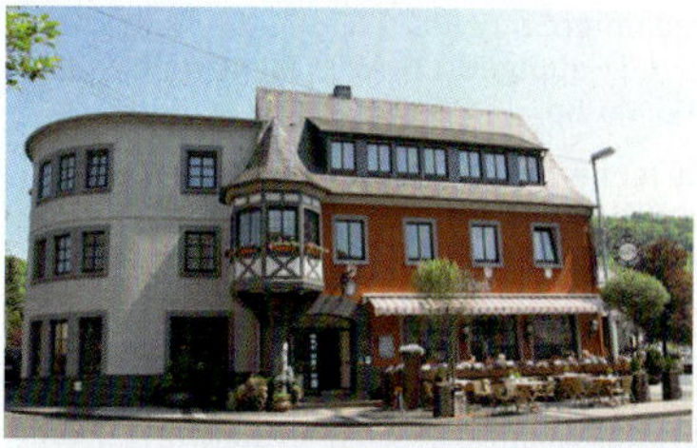

Neuwieder Straße 44, PLZ 56588,
T 02638 9260, F 926180
44 Zimmer | 6 Suiten
Ez 60–82 €, Dz 96–114 €

Traditionsreicher, über die Jahre gewachsener Gasthof mit geschmackvoll und wohnlich eingerichteten Zimmern. Kleine, einem Schiffsdeck nachempfundene Saunalandschaft. Ländliche Gasträume mit Freiterrasse und saisonaler Frischeküche.

WALDBRONN 57 A
www.waldbronn-tourismus.de

Baden-Württemberg | EW 12.649 | 261 m
T 07243 56570
Karlsruhe 16 km, Pforzheim 23 km
Thermalbad Albtherme, Eistreff, Heimat- und Radiomuseum, Kurpark, Kräutergarten.

Schwitzer's am Park
schwitzers.com/hotel

VARTA-TIPP Service

★★★★S garni

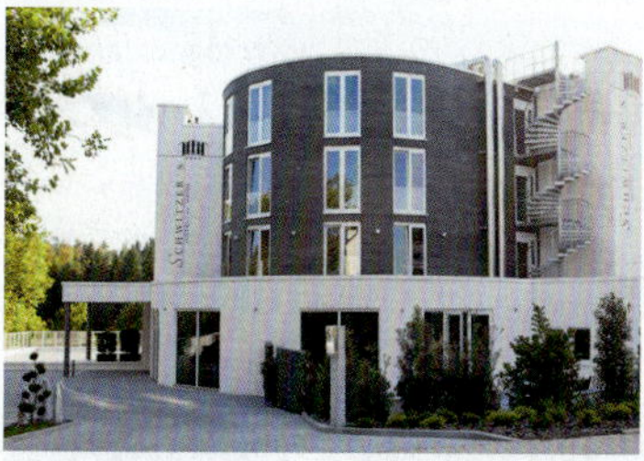

Etzenroter Str. 4, PLZ 76337 (OT: Reichenbach), **T 07243 354850,** F 3548585
20 Zimmer | 2 Suiten
Ez 140–200 €, Dz 175–255 €, exkl. Frühstück

Direkt am Kurpark findet man dieses Wohlfühlrefugium - angefangen beim exzellenten Service über die liebevoll eingerichteten Zimmer bis hin zum geschmackvollen Wellnessbereich. Das Interieur ist geprägt durch einen Stilmix aus Art déco, Chesterfield und modern-schlichter Eleganz.

Schwitzer's am Park
schwitzers.com/sternerestaurant

VARTA-TIPP Küche VARTA-TIPP Service

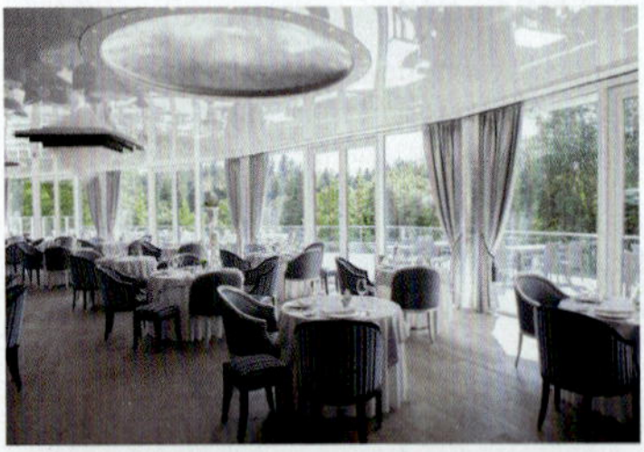

50 | Menü 99–189 € | Di-Sa Mo, So

Durchdacht, intensiv, reduziert - so zeigt sich die klassisch-moderne Küche von Cédric Schwitzer. Der gebürtige Franzose stellt dabei stets das Produkt in den Vordergrund. Niveauvoll auch das Restaurant selbst: wertig und elegant das Interieur, stilvoll die Tischkultur. Der Service sehr freundlich und versiert.

Schwitzer's Brasserie & Lounge
schwitzers.com/brasserie

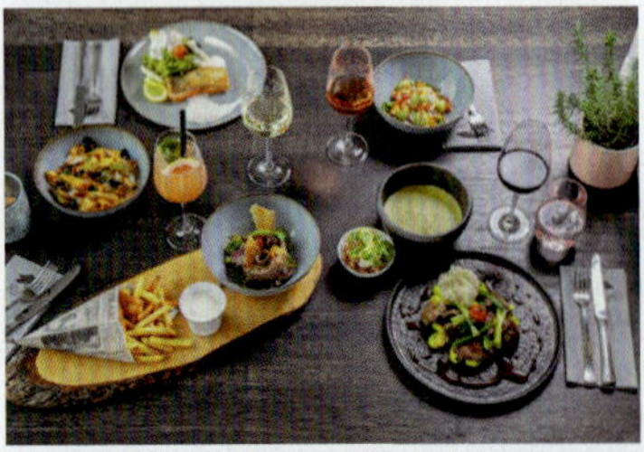

Etzenroter Str. 2, PLZ 76337
60 | Hauptger. 11–49 €, Menü 44 € |
Mo-So

Die moderne Brasserie befindet sich im Nachbargebäude des Hotels. „Gebratenes Ochsenkotelett", „Mariniertes Tatar vom Weiderind" oder „Provenzalische Bouillabaisse" - was hier gekocht wird, ist schmackhaft und alles andere als langweilig. Von Montag bis Freitag wird zudem mittags ein preisgünstiges „Plat du jour"-Menü angeboten.

WALDECK 31 C
www.waldeck.de

Hessen | EW 7.233 | 404 m
T 05623 973782
Bad Wildungen 16 km, Korbach 26 km

Schloss Waldeck
www.schloss-hotel-waldeck.de

garni

Schloss Waldeck 1, PLZ 34513, **T 05623 5890,** F 589289
42 Zimmer | 2 Suiten | Ez 110–130 €, Dz 142–199 € | 24 h

Im 11. Jhd. erbaute ehem. Ritterburg mit herrlichem Ausblick auf den Edersee. Geschmackvoll renovierte Gästezimmer, die mit warmen Farben und natürlichen Materialien ausgestattet sind. Gehobene Küche im Restaurant „Alte Turmuhr". Räumlichkeiten wie das stilvolle Kaminzimmer oder der Rittersaal eignen sich bestens für Veranstaltungen.

Roggenland
www.roggenland.de

★★★★ garni

Schlossstr. 11-13, PLZ 34513, **T 05623 9988,** F 6008
58 Zimmer | 1 Suite | Ez 89–110 €, Dz 132–162 €, 14,50 € | 18.–27.12.20

Gepflegtes Haus für Urlaub, Wellness und Tagung. Wohnliche Zimmer verschiedener Kategorien. Ansprechender Wellnessbereich mit Hallenbad, Saunalandschaft und Sonnenterrasse. Restaurant mit internationaler und regionaler Küche.

Werbetal www.hotel-werbetal.de

Uferstraße 28, PLZ 34513 (OT: Nieder-Werbe), **T 05634 97960,** F 979695
29 Zimmer | 1 Apartment | Ez 59–85 €, Dz 118–146 €

Seit 1866 familiär geführtes Haus in reizvoller Lage am Nordufer des Edersees mit unterschiedlich eingerichteten Gästezimmern. Das rustikale Restaurant mit Blick auf den See serviert regionale Spezialitäten.

WALDENBUCH 58 A www.waldenbuch.de

Baden-Württemberg | EW 8.476 | 362 m Schönaich 8 km, Nürtingen 18 km
T 07157 12930

Landgasthof Rössle www.landgasthofroessle.de

★★★S

Auf dem Graben 5, PLZ 71111, **T 07157 7380,** F 20326
32 Zimmer | Ez ab 89 €, Dz ab 119 €

Diesen traditionsreichen Familienbetrieb gibt es schon seit 1843. Das Haus verfügt über gepflegte Gästezimmer und einen zeitgemäßen Tagungsbereich. In den gemütlichen Restaurantstuben werden regionale und internationale Spezialitäten aufgetischt.

Gasthof Krone www.krone-waldenbuch.de

Nürtinger Straße 14, PLZ 71111, **T 07157 408849**
40 | Hauptgericht 26–38 €, Menü 66–108 € | Mi-So Mo, Di

Ein denkmalgeschützter Gasthof am Fuße des Schlossberges mit ländlich-elegantem Charme. Serviert wird feine europäische Küche, bei der sowohl Frische und Qualität als auch saisonale Produkte eine übergeordnete Rolle spielen. Täglich wechselnder Mittagstisch. Schöne Terrasse.

WALDENBURG 52 C www.waldenburg-hohenlohe.de

Baden-Württemberg | EW 3.100 | 505 m Öhringen 15 km, Schwäbisch Hall 20 km
T 07942 1080

Panoramahotel Waldenburg www.panoramahotel-waldenburg.de

Hauptstraße 86, PLZ 74638, **T 07942 91000,** F 9100888
120 Zimmer | Ez ab 105 €, Dz ab 135 € | 24 h

Der 2018 eröffnete Hotelneubau befindet sich hoch oben auf dem „Balkon Hohenlohes" mit bestechender Aussicht auf das umliegende Land. Ferien- und Businessgäste fühlen sich wohl in den schönen Zimmern, in der gemütlichen Bar und im kleinen Wellnessbereich mit zwei Saunen. Im Restaurant und auf den beiden Panoramaterrassen wird frische regionale Küche serviert.

Villa Blum www.villa-blum.de

VARTA-TIPP Service

garni

Haller Str. 12, PLZ 74638, **T 07942 94370,** F 943727
9 Zimmer | Ez ab 89 €, Dz ab 135 €, ab 5,00 € | 24 h ››

Die ehemals fürstliche Stadtvilla bietet authentischen Altbaucharme und wohnliche Gästezimmer. Das kleine, sehr persönlich geführte Hotel vereint hist. Bauweise mit zeitgemäßem Komfort. WLAN, die Getränke aus der Minibar und die Nutzung der Sauna sind für Hausgäste kostenfrei. Morgens erwartet Sie ein sehr gutes Frühstück.

WALDKIRCH 56 D — www.stadt-waldkirch.de

Baden-Württemberg | EW 21.141 | 274 m — Emmendingen 12 km, Freiburg 15 km
T 07681 19433
Elztalmuseum für Geschichte und Orgelbau, Ruine Kastelburg, Schwarzwaldzoo, Baumkronenweg.

Löwen — www.loewen-buchholz.com

Schwarzwaldstraße 34, PLZ 79183 (OT: Buchholz), **T 07681 9868,** F 25253
42 Zimmer | 8 Suiten | Ez 63–78 €, Dz 93–108 €

Bei Familie Dages können Sie ruhig und komfortabel übernachten. Es erwarten Sie helle und freundlich gestaltete Hotelzimmer. Einige verfügen über einen Balkon oder eine Terrasse. Kleiner Sauna- und Fitnessbereich. Im gemütlichen Restaurant wird badische Küche aufgetischt.

Zum Storchen — www.zum-storchen-waldkirch.de

Lange Straße 24, PLZ 79183, **T 07681 4749590,** F 4749599
28 Zimmer | 2 Suiten | Ez 82–89 €, Dz 105–125 €

Sie haben es gerne persönlich und familiär? Dann werden Sie sich hier wohlfühlen! Die Zimmer sind zeitgemäß und tipptopp gepflegt, und morgens wartet ein leckeres Frühstück auf Sie. Kostenfreie Extras für Hausgäste: LAN/WLAN, Sauna und ein kleiner Fitnessbereich.

Zum Storchen

60 | Hauptgericht 15–27 €, Menü 35–48 € | Di-Sa ⦸ Mo, So

Frische Gerichte, freundlicher Service und ansprechendes Ambiente - da mischt man sich doch gerne unter die Gäste und lässt sich von der regional und saisonal geprägten Speisekarte Appetit machen. Wie wäre es denn z.B. mit „Gebratenem Zanderfilet auf Kräuterrisotto mit Frühlingsgemüse und confierten Tomaten“? Gutes Weinangebot.

WALDKIRCHEN 62 B — www.waldkirchen.de

Bayern | EW 10.244 | 573 m — Passau 28 km, Grafenau 30 km
T 08581 19433
Karoli Badepark, Naturschutzgebiet Saußbachklamm, Museum Goldener Steig, Karoli-Kapelle, Emerenz-Meier-Haus.

Johanns
www.restaurant-johanns.de

VARTA-TIPP Küche

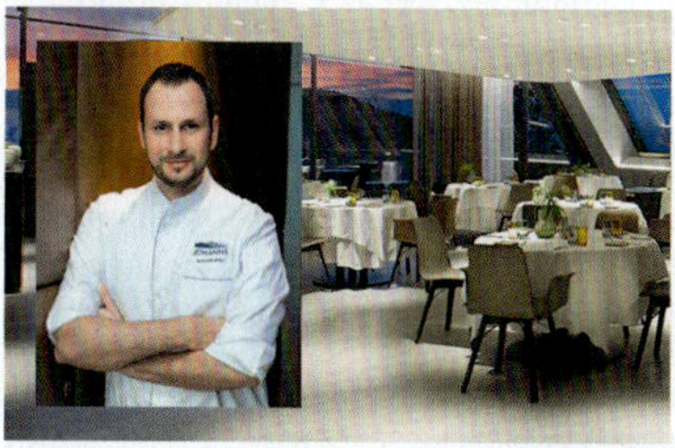

Marktplatz 24, PLZ 94065,
T 08581 2082000
60 | Hauptger. 16–34 €, Menü 75–95 € |
Mo-Sa So

Erst shoppen, dann gut essen? Kein Problem: das Modehaus Garhammer bietet im 2. OG ein exklusives Gourmetrestaurant. Die Küche von Michael Simon Reis ist ein Garant für ausgezeichnete regionale Produkte sowie aromenreiche, kreative Speisen. Dazu kredenzt der geschulte und freundliche Service erlesene Weine aus nah und fern.

WALDSEE, BAD 66 A
www.bad-waldsee.de

Baden-Württemberg | EW 20.000 | 600 m Ravensburg 20 km, Biberach 23 km
T 07524 941342
Hist. Altstadt, spätgot. Rathaus, barocke Pfarrkirche, Fürstl. Wasserschloss Waldsee, Frauenbergkapelle, Kloster mit Wallfahrtskirche im OT Reute (4 km SW), Städt. Museum im Kornhaus, Erwin-Hymer-Museum, Therme- & Saunalandschaft, Stadt zwischen zwei Seen (Stadtsee & Schlosssee).

Waldsee Golf-Resort
www.waldsee-golf.de

★★★★

Hopfenweiler 9, PLZ 88339 (OT: Hopfenweiler), **T 07524 40170,** F 4017100
40 Zimmer | Ez 119 €, Dz 184 €, 8,00 € | 24 h

Eingebettet in eine Golfanlage erwartet Sie dieses anspruchsvolle Domizil. Das Hotel verfügt über komfortable Zimmer, einen ansprechenden Vitalbereich mit Sauna, Whirlpool und Fitnessraum sowie ein Restaurant mit gemütlichem Kamin und Terrasse.

Adler
www.hotel-gasthaus-adler.de

★★★

Bundesstraße 15, PLZ 88339 (OT: Gaisbeuren), **T 07524 9980,** F 998152
31 Zimmer | 1 Suite | Ez 71–86 €, Dz 95–116 €

Familiär geführter Gasthof von 1481 mit neuerem Hotelanbau. Wohnliche Gästezimmer, die mit Kirschbaummöbeln ausgestattet sind. In den gemütlichen Gaststuben wird eine schmackhafte regionale und deutsche Küche serviert - u.a. Wildspezialitäten aus eigener Jagd.

Gästehaus Rössle
www.gaestehaus-roessle.com

€ Gut & Günstig garni

Wurzacher Straße 30, PLZ 88339, **T 07524 40100,** F 401040
12 Zimmer | Ez 52–70 €, Dz 85–93 €

Familiär geführtes Gästehaus im Zentrum der Altstadt. Gepflegte, moderne Zimmer mit kostenfreiem WLAN. Gutes Frühstück.

Gasthof Kreuz
www.kreuz-gasthof.de

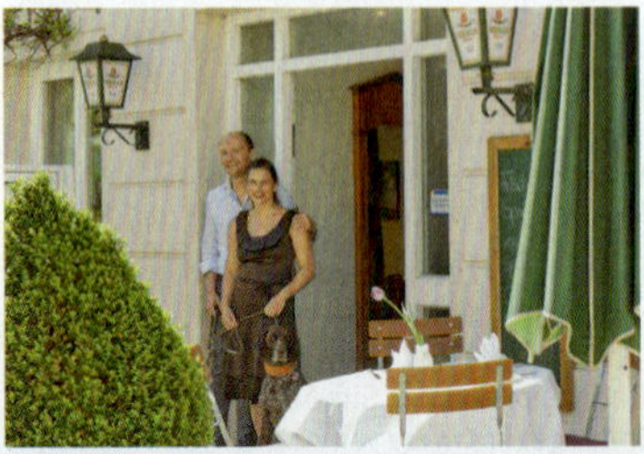

Gut-Betha-Platz 1, PLZ 88339, **T 07524 3927**
70 | Hauptger. 10–22 €, Menü 25–33 € |
Mi-So Di-Sa Mo

In einer der ältesten Wirtschaften von Bad Waldsee serviert man eine feine regionale Küche zu fairen Preisen. Aber auch mediterran inspirierte Gerichte stehen auf der Speisekarte. Einmal im Monat wird ein sogenanntes Amuse-Gueule-Menü (15 Gänge inkl. Wasser und Wein) angeboten. Sechs renovierte, gemütliche Gästezimmer.

WALDSHUT-TIENGEN 64 B
www.waldshut-tiengen.de

Baden-Württemberg | EW 22.876 | 341 m Schaffhausen (Schweiz) 30 km, Lörrach 60 km
T 07751 833200
Waldshut: Kaiserstraße, Oberes und Unteres Tor. Tiengen: Schloss, Barockkirche Maria Himmelfahrt, Storchenturm.

Bercher
www.bercher.de

★★★★ garni

Peter-Thumb-Str. 11, PLZ 79761 (OT: Tiengen), **T 07741 47470,** F 4747100
38 Zimmer | 1 Suite | Ez 88–118 €, Dz 148–188 €, ab 10,00 €

Zentral gelegenes, seit 1911 von der Familie geführtes Haus mit komfortabel im Landhausstil eingerichteten Zimmern. Hübsche Saunalandschaft mit fünf Saunen. Bürgerliches Restaurant mit traditioneller und internationaler Küche.

Landgasthof Hirschen
www.hirschen-breitenfeld.de

€ Gut & Günstig ★★★ garni

Breitenfeld 13, PLZ 79761 (OT: Breitenfeld), **T 07741 68250,** F 682568
27 Zimmer | 1 Suite | Ez 45–64 €, Dz 83–97 €, exkl. Frühstück, ab 7,50 €

Ein gepflegtes Haus mit komfortablen, recht geräumigen Zimmern im Gästehaus Cäcilia. Die Gästezimmer im Stammhaus sind etwas einfacher. Kleiner Wellnessbereich mit Sauna, Dampfbad und Fitnessraum. Heimeliges Restaurant mit saisonaler und regionaler Küche.

WALDSTETTEN 58 B
www.waldstetten.de

Baden-Württemberg | EW 7.113 | 387 m Schwäbisch Gmünd 6 km, Göppingen 21 km
T 07171 4030

Hölzle
www.hoelzle.de

€ Gut & Günstig ★★★ garni

Waldstetter Straße 19, PLZ 73550 (OT: Weilerstoffel), **T 07171 40050,** F 400531
17 Zimmer | Ez 69 €, Dz 98 €

Familiär geführter Gasthof am Fuße der Schwäbischen Alb mit 100-jähriger Tradition. Die einfachen, aber gepflegten Zimmer verfügen teils über einen Balkon. Gemütliches Restaurant mit schwäbischer Küche.

Sonnenhof
www.sonnenhof.de

Lauchgasse 19, PLZ 73550, **T 07171 947770**
50 | Hauptgericht 14–26 €, Menü 24–49 € | So Mi-So Mo, Di

Ein sympathisch geführtes Restaurant. Serviert werden traditionelle schwäbische Spezialitäten und heimische Weine. Ausgesprochen nett sitzt man im lauschigen Biergarten.

WALLDORF 51 C
www.walldorf.de

Baden-Württemberg | EW 14.685 | 108 m
Wiesloch 4 km, Heidelberg 15 km
T 06227 350
Astorhaus mit Museum, Laurentiuskapelle, hist. Fachwerkbauten, Stadtkirche (ev.), St. Peter (kath.).

Vorfelder Neu!
www.hotel-vorfelder.de

★★★★S gami

Bahnhofstraße 28, PLZ 69190, **T 06227 6990,** F 30541
65 Zimmer | 3 Suiten | Ez 70–125 €, Dz 95–150 €, ab 9,00 € | 24 h

Das familiär geführte Hotel punktet nicht durch seine verkehrsgünstige Lage, sondern auch durch seine zeitgemäß und geradlinig ausgestatteten Gästezimmer. Im modernen Kaminrestaurant nebst Lounge wird frisch und kreativ gekocht.

WALLENFELS 44 D
www.wallenfels.de

Bayern | EW 2.823 | 382 m
Kronach 14 km, Bayreuth 47 km
T 09262 9450

Gasthof Roseneck
www.gasthof-roseneck.de

€ Gut & Günstig

Schützenstraße 46, PLZ 96346, **T 09262 7260**
Hauptgericht 8–13 € | Fr-So Mo, Mi-So Di

Die ländliche Einrichtung mit warmen Farbtönen und liebevoller Dekoration verbreitet pure Gemütlichkeit. Hier gibt es eine gute fränkische Küche mit Produkten aus der Region - und das alles zu äußerst gastfreundlichen Preisen. Übernachten können Sie in einem der zweckmäßig eingerichteten Gästezimmer.

WALLERFANGEN 49 C
www.wallerfangen.de

Saarland | EW 9.435 | 270 m
Saarlouis 3 km, Saarwellingen 13 km
T 06831 68090

Landwerk
www.land-werk.de

VARTA-TIPP Küche

Estherstraße 1, PLZ 66798, **T 06831 62622**
45 | Hauptgericht 29–38 €, Menü 79–140 € | Do-So Mi-So Mo, Di

Küchenchef Marc Pink und sein Team kombinieren gekonnt, stimmig und mit Sinn fürs Detail modern-kreative Elemente, regionale Produkte sowie internationale Einflüsse. Das Ambiente stylish und puristisch, der Service freundlich und geschult. Kleine Snacks und Drinks werden in der angeschlossenen LandWerk-Lounge angeboten. Über dem Gastraum hat man modern und komfortabel ausgestattete Gästezimmer.

WALLGAU 67 B www.alpenwelt-karwendel.de

Bayern | EW 1.440 | 866 m Mittenwald 10 km, Farchant 12 km
T 08825 925050

Parkhotel www.parkhotel-wallgau.de

★★★★ S garni

Barmseestraße 1, PLZ 82499, **T 08825 290,** F 366
45 Zimmer | 15 Suiten | Ez 135–165 €, Dz 200–290 €, inkl. Halbpension, ab 18,00 € | 24 h

Ein Refugium zum Wohlfühlen! Dieses freundlich geführte Hotel liegt im Ortszentrum und begeistert mit alpenländischer Gastfreundschaft. Warme Holztöne sowie traditionelle Möbel und Stoffe prägen die Einrichtung der gemütlichen Zimmer. Ländlich-elegantes Restaurant. SPA-Bereich mit Schwimmbad und Saunalandschaft.

WALLUF 41 C www.walluf.de

Hessen | EW 5.464 | 102 m Eltville 3 km, Wiesbaden 9 km
T 06123 7920

Zur Schlupp www.gasthauszurschlupp.de

Hauptstr. 25, PLZ 65396 (OT: Niederwalluf), **T 06123 72638**
24 | Hauptgericht 18–28 €, Menü 32–58 € | Mo, Fr-So Di, Mi, Do 27.12.20–7.1.21

Ausgesprochen angenehm sitzt man in den heimeligen, teils holzgetäfelten Stuben. Aus der Küche kommen frische, saisonal geprägte Gerichte. Liebenswerter Service.

WALSRODE 23 A www.walsrode.de

Niedersachsen | EW 23.353 | 49 m Soltau 25 km, Verden 30 km
T 05161 9770
1000-jähriges Kloster, Heidemuseum Rischmannshof mit Lönszimmer, Naturschutzgebiet Grundloses Moor (5 km N) mit See.
Weitere Empfehlungen unter Essel.

Forellenhof www.forellenhof.de

★★★★ S garni

Hünzingen 3, PLZ 29664 (OT: Hünzingen), **T 05161 9700,** F 970123
63 Zimmer | 4 Suiten | Ez 70–100 €, Dz 90–130 €

Traditioneller Familienbetrieb in ruhiger Lage mit behaglich eingerichteten Zimmern im Haupt- und Gästehaus. Gute Tagungsmöglichkeiten. Gemütliches Restaurant mit regionaler Küche und großer Außenterrasse.

Landhaus Walsrode www.landhaus-walsrode.de

★★★ S garni

Oskar-Wolff-Str. 1, PLZ 29664, **T 05161 98690,** F 2352
14 Zimmer | 1 Suite | Ez 75–115 €, Dz 90–130 €

Ehem. niedersächsisches Bauernhaus mit behaglicher Atmosphäre und individuell eingerichteten Zimmern. Park mit altem Baumbestand und beheiztem Außenschwimmbad.

WALTROP 29 B
www.waltrop.de

Nordrhein-Westfalen | EW 29.837 | 70 m Lünen 12 km, Dortmund 13 km
T 02309 9300
Schleusenpark Waltrop (5 km W), Gewerbepark Zeche Waltrop, hist. Stadtkern und Kirche St. Peter.

Gasthaus Stromberg
www.gasthaus-stromberg.de

Dortmunder Straße 5, PLZ 45731, **T 02309 4228**
80 | Hauptgericht 15–36 €, Menü 39–65 € | Sa Di-Fr Mo, So

Ein hübsches Fachwerkhaus mit moderner Inneneinrichtung. Geboten werden gekonnt zubereitete heimische und internationale Gerichte, die von einer freundlichen Crew zu Tisch gebracht werden. Harmonisches Preis-Leistungs-Verhältnis.

WANGELS 8 D
www.ostseeurlaub-in-wangels.info

Schleswig-Holstein | EW 2.172 | 56 m Kiel 53 km, Neumünster 70 km
T 04382 510

Weissenhaus
www.weissenhaus.de

VARTA-TIPP Service

Parkallee 1, PLZ 23758 (OT: Weissenhaus), **T 04382 92620,** F 92621704
55 Zimmer | 24 Suiten | 6 Apartments | Ez 400–650 €, Dz 440–690 € | 24 h

Das exklusive Strandresort mit weitläufigem Landschaftspark und Naturstrand gehört zu Deutschlands luxuriösesten Destinationen. Hier logieren Sie in edel ausgestatteten Zimmern und Suiten in unterschiedlichen Kategorien, die sich auf mehrere Dependancen sowie historische Gebäude verteilen. Für Entspannung und Wohlbefinden sorgt ein großzügiger SPA-Bereich. Das Service- und Dienstleistungsniveau ist in allen Bereichen des Hauses vorbildlich.

Courtier

VARTA★TIPP Küche VARTA-TIPP Service

28 | Hauptgericht 69–89 €, Menü 169–195 € | Di-Sa Mo, So

Christian Scharrer steht für eine raffinierte Küche - handwerklich perfekt zubereitet und spannend präsentiert. Dazu ein kompetenter Service unter der Leitung der charmanten und versierten Gastgeberin Nathalie Meyer. Das stilvolle Ambiente mit funkelnden Kronleuchtern, wertvollen Gemälden und aufwendigem Stuck ist mit das mit das edelste, was man in Deutschland derzeit findet. Herrlich auch die Schlossterrasse mit Blick auf die Hohwachter Bucht.

Bootshaus

70 | Hauptgericht 29–49 €, Menü 59–69 € | Mo-So

Direkt am Meer liegt das moderne Restaurant mit seiner großen Fensterfront. Hier bekommt man in entspannter Atmosphäre regionale und internationale Speisen aufgetischt, die mit frischen Produkten und saisonalem Einfluss zubereitet werden. Eine 400 qm große Lounge mit Sitzkissen, Strandkörben und Feuerstellen lädt besonders in den Sommermonaten zum Verweilen ein.

WANGEN IM ALLGÄU 66 A www.wangen-tourismus.de

Baden-Württemberg | EW 27.000 | 556 m Lindau 19 km, Kempten 43 km
T 07522 74211
Denkmalgeschützte Altstadt mit Türmen, Toren, schmucken Patrizier- und farbenprächtigen Handwerkshäusern, zahlreiche Brunnen, Wangener Museumslandschaft mit begehbarem Wehrgang und mittelalterlicher Badstube.

Allgovia Hotel www.hotel-allgovia.de

garni

Scherrichmühlweg 15, PLZ 88239, **T 07522 9168890,** F 91688989
21 Zimmer | 1 Suite | Ez 59–99 €, Dz 99–139 €, 7,50 €

Freundliches Hotel mit zeitgemäßen Gästezimmern und gemütlicher Hotelbar. Morgens wird im modernen Salon ein gutes Frühstück mit regionalen Produkten serviert. Zum Haus gehören auch ein Saunabereich und ein großzügiger Garten.

Alte Kanzlei www.weinbar-wangen.de

Spitalstraße 15, PLZ 88239, **T 07522 7090810**
Hauptgericht 16–26 € | Di-Sa Mo, So

In legerer Weinbaratmosphäre wird frische regionale Küche serviert. Auf der Karte liest man Interessantes wie „Zander aus Wildfang | Kürbisflan | Spinat & Petersilie | Wermut". Der Service ist freundlich und aufmerksam. Fair kalkulierte Weinauswahl.

Landgasthaus Adler www.adler-deuchelried.de

VARTA-TIPP Küche **VARTA-TIPP** Service

Obere Dorfstraße 4, PLZ 88239 (OT: Deuchelried), **T 07522 707477**
45 | Hauptgericht 20–28 €, Menü 39–58 € | Sa-So Do-So Mo, Di, Mi
Charmant kommt dieses Allgäuer Landgasthaus daher mit seinen einladenden Gaststuben und der familiär-herzlichen Atmosphäre. Serviert werden schmackhafte regionale Gerichte mit mediterranen Einflüssen. Der Patron kocht authentisch, ohne Chichi und mit frischen, heimischen Produkten. Ebenso geschätzt: der umsichtige und herzliche Service unter der Leitung von Anne Kathrin Zöller. Hübsche Terrasse.

WANGERLAND 13 A www.wangerland.de

Niedersachsen | EW 10.020 | 2 m Nordseebad Wangerooge 17 km, Jever 20 km
T 04426 9870
Nationalpark Wattenmeer (UNESCO-Weltnaturerbe), Künstlerhaus, Muschelmuseum, Nordseehaus Wangerland, Pilgerweg, Küstenwachboot, Wurtendorf Ziallerns.

Altes Zollhaus www.zollhaus.de

★★★★

Zum Hafen 1, PLZ 26434 (OT: Horumersiel), **T 04426 99090,** F 990966
35 Zimmer | 2 Suiten | 24 h

Familiengeführtes Haus in zentraler Lage. Freundliche, zeitgemäße Zimmer, zum Teil mit Balkon oder Terrasse. Restaurant mit internationaler Küche. Hauseigene Konditorei.

Nakuk
www.nakuk.de

garni

Wiardergroden 22, PLZ 26434 (OT: Horumersiel), **T 04426 904400,** F 904429
16 Zimmer | 3 Suiten | Ez 88–120 €, Dz 150–170 €

Nur wenige Gehminuten von der Nordsee entfernt befindet sich das liebevoll restaurierte, nachhaltige Wellness- und Landhotel mit modernem Interieur. Wohltuende Anwendungen, basierend auf einem ganzheitlichen Konzept, sorgen für absolute Entspannung. Im Restaurant wird friesisch-regionale Küche serviert.

Leuchtfeuer
www.leuchtfeuer-horumersiel.de

★★★★ garni

Pommernweg 1, PLZ 26434 (OT: Horumersiel), **T 04426 99030,** F 9903110
34 Zimmer | 3 Suiten | 6 Apartments | Ez 88–98 €, Dz 116–140 €

Familiär geführtes Ferienhotel mit freundlicher Atmosphäre. Modern und komfortabel eingerichtete Zimmer und Suiten. Reichhaltiges Nordsee-Frühstücksbuffet.

Schmidts Hoern
www.schmidts-hoern.de

€ Gut & Günstig ★★★ garni

Heinrich-Tiarks-Straße 5, PLZ 26434 (OT: Horumersiel), **T 04426 99010,** F 990132
17 Zimmer | Ez 47–66 €, Dz 82–122 €

Modernes Ferienhotel in ruhiger Lage, nur wenige Gehminuten vom Strand entfernt. Zweckmäßige Gästezimmer mit Balkon oder Terrasse, Pantryküche sowie kostenfreiem WLAN.

WANGEROOGE (INSEL) 13 A
www.wangerooge.de

Niedersachsen | EW 1.294 | 3 m — Wittmund 30 km, Wilhelmshaven 53 km
T 04469 990

Strandhotel Gerken
www.strandhotel-wangerooge.de

garni

Obere Strandpromenade 21, PLZ 26486, **T 04469 8760,** F 876511
81 Zimmer | 12 Suiten | Ez ab 104 €, Dz ab 188 €

Moderner Stil, tolle Sicht, top Lage direkt am feinen Sandstrand. Das Ferienhotel bietet liebevoll gestaltete Gästezimmer - die meisten mit direktem Meerblick. Großzügiger SPA-Bereich mit Pool, Saunen und exklusiven Wellnessanwendungen.

Atlantic
www.atlantic-wangerooge.de

★★★ garni

Peterstraße 13, PLZ 26486, **T 04469 1801,** F 1464
16 Zimmer | Ez 80–100 €, Dz 120–146 €, ab 15,00 €

Das sehr persönlich geführte Haus bietet gemütlich eingerichtete Zimmer, wahlweise mit Meer- oder Gartenblick. Reichhaltiges Frühstücksbuffet. Bis zum Strand sind es nur wenige Schritte.

WARDENBURG 13 D
www.wardenburg.de

Niedersachsen | EW 16.003 | 9 m — Bösel 10 km, Oldenburg 12 km
T 04407 20907
Museum Alte Ziegelei, Moor- und Bauernmuseum, Bunjes Alte Schmiede.

Wardenburger Hof
www.wardenburger-hof.de

★★★ S garni

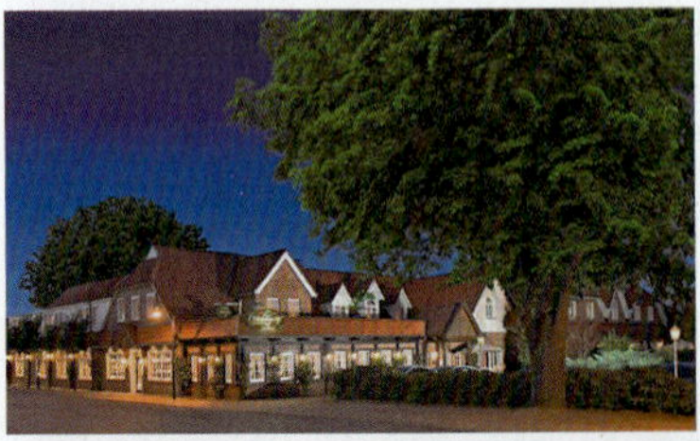

Oldenburger Straße 255, PLZ 26203,
T 04407 92100, F 20710
38 Zimmer
Ez 65–78 €, Dz 98–108 €, 5,00 €

Moderner Landgasthof mit friesischer Gastlichkeit und nostalgischem Charme. Rustikale, mit Eiche-Massivholzmöbeln ausgestattete Zimmer. Im Restaurant wird eine saisonale Küche serviert.

WAREN (MÜRITZ) 18 A
www.waren-tourismus.de

Mecklenburg-Vorpommern | EW 21.164 | 70 m Neustrelitz 45 km, Rostock 68 km
T 03991 747790
Hist. Altstadt, St.-Marien-Kirche, St.-Georgen-Kirche, Müritzeum, Uferpromenade, Stadthafen, Schaugärten.

Am Yachthafen
www.am-yachthafen.de

S garni

Strandstraße 2, PLZ 17192, **T 03991 67250,** F 672525
16 Zimmer | 4 Suiten | Ez 60–70 €, Dz 74–129 €, exkl. Frühstück, 8,50 €

Stadthotel mit Blick auf den Jachthafen in unmittelbarer Nähe der hist. Altstadt. Stilvoll mit hellem oder dunklem Holz eingerichtete Gästezimmer. Im Café werden hausgebackene Kuchen serviert.

Kleines Meer
www.kleinesmeer.com

★★★★ S garni

Alter Markt 7, PLZ 17192, **T 03991 6480,** F 648222
28 Zimmer | 1 Suite | Ez 89–109 €, Dz 99–199 €, 12,50–18,50 € | 23.–26.12.20

Das zentral gelegene Hotel bietet freundliche Zimmer im skandinavischen Design - wahlweise mit tollem Blick auf die Müritz oder den Alten Markt von Waren. Kleiner Entspannungsbereich mit Sauna, Sanarium und Ruhezone.

Kleines Meer

T 03991 648200
45 | Hauptgericht 19–33 €, Menü 35–79 € | Mo, Mi-So Di

Fisch aus der Müritz, Wild aus umliegenden Wäldern und saisonale Spezialitäten - die frische regionale Küche kommt an, ebenso das originelle Ambiente (Giebelraum mit hohem Gebälk und Oberlicht) und der aufmerksame Service.

Villa Margarete
www.villa-margarete.de

★★★★ S garni

Fontanestraße 11, PLZ 17192, **T 03991 6250,** F 625100
29 Zimmer | 1 Suite | Ez 86–105 €, Dz 130–199 € | 24 h

Ruhig gelegenes Hotel in einer Villa aus dem 19. Jhd. Geschmackvoll eingerichtete Zimmer mit moderner Ausstattung. Im Restaurant mit Blick auf den Müritz-Nationalpark wird regional-kreativ gekocht.

WARENDORF 30 B www.warendorf.de

Nordrhein-Westfalen | EW 37.829 | 63 m Münster 26 km, Osnabrück 41 km
T 02581 545454
Hist. Altstadt, Pfarrkirche St. Laurentius, NRW-Landgestüt, Westpreußisches Landesmuseum, Stiftskirche St. Bonifatius Freckenhorst, Dezentrales Stadtmuseum.

Im Engel www.hotel-im-engel.de

★★★★ garni

Brünebrede 33-37, PLZ 48231, **T 02581 93020,** F 62726
39 Zimmer | 4 Suiten | Ez 79–99 €, Dz 105–165 €

Das traditionsreiche Haus ist seit 1692 im Familienbesitz. Im Laufe der Jahre hat man das Hotel stets erweitert und modernisiert. Die Zimmer sind geschmackvoll mit Kirschbaummöbeln und italienischen Stoffen eingerichtet. Zum Entspannen steht ein Saunabereich mit Whirlpool zur Verfügung.

Im Engel

65 | Hauptgericht 12–29 €, Menü 20–65 € | Mo-Sa

Das Restaurant mit seinen unterschiedlich eingerichteten Räumlichkeiten bietet deutsche, westfälische und mediterrane Küche. Im Sommer lockt im Innenhof die großzügige Terrasse mit südländischem Ambiente. Eine Alternative ist das ganztägig geöffnete „Engelchen“ - ein Mix aus Café, Bistro und Vinothek.

Ringhotel Mersch www.hotel-mersch.de

★★★★ garni

Dreibrückenstraße 66-68, PLZ 48231, **T 02581 63730,** F 637340
24 Zimmer | Ez ab 95 €, Dz ab 135 €, ab 5,00 €

In diesem ruhig, aber dennoch verkehrsgünstig gelegenen Hotel am Stadtrand kann man wirklich gepflegt übernachten. Dafür sorgen der persönliche Service, die wohnlichen Gästezimmer und das gute Frühstück. Täglich außer sonntags original englische Tea-Time (Reservierung erforderlich).

WARTENBERG-ROHRBACH 50 A www.wartenberg-rohrbach.de

Rheinland-Pfalz | EW 461 | 266 m Otterberg 7 km, Kaiserslautern 17 km
T 06302 924816

Mühle am Schlossberg www.muehle-schlossberg.de

★★★S garni

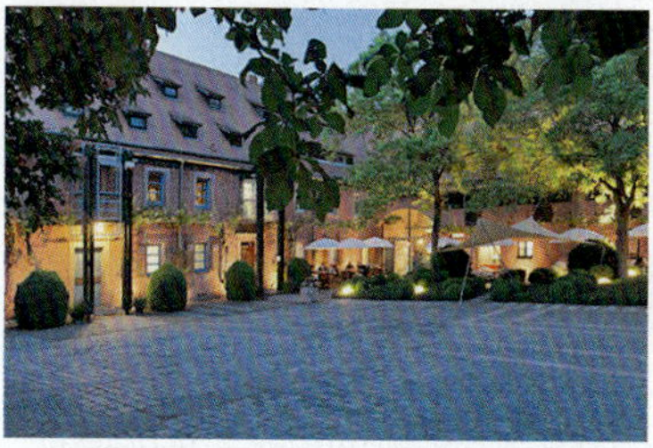

Schlossberg 16, PLZ 67681 (OT: Wartenberg), **T 06302 92340,** F 923434
16 Zimmer | 1 Suite
Ez 70–117 €, Dz 90–200 €

Ein Haus mit absoluter Willkommens-Atmosphäre! Der hist. Dreiseithof aus dem 16. Jdh. zeigt sich in einer gelungenen Verbindung von alter Bausubstanz und moderner Architektur. Hier wohnt man in modernen Hotelzimmern, die von namhaften Künstlern aus der Region eingerichtet wurden.

Mühlenrestaurant

VARTA-TIPP Küche

34 | Hauptgericht 17–40 €, Menü 35–75 € | Mo-So

Im historischen Kreuzgewölbe des ehem. Kuhstalls verwöhnt Sie die Crew in der Küche mit kreativen, überwiegend regional beeinflussten Speisen, die sich am saisonalen Marktangebot orientieren. Auch frische Kräuter aus dem hauseigenen Mühlengarten finden Verwendung. Wunderschön sitzt man während der warmen Jahreszeit auf der lauschigen Hofterrasse.

WARTMANNSROTH 42 D www.wartmannsroth.de

Bayern | EW 2.246 | 340 m Bad Brückenau 18 km, Gemünden 19 km
T 09737 91020

Neumühle www.romantikhotel-neumuehle.de

VARTA-TIPP Ambiente VARTA★TIPP Service

★★★★S garni

Neumühle 54 (zwischen Diebach und Morlesau), PLZ 97797, **T 09732 8030**, F 80379
29 Zimmer | 2 Suiten | 5 Apartments | Ez 135 €, Dz 220–240 € | 24 h

Ein ehem. Mühlenanwesen von 1520 mit origineller Ausstattung - einzeln und idyllisch am Ufer der fränkischen Saale gelegen. Hier bemüht sich ein äußerst engagiertes Team um das Wohl der Gäste. Sie logieren in individuell eingerichteten Zimmern und Suiten. Edle Materialien, klare Linien und viel Licht prägen den modernen, 800 qm großen SPA- und Wellnessbereich.

Neumühle

60 | Hauptgericht 18–30 €, Menü 35–80 € | Mo-So

Einladendes, mit Spitzdach und offenem Fachwerk gestaltetes Restaurant, das regionale und mediterran inspirierte Speisen serviert.

WÄSCHENBEUREN 58 B www.waeschenbeuren.de

Baden-Württemberg | EW 3.900 | 408 m Birenbach 2 km, Ottenbach 6 km
T 07172 926550

Wäscherschloss www.gasthofwaescherschloss.de

★★★★★S garni

Wäscherhof 2, PLZ 73116 (OT: Wäscherschloß), **T 07172 7370**
10 Zimmer | Ez 50–80 €, Dz 100–120 €

Ein echtes Kleinod ländlicher Idylle! Hier erwarten Sie individuell gestaltete Zimmer, die sich in verschiedenen Fachwerkgebäuden befinden. Michaela und Boris Kaißer führen diesen traditionsreichen Familienbetrieb bereits in der 5. Generation.

WASSENBERG 28 D www.wassenberg.de

Nordrhein-Westfalen | EW 17.182 | 50 m Hückelhoven 8 km, Erkelenz 14 km
T 02432 49000
Burganlage mit Bergfried, hist. Stadtkern, Roßtor, Verlorenenturm, Wehrturm, Wasserschloss Elsum (3 km NW), Wasserschloss Effeld (6 km NW).

Haus Wilms
www.haus-wilms.de

garni

Steinkirchener Straße 3, PLZ 41849 (OT: Effeld), **T 02432 890280,** F 5982
16 Zimmer | Ez 75–80 €, Dz 119–129 €

Familiär und sehr persönlich geführter Gasthof in der Ortsmitte. Das Haus bietet individuell eingerichtete Zimmer. Im Restaurant wird saisonal gekocht.

WASSERBURG (BODENSEE) 66 A
www.wasserburg-bodensee.de

Bayern | EW 3.500 | 406 m
T 08382 887474

Lindau 6 km, Tettnang 9 km

Caraleon Neu!
www.caraleon.de

garni

Halbinselstraße 70, PLZ 88142, **T 08382 9800**
18 Zimmer | 14 Suiten | Ez 68–98 €, Dz 78–148 €

Das Hotel liegt direkt an der Wasserburger Bucht mit einem exklusiven Zugang zum hauseigenen Strandbad. Hier erwarten Sie individuell und mit Stil eingerichtete Zimmer, die sich auf vier verschiedene Gebäude verteilen. Die Atmosphäre ist privat, man wird persönlich betreut und morgens gibt es ein sehr gutes Frühstück.

Caraleon Neu!

VARTA-TIPP Küche

50 | Hauptgericht 12–28 €, Menü 25–100 € | Mi-So

„Edel, aber nicht steif“ - so präsentieren sich die modern und hochwertig eingerichteten Gasträume. Die Küchencrew sorgt für besondere Genussmomente, egal ob Sie ein feines Menü wählen oder eines der klassischen Gerichte wie etwa „Geschmorte Ochsenbacke mit cremigem Kohlrabi und Bratkartoffelpüree“. Der Service ist freundlich und kompetent.

Lipprandt
www.hotel-lipprandt.de

garni

Halbinselstraße 63, PLZ 88142, **T 08382 98760,** F 887245
37 Zimmer | 3 Suiten | 2 Apartments | Ez 62–99 €, Dz 110–180 €, 17,50 €

Wellness- und Ferienhotel direkt am Bodensee mit eigenem Badestrand. Helle, in warmen Farben eingerichtete Zimmer mit moderner Ausstattung. Im Restaurant werden regionale Spezialitäten serviert.

Walserhof
www.walserhof.de

garni

Nonnenhorner Straße 15, PLZ 88142, **T 08382 98560,** F 985610
28 Zimmer | 10 Suiten | 1 Apartment | Ez 57–62 €, Dz 94–126 €

Ein auffallend gepflegtes Haus mit Charme und Atmosphäre, nur fünf Gehminuten vom Bodensee entfernt. Wohnliche Zimmer mit Balkon oder Dachgarten. Freundliche Gastgeber, sehr gutes Frühstück. Alpenländisches Restaurant mit saisonalen und regionalen Gerichten.

WASSERBURG A.INN 61 C
www.wasserburg.de

Bayern | EW 12.348 | 427 m
T 08071 1050

München 60 km, Landshut 70 km

Herrenhaus
www.restaurant-herrenhaus.de

Herrengasse 17, PLZ 83512, **T 08071 5971170**
50 | Hauptgericht 19–25 €, Menü 35–42 € | ◔◕ Di-Sa ⊘ Mo, So

Restaurant in der Wasserburger Altstadt mit historischem Flair und gemütlicher Einrichtung. Schmackhafte deutsch-regionale und internationale Küche. Mittags zwischen zwölf und zwei Uhr bietet man Business Lunch an. Ansprechende Weinkarte mit Schwerpunkt Deutschland, Österreich und Italien.

WASSERLIESCH 49 A
www.wasserliesch.de

Rheinland-Pfalz | EW 2.277 | 135 m — Trier 12 km, Saarburg 14 km
T 06501 6018040

Scheid's
www.scheids-wasserliesch.de

Reiniger Straße 48, PLZ 54332, **T 06501 9209792**
50 | Hauptgericht 14–25 € | ◔ Fr, So ◕ Mi-So ⊘ Mo, Di

Ein klassisch-modernes Restaurant mit gemütlicher Lounge-Ecke und separatem Raum für Feierlichkeiten. Serviert wird eine zeitgemäß interpretierte Landhausküche zu moderaten Preisen. In den beiden oberen Etagen des Hauses stehen helle, renovierte Gästezimmer zur Verfügung.

WEEZE 28 B
www.weeze.de

Nordrhein-Westfalen | EW 10.127 | 20 m — Goch 8 km, Kleve 20 km
T 02837 9100
Schloss Kalbeck, Schloss Wissen, Schlossruine Hertefeld, Alte Schmiede, Tierpark mit Waldlehrpfad und Streichelzoo.

Schloss Wissen
www.schloss-wissen.de

garni

Schlossallee 21, PLZ 47652, **T 02837 96190,** F 961911
18 Zimmer | 1 Suite | 8 Apartments | Ez ab 109 €, Dz ab 119 €

Das geschichtsträchtige Anwesen ist seit über 500 Jahren Stammsitz der Familie von Loë. Die stilvoll und individuell eingerichteten Doppel- und Mehrbettzimmer verteilen sich auf 6 verschiedene Gästehäuser. Das Frühstück serviert man in der hist. Getreidemühle. Auch für Tagungen und Events bietet das Haus sehr gute Rahmenbedingungen.

WEGBERG 28 D
www.wegberg.de

Nordrhein-Westfalen | EW 29.307 | 60 m — Erkelenz 9 km, Mönchengladbach 16 km
T 02434 83109
Flachs-Museum im OT Beeck, Schloss Tüschenbroich, Hist. Wassermühlen, Naturparkzentrum mit Bionik-Ausstellung.

Burg Wegberg
www.burg-wegberg.de

★★★★

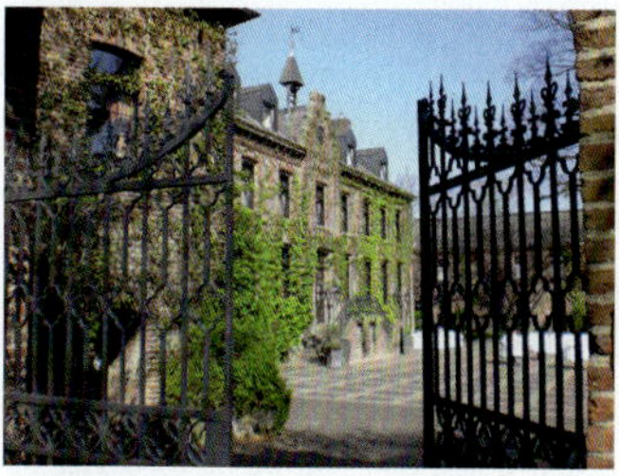

Burgstraße 8, PLZ 41844, **T 02434 98220,** F 9822222
32 Zimmer | 2 Suiten | 1 Apartment
Ez ab 79 €, Dz ab 119 € | 24 h

Das charmante Boutique-Hotel ist nicht nur bei Gourmets und Golfern eine beliebte Adresse, auch für Events wie Hochzeiten oder Firmenfeiern eignet sich die Burg aus dem 13. Jahrhundert als perfekte Location. Die Zimmer und Suiten sind mit viel Liebe zum Detail stilvoll und individuell eingerichtet.

Sternzeit
www.hotelsternzeit.de

★★★★ garni

Friedrich-List-Allee 9, PLZ 41844 (OT: Wildenrath), **T 02432 4920,** F 492492
56 Zimmer | 2 Suiten | 4 Apartments | Ez 78–135 €, Dz 110–165 €

Modernes Tagungshotel in der Nähe des Naturparks Schwalm-Nette. Helle und freundliche Zimmer mit sehr gutem technischen Equipment. Restaurant mit Sonnenterrasse, in dem internationale und mediterrane Gerichte serviert werden.

Tüschenbroicher Mühle
www.tueschenbroicher-muehle.de

Gerderhahner Straße 1, PLZ 41844 (OT: Tüschenbroich), **T 02434 4280**
120 | Hauptgericht 15–33 €, Menü 39–47 € | Mi-So Mo, Di

Reizvoll gelegenes Mühlenanwesen mit schöner Terrasse und Blick auf einen kleinen See. Die leichte, mediterran beeinflusste Küche orientiert sich an regionalen Produkten und der Jahreszeit.

WEGSCHEID 62 B
www.wegscheid.de

Bayern | EW 5.740 | 730 m
T 08592 8880
Breitenberg/Niederbayern 9 km, Thyrnau 16 km

Reischlhof
www.reischlhof.de

★★★★S garni

Sperlbrunn 7, PLZ 94110, **T 08592 9390100,** F 9390700
75 Zimmer | 40 Suiten | Ez ab 189 €, Dz ab 286 €, inkl. Vollpension | 24 h

Inhabergeführtes Ferienhotel in ruhiger Lage mit wohnlichen Gästezimmern und erstklassigem Wellnessangebot. Auf mehr als 5.000 qm bietet man u.a. verschiedene Saunen, zahlreiche Themenruheräume, einen Naturbadeteich sowie einen toll angelegten Chill-Out-Garten. Traditionelles Restaurant mit bayerischer und internationaler Küche. Alle Bereiche des Hauses sind ausschließlich Hotelgästen vorbehalten.

WEIBERSBRUNN 51 B
www.weibersbrunn.de

Bayern | EW 2.063 | 354 m
T 06094 98870
Aschaffenburg 22 km, Lohr 23 km

Jägerhof
www.hoteljaegerhof.de

garni

Hauptstraße 223, PLZ 63879, **T 06094 361,** F 1054
68 Zimmer | Ez 75–95 €, Dz 98–130 €

Hier wohnen Sie in verkehrsgünstiger Lage unweit der Autobahn A3. Das gepflegte Hotel ist ein Ort, an dem man sich gerne aufhält - ob nun in den freundlich eingerichteten Landhauszimmern, im behaglichen Restaurant oder im schönen Garten.

WEIDEN IN DER OBERPFALZ 54 B
www.weiden.de

Bayern | EW 41.726 | 397 m
Bayreuth 61 km, Regensburg 88 km
T 0961 814131
Altes Rathaus, ev. Kirche St. Michael, kath. Kirche St. Josef, Waldsassener Kasten, altes Schulhaus, Max-Reger-Park.

Altstadt Hotel Bräu Wirt
www.altstadthotel-braeuwirt.de

★★★★S garni

Türlgasse 10-14, PLZ 92637, **T 0961 3881800,** F 38818099
25 Zimmer | 5 Suiten | Ez ab 84 €, Dz ab 129 €

Empfehlenswerte Hoteladresse mit klassisch-eleganter Atmosphäre. Stilvolle, großzügig geschnittene Zimmer, die mit italienischen Luxusmöbeln ausgestattet wurden. Gemütliches Restaurant mit bayerischen Schmankerln und Bier aus der eigenen Hausbrauerei.

WEIHERHAMMER 54 B
www.weiherhammer.de

Bayern | EW 3.875 | 394 m
Weiden in der Oberpfalz 11 km, Amberg 33 km
T 09605 92010

Hotel Witt am See
www.hotel-witt-weiherhammer.de

garni

Hauptstraße 8-10, PLZ 92729, **T 09605 925620,** F 92562280
22 Zimmer | 1 Suite | Ez 83–94 €, Dz 115–215 €

Komfortables und modernes Hotel, das sich sowohl für Individualreisende als auch für Geschäftsleute eignet. Schnörkellos und gemütlich präsentieren sich die Zimmer. Heller Frühstücksraum mit Kamin und Lounge. Schöne Radwege beginnen direkt vor der Haustüre.

Restaurant Elements **Neu!**
www.elements-bhs.de

VARTA-TIPP Küche

Paul-Engel-Str. 1, PLZ 92729, **T 09605 9199210**
50 | Hauptgericht 22–30 €, Menü 42–67 € | Di-Sa Mo, So

Das modern und stilvoll eingerichtete Fine-Dining-Restaurant befindet sich im 1. OG des Firmengebäudes der BHS Maschinen- und Anlagenbau. Hier wird schmackhaft gekocht. Man lässt sich regional und international inspirieren und bindet gekonnt kreative Elemente mit ein, so entstehen ausdrucksstarke und harmonische Gerichte, die nicht überladen sind. Besonders angenehm ist die Terrasse mit ihrem zauberhaften Blick auf das naturgeschützte Areal.

WEIKERSHEIM 52 C
www.weikersheim.de

Baden-Württemberg | EW 7.400 | 230 m
Bad Mergentheim 12 km, Würzburg 41 km
T 07934 10255

Laurentius
www.hotel-laurentius.de

VARTA-TIPP Service

garni

Marktplatz 5, PLZ 97990, **T 07934 91080,** F 910818
13 Zimmer | 3 Suiten | Ez 79–130 €, Dz 99–165 €, 15,00 € | 1.–28.2.21

Eine charmante Übernachtungsadresse, idyllisch am Marktplatz gelegen. Hier wohnt man individuell, die geschmackvoll renovierten Zimmer haben alle einen weinthematischen Bezug. Die Chefin kümmert sich sehr persönlich um das Wohl der Gäste. Morgens erwartet Sie ein ausgezeichnetes Frühstück.

Laurentius

VARTA-TIPP Küche

50 | Hauptgericht 27–44 €, Menü 69–120 € | So Mi-So Mo, Di 1.–28.2.21

Bei den Kochs kehrt man einfach gerne ein, denn Überraschungen aus Küche und Keller sind garantiert. Im imposanten Gewölberestaurant mit „Wow"-Effekt wird eine kreative, schmackhafte Frischmarktküche serviert. Das Beste aus Hohenlohe und dem Rest der Welt vereint Jürgen Koch in einem mehrgängigen Abendmenü. Sonntags wird eine separate Karte angeboten. Tischreservierung notwendig.

WEIL AM RHEIN 64 A
www.w-wt.de

Baden-Württemberg | EW 30.175 | 281 m — Lörrach 4 km, Basel (Schweiz) 5 km
T 07621 4220440
Freilichtmuseum Stadt der Stühle, Vitra Design Museum, Vitra Campus, Dreiländerbad Laguna, Freilichtgalerie ART-Dorf Ötlingen, Historische Museumsbahn Chanderli.

Rebstock
www.rebstock-haltingen.de

garni

Große Gass 30, PLZ 79576 (OT: Haltingen), **T 07621 964960,** F 9649696
16 Zimmer | 2 Apartments | Ez ab 72 €, Dz ab 97 €, exkl. Frühstück, 6,50 € | 24 h

Familiengeführter Landgasthof im Dorfkern von Haltingen. Wohnlich im Landhausstil eingerichtete Zimmer, teils mit Balkon. Behagliche Gasträume, in denen eine traditionelle und zeitgemäße Frischeküche serviert wird. Schöne Innenhofterrasse.

Gasthaus Krone
www.kroneweil.de

VARTA-TIPP Ambiente

garni

Hauptstraße 58, PLZ 79576, **T 07621 71164,** F 78963
22 Zimmer | 2 Suiten | Ez 80–115 €, Dz 100–160 €

Tradition und moderne Lebensart verbinden sich in diesem alteingesessenen Gasthof von 1572. Die Zimmer verteilen sich auf das historische Haupthaus und den Neubau aus dem Jahre 2017. Die Einrichtung überzeugt durch puristisch-zeitloses Design und hochwertige Materialien. Herzstück des Hauses ist das Restaurant mit seiner herrlichen Sommerterrasse.

WEILBURG 41 C
www.weilburg.de

Hessen | EW 13.500 | 172 m — Limburg 23 km, Wetzlar 25 km
T 06471 31467
Schloss mit Orangerien, Schlosskirche, Bergbaumuseum, Heiliggrabkapelle, Lahntunnel, Kristallhöhlen (3 km SO), Tiergarten, Rosenhangmuseum, Steinerne Brücke.

Lahnschleife
www.hotel-lahnschleife.de

★★★★S garni

Hainallee 2, PLZ 35781, **T 06471 49210,** F 492177
77 Zimmer | 4 Suiten | 3 Apartments | Ez ab 89 €, Dz ab 109 € | 24 h

Urlaubsdomizil in Hanglage mit attraktiver Badelandschaft im römischen Stil. Funktionelle Zimmer mit zeitgemäßer Einrichtung. Restaurant mit regionaler und mediterraner Küche.

WEILER-SIMMERBERG 66 A
www.weiler-tourismus.de

Bayern | EW 6.580 | 632 m
Wangen 20 km, Immenstadt 30 km
T 08387 39150

Tannenhof
www.tannenhof.com

★★★★S garni

Lindenberger Straße 33, PLZ 88171 (OT: Weiler), **T 08387 1235,** F 1626
117 Zimmer | 10 Suiten | 7 Apartments | Ez 165–273 €, Dz 256–426 €, inkl. Vollpension

Zeitgemäß, alpenländisch und komfortabel zeigt sich dieses Ferien- und Wellnesshotel. Hier stehen wohnliche Zimmer in unterschiedlichen Kategorien zur Verfügung. Umfangreiches Sport- und Unterhaltungsprogramm. Restaurant im modern-rustikalen Stil. Gemütliche Kaminbar.

WEILHEIM I.OB 67 B
www.weilheim.de

Bayern | EW 22.500 | 565 m
Garmisch-Partenkirchen 45 km, München 50 km
T 0881 682731
Stadtmuseum, Stadtpfarrkirche Mariae Himmelfahrt, Friedhofskirche St. Sebastian, Mariensäule, Stadtbrunnen, Teile der hist. Stadtmauer, hist. Altstadt.

Pöltner Hof Neu!
www.hotel-weilheim.de

★★★★★S garni

Pollinger Str. 4 & 6, PLZ 82362, **T 0881 3946470**
41 Zimmer | 1 Apartment | Ez 85 €, Dz 118–134 €

Das hübsche Anwesen verbindet modernste und denkmalgeschützte Architektur und bringt dadurch reichlich Atmosphäre mit sich. Und die spürt man sowohl in den wohnlichen und zeitgemäß ausgestatteten Gästezimmern des Hotelneubaus als auch in der geschmackvoll sanierten Schwaige (früher ein Kuhstall), wo sich heute Restaurant und Tagungsbereich befinden.

WEIMAR 33 D
www.weimar.de

Thüringen | EW 63.315 | 208 m
Jena 21 km, Erfurt 24 km
T 03643 7450
UNESCO-Weltkulturerbe: Klassisches Weimar (Goethes Wohn- und Gartenhaus, Schiller-Haus, Wittumspalais, Herzogin Anna Amalia Bibliothek, Stadtschloss, hist. Friedhof mit Fürstengruft) sowie Stätten des Bauhauses (Bauhaus-Universität, ehem. Kunstgewerbeschule, Haus am Horn), Weimar Haus, Deutsches Nationaltheater, Lucas-Cranach-Haus, Neues Museum, Bauhausmuseum.

Dorint Am Goethepark
www.dorint.com/weimar

★★★★S garni

Beethovenplatz 1-2 (B5), PLZ 99423 (OT: Westvorstadt), **T 03643 8720,** F 872100
143 Zimmer | 8 Suiten | 3 Apartments | Ez 99–159 €, Dz 99–159 €, exkl. Frühstück, 23,00 € | 24 h

»

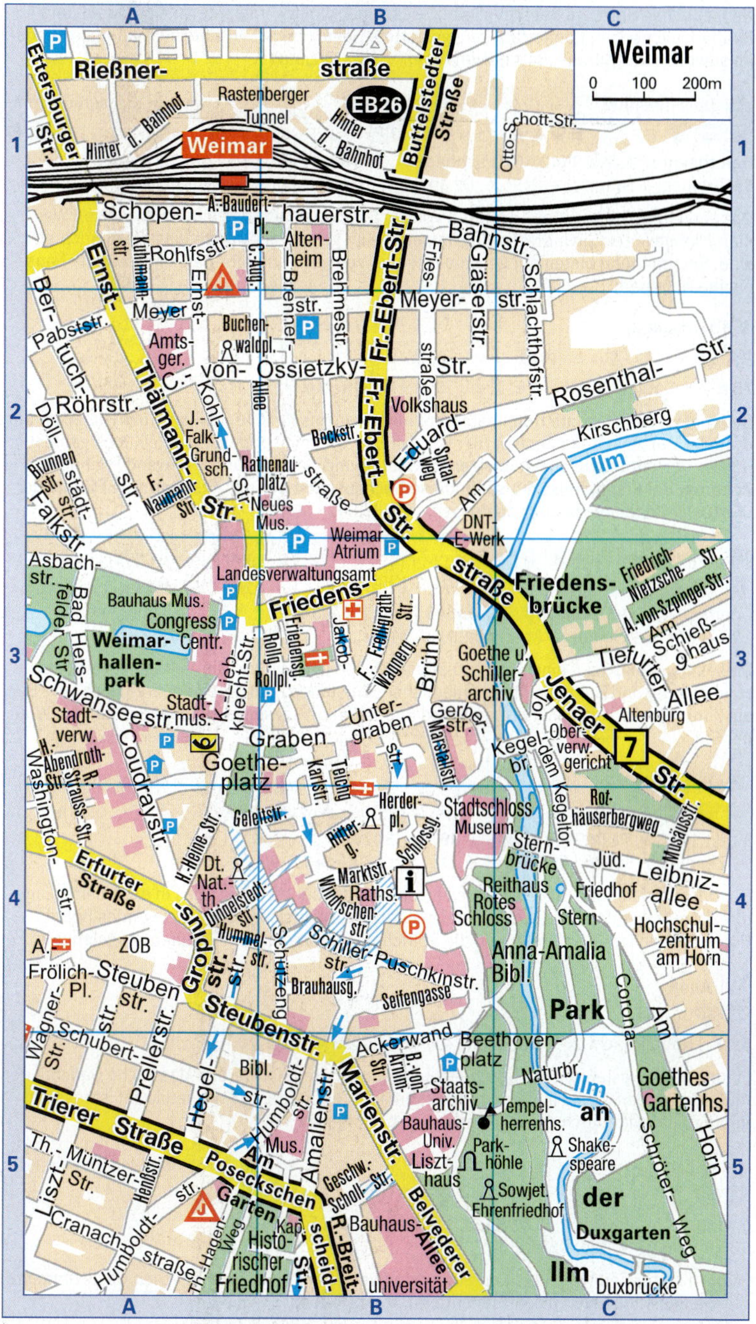
Weimar
0 100 200m
A
B
C
1
2
3
4
5
Rießner- straße
Ettersburger Str.
Hinter d. Bahnhof
Rastenberger Tunnel
Weimar
EB26
Hinter d. Bahnhof
Buttelstedter Straße
Schott-Str.
Otto-S.
Schopen- hauerstr.
A.-Baudert-Pl.
Alten-heim
Bahnstr.
Rohlfsstr.
Kuhlmann-str.
Ernst-Thälmann-Str.
C.-Aug.-Allee
Brenner-str.
Brehmestr.
Fr.-Ebert-Str.
Fries-straße
Gläserstr.
Schlachthofstr.
Meyer-str.
Meyer-str.
Ber-tuch-str.
Pabststr.
Amts-ger.
Ernst-
Buchenwaldpl.
C.-von-Ossietzky-Str.
Rosenthal-Str.
Röhrstr.
Kohl-str.
Volkshaus
Kirschberg
Ilm
Döll-städt-str.
J.-Falk-Grund-sch.
Bockstr.
Eduard-Rosenthal-
Spital-weg
Brunnen-str.
F.-Naumann-Str.
Rathenau-platz
straße
Am
Falkstr.
Neues Mus.
DNT-E-Werk
Weimar Atrium
Asbach-str.
Landesverwaltungsamt
Friedens-straße
Friedens-brücke
Friedrich-Nietzsche-Str.
A.-von-Szpinger-Str.
Bad Hers-felder Str.
Bauhaus Mus.
Congress Centr.
Friedensg.
Jakob-
Freiligrath-Str.
Am Schieß-haus
Weimar-hallen-park
Rollg.
Rollpl.
K.-Lieb-knecht-Str.
F.-Wagnerg.
Brühl
Goethe u. Schiller-archiv
Tiefurter Allee
Schwanseestr.
Stadt-mus.
Stadt-verw.
Unter-graben
Gerber-str.
Altenburg
Ober-verw.-gericht
Vor dem Kegeltor
Kegel-br.
Jenaer Str.
7
Graben
Goethe-platz
Coudraystr.
H.-Abendroth-Str.
R.-Strauss-Str.
Washington-str.
Karlstr.
Teichg.
Marstallstr.
Rot-häuserbergweg
Musäusstr.
Geleitstr.
Herder-pl.
Ritter-g.
Schlossg.
Stadtschloss Museum
Stern-brücke
Jüd. Friedhof
Leibniz-allee
H.-Heine-Str.
Dt. Nat.-th.
Dingelstedt-str.
Marktstr.
Raths.
Windischen-str.
Reithaus
Rotes Schloss
Stern
Hochschul-zentrum am Horn
Erfurter Straße
Hummel-str.
Schützeng.
Schiller-Puschkinstr.
Anna-Amalia Bibl.
A.-Frölich-Pl.
ZOB
Steuben-str.
Gropius-str.
Brauhausg.
Seifengasse
Park
Corona-
Am
Wagner-str.
Schubert-str.
Prellerstr.
Steubenstr.
Ackerwand
Beethoven-platz
Bibl.
B.-von-Arnim-Str.
Staats-archiv
Naturbr.
Ilm
Goethes Gartenhs.
Hegel-str.
Humboldt-str.
Amalienstr.
Marienstr.
Tempel-herrenhs.
an
Trierer Straße
Mus.
Bauhaus-Univ.
Park-höhle
Shake-speare
Schröter-Weg
Horn
Th.-Müntzer-Str.
Henßstr.
Am Poseckschen Garten
Liszt-haus
Geschw.-Scholl-Str.
Sowjet. Ehrenfriedhof
der
Liszt-str.
Cranach-
Humboldt-straße
Th.-Hagen-Weg
Kap.
Histo-rischer Friedhof
Bauhaus-Universität
R.-Breit-scheid-Str.
Belvederer Allee
Duxgarten
Ilm
Duxbrücke

Neuzeitliches Hotel am Beethovenplatz. Geschmackvolles Ambiente mit Jugendstil- und Bauhauselementen. Komfortabel ausgestattete Gästezimmer. Frische internationale Küche im stilvollen Restaurant „Bettina von Arnim". Urige Bierstube.

Dorotheenhof
www.dorotheenhof.com

★★★★S garni

Dorotheenhof 1, PLZ 99427 (OT: Schöndorf), **T 03643 4590,** F 459200
56 Zimmer | 4 Suiten | Ez ab 95 €, Dz ab 95 €, exkl. Frühstück, 19,50 € | 24 h

Das Land- und Tagungshotel profitiert von seiner idyllischen Lage am Stadtrand von Weimar. Hier erwarten Sie individuelle Zimmer, die im gehobenen Landhausstil eingerichtet sind. Entspannung bieten der geschmackvolle Wellness- und SPA-Bereich sowie der hauseigene Hotelpark.

Le Goullon

70 | Hauptgericht 13–30 €, Menü 39–69 € | Mo-So

Benannt ist das elegante Hotelrestaurant nach François René le Goullon, Küchenmeister am Hofe der Herzogin Anna Amalia. Hier können Sie eine feine bodenständige Küche genießen, bei der auch Produkte aus dem eigenen Kräuter- und Gemüsegarten Verwendung finden. **Achtung: Bei Redaktionsschluss für diese Buchausgabe war das Restaurant auf Grund der COVID-19-Pandemie noch geschlossen.**

Grand Hotel Russischer Hof
www.russischerhof-weimar.de

★★★★S garni

Goetheplatz 2 (A3), PLZ 99423, **T 03643 7740,** F 774840
126 Zimmer | 9 Suiten | 8 Apartments | 24 h

Dieses Haus blickt auf eine über 200-jährige Geschichte zurück. Zur Verfügung stehen stilvolle Zimmer und Suiten in unterschiedlichen Kategorien. Zum Hotel gehören auch eine Bar, ein Fitnessbereich mit Sauna, Dampfbad und Solarium sowie ein einladendes Café im Wiener Stil.

Hotel Elephant
www.hotelelephantweimar.de

★★★★★S garni

Markt 19 (B4), PLZ 99423, **T 03643 8020,** F 802610
99 Zimmer | 6 Suiten | Ez 70–195 €, Dz 180–380 €, 25,00 € | 24 h

Historie auf der einen Seite, zeitlose Eleganz auf der anderen - und das in exponierter Lage direkt am Marktplatz. Die traditionsreiche Adresse zeigt sich heute als elegantes Boutique-Hotel, dessen Innenarchitektur an die Stilrichtungen Art déco und Bauhaus angelehnt ist.

AnnA

88 | Hauptgericht 26–36 €, Menü 49–59 € | Mo-So

Freundliches Restaurant mit urban-legerer Atmosphäre. Hier werden klassische Gerichte der mitteldeutschen Küche modern und zeitgemäß interpretiert. Die Weinauswahl ist regional geprägt und wird durch europäische Gewächse ergänzt.

Villa Hentzel
www.hotel-villa-hentzel.de

★★★★★S garni

Bauhausstraße 12 (B5), PLZ 99423, **T 03643 86580,** F 865819
13 Zimmer | 2 Suiten, Dz ab 80 €

Hübsch restaurierte Villa aus der Jahrhundertwende mit hellen, behaglichen Gästezimmern, nur wenige Minuten vom Zentrum entfernt. Gutes Frühstück.

Grande Albergo Giancarlo
www.giancarlo-weimar.de

VARTA-TIPP Ambiente

garni

Puschkinstraße 1 (B4), PLZ 99423, **T 03643 9083942**
20 Zimmer | 2 Suiten | Ez 85–140 €, Dz 85–140 €, ab 15,00 €

Einen Hauch Italiencharme versprüht dieses kleine Hotel mitten in der Altstadt. Was Sie hinter der renovierten Fassade erwartet, ist wirklich schön: wohnliche, individuelle Zimmer in unterschiedlichen Farben, stilvolle Deko sowie ein hübscher Frühstückssalon in der 4. Etage. Nicht zu vergessen die tolle Dachterrasse mit eindrucksvoller Aussicht auf den Frauenplan und die Schillerstraße.

Hotel am Goethehaus
www.hotel-am-goethehaus.de

★★★ garni

Frauentorstraße 13 (B4), PLZ 99423, **T 03643 516879,** F 906964
20 Zimmer | Ez ab 69 €, Dz ab 85 €

Das moderne kleine Hotel empfängt Sie in einem hübsch restaurierten Gebäude aus dem 18. Jahrhundert. Hier erwarten Sie helle, funktionale Zimmer und ein appetitliches Frühstücksbuffet in neuzeitlichem Ambiente. Es gibt auch 2 großzügige Ferienwohnungen mit Dachterrasse.

Kaiserin Augusta
www.hotel-kaiserin-augusta.de

★★★ garni

Carl-August-Allee 17 (A1), PLZ 99423, **T 03643 2340,** F 234444
134 Zimmer | 1 Suite | Ez 69–121 €, Dz 84–151 € | 24 h

Charmantes Privathotel am nördlichen Stadtrand mit behaglich eingerichteten Zimmern in unterschiedlichen Kategorien. Thüringer und leichte saisonale Küche im Restaurant „Wintergarten".

Schwartze
www.hotel-schwartze.de

€ Gut & Günstig garni

Holzdorferweg 7, PLZ 99428 (OT: Gelmeroda), **T 03643 59950,** F 512614
30 Zimmer | Ez ab 60 €, Dz ab 80 €

Familiär geführtes Landhotel direkt an einem Wildgehege gelegen. Helle Gästezimmer mit zeitgemäßem Komfort. Rustikal eingerichtetes Restaurant. Gute Verkehrsanbindung an die Autobahn A4.

Restaurant Andreas Scholz Neu!
www.restaurant-andreas-scholz.de

Prellerstraße 2 (im Hotel Alt Weimar), PLZ 99423, **T 03643 86190**
35 | Hauptgericht 20–25 €, Menü 64–112 € | Mi-So Mo, Di

Ein überaus charmantes Restaurant mit bleiverglasten Motivfenstern, Stuckdecke und originaler Holzvertäfelung. Andreas Scholz kocht klassisch und doch mit modernem Akzent. Seine Gerichte sind geschmackvoll, frisch und durchdacht, so z.B. „Bavette vom Black-Angus-Rind mit weißen Bohnen und Polentaschnitte vom fermentierten Knoblauch". Das Spektrum der Weinkarte ist groß.

Weinbar Weimar
www.weinbar-weimar.de

VARTA-TIPP Küche

Humboldtstraße 2 (B5), PLZ 99423, **T 03643 4699533**
70 | Menü ab 68 € | Di-Sa Mo, So

››

Ein Hotspot in der Weimarer Genuss-Szene! In gemütlich-legerer Atmosphäre kredenzt Ihnen Marcello Fabbri ein raffiniertes, italienisch geprägtes 5-Gang-Menü, das regelmäßig wechselt. Darüber hinaus gibt es eine kleine, aber feine Auswahl an Barfood-Gerichten und mehr als 100 Weine, die auf Wunsch auch glasweise ausgeschenkt werden.

Zum weißen Schwan — www.weisserschwan.de

Frauentorstraße 23 (B4), PLZ 99423, **T 03643 908751**
140 | Hauptgericht 10–25 € | Mo-So

Das Gasthaus ist eines der geschichtsträchtigsten, ältesten noch erhaltenen und geöffneten Wirtshäuser Europas. Hier, wo bereits Goethe ein- und ausging, serviert man gutbürgerliche Gerichte sowie Deftiges aus Thüringer Töpfen und Pfannen wie z.B. Original Rinderroulade nach Großmutters Art oder Sauerbraten mit Thüringer Klößen.

WEINGARTEN 66 A — www.weingarten-online.de

Baden-Württemberg | EW 24.000 | 485 m — Baienfurt 4 km, Ravensburg 7 km
T 0751 405232
Basilika, Alamannenmuseum, Stadtmuseum im Schlössle, Museum für Klosterkultur, Fasnetsmuseum, Stiller Bach, Stadtgarten, Kunstweg.

Altdorfer Hof — www.altdorfer-hof.de

garni

Burachstraße 12, PLZ 88250, **T 0751 50090,** F 500970
56 Zimmer | 3 Suiten | 1 Apartment | Ez 78–108 €, Dz 130–160 €, 7,00 €

Das familiengeführte Haus bietet gemütliche und geräumige Zimmer, die sich auf das Haupt- und Gästehaus verteilen. Wechselnde, überwiegend regionale Gerichte serviert man im Restaurant.

WEINGARTEN (BADEN) 51 C — www.weingarten-baden.de

Baden-Württemberg | EW 10.080 | 119 m — Bruchsal 10 km, Karlsruhe 14 km
T 07244 70200
Hist. Ortsmitte, Tullabrücke (1823), Wartturm (16. Jhd.), Schlossbergsee.

Walk'sches Haus — www.walksches-haus.de

garni

Marktplatz 7, PLZ 76356, **T 07244 70370,** F 703740
26 Zimmer | Ez ab 80 €, Dz ab 134 €, ab 9,00 €

Ein Fachwerkhaus wie aus dem Bilderbuch - die Grundmauern reichen bis ins Jahr 1509 zurück. Das denkmalgeschützte Gebäude am Marktplatz beherbergt individuell und geschmackvoll eingerichtete Zimmer, die sich auf Haupt- und Gästehaus verteilen.

Zeit-Geist | Fine Dining

VARTA-TIPP Küche **VARTA-TIPP** Service

40 | Hauptgericht 26–36 €, Menü 62–99 € | Di-Sa Mo, So

Locker, ungezwungen und voll im Trend - so zeigt sich nicht nur das Gourmetrestaurant, sondern auch der moderne, raffinierte Küchenstil von Sebastian Syrbe. Sein ganzes Spektrum erleben Sie, wenn Sie sich für das Überraschungsmenü (4, 6 oder 8 Gänge) entscheiden! In der sogenannten „teil | bar" gibt es keine klassische Menüfolge. Hier werden Snacks und kleine, leichte Gerichte im Sharing-Prinzip serviert. Herausragend bestückter Weinkeller.

WEINHEIM 51 A

www.weinheim.de

Baden-Württemberg | EW 43.627 | 135 m Viernheim 7 km, Heidelberg 17 km
T 06201 874450

Fuchs'sche Mühle

www.fuchssche-muehle.de

garni

Birkenauer Talstraße 10, PLZ 69469, **T 06201 10020,** F 100222
22 Zimmer | Ez 75–115 €, Dz 145–160 €, 10,00–15,00 €

Hist. Mühle, die sich seit 1782 im Familienbesitz befindet. Geräumige und geschmackvoll eingerichtete Nichtraucherzimmer, die alle zur Waldseite hin gelegen sind. Kleiner Wellnessbereich mit Sauna und Liegewiese.

Fuchs'sche Mühle

25 | Hauptgericht 12–42 €, Menü 25–75 € | Mo-Sa

Gemütliche, ländlich-gediegen eingerichtete Gaststuben. Elegante Terrasse, idyllischer Waldbiergarten. Serviert wird feine regionale Küche mit internationalen Akzenten.

Goldener Pflug

www.hotel-goldener-pflug.de

garni

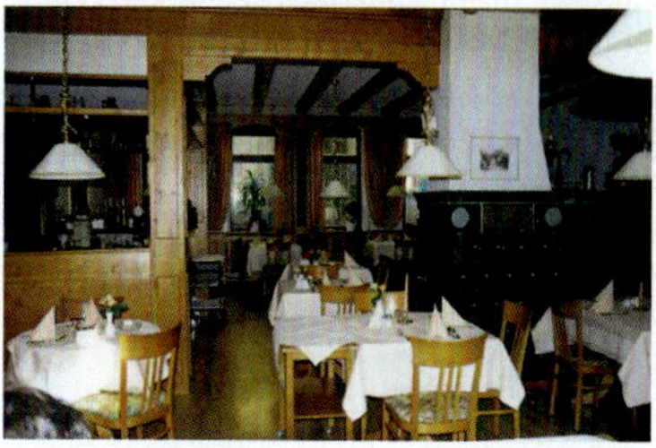

Obertorstraße 5, PLZ 69469,
T 06201 90280, F 902829
17 Zimmer | 4 Suiten | 1 Apartment
Ez 72–85 €, Dz 95–101 €, ab 6,00 €

Der schmale hist. Fachwerkbau in der Altstadt überzeugt durch seine familiäre Führung sowie die modern und gemütlich eingerichteten Zimmer mit Kirschbaumholz. Zum Haus gehört auch eine urige Weinstube.

bistronauten

www.bistronauten.de

Kopernikusstraße 43, PLZ 69469, **T 06201 8461856**
Menü 37–45 € | Di-Sa Mo, So

Eine originelle Location im alten OEG-Bahnhof. Unkompliziert-legere Atmosphäre mit offener Showküche, Natursteinziegelwänden und massiven Holztischen. Hier kocht man frisch, saisonal und ohne Chichi. Angeboten werden täglich drei Hauptgerichte (Fleisch, Fisch, vegetarisch), dazu Suppe, Salat und ein Dessert.

SO Weinheim

www.soweinheim.de

Marktplatz 12, PLZ 69469, **T 06201 65586**
35 | Hauptgericht 7–26 €, Menü 33–45 € | Sa-So Mo-Fr

In dem sympathischen Restaurant am historischen Marktplatz sitzt man gemütlich und speist z.B. „Lammkrone mit Polenta, Feigen, Feta, Rosenkohlblättern und Tymianjus". Mittags werden preiswerte Lunchgerichte serviert. Oberhalb der Gasträume und im Dachgeschoss stehen 4 Ferienwohnungen zur Verfügung.

EssZimmer
www.esszimmer-weinheim.de

Alte Postgasse 53, PLZ 69469, **T 06201 8776787**
65 | Hauptgericht 21–55 €, Menü 40–90 € | Mo, Do-So Di, Mi

Das Restaurant in der historischen Alten Post bietet neben klassischer Gourmetküche auch regionale Gerichte von der Bergstraße sowie Steakspezialitäten. Die Atmosphäre stimmt: der Service freundlich, das Ambiente elegant-rustikal und ausgesprochen einladend! Regelmäßig finden Events, Kochkurse und Live-Cooking-Abende statt.

WEINSBERG 51 D
www.weinsberg.de

Baden-Württemberg | EW 11.569 | 219 m Heilbronn 5 km, Neckarsulm 7 km
T 07134 5120
Burgruine Weibertreu, Kernerhaus, Römerbad.

Rappenhof
www.rappenhof.de

★★★S garni

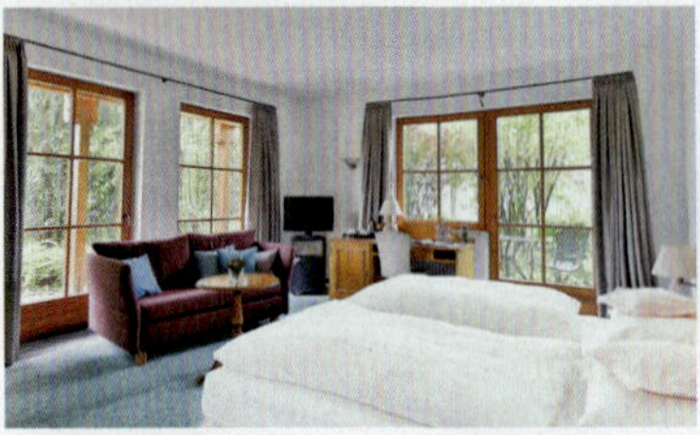

Rappenhofweg 1, PLZ 74189, **T 07134 5190,** F 51955
39 Zimmer
Ez 109–129 €, Dz 129 €, 15,50 €

Gepflegtes Urlaubs- und Tagungshotel in herrlicher Aussichtslage mit freundlich gestalteten, komfortablen Nichtraucherzimmern, die größtenteils über Balkon oder Terrasse verfügen. Zum Haus gehört auch ein bio-zertifiziertes Restaurant.

WEINSTADT 58 A
www.weinstadt.de

Baden-Württemberg | EW 26.000 | 241 m Waiblingen 5 km, Schorndorf 13 km
T 07151 6930
Fachwerkgebäude in Strümpfelbach, Bauernkriegsmuseum, Stiftskirche Beutelsbach (ehem. Grablege der Württemberger), Skulpturenpfad, Silchermuseum Schnait.

Weinstube Muz
www.weinstube-muz.de

Traubenstraße 3, PLZ 71384 (OT: Endersbach), **T 07151 61321**
60 | Hauptgericht 10–35 €, Menü 20–55 € | Di-Fr Di-Sa Mo, So

Das gemütliche, familiär geführte Lokal mit seinen kleinen, niedrigen Gasträumen existiert bereits seit 1877. Die vielseitige Speisekarte bietet neben urschwäbischen Gerichten wie Trollingerkutteln, Maultaschen oder Zwiebelrostbraten auch viele saisonale Spezialitäten. **Achtung: Bei Redaktionsschluss für diese Buchausgabe war das Restaurant auf Grund der COVID-19-Pandemie noch geschlossen.**

Gasthaus Rössle
www.roessle-baach.de

Forststraße 6, PLZ 71384 (OT: Baach), **T 07151 66824**
100 | Hauptgericht 9–27 €, Menü 26–39 € | Mo-Di, Fr-Sa

Bürgerliches Gasthaus mit behaglich eingerichteten Restauranträumen. Aus der Küche des Patrons kommen neben schwäbischen Spezialitäten auch moderne saisonale Gerichte. Weine aus heimischem Anbau.

Gasthof Adler www.adler-baach.de

Forststraße 12, PLZ 71384 (OT: Baach), **T 07151 65826**
90 | Hauptgericht 13–33 €, Menü 25–45 € |

Regionaltypischer Gasthof mit urig-rustikalem Ambiente und bodenständiger Küche. Spezialität: Frische hausgemachte Maultaschen (auch zum Mitnehmen). Heimische Weine. Liebenswerter Service.

WEISENHEIM AM BERG 50 B www.weisenheim.de

Rheinland-Pfalz | EW 1.760 | 107 m Herxheim am Berg 2 km, Battenberg 3 km
T 06353 9598422

Rothfuss-Hotel www.rothfuss-hotel.com

garni

Hauptstr. 82, PLZ 67273, **T 06353 9570047**
7 Zimmer | Ez 85–95 €, Dz 110–130 €

Kleines, modernes Hotel im malerischen Ortskern. In dem hübsch sanierten Gebäude eines ehem. Weingutes übernachten Sie in zeitgemäßen und überaus wohnlichen Zimmern. Zum Frühstück werden fast ausschließlich Bio-Lebensmittel angeboten. Zahlreiche Freizeitmöglichkeiten in unmittelbarer Umgebung.

Admiral www.admiral-weisenheim.de

Leistadter Straße 6, PLZ 67273, **T 06353 4175**
40 | Hauptgericht 22–28 € | Sa-So Mi-So Mo, Di

Behagliches Ambiente mit hist. Fachwerk und liebevoll arrangierten Accessoires. Kulinarisch bietet man eine gehobene, mediterran interpretierte Landhausküche, die in Menüform oder à la carte serviert wird. Nette Hofterrasse mit idyllischem Garten.

WEISKIRCHEN 49 A www.weiskirchen.de

Saarland | EW 6.427 | 400 m Merzig 19 km, Trier 33 km
T 06876 70937

Parkhotel Weiskirchen www.parkhotel-weiskirchen.de

★★★★S garni

Kurparkstraße 4, PLZ 66709, **T 06876 9190,** F 919519
125 Zimmer | 2 Suiten | Ez 80–155 €, Dz 114–292 € | 24 h

Persönlich geführtes Wellness- und Tagungsdomizil gegenüber dem Kurpark mit hellen, freundlichen Zimmern. Das Vitalis Bäderzentrum ist dem Hotel direkt angeschlossen. Im Restaurant „Vier Jahreszeiten" und der Brasserie werden regionale sowie internationale Gerichte serviert.

WEISSENBURG 53 C www.weissenburg.de

Bayern | EW 17.519 | 422 m Donauwörth 41 km, Ansbach 50 km
T 09141 907124
Römer- und Reichsstadtmuseum, röm. Thermen, Kastell Biriciana, Ellinger Tor, Altes Rathaus, St.-Andreas-Kirche, Hohenzollernfestung Wülzburg.

Am Ellinger Tor www.ellingertor.de

★★★ garni

Ellinger Straße 5-7, PLZ 91781, **T 09141 86460,** F 864650
27 Zimmer | Ez 69–79 €, Dz 93–99 €

Das über 500 Jahre alte Fachwerkhaus liegt zentral in der Altstadt und verfügt über wohnliche Gästezimmer im modernen Landhausstil. Bürgerliches Restaurant mit deutsch-fränkischen Spezialitäten.

WEISSENFELS 34 D www.weissenfels.de

Sachsen-Anhalt | EW 41.303 | 100 m Halle 37 km, Leipzig 38 km
T 03443 3700
Schloss, Rathaus, Renaissance- und Barockbauten, Stadtkirche, Geleitshaus, Francoishaus, Novalis-Haus und -Grab, Heinrich-Schütz-Haus, Schuhmuseum, Schlosskirche, Fürstengruft.

Parkhotel Güldene Berge www.gueldene-berge.de

★★★★ garni

Langendorfer Straße 94, PLZ 06667, **T 03443 39200,** F 392020
32 Zimmer | 1 Suite | Ez 80–87 €, Dz 116–126 €, ab 10,00 € | 24 h

Eine hist. Jugendstilvilla aus dem Jahre 1889 mit angeschlossenem Gästehaus - umgeben von einer kleinen Grünanlage. Hier stehen Ihnen wohnliche Zimmer unterschiedlicher Kategorien zur Verfügung. Im stimmungsvollen Restaurant werden sächsische Spezialitäten und internationale Gerichte serviert.

WEISSENHORN 59 C www.weissenhorn.de

Bayern | EW 13.400 | 501 m Illertissen 14 km, Ulm 21 km
T 07309 840

RiKu HOTEL Weißenhorn www.riku-hotel.de

garni

Kirchplatz 6, PLZ 89264, **T 07309 9276710,** F 9276711
29 Zimmer

Attraktiv ist hier nicht nur die zentrale Lage direkt am historischen Kirchplatz, auch das moderne Interieur ist ansprechend. Die schnörkellos eingerichteten Zimmer sind in harmonischen Grün- und Brauntönen gehalten. Nebenan befindet sich eine Brauereigaststätte, in der selbstgebrautes Bier und regionale Küche aufgetischt werden.

Zum Löwen www.der-loewen.de

★★★ garni

Martin-Kuen-Straße 5, PLZ 89264, **T 07309 96500,** F 965037
22 Zimmer | Ez 61–72 €, Dz 88–98 €, 11,00–15,00 €

Freundlich und familiär geführter Gasthof im Ortskern mit traditionsreicher Vergangenheit und individuell eingerichteten Zimmern. Rustikal-regionales Ambiente und heimische Küche erwarten den Gast im Restaurant.

WEISSENSTADT 44 D www.weissenstadt.de

Bayern | EW 3.187 | 630 m Selb 24 km, Bayreuth 35 km
T 09253 9500

Gasthaus Egertal
www.gasthausegertal.de

Wunsiedler Straße 49, PLZ 95163, **T 09253 237**
28 | Hauptgericht 21–39 €, Menü 32–79 € | So Mo, Do-So Di, Mi

Seit Jahrzehnten eine verlässliche Adresse! Das hübsch sanierte Gasthaus von Familie Rupprecht verfügt über heimelige Stuben mit schlichter Eleganz. Serviert wird eine klassisch und saisonal ausgerichtete Frischeküche zu fairen Preisen.

WEITNAU 66 B
www.weitnau.de

Bayern | EW 5.124 | 797 m
T 08375 920241
Buchenberg 6 km, Isny im Allgäu 20 km

Hanusel Hof
www.hanusel-hof.de

★★★★S garni

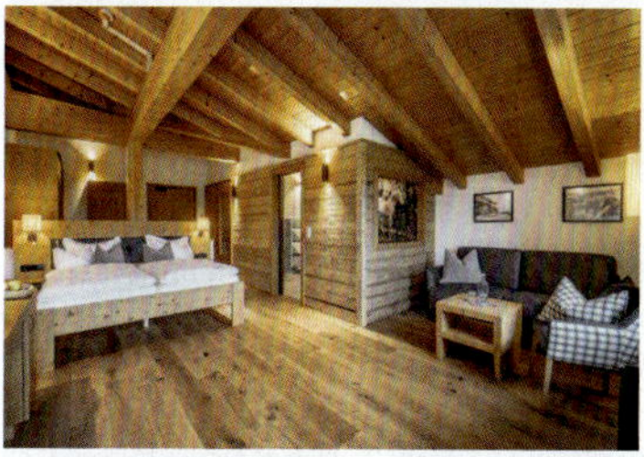

Helingerstraße 5, PLZ 87480 (OT: Hellengerst), **T 08378 92000,** F 920019
45 Zimmer | 3 Apartments
Ez 164–361 €, Dz 250–522 €, inkl. Halbpension

Hotel mit hauseigener 18-Loch-Golfanlage inmitten der reizvollen Allgäuer Landschaft. Hier erwarten Sie gepflegte Zimmer mit zeitgemäßer Ausstattung, ein großer Wellnessbereich mit Saunen u. Hallenbad und ein ganzjährig beheizter Außenpool. Das Restaurant serviert regionale und traditionelle Gerichte sowie Wildspezialitäten.

WENDEN 40 B
www.wenden.de

Nordrhein-Westfalen | EW 19.528 | 411 m
T 02762 406514
Olpe 9 km, Kreuztal 10 km

Landhaus Berghof
www.landhaus-berghof.de

★★★★★S garni

Berghof 1, PLZ 57482 (OT: Berghof), **T 02762 5266,** F 3708
15 Zimmer | 1 Apartment | Ez 72–82 €, Dz 109 €, ab 5,00 €

Auf einer Anhöhe in herrlicher Einzellage empfängt Sie dieses familiengeführte Hotel. Hier erwarten Sie wohnlich eingerichtete Zimmer unterschiedlicher Größe und Ausstattung. Einheimische und internationale Gerichte werden im Restaurant und auf der hübschen Waldterrasse serviert.

WENDLINGEN AM NECKAR 58 A
www.wendlingen.de

Baden-Württemberg | EW 16.281 | 294 m
T 07024 9430
Nürtingen 7 km, Stuttgart 23 km
Friedhofskapelle (Gotik) im Stadtteil Unterboihingen mit Fresken (15. Jhd.), Eusebiuskirche (Spätgotik), Jakobuskirche (Gotik), Galerie der Stadt, Stadtmuseum.

Villa Behr
www.villa-behr.de

★★★★★S garni

Behrstr. 90, PLZ 73240, **T 07024 5019551,** F 5019553
12 Zimmer | 2 Suiten | Ez 99–109 €, Dz 109–179 €, exkl. Frühstück, ab 14,90 € ››

In einem historischen Gebäude aus dem Jahre 1910 empfängt Sie dieses schicke Designhotel. Die hell und freundlich eingerichteten Gästezimmer bieten geradlinig-modernes Interieur mit großen Fenstern und Holzböden.

Osteria Bonomi

100 | Hauptgericht 10–42 €, Menü 39–99 € | Mo-Fr, So Mo-So

In der einstigen Betriebskantine des Möbelfabrikanten Behr erwarten Sie eine gepflegte Tischkultur, freundlicher Service und ein tolles Speisenangebot mit italienischen Köstlichkeiten aus dem Piemont. Die knusprig-leckere Pizza kommt direkt aus dem hauseigenen Holzofen und könnte in Italien kaum besser sein. Lauschige Sommerterrasse.

WERBACH 52 A — www.werbach.de

Baden-Württemberg | EW 3.700 | 170 m — Tauberbischofsheim 8 km, Wertheim 24 km
T 09341 920829

Hotel Belle Maison — www.belle-maison-hotel.de

★★★ garni
Oberes Tor 7, PLZ 97956, **T 09341 6005300,** F 6005329
13 Zimmer | Ez 76–82 €, Dz 118 €

Das kleine, privat geführte Familienhotel versprüht einen Hauch Südfrankreich mitten im „Lieblichen Taubertal". Die behaglichen Gästezimmer, die teilweise über einen Balkon oder eine Terrasse verfügen, präsentieren sich im gehobenen Landhausstil. Das gute Vital-Frühstück sollte man sich nicht entgehen lassen.

WERDAU 45 A — www.werdau.de

Sachsen | EW 21.000 | 276 m — Zwickau 5 km, Mohlsdorf 10 km
T 03761 5940

Friesen — www.hotel-friesen.de

€ Gut & Günstig ★★★S
Zwickauer Str. 58, PLZ 08412, **T 03761 88000,** F 880050
20 Zimmer | Ez 51–63 €, Dz 73 €, exkl. Frühstück, 8,00 €

In verkehrsgünstiger Lage am Stadtrand von Werdau befindet sich diese gepflegte Übernachtungsadresse. Funktionelle Gästezimmer, Restaurant mit Biergarten, freundliche Mitarbeiter.

In der Mühle — www.hotel-indermuehle.de

€ Gut & Günstig
Mühlweg 1, PLZ 08412 (OT: Steinpleis), **T 03761 188880,** F 1888833
21 Zimmer | Ez 52–63 €, Dz 67–77 €, exkl. Frühstück, 6,00 €

Familiär geführtes Haus mit zweckmäßigen, im ländlichen Stil eingerichteten Zimmern. Hübscher Hotelgarten, rustikal gehaltenes Restaurant, hauseigenes Mühlenmuseum.

WERDER (HAVEL) 26 D — www.werder-havel.de

Brandenburg | EW 23.838 | 31 m — Potsdam 12 km, Berlin 40 km
T 03327 783371

Precise Resort Schwielowsee

www.precisehotels.com/werder

Am Schwielowsee 117, PLZ 14542 (OT: Petzow), **T 03327 56960**
155 Zimmer | 5 Suiten | 28 Apartments | 24 h

Ein weitläufiges Ferienresort am Schwielowsee mit 1.500 qm Wellness- und Poolareal sowie modernem Jachthafen. Hier erwarten den Gast großzügig geschnittene Zimmer und Suiten mit exquisitem Ambiente und unterschiedlichen Wohnstilen. Im Harbour Restaurant mit großer Seeterrasse werden mediterrane Speisen und Kreationen aus dem Nahen Osten serviert.

mein.werder - Hotel am Markt Neu!

www.meinwerder-hotel.de

Baderstraße 19, PLZ 14542 (OT: Insel), **T 03327 7317670**
7 Zimmer | 2 Suiten | Ez ab 75 €, Dz ab 75 €, exkl. Frühstück

In diesem geschmackvoll renovierten Häuschen am historischen Marktplatz stecken jede Menge Charme und Individualität. Die Zimmer sind wohnlich, komfortabel und technisch auf dem neuesten Stand. Wer Ruhe sucht: Im Winter lockt das gemütliche Kaminzimmer, das von einem offenen Kamin von 1821 dominiert wird, und während der warmen Jahreszeit eignet sich der hübsche Hofgarten als schönes Plätzchen zum Entspannen.

Alte Überfahrt

www.alte-ueberfahrt.de

VARTA-TIPP Küche

Fischerstraße 48B (Zugang über Uferstraße), PLZ 14542, **T 03327 7313336**
60 | Hauptgericht 24–26 €, Menü 60–100 € | Sa-So Mi-So Mo, Di

Ambitionierte Küche am Ufer der Havel. In dem modernen Restaurant von Patron und Gastgeber Patrick Schwatke bekommt man schmackhafte international-saisonale Gerichte wie „Störfilet & Spitzkohl | Zucchini | Sonnenblumenkern – Koji“. Dazu ein kleines, aber gutes Weinangebot. Der Service ist freundlich und unauffällig. Übernachten kann man im angeschlossenen Hotel „Prinz Heinrich“.

WERDOHL 30 C

www.werdohl.de

Nordrhein-Westfalen | EW 18.073 | 210 m — Altena 12 km, Lüdenscheid 13 km
T 02392 9170

Thuns Dorfkrug

www.thuns.info

Brauck 7, PLZ 58791, **T 02392 97980**
50 | Hauptgericht 19–30 €, Menü 35–55 € | Mo-Do Mo-Sa So

Freundlich gestaltetes Restaurant mit feiner Tafelkultur. Geboten wird ein Mix aus regional, mediterran und asiatisch inspirierter Küche. Wechselndes Lunchmenü am Mittag. Schlichte Hotelzimmer mit klaren Formen.

WERMELSKIRCHEN 29 D

www.wermelskirchen.de

Nordrhein-Westfalen | EW 35.483 | 310 m — Wuppertal 23 km, Leverkusen 25 km
T 02196 7100
Bergische Fachwerkhäuser, ev. Stadtkirche mit Turm (1180), höchster Naturweihnachtsbaum Deutschlands.

Landhaus Spatzenhof
www.landhaus-spatzenhof.de

Süppelbach 11, PLZ 42929, **T 02196 97590,** F 9759199
6 Zimmer | 5 Suiten, Dz 145–190 €

Exklusives kleines Landhaushotel in einem ehem. Waisenhaus aus dem Jahr 1913. Hier lässt es sich schön wohnen. Dafür sorgen die sympathisch-familiäre Atmosphäre, die hochwertigen und individuell eingerichteten Themensuiten sowie die gemütlichen Restauranträume.

Landhaus Spatzenhof

50 | Hauptgericht 21–42 €, Menü 42–95 € |

Gepflegte Tischkultur, freundlicher Service und gute Küche, die einen schmackhaften Mix aus Bodenständigem und Regionalem bietet. Wie wäre es z.B. mit „Filet vom Zander | Blutwurst | Bergischer Rübstiel | Kartoffel | Beurre-Blanc“? In den Sommermonaten sind die Terrassenplätze äußerst begehrt.

Café Wild
www.echt-wild.de

Markt 1, PLZ 42929, **T 02196 4935**
70 | Mi–Fr 9:00–18:00 Uhr, Sa 9:00–17:30 Uhr, So 11:00–17:30 Uhr

Nett eingerichtetes Café in einem weit über 100 Jahre alten Haus mit gemütlichem Außenbereich. Klassisch-moderne Einrichtung. Hier erwarten Sie hervorragende Confiserie-Spezialitäten sowie Baumkuchen nach altem Hausrezept.

WERMSDORF 35 C
www.wermsdorf.de

Sachsen | EW 5.331 | 185 m — Mügeln 10 km, Riesa 27 km
T 034364 8110

Seehof Döllnitzsee
www.hotel-doellnitzsee.de

Grimmaer Straße 29, PLZ 04779, **T 034364 51700,** F 51703
20 Zimmer | Ez 69–74 €, Dz 99–109 €

Gepflegtes Haus - unmittelbar an den beiden größten Seen des Wermsdorfer Waldes gelegen. Die wohnlichen Zimmer sind im Landhausstil eingerichtet. Restaurant mit Sonnenterrasse.

WERNBERG-KÖBLITZ 54 B
www.wernberg-koeblitz.de

Bayern | EW 5.586 | 400 m — Weiden 20 km, Schwandorf 30 km
T 09604 92110

Landgasthof Burkhard
www.hotel-burkhard.de

Marktplatz 10, PLZ 92533, **T 09604 92180,** F 921850
32 Zimmer | 3 Suiten | Ez ab 70 €, Dz ab 74 €, exkl. Frühstück, 8,00 € | 24 h

Seit 1854 familiär geführtes Haus in der Ortsmitte mit guten Tagungsmöglichkeiten. Helle, großzügige Zimmer unterschiedlicher Kategorien mit moderner Ausstattung.

Landgasthof Burkhard

45 | Menü ab 29 € | Mo-Do, So Mo-Mi, Sa-Sa Fr

In der heimeligen, mit Zirbelkieferholz getäfelten Kaminstube werden Sie mit einer französisch beeinflussten Frischeküche verwöhnt. Charmanter Service. Hauseigener Biergarten.

WERNE 30 A

www.werne-tourismus.de

Nordrhein-Westfalen | EW 29.901 | 60 m
Hamm 16 km, Dortmund 24 km
T 02389 534080
Kapuzinerkloster, hist. Altstadt, Altes Amtshaus, Kirche St. Christophorus, Wärmehäuschen/Spiker, hist. Rathaus, Steinhaus, Judenfriedhof, Natur-Solebad.

Am Kloster

www.hotel-am-kloster.de

★★★★ S garni

Kurt-Schumacher-Str. 9, PLZ 59368, **T 02389 526140,** F 52614444
54 Zimmer | 2 Apartments | Ez 78–128 €, Dz 88–138 €, exkl. Frühstück, 11,00 €

Neuzeitliches Businesshotel gegenüber dem Kapuzinerkloster mit zeitgemäß und funktionell ausgestatteten Gästezimmern. Restaurant mit internationalem Speisenangebot.

WERNIGERODE 33 A

www.wernigerode-tourismus.de

Sachsen-Anhalt | EW 33.479 | 240 m
Braunlage 24 km, Halberstadt 24 km
T 03943 5537835

Gothisches Haus

www.travelcharme.com/gothisches-haus

★★★★ S garni

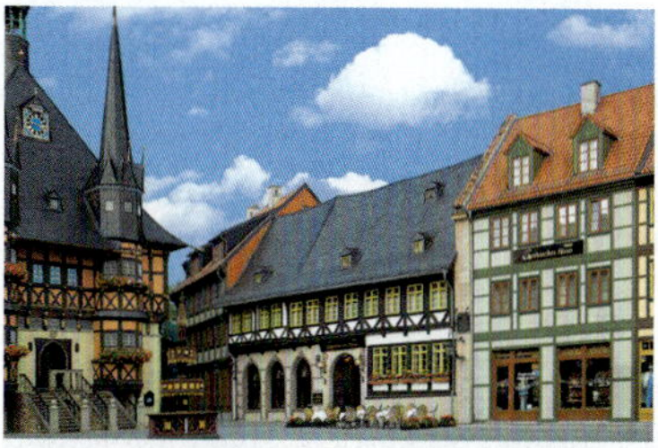

Marktplatz 2, PLZ 38855, **T 03943 6750,** F 675555
116 Zimmer | 10 Suiten
Ez 92–165 €, Dz 128–264 € | 24 h

Eine gepflegte Adresse - nicht nur für Romantiker! Hinter einer prachtvollen Fachwerkfassade verzaubert das Hotel seine Gäste mit harmonischem Ambiente und komfortablen Gästezimmern, in denen warme Farben und unterschiedliche Stilelemente Akzente setzen.

Die Stuben

120 | Hauptgericht 14–28 €, Menü 37–59 € | Mo-Fr Mo-So

Individuell und gediegen gestaltete Gaststuben (Bohlen-, Ritter- und Hexenstube). Hier speisen Sie mit Blick auf den historischen Marktplatz. Aufgetischt wird eine originell zubereitete Frischeküche mit internationalen Einflüssen. Aber auch harztypische Spezialitäten stehen auf der Karte. Tipp: wöchentlich wechselnde Mittagsgerichte.

Weißer Hirsch
www.hotel-weisser-hirsch.de

★★★★

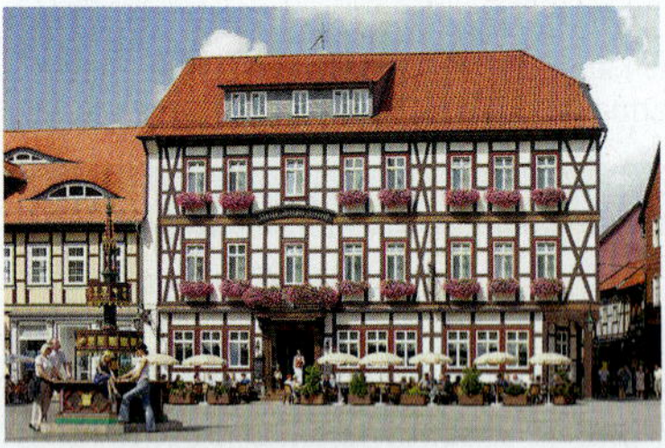

Marktplatz 5, PLZ 38855, **T 03943 267110,** F 26711199
61 Zimmer | 2 Suiten
Ez 82–147 €, Dz 114–177 € | 24 h

Das hist. Fachwerkgebäude am Marktplatz ist das älteste erhaltene Hotel Sachsen-Anhalts. Die wohnlich eingerichteten Zimmer in unterschiedlichen Kategorien sind komfortabel ausgestattet. Im Restaurant „Weißer Hirsch" kommen Harzer Spezialitäten und internationale Küche auf den Tisch.

Restaurant Pietsch Neu!
www.restaurantpietsch.de

VARTA-TIPP Küche

Breite Straße 53a, PLZ 38855, **T 03943 5536053**
14 | Mi-Sa Mo, Di, So

In seinem zweiten Lokal hat Robin Pietsch ein trendig-modernes Gastrokonzept verwirklicht. An einem langen Tresen speisen maximal 14 Gäste zu einer festen Uhrzeit (Menüstart: 19:45 Uhr). Die weltoffene Küche zeichnet sich durch Experimentierfreude, klare Geschmackslinien, intensive Aromen und erstklassige Produktqualität aus. Tischreservierung ratsam.

Zeitwerk
www.dein-zeitwerk.com

VARTA-TIPP Küche

Große Bergstr. 2a, PLZ 38855, **T 03943 6947884**
28 | Menü 89 € | Mi-Sa Mo, Di, So

Das kleine, aparte Lokal liegt zentral im Herzen der Altstadt. Wohnzimmeratmosphäre im besten Sinne: modernes Mobiliar, liebevoll arrangierte Deko, rustikales Fachwerkgebälk... und dazu eine schmackhafte, konsequent regionale Küche aus besten Produkten heimischer Erzeuger. Freundlicher Service samt Weinberatung.

WERTHEIM 52 A
www.tourismus-wertheim.de

Baden-Württemberg | EW 23.750 | 145 m   Tauberbischofsheim 29 km, Lohr 31 km
T 09342 935090
Wertheimer Burg, hist. Altstadt, Kittsteintor, Maintor, Engelsbrunnen, jüdischer Friedhof, Grafschaftsmuseum, Glasmuseum.

Bestenheider Stuben
www.bestenheider-stuben.de

Breslauer Straße 1, PLZ 97877 (OT: Bestenheid), **T 09342 96540,** F 965444
20 Zimmer | Ez 75–84 €, Dz 102 €

Am Ortsrand gelegenes Haus mit einer rustikalen Holzfassade. Modern und hell eingerichtete Zimmer. Schöne Sonnenterrasse.

Bestenheider Stuben

VARTA-TIPP Service

60 | Hauptgericht 12–36 €, Menü 48–68 € | Mo-So

Einladendes, im modernen Landhausstil eingerichtetes Restaurant. Nebst den deftigen regionalen Hausklassikern werden auch raffiniert zubereitete klassische Gerichte angeboten, und das z.B. in Form von „Geschmorter Kalbsbacke an Spätburgundersauce mit frischen Gemüsen und Kartoffelpüree". Fachkundig und freundlich werden Sie vom charmanten Service umsorgt.

Schwan
www.hotel-schwan-wertheim.de

★★★★★S garni

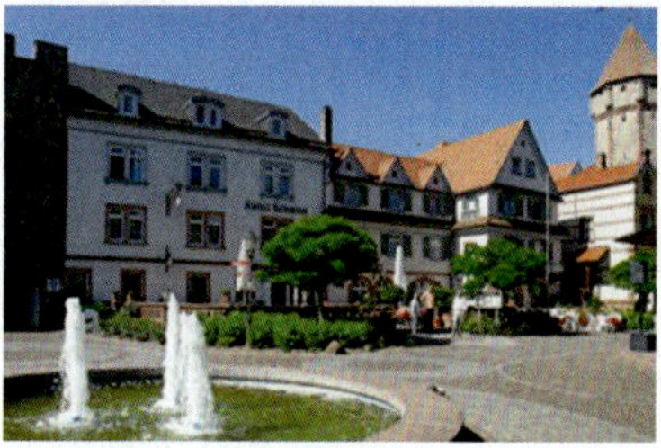

Mainplatz 8, PLZ 97877, **T 09342 92330,** F 923366
33 Zimmer | 10 Suiten
Ez 85–125 €, Dz 95–220 €, ab 4,90 €

Traditionsreiches Haus am Rande der Altstadt. Während im Altbau zweckmäßige, preisgünstige Zimmer zur Verfügung stehen, bietet der Neubau gemütliche, recht moderne Zimmer, die teils mit hochwertigen Materialien ausgestattet sind. Die anheimelnde Hotelbar wurde vom bekannten Glasmaler Rudolph Beilhartz gestaltet.

WERTINGEN 59 B
www.wertingen.de

Bayern | EW 8.990 | 419 m — Dillingen 17 km, Augsburg 30 km
T 08272 84199

Gänsweid
www.gaensweid.de

Gänsweid 1, PLZ 86637, **T 08272 642132**
60 | Hauptgericht 17–30 €, Menü 30–40 € | Mo-Di, Do-Fr, So Mo-Di, Do-So Mi

Die ehem. Werkstatt hat sich in ein modernes, in warmen Farben gestaltetes Restaurant mit Weinbar verwandelt. Aus der offenen Küche kommen wechselnde schwäbisch-mediterrane Speisen. Gute offene Weinbegleitung.

WESEL 29 A
www.wesel-tourismus.de

Nordrhein-Westfalen | EW 60.070 | 23 m — Dinslaken 15 km, Duisburg 30 km
T 0281 2032606
Willibrordi-Dom, Kirche Zu den heiligen Engeln, Altes Wasserwerk, Schilldenkmal, Wasserturm, Berliner Tor, Zitadelle, Preußenmuseum.

Waldhotel Tannenhäuschen
www.tannenhaeuschen.de

★★★★S garni

Am Tannenhäuschen 7, PLZ 46487 (OT: Feldmark), **T 0281 96690,** F 966999
80 Zimmer | 10 Suiten | 5 Apartments | Ez ab 128 €, Dz ab 158 € | 24 h

Begehrtes Urlaubsdomizil in ruhiger Waldlage. Das Haus bietet Ihnen wohnliche Zimmer in unterschiedlichen Kategorien, einen 5.300 qm großen Wellnessbereich, ein Parkrestaurant mit internationaler Küche sowie dem AQUA SILVA Bistro.

Welcome Hotel www.welcome-hotels.com/hotels/wesel

Rheinpromenade 10, PLZ 46487, **T 0281 30000,** F 3000333
103 Zimmer | 103 Suiten | Ez 103–133 €, Dz 135–165 €, 15,00 € | 24 h

Moderne, sternförmige Hotelanlage mit großzügig gestalteten Suiten in direkter Rheinlage. Das Haus ist vor allem bei Tagungsgästen und Wellnessurlaubern sehr beliebt. Im Restaurant „Deichgraf“ mit angrenzender Terrasse wird regionale und internationale Küche serviert.

WESENBERG 18 D www.klein-seenplatte.de

Mecklenburg-Vorpommern | EW 3.268 | 60 m Neustrelitz 18 km, Neubrandenburg 48 km
T 039832 20621

Borchard's Rookhus am See www.rookhus.de

Am Großen Labussee 12, PLZ 17255, **T 039832 500,** F 50100
40 Zimmer | 8 Suiten | 16 Apartments | Ez 120–180 €, Dz 150–250 €, 15,00 € | 24 h

Familien- und Kinderhotel direkt am Großen Labussee mit vielfältigem Freizeitangebot sowie speziellen Sommer- und Winterarrangements. Rustikal-ländliches Restaurant mit regionaler und internationaler Küche.

WESTERBURG 40 B www.stadt-westerburg.de

Rheinland-Pfalz | EW 5.617 | 343 m Hachenburg 20 km, Montabaur 26 km
T 02663 291490

Lindner Hotel & Sporting Club www.lindner.de

Am Wiesensee, PLZ 56457 (OT: Stahlhofen), **T 02663 99100,** F 991199
87 Zimmer | 24 h

Tagungs- und Sporthotel in wunderschöner Lage. Elegante Zimmer, Suiten und Apartments mit Blick auf den Wiesensee oder den angrenzenden 18-Loch-Golfplatz. Wellness- und Beautybereich mit Pool, Sauna und Solarium.

WESTERHEIM (UNTERALLGÄU) 66 B www.gemeinde-westerheim.de

Bayern | EW 2.119 | 602 m Memmingen 13 km, Mindelheim 19 km
T 08336 80310

Laupheimer www.laupheimer.de

Dorfstr. 19, PLZ 87784 (OT: Günz), **T 08336 7663,** F 7693
9 Zimmer | Ez 66–73 €, Dz 98–110 €

Ehem. Herrenhaus mit gepflegten, geschmackvoll eingerichteten Gästezimmern. Gemütliche Restauranträume mit ländlichem Flair. Auch ein schöner Biergarten ist vorhanden.

WESTERSTEDE 13 C www.westerstede.de

Niedersachsen | EW 22.188 | 8 m Oldenburg 25 km, Wilhelmshaven 30 km
T 04488 55660
St.-Petri-Kirche, Howieker Wassermühle, Rhododendron-Waldpark in Linswege (5 km NO), Draisinenspaß Ammerland.

Voss www.voss-hotels.de

★★★★ garni

Bahnhofstr. 17, PLZ 26655, **T 04488 5190,** F 6062
81 Zimmer | Ez ab 85 €, Dz ab 130 €

Ein modernes Wohlfühlhotel inmitten einer einzigartigen Parklandschaft. Wohnlich eingerichtete Zimmer mit zeitgemäßer Ausstattung. Ansprechendes Wellnessangebot mit Badelandschaft, Saunabereich und Beauty-Anwendungen. Hauseigene Schokoladenmanufaktur samt Schokoladenshop.

Altes Stadthaus www.hotel-altes-stadthaus.de

★★★ garni

Albert-Post-Platz 21, PLZ 26655, **T 04488 84710,** F 847130
17 Zimmer | Ez 62–85 €, Dz 92–158 €

Stadthotel in einer hist. Kornbrennerei von 1813 direkt am Marktplatz. Individuell eingerichtete Zimmer mit moderner Ausstattung. Saisonale und regionale Küche wird in den Restauranträumen serviert.

Hotel Bohlje www.hotel-bohlje.de

garni

Alte Straße 8, PLZ 26655, **T 04488 5203030**
17 Zimmer | Ez ab 65 €, Dz ab 90 €

Ein familiär geführtes Hotel. Es bietet wohnliche und zeitlos ausgestattete Nichtraucherzimmer. WLAN nutzen Gäste im gesamten Hotel kostenfrei. Lust auf Shopping oder Eis essen? Zum Stadtzentrum von Westerstede sind es nur einige Gehminuten.

WESTHOFEN 50 B www.westhofen.de

Rheinland-Pfalz | EW 3.482 | 121 m Mainz 50 km, Speyer 60 km
T 06244 59080

GUT LEBEN am Morstein www.am-morstein.de

Mainzer Str. 8-10, PLZ 67593, **T 06244 9198991**
60 | Hauptgericht 10–30 €, Menü 30–60 € | So Mi-So Mo, Di

Die Gründerzeitvilla mit benachbartem Gehöft beherbergt neben individuell eingerichteten Zimmern auch ein elegantes Restaurant mit Kochschule. Serviert wird eine klassisch gehaltene, regionale Küche mit frischen Produkten. Im Sommer eignet sich die 1.000 qm große historische Gartenanlage für Empfänge und Feierlichkeiten.

WETTENBERG 41 B www.wettenberg.de

Hessen | EW 12.800 | 176 m Gießen 5 km, Wetzlar 19 km
T 0641 8040

Burg Gleiberg Neu! www.burggleiberg.de

Burgstraße 90, PLZ 35435, **T 0641 81444**
60 | Hauptgericht 18–28 € | Mo-Di, Do-So ⃠ Mi

Die auf einem markanten Basaltkegel gelegene mittelalterliche Burganlage ist ein beliebtes Ausflugsziel. Im nostalgisch anmutenden Hauptrestaurant, den Nassauer Stuben, wird eine zeitgemäße, klassisch gehaltene Küche serviert. In der urig-gemütlichen Albertusklause nebst Biergarten ist das Angebot etwas einfacher.

WETZLAR 41 A www.wetzlar-tourismus.de

Hessen | EW 51.497 | 168 m Braunfels 11 km, Gießen 15 km
T 06441 997755
Dom, Fachwerkhäuser, Hospitalkirche, Lottehaus, Jerusalemhaus, Reichskammergerichtsmuseum, Palais Papius, Stadt- und Industriemuseum, Dunkelkaufhaus und Optikparcours.

Naunheimer Mühle www.naunheimer-muehle.de

★★★★ S garni

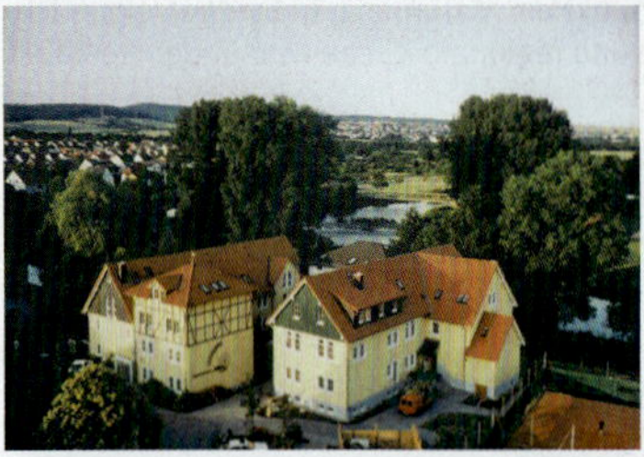

Mühle 2, PLZ 35584 (OT: Naunheim), **T 06441 93530,** F 935393
42 Zimmer | 1 Suite
Ez 86–114 €, Dz 123–159 €, ab 10,50 €

Familiengeführtes Landhotel mit persönlicher Atmosphäre. Das Haus punktet vor allem durch die idyllische Lage am Ufer der Lahn. Die Zimmer sind individuell, wohnlich und zeitgemäß eingerichtet. Zum Hotel gehört auch ein bürgerliches Restaurant mit netter Terrasse.

WEYHER 50 D www.weyher.de

Rheinland-Pfalz | EW 600 | 330 m Edenkoben 5 km, Neustadt/Weinstr. 15 km
T 06323 959222

Zum Kronprinzen www.kronprinz-weyher.de

€ Gut & Günstig ★★★★★S garni

Josef-Meyer-Straße 11, PLZ 76835, **T 06323 7063**
11 Zimmer | 1 Suite | Ez 69 €, Dz 89 €

Das charmante kleine Hotel liegt im alten Weinbauort Weyher, direkt am Rande des Pfälzer Waldes. Die Zimmer sind individuell, allesamt in freundlichen Farben, zeitgemäß und wohnlich, dazu am Morgen ein frisches Frühstück.

Zum Kronprinzen

50 | Hauptgericht 10–22 €, Menü 25–30 € | So Fr-So ⃠ Mo, Di, Mi

In dem gemütlichen Restaurant mit elegant-rustikaler Note kommen neben den beliebten Pfälzer Klassikern auch feine internationale und vegetarische Gerichte auf den Tisch. Die Weinkarte ist geprägt von heimischen Winzern.

WICKEDE 30 C www.wickede.de

Nordrhein-Westfalen | EW 11.354 | 140 m Unna 16 km, Soest 21 km
T 02377 9150

Haus Gerbens www.haus-gerbens.de

Hauptstraße 211, PLZ 58739, **T 02377 1013**
50 | Hauptgericht 14–34 €, Menü 25–78 € | Di-Fr Di-Sa Mo, So

Modern eingerichtetes Restaurant mit schmackhafter internationaler Küche und hübscher Lounge. Individuell eingerichtete Zimmer für Übernachtungsgäste.

WIECK A. DARSS 10 D www.fischland-darss-zingst.de

Mecklenburg-Vorpommern | EW 715 | 1 m Prerow 4 km, Barth 22 km
T 038324 6400

Haferland www.hotelhaferland.de

garni

Bauernreihe 5a, PLZ 18375, **T 038233 680,** F 68220
46 Zimmer | 14 Apartments | Ez ab 133 €, Dz ab 153 € | 24 h

Reetgedecktes Landhotel mit schöner Terrasse in ruhiger Ortsrandlage gegenüber dem Seglerhafen. Stilvoll mit hellen Echtholzmöbeln eingerichtete Zimmer. Wellnessbereich mit Schwimmbad und Saunalandschaft.

Gute Stube

66 | Hauptgericht 21–27 €, Menü 35–58 € |

Helles, gemütliches Restaurant im Landhausstil. Serviert werden feine regionale Küche und wechselnde Menüs. Schöne Sonnenterrasse mit Blick auf den Hafen von Wieck.

WIEDEN 64 A www.schwarzwaldregion.belchen.de

Baden-Württemberg | EW 580 | 1.050 m Schönau 8 km, Todtnau 11 km
T 07673 303

Berghotel Wiedener Eck Neu! www.wiedener-eck.de

garni

Oberwieden 15, PLZ 79695, **T 07673 9090,** F 90930
28 Zimmer | 4 Suiten | Ez 84–86 €, Dz 158–190 €

Seit mehr als 100 Jahren ist dieses Haus bereits in Familienhand. Die freundlich-warme Atmosphäre und die einzigartige Lage auf der Passhöhe zwischen dem Münstertal und dem Wiesental werden Sie begeistern. Die Zimmer sind äußerst wohnlich und zeitgemäß ausgestattet. In den urigen Gaststuben sowie im lichtdurchfluteten Panoramarestaurant wird eine verfeinerte Regionalküche aufgetischt.

WIEHL 40 B www.wiehl.de

Nordrhein-Westfalen | EW 25.709 | 190 m Gummersbach 12 km, Waldbröl 15 km
T 02262 99195
Tropfsteinhöhle, Wiehlpark, hist. Postkutschenlinie.

Pfaffenberg www.restaurant-pfaffenberg.de

Pfaffenberg 3, PLZ 51674, **T 02262 7175148**
70 | Hauptgericht 12–32 €, Menü 33–48 € | Mo, Do-So Di, Mi

Das einladende Restaurant befindet sich in einem denkmalgeschützten Gebäude am Stadtrand. Der gelungene Mix aus Tradition und Moderne spiegelt sich nicht nur im Ambiente, sondern auch in der Küche wider. Serviert werden abwechslungsreiche Regionalgerichte wie „Wolfsbarschfilet mit Bohnengemüse und Meersalzkartoffeln".

WIENHAUSEN 23 B www.lueneburger-heide.de

Niedersachsen | EW 4.170 | 43 m Celle 10 km, Hannover 44 km
T 05149 8897

HOTEL Am Kloster www.hotel-wienhausen.de

★★★S garni

Mühlenstr. 6-7, PLZ 29342, **T 05149 185550,** F 1855511
24 Zimmer | 5 Apartments | Ez 75–150 €, Dz 125–180 €, 10,00–20,00 €

Kleines, sympathisches Hotel direkt am berühmten Zisterzienserkloster aus dem 13. Jhd. Geschmackvoll eingerichtete Zimmer mit moderner Farbgebung. Liebevoll zubereitetes Frühstück (auch auf der Terrasse möglich). Leihfahrräder.

WIESBADEN 41 C www.wiesbaden.de

Hessen | EW 275.976 | 115 m Mainz 11 km, Rüdesheim 27 km
T 0611 1729930
Kurhaus Wiesbaden mit Bowling Green und Kurpark, Casino, Kochbrunnen, Altstadt mit Bäckerbrunnen, Schlossplatz mit Stadtschloss (Hessischer Landtag), Hessisches Staatstheater, Neroberg mit Nerobergbahn, russische Kirche, Schloss Biebrich mit Schlosspark, Kaiser-Friedrich-Therme.

Nassauer Hof www.nassauer-hof.de

★★★★★S garni

Kaiser-Friedrich-Platz 3-4 (B2), PLZ 65183, **T 0611 1330,** F 133632
159 Zimmer | 24 Suiten | Ez ab 175 €, Dz ab 175 € | 24 h

Hinter der wilhelminischen Prachtfassade des ehrwürdigen Grandhotels erwartet Sie ein klassisch-elegantes Interieur. Sehr beliebt ist der großzügige Wellnessbereich mit eigener Thermalquelle. Hoher Qualitäts- und Servicestandard in allen Bereichen des Hauses.

Ente

VARTA-TIPP Küche **VARTA-TIPP** Service

80 | Hauptgericht 37–43 €, Menü 89–115 € | Sa Di-Sa Mo, So

Hier stimmt einfach alles: Ambiente, Service und Küchenleistung. Seit vielen Jahren ein sicherer Wert in der Wiesbadener Gastronomie. Im klassisch-gediegenen Restaurant glänzt Michael Kammermeier mit seiner geradlinigen europäischen Kreativküche, die er durch eine besondere persönliche Note individuell interpretiert. Dazu eine exzellente Weinkarte und ein professioneller Service. **Achtung: Bei Redaktionsschluss für diese Buchausgabe war das Restaurant auf Grund der COVID-19-Pandemie noch geschlossen.**

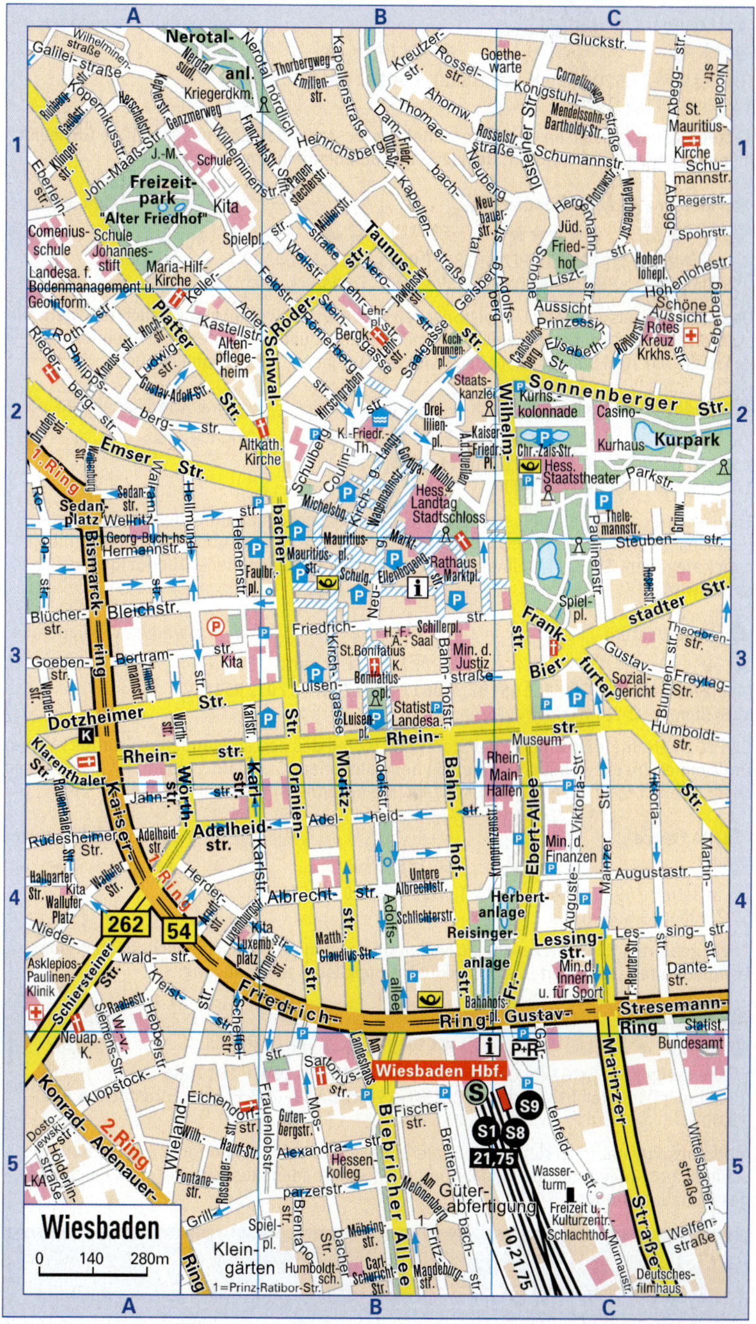
A
B
C
1
2
3
4
5
Wiesbaden
0
140
280m
Nerotal-anl.
Nerotal südl.
Nerotal nördlich
Kriegerdkm.
Freizeit-park
"Alter Friedhof"
Comenius-schule
Landesa. f. Bodenmanagement u. Geoinform.
Maria-Hilf-Kirche
Platter Str.
Emser Str.
Röder-str.
Taunus-str.
Schwal-bacher Str.
Heinrichsberg
Kapellenstraße
Sonnenberger Str.
Kurhs.-kolonnade
Casino
Kurhaus
Kurpark
Hess. Staatstheater
Parkstr.
Staats-kanzlei
Wilhelm-str.
Hess. Landtag Stadtschloss
Rathaus
Marktpl.
Mauritius-pl.
Sedan-platz
Bismarck-ring
1. Ring
Dotzheimer Str.
Rhein-str.
Kaiser-
Oranien-str.
Moritz-str.
Bahn-hof-str.
Adolfs-allee
Friedrich-Ring
Gustav-Stresemann-Ring
Frank-furter Str.
Bier-stadter Str.
Friedrich-str.
Luisen-str.
St. Bonifatius K.
Museum
Rhein-Main-Hallen
Ebert-Allee
Herbert-anlage
Reisinger-anlage
Lessing-str.
Mainzer Straße
Wiesbaden Hbf.
Biebricher Allee
Güter-abfertigung
Wasser-turm
Freizeit u.-Kulturzentr.-Schlachthof
Deutsches-filmhaus
Statist. Bundesamt
Konrad-Adenauer-Ring
2. Ring
Schiersteiner Str.
Asklepios-Paulinen-Klinik
Klein-gärten
262
54
S1
S8
S9
21,75
10,21,75
1=Prinz-Ratibor-Str.

Courtyard by Marriott
www.courtyard-wiesbaden.de

Ostring 9, PLZ 65205 (OT: Nordenstadt), **T 06122 8010,** F 801800
139 Zimmer | ⏲ 24 h

Verkehrsgünstige Lage im Geschäftsviertel Nordenstadt. Wohnlich ausgestattete Gästezimmer mit zeitgemäßem Komfort. Brasserie-Restaurant mit internationaler Küche.

Mercure Hotel Wiesbaden City
www.mercure.com

★★★★

Bahnhofstraße 10-12 (B3), PLZ 65185, **T 0611 1620,** F 304599
235 Zimmer | Ez 80–329 €, Dz 90–339 €, exkl. Frühstück, ab 21,00 € | ⏲ 24 h

Das moderne Businesshotel im historischen Stadtzentrum wurde erst kürzlich renoviert. Die freundlichen Gästezimmer bieten zeitgemäße Technik und sehr guten Schlafkomfort. Wellnessoase mit zwei Saunen, Pool und Gym. Restaurant mit internationaler Küche.

Radisson Blu Schwarzer Bock
www.radissonhotels.com

★★★★ S

Kranzplatz 12 (B2), PLZ 65183, **T 0611 1550,** F 155111
142 Zimmer | 7 Suiten | ⏲ 24 h

Traditionsreiches Hotel mit hist. Fassade und nostalgischem Charme, dessen Geschichte bis ins 15. Jhd. zurückreicht. Individuell eingerichtete Zimmer und Suiten unterschiedlicher Kategorien. Schöner Wellnessbereich, der von den Wiesbadener Thermalquellen gespeist wird.

Best Western
www.cityhotel-wiesbaden.de

garni

Mainzer Straße 74 (C5), PLZ 65187, **T 0611 1701790,** F 170179511
165 Zimmer | ⏲ 24 h

Das 2018 eröffnete Business- und Stadthotel ist Teil des neu entstandenen Quartiers Verso. Die Zimmer: frisch, wohnlich, modern in den Kategorien „Standard", „Komfort" und „Executive". Offene Lobby mit Bar-Bistro-Konzept. Kleiner Fitnessbereich im EG.

De France
www.hoteldefrance.de

Taunusstraße 49 (B1), PLZ 65183, **T 0611 959730,** F 9597374
37 Zimmer | 3 Suiten

Privat geführtes Haus mit geschmackvollen Gästezimmern unterschiedlicher Kategorien. Der mediterrane Hotelgarten steht exklusiv Hotelgästen zur Verfügung.

Fontana
www.fontana.de

garni

Sonnenberger Straße 62 (↘ C2), PLZ 65193, **T 0611 181160,** F 1811666
25 Zimmer | 3 Suiten | 1 Apartment | Ez 68–198 €, Dz 83–233 €, exkl. Frühstück, 8,50–13,00 €

Modernes Privathotel in ruhiger, zentraler Lage am Kurpark. Komfortable Zimmer unterschiedlicher Kategorien, die mit Marmor- oder Granitbädern ausgestattet sind. Reichhaltiges Frühstücksbuffet.

Oranien
www.hotel-oranien.de

garni

Platter Straße 2 (B2), PLZ 65193, **T 0611 18820,** F 1882200
80 Zimmer | 3 Suiten | 4 Apartments | Ez 99–195 €, Dz 99–225 €, exkl. Frühstück, 16,00 € | 24 h

Ein elegantes Privathotel im Herzen der Stadt, in dem man auf Persönlichkeit und Service großen Wert legt. Stammgäste schätzen die individuelle, wohnliche Einrichtung und das gepflegte Frühstück. Im Restaurant „Linner" wird regional und international gekocht.

Trüffel
www.citta-hotel.de

★★★★S garni

Webergasse 6-8 (B2), PLZ 65183, **T 0611 990550,** F 9905511
30 Zimmer | 3 Suiten | Ez 95–145 €, Dz 125–195 €, exkl. Frühstück, 12,50 €

Sehr gute Adresse für einen kurzen oder längeren Businessaufenthalt. Geschmackvolle, schallisolierte Zimmer mit klarem Raumdesign, sehr guter technischer Ausstattung und großzügigen Bädern. Hell und modern gestaltetes Restaurant mit Bistroambiente und offener Showküche.

Domäne Mechtildshausen
www.domaene-mechtildshausen.de

garni

PLZ 65205 (OT: Erbenheim), **T 0611 7374660,** F 7374679
15 Zimmer | Ez 90 €, Dz 140 €, exkl. Frühstück, 10,00 €

Ländlich gelegenes Idyll aus Gästehaus, Tagungsräumen, Hofladen, Restaurant, Café und Weinstube. Zum Haus gehören insgesamt 650 ha Ackerfläche, die nach biologischen Grundsätzen bewirtschaftet werden. Die individuellen Zimmer sind geschmackvoll mit Kirschholzmobiliar eingerichtet.

Domäne Mechtildshausen

60 | Hauptgericht 19–28 €, Menü 39–56 € | Di-Sa Mo, So

Ein elegantes, südländisch anmutendes Landhausambiente bietet den Rahmen für die klassisch-saisonale Küche mit hofeigenen Produkten aus biologisch-organischem Anbau. Gute Weinauswahl mit überwiegend deutschen und französischen Gewächsen. **Achtung: Bei Redaktionsschluss für diese Buchausgabe war das Restaurant auf Grund der COVID-19-Pandemie noch geschlossen.**

Klemm
www.hotel-klemm.de

★★★S garni

Kapellenstraße 9 (B1), PLZ 65193, **T 0611 5820,** F 582222
62 Zimmer | Ez 85–110 €, Dz 125–145 €

Herzlich geführtes Hotel in einem schmucken Gebäude von 1888. Hier erwarten Sie individuelle Zimmer in unterschiedlichen Wohlfühlkategorien: mal klein und gemütlich, mal bunt und plüschig, mal super-stylish und modern. Tolles Frühstück mit frischem Obst und hausgemachten Spezialitäten.

Town Hotel
www.townhotel.de

garni

Spiegelgasse 5 (B2), PLZ 65183, **T 0611 360160,** F 360166
25 Zimmer | Ez 65–199 €, Dz 75–199 €, exkl. Frühstück

Modernes Stadthotel in ruhiger Lage mit familiärem Charakter. Helle, freundlich eingerichtete Gästezimmer mit bodentiefen Fenstern und kostenlosem WLAN. Gutes Frühstück.

Das Goldstein by Gollners Neu! www.gollners.de

Goldsteintal 50, PLZ 65207, **T 0611 541187**
150 | Mi-So Mo, Di

Das aufwendig sanierte Restaurant kommt gut an mit seinem gemütlich-schicken Ambiente und der modernen internationalen Küche - da heißt es z.B. „Ofenfrisches Stubenküken | Gemüse | Rosmarinkartoffeln“ oder „Gegrilltes Filet vom Wildlachs | Gemüse | Kapern-Tomaten-Butter | Kartoffeln“. Toll auch das breitgefächerte Weinangebot.

Forsthaus Rheinblick www.forsthaus-rheinblick.net

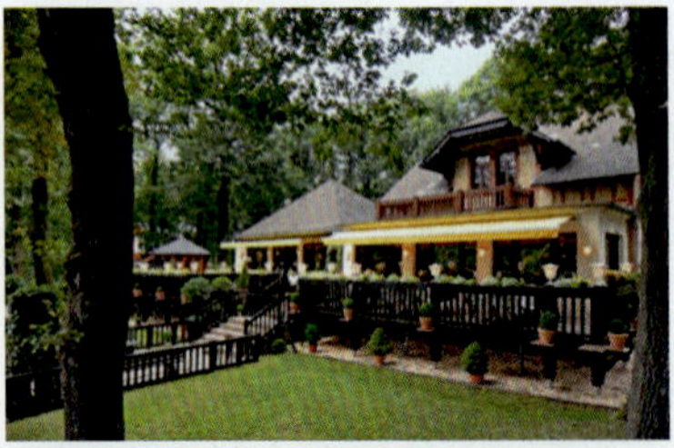

Frauensteiner Straße 117, PLZ 65199 (OT: Dotzheim), **T 0611 429171**
45 | Hauptger. 13–24 € | Di-So Mo

Stilvoll-rustikal ist hier die Atmosphäre. Im Winter schafft ein Kamin Behaglichkeit, im Sommer ist die Terrasse mit Waldblick ein Traum! Auf den Tisch kommt frische regionale Küche.

Lambertus www.kuffler.de/de/wiesbaden/lambertus

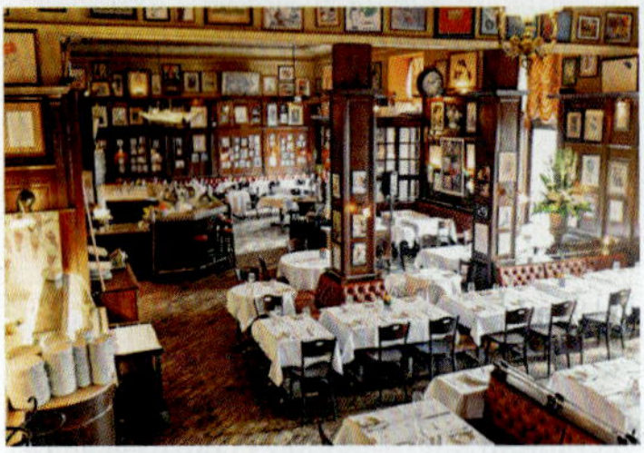

Kurhausplatz 1 (C2), PLZ 65189 (OT: Südost), **T 0611 536200**
250 | Hauptger. 20–35 € | Mo-So

Das nostalgisch anmutende Bistrorant ist im Stil der Belle Époque eingerichtet. Serviert wird eine schmackhafte internationale Küche. Besonders empfehlenswert sind die Fische und Meeresfrüchte aus der Aktionstheke. Wöchentlich lockt ein opulenter Sonntagsbrunch.

Landhaus Diedert www.landhaus-diedert.de

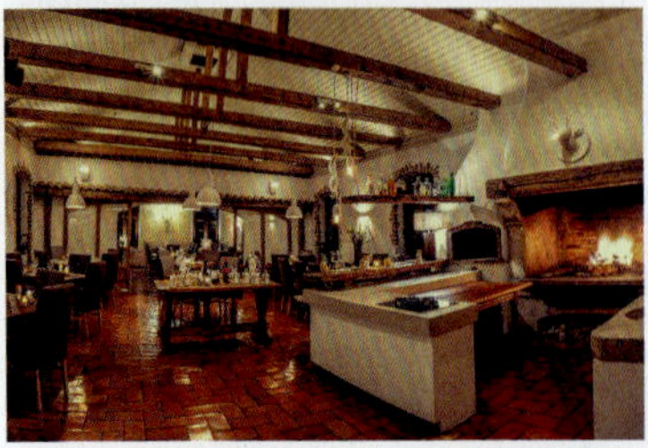

Am Kloster Klarenthal 9, PLZ 65195 (OT: Alt-Klarenthal), **T 0611 1846600**
80 | Hauptger. 19–39 €, Menü 39–54 € | Mi-Fr, So Mi-So

Das familiär geführte Restaurant liegt ruhig am Stadtrand und präsentiert sich im französischen Landhausstil. Aus der Küche kommen frische, international inspirierte Gerichte wie „Karree vom Salzwiesenlamm unter der Senf-Kräuter-Kruste | Bohnencassoulet | Kartoffelgratin | Rosmarinjus“.

WIESENBRONN 52 B www.wiesenbronn.de

Bayern | EW 960 | 262 m Würzburg 34 km, Schweinfurt 42 km
T 09325 99966

Rothweinhotel www.rothweinhotel.de

€ Gut & Günstig garni

Büttnergasse 8, PLZ 97355, **T 09325 9794080,** F 97940840
29 Zimmer | 1 Apartment | Ez 59–65 €, Dz 85–99 €

Das neben dem Weingut Roth gelegene Hotel bietet individuell gestaltete Zimmer, die nach Rebsorten benannt sind. Morgens erwartet Sie ein abwechslungsreiches Frühstücksbuffet mit regionalen Produkten. Zum Haus gehören auch ein Tagungsraum und ein Gewölbekeller.

WIESENTTAL 53 B

www.wiesenttal.de

Bayern | EW 2.552 | 400 m — Ebermannstadt 5 km, Pegnitz 29 km
T 09196 929931

Goldner Stern www.goldner-stern.de

★★★★S garni

Marktplatz 6, PLZ 91346 (OT: Muggendorf), **T 09196 92980,** F 1402
42 Zimmer | 2 Suiten | 1 Apartment | Ez 69–79 €, Dz 85–118 €, ab 12,50 €

Traditionsreiches Familien- und Tagungshotel mit Zimmern im regionaltypischen Stil. Weitere Gästezimmer in der gegenüberliegenden Dependance. Ansprechender Wellnessbereich mit Hallenbad, Sauna und Whirlpool.

WIESLOCH 51 C

www.wiesloch.de

Baden-Württemberg | EW 25.502 | 130 m — Heidelberg 14 km, Bruchsal 25 km
T 06222 841
Kath. Kirche St. Laurentius, ev. Stadtkiche, Stadtmauer, Pankratiuskapelle in Altwiesloch, Freihof, Stadtapotheke, Winzerkeller.

Ifen www.hotel-ifen.de

garni

Schwetzinger Straße 131, PLZ 69168, **T 06222 58090,** F 580910
32 Zimmer | 4 Suiten | 16 Apartments | Ez 73–95 €, Dz 95–115 €

Moderne, sehr gepflegte Businessadresse mit komfortablen Zimmern, Familienzimmern und Apartments - ideal für Langzeitaufenthalte. Transfer zum SAP-Schulungszentrum in Walldorf. Fahrradverleih.

WIESMOOR 13 C

www.wiesmoor.de

Niedersachsen | EW 12.887 | 13 m — Aurich 24 km, Leer 30 km
T 04944 91980

Blauer Fasan www.blauer-fasan.de

Fliederstraße 1, PLZ 26639 (OT: Hinrichsfehn), **T 04944 92700,** F 927070
33 Zimmer | Ez 85–120 €, Dz 140–180 € | 24 h

Reetgedecktes friesisches Gasthaus mit wohnlichen Zimmern unterschiedlicher Kategorien. Auch mehrere Ferienwohnungen sind vorhanden. Charmante Gaststuben mit moderner internationaler Küche.

Zur Post
www.hotelzurpost-wiesmoor.de

€ Gut & Günstig

garni

Am Rathaus 6, PLZ 26639, **T 04944 91060,** F 910666
14 Zimmer | Ez ab 65 €, Dz ab 95 €

Gepflegter Familienbetrieb, der besonders bei Radtouristen sehr beliebt ist. Sie wohnen in hellen, funktional eingerichteten Zimmern. Zahlreiche Freizeitmöglichkeiten in unmittelbarer Umgebung.

Zur Post Neu!

80 | Hauptgericht 9–28 € | Di-So

In den netten, ländlichen Gaststuben heißt es: ostfriesische Gemütlichkeit, wie man sie nur hier kennt. Aus der Küche des Chefs kommen bürgerlich-regionale Gerichte, die preislich fair kalkuliert sind. Nachmittags bietet man frischen selbstgebackenen Kuchen an.

WIESSEE, BAD 68 A
www.bad-wiessee.de

Bayern | EW 4.664 | 750 m
T 08022 86030

Miesbach 19 km, Bad Tölz 21 km

Landhaus am Stein
www.landhausamstein.de

garni

Im Sapplfeld 8, PLZ 83707 (OT: Abwinkel), **T 08022 98470,** F 83560
20 Zimmer | 4 Suiten | Ez 115–160 €, Dz 195–260 €, 17,00 € | 24 h

Ruhig und sehr idyllisch liegt dieses familiengeführte Haus inmitten einer traumhaften Bergkulisse. Hier stehen Ihnen liebevoll im Landhausstil eingerichtete Nichtraucherzimmer zur Verfügung. Dazu ein schöner Wellnessbereich und ein gepflegter Garten.

Relais Chalet Wilhelmy
www.relais-chalet.com

garni

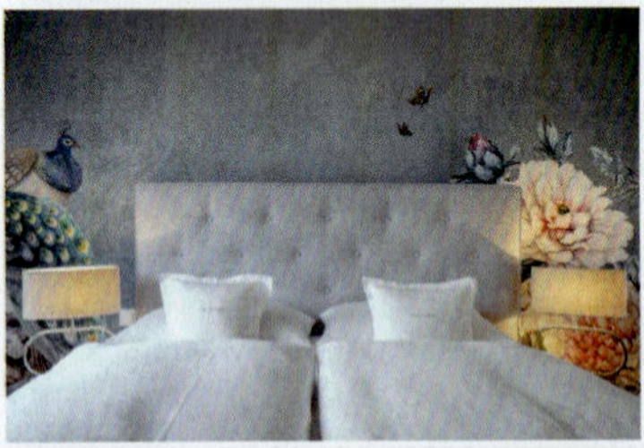

Freihausstraße 15, PLZ 83707,
T 08022 98680, F 9868233
28 Zimmer | 3 Suiten | 2 Apartments
Ez 90–130 €, Dz 199–259 €, ab 22,50 €

Das einzigartige Boutiquehotel wurde um einen ganzjährig beheizten Außenpool mit Gartensauna, einen Wintergarten mit anschließender Sonnenterrasse und traumhafte Naturzimmer am Bach ergänzt. Seit Jahren eine der Top-Adressen im Ort.

Bellevue
www.hotel-bellevue-badwiessee.de

★★★ garni

Hirschberg 22, PLZ 83707, **T 08022 66490,** F 664949
25 Zimmer | 1 Suite | Ez ab 49 €, Dz ab 89 €

Behaglicher, oberbayerischer Familienbetrieb nahe dem See. Die einfachen, aber gepflegten Gästezimmer sind größtenteils mit einem Balkon ausgestattet. Regionaltypisches Restaurant mit schöner Sonnenterrasse.

Landhaus Marinella
www.landhaus-marinella.de

VARTA-TIPP Service

garni

Am Strandbad 7, PLZ 83707, **T 08022 8599990,** F 85999919
11 Zimmer | Ez 98–128 €, Dz 140–200 €

Ein reizendes Domizil, idyllisch zwischen Jachtclub und Strandbad gelegen. Alles hier ist ein bisschen mehr als nur „Standard“: die geräumigen, mit liebevollen Details ausgestatteten Zimmer, der schöne Garten, der aufmerksame Service und nicht zuletzt das sehr gute Frühstück mit frischen Produkten aus der Region.

Da Mimmo
www.ristorante-da-mimmo.com

Sanktjohanserstr. 82, PLZ 83707, **T 08022 82250**
48 | Di-Sa Mo-Sa So

Eingestimmt von alpenländischer Atmosphäre genießen Sie bei Mimmo Lapenna feine italienische Spezialitäten, die im Sommer auch auf der sonnigen Terrasse serviert werden. Die Crew an der Gästefront ist freundlich und kompetent.

Freihaus Brenner
www.freihaus-brenner.de

VARTA-TIPP Küche VARTA-TIPP Service

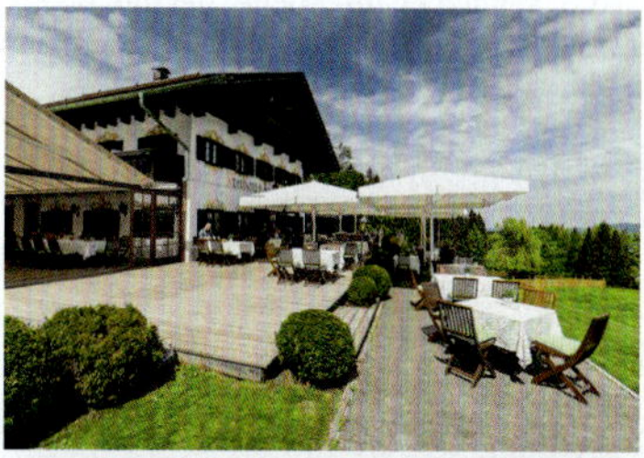

Freihaus 4, PLZ 83707, **T 08022 86560**
160 | Hauptger. 15–39 €, Menü ab 39 € |
Mo, Mi-So Di

Seit vielen Jahren eine echte Genuss- und Wohlfühladresse! Ob in den behaglichen, mit viel Holz ausgestatteten Gaststuben oder auf der herrlichen Südterrasse mit traumhaftem Seeblick, die sympathische Servicecrew kredenzt Ihnen klassisch-regionale Küche zu absolut fairen Preisen.

WILDBAD, BAD 57 A
www.bad-wildbad.de

Baden-Württemberg | EW 10.544 | 425 m
Calw 21 km, Pforzheim 25 km
T 07081 10280
Palais Thermal, König-Karlsbad, Kurpark, Heimat- und Flößermuseum, Wildsee-Hochmoor, Sommerbergbahn, Bikepark, Baumwipfelpfad Schwarzwald.

Mokni's Palais Hotel & Spa
www.moknis.com

Kurplatz 4-6, PLZ 75323, **T 07081 3010,** F 301166
120 Zimmer | 10 Suiten | 4 Apartments | Ez 92–106 €, Dz 168–204 €

Ruhige Lage in einer verkehrsberuhigten Fußgängerzone. Individuell eingerichtete Zimmer, die sich auf zwei Häuser verteilen. Entspannung bietet das Palais Thermal, zu dem Hausgäste freien Zutritt haben. Restaurant im gegenüberliegenden Hotel Rossini.

WILDBERG 57 B
www.wildberg.de

Baden-Württemberg | EW 9.644 | 395 m
Nagold 11 km, Calw 17 km
T 07054 201100

Talblick
www.talblick-wildberg.de

VARTA-TIPP Küche

Bahnhofsträßle 6, PLZ 72218, **T 07054 5247**
120 | Hauptgericht 9–35 €, Menü 33–95 € | Mo, Mi-So Di

Zu den kulinarischen Überraschungen von Claus Weitbrecht gehören sowohl bodenständige Regionalgerichte als auch kreative Gourmetmenüs. Die eingespielte Küchencrew verwöhnt Sie u.a. mit solch schmackhaften Gerichten wie „Geschmortes Lammhäxle an Barolojus mit Speckbohnen und Thymiankartoffeln“. Und wer länger bleiben möchte: Preiswerte Hotelzimmer gibt es hier auch.

WILDEMANN 32 B
www.oberharz.de

Niedersachsen | EW 1.200 | 410 m
Clausthal-Zellerfeld 5 km, Altenau/Harz 12 km
T 05323 6111

Rathaus
www.hotel-rathaus-wildemann.de

Bohlweg 37, PLZ 38709, **T 05323 6261**
Hauptgericht 18–37 € | Di-Mi, Sa-So Mo-Mi, Fr-So Do

Das Restaurant im Hotel Rathaus kann man uneingeschränkt empfehlen: Gemütliche Atmosphäre mit holzgetäfelten Wänden und Sichtbalken, schmackhafte Küche, bei der ausschließlich Produkte von regionalen Erzeugern verarbeitet werden und last but not least ein angenehm freundlicher Service. Zum Übernachten bietet man behagliche Gästezimmer.

WILDESHAUSEN 21 B
www.wildeshausen.de

Niedersachsen | EW 19.042 | 25 m
Cloppenburg 28 km, Oldenburg 34 km
T 04431 6564
Alexanderkirche mit Remter, Brennerei- und Druckereimuseum, Pestruper Gräberfeld (3 km S), Visbeker Braut und Bräutigam (Hünengräber, 8 km W), Große Steine in Kleinenkneten (5 km S).

Wildeshauser Hof
www.wildeshauser-hof.de

★★★★ garni

Im Hagen 3, PLZ 27793, **T 04431 9400,** F 94050
32 Zimmer | Ez ab 60 €, Dz ab 84 €

Ein gemütliches Stadthotel, das sowohl Geschäftsreisende als auch Urlauber anspricht. Die Gästezimmer sind wohnlich und im zeitlosen Stil eingerichtet. Freundliches Ambiente und regionale Küche erwarten Sie im Restaurant.

WILDUNGEN, BAD 31 D
www.bad-wildungen.de

Hessen | EW 16.672 | 273 m
Korbach 35 km, Kassel 40 km
T 05621 9656741

Göbel's Quellenhof
www.goebels-quellenhof.de

★★★★ garni

Brunnenallee 54, PLZ 34537, **T 05621 8070,** F 807500
117 Zimmer | Ez ab 95 €, Dz ab 140 €

Urlaubs- und Geschäftshotel mit prachtvoller Jugendstilfassade und stilvollem Interieur. Behaglich eingerichtete Zimmer mit moderner Ausstattung. Großzügiger SPA- und Wellnessbereich auf 600 qm.

WILGARTSWIESEN 50 C www.hauenstein-pfalz.de

Rheinland-Pfalz | EW 1.054 | 222 m Annweiler 7 km, Pirmasens 24 km
T 06392 915119

Am Hirschhorn www.hotel-hirschhorn.de

Am Hirschhorn 12-14, PLZ 76848, **T 06392 581,** F 3578
17 Zimmer | 1 Suite | 3 Apartments | Ez 85–140 €, Dz 124–200 €

Das ruhig gelegene Landhotel ist vor allem bei Freizeitgästen sehr beliebt. Es verfügt über hochwertig und freundlich eingerichtete Zimmer in verschiedenen Kategorien und Stilrichtungen. Wellnessbereich mit Indoor-Pool, Saunalandschaft und mediterraner Liegewiese.

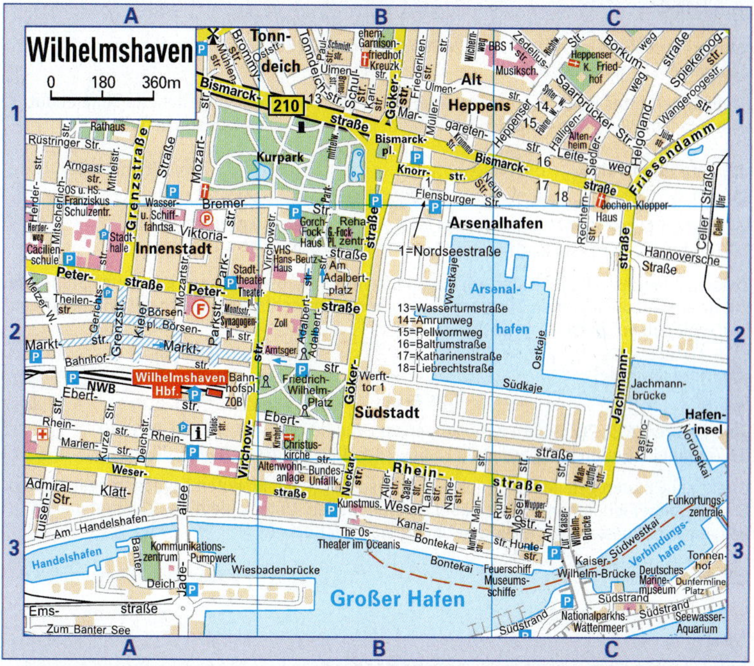

WILHELMSHAVEN 13 B www.wilhelmshaven-touristik.de

Niedersachsen | EW 78.524 | 2 m Oldenburg 55 km, Emden 80 km
T 04421 913000
Küstenmuseum, Dt. Marinemuseum, UNESCO-Weltnaturerbe Wattenmeer mit Besucherzentrum, Container-Tiefwasserhafen JadeWeserPort mit Info-Center, Kaiser-Wilhelm-Brücke, Feuerschiff Weser, Seetonnenleger Kapitän Meyer, Südstrandpromenade, Rosarium, Bot. Garten, Kunsthalle, Piratenmuseum, hist. Kirchen.

Atlantic Hotel www.atlantic-wilhelmshaven.de

Jadeallee 50 (A3), PLZ 26382 (OT: Innenhafen), **T 04421 773380,** F 7733811
145 Zimmer | 25 Suiten | Ez ab 129 €, Dz ab 159 € | ⏲ 24 h

»

Moderner Hotelbau im Stil eines imposanten Kreuzfahrtschiffes direkt am Großen Hafen. Die lichtdurchfluteten Zimmer mit stilvoll-moderner, maritim geprägter Ausstattung ermöglichen einen schönen Blick auf den Hafen, den Jadebusen oder den Banter See. Exklusive Sauna- und Wellnesslandschaft auf 1.000 qm.

Harbour View

80 | Hauptgericht 14–26 €, Menü 32–55 € | Mo-So

Großzügiges, lichtdurchflutetes Ganztagesrestaurant mit Ausblick über den Großen Hafen und auf die Kaiser-Wilhelm-Brücke. Jahreszeitlich abgestimmte regionale und internationale Gerichte. Séparée mit Blick auf die hoteleigene Gartenanlage und den Banter See.

ankerplatz Hotel
www.ankerplatz-hotel.de

garni

Kopperhörner Straße 7 (A1), PLZ 26384, **T 04421 93220,** F 932266
21 Zimmer | Ez 84 €, Dz 106 €

Familiär geführtes Haus in zentraler Lage. Helle, geschmackvoll eingerichtete Zimmer mit kostenlosem WLAN und teilweise mit Balkon. Gutes maritimes Frühstücksbuffet.

City Hotel Valois
www.city-hotel-valois.de

garni

Valoisstr. 1 (A2, Zufahrt über Ebertstr.), PLZ 26382, **T 04421 4850,** F 485485
70 Zimmer | 5 Suiten | 3 Apartments | Ez 73–143 €, Dz 94–150 € | 24 h

Zwischen Innenstadt und Hafen am Einkaufszentrum Nordseepassage gelegenes Stadthotel mit unterschiedlich großen Zimmern, Suiten und Apartments. Restaurant mit Wintergarten und regionalem Speisenangebot.

Nordsee-Hotel
www.nordseehotel-whv.de

garni

Zum Ölhafen 205, PLZ 26384 (OT: Heppenser Groden), **T 04421 9650,** F 965280
51 Zimmer | 4 Suiten | 1 Apartment | Ez 60–73 €, Dz 74–110 €, ab 5,00 €

Direkt am Ölhafen gelegenes Urlaubs- und Geschäftshotel mit guten Tagungsmöglichkeiten. Etagenzimmer mit Panoramablick über den Jadebusen. Unterschiedliche Zimmertypen mit zeitgemäßer Ausstattung. Restaurant mit regionaler Küche.

Fliegerdeich **Neu!**
www.hotel-fliegerdeich.de

VARTA-TIPP Ambiente

garni

Fliegerdeich 3 (B3), PLZ 26382, **T 04421 7557940**
13 Zimmer

Modern, jung und detailverliebt zeigt sich dieses 2019 eröffnete Boutique-Hotel am Wilhelmshavener Südstrand, das sich thematisch der Fliegerei widmet. So finden sich in dem dreistöckigen Gebäude viele Details aus der Luftfahrt. Darüber hinaus hat man attraktive, im schicken „Industrial Style" gehaltene Zimmer - wahlweise mit Land- oder Meerblick. Im gemütlichen Restaurant serviert man nordisch-frische Küche mit internationalen Einflüssen.

Artischocke
www.artischocke-whv.de

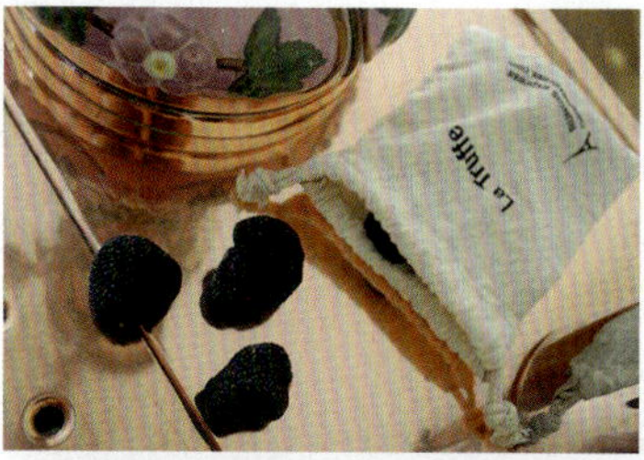

Peterstraße 19 (A2), PLZ 26382,
T 04421 34305
45 | Hauptger. 13–29 €, Menü 38–42 € |
Di-Sa Mo, So

Restaurant im Stadttheater Wilhelmshaven mit dezent-elegantem Ambiente. Serviert wird mediterran und französisch orientierte Küche, die vom Patron persönlich jedem Gast am Tisch vorgestellt wird.

WILLICH 29 C
www.stadt-willich.de

Nordrhein-Westfalen | EW 51.000 | 38 m
Krefeld 10 km, Mönchengladbach 14 km
T 02154 9490
Schlossfestspiele Neersen, Freizeitbad De Bütt, Schloss Neersen, Haus Stockum, Haus Broich, Kapelle Klein Jerusalem.

Landgut Ramshof
www.ramshof.de

★★★★S garni

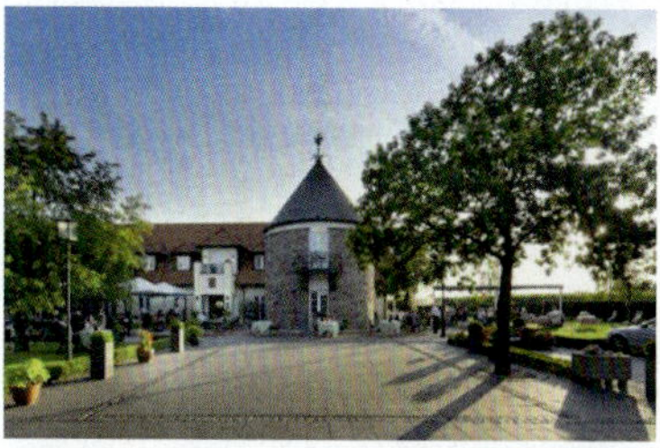

Ramshof 1, PLZ 47877 (OT: Neersen),
T 02156 95890, F 958979
41 Zimmer | 1 Suite
Ez 90–120 €, Dz 120–145 € | 24 h

Wunderschön saniertes Hallenhaus mit Schindeldach und Fachwerk von 1640. Die wohnlichen Gästezimmer sind teils mit Antiquitäten und Himmelbetten ausgestattet. Fragen Sie nach den modernen Zimmern im neuen Anbau! Im behaglichen Restaurant wird regional gekocht.

Kaiserhof
www.kaiserhof.org

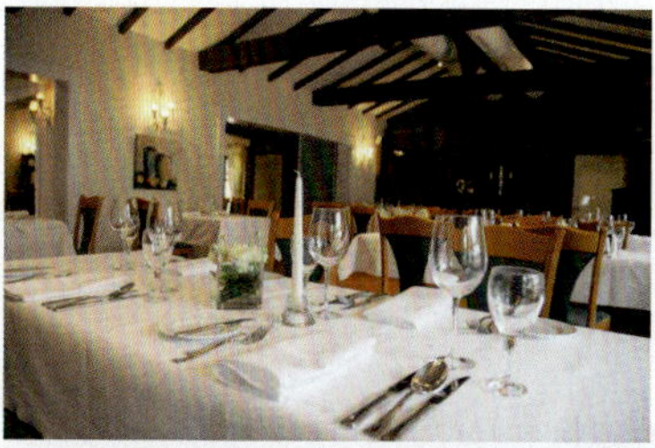

Unterbruch 6, PLZ 47877 (OT: Schiefbahn),
T 02154 87165
120 | Hauptger. 13–28 €, Menü 29–49 €
Mo-So

Rekonstruierte Hofanlage mit liebevoll dekorierten Gasträumen. Sie haben die Wahl zwischen dem Restaurant und der Brasserie. Serviert wird eine feine, jahreszeitlich inspirierte Regional- und Mittelmeerküche. Regelmäßig Spezialitäten- und Themenabende.

WILLINGEN (UPLAND) 31 C
www.willingen.de

Hessen | EW 7.700 | 550 m
Brilon 15 km, Korbach 23 km
T 05632 9694353

Stryckhaus

www.stryckhaus.de

Mühlenkopfstraße 12, PLZ 34508 (OT: Stryck), **T 05632 9860,** F 69961
56 Zimmer | 2 Suiten | 1 Apartment | Ez ab 85 €, Dz ab 150 €

In diesem vorbildlich geführten Haus mit schönem Garten logieren Sie in behaglich und individuell eingerichteten Wohlfühlzimmern, die meist über einen Balkon oder eine Terrasse verfügen. Im hauseigenen, 600 qm großen Wellnessbereich lässt es sich wunderbar entspannen.

Stryckhaus

145 | Hauptgericht 12–36 €, Menü 26–68 € | Mo-So

Klassisch-elegantes Restaurant mit offenem Kamin und schönem Ausblick. Schmackhafte internationale Küche. Großzügige Gartenterrasse.

Wald Hotel

www.waldhotel-willingen.de

S garni

Am Köhlerhagen 3, PLZ 34508, **T 05632 9820,** F 982222
30 Zimmer | 4 Suiten | 3 Apartments | Ez 65–85 €, Dz 98–150 €

Familiengeführtes Urlaubshotel in ruhiger Einzellage direkt am Wald. Freundlich eingerichtete Zimmer mit zweckmäßiger Ausstattung. Kleiner Wellnessbereich mit Hallenbad, Sauna und Whirlpool.

Waldecker Hof & Spa

www.waldecker-hof.de

Waldecker Straße 28, PLZ 34508, **T 05632 9880,** F 988360
34 Zimmer | 3 Suiten | 2 Apartments | Ez 68–80 €, Dz 120–170 €, 6,00–14,00 €

Über 100-jähriger Familienbetrieb in zentraler Lage. Stilvoll in warmen Farben eingerichtete Zimmer mit moderner Ausstattung. Regionale und internationale Küche bietet das Restaurant.

Upländer Hof

www.uplaender-hof.de

Uplandstraße 2, PLZ 34508 (OT: Schwalefeld), **T 05632 6300,** F 69052
28 Zimmer | Ez 42–90 €, Dz 78–160 €

Solide geführtes Tagungs- und Ferienhotel mit familiärer Atmosphäre. Helle, wohnlich eingerichtete Zimmer mit zweckmäßiger Ausstattung. Restaurant mit regionaler und internationaler Küche in Bio-Qualität.

Gutshof Itterbach

www.gutshof-itterbach.de

Mühlenkopfstraße 7, PLZ 34508, **T 05632 96940**
94 | Hauptgericht 23–30 €, Menü 38–55 € |

Großräumiges Restaurant mit dunklem Holz und schönen Farbakzenten. Hier wird eine schmackhafte regional-mediterrane Küche serviert. Schön zusammengestellte Weinkarte mit Schwerpunkt Rheingau, Rheinhessen und Nahe. Nette Terrasse mit Blick ins Grüne.

WILSNACK, BAD 25 A

www.bad-wilsnack.de

Brandenburg | EW 2.671 | 27 m
T 038791 2620

Wittenberge 16 km, Perleberg 17 km

Vitalhotel Ambiente
www.hotelambiente.com

★★★★S garni

Dr.-Wilhelm-Külz-Straße 5a, PLZ 19336, **T 038791 760,** F 76400
58 Zimmer | 10 Suiten | Ez ab 86 €, Dz ab 115 € | 24 h

Nettes Hotel am Kurpark. Zimmereinrichtung mit klaren Formen, freundlichen Farben und natürlichen Materialien. Kleiner Wohlfühlbereich mit Saunalandschaft. Neugestaltetes Restaurant mit regionaler Küche.

WILTHEN 36 D
www.wilthen.de

Sachsen | EW 5.268 | 288 m
T 03592 385416
Bautzen 14 km, Dresden 54 km

Erbgericht Tautewalde
www.tautewalde.de

★★★★S garni

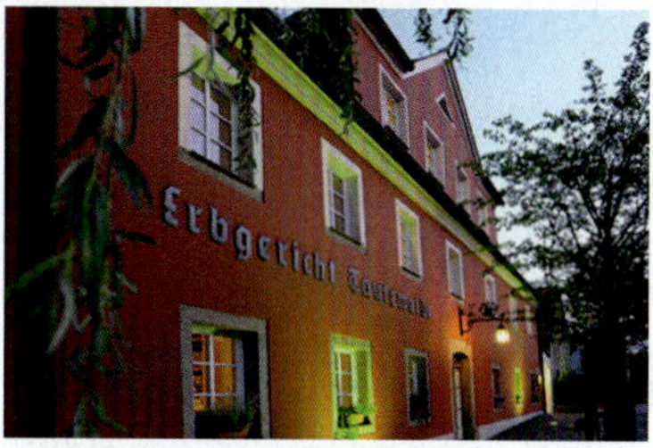

Tautewalde 61, PLZ 02681 (OT: Tautewalde), **T 03592 38300,** F 383299
31 Zimmer | 2 Apartments
Ez 77 €, Dz 108–114 €

Nett geführtes Domizil in reizvoller Umgebung. Der Hotelbau beherbergt wohnliche Gästezimmer mit zeitgemäßem Komfort. Das Service- und Dienstleistungsniveau ist vorbildlich. Saunabereich mit finnischer Sauna und Dampfbad.

Erbgericht Tautewalde

VARTA-TIPP Küche **VARTA-TIPP** Service

50 | Hauptgericht 17–25 €, Menü 30–55 € | Fr-Sa Mo-Sa So

Im hist. Gebäudeteil des Hotels befindet sich das einladende, gemütliche Restaurant. Hier offeriert der freundliche Service eine beachtenswerte saisonal ausgerichtete Küche mit mediterranen und französischen Akzenten. Wie wäre es z.B. mit „Gratiniertem Lammrücken mit Schmorpaprika und Bärlauchgnocchi"? Zur warmen Jahreszeit kann man auch auf der Hofterrasse speisen.

WIMPFEN, BAD 51 D
www.badwimpfen.de

Baden-Württemberg | EW 7.200 | 195 m
T 07063 97200
Heilbronn 16 km, Mosbach 30 km

Neues Tor
www.neuestor.de

★★★★★S garni

Biberacher Straße 1, PLZ 74206, **T 07063 93000,** F 9300909
50 Zimmer | 4 Suiten | Ez 99–229 €, Dz 135–265 € | 24 h

Das moderne Hotel ist sowohl für Touristen als auch für Businessgäste bestens geeignet. Viel Holz, geölte Parkettböden, Naturstein und hochwertige Komfortbetten prägen die Zimmer, die in vier Kategorien angeboten werden. Im Restaurant „Staufers" mit großer Fensterfront und grandiosem Blick auf die Altstadt werden regional orientierte Speisen modern zubereitet.

Friedrich
www.friedrich-feyerabend.de

Hauptstraße 74, PLZ 74206, **T 07063 245**
40 | Hauptgericht 17–30 €, Menü 38–54 € | Mi-Sa Mi-So Mo, Di

Modernes Restaurant im Stil der 20er Jahre im 1. Stock eines malerisch gelegenen Altstadthauses. Serviert wird internationale Küche. Im Erdgeschoss befinden sich ein Café sowie die traditionsreiche Weinstube „Feyerabend".

WINDELSBACH 52 D
www.windelsbach.de

Bayern | EW 1.070 | 450 m
Rothenburg ob der Tauber 14 km, Nürnberg 65 km
T 09867 443
Weitere Empfehlungen unter Rothenburg ob der Tauber.

Landhaus Lebert
www.landhaus-rothenburg.de

Schlossstraße 8, PLZ 91635, **T 09867 9570**
45 | Hauptgericht 13–30 €, Menü 36–85 € | Sa-So Di-So Mo

In dem kleinen, familiengeführten Gasthaus pflegt man eine authentische Gastfreundschaft. Auf der Karte finden sich schmackhafte Gerichte wie „Gebratener Wildfang-Seehecht auf Alblinsen" oder „Medaillon vom Windelsbacher Reh mit Preiselbeerravioli". Die ausgebaute Scheune eignet sich bestens für Feiern oder Veranstaltungen.

WINDEN 57 C
www.winden-im-elztal.de

Baden-Württemberg | EW 2.813 | 340 m
Waldkirch 12 km, Freiburg 28 km
T 07681 19433

Elztalhotel
www.elztalhotel.de

★★★★S garni

Am Rüttlersberg 5, PLZ 79297 (OT: Oberwinden), **T 07682 91140**, F 1767
90 Zimmer | 12 Suiten | 18 Apartments | Ez 167–224 €, Dz 284–398 €, inkl. Vollpension

Oberhalb des Ortes gelegenes Ferien- und Sporthotel. Angenehme, individuell gestaltete Zimmer unterschiedlicher Größe. Umfangreicher SPA- und Wellnessbereich auf 6.000 qm mit Innen- und Außenschwimmbecken, Whirlpool und großzügigen Liegeflächen.

WINDORF 62 A
www.markt-windorf.de

Bayern | EW 4.400 | 350 m
Vilshofen 3 km, Passau 20 km
T 08541 96262

Feilmeiers Landleben
www.feilmeiers-landleben.de

VARTA-TIPP Service

Schwarzhöring 14, PLZ 94575 (OT: Schwarzhöring), **T 08541 8293**
70 | Menü 29–80 € | Fr-So Mi-So Mo, Di

Mit modern möblierten Gaststuben und einer lauschigen Sommerterrasse empfängt Sie dieses schmucke Wirtshaus - eingebettet in die ländliche Idylle des kleinen Dorfes Schwarzhöring. Appetit machen hier frische, gutbürgerliche Gerichte wie „Kalbsfleischpflanzerl vom Kühbacher Kalb mit mildem Chili-Grill-Lack glasiert, reduzierte Kalbsjus und lauwarmer Kartoffel-Pfifferlingssalat". Dazu ein freundlich-familiärer Service.

WINDSHEIM, BAD 52 D www.tourismus.bad-windsheim.de

Bayern | EW 11.901 | 321 m
T 09841 4020
Rothenburg o. d. Tauber 27 km, Ansbach 34 km

Arvena Reichsstadt www.arvena-reichsstadt.de

★★★★S garni

Pastoriusstraße 5, PLZ 91438, **T 09841 9070,** F 907200
112 Zimmer | 2 Suiten | Ez 80–98 €, Dz 102–124 €, ab 10,00 € | 24 h

Aufwendig restauriertes Stadt- und Geschäftshotel mitten in der Altstadt. Geschmackvoll eingerichtete Zimmer mit moderner Ausstattung. Im Restaurant „Alte Schule“ werden fränkische und internationale Spezialitäten serviert.

Weinstube 3 Kronen www.weinstubedreikronen.de

Schüsselmarkt 7, PLZ 91438, **T 09841 9199903**
60 | Hauptgericht 10–20 €, Menü 30–40 € | Mo, Do-So Di, Mi

Die historische Weinwirtschaft hat schon ihren ganz besonderen Reiz. In der urigen, holzgetäfelten Stube serviert man moderne Interpretationen der fränkischen Küche wie z.B. „Gebratene Chili-Maishähnchenbrust, Zitronengras-Vinaigrette, grüner Spargel und Süßkartoffelpüree“. Dazu gibt es heimische Spitzenweine und außergewöhnliche Cocktails.

WINSEN (LUHE) 15 D www.winsen.de

Niedersachsen | EW 34.400 | 6 m
T 04171 668075
Ev. Marienkirche, Schloss, Marstall, Luhegärten.
Handorf 9 km, Lüneburg 21 km

Zur Linde www.winsen-luhe-zur-linde.de

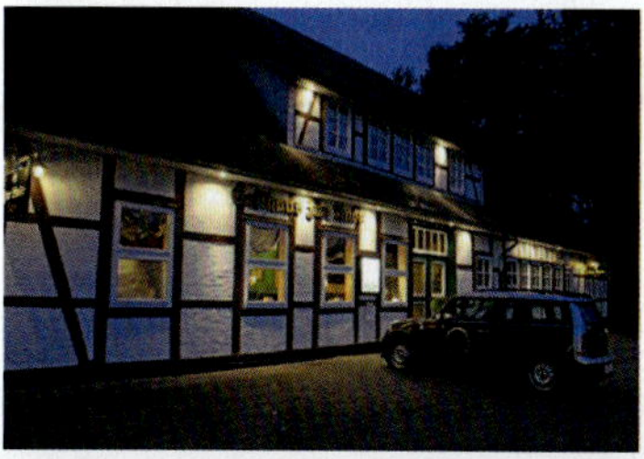

Bundesstraße 8, PLZ 21423 (OT: Rottorf), **T 04133 7218**
50 | Hauptger. 12–20 € | So Mo, Do-So Di, Mi

Ungekünstelt, natürlich, einfach und ehrlich, so zeigt sich die regionale Küche von Ivo Weiß. Dazu ein schlicht-freundliches Ambiente und ein charmanter Service. Für Übernachtungsgäste gibt es behaglich eingerichtete Zimmer im ländlichen Stil.

WINTERBACH 58 B www.winterbach.de

Baden-Württemberg | EW 7.561 | 258 m
T 07151 2765047
Schorndorf 5 km, Waiblingen 14 km

Landgasthaus Hirsch www.hirsch-manolzweiler.de

Kaiserstraße 8, PLZ 73650 (OT: Manolzweiler), **T 07181 41515**
120 | Hauptgericht 14–32 €, Menü 35–60 € | Fr-So Mi-So Mo, Di »

Bei Familie Waldenmaier isst man richtig gut. In den gemütlichen Gaststuben und auf der herrlichen Sommerterrasse werden schmackhafte regional und mediterran geprägte Speisen serviert. Dazu gibt es erlesene Weine von heimischen Winzern. Das urige Henna-Häusle eignet sich bestens für kleine Gesellschaften.

WINTERBERG 31 C

www.winterberg.de

Nordrhein-Westfalen | EW 13.770 | 668 m
T 02981 92500

Brilon 31 km, Köln 114 km

Berghotel Astenkrone

www.astenkrone.de

VARTA-TIPP Service

S garni

Astenstraße 24, PLZ 59955 (OT: Altastenberg), **T 02981 8090,** F 809198
39 Zimmer | 7 Suiten | Ez 93–143 €, Dz 115–277 € | 24 h

Zweifellos eines der schönsten Häuser im Sauerländer Feriengebiet. Toll die herrlich ruhige Lage am Fuße des Kahlen Astens mit schöner Aussicht. Aber auch wegen seiner elegant eingerichteten Zimmer, der vorbildlichen Gästebetreuung sowie den vielfältigen Beauty-Arrangements kann das Hotel punkten. Behagliches, im gediegen-rustikalen Landhausstil gestaltetes Restaurant mit regionaler und internationaler Küche.

Haus Astenberg

www.haus-astenberg.de

S garni

Astenberg 3, PLZ 59955 (OT: Lenneplätze-Neuastenberg), **T 02981 1878,** F 929478
16 Zimmer | 6 Suiten | 1 Apartment | Ez 59–99 €, Dz 110–160 €

Auffallend gepflegtes Landhotel mit Charme und Atmosphäre. Mediterran mit Bozener Möbeln eingerichtete Zimmer und Suiten. Zum Haus gehören auch ein Sauna- und Entspannungsbereich sowie ein großzügiger Garten mit Park. Eine Langlaufloipe beginnt direkt vor dem Haus.

Restaurant im Haus Astenberg

50 | Hauptgericht 17–26 €, Menü 30–39 € | Mo-So

Das lichtdurchflutete Panoramarestaurant bietet südländisches Flair und eine herrliche Aussicht auf Neuastenberg. Gekocht wird regional und international mit heimischen Produkten. Herrliche Caféterrasse.

Oversum Vital Resort Winterberg

www.oversum-vitalresort.de

S garni

Am Kurpark 6, PLZ 59955, **T 02981 929550,** F 92955222
76 Zimmer | 10 Suiten | Ez 79–125 €, Dz 139–220 €, 18,00 € | 24 h

Eiförmiges Designkunstwerk in direkter Kurparklage. Modern eingerichtete Zimmer und Suiten auf sieben Etagen mit tollem Panoramablick. Großzügige Badelandschaft. Hauseigenes Kultur- und Kongresscenter.

Liebesglück

www.hotel-liebesglueck-winterberg.de

S garni

Nuhnestraße 5, PLZ 59955, **T 02981 92230,** F 92235
23 Zimmer | 5 Suiten | Ez 49–65 €, Dz 68–104 €, exkl. Frühstück, 10,00 € | 24 h

Engagiert geführtes Haus mit sympathischem Flair und traditionell eingerichteten Zimmern. Behagliches Restaurant mit vielen nostalgischen Details. Hier werden frische, marktorientierte Speisen serviert. Der Patron kocht selbst.

WINTERHAUSEN 52 B www.winterhausen.de

Bayern | EW 1.497 | 188 m Ochsenfurt 6 km, Kitzingen 12 km
T 09333 214

Gasthof Schiff www.hotel-schiff.de

Fährweg 14, PLZ 97286, **T 09333 1785**
50 | Hauptgericht 10–30 €, Menü 25–50 € | Mo-Sa So

Behaglich-rustikale Gaststuben, charmanter Service und eine wohlschmeckende Küche - was will man mehr! Die wechselnde Speisekarte bietet eine reichhaltige Auswahl an fränkischen und internationalen Spezialitäten. Zum Übernachten hat man romantische Landhauszimmer, teils mit Mainblick.

WIPPERFÜRTH 29 D www.tourismus.wipperfuerth.de

Nordrhein-Westfalen | EW 21.441 | 280 m Gummersbach 17 km, Remscheid 21 km
T 02267 303
Hist. Altstadt mit Marktplatz, kath. Kirche St. Nikolaus, Marktbrunnen, Neye-Talsperre (2 km N), ehem. Klosteranlage Klosterberg, Kloster Ommerborn, Findling-Natur-Kunst, Bergischer Panorama-Radweg und Bergischer Panoramasteig (Bahntrasse), Steifzug Heimatweg, Pulvermuseum.

Landgasthof Tönnes www.landgasthof-toennes.de

€ Gut & Günstig ★★★S garni
Niedergaul 4, PLZ 51688 (OT: Niedergaul), **T 02267 88130,** F 881322
9 Zimmer | Ez 75–80 €, Dz 90–95 €

Gepflegtes kleines Hotel in naturnaher Lage - ideal für Wanderer, Radfahrer oder Familien mit Kindern. Behaglich eingerichtete Zimmer, bürgerliches Restaurant.

WIRSBERG 44 D www.wirsberg.de

Bayern | EW 1.830 | 370 m Bad Berneck 13 km, Kulmbach 17 km
T 09227 93220

Herrmann's Posthotel www.herrmanns-posthotel.de

★★★★S garni
Marktplatz 11, PLZ 95339, **T 09227 2080,** F 5860
39 Zimmer | 17 Suiten | Ez ab 98 €, Dz ab 195 €, ab 27,00 €

Ehem. Poststation von 1869 mit individuell und geschmackvoll eingerichteten Zimmern von traditionell gemütlich bis klassisch modern. Morgens dürfen sich Gäste auf ein Feinschmeckerfrühstück freuen. Zum Haus gehört auch eine schöne Natursteinbadelandschaft.

Alexander Herrmann by Tobias Bätz

VARTA-TIPP Küche **VARTA-TIPP** Service

76 | Hauptgericht 28–52 €, Menü 119–189 € | Mi-Sa Mo, Di, So

Kulinarisch setzt „Genusshandwerker" Tobias Bätz im sehr ästhetisch eingerichteten Gourmetrestaurant auf den spielerischen Umgang mit „Gegensätzen, die sich anziehen" (Menü KONTRAST) und auf eine Dramaturgie aus Temperaturen, Konsistenzen und Aromen (Menü OFF - ohne Fisch/Fleisch). Eine schöne Verbindung von feinem Essen, erlesenen Weinen und charmanter, professioneller Betreuung. Unkomplizierte heimische Gerichte kommen im Bistro auf den Tisch.

Reiterhof
www.reiterhof-wirsberg.de

★★★★ S garni

Sessenreuther Straße 50, PLZ 95339 (OT: Sessenreuth), **T 09227 2040,** F 7058
46 Zimmer | 8 Suiten | Ez 82–174 €, Dz 144–228 €

Das familiengeführte Ferien- und Wellnesshotel liegt reizvoll eingebettet zwischen Frankenwald und Fichtelgebirge. Es bietet komfortable, mit fränkischen Renaissancemöbeln ausgestattete Zimmer sowie ein gemütlich-rustikales Restaurant mit sonniger Panoramaterrasse.

Gasthof Hereth
www.hotel-gasthof-hereth.de

€ Gut & Günstig

Hauptstraße 15, PLZ 95339, **T 09227 94190,** F 941919
15 Zimmer | Ez 47–56 €, Dz 74–82 € | 24 h

Traditionelles, familiengeführtes Hotel im Ortszentrum mit einfachen, aber gepflegten Zimmern, teils mit Balkon. Bürgerliches Restaurant mit Biergarten.

WISMAR 16 B
www.wismar.de

Mecklenburg-Vorpommern | EW 44.470 | 15 m — Lübeck 49 km, Rostock 59 km
T 03841 19433
Altstadt (UNESCO-Weltkulturerbe), Alter Schwede und Wasserkunst, Archidiakonat, Fürstenhof, Schabbellhaus, Schwedenköpfe am Baumhaus.

Wonnemar
www.wonnemar-resorts.de/wismar

★★★★

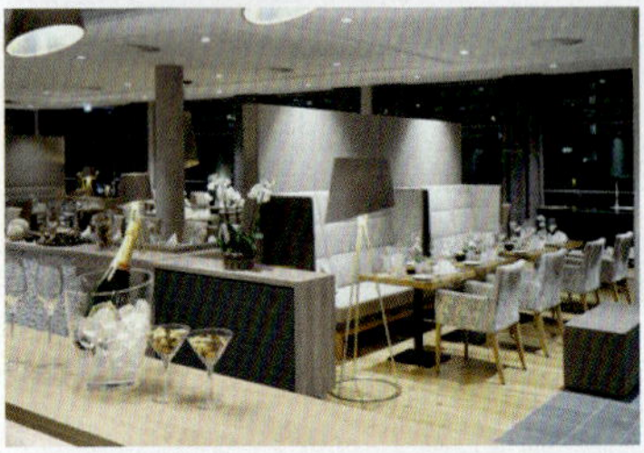

Bürgermeister-Haupt-Straße 36, PLZ 23966, **T 03841 37420,** F 3742429
90 Zimmer
Ez 80–260 €, Dz 100–280 €, exkl. Frühstück, 18,00 € | 24 h

Das Resort-Hotel bietet freundlich-moderne Zimmer und einen direkten Anschluss an das 15.000 qm große WONNEMAR Erlebnisbad. Im schick gestalteten Restaurant „Tafelhuus" serviert man internationale Speisen mit mediterranem Einfluss. Kostenlose Kinderbetreuung.

Am Alten Hafen Neu!
www.hotel-am-alten-hafen.de

★★★ S garni

Spiegelberg 61-65, PLZ 23966 (OT: Altstadt), **T 03841 4260,** F 426666
61 Zimmer | 3 Apartments | Ez 62–74 €, Dz 79–99 €, ab 9,50 €

Eine gepflegte Hoteladresse im Zentrum der historischen Hansestadt. Hier wohnt man in hellen, zweckmäßigen Zimmern (teils mit Hafenblick), die mit geschmackvollen Materialien und guter Technik ausgestattet sind. Für Biker und Radfahrer steht im gegenüberliegenden „Zollhaus" eine kostenfreie Garage zur Verfügung.

Fründts Hotel
www.hotel-stadtwismar.de

garni

Schweinsbrücke 1-3, PLZ 23966, **T 03841 2256982,** F 2256984
35 Zimmer | 3 Suiten | Ez 55–75 €, Dz 76–114 €

Ein sympathisches Stadthotel in zentraler Innenstadtlage. In warmen Farben gehaltene Zimmer mit modernem Komfort. Liebevoll gestalteter Außenbereich mit Sitzflächen, Riesenschachspiel und Kinderspielplatz. Stilvoller Frühstückssaal.

Hotel Wismar www.hotel-restaurant-wismar.de

★★★

Breite Str. 10, PLZ 23966 (OT: Altstadt), **T 03841 227340,** F 22734222
15 Zimmer | Ez 70–90 €, Dz 85–110 €

Ansprechende Adresse für Städte- und Geschäftsreisende - zentral im historischen Stadtzentrum gelegen. Freundliche, in warmen Farbtönen eingerichtete Gästezimmer. Behagliches Restaurant.

WITTENBERG, LUTHERSTADT 35 A www.lutherstadt-wittenberg.de

Sachsen-Anhalt | EW 46.729 | 74 m Leipzig 67 km, Potsdam 68 km
T 03491 498610
Markt mit Bronzedenkmälern, Rathaus, Stadtkirche St. Marien, Melanchthonhaus, Lutherhaus, Augusteum, Cranachhäuser mit Denkmal, Schlosskirche, Hundertwasserschule.

Soibelmanns www.soibelmanns-lw.bestwestern.de

★★★★

Collegienstraße 56-57, PLZ 06886, **T 03491 4250,** F 425100
80 Zimmer | Ez 79–99 €, Dz 99–150 € | 24 h

Das historische Haus liegt mitten in der historischen Altstadt, direkt neben dem berühmten Lutherhaus. Hier erwarten Sie wohnliche Zimmer unterschiedlicher Kategorien. Im gemütlichen Restaurant wird regionale Küche serviert.

Luther-Hotel www.luther-hotel-wittenberg.de

★★★S

Neustr. 7-10, PLZ 06886, **T 03491 4580,** F 458100
159 Zimmer | 1 Suite | Ez ab 71 €, Dz ab 93 € | 24 h

Verkehrsgünstig gelegenes Stadthotel in unmittelbarer Nähe zur Fußgängerzone mit wohnlichen Gästezimmern. Ein Highlight ist die Dachterrasse mit herrlichem Blick über die Lutherstadt. Gute Tagungsmöglichkeiten. Im Restaurant stehen kreative mediterrane Gerichte auf der Speisekarte.

WITTENBERGE 25 A www.wittenberge.de

Brandenburg | EW 17.297 | 25 m Perleberg 10 km, Bad Wilsnack 15 km
T 03877 929181
Steintor, Uhrenturm, Gründerzeitviertel, Gropiusviertel, Stadtmuseum, Rathaus, hist. Lokschuppen.

Alte Ölmühle www.oelmuehle-wittenberge.de

Bad Wilsnacker Str. 52, PLZ 19322, **T 03877 567994600,** F 56799430
61 Zimmer | 1 Suite | 4 Apartments | Ez 105–125 €, Dz 129–149 € | 24 h

Die einstige Ölfabrik beherbergt heute ein charmantes Hotel. Von den modernen Zimmern blicken Sie entweder auf die Elbe oder auf die imposanten Speicher des Industriedenkmals. Für Entspannung sorgt ein Wellnessbereich in der fünften Etage des Speichergebäudes. Zum Haus gehören eine eigene, traditionsreiche Brauerei sowie ein Restaurant mit großzügiger Terrasse am Flussufer.

WITTINGEN 24 A www.wittingen.eu

Niedersachsen | EW 11.585 | 85 m Uelzen 30 km, Gifhorn 37 km
T 05831 260
Junkerhof, Kirche St. Stephanus, Wallanlagen, St.-Laurentius-Kirche im OT Ohrdorf, Landwehr und Reste der ehem. Grenzanlage BRD/DDR im OT Rade, Museum im Dorf im OT Lüben.

Wittinger Tor www.wittinger-tor.de

Salzwedeler Straße 4, PLZ 29378, **T 05831 25300,** F 253010
16 Zimmer | 1 Apartment | Ez ab 85 €, Dz ab 125 €

Liebevoll restauriertes Bürgerhaus von 1904 mit nett eingerichteten Gästezimmern. Stammgäste schätzen die individuelle und persönliche Atmosphäre. Zum Haus gehört ein traditionelles Restaurant mit nostalgischem Flair.

WITTLICH 49 A www.wittlich.de

Rheinland-Pfalz | EW 18.333 | 160 m Bernkastel-Kues 18 km, Trier 39 km
T 06571 170
Weitere Empfehlungen unter Dreis.

Vulcano Lindenhof www.lindenhofwittlich.de

Am Mundwald 5, PLZ 54516, **T 06571 6920,** F 692502
42 Zimmer | 1 Suite | Ez 78–104 €, Dz 128–157 € | 24 h

Am Ortsrand gelegenes Hotel mit Panoramablick über das Wittlicher Tal. Man bietet behagliche und zeitgemäß ausgestattete Gästezimmer. Kleiner, stylisher Wellnessbereich. Im Restaurant „Vulcano“ werden Grillgerichte und internationale Speisen serviert.

Well www.hotel-well.de

★★★S garni

Marktplatz 5, PLZ 54516, **T 06571 91190,** F 911950
22 Zimmer | Ez 69–85 €, Dz 90–150 €, 7,00–8,50 €

Familiär geführtes Stadthotel mit historischer Fassade und persönlicher Atmosphäre. Individuell eingerichtete Gästezimmer mit komfortabler Ausstattung. Gutes Frühstück.

WITTMUND 13 A www.wittmund.de

Niedersachsen | EW 20.884 | 4 m Aurich 25 km, Wilhelmshaven 27 km
T 04462 983150

Hotel Siebzehn80 www.hotel1780.de

Am Hafen West 1, PLZ 26409 (OT: Carolinensiel), **T 04464 206,** F 9459630
9 Zimmer | Ez ab 69 €, Dz ab 118 €

Urbaner Lifestyle und traditionelle Gastlichkeit erwarten Sie in diesem Hotel. Die elegant-gemütlichen Gästezimmer sind ein entspannter Rückzugsort für jede Art von Aufenthalt. Im Restaurant kommen zeitgemäße regionale Gerichte auf den Tisch.

WOLFACH 57 C www.wolfach.info

Baden-Württemberg | EW 5.831 | 280 m Offenburg 39 km, Freudenstadt 41 km
T 07834 835353

Naturparkhotel Adler www.naturparkhotel-adler.de

★★★★S garni

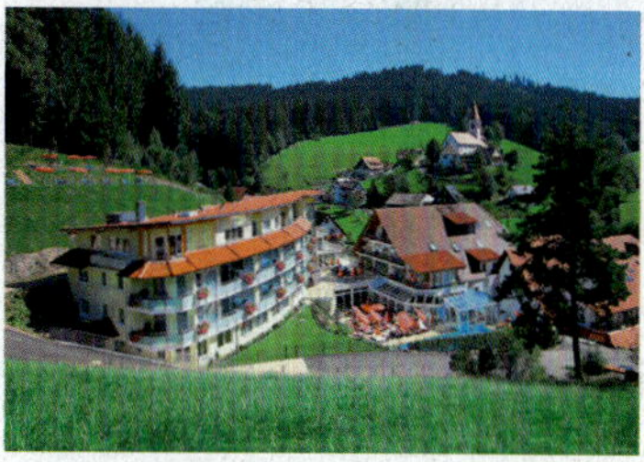

Sankt Roman 14, PLZ 77709 (OT: St. Roman), **T 07836 93780,** F 7434
56 Zimmer | 15 Suiten | 5 Apartments
Ez 98–157 €, Dz 174–274 €

Nicht umsonst hat dieses familiengeführte Haus so viele Stammgäste. Das Hotel bietet wohnliche Zimmer im Landhausstil, ein sehr gutes Frühstück sowie einen großzügig angelegten Wellnessbereich. Das Haus ist zudem ein idealer Ausgangspunkt für Wanderungen und Radtouren durch die angrenzende Natur.

Naturparkhotel Adler

150 | Hauptgericht 12–39 €, Menü 25–65 € | Mo-So

Sie speisen wahlweise im Restaurant „Kirchblick" oder in den regionaltypischen „Altholzstuben". Serviert werden überwiegend typische Schwarzwälder Gerichte. Spezialität: Wildgerichte.

Kirnbacher Hof www.kirnbacher-hof.de

★★★★★S garni

Untere Bahnhofstraße 6, PLZ 77709 (OT: Kirnbach), **T 07834 6111,** F 47655
20 Zimmer | Ez 69–90 €, Dz 130–152 €, 5,00 € | 24 h

Sympathische Übernachtungsadresse mit modern eingerichteten Wohlfühlzimmern zu gastfreundlichen Preisen. Ansprechender Wellnessbereich mit Panoramasauna. Im Restaurant und auf der Terrasse werden sowohl regionale als auch neue innovative Gerichte serviert.

WOLFENBÜTTEL 24 C www.lessingstadt-wolfenbuettel.de

Niedersachsen | EW 51.569 | 75 m Braunschweig 13 km, Hildesheim 46 km
T 05331 86280
Altstadt mit über 600 Fachwerkhäusern, Residenzschloss, Herzog August Bibliothek mit Lessinghaus.

Rilano Hotel www.rilano-247-hotel-wolfenbuettel.de

★★★★★S garni

Bahnhofstraße 9, PLZ 38300, **T 05331 98860,** F 988611
48 Zimmer | Ez 49–124 €, Dz 59–134 € | 24 h

Modern durchgestyltes Hotel für den designorientierten Gast in bester Innenstadtlage. Helle, in leichten Grau- und Fliedertönen designte Zimmer mit eigenem Soundsystem und sehr gutem Schlafkomfort.

Parkhotel Altes Kaffeehaus www.parkhotel-wolfenbuettel.de

★★★★★S garni

Harztorwall 18, PLZ 38300, **T 05331 8880,** F 888100
75 Zimmer | 10 Suiten | Ez 74–85 €, Dz 94–124 € | 24 h

»

Modernes Stadt- und Geschäftshotel in zentraler Lage. Helle, stilvoll eingerichtete Zimmer und Suiten. Das Restaurant serviert regionale und internationale Spezialitäten.

WOLFRAMS-ESCHENBACH 53 C www.wolframs-eschenbach.de

Bayern | EW 2.900 | 440 m Muhr a. See 8 km, Gunzenhausen 15 km
T 09875 975532

Alte Vogtei www.alte-vogtei.com

Hauptstraße 21, PLZ 91639, **T 09875 968880**
21 Zimmer | 3 Suiten | Ez 68–88 €, Dz 98–138 €, exkl. Frühstück, 9,50 €

Ein richtiges Schmuckstück ist das aufwendig sanierte Traditionshaus, das einst stolzer Amtssitz des deutschen Ritterordens war. Das Hotel bietet historische und zugleich zeitgemäß-elegante Zimmer aus heimischen Baumaterialien. Für Entspannung sorgt ein kleiner Wellnessbereich im Untergeschoss. Im Restaurant serviert man fränkische Küche mit internationalen Einflüssen.

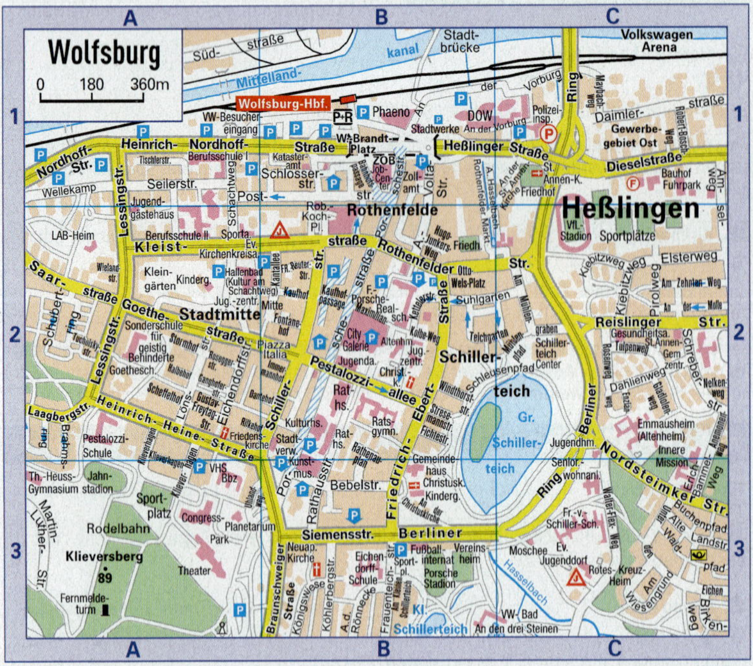

WOLFSBURG 24 C www.wolfsburg.de/tourismus

Niedersachsen | EW 121.451 | 63 m Braunschweig 29 km, Hannover 80 km
T 05361 899930
Park- und Seelandschaft, VW-Autostadt, Schloss Wolfsburg mit Städtischer Galerie und Museum, Kunstmuseum, Planetarium am Klieversberg, AutoMuseum, BadeLand, Alvar-Aalto-Kulturhaus, phaeno - die Experimentierlandschaft.

The Ritz-Carlton

www.ritzcarlton.com/de

VARTA-TIPP Ambiente VARTA-TIPP Service

★★★★★S

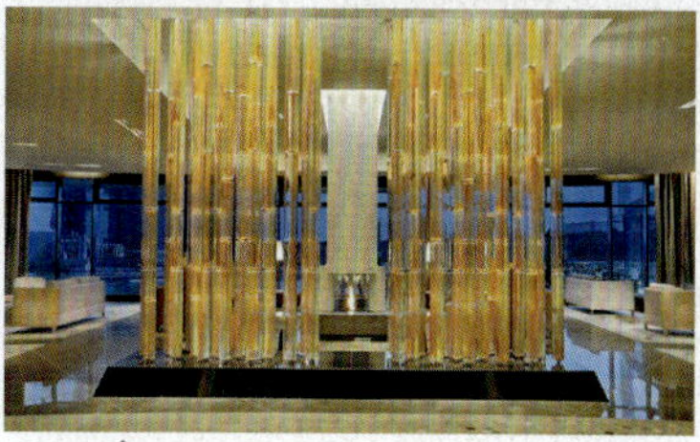

Parkstraße 1 (B1), PLZ 38440,
T 05361 607000, F 608000
170 Zimmer | 23 Suiten
Ez ab 265 €, Dz ab 265 €, exkl. Frühstück,
29,00 € | 24 h

Das noble Businesshotel besticht durch ein gelungenes Zusammenspiel von Design, Kunst und Architektur. Das Bemühen um den Gast steht hier an erster Stelle. Die geräumigen Zimmer und Suiten bieten ultimativen Komfort. Toller SPA-Bereich.

Aqua

www.restaurant-aqua.de

VARTA-TIPP Küche VARTA-TIPP Service

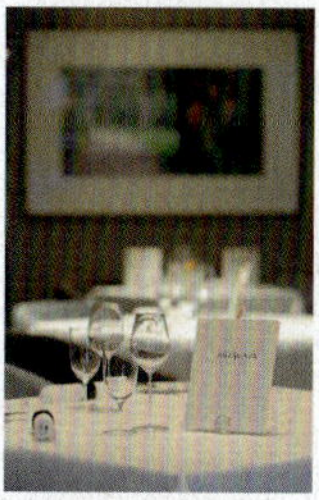

T 05361 606056
38 | Hauptger. 78–96 €, Menü 195–255 € | Di-Sa Mo, So

Eine kulinarische Erfolgsgeschichte par excellence: Seit mehr als 20 Jahren gehört dieses Fine-Dining-Restaurant zu den Top-Adressen im Land. Edle Materialen, feine Stoffe, wohltuende Farbakzente und bodentiefe Fenster unterstreichen das zeitlos-elegante Ambiente. Sven Elverfeld ist und bleibt ein absolutes Ausnahmetalent. Seine modern-europäische Gourmetküche stellt die Harmonie der Texturen und den Eigengeschmack hochwertigster Zutaten in den Mittelpunkt. Dazu passt der niveauvolle, freundliche und kompetente Service.

Terra

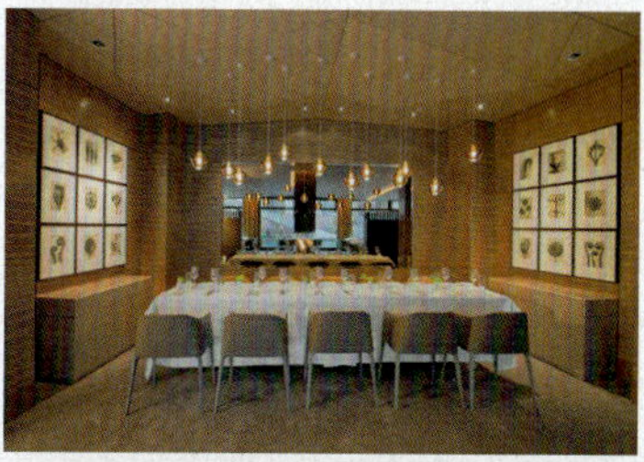

84 | Hauptger. 20–39 €, Menü 35–60 € |
Mo-Sa Mo-So

Das durchgestylte Interieur des Restaurants wird geprägt durch erdige Farbtöne, strukturierte Oberflächen und natürliche Materialien. Und die Küche? Unkompliziert und frisch unter Verwendung regionaler Erzeugnisse. Neben Fleisch- und Fischgerichten bilden vegetarische und vegane Speisen einen besonderen Schwerpunkt auf der Karte.

An der Wasserburg
www.an-der-wasserburg.de

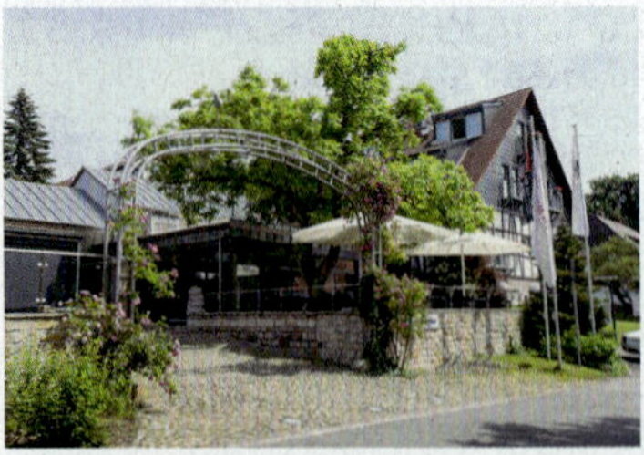

An der Wasserburg 2 (C3), PLZ 38446 (OT: Neuhaus), **T 05363 9400,** F 71574
58 Zimmer | 20 Suiten | 2 Apartments
Ez 90–165 €, Dz 175–205 €, exkl. Frühstück, 8,00 € | 24 h

Ein liebevoll restauriertes Wellness- und Tagungshotel gegenüber der romantischen Wasserburg Neuhaus. Ideale Adresse für Businessgäste, denn sämtliche Zimmer bieten eine moderne Multimedia-Plattform mit einem 27"-iMac-Computer. Schöner SPA-Bereich.

Saphir
www.restaurantsaphir.de

VARTA-TIPP Küche

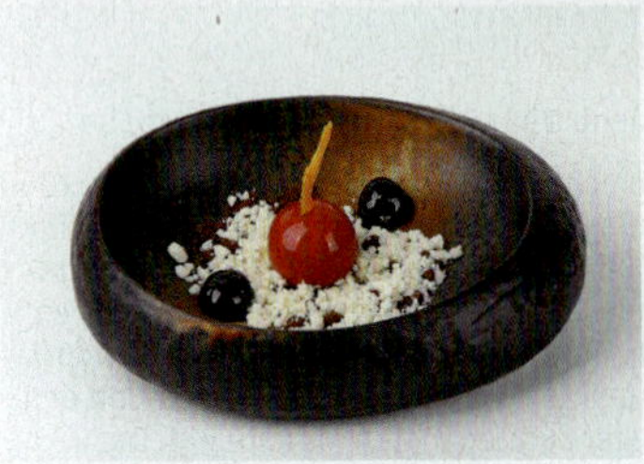

14 | Menü 68–133 € | Di-Sa Mo, So

Im geschmackvoll restaurierten Gewölbekeller der ehrwürdigen Burgdomäne befindet sich das kleine, exklusive Gourmetrestaurant. Hier verwöhnt man Sie mit einer kreativen Feinschmeckerküche, die in Menüform serviert wird. **Achtung: Bei Redaktionsschluss für diese Buchausgabe war das Restaurant auf Grund der COVID-19-Pandemie noch geschlossen.**

Christalle

60 | Hauptgericht 12–24 € | Mo-So

Auch im Zweitrestaurant erwarten den Gast anspruchsvolle Köstlichkeiten wie z.B. „Gebratener Müritz-Zander auf Balsamicolinsen, Kartoffelstampf und leichter Senfsauce" oder „Gebratene Maispoularde auf Vanillespitzkohl mit Selleriemousseline und Spätburgunderjus". Das Ambiente: hell, klar und lässig-elegant.

Courtyard by Marriott
www.marriott.de

★★★★ garni

Allerpark 8 (C1), PLZ 38448, **T 05361 30660,** F 3066702
152 Zimmer | 5 Suiten | 24 h

Die zeitgemäße Businessadresse befindet sich im Allerpark mit herrlichem Blick auf den See. Die Zimmer zeigen sich topmodern in Design und Technik. Für Veranstaltungen stehen mehrere Konferenzräume zur Verfügung. Internationale Küche bietet das Restaurant „Allerlei" mit seiner schönen Sonnenterrasse. Zu den Services des Hotels zählen Fahrradverleih, ein rund um die Uhr geöffneter Minimarkt und Ladestationen für E-Fahrzeuge.

INNSIDE by Meliá
www.melia.com

★★★★ S garni

Heinrich-Nordhoff-Straße 2 (B1), PLZ 38440, **T 05361 60900,** F 6090999
219 Zimmer | 3 Suiten | 24 h

Das moderne Businesshotel liegt direkt neben dem Volkswagengelände und der Autostadt. Es bietet neuzeitliche Gästezimmer mit komfortabler Ausstattung. Zum Haus gehören auch ein Gourmetrestaurant, eine avantgardistische Skybar mit großer Terrasse, eine Panoramasauna sowie ein Fitnessraum.

Leonardo Hotel

www.leonardo-hotels.de

★★★★

Rathausstraße 1 (B3), PLZ 38440, **T 05361 2070,** F 207981
343 Zimmer | Ez 74–249 €, Dz 84–259 €, 10,00–14,00 € | 24 h

Verkehrsgünstig gelegenes Tagungs- und Businesshotel, das 2019 umfangreich renoviert wurde. Das Haus verfügt über geräumige, technisch gut ausgestattete Zimmer mit kostenlosem WLAN. Großzügiger Konferenzbereich. Gastronomieangebot mit regionaler Küche.

Ludwig im Park

www.ludwig-im-park.de

Gifhorner Str. 25, PLZ 38442 (OT: Fallersleben), **T 05362 9400,** F 940400
46 Zimmer | 4 Suiten | Ez 70–150 €, Dz 90–185 €, 11,00–25,00 €

Stilvolles Haus in ruhiger Lage in einem kleinen Park in Altstadtnähe. Geschmackvolle Zimmer, die mit Stilmöbeln eingerichtet sind. Gute Tagungsmöglichkeiten.

La Fontaine

VARTA-TIPP Küche

40 | Hauptgericht 35–45 €, Menü 40–125 € | Mi-Sa Mo, Di, So

Das schmucke Restaurant mit seinem romantisch-eleganten Flair genießt zurecht einen exzellenten Ruf. Die leichte und qualitativ hochwertige Gourmetküche von Hartmut Leimeister hält erlesene Köstlichkeiten und Kreationen bereit. Wie wäre es z.B. mit „Gebratenen Rotbarbenfilets auf würzigem Gemüsebulgur mit milder Knoblauchvelouté"? In den Sommermonaten wird auch auf der Terrasse serviert.

Einschlaf

www.einschlaf.de

An der St. Annen-Kirche 22 (C1), PLZ 38440 (OT: Rothenfelde), **T 05361 12219**
4 Zimmer | 1 Suite | 1 Apartment | Ez ab 98 €, Dz ab 129 €, exkl. Frühstück, ab 10,00 €

Außergewöhnliches Hotel mit individueller Einrichtung. Geschmackvolle Zimmer mit exklusiver Ausstattung und minimalistischem Design. Das hervorragende Frühstück im benachbarten Atelier Café sollten Sie nicht verpassen.

Jott wie Jäger

www.jott-wie-jaeger.de

Stellfelder Straße 42, PLZ 38442 (OT: Sandkamp), **T 05361 39090,** F 390944
60 Zimmer | Ez 86–141 €, Dz 126–171 €

Gepflegtes, familiengeführtes Hotel mit ansprechenden Gästezimmern und guten Tagungsmöglichkeiten. Restaurant „Jott" mit internationaler Küche.

Parkhotel

www.parkhotel-wolfsburg.de

★★★★

Unter den Eichen 55 (C3), PLZ 38446 (OT: Steimkerberg), **T 05361 5050,** F 505250
30 Zimmer | 4 Suiten

Ruhiges, unter Denkmalschutz stehendes Business- und Familienhotel umgeben von alten Bäumen mit modern eingerichteten Zimmern. Im stilvollen Restaurant wird saisonal inspirierte Regionalküche serviert.

Tryp
www.melia.com

Willy-Brandt-Platz 2 (B1), PLZ 38440 (OT: Nordkopf), **T 05361 899000,** F 899444
121 Zimmer | 2 Suiten | 24 h

Geschäftshotel in der Nähe des Hauptbahnhofs und der Autostadt mit geschmackvoll und funktionell eingerichteten Gästezimmern. Gutes Frühstück mit internationalen Spezialitäten.

Linario

90 | Hauptgericht 16–20 €, Menü 30–45 € | Mo-Do, So Fr, Sa

Modernes Restaurant mit elegantem Interieur und schöner Terrasse. Serviert wird eine frische internationale Küche mit saisonalem Bezug.

Awilon
www.kunstmuseum-wolfsburg.de/restaurant

Hollerplatz 1 (B2, 2. Etage), PLZ 38440, **T 05361 25599**
Hauptgericht 18–25 € |

Schnörkellos eingerichtetes Restaurant im Kunstmuseum. Serviert werden leichte internationale Speisen. Täglich auch preisgünstige Mittagsgerichte. Sonntags: Langschläferfrühstück (Voranmeldung erforderlich).

L'Oliva nera
www.olivanera.de

Westerstraße 1, PLZ 38442 (OT: Fallersleben), **T 05362 932622**
20 | Di-So Mo

Uriges Weinlokal in einer umgebauten ehemaligen Schmiede, eines der ältesten Fachwerkhäuser Fallerslebens. Hier serviert man leichte, mediterran beeinflusste Speisen. Dazu bietet man eine breite Palette italienischer Weine. Mittags täglich wechselnde Pastagerichte.

Newman's Bar
www.ritzcarlton.com/de

Parkstraße 1 (B1, im Ritz-Carlton Hotel), PLZ 38440, **T 05361 607091**
50 | Mo-So

Stilvolle, in warmen Cognacfarben dekorierte Bar. Exzellentes Cocktailangebot. Humidor mit edler Zigarrenauswahl.

WOLNZACH 60 B
www.wolnzach.de

Bayern | EW 11.808 | 415 m — Ingolstadt 30 km, München 59 km
T 08442 650
Dt. Hopfenmuseum, St.-Laurentius-Kirche, Hallertauer Lehrpfad.

Haimerlhof
www.haimerlhof.de

VARTA-TIPP Service

Preysingstr. 7, PLZ 85283, **T 08442 956910,** F 9569129
12 Zimmer | Ez ab 85 €, Dz ab 112 €

Kleines, persönlich geführtes Privathotel in einem denkmalgeschützten Gebäude im Ortskern. Sie wohnen in stilvoll und komfortabel ausgestatteten Nichtraucherzimmern. Für Langzeitgäste stehen freundliche Apartments zur Verfügung. Sehr gemütlich ist der Frühstücksraum mit offenem Dachstuhl. Ein großes Lob verdient die freundliche und individuelle Gästebetreuung.

Hallertau
www.hopfenhotel-hallertau.de

Ziegelstraße 4, PLZ 85283, **T 08442 96810,** F 968199
85 Zimmer | 6 Suiten | 4 Apartments | Ez ab 87 €, Dz ab 116 €

Angenehmes, barrierefreies Urlaubs- und Tagungshotel mit guter Ausstattung. Wohnliche, mit viel Holz eingerichtete Nichtraucherzimmer, teilweise mit Balkon. Wellnessbereich mit Sauna und Fitnessraum.

WÖRISHOFEN, BAD 67 A
www.bad-woerishofen.de

Bayern | EW 14.965 | 630 m
Mindelheim 10 km, Kaufbeuren 17 km
T 08247 993355
Klosterkirche, Südsee-Therme, Kuranlagen mit Rosarium, Gradieranlage, Kneippmuseum, Allgäuer Fischmuseum, Kneipp-Waldweg, Osteowalk.

Steigenberger Der Sonnenhof
www.spahotel-sonnenhof.de

★★★★★S garni

Hermann-Aust-Straße 11, PLZ 86825, **T 08247 9590,** F 959599
156 Zimmer | 13 Suiten | Ez 185–345 €, Dz 280–440 € | 24 h

Komfortables Kurhotel umgeben von weitläufigen Parkanlagen. Elegante Möbel und erlesene Stoffe zeichnen die hellen, freundlichen Zimmer und Suiten aus. Energie tanken kann man in der weitläufigen Wellnesslandschaft mit großzügigen Wasserlandschaften - u.a. gibt es einen Infinity-Außenpool mit Wasserfall.

Calla

40 | Hauptgericht 16–45 €, Menü 55–75 € | Mi-So Mo, Di

Ein elegantes, lichtdurchflutetes Gourmetrestaurant mit gepflegter Tischkultur. Aus der offenen Showküche kommen euro-asiatische Gerichte und Köstlichkeiten vom CALLA-Grill. Im Zweitrestaurant, der Brasserie „Petit Plaisir“, werden französische Spezialitäten serviert.

Fontenay | le petit château
www.kurhotel-fontenay.de

VARTA TIPP Service

★★★★★ garni

Eichwaldstraße 8-12, PLZ 86825, **T 08247 3060,** F 306185
60 Zimmer | 3 Suiten | 3 Apartments | Ez 145–233 €, Dz 280–370 € | 24 h

Hier kommen Erholungssuchende voll auf ihre Kosten. Das sehr gut geführte Kur- und SPA-Hotel wartet mit gediegenem Luxus, modernem Komfort und einem Hauch von Nostalgie auf. Die meisten der individuell eingerichteten Zimmer verfügen über einen Balkon oder eine Terrasse. Entspannung bietet der bemerkenswerte Wellness- und Anwendungsbereich.

Fontenay | le petit château

25 | Hauptgericht 39–49 € | Mo-So

»

Im eleganten Hotelrestaurant setzt man auf gewohnt Traditionelles aus der klassischen Küche - kombiniert mit raffinierter Leichtigkeit. Auf der Karte stehen solch raffinierte Kreationen wie „Weiße Tomatenschaumsuppe mit gegrillter Jakobsmuschel und Crustini“ oder „Kross gebratenes Stubenküken auf fruchtigem Paprikagemüse mit Portweinjus und Basilikumbandnudeln“.

Tanneck — www.tanneck.info

Hartenthaler Straße 29, PLZ 86825, **T 08247 3070,** F 307280
82 Zimmer | 15 Suiten | Ez 52–145 €, Dz 110–290 €, 4,80–5,00 € | 24 h

Das Hotel liegt idyllisch am unverbauten Südrand von Bad Wörishofen. Wohnliche Gästezimmer mit freiem Blick auf das eindrucksvolle Alpenpanorama. Großzügiger Bade- und Wellnessbereich mit Schwimmbad, Whirlpool, Sauna und Dampfbad. Hauseigener Tennisplatz.

Edelweiß — www.hotel-edelweiss.de

Bürgermeister-Singer-Straße 11, PLZ 86825, **T 08247 35010,** F 350175
49 Zimmer | 2 Suiten | 2 Apartments | Ez ab 71 €, Dz ab 152 €, inkl. Vollpension | 24 h

Das familiär geführte Medical-Wellness-Hotel bietet eine großzügige Wellness- und Beautylandschaft sowie umfangreiche Kurbehandlungen (z.B. Kneipp-Therapie). Gepflegte Gästezimmer mit gediegen-klassischer Einrichtung. Entspannen kann man in der hauseigenen Bibliothek oder im Garten mit Sonnenwiese.

Café Schwermer — www.cafe-schwermer.de

Heuweg 36, PLZ 86825, **T 08247 90213**
400 | Hauptgericht 5–10 € | Mo–So 10:00–18:00 Uhr

Stilvolles Café mit Tradition seit 1894. Zur Auswahl stehen erlesene Confiserie-Spezialitäten wie Marzipan- und Schokoladenpralinen sowie tagesfrische Kuchen und Torten aus der hauseigenen Backstube.

WORMS 50 B — www.worms-erleben.de

Rheinland-Pfalz | EW 81.784 | 100 m — Ludwigshafen 24 km, Mainz 45 km
T 06241 8537306
Röm. Kaiserdom, Liebfrauenkirche, Dreifaltigkeitskirche, Magnuskirche, Lutherdenkmal, Synagoge, Kunsthaus Heylshof, Städt. Museum, Nibelungenmuseum, jüdisches Museum, ältester jüdischer Friedhof Europas.

Tivoli — www.tivoli-worms.de

VARTA-TIPP Service

Adenauerring 4b, PLZ 67547, **T 06241 28485**
50 | Hauptgericht 14–26 € | Di-So Mo

Einfach sympathisch! Die engagierten Gastgeber Ivo und Dorotea Fort kommen ebenso gut an wie die lebendige Atmosphäre und die authentische italienische Küche. Ob gegrillte Calamari mit saisonalem Gemüse oder Kalbszunge (nach norditalienischem Rezept zubereitet) - hier kann man so ziemlich alles empfehlen, nebst dem herzlichen Service.

WORPSWEDE 14 D www.worpswede.de

Niedersachsen | EW 9.157 | 17 m Bremen 23 km, Bremerhaven 55 km
T 04792 935820

Buchenhof www.hotel-buchenhof.de

★★★★ garni

Ostendorfer Str. 16, PLZ 27726, **T 04792 93390,** F 933929
28 Zimmer | 2 Suiten | Ez 70–90 €, Dz 112–142 €, 8,50 € | 24 h

Im Stil der Jahrhundertwende gestaltetes Haus inmitten eines Gartens mit altem Baumbestand. Individuell und geschmackvoll eingerichtete Zimmer unterschiedlicher Kategorien. Kaffee und Kuchen serviert das Café „Hans am Ende".

Village Hotel am Weyerberg www.village-worpswede.de

Bergstraße 22, PLZ 27726, **T 04792 93500,** F 935029
9 Zimmer | 8 Suiten | Ez 80–94 €, Dz ab 139 €

Kleines, exquisites Hotel mit individuell eingerichteten Zimmern. Im Haus befinden sich eine Galerie mit wechselnden Ausstellungen sowie mehrere kleine Shops und Boutiquen. Restaurant mit deutscher Küche.

WUNSIEDEL 45 C www.wunsiedel.de

Bayern | EW 9.515 | 550 m Tröstau 8 km, Selb 24 km
T 09232 602162

Wirtshaus Gläßl im Gut www.wirtshausimgut.de

€ Gut & Günstig

Göpfersgrün 2, PLZ 95632 (OT: Göpfersgrün), **T 09232 917767**
120 | Hauptgericht 7–25 €, Menü 35–45 € | Mi-So Mo, Di

Ruhig gelegenes Wirtshaus mit heller rustikaler Gaststube und urigem Gewölbestüberl. Auf der Speisekarte stehen überwiegend regionale Gerichte unter Verwendung frischer Produkte von umliegenden Betrieben aus der Nachbarschaft. Jeden Sonn- und Feiertag gibt es selbstgebackenen Kuchen.

WUNSTORF 22 D www.steinhuder-meer.de

Niedersachsen | EW 41.134 | 43 m Bad Nenndorf 10 km, Hannover 25 km
T 05033 95010
Evangelische Stiftskirche St. Cosmas und Damian mit umliegenden Stiftsbauten, Stadtkirche, Rathaus, Ratskeller, ehem. Abtei, Adelshöfe, Sigwardskirche, Inselfestung Wilhelmstein, Schmetterlingsfarm, Insektenmuseum, Windmühle Paula, Scheunenviertel Steinhude, Steinhuder Meer, Fischer- und Webermuseum mit Spielzeugmuseum.

cantera by Wiegand www.cantera-hotel.de

Adolph-Brosang-Straße 32, PLZ 31515, **T 05031 95290,** F 952929
11 Zimmer | Ez ab 79 €, Dz ab 89 €

Designhotel mit individuell eingerichteten Gästezimmern, die teilweise über Natursteindusche, Terrasse oder Echtholzkamin verfügen. Schöne Saunalandschaft mit Sanarium, Kalttauchbecken und Saunagarten. Im Restaurant wird regional gekocht.

Schweers-Harms-Fischerhus
www.schweers-harms-fischerhus.de

Graf-Wilhelm-Straße 9, PLZ 31515 (OT: Steinhude), **T 05033 5228**
62 | Hauptgericht 12–35 €, Menü 22–58 € | Mo-So

Altes niedersächsisches Bauernhaus mit rustikalem Charme. Auf der Karte stehen überwiegend Fischspezialitäten wie z.B. Kutterscholle „Finkenwerder Art", Aal gebacken, Regenbogenforelle oder der beliebte „Fischerhustopf".

WUPPERTAL 29 D
www.wuppertal.de

Nordrhein-Westfalen | EW 343.488 | 160 m — Essen 32 km, Düsseldorf 33 km
T 0202 5632270
Schwebebahn (13,3 km lang) entlang der Wupper, Von-der-Heydt-Museum, Stadthalle, Zoologischer Garten, Wallfahrtskirche Neviges, Jubiläumsbrunnen auf dem Elberfelder Neumarkt, Stadtteil Barmen mit Rathaus und Oper, Kluterthöhle (9 km Ö).

Park Villa
www.parkvilla-wuppertal.de

VARTA-TIPP Ambiente

★★★★S

Erich Hoepner Ring 5, PLZ 42369 (OT: Ronsdorf), **T 0202 28335400,** F 28335401
30 Zimmer | 7 Suiten | Ez 105–125 €, Dz 130–155 €, exkl. Frühstück, ab 17,50 €

Die aufwendig sanierte Villa aus dem Jahre 1907 wird heute von Familie Wilzbach als exquisites kleines Boutique-Hotel geführt. Das angebaute Design House steht im Kontrast zum hist. Stil der Villa. Die Zimmer hat man liebevoll umgebaut und sehr geschmackvoll mit ausgesuchten Möbeln und Antiquitäten eingerichtet. Tolles Frühstück im hellen Wintergarten mit Blick zum Park.

Fachwerk-Hotel Neu!
www.fachwerk-hotel-wuppertal.de

Mühlenweg 39 (B1), PLZ 42275 (OT: Barmen), **T 0202 75885533**
12 Zimmer | Ez ab 65 €, Dz ab 90 €, exkl. Frühstück, 13,50 €

Das stolze, denkmalgeschützte Bürgerhaus ist nach seiner Komplettsanierung ein echter Hingucker. Über das barocke Treppenhaus mit mächtigem Aufgang und geschwungenem Handlauf geht es in die hell und modern ausgestatteten Zimmer. Sie tragen die Namen berühmter Wuppertaler, darunter Schauspieler Horst Tappert und Regisseur Tom Tykwer. Das Frühstück wird in der benachbarten „Planbar" serviert.

Miraflores
www.hotelmiraflores.de

garni

Nützenberger Straße 23 (A2, Zufahrt über Haarhausstraße), PLZ 42115 (OT: Elberfeld), **T 0202 4962869,** F 4962912
6 Zimmer, Dz ab 90 €, exkl. Frühstück, 12,00 €

Individuell eingerichtetes Stadthaus, das etwas versteckt in einem Wohngebiet liegt. Das inhabergeführte Hotel verfügt über geschmackvoll gestaltete Zimmer mit nostalgischem Touch. Helles, charmant eingerichtetes Frühstückszimmer.

Scarpati
www.scarpati.de

Scheffelstraße 41, PLZ 42327 (OT: Vohwinkel), **T 0202 784074**
50 | Hauptgericht 18–35 €, Menü 60–70 € | Di-So Mo

»

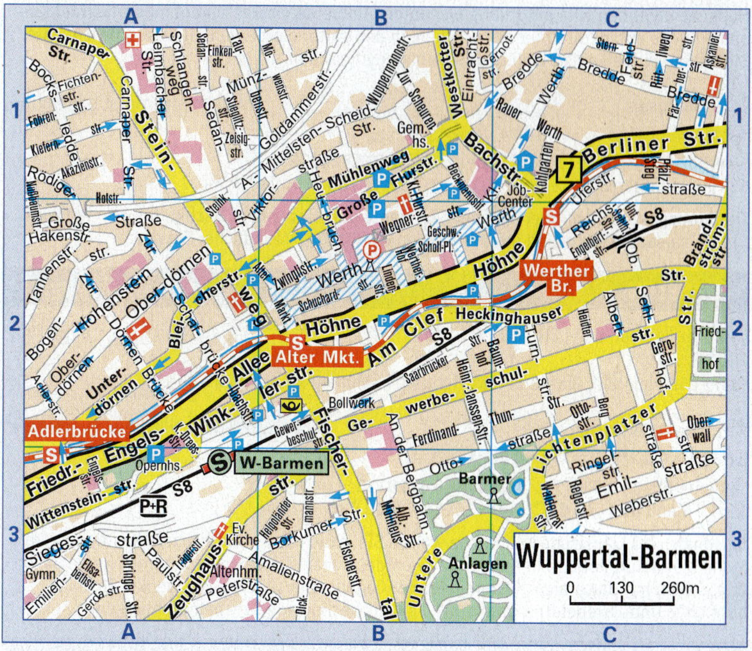
Wuppertal-Barmen
0 130 260m
A
B
C
1
2
3
Carnaper Str.
Stein-weg
Berliner Str.
Werther Br.
Alter Mkt.
Adlerbrücke
W-Barmen
Höhne
Am Clef
Heckinghauser Str.
Gewerbeschulstr.
Fischertal
Friedr.-Engels-Allee
Winklerstr.
Wittensteinstr.
Zeughausstr.
Lichtenplatzer Straße
Barmer Anlagen
Untere Anlagen
Mühlenweg
Bachstr.
Wertherhof
S8
P+R
Opernhs.
Bollwerk
Ferdinandstr.
Borkumer Str.
Amalienstraße
Peterstraße
Altenhm.
Ev. Kirche
Gymn.
Friedhof
Oberwall
Emil-Weberstr.

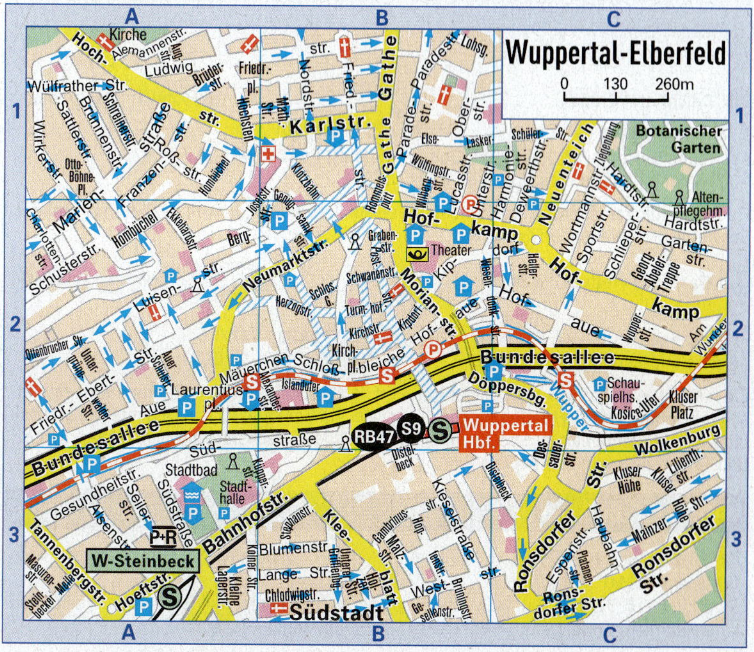
Wuppertal-Elberfeld
0 130 260m
A
B
C
1
2
3
Botanischer Garten
Karlstr.
Gathe
Hofkamp
Neuenteich
Neumarktstr.
Bundesallee
Wuppertal Hbf.
RB47
S9
W-Steinbeck
Bahnhofstr.
Südstadt
Döppersbg.
Wolkenburg
Ronsdorfer Str.
Kluser Platz
Schauspielhs.
Theater
Stadtbad
Stadthalle
Kleeblatt
Hochstr.
Wülfrather Str.
Laurentiuspl.
Morianstr.
Kirche
Tannenbergstr.
Hoeftstr.
P+R
Altenpflegehm.

Hübsche Jugendstilvilla mit zeitlos-elegantem Ambiente. Im Restaurant moderne internationale Küche mit mediterranen Einflüssen, in der Trattoria preiswerte italienische Gerichte. Sieben individuell eingerichtete Gästezimmer vorhanden.

Am Husar www.restaurant-am-husar.de

Jägerhofstr. 2, PLZ 42119 (OT: Elberfeld), **T 0202 424828**
63 | Hauptgericht 14–38 €, Menü 19–45 € | So Do-So Mi

Traditionsgaststätte mit behaglichem Ambiente und klassischer Tischkultur. Serviert wird frische saisonale Küche mit internationalen Einflüssen. Freundlicher Service.

WÜRSELEN 39 A www.wuerselen.de

Nordrhein-Westfalen | EW 39.800 | 170 m Aachen 6 km, Köln 70 km
T 02405 670
Burg Wilhelmstein, Pfarrkirche St. Sebastian, Mühlen im Wurmtal.

Alte Feuerwache www.alte-feuerwache-wuerselen.de

Oppener Str. 115, PLZ 52146, **T 02405 4290112**
16 | Menü 69–120 € | Di-Fr Di-Sa Mo, So

Saisonale und klassische Kulinarik erwarten Sie in diesem sympathischen Restaurant von Monika und Kurt Podobnik. Auf der Karte entdeckt man Gerichte wie „Tournedo vom Black-Angus-Beef mit Balsamico glasiert in Pfeffer-Cognacrahmsauce, geschwenkte Thymianböhnchen und Zwiebel-Bratkartoffeln". Täglich wechselnde Lunchempfehlungen.

WURSTER NORDSEEKÜSTE 14 A www.wursternordseekueste.de

Niedersachsen | EW 16.799 | 21 m Bremerhaven 21 km, Cuxhaven 22 km
T 04705 210

Deichhotel Grube www.deichhotel-grube.de

€ Gut & Günstig garni
Am Neuen Deich 2, PLZ 27639 (OT: Dorum-Neufeld), **T 04741 96970,** F 969730
13 Zimmer | 3 Apartments | Ez ab 60 €, Dz ab 92 €

Freundlich eingerichtetes Hotel hinterm Deich am Kutterhafen, unweit des Strands und des Schwefelsolen-Wellenbads gelegen.

Gasthaus Wolters Zur Börse www.zur-boerse.de

In der Langen Straße 22, PLZ 27639 (OT: Wremen), **T 04705 1277**
40 | Hauptgericht 7–30 €, Menü 22–54 € | Mo, Do-So Di, Mi

Ein hist. Bauernhaus aus dem 18. Jahrhundert. In ländlich-rustikalem Rahmen wird eine frische regionale und internationale Küche serviert. Auf der Karte locken Gerichte wie „Medaillons vom Schweinefilet im Speckmantel gebraten" oder „Lachsfilet mit Schafskäse, Pesto und Tomatenwürfeln überbacken".

WURZACH, BAD 66 A www.bad-wurzach.de

Baden-Württemberg | EW 14.168 | 654 m Memmingen 27 km, Wangen 32 km
T 07564 302150
Stadtkirche St. Verena, Bad Wurzacher Schloss, Naturschutzgebiet Hochmoor, Wallfahrtskirche auf dem Gottesberg, Leprosenhaus mit Sepp-Mahler-Museum.

Adler
www.hotel-adler-bad-wurzach.de

Schlossstraße 8, PLZ 88410, **T 07564 93030**
45 | Hauptgericht 9–25 €, Menü 20–35 € | Fr-So

Ein gepflegter Gasthof mit behaglichem Landhausambiente. Hier serviert man eine frische regionale Küche zu angemessenen Preisen. Dazu bietet man sehr gute Weine namhafter Winzer. Gemütliche Gästezimmer.

WÜRZBURG 52 A
www.wuerzburg.de

Bayern | EW 130.131 | 177 m — Nürnberg 105 km, Frankfurt/Main 120 km
T 0931 372398
Fürstbischöfliche Residenz mit Hofgarten, Residenzplatz und dem größten Deckengemälde der Welt (UNESCO-Weltkulturerbe), Dom St. Kilian, Marienkapelle mit Grabmälern fränkischer Ritter und bedeutender Bewohner, Haus zum Falken mit Rokokostuckfassade, Alte Mainbrücke, Festung Marienberg, Museum für Franken, Fürstenbaumuseum, Museum im Kulturspeicher, Museum am Dom, Wallfahrtskirche Käppele, jährliches Mozartfest in der Residenz.
Einen Cityplan finden Sie auf Seite 1294.

Rebstock
www.rebstock.com

VARTA-TIPP Service

★★★★ garni

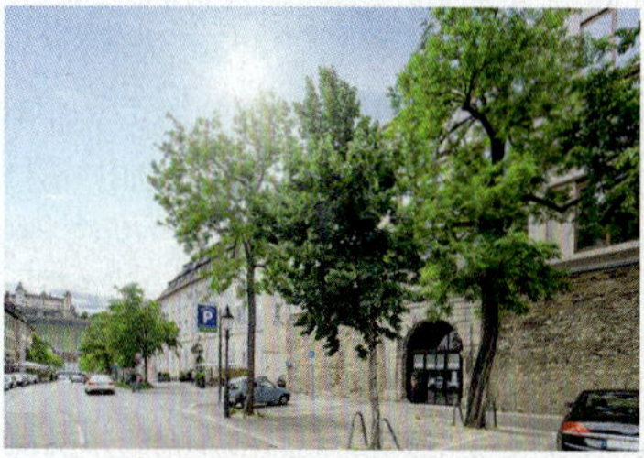

Neubaustraße 7 (B3), PLZ 97070,
T 0931 30930, F 3093100
125 Zimmer | 31 Suiten | 8 Apartments
Ez 116–145 €, Dz 197–450 €, exkl. Frühstück, 18,00 € | 24 h

Unter engagierter Leitung wird das gewachsene Hotel mit Ursprung im Jahre 1408 immer wieder erweitert und verschönert. So wohnt man hier von klassisch-gediegen bis hochmodern. Im gesamten Haus begegnen Ihnen freundliche, serviceorientierte Mitarbeiter.

KUNO 1408
www.restaurant-kuno.de

VARTA-TIPP Küche VARTA-TIPP Service

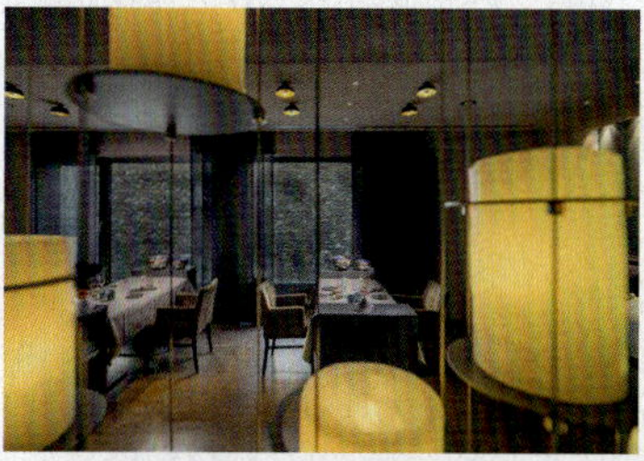

T 0931 30931408
24 | Menü 89–126 € | Mi-Sa Mo, Di, So 20.12.20–13.1.21

Der Name des kleinen, durchgestylten Gourmetrestaurants erinnert an den einstigen Besitzer des Traditionshauses und die erste urkundliche Erwähnung im Jahr 1408. Mit Daniel Schröder steht seit 2020 ein neuer Mann am Herd. Er verwöhnt Sie mit einem französisch inspirierten Feinschmeckermenü in 4 bis 7 Gängen.

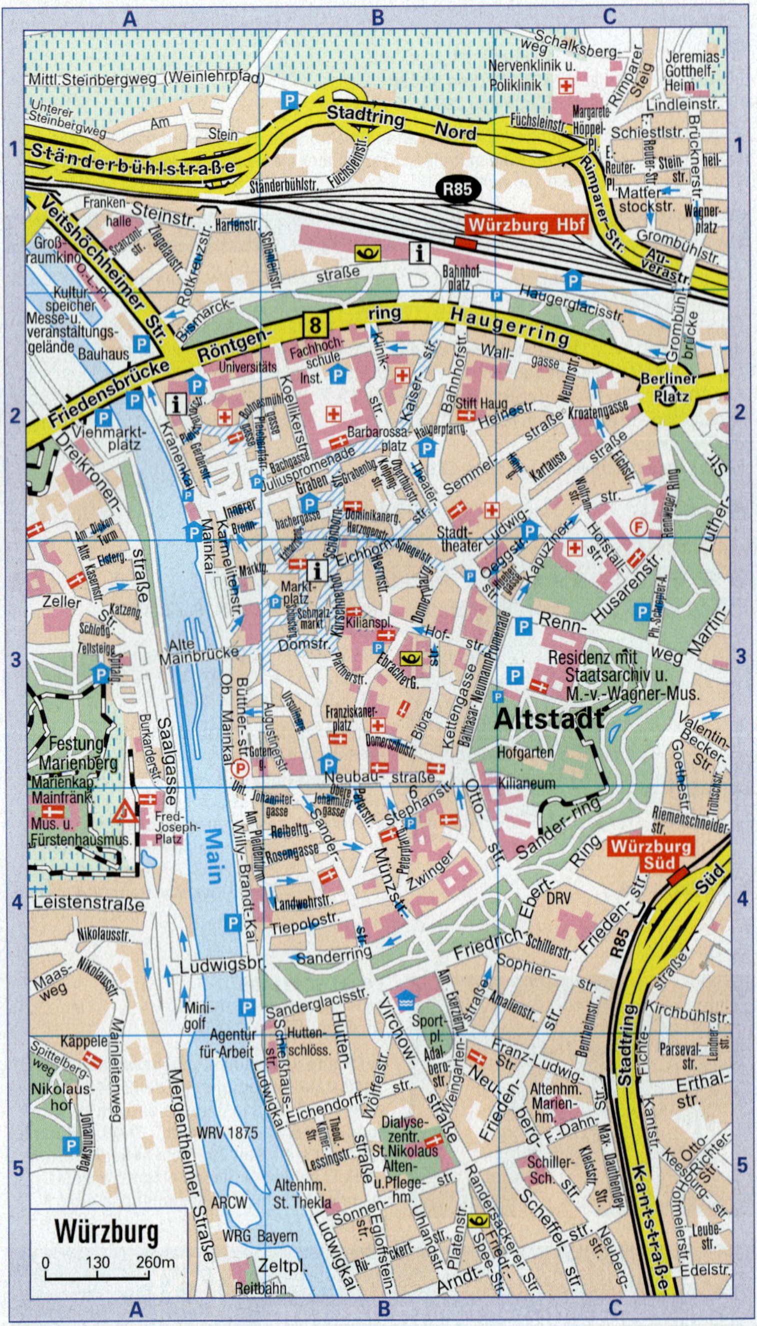
A
B
C
1
2
3
4
5
Mittl. Steinbergweg (Weinlehrpfad)
Unterer Steinbergweg
Stadtring Nord
Ständerbühlstraße
Ständerbühlstr.
Füchsleinstr.
Nervenklinik u. Poliklinik
Schalksbergweg
Rimparer Steig
Jeremias-Gotthelf-Heim
Lindleinstr.
Margarete-Höppel-Pl.
Schiestlstr.
Brücknerstr.
R85
Würzburg Hbf
Rimparer Str.
Matterstockstr.
Grombühlstr.
Auverastr.
Frankenhalle
Steinstr.
Großraumkino
Veitshöchheimer Str.
Kulturspeicher Messe- u. Veranstaltungsgelände
Bauhaus
Bahnhofplatz
Haugerglacisstr.
Bismarck-straße
Röntgenring
Haugerring
Friedensbrücke
Universitäts
Fachhochschule
Wallgasse
Berliner Platz
Viehmarktplatz
Dreikronenstraße
Kranenkai
Juliuspromenade
Barbarossaplatz
Stift Haug
Semmelstr.
Kartause
Grombühlbrücke
Lutherstr.
Mainkai
Karmelitenstr.
Marktplatz
Eichhornstr.
Stadttheater
Ludwigstr.
Kapuzinerstr.
Hofstallstr.
Husarenstr.
Rennweg
Martinstr.
Zeller Str.
Alte Mainbrücke
Domstr.
Kiliansplatz
Hofstr.
Residenz mit Staatsarchiv u. M.-v.-Wagner-Mus.
Altstadt
Hofgarten
Kilianeum
Festung Marienberg
Mainfränk. Mus. u. Fürstenbaumus.
Saalgasse
Fred-Joseph-Platz
Main
Neubaustraße
Sanderring
Würzburg Süd
Süd
Leistenstraße
Nikolausstr.
Ludwigsbr.
Sanderring
Friedrich-Ebert-Ring
DRV
Minigolf
Agentur für Arbeit
Käppele
Nikolaushof
Mergentheimer Straße
Ludwigkai
Sanderglacisstr.
Virchowstr.
Sportpl.
Stadtring
Kirchbühlstr.
Erthalstr.
Kantstraße
WRV 1875
ARCW
WRG Bayern
Zeltpl.
Reitbahn
Altenhm. St. Thekla
Dialysezentr.
St. Nikolaus Alten- u. Pflegehm.
Randersackerer Str.
Scheffelstr.
Würzburg
0
130
260m

Schloss Steinburg www.steinburg.com

★★★★ garni

Reußenweg 2, PLZ 97080 (OT: Unterdürrbach), **T 0931 97020,** F 97121
69 Zimmer | 2 Suiten | Ez ab 96 €, Dz ab 168 € | 24 h

Exponierte Lage mit tollem Blick auf Würzburg! Individuell eingerichtete Schlosszimmer im hist. Haupthaus und schlicht-moderne Zimmer im neu entstandenen Refugium. Umfangreiches Tagungs- und Veranstaltungsangebot. Schöner Wellnessbereich mit Pool, Sauna und Sanarium.

Steinburgs Restaurant

150 | Hauptgericht ab 20 €, Menü ab 59 € | Mo-So

In den verschiedenen authentischen Räumlichkeiten und auf der großzügigen Aussichtsterrasse bietet man schmackhafte, jahreszeitlich orientierte Gerichte wie „Kalbsrücken unter der Thymian-Schalottenhaube an Ingwerglace mit Tomatenpfifferlingen und Aprikosen-Fregola". Dazu gibt es fränkische und internationale Weine.

Am Congress Centrum www.hotel-am-congress-centrum.de

★★★★ garni

Pleichertorstraße 26 (A2), PLZ 97070, **T 0931 2307970,** F 50246
25 Zimmer | 1 Suite | Ez 79–130 €, Dz 100–180 €, 8,00–12,50 €

Gepflegte Übernachtungsadresse am Rande der Altstadt mit über 100-jähriger Geschichte. Zweckmäßige Zimmer, gutes Frühstück, freundliches Personal.

GHOTEL hotel & living www.ghotel.de/hotels/wuerzburg

★★★S garni

Schweinfurter Str. 3 (C2), PLZ 97080, **T 0931 359620,** F 359622222
204 Zimmer | 8 Suiten | 24 h

Dieses 2012 eröffnete Businesshotel ist wegen seiner imposanten, ellipsenförmigen Bauweise nicht zu übersehen. Neuzeitliche Gästezimmer mit großen Panoramafenstern und modernem Design- und Farbkonzept. Den hauseigenen Fitnessclub nutzen Hausgäste kostenfrei. Schneller Zugang zur Würzburger Altstadt und zum Hauptbahnhof.

Greifensteiner Hof www.greifensteiner-hof.de

★★★★ garni

Dettelbacher Gasse 2 (A3), PLZ 97070, **T 0931 35170,** F 57057
52 Zimmer | 2 Suiten | 3 Apartments | Ez 85–135 €, Dz 120–190 € | 24 h

Engagiert geführtes Hotel in der Altstadt mit geschmackvoll und schick ausgestatteten Zimmern und Suiten. Gasträume mit traditionellem oder modernem Ambiente und überwiegend fränkischer Küche. Terrasse zum Marienplatz.

Wittelsbacher Höh www.wuerzburg-hotel.de

★★★S garni

Hexenbruchweg 10, PLZ 97082 (OT: Zellerau), **T 0931 453040,** F 45304522
65 Zimmer | Ez 93–127 €, Dz 128–187 €, 10,00 € | 24 h

Ehem. fränkischer Gasthof von 1880 mit neuzeitlichem Anbau unter familiärer Führung. Geschmackvoll eingerichtete Stilzimmer, überwiegend mit schönem Blick über Würzburg. Restaurant mit fränkischer und mediterraner Küche.

Würzburger Hof
www.hotel-wuerzburgerhof.de

★★★★ garni

Barbarossaplatz 2 (B2), PLZ 97070, **T 0931 53814,** F 58324
34 Zimmer | 5 Suiten | 1 Apartment | Ez ab 111 €, Dz ab 157 €

Das zentral gelegene Haus gegenüber dem Weingut Juliusspital kann auf eine lange Tradition zurückblicken: seit 1911 beherbergt man hier Gäste. Komfortable, individuell gestaltete Zimmer, die teils mit Antiquitäten ausgestattet sind. Sehr gutes Frühstück.

Grüner Baum
www.gruener-baum-wuerzburg.de

garni

Zeller Straße 35-37 (A3), PLZ 97082, **T 0931 450680,** F 4506888
24 Zimmer | Ez ab 92 €, Dz ab 120 €

Familiär geführtes Stadthotel unterhalb der Festung Marienberg. Kleine, aber gemütliche Zimmer mit hellem, massivem Weichholzmobiliar. Schöner Frühstücksraum im Gewölbekeller.

Reisers am Stein
www.der-reiser.de

VARTA-TIPP Küche

Mittlerer Steinbergweg 5 (A1), PLZ 97080, **T 0931 286901**
100 | Hauptgericht 44–46 €, Menü 80–125 € | Mo-Sa ⃠ So

Eine gute Adresse für Weinliebhaber und Genussfreudige. Im Restaurant von Bernhard Reiser sorgen edle Stoffe und hübsche Deko-Elemente für eine dezente Landhausatmosphäre. Serviert bekommen Sie eine kreative und zeitgenössische Küche mit französischen Einflüssen. Zum Restaurant gehört auch eine Weinbar mit großer Fensterfront zur Küche. Einmalige Lage im Weingut am Stein mit herrlicher Aussicht auf die Stadt.

Bürgerspital Weinstuben
www.buergerspital-weinstuben.de

Theaterstraße 19 (B3), PLZ 97070, **T 0931 352880**
480 | Hauptgericht 6–35 €, Menü 20–49 € | Mo-So

Traditionelle Weinstube von 1873. Neben fränkischen Klassikern bietet man auch leichte und kreative Gerichte aus der mediterranen Küche. Schöner Innenhof vor prächtiger Barockkulisse.

Juliusspital Weinstuben
www.weinstuben-juliusspital.de

Juliuspromenade 19 (B2), PLZ 97070, **T 0931 54080**
146 | Hauptgericht 14–29 €, Menü 25–50 € | Mo-So

Traditionsreiches Lokal mit gemütlichen Gaststuben und überwiegend regionalem Speisenangebot. Spezialität: Fisch- und Wildgerichte. Man bietet größtenteils Weine vom stiftungseigenen Juliusspital-Weingut an. Hübscher Innenhof mit mediterraner Atmosphäre.

WUSTROW, OSTSEEBAD 10 D
www.ostseebad-wustrow.de

Mecklenburg-Vorpommern | EW 1.165 | 2 m
T 038220 251
Born a. Darß 11 km, Rostock 41 km

Dorint Strandresort & Spa
hotel-ostseebad-wustrow.dorint.com

Strandstr. 46, PLZ 18347, **T 038220 650,** F 65100
97 Zimmer | 45 Apartments | 24 h

Komfortables Ferienresort mit hell und nordisch-modern eingerichteten Zimmern. Zum Haus gehören auch ein asiatisches Teehaus, ein großes SPA mit Pool und Saunalandschaft sowie ein Restaurant mit regional-saisonaler Küche.

Schimmel's
www.schimmels.de

Parkstraße 1, PLZ 18347 (OT: Wustrow), **T 038220 66500**
25 | Hauptgericht 16–24 €, Menü 38–54 € |

Das rostrote Kapitänshäuschen beherbergt ein einladendes Restaurant mit Holztischen und Lederstühlen. Serviert wird eine regional beeinflusste Landhausküche. Probieren Sie z.B. „Gebratene Seezunge mit Fenchel, Tomate, Basilikum und weißem Bohnenpüree". Wer länger bleiben mag: Drei individuell eingerichtete Zimmer sind auch vorhanden.

XANTEN 28 B
www.xanten.de

Nordrhein-Westfalen | EW 21.186 | 22 m — Geldern 21 km, Moers 30 km
T 02801 772200
Mittelalterl. Stadtkern, archäolog. Park, Dom St. Viktor, Teile der alten Stadtbefestigung (Klever Tor, Kriemhildmühle), Badeseen, Festspiele.

Landhaus Köpp
www.landhauskoepp.de

VARTA-TIPP Küche **VARTA-TIPP** Service

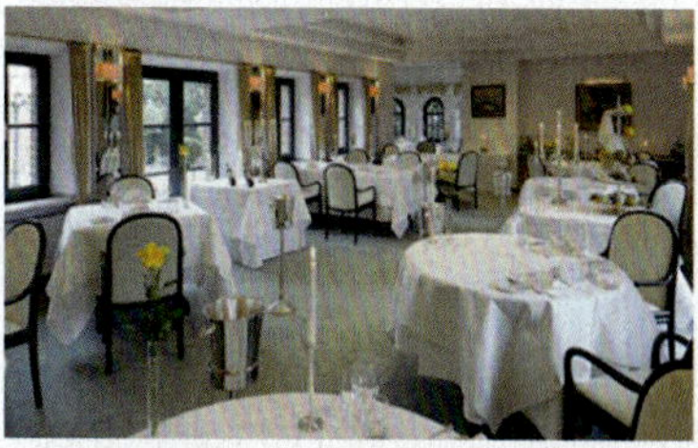

Husenweg 147, PLZ 46509 (OT: Obermörmter), **T 02804 1626**
27 | Hauptger. 30–34 €, Menü 60–95 € |
Di-Fr, So Di-Sa Mo

In zeitlos-elegantem Ambiente werden Sie vom charmanten Service nach allen Regeln der Kunst verwöhnt. Dazu komponiert Jürgen Köpp finessen- und kontrastreiche Gerichte auf klassischer Basis. Im Restaurant „Filius" wird etwas bürgerlicher, aber nicht weniger schmackhaft gekocht.

ZEISKAM 50 D
www.suedpfalz-tourismus-vg-bellheim.de

Rheinland-Pfalz | EW 1.915 | 120 m — Landau i. d. Pfalz 10 km, Germersheim 10 km
T 07272 70080

Zeiskamer Mühle
www.zeiskamermuehle.de

★★★S garni

Hauptstraße 87, PLZ 67378, **T 06347 97400,** F 974066
36 Zimmer | 1 Suite | Ez ab 88 €, Dz ab 135 €

Hist. Anwesen direkt am Mühlbach umgeben von Wald und Wiesen. Sachlich-funktionale Zimmer in unterschiedlichen Kategorien. Ein Tennisplatz sowie eine Reitanlage befinden sich in Sichtweite. Der Golfplatz „Dreihof" ist in 10 Autominuten zu erreichen.

Zeiskamer Mühle

80 | Hauptgericht 17–27 € | Sa-So Mo-So

»

Kulinarische Entdeckungsfreuden im behaglichen Restaurant. Serviert werden heimische Gerichte mit mediterranen Einflüssen, z.B. „Gegrillte neuseeländische Lammschulter auf ligurischem Gemüse mit Rosmarinsoße, grünen Riesenoliven und gratinierten Kartoffeln". Besonders nett sitzt man im Sommer auf der überdachten Terrasse.

ZEITHAIN 35 D www.zeithain.de

Sachsen | EW 5.768 | 99 m Riesa 10 km, Großenhain 18 km
T 03525 76620

Moritz an der Elbe www.hotel-moritz.de

★★★ S garni

Dorfstr. 2, PLZ 01619, **T 03525 51230,** F 5123123
36 Zimmer | 1 Apartment | Ez ab 73 €, Dz ab 91 €, exkl. Frühstück, 7,50 €

Familiär geführtes Haus, nur wenige Meter vom beliebten Elbradwanderweg entfernt. Geräumige Zimmer mit Charme und moderner Ausstattung. Restaurant mit regionaler und internationaler Küche.

ZELL 58 B www.zellua.de

Baden-Württemberg | EW 2.701 | 384 m Kirchheim unter Teck 11 km, Göppingen 12 km
T 07164 8070

Schäferhof Neu! www.schaeferhof-zell.de

€ Gut & Günstig

Bollerstraße 4, PLZ 73119, **T 07164 14367**
70 | Hauptger. 13–23 €, Menü 30–100 € | Mo, Do-Fr, So Mo, Do-So Di, Mi

In klassisch-gediegenem Ambiente serviert man frische bodenständige Küche mit saisonalen und regionalen Einflüssen - ein Klassiker ist z.B. der „Sauerbraten mit Spätzle und Salat". Ebenso lecker: „Bouillabaisse nach Art des Hauses mit Knoblauchbaguette". Es gibt auch einen Festsaal für Veranstaltungen und einen lauschigen Biergarten unter Kastanien.

ZELL AM HARMERSBACH 57 C www.zell.de

Baden-Württemberg | EW 7.952 | 223 m Lahr 19 km, Offenburg 22 km
T 07835 636947

Bräukeller www.braeukeller-zell.de

Fabrikstraße 8, PLZ 77736, **T 07835 548800**
65 | Hauptgericht 12–24 €, Menü 25–65 € | Di-Fr, So Di-So

Gemütliches Lokal in einem Kellergewölbe aus dem Jahre 1768. Hier gibt es marktfrische Küche und heimische Biere. Nettes Gartenlokal direkt an der hist. Stadtmauer gelegen.

ZELLA-MEHLIS 43 B www.zella-mehlis.de

Thüringen | EW 10.953 | 500 m Suhl 7 km, Oberhof 8 km
T 03682 482840
Meeresaquarium, Galerie im Bürgerhaus, Technisches Museum Gesenkschmiede, Explorata-Mitmachwelt.

Stadt Suhl
www.hotel-stadt-suhl.de

€ Gut & Günstig ★★★ garni

Bahnhofstraße 7 (an der B 247), PLZ 98544 (OT: Zella), **T 03682 40221,** F 41931
10 Zimmer | Ez 51 €, Dz 78 €, 7,00 € | 24 h

Traditionsreicher Gasthof im Ortsteil Zella, der sich seit 1867 in Familienbesitz befindet. Individuell im rustikalen Landhausstil eingerichtete Zimmer. Das Restaurant serviert Thüringer Spezialitäten.

Waldmühle
www.hotel-waldmuehle.de

€ Gut & Günstig ★★★ S garni

Lubenbachstraße 2, PLZ 98544, **T 03682 89890,** F 898111
31 Zimmer | 2 Suiten | 1 Apartment | Ez 57–67 €, Dz 75–93 €, exkl. Frühstück, 9,00–13,50 €

Familiär geführtes Haus in schöner grüner Lage mit guten Tagungsmöglichkeiten. Helle, in warmen Farben eingerichtete Gästezimmer. Im Restaurant werden traditionelle Thüringer Spezialitäten serviert.

ZELLERTAL 50 B
www.vg-goellheim.de

Rheinland-Pfalz | EW 1.212 | 236 m — Alzey 15 km, Mannheim 38 km
T 06351 49090

Kollektur
www.hotel-kollektur.de

★★★ S garni

Zeller Hauptstraße 19, PLZ 67308 (OT: Zell), **T 06355 954545,** F 954544
15 Zimmer | 1 Apartment | Ez 69–75 €, Dz 99–125 € | 24 h 1.–20.1.21

In einem denkmalgeschützten Gebäude aus dem Jahre 1752 beherbergt dieses freundliche, familiengeführte Hotel recht gemütliche und geschmackvoll möblierte Zimmer mit mediterranem Ambiente. WLAN ist für Hausgäste kostenfrei. Im Restaurant bietet man eine frische regionale Küche.

ZELTINGEN-RACHTIG 49 A
www.zeltingen-rachtig.de

Rheinland-Pfalz | EW 2.197 | 106 m — Bernkastel-Kues 6 km, Wittlich 11 km
T 06532 2404

St. Stephanus
www.hotel-stephanus.de

★★★★ S garni

Uferallee 9, PLZ 54492 (OT: Zeltingen), **T 06532 680,** F 68420
43 Zimmer | 1 Suite | Ez 75–105 €, Dz 100–170 €, 15,00 €

Klassizistisches Herrenhaus mit hübscher Bruchsteinfassade und erweitertem Hotelanbau. Es erwarten Sie solide eingerichtete Zimmer, teils mit direktem Blick auf die Mosel. Zum Haus gehört auch ein kleiner Beauty- und Saunabereich.

Saxler's Restaurant

70 | Hauptgericht 19–34 €, Menü 53–72 € | Sa-So Mo-So

Im gediegen-eleganten Restaurant sowie auf der Sonnenterrasse mit herrlichem Blick auf die Uferpromenade und die Mosel werden verfeinerte regionale und internationale Gerichte aufgetischt. Eine Alternative zum Gourmetrestaurant ist der Braukeller im Untergeschoss. Hier gibt's rustikale Speisen und Bier vom Kloster Machern.

ZERBST 34 B www.stadt-zerbst.de

Sachsen-Anhalt | EW 22.002 | 67 m Magdeburg 41 km, Wittenberg 44 km
T 03923 2351

Park Restaurant Vogelherd

Lindauer Straße 78, PLZ 39261, **T 03923 780444**
40 | Hauptgericht 18–28 €, Menü 32–60 € |

Familiär geführtes Restaurant am Stadtrand von Zerbst. Anspruchsvolle Feinschmeckergerichte mit saisonalem Einschlag. Freundlicher Service. Nette Gartenterrasse.

ZEULENRODA-TRIEBES 44 B www.zeulenrodaer-meer.de

Thüringen | EW 16.344 | 420 m Schleiz 17 km, Gera 34 km
T 036628 48262
Klassizistisches Rathaus, Städtisches Museum, Dreieinigkeitskirche Zeulenroda, Badewelt Waikiki, „Qualitätsweg Wanderbares Deutschland" um die Talsperren im Weidetal, Winkelmannsches Haus Triebes.

Bio-Seehotel Zeulenroda www.bio-seehotel-zeulenroda.de

★★★★ S garni

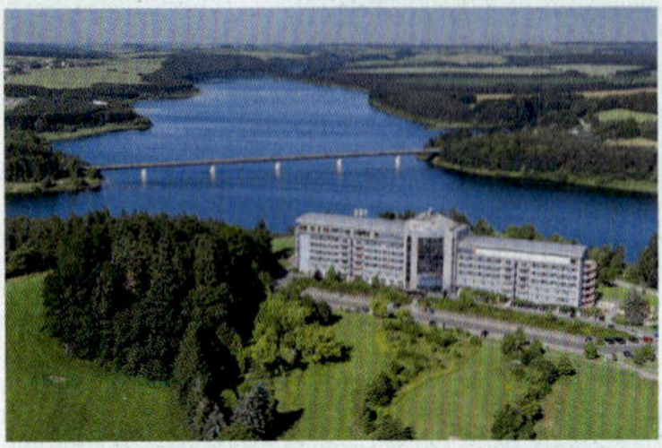

Bauerfeindallee 1, PLZ 07937,
T 036628 980, F 98100
176 Zimmer | 51 Suiten
Ez 104–134 €, Dz 159–174 € | 24 h

Ferien- und Tagungshotel in schöner Seelage mit modern und komfortabel gestalteten Gästezimmern. Panorama-Restaurantetage mit faszinierendem Landschaftsblick. Attraktiver SPA-Bereich mit 20 Meter langem Schwimmbecken, Beauty-Angeboten und Kinderbadebereich.

ZEUTHEN 27 C www.zeuthen.de

Brandenburg | EW 10.811 | 35 m Niederlehme 5 km, Wernsdorf 6 km
T 033762 7530

Leutloff's Wirtshaus am See www.wirtshaus-zeuthen.de

Schulzendorfer Straße 5-6, PLZ 15738 (OT: Miersdorfer See), **T 033762 72366**
70 | Hauptgericht 17–33 €, Menü 38–72 € | Mi-So Mo, Di

Direkt am Miersdorfer See liegt dieses Lokal. Geboten wird eine schmackhaft zubereitete deutsche Küche. Wechselnde Events, teils mit Live-Musik.

ZIESAR 25 D www.ziesar.de

Brandenburg | EW 2.605 | 55 m Köpernitz 4 km, Schopsdorf 6 km
T 033830 12735

Burg Hotel www.burghotel-ziesar.de

€ Gut & Günstig ★★★

Frauentor 5, PLZ 14793, **T 033830 6660,** F 666111
14 Zimmer | Ez 59–69 €, Dz 89–99 €, 9,00–12,00 €

Das romantische Domizil verfügt über behaglich eingerichtete Zimmer und ein rustikales Burgrestaurant mit Steinbackofen, Hofgarten und Kaminzimmer. Gute Verkehrsanbindung zur Autobahn A2.

ZIMMERN OB ROTTWEIL 57 D www.zimmern-or.de

Baden-Württemberg | EW 5.921 | 673 m Deißlingen 8 km, Dunningen 8 km
T 0741 92910

Linde Post www.lindepost.de

Alte Hausener Straße 8, PLZ 78658 (OT: Horgen), **T 0741 33333**
75 | Hauptgericht 11–39 €, Menü 22–45 € | Mo-Mi, Fr-Fr, So Mo-Mi, Fr-So Do

Behagliches Restaurant mit südländischem Ambiente und schöner Gartenterrasse. Auf den Tisch kommt eine verfeinerte Regionalküche mit mediterranen Akzenten.

ZINGST, OSTSEEHEILBAD 10 D www.zingst.de

Mecklenburg-Vorpommern | EW 3.185 | 2 m Barth 13 km, Greifswald 58 km
T 038232 81580

Meerlust www.hotelmeerlust.de

VARTA-TIPP Service

Seestraße 72, PLZ 18374, **T 038232 8850,** F 88599
58 Zimmer | 7 Suiten | Ez ab 130 €, Dz ab 190 €, inkl. Halbpension | 24 h

Perfekte Urlaubsbedingungen bietet dieses engagiert und freundlich geführte Ferienhotel am Seedeich. Sie wohnen in stilvoll-elegant eingerichteten Zimmern, überwiegend mit Balkon zur Meerseite. Schöner SPA- und Beautybereich mit erstklassigem Wohlfühlprogramm. Gediegen speist man im Restaurant, hier wird eine gehobene internationale Küche serviert.

Steigenberger Strandhotel & Spa www.strandhotel-zingst.steigenberger.de

★★★★ S

Seestraße 60, PLZ 18374, **T 038232 842100,** F 842111
123 Zimmer | 6 Suiten | Ez ab 160 €, Dz ab 190 €, 26,00 € | 24 h

Komfortables Hotel in bester Strandlage. Großzügige Zimmer mit hochwertiger Ausstattung. Im wiederaufgebauten Kapitänshaus befinden sich zwei Luxussuiten. Entspannung bietet die „Spa World“. Im Restaurant „Nautica“ speisen Sie regional und international.

Vier Jahreszeiten www.4jahreszeiten-zingst.de

★★★★ S

Boddenweg 2, PLZ 18374, **T 038232 1740,** F 17474
95 Zimmer | 31 Suiten | 24 h

Großzügiges Wellness- und Familienhotel, nur wenige Gehminuten vom Strand entfernt. Modern eingerichtete Gästezimmer, 1.500 qm großer Beauty- und Wellnessbereich, mehrere Restaurants mit großer gastronomischer Vielfalt.

Gode Tied
www.hotel-gode-tied.eu

garni

Friedenstraße 35, PLZ 18374, **T 038232 15639,** F 84461
10 Zimmer | 2 Apartments | Ez 60–85 €, Dz 80–115 €

Nur wenige Gehminuten vom Strand entfernt liegt dieses charmante Domizil mit seinen wohnlichen Zimmern und Apartments (alle mit Terrasse oder Balkon). Hübscher Frühstücksraum im Landhausstil. Leihfahrräder stehen zur Verfügung.

ZIRNDORF 53 C
www.zirndorf.de

Bayern | EW 25.847 | 306 m
Fürth 4 km, Nürnberg 13 km
T 0911 6004834
Stadtmuseum, Aussichtsturm Alte Veste, Kunsteislaufbahn, Playmobil-Funpark.

Reubel
www.hotel-reubel.de

garni

Banderbacher Straße 27, PLZ 90513, **T 0911 96010,** F 9601100
22 Zimmer | 2 Suiten | 4 Apartments | Ez 74–139 €, Dz 88–169 €, exkl. Frühstück, ab 9,80 € | 24.12.20–10.1.21

Freundlich-familiär geführtes Haus mit geschmackvoll eingerichteten, teils geräumigen Zimmern. Aufgrund der Nähe zum Playmobil-FunPark ist das Hotel die ideale Unterkunft für Familienurlauber.

Estus
www.estus.eu

Spitalstr. 1, PLZ 90513 (OT: Wintersdorf), **T 0911 59829028**
55 | Hauptgericht 17–23 €, Menü 78–88 € | Mi-Sa Mo, Di

Freundlich geht es in diesem liebevoll dekorierten Café-Restaurant zu, und dazu lässt man sich regionale und internationale Küche schmecken - die gibt es z.B. in Form von „Roastbeef mit gerösteten Drillingskartoffeln, Ursalzbutter und mediterranem Gemüse". Nachmittags gibt es leckeren Kuchen.

ZORNEDING 60 D
www.zorneding.de

Bayern | EW 8.846 | 560 m
München 21 km, Wasserburg am Inn 35 km
T 08106 3840

Neuwirt
www.hotelneuwirt.de

garni

Münchner Straße 4, PLZ 85604, **T 08106 24260,** F 2426166
50 Zimmer | 14 Apartments | Ez 70–99 €, Dz 85–200 €

Regionaltypischer, familiär und freundlich geführter Gasthof. Zweckmäßige, mit hellem Eichenmobiliar eingerichtete Zimmer. Die oberste Etage mit Blick auf die Alpen bietet Zimmer im Modern-Country-Stil.

Alte Posthalterei
www.alteposthalterei-zorneding.de

Anton-Grandauer-Straße 9, PLZ 85604, **T 08106 20007**
125 | Hauptgericht 10–25 €, Menü 30–50 € | Mi-So

Einladender Gasthof unter familiärer Führung mit gediegen-rustikalen Gasträumen. Die Küche des Patrons ist schmackhaft, frisch und ehrlich - sie reicht von regionalen bis hin zu klassischen Gerichten. Schöner Sommergarten mit alten Kastanien.

ZUSMARSHAUSEN 59 D www.zusmarshausen.de

Bayern | EW 6.191 | 466 m
T 08291 870
Augsburg 25 km, Günzburg 28 km

Alte Posthalterei Neu! www.posthalterei.com

VARTA-TIPP Ambiente

Augsburger Straße 2, PLZ 86441, **T 08291 858220,** F 85822222
66 Zimmer | 2 Suiten | 1 Apartment | Ez 92–160 €, Dz 107–185 €, 8,00 € | 24 h

Mit seinem historischen Charme und den geschmackvollen, individuellen Zimmern und Suiten ist das toprenovierte Traditionshaus von 1648 etwas ganz Besonderes! Egal, ob man im Kutscherzimmer, im Adelszimmer oder im Fürstenzimmer Napoleon übernachtet - hier heißt es ankommen und wohlfühlen. Dafür sorgen auch die charmanten Gastgeber und das tolle Frühstück. Im Restaurant bietet man eine naturverbundene Heimatküche.

ZWEIBRÜCKEN 49 D www.zweibruecken.de

Rheinland-Pfalz | EW 34.084 | 300 m
T 06332 871455
Homburg/Saar 11 km, Saarbrücken 40 km

Landschloss Fasanerie www.landschloss-fasanerie.de

★★★★ S

Fasanerie 1, PLZ 66482, **T 06332 9730,** F 973111
50 Zimmer | 13 Suiten | Ez ab 129 €, Dz ab 149 €, exkl. Frühstück, 14,00 € | 24 h

Das hist. Anwesen in einer hübschen Parkanlage bietet seinen Gästen geschmackvoll und wohnlich eingerichtete Landhauszimmer in unterschiedlichen Kategorien. Schön auch der Wellnessbereich mit Hallenbad und Saunalandschaft.

ESSlibris

36 | Hauptgericht 20–29 €, Menü 38–72 € | Di-So Mo

Im elegant mit lila Farbtönen gestalteten Wintergartenrestaurant mit tollem Blick zum Garten serviert man Ihnen klassisch inspirierte Gerichte mit mediterranen Einflüssen. Auf der Weinkarte finden sich neben bekannten Gewächsen aus der Pfalz auch edle Tropfen aus Frankreich und Italien. Im Zweitrestaurant „Landhaus“, einem ehem. Stallgebäude aus dem 18. Jahrhundert, werden bodenständige Gerichte aus Südtirol und der Region aufgetischt.

ZWEIFLINGEN 52 C www.zweiflingen.de

Baden-Württemberg | EW 1.652 | 308 m
T 07948 94190
Forchtenberg 6 km, Heilbronn 34 km

Wald & Schlosshotel Friedrichsruhe
www.schlosshotel-friedrichsruhe.de

VARTA★TIPP Service

★★★★★S garni

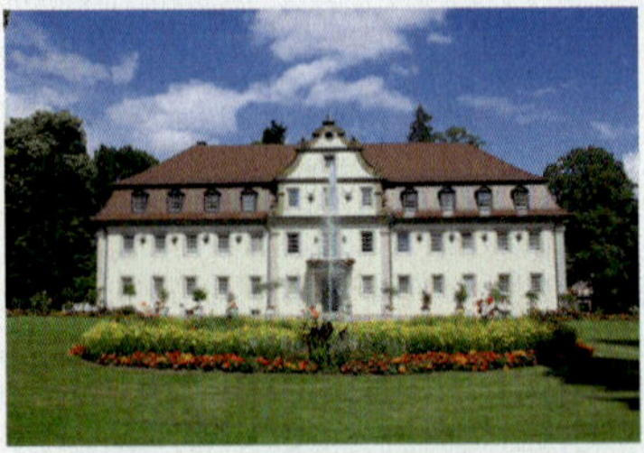

Kärcherstr. 11, PLZ 74639 (OT: Friedrichsruhe), **T 07941 60870,** F 6087888
66 Zimmer | 29 Suiten | 2 Apartments
Ez 160–290 €, Dz 340–440 € | 24 h

Die noble Herberge zählt ohne Zweifel zu den elegantesten Landhotels Deutschlands. Die luxuriös ausgestatteten Zimmer und Suiten sind auf mehrere Gebäude in einem weitläufigen Park verteilt. Entspannung garantiert der 4.400 qm große SPA-Bereich nebst Saunalandschaft.

Gourmet-Restaurant Le Cerf

VARTA★TIPP Küche VARTA★TIPP Service

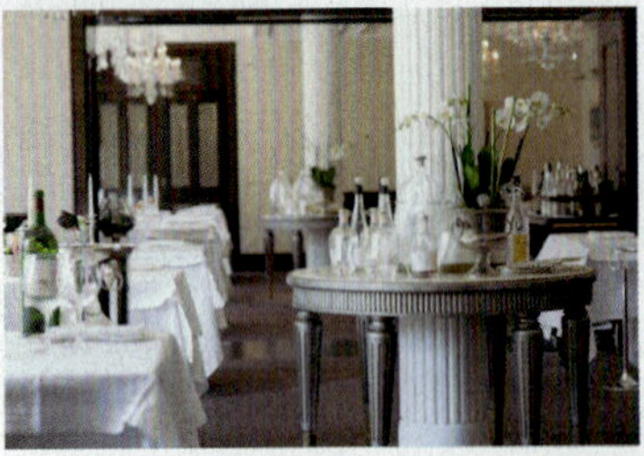

25 | Hauptger. 38–54 €, Menü 98–152 €
Mi-Fr Mo, Di, Sa, So 20.1.–5.2.21, 18.–27.8.21

Hier tafelt man in wahrhaft herrschaftlicher Atmosphäre. Boris Rommel kocht mit Freude, Finesse und Feingefühl. Seine klassisch geprägte Küche ist schnörkellos und von bester Qualität. Dazu eine verlockende Weinkarte mit erstklassigen Gewächsen von Spitzenweingütern. Die Servicecrew ist top geschult.

Jägerstube

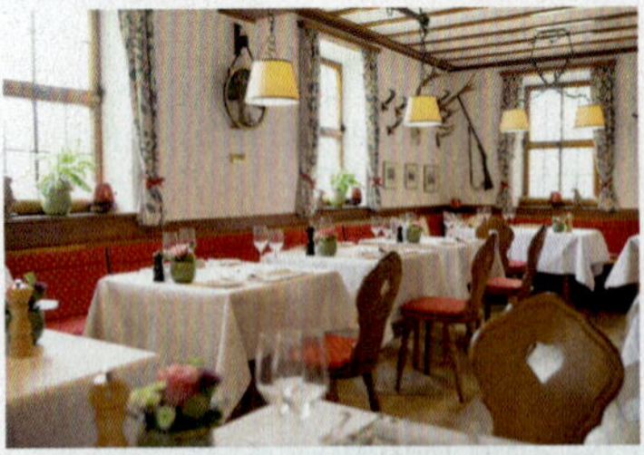

40 | Hauptger. 21–34 €, Menü 44–46 € |
Mo-So

Mit waidmännischen Motiven dekorierte Stube mit gemütlichem Ambiente. Serviert werden feine Gerichte der gehobenen Regionalküche, so z.B. „Tranche von der Hohenloher Kalbszunge mit Madeirajus, Spitzkohlgemüse und Meerrettichnocken". Dazu gibt es wechselnde Tagesempfehlungen.

ZWENKAU 34 D
www.zwenkau.de

Sachsen | EW 9.234 | 129 m
T 034203 5090
Leipzig 19 km, Chemnitz 78 km

Seehof Leipzig
www.seehof-leipzig.de

★★★★S garni

Zur Harth 1 (im Gewerbegebiet), PLZ 04442, **T 034203 5710,** F 57199
40 Zimmer | 4 Suiten | Ez 85–125 €, Dz 98–158 € | 24 h

Das moderne Geschäftshotel bietet wohnlich und individuell eingerichtete Gästezimmer, einen schönen Wellness- und Fitnessbereich sowie ein behagliches Restaurant.

ZWICKAU 45 A www.zwickautourist.de

Sachsen | EW 94.340 | 267 m Chemnitz 40 km, Gera 49 km
T 0375 2713244
Renaissance-Rathaus, got. Katharinenkirche, Hauptmarkt mit Bürgerhäusern, Geburtshaus Robert Schumanns, Gewandhaus, Dom St. Marien, Automobilmuseum.

First Inn Hotel www.hotel-firstinn-zwickau.de

★★★★ S garni

Kornmarkt 9, PLZ 08056, **T 0375 27920,** F 2792666
128 Zimmer | 3 Suiten | 9 Apartments | Ez 79–128 €, Dz 109–153 € | 24 h

Modernes Komforthotel in der Innenstadt. Hier erwarten Sie wohnliche Zimmer mit neuzeitlichen Möbeln und warmen Farben. Schöne Terrasse mit Blick auf den hist. Kornmarkt. Kostenlose Leihfahrräder.

Park Eckersbach www.parkeckersbach.de

★★★ S garni

Trillerplatz 1, PLZ 08066 (OT: Eckersbach), **T 0375 475572,** F 475801
16 Zimmer | Ez 63 €, Dz 86 €

Hist. Haus mit roter Backsteinfassade. Helle, funktional und zweckmäßig eingerichtete Zimmer. Restaurant mit regional-bürgerlicher Küche und idyllischem Biergarten.

ZWIESEL 55 D www.zwiesel.de

Bayern | EW 9.829 | 585 m Regen 10 km, Grafenau 29 km
T 09922 8405160

Glashotel www.glashotel.de

★★★ S garni

Hochstraße 45, PLZ 94227, **T 09922 8540,** F 854100
24 Zimmer | 9 Suiten | 1 Apartment | Ez 57–60 €, Dz 114–120 €, 5,00 €

Urlaubshotel mit wohnlich eingerichteten Gästezimmern und lichtdurchflutetem Frühstücksraum. Traditionelles Restaurant mit regionaler Küche. Großzügige Wellnesslandschaft auf 600 qm.

Zur Waldbahn www.zurwaldbahn.de

★★★★ S garni

Bahnhofsplatz 2, PLZ 94227, **T 09922 8570,** F 857222
20 Zimmer | Ez 72–85 €, Dz 140–170 €, 6,50 €

Solide geführter Gasthof mit Anbau, der sich bereits seit 5 Generationen in Familienbesitz befindet. Gepflegte, zeitgemäß eingerichtete Zimmer. Gaststuben mit bayerischem Charakter und regionalen Spezialitäten.

ZWINGENBERG 51 A www.zwingenberg.de

Hessen | EW 6.705 | 100 m Bensheim 6 km, Darmstadt 19 km
T 06251 984950

Kaltwassers Wohnzimmer www.kaltwasserswohnzimmer.de

VARTA-TIPP Küche

Obergasse 15, PLZ 64673, **T 06251 1058640**
90 | Hauptgericht 20–26 € | So Mi-So Mo, Di

Im schmucken Fachwerkhaus wird überwiegend regional gekocht. Die ehrliche Küche von Marc Kaltwasser setzt auf natürliche, unverfälschte Produkte. Sehr beliebt ist das Überraschungsmenü in 3, 4 oder 5 Gängen (auch vegetarisch). Das Ambiente: Sofas, antike Stühle und Retro-Accessoires aus den 1950ern sorgen für behagliche Wohnzimmeratmosphäre.

ZWISCHENAHN, BAD 13 C www.bad-zwischenahn-touristik.de

Niedersachsen | EW 28.531 | 7 m Westerstede 12 km, Oldenburg 15 km
T 04403 61159
Freilichtmuseum, Wasserturm, Zwischenahner Meer, ev. St.-Johannes-Kirche, Kurpark, Park der Gärten.

Haus am Meer www.hausammeer.de

★★★★S garni

Auf dem Hohen Ufer 25, PLZ 26160, **T 04403 9400,** F 940300
71 Zimmer | 1 Suite | Ez 76–111 €, Dz 132–198 €, bis 18,50 € | 24 h

Familiengeführtes Haus in ruhiger Lage mit exklusivem Ambiente und kompetentem Service. Komfortabel eingerichtete, lichtdurchflutete Zimmer unterschiedlicher Kategorien. Gute Tagungsmöglichkeiten.

Jagdhaus Eiden am See www.jagdhaus-eiden.de

★★★★S garni

Eiden 9, PLZ 26160, **T 04403 698000,** F 698398
113 Zimmer | 24 Suiten | 13 Apartments | Ez 87–147 €, Dz 148–309 €, 23,50 € | 24 h

Ein familiengeführtes Wohlfühlresort in idyllischer Lage - umgeben von einem 10 ha großen, liebevoll gepflegten Park. Sie logieren in angenehm wohnlichen Landhauszimmern und Suiten. Wellness pur verspricht der 1.500 qm große SPA-Bereich. Hauseigener Anleger und Privatstrand direkt am Zwischenahner Meer.

Apicius

VARTA-TIPP Küche

25 | Hauptgericht 33–50 €, Menü 85–128 € | Mi-Sa Mo, Di, So

Das Gourmetrestaurant ist weit über die Grenzen des Ammerlandes hinaus bekannt. Hier begeistert Tim Extra mit einer klassischen Küche, wie sie im Buche steht: Dabei setzt er auf ausgesuchte regionale und französische Produkte, gehaltvolle Saucen und gutes Handwerk. Dazu gibt es edle Tropfen aus dem gut bestückten Eiden-Weinkeller. **Achtung: Bei Redaktionsschluss für diese Buchausgabe war das Restaurant auf Grund der COVID-19-Pandemie noch geschlossen.**

Jäger- und Fischerstuben

150 | Hauptgericht 17–50 €, Menü 51–56 € | Mo-So

In den unterschiedlichen, sehr behaglich eingerichteten Gaststuben wird eine original deftige, aber auch international verfeinerte Küche serviert. Sehr beliebt sind die regionalen Fisch- und Wildspezialitäten wie z.B. Zwischenahner Aal oder Rehkeule aus hiesiger Jagd. Herrliche Gartenterrasse.

Am Badepark
www.hotelambadepark.de

★★★★

Am Badepark 5, PLZ 26160, **T 04403 6960,** F 696373
50 Zimmer | 5 Suiten | Ez 71–154 €, Dz 108–140 €, 5,60–14,50 € | 24 h

Hotel in ruhiger Lage mit komfortabel ausgestatteten Zimmern. Nutzung des Badeparks (in den Sommermonaten geöffnet) mit beheizten Pools und einer 80 m langen Wasserrutsche für Hausgäste kostenfrei. Restaurant mit schöner Gartenterrasse.

Amsterdam
www.hotel-amsterdam.de

★★★ S

Wiefelsteder Straße 18, PLZ 26160 (OT: Aschhauserfeld), **T 04403 9340,** F 934234
40 Zimmer | Ez 66–109 €, Dz 94–129 €, 5,60–14,50 € | 24 h

Hier lässt es sich richtig gut wohnen. Überaus ansprechend die komfortabel und zeitgemäß eingerichteten Zimmer. Regionale und internationale Küche bietet das Restaurant „Ambiente". Ladestation für Elektrofahrzeuge. Fahrradverleih.

Seehotel Fährhaus
www.seehotel-faehrhaus.de

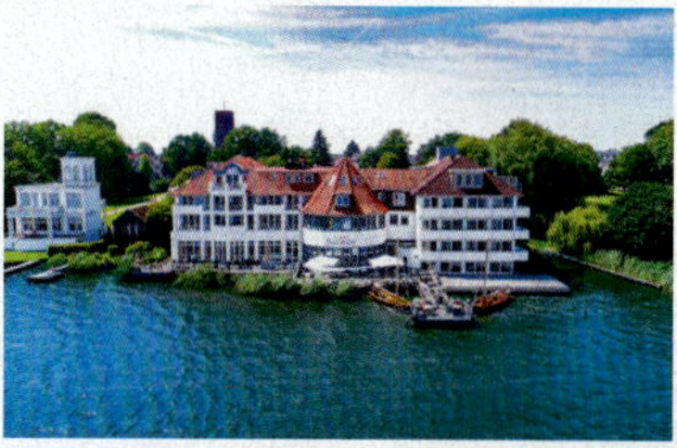

Auf dem Hohen Ufer 8, PLZ 26160,
T 04403 6000, F 600500
62 Zimmer
Ez 72–154 €, Dz 129–179 €, 7,00–19,50 € | 24 h

Inmitten gepflegter Parkanlagen direkt am Zwischenahner Meer gelegen. Die komfortablen Gästezimmer in unterschiedlichen Kategorien verfügen zum Teil über Balkon oder Loggia. Regionale Gerichte im Restaurant „Graf Luckner".

Kämper
www.hotel-kaemper.de

★★★ S

Georgstraße 12, PLZ 26160, **T 04403 9260,** F 63797
27 Zimmer | 2 Suiten | Ez 68–85 €, Dz 93–125 €, 7,00 €

Gediegenes Haus in unmittelbarer Nähe des Zwischenahner Meeres mit zweckmäßig eingerichteten Zimmern und Suiten. Im Restaurant und auf der Sommerterrasse werden regionale Gerichte und Fischspezialitäten serviert. Das Haus verfügt über eine vollautomatische Doppelkegelbahn.

Gästehaus Am Kamin
www.gaestehaus-am-kamin.de

€ Gut & Günstig garni

Ohlen Kamp 3, PLZ 26160 (OT: Dänikhorst), **T 04403 629050,** F 629059
10 Zimmer | Ez 55–61 €, Dz 81 €, exkl. Frühstück, 7,00 € | 24 h

Inhabergeführtes kleines Hotel mit Wohlfühlatmosphäre. Neuzeitliche, allergikerfreundlich ausgestattete Gästezimmer. Kleiner Freizeitbereich mit Innenpool und Biosauna. Auch Fahrrad- und Motorradfahrer sind willkommen.

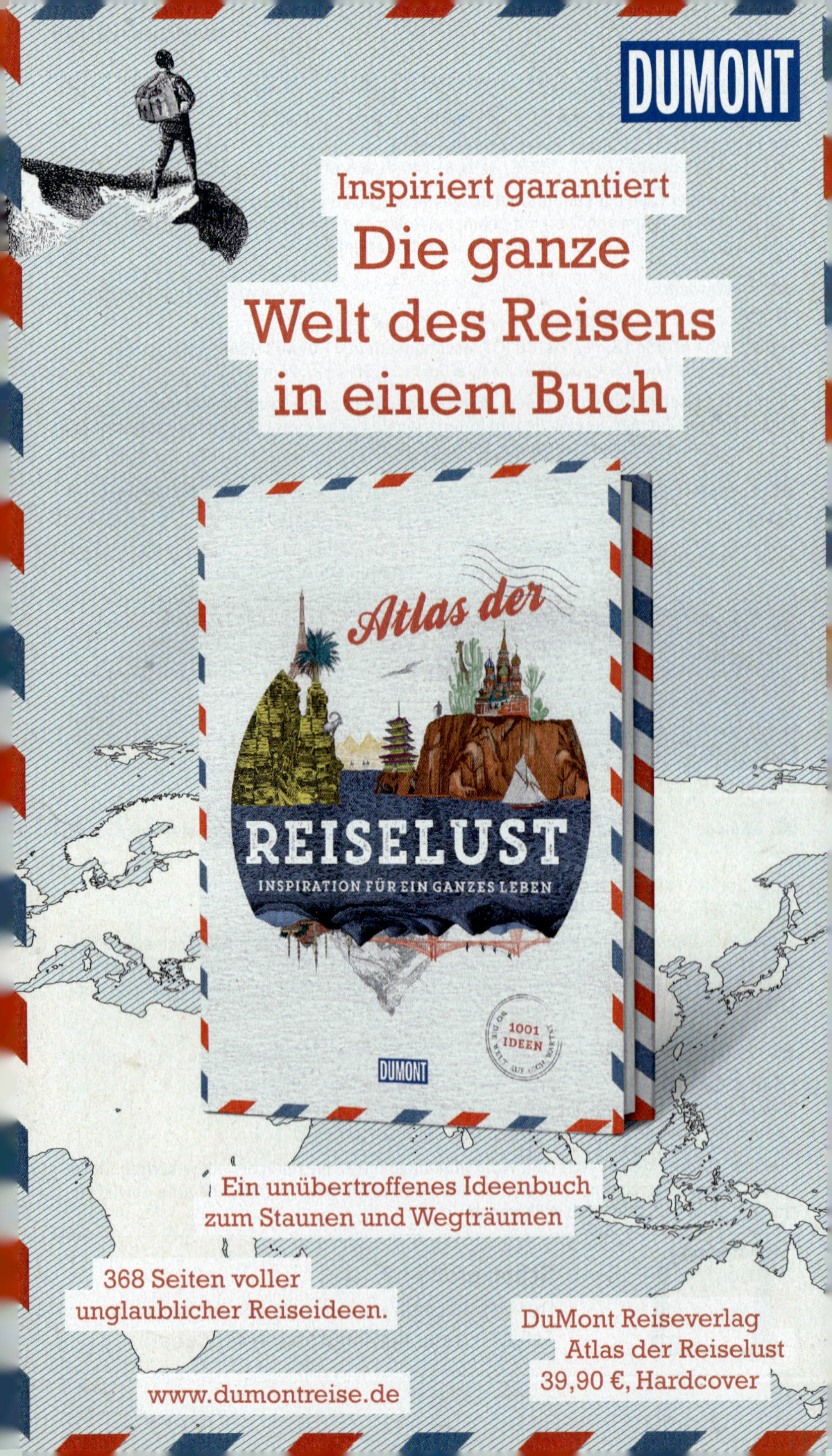
DUMONT
Inspiriert garantiert
Die ganze Welt des Reisens in einem Buch
Atlas der
REISELUST
INSPIRATION FÜR EIN GANZES LEBEN
1001 IDEEN
DUMONT
Ein unübertroffenes Ideenbuch zum Staunen und Wegträumen
368 Seiten voller unglaublicher Reiseideen.
DuMont Reiseverlag
Atlas der Reiselust
39,90 €, Hardcover
www.dumontreise.de

Ort	Bundesland	Ferienregion	Seite
Aachen	Nordrhein-Westfalen	Eifel mit Ahrtal / Aachen mit Umland	118
Aalen	Baden-Württemberg	Schwäbische Alb	121
Abbach, Bad	Bayern	Donautal	122
Abenberg	Bayern	Fränkisches Seenland	122
Abstatt	Baden-Württemberg	Neckartal / Schwäbisches Burgenland	123
Abtswind	Bayern	Steigerwald	123
Achern	Baden-Württemberg	Schwarzwald	123
Achim	Niedersachsen	Mittelweser / Steinhuder Meer	124
Adelsdorf	Bayern	Nürnberg mit Umland	124
Adelshofen	Bayern	Romantisches Franken	125
Adelsried	Bayern	Allgäu / Bayerisch Schwaben	125
Adenau	Rheinland-Pfalz	Eifel mit Ahrtal / Aachen mit Umland	125
Adendorf	Niedersachsen	Lüneburger Heide	126
Aerzen	Niedersachsen	Weserbergland / Solling	126
Ahorntal	Bayern	Fränkische Schweiz	127
Ahrensburg	Schleswig-Holstein	Stormarn / Lauenburgische Seen	127
Ahrensfelde	Brandenburg	Barnimer Land	128
Ahrenshoop, Ostseebad	Mecklenburg-Vorpommern	Darß - Zingst	128
Aibling, Bad	Bayern	Tölzer Land / Tegernseer Tal	129
Aichach	Bayern	Allgäu / Bayerisch Schwaben	130
Aitern	Baden-Württemberg	Schwarzwald	130
Albstadt	Baden-Württemberg	Schwäbische Alb	130
Aldersbach	Bayern	Donautal	130
Aldingen	Baden-Württemberg	Schwäbische Alb	131
Alf	Rheinland-Pfalz	Mosel / Saar	131
Allersberg	Bayern	Fränkisches Seenland	132
Allmannshofen	Bayern	Allgäu / Bayerisch Schwaben	132
Alpirsbach	Baden-Württemberg	Schwarzwald	132
Alsfeld	Hessen	Wetterau / Vogelsberg	133
Alt Duvenstedt	Schleswig-Holstein	Ostseeküste Kieler Bucht	133
Altdorf b. Nürnberg	Bayern	Nürnberg mit Umland	134
Altenahr	Rheinland-Pfalz	Eifel mit Ahrtal / Aachen mit Umland	134
Altenberge	Nordrhein-Westfalen	Münsterland	134
Altenstadt (Iller)	Bayern	Allgäu / Bayerisch Schwaben	135

Ort	Bundesland	Ferienregion	Seite
Altensteig	Baden-Württemberg	Schwarzwald	135
Alveslohe	Schleswig-Holstein	Hamburg mit Umland	135
Alzenau	Bayern	Spessart / Kinzigtal	136
Alzey	Rheinland-Pfalz	Rheinhessen	136
Amberg	Bayern	Fränkische Alb	137
Amöneburg	Hessen	Marburg - Biedenkopf	138
Amorbach	Bayern	Odenwald / Bergstraße	138
Amrum (Insel)	Schleswig-Holstein	Amrum	139
Amstetten	Baden-Württemberg	Schwäbische Alb	139
Amtzell	Baden-Württemberg	Oberschwaben	140
Andernach	Rheinland-Pfalz	Romantischer Rhein / Lahn	140
Angelbachtal	Baden-Württemberg	Rhein - Neckar - Region / Kurpfalz	141
Anger	Bayern	Berchtesgadener Land	142
Annaberg-Buchholz	Sachsen	Erzgebirge	142
Annweiler am Trifels	Rheinland-Pfalz	Pfalz am Rhein	142
Ansbach	Bayern	Romantisches Franken	143
Apolda	Thüringen	Saaleland / Ostthüringen	144
Appenweier	Baden-Württemberg	Schwarzwald	144
Argenbühl	Baden-Württemberg	Oberschwaben	144
Arnsberg	Nordrhein-Westfalen	Sauerland	145
Arnschwang	Bayern	Bayerischer Wald	146
Arnstadt	Thüringen	Thüringer Kernland	146
Arnstorf	Bayern	Rottal - Inn	147
Arolsen, Bad	Hessen	Kassel Land / Waldecker Land / Edersee	147
Aschaffenburg	Bayern	Spessart / Kinzigtal	147
Aschau	Bayern	Chiemgau / Chiemsee	148
Ascheberg (Westfalen)	Nordrhein-Westfalen	Münsterland	149
Aschheim	Bayern	München mit Umland	149
Aspach	Baden-Württemberg	Hohenloher Ebene / Schwäbischer Wald	150
Asperg	Baden-Württemberg	Stuttgart mit Umland	150
Attendorn	Nordrhein-Westfalen	Sauerland	151
Aue	Sachsen	Erzgebirge	151
Auenwald	Baden-Württemberg	Hohenloher Ebene / Schwäbischer Wald	152
Auerbach i.d.OPf.	Bayern	Oberpfälzer Wald / Niederbayern	152
Auerbach/Vogtl.	Sachsen	Vogtland	153
Auggen	Baden-Württemberg	Schwarzwald	153
Augsburg	Bayern	Allgäu / Bayerisch Schwaben	153
Aulendorf	Baden-Württemberg	Oberschwaben	158

Ort	Bundesland	Ferienregion	Seite
Aumühle	Schleswig-Holstein	Stormarn / Lauenburgische Seen	159
Aurich	Niedersachsen	Ostfriesland	159
Aying	Bayern	München mit Umland	160
Ayl	Rheinland-Pfalz	Mosel / Saar	160
Bacharach	Rheinland-Pfalz	Romantischer Rhein / Lahn	161
Baden-Baden	Baden-Württemberg	Schwarzwald	161
Badenweiler	Baden-Württemberg	Schwarzwald	167
Baienfurt	Baden-Württemberg	Oberschwaben	169
Baierbrunn	Bayern	München mit Umland	169
Baiersbronn	Baden-Württemberg	Schwarzwald	170
Balderschwang	Bayern	Allgäu / Bayerisch Schwaben	174
Balduinstein	Rheinland-Pfalz	Romantischer Rhein / Lahn	175
Balingen	Baden-Württemberg	Schwäbische Alb	175
Ballenstedt	Sachsen-Anhalt	Harz / Kyffhäuser	176
Baltrum (Insel)	Niedersachsen	Ostfriesland	176
Balve	Nordrhein-Westfalen	Sauerland	176
Bamberg	Bayern	Steigerwald	177
Bannewitz	Sachsen	Dresden mit Umland / Sächsisches Elbland	179
Barsinghausen	Niedersachsen	Hannover mit Umland	179
Barth	Mecklenburg-Vorpommern	Darß - Zingst	180
Baunach	Bayern	Haßberge / Oberes Maintal / Coburg	180
Bautzen	Sachsen	Oberlausitz / Niederschlesien	181
Bayerisch Gmain	Bayern	Berchtesgadener Land	181
Bayersoien, Bad	Bayern	Zugspitz-Region / Ammergebirge / Karwendel	182
Bayreuth	Bayern	Fichtelgebirge	182
Bayrischzell	Bayern	Tölzer Land / Tegernseer Tal	183
Beckum	Nordrhein-Westfalen	Münsterland	184
Beilngries	Bayern	Altmühltal	184
Beilstein	Baden-Württemberg	Neckartal / Schwäbisches Burgenland	185
Beilstein (Mosel)	Rheinland-Pfalz	Mosel / Saar	185
Bellheim	Rheinland-Pfalz	Pfalz am Rhein	185
Bellingen, Bad	Baden-Württemberg	Schwarzwald	186
Bempflingen	Baden-Württemberg	Stuttgart mit Umland	187
Bendestorf	Niedersachsen	Lüneburger Heide	187
Bendorf	Rheinland-Pfalz	Romantischer Rhein / Lahn	187
Benningen am Neckar	Baden-Württemberg	Neckartal / Schwäbisches Burgenland	188

Ort	Bundesland	Ferienregion	Seite
Braunfels	Hessen	Lahn - Dill	266
Braunlage	Niedersachsen	Harz / Kyffhäuser	267
Braunsbedra	Sachsen-Anhalt	Halle / Saale / Unstrut	268
Braunschweig	Niedersachsen	Braunschweiger Land / Elm / Wolfenbüttel	268
Bredstedt	Schleswig-Holstein	Nordfriesland / Nordfriesisches Wattenmeer	270
Breisach	Baden-Württemberg	Schwarzwald	271
Breisig, Bad	Rheinland-Pfalz	Romantischer Rhein / Lahn	271
Breitenbrunn/Erzgeb.	Sachsen	Erzgebirge	272
Breitnau	Baden-Württemberg	Schwarzwald	272
Bremen	Bremen	Bremen mit Umland / Bremerhaven	273
Bremerhaven	Bremen	Bremen mit Umland / Bremerhaven	279
Bretten	Baden-Württemberg	Rhein - Neckar - Region / Kurpfalz	282
Bretzenheim	Rheinland-Pfalz	Hunsrück / Nahe	283
Bretzfeld	Baden-Württemberg	Hohenloher Ebene / Schwäbischer Wald	283
Briesen (Mark)	Brandenburg	Dahme - Seen - Gebiet / Spreewald	284
Brilon	Nordrhein-Westfalen	Sauerland	284
Brotterode-Trusetal	Thüringen	Thüringer Wald / Schiefergebirge	285
Bruchhausen-Vilsen	Niedersachsen	Mittelweser / Steinhuder Meer	285
Bruchsal	Baden-Württemberg	Rhein - Neckar - Region / Kurpfalz	285
Brückenau, Bad	Bayern	Rhön	286
Brühl (Baden)	Baden-Württemberg	Rhein - Neckar - Region / Kurpfalz	286
Brühl (Rheinland)	Nordrhein-Westfalen	Niederrhein	287
Brunnthal	Bayern	München mit Umland	287
Buchbach	Bayern	Rottal - Inn	288
Bückeburg	Niedersachsen	Weserbergland / Solling	288
Büdelsdorf	Schleswig-Holstein	Ostseeküste Kieler Bucht	288
Büdingen	Hessen	Wetterau / Vogelsberg	289
Bühl	Baden-Württemberg	Schwarzwald	289
Bühlertal	Baden-Württemberg	Schwarzwald	290
Bünde	Nordrhein-Westfalen	Teutoburger Wald	291
Bundenbach	Rheinland-Pfalz	Hunsrück / Nahe	291
Burbach	Nordrhein-Westfalen	Siegerland / Wittgensteiner Land	291

Ort	Bundesland	Ferienregion	Seite
Donaustauf	Bayern	Donautal	337
Donauwörth	Bayern	Donaumoos / Donau-Ries	337
Donzdorf	Baden-Württemberg	Schwäbische Alb	338
Dormagen	Nordrhein-Westfalen	Niederrhein	338
Dornum	Niedersachsen	Ostfriesland	338
Dörscheid	Rheinland-Pfalz	Romantischer Rhein / Lahn	339
Dorsten	Nordrhein-Westfalen	Ruhrgebiet	339
Dortmund	Nordrhein-Westfalen	Ruhrgebiet	340
Dossenheim	Baden-Württemberg	Rhein - Neckar - Region / Kurpfalz	345
Drachselsried	Bayern	Bayerischer Wald	345
Dreieich	Hessen	Rhein - Main - Region	345
Dreis	Rheinland-Pfalz	Eifel mit Ahrtal / Aachen mit Umland	346
Drensteinfurt	Nordrhein-Westfalen	Münsterland	347
Dresden	Sachsen	Dresden mit Umland / Sächsisches Elbland	347
Driburg, Bad	Nordrhein-Westfalen	Teutoburger Wald	355
Drolshagen	Nordrhein-Westfalen	Sauerland	355
Düben, Bad	Sachsen	Sächsisches Burgenland / Leipzig	356
Dudeldorf	Rheinland-Pfalz	Eifel mit Ahrtal / Aachen mit Umland	356
Duderstadt	Niedersachsen	Eichsfeld	356
Duggendorf	Bayern	Donautal	357
Duisburg	Nordrhein-Westfalen	Niederrhein	357
Durbach	Baden-Württemberg	Schwarzwald	358
Düren	Nordrhein-Westfalen	Eifel mit Ahrtal / Aachen mit Umland	359
Dürkheim, Bad	Rheinland-Pfalz	Pfalz am Rhein	360
Dürrheim, Bad	Baden-Württemberg	Schwarzwald	361
Düsseldorf	Nordrhein-Westfalen	Niederrhein	361
Ebensfeld	Bayern	Haßberge / Oberes Maintal / Coburg	375
Ebsdorfergrund	Hessen	Marburg - Biedenkopf	375
Eching (Landkreis Freising)	Bayern	München mit Umland	375
Eckelsheim	Rheinland-Pfalz	Rheinhessen	375
Edenkoben	Rheinland-Pfalz	Pfalz am Rhein	376
Edesheim	Rheinland-Pfalz	Pfalz am Rhein	376
Efringen-Kirchen	Baden-Württemberg	Schwarzwald	376
Egestorf	Niedersachsen	Lüneburger Heide	377
Eggenstein-Leopoldshafen	Baden-Württemberg	Rhein - Neckar - Region / Kurpfalz	377
Egling	Bayern	Tölzer Land / Tegernseer Tal	378

Ort	Bundesland	Ferienregion	Seite
Ehingen	Baden-Württemberg	Schwäbische Alb	378
Ehningen	Baden-Württemberg	Stuttgart mit Umland	378
Eibelstadt	Bayern	Würzburg mit Umland / Fränk. Weinland	379
Eichstätt	Bayern	Altmühltal	380
Eilsen, Bad	Niedersachsen	Weserbergland / Solling	381
Einbeck	Niedersachsen	Weserbergland / Solling	381
Eisenach	Thüringen	Thüringer Wald / Schiefergebirge	382
Eisenschmitt	Rheinland-Pfalz	Eifel mit Ahrtal / Aachen mit Umland	383
Eislingen/Fils	Baden-Württemberg	Schwäbische Alb	384
Ellwangen (Jagst)	Baden-Württemberg	Schwäbische Alb	384
Elmshorn	Schleswig-Holstein	Hamburg mit Umland	385
Elster, Bad	Sachsen	Vogtland	385
Eltville	Hessen	Rheingau	386
Elzach	Baden-Württemberg	Schwarzwald	387
Emden	Niedersachsen	Ostfriesland	389
Emmelshausen	Rheinland-Pfalz	Hunsrück / Nahe	389
Emmendingen	Baden-Württemberg	Schwarzwald	389
Emmerich am Rhein	Nordrhein-Westfalen	Niederrhein	390
Emmingen-Liptingen	Baden-Württemberg	Schwäbische Alb	390
Ems, Bad	Rheinland-Pfalz	Romantischer Rhein / Lahn	390
Emsdetten	Nordrhein-Westfalen	Münsterland	391
Endingen	Baden-Württemberg	Schwarzwald	391
Enge-Sande	Schleswig-Holstein	Nordfriesland / Nordfriesisches Wattenmeer	392
Engelthal	Bayern	Nürnberg mit Umland	392
Enkenbach-Alsenborn	Rheinland-Pfalz	Pfalz am Rhein	393
Enzklösterle	Baden-Württemberg	Schwarzwald	393
Eppelborn	Saarland	Saarland	393
Eppenbrunn	Rheinland-Pfalz	Pfalz am Rhein	394
Eppingen	Baden-Württemberg	Neckartal / Schwäbisches Burgenland	394
Erding	Bayern	München mit Umland	394
Erftstadt	Nordrhein-Westfalen	Niederrhein	395
Erfurt	Thüringen	Thüringer Kernland	395
Erharting	Bayern	Rottal - Inn	397
Erkelenz	Nordrhein-Westfalen	Niederrhein	398
Erkheim	Bayern	Allgäu / Bayerisch Schwaben	398
Erkrath	Nordrhein-Westfalen	Bergisches Land	398
Erlangen	Bayern	Nürnberg mit Umland	399
Erlensee	Hessen	Spessart / Kinzigtal	401

Ort	Bundesland	Ferienregion	Seite
Eschede	Niedersachsen	Lüneburger Heide	401
Eschenbach i.d.OPf.	Bayern	Oberpfälzer Wald / Niederbayern	401
Esens	Niedersachsen	Ostfriesland	402
Eslohe	Nordrhein-Westfalen	Sauerland	402
Essel	Niedersachsen	Lüneburger Heide	402
Essen	Nordrhein-Westfalen	Ruhrgebiet	403
Essen, Bad	Niedersachsen	Osnabrücker Land / Wiehengebirge	408
Esslingen am Neckar	Baden-Württemberg	Stuttgart mit Umland	409
Ettenheim	Baden-Württemberg	Schwarzwald	410
Ettlingen	Baden-Württemberg	Schwarzwald	410
Euskirchen	Nordrhein-Westfalen	Eifel mit Ahrtal / Aachen mit Umland	411
Eutin	Schleswig-Holstein	Holsteinische Schweiz / Mittelholstein	412
Farchant	Bayern	Zugspitz-Region / Ammergebirge / Karwendel	413
Faßberg	Niedersachsen	Lüneburger Heide	413
Fehmarn (Insel)	Schleswig-Holstein	Fehmarn	414
Fehrbellin	Brandenburg	Ruppiner Land	415
Feldberg	Baden-Württemberg	Schwarzwald	415
Feldberger Seenland-schaft	Mecklenburg-Vorpommern	Mecklenburger Seenplatte	416
Feldkirchen	Bayern	München mit Umland	417
Feldkirchen-Westerham	Bayern	Tölzer Land / Tegernseer Tal	417
Fellbach	Baden-Württemberg	Stuttgart mit Umland	417
Felsberg	Hessen	Kassel Land / Waldecker Land / Edersee	419
Feuchtwangen	Bayern	Romantisches Franken	419
Fichtenau	Baden-Württemberg	Romantisches Franken	419
Filderstadt	Baden-Württemberg	Stuttgart mit Umland	420
Fincken	Mecklenburg-Vorpommern	Mecklenburger Seenplatte	420
Finning	Bayern	Ammersee - Lech / Pfaffenwinkel	420
Finsterwalde	Brandenburg	Elbe - Elster - Land	421
Fischbachau	Bayern	Tölzer Land / Tegernseer Tal	421
Fischen	Bayern	Allgäu / Bayerisch Schwaben	421
Fischerbach	Baden-Württemberg	Schwarzwald	422
Fladungen	Bayern	Rhön	422
Flein	Baden-Württemberg	Neckartal / Schwäbisches Burgenland	422

Ort	Bundesland	Ferienregion	Seite
Flensburg	Schleswig-Holstein	Angeln – Schlei – Eckernförder Bucht	423
Flintsbach a.Inn	Bayern	Chiemgau / Chiemsee	423
Flonheim	Rheinland-Pfalz	Rheinhessen	424
Fockbek	Schleswig-Holstein	Ostseeküste Kieler Bucht	424
Föhr (Insel)	Schleswig-Holstein	Föhr	425
Forchheim	Bayern	Fränkische Schweiz	426
Forst (Baden)	Baden-Württemberg	Rhein - Neckar - Region / Kurpfalz	427
Forst an der Weinstraße	Rheinland-Pfalz	Pfalz am Rhein	427
Forstinning	Bayern	München mit Umland	427
Frammersbach	Bayern	Spessart / Kinzigtal	428
Frankenau	Hessen	Kassel Land / Waldecker Land / Edersee	428
Frankenberg (Eder)	Hessen	Kassel Land / Waldecker Land / Edersee	428
Frankenthal (Pfalz)	Rheinland-Pfalz	Pfalz am Rhein	429
Frankfurt am Main	Hessen	Rhein - Main - Region	429
Frankweiler	Rheinland-Pfalz	Pfalz am Rhein	445
Frasdorf	Bayern	Chiemgau / Chiemsee	445
Frauenau	Bayern	Bayerischer Wald	445
Freiamt	Baden-Württemberg	Schwarzwald	446
Freiberg/Sachsen	Sachsen	Erzgebirge	447
Freiburg im Breisgau	Baden-Württemberg	Schwarzwald	447
Freienwalde, Bad	Brandenburg	Märkische Schweiz / Oderbruch	453
Freilassing	Bayern	Berchtesgadener Land	453
Freinsheim	Rheinland-Pfalz	Pfalz am Rhein	453
Freising	Bayern	München mit Umland	454
Freudenstadt	Baden-Württemberg	Schwarzwald	455
Freyburg	Sachsen-Anhalt	Halle / Saale / Unstrut	456
Freyung	Bayern	Bayerischer Wald	456
Frickenhausen a.Main	Bayern	Würzburg mit Umland / Fränk. Weinland	457
Frickingen	Baden-Württemberg	Bodensee - Region	457
Friedberg (Bayern)	Bayern	Allgäu / Bayerisch Schwaben	457
Friedberg (Hessen)	Hessen	Wetterau / Vogelsberg	458
Friedewald	Hessen	Waldhessen / Hersfeld - Rotenburg	458
Friedland	Niedersachsen	Weserbergland / Solling	458
Friedrichroda	Thüringen	Thüringer Wald / Schiefergebirge	459
Friedrichshafen	Baden-Württemberg	Bodensee - Region	460

Ort	Bundesland	Ferienregion	Seite
Friedrichshall, Bad	Baden-Württemberg	Neckartal / Schwäbisches Burgenland	461
Friesenheim	Baden-Württemberg	Schwarzwald	462
Fröndenberg/Ruhr	Nordrhein-Westfalen	Ruhrgebiet	462
Fulda	Hessen	Rhön	462
Fürstenfeldbruck	Bayern	München mit Umland	465
Fürstenzell	Bayern	Rottal - Inn	466
Fürth	Bayern	Odenwald / Bergstraße	466
Füssen	Bayern	Allgäu / Bayerisch Schwaben	467
Füssing, Bad	Bayern	Rottal - Inn	469
Gaienhofen	Baden-Württemberg	Bodensee - Region	471
Gailingen am Hochrhein	Baden-Württemberg	Bodensee - Region	471
Ganderkesee	Niedersachsen	Oldenburgisches Münsterland	472
Garbsen	Niedersachsen	Hannover mit Umland	472
Garmisch-Partenkirchen	Bayern	Zugspitz-Region / Ammergebirge / Karwendel	473
Garrel	Niedersachsen	Oldenburgisches Münsterland	476
Gärtringen	Baden-Württemberg	Stuttgart mit Umland	477
Gau-Bischofsheim	Rheinland-Pfalz	Rheinhessen	477
Gäufelden	Baden-Württemberg	Stuttgart mit Umland	477
Geesthacht	Schleswig-Holstein	Stormarn / Lauenburgische Seen	478
Geestland	Niedersachsen	Elbemündung / Cuxhaven	478
Gehrden	Niedersachsen	Hannover mit Umland	478
Geisenheim	Hessen	Rheingau	479
Geisingen	Baden-Württemberg	Schwäbische Alb	480
Geislingen	Baden-Württemberg	Schwäbische Alb	480
Geldern	Nordrhein-Westfalen	Niederrhein	480
Gelnhausen	Hessen	Spessart / Kinzigtal	481
Gelsenkirchen	Nordrhein-Westfalen	Ruhrgebiet	481
Gemünden a. Main	Bayern	Spessart / Kinzigtal	482
Gengenbach	Baden-Württemberg	Schwarzwald	482
Georgsmarienhütte	Niedersachsen	Osnabrücker Land / Wiehengebirge	484
Gera	Thüringen	Saaleland / Ostthüringen	484
Geretsried	Bayern	Tölzer Land / Tegernseer Tal	484
Gerlingen	Baden-Württemberg	Stuttgart mit Umland	485
Gernsbach	Baden-Württemberg	Schwarzwald	485
Gerolsbach	Bayern	Hallertau	486
Gerolstein	Rheinland-Pfalz	Eifel mit Ahrtal / Aachen mit Umland	486

Ort	Bundesland	Ferienregion	Seite
Gersfeld (Rhön)	Hessen	Rhön	486
Geseke	Nordrhein-Westfalen	Sauerland	487
Giengen	Baden-Württemberg	Schwäbische Alb	487
Giesen	Niedersachsen	Hannover mit Umland	487
Gießen	Hessen	Lahn - Dill	488
Gilching	Bayern	Starnberger - Fünf - Seen - Land	489
Glashütten	Hessen	Taunus	490
Glees	Rheinland-Pfalz	Eifel mit Ahrtal / Aachen mit Umland	490
Gleisweiler	Rheinland-Pfalz	Pfalz am Rhein	490
Glinde	Schleswig-Holstein	Stormarn / Lauenburgische Seen	490
Glonn	Bayern	München mit Umland	491
Glottertal	Baden-Württemberg	Schwarzwald	491
Glücksburg	Schleswig-Holstein	Angeln – Schlei – Eckernförder Bucht	492
Gmund a.Tegernsee	Bayern	Tölzer Land / Tegernseer Tal	494
Gnotzheim	Bayern	Fränkisches Seenland	494
Göhren-Lebbin	Mecklenburg-Vorpommern	Mecklenburger Seenplatte	494
Gönnheim	Rheinland-Pfalz	Pfalz am Rhein	495
Göppingen	Baden-Württemberg	Schwäbische Alb	495
Görlitz	Sachsen	Oberlausitz / Niederschlesien	496
Goslar	Niedersachsen	Harz / Kyffhäuser	497
Gößweinstein	Bayern	Fränkische Schweiz	498
Gotha	Thüringen	Thüringer Kernland	498
Gottenheim	Baden-Württemberg	Schwarzwald	499
Göttingen	Niedersachsen	Weserbergland / Solling	499
Graal-Müritz	Mecklenburg-Vorpommern	Mecklenburger Ostseebäder	502
Grafenau	Bayern	Bayerischer Wald	502
Gräfenthal	Thüringen	Thüringer Wald / Schiefergebirge	502
Grafenwiesen	Bayern	Bayerischer Wald	502
Grainau	Bayern	Zugspitz-Region / Ammergebirge / Karwendel	503
Grainet	Bayern	Bayerischer Wald	504
Grasellenbach	Hessen	Odenwald / Bergstraße	505
Grassau	Bayern	Chiemgau / Chiemsee	505
Greifswald	Mecklenburg-Vorpommern	Vorpommern	505
Grenzach-Wyhlen	Baden-Württemberg	Schwarzwald	506
Greven	Nordrhein-Westfalen	Münsterland	507

Ort	Bundesland	Ferienregion	Seite
Halberstadt	Sachsen-Anhalt	Harz / Kyffhäuser	523
Hallbergmoos	Bayern	München mit Umland	523
Halle (Saale)	Sachsen-Anhalt	Halle / Saale / Unstrut	524
Halle (Westf.)	Nordrhein-Westfalen	Teutoburger Wald	525
Hallenberg	Nordrhein-Westfalen	Sauerland	525
Haltern am See	Nordrhein-Westfalen	Münsterland	526
Hamberge	Schleswig-Holstein	Stormarn / Lauenburgische Seen	526
Hamburg	Hamburg	Hamburg mit Umland	526
Hameln	Niedersachsen	Weserbergland / Solling	553
Hamm (Sieg)	Rheinland-Pfalz	Westerwald	553
Hamm (Westfalen)	Nordrhein-Westfalen	Ruhrgebiet	554
Hammelburg	Bayern	Rhön	555
Hanau	Hessen	Spessart / Kinzigtal	556
Handorf	Niedersachsen	Lüneburger Heide	556
Hann. Münden	Niedersachsen	Weserbergland / Solling	557
Hannover	Niedersachsen	Hannover mit Umland	557
Hanstedt	Niedersachsen	Lüneburger Heide	564
Hardert	Rheinland-Pfalz	Westerwald	565
Hardheim	Baden-Württemberg	Odenwald / Bergstraße	565
Haren (Ems)	Niedersachsen	Emsland	565
Harrislee	Schleswig-Holstein	Angeln – Schlei – Eckernförder Bucht	566
Harsewinkel	Nordrhein-Westfalen	Teutoburger Wald	566
Hartenstein	Sachsen	Westsachsen	567
Hartmannsdorf	Sachsen	Sächsisches Burgenland / Leipzig	567
Harzburg, Bad	Niedersachsen	Harz / Kyffhäuser	567
Haselünne	Niedersachsen	Emsland	569
Haslach im Kinzigtal	Baden-Württemberg	Schwarzwald	569
Hatten	Niedersachsen	Oldenburgisches Münsterland	569
Hattersheim am Main	Hessen	Taunus	570
Hattingen	Nordrhein-Westfalen	Ruhrgebiet	570
Hausen b. Würzburg	Bayern	Würzburg mit Umland / Fränk. Weinland	570
Hausen ob Verena	Baden-Württemberg	Schwäbische Alb	571
Häusern	Baden-Württemberg	Schwarzwald	571
Hauzenberg	Bayern	Bayerischer Wald	572
Havelberg	Sachsen-Anhalt	Altmark	572
Hayingen	Baden-Württemberg	Schwäbische Alb	572
Heideland	Thüringen	Saaleland / Ostthüringen	573
Heidelberg	Baden-Württemberg	Rhein - Neckar - Region / Kurpfalz	573

Ort	Bundesland	Ferienregion	Seite
Hövelhof	Nordrhein-Westfalen	Teutoburger Wald	619
Höxter	Nordrhein-Westfalen	Weserbergland / Solling	619
Hoyerswerda	Sachsen	Oberlausitz / Niederschlesien	620
Hückeswagen	Nordrhein-Westfalen	Bergisches Land	620
Hüfingen	Baden-Württemberg	Schwarzwald	620
Hünfeld	Hessen	Rhön	621
Hungen	Hessen	Wetterau / Vogelsberg	621
Husum	Schleswig-Holstein	Nordfriesland / Nordfriesisches Wattenmeer	621
Huy	Sachsen-Anhalt	Harz / Kyffhäuser	622
Ibbenbüren	Nordrhein-Westfalen	Münsterland	623
Iburg, Bad	Niedersachsen	Osnabrücker Land / Wiehengebirge	623
Ichenhausen	Bayern	Allgäu / Bayerisch Schwaben	623
Idar-Oberstein	Rheinland-Pfalz	Hunsrück / Nahe	624
Idstein	Hessen	Taunus	624
Iffeldorf	Bayern	Starnberger - Fünf - Seen - Land	625
Ihringen	Baden-Württemberg	Schwarzwald	625
Ilbesheim	Rheinland-Pfalz	Pfalz am Rhein	626
Illertissen	Bayern	Allgäu / Bayerisch Schwaben	626
Illschwang	Bayern	Fränkische Alb	626
Ilmenau	Thüringen	Thüringer Wald / Schiefergebirge	627
Ilsenburg	Sachsen-Anhalt	Harz / Kyffhäuser	627
Ilsfeld	Baden-Württemberg	Neckartal / Schwäbisches Burgenland	628
Immenstaad	Baden-Württemberg	Bodensee - Region	628
Immenstadt i. Allgäu	Bayern	Allgäu / Bayerisch Schwaben	629
Ingelfingen	Baden-Württemberg	Hohenloher Ebene / Schwäbischer Wald	629
Ingelheim am Rhein	Rheinland-Pfalz	Rheinhessen	630
Ingolstadt	Bayern	Donaumoos / Donau-Ries	631
Inzell	Bayern	Chiemgau / Chiemsee	632
Inzlingen	Baden-Württemberg	Schwarzwald	632
Iphofen	Bayern	Steigerwald	633
Iserlohn	Nordrhein-Westfalen	Sauerland	634
Isernhagen	Niedersachsen	Hannover mit Umland	635
Ismaning	Bayern	München mit Umland	635
Isny im Allgäu	Baden-Württemberg	Allgäu / Bayerisch Schwaben	635

Ort	Bundesland	Ferienregion	Seite
Isselburg	Nordrhein-Westfalen	Münsterland	636
Jameln	Niedersachsen	Wendland	637
Jena	Thüringen	Saaleland / Ostthüringen	637
Jettingen-Scheppach	Bayern	Donaumoos / Donau-Ries	638
Jever	Niedersachsen	Ostfriesland	639
Johannesberg	Bayern	Spessart / Kinzigtal	639
Jonsdorf, Kurort	Sachsen	Oberlausitz / Niederschlesien	639
Jork	Niedersachsen	Altes Land	640
Jugenheim	Rheinland-Pfalz	Rheinhessen	640
Juist (Insel)	Niedersachsen	Ostfriesland	640
Kaarst	Nordrhein-Westfalen	Niederrhein	641
Kahl a. Main	Bayern	Spessart / Kinzigtal	641
Kaisersesch	Rheinland-Pfalz	Eifel mit Ahrtal / Aachen mit Umland	642
Kaiserslautern	Rheinland-Pfalz	Pfalz am Rhein	642
Kaisheim	Bayern	Donaumoos / Donau-Ries	644
Kalkar	Nordrhein-Westfalen	Niederrhein	644
Kalkhorst	Mecklenburg-Vorpommern	Mecklenburger Ostseebäder	644
Kallmünz	Bayern	Donautal	645
Kallstadt	Rheinland-Pfalz	Pfalz am Rhein	645
Kaltenkirchen	Schleswig-Holstein	Hamburg mit Umland	646
Kamen	Nordrhein-Westfalen	Ruhrgebiet	646
Kamenz	Sachsen	Oberlausitz / Niederschlesien	646
Kamp-Lintfort	Nordrhein-Westfalen	Niederrhein	647
Kandel	Rheinland-Pfalz	Pfalz am Rhein	647
Kandern	Baden-Württemberg	Schwarzwald	648
Kappelrodeck	Baden-Württemberg	Schwarzwald	648
Karben	Hessen	Wetterau / Vogelsberg	649
Karlsruhe	Baden-Württemberg	Rhein - Neckar - Region / Kurpfalz	649
Kassel	Hessen	Kassel Land / Waldecker Land / Edersee	654
Kastellaun	Rheinland-Pfalz	Hunsrück / Nahe	657
Kaub	Rheinland-Pfalz	Romantischer Rhein / Lahn	657
Kehl	Baden-Württemberg	Schwarzwald	658
Kelheim	Bayern	Altmühltal	659
Kelkheim (Taunus)	Hessen	Taunus	659
Kell am See	Rheinland-Pfalz	Hunsrück / Nahe	659
Kellenhusen	Schleswig-Holstein	Ostseeküste Lübecker Bucht	660
Kelsterbach	Hessen	Taunus	660
Kempten	Bayern	Allgäu / Bayerisch Schwaben	660

Ort	Bundesland	Ferienregion	Seite
Königsbronn	Baden-Württemberg	Schwäbische Alb	697
Königsfeld	Baden-Württemberg	Schweriner Land / Westmecklenburg	698
Königslutter am Elm	Niedersachsen	Braunschweiger Land / Elm / Wolfenbüttel	698
Königstein (Oberpfalz)	Bayern	Fränkische Alb	699
Königstein im Taunus	Hessen	Taunus	699
Königswinter	Nordrhein-Westfalen	Bonn mit Umland / Siebengebirge	700
Konstanz	Baden-Württemberg	Bodensee - Region	700
Korbach	Hessen	Kassel Land / Waldecker Land / Edersee	703
Korntal-Münchingen	Baden-Württemberg	Stuttgart mit Umland	703
Korschenbroich	Nordrhein-Westfalen	Niederrhein	704
Kötzting, Bad	Bayern	Bayerischer Wald	704
Kraiburg a. Inn	Bayern	Rottal - Inn	705
Krakow am See	Mecklenburg-Vorpommern	Mecklenburger Seenplatte	705
Kranzberg	Bayern	München mit Umland	705
Krefeld	Nordrhein-Westfalen	Niederrhein	705
Kreischa	Sachsen	Dresden mit Umland / Sächsisches Elbland	707
Kremmen	Brandenburg	Ruppiner Land	707
Kressbronn	Baden-Württemberg	Bodensee - Region	707
Kreuznach, Bad	Rheinland-Pfalz	Hunsrück / Nahe	708
Kreuzwertheim	Bayern	Spessart / Kinzigtal	709
Krombach	Bayern	Spessart / Kinzigtal	709
Kronach	Bayern	Frankenwald	710
Kronberg im Taunus	Hessen	Taunus	710
Krozingen, Bad	Baden-Württemberg	Schwarzwald	711
Krummhörn	Niedersachsen	Ostfriesland	711
Krün	Bayern	Zugspitz-Region / Ammergebirge / Karwendel	712
Kuchelmiß	Mecklenburg-Vorpommern	Mecklenburger Schweiz	714
Kuddewörde	Schleswig-Holstein	Stormarn / Lauenburgische Seen	714
Kuhlen-Wendorf	Mecklenburg-Vorpommern	Schweriner Land / Westmecklenburg	715
Kühlungsborn	Mecklenburg-Vorpommern	Mecklenburger Ostseebäder	715
Kulmbach	Bayern	Frankenwald	718
Kunreuth	Bayern	Fränkische Schweiz	718
Künzell	Hessen	Rhön	718
Künzelsau	Baden-Württemberg	Hohenloher Ebene / Schwäbischer Wald	719

Ort	Bundesland	Ferienregion	Seite
Longuich	Rheinland-Pfalz	Mosel / Saar	762
Löningen	Niedersachsen	Oldenburgisches Münsterland	762
Lorch	Hessen	Hohenloher Ebene / Schwäbischer Wald	762
Lörrach	Baden-Württemberg	Schwarzwald	762
Losheim am See	Saarland	Mosel / Saar	763
Loßburg	Baden-Württemberg	Schwarzwald	764
Lottstetten	Baden-Württemberg	Schwarzwald	764
Löwenberger Land	Brandenburg	Ruppiner Land	765
Lübben (Spreewald)	Brandenburg	Dahme - Seen - Gebiet / Spreewald	765
Lübbenau/Spreewald	Brandenburg	Dahme - Seen - Gebiet / Spreewald	765
Lübeck	Schleswig-Holstein	Ostseeküste Lübecker Bucht	766
Lüchow	Niedersachsen	Wendland	769
Luckau	Brandenburg	Dahme - Seen - Gebiet / Spreewald	770
Luckenwalde	Brandenburg	Fläming	770
Lüdenscheid	Nordrhein-Westfalen	Sauerland	770
Lüdinghausen	Nordrhein-Westfalen	Münsterland	771
Ludorf	Mecklenburg-Vorpommern	Mecklenburger Seenplatte	771
Ludwigsburg	Baden-Württemberg	Stuttgart mit Umland	772
Ludwigshafen	Rheinland-Pfalz	Pfalz am Rhein	773
Ludwigslust	Mecklenburg-Vorpommern	Schweriner Land / Westmecklenburg	774
Lunden	Schleswig-Holstein	Dithmarschen	775
Lüneburg	Niedersachsen	Lüneburger Heide	775
Lünen	Nordrhein-Westfalen	Ruhrgebiet	777
Lütjenburg	Schleswig-Holstein	Holsteinische Schweiz / Mittelholstein	777
Lütjensee	Schleswig-Holstein	Stormarn / Lauenburgische Seen	777
Lychen	Brandenburg	Uckermark	778
Magdeburg	Sachsen-Anhalt	Elbe - Börde - Heide / Magdeburger Börde	778
Maierhöfen	Bayern	Allgäu / Bayerisch Schwaben	780
Maikammer	Rheinland-Pfalz	Pfalz am Rhein	781
Mainburg	Bayern	Hallertau	781
Maintal	Hessen	Rhein - Main - Region	782
Mainz	Rheinland-Pfalz	Rheinhessen	782
Maisach	Bayern	München mit Umland	787
Malente	Schleswig-Holstein	Holsteinische Schweiz / Mittelholstein	788

Ort	Bundesland	Ferienregion	Seite
Mandelbachtal	Saarland	Saarbrücken mit Umland	788
Mannheim	Baden-Württemberg	Rhein - Neckar - Region / Kurpfalz	788
Marburg	Hessen	Marburg - Biedenkopf	792
March	Baden-Württemberg	Schwarzwald	793
Marienberg	Sachsen	Erzgebirge	793
Markgröningen	Baden-Württemberg	Stuttgart mit Umland	794
Markkleeberg	Sachsen	Sächsisches Burgenland / Leipzig	794
Markt Weisendorf	Bayern	Nürnberg mit Umland	794
Marktbergel	Bayern	Romantisches Franken	795
Marktbreit	Bayern	Würzburg mit Umland / Fränk. Weinland	795
Marktheidenfeld	Bayern	Spessart / Kinzigtal	796
Marktoberdorf	Bayern	Allgäu / Bayerisch Schwaben	796
Marlow	Mecklenburg-Vorpommern	Darß - Zingst	797
Marxzell	Baden-Württemberg	Schwarzwald	797
Maselheim	Baden-Württemberg	Oberschwaben	797
Masserberg	Thüringen	Thüringer Wald / Schiefergebirge	798
Maßweiler	Rheinland-Pfalz	Pfalz am Rhein	798
Mauerstetten	Bayern	Allgäu / Bayerisch Schwaben	798
Maxhütte-Haidhof	Bayern	Oberpfälzer Wald / Niederbayern	799
Meddersheim	Rheinland-Pfalz	Hunsrück / Nahe	799
Medebach	Nordrhein-Westfalen	Sauerland	799
Meerane	Sachsen	Westsachsen	800
Meerbusch	Nordrhein-Westfalen	Niederrhein	800
Meerfeld	Rheinland-Pfalz	Eifel mit Ahrtal / Aachen mit Umland	801
Meersburg	Baden-Württemberg	Bodensee - Region	801
Meinhard	Hessen	Werra - Meißner - Land	803
Meiningen	Thüringen	Rhön	803
Meisenheim	Rheinland-Pfalz	Hunsrück / Nahe	804
Meißen	Sachsen	Dresden mit Umland / Sächsisches Elbland	804
Melle	Niedersachsen	Osnabrücker Land / Wiehengebirge	806
Mellrichstadt	Bayern	Rhön	806
Melsungen	Hessen	Kassel Land / Waldecker Land / Edersee	806
Memmelsdorf	Bayern	Haßberge / Oberes Maintal / Coburg	807

Ort	Bundesland	Ferienregion	Seite
Memmingen	Bayern	Allgäu / Bayerisch Schwaben	807
Meppen	Niedersachsen	Emsland	808
Merching	Bayern	Allgäu / Bayerisch Schwaben	808
Mergentheim, Bad	Baden-Württemberg	Liebliches Taubertal	809
Merklingen	Baden-Württemberg	Schwäbische Alb	810
Merseburg	Sachsen-Anhalt	Halle / Saale / Unstrut	810
Mertesdorf	Rheinland-Pfalz	Mosel / Saar	810
Merzig	Saarland	Mosel / Saar	810
Meschede	Nordrhein-Westfalen	Sauerland	811
Mespelbrunn	Bayern	Spessart / Kinzigtal	811
Meßkirch	Baden-Württemberg	Schwäbische Alb	812
Meßstetten	Baden-Württemberg	Schwäbische Alb	812
Mettlach	Saarland	Mosel / Saar	813
Mettmann	Nordrhein-Westfalen	Bergisches Land	813
Metzingen	Baden-Württemberg	Stuttgart mit Umland	814
Michelau i.OFr	Bayern	Haßberge / Oberes Maintal / Coburg	814
Michelstadt	Hessen	Odenwald / Bergstraße	814
Michendorf	Brandenburg	Fläming	815
Miesbach	Bayern	Tölzer Land / Tegernseer Tal	815
Miltenberg	Bayern	Spessart / Kinzigtal	815
Mindelheim	Bayern	Allgäu / Bayerisch Schwaben	816
Minden	Nordrhein-Westfalen	Weserbergland / Solling	816
Mintraching	Bayern	Donautal	816
Mittenwald	Bayern	Zugspitz-Region / Ammergebirge / Karwendel	816
Moers	Nordrhein-Westfalen	Niederrhein	817
Molfsee	Schleswig-Holstein	Ostseeküste Kieler Bucht	818
Mölln	Schleswig-Holstein	Stormarn / Lauenburgische Seen	818
Mönchberg	Bayern	Spessart / Kinzigtal	818
Mönchengladbach	Nordrhein-Westfalen	Niederrhein	819
Monschau	Nordrhein-Westfalen	Eifel mit Ahrtal / Aachen mit Umland	821
Montabaur	Rheinland-Pfalz	Westerwald	822
Moos	Bayern	Bayerischer Wald	822
Morbach	Rheinland-Pfalz	Hunsrück / Nahe	822
Moritzburg	Sachsen	Dresden mit Umland / Sächsisches Elbland	823
Morschen	Hessen	Kassel Land / Waldecker Land / Edersee	823
Mosbach	Baden-Württemberg	Odenwald / Bergstraße	823

Ort	Bundesland	Ferienregion	Seite
Motten	Bayern	Rhön	824
Muggensturm	Baden-Württemberg	Schwarzwald	824
Mühlhausen/Thüringen	Thüringen	Thüringer Kernland	824
Mühltal	Hessen	Odenwald / Bergstraße	825
Mulfingen	Baden-Württemberg	Hohenloher Ebene / Schwäbischer Wald	826
Mülheim an der Mosel	Rheinland-Pfalz	Mosel / Saar	826
Mülheim an der Ruhr	Nordrhein-Westfalen	Ruhrgebiet	827
Mülheim-Kärlich	Rheinland-Pfalz	Romantischer Rhein / Lahn	829
Müllheim	Baden-Württemberg	Schwarzwald	829
München	Bayern	München mit Umland	831
Münchweiler an der Alsenz	Rheinland-Pfalz	Pfalz am Rhein	856
Münder, Bad	Niedersachsen	Weserbergland / Solling	857
Münsing	Bayern	Starnberger - Fünf - Seen - Land	857
Münsingen	Baden-Württemberg	Schwäbische Alb	857
Münster	Nordrhein-Westfalen	Odenwald / Bergstraße	858
Münstertal	Baden-Württemberg	Schwarzwald	862
Murnau	Bayern	Zugspitz-Region / Ammergebirge / Karwendel	863
Muskau, Bad	Sachsen	Oberlausitz / Niederschlesien	864
Nachrodt-Wiblingwerde	Nordrhein-Westfalen	Sauerland	865
Nagold	Baden-Württemberg	Schwarzwald	865
Nastätten	Rheinland-Pfalz	Romantischer Rhein / Lahn	865
Nauen	Brandenburg	Havelland	866
Nauheim, Bad	Hessen	Wetterau / Vogelsberg	866
Naumburg (Saale)	Sachsen-Anhalt	Halle / Saale / Unstrut	867
Naurath (Wald)	Rheinland-Pfalz	Hunsrück / Nahe	868
Neckargemünd	Baden-Württemberg	Odenwald / Bergstraße	868
Neckarsulm	Baden-Württemberg	Neckartal / Schwäbisches Burgenland	869
Neckartenzlingen	Baden-Württemberg	Stuttgart mit Umland	869
Nehren	Baden-Württemberg	Mosel / Saar	869
Nenndorf, Bad	Niedersachsen	Weserbergland / Solling	870
Nesselwang	Bayern	Allgäu / Bayerisch Schwaben	870
Nettetal	Nordrhein-Westfalen	Niederrhein	871
Neu-Isenburg	Hessen	Rhein - Main - Region	871
Neu-Ulm	Bayern	Allgäu / Bayerisch Schwaben	872
Neualbenreuth, Bad	Bayern	Oberpfälzer Wald / Niederbayern	872
Neuberg	Hessen	Spessart / Kinzigtal	873

Ort	Bundesland	Ferienregion	Seite
Neubeuern	Bayern	Chiemgau / Chiemsee	873
Neuburg a. d. Donau	Bayern	Donaumoos / Donau-Ries	873
Neuburg a. Inn	Bayern	Rottal - Inn	874
Neuenahr-Ahrweiler, Bad	Rheinland-Pfalz	Eifel mit Ahrtal / Aachen mit Umland	874
Neuenburg am Rhein	Baden-Württemberg	Schwarzwald	877
Neuendettelsau	Bayern	Romantisches Franken	877
Neuendorf-Sachsenbande	Schleswig-Holstein	Holsteinische Schweiz / Mittelholstein	878
Neuenhaus	Niedersachsen	Emsland	878
Neuenkirchen (Kreis Steinfurt)	Nordrhein-Westfalen	Münsterland	878
Neuenkirchen bei Greifswald	Mecklenburg-Vorpommern	Vorpommern	878
Neuenstein	Hessen	Waldhessen / Hersfeld - Rotenburg	879
Neuerburg	Rheinland-Pfalz	Eifel mit Ahrtal / Aachen mit Umland	879
Neuffen	Baden-Württemberg	Stuttgart mit Umland	879
Neuhardenberg	Brandenburg	Märkische Schweiz / Oderbruch	879
Neuharlingersiel	Niedersachsen	Ostfriesland	880
Neuhaus am Rennweg	Thüringen	Thüringer Wald / Schiefergebirge	880
Neuhausen	Baden-Württemberg	Schwarzwald	880
Neuhausen/Erzgeb.	Sachsen	Erzgebirge	881
Neuhof a. d. Zenn	Bayern	Nürnberg mit Umland	881
Neuhütten	Rheinland-Pfalz	Hunsrück / Nahe	881
Neukirch	Baden-Württemberg	Oberlausitz / Niederschlesien	882
Neukirchen	Bayern	Kassel Land / Waldecker Land / Edersee	882
Neukirchen-Vluyn	Nordrhein-Westfalen	Niederrhein	882
Neukirchen/Erzgeb.	Sachsen	Erzgebirge	883
Neukloster	Mecklenburg-Vorpommern	Mecklenburger Ostseebäder	883
Neuleiningen	Rheinland-Pfalz	Pfalz am Rhein	883
Neumagen-Dhron	Rheinland-Pfalz	Mosel / Saar	884
Neumarkt i.d.OPf.	Bayern	Fränkische Alb	884
Neumünster	Schleswig-Holstein	Holsteinische Schweiz / Mittelholstein	885
Neunburg vorm Wald	Bayern	Oberpfälzer Wald / Niederbayern	886
Neunkirchen (Baden)	Baden-Württemberg	Odenwald / Bergstraße	887
Neunkirchen (Saar)	Saarland	Saarland	888
Neupotz	Rheinland-Pfalz	Pfalz am Rhein	888

Ort	Bundesland	Ferienregion	Seite
Neuried	Baden-Württemberg	München mit Umland	889
Neuruppin	Brandenburg	Ruppiner Land	889
Neuss	Nordrhein-Westfalen	Niederrhein	889
Neustadt (Dosse)	Brandenburg	Ruppiner Land	891
Neustadt a.d. Donau	Bayern	Hallertau	891
Neustadt a.d.Aisch	Bayern	Steigerwald	891
Neustadt am Rübenberge	Niedersachsen	Hannover mit Umland	892
Neustadt an der Orla	Thüringen	Saaleland / Ostthüringen	892
Neustadt an der Saale, Bad	Bayern	Rhön	892
Neustadt an der Weinstraße	Rheinland-Pfalz	Pfalz am Rhein	893
Neustadt in Holstein	Schleswig-Holstein	Ostseeküste Lübecker Bucht	894
Neustadt-Glewe	Mecklenburg-Vorpommern	Schweriner Land / Westmecklenburg	895
Neustrelitz	Mecklenburg-Vorpommern	Mecklenburger Seenplatte	895
Neutraubling	Bayern	Donautal	895
Neuwied	Rheinland-Pfalz	Romantischer Rhein / Lahn	896
Neuzelle	Brandenburg	Dahme - Seen - Gebiet / Spreewald	897
Nidda	Hessen	Wetterau / Vogelsberg	897
Nidderau	Hessen	Wetterau / Vogelsberg	897
Nideggen	Nordrhein-Westfalen	Eifel mit Ahrtal / Aachen mit Umland	898
Niedereschach	Baden-Württemberg	Schwarzwald	898
Niederhausen	Rheinland-Pfalz	Hunsrück / Nahe	898
Niederhorbach	Rheinland-Pfalz	Pfalz am Rhein	898
Niederkassel	Nordrhein-Westfalen	Bonn mit Umland / Siebengebirge	899
Niedernberg	Bayern	Spessart / Kinzigtal	899
Niederweis	Rheinland-Pfalz	Eifel mit Ahrtal / Aachen mit Umland	900
Niederwinkling	Bayern	Bayerischer Wald	900
Niemegk	Brandenburg	Fläming	900
Nienstädt	Niedersachsen	Weserbergland / Solling	901
Nierstein	Rheinland-Pfalz	Rheinhessen	901
Nittel	Rheinland-Pfalz	Mosel / Saar	902
Nittenau	Bayern	Oberpfälzer Wald / Niederbayern	902
Nohfelden	Saarland	Hunsrück / Nahe	902
Nonnenhorn	Bayern	Bodensee - Region	903
Nonnweiler	Saarland	Hunsrück / Nahe	904
Norden	Niedersachsen	Ostfriesland	904

Ort	Bundesland	Ferienregion	Seite
Otterndorf	Niedersachsen	Elbemündung / Cuxhaven	957
Ottobeuren	Bayern	Allgäu / Bayerisch Schwaben	957
Oy-Mittelberg	Bayern	Allgäu / Bayerisch Schwaben	958
Oybin, Kurort	Sachsen	Oberlausitz / Niederschlesien	958
Oyten	Niedersachsen	Bremen mit Umland / Bremerhaven	959
Paderborn	Nordrhein-Westfalen	Teutoburger Wald	959
Palling	Bayern	Chiemgau / Chiemsee	961
Panker	Schleswig-Holstein	Holsteinische Schweiz / Mittelholstein	961
Papenburg	Niedersachsen	Emsland	962
Pappenheim	Bayern	Altmühltal	962
Parchim	Mecklenburg-Vorpommern	Schweriner Land / Westmecklenburg	963
Parsberg	Bayern	Altmühltal	963
Pasewalk	Mecklenburg-Vorpommern	Vorpommern	963
Passade	Schleswig-Holstein	Holsteinische Schweiz / Mittelholstein	964
Passau	Bayern	Bayerischer Wald	964
Peine	Niedersachsen	Hannover mit Umland	966
Pellworm (Insel)	Schleswig-Holstein	Nordfriesland / Nordfriesisches Wattenmeer	966
Penzberg	Bayern	Starnberger - Fünf - Seen - Land	966
Perasdorf	Bayern	Bayerischer Wald	967
Perl	Saarland	Mosel / Saar	967
Petershagen/Eggersdorf	Brandenburg	Märkische Schweiz / Oderbruch	968
Peterstal-Griesbach, Bad	Baden-Württemberg	Schwarzwald	968
Pfaffenhofen a.d.Ilm	Bayern	Hallertau	970
Pfaffenweiler	Baden-Württemberg	Schwarzwald	970
Pfalzgrafenweiler	Baden-Württemberg	Schwarzwald	970
Pfinztal	Baden-Württemberg	Schwarzwald	971
Pfofeld	Bayern	Fränkisches Seenland	971
Pforzheim	Baden-Württemberg	Schwarzwald	972
Pfronten	Bayern	Allgäu / Bayerisch Schwaben	973
Piding	Bayern	Berchtesgadener Land	974
Piesport	Rheinland-Pfalz	Mosel / Saar	974
Pilsach	Bayern	Fränkische Alb	975
Pinneberg	Schleswig-Holstein	Hamburg mit Umland	975

Ort	Bundesland	Ferienregion	Seite
Rastatt	Baden-Württemberg	Schwarzwald	994
Rathen, Kurort	Sachsen	Sächsische Schweiz	994
Rathenow	Brandenburg	Havelland	995
Ratingen	Nordrhein-Westfalen	Bergisches Land	995
Ratshausen	Baden-Württemberg	Schwäbische Alb	996
Rattenberg	Bayern	Bayerischer Wald	996
Ratzeburg	Schleswig-Holstein	Stormarn / Lauenburgische Seen	996
Rauenberg	Baden-Württemberg	Rhein - Neckar - Region / Kurpfalz	996
Rauhenebrach	Bayern	Steigerwald	997
Ravensburg	Baden-Württemberg	Oberschwaben	997
Recklinghausen	Nordrhein-Westfalen	Ruhrgebiet	998
Rees	Nordrhein-Westfalen	Niederrhein	998
Regen	Bayern	Bayerischer Wald	998
Regensburg	Bayern	Donautal	999
Rehlingen-Siersburg	Saarland	Saarland	1003
Reichelsheim	Hessen	Odenwald / Bergstraße	1003
Reichenau	Baden-Württemberg	Bodensee - Region	1003
Reichenhall, Bad	Bayern	Berchtesgadener Land	1004
Reichenow-Möglin	Brandenburg	Märkische Schweiz / Oderbruch	1005
Reichertshausen	Bayern	Hallertau	1005
Reichshof	Nordrhein-Westfalen	Bergisches Land	1005
Reil	Rheinland-Pfalz	Mosel / Saar	1006
Reinbek	Schleswig-Holstein	Stormarn / Lauenburgische Seen	1006
Reinfeld	Schleswig-Holstein	Stormarn / Lauenburgische Seen	1007
Reinsdorf	Sachsen	Westsachsen	1007
Reit im Winkl	Bayern	Chiemgau / Chiemsee	1007
Rellingen	Schleswig-Holstein	Hamburg mit Umland	1008
Remagen	Rheinland-Pfalz	Romantischer Rhein / Lahn	1008
Remchingen	Baden-Württemberg	Schwarzwald	1008
Remscheid	Nordrhein-Westfalen	Bergisches Land	1009
Remshalden	Baden-Württemberg	Stuttgart mit Umland	1009
Renchen	Baden-Württemberg	Schwarzwald	1010
Rendsburg	Schleswig-Holstein	Ostseeküste Kieler Bucht	1010
Reußenköge	Schleswig-Holstein	Nordfriesland / Nordfriesisches Wattenmeer	1010
Reutlingen	Baden-Württemberg	Schwäbische Alb	1011
Rheda-Wiedenbrück	Nordrhein-Westfalen	Teutoburger Wald	1011
Rheine	Nordrhein-Westfalen	Münsterland	1012
Rheinfelden	Baden-Württemberg	Schwarzwald	1013
Rheinmünster	Baden-Württemberg	Schwarzwald	1013

Ort	Bundesland	Ferienregion	Seite
Scheidegg	Bayern	Bodensee - Region	1066
Schelklingen	Baden-Württemberg	Schwäbische Alb	1067
Schenefeld	Schleswig-Holstein	Hamburg mit Umland	1067
Schenkenzell	Baden-Württemberg	Schwarzwald	1067
Schermbeck	Nordrhein-Westfalen	Niederrhein	1068
Scheßlitz	Bayern	Haßberge / Oberes Maintal / Coburg	1068
Schifferstadt	Rheinland-Pfalz	Pfalz am Rhein	1069
Schillingsfürst	Bayern	Romantisches Franken	1069
Schiltach	Baden-Württemberg	Schwarzwald	1069
Schirgiswalde-Kirschau	Sachsen	Oberlausitz / Niederschlesien	1069
Schkeuditz	Sachsen	Sächsisches Burgenland / Leipzig	1070
Schkopau	Sachsen-Anhalt	Halle / Saale / Unstrut	1070
Schleching	Bayern	Chiemgau / Chiemsee	1070
Schlepzig	Brandenburg	Dahme - Seen - Gebiet / Spreewald	1071
Schleswig	Schleswig-Holstein	Angeln – Schlei – Eckernförder Bucht	1071
Schliersee	Bayern	Tölzer Land / Tegernseer Tal	1072
Schluchsee	Baden-Württemberg	Schwarzwald	1072
Schmallenberg	Nordrhein-Westfalen	Sauerland	1073
Schmölln	Thüringen	Saaleland / Ostthüringen	1076
Schnaittach	Bayern	Nürnberg mit Umland	1077
Schneeberg	Sachsen	Erzgebirge	1077
Schneverdingen	Niedersachsen	Lüneburger Heide	1077
Schollbrunn	Bayern	Spessart / Kinzigtal	1078
Schönaich	Baden-Württemberg	Stuttgart mit Umland	1078
Schönau a.Königssee	Bayern	Berchtesgadener Land	1078
Schönau im Schwarz-wald	Baden-Württemberg	Schwarzwald	1079
Schönbeck	Mecklenburg-Vorpommern	Mecklenburger Seenplatte	1079
Schönberg	Bayern	Mecklenburger Ostseebäder	1080
Schönborn, Bad	Baden-Württemberg	Rhein - Neckar - Region / Kurpfalz	1080
Schöneck	Sachsen	Rhein - Main - Region	1080
Schöneck	Hessen	Rhein - Main - Region	1081
Schönefeld	Brandenburg	Dahme - Seen - Gebiet / Spreewald	1081
Schöntal	Baden-Württemberg	Hohenloher Ebene / Schwäbischer Wald	1081
Schönwald	Baden-Württemberg	Fichtelgebirge	1081
Schopfheim	Baden-Württemberg	Schwarzwald	1082

Ort	Bundesland	Ferienregion	Seite
Siegen	Nordrhein-Westfalen	Siegerland / Wittgensteiner Land	1104
Siek	Schleswig-Holstein	Stormarn / Lauenburgische Seen	1104
Simonsberg	Schleswig-Holstein	Nordfriesland / Nordfriesisches Wattenmeer	1105
Simonswald	Baden-Württemberg	Schwarzwald	1105
Sindelfingen	Baden-Württemberg	Stuttgart mit Umland	1105
Singen am Hohentwiel	Baden-Württemberg	Bodensee - Region	1105
Sinzig	Rheinland-Pfalz	Romantischer Rhein / Lahn	1106
Sobernheim, Bad	Rheinland-Pfalz	Hunsrück / Nahe	1106
Soden-Salmünster, Bad	Hessen	Spessart / Kinzigtal	1107
Soden, Bad	Hessen	Taunus	1108
Soderstorf	Niedersachsen	Lüneburger Heide	1109
Soest	Nordrhein-Westfalen	Sauerland	1109
Solingen	Nordrhein-Westfalen	Bergisches Land	1109
Sommerach	Bayern	Würzburg mit Umland / Fränk. Weinland	1110
Sommerhausen	Bayern	Würzburg mit Umland / Fränk. Weinland	1110
Sonnenbühl	Baden-Württemberg	Schwäbische Alb	1110
Sooden-Allendorf, Bad	Hessen	Werra - Meißner - Land	1111
Spalt	Bayern	Fränkisches Seenland	1111
Speyer	Rheinland-Pfalz	Pfalz am Rhein	1112
Spiegelau	Bayern	Bayerischer Wald	1114
Spiekeroog (Insel)	Niedersachsen	Ostfriesland	1114
Sprockhövel	Nordrhein-Westfalen	Ruhrgebiet	1115
St. Englmar	Bayern	Bayerischer Wald	1115
St. Georgen i. Schwarzwald	Baden-Württemberg	Schwarzwald	1116
St. Goar	Rheinland-Pfalz	Romantischer Rhein / Lahn	1117
St. Ingbert	Saarland	Saarbrücken mit Umland	1117
St. Johann	Rheinland-Pfalz	Rheinhessen	1117
St. Märgen	Baden-Württemberg	Schwarzwald	1117
St. Martin	Rheinland-Pfalz	Pfalz am Rhein	1118
St. Michaelisdonn	Schleswig-Holstein	Dithmarschen	1119
St. Peter	Baden-Württemberg	Schwarzwald	1119
St. Peter-Ording	Schleswig-Holstein	Nordfriesland / Nordfriesisches Wattenmeer	1120
St. Wendel	Saarland	Saarland	1121
Stade	Niedersachsen	Altes Land	1122
Staffelstein, Bad	Bayern	Haßberge / Oberes Maintal / Coburg	1122
Starnberg	Bayern	Starnberger - Fünf - Seen - Land	1123

Ort	Bundesland	Ferienregion	Seite
Tunau	Baden-Württemberg	Schwarzwald	1187
Tuttlingen	Baden-Württemberg	Schwäbische Alb	1187
Tutzing	Bayern	Starnberger - Fünf - Seen - Land	1188
Twist	Niedersachsen	Emsland	1188
Überherrn	Saarland	Saarbrücken mit Umland	1188
Überlingen	Baden-Württemberg	Bodensee - Region	1189
Ueckermünde	Mecklenburg-Vorpommern	Vorpommern	1190
Uetersen	Schleswig-Holstein	Hamburg mit Umland	1191
Uffing a. Staffelsee	Bayern	Starnberger - Fünf - Seen - Land	1191
Uhingen	Baden-Württemberg	Stuttgart mit Umland	1191
Uhldingen-Mühlhofen	Baden-Württemberg	Bodensee - Region	1192
Ulm	Baden-Württemberg	Schwäbische Alb	1193
Umkirch	Baden-Württemberg	Schwarzwald	1195
Unkel	Rheinland-Pfalz	Romantischer Rhein / Lahn	1195
Unterammergau	Bayern	Zugspitz-Region / Ammergebirge / Karwendel	1196
Unterföhring	Bayern	München mit Umland	1196
Unterneukirchen	Bayern	Rottal - Inn	1197
Unterreichenbach	Baden-Württemberg	Schwarzwald	1197
Unterschleißheim	Bayern	München mit Umland	1197
Urach, Bad	Baden-Württemberg	Schwäbische Alb	1198
Ürzig	Rheinland-Pfalz	Mosel / Saar	1198
Usedom (Insel)	Mecklenburg-Vorpommern	Usedom	1199
Usingen	Hessen	Taunus	1204
Uslar	Niedersachsen	Weserbergland / Solling	1204
Utting am Ammersee	Bayern	Ammersee - Lech / Pfaffenwinkel	1205
Vaihingen an der Enz	Baden-Württemberg	Stuttgart mit Umland	1205
Vallendar	Rheinland-Pfalz	Romantischer Rhein / Lahn	1206
Varel	Niedersachsen	Ostfriesland	1206
Vaterstetten	Bayern	München mit Umland	1207
Veitshöchheim	Bayern	Würzburg mit Umland / Fränk. Weinland	1207
Velbert	Nordrhein-Westfalen	Bergisches Land	1208
Velburg	Bayern	Fränkische Alb	1208
Veldenz	Rheinland-Pfalz	Mosel / Saar	1209
Vellberg	Baden-Württemberg	Romantisches Franken	1209
Verden	Niedersachsen	Mittelweser / Steinhuder Meer	1209
Viechtach	Bayern	Bayerischer Wald	1210
Viernheim	Hessen	Odenwald / Bergstraße	1210

Ort	Bundesland	Ferienregion	Seite
Villingen-Schwenningen	Baden-Württemberg	Schwarzwald	1210
Visselhövede	Niedersachsen	Lüneburger Heide	1212
Vogt	Baden-Württemberg	Oberschwaben	1213
Vogtsburg im Kaiserstuhl	Baden-Württemberg	Schwarzwald	1213
Vohenstrauß	Bayern	Oberpfälzer Wald / Niederbayern	1215
Vöhl	Hessen	Kassel Land / Waldecker Land / Edersee	1215
Vöhringen	Bayern	Allgäu / Bayerisch Schwaben	1215
Volkach	Bayern	Würzburg mit Umland / Fränk. Weinland	1216
Völklingen	Saarland	Saarbrücken mit Umland	1217
Vreden	Nordrhein-Westfalen	Münsterland	1217
Waakirchen	Bayern	Tölzer Land / Tegernseer Tal	1218
Wachenheim a.d. Weinstraße	Rheinland-Pfalz	Pfalz am Rhein	1218
Wachenroth	Bayern	Haßberge / Oberes Maintal / Coburg	1218
Wachtberg	Nordrhein-Westfalen	Bonn mit Umland / Siebengebirge	1219
Wackersberg	Bayern	Tölzer Land / Tegernseer Tal	1219
Wadern	Saarland	Hunsrück / Nahe	1219
Waging a.See	Bayern	Chiemgau / Chiemsee	1220
Waiblingen	Baden-Württemberg	Stuttgart mit Umland	1220
Waldbreitbach	Rheinland-Pfalz	Westerwald	1221
Waldbronn	Baden-Württemberg	Schwarzwald	1221
Waldeck	Hessen	Kassel Land / Waldecker Land / Edersee	1222
Waldenbuch	Baden-Württemberg	Stuttgart mit Umland	1223
Waldenburg	Baden-Württemberg	Westsachsen	1223
Waldkirch	Baden-Württemberg	Schwarzwald	1224
Waldkirchen	Bayern	Bayerischer Wald	1224
Waldsee, Bad	Baden-Württemberg	Oberschwaben	1225
Waldshut-Tiengen	Baden-Württemberg	Schwarzwald	1226
Waldstetten	Baden-Württemberg	Schwäbische Alb	1226
Walldorf	Baden-Württemberg	Rhein - Neckar - Region / Kurpfalz	1227
Wallenfels	Bayern	Frankenwald	1227
Wallerfangen	Saarland	Saarland	1227
Wallgau	Bayern	Zugspitz-Region / Ammergebirge / Karwendel	1228
Walluf	Hessen	Rheingau	1228
Walsrode	Niedersachsen	Lüneburger Heide	1228

Ort	Bundesland	Ferienregion	Seite
Waltrop	Nordrhein-Westfalen	Ruhrgebiet	1229
Wangels	Schleswig-Holstein	Holsteinische Schweiz / Mittelholstein	1229
Wangen im Allgäu	Baden-Württemberg	Allgäu / Bayerisch Schwaben	1230
Wangerland	Niedersachsen	Ostfriesland	1230
Wangerooge (Insel)	Niedersachsen	Ostfriesland	1231
Wardenburg	Niedersachsen	Oldenburgisches Münsterland	1231
Waren (Müritz)	Mecklenburg-Vorpommern	Mecklenburger Seenplatte	1232
Warendorf	Nordrhein-Westfalen	Münsterland	1233
Wartenberg-Rohrbach	Rheinland-Pfalz	Pfalz am Rhein	1233
Wartmannsroth	Bayern	Rhön	1234
Wäschenbeuren	Baden-Württemberg	Schwäbische Alb	1234
Wassenberg	Nordrhein-Westfalen	Niederrhein	1234
Wasserburg (Bodensee)	Bayern	Bodensee - Region	1235
Wasserburg a.Inn	Bayern	München mit Umland	1235
Wasserliesch	Rheinland-Pfalz	Mosel / Saar	1236
Weeze	Nordrhein-Westfalen	Niederrhein	1236
Wegberg	Nordrhein-Westfalen	Niederrhein	1236
Wegscheid	Bayern	Bayerischer Wald	1237
Weibersbrunn	Bayern	Spessart / Kinzigtal	1237
Weiden in der Oberpfalz	Bayern	Oberpfälzer Wald / Niederbayern	1238
Weiherhammer	Bayern	Oberpfälzer Wald / Niederbayern	1238
Weikersheim	Baden-Württemberg	Liebliches Taubertal	1238
Weil am Rhein	Baden-Württemberg	Schwarzwald	1239
Weilburg	Hessen	Taunus	1239
Weiler-Simmerberg	Bayern	Allgäu / Bayerisch Schwaben	1240
Weilheim i.OB	Bayern	Ammersee - Lech / Pfaffenwinkel	1240
Weimar	Thüringen	Saaleland / Ostthüringen	1240
Weingarten	Baden-Württemberg	Oberschwaben	1244
Weingarten (Baden)	Baden-Württemberg	Rhein - Neckar - Region / Kurpfalz	1244
Weinheim	Baden-Württemberg	Odenwald / Bergstraße	1245
Weinsberg	Baden-Württemberg	Neckartal / Schwäbisches Burgenland	1246
Weinstadt	Baden-Württemberg	Stuttgart mit Umland	1246
Weisenheim am Berg	Rheinland-Pfalz	Pfalz am Rhein	1247
Weiskirchen	Saarland	Hunsrück / Nahe	1247
Weißenburg	Bayern	Altmühltal	1247